Beira do Campo

Urgências e Emergências no Esporte

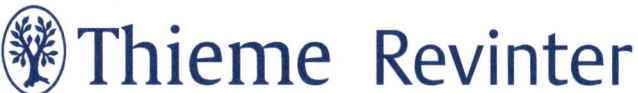

Beira do Campo

Urgências e Emergências no Esporte

Rodrigo Campos Pace Lasmar
Membro titular da Sociedade Brasileira de Ortopedia e Traumatologia (SBOT), da Sociedade Brasileira de Cirurgia do Joelho (SBCJ), da Sociedade Brasileira de Artroscopia e Traumatologia do Esporte (SBRATE)
Mestre pela Faculdade de Medicina da USP e Professor da Faculdade de Ciências Médicas de Minas Gerais
Presidente da SBRATE 2019
Diretor Médico do Clube Atlético Mineiro
Médico da Seleção Brasileira de Futebol

João Alves Grangeiro Neto
Mestre em Traumato-Ortopedia e Especialista em Medicina do Esporte
Membro Titular da SBOT, SBCJ e SBRATE
Diretor Médico dos Jogos Olímpicos e Paralímpicos Rio 2016

Rodrigo Araujo Goes
Médico assistente do Serviço de Ortopedia do Hospital de Santa Maria (Lisboa – Portugal)
Mestre em Ciências Aplicadas ao Sistema Músculoesquelético – INTO/UFRJ
Membro da Sociedade Brasileira de Ortopedia e Traumatologia (SBOT), de Cirurgia de Joelho (SBCJ) e de Artroscopia e Trauma do Esporte (SBRATE)
Médico do Comitê Olímpico do Brasil (COB) nos Jogos Olímpicos de Londres (2012) e Rio de Janeiro (2016)

Thieme
Rio de Janeiro • Stuttgart • New York • Delhi

Dados Internacionais de Catalogação na Publicação (CIP)
(eDOC BRASIL, Belo Horizonte/MG)

L345b

    Lasmar, Rodrigo Campos Pace.
    Beira do campo: urgências e emergências no esporte/Rodrigo Campos Pace Lasmar, João Alves Grangeiro Neto, Rodrigo A. Goes. – Rio de Janeiro, RJ: Thieme Revinter, 2023.
    754 p.: il.; 18,5 x 27 cm

    Inclui bibliografia
    ISBN   978-65-5572-142-3
    eISBN 978-65-5572-143-0

    1. Ortopedia. 2. Atletas – Ferimentos e lesões. I. Grangeiro Neto, João Alves. II. Goes, Rodrigo A. III. Título

CDD: 616.7

Elaborado por Maurício Amormino Júnior – CRB6/2422

Nota: O conhecimento médico está em constante evolução. À medida que a pesquisa e a experiência clínica ampliam o nosso saber, pode ser necessário alterar os métodos de tratamento e medicação. Os autores e editores deste material consultaram fontes tidas como confiáveis, a fim de fornecer informações completas e de acordo com os padrões aceitos no momento da publicação. No entanto, em vista da possibilidade de erro humano por parte dos autores, dos editores ou da casa editorial que traz à luz este trabalho, ou ainda de alterações no conhecimento médico, nem os autores, nem os editores, nem a casa editorial, nem qualquer outra parte que se tenha envolvido na elaboração deste material garantem que as informações aqui contidas sejam totalmente precisas ou completas; tampouco se responsabilizam por quaisquer erros ou omissões ou pelos resultados obtidos em consequência do uso de tais informações. É aconselhável que os leitores confirmem em outras fontes as informações aqui contidas. Sugere-se, por exemplo, que verifiquem a bula de cada medicamento que pretendam administrar, a fim de certificar-se de que as informações contidas nesta publicação são precisas e de que não houve mudanças na dose recomendada ou nas contraindicações. Esta recomendação é especialmente importante no caso de medicamentos novos ou pouco utilizados. Alguns dos nomes de produtos, patentes e design a que nos referimos neste livro são, na verdade, marcas registradas ou nomes protegidos pela legislação referente à propriedade intelectual, ainda que nem sempre o texto faça menção específica a esse fato. Portanto, a ocorrência de um nome sem a designação de sua propriedade não deve ser interpretada como uma indicação, por parte da editora, de que ele se encontra em domínio público.

Contato com o autor:
livrobeiradocampo@gmail.com

© 2023 Thieme. All rights reserved.

Thieme Revinter Publicações Ltda.
Rua do Matoso, 170
Rio de Janeiro, RJ
CEP 20270-135, Brasil
http://www.ThiemeRevinter.com.br

Thieme USA
http://www.thieme.com

Design de Capa: Thieme Revinter
Créditos Imagem da Capa: Rodrigo Tonan

Impresso no Brasil por Forma Certa Gráfica Digital Ltda.
5 4 3 2 1
ISBN 978-65-5572-142-3

Também disponível como eBook:
eISBN 978-65-5572-143-0

Todos os direitos reservados. Nenhuma parte desta publicação poderá ser reproduzida ou transmitida por nenhum meio, impresso, eletrônico ou mecânico, incluindo fotocópia, gravação ou qualquer outro tipo de sistema de armazenamento e transmissão de informação, sem prévia autorização por escrito.

DEDICATÓRIA

Dedicamos este livro aos que sempre estiveram ao nosso lado, apoiando-nos, sonhando, chorando, sorrindo e realizando.

Aos nossos pais, irmãos, cunhados e sobrinhos queridos.

Às nossas esposas pela paciência e compreensão nos momentos de ausência que a Medicina e em especial a Medicina do Esporte nos obriga a ter.

Aos nossos filhos e netos por serem a nossa energia, pra quem pretendemos transmitir os conhecimentos e paixões pelos Esportes e pela Medicina.

Sem esse apoio, essa obra não seria possível. Obrigado!

AGRADECIMENTOS

Na Medicina, acreditamos na evolução contínua, no aprofundar do conhecimento de forma a contribuir para o bem-estar e a segurança dos nossos pacientes e para a nossa própria satisfação intelectual.

Queremos agradecer aos nossos Mestres, Professores, Colegas, Residentes, Alunos e Pacientes pelo estímulo permanente à evolução técnica como médicos, cirurgiões e seres humanos. Aos amigos queridos, pelas brincadeiras e tantos momentos de alegria.

Não menos importante e de forma especial aos membros das nossas equipes cirúrgicas, parceiros de investigações ,e pesquisas e integrantes das equipes de enfermagem, administrativa e de auxiliares que trabalhamos e dividiram conosco o esforço para oferecer aos nossos pacientes, o que há de mais moderno na Ortopedia, por mais complexo que poderia parecer.

Agradecemos, do fundo do coração, aos nossos pais, por todo carinho e esforço para nos proporcionar a melhor estrutura e formação possível e, também, aos nossos familiares pela paciência e pelo carinho.

Em especial, agradecemos às nossas esposas, filhos e netos por todo amor, apoio e compreensão.

APRESENTAÇÃO

Como grandes apaixonados pelos esportes e pela adrenalina de vivenciá-los à **"Beira do Campo"**, dedicamos a vida ao estudo da Traumatologia Desportiva e à participação nos maiores eventos esportivos do mundo, como os Jogos Olímpicos e a Copa do Mundo de Futebol.

Presenciamos diversas situações que necessitaram de raciocínio rápido, sapiência, frieza na tomada de decisão e velocidade para agir e garantir a segurança e a saúde para os atletas, profissionais envolvidos e para a prática esportiva.

"Beira do Campo" é uma obra completa! Dividido em 8 partes, 73 capítulos e 101 tópicos, escritos e assinados por renomados e experientes especialistas para fornecer toda a informação em **"Urgências e Emergências no Esporte"** que julgamos necessárias para estudo, aprendizado e utilização prática.

Os traumas, as lesões e as condutas no campo de jogo são sempre assunto em moda na imprensa esportiva, despertam a curiosidade e o interesse dos torcedores, dirigentes, profissionais de saúde e pacientes, sejam eles atletas ou não. Lesões que, além das atividades esportivas, podem ser reproduzidas e interferir nas atividades laboratoriais e cotidianas.

O livro lhe oferece saber mais e poder se aprofundar sobre temas **clássicos,** como a história, a montagem da mala médica e o controle de dopagem, por exemplo, e em outra sessão sobre **emergências médicas,** como morte súbita, concussão cerebral, e a realização correta da ressuscitação cardíaca e do transporte ao hospital, além de outros muitos traumas e lesões, que colocam em risco a vida e a carreira dos atletas, e a conduta do profissional responsável que fará o primeiro atendimento será crucial no desfecho.

Desenvolvemos também, seções sobre as principais **lesões ortopédicas**, divididas em **membros superiores**, **inferiores** e **coluna vertebral**, e também uma seção sobre as principais **urgências clínicas** que podem ocorrer além dos estádios e locais de competição ... na acomodação e conforto da concentração, vilas olímpicas e hotéis.

Na seção de **tópicos especiais** foram abordados temas com características e envolvendo populações específicas, como os paratletas, as mulheres e o esqueleto imaturo. Nas **lesões específicas por esporte**, abordamos características específicas das principais modalidades, como equipamentos especiais, regras, movimentos característicos e de maior risco para lesões, assim como a epidemiologia e as lesões típicas da modalidade.

Esperamos que, durante a leitura de *"Beira do Campo"*, vocês encontrem as respostas para os seus questionamentos, que traga conhecimento, ensinamento e principalmente mais segurança para trabalhar, como médico do esporte, ortopedista, cirurgião, estudante, fisioterapeuta ou outro profissional envolvido com o esporte.

O objetivo do livro é estar na bolsa, mochila e estante de cada profissional que pretende participar e atuar de perto em praças e eventos esportivos, para fornecer mais tranquilidade para decisões, nas situações que possam fazer com que um esportista não participe de um evento ou seja retirado dele, para diagnóstico imediato e tratamento definitivo, pois estabelece e define padrões de conduta, além de valorizar muito a Traumatologia e a Medicina Esportiva Brasileira.

Esperamos que gostem.
Boa leitura e até a próxima!

Os Editores:
*Rodrigo Lasmar, João Grangeiro Neto e
Rodrigo Araujo Goes*

SOBRE OS EDITORES

RODRIGO CAMPOS PACE LASMAR
Brasileiro, natural de Belo Horizonte, Minas Gerais. Médico ortopedista e traumatologista e cirurgião de joelho. Graduado em Medicina pela Faculdade de Ciências Médicas de Minas Gerais, em 1995, fez Residência médica em Ortopedia e Traumatologia na Universidade de São Paulo. É Mestre em Medicina (Ortopedia, Traumatologia e Reabilitação) pela Universidade de São Paulo (2006), com a pesquisa "Importância dos diferentes estabilizadores estáticos posterolaterais do joelho: estudo biomecânico".

Atualmente é professor auxiliar da Faculdade de Ciências Médicas de Minas Gerais, coordenador da disciplina de Ortopedia e preceptor da residência médica do Hospital Universitário São José.

Diretor médico e chefe do departamento médico do Clube Atlético Mineiro e coordenador do departamento médico da Seleção Brasileira de Futebol profissional. Esteve presente nas Copas do Mundo FIFA de 2002 (Japão e Coreia do Sul), 2006 (Alemanha), 2010 (África do Sul), 2014 (Brasil) e 2018 (Rússia).

É membro titular da Sociedade Brasileira de Ortopedia e Traumatologia (SBOT), da Sociedade Brasileira de Cirurgia do Joelho (SBCJ), da International Society of Arthroscopy, Knee Surgery and Orthopaedic Sports Medicine (ISAKOS), da Sociedad Latinoamericana de Artroscopia Rodilla y Traumatología Deportiva (SLARD) e da Sociedade Brasileira de Artroscopia e Trauma Esportivo (SBRATE), da qual foi o Presidente no ano de 2019.

JOÃO ALVES GRANGEIRO NETO
Brasileiro, natural do Rio de Janeiro. Médico ortopedista e traumatologista e cirurgião de joelho. Ex-atleta olímpico de voleibol (Jogos Olímpicos de Moscou, 1980). Graduado em Medicina pela Universidade Gama Filho e fez Residência médica em Ortopedia e Traumatologia no Hospital de Traumatologia e Ortopedia (HTO), no Rio de Janeiro. Cirurgião ortopedista do Hamad General Hospital (Catar) de 1990 a 1992.

Tem especialização em Medicina Física e Reabilitação pela Pontifícia Universidade Católica do Rio de Janeiro (PUC), e em Medicina Esportiva pela Sociedade Brasileira de Medicina do Exercício e do Esporte (SBMEE). É Mestre em Ortopedia e Traumatologia pela Universidade Federal do Rio de Janeiro (2001), com a pesquisa "Avaliação artroscópica das lesões meniscais em pacientes com lesões do ligamento cruzado anterior".

Foi coordenador médico do futebol profissional do Botafogo de Futebol e Regatas e da Seleção de futebol do Catar nos Jogos Olímpicos de Barcelona 1992. Foi Diretor Médico do Comitê Olímpico do Brasil (COB), Chefe do Centro de Trauma do Esporte do Instituto Nacional de Traumatologia e Ortopedia (INTO-MS) e Diretor Geral do INTO-MS (2019-2020).

Atuou como Chefe médico das Missões Olímpicas Brasileiras nos Jogos Olímpicos de Sidney (2000), Salt Lake City (2002), Atenas (2004), Torino (2006) e Beijing (2008). Responsável médico pelos Jogos Olímpicos do Rio de Janeiro (2016).

É membro titular da Sociedade Brasileira de Ortopedia e Traumatologia (SBOT), da Sociedade Brasileira de Cirurgia do Joelho (SBCJ), da Sociedade Brasileira de Artroscopia e Trauma Esportivo (SBRATE), da International Society of Arthroscopy, Knee Surgery and Orthopaedic Sports Medicine (ISAKOS), da Sociedad Latinoamericana de Artroscopia Rodilla y Traumatología Deportiva (SLARD), da Sociedade Brasileira de Medicina do Exercício e do Esporte (SBMEE) e é AAOS Internacional Affiliate Member.

Atualmente é o superintendente executivo da Associação Brasileira Beneficente de Reabilitação (ABBR) e representante brasileiro na comissão médica do Comitê Olímpico Internacional (COI) desde as Olimpíadas de Londres (2012).

RODRIGO ARAUJO GOES
Brasileiro, natural do Rio de Janeiro. Médico ortopedista e traumatologista e cirurgião de joelho.

Formado pela Escola de Medicina Souza Marques, fez a Residência médica em Ortopedia e sua especialização em Cirurgia do Joelho no Instituto Nacional de Traumatologia e Ortopedia (INTO-MS). Pós-Graduado em Medicina do Esporte e do Exercício pela Universidade Veiga de Almeida e é Mestre em Ciências Aplicadas ao Sistema Musculoesquelético pelo INTO, com a pesquisa "Avaliação da previsibilidade da sutura de menisco através da ressonância magnética".

Foi Chefe do Centro de Trauma do Esporte do Instituto Nacional de Traumatologia e Ortopedia (INTO-MS) e chefe-substituto da Divisão de Traumatologia e Ortopedia (DITRO) do INTO-MS.

Integrou a equipe médica do Comitê Olímpico do Brasil (COB) em diversas missões, incluindo os XXX Jogos Olímpicos de Londres (2012), II Jogos Olímpicos da Juventude Nanjing (2014), XVII Jogos Pan-Americanos de Toronto (2015) e XXXI Jogos Olímpicos do Rio (2016). Trabalhou por 11 anos no Departamento médico do Fluminense Football Club e chefiou a equipe médica da Confederação Brasileira de Basquete Feminino entre 2013 e 2015.

É membro titular da Sociedade Brasileira de Ortopedia e Traumatologia (SBOT), da Sociedade Brasileira de Cirurgia do Joelho (SBCJ), da Sociedade Brasileira de Artroscopia e Trauma Esportivo (SBRATE), da International Society of Arthroscopy, Knee Surgery and Orthopaedic Sports Medicine (ISAKOS), da Sociedad Latinoamericana de Artroscopia Rodilla y Traumatología Deportiva (SLARD), e é integrante da campanha Stop Sports Injuries, da American Orthopaedics in Sports Medicine (AOSM). Especialista em Ortopedia pelo Colégio de Ortopedia da Ordem dos Médicos de Portugal.

Atualmente é Assistente Hospitalar e integra a equipe de Cirurgia do Joelho do Serviço de Ortopedia e Traumatologia do Centro Hospitalar Universitário Lisboa Norte (CHULN) – Hospital de Santa Maria e é Assistente livre de Ortopedia e Traumatologia da Faculdade de Medicina de Lisboa.

COLABORADORES

ABELARDO COUTO JR.
Mestre e Doutor pela Universidade Federal do Rio de Janeiro (UFRJ)
Médico Oftalmologista do Instituto Benjamin Constant (IBC-MEC), RJ

ALBERTO DE CASTRO POCHINI
Pós-Doutor pela Universidade Federal de São Paulo (Unifesp)
Mestre e Doutor pela Unifesp
Professor Adjunto do Departamento de Ortopedia e Traumatologia da Unifesp

ALDERICO GIRÃO CAMPOS DE BARROS
Médico Ortopedista
Membro Titular da Sociedade Brasileira de Coluna (SBC)
Preceptor da Pós-Graduação em Cirurgia da Coluna (ARCOL – INTO)
Mestre em Ortopedia pela Universidade de São Paulo (USP)

ALEXANDRE PALOTTINO
Instrutor da Fundação A.O.
Presidente da Comissão de Ensino Continuado da Sociedade Brasileira de Ortopedia e Traumatologia do Rio de Janeiro (SBOT-RJ)
Oficial Médico Bombeiro Militar e Diretor da SBTO

ALFREDO MARQUES VILLARDI
Mestre em Ortopedia pela Universidade Federal do Rio de Janeiro (UFRJ)
Doutor em Ciências Médicas pela Universidade Estadual do Rio de Janeiro (UERJ)
Chefe do Serviço de Cirurgia de Joelho do Hospital São Vicente de Paulo, RJ

ANA CAROLINA RAMOS E CORTE
Médica do Comitê Olímpico do Brasil
Médica da Seleção Brasileira de Ginástica Artística
PHD em Medicina do Esporte

ANA PAULA SIMÕES FERREIRA
Assistente do Grupo de Trauma do Esporte, Professora Instrutora e Mestre em Ortopedia e Traumatologia pela Santa Casa de São Paulo
Presidente da Sociedade Paulista de Medicina Desportiva (SPAMDE) – Gestão: 2020-22
Médica da Seleção Brasileira de Futebol Feminino (2005-2013 e Olimpíadas Rio 2016)
Membro da Sociedade Brasileira e Internacional de Medicina e Cirurgia do Tornozelo e Pé

ANDRÉ COUTO GODINHO
Mestre em Ortopedia pela Escola Paulista de Medicina da Universidade Federal de São Paulo (EPM-Unifesp)
Ortopedista e Traumatologista
Especialista em Cirurgia e Reabilitação de Ombro
Cirurgião Assistente do Grupo de Cirurgia e Reabilitação de Ombro, Hospital Ortopédico
Hospital Belo Horizonte; Hospital Lifecenter – Belo Horizonte, MG

ANDRÉ DA SILVEIRA BRAUNE
Mestre em Ciências do Sistema Musculoesquelético pelo Instituto Nacional de Traumatologia e Ortopedia (INTO/MS)
Coordenador da Área de Cirurgia Crânio Maxilo Facial do INTO/MS
Especialista em Cirurgia Plástica com Área de Atuação em Cirurgia Craniomaxilofacial

ANDRÉ GUERREIRO
Mestre pela Universidade Católica de Pelotas, RS
Membro da Sociedade Brasileira de Ortopedia e Traumatologia (SBOT)
Diretor cCentífico da SBRATE e da SBOT-RS
Coordenador Médico da Confederação Brasileira de Atletismo

ANDRÉ MARANGONI ASPERTI
Médico Colaborador do Grupo de Traumatologia do Esporte do Instituto de Ortopedia do Hospital das Clínicas da Faculdade de Medicina da Universidade de São Paulo (HCFMUSP)
Médico Preceptor da Residência de Ortopedia do HCFMUSP

ANDRÉ PEDRINELLI
Professor Livre-Docente do Departamento de Ortopedia e Traumatologia da Faculdade de Medicina da Universidade de São Paulo (FMUSP)
Chefe do Grupo de Medicina do Esporte do Instituto de Ortopedia e Traumatologia do Hospital das Clínicas da FMUSP
Vice-Coordenador do programa de residência em Medicina do Esporte da FMUSP

ANDRÉ SPRANGER FERNANDES
Assistente Hospitalar de Ortopedia e Traumatologia do Centro Hospitalar e Universitário Lisboa Norte EPE do Hospital de Santa Maria – Lisboa, Portugal
Assistente Livre de Ortopedia e Traumatologia da Disciplina de Ortopedia da Faculdade de Medicina da Universidade de Lisboa, Portugal

ANDREA FORGAS SALLUM
Doutoranda do Programa de Pós-Graduação em Cirurgia Translacional da Universidade Federal de São Paulo (Unifesp)
Coordenadora e Fisioterapeuta do Centro de Estudos do Centro de Ortopedia e Reabilitação no Esporte do Hospital do Coração (HCor)

ANDREA JACUSIEL MIRANDA
Graduada em Medicina pela Universidade Federal do Mato Grosso (UFMT)
Residência em Clínica Médica pela Universidade Estadual de Campinas (Unicamp)
Médica do Comitê Paralímpico Brasileiro (CPB)

ANDRÉIA ROSSI PICANÇO
Residência em Medicina Esportiva pelo Hospital das Clínicas da Faculdade de Medicina da Universidade de São Paulo (HCFMUSP)
Pós-Graduada em Nutrologia pela Associação Brasileira de Nutrologia (ABRAN)
Médica do Esporte e Nutróloga da Seleção Brasileira de Futebol

ANTONIO C. MARTTOS JR
MD
Associate Professor of Surgery, Division of Trauma & Surgical Critical Care, Dewitt Daughtry Department of Surgery, University of Miami, Leonard M. Miller School of Medicine Miami, FL, USA
Director of Global e-Health/Trauma Telemedicine, William Lehman Injury Research Center, Vice Chair for Telehealth
Presidente Sociedade Panamericana de Trauma
Coordenador Emergências Médicas e Resposta a Incidentes com Múltiplas Vítimas, Área Médica, Rio 2016 Olympics Games

ANTONIO GUILHERME GAROFO
Instituto Vita, São Paulo
Confederação Brasileira de Judô

ANTONIO MACEDO D'ACRI
Professor Associado da Escola de Medicina e Cirurgia da Universidade Federal do Estado do Rio de Janeiro (EMC-Unirio)
Coordenador da Câmara Técnica de Dermatologia (CREMERJ)
Comissão Científica da Sociedade Brasileira de Dermatologia (SBD)

ARIVAN GOMES
Fisioterapeuta
Especialista em Fisioterapia Desportiva

ARTHUR DA ROCHA NOGUEIRA NETO
Especialista em Ortopedia e Traumatologia pelo Hospital Central da Polícia Militar (HCPM)
Especialista em Medicina Esportiva pela Pontifícia Universidade Católica do Rio de Janeiro (PUC-RJ)
Médico do Fluminense Football Club

AUGUSTO F. C. CAPARICA
Mestre em Urologia pela Fundação Antonio Prudente
Membro Titular Sociedade Brasileira Urologia (SBU)

BENNO EJNISMAN
Pós-Doutor pela Universidade Federal de São Paulo (Unifesp)
Mestre e Doutor pela Unifesp
Professor Adjunto do Departamento de Ortopedia e Traumatologia da Unifesp
Chefe da Disciplina de Medicina Esportiva da Unifesp

BERNARDO TERRA
Mestre pela Universidade Federal de São Paulo (Unifesp)
Doutor pela Unifesp
Chefe do Grupo de Trauma do Esporte da Santa Casa de Vitória, ES

BRENO SCHOR
Instituto Vita
Médico do Comitê Olímpico do Brasil
Médico da Seleção Brasileira de Ginástica Artística

BRUNA BOSCO
Médica do Esporte pelo Hospital das Clínicas da Faculdade de Medicina da Universidade de São Paulo (HCFMUSP)
Médica Assistente das Equipes de Futebol Feminino do SPFC e do Centro Olímpico, SP
Médica do Centro de Apoio ao Esporte Competitivo do Clube Paineiras do Morumbi, SP

BRUNO BORGES DA FONSECA
Médico do Exercício e do Esporte (SBMEE/AMB)
Membro e Secretário da Comissão Médica da FIVB
Membro da Comissão Médica e Unidade Antidopagem da CONMEBOL
Coordenador de Controle de Dopagem CBF/RJ
Membro da Câmara Técnica de Medicina do Esporte do CRM/RJ

CAIO NERY
Professor Associado Livre-Docente do Departamento de Ortopedia da Escola Paulista de Medicina da Universidade Federal de São Paulo (EPM-Unifesp)
Ex-Presidente da Associação Brasileira de Cirurgia do Tornozelo e Pé (ABTPé) e da Federación Latino Americana de Medicina y Cirugia de la Pierna y Pie (FLAMeCiPP), Ex-Board of Directors da International Federation of Foot and Ankle Societies (IFFAS)
Integrante do Ankle Instability Group (AIG)

CAMILA COHEN KALEKA
Médica Ortopedista e Especialista em Cirurgia do Joelho pela Faculdade de Ciências Médicas Santa Casa de São Paulo
Mestre pela Faculdade de Ciências Médicas Santa Casa de São Paulo
Doutora pelo Hospital Israelita Albert Einstein, SP
Corpo Clínico do Instituto Cohen e Hospital Israelita Albert Einstein

CARLA TAVARES FELIPE VIEIRA
Especialista em Medicina do Exercício e do Esporte

COLABORADORES

CARLOS ALBERTO DE SOUZA ARAUJO NETO
Médico do Centro de Cirurgia da Mão do Instituto
Nacional de Traumatologia e Ortopedia (INTO) e do
Hospital Central da Polícia Militar do Rio de Janeiro
Membro Titular da Sociedade Brasileira de
Ortopedia e Traumatologia (SBOT) e da Sociedade
Brasileira de Cirurgia de Mão
Chefe das Residências Médicas de Ortopedia e
Traumatologia, e de Cirurgia da Mão do Instituto
Nacional de Traumatologia e Ortopedia (INTO)

CARLOS EDUARDO FRANCIOZI
Professor Afiliado do Departamento de
Ortopedia e Traumatologia da Escola Paulista de
Medicina da Universidade Federal de São Paulo
(EPM-Unifesp)
Professor Orientador do Programa de Pós-Graduação em
Ortopedia – Radiologia da Unifesp
Chefe da Residência Médica em Ortopedia do
Departamento de Ortopedia e Traumatologia da
EPM-Unifesp

CARLOS VICENTE ANDREOLI
Pós-Doutor pela Universidade Federal de
São Paulo (Unifesp)
Mestre e Doutor pela Unifesp
Professor Adjunto do Departamento de Ortopedia e
Traumatologia da Unifesp
Médico da Seleção Brasileira de Basquete (CBB)

CÁSSIO COCKRANE
Membro da Sociedade Brasileira de Ortopedia e
Traumatologia (SBOT)
Membro Titular da Associação Brasileira de Medicina e
Cirurgia do Tornozelo e Pé (ABTPé)
Membro do Grupo de Cirurgia do Pé e Tornozelo do
Instituto Nacional de Traumatologia e Ortopedia (INTO)

CHRISTIANE PRADO
Médica do Exercício e do Esporte pela SBMEE
Anestesiologista pela SBA Médica da Reabilitação
Cardiopulmonar do Laboratório de performance
Humana (LPH)

CLEA SIMONE S. S. COLOMBO
Coordenadora da Clínica de Cardiologia do Esporte da
Faculdade São Leopoldo Mandic – Campinas, SP
Presidente do GE em Cardiologia do Esporte do DERC-SBC
Especialista em Cardiologia - SBC e Habilitação em
Ergometria do DERC-SBC e em Medicina do Esporte pela
SBMEE
Mestre em Ciências da Cardiologia do
Esporte pela St. George's University of London, UK

CRISTIANO FROTA DE SOUZA LAURINO
Membro titular da Sociedade Brasileira de
Ortopedia e Traumatologia (SBOT) e da Sociedade
Brasileira de Cirurgia do Joelho (SBCJ)
Mestre pela Universidade Federal de São Paulo (Unifesp)
Presidente da Sociedade Brasileira de Artroscopia e
Traumatologia do Esporte (SBRATE) – Gestão: 2020

DAVID GONÇALVES FERREIRA
Interno Complementar de Ortopedia e Traumatologia do
Centro Hospitalar Lisboa Norte

DÉBORA BOROWIAK REISS
Graduada em Medicina pela Faculdade da Saúde e
Ecologia Humana (FASEH) – Belo Horizonte, MG
Residência Médica em Medicina Esportiva no Hospital
das Clínicas da Faculdade de Medicina da Universidade
de São Paulo (HCFMUSP)
Doutoranda em Ciências do Sistema Musculoesquelético
pela FMUSP
Médica do Futebol Feminino do São Paulo
Futebol Clube (SPFC)

DIEGO DA COSTA ASTUR
Professor Afiliado e Pós-Doutorado em Cirurgia
Translacional – Departamento de Ortopedia e
Traumatologia da Escola Paulista de Medicina da
Universidade Federal de São Paulo (EPM-Unifesp)
Chefe do Grupo do Joelho da Disciplina de Medicina do
Esporte do Departamento de Ortopedia e
Traumatologia da EPM-Unifesp
Orientador do Programa de Pós-Graduação em
Ciências da Saúde Aplicada ao Esporte e à Atividade
Física

DOUGLAS MELLO PAVÃO
Médico Assistente do Centro de Cirurgia do Joelho do
Instituto Nacional de Traumatologia e Ortopedia (INTO)
Mestre em Ciências do Sistema Musculoesquelético pelo
INTO/UFRJ
Cirurgião de Joelho membro da Sociedade Brasileira de
Cirurgia do Joelho (SBCJ)

DOUGLAS RODRIGUES DOS SANTOS
Membro Titular da Sociedade Brasileira de Ortopedia e
Traumatologia (SBOT)
Membro Titular da Sociedade Brasileira de Cirurgia do
Ombro e do Cotovelo (SBCOC)
Coordenador Médico do Fluminense Football Club

EDUARDO FARIAS VASQUEZ
Médico do Centro de Cirurgia da Mão do Instituto
Nacional de Traumatologia e Ortopedia (INTO)
Ex-Presidente da Comissão de Ensino e Treinamento da
Sociedade Brasileira de Cirurgia da Mão
Membro Titular da Sociedade Brasileira de Ortopedia e
Traumatologia (SBOT)

EMERSON CASTRO
Oftalmologista
Residência Médica pela Universidade de São Paulo (USP)
Doutor pela USP
Ex-Coordenador do Pronto Socorro de
Oftalmologia do HC-USP

ENILTON DA SANTANA RIBEIRO DE MATTOS
Médico Especialista em Ortopedia e Traumatologia pela
Sociedade Brasileira de Ortopedia e
Traumatologia (SBOT)
Especialista em Cirurgia da Mão pela SBM
Mestrando em Medicina e Saúde Pública pela EBMSP

EVELINE TASCA RODRIGUES
Otorrinolaringologista
Aperfeiçoamento em Otologia e Otoneurologia pela
Universidade Federal do Rio de Janeiro (UFRJ)

FÁBIO BARRETO MAIA DA SILVA
Mestre em Ciências do Desporto pela Universidade Trás-os-Montes e Alto Douro (UTAD), Portugal
Preparador da Condição Física do Atleta de Remo no Club de Regatas Vasco da Gama
Professor do Centro Universitário Anhanguera de Niterói – Curso de Educação Física

FÁBIO COSTA
Médico Especialista em Ortopedia e Traumatologia pela Sociedade Brasileira de Ortopedia e Traumatologia (SBOT)
Pós-Graduado em Medicina do Esporte e Exercício e em Joelho pelo Hospital das Clínicas da Faculdade de Medicina da Universidade de São Paulo (HCFMUSP)
Diretor Médico da Comissão Atlética Brasileira de MMA – CABMMA

FABIO H. S. ALVES
Fisioterapeuta da Confederação Brasileira de Rugby
Fisioterapeuta da Seleção brasileira de Rugby 7's (Rio 2016)
Osteopata da Clínica Saudar, RJ

FÁBIO KREBS GONÇALVES
Presidente da Regional RS da Sociedade Brasileira de Ortopedia e Traumatologia (SBOT) e Ex-Presidente da Sociedade Brasileira de Artroscopia e Traumatologia do Esporte (SBRATE)
Médico da Comissão Médica da Conmebol 2020 e da Confederação Brasileira de Atletismo e Coordenador Médico da Apav Volei
Coordenador de Eventos Científicos e Membro do Grupo de Joelho e Pé do Serviço de Ortopedia e Traumatologia do Hospital Mãe de Deus – Porto Alegre, RS

FABIULA SCHWARTZ DE AZEVEDO
Mestre em Ciências Cardiovasculares pelo Instituto Nacional de Cardiologia
Especialista em Cardiologia pela Sociedade Brasileira de Cardiologia (SBC)
Especialista em Medicina do Exercício e do Esporte pela Sociedade Brasileira de Medicina do Exercício e do Esporte
Cardiologista do Time de Especialistas da Maratona do Rio com atuação na equipe de saúde desde 2010

FABRÍCIO BRAGA
Diretor Médico do Laboratório de Performance Humana, RJ
Chefe Médico da Confederação Brasileira de Triatlo (CBTri)
Membro do Conselho de Segurança do IRONMAN Brasil

FABRÍCIO MELO BERTOLINI
Mestre em Ciências da Saúde pela Faculdade de Ciências Médicas de Minas Gerais (FCMMG)
Ortopedista Membro Titular da SBOT, SBRATE e ABTPÉ
Departamento Médico do Futebol de Base, Clube Atlético Mineiro – Belo Horizonte, MG

FELIPE ARMANELLI GIBSON
Membro Titular da Sociedade Brasileira de Ortopedia e Traumatologia (SBOT) e da Sociedade Brasileira de Cirurgia da Mão (SBCM)
Membro Titular da Sociedade Brasileira de Medicina do Exercício e do Esporte
Cirurgião de Mão do Hospital Universitário Ciências Médicas, MG

FELIPE BASILATO MAZEGA
Membro Titular da Sociedade Brasileira de Ortopedia e Traumatologia (SBOT) e da Sociedade Brasileira de Cirurgia da Mão (SBCM)
Cirurgião de mão do Hospital Universitário Ciências Médicas (MG)

FELIPE DANIEL VASCONCELOS DE CARVALHO
Membro da Sociedade Brasileira de Ortopedia e Traumatologia (SBOT)

FELIPE FERNANDES GONZALEZ
Ortopedista e Hipnoterapeuta
Médico Voluntário nos Jogos Olímpicos Rio 2016 e Aquece Rio
Mestrando em Diagnóstico por Imagem pela Escola Paulista de Medicina da Universidade Federal de São Paulo (EPM-Unifesp)
Bolsista do RUSH-IBTS International Fellowship Program – Chicago

FELIPE HARDT
Médico do Exercício e do Esporte pelo Hospital das Clínicas da Faculdade de medicina da Universidade de São Paulo (HCFMUSP)
Médico do Esporte do Comitê Olímpico Brasileiro
Médico do Esporte do LADESP – EEFE-USP e na Clínica Move, SP

FELIPE MALZAC FRANCO
Médico da Seleção Adulta Brasileira Masculina de Vôlei
Médico do SESC – Flamengo Rio de Janeiro Vôlei Clube
Médico Ortopedista do Laboratório de Performance Humana, RJ

FELIPE NAVES KALIL
Membro da Sociedade Brasileira de Ortopedia e Traumatologia (SBOT), Sociedade Brasileira de Cirurgia do Joelho (SBCJ), Sociedade Brasileira de Artroscopia e Traumatologia do Esporte (SBRATE)
Fellow pela UPMC, na Pittsburgh University/USA
Professor da Faculdade de Ciências Médicas de Minas Gerais

FELIPE TUDESCO
Coordenador do Setor de Catarata do Instituto Benjamin Constant Médico Colaborador
Especialista em Catarata e Cirurgia Refrativa pela Universidade de São Paulo (USP)

FELIPPE FELIX
Doutor e Mestre pela Universidade Federal do Rio de Janeiro (UFRJ)
Fellowship em Cirurgia Otológica no Institute Portmann em Bordeaux e Université Bordeaux 2
Coordenador do Ambulatório de Implante Coclear do Hospital Universitário Clementino Fraga Filho da Universidade Federal do Rio de Janeiro (HUCFF-UFRJ)

FERNANDO DELGADO CARLOS TELES
Ortopedista e Traumatologista pelo Instituto Nacional de Traumatologia e Ortopedia (INTO)
Membro Titular da Sociedade Brasileira de Ortopedia e Traumatologia (SBOT)
Especializando em Cirurgia do Quadril no INTO

FERNANDO MORAIS TORRES
Médico Anestesiologista do Hospital CUF Descobertas e Medicina de Emergência
Pós-Graduada em Educação Médica e em Medicina Desportiva
Mestre em Educação Médica
Membro do Corpo Clínico da Federação Portuguesa de Rugby e Médico World Rugby (grau II)

FERNANDO SOLÉRA
Médico Oficial de Controle de Doping da FIFA
Membro da Comissão de Direito Desportivo da OAB
Coordenador da Comissão de Controle de Doping da CBF
Membro da Câmara Técnica de Medicina do Esporte do CFM
Membro da Comissão Médica e Unidade Antidopagem da CONMEBOL

FLAVIA MAGALHÃES
Medicina do Exercício e do Esporte
Vice-Presidente da Sociedade Mineira de Medicina do Esporte e Diretora da Sociedade Brasileira de Medicina do Esporte
Médica do América Futebol Clube e da Seleção Brasileira feminina de Futebol (CBF)

FLAVIO CRUZ
Especialista em Traumatologia Esportiva pela SBRATE, SBOT, SBCJ, SBMEE
Fellowship em Cirurgia Desportiva no Aspetar Sports Medicine Hospital – Doha, Qatar

FRANCISCO PEREIRA RAMOS
Educador Físico
Pós-Graduado em Treinamento e Psicologia Desportiva
Professor e Prajied Preto de Muay Thai

FRANKLIN DE CAMARGO-JUNIOR
Biomecânico do Comitê Olímpico do Brasil
Biomecânico da Ginástica Artística de São Caetano do Sul
Professor do Centro Universitário Senac

FREDERICO LAGE DE OLIVEIRA
Medico Residente de Ortopedia e Traumatologia do Centro Hospitalar Universitário Lisboa Norte
Pós-Graduado em Medicina Desportiva
Educador Médico da World Rugby
Ex-Atleta e Capitão da Seleção Nacional Portuguesa de Rugby

GABRIEL GARCEZ A. SOUZA
Membro Titular da Sociedade Brasileira de Ortopedia e Traumatologia (SBOT)
Cirurgião de Joelho e Traumatologista Esportivo pelo Instituto Nacional de Traumatologia e Ortopedia (INTO/RJ)
Médico do Departamento de Futebol Profissional do Boavista Sport Club, RJ

GABRIEL PAZ
Consultor Instituto Biodesp
Professor Universitário e Pesquisador: Laboratório de Desempenho, Treinamento e Exercício Físico (LADTEF – EEFD-UFRJ) e Laboratório de Cinesiologia Aplicada ao Treinamento de Força (UNI-SÃO JOSÉ)
Membro da National Strength and Conditioning Association (NSCA-USA)

GILBERT S. S. BANG
Médico Fisiatra
Mestre em Medicina pela Faculdade de Ciências Médicas da Santa Casa de São Paulo
Médico do Time Brasil Copa Davis de Tênis 2010 a 2014

GILBERTO AMADO RODRIGUES DA CUNHA FILHO
Médico do Exercício e do Esporte Pelo HC-FMUSP e SBMEE
Médico da Seleção Brasileira de Basquete (2013 a 2016)
Médico da Sociedade Esportiva Palmeiras

GIOVANNA MEDINA
Médica Especialista em Ortopedia e Traumatologia e em Cirurgia de Ombro e Cotovelo pela Universidade Estadual de Campinas (Unicamp)
Mestre e Doutora pela Unicamp
Membro da Sociedade Brasileira de Ortopedia e Traumatologia (SBOT), da Sociedade Brasileira de Cirurgia de Ombro e Cotovelo (SBCOC), da American Academy of Orthopaedic Surgeons (AAOS) e da American Orthopaedic Society for Sports Medicine (AOSSM)
Médica do Comitê Paralímpico Brasileiro (CPB) de 2007 a 2020 e Sports Medicine Fellowship pela Thomas Jefferson University – Philadelphia, EUA

GISELE BRITO
Médica Pediatra e do Esporte pelo Hospital das Clínicas da Faculdade de Medicina da Universidade de São Paulo (HCFMUSP)
Médica Assistente da Confederação Brasileira de Judô
Médica Pediatra e do Esporte na Clínica MOVE, SP

GUILHERME BARBOSA MOREIRA
Membro da Sociedade Brasileira de Ortopedia (SBOT)
Membro da Sociedade Brasileira de Cirurgia do Joelho (SBCJ)
Mestre em Ciências da Saúde pela Faculdade de Ciências Médicas, MG
Médico das Categorias de Base do Clube Atlético Mineiro

GUILHERME GOMES AZIZI
Pós-Graduando do Curso de Especialização em Imunologia Clínica do Hospital Universitário Clementino Fraga Filho da Universidade Federal do Rio de Janeiro (HUCFF-UFRJ)
Pós-Graduado em Medicina do Exercício e do Esporte pela Universidade Iguaçu
Médico Staff da Maratona e Meia-Maratona Internacional do Rio de Janeiro

GUSTAVO CAMPOS
Coordenador do Departamento Médico dos Esportes Olímpicos do Fluminense FC
Ex-Coordenador de Ações Médicas do Comitê Olímpico Brasileiro (COB)
Médico do Guangzhou Evergrande (China) de 2015 a 2017
Ex-Coordenador de Saúde do Botafogo FR – 2014

GLAYDSON GOMES GODINHO
Mestre e Doutor em Ortopedia e Traumatologia pela Escola Paulista de Medicina da Universidade Federal de São Paulo (Unifesp/EPM)
Ex-Presidente da Sociedade Brasileira de Cirurgia de Ombro e Cotovelo; Sociedade Latinoamericana de Ombro e Cotovelo e Sociedade Brasileira de Ortopedia e Traumatologia (SBOT/2020)
Cirurgião-Chefe do Grupo de Cirurgia e Reabilitação de Ombro, Hospital Ortopédico; Hospital Lifecente; Hospital Belo Horizonte – Belo Horizonte, MG

GUILHERME GOMES AZIZI
Médico
Pós-Graduando em Imunologia Clínica no Hospital Universitário Clementino Fraga Filho da Universidade Federal do Rio de Janeiro (HUCFF-UFRJ)
Pós-Graduado em Medicina do Exercício e do Esporte pela Universidade Iguaçu
Médico Staff da Maratona e
Meia-maratona Internacional do Rio de Janeiro e do Departamento Médico das Divisões de Base do Fluminense Football Club

GUILHERME MORGADO RUNCO
Ortopedista Especialista em Cirurgia do Joelho e Trauma do Esporte
Membro Titular da SBOT, SBCJ e SBRATE
Ortopedista do Corpo Clínico do Hospital Universitário Pedro Ernesto da Universidade do Estado do Rio de Janeiro (HUPE/UERJ)

GUILHERME PASSOS RAMOS
Fisiologista da Seleção Brasileira
Doutorem Ciências dos Esportes Universidade Federal de Minas Gerais (UFMG)
Mestre em Ciências do Esportes pela UFMG

GUSTAVO DAMÁSIO MAGLIOCCA
Médico do Exercício e do Esporte Pelo HC-FMUSP e SBMEE
Médico da Seleção Brasileira de Natação (2009 a 2020)
Coordenador Médico da Sociedade Esportiva Palmeiras (2017 a 2020)

GUSTAVO LEPORACE DE OLIVEIRA LOMELINO SOARES
Fisioterapeuta e Educador Físico
Mestre e Doutor em Engenharia Biomédica pela COPPE/UFRJ
Coordenador de Pesquisas do Instituto Brasil de Tecnologias de Saúde (IBTS)
Professor Orientador do Programa de Pós-Graduação em Radiologia da Escola Paulista de Medicina da Universidade Federal de São Paulo (EPM-Unifesp)

GUSTAVO VINAGRE
Especialista em Ortopedia e Medicina Desportiv
Mestre em Traumatologia Desportiva e Doutorado
Fellowship em Cirurgia Desportiva Aspetar Sports Medicine Hospital – Doha, Qatar

HAROLDO CHRISTO ALEIXO
Cardiologista
Especialista em Medicina do Exercício e do Esporte
Mestre em Ciências da Saúde/Cardiologia

HENRIQUE BERWANGER CABRITA
Graduação, Residência médica, Preceptoria de Residência e Doutor em Ortopedia pela Universidade de São Paulo (USP)
Membro das Sociedades Brasileiras de Ortopedia e Traumatologia (SBOT), de Quadril (SBQ), de Artroscopia e Traumatologia Esportiva (SBRATE) e de Medicina do Exercício e do Esporte (SBMEE)
Membro do Instituto Vita, SP

HENRIQUE JORGE JATOBÁ BARRETO
Fisioterapeuta Especialista em Anatomia Humana pelo Instituto Brasileiro de Medicina de Reabilitação (IBMR)
Especialista em Fisioterapia Desportiva pelo IBMR
Coordenador de Fisioterapia do Comitê Olímpico do Brasil (2000 a 2017)

HESOJY GLEY PEREIRA VITAL DA SILVA
Médico com Residência Médica em Ortopedia e Traumatologia e especialização em Cirurgia de Joelho pela Universidade Estadual de Campinas (Unicamp)
Mestre e Doutor pela Unicamp
Membro da Sociedade Brasileira de Ortopedia e Traumatologia (SBOT), da Sociedade Brasileira de Cirurgia do Joelho (SBCJ) e da Sociedade Brasileira de Medicina do Exercício e Esporte (SBMEE)
Coordenador de Saúde do Centro de Treinamento Paralímpico Brasileiro

IGOR EBERT CECHIN
Médico Ortopedista
Membro Titular da Sociedade Brasileira de Ortopedia e Traumatologia (SBOT)
Estagiário do Programa de Pós-Graduação em Cirurgia da Coluna ARCOL-INTO

ISABELLA SANDRINI PIZZOLATTI
Médica Ortopedista do Instituto Nacional de Traumatologia e Ortopedia
Membro titular da Sociedade Brasileira de Ortopedia e Traumatologia (SBOT)
Médica do Torneio Crossfit Brasil

JEAN KLAY SANTOS MACHADO
Coordenador do Serviço de Ortopedia e Traumatologia dos hospitais Porto Dias e Adventista de Belém
Diretor do Departamento Médico do Clube do Remo
Presidente da Osteosynthesis Trauma Care Foundation Brasil – Gestão: 2019-2022

JOÃO ALVES GRANGEIRO NETO
Mestre em Traumato-Ortopedia e Especialista em Medicina do Esporte
Membro Titular da SBOT, SBCJ e SBRATE
Diretor Médico dos Jogos Olímpicos e Paralímpicos Rio 2016

JOÃO GABRIEL DE CERQUEIRA CAMPOS VILLARDI
Mestre Profissional em Técnicas Videoendoscópicas na Universidade Federal do Estado do Rio de Janeiro (Unirio)
Membro do Serviço de Ortopedia e Traumatologia do Hospital Universitário Gaffrée e Guinle da Unirio
Membro do Serviço de Cirurgia de Joelho do Hospital São Vicente de Paulo, RJ

JOÃO RICARDO PEDRO
Interno Complementar de Ortopedia e Traumatologia do Centro Hospitalar Lisboa Norte

JOAQUIM MIGUEL SOARES DO BRITO
Assistente Hospitalar de Ortopedia e Traumatologia do Centro Hospitalar e Universitário Lisboa Norte EPE – Hospital de Santa Maria – Lisboa, Portugal
Assistente Livre de Ortopedia e Traumatologia da Disciplina de Ortopedia da Faculdade de Medicina da Universidade de Lisboa, Portugal
Fellow of the European Board of Othopedics and Trauma (FEBOT)

JONATAS BRITO DE ALENCAR NETO
Membro Titular da Sociedade Brasileira de Cirurgia do Joelho
Fellowship AO Trauma em Hannover (Alemanha)
Doutor em Ortopedia pela Universidade Federal do Ceará (UFC)

JORGE LOPES DE SOUZA COSTA
Membro Titular da Sociedade Brasileira de Ortopedia e Traumatologia (SBOT)
Especialista em Cirurgia de Pé e Tornozelo pela Santa Casa, RJ
Médico do Fluminense Football Club

JORGE LUIZ FERNANDES OLIVA JUNIOR
Membro Titular da Sociedade Brasileira de Ortopedia e Traumatologia (SBOT)
Membro Titular da Sociedade Brasileira de Cirurgia do Joelho (SBCJ)
Médico do Brasiliense F.C. – Brasília, DF

JORGE R. PAGURA
Professor Titular de Neurocirurgia da Faculdade de Medicina do Centro Universitário do ABC
Presidente da Comissão Médica e Combate à Dopagem da Confederação Brasileira de Futebol (CBF)

JOSÉ ALEXANDRE BACHUR
Doutor e Mestre em Ciências Médicas pela Faculdade de Medicina de Ribeirão Preto da Universidade de São Paulo (FMRP/USP)
Especialista em Fisiologia do Esforço e em Traumatologia Desportiva, Graduado em Fisioterapia e em Biomedicina
Fisioterapeuta da Seleção Brasileira de Voleibol Feminino (1992-1994)
Docente e Coordenador do Curso de Fisioterapia da Universidade de Franca (UNIFRAN)

JOSÉ ALFREDO CAVALCANTE PADILHA
Médico
Cirurgião Geral
Médico do Esporte
Médico da Confederação Brasileira de Wrestling
Médico da United World Wrestling

JOSÉ AUGUSTO DA PAZ PEÇANHA
Cirurgião Plástico

JOSÉ CARLOS COHEN
Chefe do Setor de Cirurgia do Pé e Tornozelo do Hospital Universitário Clementino Fraga Filho da Universidade Federal do Rio de Janeiro (HUCFF-UFRJ)
Mestre em Medicina pela UFRJ
Membro Titular da Sociedade Brasileira de Ortopedia e Traumatologia (SBOT)

JOSÉ LEONARDO ROCHA DE FARIA
Médico Assistente do Centro de Cirurgia do Joelho do Instituto Nacional de Traumatologia e Ortopedia (INTO)
Mestre em Ciências do Sistema Musculoesquelético pelo INTO/UFRJ
Cirurgião de Joelho
Membro da Sociedade Brasileira Cirurgia Joelho (SBCJ)

JULIA CANALLI
Graduada em Medicina pela Universidade de Caxias do Sul, RS
Residência Médica em Medicina do Exercício e do Esporte pela Faculdade de Medicina da Universidade de São Paulo (USP)
Médica da Confederação Brasileira de Desportos Aquáticos (CBDA), do Centro de Formação de Atletas da Sociedade Esportiva Palmeiras e do Centro de Apoio ao Atleta Competitivo do Clube Paineiras do Morumby

JULIANA FERRARI GASPAR
Acadêmica do nono período do curso de Medicina da Universidade de Franca
Membro Fundador e Presidente das Ligas Acadêmicas: Ortopedia e Traumatologia, Medicina Regenerativa; e Diretora Científica das Ligas: Medicina do Esporte e Diagnóstico por Imagem

JÚLIO CÉSAR CARVALHO NARDELLI
Médico Assistente do Grupo de Traumatologia do Esporte do Instituto de Ortopedia do Hospital das Clínicas da Faculdade de Medicina da Universidade de São Paulo (HCFMUSP)
Médico da Seleção Brasileira Feminina de Voleibol Adulto

KÁTIA SHEYLLA MALTA PURIM
Professora Titular do Curso de Medicina da Universidade Positivo
Médica Colaboradora da Universidade Federal do Paraná (UFPR)
Câmara Técnica de Dermatologia (CFM)

KHALID AL KHELAIFI
MD
FRCSC. Sports Orthopedic consultant at Aspetar Hospital. Assistant Professor at Weill Cornell Medical College

LEANDRO ROSA
Médico do Centro de Cirurgia de Ombro e Cotovelo do Instituto Nacional de Traumatologia e Ortopedia (INTO-RJ)
Membro da Sociedade de Cirurgia de Ombro e Cotovelo (SBCOC)
Membro da Sociedade de Artroscopia e Traumatologia do Esporte (SBRATE)

LEONARDO KENJI HIRAO
Médico do Exercício e do Esporte pela Universidade de São Paulo (USP)
Médico do Esporte do Esporte Clube Pinheiros (SP)
Médico da Confederação Brasileira de Rugby (2011 a 2015)
Educador Médico da World Rugby

LEONARDO METSAVAHT
Médico Ortopedista e Fisiatra
Mestre em Medicina DOT/SOT/UFRJ
Diretor Científico do Instituto Brasil de Tecnologias de Saúde (IBTS)

LEONARDO NOBRE
Chefe do Grupo de Cirurgia do Ombro e Cotovelo do SOTHUC da Pontifícia Universidade Católica do Paraná (PUC-PR)
Membro da SBCOC
Membro da SBRATE

LÍVIA TRIVISOL
Pós-Graduada Lato Sensu em Fisioterapia Traumato-Ortopedia e Desportiva (IPOG/RJ)

LOURENÇO PINTO PEIXOTO
Chefe do Grupo de Cirurgia do Quadril do Instituto Nacional de Traumatologia e Ortopedia (INTO)
Membro Titular da Sociedade Brasileira de Ortopedia e Traumatologia (SBOT), da Sociedade Brasileira de Cirurgia do Quadril (SBQ) e da Sociedade Brasileira de Artroscopia e Trauma do Esporte (SBRATE)
Chefe substituto da Divisão de Traumatologia e Ortopedia (DITRO) do INTO

LUCAS RODRIGUES DUQUE
Médico da Confederação Brasileira de Rugby
Educador Médico World Rugby
Atleta olímpico Rugby 7's Rio 2016
Ex-Capitão da Seleção Brasileira de Rugby

LUCCAS FRANCO BETTENCOURT NUNES
Chefe do Grupo de Artroscopia e Trauma Esportivo do Hospital da Pontifícia Universidade Católica de Campinas (PUC-Campinas)
Cirurgião de Joelho pela Sociedade Brasileira de Cirurgia de Joelho (SBCJ)
Mestrando em Ciências e Saúde pela PUC-Campinas

LUCIANO STORCH KEISERMANN
Ortopedista Especialista em Cirurgia do Pé e Tornozelo pela University of Cincinnati, USA
Membro do Grupo de Pé e tornozelo do Serviço de Ortopedia e Traumatologia do Hospital Mãe de Deus – Porto Alegre (RS)
Membro da Sociedade Brasileira de Ortopedia e Traumatologia (SBOT) e da Associação Brasileira de Medicina e Cirurgia do Tornozelo e Pé

LÚCIO S. R. ERNLUND
Presidente da Sociedade Brasileira de Artroscopia e Traumatologia do esporte (SBRATE) –Gestão: 2016
VMM (Venue Medical Manager) Beach Volleyball Olimpíadas Rio 2016
Diretor Médico Coritiba FC 1(997-2013)

LUIS EDUARDO CARELLI TEIXEIRA DA SILVA
Chefe Substituto da Área de Cirurgia de Coluna do Instituto Nacional de Traumatologia e Ortopedia (ARCOL – INTO)
Mestre em Ortopedia pela Universidade Federal do Rio de Janeiro (UFRJ)
Doutorando em Neurologia na Universidade Federal do Estado do Rio de Janeiro (Unirio)

LUIS FELIPE MOYSÉS ELIAS
Médico Ortopedista Membro Titular da Sociedade Brasileira de Ortopedia e Traumatologia (SBOT) e Sociedade Brasileira de Quadril (SBQ)
Membro Ordinário da International Society For Hip Arthroscopy – Hip Preservation Society
Vice-Presidente da Comissão de Cirurgia Preservadora da Sociedade Brasileira de Quadril

LUIS FERNANDO ZUKANOVICH FUNCHAL
Mestre em Ciências da Saúde Aplicadas ao Esporte e a Atividade Física pela Universidade Federal de São Paulo (Unifesp)
Chefe do Departamento Médico do Avaí Futebol Clube
Pesquisador do LEBm/HU-UFSC

LUIZ FERNANDO ALVES PEREIRA
Mestre em Ciências Aplicada ao Sistema Musculoesquelético (INTO/UFRJ)
Pós-Graduada em Neurociência pelo Instituto D'Or Pesquisa e Ensino
Diretor técnico Meet Fisioterapia Especializada

LUIZ HENRIQUE RIBAS
Instituto Vita, São Paulo
Confederação Brasileira de Judô

LYGIA NEDER
Médica do Esporte pelo Hospital das Clínicas da Universidade de São Paulo (HC-USP)
Médica do Ambulatório do Sport Club Corinthians Paulista

MARCELO BABOGHLUIAN
Médico Especialista em Medicina Esportiva pela Universidade Federal de São Paulo (Unifesp)
Diretor Clínico do Instituto Marazul de Medicina Esportiva
Diretor Clínico do SID – Surf Injury Data

MARCELO CABRAL FAGUNDES RÊGO
Membro Titular da Sociedade Brasileira de Cirurgia do Joelho (SBCJ)
Pós-Graduado em Medicina do Esporte pela Universidade Veiga de Almeida, RJ
Médico do América Futebol Clube – Natal, RN

MARCELO FELIPE MONTEIRO DE ALMEIDA
Ortopedista do Grupo de Cirurgia do Quadril do Instituto Nacional de Traumatologia e Ortopedia (INTO)
Membro Titular da Sociedade Brasileira de Ortopedia e Traumatologia (SBOT) e da Sociedade Brasileira de Cirurgia do Quadril (SBQ)

MARCELO PRADO
estre e Doutor em Ortopedia pela Instituto de Ortopedia e Traumatologia da Universidade de São Paulo (USP)
Membro da Associação Brasileira de Cirurgia do Tornozelo e Pé (ABTPé), da Federación Latino-Americana de Medicina y Cirugia de la Pierna y Pie (FLAMeCiPP) e da American Orthopedic Foot and Ankle Society (AOFAS)
Membro do Grupo de Pé e Tornozelo do Hospital Israelita Albert Einstein

COLABORADORES

MARCELO TANNOUS
Médico Colaborador do Setor de Catarata do
Hospital das Clínicas da Universidade de São Paulo
(HC-USP)
Especialista em Catarata pela USP

MÁRCIO CABRAL FAGUNDES RÊGO
Membro Titular da Sociedade Brasileira de Cirurgia do
Joelho (SBCJ)
Membro Titular da sociedade Brasileira de Ortopedia e
Traumatologia (SBOT)
Médico do América Futebol Clube – Natal, RN

MÁRCIO SCHIEFER
Professor Adjunto de Ortopedia da Faculdade de
Medicina da Universidade Federal do
Rio de Janeiro (UFRJ)
Mestre e Doutor pela Faculdade de Medicina da UFRJ
Médico do Centro de Cirurgia de Ombro e Cotovelo do
Instituto Nacional de Traumatologia e Ortopedia (INTO)

MÁRCIO TANNURE
Médico do UFC (*Ultimate Fighting Championship*)
Chefe do Departamento Médico do Flamengo
Membro Titular da SBRATE

MARCO ANTONIO ALVES AZIZI
Médico
Mestre em Morfologia pela Universidade do Estado do
Rio de Janeiro (UERJ)
Especialista em Angiologia pela Sociedade
Brasileira de Angiologia e Cirurgia Vascular/AMB e em
Medicina do Esporte e do Exercício pela Sociedade
Brasileira Medicina do Exercício e do Esporte/AMB
Coordenador do Departamento Médico das Divisões de
Base do Fluminense Football Club e da Confederação
Brasileira de Futebol (CBF)
Coordenador do Curso de Pós-Graduação em
Medicina do Exercício e do Esporte da Universidade Iguaçu

MARCO MARTINS LAGES
Médico da Seleção Brasileira Masculina de Côlei Sub-19
Membro da SBOT e da SBRATE
Professor do Curso de Medicina Esportiva HZM – Uningá

MARCO SARMENTO
Professor Auxiliar da Faculdade de Medicina da
Universidade de Lisboa
Assistente Graduado de Ortopedia e Traumatologia do
Centro Hospitalar Lisboa Norte
Consultor de Ortopedia e Traumatologia do Hospital CUF
Descobertas

MARCOS ANTÔNIO DA SILVA GIRÃO
Membro Titular da Sociedade Brasileira de Cirurgia de
Joelho (SBCJ)
Membro Titular da Sociedade Brasileira de
Artroscospia e Traumatologia do Esporte (SBRATE)
Membro Titular da Sociedade Brasileira de Medicina do
Exercício e do Esporte (SBMEE)

MARCOS FERNANDES TEIXEIRA
Médico Ortopedista Especialista em Cirurgia do Joelho
Membro titular das Sociedades Brasileira de Ortopedia e
Traumatologia (SBOT) e de Cirurgia do Joelho (SBCJ)
Membro do Departamento médico do futebol
profissional do Club de Regatas Vasco da Gama

MARCUS VINICIUS GALVÃO AMARAL
Médico Ortopedista
Membro das Sociedades Brasileira de Ortopedia e
Traumatologia (SBOT) e de Cirurgia do Ombro e
Cotovelo (SBCOC)
Mestre em Ciencias Médicas Aplicadas ao Sistema
Musculoesquelético pelo Instituto Nacional de
Ortopedia e Traumatologia (INTO-RJ)
Coordenador da Divisão de Traumatologia e
Ortopedia do INTO

MÁRCIO BEZERRA GADELHA LOPES
Membro Titular da Socidade Brasileira de Cirurgia de
Joelho (SBCJ)
Membro Titular da Sociedade Brasileira de Ortopedia e
Traumatologia (SBTO)
Membro Titular da Sociedade Brasileira de Medicina do
Exercício e do Esporte (SBMEE)

MARCIO COHEN
Presidente da Sociedade Brasileira de Cirurgia de
Ombro e Cotovelo (SBCOC)
Coordenador do Centro de Cirurgia de Ombro e Cotovelo
do Instituto Nacional de Traumatologia e
Ortopedia (INTO-RJ)

MAURÍCIO DE PAIVA RAFFAELLI
Ortopedista Especialista em Cirurgia de Ombro e
Cotovelo pela Irmandade da Santa Casa de São Paulo
(Pavilhão Fernandinho Simonsen)
Diretor de Ensino do Instituto NAEON de São Paulo

MARIANA PECEGO
Coordenadora do Setor de Córnea do Instituto Benjamin
Constant – Médica Colaboradora
Especialista em Córnea e Doenças Externas pelo BOS

MÁRIO FERRETTI FILHO
Professor Adjunto e Livre Docente do Departamento de
Ortopedia e Traumatologia da Unifesp (DOT-Unifesp)
Supervisor da Residência Médica em Ortopedia do
Hospital Israelita Albert Einstein (HIAE)

MATEUS SAITO
Médico Assistente do Instituto de Ortopedia e
Traumatologia do Hospital das Clínicas da Faculdade de
Medicina da USP (HCFMUSP)
Médico do Instituto Vita de São Paulo
Membro Titular das Sociedades Brasileiras de
Ortopedia e Traumatologia, Cirurgia da Mão e Medicina
Esportiva

MAURO OLIVIO MARTINELLI
Médico Colaborador Do Grupo De Trauma Esportivo Da
Santa Casa De São Paulo
Médico Da Seleção Brasileira De Futsal

MOISÉS COHEN
Mestre, Doutor, Professor Livre-Docente e Professor
Titular do Departamento de Ortopedia e
Traumatologia da Escola Paulista de Medicina da
Universidade Federal de São Paulo (EPM-Unifesp)
Presidente Sociedade Brasileira de Ortopedia e
Traumatologia (SBTO) – Gestão: 2019
Presidente ISAKOS – Gestão: 2011-2013
Corpo Clínico do Instituto Cohen e Hospital Israelita
Albert Einstein

MURILO VIEIRA DA SILVEIRA
Podólogo Dr. Scholl
Excelência em Podologia pela Universidade do Estado de Rio de Janeiro (UERJ)
Podólogo do Fluminense Football Club

NABIL GHORAYEB
Chefe da Seção Clínica de Cardiologia do Esporte do Instituto Dante Pazzanese de Cardiologia (IDPC)
Doutor em Cardiologia pela Faculdade de Medicina da Universidade de São Paulo (FMUSP)
Especialista em Cardiologia pela Sociedade Brasileira de Cardiologia (SBC) e Medicina do Esporte pela Sociedade Brasileira de Medicina do Exercício e do Esporte (SBMEE)
Professor das Pós-Graduações em Cardiologia da IDPC/USP e em Medicina do Esporte da Unifesp e do IAMSPE

NATALIA TAVARES GOMES
Médica Ginecologista Especializada em Uroginecologia
Mestre em Ginecologia pela Escola Paulista de Medicina da Universidade Federal de São Paulo (EPM-Unifesp)
Pós-Graduada em Medicina Esportiva pelo CEFIT – Atuação em Ginecologia do Esporte

NEMI SABEH JUNIOR
Médico Ortopedista
Coordenador Médico da Seleção Brasileira Feminina de Futebol
Médico Especialista em Medicina Esportiva

NEY C. PECEGUEIRO DO AMARAL
Médico da Seleção Adulta Brasileira Masculina de Vôlei
Médico do SESC - Flamengo Rio de Janeiro Vôlei Clube
Chefe do Serviço de Ortopedia e Traumatologia do Hospital Municipal Miguel Couto, RJ

OLIVIA NOGUEIRA COELHO
Profissional de Educação Física
Mestre em Educação Física pela Universidade Federal do Rio de Janeiro (UFRJ)
Ex-Atleta Profissional do Niterói Rugby Football Club e Seleção Brasileira de Rugby

OTAVIANO DE OLIVEIRA JÚNIOR
Mestre em Ciências da Saúde pela Faculdade de Ciências Médicas de Minas Gerais
Ortopedista
Membro Titular da SBOT, SBRATE e ABTPÉ
Departamento Médico do Futebol Profissional, Clube Atlético Mineiro

PAMELA BORGES
Residência Médica em Clínica Médica, em Cardiologia e em Ecocardiografia – Hospital Universitário Pedro Ernesto
Especialista em Cardiologia SBC/AMB
Médica do Hospital Universitário Pedro Ernesto, do Hospital Copa Star e Ecocardiografista da Imagecor Medicina Diagnóstica e do Exercício e do Hospital Copa D'Or

PAULA CARDOSO BENAYON
Médica pela Universidade Federal Fluminense (UFF)
Residência em Medicina do exercício e do esporte e Preceptoria pela Universidade de São Paulo (USP)
Pós-Graduada em Fisiologia do exercício e Biomecânica CEGOM
Médica do futebol feminino do S.C. Corinthians Paulista e da Seleção Brasileira Sub-20

PAULINE BUCKLEY BITTENCOURT
Membro da Sociedade Brasileira de Ortopedia e Traumatologia (SBOT)
Membro da Sociedade Brasileira de Regeneração Tecidual
Médica da Seleção Brasileira de Handebol Feminino

PAULO MANUEL FERREIRA DE ALMEIDA
Assistente Hospitalar Graduado de Ortopedia e Traumatologia do Centro Hospitalar e Universitário Lisboa Norte EPE – Hospital de Santa Maria – Lisboa, Portugal
Assistente Convidado de Ortopedia e Traumatologia da Disciplina de Ortopedia da Faculdade de Medicina da Universidade de Lisboa, Portugal
Chefe de Equipa da Unidade Funcional de Anca, Bacia e Tumores Musculo-esqueléticos do Centro Hospitalar e Universitário Lisboa Norte EPE – Hospital de Santa Maria – Lisboa, Portugal

PAULO MÁRCIO PEREIRA OLIVEIRA
Fisioterapeuta da Confederação Brasileira de Ginástica
Professor da Universidade Federal de Sergipe

PAULO ROBERTO SZELES
Chefe da Residência de Medicina Esportiva do DOT-EPM da Universidade Federal de São Paulo (Unifesp)
Médico da Seleção Brasileira de Basquete Feminino

PAULO DOS SANTOS CARVALHO
Fisioterapeuta
Fisioterapeuta Time Brasil Copa Davis de Tênis 2010 a 2019
Fisioterapeuta Time Brasil Tênis – Olimpíadas Rio 2016

PAULO SANTORO BELANGERO
Pós-Doutor pela Universidade Federal de São Paulo (Unifesp)
Doutor pela Unifesp
Professor afiliado do Departamento de Ortopedia e Traumatologia da Unifesp
Chefe do grupo do Trauma do Esporte da Unifesp

PAOLO DI CICCO SOUTO MAIOR
Médico Neurocirurgião Hospital Universitário Pedro Ernesto da Universidade do estado do Rio de Janeiro (UERJ)
Comissão Atlética Brasileira de MMA
Centro de Tratamento Neurológico – Niterói, RJ

PEDRO COUGO
Médico pela Universidade Estadual do Rio de Janeiro (UERJ)
Residência em Neurologia pelo HCRP-USP
Doutor em Neurologia pela FMRP-USP

PEDRO COUTO GODINHO
Ortopedista e Traumatologista
Especialista em Cirurgia e Reabilitação de Ombro
Cirurgião Assistente do Grupo de Cirurgia e
Reabilitação de Ombro do Hospital Ortopédico; Hospital
Belo Horizonte; Hospital Lifecenter – Belo Horizonte, MG

PEDRO DEBIEUX VARGAS SILVA
Médico Ortopedista e Especialista em Cirurgia do
Joelho pelo Departamento de Ortopedia e Traumatologia
da Escola Paulista de Medicina da Universidade Federal
de São Paulo (EPM-Unifesp)
Doutor e Pós-Doutor pelo Departamento de Ortopedia e
Traumatologia da EPM-Unifesp
Corpo Clínico do Instituto Cohen e Hospital Israelita
Albert Einstein

PEDRO FERNANDES
MD, FEBOT, PhD
Departamento de Ortopedia e Traumatologia
Unidade de Cirurgia de Coluna
Centro Hospitalar Universitário Lisboa Norte – Lisboa,
Portugal

PEDRO HENRIQUE CUNHA ANDRADE
Médico Ortopedista e Especialista em Cirurgia do
Joelho pelo Hospital Santa Casa de Belo Horizonte, MG
Médico Assistente Voluntário do Grupo do Joelho do
Hospital Santa Casa de Belo Horizonte, MG

RAFAEL ERTHAL DE PAULA
Médico do Centro de Cirurgia do Joelho do Instituto
Nacional de Traumatologia e Ortopedia (INTO) e do
Hospital São Vicente de Paulo, RJ

RAÍ ALVES DA CRUZ
Médico Ortopedista pelo Hospital Municipal Doutor
Mário Gatti de Campinas
Pós-graduado em Medicina Esportiva Aplicada as
Ciências da Saúde pela Universidade Federal de São
Paulo (Unifesp)
Tournament Doctor Brasil Open de Tênis 2019

RAPHAEL SERRA CRUZ
Mestre em Ciências Aplicadas ao Sistema
Musculoesquelético (INTO/UFRJ)
Médico do Centro de Cirurgia do Joelho do Instituto
Nacional de Traumatologia e Ortopedia (INTO) e do
Hospital São Vicente de Paulo, RJ
Pesquisador do Instituto Brasil de Tecnologias da
Saúde (IBTS)

RAPHAEL WALLACE CAMPOS CUNHA
Médico Estagiário do Grupo de Cirurgia do
Quadril do INTO
Membro Titular da Sociedade Brasileira de Ortopedia e
Traumatologia (SBOT)

RAQUEL DEL-FRARO RABELO
Título de Especialista pelo Colégio Brasileiro de
Radiologia e pela Sociedade Brasileira de Medicina do
Exercício e do Esporte
Radiologista na Clínica CEU Diagnósticos e Instituto
Hermes Pardini – Belo Horizonte, MG
Médica do Esporte no Instituto Orizonti – Belo
Horizonte, MG

RAUL CARNEIRO LINS
Médico Ortopedista Membro Titular da SBOT e
Sociedade Brasileira de Quadril
Mestre em Cirurgia pela Universidade Federal de
Pernambuco
Membro da Comissão de Cirurgia Preservadora da
Sociedade Brasileira de Quadril

REINALDO FERNANDES JR.
Professor da Faculdade de Medicina da Universidade
Federal Fluminense (UFF)
Cirurgião do Serviço de Cirurgia Hepatobiliar do
Hospital Federal de Bonsucesso, RJ
Cirurgião do Centro de Doenças Hepatobiliares e
Transplante Hepático do Complexo Hospitalar de
Niterói (CHN)

RENACKSON JORDELINO GARRIDO
Médico pelo Universidade Federal do Ceará (UFC)
Médico da Associação Cultural e Desportiva Potiguar de
Mossoró

RENATO MARCHIORI BAKOS
Professor Associado – FAMED/UFRGS
Chefe do Serviço de Dermatologia/HCPA

RENE JORGE ABDALLA
Professor Livre-Docente do Departamento de
Ortopedia e Traumatologia da Escola Paulista de
Medicina da Universidade Federal de São Paulo
(UPM-Unifesp)
Professor Orientador do Programa de Pós-Graduação em
Cirurgia Translacional da Unifesp
Diretor do Instituto do Joelho do Hospital do
Coração (HCor)

RICARDO DIAZ SAVOLDELLI
Médico Fisiatra
Tournament Doctor Brasil Open de Tênis 2018 e 2019
Médico do Time Brasil Copa Davis de Tênis 2014 a 2019

RICARDO REINIGER OLIVERO
Membro Titular da Sociedade Brasileira de Ortopedia e
Traumatologia (SBOT)
Especialista em Cirurgia do Joelho pelo INTO
Médico do Fluminense Football Club

RICARDO VARATOJO
Coordenador da Unidade de Cirurgia do Joelho e
Tornozelo, Artroscopia e Traumatologia Desportiva do
Centro de Ortopedia do Hospital Cuf Descobertas, Lisboa
Presidente da Sociedade Portuguesa de Artroscopia e
Traumatologia Desportiva – Gestão: 2008-2010

ROBERTO VITAL
Médico
Especialista em Medicina Esportiva pela Universidade
Federal do Rio de Janeiro (UFRJ)
Especialista em Medicina Física e Reabilitação
(Fisiatria) pela Pontifícia Universidade Católica do
Rio de Janeiro (PUC-RJ)
Mestre em Ciências da Saúde pela Universidade
Federal do Rio Grande do Norte (UFRN)
Chefe do Departamento Médico do ABC Futebol Clube
Coordenador Médico do Comitê Paralímpico
Brasileiro (CPB)

ROBERTO ZAGURY
Coordenador do Departamento de Diabetes, Exercício e Esporte da SBD (Sociedade Brasileira de Diabetes)
Endocrinologista do LPH (Laboratório de Performance Humana)
Membro da Diretoria da Iniciativa "Exercise is Medicine" do American College of Sports Medicine (ACSM) no Brasil

ROBSON LUIS SANTOS DE BEM
Médico Especialista em Fisiatria e Medicina do Exercício e do Esporte (Título de Especialista AMB/SBMEE)
Médico do Club de Regatas Vasco da Gama
Gestão Esportiva FGV/FIFA

RODRIGO ARAUJO GOES
Médico assistente do Serviço de Ortopedia do Hospital de Santa Maria – Lisboa, Portugal
Mestre em Ciências Aplicadas ao Sistema Músculoesquelético pelo INTO/UFRJ
Membro da Sociedade Brasileira de Ortopedia e Traumatologia (SBOT), de Cirurgia de Joelho (SBCJ) e de Artroscopia e Trauma do Esporte (SBRATE)
Médico do Comitê Olímpico do Brasil (COB) nos Jogos Olímpicos de Londres (2012) e Rio de Janeiro (2016)

RODRIGO BARREIROS VIEIRA
Ortopedista titular da SBOT, SBRATE e SBCJ
Mestre e Doutor em Cirurgia pela Universidade Federal de Minas Gerais (UFMG)
Médico do Clube Atlético Mineiro

RODRIGO CAMPOS PACE LASMAR
Membro Titular da Sociedade Brasileira de Ortopedia e Traumatologia (SBOT), da Sociedade Brasileira de Cirurgia do Joelho (SBCJ), da Sociedade Brasileira de Artroscopia e Traumatologia do Esporte (SBRATE)
Mestre pela Faculdade de Medicina da Universidade de São Paulo (FMUSP)
Professor da Faculdade de Ciências Médicas de Minas Gerais
Presidente da SBRATE – Gestão: 2019
Diretor Médico do Clube Atlético Mineiro
Médico da Seleção Brasileira de Futebol

RODRIGO CARNEIRO SASSON
Médico do Comitê Olímpico do Brasil e da Seleção Brasileira de Ginástica Artística
Pós-Graduado em Medicina do Esporte pelo Comitê Olímpico Internacional
Especialização em Ortopedia Pediátrica

RODRIGO DE PAULA MASCARENHAS VAZ
Membro Titular da Sociedade Brasileira de Cirurgia do Ombro e Cotovelo
Membro Titular da Sociedade Brasileira de Artroscopia e Traumatologia do Esporte
Ortopedista do Clube Atlético Mineiro e Minas Tênis Clube

RODRIGO FURTADO DE MENDONÇA
Médico Ortopedista especialista em cirurgia do Joelho
Membro titular das Sociedades Brasileira de Ortopedia e Traumatologia (SBOT) e de Cirurgia do Joelho (SBCJ)
Membro do Departamento médico do futebol profissional do Club de Regatas Vasco da Gama

RODRIGO KAZ
Ortopedista especialista em Cirurgia do Joelho e Trauma do Esporte, membro titular da SBOT, SBCJ e SBRATE
Fellow em Traumatologia Esportiva na Universidade de Pittsburgh, EUA 2005/2006
Fellow em Cirugia do Joelho – Universidade de Genebra, Suíça (2010) e Cartilage Repair Center, Harvard, EUA (2016)
Médico do Grupo de Joelho do Hospital Federal da Lagoa/RJ – Ministério da Saúde

RODRIGO OTÁVIO BOUGLEUX ALÔ
Médico da Seção Clínica de Cardiologia do Esporte do Instituto Dante Pazzanese de Cardiologia (IDPC)
Especialista em Cardiologia – SBC e Habilitação em Ergometria do DERC – SBC
Pós-Graduado Medicina do Esporte e Exercício – CEFIT

RODRIGO P. JACOBUCCI
Membro Adjunto Colégio Brasileiro de Cirurgiões (CBC)
Associate Fellow of the American College of Surgeons (ACS)
General Surgery Resident at Houston Methodist Hospital, Houston, TX

RODRIGO SATTAMINI PIRES E ALBUQUERQUE
Professor Adjunto de ortopedia e traumatologia da Universidade Federal Fluminense (UFF)
Médico Assistente do Centro de Cirurgia do Joelho do Instituto Nacional de Traumatologia e Ortopedia (INTO)
Mestre e Doutor em Medicina pela Universidade Federal do Rio de Janeiro (UFRJ)

RODRIGO TIAGO BERLINK FARIA
Consultor Científico da CABMMA (Comissão Atlética Brasileira de Mixed Martial Arts)
Médico Líder da ARP (Association of Ringside Physicians) na América do Sul
Cirurgião da Mão

ROGÉRIO TEIXEIRA DE CARVALHO
Doutor em Cirurgia pela Universidade Federal de São Paulo (Unifesp)
Médico do Departamento de Ortopedia e Traumatologia da Unifesp (DOT-Unifesp)
Membro do Grupo de Joelho do Hospital do Servidor Público Estadual (HSPE)
Membro do corpo clínico do Hospital Israelita Albert Einstein (HIAE)

ROSÂNGELA PASSARELA FARONI
Graduada em Medicina pela Faculdade Brasileira em Vitória, ES
Ginecologista e Obstetra pela Universidade Federal de Minas Gerais (UFMG)
Membro da Equipe de Ginecologia do Esporte da Escola Paulista de Medicina

SAMUEL MARTINS
Diretor do Serviço de Ortopedia e Traumatologia do Centro Hospitalar Universitário Lisboa Norte
Assistente Graduado Sénior de Ortopedia e Traumatologia
Assistente Convidado da Faculdade de Medicina da Universidade de Lisboa
Cirurgião do Ombro e Cotovelo

SANDRO DA SILVA REGINALDO
Chefe do Serviço de Ombro e Cotovelo do Hospital das Clínicas da Universidade Federal de Goiás
Membro da Comissão Científica da SBRATE
V.M.O. do Estádio Olímpico de Goiânia, no Mundial Sub-17 da FIFA em 2019

SERAFIM BORGES
Especialista em Cardiologia SBC/AMB e Medicina do Exercício e Esporte SBMEE/AMB
Cardiologista do Clube de Regatas do Flamengo e do Instituto Estadual de Cardiologia Aloysio de Castro
Ex-Cardiologista da Seleção Brasileira de Futebol e Ex-Presidente da Sociedade Medicina do Exercício e Esporte do RJ

SÉRGIO AUGUSTO CAMPOLINA DE AZEREDO
Membro Titular da Sociedade Brasileira de Artroscopia e Traumatologia do Esporte
Membro Titular da Sociedade Brasileira de Ortopedia e Traumatologia
Ortopedista do Cruzeiro Esporte Clube e Sada Cruzeiro Vôlei

SÉRGIO CANUTO
Presidente da Sociedade Brasileira de Cirurgia do Joelho (SBCJ) – Gestão: 2021
1° Vice-Presidente da Sociedade Brasileira de Artroscopia e Traumatologia do Esporte (SBRATE)
Diretor médico da Ortoclínica Hospital de Ortopedia

SÉRGIO DUARTE DORTAS JUNIOR
Mestre e Doutor em Clínica Médica (Imunologia) pela Universidade Federal do Rio de Janeiro (UFRJ)
Professor substituto de Clínica Médica/Imunologia da Faculdade de Medicina da Universidade Federal do Rio de Janeiro (UFRJ)
Médico do Serviço de Imunologia do Hospital Universitário Clementino Fraga Filho (HUCFF-UFRJ)

SERGIO MAURÍCIO
Ortopedista pela Universidade Federal do Rio de Janeiro (UFRJ)
Membro do time de especialistas da Maratona do Rio de Janeiro
Especialista em cirurgia do joelho pelo Instituto nacional de traumatologia e ortopedia (INTO)

SHEILA MCNEIL INGHAM
Mestre e Pós-Doutora Universidade de Pittsburgh
Doutora pela Escola Paulista de Medicina
Médica Fisiatra

SILVIA GOMYDE CASSEB
Obstetra e Médica do Esporte – Atuação em Ginecologia do Esporte
Membro da equipe de Ginecologia do Esporte da Escola Paulista de Medicina

TALINE SANTOS DA COSTA
Médica do Esporte pela Universidade Federal de São Paulo (Unifesp)
Pós-Graduanda em Fisiologia do Exercício pela Unifesp
Médica do Sport Club Corinthians Paulista (Futebol Feminino)

TATHIANA PARMIGIANO
Ginecologista, Obstetra e Médica do Esporte – Atuação em Ginecologia do Esporte
Doutoranda pela Escola Paulista de Medicina Universidade Federal de São Paulo (EPM-Unifesp)
Ginecologista do Time Brasil – Comitê Olímpico Brasileiro

THAIS BARROSO
Especialista em cirurgia da Mão pela SBCM, SBOT
Departamento de Cirurgia Ortopédica do Hospital militar de área de São Paulo – Exército Brasileiro

THIAGO BARBOSA CAIXETA
Membro da Sociedade Brasileira de Ortopedia e Traumatologia (SBOT)
Membro da Sociedade Brasileira de Cirurgia do Ombro e Cotovelo
Coordenador do Departamento Médico do Vila Nova Futebol Clube

THIAGO CHALHUB RIBEIRO
Graduado Médico pela Universidade Federal do Estado do Rio de Janeiro (Unirio)
Residência Médica em Medicina Esportiva pela Universidade de São Paulo (USP)
Especialista em Medicina do Exercício e do Esporte pela AMB/SBMEE
Membro da Câmara Técnica de Medicina Desportiva do CREMERJ
Médico do Esporte no Departamento de Esportes Olímpicos do Fluminense FC. Médico do Esporte do Time Brasil nos Jogos Olímpicos de Tóquio 2020
Presidente da SBRATE 2019
Diretor Médico do Clube Atlético Mineiro
Médico da Seleção Brasileira de Futebol

THIAGO TEIXEIRA CAZARIM
Ortopedista especialista em Cirurgia do Joelho e Trauma do Esporte
Membro Titular da SBOT, SBCJ e SBRATE

THOMÁS NOGUEIRA
Membro da Sociedade Brasileira de Ortopedia e Traumatologia (SBOT)
Membro titular da Associação Brasileira de Medicina e Cirurgia do Tornozelo e Pé (ABTPé)
Membro do Grupo de Cirurgia do Pé e Tornozelo do Instituto Nacional de Traumatologia e Ortopedia (INTO)

VANESSA RIBEIRO DE RESENDE
Mestre em Ortopedia e Traumatologia
Médica Colaboradora do Grupo de Trauma Esportivo da Santa Casa de São Paulo
Médica do Esporte (Diretora Médica da Confederação Brasileira de MMA, Médica do Futebol Feminino)

VICTOR ELIAS TITONELLI
Médico Assistente do Centro de Cirurgia do Joelho do Instituto Nacional de Traumatologia e Ortopedia (INTO)
Cirurgião de Joelho Membro da Sociedade Brasileira de Cirurgia do Joelho (SBCJ)
Mestre em Ciências do Sistema Musculoesquelético pelo INTO/UFRJ

VICTOR REIS GUIL
Membro da Sociedade Brasileira de Ortopedia e Traumatologia (SBOT)
Residente no Nível de Subespecialização em Cirurgia do Joelho do Hospital Israelita Albert Einstein (HIAE)

VINICIUS CALUMBY COSTA
Médico Pós-Graduado em Dor pela CTD e HUPES
Intervencionista em Dor pela SOBRAMID

VITOR ALMEIDA RIBEIRO DE MIRANDA
Médico Ortopedista e Chefe do Grupo de Cirurgia do Pé e do Tornozelo do Instituto Nacional de Traumatologia e Ortopedia (INTO)
Membro Titular da Sociedade Brasileira de Ortopedia e Traumatologia (SBOT), da Associação Brasileira de Medicina e Cirurgia do Tornozelo e Pé (ABTPé) e da Sociedade Brasileira de Artroscopia e Trauma do Esporte (SBRATE)

VITOR BARION DE PÁDUA
Médico Ortopedista
Especialista em Cirurgia do Joelho
Membro Titular da Sociedade Brasileira de Ortopedia e Traumatologia (SBOT)
Presidente da Comissão de Ensino e Treinamento (CET) da Sociedade Brasileira de Cirurgia do Joelho (SBCJ)
Mestre em Ciências Biológicas aplicadas ao Sistema Musculoesquelético

WARLINDO NETO
Médico do exercício e do esporte pela Sociedade Brasileira Medicina Esporte (SBMEE)
Mestre em Ciências da Saúde pela UNISA
Médico do Time Brasil no Jogos Olímpicos Rio 2016
Ex-Coordenador do Departamento Médico do Atletismo Brasileiro

ZAIRA REINALDO DE SOUSA MOREIRA PINTO
Médica pela Faculdade Integral Diferencial (Facid)
Residência Médica em Ortopedia e Traumatologia e Especialista em Cirurgia do Pé é Tornozelo pelo Instituto Nacional de Traumatologia e Ortopedia (INTO)
Membro Titular Sociedade Brasileira de Ortopedia e Traumatologia (SBOT)
Mestranda em Ciências Aplicadas ao Sistema Musculoesquelético no INTO

SUMÁRIO

PARTE I
INTRODUÇÃO

1. **HISTÓRIA DA MEDICINA E TRAUMATOLOGIA ESPORTIVA: PASSADO, PRESENTE E FUTURO** 3
   João Alves Grangeiro Neto

2. **AVALIAÇÃO PRÉ-PARTICIPAÇÃO: O QUE REALMENTE É IMPORTANTE?** 5
   Felipe Hardt ▪ Bruna Bosco ▪ Gisele Brito Lygia Neder

3. **ASPECTOS GERAIS DO MÉDICO DA EQUIPE: FORMAÇÃO, FUNÇÕES E RESPONSABILIDADES COM OS DEMAIS MEMBROS DA DELEGAÇÃO** 9
   Gustavo Campos ▪ Thiago Chalhub Ribeiro

4. **A MALA MÉDICA** 15
   André Pedrinelli ▪ Thiago Chalhub Ribeiro Paula Cardoso Benayon

5. **O MÉDICO NAS VIAGENS COM EQUIPES ESPORTIVAS** 25
   Rodrigo Campos Pace Lasmar ▪ Guilherme Barbosa Moreira

6. **NOÇÕES BÁSICAS DO CONTROLE ANTIDOPING** 29
   Bruno Borges da Fonseca ▪ Fernando Soléra

PARTE II
EMERGÊNCIAS

7. **ATENDIMENTO MÉDICO NO FIELD OF PLAY (FOP)** 43
   André Pedrinelli ▪ Thiago Chalhub Ribeiro Paula Cardoso Benayon ▪ Débora Borowiak Reiss Julia Canalli

8. **RESSUSCITAÇÃO CARDÍACA NO FIELD OF PLAY (FOP)** 57
   Serafim Borges ▪ Pamela Borges

9. **MORTE SÚBITA NO ATLETA** 65
   Rodrigo Otávio Bougleux Alô Clea Simone S. S. Colombo Nabil Ghorayeb

10. **CONCUSSÃO CEREBRAL** 71
    Jorge R. Pagura

11. **TRAUMATISMO RAQUIMEDULAR** 81
    Paolo Di Cicco Souto Maior

12. **TRAUMAS E FRATURAS DE FACE – CUIDADOS NO "CAMPO DE BATALHA"** 87
    André da Silveira Braune

13. **TRAUMA OCULAR** 95
    Felipe Tudesco ▪ Marcelo Tannous ▪ Mariana Pecego Emerson Castro ▪ Abelardo Couto Jr.

14. **TRAUMA AUDITIVO E BAROTRAUMA** 101
    Felippe Felix ▪ Eveline Tasca Rodrigues

15. **FRATURAS EXPOSTAS** 107
    Samuel Martins ▪ Frederico Lage de Oliveira

16. **SÍNDROME COMPARTIMENTAL AGUDA** 115
    Raphael Serra Cruz ▪ Rafael Erthal de Paula Rodrigo Araujo Goes

17. **FRATURAS DO ANEL PÉLVICO** 123
    Joaquim Miguel Soares do Brito ▪ André Spranger Fernandes Paulo Manuel Ferreira de Almeida

18. **ABDOME AGUDO** 131
    Antonio C. Marttos Jr ▪ Rodrigo P. Jacobucci

19. **TRAUMAS UROLÓGICOS** 141
    Augusto F. C. Caparica

20. **TRANSPORTE AO HOSPITAL** 145
    Marcos Fernandes Teixeira ▪ Rodrigo Furtado de Mendonça

PARTE III
URGÊNCIAS CLÍNICAS

21. **SÍNDROMES INFECCIOSAS** 153
    Mauro Olivio Martinelli ▪ Vanessa Ribeiro de Resende

22. **DIABETES E SITUAÇÕES DE HIPER E HIPOGLICEMIA** 161
    Roberto Zagury

23. **PATOLOGIAS CARDIOLÓGICAS QUE INTERFEREM NA PRÁTICA ESPORTIVA** 167
    Haroldo Christo Aleixo ▪ Carla Tavares Felipe Vieira

24 DIARREIA E DESIDRATAÇÃO 175
   Gilberto Amado Rodrigues da Cunha Filho
   Gustavo Damásio Magliocca

25 ACIDENTE VASCULAR CEREBRAL 179
   Pedro Cougo

26 RABDOMIÓLISE 185
   Warlindo Neto

27 HIPOTERMIA E HIPERTERMIA 189
   Fabiula Schwartz de Azevedo

28 EMERGÊNCIAS EM ALERGIA E IMUNOLOGIA: ASMA, BRONCOESPASMO, LARINGOESPASMO E ANAFILAXIA INDUZIDOS PELO EXERCÍCIO, URTICÁRIAS INDUZIDAS E ANGIOEDEMA HEREDITÁRIO 195
   Sérgio Duarte Dortas Junior ▪ Guilherme Gomes Azizi

PARTE IV
TRAUMATOLOGIA ESPORTIVA 1 – MEMBROS SUPERIORES

29 LESÕES NO OMBRO 209
   29-1 LESÕES DA ARTICULAÇÃO CROMIOCLAVICULAR 209
      Lúcio S. R. Ernlund ▪ Leonardo Nobre
   29-2 INSTABILIDADES GLENOUMERAIS ANTERIOR, POSTERIOR E MULTIDIRECIONAL 213
      Glaydson Gomes Godinho ▪ André Couto Godinho
      Pedro Couto Godinho
   29-3 LESÃO DA GLENOIDE (SLAP) 220
      Rodrigo de Paula Mascarenhas Vaz
      Sérgio Augusto Campolina de Azeredo
   29-4 LESÕES AGUDAS DO MANGUITO ROTADOR 226
      Benno Ejnisman ▪ Carlos Vicente Andreoli
      Alberto de Castro Pochini ▪ Paulo Santoro Belangero
      Bernardo Terra
   29-5 RUPTURAS TENDINOSAS: PEITORAL MAIOR 238
      Alberto de Castro Pochini ▪ Carlos Vicente Andreoli
      Benno Ejnisman
   29-6 FRATURAS DO ÚMERO PROXIMAL 243
      Sandro da Silva Reginaldo
      Jean Klay Santos Machado
      Thiago Barbosa Caixeta

30 LESÕES NO COTOVELO 249
   30-1 CORPO LIVRE INTRA-ARTICULAR 249
      Marcus Vinicius Galvão Amaral ▪ Leandro Rosa
   30-2 FRATURAS DO COTOVELO 252
      Marcus Vinicius Galvão Amaral
   30-3 RUPTURAS TENDINOSAS: BÍCEPS E TRÍCEPS DISTAL 258
      Marcio Cohen ▪ Marcus Vinicius Galvão Amaral

31 LESÕES NO PUNHO E NA MÃO 263
   31-1 FRATURAS DO PUNHO 263
      Marco Sarmento ▪ João Ricardo Pedro
      David Gonçalves Ferreira
   31-2 FRATURAS E LESÕES LIGAMENTARES CARPAIS 267
      Rodrigo Tiago Berlink Faria ▪ Eduardo Farias Vasquez
      Carlos Alberto de Souza Araujo Neto
   31-3 FRATURAS DE METACARPOS 272
      Felipe Armanelli Gibson ▪ Felipe Basilato Mazega
      Raquel Del-Fraro Rabelo
   31-4 LESÕES DOS DEDOS DAS MÃOS 281
      Mateus Saito

PARTE V
TRAUMATOLOGIA ESPORTIVA 2 – MEMBROS INFERIORES

32 LESÕES NO QUADRIL 289
   32-1 LESÃO LABRAL E IMPACTO FEMOROACETABULAR (IFA) 289
      Lourenço Pinto Peixoto
      Marcelo Felipe Monteiro de Almeida
      Raphael Wallace Campos Cunha
   32-2 FRATURAS TRAUMÁTICAS E POR ESTRESSE DO QUADRIL 293
      Luis Felipe Moysés Elias
      Luccas Franco Bettencourt Nunes
      Raul Carneiro Lins
   32-3 RUPTURA TENDINOSA: ISQUIOTIBIAL PROXIMAL (TENDÃO CONJUNTO) 296
      Henrique Berwanger Cabrita
   32-4 AVULSÃO DO TENDÃO ADUTOR, APONEUROSE CONJUNTA E SPORTS HERNIA 301
      Lourenço Pinto Peixoto
      Fernando Delgado Carlos Teles
      Raphael Wallace ▪ Reinaldo Fernandes Jr.
      Rodrigo Araujo Goes

33 JOELHO ESPORTIVO 311
   33-1 BLOQUEIO ARTICULAR POR LESÕES MENISCAIS 311
      Ricardo Varatojo ▪ Gabriel Garcez A. Souza
      Rodrigo Araujo Goes
   33-2 BLOQUEIO ARTICULAR POR LESÕES CONDRAIS E OSTEOCONDRAIS 320
      Camila Cohen Kaleka
      Pedro Henrique Cunha Andrade
      Pedro Debieux Vargas Silva ▪ Moisés Cohen
   33-3 FRATURAS DO JOELHO (FÊMUR DISTAL, TÍBIA PROXIMAL E PATELA) 326
      Marcos Antônio da Silva Girão
      Jonatas Brito de Alencar Neto
      Márcio Bezerra Gadelha Lopes
      Renackson Jordelino Garrido

33-4 RUPTURAS TENDINOSAS DO MECANISMO EXTENSOR (TENDÃO PATELAR E TENDÃO QUADRICIPITAL) 332
Marcelo Cabral Fagundes Rêgo ▪ Márcio Cabral Fagundes Rêgo

33-5 LUXAÇÕES E INSTABILIDADES FEMOROPATELARES 336
Mário Ferretti Filho ▪ Rogério Teixeira de Carvalho ▪ Victor Reis Guil

33-6 INSTABILIDADES ANTERIORES (LIGAMENTO CRUZADO ANTERIOR) 339
Rodrigo Campos Pace Lasmar ▪ Rodrigo Barreiros Vieira

33-7 INSTABILIDADES MEDIAIS (LIGAMENTO COLATERAL MEDIAL) ISOLADAS E COMBINADAS AO LCA 343
Luis Fernando Zukanovich Funchal ▪ Diego da Costa Astur

33-8 INSTABILIDADES LATERAL E POSTEROLATERAL 353
Sérgio Canuto ▪ Vitor Barion de Pádua

33-9 INSTABILIDADES POSTERIORES – LIGAMENTO CRUZADO POSTERIOR 358
Rene Jorge Abdalla ▪ Carlos Eduardo Franciozi ▪ Sheila McNeil Ingham ▪ Andrea Forgas Sallum

34 LESÕES DO TORNOZELO 363

34-1 ENTORSE DO TORNOZELO 363
Fábio Krebs Gonçalves ▪ Luciano Storch Keisermann

34-2 FRATURA-LUXAÇÃO DO TORNOZELO .. 370
Vitor Almeida Ribeiro de Miranda ▪ Thomás Nogueira ▪ Cássio Cockrane ▪ Zaira Reinaldo de Sousa Moreira Pinto

34-3 RUPTURAS TENDINOSAS DO AQUILES .. 381
Otaviano de Oliveira Júnior ▪ Fabrício Melo Bertolini

34-4 LESÃO OSTEOCONDRAL DO TÁLUS 384
Marcelo Prado ▪ Caio Nery

35 LESÕES DO PÉ 397

35-1 PATOLOGIAS DO RETROPÉ E TORNOZELO 397
Otaviano de Oliveira Júnior ▪ Fabrício Melo Bertolini

35-2 LESÕES DO MEDIOPÉ 402
José Carlos Cohen

35-3 LESÕES DO ANTEPÉ 410
Ana Paula Simões Ferreira ▪ Juliana Ferrari Gaspar ▪ José Alexandre Bachur

PARTE VI
TRAUMATOLOGIA ESPORTIVA 3 – LESÕES NA COLUNA VERTEBRAL

36 TRAUMAS ENVOLVENDO A COLUNA E A REGIÃO CERVICAL 421
Luis Eduardo Carelli Teixeira da Silva ▪ Alderico Girão Campos de Barros ▪ Igor Ebert Cechin

37 FRATURA DA COLUNA TORACOLOMBAR E DOS ARCOS COSTAIS 425
Júlio César Carvalho Nardelli ▪ André Marangoni Asperti

38 TRAUMAS ENVOLVENDO COLUNA E REGIÃO LOMBAR 439
Pedro Fernandes

PARTE VII
TÓPICOS ESPECIAIS

39 LESÕES MUSCULARES 447
Cristiano Frota de Souza Laurino

40 LESÕES UNGUEAIS 453
Ricardo Reiniger Olivero ▪ Jorge Lopes de Souza Costa ▪ Douglas Rodrigues dos Santos ▪ Murilo Vieira da Silveira ▪ Arthur da Rocha Nogueira Neto

41 LESÕES CUTÂNEAS 461
Antônio Macedo D'Acri ▪ Kátia Sheylla Malta Purim ▪ Renato Marchiori Bakos

42 QUEIMADURAS 469
José Augusto da Paz Peçanha

43 LESÕES NA PLACA FISÁRIA NO ESQUELETO IMATURO 475

43-1 AVULSÕES ÓSSEAS 475
Rodrigo Carneiro Sasson

43-2 FRATURAS EPIFISÁRIAS 480
Rodrigo Carneiro Sasson

44 LESÕES NOS PARATLETAS 485
Giovanna Medina ▪ Andrea Jacusiel Miranda ▪ Hesojy Gley Pereira Vital da Silva ▪ Roberto Vital

45 A MULHER ATLETA 497

45-1 PATOLOGIAS CLÍNICAS 497
Natalia Tavares Gomes ▪ Rosângela Passarela Faroni ▪ Silvia Gomyde Casseb ▪ Taline Santos da Costa ▪ Tathiana Parmigiano

45-2 LESÕES ORTOPÉDICAS 503
Nemi Sabeh Junior

46 LESÕES NO ATLETA MASTER 509
Jorge Luiz Fernandes Oliva Junior ▪ Rodrigo Araujo Goes

47 SÍNDROME DA IMUNODEFICIÊNCIA ADQUIRIDA NO ESPORTE 519
Flavia Magalhães

48 VACINAÇÃO EM ATLETAS 523
Marco Antonio Alves Azizi ▪ Guilherme Gomes Azizi

49 ADVENTOS, EQUIPAMENTOS E TECNOLOGIA NO CAMPO 535
Andréia Rossi Picanço ▪ Guilherme Passos Ramos

PARTE VIII
LESÕES ESPECÍFICAS POR ESPORTE

50 ATLETISMO (ESPORTES DE SALTO E VELOCIDADE) 543
Cristiano Frota de Souza Laurino

SUMÁRIO

51 BASQUETEBOL 547
Carlos Vicente Andreoli ▪ Paulo Roberto Szeles

52 CICLISMO E TRIATLO 551
Christiane Prado ▪ Felipe Malzac Franco
Alexandre Palottino ▪ Lívia Trivisol ▪ Fabrício Braga

53 CORRIDAS E MARATONAS 559
Sergio Maurício ▪ Fabiula Schwartz de Azevedo

54 CROSS TRAINING 569
Vitor Almeida Ribeiro de Miranda ▪ Gabriel Paz
Olivia Nogueira Coelho ▪ Isabella Sandrini Pizzolatti
Rodrigo Araujo Goes

55 NATAÇÃO, POLO AQUÁTICO, MARATONA AQUÁTICA, NATAÇÃO ARTÍSTICA E SALTOS ORNAMENTAIS 575
Flavio Cruz ▪ Gustavo Vinagre ▪ Khalid Al Khelaifi
Thais Barroso

56 ESPORTES DE NEVE: ESQUI ALPINO E SNOWBOARD 583
Leonardo Metsavaht ▪ Felipe Fernandes Gonzalez
Gustavo Leporace de Oliveira Lomelino Soares

57 FUTEBOL 589
Rodrigo Campos Pace Lasmar ▪ Felipe Naves Kalil
Felipe Daniel Vasconcelos de Carvalho

58 FUTEBOL AMERICANO 591
Guilherme Morgado Runco ▪ Rodrigo Kaz
Thiago Teixeira Cazarim ▪ Maurício de Paiva Raffaelli

59 GINÁSTICA ARTÍSTICA, RÍTMICA E DANÇAS 601
Rodrigo Carneiro Sasson ▪ Franklin de Camargo Junior
Paulo Márcio Pereira Oliveira ▪ Breno Schor
Ana Carolina Ramos e Corte

60 HANDEBOL 605
André Guerreiro ▪ Pauline Buckley Bittencourt

61 HIPISMO E POLO EQUESTRE 609
João Gabriel de Cerqueira Campos Villardi
Alfredo Marques Villardi

62 IATISMO 615
Fábio Barreto Maia da Silva ▪ Henrique Jorge Jatobá Barreto
Robson Luis Santos de Bem

63 LUTAS 1 – JUDÔ 621
Breno Schor ▪ Antonio Guilherme Garofo
Luiz Henrique Ribas

64 LUTAS 2: JIU-JITSU E MMA 631
Rodrigo Tiago Berlink Faria ▪ Flavio Cruz ▪ Márcio Tannure

65 LESÕES DO BOXE, MUAY THAI E KARATÊ 637
Fábio Costa ▪ Vinicius Calumby Costa
Enilton da Santana Ribeiro de Mattos ▪ Arivan Gomes
Francisco Pereira Ramos

66 LUTAS 4: WRESTLING 643
José Alfredo Cavalcante Padilha

67 MUSCULAÇÃO E HALTEROFILISMO 651
Victor Elias Titonelli ▪ Rodrigo Sattamini Pires e Albuquerque
José Leonardo Rocha de Faria ▪ Douglas Mello Pavão
Rodrigo Araujo Goes

68 REMO 661
Fábio Barreto Maia da Silva
Henrique Jorge Jatobá Barreto ▪ Robson Luis Santos de Bem

69 RUGBY 667
Rodrigo Araujo Goes ▪ Olivia Nogueira Coelho
Lucas Rodrigues Duque ▪ Fabio H. S. Alves
Leonardo Kenji Hirao ▪ Fernando Morais Torres

70 SKATE 681
Raphael Serra Cruz ▪ Márcio Schiefer
Luiz Fernando Alves Pereira ▪ Rodrigo Araujo Goes

71 SURFE 687
Raphael Serra Cruz ▪ Marcelo Baboghluian
Márcio Schiefer ▪ Luiz Fernando Alves Pereira
Rodrigo Araujo Goes

72 TÊNIS 695
Gilbert S. S. Bang ▪ Leonardo Metsavaht
Paulo dos Santos Carvalho ▪ Raí Alves da Cruz
Ricardo Diaz Savoldelli

73 VÔLEI 703
Felipe Malzac Franco ▪ Ney C. Pecegueiro do Amaral
Marco Martins Lages

ÍNDICE REMISSIVO 711

Beira do Campo

Urgências e Emergências no Esporte

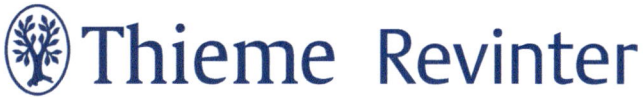

Parte I Introdução

HISTÓRIA DA MEDICINA E TRAUMATOLOGIA ESPORTIVA: PASSADO, PRESENTE E FUTURO

CAPÍTULO 1

João Alves Grangeiro Neto

INTRODUÇÃO

Entrarmos no capítulo da história da medicina ligada ao esporte, sem dúvida alguma, faz-nos mencionar que a prática esportiva organizada data do início dos Jogos Olímpicos da Era Antiga (776 a.C.) em Olympia, na Grécia. Esse evento, inicialmente de um dia e posteriormente com a duração de 5 dias, marcava um momento de paz entre os povos que ali estavam, referenciando de forma jubilosa os seus deuses.

As modalidades disputadas naquela ocasião eram em número de oito, a saber: corrida (maratona), salto em distância, arremesso de peso, arremesso de dardo, boxe, lutas, hipismo e pentatlo.

Estes jogos perduraram até 394 a.C., quando foram extintos por causa das perseguições religiosas.

A utilização dos exercícios físicos como terapia para tratar doenças deve-se a Herodicus, por volta de 500 a.C., quando eram recomendados dieta restrita e exercícios físicos com regularidade, para manter excelente nível de saúde; fazia parte também do tratamento, muitas vezes, a prática de massagem.

Muitos consideram Herodicus o pai da "medicina esportiva". Ele foi professor de Hipócrates (469-399 a.C.), considerado o pai da medicina. Galeno (129-199 a.C.) foi um proeminente cirurgião da época, e seus trabalhos com anatomia deixaram um legado médico de extrema relevância. Ele, sem dúvida alguma, foi o primeiro médico de trauma do esporte, pois, quando os gladiadores se lesionavam, eram levados a ele.

Os Jogos Olímpicos da Era Moderna foram retomados em 1896, inspirados por um grupo liderado pelo Barão Pierre de Coubertin, mas tão somente nos Jogos Olímpicos de Inverno (1928) em Saint Moritz é que a medicina esportiva se vê reinventada pela criação da FIMS (Federação Internacional de Medicina do Esporte/Fédération Internationale de Médécine du Sport). Com um caso de morte por *doping* nos Jogos Olímpicos de Roma (1960), o Comitê Olímpico Internacional (COI) cria então a sua comissão médica, em 1962, que, desde então, ocupa um papel relevante na preservação da saúde do atleta.

Ao longo das décadas subsequentes, várias sociedades médicas ligadas ao esporte foram aparecendo no mundo, como a American Orthopedic Society for Sports Medicine (1972) e tantas outras entidades nacionais criadas, que ajudaram a especialidade a se consolidar na prevenção, tratamento e reabilitação das lesões ocorridas na prática esportiva.

Nos dias de hoje, a Internacional Society of Arthroscopy, Knee surgery and Orthopedic Sports Medicine (ISAKOS), fundada em 1995, é, sem sombra de dúvida, a sociedade de maior representatividade global na Traumatologia do Esporte.

A medicina esportiva do século XX teve o seu foco em prevenção, tratamento e reabilitação de lesões e doenças relacionadas com o esporte e a atividade física. Na década de 1970 começaram a surgir pesquisas clínicas relevantes mostrando a importância da atividade física regular na prevenção de várias patologias inerentes à raça humana, como hipertensão arterial sistêmica, diabetes melito, câncer, osteoporose, osteoartrose e outras tantas doenças degenerativas crônicas. Neste momento, há uma verdadeira confluência de especialidades na saúde a serviço da medicina do esporte e da atividade física, como cardiologia do esporte, traumatologia do esporte, nutrologia do esporte, fisioterapia do esporte, psicologia do esporte e outras áreas de domínio do conhecimento dos efeitos da atividade física regular, em busca de uma vida saudável, e até o esporte competitivo de alta *performance* com seus benefícios e malefícios.

Podemos dividir as lesões ocorridas no esporte em dois grandes grupos:

1. Lesões traumáticas agudas.
2. Lesões oriundas do esforço repetitivo.

Estas lesões têm a sua incidência e distribuição de acordo com a modalidade esportiva praticada.

Os esportes de contato, sem sombra de dúvida, estão relacionados com mais lesões traumáticas agudas, enquanto, nas práticas esportivas sem contato físico, há um predomínio de lesões por esforço repetido.

O diagnóstico e, sobretudo, o tratamento cirúrgico das lesões oriundas do esporte ganharam grande incremento em nosso meio com o aparecimento das investigações por imagem.

A maior experiência com a ultrassonografia musculoesquelética, a tomografia computadorizada e a contribuição decisiva da ressonância magnética possibilitaram um diagnóstico anatômico preciso; e, a partir deste conhecimento adquirido, surgiram técnicas de reparação ou reconstrução destas estruturas lesionadas. A fisioterapia do esporte e a biomecânica, bem como a fisiologia do esporte, desenvolveram-se muito na tentativa de restabelecer o mais prontamente possível o retorno dos atletas a sua prática esportiva plena.

O estudo e o melhor conhecimento dos fatores de risco intrínsecos dos atletas e extrínsecos contribuíram muito para que programas de prevenção das lesões do esporte pudessem ser colocados em prática, sendo que a contribuição de Van Mechelen foi fundamental e pioneira.

Nos dias de hoje, a título de uma boa prática médica no esporte, há necessidade de uma formação específica, preferencialmente em nível de residência médica, reconhecida pela Sociedade Brasileira de Medicina do Exercício e do Esporte (SBMEE).

A Sociedade Brasileira de Traumatologia do Esporte (SBRATE) é um comitê dentro da Sociedade Brasileira de Ortopedia e Traumatologia (SBOT), que reúne especialistas em traumatologia do esporte com a finalidade de aperfeiçoar ortopedistas no diagnóstico, no tratamento, na reabilitação e na prevenção das lesões oriundas do esporte.

Sem a pretensão de praticar exercício de futurologia, a traumatologia do esporte evolui rapidamente para métodos diagnósticos genéticos, exames de imageologia dinâmicos e tratamentos reparativos e ou reconstruções com incrementos biológicos (ortopedia regenerativa das lesões do esporte).

BIBLIOGRAFIA

Appleboomt Roufinc Fierens E. Esporte e medicina da Grécia Antiga. Am J Sports Med 1988; 168:194-196.

Peterson L, Renstrom P. Sports injuries prevention, treatment and rehabilitation. 4th ed. CRC Press; 2017.

Rose EH. Medicina do Esporte: passado, presente e futuro, buscando melhorar a qualidade de vida através da atividade física. Rev

AVALIAÇÃO PRÉ-PARTICIPAÇÃO: O QUE REALMENTE É IMPORTANTE?

Felipe Hardt ▪ Bruna Bosco ▪ Gisele Brito ▪ Lygia Neder

AVALIAÇÃO CARDIOLÓGICA

Apesar de ter baixa prevalência, a morte súbita (MS) é uma das principais preocupações do médico do esporte em relação à saúde do seu paciente. O mecanismo de morte súbita de causa cardíaca ocorre, em geral, por uma taquiarritmia, que por sua vez pode ter diversas causas de base.[1]

A incidência de MS aumenta conforme a idade do atleta e é mais prevalente no gênero masculino. Nos indivíduos jovens, isto é, abaixo de 35 anos, a prevalência estimada é de 1 a 3:100.000, sendo as causas genéticas e congênitas as principais. Nessa faixa etária, destacam-se a cardiomiopatia hipertrófica (36%), a artéria coronária anômala (17%) e a miocardite (6%).[2] Já nos indivíduos acima de 35 anos, a prevalência é estimada em 15 a 50:100.000 e a principal causa é a aterosclerose.

Outras causas de MS que devem ser consideradas no interrogatório do atleta são: *heat stroke*, asma, traço falciforme e o uso de determinadas drogas, que, apesar de não serem de causa cardíaca, podem ser prevenidas com a orientação adequada do médico do esporte.

As condições de base que levam à morte súbita são, na maioria das vezes, assintomáticas antes do evento. Sendo assim, o rastreio é a principal forma de evitar a exposição a uma condição que a desencadeie.

Para a avaliação cardiológica de rastreio, a história pessoal e familiar, bem como o exame físico detalhados são essenciais. Os principais pontos a serem avaliados estão descritos no Quadro 2-1.[2]

Em relação à realização de exames complementares, a Sociedade Brasileira de Cardiologia e a Sociedade Europeia de Cardiologia recomendam que seja realizado o eletrocardiograma (ECG) de repouso de 12 derivações para os atletas competitivos.[3] O ECG é um exame simples, de baixo custo, não invasivo e com elevada sensibilidade para identificar alterações potencialmente graves para a prática esportiva, como síndrome do QT longo, Brugada, Wolf-Parkinson-White e cardiomiopatia hipertrófica.[4]

Quadro 2-1 Recomendações da American Heart Association (AHA) para Rastreio Cardiovascular na Avaliação de Atletas Competitivos

Antecedentes Pessoais	▪ Dor em aperto ou pressão/desconforto torácico ao esforço ▪ Síncope ou pré-síncope inexplicadas ▪ Dispneia excessiva e inexplicada, fadiga ou palpitação associadas ao exercício ▪ História de sopro cardíaco ▪ Hipertensão arterial sistêmica ▪ Restrição prévia para prática esportiva ▪ Exames cardiológicos prévios solicitados por um médico
História Familiar	▪ Morte súbita < 50 anos por causas cardíacas ▪ Doenças cardíacas < 50 anos ▪ Cardiomiopatia hipertrófica ou dilatada, síndrome do QT longo, canalopatias, síndrome de Marfan, arritmias clinicamente significativas e cardiopatias congênitas
Exame Físico	▪ Sopro cardíaco ▪ Pulsos femorais (excluir coarctação de aorta) ▪ Estigma de síndrome de Marfan ▪ Pressão arterial braquial (sentado – bilateralmente)

Em contrapartida, é necessário ter um olhar apurado para não superestimar os achados positivos, uma vez que o atleta competitivo, pela alta demanda de treinamento, pode ter adaptações cardíacas que refletem em alterações eletrocardiográficas consideradas normais para esta população (Quadro 2-2).[3]

Indivíduos assintomáticos e sem fatores de risco podem ser liberados para a prática esportiva sem a realização de outros exames complementares adicionais. Ainda assim, para os atletas acima de 35

Quadro 2-2 Padronização para Interpretação de ECG em Atletas

Achados Normais	Achados Limítrofes	Achados Anormais
Aumento da voltagem do QRS	Desvio de eixo para a esquerda	Inversão de onda T
Bloqueio incompleto de ramo direito	Aumento de átrio esquerdo	Infradesnivelamento ST
Repolarização precoce/elevação ST	Desvio de eixo para a direita	Onda Q patológica
Elevação ST e inversão de T em V1-V4 (negros)	Aumento de átrio direito	Bloqueio de ramo esquerdo
Inversão de onda T de V1-V3 (≤ 16 anos)	Bloqueio completo de ramo direito	Alargamento de QRS (≥ 140 ms)
Bradicardia sinusal		Onda épsilon
Ritmo juncional ou atrial ectópico		Pré-excitação ventricular
BAV 1° grau		Intervalo QT aumentado
BAV 2° grau Mobitz I		Padrão de Brugada
		Bradicardia (< 30 bpm)
		Intervalo PR ≥ 400 ms
		BAV 3° Grau
		≥ 2 ESV
		Taquiarritmia atrial
		Taquiarritmia ventricular

ESV: extrassístoles ventriculares; BAV: bloqueio atrioventricular.

anos, um teste de esforço máximo, como o teste ergométrico, pode ser considerado no rastreio, com a finalidade de identificar risco de isquemia miocárdica por doença arterial coronariana (DAC), visto que esta passa a ser a principal responsável pela mortalidade nessa faixa etária.[4]

O médico do esporte tem por obrigação procurar e excluir estes diagnósticos para a prevenção de um evento catastrófico no seu paciente. Anamnese, exame físico e ECG de 12 derivações são suas ferramentas iniciais. A partir da suspeita de alguma patologia após qualquer alteração na etapa inicial, está recomendado ampliar a investigação com o exame complementar que julgar necessário na direção de sua hipótese diagnóstica (*holter* de 24 horas, ecocardiograma, ressonância magnética, entre outros).[2]

É recomendado que esse rastreio seja realizado a cada 1-2 anos. Desta forma, eventuais alterações não detectáveis previamente ficam sob supervisão.

AVALIAÇÃO MUSCULOESQUELÉTICA

Assim como na avaliação cardiovascular, uma anamnese direcionada é fundamental. Devem-se interrogar as queixas, os diagnósticos e os tratamentos osteomioarticulares atuais, bem como as lesões e cirurgias prévias. Além disso, realiza-se o exame físico do aparelho locomotor, que, em um primeiro momento, baseia-se em inspeção estática e dinâmica, como descrito no Quadro 2-3. O exame físico pode ainda ser completado com a palpação de pontos dolorosos e com testes específicos de acordo com a queixa do atleta.

AVALIAÇÃO DA COMPOSIÇÃO CORPORAL

Também faz parte do papel do médico do esporte compreender a atuação do atleta na sua função e como o seu corpo a desempenha. A avaliação da composição corporal pode ser um suporte importante nesse sentido. Sua utilidade pode ser ampla, como no acompanhamento de alterações no decorrer da periodização de treinamento, ou específica, como no caso de atletas com limite de peso para participação esportiva em suas categorias, por exemplo, nos esportes de luta. Pode ainda ser útil

Quadro 2-3 Exame Físico Musculoesquelético Inicial[5]

Deformidades	Avaliar simetria
Atrofia muscular	
Força muscular	
Amplitude de movimento	Ativa e passiva
Postura/alinhamento	Tronco e membros
Marcha	Destacar anormalidades
Flexibilidade	Avaliar frouxidão ligamentar

para atletas que prezam por aerodinâmica e que buscam por leveza, como os escaladores e os ginastas.

São ferramentas utilizadas para essa avaliação:

- Dobras cutâneas.
- Bioimpedanciometria.
- DXA (densitometria por emissão de raios X de dupla energia).

AVALIAÇÃO LABORATORIAL

O médico do esporte, embora seja um especialista, deve cuidar da saúde global do seu paciente. No que se trata de avaliação pré-participação (APP), não está indicada a realização rotineira de exames laboratoriais.

Um estudo americano[6] recente avaliou a triagem laboratorial anual pré-temporada de atletas profissionais durante 9 anos. Foi demonstrado que 10% dos testes de triagem iniciais foram anormais, dos quais 40% resultaram em testes adicionais e, por fim, apenas 0,35% dos iniciais tiveram resultados clinicamente significativos. Isso denota que a triagem laboratorial na APP não se mostrou efetiva.

Ainda que algumas doenças metabólicas interfiram diretamente na *performance* do atleta, como anemia, deficiência nutricional e diabetes melito, esses diagnósticos podem ser realizados na rotina clínica do paciente e não necessariamente em uma avaliação pré-participação esportiva.

SONO

O sono é componente fundamental para saúde e bem-estar, além de ter um impacto significativo na *performance* esportiva. Atualmente, uma boa noite de sono tem sido considerada como principal método isolado de *recovery* e do processo adaptativo do treinamento. Além disso, já existem evidências que sustentam a ideia de que uma boa qualidade/quantidade de sono está associada à redução do risco de lesões e doenças clínicas.[7] Dessa forma, é de extrema importância a avaliação do sono do atleta na avaliação pré-participação esportiva.

A Academia Americana de Medicina do Sono recomenda um período de 9-10 horas de sono para atletas ao considerar saúde, qualidade de vida e *performance*. Para acessar a qualidade de sono de nossos atletas, existem questionários que podem ser utilizados na consulta de APP. Alguns deles são: **Escala de Sono de Epworth** (avalia sonolência diurna), **RESTQ-Sport** (avalia a frequência de estresse e a frequência de atividades de recuperação), ***The Athlete Sleep Behavior Questionnaire (ASBQ)*** (avalia hábitos que podem prejudicar o sono) e o **Índice de Qualidade de Sono de Pittsburgh (PSQI)** (avalia a qualidade e distúrbios do sono).

É também na consulta de APP que as chamadas medidas de higiene do sono (consideradas nível IA de evidência) devem ser abordadas para melhora na quantidade e qualidade do sono.[8] A partir da APP, em consultas futuras deve-se descartar também alterações clínicas que podem estar envolvidas no sono de má qualidade por meio de exames laboratoriais e, se necessário, polissonografia.

CONCUSSÃO

A concussão é uma lesão cerebral traumática que pode ocorrer em decorrência de um trauma direto no crânio ou pela transmissão de forças à cabeça como consequência de trauma ocorrido em qualquer parte do corpo. Ocorrem alterações cerebrais funcionais transitórias que não são visualizadas em exames de imagem ou detectadas por marcadores bioquímicos, pelo menos até o presente momento.[9]

O diagnóstico é extremamente complexo, envolve uma série de exames clínicos, cognitivos e computadorizados que avaliam déficits neurológicos sutis. O diagnóstico cabe ao médico após avaliação de um conjunto de achados. Algumas das ferramentas que nos ajudam a coletar informações clínicas são: CRT-5 (questionário utilizado no momento do trauma e não precisa ser aplicado por profissional médico), SCAT-5 (questionário neurocognitivo) e ImPACT® (teste neurocognitivo computadorizado).

E qual a importância da APP nesse contexto? A consulta de APP é o momento ideal para realizarmos um exame basal do paciente com o auxílio do SCAT-5 e/ou do ImPACT®. Dessa forma, caso o atleta apresente um trauma com suspeita de concussão, podemos acessar a avaliação prévia e compará-la com a avaliação após o trauma, auxiliando assim no diagnóstico e no manejo da concussão.

DOPING

O *doping* esportivo é a utilização de qualquer substância ou método que se enquadre em dois dos três princípios a seguir:[10]

1. Aumento artificial da *performance* esportiva.
2. Prejuízo à saúde do atleta ou de seus adversários.
3. Contrariar o espírito esportivo do jogo (*fair play*).

Esse tema não deve ser esquecido na consulta de APP do médico do esporte. Deve-se perguntar ativamente sobre todas as medicações e suplementos utilizados pelo atleta e fornecer informações sobre as medicações e métodos considerados *doping*. Além disso, informações sobre o procedimento de coleta de material para análise do departamento antidopagem também devem ser fornecidas e dúvidas sobre o tema devem ser esclarecidas.

Todo ano a Agência Mundial de Antidopagem (WADA) emite uma lista com medicações, métodos e atualizações daquilo que é considerado *doping* esportivo em cada modalidade e pode ser utilizada por médicos e atletas para consulta.[11] Também há *sites* e aplicativos que podem ser utilizados, porém devem ser acessados com cautela, pois nem todos são atualizados. Uma boa opção de *site* confiável é o Global DRO (www.globaldro.com).

REFERÊNCIAS BIBLIOGRÁFICAS

1. Corrado D, Schmied C, Basso C, et al. Risk of sports: do we need a pre-participation screening for competitive and leisure athletes? Eur Heart J 2011 Apr;32(8):934-44.
2. Maron BJ, Thompson PD, Ackerman MJ, et al. American Heart Association Council on Nutrition, Physical Activity, and Metabolism. Recommendations and considerations related to preparticipation screening for cardiovascular abnormalities in competitive athletes: 2007 update: a scientific statement from the American Heart Association Council on Nutrition, Physical Activity, and Metabolism: endorsed by the American College of Cardiology Foundation. Circulation 2007 Mar 27;115(12):1643-45.
3. Drezner JA, Sharma S, Baggish A, et al. International criteria for electrocardiographic interpretation in athletes: Consensus statement. Br J Sports Med 2017 May;51(9):704-31.
4. Ghorayeb N, Stein R, Daher DJ, et al. Atualização da Diretriz em Cardiologia do Esporte e do Exercício da Sociedade Brasileira de Cardiologia e da Sociedade Brasileira de Medicina do Esporte – 2019. Arq Bras Cardiol 2019; 112(3):326-68.
5. Lawry George V. Exame musculoesquelético sistemático. Porto Alegre: AMGH; 2012.
6. Darche JP, Murray MJ, Bridges KM, et al. Assessing the utility of yearly pre-season laboratory screening for athletes on a major professional sports team. J Sci Med Sport 2019 Apr;22(4):484-7.
7. Fullagar HHK, et al. Sleep and athletic performance: The effects of sleep loss on exercise performance, and physiological and cognitive responses to exercise. Sports Med 2015;45:161-86.
8. Vitale KC. Sleep hygiene for optimizing recovery in athletes: Review and recommendations. Int J Sports Med 2019 Aug;40(8):535-43.
9. Concussion in Sport Australia Position Statement, 2019. (https://www.sportaus.gov.au/__data/assets/pdf_file/0005/683501/February_2019_-_Concussion_Position_Statement_AC.pdf)
10. Código Mundial Anti-dopagem, 2015 (acessado em dez 2020).
11. The 2021 prohibited list world anti-doping code.

ASPECTOS GERAIS DO MÉDICO DA EQUIPE: FORMAÇÃO, FUNÇÕES E RESPONSABILIDADES COM OS DEMAIS MEMBROS DA DELEGAÇÃO

Gustavo Campos • Thiago Chalhub Ribeiro

INTRODUÇÃO

O Código Médico do Movimento Olímpico fala sobre os direitos fundamentais dos atletas, que são semelhantes a qualquer paciente e incluem o direito a dignidade humana, integridade física e mental, proteção da saúde e privacidade.[1] O mesmo vale para qualquer membro da comissão técnica. As equipes esportivas, então, precisam de um suporte de saúde constante. Neste contexto, a equipe multidisciplinar atua de forma ativa para garantir que o atleta possa competir no seu melhor estado de saúde. Assim, a participação do médico de equipe não se restringe ao tratamento e à reabilitação de lesões. Além de realizar avaliações clínicas e monitoramento do estado de saúde, este profissional pode auxiliar em aspectos importantes para a *performance* como nutrição, recuperação de treino e controle de carga.

A presença de um médico como parte integrante de uma equipe esportiva não é novidade. Contudo, o papel deste profissional no cuidado à saúde do atleta se modificou bastante. Hoje, aqueles que trabalham com esporte precisam de um conhecimento médico amplo em relação aos agravos à saúde do atleta. Além disso, o entendimento sobre outras áreas da saúde se faz essencial, visto que a multidisciplinaridade é um dos fatores mais presentes na atualidade da medicina esportiva.

MÉDICO DE EQUIPE (*TEAM DOCTOR, TEAM PHYSICIAN*)

Ao trabalhar com equipes esportivas, o médico encontra-se em um ambiente diferente daquele que habitualmente está acostumado a frequentar. Em vez do hospital, clínica ou consultório, ele pode ser chamado para atender em um local de competição ou mesmo dentro de um avião, ao viajar com equipes.[2] Desta forma, podemos entender que trabalhar como médico de equipe é ao mesmo tempo gratificante e desafiador.[2,3]

Mesmo que não seja a pessoa que recebe a medalha em uma competição, o médico de equipe enxerga, na vitória dos atletas sob sua responsabilidade, uma vitória sua também. E de fato, para aqueles que integram uma equipe esportiva, o resultado esportivo passa pelo esforço em conjunto de todos os envolvidos.

Por outro lado, ao trabalhar com esporte, o médico se coloca frente a situações pouco usuais em outras especialidades médicas. Assim, uma das primeiras medidas é estar "disponível".[3] O médico de equipe pode ser requisitado a qualquer momento, sendo isto comum principalmente nas viagens com equipes. Ainda, os locais de atendimento podem ser pouco usuais e variar de um dia para o outro, além das circunstâncias serem bastante diversas. Deste modo, o médico de equipe precisa saber lidar com recursos limitados, visto que o material disponível pode ser somente aquilo que você é capaz de carregar.[2] E nem sempre pode haver tempo hábil ou necessidade de remoção para uma unidade de saúde. Criatividade e capacidade de improvisação são habilidades fundamentais.

O médico que acompanha a equipe em viagens para períodos de treinamentos ou competições acaba se acostumando a mudar de cidade e de hotel frequentemente. Desta forma, faz-se necessário sempre o planejamento prévio, buscando hospitais ou clínicas próximas aos locais de hospedagem, treinos ou competições caso ocorra alguma emergência.[2] Também é importante conhecer a cultura local em relação à saúde e as legislações específicas de cada localidade.

O médico dentro da equipe esportiva é, sem dúvida, uma peça relevante. Porém, o elemento central é o atleta. Todos os esforços são realizados para permitir ao atleta atingir o máximo do seu desempenho esportivo, nas melhores condições de saúde possível. Isto é diferente de uma unidade de saúde, onde os demais profissionais e o pessoal de suporte (recepcionistas, seguranças, faxineiros) atuam para auxiliar o médico no seu trabalho. Assim, nas equipes esportivas, o médico é quem deve se adequar aos hábitos e regras do grupo.[3] Para alguns pode ser difícil se encaixar neste ambiente e entender que esta ausência de protagonismo não significa irrelevância.

Um aspecto importante para o médico de equipe é a comunicação.[4] Dentro da equipe multidisciplinar, a interação entre os profissionais é essencial para o seu bom funcionamento. Um fluxo adequado transmite a informação de forma objetiva, facilitando o trabalho e permitindo a todos otimizar suas atividades. Assim, o médico precisa saber comunicar-se com os demais profissionais, tanto da equipe de saúde quanto dos membros da comissão técnica.

Ainda em relação à organização da equipe multidisciplinar, apesar de todos os profissionais terem um papel bem estabelecido, algumas funções podem se sobrepor.[4] Isto, contudo, não deve ser encarado como um ponto de atrito. Pelo contrário, é esperado dos integrantes dessa equipe uma proatividade para auxiliar seus colegas de trabalho.[3]

Desta forma, o médico de equipe deve ser um profissional com conhecimentos amplos das áreas que atuam no esporte. Dentre as especialidades médicas, a medicina esportiva é aquela que mais se aproxima disso, visto que o médico do esporte tem um entendimento de todos os fatores relacionados com a saúde e o exercício. Isto facilita a comunicação entre os membros da equipe multidisciplinar.

Outras especialidades podem fazer parte da equipe de saúde. A própria equipe multidisciplinar pode ter formatos diferentes. O tamanho desta equipe depende do quantitativo de atletas e também dos recursos disponíveis.[2,4] Em alguns casos, o médico pode ser o único componente. Assim, é sugerido ao médico de equipe ter uma boa rede de contatos com colegas de outras especialidades, para auxiliá-lo quando necessário.[4] Estes profissionais podem ainda se juntar de forma temporária à equipe, quando, por exemplo, em uma competição.

ATRIBUTOS DE UM MÉDICO DO ESPORTE

A medicina esportiva é uma especialidade médica reconhecida pela Associação Médica Brasileira (AMB). O título de especialista em medicina do exercício e do esporte é conferido pelos programas de Residência Médica em Medicina Esportiva ou pela Sociedade Brasileira de Medicina do Exercício e do Esporte (SBMEE).

Na sua formação, o médico do esporte adquire conhecimentos diversos sobre tudo relacionado com a atividade física. Estes conhecimentos facilitam na comunicação com os demais membros da equipe de saúde e da equipe técnica, tornando este profissional apto para assumir a liderança da equipe multidisciplinar.

Capacidade de gestão também é outro fator importante, já que terá que lidar com pessoas com funções diferentes. Assim, para evitar atritos e estabelecer uma dinâmica de trabalho eficiente é importante organizar a equipe de saúde para que as informações sejam compartilhadas e discutidas, sempre respeitando o sigilo médico. Desta forma, todos se sentem parte do processo e podem contribuir para o resultado final.

É desejável ao médico do esporte, desenvolver habilidades em medicina de emergência e traumatologia esportiva.[2,4] O local de trabalho do médico do esporte pode ser uma quadra, pista, praia, campo ou ginásio.[2] E dado a imprevisibilidade do esporte, deve-se estar preparado para qualquer evento adverso que possa acontecer.

Desta forma, o médico do esporte precisa conhecer bem suas ferramentas de trabalho e saber selecionar aquilo que será de fato útil, visto que a mala médica não pode conter um hospital dentro dela. Desenvolver o raciocínio clínico e o diagnóstico a partir do exame físico também é importante. Exames complementares nem sempre estão à disposição.

ATENDIMENTO MÉDICO DOS MEMBROS DA COMISSÃO TÉCNICA E DA DELEGAÇÃO

O foco do trabalho do médico de equipe é o bem-estar do atleta, permitindo que ele atinja seus objetivos esportivos, mantendo a saúde. Contudo, ao trabalhar com o esporte, o médico pode ser solicitado a atender outras pessoas, como membros da comissão técnica. Em competições, pode ser necessário ainda realizar atendimento de oficiais da delegação, imprensa ou mesmo o público. Segundo Lopes *et al.*, o atendimento de membros da delegação que não são atletas correspondem à cerca de 10% do total.[5] O estudo teve como base os atendimentos médicos e fisioterápicos realizados nos Jogos Olímpicos de Atenas (2004) e Pequim (2008) e nos Jogos Pan-Americanos de Santo Domingo (2003) e Rio de Janeiro (2007) (Quadros 3-1 e 3-2).

De forma contrária aos atletas, os membros da comissão técnica são indivíduos com média de idade mais elevada e, consequentemente, apresentam uma prevalência maior de doenças crônicas. Assim, o médico de equipe precisa estar preparado para diferentes atendimentos no dia a dia do esporte, além de ter noções de manejo terapêutico de di-

Quadro 3-1 Comparativo entre os Atendimentos Realizados nos Jogos Olímpicos de Atenas 2004 e Beijing 2008

Especificações	Atenas 2004	Beijing 2008
Número de pacientes	253	231
Número de atletas	221	203
Número de administrativo	32	28
Diagnósticos médicos	382	49
Pré-lesões	53,7%	60,1%
Procedimentos fisioterapêuticos	3.631	3.102

Fonte: Confederação Olímpica Brasileira (COB).

Quadro 3-2 Comparativo entre os Atendimentos Realizados nos Jogos Panamericanos de Santo Domingo e do Rio de Janeiro

Especificações	Santo Domingo 2003	Rio de Janeiro 2007
Número de pacientes	384	461
Número de atletas	352	434
Número de administrativo	32	27
Diagnósticos médicos	539	1.097
Pré-lesões	44,6%	33,6%
Procedimentos fisioterapêuticos	3.209	4.838

Fonte: Confederação Olímpica Brasileira (COB).

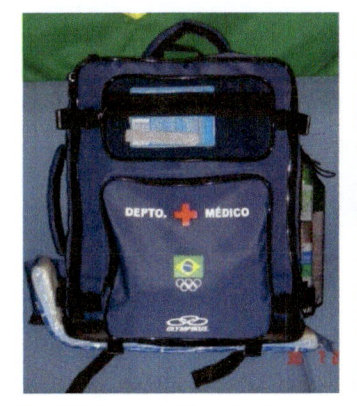

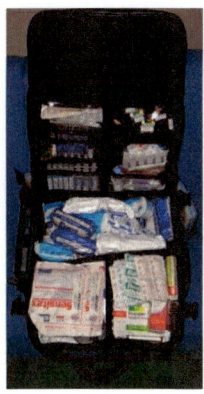

Fig. 3-1 Exemplo de mala do departamento médico com medicamentos e equipamentos apropriados. (Fonte: Arquivo pessoal dos autores.)

versas condições patológicas. Manter as medicações em malas apropriadas (Fig. 3-1), com divisões por medicamentos e equipamentos próprios para atendimentos de emergência (Fig. 3-2), agilizam o atendimento.[2] A montagem e a organização da mala médica é responsabilidade do médico.[6]

Além disso, pelas demandas do esporte de alto rendimento, os membros da comissão técnica estão expostos a um nível elevado de estresse. Tudo isto colabora para que possam necessitar de atendimento médico, sendo esta uma situação comum em competições, não raro de urgência. Reconhecer previamente o local onde serão realizadas as competições, conhecer os hospitais próximos e ter noção da distância e do tempo de deslocamento (Fig. 3-3) facilitam o atendimento e minimizam as complicações caso estas urgências ocorram.[6]

A maioria dos atendimentos aos membros da comissão ocorre no âmbito do treinamento ou do local de concentração, seja hotel ou alojamento. Conforme explicitado anteriormente, boa parte

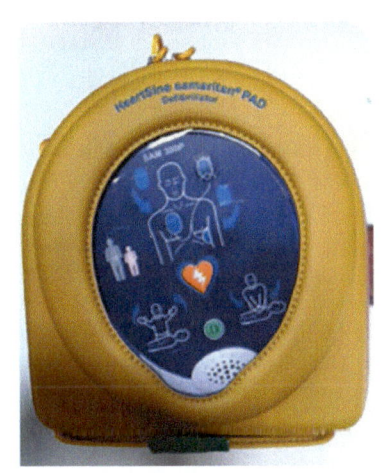

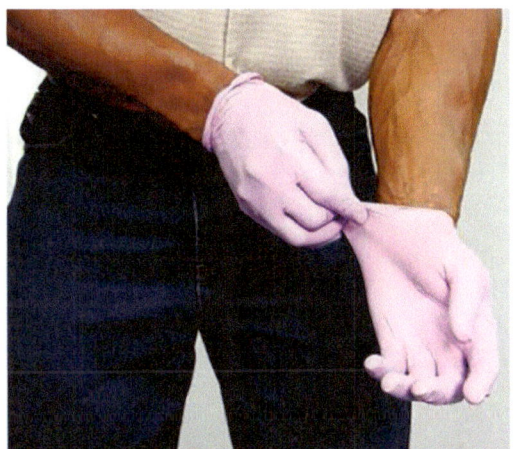

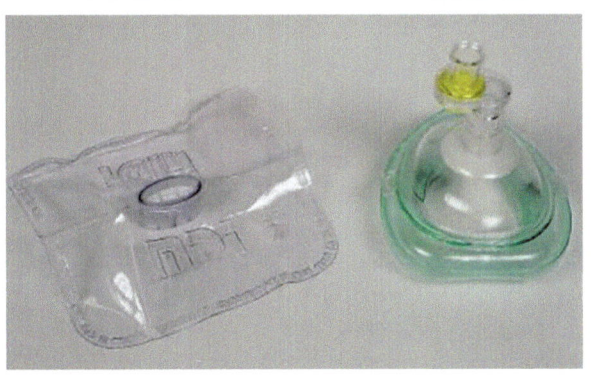

Fig. 3-2 Alguns equipamentos necessários para carregar em uma mala médica – DEA, luvas, *face shield* e *pocket mask*. (Fonte: Arquivo pessoal dos autores.)

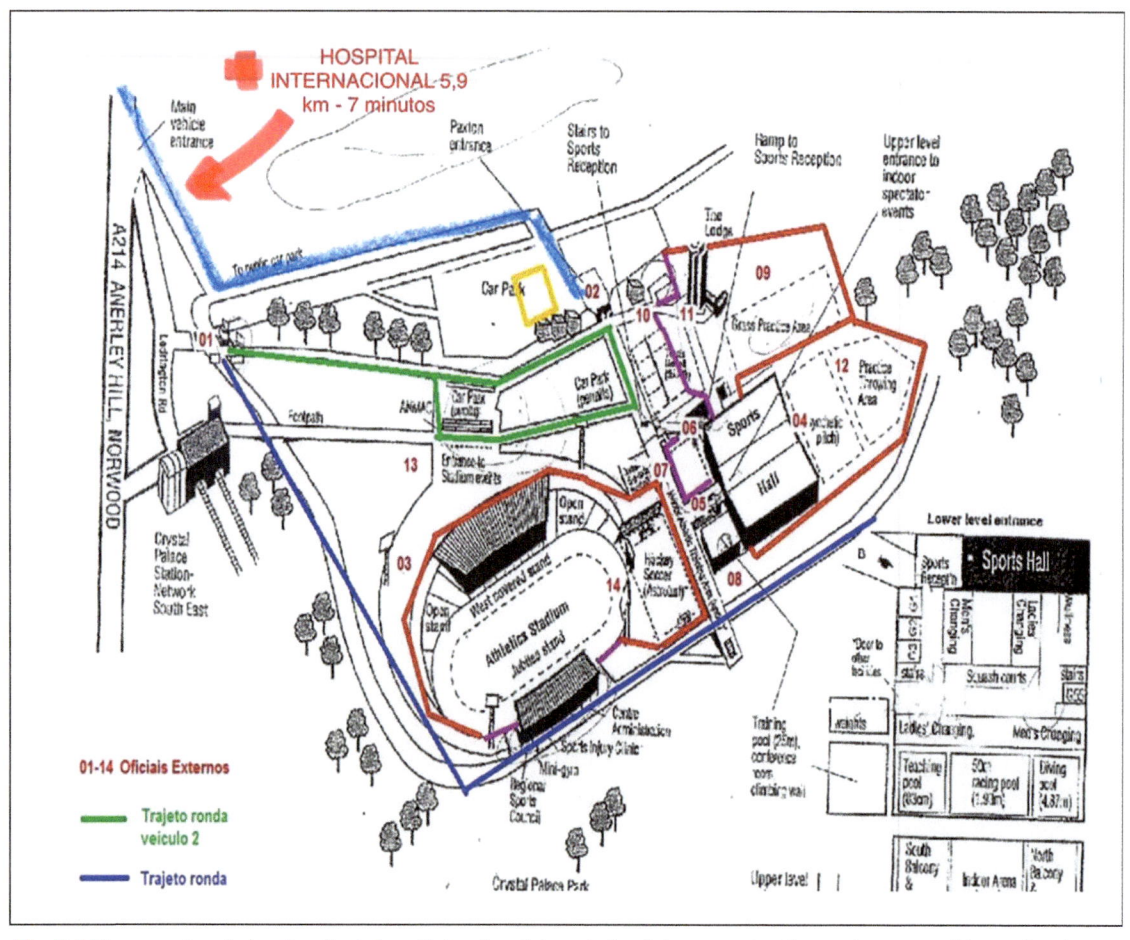

Fig. 3-3 Mapa mostrando localização do hospital mais próximo do local de concentração e treinamento. (Fonte: Arquivo pessoal dos autores.)

destes atendimentos decorre do estresse inerente ao cotidiano do esporte, podendo desencadear desde alterações na pressão arterial até dores musculoesqueléticas. As constantes mudanças no padrão alimentar, com tipos de alimento e temperos diferentes podem ser responsáveis por transtornos do aparelho gastrointestinal.[6] Este deve ser outro foco de atenção do médico de equipe, tanto envolvendo atletas quanto membros da comissão técnica.

Ainda que o médico de equipe não seja o médico assistente da pessoa, cabe a ele realizar o atendimento. Assim, é recomendável ao médico de equipe saber em quais condições clínicas estes profissionais se encontram. Mesmo que não possa vetar a participação de algum membro da comissão em uma competição, este conhecimento irá ser importante para se preparar e planejar seu material.

O médico de equipe ainda pode auxiliar no monitoramento de saúde destas pessoas, de forma a otimizar os tratamentos e condutas propostas. Também deve atuar de forma instrutiva, planejando palestras educacionais, tanto para atletas quanto para os demais profissionais. Desta forma, o médico de equipe colabora para a criação de uma cultura de cuidado com a saúde.

A seguir exemplos de situações e intercorrências recentes, que ocorreram com membros da comissão técnica:

- *AR (1996)*: o então preparador físico do São Paulo foi atingido por um raio durante um treinamento (Fig. 3-4).
- *RGR (2011)*: o então treinador do CR Vasco da Gama sente-se mal durante um clássico contra o Flamengo, no dia 28 de agosto, no estádio Nilton Santos. Foi diagnosticado com um AVC hemorrágico ainda dentro de campo, sendo prontamente atendido, estabilizado e removido para o hospital, onde foi operado em menos de 2 h.
- *OOF (2013)*: o então treinador do Botafogo sentiu dores no peito durante uma partida. Após o apito final, saiu de campo caminhando em direção ao vestiário, onde foi atendido com um desfibrilador para conter uma arritmia cardíaca. Voltou a trabalhar dias depois (Fig. 3-5).

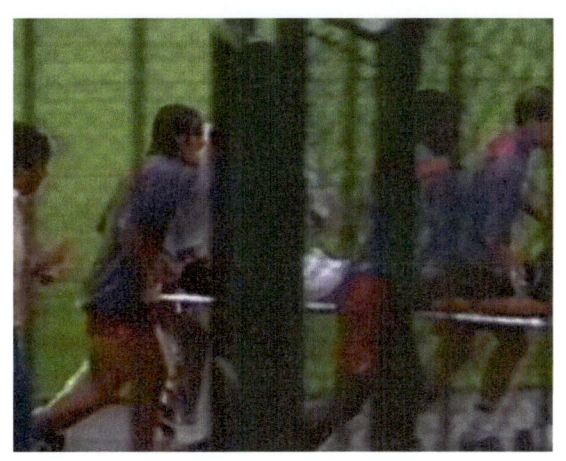

Fig. 3-4 Atletas e funcionários carregam o preparador físico na maca após receber uma descarga elétrica. (Fonte: Arquivo pessoal dos autores.)

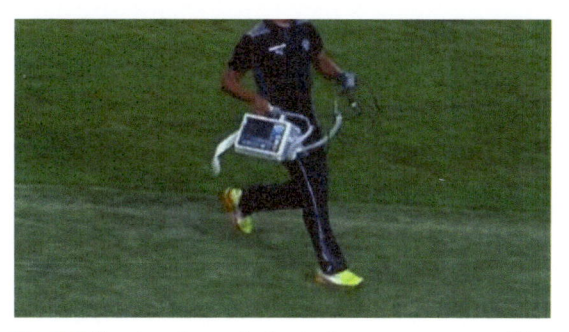

Fig. 3-5 Membro da comissão técnica corre para o vestiário levando um desfibrilador para ser utilizado no treinador. (Fonte: Arquivo pessoal dos autores.)

- *EAP (2014)*: durante o clássico Juventude × Internacional, o treinador foi retirado da beira de campo, com fortes dores no peito.
- *ASF (2014)*: na volta à concentração da Ponte Preta após uma vitória, o treinador reclamou de uma indisposição e foi internado em um hospital em Campinas. Diagnosticado com arritmia cardíaca.
- *SRDC (2014)*: o treinador do Goiás chegou a participar da preleção da partida, mas não comandou a equipe. Em virtude de uma forte virose, o técnico deixou o Serra Dourada e foi levado para um hospital.
- *MR (2016)*: treinador apresentou dois episódios de arritmia cardíaca. Após internação, decidiu deixar a carreira de treinador para cuidar da saúde.
- *RFM (2016)*: o treinador e ex-goleiro apresentou acidente vascular cerebral (AVC) durante partida de sua equipe pelo Campeonato Sul-Mato-Grossense e foi removido de ambulância para unidade de saúde.

REFERÊNCIAS BIBLIOGRÁFICAS

1. Olympic Movement Medical Code. April 2016.
2. West L. Working and travelling with teams. In: Brukner & Khan's – Clinical sports medicine (v. 1). 5th ed. Australia: McGraw-Hill Education; 2017. p. 1017-26.
3. Brukner P. Survivng 30 years on the road as a team physician [Editorial]. Br J Sports Med 2013;47:610.
4. Fu FH, Tjoumakaris FP, Buoncristiani A. Building a sports medicine team. Clin Sports Med 2007; 26:173-9.
5. Lopes AD, Barreto HJ, Aguiar RC, Gondo FB, Neto JG. Brazilian physiotherapy services in the 2007 Pan-American Games: injuries, their anatomical location and physiotherapeutic procedures. Phys Ther Sport 2009 May;10(2):67-70.
6. Simon LM, Rubin AL. Traveling with the team. Curr Sports Med Rep 2008;138-43.

A MALA MÉDICA

CAPÍTULO 4

André Pedrinelli ▪ Thiago Chalhub Ribeiro ▪ Paula Cardoso Benayon

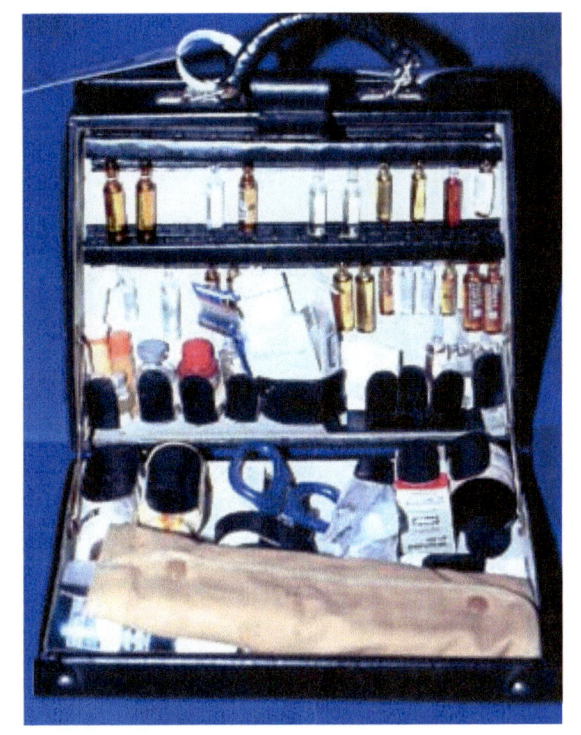

Fig. 4-1 Primeira mala, ano de 1989. (Fonte: Arquivo pessoal dos autores.)

INTRODUÇÃO

O acompanhamento médico de delegações esportivas em treinos ou jogos, dentro ou fora de sua sede, é cercada de diversos preparativos e peculiaridades, que se não tiverem a devida atenção do médico responsável pela equipe podem dificultar o seu trabalho e acabar por prejudicar a saúde e o desempenho esportivo do atleta no momento da competição.

Em primeiro lugar, o foco da atenção primária do médico deve ser sempre a saúde do atleta e dos demais membros participantes da delegação, avaliando previamente e prestando atendimento quando solicitado tanto em treinos quanto em competição.[1,2] Além disso, também são responsabilidades deste profissional providenciar ou solicitar o material e a estrutura necessários para realizar o seu trabalho e elaborar um plano para as situações de emergência.[1-3]

Dentro deste contexto, o médico do esporte, diferentemente de outras especialidades, precisa estar preparado para trabalhar com recursos limitados. Isso ocorre, porque as suas ferramentas profissionais são aquelas que ele consegue ter à sua disposição (trazidas por ele) ou que são oferecidas na estrutura de um centro de treinamento ou pela organização de uma competição.[1,4]

No esporte profissional e de alto rendimento, a maior parte dos atendimentos são não hospitalares, referindo-se a condições ortopédicas (dor ou lesão) e queixas clínicas de baixa complexidade.[5] Em geral, as lesões são a principal preocupação dos atletas, sendo muito comuns as manifestações agudas de condições crônicas, durante períodos de treino, e a ocorrência de lesões agudas em competição. Para um bom planejamento, é muito importante conhecer como se desenvolve o esporte, suas características e a sua epidemiologia, analisando os prováveis fatores de risco. Assim, é possível preparar seu material tendo estas condições em mente e levando aquilo que com maior probabilidade será utilizado. Além disso, é preciso estar preparado para situações de maior gravidade e urgências e emergências médicas em geral.

Em suma parafraseando Baden Powell, fundador do Movimento Escoteiro Mundial – "*Be Prepared*"! (Figs. 4-2 a 4-8).

ANTES DE TREINO/JOGO/VIAGEM

O planejamento adequado é fundamental para que o profissional médico possa atuar com maior segurança e responder de forma satisfatória quando for

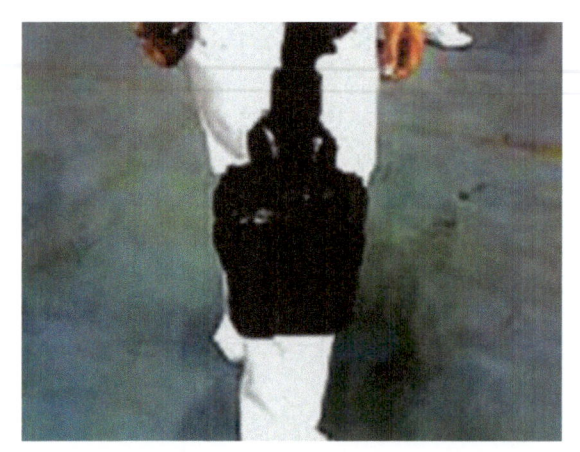

Fig. 4-2 Exemplo de bolsa individual presa à coxa. (Fonte: Arquivo pessoal dos autores.)

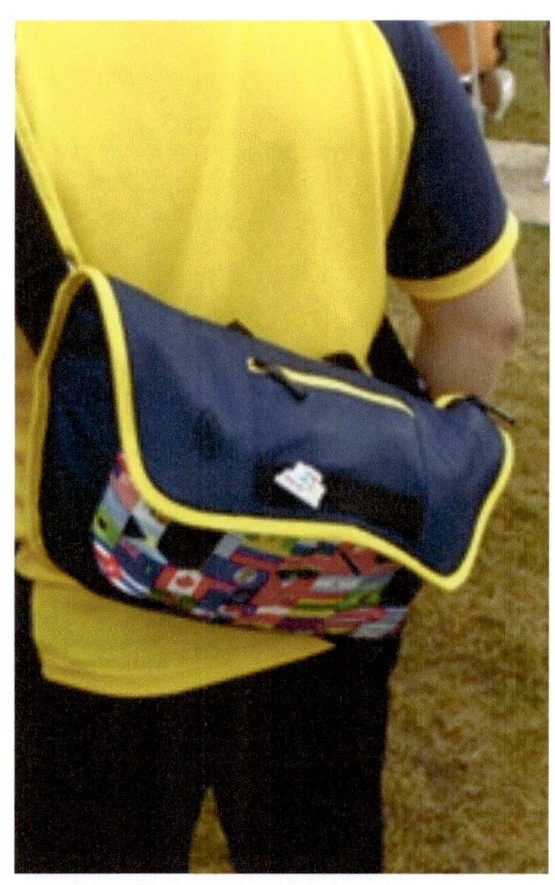

Fig. 4-3 Exemplo de bolsa individual para carregar às costas. (Fonte: Arquivo pessoal dos autores.)

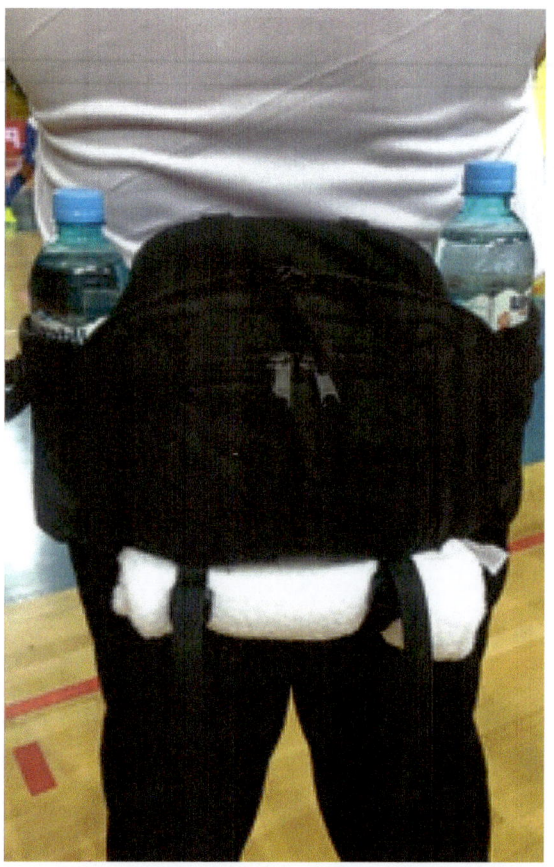

Fig. 4-4 Exemplo de bolsa individual sendo utilizada pelo autor. (Fonte: Arquivo pessoal dos autores.)

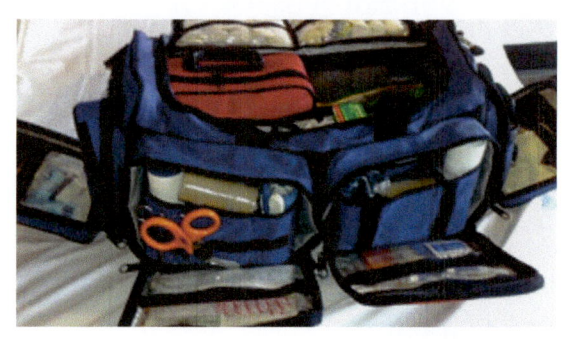

Fig. 4-5 Exemplo de mala específica para emergências de caráter geral. (Fonte: Arquivo pessoal dos autores.)

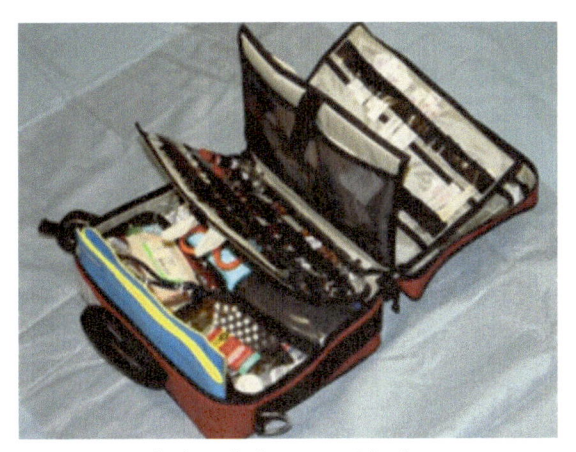

Fig. 4-6 Exemplo de mala de porte médio, boa para uso no vestiário e à beira do campo/quadra. (Fonte: Arquivo pessoal dos autores.)

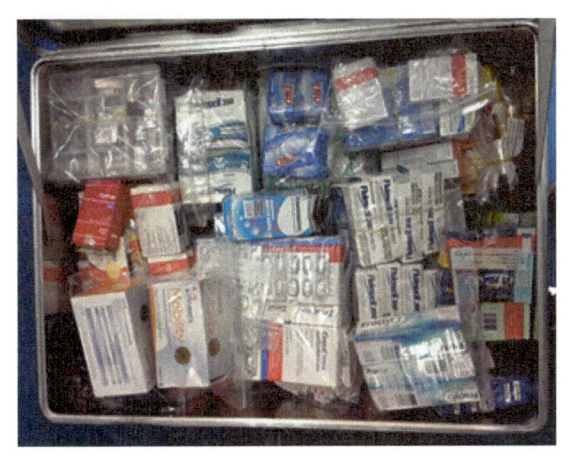

Fig. 4-7 *Container* preparado para o transporte aéreo de equipamentos médicos. (Fonte: Arquivo pessoal dos autores.)

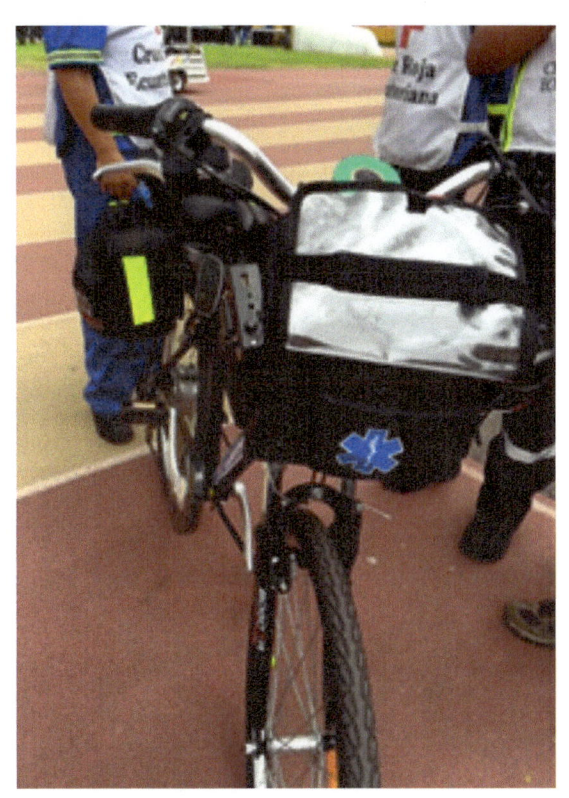

Fig. 4-8 O transporte deve estar adaptado ao esporte em questão. (Fonte: Arquivo pessoal dos autores.)

solicitado. Por isso, mesmo antes da viagem propriamente dita é importante conhecer vários aspectos e tomar diversas providências.[3] Uma análise da situação de possível ação ajuda a realizar uma avaliação dos riscos e assim estabelecer quais os recursos necessários e qual a quantidade necessária.

Um dos primeiros passos neste sentido é conhecer a dimensão e as características do grupo sob a sua responsabilidade. Sendo assim, algumas informações sobre a saúde dos membros da delegação são relevantes para o médico:

- Doenças prévias, histórico familiar e estado atual dos mesmos.
- Medicações de uso regular.
- História vacinal.
- Estado de saúde atual.
- Lesões em tratamento.

Em algumas situações, além de atletas e membros da comissão técnica (uma equipe de futebol profissional pode chegar a 70 componentes), é pedido ao médico que preste atendimento a dirigentes, imprensa, oficiais da competição, autoridades ou até mesmo ao público e isto deve ser levado em consideração.[3] Definir competências, conhecer o fluxo operacional e ter os contatos necessários para situações de emergência/necessidades são fundamentais para um bom atendimento.

Ainda, o tamanho e a composição da delegação são relevantes, pois influenciam diretamente o quantitativo e o tipo de material necessário, que também são afetados pelo tempo de duração da viagem. Ainda podemos citar o local de destino e o objetivo (período de treinamento ou competição) da viagem/evento como fatores a serem observados.[3]

O conhecimento acerca do local para onde se está indo é importante para o médico.[3] Fundamental entender como questões culturais podem impactar o seu trabalho. Medicações permitidas no Brasil podem ser proibidas em outros países.[1,3] Como entrar e sair com equipamentos e medicações de um país é sempre importante e estar atento às leis evita muitos contratempos (importação e desimportação). A questão do controle de *doping* é mandatória na composição da lista de medicamentos utilizados. Também é necessário buscar informações sobre a estrutura de atendimento médico disponível, seja aquela fornecida pela organização da competição, seja sobre o sistema de saúde local,[3] com seus respectivos canais de acesso e comunicação. Neste sentido, ainda é relevante garantir que os membros da delegação estejam cobertos por um seguro de saúde e quais coberturas estão inclusas no mesmo.[3,5]

Outra recomendação é levar sempre consigo uma ou mais fontes de consulta (escrita ou digital) para doenças/lesões (manuais de procedimentos), legislação, *doping*, ferramentas para avaliação de concussão (como o SCAT 5) e a medicação disponível na competição. Estas fontes são muito úteis e devem estar sempre à mão quando necessitamos, para uma consulta rápida (Figs. 4-9 a 4-11).

MALA MÉDICA

A mala médica, além de ser o invólucro que carrega as medicações, é um conceito de atendimento ao atleta em local de treino/competição. Implica no uso de pelo menos três tipos de bolsas: a individual (para uso imediato), a bolsa/mala propriamente dita (também para uso imediato, à beira do campo) e o equipamento de retaguarda (aquele que fica no vestiário/centro de treinamento). Lembre-se de que o seu equipamento deve estar adequado à sua condição de trabalho e ao esporte específico. Dentro deste conceito, também temos de levar em consideração a

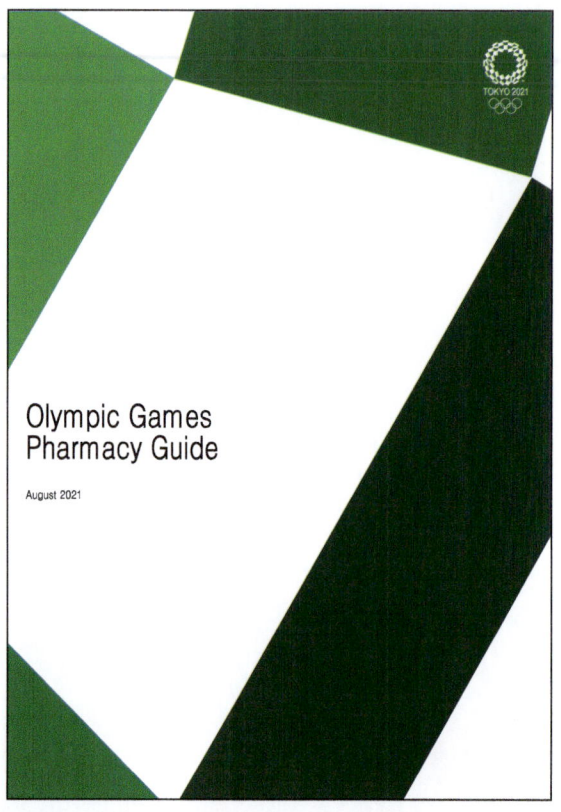

Fig. 4-10 Farmacopeia utilizada em Tóquio 2021. (Fonte: Arquivo pessoal dos autores.)

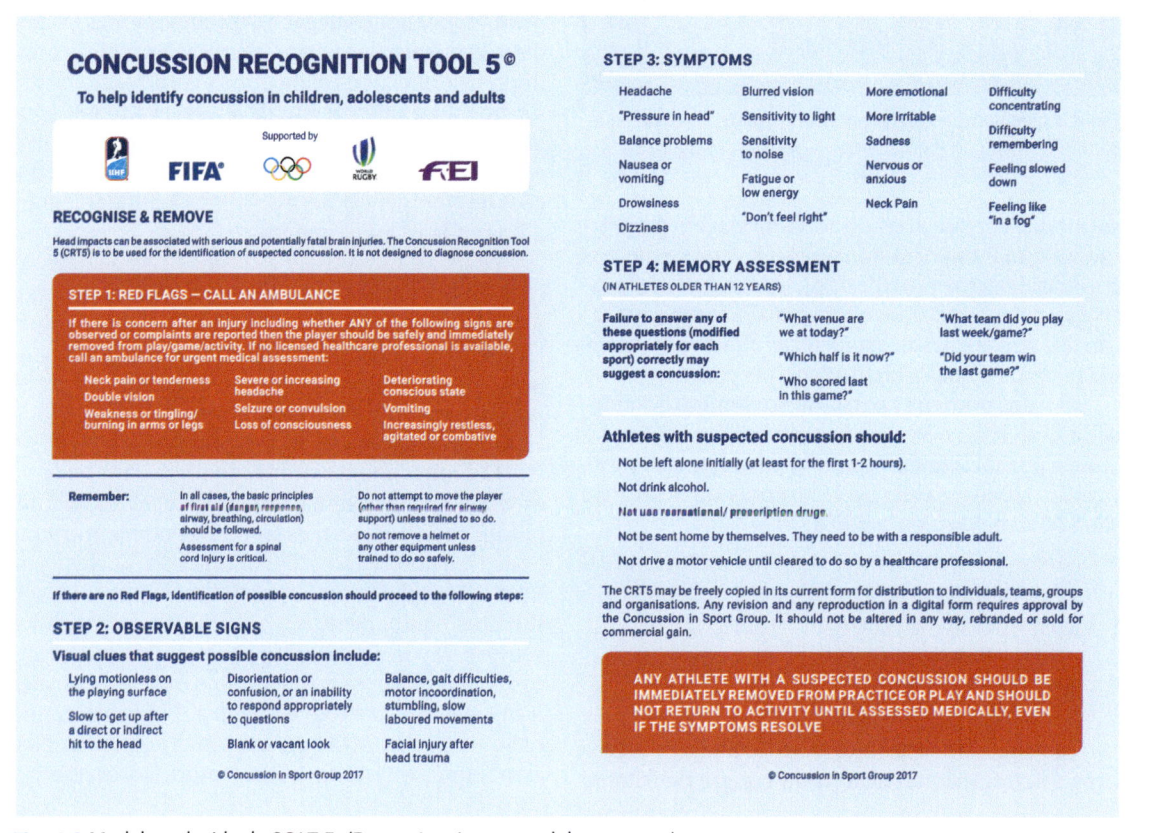

Fig. 4-9 Modelo reduzido do SCAT 5. (Fonte: Arquivo pessoal dos autores.)

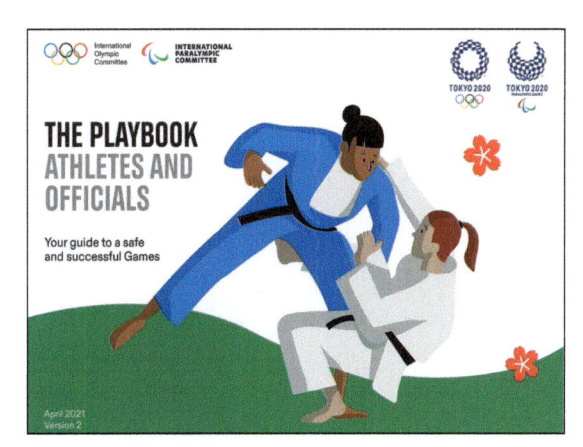

Fig. 4-11 Manual de conduta utilizada por oficiais e atletas em Tóquio 2021. (Fonte: Arquivo pessoal dos autores.)

estrutura de atendimento existente no local e as referências para o encaminhamento dos atletas (ambulância, hospital de referência e especialistas de retaguarda). O equipamento que você carrega deve ser suficientemente equipado para conseguir estabilizar uma lesão ou afecção até uma transferência/remoção ou até a resolução definitiva do caso (Fig. 4-12).

A montagem e a alocação dos equipamentos/medicamentos são de responsabilidade do médico e, portanto, ele deve ser ente ativo na listagem, organização e armazenamento deste material (Fig. 4-13).

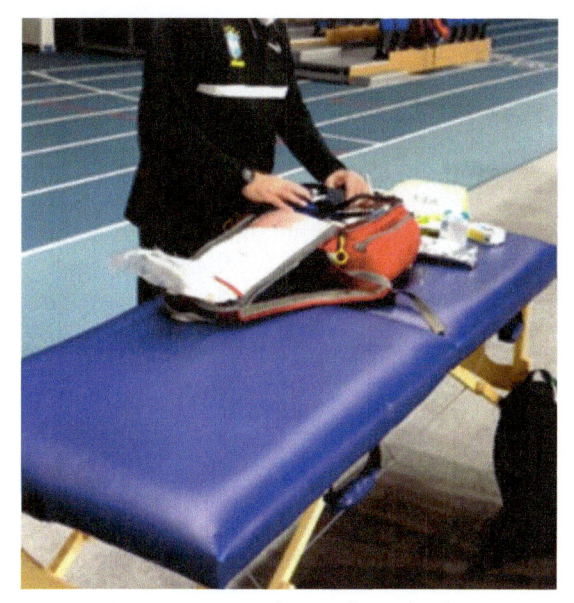

Fig. 4-13 O autor organizando uma das malas de emergência. (Fonte: Arquivo pessoal dos autores.)

Talvez acrescentar aqui um quarto tipo de bolsa, aquela que nos acompanha no avião, pois de acordo com as leis vigentes não podemos carregar uma série de medicações e equipamentos dentro de aeronaves. Hoje, um ponto importante é entender qual tipo de equipamento médico a companhia aérea utilizada dispõe a bordo (Fig. 4-14).

Os componentes destas bolsas devem ser complementares, dando-se ênfase ao uso múltiplo de equipamentos, sua rapidez de localização e uso e complexidade crescente de utilização. Rapidez e segurança são cruciais no atendimento.

A mala médica e consequentemente os materiais médicos constituem as ferramentas de traba-

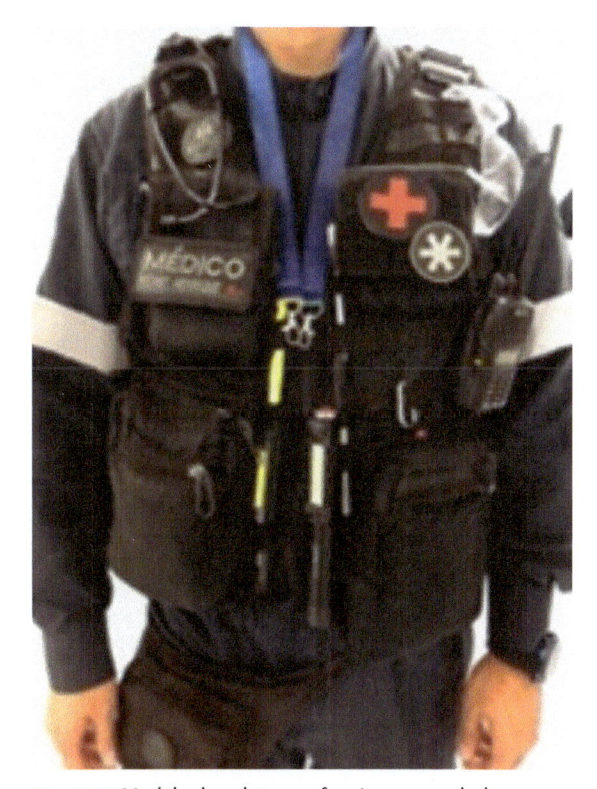

Fig. 4-12 Modelo de colete que funciona como bolsa individual. (Fonte: Arquivo pessoal dos autores.)

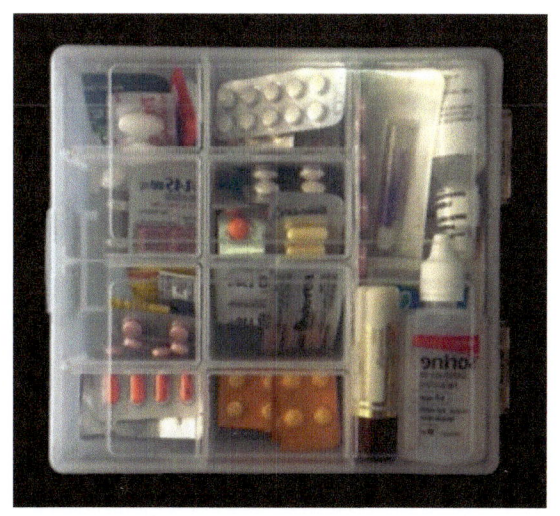

Fig. 4-14 Exemplo de caixa para viagem aérea. (Fonte: Arquivo pessoal dos autores.)

lho disponíveis naquele momento ao médico. Por isso, a montagem da mala médica deve levar em consideração todo o conjunto de variáveis citadas acima. Neste sentido, o médico deve providenciar ou solicitar tudo aquilo que entender ser necessário para desempenhar o seu trabalho. Ao aceitar condições fora daquilo que considera ideal, ele assume a total responsabilidade sobre as eventuais consequências que a falta de material pode ocasionar para os atendimentos.

Ao preparar a mala médica, deve-se levar em consideração alguns princípios básicos:

- *Simplicidade:* não se deve levar itens demais.
- *Polivalência:* dê preferência a itens com múltiplos usos.
- *Portabilidade*: o médico deve ser capaz de portar sua mala ao mesmo tempo em que realiza o atendimento sem que a mesma o atrapalhe.
- *Necessidades*: os itens da mala médica devem atender às suas necessidades, da modalidade em questão e da sua equipe.
- *Legislação*: os itens devem estar de acordo com a legislação vigente do local de destino.
- *Abrangência*: o conteúdo da mala médica deve dar ao médico a possibilidade de atender a uma ampla gama de situações, levando em conta os fatores de risco previamente definidos.
- *Tipo de evento*: o conteúdo da mala médica deve estar de acordo (quantidade e especificações) com aquilo que se espera em relação aos eventuais acontecimentos de saúde durante o evento esportivo. Alguns eventos esportivos apresentam em seu regulamento um conjunto de especificações médicas.
- *Duração do evento*: o quantitativo dos itens da mala médica deve ser suficiente para atender ao período em que se estará em viagem.
- Guarde tudo identificado e catalogado, tenha um inventário de tudo.
- Acomode seus equipamentos e medicamentos de maneira a protegê-los no transporte, utilize embalagens por grupos terapêuticos, de fácil identificação, constando nome genérico, comercial e prazo de validade.

Algumas entidades esportivas, como confederações e comitês, já apresentam uma padronização das malas médicas de acordo com a viagem.

De qualquer forma, é recomendável que o médico seja responsável pela organização da mala médica, mesmo nestes casos em que recebe ela montada.[1,4,5] Afinal, ele precisa saber onde encontrar cada item quando for necessário (Figs. 4-15 a 4-18).

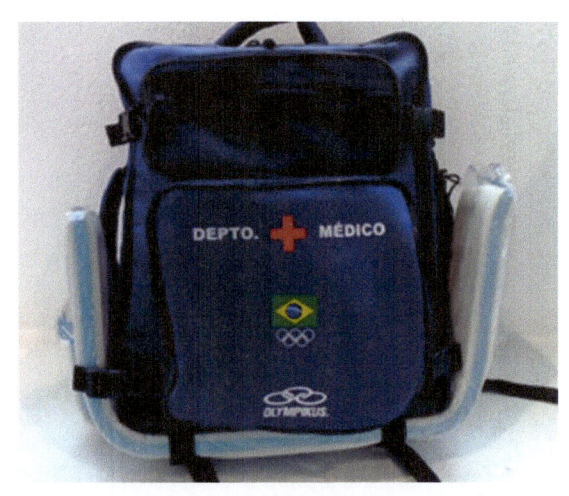

Fig. 4-15 Exemplo de mala utilizada pelo Comitê Olímpico do Brasil nos Jogos Olímpicos de Londres, em 2012. (Fonte: Arquivo pessoal dos autores.)

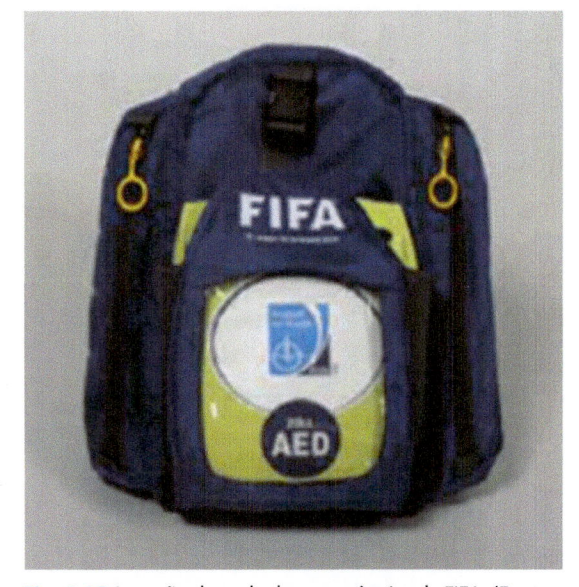

Fig. 4-16 A versão da mala de emergências da FIFA. (Fonte: Arquivo pessoal dos autores.)

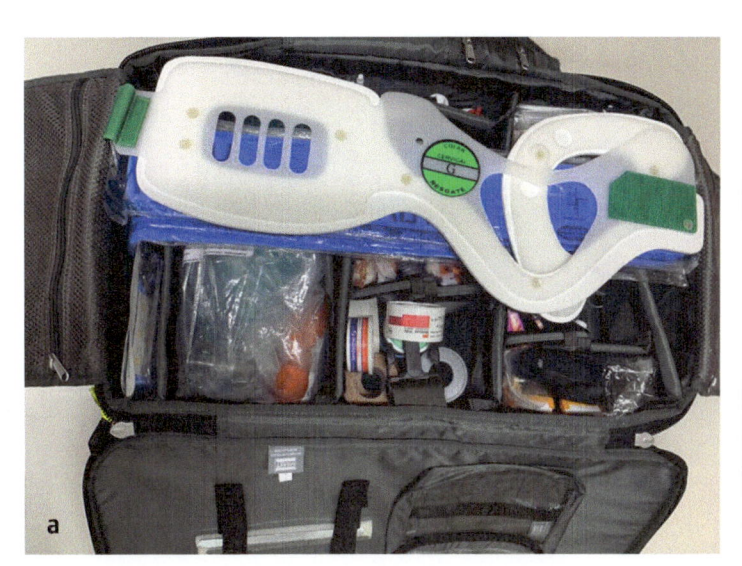

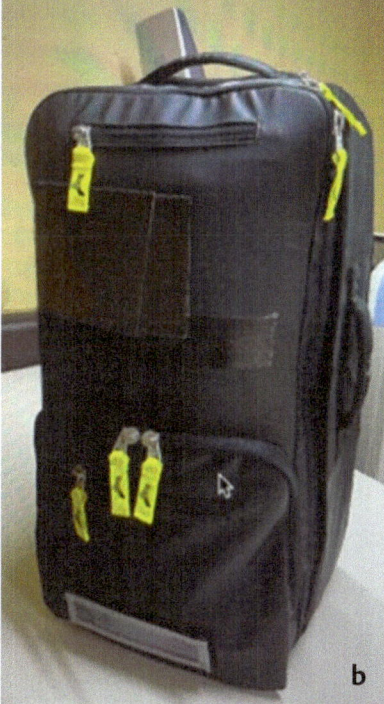

Fig. 4-17 Versão atual da mala de emergências do COB. (**a**) Aberta e (**b**) fechada. (Fonte: Arquivo pessoal dos autores.)

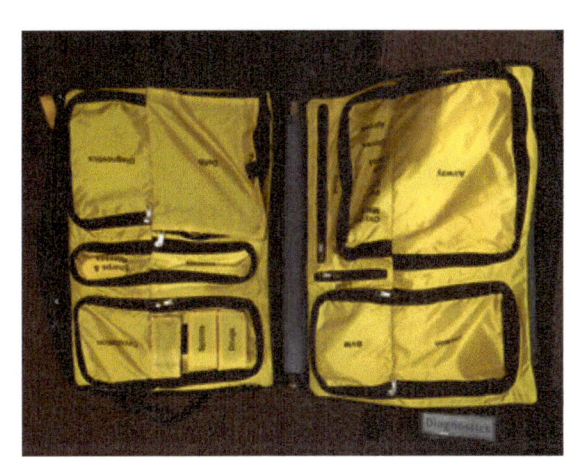

Fig. 4-18 Modelo atual de mala de emergência utilizada pela FIFA. (Fonte: Arquivo pessoal dos autores.)

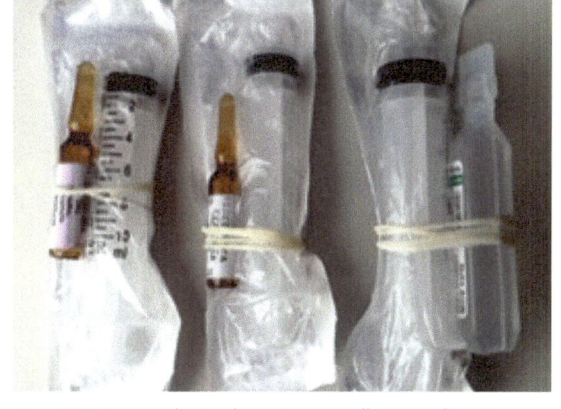

Fig. 4-19 Acomodação de seringa, agulha e medicação específica. (Fonte: Arquivo pessoal dos autores.)

Para tanto, sugere-se que os itens sejam compartimentalizados e que seja feita uma listagem com o quantitativo e as características dos itens (p. ex.: validade das medicações) em cada compartimento.[4] Estes compartimentos podem seguir um código de cores, com o objetivo de facilitar a identificação. Outra medida recomendada é que materiais e medicações para situações de emergência sejam alocados no mesmo compartimento (Fig. 4-19).[4]

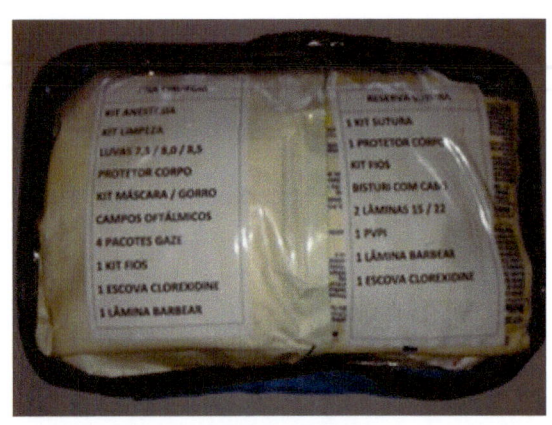

Fig. 4-20 Modelo de identificação individual de conteúdo. (Fonte: Arquivo pessoal dos autores.)

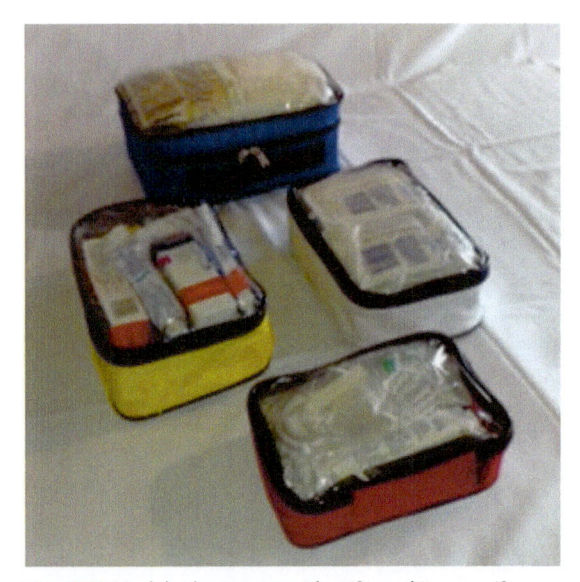

Fig. 4-21 Modelo de cores que identificam *kits* específicos. (Fonte: Arquivo pessoal dos autores.)

Além disso, por questão de segurança, as medicações consideradas *doping* ou aquelas de uso restrito também devem ser separadas das demais e, se possível, lacradas (Figs. 4-20 e 4-21).

ANEXO 1

Lista de materiais e medicamentos sugeridos para compor uma mala básica:
1. Imobilização e curativos:
   - Talas moldáveis de diferentes tamanhos.
   - Atadura.
   - Gaze.
   - Esparadrapo.
   - Bandagem triangular.
   - Luvas de procedimento e luvas estéreis.
   - Bobina de saco plástico.
   - *Silver-tape*.
   - Álcool 70%.
   - Clorexidina.
2. Materiais médicos de uso geral:
   - Estetoscópio.
   - Esfigmomanômetro.
   - Lanterna oftálmica.
   - Oto/oftalmoscópio.
   - Abaixadores de língua.
   - Martelo de reflexos.
   - Oxímetro digital.
   - Glicosímetro, tiras e lancetas.
   - Inalador.
   - Óculos de proteção.
   - Máscaras cirúrgicas.
   - Caneta dermográficas e comuns.
   - Bloco de anotações, receituários.
3. Vias aéreas:
   - Máscara reanimação (*pocket mask*).
   - Cânulas de Guedel.
   - Máscaras laríngeas.
   - Ambu de silicone com adaptadores.
4. Ressuscitação cardiopulmonar:
   - DEA, pás reserva, baterias reserva e componentes.
5. Imobilização:
   - Talas moldáveis de diferentes tamanhos.
   - Colar cervical universal.
   - Imobilizador tipo Velpeau.
   - Algodão ortopédico de diferentes tamanhos.
   - Malha tubular de diferentes tamanhos.
   - Órteses diversas para membros superiores e inferiores.
   - Ataduras de vários tamanhos.
   - Esparadrapo de várias larguras.
   - Bandagens triangulares.
   - Bolsas de gelo e para calor.
   - Bandagem adesiva de vários tamanhos.
   - Manta térmica.
   - Placas termomoldáveis e de EVA.
6. Curativos:
   - Luvas de procedimento e luvas estéreis.
   - Bobina de saco plástico 15 L.
   - Álcool 70%.
   - Clorexidina 2%.
   - Gaze 7,5 × 7,5.
   - Pasta de gaze.
   - Fita adesiva microporosa de várias larguras.
   - Curativos adesivos de tamanhos variados.
   - Toca de silicone.
   - Protetor ocular.
   - Protetor bucal.
   - *Kits* descartáveis para sutura e curativos.
   - Bisturis variados.
7. Material de infusão:
   - Garrote.
   - Agulhas hipodérmicas de tamanhos e calibres variados.
   - Seringas de tamanhos variados.
   - Cateteres intravenosos (*butterfly*) e similares.

8. Medicações:
    - Analgésicos e antitérmicos.
    - Anestésicos locais.
    - Antitussígenos e mucolíticos.
    - Antimicóticos/antifúngicos.
    - Antiparasitários.
    - Anti-inflamatórios.
    - Antigripais.
    - Broncodilatadores.
    - Relaxantes musculares.
    - Indutores de sono.
    - Distúrbios gastrointestinais: antieméticos; antiespasmódicos, antiácidos, antidiarreicos e laxantes.
    - Antialérgicos.
    - Antibióticos: priorizar aqueles de amplo espectro e os utilizados nas infecções mais comuns.
    - Oftalmologia: colírio lubrificante, colírio anestésico, colírios antibióticos e líquido para lente do contato.
    - Preparações otológicas.
    - Odontologia: antisséptico bucal e medicação tópica para aftas.
    - Descongestionantes.
    - Protetor solar, vaselina.
    - Corticoides (muito cuidado com as novas regras WADA).
    - Injetáveis e soros.
    - Medicações para emergências clínicas.

    Obs.: Atenção para todas as medicações. Confrontá-las sempre com a legislação de controle de *doping*.

9. Outros:
    - Canivete tipo suíço ou ferramenta multiuso.
    - Fita adesiva industrial extraforte.
    - Cola multiuso tipo.
    - Celular.
    - Alfinetes de segurança.
    - Tesoura de trauma.

REFERÊNCIAS BIBLIOGRÁFICAS

1. Kaeding CC, Borchers J. Issues for the traveling team physician. J Knee Surg 2016 Jul;29(5):364-9.
2. Herring SA, Kibler WB, Putukian M. Team physician consensus statement: 2013 update. Med Sci Sports Exerc 2013 Aug;45(8):1618-22.
3. Simon LM, Rubin AL. Traveling with the team. Curr Sports Med Rep 2008 Jun;7(3):138-43.
4. Buettner CM. The team physician's bag. Clin Sports Med 1998 Apr;17(2):365-73.
5. Yan CB, Rubin AL. Equipment and supplies for sports and event medicine. Curr Sports Med Rep 2005 Jun;4(3):131-6.

O MÉDICO NAS VIAGENS COM EQUIPES ESPORTIVAS

CAPÍTULO 5

Rodrigo Campos Pace Lasmar • Guilherme Barbosa Moreira

INTRODUÇÃO

É cada vez mais frequente o número de viagens vinculadas a competições no calendário das diversas modalidades esportivas, sejam elas relacionadas com as equipes de atletas profissionais como também com os atletas em formação das categorias de base.

Importante ressaltar que a delegação que participa de uma viagem com equipes esportivas não é composta apenas por atletas. Compõem a delegação pessoas relacionadas com a comissão técnica e, por vezes, elementos que ocupam cargos de direção nos clubes. Portanto, é notório que possa haver uma heterogeneidade em relação aos diversos perfis de saúde.

É papel do médico ser o responsável pelo zelo e pela saúde de cada um dos integrantes da delegação. Por isso, ele deve estar atento a diversos detalhes que possam contribuir para que suas ações sejam eficientes e, acima de tudo, seguras.

A DELEGAÇÃO

A delegação que parte para uma viagem com equipes esportivas é composta por indivíduos em diferentes faixas etárias, havendo então uma verdadeira pluralidade no que diz respeito a condições de saúde e **comorbidades** de todos os participantes. É papel do médico procurar conhecer, com detalhes, as condições atualizadas de saúde de cada um dos componentes da delegação, sejam eles pertencentes ao quadro de atletas, à comissão técnica, aos diretores ou a outros eventuais membros dessa viagem.

Deve ser assegurada pelo médico a assistência a todos esses componentes e, para isso, uma série de cuidados deve ser tomada afim de evitar possíveis transtornos relacionados com a saúde desses integrantes da delegação.

Importante ressaltar a necessidade do conhecimento, por parte do médico, dos **históricos de saúde** de todos integrantes da delegação, assim como das **medicações de uso rotineiro** de cada um deles, e se assegurar do embarque de quantidades suficientes dessas medicações. A existência de **intolerâncias** e **alergias** de cada integrante, sejam elas de cunho **medicamentoso**, **alimentar** ou **ambiental**, deve ser pesquisada previamente e ser realizada uma **rotina de avaliações periódicas** (por exemplo, glicemia e pressão arterial) no caso de portadores de doenças crônicas. Uma medida fundamental é a **disponibilização do contato do médico** e demais componentes do departamento médico (telefone e número do quarto do hotel ou alojamento) para que todos tenham acesso. Essa facilidade do contato é muito útil para que haja imediata comunicação em casos de intercorrências e agiliza o atendimento e medidas a serem tomadas em situações de urgência.

O DESTINO

Uma informação primordial para o médico e que deve ser de conhecimento com a maior antecedência possível, diz respeito ao **destino da viagem**. A localização é de fundamental importância para o planejamento do médico e várias medidas precisam ser tomadas para o preparo adequado.

Devem ser relevantes questões como a **distância** a ser percorrida, o **tipo de transporte** que será disponibilizado (terrestre ou aéreo, por exemplo), a possível mudança de **fuso horário** (atenção na possibilidade da ocorrência do *jet lag*), a **duração** da viagem, o **planejamento das refeições** durante todo o trajeto e o **intervalo de tempo** entre a chegada, e o início da competição. O médico precisa ser **parte ativa do planejamento** de todas as atividades que ocorrem durante a viagem, com especial atenção aos períodos de **treinamento**, **alimentação** e **descanso**.

O conhecimento das **condições geográficas** (altitude), **climáticas** (tempo, umidade relativa do ar e temperatura), além de condições específicas, como a **poluição do ar**, precisa ser considerado previamente, pois estas podem interferir na saúde e na *performance* dos atletas.

Questões culturais devem ser avaliadas (idioma, por exemplo) e hábitos relacionados com as **condu-**

tas **médicas locais** podem divergir de acordo com a localidade. Tudo isso no sentido de prevermos possíveis dificuldades a serem enfrentadas e termos estratégias pensadas para enfrentarmos cada situação. Em alguns países, a realização de exames complementares ou a avaliação por colegas de outras especialidades podem se transformar em situações complicadas.

> **Relato Pessoal**
>
> Uma experiência difícil que vivenciamos foi durante a Copa do Mundo da Rússia, na qual tínhamos a disponibilidade da ressonância magnética, mas não existiam radiologistas especializados em lesões do esporte, e diagnósticos mais precisos eram difíceis de ser realizados. Em determinadas ocasiões, precisamos acessar colegas radiologistas no Brasil para analisar e discutir imagens de lesões que não tinham sido interpretadas adequadamente. Nesse ponto, a tecnologia da comunicação facilitou muito o nosso trabalho e hoje conseguimos compartilhar exames e discutir casos complexos com colegas da nossa confiança, mesmo à distância.

O máximo de informações sobre o destino são de grande importância para que o médico organize, junto com a comissão técnica e a direção, as estratégias de coordenação, que serão fundamentais para a segurança e o bem-estar de toda a delegação e o adequado rendimento dos atletas. Com isso, podemos minimizar possíveis danos com uma logística adequada e principalmente pensada com a maior antecedência possível.

A VIAGEM

Para o médico, uma viagem com equipes esportivas inicia-se muito antes de seu embarque. Deve ser assegurado pelo médico, a partir de seu constante contato junto com a equipe de logística e a direção, que vários quesitos sejam cumpridos antes do embarque.

Importante ressaltar que seja garantido, nos casos de viagens internacionais, o **seguro de viagem** para todos os componentes da delegação. Tal ação visa a garantia do atendimento em eventuais necessidades específicas, como a realização de **exames complementares** de baixa e alta complexidades, **cirurgias ou internações em caráter de urgência ou emergência**, entre outras várias situações em que a assistência por parte do médico da delegação seja, por si só, insuficiente para a resolução do problema. Muitos países também exigem o certificado de vacinação para doenças específicas e normalmente se exige um tempo prévio para que isso aconteça.

Nas viagens em território nacional, também pensando na assistência médica em situações que requeiram uma maior complexidade, há clubes que têm a possibilidade de ofertar a seus atletas e demais funcionários, o vínculo a algum **plano de saúde**. Faz-se importante a verificação, com antecedência, da regularidade da situação entre plano e conveniado (toda a delegação) e da disponibilização da **estrutura da rede conveniada** (hospitais, centros de imagem, laboratórios, serviços de remoção e ambulâncias) para que o usuário possa ser beneficiado de maneira rápida e eficiente.

Deve ser garantido pelo departamento médico, junto com a equipe de nutrição e fisiologia, que as **demandas alimentares** e de **suplementos** de cada atleta sejam atendidas nos dias das viagens de ida e de volta. Para isso, é importante ressaltar o **planejamento de todas as refeições** desde o desjejum do dia da viagem até, e principalmente, as servidas durante o translado. Vale lembrar que, nos casos de voos e viagens terrestres prolongadas, deve ser assegurado o contato prévio com os responsáveis pelo fornecimento dessas refeições servidas durante o translado, a fim de garantir um cardápio habitual e adequado, que minimize as chances de eventuais problemas relacionados com a alimentação.

Durante o percurso, todos os passageiros pertencentes à delegação devem ser lembrados e assegurados da participação do médico na equipe e que o mesmo deve ser imediatamente acionado nos casos de eventuais necessidades.

Durante toda a viagem, deve estar à disposição e de fácil acesso a maleta de medicamentos e o desfibrilador externo automático (DEA), para ser usado em casos de qualquer necessidade.

O médico deve ter consigo, na "bagagem de mão", e de fácil acesso, alguns itens essenciais, como a **carteira de identidade médica** (para se identificar aos comissários de bordo, se necessário), a maleta médica com **equipamentos para a realização completa do exame físico** (estetoscópio, aferidor da pressão arterial, termômetro, lanterna, abaixador de língua, oxímetro, entre outros), a **maleta de medicamentos** (Fig. 5-1) e o **desfibrilador externo automático (DEA)** (Fig. 5-2), para ser usado em casos de qualquer necessidade.

A HOSPEDAGEM

Deve fazer parte da rotina do médico averiguar as **condições da hotelaria** que será disponibilizada à delegação. A cuidadosa análise das condições de higiene, climatização e acessibilidade dos aposentos, além de uma criteriosa **avaliação do refeitório e da cozinha,** é de fundamental importância para que uma viagem transcorra com menos problemas. Assim, como antes mencionado, é de suma importância o contato prévio de membros do departamento médico, especificamente o nutricionista, se possível, com o setor responsável pelas refeições que serão servidas durante a hospedagem. O cardápio, devidamente elaborado de acordo com as atividades programadas para cada dia da viagem, deve ser

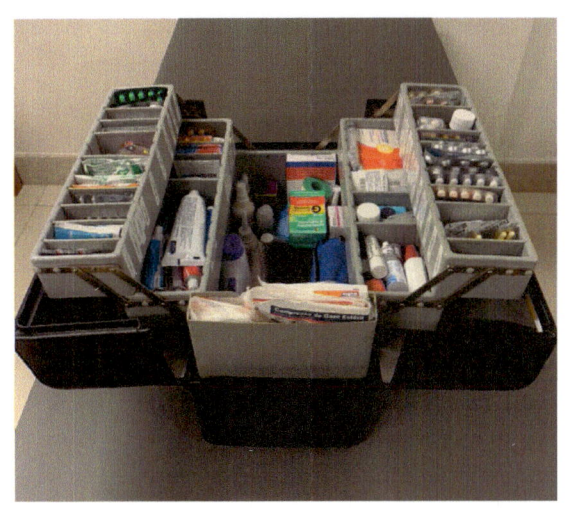

Fig. 5-1 Maleta de medicamentos. (Fonte: Arquivo pessoal dos autores.)

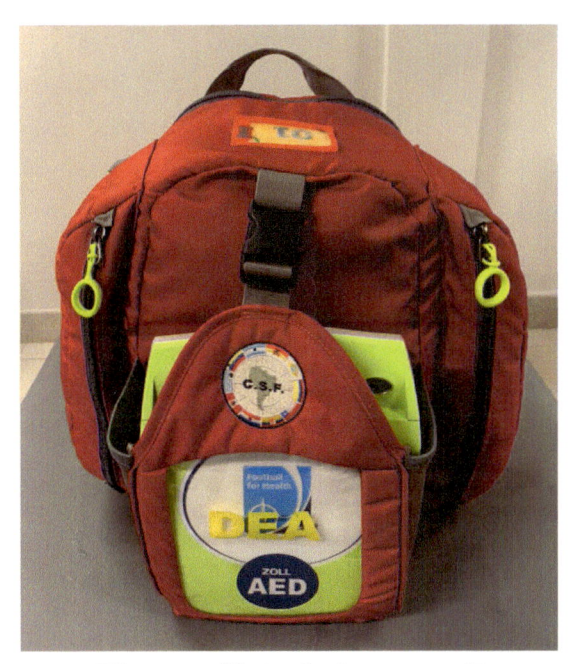

Fig. 5-2 DEA com mochila de primeiros socorros. (Fonte: Arquivo pessoal dos autores.)

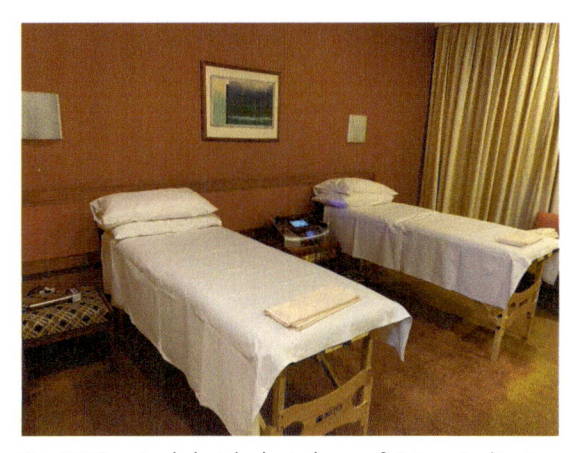

Fig. 5-3 Quarto de hotel adaptado para fisioterapia. (Fonte: Arquivo pessoal dos autores.)

repassado previamente aos responsáveis pela condução da cozinha do hotel com a solicitação da confirmação do hotel com o compromisso de cumprimento do solicitado nesse cardápio. Habitualmente são programadas cinco refeições: café da manhã (desjejum), almoço, lanche da tarde, jantar e lanche noturno (ceia). É de extrema importância a presença médica em cada uma dessas refeições para que possa ser atendida qualquer necessidade apontada, seja por um atleta ou outro membro da delegação.

É importante que o médico esteja atento ao preparo e ao cuidado com os alimentos e bebidas, principalmente quando a delegação não conta com um nutricionista ou *chef* de cozinha. Como rotina e com cuidado especial, devem ser feitas **visitas à cozinha** para supervisão dos alimentos ingeridos por todos, principalmente pelos atletas. Lembrar que alguns **alimentos e bebidas são de uso proibido** pela regulamentação de **controle** *antidoping* e devem ser totalmente excluídos, mesmo que sejam usados culturalmente de rotina em alguns países (por exemplo, chá de coca para diminuir os efeitos da altitude).

Em um dos aposentos do hotel é necessário ser implementado um **"ponto de apoio" do departamento médico** (Fig. 5-3). Nesse ambiente, é disponibilizada uma estrutura com **recursos fisioterapêuticos e médicos** para ações relacionadas com tratamentos de lesões e/ou recuperações de atletas em períodos de pós-treino ou jogo. É também importante a existência desse local para que possa haver uma abordagem médica com mais zelo e privacidade para os atletas. Cabe lembrar-se da necessidade de disponibilizar um quadro de horários para os atendimentos aos atletas que usarão o espaço, visto que se trata de uma estrutura, na maioria das vezes, com espaço reduzido e que evidentemente não comporta uma possível maior demanda em um só período.

LOCAIS DE TREINOS E PARTIDA

Devem também ser estudadas pelo médico, durante a viagem, as situações dos locais dos treinos e da partida. As **condições de higiene**, a **climatização** e o **suprimento hídrico** do vestiário devem ser verificados pelo médico tão logo seja desembarcada a delegação. Se necessário, devem ser solicitadas as readequações e/ou serem realizadas as notificações de não conformidades com a direção do clube quando pertinentes. É importante termos ciência da **posição geográfica** desses locais em relação à rede de saúde assistencial da cidade, assim como verificarmos a garantia da remoção e a condução de possíveis integrantes da delegação que possam demandar atendimento hospitalar imediato (por via terrestre e por aérea).

CONCLUSÃO

Fica claro que as funções atribuídas ao médico durante as viagens com equipes esportivas **não são restritas aos atos médicos** habituais propriamente ditos. O médico deve ser um **integrante ativo e participativo** de várias decisões relacionadas com a viagem de uma equipe esportiva. Como quase tudo que envolve os esportistas de alto rendimento, as atenções do médico também devem ser redobradas para diversas situações que possam envolver seu trabalho, sempre com o objetivo de preservar a integridade física e emocional de cada um dos que estejam sob sua responsabilidade em uma viagem.

BIBLIOGRAFIA

Blackwell W. The IOC manual of emergency sports medicine.1st ed. Chichester-England: International Olympic Committee; 2015.

Brukner P, et al. Clinical sports medicine. 5th ed. Sydney-Australia: McGraw-Hill Education;2017.

Ekstrand J, et al. Encyclopedia football medicine. 1st ed. Thieme Revinter; 2017.

McMahon P. Current - Diagnóstico e tratamento de medicina do esporte. México: McGraw-Hill Education; 2007.

FIFA. Disponível em: https://www.fifamedicalnetwork.com.

NOÇÕES BÁSICAS DO CONTROLE ANTIDOPING

CAPÍTULO 6

Bruno Borges da Fonseca ▪ Fernando Soléra

O **exame *antidoping*** existe para promover a **igualdade** nas competições, proteger a **saúde** física e psicoemocional dos atletas e garantir a ÉTICA no esporte, por parte dos atletas, treinadores, colegas médicos, fisioterapeutas, nutricionistas, psicólogos, dirigentes, árbitros, patrocinadores, enfim, todo pessoal de apoio do atleta. ***Estabelece uma ligação direta ao fair play***, o **jogo justo**, que foi uma filosofia adotada e baseada em uma conduta ética pela primeira vez no ano 1.896, nos Jogos Olímpicos de Atenas, os primeiros jogos da era moderna".

ASPECTOS HISTÓRICOS

A palavra *doping* apareceu em dicionários ingleses, em 1889, para identificar substâncias que aumentavam a *performance* de cavalos de corrida. O *doping* como uma tentativa de melhora no rendimento a qualquer custo sempre esteve presente nos esportes. Desde as Olimpíadas da Antiguidade, os atletas tomavam infusões de ervas e cogumelos com intenção de melhorar o desempenho.[1]

A necessidade de haver um controle dessas substâncias ficou evidente após a morte do ciclista Kurt Jansen, em 1960, por uso de estimulantes (anfetaminas) durante a prova de ciclismo de estrada nos Jogos Olímpicos de Roma.[1]

Em 1967, a Comissão Médica do Comitê Olímpico Internacional (COI) foi criada, e uma das suas principais funções foi redigir a primeira lista de substâncias proibidas para atuar nos Jogos Olímpicos do México, em 1968.

DEFINIÇÃO

A Agência Mundial Antidoping – WADA-AMA – considera *doping* toda conduta que **viole as normas antidoping**.[2]

A palavra *doping* é um substantivo masculino, que significa uma substância química ilegal para o esporte ou até mesmo alguns medicamentos que, ministrados em um atleta ou animal, interferem no organismo, podendo aumentar ou melhorar o desempenho físico.

Atualmente, a definição de *doping* está mais ampla e diz respeito ao uso de substâncias ou métodos específicos, considerados proibidos pela WADA-AMA, em um esforço para melhorar ou maximizar o desempenho de um atleta em competição ou fora desta.

O Código Mundial Antidopagem – 2021 define que *doping* "**se caracteriza por qualquer violação às regras antidopagem cometida pelo atleta ou seu pessoal de apoio**" situação suficiente para abertura de investigação de uma real violação, avaliada pelo conselho gestor de resultados.

Hoje, nem sempre o "crime capital" está na melhora do desempenho, mas em infringir o conceito de proteção à saúde do atleta, seus adversários, ou ainda o espírito de competição é firmemente condenado.

Muitos autores arriscam dizer que o *doping* apareceu junto com o esporte. O advogado, jornalista e professor Maurício Cardoso, por exemplo, na obra "100 Anos de Olimpíadas – de Atenas a Atlanta," logo no início, infere que "o uso de *doping* é quase tão antigo quanto o esporte".[3]

Assim, fica evidente que, de maneira física, química ou psicológica, alguma ajuda extra (por exemplo, a dopagem) pode ter estado próxima dos competidores.

O *doping*, como toda atividade, passa por ajustes, "evoluções" decorrentes de altos investimentos financeiros, pesquisas e tecnologia. Infelizmente, novas substâncias e o uso indevido destas são frequentemente descobertos, como métodos proibidos, por exemplo, aqueles utilizados na manipulação do sangue e de seus componentes por meios físicos (cateter de *laser*) ou químicos e a dopagem genética.

Se uma substância proibida for detectada no laboratório de *doping*, a autoridade esportiva competente agirá para punir o atleta. Normalmente, será o COI, durante os Jogos Olímpicos; as Federações Internacionais (FIs), durante outras competições internacionais; ou a Autoridade Brasileira de Controle de Dopagem (ABCD), durante competições nacionais.

VIOLAÇÃO DAS NORMAS *ANTIDOPING*

O Código Mundial Antidopagem – 2021 estabelece, no seu artigo número dois, 11 possíveis violações da regra *antidoping* que o atleta, seu pessoal de apoio ou outra pessoa podem cometer (Quadro 6-1).

AGÊNCIA MUNDIAL *ANTIDOPING* (WADA-AMA)

A Agência Mundial *Antidoping* foi fundada em 1999. A WADA-AMA é responsável pelo Código Mundial Antidopagem, adotado por mais de 500 organizações esportivas, incluindo Federações Internacionais (FI), Organizações Nacionais Antidopagem (ONAD), o Comitê Olímpico Internacional e o Comitê Paralímpico Internacional.

CÓDIGO MUNDIAL ANTIDOPAGEM

O Código é um documento que visa harmonizar as regulamentações antidopagem em todos os esportes e países. Publica uma lista anual de substâncias e métodos proibidos, os quais os esportistas não estão autorizados a tomar ou usar. A primeira edição foi implementada em 2004. As revisões do Código foram adotadas em 2009, 2013 e 2015.[2] As FIs, ONADs (ABCD) são signatárias do Código Mundial Antidopagem. Para cumprir sua responsabilidade com o Código, é obrigatório que a ABCD:[4]

- Conduza controles de *doping* (em competições, bem como realize testes fora de competição).
- Defina e mantenha grupos de testes registrados de jogadores.
- Defina o esporte de avaliação de risco.
- Colete informações sobre localização.
- Siga a política de sanções do Código.
- Estabeleça um programa de educação *antidoping*.

LISTA DE SUBSTÂNCIAS E MÉTODOS PROIBIDOS

No ano de 2004, houve a publicação da primeira lista de substâncias e métodos proibidos elaborada e publicada pela WADA-AMA, visando às Olimpíadas de Atenas. Antes, era a Comissão Médica do COI (desde os Jogos Olímpicos do México, em 1968) que a elaborava.

A lista de substâncias e métodos proibidos (Quadro 6-2) é atualizada ao menos uma vez ao ano pela WADA-AMA (usualmente em janeiro) e publicada como **Padrão Internacional**. O Código Mundial Antidopagem – 2021 estabelece, no artigo número quatro, que a Lista Proibida (Lista de Substâncias e Métodos Proibidos) começa a valer a partir de 1º de janeiro de 2021.

Para a inclusão de determinada substância ou método na Lista de Substâncias e Métodos Proibidos (Quadro 6-2) (artigo 4.3 do Código Mundial), é necessário que estes estejam incluídos em dois dos três seguintes critérios:

1. Proporcionar um potencial aumento da *performance* esportiva.
2. Seu uso é um potencial ou atual risco à saúde do atleta.
3. Seu uso é contrário ao espírito esportivo.

DOPING ACIDENTAL POR SUPLEMENTOS

Os suplementos nutricionais são muito populares entre os atletas, sendo usados por até 90% dos participantes em diferentes modalidades esportivas.[5,6] É de suma importância que os atletas, treinadores e *staff* médico compreendam que os suplementos nutricionais e medicamentos fitoterápicos podem conter substâncias proibidas.

Quadro 6-1 Violações da Regra *Antidoping*

2.1	A presença de substância proibida ou seus metabólitos ou marcadores na amostra de um fluido corporal do atleta
2.2	O uso ou a tentativa de uso por um atleta de uma substância proibida ou de um método proibido
2.3	Fuga, recusa ou não comparecimento para fins de coleta de amostras por parte de um atleta
2.4	Falhas de localização por um atleta
2.5	Fraude ou tentativa de fraude em qualquer momento do controle de *doping* por parte de um atleta ou outra pessoa
2.6	Posse de uma substância proibida ou de um método proibido por parte de um atleta ou de uma pessoa de apoio ao atleta
2.7	Tráfico ou tentativa de tráfico de qualquer substância proibida ou método proibido por um atleta ou outra pessoa
2.8	Administração ou tentativa de administração
2.9	Cumplicidade ou tentativa de cumplicidade por parte de um atleta ou de outra pessoa
2.10	Associação proibida por parte de um atleta ou de outra pessoa
2.11	Atos de desincentivo ou retaliação por um atleta ou por outra pessoa contra denúncias feitas a autoridades

Fonte: o código mundial antidopagem – 2021 – www.wada-ama.org

Quadro 6-2 A Lista de Substâncias e Métodos Proibidos da WADA-AMA

			Tribunal
Substâncias proibidas sempre			
S.0	Substâncias não aprovadas	Específicas	2 anos
S.1	Agentes anabolizantes	Não específicas	4 anos
S.2	Hormônios de peptídeos, fatores de crescimento, substâncias relacionadas e miméticas	Não específicas	4 anos
S.3	Beta – 2 agonistas	Não específicas	4 anos
S.4	Moduladores hormonais e metabólicos	Específicas	2 anos
S.5	Diuréticos e agentes mascarantes	Específicas	2 anos
Métodos proibidos sempre			
M.1	Manipulação de sangue e componentes de sangue	Não específicas	4 anos
M.2	Manipulação química e física	Não específicas	4 anos
M.3	Dopagem de gene e células	Não específicas	4 anos
Substâncias proibidas em competição			
S.6	Estimulantes	Específicas	2 anos
S.6A	Estimulantes não específicos - cocaína	Não específicas	4 anos
S.7	Narcóticos	Específicas	2 anos
S.8	Canabinoides	Específicas	2 anos
S.9	Glucocorticoides	Específicas	2 anos

(Fonte: O Código Mundial Antidoping – 2.021 – www.wada-ama.org)

Esses suplementos nutricionais geralmente são produzidos por uma indústria de fabricantes e comerciantes de alimentos, nos quais a rotulagem e a publicidade dos produtos costumam ser propositalmente incompletas ou enganosas. Consequentemente, os suplementos nutricionais para esportes podem conter substâncias proibidas e informações de rotulagem imprecisas.[7,8,9,10] Existem diversos casos documentados em modalidades esportivas de atletas com teste positivo após consumo de suplementos nutricionais ou fitoterápicos que, sem o conhecimento do atleta, continham uma substância proibida que não havia sido descrita na lista de ingredientes do rótulo.

O uso de suplementos nutricionais ou medicamentos fitoterápicos deve ser desencorajado se não houver uma análise criteriosa, incluindo aconselhamento nutricional com um nutricionista ou médico esportivo. Se, após uma deliberação cuidadosa, o atleta e sua equipe de apoio decidirem prosseguir com o uso do suplemento, é aconselhável selecionar produtos de grandes empresas que também fabricam suplementos dietéticos convencionais, como vitaminas e minerais. No entanto, deve-se observar que pode haver a contaminação ou a falsificação do produto.[11] Assim, qualquer atleta que use esses produtos assume um risco significativo ao fazê-lo.

O QUE É O EXAME ANTIDOPING?

São exames laboratoriais feitos em amostras de material biológico coletadas dos atletas, por exemplo, matriz **urina** e/ou matriz **sangue** (Fig. 6-1). As amostras são encaminhadas para análise em laboratórios autorizados, certificados pela WADA-AMA.

Na América do Sul, o único laboratório certificado é o Laboratório Brasileiro de Controle de Doping (LBCD),* que fica localizado no estado do Rio de Janeiro, no Polo de Química da Universidade Federal do Rio de Janeiro (Figs. 6-2 e 6-3).

No cenário esportivo mundial, cada vez mais entende-se como criminosa a prática do *doping*.

É comum a associação do conceito *doping* ao de fraude, e mais, a saúde do praticante de esporte é posta em risco com o uso de substâncias químicas

---

* LBCD – Laboratório Brasileiro de Controle de Doping. Av. Horácio Macedo, 1.281- Rio de Janeiro | Brasil | América do Sul – CEP 21 941 – 598. Tel. +55 (21) 3838 3700-3938 3748. www.iq.ufrj.br.

QUAIS OS TIPOS DE EXAME *ANTIDOPING*?

MATRIZ SANGUE

PESQUISA [ESAs - 72 horas]
[GH - 96 horas]
P.B.A. HEMATOLÓGICO

MATRIZ URINA

EVIDÊNCIA ANALÍTICA
Presença de uma substância,
metabólito ou marcador da
PROHIBITED LIST
WADA-AMA E FIFA

Fig. 6-1 Tipos de exame *antidoping*.

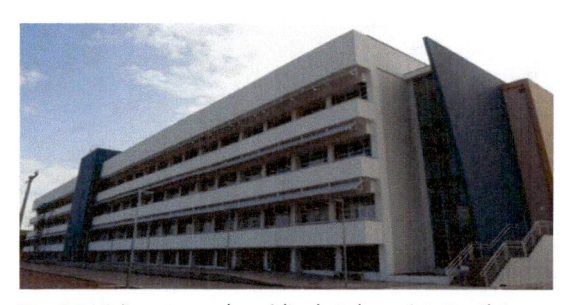

Fig. 6-2 Visão externa do prédio do Laboratório Brasileiro de Controle de Doping (LBCD).

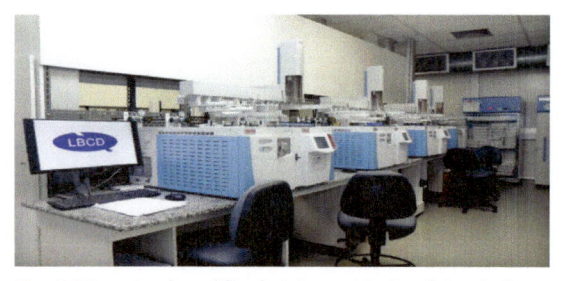

Fig. 6-3 Interior do prédio do Laboratório Brasileiro de Controle de Doping (LBCD).

ou métodos proibidos que podem promover efeitos danosos.

Podemos considerar os **três marcos fundamentais ao combate da dopagem**: a criação da Agência Mundial *Antidoping*, em 10 de novembro de 1999; o estabelecimento do Código Mundial Antidopagem, em 05 de março de 2003; e o amplo reconhecimento da Convenção Internacional Contra o *Doping* nos Esportes – Convenção da UNESCO, em 19 de outubro de 2005, em Paris.

É certo que, desde a Antiguidade, o homem busca superar os seus limites, desejando ser mais e melhor, mas nem sempre se respeita a **igualdade**, a **saúde** e a **ética**.

O jogo limpo, geralmente, é desejo daqueles que competem, mas não é uma manifestação unânime, posto que existem mecanismos regulatórios (os testes e as investigações) e punitivos (a legislação antidopagem) para o contrário.

O **Direito Desportivo** está inserido, nesse contexto, buscando a **igualdade** nas competições; a **Medicina do Esporte,** zelando pela **saúde** do atleta; e o **caráter e a consciência do homem,** respeitando a **ética** do desporto.

O assunto ***doping***, ***antidoping*** destina-se às pessoas que acreditam na legitimidade do esporte sem o uso de substâncias ou métodos proibidos, no esporte limpo e, principalmente, àquelas que são apaixonadas pelo *fair play*.

O artigo número cinco do Código Mundial Antidopagem – 2021 explicita que a finalidade dos testes e das investigações é para "*quaisquer fins antidopagem ... Devem ser realizados para obter evidências analíticas sobre se o atleta violou ... uma regra antidopagem*".[2]

A presença de substância proibida em fluido corporal de um atleta é uma violação à regra *antidoping* (a violação de número 1) e desencadeia uma investigação por parte do **Departamento de Gestão de Resultados** da Organização *Antidoping* que tem a autoridade de teste para aquela competição.

O exame feito na urina ou no sangue coletado do atleta segue os rígidos padrões internacionais para laboratórios estipulados pela WADA-AMA.

Se a matriz utilizada for a **urina**, será feita uma investigação analítica buscando a presença de uma substância, ou outra com estrutura química ou efeito biológico similar, seus metabólitos (ou marcadores) e isômeros presentes na Lista de Substâncias e Métodos Proibidos da WADA-AMA. A coleta é feita por um OCD (Oficial de Controle de Dopagem).

No caso da matriz SANGUE, a busca analítica é por ESAs, agentes que atuam no processo de produção de eritrócitos (células vermelhas do sangue – hemácias), o hormônio de crescimento (GH) e fundamentalmente o passaporte biológico do atleta. A coleta é feita por um BCO (Oficial de Controle de *Doping* de Sangue).

AUTORIZAÇÃO DE USO TERAPÊUTICO (AUT)

O uso terapêutico de algum medicamento é um direito garantido ao atleta/paciente quando estiver em tratamento médico ou odontológico.

A prescrição do fármaco é uma prerrogativa do profissional que assiste o atleta/paciente.

A WADA-AMA criou uma Norma Internacional, chamada Autorização de Uso Terapêutico (AUT), para a utilização de medicamentos que possam estar presentes na Lista de Substâncias e Métodos Proibidos.

A Norma Internacional para AUT é de aplicação internacional, foi adotada pela primeira vez em 2004 e entrou em vigor em 1º de janeiro de 2005, com a finalidade de estabelecer as condições que devem ser satisfeitas para que uma AUT seja concedida. Como consequência, permite-se a presença de uma substância proibida na amostra de um atleta **quando este tem uma AUT autorizada**.

Existem regras estabelecidas para o uso terapêutico. O atleta precisa demonstrar, por um juízo de probabilidades, que **todas** as seguintes condições estão contempladas:

1. A substância proibida ou o método proibido é necessário para tratar um estado clínico, agudo ou crônico, de forma que o atleta enfrentaria um prejuízo significativo para a sua saúde se a substância ou o método proibido fosse negado.
2. É altamente improvável que a utilização terapêutica da substância proibida, ou o método proibido, produza qualquer melhoria adicional no desempenho, além do que poderia ser previsto como um retorno ao estado de saúde normal do atleta após o tratamento do estado clínico agudo ou crônico.
3. Não há alternativa terapêutica razoável para a utilização da substância proibida ou do método proibido.
4. A necessidade da utilização terapêutica da substância ou método proibido não é uma consequência total ou parcial da utilização anterior (sem uma AUT) de uma substância ou método proibido.

Deve-se notar que a simples presença da substância proibida na urina ou no sangue pode se constituir em um Resultado Analítico Adverso (RAA), independentemente da via de administração, a menos que uma AUT tenha sido concedida. Se um atleta receber um medicamento prescrito por um médico ou usar uma preparação sem receita, em última análise, é responsabilidade do atleta garantir que a(s) substância(s) ingerida(s) não seja(m) ou não contenha(m) ingredientes da lista proibida. Em tais situações, é importante verificar com o *staff* médico competente se o produto é seguro do ponto de vista de *doping*. Muitas, senão a maioria, das substâncias encontradas na lista proibida têm uma indicação terapêutica. Reconhecendo isso, certos medicamentos podem ser usados para tratar doenças ou enfermidades, se a permissão for concedida pela Comissão de Autorização de Uso Terapêutico (CAUT) competente.

Observe que, embora a maioria das doenças comuns possam ser tratadas com medicamentos que não contenham substâncias proibidas, a AUT permite o uso de um medicamento específico que esteja contemplado na Lista de Substâncias Proibidas a atletas cuja condição médica complexa ou crônica possa ser bem controlada por esse medicamento. Os pedidos de AUT devem ser submetidos à agência reguladora do esporte apropriada ao nível de competição (por exemplo, a Comissão de AUT da ABCD para competição nacional). A aplicação será analisada pela CAUT para avaliar o uso pretendido da substância. Por exemplo, certos medicamentos usados no tratamento da asma e outros distúrbios respiratórios também são estimulantes poderosos e, portanto, proibidos como agentes dopantes. Outras substâncias podem ser aprovadas com limites de dose ou vias de administração restritas. Por exemplo, o tratamento da asma com os corticosteroides inalados, salbutamol ou formoterol podem ser permitidos, desde que a dosagem não resulte em concentrações do medicamento que excedam os limites especificados e que a via de administração seja adequada. As substâncias proibidas podem ser incluídas em muitas formulações diferentes, um bom exemplo são medicamentos antitussígenos, que provaram ser problemáticos para atletas nesse aspecto. A abordagem mais infalível para evitar uma violação de *doping* é a mais simples: nunca tome ou prescreva um produto para sintomas respiratórios superiores, sintomas de resfriado comum, dor de garganta, tosse ou gripe sem primeiro consultar um médico com uma boa experiência na área de controle de dopagem.

COMO SOLICITAR UMA AUT ("PASSO A PASSO")

No Brasil, os atletas podem solicitar uma **AUT** junto à CAUT da Autoridade Brasileira de Controle de *Doping* (ONAD brasileira), por meio do endereço eletrônico dessa organização *antidoping* (Quadro 6-3).

O **Formulário Específico** necessita de preenchimento conjunto (Médico Assistente + Atleta), onde o profissional da saúde completa, da forma mais ampla possível, os itens das seções [2], [3] e [4], e o atleta, os itens das seções [1] [5] [6] e [7].

Quadro 6-3 Passo a Passo para Solicitar uma AUT

- Entre em: www.abcd.gov.br
- Autorização de uso terapêutico (AUT)
- Clicar em **formulário específico**
- Imprimir e preencher as 5 páginas
- Anexar um **consistente relatório médico**
- Anexar **exames laboratoriais e de imagem**
- Enviar os documentos digitalizados para: aut@abcd.gov.br

Importante saber que a solicitação **não** significa automaticamente que a AUT foi concedida. Deve-se esperar a confirmação oficial da CAUT da ABCD para fazer uso do medicamento pleiteado.

PASSAPORTE BIOLÓGICO DO ATLETA

O termo Passaporte Biológico do Atleta (PBA) foi primeiramente proposto no início do ano 2000 pela comunidade científica, ao controlar as variáveis hematológicas selecionadas (marcadores de possível dopagem sanguínea). Foi identificado como um meio de definir o perfil hematológico do atleta.

Formalizado em dezembro de 2009 pelo Comitê Executivo da Agência Mundial *Antidoping*, é um método dividido em Hematológico (sangue – uso de agentes estimulantes da eritropoiese e qualquer forma de transfusão de sangue ou manipulação) e Esteroidal (urina – busca identificar o uso de esteroides anabolizantes endógenos androgênicos e outros agentes anabolizantes, como os moduladores seletivos de receptor andrógeno, os conhecidos SARMs).

É um programa já muito bem estabelecido que não substitui os atuais métodos de combate à dopagem, mas vem acrescentar mais possibilidades nesta "cruzada" contra o uso de substâncias e métodos proibidos.

O PBA possibilita identificar se um atleta está manipulando suas variáveis fisiológicas, sem identificar, necessariamente, uma substância proibida (não é um método analítico direto).

Por meio dos dados obtidos, verificam-se eventuais flutuações anormais dos dados fisiológicos de alguns biomarcadores; dessa forma, outros exames são feitos na busca de uma violação à regra.

O PBA é dividido em dois tipos de análise, para a matriz sangue (hematológico) e a matriz urina (esteroidal).

- O Módulo Hematológico coleta informações sobre **marcadores** de *doping* sanguíneo. O módulo busca identificar alguma melhora do transporte de oxigênio, incluindo o uso de agentes estimulantes da eritropoiese (S.2 Hormônios Peptídeos, Fatores de Crescimento Substâncias Relacionadas e Miméticas) e qualquer forma de transfusão de sangue ou manipulação (M.1 Manipulação de Sangue e Componentes do Sangue). Os **marcadores** que servem de parâmetro são: Hematócrito, Hemoglobina, Contagem de Glóbulos Vermelhos, Percentual de Reticulócitos, Contagem de Reticulócitos, Média de Volume Corpuscular, Média Corpuscular de Hemoglobina, Concentração Média Corpuscular de Hemoglobina, Largura de Distribuição de Glóbulos Vermelhos e Fração Imatura de Reticulócito.
- O Módulo Esteroidal vai atrás de informações sobre marcadores de *doping* por esteroides, tenta identificar o uso de esteroides anabolizantes endógenos androgênicos e outros agentes anabolizantes, como os moduladores seletivos de receptor andrógeno, os conhecidos SARMs (S.1 Agentes Anabolizantes). Os **marcadores** que são objeto de análise são: T/E (Razão Proporcional de Testosterona/Epitestosterona), Testosterona, Epitestosterona, Androsterona, Etiocolanona, 5 alfa androstana e 5 beta androstana.

No caso de valores considerados anormais, por exemplo, a proporção testosterona / epitestosterona está diferente, pode-se **suspeitar** de uma violação à regra e direcionar exames analíticos específicos no atleta portador da amostra.

PROCESSO DE CONTROLE DE DOPAGEM[4]
Notificação do Atleta

A notificação acontece quando o Agente de controle de dopagem (que pode ser o Oficial de Controle de Dopagem – OCD ou o escolta) comunica ao atleta que ele foi selecionado para o controle. Essa seleção segue alguns critérios preestabelecidos, podendo ser por sorteio, colocação em uma competição, indicação etc. O Agente tem a responsabilidade de notificar, acompanhar e testemunhar todo o processo até que o atleta forneça a amostra requisitada (urina e/ou sangue). O atleta deve ser notificado de acordo com o Código, mantendo os seus direitos. Deverá apresentar, ainda, um documento de identificação com foto, data de nascimento e assinar a Notificação para a realização do controle. É direito do atleta pedir a identificação do Agente de controle.

Uma vez notificado, o atleta deve se dirigir imediatamente à área de controle de dopagem. Chegando à estação de controle, é informado dos seus direitos, deveres e qualquer modificação necessária, em caso de atleta menor de idade ou com deficiência.

Se for preciso, o atleta pode requerer um atraso para chegar à estação de controle, mas essa solicitação só é aceitável se houver uma justificativa válida, que pode ser:

- Em competição:
  - Participar de uma cerimônia.
  - Comparecer a compromissos com a imprensa.
  - Competir em outras provas.
  - Fazer recuperação ativa.
  - Receber atendimento médico necessário.
  - Localizar um representante e/ou intérprete.
  - Buscar uma identidade com foto.
- Fora de competição:
  - Localizar um representante.
  - Terminar uma sessão de treino.
  - Receber atendimento médico necessário.
  - Buscar uma identidade com foto.

Se o atleta for autorizado pelo OCD a se atrasar pelos motivos citados, deverá ser acompanhado por um agente de controle (OCD ou escolta).

Direitos e Deveres do Atleta

No processo de coleta, o atleta tem direitos e deveres que deverão ser respeitados por ele próprio e pelo agente de controle.

- Direitos do atleta:
  - Ter um representante e/ou intérprete que o acompanhe.
  - Solicitar informações adicionais sobre o processo de coleta.
  - Solicitar tempo adicional para o comparecimento à estação.
- Deveres do atleta:
  - Manter-se todo o tempo sob observação direta do agente de controle, desde a notificação até a finalização da coleta.
  - Fornecer identificação com foto.
  - Cumprir os procedimentos de coleta de amostras.

Coleta de Urina

O atleta tem o direito de se hidratar antes de iniciar o processo de coleta. Ele poderá beber água, isotônicos, para estimular a produção de urina, mas sempre observando se a embalagem se encontra íntegra, sem sinais de violação.

Quando o atleta estiver pronto para fornecer a amostra, ele deverá primeiramente lavar as mãos com água corrente, sem usar sabão, e secá-las antes de escolher um copo coletor para o fornecimento da amostra. Deverá escolher um copo coletor entre, no mínimo, três copos coletores. O atleta poderá verificar se o equipamento está intacto e se não foi violado.

Ele será acompanhado por um Agente, que deve testemunhar diretamente o fornecimento da amostra de urina. É necessário completar, no mínimo, 90 (noventa) mL de urina com uma densidade adequada para as análises. Se o volume fornecido for inferior ao necessário, o atleta precisará fornecer outra amostra, a qual será misturada à primeira parte coletada até completar 90 mL.

O atleta também escolherá um kit (Fig. 6-4) entre, no mínimo, três *kits* de urina. O objetivo é evitar qualquer possibilidade de fraude. O *kit* contém dois frascos individuais com a mesma numeração, sendo o frasco A (laranja) para prova e o frasco B (azul) para a contraprova. Após a escolha, sob a orientação do OCD, o atleta despejará a urina coletada nos frascos "B" e "A", sendo que no "A" deverá haver, no mínimo, 60 mL, e no "B", um mínimo de 30 mL. Em seguida, após lacrar os frascos, o atleta deverá arrumá-los na caixa de embalagem. Na sequência, o OCD verificará a densidade da urina e, se esta estiver diluída, o atleta deverá fornecer uma amostra adicional. Entende-se por uma amostra diluída a urina com uma densidade específica abaixo de 1.005, quando "lida" no densitômetro óptico. Caso o atleta urine acima de 150 mL, esse critério muda para 1.003.

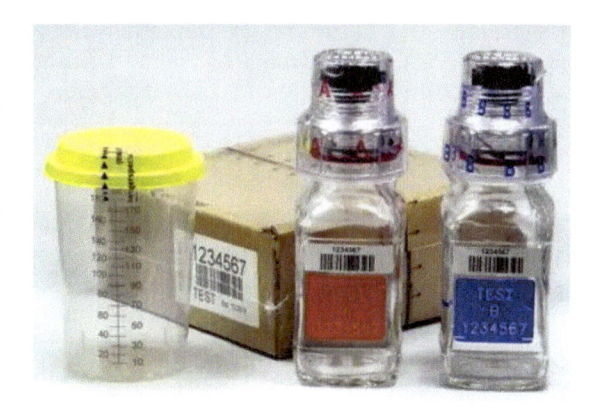

Fig. 6-4 *Kit* de urina da Berlinger com copo coletor.

Depois do preenchimento completo do formulário, o atleta deverá conferir cuidadosamente todas as informações e, se estiver de acordo, assiná-lo.

Encerrado o procedimento, as amostras serão enviadas sob uma cadeia de custódia (ou seja, seguindo um rigoroso procedimento para garantir a segurança) para um laboratório credenciado pela AMA/ABCD.

Coleta de Sangue

Para a coleta de sangue, o atleta deverá permanecer sentado e em estado de repouso, antes de sua amostra ser coletada, por, no mínimo, dez minutos.

Como o *kit* de urina, o *kit* para coleta de sangue vem lacrado com dois frascos com a mesma numeração, frasco "A" (prova) e frasco "B" (contraprova).

O atleta deverá escolher todos os equipamentos descartáveis de coleta de amostra (agulha, tubos etc.) e terá no mínimo três opções de *kit* (Fig. 6-5), com o objetivo de excluir qualquer possibilidade de fraude. Se não estiver satisfeito com o equipamento selecionado, ele poderá escolher outro.

Para o Passaporte Biológico, se o atleta tiver treinado ou competido, deverá esperar duas horas em repouso para fazer a coleta de sangue.

Se a quantidade de sangue retirada na primeira tentativa não for suficiente para encher os tubos, o oficial de coleta terá mais duas tentativas para com-

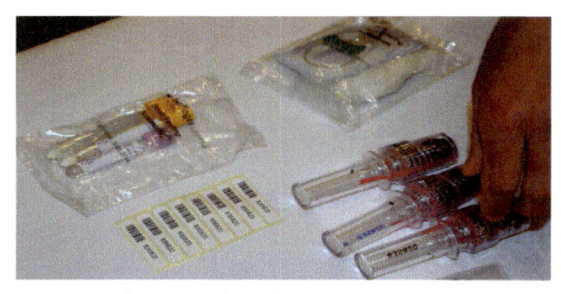

Fig. 6-5 *Kit* de sangue da Berlinger.

pletar o processo. Caso nenhuma das tentativas tenha produzido uma quantidade de sangue suficiente, a sessão de coleta será encerrada e registrada.

Declaração das Substâncias ou Suplementos

Tanto na coleta de urina como na de sangue, é necessário que o atleta declare o uso de qualquer medicação, substância ou suplementos nos últimos sete dias, inclusive se recebeu alguma transfusão de sangue nos últimos seis meses. Essas informações deverão ser escritas no formulário de controle de dopagem.

No fim do processo, o atleta terá o direito de rever os formulários para assegurar que as informações contidas neles estão corretas e completas. Se não estiver satisfeito com o procedimento do controle, ou se quiser fazer qualquer comentário, existe um campo específico no formulário para isso.

Após esse processo, o atleta assinará o formulário, ratificando as informações nele contidas, e receberá uma cópia dele.

Análise das Amostras

O laboratório credenciado irá analisar a amostra "A" (urina e/ou sangue) para a presença de substâncias e métodos proibidos da AMA.

A amostra "B" poderá ficar armazenada no laboratório por até dez anos após a primeira análise e poderá ser analisada a qualquer momento, se solicitado pela ABCD, pela Federação Internacional, pela AMA ou pelo atleta, para confirmação em caso da análise da amostra "A" ter tido um resultado analítico adverso (positivo).

ESTATÍSTICA

No Brasil, a Organização Nacional *Antidoping* (ONAD) é a Autoridade Brasileira de Controle de Dopagem (ABCD). Normalmente, ela é a responsável pela autoridade de teste, autoridade de coleta de amostras e autoridade de gestão de resultados, exceto no futebol, em que a autoridade de teste é a própria CBF.

Se compararmos os resultados analíticos adversos (RAA) encontrados no futebol no Brasil (Figs. 6-6 e 6-7) com os RAA encontrados em todos os esportes (Fig. 6-8), veremos que existe uma diferença importante em relação à classe de substância mais encontrada.

Quando juntamos todos os esportes, a classe de substâncias mais utilizada refere-se aos agentes anabolizantes (e, entre estes, o estanozolol), depois vêm os estimulantes e os diuréticos. Já, no futebol, os mais utilizados são os estimulantes especificados e não especificados (com destaque para a cocaína), os glicocorticoides (que demonstram mau uso dos mesmos, ou por excesso de dose ou por via de administração proibida – via sistêmica: oral, retal, IM e EV) e os diuréticos (encontrados, principalmente, nos suplementos ou medicamentos manipulados erroneamente).

Nos últimos anos, diminuiu bastante o RAA para canabinoides (THC), e a explicação é simples: a WADA aumentou em dez vezes o limiar de "positividade", passando de 15 ng/mL para 150 ng/mL. Essa mudança deveu-se à melhor detecção da substância pelos laboratórios credenciados da WADA, em razão do aprimoramento do maquinário. Com isso deixou de ser uma classe de substância proibida em competição, já que poderia ser detectada facilmente cinco dias antes dela.

Para finalizar, gostaríamos de alertar que, na "Lista" de 2022, na classe dos Glicocorticoides, houve uma mudança importante: **em competição** serão proibidas todas as vias injetáveis, ou seja, não só a intramuscular ou a endovenosa, mas também as vias intra-articular, periarticular, peritendinosa, intratendinosa, epidural, intratecal, intrabursal, intralesional, intradermal e subcutânea.

CAPÍTULO 6 ■ NOÇÕES BÁSICAS DO CONTROLE *ANTIDOPING*

SUBSTÂNCIAS IDENTIFICADAS (FUTEBOL BRASILEIRO - 2006 a JUN 2019)
HOMENS E MULHERES — TOTAL DE AMOSTRAS = 50.916 - julho de 2019

		2006	2007	2008	2009	2010	2011	2012	2013	2014	2015	2016	2017	2018	2019		TOTAL
S1 AGENTES ANABOLIZANTES	S1	0	0	1	1	1	1	0	5	2	1	8	2	2	1	S1	24
S2 HORMÔNIOS PEPTÍDICOS, FATORES CRESC.	S2	0	0	4	0	0	0	0	0	0	0	0	1	0	0	S2	5
S3 BETA 2 AGONISTAS	S3	0	1	0	0	0	0	0	0	0	0	0	1	2	1	S3	5
S4 MODULADORES HORMONAIS E METABÓLICOS	S4	0	0	0	0	0	0	0	2	0	1	0	1	0	0	S4	6
S5 DIURÉTICOS E AGENTES MASCARANTES	S5	1	1	1	0	0	0	2	5	0	7	1	7	2	1	S5	29
S6 ESTIMULANTES	S6	0	11	2	3	3	4	2	0	0	2	0	4	3	2	S6	36
S6A ESTIMULANTES NÃO ESPECÍFICOS	S6A	1	1	1	6	3	0	4	2	2	2	4	0	2	4	S6A	31
S7 NARCÓTICOS	S7	0	0	0	0	0	0	0	0	0	0	0	0	0	0	S7	0
S8 CANABINOIDES	S8	1	2	2	1	2	0	0	0	0	0	3	1	0	1	S8	13
S9 GLUCOCORTICOSTEROIDES	S9	0	0	1	1	0	5	1	4	4	1	6	6	2	1	S9	32
TOTAL DE R.A.A.		3	16	10	12	12	10	9	18	8	14	22	23	13	11		181
TOTAL DE AMOSTRAS COLETADAS		2.576	2.628	3.368	3.632	3.632	3.716	3.668	3.700	4.248	4.516	4.769	4.964	5.499			50.916
PERCENTUAL DE POSITIVIDADE		0,11%	0,61%	0,29%	0,33%	0,33%	0,02%	0,24%	0,48%	0,18%	0,31%	0,45%	0,46%	0,23%			

Fig. 6-6 Estatística do futebol brasileiro entre 2006 e 2019 por classes de substâncias encontradas. (Fonte: Comissão de Controle de Dopagem da Confederação Brasileira de Futebol (CBF).)

SUBSTÂNCIAS IDENTIFICADAS (FUTEBOL BRASILEIRO - 2006 a JUN 2019)
HOMENS E MULHERES — TOTAL DE AMOSTRAS = 50.916 - julho de 2019

TOTAL DE SUBSTÂNCIAS: 149
TOTAL A.A.F.S: 181
TOTAL DE AMOSTRAS: 50.916
% A.A.F.s: 0,35%

Classe	Total
S1 AGENTES ANABOLIZANTES	24
S2 HORMÔNIOS PEPTÍDICOS, FATORES CRESC.	5
S3 BETA 2 AGONISTAS	5
S4 MODULADORES HORMONAIS E METABÓLICOS	6
S5 DIURÉTICOS E AGENTES MASCARANTES	29
S6 ESTIMULANTES	36
S6A ESTIMULANTES NÃO ESPECÍFICOS	31
S7 NARCÓTICOS	—
S8 CANABINOIDES	13
S9 GLUCOCORTICOSTEROIDES	32

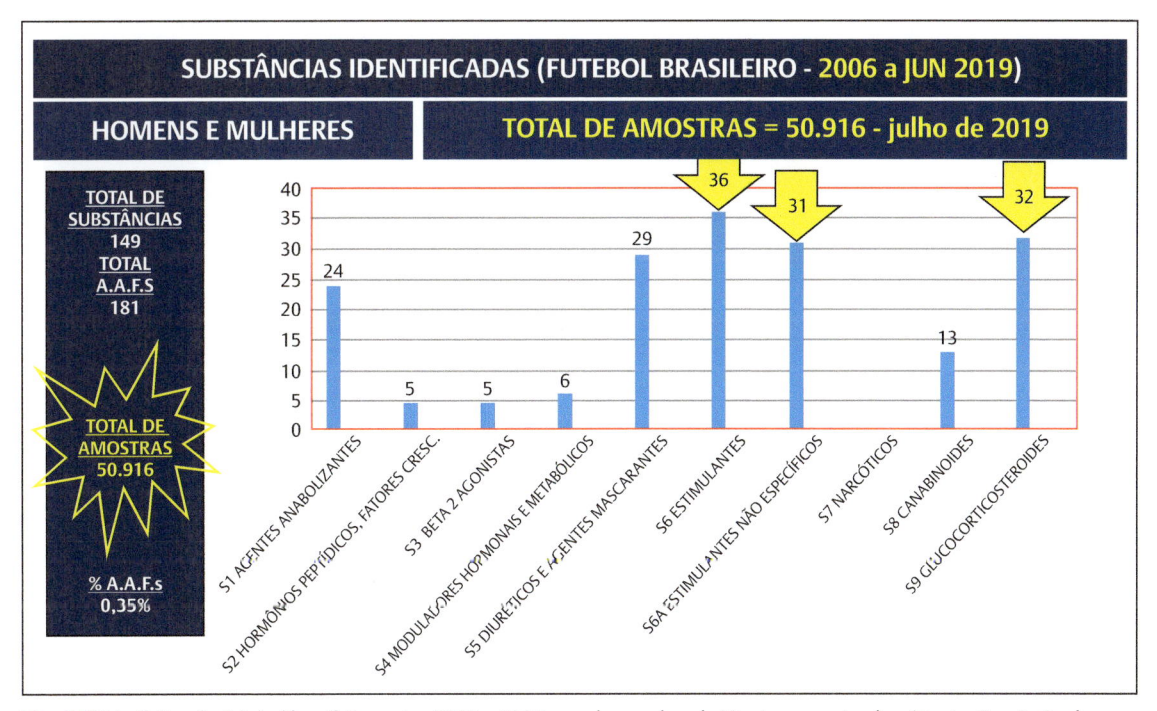

Fig. 6-7 Estatística do futebol brasileiro entre 2006 e 2019 por classes de substâncias encontradas. (Fonte: Comissão de Controle de Dopagem da Confederação Brasileira de Futebol (CBF).)

WORLD ANTI-DOPING AGENCY
play true

2018 Anti-Doping Testing Figures
Samples Analyzed and Reported by Accredited Laboratories in ADAMS

Table 19: Summary - Substances Identified as AAFs in Each Drug Class in ADAMS (All Sports)

Substance Group	Occurrences	% of all ADAMS reported findings
S1 Anabolic Agents	1823	44%
S6 Stimulants	605	15%
S5 Diuretics and Other Masking Agents	589	14%
S4 Hormone and Metabolic Modulators	350	9%
S9 Glucocorticosteroids	284	7%
S3 Beta-2 Agonists	164	4%
S8 Cannabinoids	141	3%
S2 Peptide Hormones, Growth Factors and Related Substances	115	3%
S7 Narcotics	24	1%
P1 Beta-Blockers	18	0,4%
M1 Enhancement of Oxygen Transfer	3	0,07%
M2 Chemical and Physical Manipulation	1	0,02%

TOTAL* 4117

Table 20: Summary - Substances Identified as AAFs in Each Drug Class in ADAMS (All Sports)

Substance Group	Occurrences	% of all ADAMS reported findings
S1 Anabolic Agents	168	64%
S2 Peptide Hormones, Growth Factors and Related Substances	82	31%
S4 Hormone and Metabolic Modulators	1	0,4%
S5 Diuretics and Other Masking Agents	1	0,4%
S9 Glucocorticosteroids	1	0,4%
M1 Manipulation of Blood and Blood Components	5	2%
M2 Chemical and Physical Manipulation	3	1%
- Other	1	0,4%

TOTAL* 262

*The Adverse Analytical Findings (AAFs) and Atypical Findings (ATER) In this report are not to be confused with adjudicated or sanctioned Anti-Doping Rule Violations (ADRVs), as the figures given In this report may contain findings that underwent the Therapeutic Use Exemption (TUE) approval process or multiple findings on the same Athlete.

Fig. 6-8 Estatística das classes de substâncias e métodos proibidos encontrados no ano de 2018 pelos laboratórios credenciados pela WADA-AMA em todos os esportes. Resultados Analíticos Adversos (AAF) e Resultados Atípicos (ATF). (Fonte: World Anti-Doping Agency.)

REFERÊNCIAS BIBLIOGRÁFICAS

1. De Rose EH. Doping in ancient and modern Olympic Games. In: I Quaderni di Panathlon nº 2. Villa Porticciolo: Panathlon Internacional;1994. p. 60. p. 21-28.
2. World Anti-Doping Agency (WADA-AMA). Disponível em www.wada-ama.org.
3. Cardoso M. 100 anos de Olimpíadas – de Atenas a Atlanta. Editora Scritta; 1996. p. 2.
4. Autoridade Brasileira de Controle de Dopagem (ABCD). Disponível em www.abcd.gov.br.
5. Braun H, Koehler K, Geyer H, Kleinert J, Mester J, Schaenzer W. Dietary supplements use among elite young german athletes. Int J Sport Nutr Exerc Metab 2009;19:320-34.
6. Tscholl P, Alonso JM, Dolle G, Junge A, Dvorak J. The use of drugs and nutrional supplements in top-level track and fields athletes. Am J Sports Med 2010 38:133-40.
7. Catlin DH, Leder BZ, Ahrens B, et al. Trace contamination of over-the-counter androstenedione and positive urine test results for a nandrolone metabolite. JAMA 2000;284:2618-21.
8. De Hon O, Coumans B. The continuing story of nutritional supplements and doping infractions. Br J Sports Med 2007;41:800-5.
9. Geyer H, Parr MK, Marek U, Reinhart U, Schrader Y, Schaenzer W. Analysis of non-hormonal nutritional supplements for anabolic-androgenic steroids - results of an international study. Int J Sports Med 2004;25:124-9.
10. Judkins C, Prock P. Supplements and inadvertent doping – how big is the risk to athletes? Med Sports Sci 2012;59:143-52.
11. Geyer H, Parr M, Koehler K, Mareck U, Schaenzer W, Thevis M. Nutrional supplements cross - contamination and faked with doping substances. J Mass Spectrom 2008;43:892-902.

Parte II Emergências

ATENDIMENTO MÉDICO NO *FIELD OF PLAY* (FOP)

CAPÍTULO 7

André Pedrinelli ▪ Thiago Chalhub Ribeiro ▪ Paula Cardoso Benayon
Débora Borowiak Reiss ▪ Julia Canalli

ATENDIMENTO MÉDICO NO *FIELD OF PLAY* (FOP)

Estamos diante de uma emergência quando a lesão ou doença causa risco iminente de vida ao atleta e requer ações imediatas da equipe médica. Emergências traumáticas e não traumáticas acontecem em ambientes esportivos, e, por isso, todos os envolvidos com a equipe devem conhecer e, dentro das suas funções, estar preparados para o atendimento em campo. As ações devem iniciar antes mesmo da partida com o cuidado voltado para a prevenção por meio das avaliações pré-participação dos atletas e comissão. A montagem dos acessórios da mala médica que estará em campo, equipamentos para imobilização e transporte do local do evento e o gerenciamento da logística com ambulância e equipes de apoio para encaminhamento imediato do atleta para serviço hospitalar devem ser planejados antecipadamente.

Princípios gerais para um atendimento de emergência eficaz:

- Saber reconhecer uma emergência médica em campo.
- Ter uma equipe treinada e o material necessário para atendimento.
- Tomar medidas simples, rápidas e eficientes.
- Conhecer a estratégia de direcionamento para atendimento hospitalar após estabilização inicial.

SEQUÊNCIA DE EVENTOS NOS CUIDADOS DE EMERGÊNCIA

Plano de Emergência

O planejamento do evento e o treinamento dos profissionais de saúde anteriormente a sua realização é fundamental para garantir uma competição segura. Isso inclui conhecer previamente o local de competição, as rotas de fuga e os recursos para um bom atendimento, além de ter o contato dos hospitais de referência para o encaminhamento após a estabilização inicial do paciente. Deve-se ter um equipamento adequado às emergências mais frequentes da modalidade em questão e que contenha tudo aquilo que se pode precisar em uma eventual emergência. Montar um plano de emergência implica em fazer uma análise anterior das possibilidades de ocorrência de lesões e seus tipos, dentro de cada esporte, bem como seus riscos potenciais (Fig. 7-1).

Segurança da Cena

Antes do atendimento ao paciente, é importante considerar a segurança da cena, mudando os cenários de acordo com a modalidade. Em um estádio, ginásio, piscina, campo ou qualquer outro local de prática esportiva, temos a organização para a sinalização ou mesmo o preparo de um espaço designado para o atendimento do FOP. Em um ambiente extremo, porém, como nos esportes de aventura ou mesmo numa maratona, é necessário avaliar as condições climáticas, da natureza ou mesmo outros participantes, para que os riscos sejam diminuídos para todos. Além disso, principalmente neste novo contexto de pandemia do SAR-CoV-2, é fundamental o uso dos equipamentos de segurança pessoais, os chamados EPIs (equipamentos de proteção individual) – óculos, máscara e luvas, principalmente.

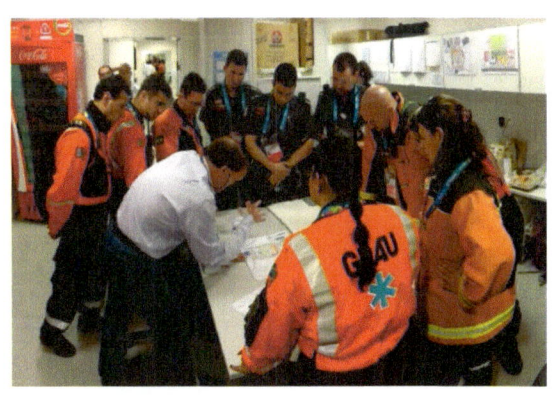

Fig. 7-1 Reunião de coordenação com todos os envolvidos na atenção ao evento. (Fonte: Arquivo pessoal dos autores.)

Comunicação e Entrosamento das Equipes Envolvidas

A comunicação é um ponto-chave e crucial para o sucesso dos serviços médicos de qualquer competição. É fundamental que os componentes do FOP estejam alinhados entre si, com a realização de treinamentos e o uso de protocolos preestabelecidos nos atendimentos. Tecnologias atuais de comunicação, como rádios e telefones móveis, ajudam muito nessa tarefa (Fig. 7-2).

Documentação

Assim como em qualquer outro serviço médico, é importante a documentação em prontuário dos acontecimentos e atendimentos médicos realizados, visando à segurança tanto dos profissionais envolvidos no atendimento quanto dos pacientes. Tal documentação também permite o rastreio epidemiológico das lesões ocorridas para possível mapeamento de fatores de risco e sua gestão e prevenção.

Reconhecimento e Manejo de Ocorrências dentro do Contexto do FOP

Durante os eventos esportivos, pode acontecer uma série de emergências, traumáticas e não traumáticas. Diante disso, o objetivo deste capítulo é abordar, de maneira geral e didática, as principais situações de emergências em campo com o intuito de dar subsídios para o fácil reconhecimento de situações de risco e as ações iniciais a ser tomadas para resolução do quadro e preservação da saúde do paciente.

LESÕES TRAUMÁTICAS

Contusões

Contusões resultam de trauma direto em um local específico. No futebol, são comuns em áreas como coxa e perna, pelo próprio contato físico do esporte, e no geral causam dor aguda seguida de desconforto local, porém raramente impossibilitam o atleta de continuar na partida. No local do trauma pode haver um hematoma, e o tratamento inicial consiste em aplicação de *spray* analgésico e gelo.

Entorses

No futebol, as entorses acontecem, principalmente, nas articulações do joelho e do tornozelo, e, geralmente, o atleta está sozinho no lance, sem contato com o adversário. No caso de entorse de joelho, o atleta tem o pé fixo no solo enquanto realiza um giro com o corpo para alcançar a bola ou com o intuito de mudar de direção. Alguns atletas podem, inclusive, ouvir ou sentir um "estalo" característico da lesão de ligamento cruzado anterior. Já a entorse de tornozelo pode ocorrer em momentos de disputa de bola com o adversário, durante a corrida ou na aterrisagem de um salto para cabeceio, por exemplo, sendo mais comum a entorse em inversão. Nos dois casos, os sintomas mais comuns são edema na articulação e dor ao movimentar-se, além da dificuldade de apoiar carga para andar.

Casos de entorse devem ser tratados inicialmente seguindo o protocolo POLICE, desenvolvido para tratamento agudo de lesões de partes moles, com o objetivo de minimizar o edema e o processo inflamatório local (Fig. 7-3). É constituído de proteção do local lesionado, crioterapia, compressão e elevação do membro, além de otimização da carga, individualizando aqueles que precisam de retirada total de carga até aqueles que consigam sustentar carga para deambulação.

Esse protocolo deve ser utilizado nas primeiras 72 horas após a lesão, e o atleta deve ser encorajado a manter as medidas mesmo em casa. Recentemente, foi proposto novo acrônimo para o tratamento dessas lesões: PEACE & LOVE, englobando não só os cuidados imediatos (PEACE), mas também o manejo subsequente (Fig. 7-4). Nesse protocolo, são enfatizados o potencial prejuízo à recuperação tecidual com o uso de anti-inflamatórios na fase aguda e o retorno gradual às atividades num momento secundário.

Lesão Muscular

As lesões musculares são mais frequentes na aceleração, desaceleração e no momento do chute. Em atletas de futebol, acontecem na musculatura anterior e posterior da coxa e na panturrilha, principalmente. Atletas com desequilíbrios musculares apresentam maior risco, principalmente quando estão fatigados. A lesão caracteriza-se por dor súbita na região durante movimento que requer contração explosiva da musculatura. O tratamento imediato consiste no protocolo POLICE descrito anteriormente, mas a avaliação médica e o tratamento fisioterápico

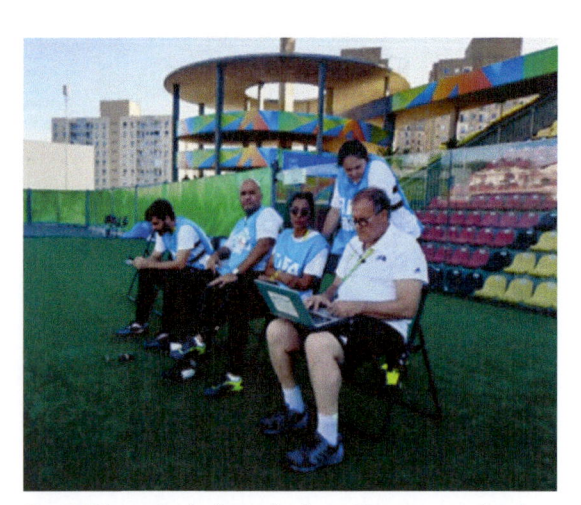

Fig. 7-2 Exemplo de discussão das ações com a equipe de campo envolvida. (Fonte: Arquivo pessoal dos autores.)

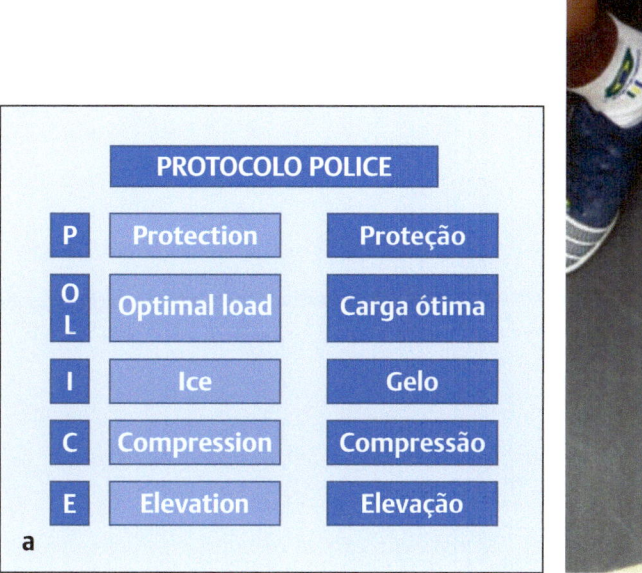

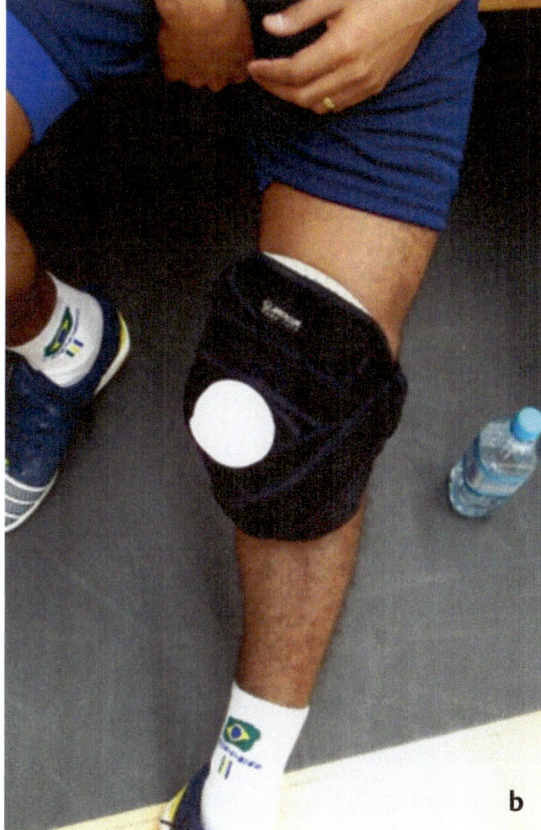

Fig. 7-3 (**a**) Protocolo POLICE e (**b**) crioterapia no joelho esquerdo. (Fonte: Arquivo pessoal dos autores.)

são essenciais para a definição da gravidade da lesão, a reabilitação e, posteriormente, o retorno ao esporte.

Fraturas

As fraturas são situações de urgência razoavelmente comuns na prática esportiva e ocorrem como resultado de um trauma direto, como um golpe ou pancada; de um trauma indireto, como a queda sobre a mão estendida; ou uma fratura secundária a uma entorse, por exemplo, do tornozelo. Dados do futebol profissional masculino demonstram a ocorrência de 1-2 fraturas por time, em cada temporada, na Alemanha. Nesse contexto, 35,3% das fraturas ocorreram em ossos do membro inferior, com afastamento médio do esporte de aproximadamente 50 dias.

Todos os casos de fratura devem ser encaminhados imediatamente ao hospital para a realização de exames de imagem e tratamento. No geral, as fraturas causam muita dor local, há edema localizado de evolução rápida, podendo aparecer também hematomas. Em alguns casos, é nítida a deformidade do membro, podendo haver crepitação à palpação local e restrição de movimento. São várias as formas possíveis de se classificar uma fratura, mas em termos práticos é importante o reconhecimento imediato de uma fratura exposta, por apresentar alto risco de infecção. Nas fraturas expostas, há um ponto de descontinuidade da pele com possível sangramento associado, indicando o risco de contaminação.

Quanto ao tratamento inicial, toda fratura precisa ser imobilizada adequadamente, considerando aspectos como alinhamento e vascularização do membro. A imobilização correta promove o alívio da dor, reduz o risco de agravar a lesão, reduz o sangramento associado, além de estabilizar o foco da fratura para melhor consolidação. Para imobilização, devem-se utilizar talas rígidas acolchoadas de forma a imobilizar as articulações imediatamente acima e abaixo do nível da lesão. Por exemplo, uma suspeita de fratura no antebraço deve ser imobilizada desde a mão até o braço, garantindo a imobilização do punho e cotovelo (Fig. 7-5a). Em casos de entorse de tornozelo com suspeita de fratura, a imobilização com tala e o uso de órtese específica para imobilização também podem ser adotados, desde que seja respeitada a retirada de carga até a confirmação do diagnóstico de fratura (Fig. 7-5b). Após a imobilização, o atleta deve ser encaminhado para a realização do exame de radiografia, para de-

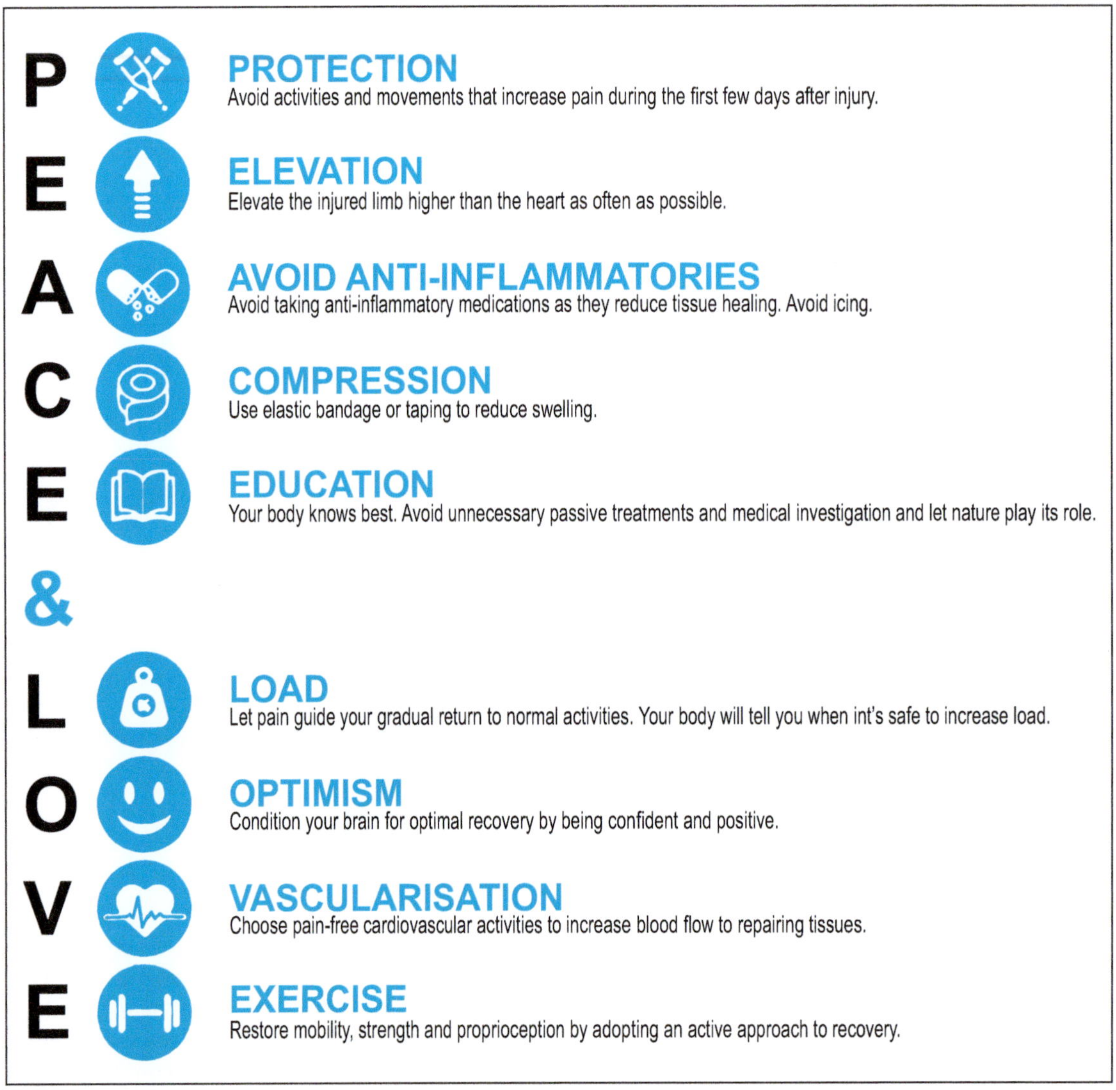

PEACE & LOVE

P — PROTECTION
Avoid activities and movements that increase pain during the first few days after injury.

E — ELEVATION
Elevate the injured limb higher than the heart as often as possible.

A — AVOID ANTI-INFLAMMATORIES
Avoid taking anti-inflammatory medications as they reduce tissue healing. Avoid icing.

C — COMPRESSION
Use elastic bandage or taping to reduce swelling.

E — EDUCATION
Your body knows best. Avoid unnecessary passive treatments and medical investigation and let nature play its role.

&

L — LOAD
Let pain guide your gradual return to normal activities. Your body will tell you when int's safe to increase load.

O — OPTIMISM
Condition your brain for optimal recovery by being confident and positive.

V — VASCULARISATION
Choose pain-free cardiovascular activities to increase blood flow to repairing tissues.

E — EXERCISE
Restore mobility, strength and proprioception by adopting an active approach to recovery.

Fig. 7-4 Protocolo PEACE & LOVE. (Fonte: Arquivo pessoal dos autores.)

finição não só da gravidade da lesão, mas também do tratamento.

No caso de suspeita de fratura da coluna vertebral, caracterizada por trauma local, dor importante localizada, restrição de mobilidade e sintomas neurológicos, como sensação de choque ou dormência local em alguma região do corpo que não a do trauma, a imobilização deve ser muito cuidadosa para reduzir o risco de lesão medular. Definida essa suspeita, o auxílio da equipe de resgate é essencial para uma correta imobilização com colar cervical, blocos cervicais e prancha rígida para posterior transporte do atleta ao hospital de referência. Para uma imobilização segura, é importante seguir os passos descritos a seguir.

Realinhar a cabeça na posição neutra em relação à coluna e manter essa posição (Fig. 7-6). Se esse realinhamento lento e suave causar dor no pescoço ou na coluna, espasmo muscular, sinais ou sintomas neurológicos anormais, oferecer resistência ou comprometer a integridade das vias aéreas, estabilizar a cabeça na posição encontrada e transferir para o hospital em um dispositivo de estabilização adequado para tal.

Uma vez que a cabeça tenha sido adequadamente realinhada e estabilizada, alinhar com cuidado, suavidade e lentamente toda a coluna vertebral na posição neutra, seguindo os mesmos princípios declarados anteriormente.

Se o atleta estiver deitado em posição supina, ele precisa ser estabilizado por meio de uma prancha longa e rígida. Isso pode ser realizado por uma manobra conhecida como de rolamento (Fig. 7-7), que deve ser coordenada para virar o jogador de lado, colocar a prancha rígida nas costas e, em seguida, fazer um rolamento para movê-lo para a posição supina, visando à posterior estabilização na prancha com as tiras de suporte.

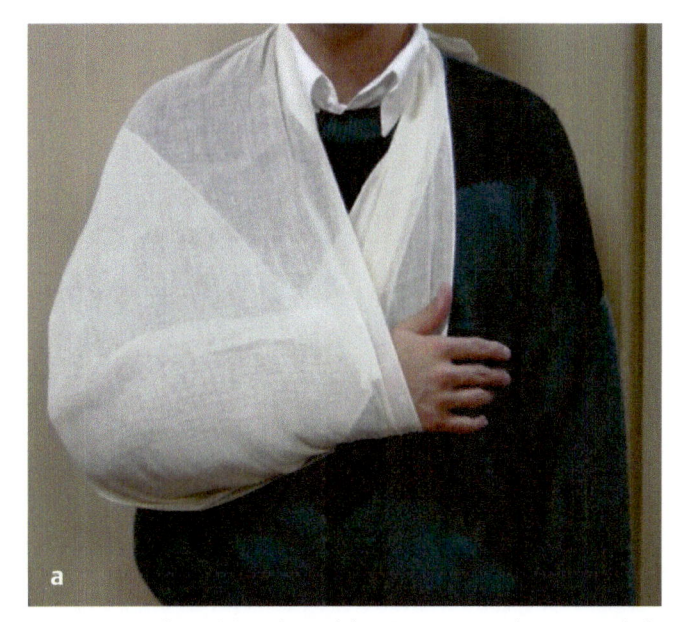

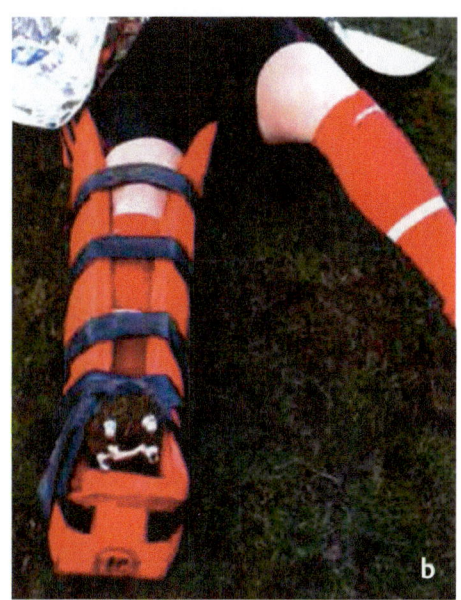

Fig. 7-5 Exemplos práticos de imobilização em casos de suspeita de fraturas. (**a**) Membro superior; e (**b**) membro inferior. (Fonte: Arquivo pessoal dos autores.)

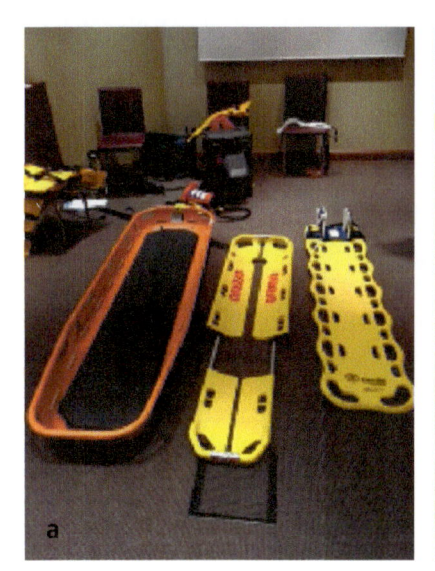

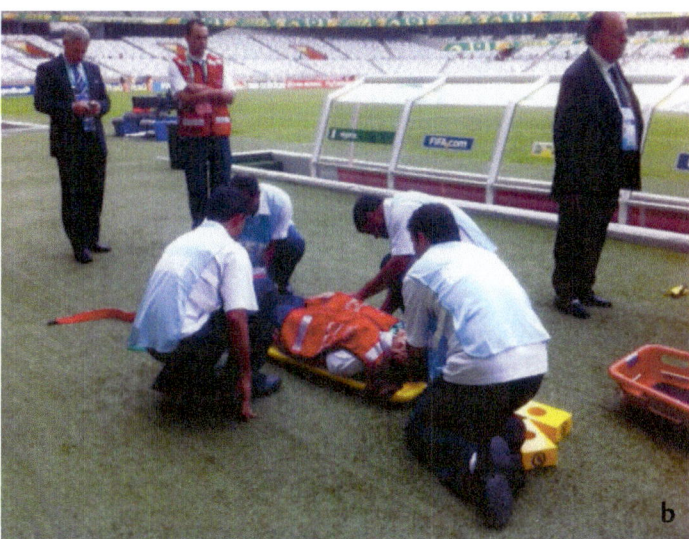

Fig. 7-6 (**a**) Exemplos de macas para transporte; e (**b**) alinhamento da coluna em posição supina. (Fonte: Arquivo pessoal dos autores.)

Se o atleta estiver deitado de lado (lateral), uma prancha rígida pode ser posicionada atrás de suas costas, sendo cuidadosamente rolado para a prancha, terminando em posição supina para a estabilização.

Se o atleta estiver na posição de bruços – pronado (Fig. 7-8), uma série de passos cuidadosos e coordenados são exigidos pela equipe médica para primeiramente realinhar a cabeça na posição neutra; em seguida, rolar para o lado dele; e, finalmente, rolar – já com a prancha rígida – para a posição supina e de estabilização.

Uma vez que o atleta tenha sido alinhado de forma adequada e apropriada na posição supina, anatomicamente neutro num dispositivo de estabilização, a estabilização manual da coluna cervical deve ser convertida em estabilização externa, usando-se dispositivos externos, por exemplo, os blocos de cabeça à base de espuma (Fig. 7-9).

Luxações

Luxação é a perda da continuidade ou da relação articular normal ou fisiológica de uma articulação. Com mecanismo de lesão parecido com o das fraturas, após um trauma ou uma queda, o indivíduo pode relatar que a articulação "saiu do lugar". Caracterizada por perda da mobilidade da articulação,

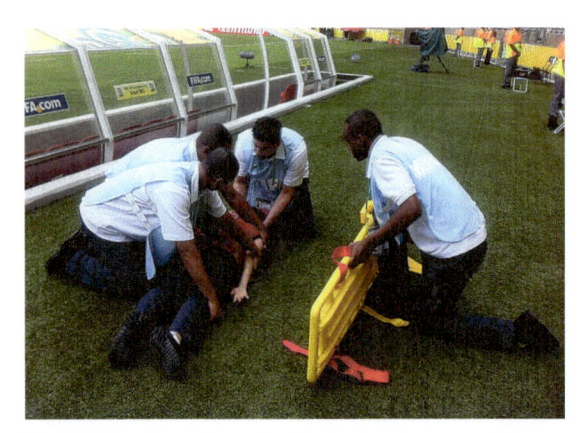

Fig. 7-7 Manobra rolamento. (Fonte: Arquivo pessoal dos autores.)

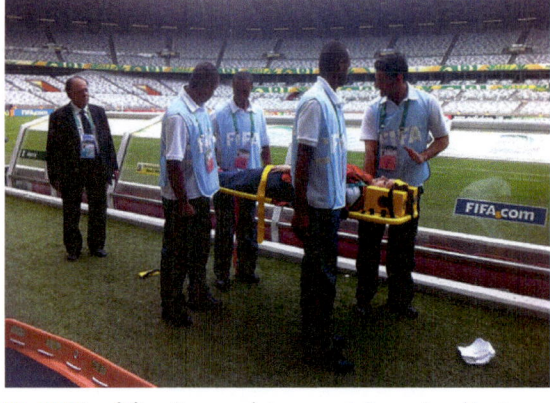

Fig. 7-9 Imobilização completa na posição supina. (Fonte: Arquivo pessoal dos autores.)

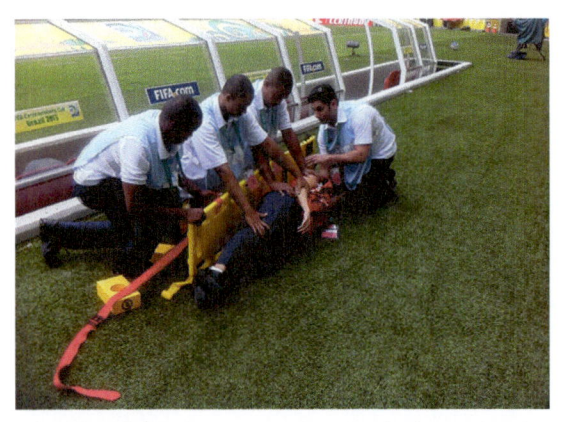

Fig. 7-8 Estabilização para posição pronada. (Fonte: Arquivo pessoal dos autores.)

pode ocasionar lesões ligamentares, vasculares e nervosas. Pode haver também outras lesões associadas, como as da cartilagem, da cápsula articular e até uma fratura associada. Esta é uma condição pouco comum no futebol e, quando ocorre, geralmente acomete os ossos das mãos e os ombros de goleiros.

O reconhecimento desse tipo de lesão pode parecer simples, pois na maioria dos casos é nítido o desalinhamento das estruturas ósseas que compõem a articulação. O indivíduo queixa-se de muita dor, que é aliviada logo após o reposicionamento das estruturas articulares, chamado de "redução". No entanto, a redução só deve ser realizada por profissional habilitado, após cuidadoso exame clínico e, se possível, radiográfico, já que o mecanismo da lesão pode causar fraturas ou lesões vasculo-nervosas associadas. Dessa forma, esse tipo de lesão exige transferência imediata para o hospital.

Cabeça e Face
Concussão
As lesões na cabeça, em todos os graus, consistem em uma emergência médica, pois podem ser fatais, se não diagnosticadas ou se manejadas de maneira inadequada. Nesse contexto, os árbitros de futebol já estão orientados, em caso de trauma na cabeça, a permitir imediatamente a entrada em campo do médico. Curiosamente, levantamento realizado com categorias de base e times profissionais mostrou que atletas do sexo feminino apresentam maior incidência de concussão que atletas do sexo masculino.

De acordo com as novas recomendações, quando ocorrer trauma de crânio durante a partida, o médico da equipe poderá solicitar três minutos de paralisação para que possa avaliar seu atleta ainda dentro de campo. O SCAT 5 (Fig. 7-10) é uma ferramenta de avaliação específica de concussão para rápido reconhecimento de casos potencialmente graves. Confirmada a suspeita, é mandatório que o atleta seja retirado de campo para uma avaliação minuciosa. Sinais evidentes de concussão são: perda da consciência, convulsão, atleta deitado no chão sem se mover, marcha instável com a cabeça baixa e olhar vago e irritação desproporcional. Além da análise desses sinais, o médico realiza outros testes para a definição da necessidade de avaliação por exames de imagem.

A preocupação em relação à concussão está na possibilidade de lesões associadas, como hematomas cerebrais e fraturas da coluna cervical, e de complicações em longo prazo, uma vez que atletas de futebol estão em risco de vivenciar diversos episódios semelhantes ao longo da carreira esportiva, podendo evoluir, em alguns casos, para complicações como demência precoce e alterações do humor. Nesse sentido, um atleta com suspeita de concussão deve ser retirado do jogo.

A partir das características clínicas da concussão e da possibilidade de lesões associadas, fica mais claro entender que, nas situações com perda da consciência, o médico deve solicitar a imobilização completa da coluna do atleta (com colar cervical e prancha rígida), seguindo protocolo específico de

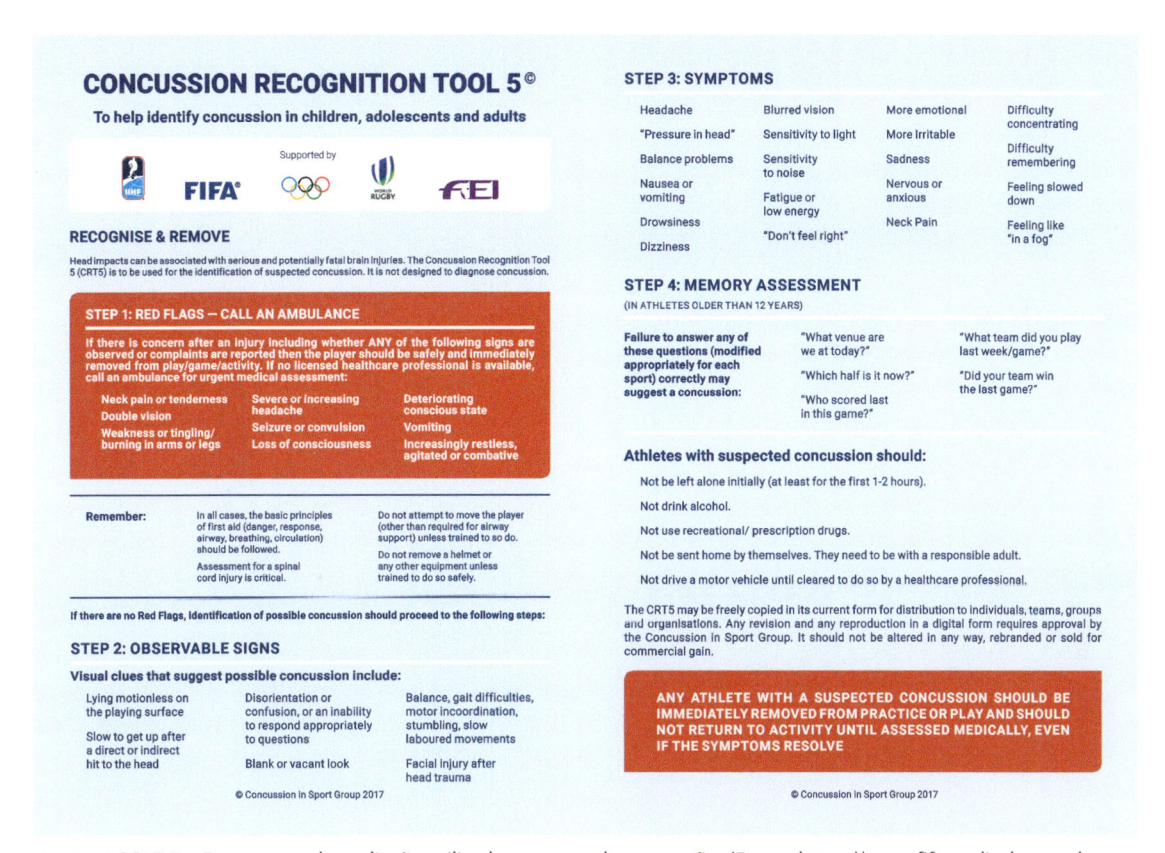

CAPÍTULO 7 ▪ ATENDIMENTO MÉDICO NO *FIELD OF PLAY* (FOP)

Fig. 7-10 SCAT 5 – Ferramenta de avaliação utilizada em casos de concussão. (Fonte: https://www.fifamedicalnetwork.com/modules/sports-medicine/.)

imobilização. Isso se explica porque, muitas vezes, é impossível determinar que não haja fratura da coluna cervical associada à concussão. Dessa forma, com o aumento crescente do número de casos no futebol, tem se tornado frequente a necessidade de imobilização de atletas com auxílio da equipe de resgate e transferência por ambulância ao hospital mais próximo do estádio para avaliação mais detalhada do caso.

Lesões da Face

- *Laceração:* as lacerações são lesões abertas resultantes de trauma direto em regiões da face geralmente sobrepostas a ossos faciais, comuns na região do supercílio, por exemplo. No geral, por serem áreas muito vascularizadas, o sangramento local pode ser significativo. Compressão local e compressa com gelo podem ser utilizadas para cessar o sangramento, porém algumas vezes é necessária a sutura da lesão; para isso, o atleta precisa deixar a partida (Fig. 7-11).
- *Epistaxe:* esse é o termo técnico para sangramentos no nariz. No esporte, a epistaxe geralmente ocorre secundariamente a um trauma local (bolada, cotovelada etc.), mas pode ocorrer também de forma espontânea em alguns indivíduos quando o clima está muito seco. Nos casos de trauma,

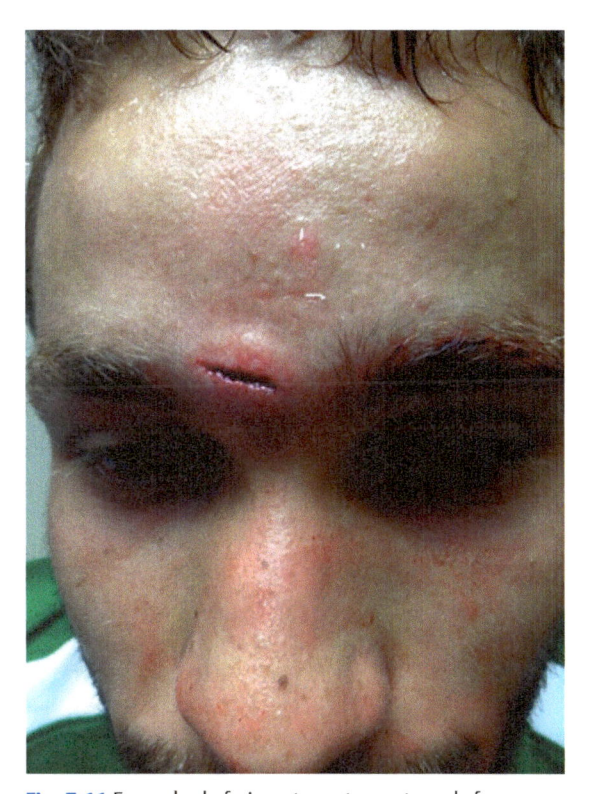

Fig. 7-11 Exemplo de ferimento corto-contuso da face. (Fonte: Arquivo pessoal dos autores.)

assim como na laceração, o atleta pode apresentar sangramento expressivo. Geralmente, os vasos afetados situam-se na porção anterior do septo nasal. Em ambas as situações citadas, o atendimento médico é necessário para controle da hemorragia e avaliação de lesões associadas (como fratura de nariz). O tratamento de sangramentos, em geral, baseia-se na compressão direta sobre o local e no uso de curativos compressivos. No caso de epistaxe, deve-se fazer compressão digital por cerca de 5 a 10 minutos com o indivíduo sentado, podendo ainda ser aplicado gelo local para auxiliar na redução do sangramento (Fig. 7-12a). Se o sangramento persistir, um tampão nasal pode ser utilizado (Fig. 7-12b). Atletas que apresentaram sangramento na face podem retornar ao jogo após a colocação de um curativo e a interrupção da hemorragia. Além disso, há a necessidade de avaliar o uniforme do atleta e providenciar a troca, para evitar a contaminação de outros jogadores com, por exemplo, o sangue na camisa do atleta lesionado.

- *Fraturas de ossos da face:* são lesões raras de acontecer no futebol, uma vez que é necessário um trauma de maior energia para ocorrer a fratura de determinados ossos da face. Inclusive, se um jogador colidir contra a face do adversário com a mão ou o braço, mesmo sem intenção, recebe um cartão amarelo. Porém, se for com o cotovelo ou com força excessiva, recebe um cartão vermelho. Nas fraturas de mandíbula, é fundamental o exame da oclusão dentária do atleta. Ele deve ser orientado a morder devagar e dizer se há alguma alteração na mordida. Em seguida deve-se avaliar se essa alteração é devida a dor, edema ou presença de mobilidade. São sinais indiretos de fratura mandibular: laceração do tecido gengival, hematoma sublingual e presença de mobilidade e crepitação óssea. De forma semelhante, as fraturas do assoalho da órbita e do terço médio da face são pouco frequentes no futebol. Elas exigem um mecanismo de trauma com alta energia envolvida, e a principal complicação envolve danos oculares. Como integram não só o grupo de "fraturas", mas também de "lesões na cabeça", configuram também uma emergência, com necessidade de atendimento médico imediato.

- *Lesões dentárias:* a maioria das lesões dentárias constitui urgência odontológica, principalmente em se tratando de intrusão, extrusão e avulsão do dente (Fig. 7-13). Em cada uma dessas situações, alguns cuidados devem ser observados ainda em campo, de preferência pelo médico, para correto encaminhamento do atleta ao especialista ao fim da partida. Na intrusão dentária, ocorre a entrada do dente em porções mais profundas da gengiva. A recolocação do dente na posição correta deve ser feita exclusivamente pelo dentista e nunca à beira do campo. Por outro lado, na extrusão dentária, o dente se desprende parcialmente da gengiva e pode ser reposicionado suavemente para posterior avaliação do especialista. Quanto à avulsão dentária, que é a queda do dente após o trauma, é de extrema importância que o dente seja encontrado e armazenado corretamente para possível recolocação pelo especialista. Nesses casos, é importante não encostar na raiz do dente que sofreu avulsão. Lavar com soro fisiológico ou água filtrada e armazenar num recipiente com solução específica, em leite gelado ou ainda em solução salina. Se nenhuma dessas substâncias estiver disponível, o atleta pode guardá-lo abaixo da língua, desde que esteja consciente e não apresente risco de asfixia. Para proteger o alvéolo dentário, o atleta deve manter uma mordida contra gaze ou toalha até avaliação do especialista. Vale lembrar, no entanto, que todas essas lesões, em especial a avulsão, podem estar relacionadas com quadro de concussão, já que requerem uma certa energia de trauma na cabeça e devem, portanto, ser avaliadas pelo médico.

- *Lesões oculares:* a existência de corpo estranho ocular pode ocorrer, especialmente, em dias de ventania, e o atleta pode se queixar de dor ocular, sensação de corpo estranho e vista borrada. A retirada do corpo estranho deve ser realizada

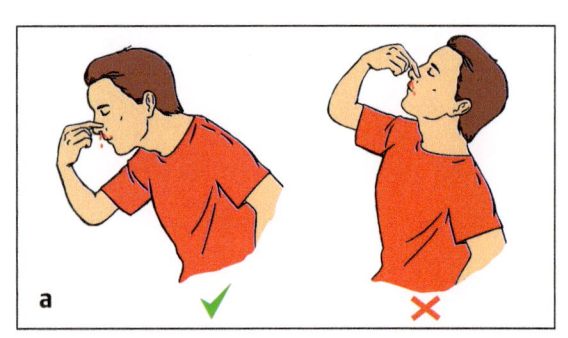

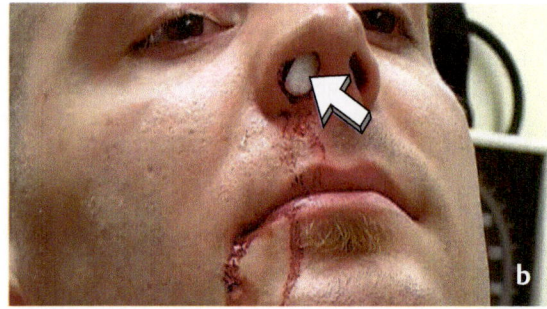

Fig. 7-12 Exemplos da conduta diante de um quadro de epistaxe. (**a**) Compressão nasal; (**b**) Tampão nasal. (Fonte: Arquivo pessoal dos autores.)

LESÃO	DESCRIÇÃO	APARÊNCIA
Concussão	Aparência normal com dor ao morder	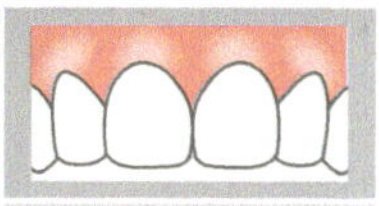
Subluxação	Dente solto ou 'mole', mas não deslocado. Presença de sangramento na linha da gengiva	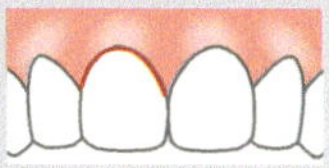
Intrusão	Dente desliza pra dentro do alvéolo	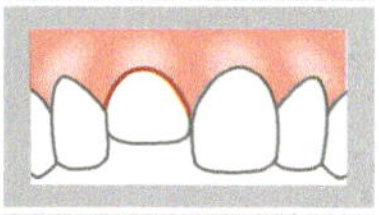
Extrusão	Dente desliza parcialmente para fora do alvéolo	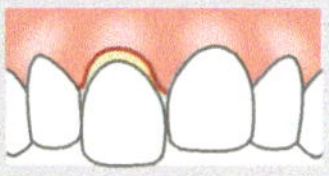
Luxação lateral	Dente deslocado lateralmente	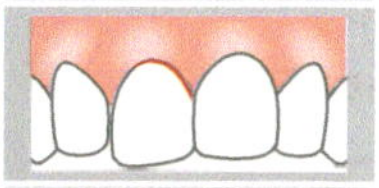
Avulsão	Dente completamente deslocado do alvéolo, perda dentária	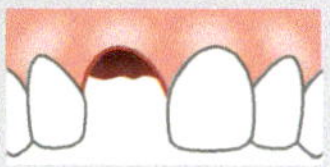

Fig. 7-13 Exemplos de lesões dentárias. (Fonte: Arquivo pessoal dos autores.)

com auxílio de um cotonete, de modo a everter a pálpebra a fim de se reduzir o risco de lesão da córnea. Além disso, podem ser utilizados colírio lubrificante e antibiótico para prevenir uma infecção. Dentre as principais lesões oculares, o descolamento de retina é a principal emergência oftalmológica, uma vez que pode evoluir para a perda definitiva de visão. Secundário a um trauma direto (por exemplo, uma bolada), o principal sintoma relatado é a perda do campo visual, caracterizada pelo relato de se enxergar uma mancha escura ou pontos luminosos (Fig. 7-14). Dessa forma, após a avaliação médica inicial, o atleta deve ser encaminhado para avaliação de um especialista. Importante lembrar que, nesse caso, tempo é visão!

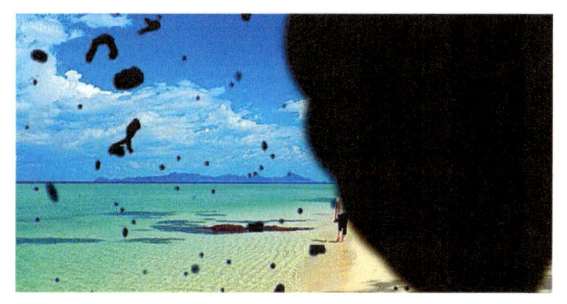

Fig. 7-14 Imagem análoga ao sintoma de perda de campo visual no quadro de descolamento de retina. (Fonte: Arquivo pessoal dos autores.)

Lesões Torácicas

Lesões no tórax são relativamente raras no futebol; no entanto, qualquer trauma pode causar dificuldades respiratórias, especialmente se houver fratura de costela associada. Este tipo de trauma geralmente resulta do contato direto com outro jogador ou de choque contra as traves do gol. Sinais que indicam suspeita de lesão torácica são: dor que piora ao inspirar (especialmente, respirar fundo) ou ao tossir, aumento da frequência respiratória, dor em local específico, quando o atleta é capaz de apontar exatamente a área dolorida. Qualquer caso de lesão torácica com dor e/ou dificuldade em respirar deve ser transferido para o hospital com urgência.

Lesões Abdominais

O trauma contuso no abdome pode causar lesões em órgãos sólidos, como fígado, baço ou possivelmente um dos rins, resultando em hemorragia intra-abdominal. Diante dessa suspeita, o atleta deve ser transferido imediatamente para ambiente hospitalar, a fim de receber o correto diagnóstico e tratamento. Inicialmente, o atleta pode apresentar dor relativamente moderada e, com o tempo, evoluir com dor extenuante à medida que a hemorragia aumenta. Os traumas geniturinários estão entre as causas mais comuns de lesões abdominais no esporte. Lesões contusas são mais comuns do que as penetrantes, e as lesões renais são de longe as mais comuns, seguidas pelas lesões de ureteres e da bexiga.

EMERGÊNCIAS CLÍNICAS
Hipoglicemia

A hipoglicemia (baixo nível de açúcar no sangue) acontece com mais frequência em usuários de medicações hipoglicemiantes, como a insulina, porém pode acontecer em atletas que não fazem uso de medicação. Esse caso, geralmente, deve-se a um desequilíbrio entre o consumo de glicose pelo organismo, como substrato energético para a prática de exercício, e a ingestão desse nutriente pelo paciente. Dessa forma, é possível prevenir a hipoglicemia com a ingestão de refeições com carboidratos, de forma apropriada.

Atletas que apresentam glicemia < 70 mg/dL podem apresentar: sudorese, taquicardia, palpitação, irritabilidade, tremores, cefaleia e tontura, sendo sempre um desafio diferenciar exaustão após exercícios vigorosos dos primeiros sintomas de hipoglicemia. Na suspeita, que idealmente deve ser confirmada por meio da aferição com glicosímetro, deve ser oferecido ao atleta algum carboidrato de absorção rápida, como bala, mel ou suco, e a glicemia e presença de sintomas devem ser checadas novamente em 15 minutos.

Pacientes com glicemia inferior a 70 apresentam sintomas neurológicos mais graves e devem ser manejados em ambiente hospitalar, com medicações endovenosas, pois geralmente não apresentam condição de se alimentar por via oral (Fig. 7-15).

Exposição ao Calor

O colapso pelo calor é uma emergência que pode ser fatal, se não for tratada de forma adequada e rapidamente. Seu risco está associado à prática de exercício em ambientes quentes, mas pode ocorrer também em climas amenos, e a sobrevivência está relacionada com a velocidade de reconhecimento e tratamento. O colapso pelo calor consiste no grau mais grave de um espectro de doenças relacionadas com o calor (Fig. 7-16) e é definido como uma temperatura corporal central ≥ 40°C associada à prática de exercício em ambiente quente, acompanhada principalmente de redução do nível de consciência. O atleta pode apresentar sintomas leves, como câimbras, sudorese profusa, sede excessiva e fadiga, e evoluir para sintomas mais graves, como dor de cabeça, calafrio e náusea, caracterizando um quadro de exaustão. Nesses casos, a interrupção do exercício é mandatória, e medidas de resfriamento devem ser iniciadas, como consumo de bebidas geladas, substituição de roupas molhadas por roupas leves e secas, além da aplicação de compressas de gelo em regiões como pescoço, axila e virilha.

Em casos mais graves nos quais haja redução da sudorese, confusão mental e redução do nível de consciência, a medida inicial e urgente é o resfriamento do atleta por meio de imersão em banheira de gelo por, no mínimo, dez minutos. Infusão de soro fisiológico também pode ser utilizada como medida secundária, mas não deve atrasar a medida inicial.

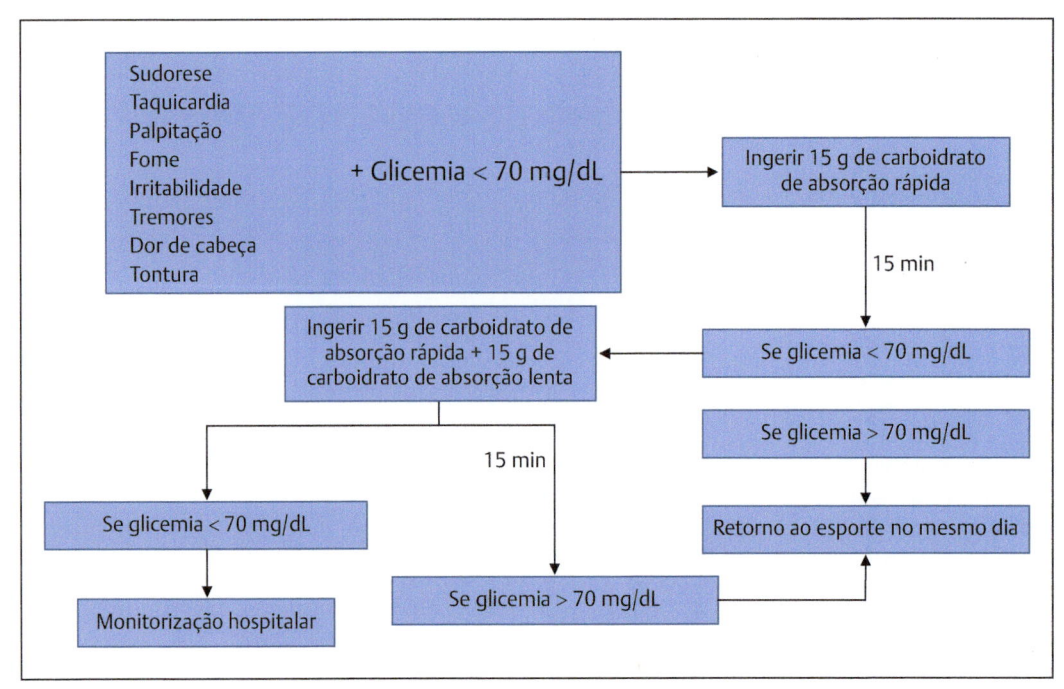

Fig. 7-15 Fluxograma com o manejo inicial da hipoglicemia. (Fonte: Arquivo pessoal dos autores.)

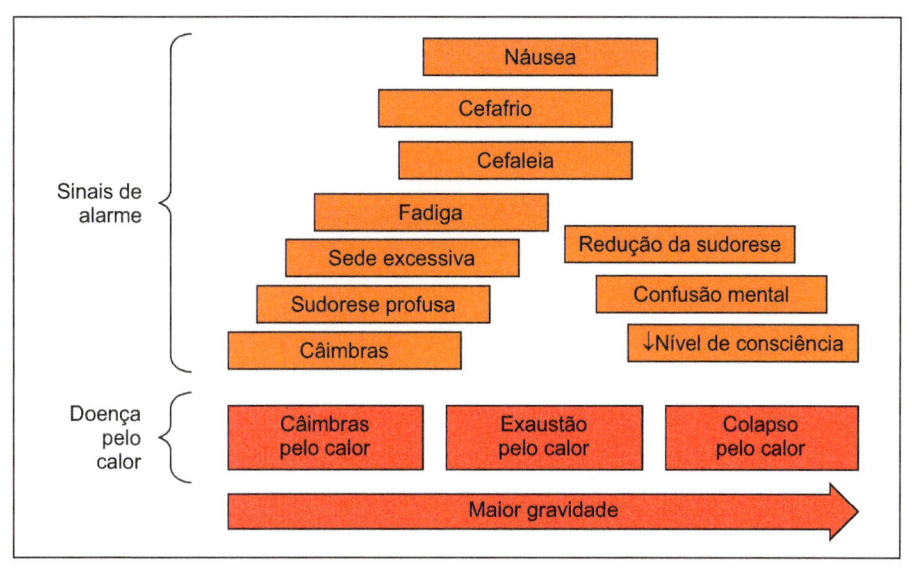

Fig. 7-16 Espectro de evolução com os sintomas relacionados com as doenças pelo calor. (Fonte: Arquivo pessoal dos autores.)

Só após se estabelecer o resfriamento é que o atleta deverá ser encaminhado para atendimento hospitalar.

Exposição a Raios

A chance de alguém ser atingido diretamente por um raio é baixa, porém pode ser fatal. Além disso existe a possibilidade de ser atingido indiretamente pelo solo ou por objetos próximos. O risco é maior em áreas descampadas, como um campo de futebol, e as principais preocupações são queimaduras graves e parada cardiorrespiratória. O socorro à vítima deve ser imediato, conforme discutido na seção de morte súbita cardíaca, no entanto vale lembrar que a segurança deve estar garantida para que não haja mais vítimas envolvidas.

Altitude

Algumas competições podem conter jogos em cidades de altitude elevada (> 3.000 m), onde há redução da pressão parcial de O_2, caracterizando o ar rarefeito. Nesse cenário, duas doenças são mais frequentes: a cefaleia de altitude e o mal agudo das montanhas. Isso ocorre, principalmente, em situações nas quais não houve tempo de programar um processo de aclimatização à altitude, com subidas regulares e intervalos de descanso até a altitude de jogo.

A cefaleia (ou dor de cabeça) da altitude geralmente ocorre a partir de 2.500 m acima do nível do mar e consiste em dor bilateral, em pressão, principalmente na região anterior, de intensidade moderada ou intensa, com piora no caso de esforço ou tosse. Geralmente se inicia em menos de 24 horas após a ascensão e tem boa resposta ao uso de anti-inflamatórios, como o Ibuprofeno de 600 mg administrado de 8 em 8 horas.

O mal agudo das montanhas, por sua vez, é mais frequente em altitudes maiores (próximas de 5.000 m) e caracteriza-se por cefaleia acompanhada de outros sintomas, como: tontura, fadiga, distúrbios do sono e alterações gastrointestinais. O tratamento consiste basicamente em oferecer oxigênio suplementar a 1-2 L/min e ir para altitudes mais baixas. Existe também a possibilidade de tratamento farmacológico com Acetazolamida 250 mg VO de 12/12 horas ou Dexametasona 4 mg VO 6/6 horas, porém no contexto esportivo isso caracteriza uso de substâncias proibidas e, consequentemente, *doping*. Além disso, mesmo optando-se pelo tratamento farmacológico, a medida mais eficaz é a descida para altitudes mais baixas.

Morte Súbita Cardíaca

Apesar de rara, a parada cardiorrespiratória súbita (PCR) é a emergência mais grave que pode ocorrer durante a prática esportiva, pois em questão de minutos resulta em morte súbita, se não for adequadamente tratada. Geralmente, é resultado de uma doença cardiovascular preexistente e não diagnosticada e requer tratamento imediato por meio de ressuscitação cardiopulmonar (RCP) e uso do desfibrilador externo automático (DEA). Por ser uma condição extrema, é recomendado que atletas realizem uma avaliação médica anual com objetivo de diagnosticar possíveis alterações cardíacas que levariam a maior risco de morte súbita de origem cardíaca durante a prática esportiva. Inclusive, de acordo com as regras do esporte e diante da gravidade da situação, uma vez testemunhada, essa é a única condição em que o médico pode entrar em campo para prestar atendimento, independente da autorização da arbitragem. Essa resposta imediata em campo foi introduzida pela primeira vez, com o consentimento total dos árbitros, durante a Copa do Mundo da FIFA Brasil 2014.

O reconhecimento de uma parada cardiorrespiratória, a correta execução da ressuscitação cardiopulmonar e o uso do DEA podem e devem ser feitos, inclusive por indivíduos que não sejam profissionais de saúde, mediante um treinamento específico fornecido por diversas instituições.

Classicamente, um atleta em parada cardiorrespiratória entra em colapso e cai em campo fora do lance de disputa da bola e sem contato com outro atleta. Nesse contexto, é possível que o árbitro e outros jogadores estejam concentrados na jogada em andamento, daí a importância de outros profissionais prestarem atenção ao jogo e estarem treinados para atuar, se preciso, inclusive notificando o médico, que não pode estar desatento.

Em campo, o atleta em PCR está inconsciente, com a respiração reduzida ou ausente, e pode apresentar movimentos semelhantes a crises convulsivas, com ausência de pulso palpável. Como dito, a resposta deve ser imediata e envolve (resumidamente) as seguintes etapas (Fig. 7-17):

- Solicitar suporte do grupo de atendimento da ambulância.
- Iniciar ressuscitação cardiopulmonar por meio de compressões torácicas eficazes – mínimo de interrupções para aumentar chance de sobrevida. Deve ser feita num ritmo de 100-120/minuto, com profundidade de, no mínimo, 5 cm, permitindo o retorno do tórax à posição normal.
- Aplicar as pás do desfibrilador externo automático, que avaliará sozinho a necessidade de aplicação de choque (se necessário, o aparelho emitirá um sinal sonoro, e todos devem se afastar do paciente).

Nesse cenário, é crucial que as medidas sejam tomadas rapidamente, a fim de reverter a parada cardíaca por meio do choque do DEA em até 3 minutos. Para um indivíduo em PCR, cada minuto conta, e por isso é fundamental que todos os profissionais que trabalham com esporte sejam treinados para prestar socorro adequado.

Crises Convulsivas

As crises convulsivas caracterizam-se pela ocorrência, em geral, transitória de contratura muscular involuntária de todo o corpo ou de parte dele em virtude de alteração da atividade elétrica do cérebro. No contexto esportivo, na maioria das vezes, ocorrem após um trauma direto na cabeça. Estudos mostram que 1,4% dos quadros de concussão podem evoluir com crise convulsiva associada.

Em geral, o indivíduo em crise apresenta perda súbita da consciência, queda ao solo, movimentos descoordenados dos membros e salivação excessiva. Na maioria dos casos, a crise dura menos de cinco minutos, e, após o quadro típico, o indivíduo pode apresentar também liberação esfincteriana involuntária. Na crise convulsiva relacionada com a concussão, o atleta apresenta um período inicial de enrijecimento muscular de braços, tronco e pernas, seguido por movimentos repetitivos de contrações rítmicas de todos os membros, que ocorrem após alguns segundos do impacto e duram curto período (geralmente segundos).

Por se tratar de uma emergência clínica, a avaliação médica é mandatória, independentemente do tipo de crise apresentada e da duração dos sintomas. Sinais como início tardio da crise (em relação ao trauma, por exemplo), período prolongado de inconsciência e presença de "intervalo lúcido" (quando ocorre perda de consciência, seguida de retorno da consciência e, a seguir, novo rebaixamento do nível de consciência) são alertas de gravidade e indicam a transferência imediata para tratamento hospitalar.

Durante a crise, no entanto, algumas medidas podem ser tomadas para proteger o atleta e prevenir lesões associadas:

- Afrouxar qualquer roupa restritiva.
- Não tentar reposicionar o atleta de forma alguma para não aumentar a força de contração muscular.
- Não colocar qualquer objeto na boca ou entre os dentes da atleta, pois pode ocorrer sangramento ou fratura dentária, levando a aspiração ou obstrução da via aérea e posterior parada respiratória. Ainda com o intuito de evitar a obstrução da via

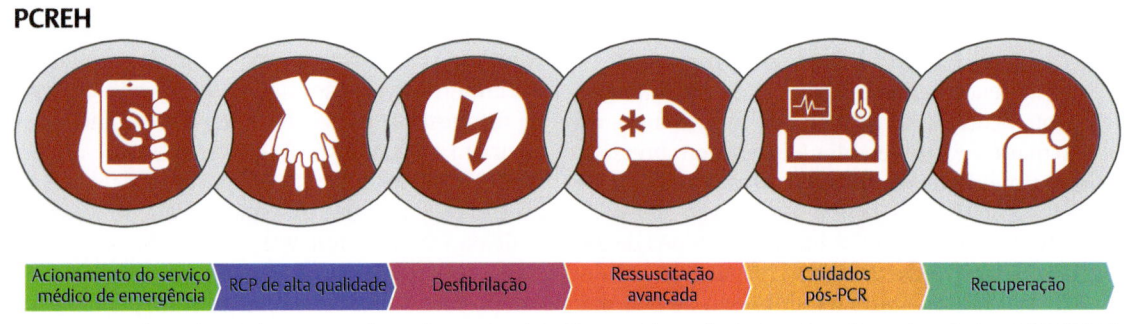

PCREH

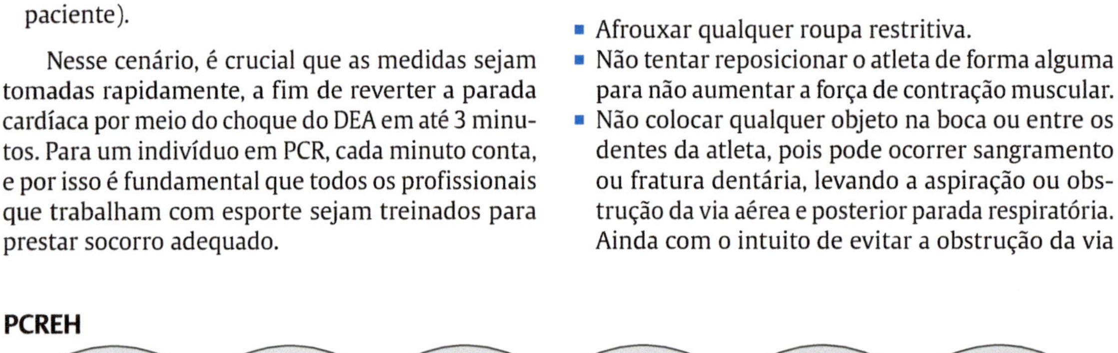

| Acionamento do serviço médico de emergência | RCP de alta qualidade | Desfibrilação | Ressuscitação avançada | Cuidados pós-PCR | Recuperação |

Fig. 7-17 Condutas diante de uma parada cardiorrespiratória. (Fonte: Adaptado de American Heart Association ACLS 2020.)

aérea, o indivíduo pode ser colocado na posição de recuperação, em decúbito lateral, até que a crise cesse, quando será feita uma reavaliação.

Crise Asmática

O exercício é um desencadeante frequente de sintomas alérgicos que prejudicam o desempenho desportivo, mas raramente colocam em risco a vida do atleta. O termo síndromes de hipersensibilidade induzidas pelo exercício é abrangente, incluindo várias doenças alérgicas, por exemplo: a asma/broncoespasmo induzidos pelo exercício (AIE/BIE), rinite associada ao exercício, anafilaxia induzida pelo exercício (AnIE) e urticária induzida pelo exercício (UIE). A AIE é mais frequente em crianças e adultos jovens e ocorre na maioria dos asmáticos sem tratamento. O esforço físico é um dos muitos estímulos que podem produzir episódios de obstrução das vias aéreas inferiores em pessoas com asma. O clima frio e seco são fatores de risco.

O atleta com asma pode apresentar desde chiado no peito (sibilos), tosse, dor torácica e queda do desempenho, e respiração curta. O tratamento envolve uso de medicamentos inalatórios que devem ser prescritos pelo médico, inclusive para uso diário, se necessário.

Anafilaxia

Caracterizada por um quadro mais grave de alergia, a anafilaxia é uma síndrome potencialmente fatal relacionada com a liberação pelo organismo de diversas substâncias inflamatórias em resposta a um alérgeno específico. Ocorre também com a prática de exercício em atletas suscetíveis ou com história prévia. A crise de anafilaxia pode variar de leve a grave e usualmente é rápida, atingindo o pico em 5 a 30 minutos. É caracterizada principalmente por dificuldade respiratória, podendo estar associada ao aparecimento súbito de lesões de pele ou mucosa, como o edema de lábios e pálpebras. Por se tratar de um quadro potencialmente fatal, a anafilaxia é considerada uma emergência clínica, e o indivíduo deve ser direcionado imediatamente para atendimento médico. O tratamento consiste em administração de adrenalina em qualquer via efetiva e segura – a mais comum é a intramuscular (Fig. 7-18).

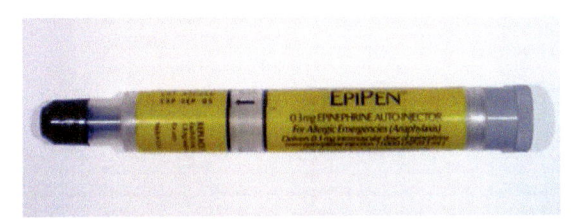

Fig. 7-18 Exemplo de caneta de adrenalina. (Fonte: Arquivo pessoal dos autores.)

BIBLIOGRAFIA

AHA. Adult basic life support. 2020 International Consensus on Cardiopulmonary Resuscitation and Emergency Cardiovascular Care Science with Treatment. Recommendations. Circulation 2020;142 (suppl 1):S41-S91.

Dubois B, Esculier JF. Soft-tissue injuries simply need PEACE and LOVE. Br J Sports Med Month 2019 Vol 0 No 0.

Dvorak J, Kramer EB, Schmied CM, et al. The FIFA medical emergency bag and FIFA 11 steps to prevent sudden cardiac death: setting a global standard and promoting consistent football field emergency care. Br J Sports Med 2013 Dec;47(18):1199-202. Epub 2013 Aug 12. PMID: 23940271.

Flegel MJ. Primeiros socorros no esporte. 5. ed. Barueri/SP: Manole; 2015.

Football Emergency Medicine Manual. 2nd ed. 2018.

Hanson JR, et al. Sports prehospital-immediate care and spinal injury: not a car crash in sight. Br J Sports Med 2012. PMID: 23080314 Review.

Harmon KG, Drezner JA, Gammons M, et al. American Medical Society for Sports Medicine position statement: concussion in sport. Br J Sports Med 2013 Jan;47(1):15-26.

https://www.cbf.com.br/a-cbf/informes/comissao-medicos/ferramenta-para-auxilio-diagnostico-de-concussao.

https://www.fifamedicalnetwork.com/modules/sports-medicine/.

Jaworski CA. Medical concerns of marathons. Current Sports Medicine Reports 2005;4:137-43.

Kuhl NO, Yengo-Kahn AM, Burnette H, et al. Sport-related concussive convulsions: a systematic review. The Physician and Sports Medicine 2018;46(1):1-7; 2018.

Luks AM, et al. Wilderness Medical Society practice guidelines for the prevention and treatment of acute altitude illness: 2014 update. Widerness Environ Med 2014;25(4):S4-S14.

MC Donagh D, Zideman D, Kramer E, Dvorak J. The IOC manual of emergency sports medicine. Football Emergency Medicine Manual. 2nd ed. 2015. p.152.

McCrory P, et al. Consensus statement on concussion in sport-the 5th international conference on concussion in sport held in Berlin, October 2016. Br J Sports Med 2017. PMID: 28446457.

Pfister T, Pfister K, Hagel B, et al. The incidence of concussion in youth sports: a systematic review and meta-analysis. Br J Sports Med 2015;0:1-6.

Reehal P. Facial Injury in Sport; 1537-890X/0901/27Y34 Current Sports Medicine Reports, American College of Sports Medicine; 2010.

Schiffner E, Latz D, Grassmann JP, Schek A, Scholz A, Windolf J, Jungbluth P, Schneppendahl J. Fractures in German elite male soccer players. J Sports Med Phys Fitness 2019;59(1):110-115.

Siebert DM, Drezner JA. Sudden cardiac arrest on the field of play: turning tragedy into a survivable event. Neth Heart J 2018 Mar;26(3):115-119.

Walsh KM, Cooper MA, Holle R, et al. National athletic trainers' association position statement: Lightning safety for athletics and recreation. Journal of Athletic Training 2013;48(2):258-70.

Waninger KN, Swartz EE. Cervical spine injury management in the helmeted athlete. Curr Sports Med Rep 2011 Jan-Feb;10(1):45-9.

World Rugby. First Aid in Rugby. World Rugby Union Course.

RESSUSCITAÇÃO CARDÍACA NO *FIELD OF PLAY* (FOP)

CAPÍTULO 8

Serafim Borges • Pamela Borges

INTRODUÇÃO

A morte súbita (MS) cardíaca ocorre em diversos cenários. Aquela que ocorre em ambientes esportivos envolvendo atletas proporciona grande comoção social e familiar, por suposta noção de que, em sendo atleta, essa ocorrência seria algo desproporcional com a aparente saúde desses indivíduos. Se, por um lado, existe um imenso potencial preventivo na relação exercitar-se e morrer subitamente, também existe um risco definido de se morrer subitamente durante ou, especialmente, após uma atividade física.

Em análise holística, podemos afirmar que o exercício é um protetor da evolução e controle das doenças cardiometabólicas, em espectro dos contextos primário, secundário e até terciário; neste as doenças de muito difícil controle acabam por trazer uma melhor qualidade de vida a esses indivíduos, com redução da curva de mortalidade e internações.

Nos indivíduos competitivos de alta *performance*, temos que nos inclinar a uma detalhada avaliação pré-participação (APP), em que doenças cardíacas desconhecidas ou negligenciadas podem ser "gatilhos" para a morte súbita nesses atletas. A APP é obrigatoriamente composta por anamnese – exame físico e um eletrocardiograma (ECG) de repouso. Como citamos, a MS é o fator impactante dessa manifestação, e torna-se então necessário que o cardiologista do esporte esteja preparado quanto às definições de liberação ou não de indivíduos com patologias cardíacas que possam colocar sua saúde e vida em risco de eventos mórbidos, e também obviamente preparado para o transtorno causado ao atleta e a seus familiares.

DEFINIÇÃO

Existem conceitos bem definidos de MS em exercícios que traduzem, por exemplo, até 6 a 24 horas de uma prática de exercícios, com sintomas nesse período. Dentre as várias apresentações para explicar uma **parada cardíaca**, a definição mais completa seria a de "um débito cardíaco inadequado para manter a vida".

O diagnóstico clínico da parada cardíaca consiste, de modo sucinto, em: inconsciência, apneia ou esboço da respiração, ausência de pulsos nas grandes artérias (carótidas e femorais) e aparência moribunda.

HISTÓRIA

A mitologia grega nos conta uma história por meio de várias citações na literatura, que foi a morte de Pheidippides, que correu de Maratona até Atenas para anunciar a vitória dos gregos sobre os persas e morreu ao dar a feliz notícia ao povo ateniense. Provavelmente, esse foi o primeiro relato de MS relacionada ao exercício físico de que se tem notícia.

EPIDEMIOLOGIA DA MORTE SÚBITA

A prevalência de MS em atletas de alta *performance* é desconhecida, com muitas citações, que variam com a idade, o sexo e o tipo de esporte praticado pelo atleta.

A incidência combinada de MS e parada cardíaca não fatal, ou seja, taxa geral de eventos, diminui ligeiramente de 1 em 44 mil finalistas da corrida no período de 1976 a 1994 para 1 em 55 mil no período de 1995 a 2004, sem ajuste para idade e sexo. A Diretriz da Sociedade Brasileira de Medicina do Esporte (2005), importante documento brasileiro disponível, cita artigo da literatura que mostra que a estimativa em jovens abaixo de 30-35 anos em 1/133 mil homens/ano e 1/769 mil mulheres/ano, sendo que uma de cada 10 mortes está relacionada com o esporte.

Podemos citar estudo mundialmente conhecido realizado na região de Veneto (Itália), que mostrou uma incidência de 2,3 MS por 100 mil atletas por ano provocada por todas as causas e 2,1 MS por 100 mil atletas por ano por doença cardiovascular.

Em estudo de Christine M. Albert, da Massachusetts Medical Society (2008), mostrou a incidência de MS pessoa/horas e 1 morte por 19 milhões de horas, em 21.481 homens. O risco de MS associada a exercícios vigorosos foi de 1/1,42 milhões pessoas/horas. Alternativamente, o risco de MS durante os períodos de esforço leve ou nenhum foi de 1 morte por 23 milhões de pessoas/hora. A partir desses dados, a diferença ajustada no risco associado à exposição ao esforço vigoroso pode ser estimada em 1 morte súbita por 1,51 milhões de episódios de esforço vigoroso.

ETIOLOGIA

As causas da morte súbita estão descritas no Quadro 8-1.

MORTE SÚBITA POR ARRITMIA

Esta também é uma marcante causa de MS em exercícios e esportes, em que é importante a atuação profilática, quer naquelas que surjam sem ter o indivíduo uma doença estrutural ou as chamadas causas elétricas da MS, estas podendo ser identificadas na APP.

Sabemos que a probabilidade de um indivíduo sobreviver a parada cardíaca súbita é muito baixa, embora existam inúmeras medidas cuja intenção é melhorar as chances de o paciente sobreviver.

O valor de uma APP, além de ser um ato médico nesse cenário, tem aspectos jurídicos de envolvimento, pois não é infrequente a MS por arritmia em pacientes com coração estruturalmente normal, como temos, por exemplo, na pré-excitação ventricular. A MS em pacientes com a Síndrome de Wolff-Parkinson-White é um evento raro.

As arritmias supraventriculares também são responsáveis por desencadear a MS em torno de 5%, apesar de rara; o tratamento definitivo é feito por ablação por cateter, utilizando a energia de radiofrequência.

Quadro 8-1 Causas de Morte Súbita em 387 Atletas Jovens*

Causa	Nº de Atletas	%
Cardiomiopatia hipertrófica	102	26,4
Commotio cordis	77	19,9
Anomalias das artérias coronárias	53	13,7
Hipertrofia ventricular esquerda de causa indeterminada	29	7,5
Miocardites	20	5,2
Ruptura de aneurisma aórtico (Síndrome de Marfan)	12	3,1
Cardiomiopatia arritmogênica do ventrículo direito	11	2,8
Artéria coronária em túnel (em ponte)	11	2,8
Estenose da válvula aórtica	10	2,6
Doença arterial aterosclerótica coronária	10	2,6
Cardiomiopatia dilatada	9	2,3
Degeneração mixomatosa da válvula mitral	9	2,3
Asma ou outras patologias respiratórias	8	2,1
Insolação (Heat Stroke)	6	1,6
Overdose	4	1,0
Outras causas cardiovasculares	4	1,0
Síndrome intervalo QT longo	3	0,8
Sarcoidose cardíaca	3	0,8
Trauma envolvendo lesão cardíaca estrutural	3	0,8
Ruptura de artéria cerebral	3	0,8

*Registro de dados do Minneapolis Heart Institute Foundation.
Fonte: Traduzido de Maron, B. NEJM – 349;11 – September 11, 2003.

Sequencial do Atendimento às Taquiarritmias no FOP

A estimulação elétrica trouxe importantes dados para a interpretação exata e mais apurada, para que a atuação seja a mais efetiva possível. A interpretação do eletrocardiograma por profissional treinado é de fundamental importância para o sucesso de uma reanimação em ambiente fora do hospital.

O atendimento no campo de jogo deve ser feito por equipe que tenha treinamento em suporte básico de vida (BLS) e suporte avançado de vida (ACLS). Todo atendimento inicial deve ser feito ainda no local do evento; havendo sucesso deste, procede-se à transferência do paciente para um ambiente de medicina intensiva para plena monitorização do mesmo e investigação adequada da causa que suscitou o evento da parada cardíaca. Fica o registro de que é de fundamental importância a presença constante de um desfibrilador externo automático (DEA) nos ambientes de treinamento e no campo de jogo.

Passo a Passo a Ser Seguido na Parada Cardíaca

Passo 1

Análise do ECG (ritmo regular ou irregular? – duração do QRS maior ou menor que 0,12 segundos); esses dados são observados no monitor do próprio DEA de modo muito rápido, visto não haver, nesse momento, possibilidade de minutos a serem perdidos, pois cada minuto perdido reduz 10% da chance de sucesso da reversão do quadro.

Passo 2

Diagnóstico diferencial das taquicardias regulares com complexo QRS estreito; isso tem importância para decisão do esquema terapêutico proposto e da internação do paciente, para acompanhamento de recorrência do episódio de distúrbios do ritmo e a melhor interpretação deste, e pesquisa para, em alguns casos, se propor o tratamento definitivo.

Passo 3
Na ocorrência de eventos de MS no FOP, a equipe médica deve ter certeza de que o atleta passou por avaliação clínica/cardiológica apropriada por profissional treinado, sendo gerada então, naquele momento, por algo inesperado e que possa ou não ter origem cardíaca ou outro evento gerador que não o cardiogênico.

Aspectos do Atendimento que Devem Ser Lembrados no Ambiente Fora do Hospital

- Treinamento em ACLS, renovado a cada dois anos, ao menos para aqueles cuja especialidade médica não os coloquem diante desse evento médico inesperado em seu dia/dia. Manter a equipe de paramédicos em treinamento rotineiro de BLS.
- Ter um responsável pela verificação de todo o material que deva ser usado no caso de uma parada cardíaca inesperada: DEA, medicamentos e insumos outros como ambu, laringoscópio, cânulas e demais instrumentos de emergência médica.
- Como toque final desses aspectos, ter em mente que toda taquicardia sintomática, ou seja, com dispneia, precordialgia, tontura, hipotensão e alteração do nível de consciência, deve ser considerada, na abordagem inicial, a cardioversão elétrica, daí a importância de ter sempre um DEA em mãos.

SUMÁRIO
Em 2015, o AHA/ACC **scientific statement,** após atualização das publicações na mesma direção em 1985 e nova atualização nove anos após esta, tratavam como a atual, de 2015, da **Eligibilidade e Desqualificação – Recomendações Para Atletas Competitivos Com Anormalidades Cardiovasculares**.

A atualização foi baseada no grau de acometimento cardiovascular, sua associação com morte súbita e no sucesso do tratamento clínico ou cirúrgico de determinada enfermidade. Entretanto, alguns atletas, com doenças de difícil manejo ou associadas a MS, segundo as recomendações, devem ser desaconselhados a praticar esportes de forma competitiva.

PCR NO CAMPO DE FUTEBOL
A parada cardiorrespiratória (PCR) em campo torna-se inevitavelmente um evento socialmente trágico e de desestruturação emocional das equipes participantes, assim como de todos os envolvidos naquela competição. Por esse motivo, os indivíduos que se encontram no cenário do ocorrido devem estar sempre cercados de estrutura (pessoas treinadas e equipamentos) e protocolos/procedimentos. Isso porque, quando esses fatores se somam, são capazes de salvar vidas. A ressuscitação cardiopulmonar (RCP) nada mais é do que uma série de ações de salvamento que aumentam a chance de sobrevivência após a PCR. Embora a abordagem inicial à PCR possa ser variável, já que depende do socorrista, do paciente e dos recursos disponíveis, os desafios e esforços fundamentais permanecem sempre os mesmos.

Fazer Uma RCP Rápida e Eficaz
O palco de um jogo de futebol, conforme toda a regulamentação no estádio para que o evento ocorra, necessita da imprescindível presença de uma ambulância UTI (com instrumental apropriado e uma equipe de serviço médico de emergência) à beira do campo, que seja capaz de acessar em segundos o local onde se encontra a vítima. Além disso, a entrada e a saída do estádio devem ser livres de obstruções, e este deve ter rota definida para o hospital com unidade de terapia intensiva mais próximo do local. Uma vez ocorrida a PCR dentro de campo ou até mesmo dentro do vestiário, para uma RCP eficaz, é preciso uma cadeia de resposta integrada, como em um concerto de música, chamada de **cadeia de sobrevivência**, em que todos trabalham juntos em um bem comum. Nesse momento, os socorristas leigos precisam minimamente reconhecer o desconforto do paciente, pedir ajuda e iniciar imediatamente a RCP até o momento em que a ambulância adentre o campo com a equipe médica treinada, assumindo a responsabilidade e o transporte do paciente assim que oportuno. A meta das intervenções da equipe de alto desempenho é fornecer suporte ao paciente, restaurar a oxigenação, ventilação e circulação, com retorno da função neurológica sem danos. Só assim, seremos capazes de fornecer uma RCP de alta qualidade e salvar mais vidas.

PCREH

Reconhecimento e acionamento do serviço médico de emergência — RCP imediata de alta qualidade — Rápida desfibrilação — Serviços médicos básicos e avançados de emergência — Suporte avançado de vida e cuidados pós-PCR

Socorristas leigos — SME — Depto. de emergência — Lab. de hemod — UM

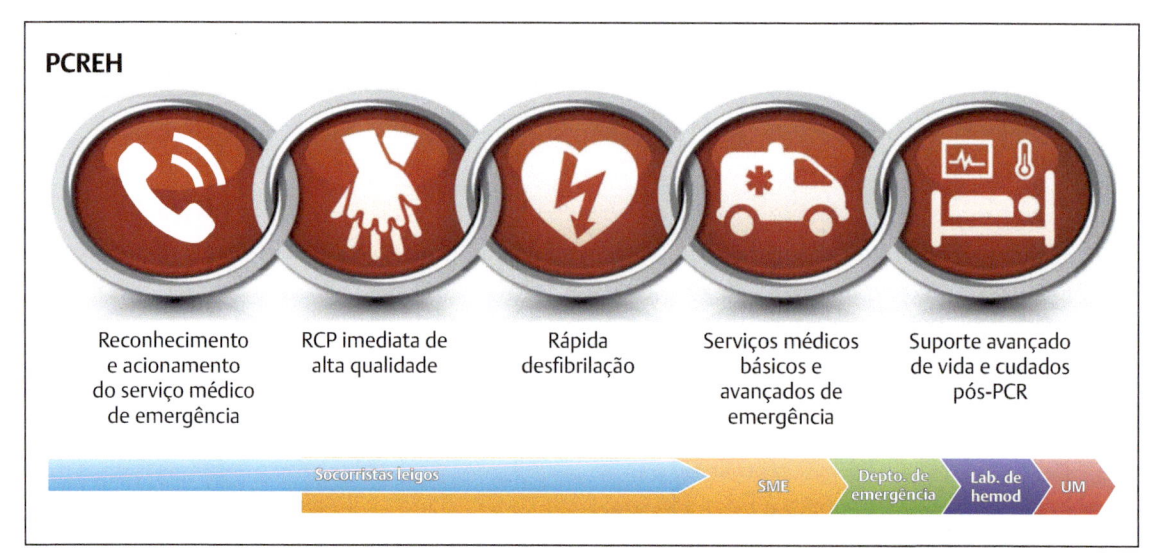

Fig. 8-1 Cadeia de sobrevivência. (Fonte: Adaptado de @ 2020 American Heart Association.)

Cadeia de Sobrevivência

A cadeia de sobrevivência está demonstrada na Figura 8-1.

Abordagem Sistemática

Após o leigo presenciar o mal súbito e examinar a segurança do local, deve verificar o nível de consciência do indivíduo e proceder de acordo com fluxograma da Figura 8-2.

A Figura 8-3 mostra o fluxograma de atendimento realizado pela equipe médica de emergência treinada, assim que chega ao local.

CONCEITOS IMPORTANTES

As compressões e RCP de qualidade devem (Fig. 8-4):

- Comprimir pelo menos 5 cm do tórax.
- Permitir o retorno total do tórax após cada compressão.
- Velocidade de compressão 100-120/min.
- Minimizar interrupções das compressões.
- Alternar as pessoas que estão nas compressões a cada 2 minutos ou antes, se houver fadiga.

CAPÍTULO 8 ■ RESSUSCITAÇÃO CARDÍACA NO *FIELD OF PLAY* (FOP) 61

```
                    ┌─────────────────────────────┐
                    │ Verifique a segurança do local. │
                    └──────────────┬──────────────┘
                                   │
                    ┌──────────────▼──────────────────────┐
                    │ Vítima não responde.                 │
                    │ Grite por ajuda para alguém próximo. │
                    │ Acione o serviço médico de emergência│
                    │ por telefone celular (se apropriado).│
                    │ Obtenha um DEA e equipamentos de     │
                    │ emergência (ou peça para faze-lo).   │
                    └──────────────┬──────────────────────┘
```

- Administre ventilações de resgate: 1 respiração a cada 5 a 6 segundos, ou cerca de 10 a 12 respirações/min.
  - Ative o serviço médico de emergência (caso ainda não o tenha feito) após 2 minutos.
  - Continue as ventilações de resgate: verifique o pulso a cada 2 minutos. Na ausência de pulso, inicie a RCP.
  - Em caso de possível *overdose* de opioides, administre naloxona, se disponível, de acordo com o protocolo.

Verifique se não há respiração ou se há somente *gasping* e verifique o pulso (simultaneamente). É possível sentir definitivamente o pulso em 10 segundos?

- **Respiração normal, com pulso** → Monitore até a chegada do serviço de emergêcia.
- **Sem respiração normal, com pulso** → (ver caixa verde acima)
- **Sem respiração ou apenas com *gasping*, sem pulso** ↓

A essa altura, em todos os cenários, o serviço médico de emergência ou o apoio já foram acionados, e o DEA e os equipamentos de emergência já foram buscados ou estão a caminho.

RCP
Inicie ciclos de 30 compressões e 2 ventilações.
Use o DEA assim que ele estiver disponível.

↓

O DEA chega.

↓

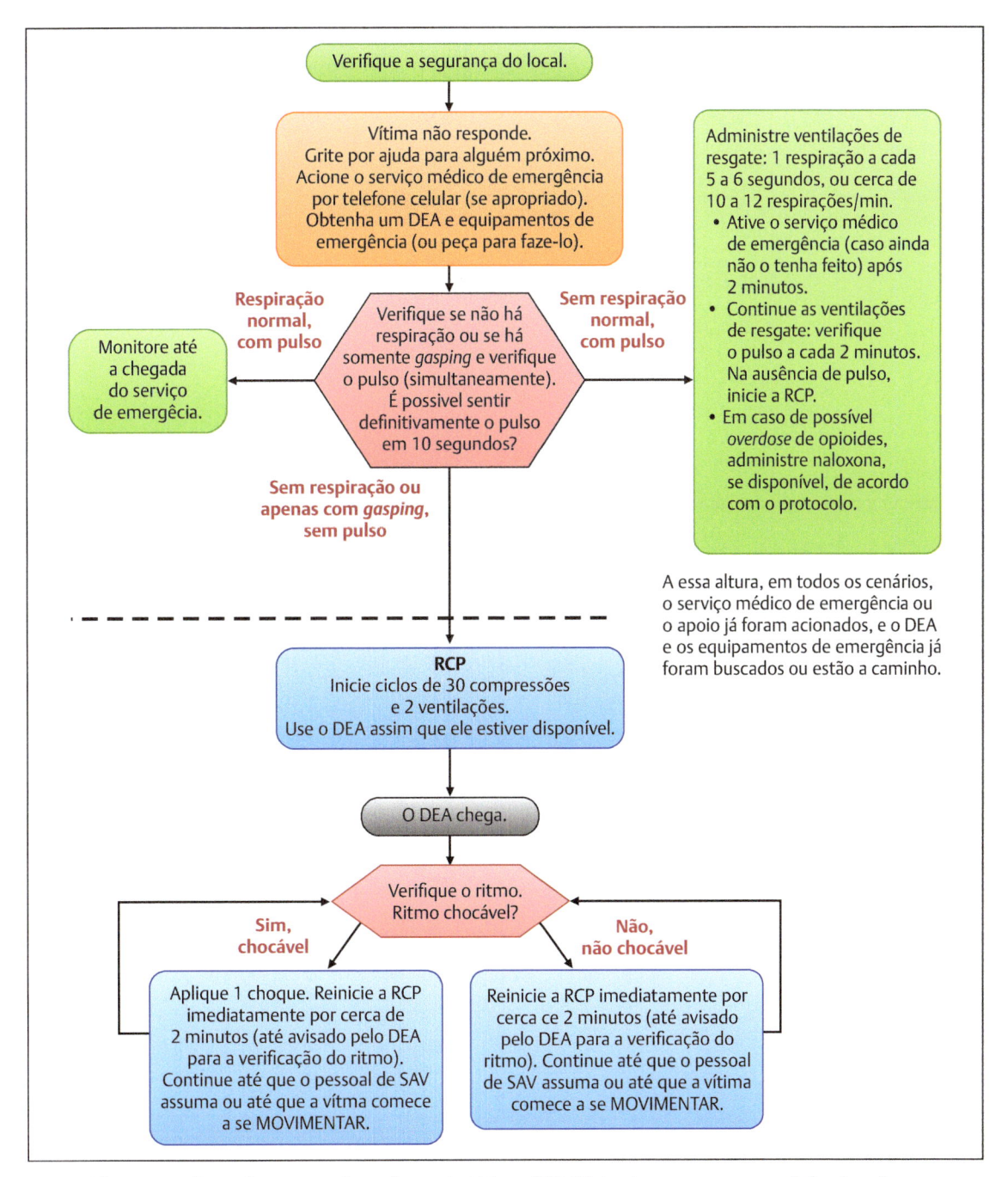

Verifique o ritmo. Ritmo chocável?

- **Sim, chocável** → Aplique 1 choque. Reinicie a RCP imediatamente por cerca de 2 minutos (até avisado pelo DEA para a verificação do ritmo). Continue até que o pessoal de SAV assuma ou até que a vítima comece a se MOVIMENTAR.
- **Não, não chocável** → Reinicie a RCP imediatamente por cerca ce 2 minutos (até avisado pelo DEA para a verificação do ritmo). Continue até que o pessoal de SAV assuma ou até que a vítima comece a se MOVIMENTAR.

Fig. 8-2 Fluxograma diante de uma parada cardiorrespiratória no FOP. *Entende-se por segurança do local aquilo que não ofereça risco para os socorristas. Lembrar sempre que, se o indivíduo encontrar-se sobre uma poça de água, deve-se removê-lo da poça para que possamos aplicar choque, se indicado. Secar o tórax, se este estiver molhado, antes de aplicar choques. (Fonte: Adaptado de @ 2020 American Heart Association.)

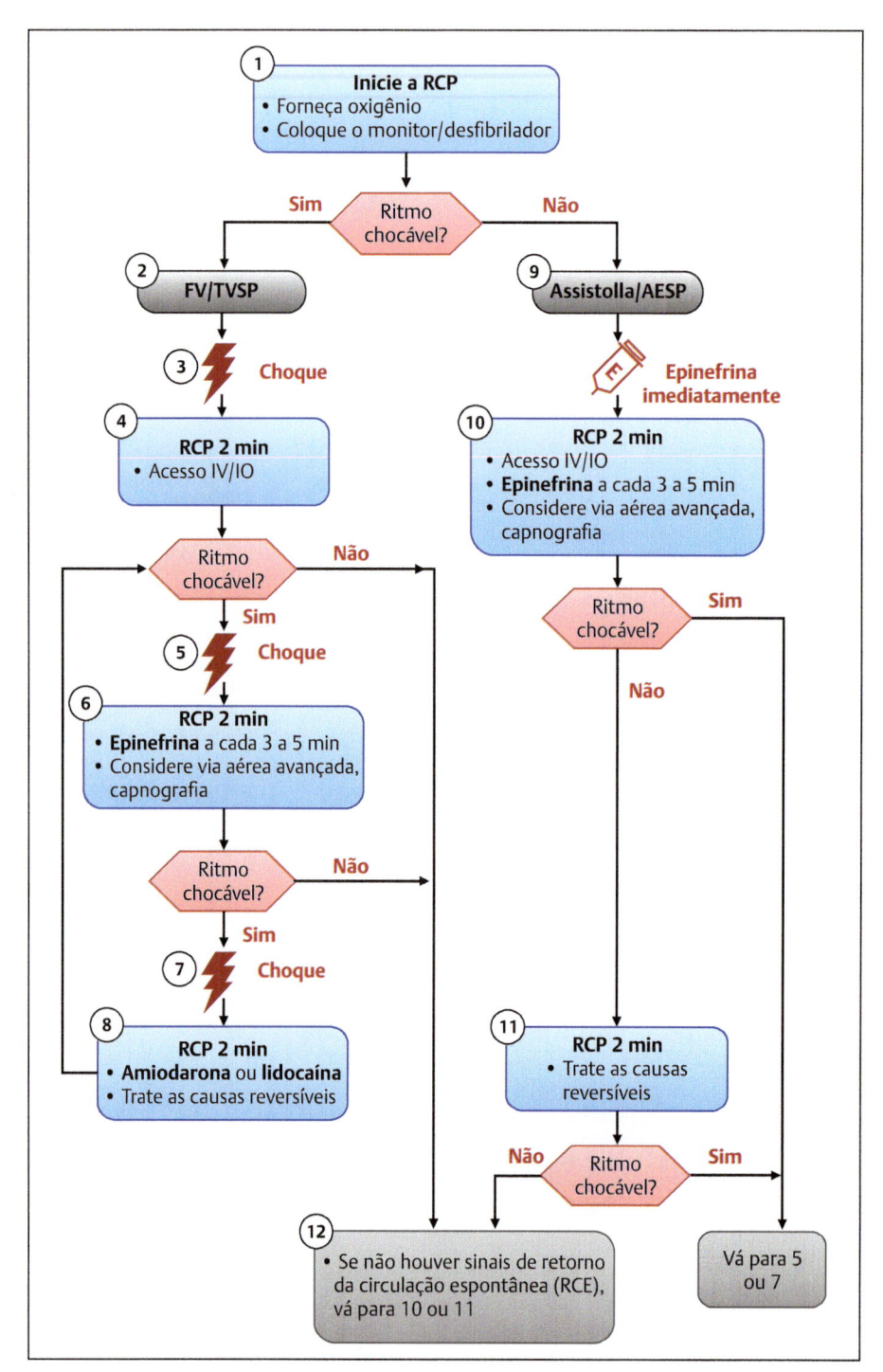

Fig. 8-3 Fluxograma diante de uma parada cardiorrespiratória no FOP. (Fonte: Adaptado de @ 2020 American Heart Association.)

Qualidade da RCP

- Comprima com força (pelo menos 5 cm) e rápido (100 a 120/min) e aguarde o retorno total do tórax.
- Minimize interrupções nas compressões.
- Evite ventilação excessiva.
- Alterne os responsáveis pelas compressões a cada 2 minutos ou antes, se houver cansaço.
- Sem via aérea avançada, relação compressão-ventilação de 30:2.
- Capnografia quantitativa com forma de onda
  - Se PETCO$_2$ estiver baixo ou caindo, reavalie a qualidade da RCP

Carga do choque para desfibrilação

- **Bifásica**: Recomendação do fabricante (por exemplo, dose inicial de 120 a 200 J); se desconhecida, usar o máximo disponível. A segunda dose e as subsequentes devem ser equivalentes, podendo ser consideradas doses mais altas.
- **Monofásica**: 360 J

Tratamento medicamentoso

- **Dose IV/IO de epinefrina**: 1 mg a cada 3 a 5 minutos
- **Dose IV/IO de amiodarona**: Primeira dose: Bolus de 300 mg. Segunda dose: 150 mg
  ou
  Dose IV/IO de lidocaína: Primeira dose: 1 a 1,5 mg/kg. Segunda dose: 0,5 a 0,75 mg/kg.

Via aérea avançada

- Intubação endotraqueal ou via aérea extraglótica avançada
- Capnografia com forma de onda ou capnometria para confirmar e monitorar o posicionamento do tubo ET
- Quando houver uma via aérea avançada, administre 1 ventilação a cada 6 segundos (10 ventilações/min) com compressões torácicas contínuas

Retorno da circulação espontânea (RCE)

- Pulso e pressão arterial
- Aumento abrupto prolongado na PETCO$_2$: (tipicamente, ≥ 40 mmHg)
- Ondas de pressão arterial espontânea com monitoramento intra-arterial

Causas reversíveis

- Hipovolemia
- Hipóxia
- Hidrogênio (acidemia)
- Hipo/hipercalemia
- Hipotermia
- Tensão do tórax por pneumotórax
- Tamponamento, cardíaco
- Toxinas
- Trombose coronária
- Trombose pulmonar

Fig. 8-4 Informações importantes diante de uma parada cardiorrespiratória no FOP. (Fonte: Adaptado de @ 2020 American Heart Association.)

CONSIDERAÇÕES FINAIS

A MS, apesar de ser um evento raro, em especial em atletas, considerando a proporcionalidade no meio esportivo, deve sempre nos alertar sobre a necessidade de treinamento de todos os indivíduos envolvidos no evento esportivo que estejam no campo, mesmo estes sendo leigos, pois estes podem iniciar o processo de RCP até a chegada da equipe treinada (Suporte básico de vida). O objetivo é aumentar as chances de sobrevivência de quem sofreu a PCR, o estabelecimento de fluxo e rotina, assim como a garantia da presença de uma ambulância à beira do campo com equipe médica de emergência treinada. É pelo bem maior, ou seja, a vida de um indivíduo, que os clubes e as federações devem sempre oferecer cursos de treinamento para suas equipes, incluindo desde o roupeiro até o elenco de atletas, para que não haja *gaps* na tentativa de reestabelecer o paciente em PCR. A última consideração é que não podemos nos esquecer da doença na atualidade, que é a COVID-19, grande responsável por miocardites e que, no futuro, irá mostrar sua faceta travestida em MS. Nunca esqueça: tempo é vida!

BIBLIOGRAFIA

@ 2016 American Heart Association
@ 2020 American Heart Association
Albert CM, M.P.H., Mittleman MA, et al. Triggering of Sudden Death From Cardiac Causes By Vigorous Exertion. The New England Journal of Medicine, v. 343, n° 19, May 26, 2008.
Angelini P, Vidovich, et al. Preventig Sudden Cardiac Death in Athletes. Texa Heart Inst J 2013;40(2):148-55.
Araújo CGS. Risco de Morte em Maratonas: uma opinião baseada em evidências. Rev Bras Cardiol. 2011;24(6):395-400, novembro/dezembro.
Brabandt HV, Desomer A, Gerkens S, Neyt M. BMJ 2016, 353-1156.
Brazão M, Leitão MB, et al. Morte Súbita no Exercício e no Esporte. Diretriz da Sociedade Brasileira de Medicina do Esporte, v. 11. Supl 1, 2005.
Brignole M, Alboni P, Benditt D, et al. Guidelines on Managenement (Diagnosis and Treatment) of Syncope. Rev Esp Cardiol 2005; 58:175-193.
Bronzatto HA, Silva RP, Stein R. Morte Súbita Relacionada ao Exercício. Revista Brasileira de Medicina do Esporte. Print version ISSN 1517-8692.
Cooper SW, Noel Maron BJ. A Lethal Blow to the Chest as na Underdiagnosed Cause os Sudden Death in United Kingdom Sports (Football, Cricket, Rugby). Am J Cardiol 2019;124:808-811).

Finocchiarro G, Papadakis M, et al. Etiology of Sudden Death in Sports. Journal of the American College of Cardiology, v. 67 n° 18, 2016.

Garza MS, Grazioli G, et al. Acute, Exercise Dose. Dependent Impairment in Atrial Performance During na Endurance Race. JACC Cardiovascular Imagins-2016.

Ghorayeb N, Colombo CSS, Francisco RC, Garcia TG. Sudden Cardiac Death in Sports: Not a Fatality! International Journal of Cardiovascular Sciences 2018.

Lima CS, Minozzi MA, Marson RA. La Muerte Súbita en el Deporte. Revista Digital, Buenos Aires, Ano 15, n° 148, Septiembro de 2010.

Link MS, Myerburg RJ, Estes NAM. A Scientific Statement From the American Heart Association and American College of Cardiology, 2015.

Ng Yi Shiau, Grady JP, et al. Sudden adult death syndrome in m. 3243^a>G – related mitochondrial disease: an unrecognized clinical entity in Young, asymptomatic adults. European Heart Journal (2016) 37;2552-2559.

Pineda J, Marín F, et al. Sport, Health and Sudden Death. International Journal of Cardiology 221 (2016) 230-231.

Rev Soc Cardiol Estado de São Paulo v. 8 n° 4 jul/Ago 1998.

Roberts W, Maron BJ. Journal of the American College of Cardiology. v. 46, n° 7, 2005.

Siebra FB, Filho GS. Morte Súbita em Atletas: Fatores Predisponentes e Preventivos. Rev Bras Clin Med, 2008;6:184-190.

Timerman A. Ressuscitação Cardiopulmonar, Livraria Atheneu Ano 3 v. 4 1998.

MORTE SÚBITA NO ATLETA

Rodrigo Otávio Bougleux Alô ▪ Clea Simone S. S. Colombo ▪ Nabil Ghorayeb

DEFINIÇÃO

A morte súbita (MS) é definida como qualquer morte inesperada, testemunhada ou não, dentro de uma hora do início dos sintomas ou que ocorra dentro de 24 horas após o indivíduo ter sido visto vivo e assintomático.[1] Referimos ser relacionada ao esporte, quando a morte ocorre dentro de uma hora após os exercícios de moderada a alta intensidade, sendo que 60% das MS ocorrem durante esforço.[2] Quando ocorre em atletas, símbolos de saúde, é incontestavelmente um evento trágico, com impacto nos familiares, amigos, espectadores e até mesmo nos clubes e patrocinadores. O tema é complexo, pois sofre influência da diversidade de gênero, faixa etária, biotipo e etnia dos atletas, assim como da modalidade esportiva praticada ou mesmo das posições de atuação, tipos de treinamentos e fatores ambientais relacionados.

EPIDEMIOLOGIA

As causas de MS em atletas podem ser congênitas, genéticas e adquiridas, as mais comuns em jovens com menos de 35 anos. Nos atletas com idade superior a 35 anos, a doença arterial coronariana é, em mais de 80% das vezes, a causa mais comum de MS cardíaca.[3-5]

A "síndrome da morte súbita arrítmica" (*sudden arrhythmic death syndrome* ou *SADS*)[6-8] causada por anormalidades do sistema de condução elétrica do coração e/ou distúrbios dos canais iônicos dos miócitos, sem alterações estruturais, é a mais frequente causa de MS em atletas jovens, em recentes publicações sobre o tema.[9] Entretanto, a Cardiomiopatia Hipertrófica (CMH) e a Displasia (Cardiomiopatia) Arritmogênica Ventricular (DAV), ambas doenças cardíacas estruturais de causas genéticas, ainda figuram como as principais causas de MS em atletas jovens.[6]

Entre as adquiridas, a miocardite viral se mostra como causa importante e crescente de arritmias complexas que podem evoluir para fibrilação ventricular e MS em atletas jovens. A infecção por vírus comuns, como *influenza*, *coksackie* e *parvovirus*, muitas vezes é negligenciada pelo atleta, que, ao manter o treinamento, propicia o acometimento do miocárdio por queda da imunidade. A fase aguda, por vezes, é subdiagnosticada, podendo deixar sequelas permanentes.[10] Mais recentemente, com o aparecimento da COVID-19 (doença causada pelo SARS-CoV-2), a miocardite tem se destacado como complicação relativamente frequente em indivíduos infectados, sendo motivo de preocupação, especialmente em atletas.[11]

A MS também pode ter causas não cardíacas. A disseminação do uso de substâncias lícitas e ilícitas em busca de melhora de *performance* no esporte, como os esteroides anabolizantes, estimulantes como termogênicos, energéticos, anfetaminas, hormônios peptídicos e drogas ilícitas como a cocaína, foi relacionada ao surgimento de doenças cardíacas adquiridas nos atletas jovens e de meia-idade, contribuindo para o aumento da ocorrência de MS.[12] Outras causas importantes também são: hipertermia, distúrbios eletrolíticos, concussão torácica (*commotio cordis*), aneurisma e concussão cerebral, tromboembolismo pulmonar, doença pulmonar obstrutiva crônica (DPOC), anemia e traço falciforme, afogamento e síncopes de outras etiologias (esporte-dependentes) (Quadro 9-1).[13]

Quadro 9-1 Causas mais comuns de Morte Súbita em atletas

Causas de Morte Súbita			
Cardíaca			Não Cardíaca
Hereditária ou Congênita		Adquirida	Ambiental ou Adquirida
Estrutural	Elétrica	Doença Arterial Coronariana	Hipertermia
Cardiomiopatia hipertrófica	Síndrome de Wolff-Parkinson-White	Miocardite	Distúrbio hidroeletrolítico (Hiponatremia)
Displasia arritmogênica ventricular	Síndrome do QT longo e curto		Drogas (ilícitas e lícitas)
Origem anômala de coronária	Síndrome de Brugada		Concussão torácica (*commotio cordis*)
Síndrome de Marfan (aneurisma de aorta)	Taquicardia ventricular polimórfica catecolaminérgica		Aneurisma cerebral; concussão cerebral
Complicações da válvula aórtica bicúspide	Taquicardia de via de saída de VD e VE		Tromboembolismo pulmonar, doença pulmonar obstrutiva crônica
Prolapso valvar mitral com degeneração mixomatosa			Anemia e traço falciforme

INCIDÊNCIA

A incidência da MS em atletas ainda não é exata, pois a maioria dos dados disponíveis é proveniente de fontes não acadêmicas (registros de mídia e sinistros de seguradoras de saúde), captadas com diferentes metodologias em populações heterogêneas (idade, sexo, etnia, modalidade esportiva), dificultando tal análise. Estudos demonstram que 56 a 80% das MS em jovens atletas ocorrem durante a prática de exercício, com uma incidência que varia de 1/1 milhão a 1/5 mil atletas por ano.[6,13,14] Alguns grupos, como os do gênero masculino, os afrodescendentes (Afros) e praticantes de modalidades como basquete e futebol, parecem apresentar maior risco de MS, sendo descrito que atletas masculinos têm maior risco relativo que atletas femininas (3:1 × 9:1) e os Afros têm risco 3,2 vezes maior que brancos. Em atletas de basquetebol, os relatos de MS são de 1/9.000 ao ano em homens brancos, enquanto em Afros chegam a 1/5.300 ao ano.[6,14-16]

AVALIAÇÃO PRÉ-PARTICIPAÇÃO (APP)

A APP é a ferramenta fundamental para a prevenção de MS no esporte. O objetivo é a identificação de patologias silenciosas que possam predispor o atleta a eventos cardíacos, como arritmias e MS durante a prática esportiva.[17] A Diretriz de Cardiologia do Esporte da Sociedade Brasileira de Cardiologia (SBC), a Sociedade Brasileira de Medicina do Exercício e do Esporte (SBMEE), assim como a Sociedade Europeia de Cardiologia (ESC), a Fédération Internationale de Football Association (FIFA) e o Comitê Olímpico Internacional (COI), recomendam a realização de uma avaliação médica antes de se iniciar a prática esportiva, que inclui história clínica pessoal e familiar, exame físico e eletrocardiograma de repouso de 12 derivações (ECG), devendo ser repetida anualmente, ou antes, caso surjam sintomas ou sejam encontradas anormalidades.[18-21]

Na pioneira (anos 1970) Seção Clínica de Cardiologia do Esporte e do Exercício do Instituto Dante Pazzanese de Cardiologia – USP e Secretaria da Saúde do ESP, são realizados de rotina a APP de esportistas e atletas federados amadores e profissionais: consulta clínica, eletrocardiograma, teste ergométrico, ecocardiograma e exames de sangue. Exames adicionais, se forem necessários, deverão ser avaliados individualmente de acordo com os achados iniciais.

Apesar de já estar demonstrado que o uso do ECG na APP aumenta em mais de quatro vezes a sensibilidade para a detecção de doença cardíaca, sua prática ainda é motivo de controvérsia, principalmente com discussões relativas aos custos e à eventual necessidade de realização de exames complementares adicionais.[22-24] A Sociedade Americana de Cardiologia (AHA) não inclui o ECG na APP, enquanto na Europa ele é obrigatório. A experiência de mais de duas décadas a partir da inclusão do ECG na APP, na Itália, demonstrou queda de 86% da taxa de incidência de MS em atletas jovens.[25] Isso se deveu, principalmente, ao fato de que mais de 80% dos indivíduos portadores de CMH e DAV apresentam anormalidades no ECG, mesmo quando assintomáticos e com exame físico normal, possibilitando a identificação e desqualificação esportiva desses atletas. Entretanto, é importante ressaltar que a interpretação do ECG deve ser feita por médico que conheça o padrão do "**ECG do atleta**", pois as adaptações cardíacas fisiológicas secundárias à prática de exercícios causam alterações que podem se confundir com outras, secundárias a cardiopatias, o que poderia levar à realização desnecessária de exames adicionais.

INELEGIBILIDADE DO ATLETA

Um atleta pode ser considerado inelegível para competir em todas ou em determinada modalidade esportiva e em caráter temporário ou definitivo. Caso sejam identificadas anormalidades na APP, seja em relação a sintomas, alterações no exame físico ou no ECG, o atleta deve ser afastado até que seja realizada investigação complementar e estabelecido um diagnóstico. Uma vez identificada cardiopatia ou suspeita que se enquadre entre as principais causas de MS em atletas, o mesmo deverá ser encaminhado para acompanhamento especializado e afastado de competições.

Algumas doenças, como a DAV e a CMH, podem representar a desqualificação definitiva para o atleta, pois a prática de exercícios competitivos aumenta o risco de MS. Outras, como a origem anômala de coronárias, valvopatias e a síndrome de Wolf-Parkinson-White, podem ser passíveis de correção e eventual retorno às competições, conforme avaliação individual.[26]

No caso das miocardites, a desqualificação pode ser temporária, no mínimo de 3 a 6 meses, podendo haver regressão total das anormalidades. Nesse caso, o atleta está apto para retornar às competições após avaliação abrangente demonstrando exames com marcadores inflamatórios negativos, ausência de arritmias e demonstrando função cardíaca normal.[27]

As síndromes coronarianas agudas secundárias à doença aterosclerótica coronariana devem ser tratadas conforme os protocolos específicos. Após resolução clínica, o atleta deve iniciar programa de reabilitação cardíaca precoce, com duração de 3 a 6 meses, e reavaliação cardiológica periódica com exames como teste de exercício, Holter e ecodopplercardiograma para estratificação de risco. A elegibilidade para retorno à prática esportiva competitiva deverá ser avaliada de forma individualizada, considerando sintomas e resultado dos exames.[14]

Além da realização sistemática e periódica da APP, o médico do clube deve estar atento ao aparecimento de sintomas de qualquer natureza durante os treinos e/ou competições, realizando reavaliação e encaminhando o atleta para investigação complementar, caso seja necessário. É importante lembrar que o atleta pode omitir sintomas, em virtude do medo de eventual desqualificação, sendo essencial observar o seu desempenho com avaliações de forma regular.

PLANO DE ATENDIMENTO DE EMERGÊNCIA

A parada cardiorrespiratória (PCR) durante a prática esportiva é um evento dramático e que, infelizmente, em sua maioria, evolui para MS.[28] Um atendimento rápido e adequado é fundamental para o sucesso da reversão da PCR e a prevenção da MS. Estima-se que, para cada minuto de atraso da ressuscitação cardiopulmonar (RCP), reduz-se a sobrevida em aproximadamente 10%.[29]

São descritos quatro fatores como principais preditores de sobrevida durante uma PCR fora do hospital: PCR testemunhada, RCP precoce, presença de ritmo cardíaco passível de desfibrilação (taquicardia ou fibrilação ventricular) e retorno à circulação espontânea no local. A partir disso, estabeleceu-se a chamada "cadeia de sobrevivência", que inclui: reconhecimento imediato da PCR, rápido início da desfibrilação, treinamento efetivo em suporte de vida cardíaco avançado (ACLS) e boa interação com a equipe de cuidados pós-PCR (Fig. 9-1).[30,31]

Orienta-se que todo atleta que apresentar perda de consciência e se mantiver arresponsivo deverá ser considerado como possível PCR, sendo acionado o sistema de emergência e solicitado o desfibrilador externo automático (DEA), fundamental para o sucesso do atendimento.[32]

As manobras de RCP devem ser iniciadas imediatamente (< 1 minuto), com a sequência "C-A-B" (compressões torácicas antes do suporte de vias aé-

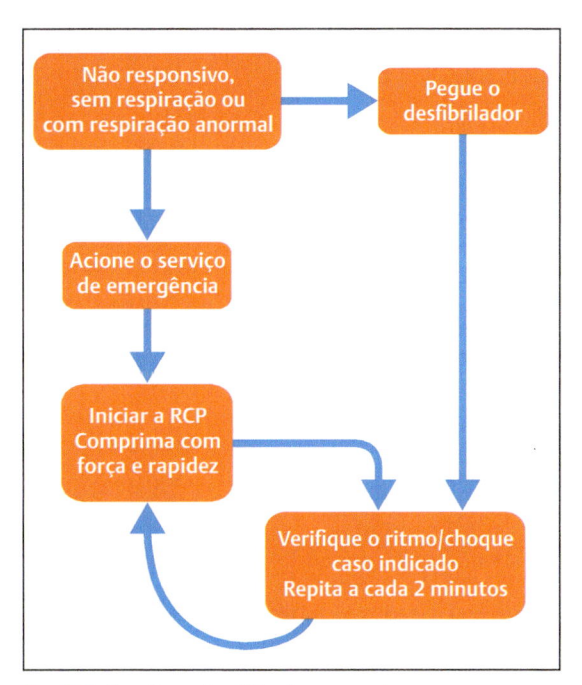

Fig. 9-1 Algoritmo simplificado na parada cardiorrespiratória: "Cadeia de sobrevivência". (Fonte: Adaptado de Berg RA, Hemphill R, Abella BS, et al. Circulation 2010;122 (Suppl. 3):S685–705.)

reas) e desfibrilação, quando indicada, em até 03 a 05 minutos.[30,31] Para as compressões torácicas (executadas com profundidade de 5 cm, aguardando retorno completo do tórax após cada uma), preconiza-se realizar:

- 100/minuto, quando o resgate é feito por indivíduo sozinho.
- 30/minuto seguidas por duas ventilações com bolsa-valva-máscara-AMBU em caso de profissional treinado.[30,31]

Após a chegada do DEA, as compressões torácicas são interrompidas para que seja identificado o ritmo cardíaco e a necessidade de choque. O tempo de pausa entre a interrupção das compressões torácicas e a análise do ritmo pelo DEA deve ser o menor possível, com retorno imediato após o choque.[30,31]

Para que esse atendimento seja bem-sucedido, é fundamental a existência de um planejamento de atendimento de emergência, com um "plano de ação médica" (PAM) bem definido, escrito e disponível para todos os presentes, inclusive visitantes. O PAM abrange a definição de um responsável coordenador médico, dos primeiros socorristas, da forma de transporte e local de encaminhamento pós-PCR. Recomenda-se que haja um DEA a menos de três minutos de qualquer local da arena, que todos sejam treinados em suporte básico de vida (árbitros, técnicos/treinadores, preparadores físicos, fisioterapeutas e outros) e que pelo menos um médico tenha treinamento em ACLS.[33]

A revisão periódica do PAM e o treinamento prático regular da equipe são itens indispensáveis para um bom resultado no atendimento de emergência (Fig. 9-1).

CONCLUSÃO

A MS no esporte não é uma fatalidade, mas um evento que pode ser evitado, tendo entre seus pilares a realização da APP periódica, que propicia a definição da elegibilidade do atleta e a orientação para a prática competitiva com segurança, e o plano de atendimento de emergência bem definido, atualizado e executado por equipe bem treinada.[34]

REFERÊNCIAS BIBLIOGRÁFICAS

1. Davogustto G and Higgins J: Sudden cardiac death in the soccer field: A retrospective study in young soccer players from 2000 to 2013. PhysSportsmed 42: 20-29, 2014.
2. Chugh SS, Jui J, Gunson K, et al. Current burden of sudden cardiac death: Multiple source surveillance versus retrospective death certificate-based review in a large U.S. community. J Am Coll Cardiol 2004; 44: 1268-1275.
3. Giri S, Thompson PD, Kiernan FJ, et al. Clinical and angiographic characteristics of exertion-related acute myocardial infarction. JAMA 1999;282:17311736.
4. Mittleman MA, Maclure M, Tofler GH, et al. Triggering of acute myocardial infarction by heavy physical exertion. Protection against triggering by regular exertion. Determinants of Myocardial Infarction Onset Study Investigators. N Engl J Med 1993;329:16771683.
5. Marijon E, Tafflet M, Celermajer DS, et al. Sports-related sudden death in the general population. Circulation 2011;124:672681.
6. Harmon KG, Asif IM, Maleszewski JJ, et al. Incidence, cause, and comparative frequency of sudden cardiac death in national collegiate athletic association athletes: a decade in review. Circulation 2015;132:10-19.
7. Holst AG, Winkel BG, Theilade J, et al. Incidence and etiology of sports-related sudden cardiac death in Denmark implications for preparticipation screening. Heart Rhythm 2010;7:13651371.
8. de Noronha SV, Sharma S, Papadakis M, et al. Aetiology of sudden cardiac death in athletes in the United Kingdom: a pathological study. Heart 2009;95:14091414.
9. Finocchiaro G, Papadakis M, Robertus JL, et al. Etiology of sudden death in sports insights from a United Kingdom Regional Registry. J Am Coll Cardiol. 2016;67(18):2108-15.
10. Basso C, Carturan E, Corrado D, Thiene G. Myocarditis and Dilated Cardiomyopathy in Athletes: Diagnosis, Management, and Recommendations for Sport Activity. Cardiol Clin [Internet]. 2007 Aug;25(3):423-9.
11. Colombo CSSS, Leitão MB, Avanza Jr. AC, et al. Posicionamento sobre Avaliação Pré-Participação Cardiológica após a Covid-19: Orientações Para Retorno À Prática De Exercícios Físicos E Esportes – 2020. Arq Bras Cardiol. 2020; [online].ahead print, PP.0-0.
12. Musso P, Carballo S. [Current practice for the prevention of sudden death in young athletes]. RevMedSuisse. 2018 Oct 17;14(623):1849-1853.
13. Farzam K, Rajasurya V, Ahmad T. Sudden Death in Athletes. [Updated 2020 Aug 27]. In: StatPearls [Internet]. Treasure Island (FL): StatPearlsPublishing; 2020 Jan.
14. Pelliccia A, Sharma S, Gati S, et al. ESC Scientific Document Group. 2020 ESC Guidelines on sports cardiology and exercise in patients with cardiovascular disease. Eur Heart J. 2020 Aug 29:ehaa605.
15. Maron BJ, Haas TS, Murphy CJ, et al. Incidence and causes of sudden death in U.S. college athletes. J Am Coll Cardiol 2014;63:16361643.
16. Drezner JA, Harmon KG, Marek JC. Incidence of sudden cardiac arrest in Minnesota high school student athletes: the limitations of catastrophic insurance claims. J Am Coll Cardiol 2014;63:14551456.
17. Borjesson M, Urhausen A, Kouidi E, et al. Cardiovascular evaluation of middle-aged/senior individuals engaged in leisure-time sport activities: position stand from the sections of exercise physiology and sports cardiology of the European Association of Cardiovascular Prevention and Rehabilitation. Eur J Cardiovasc PrevRehabil. 2011;18(3):446-58.

18. Pelliccia A, Di Paolo FM, Corrado D, et al. Evidence for the efficacy of the Italian national pré-participation screening programme for identification of hypertrophic cardiomyopathy in competitive athletes. Eur Heart J 2006;27:2196-200.
19. Ghorayeb N, Stein R, Daher DJ, et al. Atualização da Diretriz em Cardiologia do Esporte e do Exercício da Sociedade Brasileira de Cardiologia e da Sociedade Brasileira de Medicina do Esporte – 2019. ArqBrasCardiol. 2019;112(3):326-368.
20. Garcia TG, Francisco RC, Ghorayeb N. Avaliação cardiológica pré-participação do atleta. Em: Timerman T, Bertolami M, Ferreira JF, editores. Manual de Cardiologia. São Paulo: Atheneu; 2012. p. 987-989.
21. FIFA pre-competition medical assessment [Internet]. 2009 [cited 2018 May 7]. p. 1-15.
22. Pelliccia A, Maron B. Preparticipation cardiovascular evaluation of the competitive athlete: perspectives from the 30-year Italian experience. Am J Cardiol. 1995;75(12):827-9.
23. Corrado D, Basso C, Schiavon M, et al. Screening for hypertrophic cardiomyopathy in young athletes. N Engl J Med. 1998;339(6):364-9.
24. Pelliccia A, Caselli S, Sharma S, et al. European Association of Preventive Cardiology (EAPC) and European Association of Cardiovascular Imaging (EACVI) joint position statement: recommendations for the indication and interpretation of cardiovascular imaging in the evaluation of the athlete's heart. Eur Heart J. 2018;39(21):1949-69.
25. Corrado D, Basso C, Pavei A, et al. Trends in sudden cardiovascular death in young competitive athletes. JAMA. 2006;296(13):1593-601.
26. Maron BJ, Harris KM, Thompson PD, et al. Eligibility and Disqualification Recommendations for Competitive Athletes With Cardiovascular Abnormalities: A Scientific Statement From the American Heart Association and American College of Cardiology. J Am Coll Cardiol. 2015;66(21):2444-6.
27. Basso C, Carturan E, Corrado D, Thiene G. Myocarditis and Dilated Cardiomyopathy in Athletes: Diagnosis, Management, and Recommendations for Sport Activity. Cardiol Clin [Internet]. 2007 Aug;25(3):423-9.
28. Drezner JA, Rogers KJ. Sudden cardiac arrest in intercollegiate athletes: Detailed analysis and outcomes of resuscitation in nine cases. Hear Rhythm [Internet]. 2006 Jul;3(7):755-9.
29. Marenco JP, Wang PJ, Link MS, et al. Improving survival from sudden cardiac arrest. JAMA. 2001;285(9):1193-200.
30. Field JM, Hazinski MF, Sayre MR, et al. Part 1: executive summary: 2010 American Heart Association guidelines for cardiopulmonary resuscitation and emergency cardiovascular care. Circulation. 2010;122(Suppl 3):640-57.
31. Berg RA, Hemphill R, Abella BS, et al. Part 5: adult basic life support: 2010 American Heart Association guidelines for cardiopulmonary resuscitation and emergency cardiovascular care. Circulation. 2010;122(Suppl. 3):S685-705.
32. Colombo, CSSS, Papadakis, M and Ghorayeb N. Sudden Cardiac Arrest. In: Rocha Piedade S, Imhoff AB, Clatworthy M, Cohen M, Espregueira-Mendes J, editors. The Sports Medicine Physician [Internet]. 1st ed. Cham: Springer International Publishing; 2019. p. 413-28.
33. Borjesson M, Dugmore D, Mellwig KP, et al. Time for action regarding cardiovascular emergency care at sports arenas: A lesson from the Arena study. Eur Heart J. 2010;31(12):1438-41.
34. Ghorayeb N, Colombo CSS de S, Francisco RC, Garcia TG. Sudden Cardiac Death in Sports: Not a Fatality! Int J Cardiovasc Sci [Internet]. 2018.

CONCUSSÃO CEREBRAL

Jorge R. Pagura

INTRODUÇÃO

Durante muito tempo, a **concussão cerebral** não teve destaque e raramente estava presente nos livros de traumatismos e de neurologia, e não merecia mais de duas linhas para a sua definição. Na maioria deles, a concussão era considerada uma alteração funcional do cérebro da qual o paciente se recuperava plenamente e com rapidez.

Apesar do desenvolvimento tecnológico na área da medicina, como o desenvolvimento de tomógrafos computadorizados de última geração, utilizados na avaliação emergencial, ou até mesmo a ressonância magnética (RM) de rotina, usadas para controle evolutivo, os exames de imagem continuaram incapazes de detectar eventuais alterações nos quadros de concussão cerebral.

Sem alterações nítidas de imagem, a definição simplista sobre a concussão, de que seria apenas um trauma sem maior significado para muitos, persistiu até pouco tempo, o que faz esse tipo de traumatismo ser um verdadeiro inimigo oculto.

Isso ocorre porque, apesar de não requerer tratamento emergencial, com base nos exames de imagem, a evolução desta é normalmente negligenciada, e, por esse fato, uma série de alterações cognitivas, comportamentais, do sono e até mesmo físicas podem ocorrer em muitos casos, comprometendo o rendimento – seja no esporte, no trabalho, na escola e até nas relações do cotidiano, sem que haja a percepção de sua relação com um trauma recente considerado inocente e sem importância.

Além disso, pode deixar em segundo plano, e sem a devida importância, a chamada síndrome do segundo impacto, que se constitui na ocorrência de um novo trauma antes da recuperação total do cérebro, situação que pode se tornar extremamente grave. É o que pode comumente ocorrer durante a prática de esportes em que exista contato físico, como o futebol.

Hoje temos cada vez mais atletas do que craques. O vigor e a capacidade física dos jogadores aumentam dia a dia, e a chamada bola aérea se tornou uma jogada importante durante uma partida de futebol. A soma desses fatores faz com que, cada vez mais, tenhamos traumatismos cranianos durante uma partida de futebol.

Embora vários tipos de contato possam ocorrer, o contato entre os jogadores, cabeça × cabeça, é o mais frequente meio de concussão durante uma partida de futebol, tanto no sexo masculino como no feminino.

Nos campeonatos colegiais femininos, realizados nos Estados Unidos, verificou-se uma predominância de concussão entre as mulheres de 1,9 a 0,6 por 1.000 exposições relatadas no jogo.[1]

No Campeonato brasileiro de futebol, das séries A e B, o traumatismo na cabeça foi a segunda lesão mais frequentemente observada, ficando atrás apenas das lesões musculares.[2]

Esse inimigo oculto permanece, pois os métodos auxiliares não são utilizados rotineiramente ou por se tratarem de exames de alto custo e pouca disponibilidade, como a ressonância magnética funcional, o PET-Scan e a tractografia, ou até por desconhecimento de avaliações mais simples, porém efetivas, como os testes computadorizados.[3]

DEFINIÇÕES E EVOLUÇÃO

Ainda nos dias de hoje, existe muita confusão entre médicos não especialistas e outros integrantes das áreas da saúde e educação, assim como leigos, quanto à definição de concussão, traumatismo craniano, traumatismo cranioencefálico e contusão cerebral.

É muito importante sabermos as diferenças entre esses termos, pois esse conhecimento será determinante na hora de agirmos diante de um caso real que necessite de nossa ajuda. O termo "concussão" refere-se a uma alteração no estado mental, acompanhada por um breve período de amnésia provocada por forças biomecânicas externas, transmitidas ao cérebro de forma direta ou indireta.

Isso quer dizer que, se for direta, estamos falando de um traumatismo diretamente na cabeça e, se for indireta, trata-se do fenômeno de desaceleração do cérebro dentro da caixa óssea da cabeça, chamada de caixa craniana (Fig. 10-1).

Os critérios para definir esse tipo de traumatismo craniano, estabelecidos pelo Grupo de

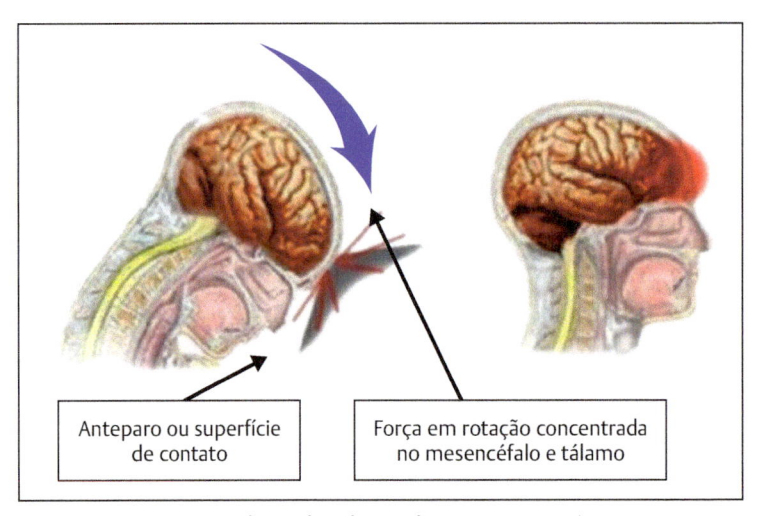

Fig. 10-1 Movimentação do cérebro dentro da caixa craniana. (Fonte: Pagura JR, Anghinah R. Concussão Cerebral: Mais do que uma simples batida na cabeça. 2016.)

Anteparo ou superfície de contato

Força em rotação concentrada no mesencéfalo e tálamo

Concussão no Esporte, durante a 5ª Conferencia Internacional, realizada em Berlim, em 2016, são quatro:[4]

1. Trauma direto ou indireto com a força transmitida para a cabeça.
2. Sintomas rápidos e reversíveis.
3. Exames de imagem convencionais negativos.
4. Pode haver ou não perda de consciência.

Numa definição mais concisa podemos considerar a concussão como "sintomas imediatos e transitórios de uma lesão cerebral traumática".[5]

Um dos aspectos mais importantes para não se deixar de realizar o diagnóstico de concussão é o fato de que, para caracterizarmos uma concussão, não é necessário haver perda de consciência, mas em algumas situações podemos nos deparar com quadros em que a perda transitória da consciência ocorra.

Como cerca de 75% das concussões não apresentam perda de consciência, muitas vezes são consideradas como ocorrência de pouca importância, até por muitos profissionais de saúde.

Esse desconhecimento pode acarretar consideráveis prejuízos para o paciente/atleta.

A neurologia e a neurociência explicam que a breve perda de consciência que pode ocorrer após uma concussão é o resultado da ação de forças de rotação sobre uma região do sistema nervoso central, que se localiza entre o mesencéfalo superior e o tálamo (Fig. 10-1). Isso causa uma interrupção transitória do funcionamento dos neurônios reticulares, que são responsáveis por manter o indivíduo acordado, ou seja, em estado de alerta.[2]

TRAUMATISMO CRANIANO, CRANIOENCEFÁLICO E CONTUSÃO CEREBRAL

O traumatismo craniano em sentido restrito é a batida que atinge a camada externa da cabeça, constituída pelo couro cabeludo, tecido subcutâneo, fáscia subgaleal e calota óssea.

O traumatismo cranioencefálico (TCE) é provocado por uma força mecânica externa aguda. Em consequência à ação dessa força, há uma lesão no encéfalo, daí o nome de traumatismo cranioencefálico, que pode levar a um prejuízo, temporário ou permanente, nas funções cognitiva, física e psicossocial, com diminuição ou alteração do estado de consciência.

Já a contusão é uma lesão cerebral que leva ao sangramento e ao inchaço ao redor da área onde houve trauma. Pode ocorrer ou não em conjunto com uma fratura do crânio e hematomas, o que significa que nem toda fratura craniana obrigatoriamente leva a lesão encefálica, assim como nem toda lesão encefálica por contusão apresenta fratura craniana.

Nem toda batida na cabeça é uma concussão. Para que seja considerada uma concussão é necessário que a pessoa apresente alguns sintomas, como estreitamento de consciência, que pode se manifestar como confusão mental, problemas de memória, tontura, dor de cabeça ou perda de consciência.

Quando há qualquer perda de consciência, por qualquer período, podemos dizer que a concussão é mais grave.

A primeira preocupação é que a força do impacto possa ter causado lesões mais graves, como uma hemorragia ou contusão cerebral, apesar de essas lesões não serem frequentes.[6]

Geralmente, a tomografia computadorizada (TC) da cabeça é normal.[7] Isso significa que não há nada a ser operado, porém o paciente precisa ser tratado.

Nem sempre a concussão é algo simples. Muitas vezes, as pessoas que sofreram concussão passam a apresentar a síndrome pós-concussão. Ela consiste em um conjunto de sintomas, por vezes incapacitantes, principalmente dor de cabeça, tontura, insônia e dificuldade de concentração, nos dias e semanas seguintes à concussão. A frequência dessas desordens não é clara. A incidência de dor de cabeça e tontura pode ser tão alta quanto 90% em 1 mês. Além disso, cerca de 25% dos indivíduos que sofreram uma concussão podem apresentar cefaleia ainda em um ano ou mais após o trauma.[6]

A quantidade de pessoas que ficam com problemas de memória pode chegar a 59%. Os sintomas podem persistir por meses ou anos. A dificuldade de concentração pode ser demonstrada mediante testes neuropsicológicos.

Sintomas como ansiedade e depressão são relatados por mais de um terço dos pacientes com sintomas pós-concussão persistentes, mas muitas vezes é difícil estabelecer se essas queixas psicológicas já estavam presentes antes da lesão. Os sintomas podem persistir por meses ou anos.[8,9]

Atualmente, sabemos que lesões significativas podem ocorrer, mesmo sem haver perda total da consciência. Tais alterações da consciência podem variar, desde uma pequena desorientação ou confusão mental até amnésia e perda de consciência por vários minutos.

Portanto, a avaliação por profissionais habilitados para o manejo dos quadros de concussão deve ser realizada sempre que possível.

FISIOPATOLOGIA DA CONCUSSÃO

Quando o deslocamento do cérebro se dá durante uma concussão cerebral, desencadeia-se uma importante e complexa cascata inflamatória, em que ocorre uma despolarização neuronal, com a liberação de neurotransmissores, culminando com aumento da bomba de potássio, hiperglicólise e acúmulo de lactato.

Nessa sequência, existe uma disfunção mitocondrial, com sequestro e influxo de cálcio e grande diminuição da produção de ATP. Há, nesse momento, inchaço axonal com ativação enzimática e apoptose da célula nervosa.

As modificações metabólicas e fisiológicas que ocorrem na concussão são responsáveis também por alterações do sistema nervoso autônomo e pelo controle do fluxo sanguíneo cerebral.[7]

Nessa situação, o cérebro apresenta instabilidade funcional, e um novo traumatismo, mesmo que de intensidade menor, num espaço entre duas e seis horas, pode levar à chamada síndrome do 2º impacto e gerar gravíssimas complicações ao atleta.

Por esse motivo é obrigatória a retirada de atletas com quadro de concussão cerebral.

A manutenção de um atleta com as alterações funcionais descritas anteriormente, além do risco à saúde já citado, não trará benefícios técnicos, visto que o atleta, pós-concussão, tem prejudicados o seu tempo de reação simples, o tempo de reação de escolha, a visão periférica, a resistência física, além da compreensão das orientações técnicas e a leitura do jogo.

Outra grave complicação, em longo prazo, é o desenvolvimento da encefalopatia traumática crônica, que é uma doença degenerativa em que o trauma craniano repetitivo, principalmente em cérebros não funcionalmente recuperados, está implicado como o principal fator causador ou desencadeante da doença.[9]

ABORDAGEM E SEGUIMENTO NA CONCUSSÃO CEREBRAL

Em uma competição esportiva, como um jogo de futebol, é comum que, após um traumatismo na cabeça em que não ocorra perda de consciência, o jogador fique desorientado por cerca de um a dois minutos, perguntando onde e contra quem está jogando, muitas vezes de forma repetida. Como rapidamente pode voltar ao normal, acaba por retornar à partida, sem que o quadro de concussão possa ser percebido pelo médico da equipe.

Ao chegar ao vestiário ou à casa, relata dor de cabeça. Essa é uma situação muito perigosa. O fato de o atleta, após a concussão, ter voltado imediatamente ao jogo o colocou em risco, pois um novo trauma poderia desencadear a síndrome do 2º impacto; nos casos em que há má evolução, a concussão piora brutalmente, podendo levar a déficits neurológicos permanentes ou, em casos mais dramáticos, até à morte (Fig. 10-2).

O atleta deve ser levado ao hospital de imediato se vir a sofrer uma concussão e ficar inconsciente ou apresentar sintomas como: convulsão, tontura, dor de cabeça intensa ou com piora, vômitos, grande irritabilidade ou comportamento anormal, fala "arrastada", sonolência excessiva e anormal, pupilas com tamanhos diferentes ou relato de visão dupla, mancha de sangue no branco dos olhos, dificuldade para reconhecer os atletas ou membros da Comissão Técnica ou confusão mental, palidez excessiva que dure mais de uma hora, zumbido ou fraqueza nos braços ou nas pernas.

Quando não houver perda de consciência ou qualquer dos sintomas relatados anteriormente, que, em geral, estão associados a quadros mais graves, o atleta deve ser reavaliado no vestiário com implementação de testes cognitivos e, preferencialmente,

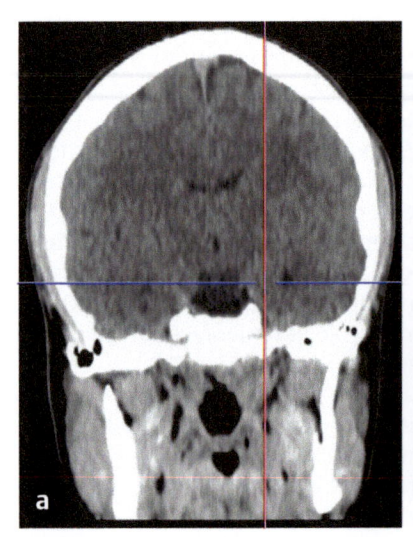

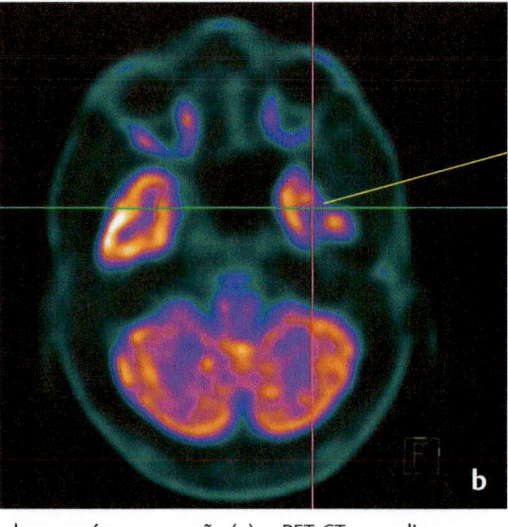

Fig. 10-2 Tomografia de crânio normal quatro horas após a concussão (**a**); e PET-CT com glicose marcada, mostrando hipometabolismo da glicose em região temporal esquerda (**b**). (Fonte: Arquivo pessoal do autor.)

realizar-se uma TC. Caso o exame se encontre normal, pode ser liberado, porém com a recomendação de vigilância nas 24 horas subsequentes, não devendo permanecer sozinho.

O ideal é que o atendimento hospitalar seja realizado preferencialmente por um neurocirurgião. Na sua ausência, o neurologista clínico deve ser acionado. Se no hospital não houver um neurologista, um clínico ou cirurgião especializado em trauma deve ser acionado.

Uma das maiores preocupações após uma concussão é verificar se esse quadro está associado a um trauma mais grave, como uma hemorragia. Para isso, é importante realizar uma TC de crânio sem contraste. Esse é o exame de escolha pelo qual se obtêm imagens do cérebro em poucos minutos, sendo adequado para verificar a ocorrência de hemorragias intracranianas ou contusões que requeiram tratamento cirúrgico emergencial.

Se a TC de crânio for normal, o quadro clínico for sugestivo de concussão e o indivíduo estiver muito sintomático, a indicação é seguir a investigação realizando-se uma RM de crânio com difusão. Normalmente, nos casos de concussão, a RM com as sequencias normalmente utilizadas pode não mostrar alterações.

Outros exames mais específicos poderão ser realizados, mas requerem centros que os disponibilizem, como o PET-CT com glicose marcada ou a ressonância com tractografia. Porém, estes não são utilizados de rotina, podendo ser feitos nos casos de persistência de sintomas importantes e, muitas vezes, incapacitantes para a realização de atividades.[3]

É importante ressaltar que o exame essencial é a TC de crânio, que, associada ao quadro clínico do paciente, já dará boas condições para tomada de decisão do médico assistente quanto ao diagnóstico e à conduta. Os demais exames relatados são importantes para o refinamento diagnóstico, principalmente quando os sintomas permanecem presentes por um período prolongado.

É obrigatória, associada aos exames de imagem, uma avaliação rápida, na urgência, do estado cognitivo e neurológico do paciente, que é feita pelo próprio médico, aplicando as escalas e testes padronizados.

O SCAT 5, instrumento que combina sinais e sintomas com avaliação cognitiva, é o mais utilizado atualmente.[4]

Passado o momento da urgência, essas avaliações cognitivas deverão ser realizadas de forma mais ampla e aprofundada por meio de métodos tradicionais e ainda, se disponível, ser complementadas por testes computadorizados.

Em relação aos traumas que ocorrem no futebol ou em outros esportes, seu mecanismo de impacto pode ser visualizado diretamente ou através de vídeo. Esse mecanismo deve ser muito bem avaliado, para a definição da necessidade de internação hospitalar ou a decisão do acompanhamento domiciliar, após minuciosa avaliação clínica, exames de imagem e testes cognitivos.

A escala de coma de Glasgow (EG) (Quadro 10-1) define o nível de consciência mediante a observação do comportamento do paciente, com base em um valor numérico, e proporciona uma abordagem padronizada e universal para se monitorar e analisar os achados da avaliação neurológica. É um instrumento clínico com grande valor preditivo e sensibilidade para avaliar pacientes com alterações do nível de consciência em serviços de emergência. Ela avalia a reatividade do paciente em três parâmetros: abertura ocular, reação motora e resposta verbal. Cada componente dos três parâmetros recebe uma

Quadro 10-1 A escala de coma de Glasgow

	Variáveis	Escore
Abertura ocular	Espontânea	4
	À voz (comando verbal)	3
	À dor	2
	Ausente	1
	Não testável (NT) – em pacientes com edema ou hematoma que impossibilita a abertura dos olhos	
Melhor resposta verbal	Orientado	5
	Confuso	4
	Palavras inapropriadas	3
	Palavra ou sons incompreensivos	2
	Sem resposta	1
	Não testável (NT) – em pacientes intubados	
Resposta motora	Obedece a comandos	6
	Localiza a dor	5
	Movimento de retirada à dor	4
	Flexão anormal	3
	Extensão anormal	2
	Nenhuma resposta	1

Adaptada de: Teasdale G, Jennett BTB. Assessment of coma anda impaired consciousness. A Practical Scale. Lancet 1974;2:81-4.

pontuação. O escore varia de 3 (menor) a 15 (maior). Pacientes com escore 15 apresentam nível de consciência normal. Pacientes com escores inferiores a 8 são considerados em coma, representando estado de extrema urgência.

Os atletas com trauma de baixo impacto, sem perda de consciência e que apresentem escore 15 na EG, com exames neurológico e de imagem normais podem ser observados por duas horas e dispensados, com a recomendação de não permanecerem sozinhos nas primeiras 12 horas.

É importante informar ao acompanhante a lista detalhada dos sintomas que devem fazer com que o atleta retorne imediatamente ao hospital, incluindo dor de cabeça com piora, vômitos repetidos, sonolência, lentidão, saída de líquido do nariz ou do ouvido (que podem representar uma fístula de líquido cefalorraquidiano. Os pacientes com escore 13 ou 14 na EG devem ser admitidos para observação, por período de 12 horas, e novas avaliações. Se houver piora dos sintomas gerais ou do exame neurológico, pode ser necessária a repetição da TC. Os pacientes com escore inferior a 13 na EG devem ser admitidos na internação.

Recomenda-se, geralmente, que o paciente não retome suas atividades normais até que esteja livre de dor de cabeça, tontura ou quaisquer outros sintomas apresentados. Se o paciente pratica esportes, é importante que ele retorne à prática esportiva de forma gradual e somente após o desaparecimento dos sintomas, para evitar a síndrome do segundo impacto. Sabe-se que, com as alterações de certas funções cerebrais, aumenta a chance de ocorrer outro episódio de concussão em sequência. É consenso que não se deve voltar aos esportes no mesmo dia do traumatismo e tampouco no dia seguinte, ainda que a pessoa não apresente sintomas. Os testes computadorizados sequenciais poderão demonstrar de forma mais efetiva a recuperação cognitiva.[10]

RETORNO ÀS ATIVIDADES

Para responder essa pergunta, precisamos nos lembrar que o quadro pós-concussão cerebral se manifesta de forma diferente, dependendo de cada indivíduo. Portanto, o tempo de recuperação também pode variar de minutos a dias e, em alguns casos, até meses, podendo passar de um ano. Alertamos que em alguns casos, felizmente a minoria, poderá haver déficits permanentes.[2]

Quatro grandes princípios devem ser respeitados em uma concussão cerebral:

1. Nunca realize atividades com risco de trauma de cabeça no mesmo dia e, preferencialmente, nem na mesma semana em que tiver sofrido uma concussão cerebral.
2. A concussão cerebral tende a se resolver de forma gradativa. Assim, se houver piora do quadro, o médico deve reavaliar o paciente. Existem problemas mais graves relacionados ao trauma de cabeça que podem ter início alguns dias após a ocorrência.
3. Deve-se aguardar que o cérebro se recupere completamente antes de se "arriscar" a ter um novo trauma na cabeça.
4. É importante aguardar o tempo necessário para cada etapa da recuperação, a fim de que o cérebro possa desempenhar novamente suas funções normais.

Com base no Consenso sobre Concussao Cerebral, realizado em Zurich (Suíça), pela FIFA, e no Consenso de Concussão no Esporte realizado em Berlim, em 2016, foram definidas 5 fases/etapas básicas da recuperação após a concussão para retomada plena das atividades esportivas:

- Fase I: repouso físico e cognitivo.
  - Objetivo: recuperação.
- Fase II: exercícios aeróbicos leves.
  - Objetivo: aumento progressivo da frequência cardíaca (FC).
- Fase III: exercícios aeróbicos no campo.
  - Objetivo: readaptação ao local normal de treinamento.

- Fase IV: treino com bola sem contato.
  - Objetivo: readaptação ao esporte praticado.
- Fase V: treino com contato pleno.
  - Objetivo: *restaurar a confiança para retorno.* Em todas as fases, o atleta deverá estar assintomático, e a progressão de fases deverá ser autorizada pelo médico da equipe ou médico assistente. Lembramos, também, que a Fase I deve começar, no mínimo, após um dia de repouso relativo da data da concussão cerebral.

Sempre que uma atividade cognitiva ou física gerar qualquer um dos sintomas descritos anteriormente, ou exacerbar qualquer um dos sintomas que o atleta tenha, é preciso dar um passo atrás e exigir menos do cérebro. Caso isso não ocorra, o atleta pode progredir lentamente e aumentar a intensidade das suas atividades, até ser considerado apto para o retorno sem restrições.

Na maioria dos casos de concussão cerebral, os sintomas se resolvem espontaneamente em até 10 dias. Em 10 a 15% dos casos, os sintomas permanecerão por um período maior. Nestes últimos, é importante uma avaliação por profissional especializado em concussão. Em grande parcela dos casos, os sintomas remanescentes poderão estar relacionados a outras patologias e necessitarão de uma abordagem multidisciplinar, incluindo medicamentos específicos para tratamento dos sintomas remanescentes.

Uma boa estratégia para o retorno é a utilização dos testes computadorizados não só para a verificação de um padrão basal, mas também para o acompanhamento evolutivo em casos de concussão.[9] Nesses casos, funções cognitivas importantes podem ser sequencialmente monitoradas, demonstrando a recuperação funcional do cérebro.

O gráfico, na Figura 10-3, se refere a um paciente do programa de controle e acompanhamento de concussão cerebral.

Um estudo recente envolvendo atletas de Rugby, de 2017 a 2019, analisou a presença, na saliva dos atletas, de partículas de RNA, do sistema nervoso central, sequenciadas pelo sistema NGS *(Next Generation Sequency)*, para o diagnóstico de concussão cerebral.[4] Sua utilização ainda está sendo analisada em estudos experimentais.

FUTEBOL – MODIFICAÇÃO DE REGRAS

No futebol, finalmente, a concussão tem sido objeto de discussão e de algumas alterações nas regras do esporte.

Após a constatação que a maior parte dos traumas de cabeça ocorria nas disputas aéreas, com o choque do cotovelo contra a cabeça do atleta adversário, ficou estabelecido que seriam punidos severamente com cartões, inclusive com expulsão do jogo, os atletas que saltassem para a disputa com os cotovelos erguidos acima da linha dos ombros e passando a linha das costas, para trás.

Outra mudança refere-se ao tempo de avaliação pela equipe médica dos jogadores durante a partida, em caso de suspeita de concussão. Desde 2015, atletas vítimas de trauma de cabeça ou suspeita de concussão, independente da sua posição, dispõem de três minutos para serem avaliados. Para que isso

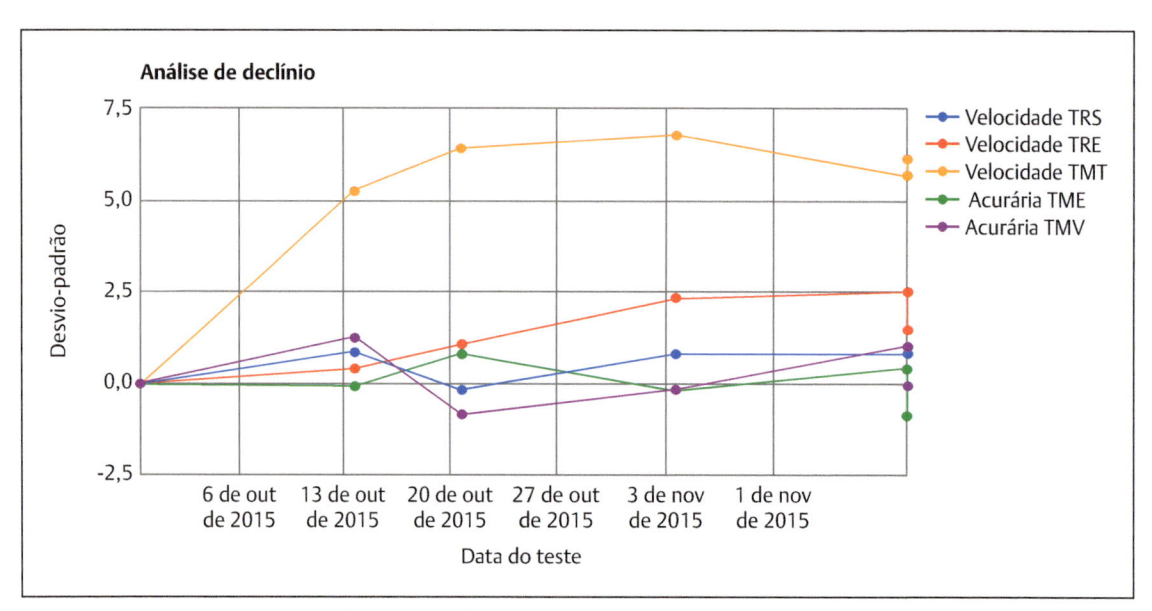

Fig. 10-3 Exemplo de um paciente, do programa de controle e acompanhamento de concussão cerebral, com as curvas sequenciais da evolução cognitiva. É possível notar a melhora da velocidade de processamento de informação e atenção (curvas amarela e vermelha) após treinamento. Essas funções estavam comprometidas e eram relacionadas às suas principais queixas nas atividades cotidianas. (Fonte: Arquivo pessoal do autor.)

ocorra, o médico deverá identificar o trauma e sinalizar ao árbitro com a solicitação para adentrar rapidamente o campo de jogo, por estar diante de uma possível concussão. O médico também está autorizado a entrar imediatamente nos gramados, mesmo sem a permissão do árbitro, caso identifique um trauma na cabeça que julgue grave. Anteriormente, esse procedimento só era possível em caso de suspeita de parada cardíaca.

No futebol inglês, qualquer constatação de perda de consciência, por mais breve que seja, obriga o árbitro a solicitar ao médico do clube a retirada do atleta da partida.

A FIFA também recomenda que todos os atletas diagnosticados com concussão só retornem às suas atividades, no mínimo, após seis dias, podendo esse período ser prorrogado se o médico que assiste o jogador assim determinar. Nos Estados Unidos, atletas com menos de 10 anos de idade estão proibidos, desde janeiro de 2016, de realizar cabeceios, e atletas entre 11 e 13 anos têm ações com o uso da cabeça limitadas. Tais regras não tiveram sua origem em pesquisas, mas sim na preocupação dos pais em relação a expor seus filhos a uma possível concussão. Foi deles a opção para que se adotasse essa mudança. Algumas dessas reivindicações foram transformadas em leis.

Observamos, porém, que até o momento não existem comprovações de que tal gesto esportivo provoque concussão ou subconcussão, porém devemos atentar para o fato da concussão não ser causada apenas pela força do impacto (quanto mais forte o impacto, maior o risco), mas também pelo mecanismo de aceleração e desaceleração do cérebro dentro do crânio (ossos da cabeça). Portanto, traumas leves também podem causar concussões.

Um possível caminho futuro talvez seja controlar o número de cabeceios nos treinamentos, preparando, assim, os atletas para o gesto esportivo, mas diminuindo seu tempo de exposição e risco de "acúmulo" da lesão.

Em dezembro de 2020, a IFAB (International Football Association Board), após várias contribuições, aprovou, em caráter experimental, a possibilidade de uma substituição extra, além das normalmente permitidas, em casos comprovados de concussão cerebral. Pela primeira vez, foi oficialmente autorizada a sua utilização no Campeonato Mundial de Clubes da FIFA, no Catar, em fevereiro de 2021.

Nesses casos, após a avaliação pelo teste SCAT 5, o médico do clube poderá solicitar ao árbitro a substituição extra do atleta que sofreu uma concussão cerebral. Essa solicitação deverá ser comprovada pelos dados dos testes realizados. Essa regra foi utilizada pela primeira vez na partida entre as equipes do Tigres (México) e do Ulsan Hiunday, realizada no dia 04 de fevereiro de 2021, quando um atleta da equipe do Tigres, após sofrer uma concussão cerebral, foi substituído sem prejuízo das substituições regulamentares.

Provavelmente, essa nova regra, que proporcionará uma importante proteção à saúde dos atletas, sem prejuízo da parte técnica, deverá ser publicada, em breve, no livro de regras da IFAB.

Trata-se de um grande avanço, que poderá ser implementado com a presença e decisão de um futuro médico do jogo, que, fazendo uso da tecnologia atualmente aplicada, com a utilização do VAR (*Video Assistent Referee*), poderá informar ao médico dos clubes a suspeita de que um atleta possa ter sofrido uma concussão que, eventualmente, tenha passado despercebida durante o jogo, ou dar maiores informações sobre o tipo e a magnitude do impacto ocorrido.

QUAL SERIA UM PROGRAMA IDEAL PARA CONTROLE DE CONCUSSÃO CEREBRAL NO ESPORTE?

Durante a prática esportiva, estamos expostos tanto a inúmeros benefícios à saúde quanto a malefícios, especialmente quando falamos de esportes de alto rendimento, nos quais o atleta é levado ao limite em cada treino e competição. A fim de obtermos o rendimento máximo, nos mais amplos sentidos, precisamos de planejamento que irá guiar inúmeros cuidados: tipo de treinamento, repetição dos treinos, quantidade de competições, repouso adequado, alimentação e hidratação ideais etc. A prevenção e o diagnóstico da concussão cerebral, assim como de outras doenças e lesões, não é diferente. Para alcançarmos o ideal no cuidado com a doença, precisamos planejar sua prevenção, perceber sua ocorrência, atendê-la de forma adequada, afastar o esportista de sua atividade e devolvê-lo à sua atividade de forma progressiva controlada, minimizando o risco à sua saúde e o prejuízo no seu desempenho. O primeiro passo deveria acontecer antes dos treinos ou competições, com a avaliação pré-participação. Nessa avaliação, além de buscarmos qualquer alteração na saúde do indivíduo, procuramos também determinar qual é o perfil cognitivo "basal" de cada atleta, com a utilização de ferramentas clínicas, como o SCAT5. Essa metodologia, quando aplicada corretamente, nos fornece uma série de informações antes de o trauma ocorrer, como: estado clínico atual do atleta (sintomas), histórico de lesões prévias, aspectos cognitivos de orientação, memória imediata, memória tardia, concentração, coordenação e equilíbrio, além da educação sobre o tema. Ele proporciona uma avaliação padronizada de sinais e sintomas clínicos de concussão cerebral, porém com um viés subjetivo não desprezível. Os testes cognitivos computadorizados constituem outro tipo de avaliação altamente recomendado. Existem inúmeros deles no mercado nacional e internacional.

Analisando-os superficialmente, o que eles fazem é "condensar" longas avaliações cognitivas tradicionais de "papel e caneta" em testes computadorizados padronizados, objetivos, rápidos, facilmente aplicáveis e muitas vezes com padrão lúdico. Por meio deles, podemos obter qualitativa e quantitativamente valores de memória verbal, memória visual, memória tardia, memória imediata, reação simples (reflexo), reação de escolha (reflexo e decisão), velocidade de processamento visual e motor, entre outros. Com eles, podemos estabelecer valores numéricos para cada indivíduo, como uma verdadeira fotografia cognitiva, que nos servirá de base de referência para análise de qualquer lesão futura. Esses testes cognitivos computadorizados têm ampla comprovação científica. Inúmeros estudos, que se iniciaram em torno do ano de 2008, mostram que eles têm duas características muito importantes:

1. São muito **estáveis**. Isso significa que a memória, o tempo de reação e a velocidade de processamento mental podem ser quantificados e não se alteram de uma forma muito significativa ao longo do tempo.
2. São **sensíveis a mudanças sutis**. Dessa forma, mesmo concussões leves, que afetam de forma sutil a função cognitiva, podem gerar alterações na pontuação do indivíduo nos testes.[12]

No caso de um traumatismo craniano, devemos lembrar que a concussão é um diagnóstico de exclusão, portanto lesões estruturais mais graves devem ser descartadas. Lembramos também que, mesmo que existam lesões estruturais mais graves, a pessoa também pode ter uma concussão, que muitas vezes só virá à tona em um segundo momento, após a resolução ou cura da lesão estrutural mais grave. Mantendo essa informação em mente e entendendo que cada esporte tem uma regra específica, podemos sugerir como proceder na avaliação imediata da concussão, assim como decidir se o atleta deve ou não continuar na partida.

Durante a prática dos esportes, a suspeita da presença de concussão pode ocorrer com a visualização da ocorrência de um trauma de cabeça ou trauma no corpo que cause um movimento de aceleração e desaceleração súbito na cabeça, ou, ainda, podemos perceber atitudes ou sinais de que o atleta tem uma concussão. Estes são, por vezes, sutis, mas não deixam de ser importantes, e podemos citar: lentidão para o atleta se levantar após um trauma, alteração de equilíbrio, diminuição da coordenação motora, olhar vago, confusão, perda da leitura de jogo, segurar ou apertar a cabeça. Diante da suspeita de uma concussão, o atleta deve ser imediatamente avaliado pelo médico ou por uma equipe treinada, esses profissionais irão procurar sinais e sintomas da doença e realizar uma rápida avaliação da função da memória utilizando perguntas padronizadas e relativas ao esporte praticado.[4,6]

A utilização de ferramentas como parte do SCAT5, preconizada pela FIFA ou protocolos de reconhecimento utilizados por Confederações Esportivas serve como instrumento auxiliar importante, para identificar um quadro de concussão. Seu objetivo é ajudar na identificação e conduta imediata (retirar ou não retirar o atleta da partida) diante de uma concussão.[13]

Concluímos, então, por todas as considerações feitas, que a simples suspeita de uma concussão cerebral já é indicação suficientemente forte para retirar o atleta da sua atividade. Outro fator muito importante para a recuperação completa é obedecer às regras e fases de retorno às atividades, pois um retorno antecipado seguramente irá adicionar um risco injustificável para o atleta, que pode ter graves consequências em médio e longo prazos.

REFERÊNCIAS BIBLIOGRÁFICAS

1. Constock RD, Currie WD, Pierpoint LA, et al. An evidence-based discussion head the ball and concussions in high school soccer. JAMA Pediatr. 2015;169(9):830-837[PubMed].
2. McLeod VTC, Lewis J H, Whelihan K, Bacon CEW. Rest and Return to Activity Sport-Related Concussion: A Systematic Review of the Literature. J Athl Train. 2017;262-287.
3. Guenette JP, Shenton ME, Koerte IK. Image of Concussion in Youg Athletes. Neuroimaging Clin N Am. 2018;28(1):43-53.
4. Mccrory P, Meeuwisse W, Dvorak J, et al. Consensus statement on concussion in sport-the 5th internacional conference on concussion in sport in Berlim 2015. Br J Sports Med. 2016;51:838-847 [Pub Med].
5. Boden BP, Kirkendall DT, Garrett WP, Concussion incidence in elite soccer players. Am J Sports Med. 1998;238-241 [Pub Med].
6. Netto DC, Arliani GG, Thiele ES, et al. Prospective Evaluation of Injuries ocurred during the Brazilian Soccer Championship in 2016. Rev. Bras. Ortop. 2019;54:329-334.
7. Gizza CC, Hovda DA. The neurometabolic cascade of concussion. J Athl Train. 2001;36(3):228-235.
8. Chertok G, Martin I. Psychological aspects of concussion recovery Int. J and Athl Ther Train. 2013; 8:7-9.
9. Tjarks BJ, Dorman JC, Valentine BD, et al. Comparisson and utility of King – Devick and ImPACT composite score in adolescente concussion patients. J Neurol Sci. 2013;334 (1-2):148-153 [Pub Med].
10. Pagura JR, Anghinah R. Concussão Cerebral: Mais do que uma simples batida na cabeça. 2016:21 a 56.
11. Di Pietro, et al. Unique diagnostic signatures of concussion in the saliva of male athletes: the Study of Concussion in Rugby Union through Micro RNAs (SCRUM). BJSM; PubMed articles.
12. Marar M, Mcilvain NM, Fields SK, Constock RD.Epidemiology of concussion among United States

high school athletes in 20 sports. Am J Sports Med. 2012;40(4):747-755 [Pub Med].
13. Meehan WP, d'Hemecourt P, Colins CI, Constock RD. Assessment and managment of sport-related concussion in United States high school. Am J Sports Med. 2013;37:2,3 [Pub Med].

LEITURA COMPLEMENTAR

Emery CA, Barlow K, Brooks BL, et al. A Systematic Review of Psychiatric Psychological and Behavioural Outcomes following Mild Traumatic Brain Injury in Childreen and Adolescents. Can J Psychiatry 2016; 61(5):259-69.

Hubertus V, Marklund N, Vajkoczy P. Management of Concussion in soccer Acta Neurochir. 2019;161(3):425-433.

Kutcher JS, Gizza CC. Sports Concussion Diagnosis and Management. Sports Neurology 2014; 1552-1569.

Mccrory P, Meuwissee WH, Aubry M, et al. Consensus statment on concussion in sport- the 4th Internacional Conference on Concussion in Sport- Zurich 2012. J Athl Train. 2013; 48-554-575[PubMed].

Vanitallie BT. Traumatic Brain Injury in collision sports: Possible mechanisms of transformation into chronic traumatic encephalopatie. Metabolism. 2019 [PubMed].

TRAUMATISMO RAQUIMEDULAR

Paolo Di Cicco Souto Maior

INTRODUÇÃO

O traumatismo raquimedular (TRM) é definido como uma lesão da medula espinhal, que gera déficit motor ou sensitivo de forma temporária ou permanente.[1] É causado, principalmente, por acidentes automobilísticos, agressões físicas e quedas, porém lesões da coluna relacionadas com o esporte constituem a quarta causa mais comum, correspondendo a aproximadamente 15% dos TRM.[2]

Os médicos e profissionais da área da saúde, que participam de qualquer evento esportivo, devem ter um conhecimento profundo dos princípios básicos no manejo do TRM, principalmente no *Field of Play* (FOP). É importante ter em mente que as lesões da coluna vertebral relacionadas com traumas esportivos são potencialmente graves, em decorrência do risco de lesão da medula espinhal, podendo levar a sequelas neurológicas devastadoras, e, portanto, devem ser tratadas com muito cuidado.[2,3]

EPIDEMIOLOGIA

O TRM afeta cerca de 600 mil norte-americanos ao ano. No Brasil, poucos estudos avaliaram a epidemiologia do TRM, mostrando uma incidência estimada de 16 a 26 por milhão de habitantes por ano.[4] É mais comum em homens (79,8%).[1]

As lesões graves da coluna vertebral podem ocorrer durante a prática de quase todas as modalidades esportivas, sejam elas esportes de contato ou não, como futebol americano, esqui, rúgbi, hóquei, mergulho e ginástica.[3,5,6] Cerca de 49% de todas as lesões da coluna vertebral nos esportes de contato ocorrem na coluna cervical,[7] por isso serão o objetivo deste capítulo.

As iniciativas de prevenção por meio dos avanços nos equipamentos de proteção individual (EPI) e mudanças de regras têm diminuído a incidência das lesões medulares relacionadas com o esporte a partir da década de 1970.[8]

CLASSIFICAÇÃO DAS LESÕES MEDULARES NO ATLETA[9]

Lesões do Tipo I

Lesão medular permanente podendo ser completa ou incompleta. A gravidade das síndromes medulares é classificada de acordo com a escala da presente no American Spinal Injury Association (ASIA) presente no Quadro 11-1.

Lesão Completa

O paciente não apresenta qualquer função motora ou sensitiva abaixo do nível da lesão. Cerca de 3% dos pacientes com lesões completas no exame inicial desenvolverão alguma recuperação da função motora ou sensitiva em 24 horas. Após um período de 72 horas, as chances de recuperação são mínimas.[10] ASIA grau A.

Quadro 11-1 Tabela de Deficiência da American Spinal Injury Association (ASIA)

Classificação	Descrição
A - Completo	Nenhuma função motora ou sensorial preservada
B - Incompleto	Função sensorial, mas sem função motora preservada abaixo do nível neurológico (inclui segmentos sacrais S4-5)
C - Incompleto	Função motora preservada abaixo do nível neurológico (mais da metade dos músculos principais abaixo do nível neurológico tem um grau de força muscular < 3)
D - Incompleto	Função motora preservada abaixo do nível neurológico (mais da metade dos músculos principais abaixo do nível neurológico tem um grau de força muscular ≥ 3)
E - Normal	Função sensorial e motora normal

Lesões Medulares Incompletas

O paciente apresenta alguma função motora ou sensitiva residual. Alguns sinais que sugerem lesão incompleta são sensação ou movimento voluntário nas extremidades dos membros superiores ou inferiores (Quadro 11-2).[1,10] ASIA graus de B ao D.

Diagnóstico

O exame neurológico deve ser realizado em todo atleta com suspeita de TRM, com avaliação da força muscular e da sensibilidade nos quatro membros. A força muscular deve ser graduada de acordo com a escala do Medical Research Council (Quadro 11-3). Devem ser realizados exames de imagem da coluna cervical, principalmente ressonância magnética (RM), para auxiliar no diagnóstico.[1,4]

Quadro 11-2 Síndromes Incompletas[1,10]

Síndromes Incompletas	Descrição
Síndrome Central da Medula	É o tipo mais comum. Normalmente ocorre por hiperextensão cervical, com déficit motor desproporcionalmente maior nos membros superiores do que nos membros inferiores
Síndrome de Brown-Séquard	É uma hemissecção medular. Ocorrem perda da função motora, da propriocepção e da sensibilidade vibratória no dimídio ipsilateral à lesão, e perda da sensação de dor e temperatura contralateral
Síndrome da Artéria Espinhal Anterior	Lesão da artéria espinhal anterior levando a paraplegia ou tetraplegia se a lesão for acima de C7

Quadro 11-3 Graduação da Força Muscular do Medical Research Council

Grau	Descrição
0	Nenhum movimento, sem contração muscular
1	Contração muscular, sem movimento articular
2	Apresenta movimento articular, porém não vence a gravidade
3	Movimento vence a gravidade, porém não vence resistência
4	Movimento vence a gravidade, e vence alguma resistência
5	Força muscular normal

Tratamento

O uso de corticoide no tratamento das lesões medulares agudas é controverso. Após uma revisão sistemática, Fehlings et al.[11] concluíram que, quando iniciado dentro de 8 horas após a lesão, em alta dose (*bolus* de 30 mg/kg na admissão hospitalar, seguido por infusão de 5,4 mg/kg/h nas 23 horas seguintes), durante 24 horas, o succinato sódico de metilprednisolona confere um benefício na recuperação motora no longo prazo e deve ser considerado uma opção de tratamento. Novas drogas estão em estudo. O tratamento cirúrgico por descompressão medular tem-se mostrado benéfico, quando realizado nas primeiras 24 horas após a lesão.[12]

Retorno às Competições

Atletas com déficit neurológico, completo ou incompleto, é contraindicação absoluta para o retorno às competições.[13]

Lesões do Tipo II

São lesões temporárias que duram entre alguns segundos até várias horas. Normalmente apresentam déficits sensitivos, podendo ocorrer déficits motores leves associados (Quadro 11-4).

Ocorrem frequentemente entre os atletas de rúgbi e futebol americano, porém atletas do boxe, ginástica, hóquei e levantamento de peso também estão sob risco.[14]

Diagnóstico

Exames de imagem como RM são normais.[15] A eletroneuromiografia pode ajudar.[14]

Quadro 11-4 Principais Lesões do Tipo II[9,10]

Tipo de Lesão	Características
Quadriparesia Transitória (Também conhecida como neuropraxia da medula cervical, síndrome das mãos em queimação e concussão medular)	Episódio de alteração neurológica transitória. Pode ou não estar associado a sintomas motores de fraqueza ou paralisia completa e sintomas sensitivos, como dormência, formigamento e queimação. Envolve todas as 4 extremidades em 80% dos casos
Stingers ou Ferroadas	Lesão por tração das raízes nervosas cervicais ou do plexo braquial. Dor irradiada da região supraclavicular para o membro superior unilateral, em queimação ou ferroada. Pode ocorrer parestesia ou paresia no membro

Retorno às Competições

Atletas assintomáticos podem retornar às competições entre 2 e 4 semanas.[16] Os que apresentam mais de um episódio de quadriparesia transitória não devem retornar às competições. Atletas com estenose de canal vertebral congênita devem ser avaliados caso a caso.[7]

Lesões do Tipo III

Lesão pós-traumática, apenas com achados radiológicos, sem déficit neurológico.[9] Fraturas da coluna vertebral (Quadro 11-5),[3,17] luxação, lesão ligamentar e hérnias de disco intervertebral agudas são classificadas nesse grupo.[15]

Tratamento

O atleta deve ser imobilizado com colar cervical rígido e encaminhado para avaliação de um especialista o mais rápido possível e, assim, definir a necessidade de tratamento cirúrgico.[17]

Retorno as Competições

O Quadro 11-6 mostra as principais contraindicações para retorno dos atletas às competições.[18]

Conduta à Beira do Campo

O conceito de "tempo é medula" (*time is spine*) é um princípio fundamental no tratamento do TRM.[19] A conduta adequada no tratamento dos atletas com TRM é importante não apenas por causa dos sintomas clínicos, mas também em função do impacto em suas carreiras.[20]

O diagnóstico e o tratamento do TRM começam dentro do campo com a aplicação cuidadosa das técnicas avançadas de suporte à vida em trauma (ATLS), que inclui avaliação de vias aéreas, suporte respiratório e circulatório, junto com a imobilização da coluna cervical por meio de colar cervical rígido (Fig. 11-1) e prancha de transporte, o mais rápido possível.[1,2,19,21]

Se o atleta estiver acordado e consciente, devemos procurar por sinais e sintomas indicativos de TRM, como dor cervical, dor irradiada para os membros e alteração de força ou sensibilidade. Na presença de qualquer um desses sinais e sintomas, o atleta deve ser encaminhado ao Serviço de Emergência ou Centro de Trauma mais próximo.[2,3] Todo atleta inconsciente deve ser tratado como provável TRM, e, dessa maneira, também, deve-se realizar a estabilização adequada da coluna vertebral.[13]

Se a lesão cervical for excluída, o atleta pode ser auxiliado a se sentar no campo. Se estiver estável na posição sentada, o atleta pode ser ajudado a se levantar e, em seguida, ajudado a sair do campo para avaliação e observação minuciosa.[13]

Quadro 11-6 Principais Contraindicações para Retorno às Competições em Lesões do Tipo III[18]

Dor à mobilização cervical e/ou déficit neurológico (motor ou sensitivo) ao exame físico
Presença de mielopatia observada na ressonância magnética
Fusão cervical atlantoaxial (C1-C2)
Evidência radiográfica de uma lesão cervical instável
Fratura da coluna com evidência de deformidade cifótica no plano sagital ou anormalidade do plano coronal
Hérnia de disco sintomática
Artrodese da coluna cervical em três ou mais níveis

Quadro 11-5 Principais Fraturas no TRM[3,17]

Localização	Definição	Mecanismo do Trauma	Diagnóstico
Fratura de C1 (Fratura de Jefferson)	Fratura por explosão traumática da primeira vértebra cervical	Carga axial da coluna cervical (p. ex., após mergulho em águas rasas)	Dor cervical e restrição da amplitude de movimento cervical. Devem-se realizar radiografia e RM
Fratura de C2	Fratura da segunda vértebra cervical (pode ocorrer no processo odontoide ou no corpo vertebral). Pode incluir fratura de *pars* bilateral e espondilolistese de C2 sobre C3 (fratura do enforcado)	Hiperflexão (na maioria dos casos) ou hiperextensão cervical	Dor cervical intensa localizada após hiperextensão com ou sem déficits neurológicos; pode ter fraqueza e/ou dormência em membros. Devem-se realizar radiografia e RM
Fraturas em explosão (C3 a C7)	Fraturas que acometem um ou ambos os platôs vertebrais, com lesão do muro posterior de qualquer uma das vértebras de C3 a C7	Carga axial	Dor cervical. Se houver fragmento ósseo dentro do canal medular, pode levar a déficit neurológico. Devem-se realizar radiografia e RM

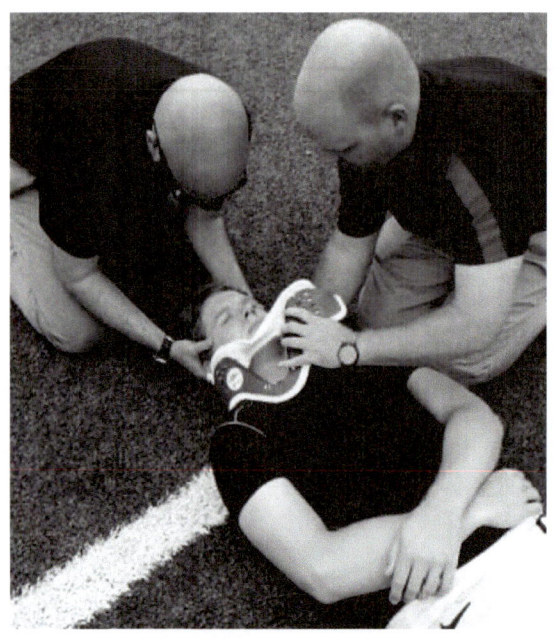

Fig. 11-1 A imobilização com colar cervical rígido deve ser realizada se houver suspeita de lesão da coluna cervical. Um socorrista estabiliza a cabeça e a coluna cervical com as mãos enquanto o segundo socorrista coloca o colar cervical no atleta.[21]

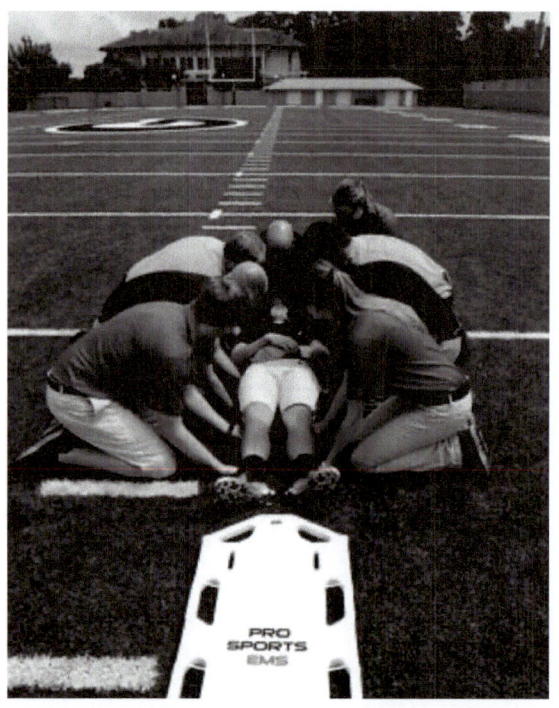

Fig. 11-2 Técnica de *lift-and-slide* para um atleta em posição supina. Necessita de ao menos oito socorristas. O atleta é levantado em bloco com o deslizamento da prancha por baixo dele. Um socorrista fica posicionado na cabeça, para estabilização manual da cabeça e da coluna cervical. Três socorristas se posicionam de cada lado do atleta ajoelhando-se no tórax, pelve e pernas para auxiliar na elevação. O atleta é então levantado cerca de 15 cm acima do solo, e, nesse momento, o oitavo socorrista desliza a prancha longa abaixo do atleta a partir da extremidade do pé. Uma vez que a prancha está na posição, o atleta é abaixado cuidadosamente seguindo os comandos do socorrista posicionado na cabeça.[21]

Caso haja necessidade de retirar o atleta de campo imobilizado na prancha rígida, duas técnicas são frequentemente utilizadas: rolamento em bloco (RB) e a técnica conhecida como *lift-and-slide* (L&S) (Fig. 11-2) que consiste no levantamento do atleta em bloco com o deslizamento da prancha por baixo dele.[21]

Quando o atleta estiver em decúbito dorsal, a técnica de L&S mostra-se mais segura do que o RB por apresentar menor taxa de mobilização da coluna vertebral e menor risco de lesão neurológica.[5,22,23] Se o atleta estiver em decúbito ventral, a técnica de rolamento em bloco deve ser realizada na transferência do atleta para a prancha rígida[5,21] (Fig. 11-3).

Quando o atleta estiver usando capacete ou algum outro equipamento de proteção, o mesmo só deve ser removido caso haja alguma obstrução para o acesso à via aérea ou que impeça a estabilização adequada da coluna cervical. A retirada do equipamento deve ser feita por um profissional com experiência, caso contrário deve-se realizar a retirada do equipamento apenas no ambiente hospitalar, e, assim, evitar movimentos desnecessários da coluna cervical.[3]

Toda a equipe médica deve estar sempre preparada para lidar com situações de atletas com suspeita de TRM, por isso torna-se fundamental a realização de ensaios práticos regulares (pelo menos anuais), para treinamento das técnicas de estabilização da cabeça e pescoço, aplicação do colar cervical e dos métodos de transportes de atletas feridos na prancha rígida[5,21] (Fig. 11-4).

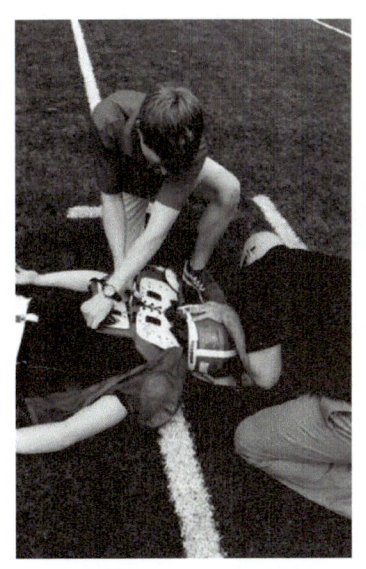

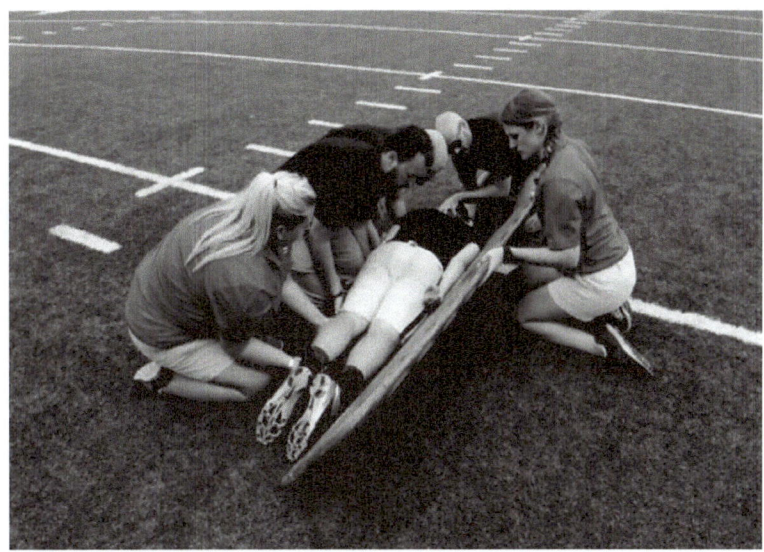

Fig. 11-3 Técnica de rolamento para atletas em decúbito ventral. Necessário pelo menos cinco socorristas. Um socorrista é posicionado na cabeça, para estabilização da cabeça e da coluna cervical, usando uma posição de mãos cruzadas, e três socorristas são posicionados ao longo do corpo no mesmo lado da face do atleta, na altura dos ombros e tórax, quadris e pernas. O quinto socorrista prepara a prancha rígida. Seguindo as ordens do socorrista posicionado na cabeça, o atleta então é rolado lentamente (sendo empurrado) até a prancha rígida.[21]

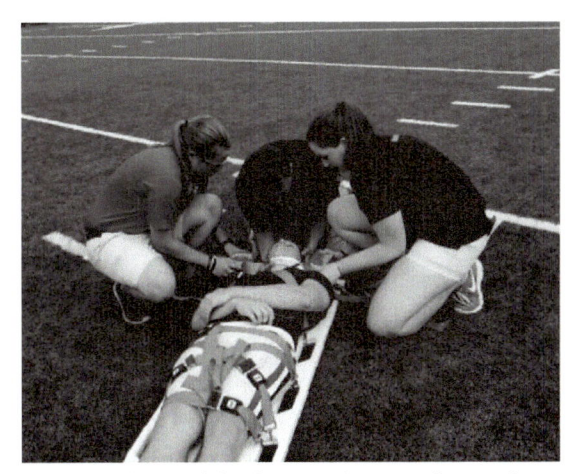

Fig. 11-4 Atleta imobilizado com colar cervical e prancha rígida para ser transportado.[21]

REFERÊNCIAS BIBLIOGRÁFICAS

1. Ahuja CS, Wilson JR, Nori S, et al. Traumatic spinal cord injury. Nat Rev Dis Primers 2017 Dec 21;3(1):17018.
2. Puvanesarajah V, Qureshi R, Hassanzadeh H. Traumatic sports-related cervical spine injuries. Clin Spine Surg 2017;30(2):7.
3. Schroeder GD, Vaccaro AR. Cervical spine injuries in the athlete. Journal of the American Academy of Orthopaedic Surgeons 2016 Sep;24(9):e122-33.
4. Rouanet C, Reges D, Rocha E, et al. Traumatic spinal cord injury: current concepts and treatment update. Arq NeuroPsiquiatr 2017 Jun;75(6):387-93.
5. Swartz EE, Boden BP, Courson RW, et al. National Athletic Trainers' Association Position Statement: Acute management of the cervical spine-injured athlete. Journal of Athletic Training 2009 May 1;44(3):306-31.
6. Chan CW, Eng JJ, Tator CH, Krassioukov A. Epidemiology of sport-related spinal cord injuries: A systematic review. The Journal of Spinal Cord Medicine 2016;39(3):10.
7. Schroeder GD, Canseco JA, Patel PD, et al. Updated return-to-play recommendations for collision athletes after cervical spine injury: A Modified Delphi Consensus Study with the Cervical Spine Research Society. Neurosurgery 2020 Sep 15;87(4):647-54.
8. Rosenthal BD, Boody BS, Hsu WK. Return to play for athletes. Neurosurgery Clinics of North America 2017 Jan;28(1):163-71.
9. Maroon JC, Bailes JE. Athletes with cervical spine injury. SPINE 1996;21(19):2294-9.
10. Greenberg M. Handbook of neurosurgery. 9th ed. Thieme; 2019. 1784 p.
11. Fehlings MG, Wilson JR, Harrop JS, et al. Efficacy and safety of methylprednisolone sodium succinate in acute spinal cord injury: A systematic review. Global Spine Journal 2017 Sep;7(3_suppl):116S-137S.
12. Eckert MJ, Martin MJ. Trauma. Surgical Clinics of North America 2017 Oct;97(5):1031-45.
13. Ghiselli G, Schaadt G, McAllister DR. On-the-field evaluation of an athlete with a head or neck injury. Clinics in Sports Medicine 2003 Jul;22(3):445-65.
14. Bowles DR, Canseco JA, Alexander TD, et al. The prevalence and management of stingers in college and professional collision athletes. Curr Rev Musculoskelet Med [Internet] 2020 Jul 20 [citado 9 de outubro de 2020]; Disponível em: http://link.springer.com/10.1007/s12178-020-09665-5.
15. Winn HR. Youmans and Winn neurological surgery. 7th ed. Elsevier; 2016. 4944 p.

16. France JC, Karsy M, Harrop JS, Dailey AT. Return to play after cervical spine injuries: A consensus of opinion. Global Spine Journal 2016 Dec;6(8):792-7.
17. Sedgley MD, Cothran VE. Cervical spine injuries. Current Sports Medicine Reports 2017;16(6):379-80.
18. Vaccaro AR, Klein GR, Ciccoti M, et al. Return to play criteria for the athlete with cervical spine injuries resulting in stinger and transient quadriplegia/paresis. The Spine Journal 2002 Sep;2(5):351-6.
19. Hachem LD, Ahuja CS, Fehlings MG. Assessment and management of acute spinal cord injury: From point of injury to rehabilitation. The Journal of Spinal Cord Medicine 2017 Nov 2;40(6):665-75.
20. Joaquim AF, Hsu WK, Patel AA. Cervical spine surgery in professional athletes: a systematic review. FOC 2016 Apr;40(4):E10.
21. Courson R, Ellis J, Herring SA, et al. Best practices and current care concepts in prehospital care of the spine-injured athlete in American tackle football March 2-3, 2019; Atlanta, GA. Journal of Athletic Training 2020 Jun 23;55(6):545-62.
22. Boissy P, Shrier I, Brière S, et al. Effectiveness of cervical spine stabilization techniques. Clinical Journal of Sport Medicine 2011 Mar;21(2):80-8.
23. Horodyski M, Conrad BP, Del Rossi G, et al. Removing a patient from the spine board: Is the lift and slide safer than the log roll? The Journal of Trauma: Injury, Infection, and Critical Care 2011 May;70(5):1282-5.
24. Concannon LG, Harrast MA, Herring SA. Radiating upper limb pain in the contact sport athlete: An update on transient quadriparesis and stingers. Curr Sports Med Rep 2012;11(1):7.

TRAUMAS E FRATURAS DE FACE – CUIDADOS NO "CAMPO DE BATALHA"

André da Silveira Braune

INTRODUÇÃO

O trauma de face pode ocorrer na prática esportiva e pode afetar partes moles, como pele, músculos, nervos, bem como fraturar os ossos e os dentes. Em casos mais graves pode estar associado a dano cerebral com traumatismo cranioencefálico (TCE).

Na face, as lesões podem levar a perda de sensibilidade na pele, cicatrizes, alteração na visão (fraturas que envolvam a órbita), dificuldade na respiração, paralisia facial, má-oclusão, dificuldade de abertura e fechamento da boca e perdas dentárias. Os ossos mais afetados são o nariz, a mandíbula, o zigoma ou arco zigomático, a maxila e as órbitas.

As modalidades esportivas de maior risco são as de contato, de impacto e de combate, como: boxe, judô, caratê, jiu-jítsu, futebol, basquetebol, voleibol, handebol, *mountain bike*, *motocross*, etc. Nestes esportes, as chances de um atleta sofrer contusões orofaciais durante a carreira variam de 30% a 60% aproximadamente. Podem ocorrer choques, cabeçadas, cotoveladas, traumatismos craniofaciais, fraturas nasais, ferimentos, e, até mesmo, quedas acidentais ou agressões físicas, como socos e pontapés.

Nos últimos anos, o esqui alpino e o ciclismo têm sido responsáveis por boa parte das fraturas de mandíbula. Isso pode ser atribuído a velocidade atingida no esporte, a falta de proteção específica e eficiente, como os protetores bucais.

Apenas nos esportes de luta com contato total, tais como boxe, MMA e *muay thai*, protetores bucais são usados de rotina.

Maior atenção deve ser dada a prevenção dos traumas esportivos, pois estes são a terceira maior causa dos traumas faciais, destacando-se, nestes casos, as fraturas dos ossos da face e dos dentes, bem como lesões de língua, lábios e bochechas. O traumatismo dental pode levar à perda dentária imediata (no momento do acidente) ou mediata (no decorrer do tratamento ou anos após, em decorrência da reabsorção das raízes dentárias).

ANATOMIA

A esqueleto facial está logo a frente e intimamente ligado ao sistema nervoso central. Possui inúmeras cavidades que abrigam os órgãos dos sentidos: visão, olfato, audição e paladar, além de ser a via para alimentação e respiração (Fig. 12-1).

O único osso móvel da face é a mandíbula, que tem estrutura mais pesada, sendo o 1/3 médio e as órbitas formados por ossos mais delicados que abrigam e protegem os órgãos dos sentidos e os inúmeros pares cranianos.

CARACTERÍSTICAS ESPECÍFICAS DO TRAUMA NO ESPORTE

- Conhecer o objeto do trauma (soco, chute, cotovelo, cabeçada).
- Esporte de contato (lutas) × velocidade (bicicleta).
- Oportunidade de rever as imagens para melhor entender o mecanismo de trauma.

POSSIBILIDADE DE PREVENÇÃO E INTERVENÇÃO PRECOCE

O trauma de face no campo de batalha.

Feridas: Contusões × Cortes

- As contusões são bem toleradas e não costumam impedir o atleta de prosseguir, exceto se o edema e a equimose estejam interferindo no desempenho.
- As feridas cortantes geralmente estão associadas a proeminências ósseas e tendem a ser piores quando mais próximas à linha média, onde existem forames supra e infraorbitárias e mentonianos com suas respectivas artérias e nervos, gerando maior dano e interrupção da luta. Cortes mais laterais tendem a ser menos hemorrágicos e com menor risco de danos aos nervos.

Trauma Ocular

Os olhos são órgãos nobres, protegidos de paredes ósseas com moldura forte e arcabouço frágil. Nele, o globo ocular protege-se envolvido por camada de gordura e fáscias deslizantes. Qualquer impacto anterior sobre o globo ocular provoca pressão sobre toda essa estrutura e o mecanismo de defesa do globo ocular é o de fraturar as paredes papiráceas e aliviar a pressão sobre o globo ocular e suas estruturas internas (Figs. 12-2 e 12-3).

FRATURAS

As fraturas de face no esporte são de incidência e localização semelhante as da população em geral. Mais prevalente nos homens, a fratura nasal (Fig. 12-4) é a mais frequente, seguida das fraturas de mandíbula, das fraturas de arco e complexo zigomático e, em menor incidência, as fraturas de maxila (Fig. 12-5).

TRAUMA DENTÁRIO E DENTOALVEOLAR

O trauma dentário pode ser isolado ou dentoalveolar, quando associado a fraturas ósseas em blocos dentários. Estes traumas podem estar associados ou não às fraturas de maxila e/ou mandíbula, tornando estas mais complexas.

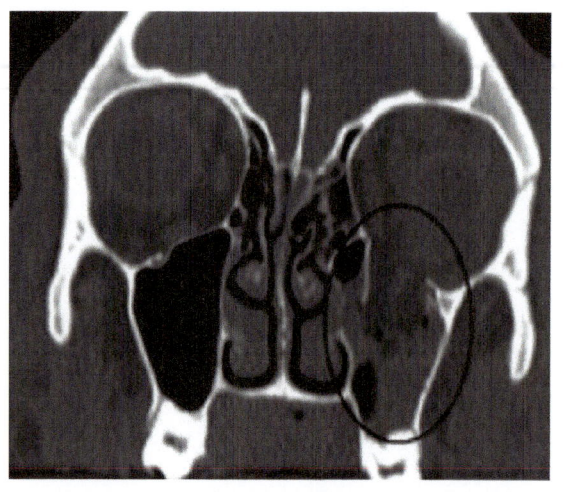

Fig. 12-2 Exemplo de fratura em *blowout* do soalho orbital esquerdo como consequência de impacto direto no globo ocular que necessita de exame especializado urgente. (Fonte: Arquivo pessoal do autor.)

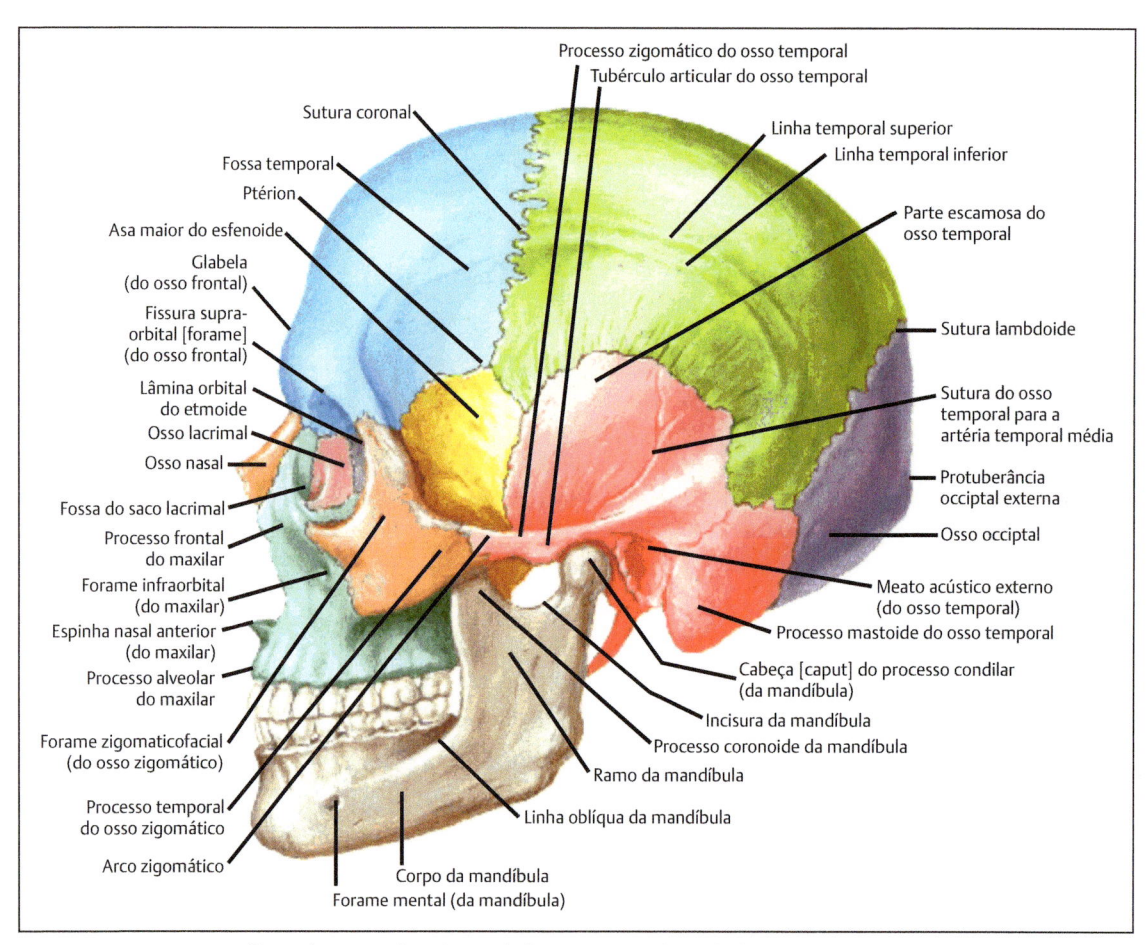

Fig. 12-1 Anatomia esquelética dos ossos do crânio e da face. (Fonte: Adaptada de Netter, 2011.)

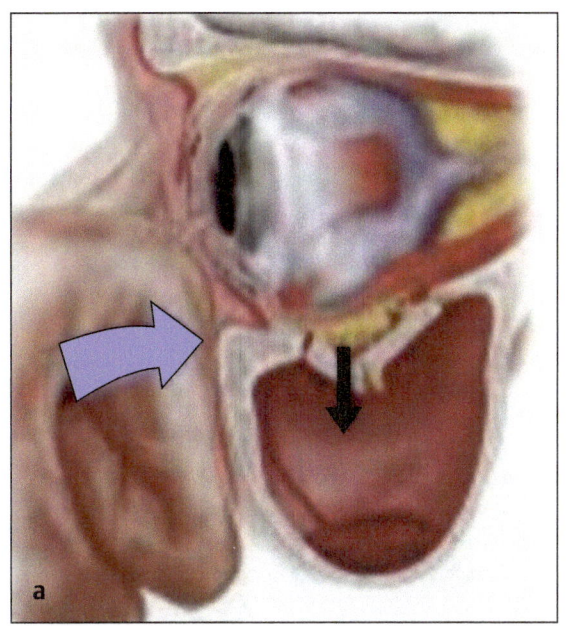

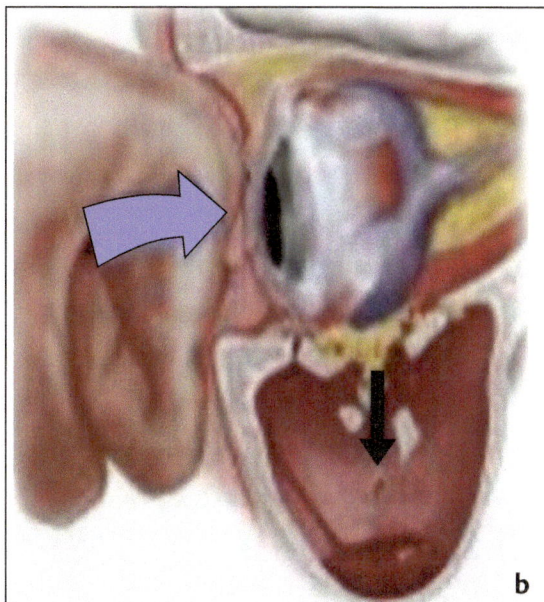

CAPÍTULO 12 ■ TRAUMAS E FRATURAS DE FACE – CUIDADOS NO "CAMPO DE BATALHA"

Fig. 12-3 O mecanismo do trauma em *blowout* da órbita.

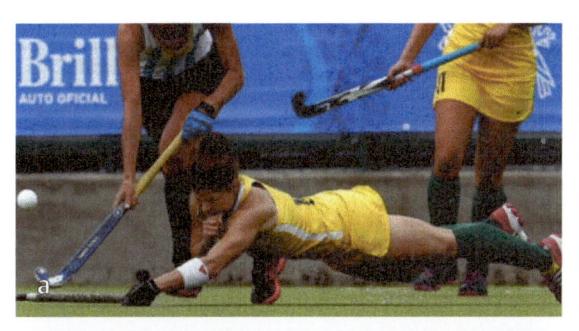

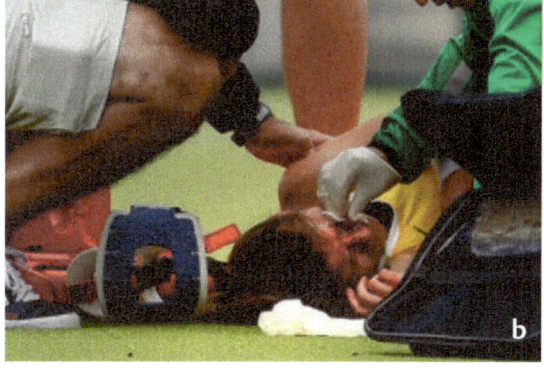

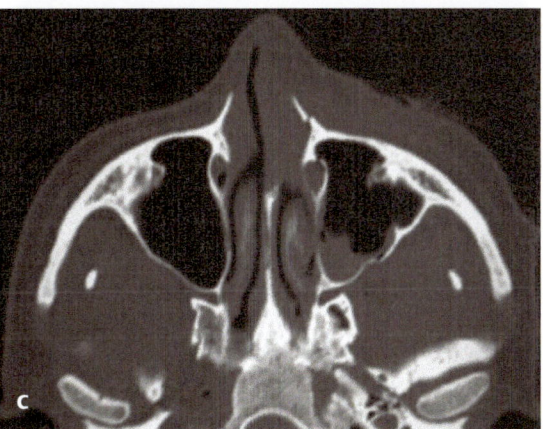

Fig. 12-4 Exemplo de fratura de face após trauma em prática esportiva de hóquei na grama (a); atendimento médico imediato no campo de jogo (b); e a confirmação diagnóstica por meio de exame de tomografia computadorizada, com fratura do osso nasal à esquerda (c). (Fonte: Arquivo pessoal do autor.)

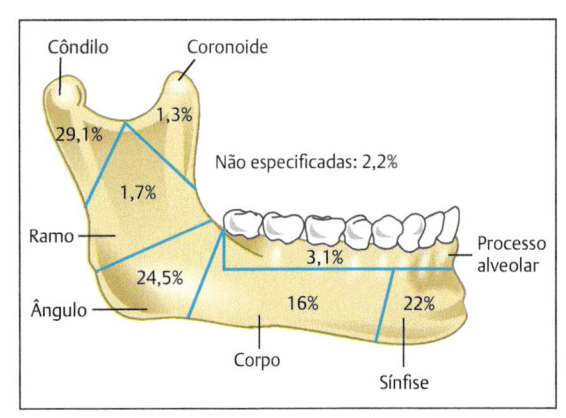

Fig. 12-5 Classificação topográfica das fraturas de mandíbula.

Tipos de Fratura

Fratura de Esmalte

Envolve apenas da porção mais externa da coroa do dente, não necessita de tratamento imediato e o tratamento consiste em restauração da porção fraturada, com colagem do fragmento ou polimento na região do dente onde ocorreu a fratura. A decisão depende do tamanho e da região envolvida (Fig. 12-6a).

Fratura de Esmalte e Dentina

Envolve as porções externa e média da coroa do dente, sem atingir a porção da polpa (parte viva do dente), onde passam vasos sanguíneos e nervos. O tratamento deve ser realizado no prazo de 48 horas, para restauração da porção fraturada ou colagem do fragmento fraturário (Fig. 12-6b).

Fratura de Esmalte e Dentina Envolvendo a Polpa

Classificada como fratura coronária complicada. Ocorre exposição da parte viva do dente. Tratamento da exposição pulpar, quando iniciado em até três horas do trauma, tem alta taxa de sucesso (acima de 80%), e os dentes com formação radicular incompleta apresentam maior índice de êxito. O tratamento implementado depende do tamanho da exposição e do período de formação do dente (Fig. 12-6c).

Fratura Coronorradicular

Envolve a coroa e a raiz do dente. Nesses casos, a extração do dente é recomendada quando a fratura envolve mais de um terço da coroa e da raiz (Fig. 12-6d).

Nas fraturas radiculares do terço mais próximo à coroa do dente (apresentará mobilidade), é indicada a extração da porção da coroa e o tratamento de canal da porção da raiz com instalação de núcleo intrarradicular e prótese fixa.

Nas fraturas do terço médio ou apical (pouca ou nenhuma mobilidade), o sangramento através do sulco gengival pode ser indicativo de fratura radicular. Nestes casos, o objetivo do tratamento é a união dos tecidos calcificados da região fraturada: o dente é recolocado na posição correta associado à contenção rígida, mantida por cerca de 60 a 90 dias. Cerca de 50% dos casos necessitarão tratar o canal.

Nos dentes decíduos ("de leite"), o tratamento diante de uma fratura coronária complicada ou coronorradicular depende da idade, da quantidade de remanescente radicular e do tempo estimado para a queda do dente. Quando radicular no terço apical (mais profunda), nenhum tratamento é indicado; quando mais próxima da coroa (mais superficial), indica-se a extração desta porção e o restante radicular será reabsorvido quando o dente permanente nascer.

Nunca esquecer que são frequentes os traumas associados, e as fraturas de face, em geral, impressionam, mas, na imensa maioria, não trazem risco à vida.

Devem-se seguir sempre as recomendações do ATLS. Antes de obter o histórico, é importante iniciar uma avaliação física completa e cuidar das lesões que causem risco de vida, como a possibilidade de ocorrer broncoaspiração de fragmentos dentários e de sangue, ou queda de língua obstruindo a via aérea.

A anamnese no esporte está enriquecida com testemunhos e gravação de trauma que permitem entender bem o mecanismo exato do trauma.

No exame físico, podemos encontrar edema, equimose e má oclusão dentária, associada ou não a ferimentos cortocontusos no local do trauma, desalinhamentos, desníveis ósseos ou diastemas traumáticos e perdas dentárias (Fig. 12-7).

Sempre devemos estar atentos para a presença de mobilidade dentária na área da fratura. Edema e equimose também são comuns no local do trauma e da fratura, e lacerações gengivais podem indicar esse local. O exame também pode mostrar assimetrias, e, na palpação, poderá existir crepitação. As parestesias devem ser pesquisadas e documentadas.

Os principais métodos diagnósticos utilizados são as radiografias simples e a tomografia computadorizada, com reconstrução 3D, que é superior e mais precisa para diagnóstico das fraturas de face (Fig. 12-8).

A tomografia computadorizada tem sensibilidade de praticamente 100% no diagnóstico das fraturas de face e fornece valiosas informações sobre o padrão da fratura e as estruturas envolvidas, além de mostrar deslocamentos ósseos, cominuição e localização precisa dos fragmentos ósseos, sendo importantíssima no planejamento terapêutico (Fig. 12-9).

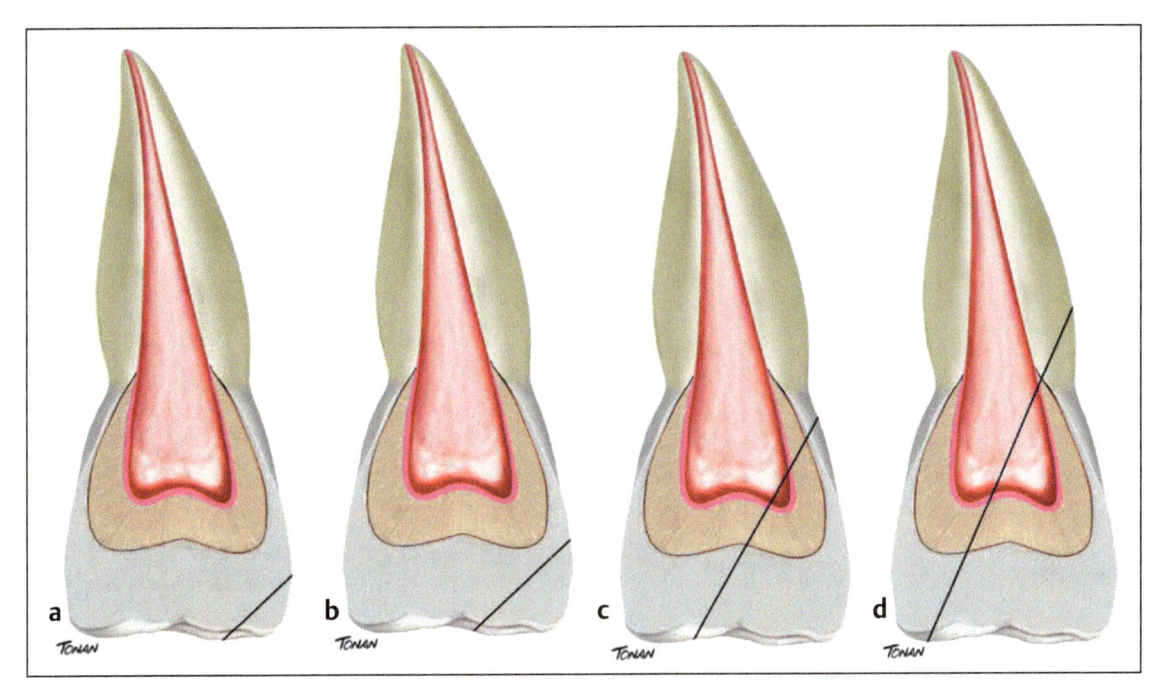

Fig. 12-6 Diferentes tipos de lesões dentárias. (**a**) Fratura de esmalte; (**b**) fratura de esmalte e dentina; (**c**) fratura de esmalte e dentina envolvendo a polpa; e (**d**) fratura coronorradicular.

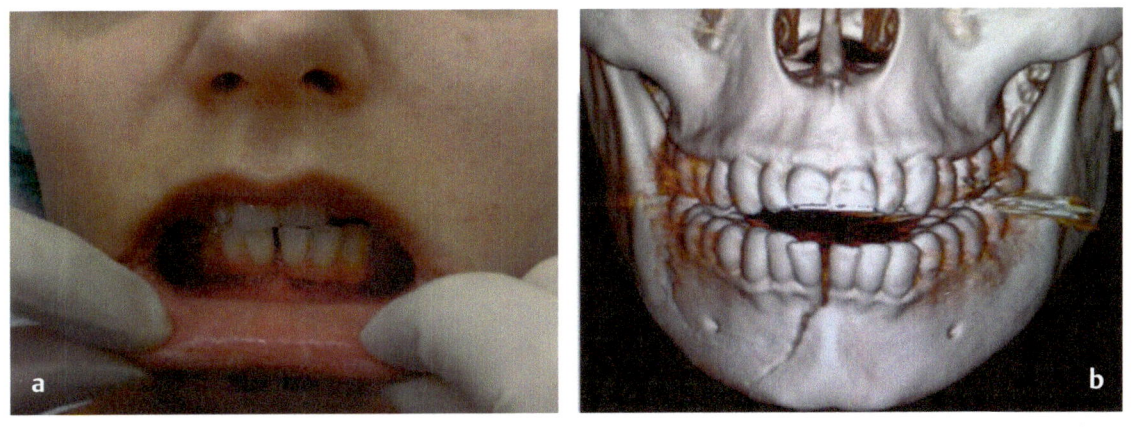

Fig. 12-7 Exemplo de ferida em lábio e com má oclusão dentária (sinais de alerta) (**a**) e confirmado por meio de exame de imagem (tomografia computadorizada) (**b**). (Fonte: Arquivo pessoal do autor.)

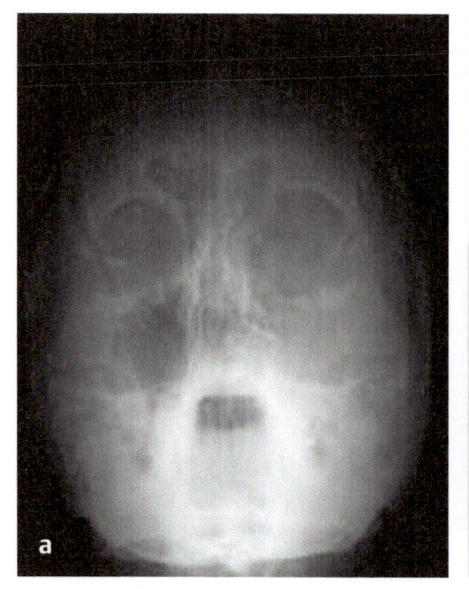

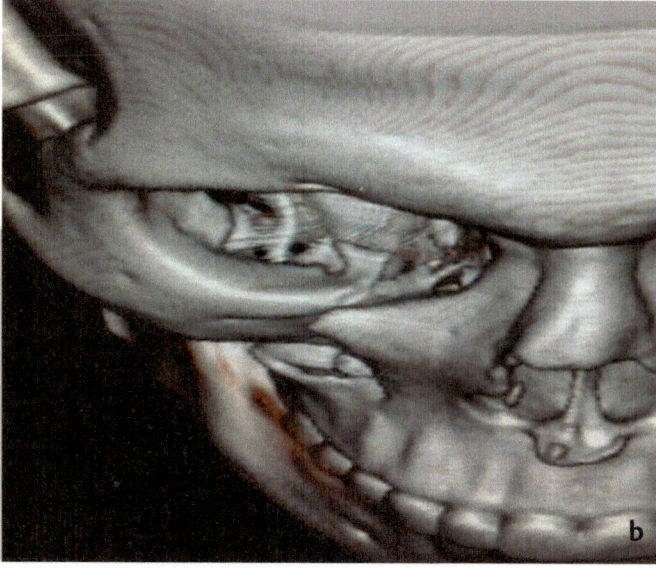

Fig. 12-8 Rx de crânio (**a**) e tomografia computadorizada com reconstrução tridimensional (**b**). Exemplo de fratura da face em que a precisão diagnóstica é superior na tomografia computadorizada. (Fonte: Arquivo pessoal do autor.)

TRATAMENTO IMEDIATO NA BEIRA DO CAMPO (*FIELD OF PLAY* – FOP)

O objetivo do tratamento no campo de batalha é dar apoio e identificar as lesões que necessitam tratamento imediato, assim como interromper a prática esportiva para garantir a integridade do atleta.

Pequenas fraturas, especialmente as nasais, não impedem o atleta de prosseguir, mas pequenos cortes podem provocar hemorragias importantes.

CONSIDERAÇÕES FINAIS

Maior atenção deve ser dada na prevenção dos traumas desportivos, pois estes são a terceira maior causa dos traumas faciais, destacando-se, nestes casos, as fraturas dos ossos da face e dos dentes, bem como lesões de língua, lábios e bochechas. O traumatismo dental pode levar à perda dentária imediata (no momento do acidente) ou mediata (no decorrer do tratamento ou anos após, por causa da reabsorção das raízes dentárias).

A prevenção pode ser feita por meio dos protetores bucais, que atuam de duas maneiras: protegendo os dentes de fraturas ou avulsões e prevenindo lesões nas bochechas, língua e lábios, e, segundo a Academia Norte-Americana de Odontologia Desportiva, o uso de protetores bucais na prática esportiva reduz em até 80% o risco de perda dentária. Nos Estados Unidos e na Europa usar equipamentos de segurança é lei em inúmeras competições esportivas, mas, no Brasil, o uso de protetores bucais ainda é restrito aos praticantes do boxe. Existem três tipos de protetores bucais: os pré-fabricados (com tamanhos P, M e G), os termoplásticos (pré-fabricados) e os confeccionados sob medida.

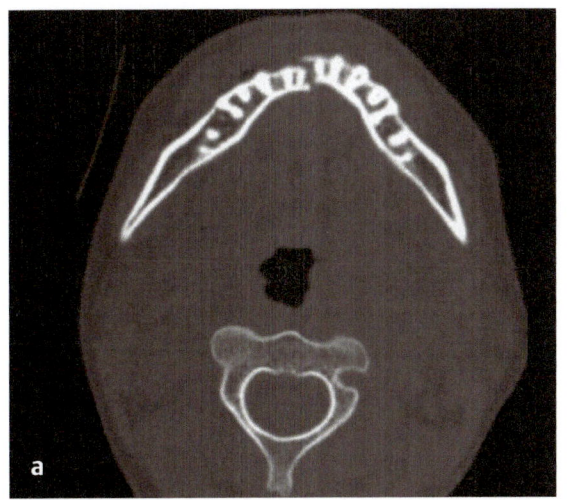

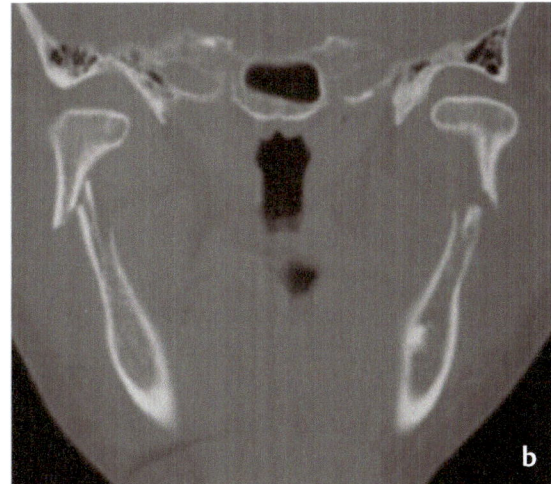

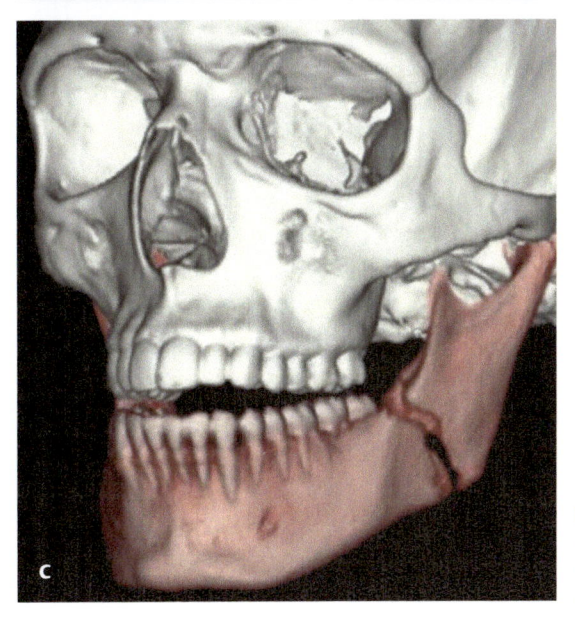

Fig. 12-9 Exemplos de fraturas de face diagnosticadas com o auxílio da tomografia computadorizada nos cortes axial (a) e coronal (b), e reconstrução multiplanar (c). (Fonte: Arquivo pessoal do autor.)

BIBLIOGRAFIA

Allan BP, Daly CG. Fractures of the mandible: a 35-year retrospective study. Int J Oral Maxillofac Surg 19(5):268-71.19(5):268-71. https://pubmed.ncbi.nlm.nih.gov/2124596/

Almeida OM, et al. Fraturas de face: análise de 130 casos. Rev Hosp Clin Fac Med Univ São Paulo 1995;50:10-2.

Cheng-Jen C, et al. Maxillary involvement central craniofacial fractures with associated head injuries. J Trauma 1984;37(5):807-11.

Colombini N. Tratamento do trauma crânio-facial. In: Patrocínio JA, Patrocínio LG. Urgências em otorrinolaringologia. Rio de Janeiro: Revinter; 2004.

Dingman, RO, Nativig P. Cirurgia das fraturas faciais. São Paulo: Santos, 1995.

Ellis III E, Figari M, Shimozato K, Sánchez Aniceto G. AOCMF Trauma. AO Surgery Reference. Disponível em: https://www2.aofoundation.org/wps/portal/surgery?showPage=diagnosis&bone=CMF&segment=Overview&showCMF=true>. Acesso em: 05 nov. 2021.

Emshoff R, Schoning H, Rothler G, Waldhart E. Trends in the incidence and cause of sport-related mandibular fractures: a retrospective analysis. J Oral Maxillofac Surg 1997;55(6):585-92.

Farrapeira AB, et al. Fratura de mandíbula: etiologia e tratamento. HFA Publ Téc Cient 1988;3(3): 285-95.

Fonseca R, et al. Oral and maxillofacial trauma. 2nd ed. Philadelphia,US: Saunder Company; 1994.

Holt RG. Maxillofacial trauma. J Otolaryngol Head Neck Surg. Mosby Company 1986;19:313-4.

Knapik JJ, et al. Mouthguards in sport activities: history, physical properties and injury prevention effectiveness. Sports Med 2017;37(2):117-44.

Marques IM, Magalhães AEO, Costa JMC, Campos FB. Fraturas faciais: incidência no Hospital Odontológico da FAEPU em 1984/85. Rev Cent Cienc Biomed Univ Fed Uberl 1986;2(1):23-31.

TRAUMA OCULAR

Felipe Tudesco ▪ Marcelo Tannous ▪ Mariana Pecego ▪ Emerson Castro
Abelardo Couto Jr.

EPIDEMIOLOGIA

O trauma ocular relacionado com o esporte corresponde a uma grande parcela dos traumas oculares, e é uma importante causa de morbidade tanto no atleta profissional como no amador. As lesões oculares causadas pelo trauma são menos frequentes que as lesões musculoesqueléticas, no entanto são mais sérias, muitas vezes necessitando de emergência hospitalar para intervenção cirúrgica, e, por vezes, deixando sequelas permanentes na visão.[1,2]

Todos os anos ocorrem mais de 600.000 casos de trauma ocular relacionados com a prática esportiva e recreação.[1,3,4] Por volta de 42.000 desses casos são encaminhados para o pronto-socorro, e aproximadamente 13.500 indivíduos ficam com alguma sequela visual.[1] Afetam, em sua maioria, jovens e crianças do sexo masculino,[5] e possuem uma incidência maior entre militares. Alguns autores citam um aumento de 40% na ocorrência do trauma ocular entre os anos 1970 e 1990.

A incidência e distribuição percentual nas modalidades esportivas variam entre países de acordo com as modalidades mais praticadas em cada um destes.[2] As modalidades mais descritas nos traumas oculares são: basebol, *softball*, basquete, futebol americano, futebol, *squash*, *badminton*, tênis, boxe, artes marciais, *paintball*, hóquei no gelo entre outras.

A maioria das lesões oculares no esporte é devida ao trauma contuso, gerando, com maior frequência, a contusão periorbitária ou olho roxo.[3] Outras lesões muito frequentes são as abrasões corneanas e o hifema (sangramento na câmara anterior) causado pelo rompimento de delicados vasos da íris.

HISTÓRIA DO TRAUMA

A história é de fundamental importância para uma correta abordagem inicial e acompanhamento do trauma ocular. Fatores como velocidade e direção, assim como consistência e tamanho do objeto relacionado com o trauma, interferem diretamente na extensão das lesões.

Objetos menores do que a órbita podem afetar preferencialmente as estruturas intraoculares, enquanto objetos maiores do que a órbita podem causar fraturas em suas paredes. Objetos que atingem a órbita com alta velocidade podem causar fratura, além de hemorragia retrobulbar.[6,7]

O tipo de esporte é importante para classificação do trauma e pode ser classificado, quanto ao risco, em: alto, moderado, baixo e seguro (Quadro 13-1).

EXAME FÍSICO

O exame bem feito deve seguir uma ordem, para verificar sinais específicos e importantes no diagnóstico das lesões oculares.

Inicia-se com a avaliação da acuidade visual, pois é uma importante medida prognóstica. Em seguida, deve-se avaliar o campo visual pelo teste de

Quadro 13-1 Classificação dos Tipos de Esporte quanto ao Risco de Trauma

Alto risco	Beisebol, basquete, *paintball*, *softball*, hóquei no gelo, *squash*, artes marciais, boxe
Moderado	Tênis, futebol, voleibol, futebol americano, rúgbi, golfe, pescaria, polo aquático
Baixo risco	Natação, esqui na neve, esqui aquático, ciclismo
Seguro	Corrida, caminhada, exercícios aeróbicos

confrontação. Este teste alterado pode sugerir lesões na retina, nervo óptico ou vias ópticas.[8]

Na sequência, por meio do exame ocular externo, observam-se deformidades ósseas na face, palpação, presença de corpo estranho, lesões palpebrais, eritemas ou hematomas.

Avaliar queixa de diplopia e analisar motilidade extraocular ajudam na identificação de lesões musculares ou de nervos cranianos. Restrições na motilidade ocular também podem sugerir pinçamento muscular, como ocorre com a fratura do assoalho da órbita, causando limitação no olhar para cima por pinçamento do músculo reto inferior.

Por último, analisar córnea, conjuntiva, esclera e as estruturas intraoculares: câmara anterior, pupila e segmento posterior.

Em caso de dor ocular, diminuição na acuidade visual, perda na profundidade da câmara anterior e pupila irregular após um trauma penetrante, é importante excluir ruptura do globo ocular ou deslocamento traumático do cristalino.

Diante da suspeita de ferimento ocular aberto, suspender o exame, deixar o paciente em repouso, em jejum, perguntar sobre vacinação antitetânica, realizar curativo com copo de café (sem pressionar o globo ocular) e encaminhar urgentemente ao oftalmologista.

Na avaliação da pupila, é importante verificar o tamanho, o formato, a reatividade à luz e o déficit pupilar aferente relativo. Este último ocorre quando o olho afetado, paradoxalmente, dilata quando exposto a luz da lanterna, mas contrai quando o olho contralateral é iluminado. Este achado é indicativo de lesão na retina ou no nervo óptico.

SINAIS E SINTOMAS PARA ENCAMINHAMENTO AO MÉDICO OFTALMOLOGISTA

1. Perda ou diminuição súbita da visão.
2. Perda de campo de visão.
3. Dor ao movimento ocular.
4. Fotofobia.
5. Diplopia.
6. Proptose/enoftalmo.
7. Fotopsias e visão de moscas volantes.
8. Irregularidade da forma pupilar.
9. Sensação de corpo estranho ou presença de corpo estranho.
10. Hifema (sangue na câmara anterior).
11. Visão de halos.
12. Laceração em margem palpebral ou canto medial.
13. Trauma ocular na utilização lentes de contato ou óculos.
14. Suspeita de perfuração do globo ocular.
15. Hemorragia subconjuntival 360 graus.

LESÕES MAIS FREQUENTES

Abrasão Corneana

É uma das lesões mais frequentes tanto nos jogos como durante os treinamentos. Ocorre uma lesão no epitélio corneano, geralmente, após um trauma ou, espontaneamente, em atletas com olhos secos (Fig. 13-1). Muito frequentemente é causada por dedos e unhas em esportes de contato. É importante considerar os atletas de *endurance* e corrida. Sintomas frequentes: irritação, dor, lacrimejamento, fotofobia, sensação de corpo estranho e desconforto ao piscar. A lesão cora com corante fluoresceína.

Estudos recentes demonstram tratamento com combinação de colírio antibiótico e cicloplégicos

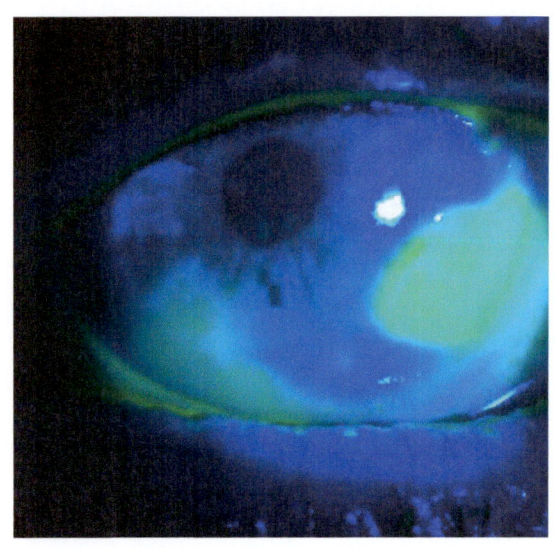

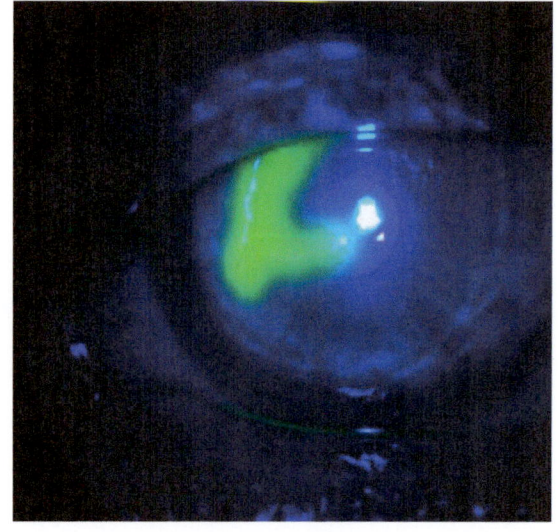

Fig. 13-1 Abrasão corneana corada com colírio de fluoresceína. (Fonte: Arquivo pessoal dos autores.)

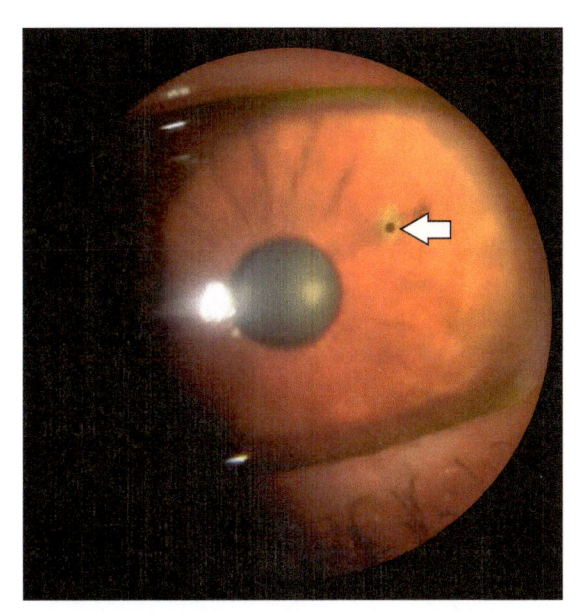

Fig. 13-2 Corpo estranho retido nos olhos. (Fonte: Arquivo pessoal dos autores.)

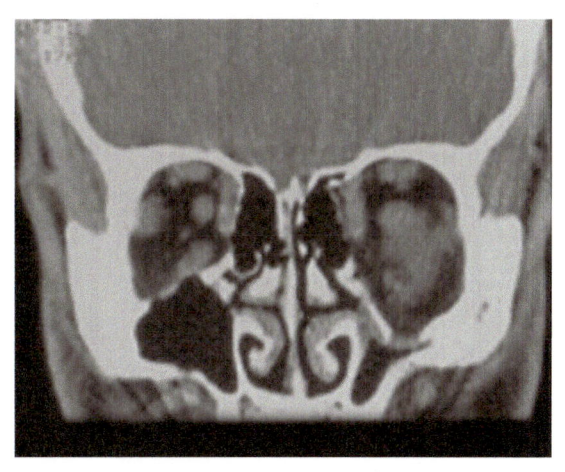

Fig. 13-3 Exemplo de fratura da órbita. (Fonte: Arquivo pessoal dos autores.)

como melhor opção, evitando a oclusão ocular com tampão. Considerar lente de contato terapêutica é uma opção para o alívio da dor.[5,9]

Retorno à competição apenas caso não haja perda funcional ou binocular da visão.

Corpo Estranho

Objeto retido nos olhos, muitas vezes, por trás da pálpebra superior. Os sintomas são semelhantes aos da abrasão corneana (Fig. 13-2).

É importante inverter a pálpebra superior durante a avaliação. A retirada do corpo estranho pode ser com irrigação com solução salina, hastes flexíveis umedecidas ou agulha.

O retorno à competição é semelhante às diretrizes da abrasão corneana.

Trauma Contuso

Tipo mais comum de lesões oculares no esporte. É importante avaliar a história do trauma, e considerar o tamanho, velocidade e consistência do objeto. Objetos maiores que a órbita costumam afetar as paredes medial e inferior da órbita, causando fraturas.[10,11] Objetos menores que a órbita costumam causar maiores danos às estruturas intraoculares.

Caso haja fratura óssea ou lesão na retina, o atleta não deve retornar ao jogo e deve ter avaliação oftalmológica prévia ao retorno.

Fraturas de Órbita

São mais frequentes na parede inferior, seguida da parede medial, causando fraturas pelo aumento da pressão intraorbitária (Fig. 13-3).[7,11,12] Os sinais clínicos incluem edema periorbitário, equimose, dor à movimentação ocular e diplopia. A exoftalmia pode estar presente na fase aguda pelo hematoma peri e retrobulbar. É necessário atenção se houver fratura da rima orbitária, que pode afetar o nervo infraorbitário, causando hipoestesia na região de distribuição do nervo. A limitação no olhar para cima sugere pinçamento do músculo reto inferior, na fratura de assoalho. Evitar soprar ou assoar o nariz podendo causar enfisema subcutâneo.

Um subtipo de fratura de órbita em crianças, conhecida como *trapdoor fracture* ou *white blowout fracture*, deve ser lembrado, por ser o mais frequente nessa faixa etária.[6,7] Possui diagnóstico clínico, com diplopia vertical, dor à movimentação ocular, e náusea e/ou vômitos.[13] Embora seja mais frequente em crianças, também pode ser encontrado em adultos. A tomografia computadorizada (TC) é o padrão ouro para o diagnóstico de fraturas na órbita, no entanto não se deve excluir em caso de TC negativa, se a sintomatologia acima estiver presente.[14]

O encaminhamento imediato deve ser realizado, e o atleta não deve retornar à competição até ter avaliação prévia do oftalmologista, do otorrinolaringologista e, se necessário, do cirurgião bucomaxilofacial.

Ruptura de Globo

Pode ser causada por diferentes mecanismos de trauma contuso ou penetrante. Considerar em trauma contuso, especialmente, de alta velocidade.[3] Sintomas como dor, baixa da acuidade visual, corectopia ou desvio pupilar, hifema, perda da câmara anterior, irregularidade da pupila e hemorragia conjuntival 360 graus na córnea são muito sugestivos de ruptura de globo.[14,15,16]

Encaminhar imediatamente com proteção ocular não compressiva, analgesia e antieméticos, para

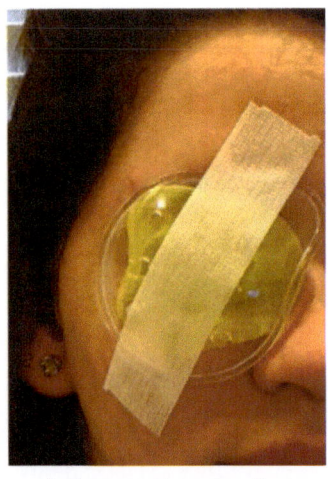

Fig. 13-4 Exemplo de proteção ocular não compressiva. (Fonte: Arquivo pessoal dos autores.)

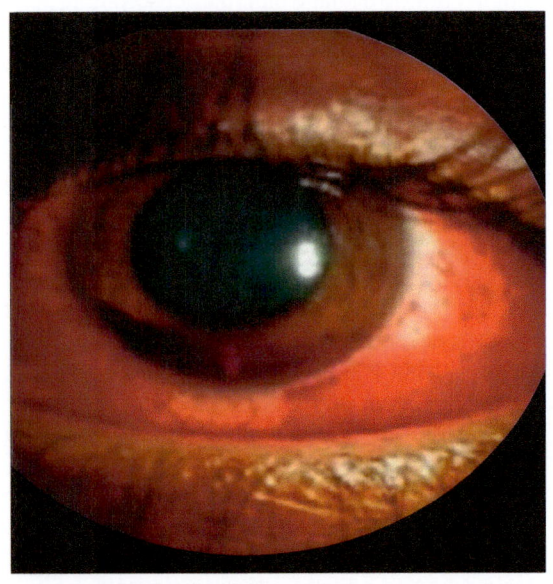

Fig. 13-5 Hifema ocular. (Fonte: Arquivo gentilmente cedido pelo Dr. Daniel de Souza Costa.)

evitar manobra de Valsalva, e um dano maior pela extrusão de tecido intraocular (Fig. 13-4).

Risco de Oftalmia Simpática, uma rara inflamação bilateral, pode levar a cegueira. Ocorre geralmente depois de um período de latência (até 3 meses) após a lesão ocular e afeta ambos os olhos. Sinais iniciais incluem: hiperemia, lacrimejamento, fotofobia e borramento visual.

Não retornar à competição e ter avaliação prévia do oftalmologista.

Hifema

É a presença de sangue na porção anterior do olho entre a córnea e a íris (Fig. 13-5). É muito frequente após o trauma contuso, causado por lesão em pequenos vasos da íris.

O manejo tradicional costuma ser: proteção ocular, repouso com cabeceira elevada, cicloplégico e evitar anti-inflamatórios não hormonais e anticoagulantes. Pode estar associado com abrasão corneana, iridodiálise, ruptura do esfíncter pupilar, além de poder esconder lesões como *commotion retinae*, rasgos na retina entre outras.[4,10]

Não retornar à competição e ter avaliação prévia do oftalmologista.

Hemorragia Retrobulbar

Costuma ter consequências devastadoras, por causa da síndrome compartimental que pode ocorrer. O aumento importante da pressão intraocular por algumas horas pode causar perda visual irreversível.

Suspeitar em casos de hematomas perioculares, baixa na acuidade visual, proptose e déficit no reflexo pupilar. Atletas com anemia falciforme, em uso de medicação anticoagulante ou com distúrbios da coagulação possuem maior risco destas complicações. Em caso de síndrome compartimental, a descompressão orbitária deve ser realizada em até duas horas e trata-se de uma emergência oftalmológica.[10,12]

Não retornar à competição e ter avaliação prévia do oftalmologista.

Lesão na Retina

Ocorre geralmente após um trauma contuso, em decorrência da compressão do globo ocular e consequente tração entre vítreo e retina, causando separação entre a retina e a coroide.

Sintomas comuns são: queda na visão periférica ou central, *flashes* de luz, *floaters* ou moscas volantes, mas podem não estar presentes. O ultrassom pode ser importante para o diagnóstico de um rasgo ou de hemorragia vítrea.

Atletas de alto rendimento míopes possuem um maior risco de rasgos na retina. Há relatos de retinopatia em atletas, não relacionadas com trauma.[17] Essas alterações são mais encontradas em atletas, especialmente de *endurance*, e estão relacionadas com indivíduos mais susceptíveis a eventos trombóticos. Os exercícios extenuantes aumentam a ativação plaquetária e outros fatores de coagulação.

Requer encaminhamento imediato do atleta ao médico oftalmologista que não deverá retornar à competição sem ter avaliação prévia do oftalmologista.

Lesões Penetrantes ou Lacerações das Pálpebras

Importante causa relacionada com o uso de óculos não específicos para o esporte. O reparo da lesão deve ser realizado dentro de 12 a 36 horas do trauma.

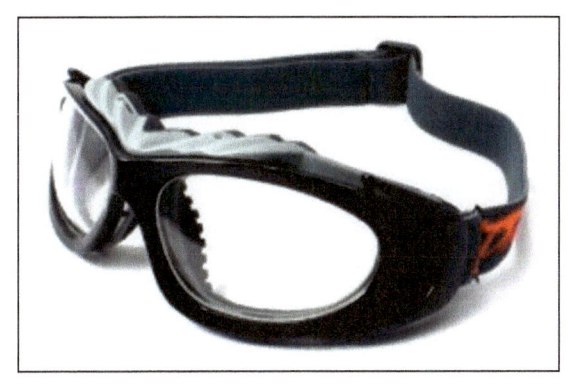

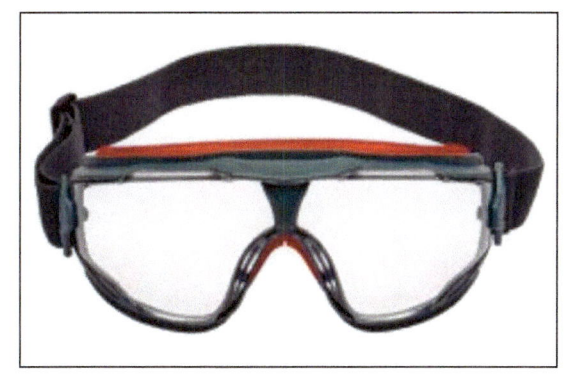

Fig. 13-6 Exemplos de óculos esportivos de proteção. (Fonte: Arquivo pessoal dos autores.)

Encaminhamento em caso de lesão de bordo/margem palpebral, ptose, lesões que envolvam ducto ou saco lacrimal e lesões que exponham a gordura orbitária.

É possível o retorno à competição, caso a lesão seja pequena e não precise de sutura, e não haja perda funcional ou binocular da visão.[15,18]

Exposição UV

A radiação ultravioleta (UV) em excesso, também, pode causar lesões oculares. Esportes, como corridas de longa distância, *hiking*, esportes de neve e aquáticos, possuem um maior risco para este tipo de lesão.[19] O sol direto ou refletido, como em esportes de neve e aquáticos, pode causar queimadura ocular.[17]

Sinais incluem: fotofobia, lacrimejamento, dor, podendo ter início após algumas horas do trauma.[1,19]

Retorno à competição caso não haja perda funcional ou binocular da visão.

ACOMPANHAMENTO PÓS-TRAUMA

Após o trauma ocular, especialmente se houver lesão de alguma estrutura, é necessário o acompanhamento oftalmológico. Algumas lesões ou alterações oculares podem surgir semanas ou meses após o trauma ocular. Os diagnósticos mais frequentes no acompanhamento pós-trauma são as roturas na retina e recessão angular.[20]

PREVENÇÃO

O trauma ocular no esporte pode ser prevenido na maioria das vezes segundo a **Federação Internacional de Medicina do Esporte**. Em muitos esportes, o equipamento de proteção já é uma realidade (Fig. 13-6). Deve-se dar aos atletas uma explicação detalhada dos riscos de lesões oculares relacionadas com a sua modalidade e suas proteções adequadas.[8,21] Os atletas classificados com visão monocular (20/200 ou pior) devem ter um cuidado especial e usar a proteção ocular adequada.[21] Atletas com patologias oculares, cirurgia ocular prévia, assim como outros fatores de risco para sequelas na visão, devem consultar um oftalmologista antes de praticar um esporte. Óculos, máscaras, capacetes e outras proteções devem ter certificação de qualidade.

REFERÊNCIAS BIBLIOGRÁFICAS

1. Rodriguez JO, Lavina AM, Agarwal A. Prevention and treatment of common eye injuries in sports. Am Fam Physician 2003;67(7):1481-8.
2. Larisson WJ, Hersh PS, Kunzweiler T, Shingleton BJ. Sports-related ocular trauma. Ophthalmology 1990;97(10):1265-9.
3. Trobe JD. Ophthalmic trauma. In: The physicians' guide to eye care. 3rd ed. San Francisco (CA): American Academy of Ophthalmology; 2006. p. 75-92.
4. Gökçe G, Ceylan OM, Erdurman FC, Durukan AH, Sobacı G. Soccer ball related posterior segment closed-globe injuries in outdoor amateur players. Ulus Travma Acil Cerrahi Derg 2013;19(3):219-22.
5. Goldstein MHl, Daniel W. Sports injuries: an ounce of prevention and a pound of cure. Eye Contact Lens 2011;37(3):160-3.
6. Wei LA, Durairaj VD. Pediatric orbital floor fractures. J AAPOS. 2011;15(2):173-80.
7. Couto Junior AS, Oliveira DA, Mattosinho CCS, Curi R. Fratura de órbita por queda de cavalo e correção de estrabismo. Rev Bras Oftalmol 2010; 69:180-3.
8. Fingeret M. The initial evaluation of ocular trauma in sports. J Am Optom Assoc 1980;51(7):687-92.
9. Borrione P, Quaranta F, DE Luca V, Sperandii F, Ciminelli E, Cantera E, et al. Ophthalmologic findings in contact sport disciplines. J Sports Med Phys Fitness 2016;56(12):1598-601.
10. Corrales G, Curreri A. Eye trauma in boxing. Clin Sports Med 2009;28(4):591-607, vi.
11. Kemps PG, Frank MH. Football causes orbital trapdoor fracture with restricted eye movement. Lancet 2020;395(10221):370.
12. Hwang K, Kim H. Facial injuries in handball: A survey of handball coaches. J Craniofac Surg 2019;30(3):746-52.
13. Kent JB, Wood CL, Pugh K, Statuta SM, MacKnight JM. The medical observer in American football: a survey of use and efficacy. Brain Inj 2020;34(8):1100-5.
14. Wisely CE, Legault G, Kim T. Retrospective review of duke men's basketball eye care: Annual screenings and traumatic injuries. Phys Sportsmed 2020.

15. Guven S, Durukan AH, Erdurman C, Kucukevcilioglu M. Prognostic factors for open-globe injuries: variables for poor visual outcome. Eye (Lond) 2019;33(3):392-7.
16. Hwang K, Kim JH. Orbital fracture and eyeball rupture caused by golf-club injury. J Craniofac Surg 2014;25(3):e267-9.
17. Labriola LT, Friberg TR, Hein A. Marathon runner's retinopathy. Semin Ophthalmol 2009;24(6):247-50.
18. Alfaro DV, Jablon EP, Rodriguez Fontal M, Villalba SJ, Morris RE, Grossman M, et al. Fishing-related ocular trauma. Am J Ophthalmol 2005;139(3):488-92.
19. Ellerton JA, Zuljan I, Agazzi G, Boyd JJ. Eye problems in mountain and remote areas: prevention and onsite treatment. Official recommendations of the International Commission of Montain Emergency Medicine ICAR MEDCOM. Wilderness Environ Med 2009;20(2):169-75.
20. Capao Filipe JA, Rocha-Sousa A, Falcão-Reis F, Castro-Correia J. Modern sports eye injuries. Br J Ophthalmol 2003;87(11):1336-9.
21. Friedman R, Haimy A, Gefen A, Epstein Y. Three-dimensional biomimetic head model as a platform for thermal testing of protective goggles for prevention of eye injuries. Clin Biomech (Bristol, Avon) 2019;64:35-41.

LEITURA RECOMENDADA

Elman MJ. Racket-sports ocular injuries. The tip of the trauma iceberg. Arch Ophthalmol 1986;104(10):1453-4.

Go JA, Lin SY, Williams KJ, et al. Eye injuries in the National Basketball Association. Ophthalmology 2020;127(5):696-7.

Mahapatra SK, Malhotra K, Mendke RG. A 3-year prospective study on ocular injuries with tennis or cricket ball while playing cricket: A case series. Indian J Ophthalmol 2018;66(2):256-61.

Napel JA ten. [Eye injuries in sports]. Ned Tijdschr Geneeskd 1988;132(24):1113-6.

Wisely CE, Legault G, Kim T. Retrospective review of Duke Men's Basketball eye care: Annual screenings and traumatic injuries. Phys Sportsmed 2020.

TRAUMA AUDITIVO E BAROTRAUMA

Felippe Felix ▪ Eveline Tasca Rodrigues

INTRODUÇÃO

O sistema auditivo periférico, formado pela orelha externa, média e interna, está localizado no osso temporal. A sua parte petrosa é o osso mais denso do corpo humano, pois abriga estruturas nobres. Desta forma, encontra-se protegido de grandes intensidades de impacto. O mesmo acontece em relação às variações de pressão. Por meio da tuba auditiva, sistemas fechados, como a orelha média e a interna, estão adaptados a equalizar a pressão. O sistema auditivo também está adaptado a prevenir o trauma desencadeando por energia sonora pelo disparo do reflexo estapediano.

Porém, durante a prática de esportes, o impacto, as variações de pressão ou a intensidade sonora alta podem suplantar os mecanismos adaptativos fisiológicos e gerar perda auditiva.

BAROTRAUMA

Barotrauma é o trauma gerado por alteração de pressão. Ocorre por expansão ou compressão de gases em um sistema fechado. Os mecanismos fisiológicos de equalização de pressão e alguns conceitos físicos devem ser resgatados.

- *Expansão e compressão de gases*: em uma temperatura constante, a lei de Boyle postula que a pressão exercida no sistema será inversamente proporcional ao volume que os gases ocupam ($P_1V_1 = P_2V_2$).[1] Assim, quando o atleta é submetido a aumento de pressão atmosférica, os gases dentro do sistema auditivo tendem a se comprimir e o volume deste consequentemente diminui. Quando o atleta é submetido à diminuição de pressão atmosférica, os gases dentro do sistema auditivo tendem a se expandir e o volume deste consequentemente aumenta. Se não houver mecanismos equalizadores, a pressão exercida sobre o sistema auditivo pode gerar forças de compressão/expansão extremamente altas e capazes de causar danos auditivos ao atleta (Fig. 14-1).

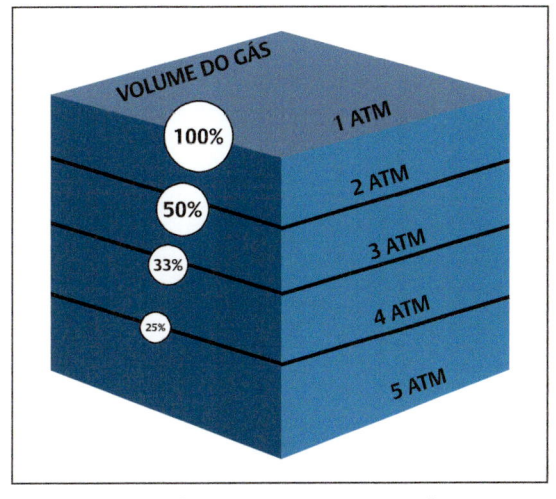

Fig. 14-1 Volume do gás com a pressão exercida. (Adaptada de James H. Lynch – Barotrauma with Extreme Pressures in Sport: From Scuba to Skydiving.)

A segunda propriedade é a lei de Henry. A quantidade de gás em solução em um líquido é proporcional à pressão exercida por este gás sobre o líquido.[1] Ao nível do mar, à pressão de 1 atm, existe 1 litro de nitrogênio dissolvido nos líquidos do corpo humano. Se o atleta se deslocar para 2 atm, mais nitrogênio irá dissolver em seus líquidos corporais. Quando a variação de pressão é muito rápida, o tempo para atingir o equilíbrio nos órgãos auditivos pode não ser suficiente e serão formadas bolhas, capazes de gerar lesão auditiva (Fig. 14-2).

- *Sistema fechado*: os sistemas fechados estarão sob risco dos efeitos deletérios das propriedades dos gases citadas acima. A orelha externa torna-se um compartimento fechado quando está obstruída por cerume, otite externa, exostoses ou mesmo quando submetida à alta pressão. Na orelha média, quando há obstrução nasal, otite média ou

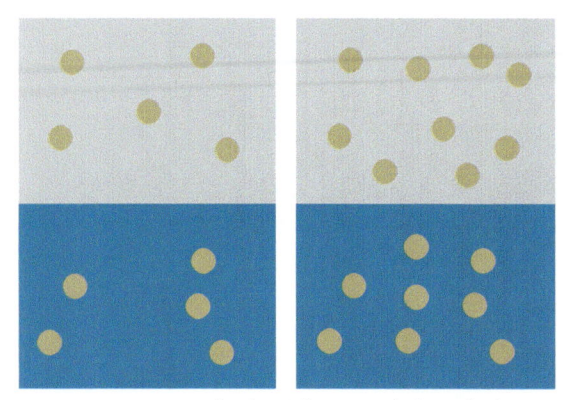

Fig. 14-2 Representação da Lei de Henry. (Adaptada de Bernett et al.)

disfunção da tuba auditiva, a equalização falha e forma-se um sistema fechado suscetível a forças de compressão/expansão. A orelha interna é considerada um compartimento fechado, pois é preenchida por fluido e não por ar. Se ocorrer perturbação de pressão na orelha média, as forças de compressão/descompressão irão atingir a orelha interna através das janelas oval e/ou redonda causando danos auditivos graves (Fig. 14-3).

Fisiopatologia do Barotrauma

Com o aumento de pressão atmosférica, a membrana timpânica irá retrair e, se a equalização nas orelhas externa e média não for suficiente, esta pode perfurar gerando perda auditiva condutiva. Mesmo se o tímpano permanecer intacto, haverá extravasamento de fluido para dentro da orelha média pelo vácuo criado.[2] Este vácuo, transferido para as membranas oval e redonda, poderá gerar ruptura destas membranas. A janela oval é mais frequentemente acometida.[3] Por consequência, as membranas do interior da cóclea (membrana de Reissner e membrana basilar) podem-se romper. Outro mecanismo que pode gerar ruptura das membranas timpânica, redonda, oval, basilar e de Reissner é a formação de bolhas de nitrogênio não solubilizadas, como postulado na lei de Henry.

O dano causado às estruturas cocleares pode levar a uma perda auditiva mista ou neurossensorial. A perda é geralmente maior nas frequências agudas.[3] A perda pode ser parcialmente reversível com a cicatrização das estruturas e a reabsorção do sangue na orelha interna. A orelha interna comunica-se com o líquido cefalorraquidiano por meio de uma estrutura denominada ducto endolinfático. Se esta alteração de pressão se transmitir, por exemplo, com a realização de Valsalva forçada pelo atleta, pode haver fístula perilinfática. Nesta condição, as consequências auditivas são mais graves. Na redução de pressão atmosférica, a equalização é um processo passivo e, por conseguinte, mais fácil de acontecer. Porém, isso pode ser dificultado caso o atleta já tenha sofrido algum dano com aumento da pressão. A audição é menos afetada neste momento, ao contrário das perturbações do equilíbrio.[2]

Esportes Relacionados COM o Barotrauma

Mergulho com cilindro

Das lesões relacionadas, 80% são otorrinolaringológicas e ⅔ são otológicas. Cerca de 8,7% dos atletas terão barotrauma de orelha média e 3,4% barotrauma combinado de orelha média e interna (Quadro 14-1).[4]

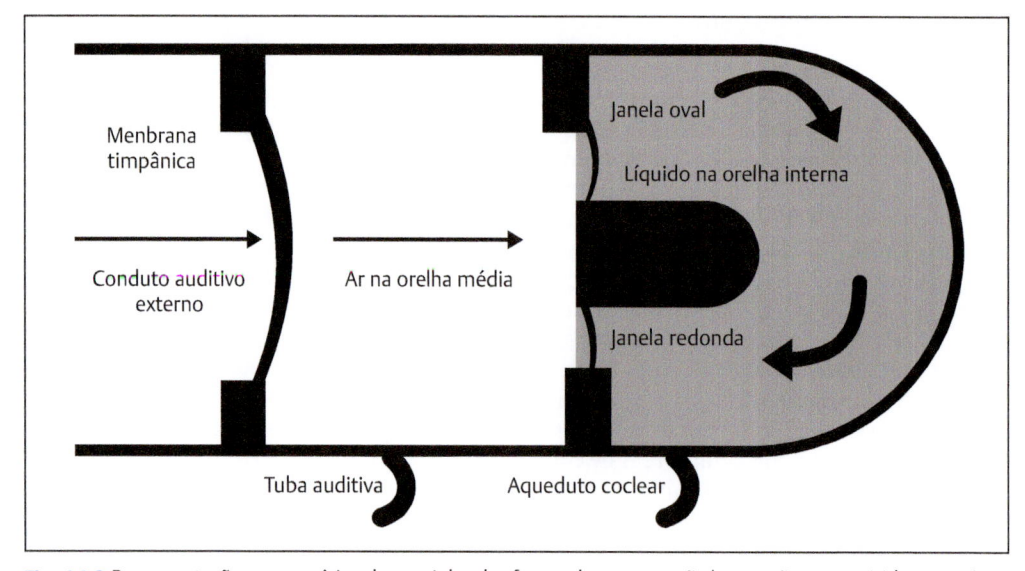

Fig. 14-3 Representação esquemática do caminho das forças de compressão/expansão transmitidas através da orelha externa, média e interna. (Adaptada de Mallen et al.)

Quadro 14-1 Contraindicações de Mergulho Relacionadas com a Audição

Relativas	Absolutas
Disfunção de tuba auditiva*	Otite média ou externa ativa
História pregressa de colesteatoma*	Retração completa ou perfuração timpânica
Perda auditiva progressiva há 6 meses	Colesteatoma ativo
Surdez unilateral*	Doença de Ménière ou sinusite crônica sem controle
Próteses auditivas ancoradas ao osso e implantes cocleares*	Estenose completa de orelha externa

Recomendações de acordo com as diretrizes de Mallen et al.
*Tais contraindicações relativas devem ser esclarecidas com o médico otorrinolaringologista assistente do atleta.

Quadro 14-2 Classificação de Barotrauma da Orelha Média
- Hiperemia leve da membrana timpânica
- Hiperemia com hemorragia da substância da membrana timpânica
- Hemorragia completa da substância da membrana timpânica
- Franca hemorragia no espaço do ouvido médio
- Perfuração da membrana timpânica

- *Barotrauma de orelha média*: acontece por falha na equalização de pressão. Mais frequentemente durante a descida. Pode acontecer no mergulho em qualquer profundidade, normalmente relacionado com descida rápida. Os sintomas são otorreia, membrana timpânica perfurada, hemotímpano, otalgia, plenitude aural e hipoacusia.[5]
- *Barotrauma de orelha interna*: lesão gerada por bolhas, hemorragia e ruptura de membranas na orelha interna. Quarenta por cento são cocleares isoladas.[2] Os sintomas são similares aos do barotrauma de orelha média, mas é observada perda auditiva neurossensorial em vez de condutiva. Qualquer paciente que apresente perda auditiva neurossensorial até 72 horas após o mergulho é considerado como tendo fístula perilinfática por barotrauma.
- *Prevenção*: atletas devem evitar vôos pelo menos 12 horas antes de mergulho em menos de dez metros e 24 horas antes de mergulhar a mais de 10 metros.[6] Evitar exercícios extenuantes quatro horas antes do mergulho. Logo antes do mergulho, devem começar as manobras de equalização da orelha média que devem ser feitas a cada meio metro de mudança de profundidade. As mais comuns são Valsalva (na qual o atleta tampa o nariz e faz esforço como se fosse assoar o nariz) e Toynbee (o atleta tampa o nariz e engole).[6] O uso de corticoides tópicos nasais é efetivo na prevenção se iniciado pelo menos duas semanas antes.[7] O uso de descongestionantes é controverso. Neste caso, deve-se preferir os descongestionantes orais que parecem ser mais eficazes do que tópicos.[8] Os anti-histamínicos devem ser evitados por seu efeito sedativo. É importante ressaltar que as manobras de equalização continuam sendo necessárias apesar do uso de qualquer medicação.
- *Tratamento*: primeiramente deve-se classificar o barotrauma da orelha média com base na otoscopia. O tratamento consiste em descongestionantes orais e tópicos, e analgésicos. Corticosteroides sistêmicos podem ser considerados em pacientes com grau ≥ I, e antibióticos (sistêmicos e tópicos) são reservados para pacientes com perfuração timpânica (grau V).[7] A membrana timpânica normalmente cicatriza em cerca de dois meses, sem precisar de cirurgia (Quadro 14-2). O barotrauma do ouvido interno deve ser tratado imediatamente. O tratamento também inclui medicações para o barotrauma de orelha média: descongestionantes orais e tópicos, e analgésicos. Além disso, orienta-se repouso no leito, elevação da cabeça e evitar manobras que aumentam as pressões do líquido cefalorraquidiano. Em pacientes com suspeita de fístula perilinfática, está indicada cirurgia de exploração da orelha média dez dias após o trauma na presença de: perda auditiva persistente substancial ou disfunção vestibular.[9] A perda da audição isolada nas frequências baixas e médias confere melhor prognóstico, ainda que sejam mais comuns as perdas nas frequências altas.[1,10] O zumbido apresenta melhora variável, embora tenda a melhorar entre 6 a 12 meses.
- *Retorno ao mergulho*: para sintomas apenas dolorosos, os mergulhadores devem ser afastados por sete dias. Para sintomas neurológicos, 30 dias. Para sintomas neurológicos graves, três meses. Para mergulhadores recreativos: duas semanas para dor, seis semanas para sintomas neurológicos leves e interrupção total do mergulho e avaliação médica para sintomas neurológicos graves.[5]

Caminhadas, Montanhismo, Esqui, Heliski e Heliboarding

No alpinismo ou caminhadas em altitude, as mudanças na pressão ambiente são geralmente graduais durante a subida e a descida, e o corpo tende a equilibrar as pressões sem dificuldades.[1] No *heliskiing* e *heliboard*, a mudança de altitude é muito mais significativa com o helicóptero. Apesar disso, as taxas relativas de mudança não são suficientes para tornar o barotrauma um problema comum. Quando acontece, os sintomas são mais comumente vestibulares do que auditivos.

Paraquedismo, Parapente, Asa Delta e Wingsuiting

A taxa de barotrauma nesses esportes é significativamente menor do que lesões traumáticas mais graves, como fraturas.[11] O paraquedismo envolve vôos em aeronave não pressurizada e mudanças rápidas de altitude.[12] Na subida antes do salto, compressões reversas podem ocorrer no ouvido médio e o gás tenta se expandir. A rápida mudança durante a queda livre pode resultar em compressão do ouvido médio. Qualquer uma dessas condições pode causar dor, vertigem, dor de cabeça e náusea, e tem o potencial de afetar a capacidade de julgamento e tomada de decisão dos paraquedistas.

Com relação à prevenção, se um saltador estiver sentindo dor significativa nos ouvidos ou nos seios da face na aeronave, o salto deve ser abortado e a aeronave deve fazer uma descida lenta e controlada e pousar o mais rápido possível. O tratamento é semelhante ao mergulho, conforme descrito anteriormente.[11,12]

TRAUMA AUDITIVO POR IMPACTO

O trauma por impacto de osso temporal é uma lesão potencialmente grave, pois este osso abriga estruturas neurovasculares importantes. A perda auditiva estará presente em 40% dos atletas com fratura de osso temporal.[13] A perda auditiva geralmente é imediata e é a principal queixa do paciente consciente. A perda condutiva acontece principalmente em fraturas longitudinais e a perda neurossensorial, nas fraturas transversas. As neurossensoriais geralmente acometem altas frequências (4-8 kHz).

Histopatologicamente são identificadas alterações no órgão de Corti e micro-hemorragias cocleares. O zumbido pode acontecer e não tem relação com o prognóstico da perda. Vertigem geralmente é um sintoma tardio, a não ser que trauma labiríntico severo também tenha ocorrido. O nistagmo, se presente, tem fase rápida contralateral à lesão. A paralisia facial pode estar associada, podendo ser imediata ou tardia.

Fraturas de alto impacto podem gerar otorreia ou rinorreia. Tal líquido deve ser examinado para se excluir a possibilidade de fístula liquórica. Pode haver equimose retroauricular (sinal de Battle) e equimose prioritária. As lesões do V e VI nervos cranianos são raras e tardias (Fig. 14-4 e Quadro 14-3).

A avaliação imediata conta com otoscopia, teste de motricidade facial (avaliar nervo facial), e avaliar vertigem e presença de nistagmo. Na avaliação intermediária, deve ser solicitada tomografia computadorizada de osso temporal com ênfase na cápsula ótica, no canal de falópio, na cadeia ossicular e na identificação dos locais de fístula liquórica. Deve-se realizar, o quanto antes, audiometria tonal e vocal. Há indicação de ressonância magnética se houver suspeita de herniação ou lesões vasculares.

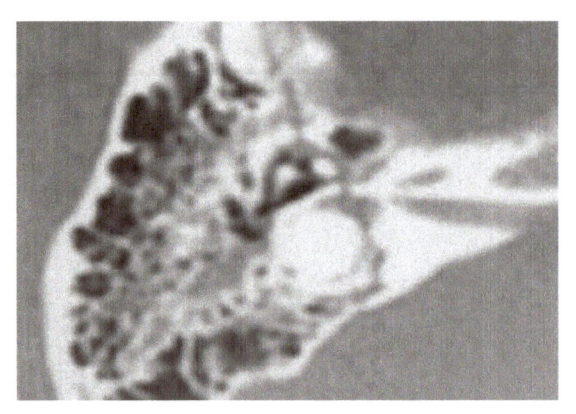

Fig. 14-4 Fratura transversa com desarticulação de cadeia ossicular.

Quadro 14-3 Tipos de Fraturas do Osso Temporal

Longitudinal	Transversal
70-90% – trauma frontoparietal	20-30% – traumas anteroposterior e occipitais
Tímpano, fossa média (tégmen timpânico)	Forame jugular/*foramen lacerum*/cápsula ótica
Paralisia facial periférica 15-20%	Paralisia facial periférica > 50%
Ossículos e conduto auditivo externo	Fístula liquórica
Otorragia	Hemotímpano
Perda condutiva	Perda neurossensorial

- *Avaliação especializada*: está indicada a cirurgia exploradora de orelha média para avaliar fístula perilinfática em paciente que: persistir com vertigem incapacitante e perda auditiva neurossensorial após 14 dias de tratamento conservador.[14] A avaliação auditiva não deve esperar, pois há risco de ossificação da cóclea secundário ao trauma.[14] A conduta de reabilitação da audição depende da audição residual e da audição contralateral. Podem ser indicados aparelhos de amplificação sonora individuais, próteses auditivas implantáveis e até implantes cocleares.

TRAUMA AUDITIVO INDUZIDO POR RUIDO

O trauma por ruído de alta intensidade pode ser desencadeado por exposição crônica e repetida ou exposição aguda. É prevalente no tiro esportivo. Sua incidência vem diminuindo por causa da conscientização em relação à prevenção. É indicada a proteção em atletas expostos a níveis sonoros acima de 85 decibéis (dB).[14]

Nos casos crônicos, as consequências do ruído aparecem com mais intensidade nos 5 a 10 primeiros anos de exposição e manifestam-se como hipoacusia insidiosa, podendo haver hiperacusia. Evoluiu para alterações de compreensão da fala em meio ruidoso e surgimento de zumbido em ⅓ dos atletas. Não é evolutiva por si só após a cessação definitiva da exposição ao ruído. O risco aumenta com a idade, mas a idade muitas vezes está correlacionada com o final de carreira.

O trauma acústico agudo manifesta-se com hipoacusia e zumbido após ruído intenso. Pode ser uni ou bilateral (depende do mecanismo do trauma). Quando há vertigem associada, levanta-se a hipótese de barotrauma sonoro, gerando fístula labiríntica. Embora raro, pode haver perfuração de membrana timpânica e/ou disjunção de cadeia ossicular. Na audiometria, a perda auditiva mais comum é neurossensorial e raramente mista.[14] Tem intensidade variável, na maioria dos casos pior para os agudos. O tratamento indicado é a Prednisona: 1 g/kg por 14 dias, em doses regressivas a partir do 10º dia.[14] Outros medicamentos com baixa evidência científica a seu favor são: Vitamina E; N-Acetilcisteína; Piracetam (vasodilatador) e Pentoxifilina (hemorreológico). Estes pacientes devem suspender a exposição ao ruído imediatamente e iniciar acompanhamento com otorrinolaringologista o mais breve possível.

REFERÊNCIAS BIBLIOGRÁFICAS

1. Edmonds C, Bennett M, Lippmann J, et al. Diving and subaquatic medicine. 5th ed. Boca Raton, FL: CRC Press; 2015.
2. Mallen JR, Roberts DS. SCUBA Medicine for otolaryngologists: Part I. Diving into SCUBA physiology and injury prevention. Laryngoscope 2020 Jan;130(1):52-58.
3. McAniff J. An analysis of recreational, technical and occupational populations and fatality rates in the United States, 1970-1994.
4. Mallen JR, Roberts DS. SCUBA Medicine for Otolaryngologists: Part II. Diagnostic, treatment, and dive fitness recommendations. Laryngoscope 2020 Jan;130(1):59-64.
5. Sheffield PJ, Vann RD, editors. Flying after recreational diving: Workshop proceedings. Durham, NC: Divers Alert Network; 2004.
6. Bove AA, Davis JC. Bove and Davis' diving medicine. Philadelphia, PA: W. B. Saunders; 2004.
7. Brown M, Jones J, Krohmer J. Pseudoephedrine for the prevention of barotitis media: a controlled clinical trial in underwater divers. Ann Emerg Med 1992;21:849-52.
8. Jones JS, Sheffield W, White LJ, Bloom MA. A double-blind comparison between oral pseudoephedrine and topical oxymetazoline in the prevention of barotrauma during air travel. Am J Emerg Med 1998;16:262-4.
9. Brubakk AO, Neuman TS. Bennett and Elliott's physiology and medicine of diving. Philadelphia, PA: Saunders Limited; 2003.
10. Lynch JH, Deaton TG. Barotrauma with extreme pressures in sport: from scuba to skydiving. Curr Sports Med Rep 2014 Mar-Apr;13(2):107-12.
11. US Navy Diving Manual. Volume 2, Revision 6. Vol. 9. NAVSEA 0910-LP-106-0957. Washington (DC): Naval Sea Systems Command; 2008.
12. Bogar P, Sennes LU, Busch GHC, et al. Perfurações traumáticas de membrana timpânica. Revista Brasileira de Otorrinolaringologia1993;59(4):276-8.
13. Pignatari SSN (Org.), Anselmo-Lima WT (Org.). Tratado de otorrinolaringologia. 3a ed. Rio de Janeiro: Elsevier; 2018. 991 p.
14. Johansson M; Arlinger S. Reference data for evaluation of occupationally noise-induced hearing loss. Noise Health 2004;6(24):35-41.

FRATURAS EXPOSTAS

Samuel Martins ▪ Frederico Lage de Oliveira

INTRODUÇÃO

Os praticantes de atividades esportivas têm vindo a aumentar nos últimos anos, por causa de influências culturais, uma maior facilidade de acesso a instalações desportivas, bem como em decorrência de um aumento de informação e publicidade por parte dos órgãos de comunicação social.

São vários os estudos que confirmam que um número cada vez maior de atletas se relaciona positivamente com um aumento de lesões, entre as quais fraturas.[1,2,3]

EPIDEMIOLOGIA

A epidemiologia de fraturas no contexto esportivo foi base de um extenso estudo realizado por Court-Brown *et al.* e publicado em 2008, no qual foram incluídas 41 modalidades esportivas e analisadas 761 fraturas em jovens de ambos os sexos, com idade média de 25,6 anos, no Reino Unido. Chegou-se à conclusão de que 10 das 41 modalidades esportivas em estudo foram responsáveis por 86,8% destas lesões, sendo o futebol, rúgbi e esqui os esportes com maior incidência. As fraturas do membro superior são mais comuns, afetando principalmente o rádio distal, metacárpicos e falanges, embora a maior prevalência tenha sido na clavícula.[4]

Apesar de o número de fraturas em contexto esportivo ser frequente, as fraturas expostas não o são, cabendo-lhes uma incidência anual de 0,01 por 1.000 pessoas. Futebol, rúgbi, ciclismo, equitação e esqui são as modalidades em que isso mais acontece, nas quais as falanges dos dedos da mão (Fig. 15-1) e a tíbia (Fig. 15-2) são as localizações mais comuns.[5] Ainda que raras em contexto esportivo, as fraturas expostas representam um grande impacto a nível pessoal, social e econômico.[6,7] Pessoal pelo peso emocional que acarreta uma estadia hospitalar, a necessidade de intervenção cirúrgica, assim como o tempo prolongado de reabilitação motora pós-procedimento cirúrgico, culminando na incapacidade de alcançar os objetivos propostos para a época esportiva – motivando estados de depressão e ansiedade.[8,9] A nível socioeconômico, ocorre uma transmissão irreal dos perigos da prática esportiva, influenciando negativamente a captação de novos atletas, com impacto econômico nos clubes, em consequência da diminuição das inscrições, mas também pela incapacidade de retorno dos patrocínios, durante lesões prolongadas dos atletas.[10,11]

As fraturas expostas representam um desafio até para os mais experientes ortopedistas. Há 150 anos eram sinônimo de sepse e morte, cujo tratamento definitivo era a amputação.

Avanços na antibioterapia, na estabilização fraturária e no manuseio dos tecidos moles reduziram dramaticamente a mortalidade por estas lesões, apesar de a sua incidência ter aumentado.

A prevalência de infeção após fixação interna de fraturas é cerca de 5%, subindo para 30% nas fraturas expostas.

CLASSIFICAÇÃO

Uma fratura é considerada exposta quando através da ferida da pele e tecidos moles subjacentes resulta uma comunicação entre o foco e o exterior, podendo apresentar diversos graus de severidade.

Cedo se percebeu a necessidade de quantificar a gravidade da lesão e criar linhas de orientação terapêutica e prognóstica. A classificação de Gustilo e Anderson[12] (1976), embora questionada por alguns autores,[13-18] tem sido globalmente aceita. Descreve três amplas categorias, I-III, baseadas na lesão de tecidos moles e na dimensão da ferida cutânea.

- *Tipo I*: define as lesões limpas, com ferida cutânea < 1 cm e padrão simples de fratura.
- *Tipo II*: tem ferida cutânea > 1 cm, mas com cobertura adequada, moderada lesão de partes moles e desnudamento de periósteo pouco extenso.
- *Tipo III*: definido como feridas mais amplas, fraturas multifragmentadas, extensa lesão de tecidos moles, envolvimento vascular ou amputações traumáticas.
- O tipo III foi revisto em 1984. Gustilo *et al.* propuseram os subtipos III – A, B e C, estratificados de acordo com o grau da necessidade de procedimentos para cobertura local e a evidência de compromisso vascular (Fig. 15-3).
  - *Tipo III-A*: caracteriza-se por trauma de elevada energia, extensa lesão de tecidos moles e substancial conspurcação, mas permitindo adequada cobertura, após desbridamento.

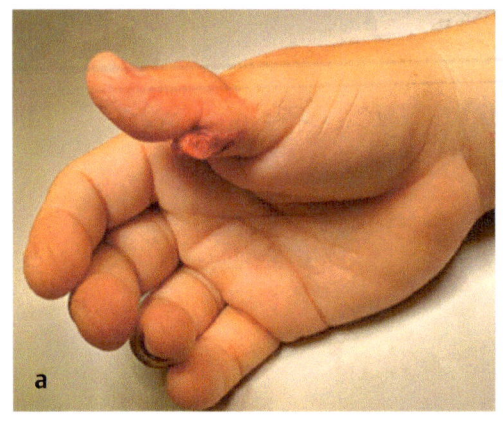

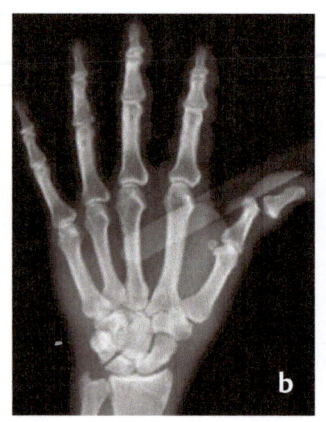

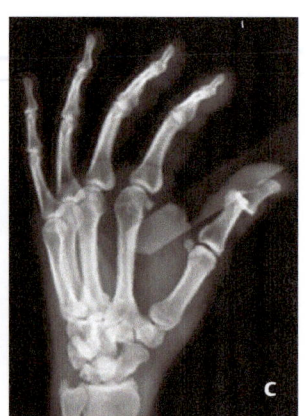

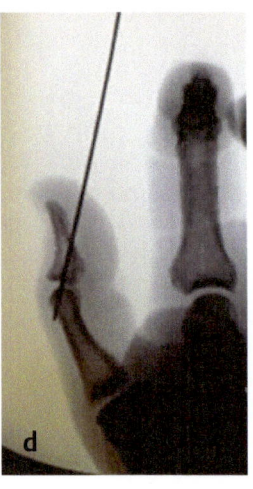

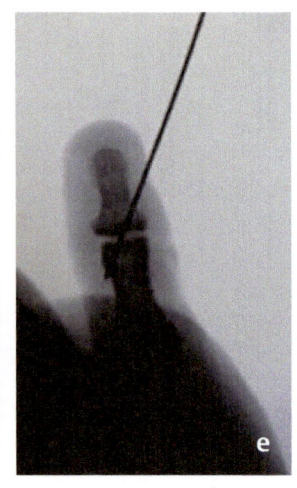

Fig. 15-1 Exemplo de luxação exposta da articulação interfalangeana do polegar direito ocorrida na prática de *skate*. (**a**) Aspecto externo da lesão; (**b**, **c**) RX pré-redução confirmando a luxação articular; e (**d**, **e**) controle intraoperatório após a redução e fixação articular. (Fonte: Gentilmente cedida pelo Dr. Rodrigo Berlink.)

- *Tipo III-B*: é similar ao III-A, exceto na cobertura da ferida, que não é adequada e requere procedimentos.
- Considera-se *Tipo III-C* quando associado à lesão arterial que necessite reparação.

A classificação não deve efetuar-se na sala de emergência, mas no bloco operatório, após a exploração cirúrgica e o desbridamento completo terem sido efetuados.[19]

Os objetivos essenciais do tratamento são o manuseio dos tecidos moles, a minimização do risco de infecção, a reparação e estabilização da lesão esquelética e a restauração da extremidade lesada.

Resultando habitualmente de traumatismos de alto impacto, podem acompanhar-se de lesões concomitantes que coloquem a vida em risco, pelo que, na sua abordagem, impõe-se uma avaliação geral prévia, seguindo o sistema ATLS (*Advance Trauma Life Support*).[20]

Há que se dar atenção também ao estado neurovascular do membro e ao risco de síndrome compartimental.

No momento da avaliação da ferida de exposição, deve-se colher zaragatoa (*swab*). Na medida em que o calendário vacinal está cumprido, a profilaxia antitetânica passou a ser uma preocupação menor (Quadro 15-1).

ANTIBIÓTICOS

O uso de antibióticos foi considerado o cuidado *standard* desde 1974.[21]

Estudos recentes mostraram que a sua administração em fraturas expostas diminui o risco de infecção em 59%, sendo a única medida terapêutica com elevado grau de evidência, nas recomendações para a prevenção infecciosa.

Há uma enorme controvérsia[22] no que diz respeito ao antibiótico específico que deve ser usado perante uma fratura exposta.

Na nossa instituição, recomendamos a administração da **cefazolina** (1 g intravenosa) de 8 em 8 horas, durante 72 horas, ou até 24 horas, após encerramento da ferida, com **gentamicina** (dose ajustada ao peso) em associação, nas fraturas Tipo III.

A antibioterapia sistêmica deve ser iniciada o mais breve possível logo após a ocorrência da lesão, verificando-se um incremento significativo da infecção quando esse tempo excede as três horas.[23]

Como a anatomia vascular local é quase sempre lesada nas fraturas mais complexas, reduzindo a concentração tecidual dos antibióticos administra-

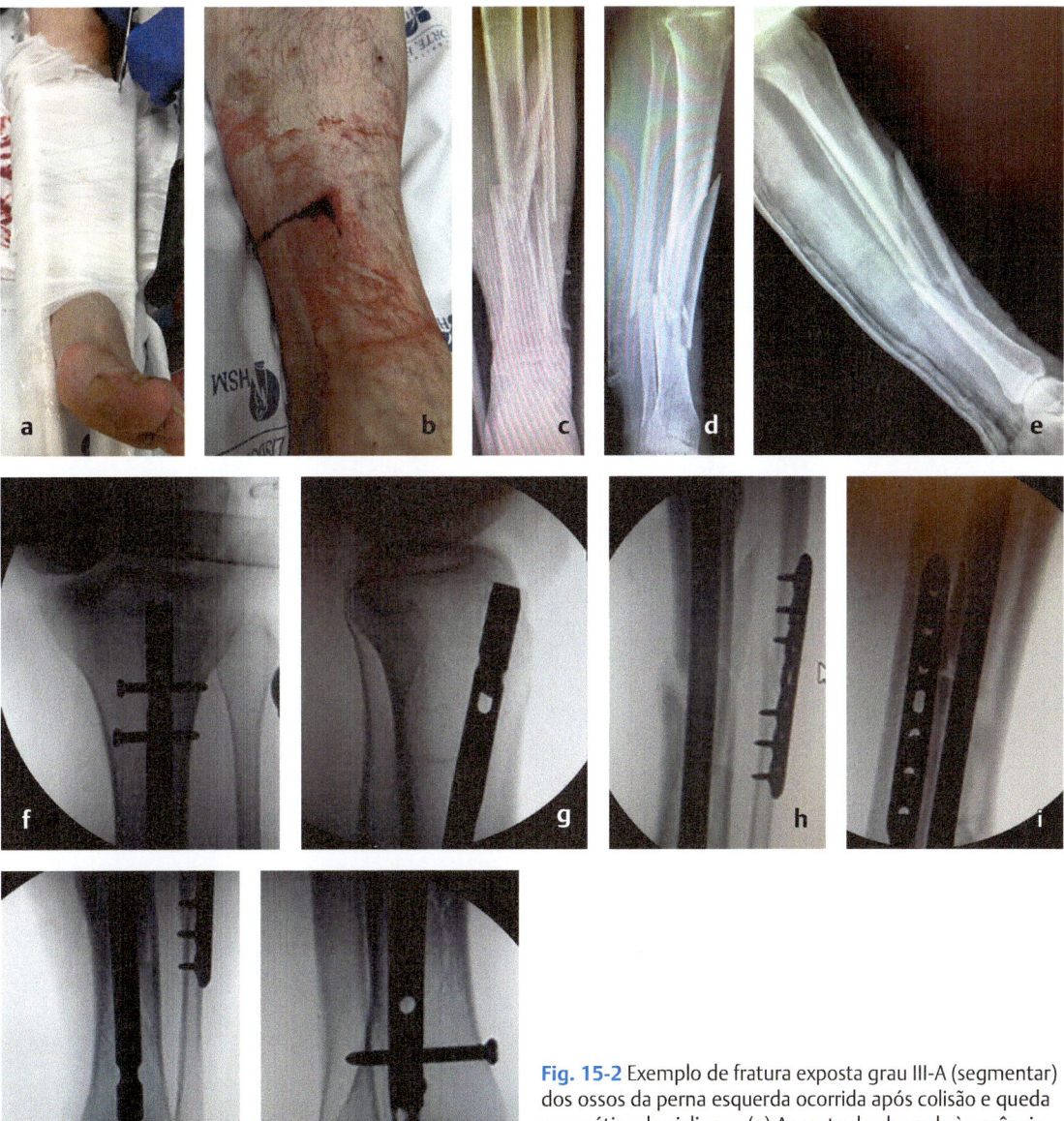

CAPÍTULO 15 ▪ FRATURAS EXPOSTAS

Fig. 15-2 Exemplo de fratura exposta grau III-A (segmentar) dos ossos da perna esquerda ocorrida após colisão e queda em prática de ciclismo. (**a**) Aspecto de chegada à urgência, com ferida coberta e imobilização temporária; (**b**) área de exposição; (**c-e**) radiografias pré-operatórias; e (**f-k**) controle intraoperatório pós-fixação e reconstrução. (Fonte: Arquivo pessoal dos autores.)

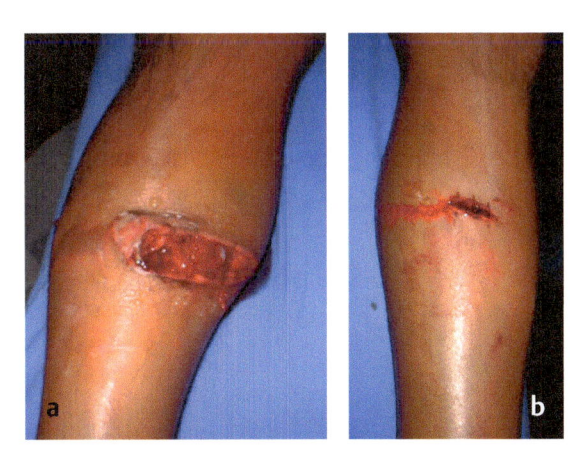

Fig. 15-3 (**a,b**) Feridas provenientes de fraturas expostas dos ossos da perna. (Fonte: Arquivo pessoal dos autores.)

Quadro 15-1 Classificação de Gustilo-Anderson para Fraturas Expostas[12]

Tipo	Ferida	Contaminação	Lesão de Partes Moles	Lesão Óssea	Infecção
I	< 1 cm	Limpa	Mínima	Simples	0-2%
II	> 1 cm	Moderada	Moderada	Mínimo desnudamento periósteo	2-5%
III-A	> 1 cm	Substancial	Severa com cobertura adequada	Cominuição, cobertura óssea possível	5-10%
III-B	> 1 cm	Substancial	Severa perda de cobertura inadequada	Má cobertura óssea exigindo reconstrução de partes moles	10-50%
III-C	> 1 cm	Substancial	Lesão vascular	Má cobertura óssea exigindo reconstrução de partes moles	25-50%

dos sistemicamente, a sua aplicação local foi usada como uma forma de aumentar essa concentração local.[24] No entanto, essa evidência é limitada.

CUIDADOS NO LOCAL DO ACIDENTE

A equipe de emergência que, no local do acidente promove os primeiros cuidados ao atleta, posiciona-se como o primeiro agente a contribuir para o prognóstico final da lesão. Deverá seguir determinadas linhas de orientação na abordagem da lesão traumática: remover as roupas ou equipamentos da região lesada; avaliar pulsos e função neurológica; controlar a hemorragia, se possível; resistir à tentação de remover corpos estranhos – que poderão estar a tamponar algum vaso – e assim agravar a hemorragia; aplicar compressas esterilizadas sobre a ferida de exposição; tentar melhorar o alinhamento do membro com tração suave e, caso não seja possível, imobilizar na posição da deformidade (devem estar disponíveis talas de imobilização de diversos tamanhos, havendo sempre o cuidado de não apertar excessivamente, e, com isso, aumentar o risco de síndrome compartimental, pois a imobilização reduz a dor e o edema, previne a lesão de vasos e nervos pelas pontas da fratura e diminui a contaminação adicional da ferida de exposição); confortar o atleta e minimizar o estresse; transportar ao hospital o mais rapidamente possível, logo que estabilizado.

ABORDAGEM DA FERIDA DE EXPOSIÇÃO

Um importante esforço no sentido de prevenir a infecção é a lavagem e irrigação da ferida a fim de diminuir a carga bacteriana local e remover corpos estranhos (Fig. 15-4). Algumas fraturas expostas, que ocorrem em competição atlética, são grosseiramente contaminadas com terra e ervas.

Recomenda-se uma irrigação copiosa com solução estéril, variando a quantidade, de acordo com o tipo de exposição:

- *Tipo I*: 3 litros.
- *Tipo II*: 6 litros.
- *Tipo III*: 9 litros.

A utilização de lavagem pulsátil de alta pressão[25] tem demonstrado melhor eficácia na remoção de bactérias e outros contaminantes.

Tradicionalmente, o desbridamento inicial da ferida em exposição, com base nos estudos de Friedrich (1898) e Robson (1973), deveria ocorrer nas primeiras 6 horas após a lesão, como forma de reduzir o risco de infecção. Estudos recentes fizeram cair por terra essa "regra das 6 horas".[26-28] No entanto, isso não quer dizer que não se deva cumprir o princípio do desbridamento precoce, recomendando-se completá-lo nas 24 horas após a lesão.[19,29,30] Deve-se efetuar um cuidadoso e completo desbridamento, com remoção do tecido não viável, incluindo fragmentos ósseos necróticos e músculo desvitalizado.

O desbridamento cirúrgico é considerado um dos mais importantes procedimentos na abordagem das fraturas expostas das extremidades.

Diversos são os métodos de encerramento/cobertura da ferida de exposição: sutura direta, enxertos cutâneos diversos, retalhos fasciocutâneos e musculares, dependendo do local e tamanho do defeito, das lesões associadas e das características próprias do doente.

Inicialmente atrasava-se o fechamento da ferida, a fim de prevenir a infecção por *Clostridium* e outros agentes contaminantes, estratégia geralmente aceita nas lesões substancialmente contaminadas. Neste cenário, acabariam por emergir os microrganismos nosocomiais, pelo que outros autores defendiam o fechamento precoce, após adequado desbridamento.[31]

Em nossa opinião, o fechamento precoce (dentro de sete dias), após um completo desbridamento inicial da ferida, é seguro e pode melhorar os resultados, podendo haver necessidade de repetir os desbridamentos antes do fechamento, sempre que haja suspeita da presença de tecidos inviáveis.

É recomendação da British Orthopaedic Association (BOA) e da British Association of Plastic, Reconstructive and Aesthetic Surgeons (BAPRAS)[32,33] que o fechamento da ferida não ultrapasse os

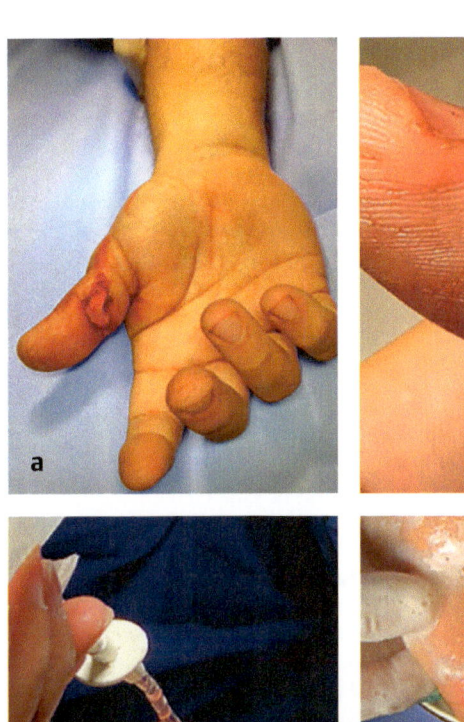

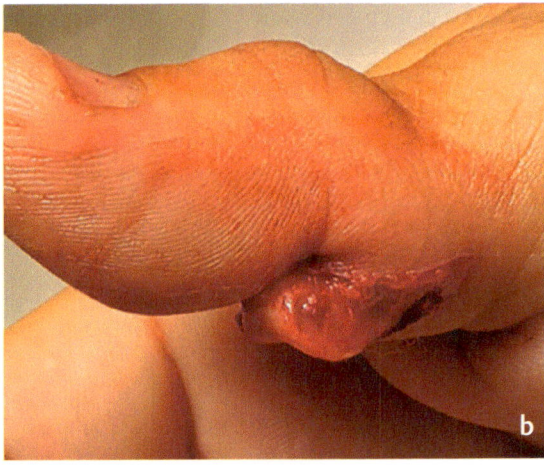

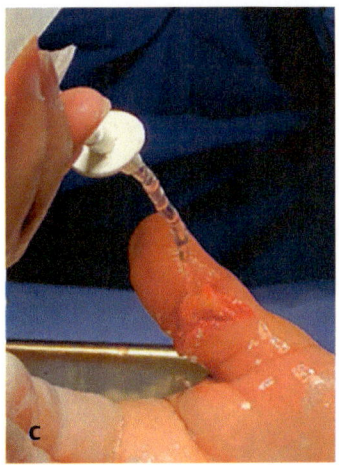

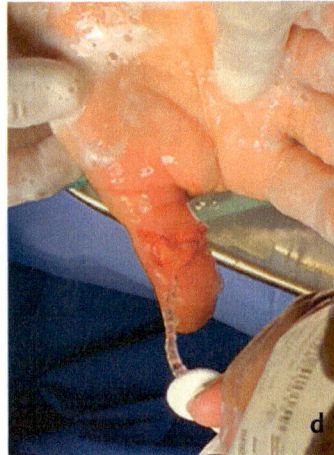

Fig. 15-4 Exemplo de luxação exposta da articulação interfalangeana do polegar direito ocorrida na prática de skate. (**a, b**) Aspecto externo da lesão; (**c, d**) irrigação e lavagem da ferida de exposição em ambiente estéril (Centro Cirúrgico). (Fonte: Imagens gentilmente cedidas pelo Dr. Rodrigo Berlink.)

7 dias, devendo preferencialmente ser efetuado nas primeiras 72 horas.

Recentemente, a utilização de curativos de vácuo – diminuindo o edema, acelerando o aporte sanguíneo e incrementando a formação de tecido de granulação – tem-se mostrado um contributo favorável à evolução da ferida de exposição.[34-36]

FIXAÇÃO

A fixação das fraturas expostas orienta-se segundo determinados objetivos: proteção dos tecidos moles, favorecimento da cura da ferida, promoção da consolidação, redução do risco de infecção, atenuação da resposta do sistema inflamatório e redução da falência multiorgânica.

Diversos são os métodos de estabilização, utilizando talas, gessos moldados, fixadores externos, placas e parafusos, encavilhamento intramedular (com ou sem fresagem). A melhor opção para a fixação depende de vários fatores: o osso envolvido, o local da fratura, a localização e características da ferida, e a condição própria do doente.

A fixação externa continua a ser uma boa opção nas fraturas com significativa perda de capital ósseo ou fraturas justa-articulares.[37]

Pode-se utilizar a osteotaxia de forma provisória e temporária,[38] convertendo-se posteriormente em osteossíntese, ou, por outro lado, utilizar este método como definitivo. A infecção do trajeto dos pinos pode complicar a lesão.[19]

A placa é um método de fixação interna a considerar no membro superior, no entanto possui maior risco de infecção[39] e pode comprometer a circulação periosteal.[40] Deverão ser utilizadas placas de baixo contato.

A cavilha intramedular permite uma boa estabilidade mecânica.[41,42] A fresagem ou não tem sido alvo de intenso debate face à lesão que se provoca na circulação endosteal durante a fresagem.

Estudos recentes[43] têm demonstrado insignificantes diferenças nas complicações por encavilhamento fresado ou não fresado, cabendo assim ao cirurgião a escolha do método, considerando caso a caso.

COMPLICAÇÕES

A incidência de complicações varia de acordo com a gravidade da lesão, a abordagem terapêutica e fatores individuais do paciente.

A **infecção** – superficial ou profunda – é complicação mais frequente;[44] a **não consolidação**, habitualmente devida a insuficiência de cobertura ou vascularização,[45] pode também ser consequência da infecção.

O tabagismo, a diabetes e o alcoolismo comportam-se como fatores de risco e devem ser controlados.

A **amputação** é uma complicação grave e com impacto na vida do paciente. A amputação primária deverá ser considerada em função de critérios objetivos,[46,47] dos quais a escala de MESS *(Mangled Extremity Severity Score)* é uma excelente ferramenta. A amputação secundária[29] pode ser necessária para a prevenção de futura deterioração geral e necessidade de manutenção da qualidade de vida.

RETORNO À ATIVIDADE ESPORTIVA

O prognóstico é em função do tipo de fratura e do tipo de ferida. Uma parte dos atletas pode regressar ao esporte, mas apenas um número reduzido volta ao seu grau esportivo pré-lesional.

O retorno ao esporte de contato, como o futebol, é diferente do esporte sem contato, como o tênis.

O médico e o jogador ou a equipe devem pesar os benefícios de um regresso precoce, com os riscos de uma relesão a curto ou longo prazo.

A fratura exposta pode ser a lesão do fim de carreira, e o atleta bem como o treinador precisam estar cientes disso.

REFERÊNCIAS BIBLIOGRÁFICAS

1. Aitken S, Court-Brown CM. The epidemiology of sports-related fractures of the hand. Injury 2008 Dec;39(12):1377-83.
2. Wood AM, Robertson GA, Rennie I, et al. The epidemiology of sports-related fractures in adolescents. Injury 2010 Aug;41(8):834-8.
3. Adirim TA, Cheng TL. Overview of injuries in the young athlete. Sports Med. 2003;33(1):75-91.
4. Court-Brown CM, Wood AM, Aitken S. The epidemiology of acute sports-related fractures in adults. Injury 2008;39(12):1365-72.
5. Wood AM, Robertson GAJ, MacLeod K, et al. Epidemiology of open fractures in sport: One centre's 15-year retrospective study. World J Ortho. 2017 Jul 18;8(7):545-52.
6. Quinn TWA Jr. Athletic injuries and their effects on the athlete. Integrated Studies 2018.
7. Giannoudis P, Harwood P, Kontakis G, Allami M. Long-term quality of life in trauma patients following the full spectrum of tibial injury (fasciotomy, closed fracture, grade IIIB/IIIC open fracture and amputation). Injury 2008;40: 213-9.
8. Brukner P, Jhan K. Brukner and Khan's clinical sports medicine. 4th ed. Australia: McGraw-Hill Medical; 2012. p. 1268.
9. Robertson GA, Wood AM. Fractures in sport: Optimising their management and outcome. World J Orthop 2015 Dec 18;6(11):850-63.
10. Bathgate A, Best JP, Craig G, Jamieson M. A Prospective study of injuries to elite Australian rugby union players. Br J Sports Med. 2002;36:265-9; discussion 269.
11. Kim PH, Leopold SS. In Brief: Gustilo-Anderson classification. [corrected] [published correction appears in Clin Orthop Relate Rcs 2012 Dec;470(12):3624] [Published correction appears in Clin Orthop Relate Res 2019 Oct;477(10):2388]. Clin Orthop Relate Res 2012;470(11):3270-3274.
12. Campbell S, Dhyani J. Greenberg P. Ahmed N. Outcomes in patients with late debridement of open long bone fractures of the lower extremities in penetrating trauma: a retrospective review of the National Trauma Data Bank. Eur J Orthop Surg Traumatol 2020 Aug;30(6):1075-81.
13. Blumback RJ, Jones AL. Interobserver agreement in the classification of open fractures of the tibia. The results of a survey of two hundred and forty-five orthopaedic surgeons. J Bone JointSurg (Am)1994;76-A:1162-6.
14. Horn BD, Rettig ME. Interobserver reliability in the Gustilo and Anderson classification of open fractures. J Orthop Trauma 1993;7:535-60.
15. Orthopaedic Trauma Association: Open Fracture Study Group. A new classification scheme for open fractures. J Orthop Trauma 2010;24:457-64.
16. Agel J, Evans AR, Marsh JL, et al. The OTA open fracture classification: a study of reliability and agreement. J Orthop Trauma 2013;27:379-84.
17. Agel J, Rockwood T, Barber R, Marsh JL. Potential predictive ability of the orthopedic trauma association open fracture classification. J Orthop Trauma 2014;28:300-6.
18. Rajasekaran S. Ganga hospital open injury severity score – A score to prognosticate limb salvage and outcome measures in Tipe IIIB open tibial fractures. Indian J Orthop 2005;39:4-13.
19. Ali AM, Noyes D, Cogswell LJ. Management of open fractures of the lower limb. Br J Hosp Med (London) 2013;74:557-80.
20. Haklawi MJ, Morwood MP. Acute management of open fractures: an evidence-based review. Orthopedics 2015;38:e1025-33.
21. Palzakis MJ, Harvey JP Jr, Ivler D. The role of antibiotics in the management of open fractures. J Bone Joint Surg Am. 1974;56:352-41.
22. Zalavras CG, Patzakis MJ, Holtom PH, Sherman R. Management of open fractures. Infect Dis Clin North Am 2005;19:915-29.
23. Dellinger EP, Caplan ES, Weaver LD, et al. Duration of preventive antibiotic administration for open extremity fractures. Arch Surg 1988;123:333-9.
24. Zalavras CG. Prevention of infection in open fractures. Infect Dis Clin North Am 2017;32:339-52.
25. Barnes S, Spencer M, Graham D, Johnson HB. Surgical wound irrigation: a call for evidence-based standardization of practice. Am J Infect Control 2014;42:525-9.

26. Harley BJ, Beaupure LA, Jones CA, Dulai SK, Weber DW. The effect of the time to the rate of non-union and infection in open fractures. J Orthop Trauma 2002;16(7):484-90.
27. Khatod M, Botte MJ, Hoyt DB, et al. Outcomes in open tibia fractures: relationship between delay in treatment and infection. J Trauma 2003;55(5):949-54.
28. Schenker ML, Yannascoli S, Baldwin KD, Ahn J, Mehta S. Does timing to operative debridement affect infectious complications in open long-bones fractures? J Bone Joint Surg Am 2012;94(12):1057-64.
29. Nanchalal J, Naygam S, Khan U, et al. Standards for the management of open fractures of the limb. London: British Association of Plastic, Reconstructive and Aesthetic Surgeons; 2009.
30. British Orthopaedic Association and British Association of Plastic, Reconstructive and Aesthetic Surgeons. Standard for trauma – 2009 BOAST$_4$: the management of severe open lower limb fractures. www.boa.ac.uk/pubications/boa-standards-trauma-boast (date last acessed 17 March 2018).
31. Barnes S, Spencer M, Graham D, Johnson HB. Surgical wound irrigation: a call for evidence-based standardization of practice. Am J Infect Control 2014;42:525-9.
32. Parikh PM, Hall MM, Attinger CE, Masden DL, Steinberg JS. External fixation: indications in lower extremity reconstruction and limb salvage. Plast Reconstr Surg 2009;123:160e-1e
33. Merrit K. Factors increasing the risc of infection in patients with open fractures. J Trauma1988;28:823-7.
34. Sclatterer DR, HirschfeldAG, Weeb LX. Negative pressure wound therapy in grade IIIB tibial fractures: fewer infections and fewer flap procedures? Clin Orthop Relat Res 2015;473:1802-11.
35. Giannoudis PV, Papacostidis C, Roberts C. A review of the management of open fractures of the tibia and femur. J Bone Joint Surg (Br) 2006;88-B; 281-9.
36. Foote CJ, Guyatt GH, Vignesh KN, et al. Which surgical treatment for open tibial shaft fractures result in the fewest reoperations? A network meta-analysis. Clin Orthop Relat Res 2015;473:2179-92.
37. Melvin JS, Dombroski DG, Torbert JT, et al. Open tibial shaft fractures: II. Definitive management and limb salvage. J Am Acad Orthop Surg 2010;18:108-17.
38. O'Toole RV, Gary JL, Reider L, et al. METRIC. A prospective randomized trial to assess fixation strategies for severe open tibia fractures: modern ring external fixators versus internal fixation (FIXIT Study). J Orthop Trauma 2017;31 (Suppl):S10-7.
39. Gristina AG, Costerton JW. Bacterial adherence to biomaterials and tissue. The significance of its role in clinical sepsis. J Bone Joint Surg (Am) 1985;67-A:264-73.
40. Ludwig M, Hymes RA, Shulman J, Pitta M, Ramsey L. Intramedullary nailing of open tibial fractures: provisional plate fixation. Orthopedics 2016;39:e931-6.
41. Griffin M,Malahias M, Khan W, Hindosha S. Update on the management of open lower limb fractures. Open Orthop J 2012;6:571-7.
42. Anglen JO, Blue JM. A comparison of reamed and unreamed nailing of the tibia. J Trauma 1995;39:351-5.
43. Duan X, Al-Qwbani M, Zeng W, Xiang Z. Intramedullary nailing for tibial shaft fractures in adults. Cochrane Database Sist Rev 2012;1:CD008241.
44. Zelle BA, Boni G. Safe surgical technique: intramedullary nail fixation of tibial shaft fractures. Patient Saf Surg 2015; 9:40.
45. Santolini E,West R, Gianoudis PV. Risk factors for long bone fracture non-union: a stratification approach based on the level of the existing scientific evidence. Injury 2015;46 (suppl 8):S8-S19.
46. Johansen K, Daines M, Howey T, Helfet D, Hansen ST. Objective criteria accurately predict amputation following lower extremity trauma. J Trauma 1990;30:658-72; discussion 572-3.
47. Venkatadass K, Grandhi TSP, Rajasekaran S. Use of Ganga Hospital OpennInjury Severity Scoring for determination of salvage versus amputation in open type IIIB injuries of lower limbs in children - An analysis of 53 type IIIB open fractures. Injury 2017;48:2509-14.

SÍNDROME COMPARTIMENTAL AGUDA

CAPÍTULO 16

Raphael Serra Cruz • Rafael Erthal de Paula • Rodrigo Araujo Goes

INTRODUÇÃO

Os grupamentos musculares do corpo humano são divididos em compartimentos separados por fortes membranas fasciais, pouco flexíveis, denominadas septos intermusculares. Qualquer condição que aumente o volume no interior de um compartimento e/ou reduza a sua capacidade em expandir-se para suportar a um aumento de pressão pode levar a um quadro de síndrome compartimental.[1]

Ao contrário da síndrome compartimental crônica por esforço, onde o aumento da pressão intracompartimental e a sintomatologia ocorrem durante e após o exercício, cessando posteriormente com repouso, a síndrome compartimental aguda (SCA) configura uma emergência médica, sendo fundamental seu rápido reconhecimento a fim de evitar suas graves consequências, caso não tratada adequadamente.[2,3]

A forma mais comum de apresentação da SCA é secundária à formação de um hematoma, decorrente de uma fratura. Outras causas traumáticas de SCA são lesões de partes moles (p. ex., lesão por esmagamento ou lesão muscular) e lesão vascular. Além disso, causas não traumáticas incluem discrasias sanguíneas, anticoagulação, reperfusão após período de isquemia, exercício físico extenuante, compressões extrínsecas provocadas por equipamentos ou imobilizações, envenenamento por mordedura animal, entre outras.[1,2]

EPIDEMIOLOGIA

A SCA é mais comum em homens com menos de 35 anos,[4] na maioria dos casos associada à fratura de ossos longos. Cerca de 40% de todas as SCA decorrentes de trauma ocorrem após fratura de tíbia (a incidência de SCA nesta fratura pode chegar a 10%).[4] Aproximadamente ¼ dos casos é secundário a lesões de partes moles, sem fraturas associadas.[2] Particularmente atletas com grande massa muscular, participantes de esporte de contato estão sob maior risco. O uso ilícito de drogas injetáveis e de anabolizantes já foi descrito como causa de SCA na região deltoide. Queimaduras e choque elétrico também já foram relatados como causa de SCA.[4]

A localização mais frequente de SCA é a perna,[5] que possui quatro compartimentos (Fig. 16-1) sendo estes, em ordem decrescente de acometimento, os seguintes: anterior (contendo músculos extensores do tornozelo, a artéria tibial anterior e o nervo fibular profundo); lateral (contendo os músculos fibulares, o nervo fibular superficial e parte proximal do nervo fibular profundo); posterior profundo (músculos tibial posterior, flexores dos dedos, artérias tibial posterior e fibular, além do nervo tibial); e posterior superficial, que contém o tríceps sural.[4]

O segundo local mais frequente de acometimento é o antebraço,[5] que possui três compartimentos: anterior, posterior e um terceiro compartimento denominado *mobile wad*, que inclui o braquiorradial e os extensores radiais longo e curto do carpo.[6] As lesões mais frequentemente

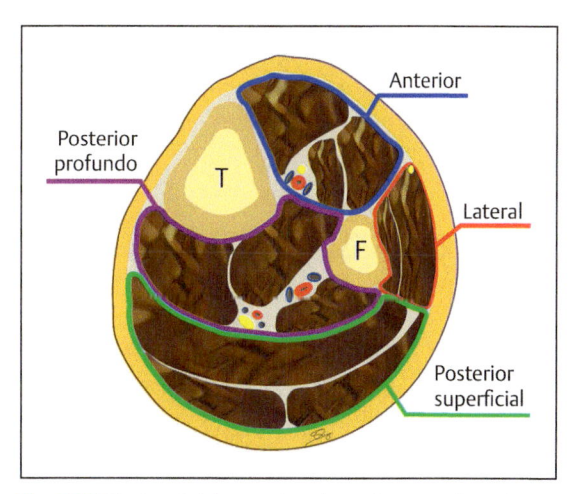

Fig. 16-1 Corte axial demonstrando os 4 compartimentos da perna. Pode-se observar os compartimentos anterior, lateral, posterior profundo e posterior superficial da perna.

associadas à SCA do antebraço são as fraturas supracondilianas de úmero em crianças e as fraturas de rádio distal no adulto.[7]

O terceiro local mais comum de SCA é a coxa, sendo mais comum após um trauma onde não ocorre fratura.[8] Possui três compartimentos: anterior (extensores do joelho); posterior (flexores do joelho); e medial (adutores). Em razão do contato íntimo com o fêmur ao longo de seu trajeto, o quadríceps está sujeito a forças compressivas, de modo que uma contusão direta (Fig. 16-2a) ("tostão", "paulistinha" ou "paralítica") pode causar graus variados de ruptura de fibras musculares ou mesmo de pequenos vasos que podem levar a edema e formação de hematoma (Fig. 16-2b, c), ambos elevando a pressão intracompartimental.[9] Especial atenção deve ser dada a atletas com discrasias sanguíneas ou em uso de anticoagulantes.[4]

O quarto local mais comum é o braço, que possui dois compartimentos: anterior (músculos flexo-

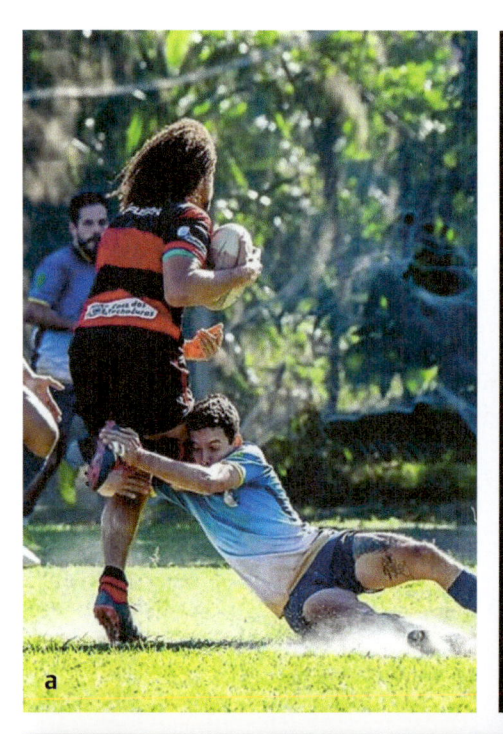

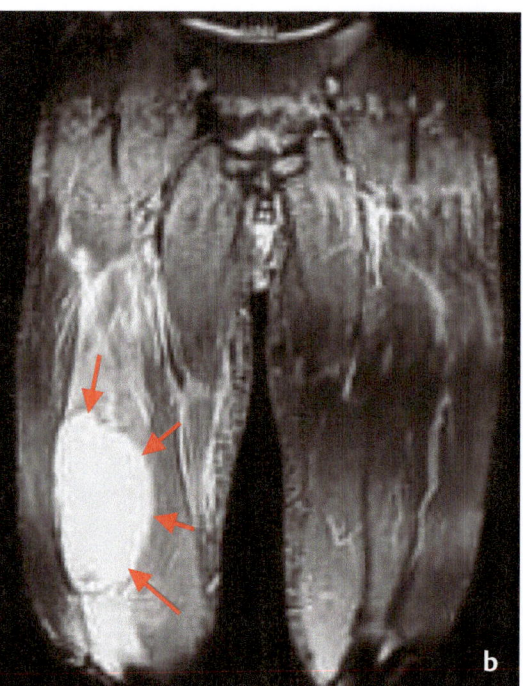

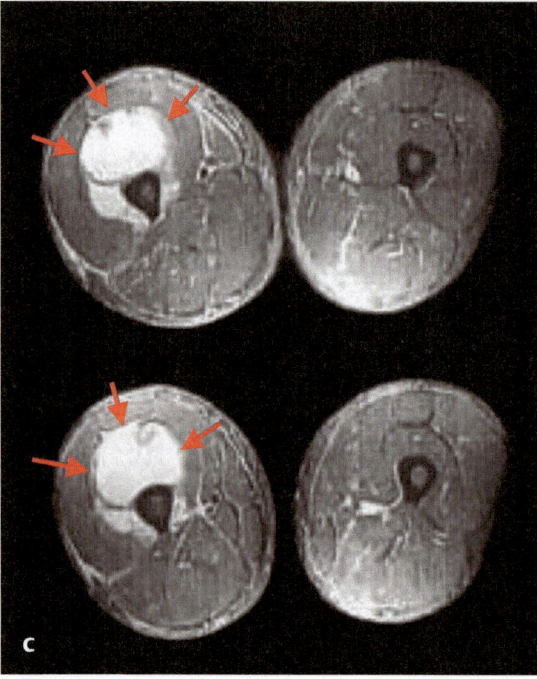

Fig. 16-2 Formação de volumoso hematoma em coxa após contusão. (**a**) Momento em que o atleta de *rugby* sofre um *tackle*, com trauma direto na coxa direita. (**b**) Corte coronal de imagem de ressonância magnética ponderada em T2 evidenciando volumoso hematoma (setas vermelhas) no compartimento anterior da coxa. (**c**) Dois cortes axiais evidenciando o mesmo hematoma (setas vermelhas).

res do cotovelo e nervos ulnar e mediano); e posterior (músculo tríceps braquial e nervo radial). Por serem relativamente grandes, os compartimentos do braço toleram grandes volumes, minimizando o risco de SCA. Outros locais menos comuns onde a SCA é relatada incluem a região glútea, deltoide, mãos e pés.[10]

APRESENTAÇÃO CLÍNICA

Classicamente, a síndrome compartimental é reconhecida pelo mnemônico dos 5 "Ps" em inglês (*pain, pallor, pulselessness, paresthesia and paralysis*), traduzidos como dor, palidez, ausência de pulso, parestesia e paralisia.[11] Entretanto, estes sinais são, na realidade, indícios de isquemia arterial, de modo que aguardar que estejam presentes significa que houve atraso na realização do diagnóstico.[11] O principal achado que deve levar o médico a suspeitar de SCA em um atleta é a **dor aparentemente desproporcional à magnitude da lesão**, que **piora com o alongamento passivo** do compartimento afetado.[12]

Em geral, a dor é o sintoma mais precoce e tipicamente não cessa com o uso de analgésicos comuns.[12] Outras características que podem estar presentes na fase inicial são parestesia (30-120 minutos do início do quadro, sugerindo disfunção isquêmica de nervos sensitivos) e intumescimento do compartimento afetado à palpação.[1,13-15] Paresia (fraqueza muscular) tem início em aproximadamente 2-4 horas e já denota dano às fibras musculares. Paralisia é considerada um achado tardio e a ausência de pulso, além de tardio, incomum.[1,13-15]

Muitas vezes o aumento da pressão do compartimento se faz de forma lenta, de modo que nem sempre a dor excruciante ocorre logo após um traumatismo.[16] Isto deve alertar os médicos de delegações, pois possivelmente a suspeita de uma SCA não ocorrerá na beira do campo (onde a dor naturalmente é atribuída ao trauma imediato), mas no local de concentração dos atletas, ou mesmo depois de terem sido dispensados. Neste caso, os atletas devem estar bem orientados a contatar a equipe médica em caso de agravo dos sintomas após uma contusão.

ARMADILHAS DIAGNÓSTICAS

A principal armadilha diagnóstica é esperar que o paciente se apresente com os sinais classicamente descritos como critérios diagnósticos no passado, uma vez que muitos destes são sinais tardios ou podem mesmo não estar presentes.[17] Atualmente, há autores renomeando os 5 Ps como "*pain, pain, pain, pain, pain*", a fim de reiterar a importância da dor como principal sintoma na suspeita de uma SCA.[4]

Nem todos os compartimentos são superficialmente palpáveis. Um exemplo disso é o compartimento posterior profundo da perna, que pode estar com sua pressão elevada, sem que isso seja percebido ao exame físico.[18] Portanto, a palpação de um membro que se apresenta sem a tensão classicamente descrita não exclui a suspeita de SCA.

Fraturas expostas, apesar de evidentemente romperem a fáscia e a pele, não são isentas do risco de desenvolverem uma SCA. Isso porque a abertura causada na fáscia não necessariamente é suficiente para descomprimir o compartimento afetado, além de não necessariamente, também, abrir os demais compartimentos, que também podem estar afetados.[19]

A presença de pulsos palpáveis distais à lesão e de enchimento capilar periférico preservado não descartam a possibilidade de uma SCA. Como os leitos capilares dos dedos drenam para veias extracompartimentais, o gradiente arteriovenoso digital pode não estar afetado e, portanto, o enchimento capilar, a temperatura e a cor das extremidades podem estar normais.[3]

A SCA é uma condição dinâmica e muita atenção deve ser dada ao quadro clínico do paciente como um todo, especialmente para sua pressão arterial sistêmica (PAS). Como o que determina o fluxo de sangue para a região afetada é o gradiente entre a pressão do compartimento e a PAS, caso um paciente monitorado por suspeita de SCA evolua com hipotensão ou choque, este gradiente diminui, podendo complicar ainda mais o quadro e exigir uma intervenção imediata.[20]

Até mesmo a dor pode não ser uma característica marcante. Em pacientes com danos neurológicos, com patologias neurológicas prévias (p. ex., neuropatia diabética), ou sob uso de medicamentos sedativos, a dor pode não ser um sintoma tão evidente.[21] Além disso, se um paciente for examinado em uma fase tardia da SCA, os danos causados aos nervos sensitivos podem já ser tão graves que a dor pode ser substituída pela perda de sensibilidade.[22]

CONDUTA DIANTE DA SUSPEITA

Em situações traumáticas durante a prática desportiva, após a primeira avaliação realizada na arena, uma segunda avaliação deve ser realizada com cautela na beira do campo ou no vestiário. É importante lembrar que, muitas vezes, além de ter sofrido um trauma agudo, este atleta pode estar fisicamente extenuado, o que dificulta ainda mais a interpretação dos achados clínicos.[16] Todos os equipamentos ou bandagens/imobilizadores devem ser imediatamente removidos para uma avaliação minuciosa e porque as próprias bandagens podem ser uma causa de compressão extrínseca, prejudicando ainda mais a expansibilidade do compartimento e agravando o quadro.[23]

Diante de uma suspeita de SCA, a equipe médica presente deve contatar imediatamente o hospital de referência do evento a fim de garantir que o atleta seja examinado por um cirurgião o mais breve possível, uma vez que o tratamento definitivo pode requerer uma abordagem cirúrgica de emergência envolvendo a realização de fasciotomia.[24] Idealmente, este atleta deve ser hidratado com solução salina isotônica em *bolus* intravenoso e receber oxigênio suplementar.[17]

Ao contrário do que muitos pensam, não se deve elevar o membro com suspeita de SCA, pois isso dificulta o aporte sanguíneo e piora o gradiente de pressão para dentro dos compartimentos.[23] Abaixar o membro também é deletério, pois dificulta o retorno venoso, aumentando o edema e, consequentemente, a pressão intracompartimental (PIC).[23] Portanto, o ideal é garantir que o membro seja mantido nivelado com o coração durante o processo de remoção deste atleta.

Deve-se documentar o estado neurológico e vascular do membro de maneira seriada, desde o início da abordagem, bem como antes e depois de qualquer manobra, especialmente em caso de reduções de fraturas ou luxações. As documentações seriadas têm valor tanto para posterior avaliação da progressão do quadro[16] quanto para aspectos médico-legais.

Particular atenção deve ser dispensada à redução de fraturas, pois, ao realizar este procedimento e aplicar uma imobilização, naturalmente ocorre uma elevação da PIC.[25] Nos casos de suspeita de aumento excessivo da PIC pela imobilização, que pode levar a uma SCA, bivalvar (serrar o gesso, sem removê-lo), pode-se reduzir a pressão dentro do compartimento em até 47%.[26] A mesma conduta pode ser adotada em atletas previamente imobilizados que passem a apresentar sinais de compressão extrínseca.

CONFIRMAÇÃO DIAGNÓSTICA

O diagnóstico de uma SCA é clínico.[27] No entanto, a medida direta da PIC pode auxiliar na confirmação ou na exclusão desta condição (Fig. 16-3). Existem basicamente 3 métodos de medição direta da PIC: através de dispositivos portáteis especificamente desenvolvidos para este fim;[28] através da inserção de um cateter acoplado a um transdutor de pressão (como os utilizados para monitorização em tempo real da pressão arterial); e através da técnica de Whiteside, utilizando uma agulha e um sistema de manômetro.[29]

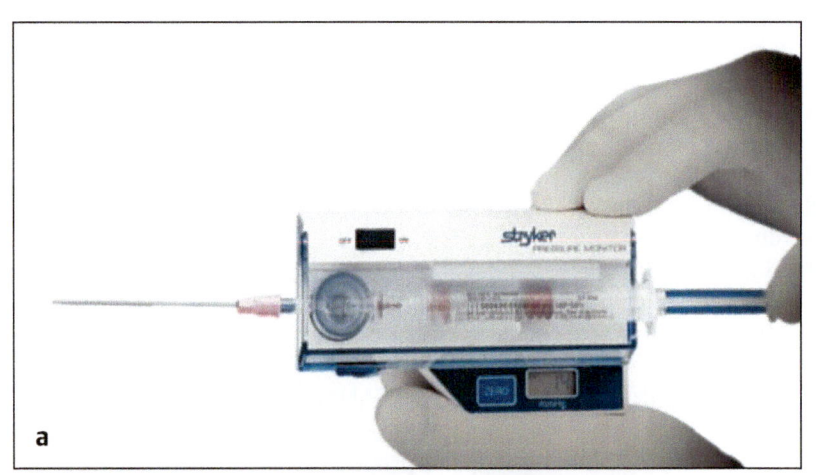

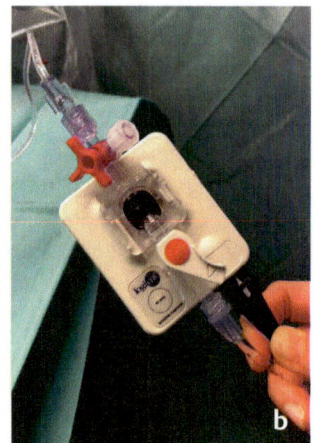

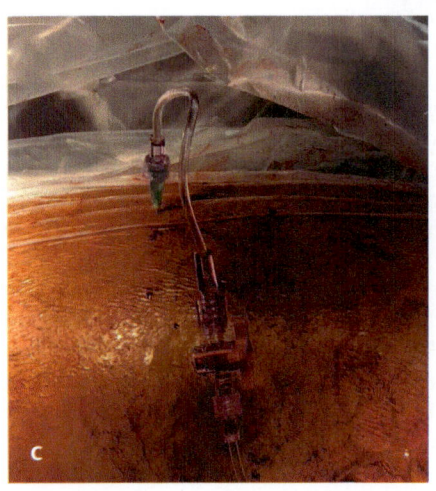

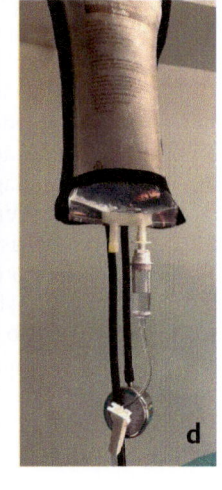

Fig. 16-3 Técnicas de aferição da pressão intracompartimental. (a) Dispositivo portátil (adaptado da brochura do fabricante Stryker*). (b-d) Técnica de Whiteside demonstrando: (b) o dispositivo *three-way*, que permite conectar a agulha ao manômetro e à seringa; (c) a agulha inserida no compartimento; e (d) o manômetro acoplado ao sistema que permite a leitura da pressão.
*https://pdf.medicalexpo.com/pdf/stryker/intra-compartmental-pressure-monitor/70192-169461.html

Existe controvérsia na literatura quanto aos valores utilizados como ponto de corte para se definir a presença ou não de uma SCA. Os valores normais de pressão no interior de um compartimento muscular variam de 8-10 mmHg em adultos e de 10-15 mmHg em crianças.[30] Alguns autores utilizam valores absolutos como indicativo da necessidade de abordagem definitiva através de fasciotomia.[31] No entanto, como o que determina o fluxo sanguíneo dentro do compartimento é o gradiente de pressão (que é influenciado pela PAS) atualmente, a maioria dos autores recomenda o uso da diferença de pressão (P) entre as pressões diastólica e intracompartimental para estabelecer esta conduta.[32,33] Ainda assim, existe controvérsia quanto ao ponto de corte neste caso. A maioria dos autores assume um ∆P de 30 mmHg para determinar a necessidade de uma abordagem definitiva,[32] enquanto outros aguardam esta diferença chegar a 20 mmHg.[13] Independente da técnica de aferição da PIC utilizada, recomenda-se que a agulha seja inserida em um raio de até 5 cm do local de uma fratura (mas sem comunicar com a fratura), visto que ocorre uma redução da pressão na medida em que se afasta do local da lesão.[34] Além disso, alguns autores recomendam que sejam realizadas aferições seriadas, uma vez que esta conduta está relacionada com menor índice de falso-positivos quando comparada à aferição única.[35] Em lugares ou situações onde não é possível obter a medida da PIC, este exame é dispensável, uma vez que, diante de um atleta no qual existe um elevado grau de suspeição clínica, a não indicação de uma fasciotomia em tempo hábil pode ter consequências devastadoras.[2]

Técnicas não invasivas para monitorar a oxigenação local no músculo (*near-infrared spectroscopy*), bem como técnicas para monitorização da perfusão local (*pulsed phased-locked loop ultrasound*, Dopplerfluxometria a *laser* e cintilografia), são estudadas como medidas alternativas, mas, apesar de algumas já serem utilizadas no diagnóstico da síndrome compartimental crônica, carecem de validação ou praticidade para uso clínico na SCA.[36-39]

Exames laboratoriais são de pouca valia para confirmação diagnóstica de uma SCA, mas devem ser solicitados a fim de acompanhar possíveis desdobramentos sistêmicos, como a rabdomiólise e a insuficiência renal aguda.[36-39] Após qualquer trauma, naturalmente ocorre uma resposta inflamatória, caracterizada por elevação da contagem de leucócitos, velocidade de hemossedimentação (VHS) e proteína C reativa (PCR). Além disso, nos casos de SCA, os valores de creatinoquinase (pode chegar a 2.000 u/L) e o lactato também se eleva em decorrência da lesão muscular e do metabolismo anaeróbio.[2] Um marcador interessante que se eleva em situações de isquemia em membros é a albumina modificada por isquemia (*ischaemia-modified albumin* – IMA). No entanto, sua aplicação clínica no diagnóstico de SCA ainda requer mais estudos.[40]

TRATAMENTO

O tratamento definitivo para a SCA é a liberação da pressão dos compartimentos afetados através de fasciotomias amplas (Fig. 16-4).[41] O tempo ideal para a realização do procedimento é de **até 8 horas do início dos sintomas**.[41] No entanto, deve ser frisado que o ideal é que a fasciotomia seja realizada o mais breve possível. Apesar de na síndrome compartimental crônica ser permitida a fasciotomia apenas

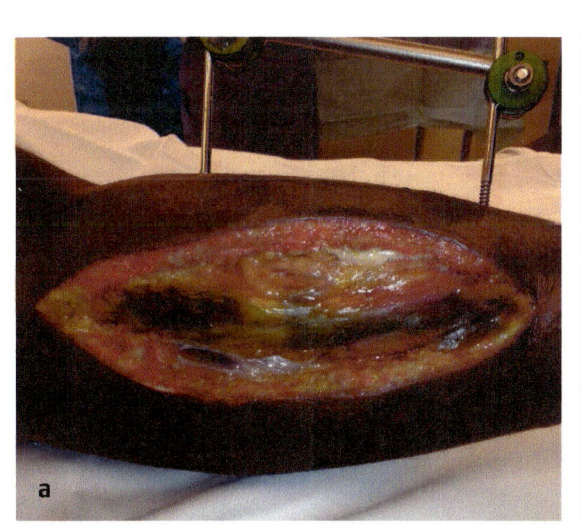

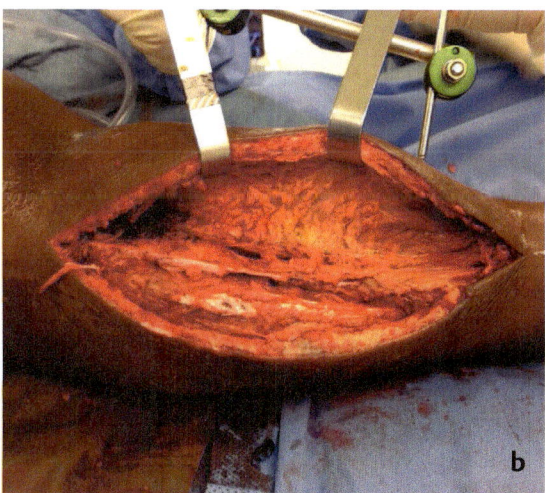

Fig. 16-4 Fasciotomia e desbridamento. (**a**) Realização de fasciotomia descompressiva na perna direita de uma atleta profissional que evoluiu com síndrome compartimental após grave luxação de joelho, demonstrando a evidente perda de viabilidade de alguns tecidos. (**b**) Mesma atleta após desbridamento dos tecidos desvitalizados, comprovando a grande quantidade de tecidos acometidos pela necrose.

do compartimento afetado, na SCA deve-se liberar todos os compartimentos do membro.[3]

É importante estar atento ao fechamento das feridas, pois os curativos não devem comprimir o membro, uma vez que o edema ainda tende a aumentar no pós-operatório e deve-se permitir a expansão dos tecidos. A fáscia, o tecido subcutâneo e a pele devem ser deixados abertos.[42] Uma técnica interessante de fechamento são as suturas frouxas estilo cadarço de tênis, que podem ser comprimidas à medida em que o edema regride.[42] Alternativamente, gazes vaselinadas podem ser utilizadas, devendo ser trocadas diariamente. Curativos a vácuo (Fig. 16-5a) também são úteis nestes casos, podendo permanecer por 2-4 dias, apresentando resultados melhores que os curativos tradicionais.[42]

Quando a sutura primária não é possível, deve-se utilizar enxerto de pele (Fig. 16-5b).[43] Mesmo quando é possível realizar a sutura primária sem tensão, alguns autores recomendam seu uso devido aos melhores resultados clínicos apresentados, especialmente relacionados com a taxa de infecção e dor no pós-operatório.[44]

Nos casos onde ocorrem atrasos no diagnóstico ou na indicação da cirurgia superiores a 24 horas, o papel da fasciotomia é questionável, pois nestes casos já há necrose tecidual e a exposição de tecidos desvitalizados favorece a colonização bacteriana, podendo levar a infecção, desbridamentos repetidos e amputação.[4]

Nos casos associados à presença de fraturas, a estabilização óssea deve também ser realizada em associação. O controle de danos pode ser realizado inicialmente e o tratamento definitivo da fratura planejado conforme a evolução apresentada.

Oxigenoterapia hiperbárica já foi estudada em modelos pré-clínicos como tratamento adjuvante na SCA. No entanto, mais pesquisas são necessárias para se estabelecer seu papel no tratamento desta entidade.[15]

RESULTADOS CLÍNICOS, REABILITAÇÃO E RETORNO AO ESPORTE

Caso a fasciotomia não seja realizada em tempo hábil, o paciente com SCA pode evoluir com contratura muscular, déficit sensitivo, paralisia, necrose, infecção e, possivelmente, amputação.[45] Além das complicações locais, pode ocorrer rabdomiólise decorrente da isquemia muscular, levando à mioglobinúria e insuficiência renal aguda.[2]

Os resultados clínicos estão diretamente relacionados com o tempo decorrido desde o início do quadro até a realização da fasciotomia. Tempos superiores a 8 horas estão relacionados com pior prognóstico.[41] A taxa de amputação após uma SCA varia de 5,7% a 12,9%, sendo os principais fatores de risco o sexo masculino, lesão vascular associada e atraso na fasciotomia.[4]

Para os atletas que conseguem ser abordados em tempo hábil, pode ser esperado o retorno ao esporte. A reabilitação destes atletas vai depender tanto da cicatrização quanto da extensão dos danos musculares e neurológicos ocorridos.[3] Mobilização precoce é recomendada a fim de minimizar as contraturas decorrentes das retrações cicatriciais.[3] Marcha com carga parcial é permitida assim que tolerado, mas nenhuma atividade física é permitida até que ocorra cicatrização das feridas. Exercícios de alongamento do compartimento envolvido são iniciados 10-14 dias após a cirurgia, caso haja cicatrização adequada das feridas. As muletas são dispensadas assim que o atleta se sentir confiante. Com 4 semanas, permite-se corrida leve, evitando ladeiras e treinos de velocidade, bem como exercícios de resistência com pesos. Natação e ciclismo também são permitidos nesta fase. Treinos de velocidade são implementados com 6-8 semanas. A maioria dos atletas que não evoluíram com complicações mais graves retorna ao esporte em 2-3 meses.[3] No entanto, dependendo do compartimento acometido e do esporte, este retorno pode demorar até 1 ano.[46]

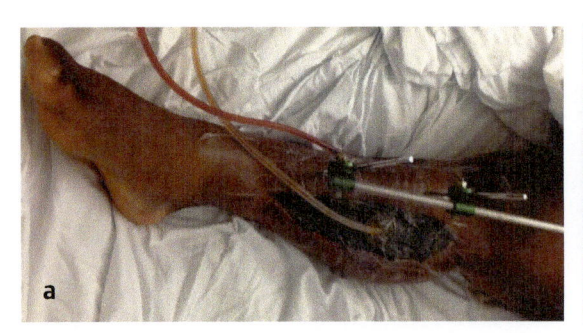

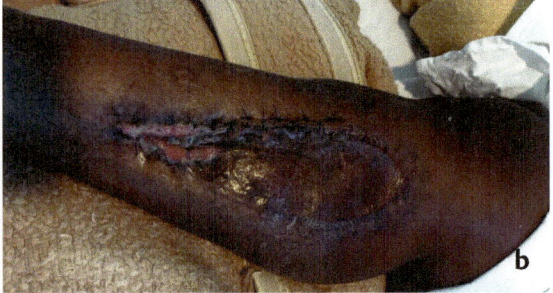

Fig. 16-5 Curativo e cobertura da ferida operatória. (**a**) Utilização de curativo tipo VAC (*vacum assisted closure*), que utiliza uma esponja acoplada a um sistema de pressão negativa, na perna direita de uma atleta profissional acometida por síndrome compartimental após luxação de joelho. (**b**) Aspecto da perna da mesma atleta ainda nos estágios finais de cicatrização, após enxertia de pele.

CONCLUSÃO

A SCA é uma condição grave, que requer um rápido reconhecimento, a fim de permitir uma intervenção precoce e minimizar suas consequências. A maioria dos sintomas é inespecífica e o médico deve ter alto grau de suspeição clínica, em especial, quando diante de um atleta com dor aparentemente desproporcional à lesão apresentada. Exacerbação da dor ao estiramento passivo da musculatura do compartimento envolvido parece ser o sintoma mais importante para o diagnóstico. O tratamento de emergência é agressivo e os resultados clínicos estão diretamente relacionados com o tempo decorrido desde a abertura do quadro até a realização da fasciotomia. Infelizmente, a maioria dos casos evolui com algum grau de perda de função, podendo chegar até mesmo à amputação, nos casos mais graves. Nos casos em que o atleta consegue regressar ao esporte, o tempo até o retorno pode chegar a 1 ano.

REFERÊNCIAS BIBLIOGRÁFICAS

1. Elliott KGB, Johnstone AJ. Diagnosing acute compartment syndrome. J Bone Joint Surg Br. 2003 July;85(5):625-32.
2. McQueen MM, Gaston P, Court-Brown CM. Acute compartment syndrome. Who is at risk? J Bone Joint Surg Br. 2000 Mar;82(2):200-3.
3. Hutchinson MR, Ireland ML. Common compartment syndromes in athletes. Treatment and rehabilitation. Sports Med Auckl NZ. 1994 Mar;17(3):200-8.
4. Federico C, Manu LNG, Malbrain AWK, Emiliano G. Hot topics in acute care surgery and trauma – Cap 8 compartment syndrome of the extremities: pitfalls in diagnosisand management. Springer; 2020.
5. Ulmer T. The clinical diagnosis of compartment syndrome of the lower leg: are clinical findings predictive of the disorder? J Orthop Trauma. 2002;16(8):572-7.
6. Beaty JH, Azar FM CS. Campbell's operative orthopaedics. 13th ed. Philadelphia: Saunders; 2017.
7. Kalyani BS, Fisher BE, Roberts CS, Giannoudis PV. Compartment syndrome of the forearm: a systematic review. J Hand Surg. 2011 Mar;36(3):535-43.
8. Hope MJ, McQueen MM. Acute compartment syndrome in the absence of fracture. J Orthop Trauma. 2004 Apr;18(4):220-4.
9. McCaffrey DD, Clarke J, Bunn J, McCormack MJ. Acute compartment syndrome of the anterior thigh in the absence of fracture secondary to sporting trauma. J Trauma. 2009 Apr;66(4):1238-42.
10. Prasarn ML, Ouellette EA. Acute compartment syndrome of the upper extremity. J Am Acad Orthop Surg. 2011 Jan;19(1):49-58.
11. Markovchick VJ, Pons PT, Bakes KM, Buchanan. Emergency medicine secrets. 6th ed. St Louis: Elsevier; 2016.
12. McMillan TE, Gardner WT, Schmidt AH, Johnstone AJ. Diagnosing acute compartment syndrome – where have we got to? Int Orthop. 2019 Nov 1;43(11):2429-35.
13. Olson SA, Glasgow RR. Acute compartment syndrome in lower extremity musculoskeletal trauma. J Am Acad Orthop Surg. 2005 Nov;13(7):436-44.
14. Shadgan B, Menon M, O'Brien PJ, Reid WD. Diagnostic techniques in acute compartment syndrome of the leg. J Orthop Trauma. 2008 Sep;22(8):581-7.
15. Myers RA. Hyperbaric oxygen therapy for trauma: crush injury, compartment syndrome, and other acute traumatic peripheral ischemias. Int Anesthesiol Clin. 2000;38(1):139-51.
16. The IOC manual of sports injuries: an illustrated guide to the management of injuries in physical activity. Wiley-Blackwell; 2012.
17. Donaldson J, Haddad B, Khan WS. The pathophysiology, diagnosis and current management of acute compartment syndrome. Open Orthop J. 2014;8:185-93.
18. Shuler FD, Dietz MJ. Physicians' ability to manually detect isolated elevations in leg intracompartmental pressure. J Bone Joint Surg Am. 2010 Feb;92(2):361-7.
19. DeLee JC, Stiehl JB. Open tibia fracture with compartment syndrome. Clin Orthop. Outubro de 1981;(160):175-84.
20. Newton EJ, Love J. Acute complications of extremity trauma. Emerg Med Clin North Am. 2007;25(3):751-61.
21. Mubarak SJ, Owen CA, Hargens AR, et al. Acute compartment syndromes: diagnosis and treatment with the aid of the wick catheter. J Bone Joint Surg Am. 1978 Dec;60(8):1091-5.
22. Wright J, Griffiths DE, Nwaboku HC. Acute compartment syndrome with an atypical presentation: a useful clinical lesson. JRSM Short Rep [Internet]. 14 de abril de 2011 [citado 2 de abril de 2021];2(4). Disponível em: https://www.ncbi.nlm.nih.gov/pmc/articles/PMC3085975/
23. Styf J, Wiger P. Abnormally increased intramuscular pressure in human legs: comparison of two experimental models. J Trauma. 1998 Jul;45(1):133-9.
24. Sheridan GW, Matsen FA. Fasciotomy in the treatment of the acute compartment syndrome. J Bone Joint Surg Am. 1976 Jan;58(1):112-5.
25. Dresing K, Peterson T, Schmit-Neuerburg KP. Compartment pressure in the carpal tunnel in distal fractures of the radius. A prospective study. Arch Orthop Trauma Surg. 1994;113(5):285-9.
26. Weiner G, Styf J, Nakhostine M, Gershuni DH. Effect of ankle position and a plaster cast on intramuscular pressure in the human leg. J Bone Joint Surg Am. 1994 Oct;76(10):1476-81.
27. Nelson JA. Compartment pressure measurements have poor specificity for compartment syndrome in the traumatized limb. J Emerg Med. 2013 May;44(5):1039-44.
28. Collinge C, Kuper M. Comparison of three methods for measuring intracompartmental pressure in injured limbs of trauma patients. J Orthop Trauma. 2010 June;24(6):364-8.
29. Beniwal RK, Bansal A. Osteofascial compartment pressure measurement in closed limb injuries

– Whitesides' technique revisited. J Clin Orthop Trauma. 2016 Dec;7(4):225-8.
30. Long B, Koyfman A, Gottlieb M. Evaluation and management of acute compartment syndrome in the emergency department. J Emerg Med. 2019 Abr;56(4):386-97.
31. Mubarek S. Double-incision fasciotomy of the leg for decompression in compartment syndromes. J Bone Jt Surg Am. 1977;59:184.
32. McQueen MM, Court-Brown CM. Compartment monitoring in tibial fractures. The pressure threshold for decompression. J Bone Joint Surg Br. 1996 Jan;78(1):99-104.
33. White TO, Howell GED, Will EM, et al. Elevated intramuscular compartment pressures do not influence outcome after tibial fracture. J Trauma. 2003 Dec;55(6):1133-8.
34. von Keudell AG, Weaver MJ, Appleton PT, Bae DS, Dyer GSM, Heng M, et al. Diagnosis and treatment of acute extremity compartment syndrome. Lancet Lond Engl. 2015 Sep 26;386(10000):1299-310.
35. Whitney A, O'Toole RV, Hui E, et al. Do one-time intracompartmental pressure measurements have a high false-positive rate in diagnosing compartment syndrome? J Trauma Acute Care Surg. 2014 Feb;76(2):479-83.
36. Tobias JD, Hoernschemeyer DG. Near-infrared spectroscopy identifies compartment syndrome in an infant. J Pediatr Orthop. 2007 May;27(3):311-3.
37. Lee SH, Padilla M, Lynch JE, Hargens AR. Noninvasive measurements of pressure for detecting compartment syndromes. J Orthop Rheumatol. 2013 Dec 21;1(1):5.
38. Abraham P, Leftheriotis G, Saumet JL. Laser Doppler flowmetry in the diagnosis of chronic compartment syndrome. J Bone Joint Surg Br. 1998 Mar;80(2):365-9.
39. Edwards PD, Miles KA, Owens SJ, Kemp PM, Jenner JR. A new non-invasive test for the detection of compartment syndromes. Nucl Med Commun. 1999 Mar;20(3):215-8.
40. Gunduz A, Mentese A, Turedi S, et al. Serum ischaemia-modified albumin increases in critical lower limb ischaemia. Emerg Med J EMJ. 2008 Jun;25(6):351-3.
41. McQueen MM, Duckworth AD. The diagnosis of acute compartment syndrome: a review. Eur J Trauma Emerg Surg. 2014 Oct 1;40(5):521-8.
42. Kakagia D, Karadimas EJ, Drosos G, et al. Wound closure of leg fasciotomy: comparison of vacuum-assisted closure versus shoelace technique. A randomised study. Injury. 2014 May;45(5):890-3.
43. Johnson SB, Weaver FA, Yellin AE, et al. Clinical results of decompressive dermotomy-fasciotomy. Am J Surg. 1992 Sep;164(3):286-90.
44. Fitzgerald AM, Gaston P, Wilson Y, Quaba A, McQueen MM. Long-term sequelae of fasciotomy wounds. Br J Plast Surg. 2000 Dec;53(8):690-3.
45. Finkelstein JA, Hunter GA, Hu RW. Lower limb compartment syndrome: course after delayed fasciotomy. J Trauma. 1996 Mar;40(3):342-4.
46. Acute compartment syndrome of the thigh in a rugby player – PubMed [Internet]. [citado 2 de abril de 2021]. Disponível em: https://pubmed.ncbi.nlm.nih.gov/26250368/.

FRATURAS DO ANEL PÉLVICO

CAPÍTULO 17

Joaquim Miguel Soares do Brito ▪ André Spranger Fernandes
Paulo Manuel Ferreira de Almeida

INTRODUÇÃO

A anatomia do anel pélvico e suas estruturas envolventes caracterizam-se por uma complexidade muito particular. A natureza da estrutura óssea, as diversas relações musculares e o vasto número de inserções ligamentares associam-se à presença de estruturas vasculonervosas vitais, o que condiciona um elevado grau de dificuldade para todos aqueles que abordam este segmento anatômico.[1-3] No seu conjunto, o anel pélvico representa uma estrutura extremamente resistente e com uma estabilidade excepcional, sendo necessário aplicar forças extremas para que seja possível romper a sua anatomia.

Qualquer atleta, fruto da natureza da sua atividade profissional ou lúdica, apresenta um grande potencial para desenvolver uma miríade de lesões que podem variar desde entorses até fraturas e luxações.[4] No contexto desportivo, a ocorrência de fraturas do anel pélvico é relativamente infrequente, sendo ainda mais raras aquelas lesões que irão requerer uma intervenção cirúrgica para seu tratamento.[4,5] Uma breve pesquisa em qualquer plataforma de literatura científica oferece essa percepção de estarmos perante um evento raro. Precisamente pela sua raridade, estas fraturas são frequentemente subdiagnosticadas e abordadas tardiamente, fato que poderá comprometer a correta abordagem das mesmas.[6] Caberá à equipe médica responsável pelos atletas reconhecer os riscos associados a cada prática desportiva específica e desenvolver um plano de atuação que permita abordar eficazmente todas as potenciais situações, incluindo fraturas pélvicas com instabilidade mecânica e hemodinâmica.[5] Em última análise, cada caso deverá ser encarado de forma individualizada e personalizada para cada atleta, localização e natureza da lesão.

Neste capítulo tentaremos de forma direta, objetiva e eminentemente prática, recomendar uma metodologia de abordagem para as fraturas (ou suspeita de fraturas) do anel pélvico em contexto desportivo.

ANATOMIA BÁSICA DO ANEL PÉLVICO

O anel pélvico compreende a articulação entre os dois ossos ilíacos e o sacro (Fig. 17-1). Esta estrutura encontra-se capacitada para exercer funções de suporte, transferir as forças que por ela passam, permitir o bipedismo e proteger estruturas nobres contidas no seu interior.[1,7-9] A estabilização das estruturas ósseas do anel pélvico é obtida às custas de um vasto leque de elementos ligamentares cuja disposição anatômica se encontra otimizada para suportar as forças que as atravessam. Por outro lado, os próprios elementos ósseos do anel pélvico também desenvolvem um papel estabilizador pela sua própria configuração. A estes fatores unem-se os numerosos músculos periarticulares que orbitam a pelve (Fig. 17-2).[1,7]

Para melhor compreender o comportamento e implicações das fraturas do anel pélvico, deveremos dominar com pormenor a anatomia do mesmo, o que implica conhecer os principais elementos ligamentares, musculares, viscerais, vasculares e nervosos. Os principais ligamentos no anel pélvico compreendem os ligamentos da sínfise púbica, os sacrotuberosos, os ligamentos sacroespinhosos, os

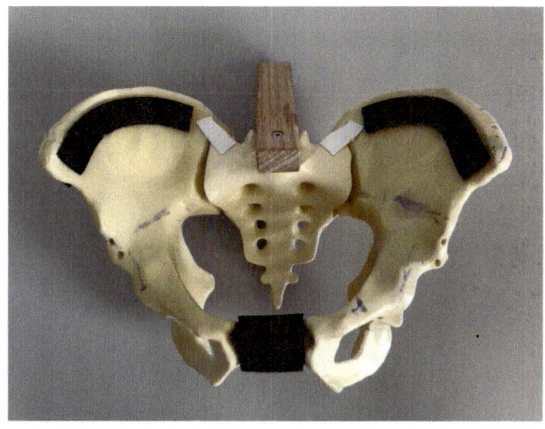

Fig. 17-1 Modelo em *sawbone* da estrutura óssea de um anel pélvico. (Fonte: Arquivo pessoal dos autores.)

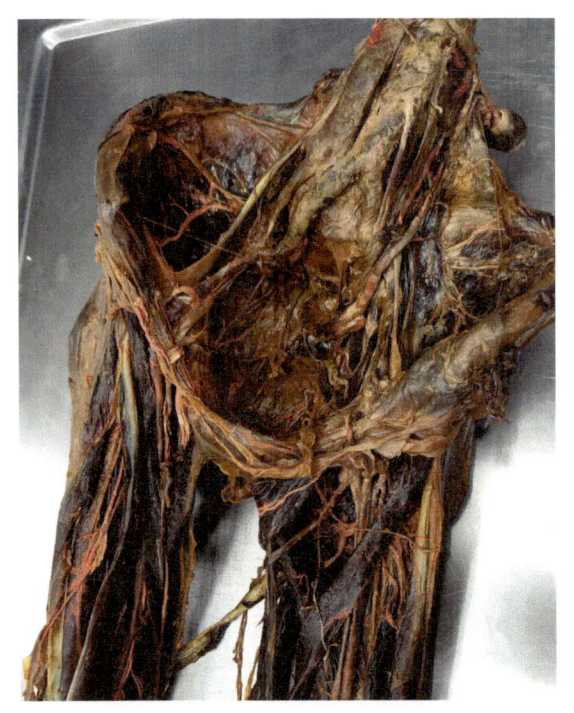

Fig. 17-2 Fotografia de *specimen* cadavérico demonstrando a vasta musculatura periarticular associada ao anel pélvico. (Fonte: Arquivo pessoal dos autores.)

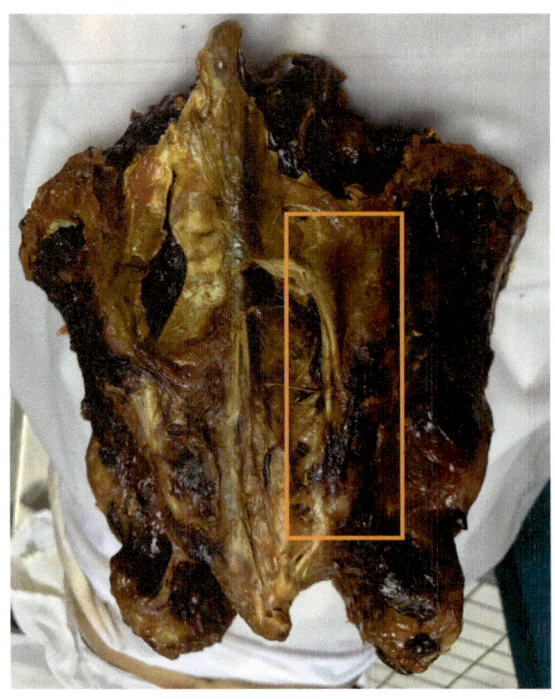

Fig. 17-3 Fotografia de *specimen* cadavérico com os ligamentos sacroilíacos posteriores assinalados. (Fonte: Arquivo pessoal dos autores.)

iliolombares; os ligamentos iliocostais; os sacroilíacos anteriores e os ligamentos sacroilíacos posteriores.[7] Apesar de todos estes elementos desempenharem uma importante função estabilizadora, cabe aos ligamentos sacroilíacos posteriores um papel fundamental neste aspecto, ao serem mecanicamente os ligamentos mais resistentes em todo o anel pélvico (Fig. 17-3).

Para auxiliar a estrutura osteoligamentar, a musculatura que se dispõe em torno do anel pélvico é ampla e poderosa. Os ossos ilíacos e o próprio sacro constituem pontos de inserção muscular para grupos tão diferentes como os músculos do abdome, da coxa, da região glútea, do pavimento pélvico e da coluna vertebral. Apesar das funções atribuídas individualmente a cada um dos músculos, dentro de cada grupo muscular, poderem ser extremamente díspares, todos acabam por confluir para que a pelve desempenhe com sucesso a sua função.[7] Dentro da cavidade pélvica encontraremos vísceras, como a bexiga, o reto ou o útero, e importantes estruturas vasculonervosas, como o plexo sacral ou os vasos ilíacos.[8,9] A proximidade existente entre todas estas estruturas provoca uma elevada complexidade na abordagem cirúrgica de lesões envolvendo o anel pélvico.

CLASSIFICAÇÃO DAS FRATURAS DO ANEL PÉLVICO

São múltiplas as classificações disponíveis na literatura para as fraturas do anel pélvico. As mais famosas e utilizadas são a classificação de *Young and Burguess*, classificação de *Marvin Tile* e a classificação *AO*.[10-12]

A classificação de *Young and Burguess* foi desenvolvida tendo em conta o mecanismo lesional e correspondentes achados radiográficos, considerando como principais vetores de forças aplicadas a compressão anteroposterior, a compressão lateral, o cisalhamento vertical e forças combinadas (ou de padrão complexo). Cada uma destas divisões baseadas nos vetores de força que originam a lesão são posteriormente subdivididas à medida que a lesão progride no sentido da maior disrupção da anatomia normal do anel pélvico, o que, simultaneamente, significa incrementar a instabilidade associada.[10]

Na classificação de *Tile* utiliza-se um conceito de estabilidade horizontal e vertical para a classificação das fraturas. Assim sendo, todas as fraturas englobando a categoria A serão estáveis (permanecendo o denominado arco posterior da pelve conservado); as fraturas na categoria B implicam uma instabilidade rotacional, motivada pela disrupção incompleta do arco posterior; e as fraturas de categoria C caracterizam-se por uma instabilidade rotacional e vertical, uma vez que se assiste a uma ruptura completa do anel posterior.[11]

Por último, a classificação *AO* (baseada na classificação de *Tile*) apresenta um sistema classificativo alfanumérico que nos permite caracterizar morfologicamente com maior detalhe as lesões observadas. O conceito de estabilidade mantém-se inalterado comparativamente com o sistema de *Tile*.[12]

EPIDEMIOLOGIA DAS FRATURAS DO ANEL PÉLVICO EM CONTEXTO DESPORTIVO

Dentro do universo traumatológico, as fraturas envolvendo o anel pélvico corresponderão a apenas 3% da totalidade das fraturas que acometem o aparelho locomotor.[13] Os acidentes de viação são responsáveis por cerca de 60% dos casos, seguido pelas quedas de altura (30%), e as lesões por esmagamento (10%).[14] Não existem muitos dados relativamente à epidemiologia destas lesões em contexto desportivo, mas serão mais frequentes entre os denominados desportos radicais e motorizados.[4] A incidência destas fraturas mantém-se baixa mesmo nas práticas desportivas de maior risco, como os esportes de contato. Fuller *et al.* promoveram um estudo envolvendo os jogadores de *rugby* participantes no campeonato do mundo de 2015, tendo verificado que entre as lesões documentadas apenas 1,7% afetaram a área anatômica da pelve e do sacro, e nem todas corresponderam à fratura.[15] Do mesmo modo, Dunne *et al.* confirmaram uma baixa incidência de fraturas envolvendo o anel pélvico entre praticantes de *kitesurf*.[16] Em sentido contrário, Hasler *et al.* analisaram uma coorte de 181 atletas de esportes radicais como *base-jumping*, paraquedismo, asa-delta ou *skysurfing*, tendo observado uma incidência de 9,4% para fraturas do anel pélvico, um valor superior ao documentado nos esportes clássicos.[17] Também o hipismo parece deter um risco claramente aumentado para a ocorrência de fraturas no anel pélvico, em particular naqueles acidentes com mecanismo de esmagamento (*horse crush*), onde se observaram fraturas em até 32,4% dos casos, um número claramente acima do classicamente documentado em contexto desportivo.[18] Ainda no mesmo estudo, os acidentes envolvendo carruagens e as quedas de cavalo também revelaram uma percentagem impressionante no que diz respeito a fraturas pélvicas, sendo documentados 16,7% e 12,9%, respectivamente.[18]

Apesar de estarem documentadas importantes lesões pélvicas durante a prática desportiva, a maioria destes episódios está em relação com a cinética deste segmento anatômico, observando-se mais frequentemente fraturas por avulsão e fraturas por estresse.[4] Estas lesões poderão ocorrer em qualquer atividade desportiva, contudo, os atletas envolvidos em práticas como futebol, corrida e ginástica parecem apresentar risco acrescido.[19] A inclusão de lesões como as fraturas-avulsão de eminências ósseas pélvicas, em particular nos atletas em idade pediátrica, no grupo das fraturas pélvicas, faz disparar a incidência destas lesões até aos 24%.[5] O mecanismo lesional mais frequente passa por uma contração muscular súbita e violenta que gera uma avulsão óssea em relação à musculatura que exerce essa contração. Neste contexto particular, as avulsões da espinha ilíaca anteroinferior (EIAI) são as mais comuns, seguidas das avulsões da espinha ilíaca anterossuperior (EIAS), seguindo-se as avulsões da tuberosidade isquiática secundárias à contração dos isquiotibiais.[20]

As fraturas por estresse também são mais frequentes que as lesões traumáticas da pelve envolvendo alta cinética. Estas fraturas afetam preferencialmente aqueles atletas cuja prática envolve trauma repetido sobre uma mesma região anatômica. São exemplos paradigmáticos a corrida de fundo e meio-fundo, a ginástica ou o ciclismo. Este fenômeno também parece ser mais dominante no gênero feminino.[4,6]

ABORDAGEM TERAPÊUTICA

Tendo em conta a pouca experiência gerada pelo escasso número de casos de fraturas do anel pélvico associadas a traumatismos desportivos com elevada cinética, deveremos basear nossa abordagem na experiência acumulada fora desse contexto específico (Fig. 17-4).

Cerca de 15 a 30% das vítimas de acidentes com alta energia e lesões associadas do anel pélvico apresentam instabilidade hemodinâmica na admissão hospitalar, fato que até prova em contrário se relaciona com uma hemorragia aguda.[21,22] Em simultâneo, cerca de um terço deste universo apresentará uma coagulopatia em curso, e que se associa à maior

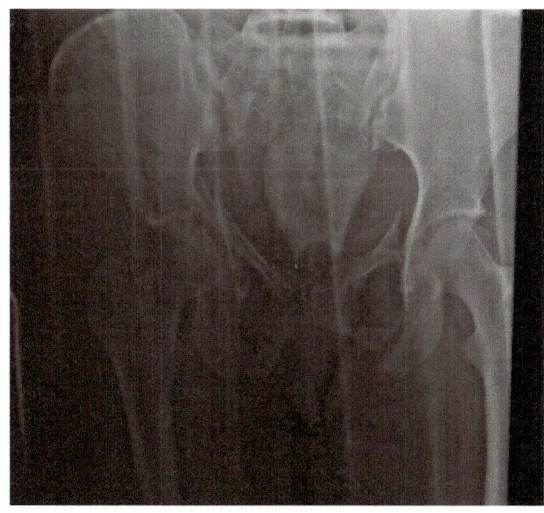

Fig. 17-4 Radiografia anteroposterior da pelve demonstrando uma lesão instável do anel pélvico após acidente de viação (primeira avaliação por imagem na sala de trauma). (Fonte: Arquivo pessoal dos autores.)

taxa de mortalidade.[23-25] Neste contexto, a sobrevivência dependerá do reconhecimento precoce e controle da hemorragia associada às fraturas.

Acidente Desportivo com Elevada Cinética

Perante um acidente desportivo envolvendo suficiente energia cinética capaz de gerar fraturas do anel pélvico, com instabilidade mecânica ou hemodinâmica, a estabilização pélvica provisória deverá ocorrer o mais precocemente possível.[5] Essa estabilização poderá acontecer preferencialmente com recurso à aplicação de dispositivos de compressão pélvica ou, na sua ausência, com um simples lençol ou toalha ao redor da cintura pélvica, fixo com um *clamp*, de forma a reduzir e conter o volume pélvico (Fig. 17-5).[26] Neste contexto particular, e tendo em conta a habitual inexperiência do médico desportivo na abordagem de lesões traumáticas desta natureza, não se preconiza qualquer outra ação prévia à estabilização pélvica, para além da observação e documentação de potenciais lesões associadas que sejam evidentes. São exemplos a presença de sangue no meato uretral, aumento do volume escrotal ou lacerações perineais que indiquem a presença de uma fratura exposta.[27] A redução e contenção da volumetria pélvica deverá ser obtida apenas com o dispositivo de estabilização escolhido. Estes procedimentos de estabilização provisória permitem o transporte hospitalar com maior segurança, estando comprovada a redução da necessidade transfusional, tempo de hospitalização e mortalidade.[28] A avaliação mais detalhada da lesão pélvica apenas deverá estar reservada para o contexto intra-hospitalar por parte de profissionais com competências e experiência na área, até porque os conhecidos testes de instabilidade pélvica pela aplicação de pressão nas cristas ilíacas apresentam pouca especificidade e sensibilidade, raramente conferindo informação relevante.[27] A dor referida à pelve corresponde ao único achado confiável de potencial lesão pélvica instável, apresentando sensibilidade de 97% e especificidade de 93%.[27] O encurtamento e desvios rotacionais dos membros inferiores podem, frequentemente, traduzir fraturas associadas de ossos longos, contudo, a rotação externa das extremidades é um achado frequente nas fraturas pélvicas e a correção desta rotação pode contribuir para redução do volume pélvico. Esta correção é tendencialmente

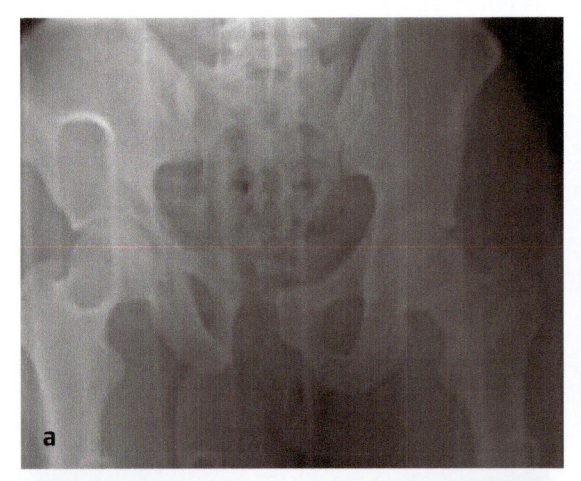

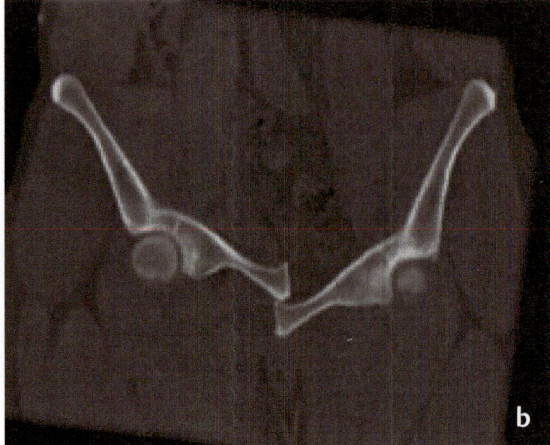

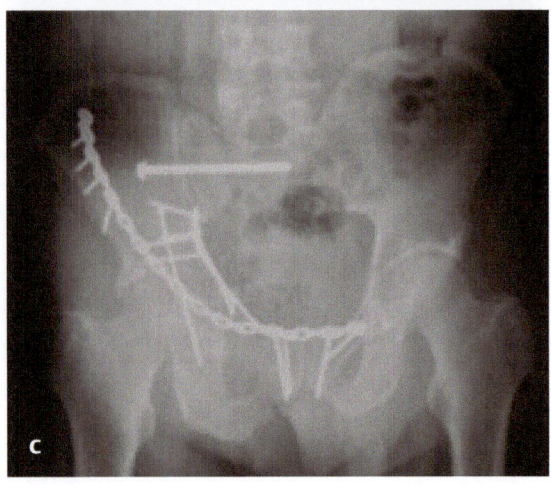

Fig. 17-5 (**a**) Radiografia anteroposterior demonstrando fratura instável do anel pélvico à data da sua admissão. (**b**) Controle por imagem com tomografia computadorizada após estabilização com lençol demonstrando *overlaping* dos quadros obturados e diminuição do volume pélvico. (**c**) Controle por imagem por radiografia convencional após estabilização cirúrgica. (Fonte: Arquivo pessoal dos autores.)

obtida com a simples manobra de colocação da estabilização pélvica provisória, aplicando a força ao nível das eminências trocantéricas. Após a admissão num hospital com competência para a abordagem e o tratamento de lesões do anel pélvico, o percurso do doente deverá ser o habitualmente preconizado e protocolado pela instituição para este tipo de lesão.

Acidente Desportivo com Baixa Cinética

Para a maioria dos acidentes desportivos, o nível de energia cinética envolvido não será o suficiente para gerar lesões instáveis (mecânica ou hemodinamicamente) do anel pélvico. No entanto, perante um traumatismo envolvendo a pelve, a presença de dor persistente referida a essa localização deverá motivar a interrupção da prática desportiva e adequado estudo radiográfico.[6] Para além de um rigoroso exame objetivo, preconiza-se a realização de radiografias anteroposterior e com incidências de Judet.[29] Se o estudo radiográfico realizado não identificar lesões fraturárias, mas a clínica álgica persistir, conjuntamente com a dúvida diagnóstica, preconiza-se a realização de uma tomografia computorizada (TC) da pelve para esclarecimento etiológico.[6]

A maioria das fraturas pélvicas decorrentes de acidentes desportivos apresenta-se coaptada ou minimamente descoaptada, não conferindo qualquer instabilidade que necessite de estabilização cirúrgica. Será este o racional que suporta o tratamento conservador destas lesões com repouso do membro afetado, progressão paulatina na capacidade de carga e recuperação da força muscular.[4]

O tratamento preconizado no caso das fraturas-avulsão descoaptadas será aquele que origina maior controvérsia. A revisão sistemática promovida por Calderazzi *et al.* concluiu que a cirurgia deverá ser a primeira opção se o fragmento ósseo se encontrar descoaptado ou apresentar uma dimensão considerável. Esta metodologia permite obter excelentes taxas de recuperação para a atividade desportiva, inclusive para níveis sobreponíveis aos pré-lesão, diminuindo a probabilidade de pseudartrose.[20] O tratamento conservador mantém-se, contudo, para as fraturas coaptadas e naqueles casos onde uma recuperação mais prolongada seja tolerada (Fig. 17-6). O tratamento não cirúrgico para fraturas descoaptadas também será possível dada a elevada capacidade para consolidação dos jovens atletas, no entanto, a força poderá ficar permanentemente comprometida, a dor sequelar poderá ser persistente, e poderá desenvolver-se um conflito mecânico (*subspine impigement*), pelo que idealmente se deverá optar pelo tratamento cirúrgico, em particular nos atletas de competição (Fig. 17-7).[4]

PROGNÓSTICO DAS FRATURAS PÉLVICAS NO ATLETA

Tal como o exposto previamente, a maioria das lesões traumáticas do anel pélvico envolvendo a prática desportiva é passível de tratamento não cirúrgico. Esta estratégia cursa com excelentes resultados, contudo, o tempo de interrupção da prática desportiva é tipicamente longo, apenas devendo ser permitido regressar à competição após uma clara consolidação das lesões fraturárias, o que deverá ocorrer acima das 8 semanas após o evento traumático.[4,6] Este período deverá ser respeitado sob risco de afetar irreversivelmente a capacidade do atleta para competir em alto nível. Para ir ao encontro destes pressupostos será fundamental um diagnóstico correto e atempado, o que poderá ser conseguido por parte das equipes médicas através

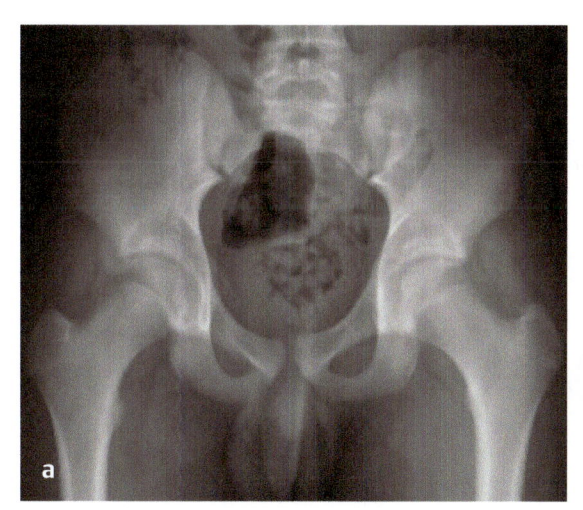

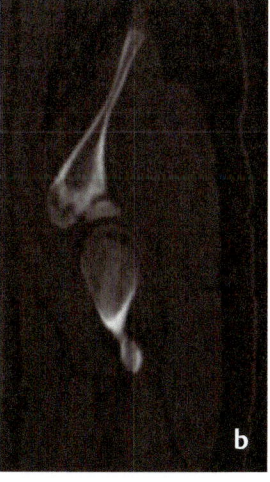

Fig. 17-6 Fratura por avulsão da espinha ilíaca anteroinferior direita resultante de prática desportiva (futebol). (**a**) Radiografia anteroposterior da bacia a evidenciar a fratura por avulsão; (**b**) corte sagital em TC revelando fratura por avulsão praticamente coaptada. (Fonte: Arquivo pessoal dos autores.)

```
                    Traumatismo desportivo
                    ↙              ↘
            Elevada cinética    Baixa cinética
                  ↓                   ↓
    Mecanismo sugestivo de fratura    Avaliação clínica in loco
    pélvica com instabilidade
                  ↓                   ↓
    Estabilização pélvica provisória   Dor persistente
    (pelvic binder; lençol)
                  ↓                   ↓
    Requerer transferência urgente    Interromper atividade desportiva
    para unidade hospitalar
                  ↓                   ↓
    Avaliação e orientação secundárias   Avaliação radiográfica (Rx; TC)
                                        ↓
                                Orientação de acordo com
                                achados imagiológicos
```

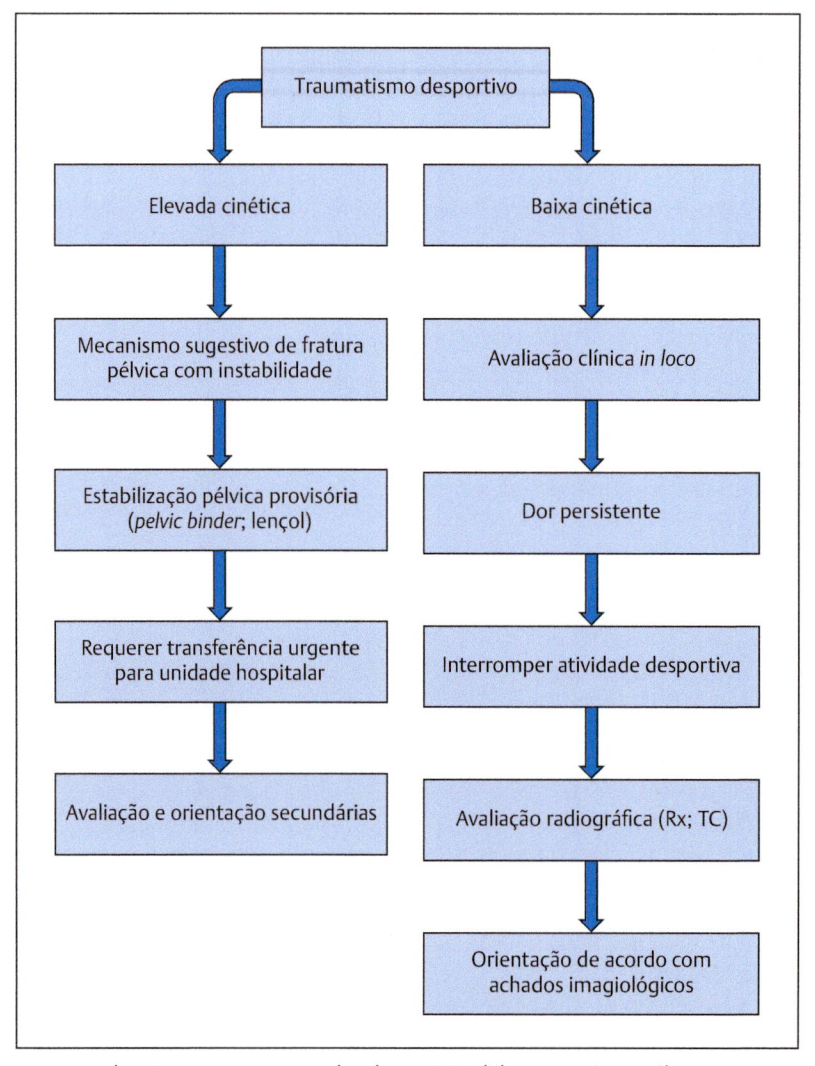

Fig. 17-7 Algoritmo proposto para abordagem inicial de traumatismo pélvico em contexto desportivo. (Fonte: Arquivo pessoal dos autores.)

de um elevado nível de suspeição, realização de um exame objetivo rigoroso e promovendo um estudo imagiológico dirigido.[4,6]

Entre as raras lesões que condicionam fraturas com instabilidade mecânica, e eventualmente hemodinâmica, o prognóstico dependerá da capacidade em reconhecer a potencial lesão, estabilizar provisoriamente e agilizar o transporte para uma unidade hospitalar com capacidade de desenvolver uma resposta adequada.[26] Como acima referido, até 30% deste grupo de doentes poderá apresentar instabilidade hemodinâmica. Uma estabilização provisória eficaz é um procedimento não invasivo, tecnicamente simples e reprodutível, com excelente relação custo-benefício.[26] Deste modo, será possível otimizar uma abordagem pré-hospitalar em qualquer contexto onde ocorra uma fratura instável do anel pélvico.

CONSIDERAÇÕES FINAIS

As fraturas do anel pélvico em atletas incluem um amplo espetro que poderá variar entre fraturas por avulsão, habitualmente observadas na população pediátrica, fraturas por estresse e fraturas com disrupção da estabilidade mecânica do anel pélvico, podendo, adicionalmente, condicionar instabilidade hemodinâmica.

No contexto desportivo e perante a suspeita de uma fratura do anel pélvico, a pelve deverá ser estabilizada previamente à transferência para uma unidade hospitalar. Esse gesto poderá ser determinante para melhorar o prognóstico em termos de morbidade e mortalidade. Perante uma possível fratura, cujo mecanismo não faz suspeitar de instabilidade mecânica, um exame objetivo rigoroso deverá preceder a transferência para uma unidade onde se possa realizar estudo radiográfico caso as queixas álgicas sejam persistentes.

Em última análise, poderá ser necessária uma TC para auxiliar no diagnóstico de fraturas difíceis de identificar pela radiologia convencional.

O tratamento conservador será o preconizado para a grande maioria das fraturas do anel pélvico em contexto desportivo, sendo o tratamento cirúrgico utilizado para estabilizar lesões instáveis (mecânica ou hemodinamicamente), assim como as fraturas-avulsões descoaptadas capazes de colocar em risco o futuro desempenho desportivo do atleta.

REFERÊNCIAS BIBLIOGRÁFICAS

1. Moore KL, Dalley AF. Clinically oriented anatomy. Wolters kluwer india Pvt Ltd.
2. Ger R. (1988). Surgical anatomy of the pelvis. The Surgical Clinics of North America 2018;68(6):1201-16.
3. Drake R, Vogl AW, Mitchell AW. Gray's anatomy for students E-book. Elsevier Health Sciences 2009.
4. Hutchinson M, Tansey J. Sideline management of fractures. Current Sports Medicine Reports 2003;2(3):125-35.
5. Scopp JM, Moorman 3rd CT. Acute athletic trauma to the hip and pelvis. The Orthopedic Clinics of North America 2002;33(3):555-63.
6. Cerynik DL, Roshon M, Abzug JM, Harding SP, Tom JA. Pelvic fractures in professional cyclists: a report of 3 cases. Sports Health 2009;1(3):265-70.
7. Pina JE, Folque N. Anatomia humana da locomoção: anatomia humana passiva (osteologia e artrologia): anatomia humana activa (miologia): anatomia radiológica. 2015.
8. Esperança Pina JA. Anatomia humana dos órgãos. Lisboa: Lidel; 2004.
9. Pina JE. Anatomia humana do coração e vasos. Lisboa: Lidel; 2007.
10. Young JW, Burgess AR, Brumback RJ, Poka A. Pelvic fractures: value of plain radiography in early assessment and management. Radiology 1986;160(2):445-51.
11. Pennal GF, Tile M, Waddell JP, Garside H. Pelvic disruption: assessment and classification. Clin Orthop Relat Res. 1980 Sep;(151):12-21.
12. Tile M, Helfe DL, Kellam JF, Vrahas M, editors. AO trauma, fractures of the pelvis and acetabulum (AO): principles and methods of management. 4th ed. AO Education AO Foundation 2015.
13. Papakostidis C, Giannoudis PV. Pelvic ring injuries with haemodynamic instability: efficacy of pelvic packing, a systematic review. Injury 2009;40:S53-S61.
14. Schmal H, Markmiller M, Mehlhorn AT, Sudkamp NP. Epidemiology and outcome of complex pelvic injury. Acta Orthop Belg 2005;71(1):41-7.
15. Fuller CW, Taylor A, Kemp, SP, Raftery M. Rugby world cup 2015: world rugby injury surveillance study. British Journal of Sports Medicine 2017;51(1):51-7.
16. Dunne L, Murphy E, Dawson PH, & Leonard M. Kite surfing: epidemiology of trauma. Case Reports, 2018, bcr-2017.
17. Hasler RM, Hüttner HE, Keel MJ, Durrer B, Zimmermann H, Exadaktylos AK, & Benneker LM. Spinal and pelvic injuries in airborne sports: a retrospective analysis from a major Swiss trauma centre. Injury 2012;43(4):440-45.
18. Weber CD, Nguyen AR, Lefering R, Hofman M, Hildebrand F, Pape HC. Blunt injuries related to equestrian sports: results from an international prospective trauma database analysis. International Orthopaedics 2017;41(10):2105-12.
19. Rossi F, Dragoni S. Acute avulsion fractures of the pelvis in adolescent competitive athletes: prevalence, location and sports distribution of 203 cases collected. Skeletal Radiology 2001;30(3):127-31.
20. Filippo C, Alessandro N, Cristina G, Margherita M, Francesco P, Francesco C. Apophyseal avulsion fractures of the pelvis. A review. Acta Bio Medica: Atenei Parmensis, 2018;89(4):470.
21. Dalal SA, Burgess AR, Siegel JH, et al. Pelvic fracture in multiple trauma: Classification by mechanism is key to pattern of organ injury, resuscitative requirements, and outcome. J Trauma 1989;29:981-1002.
22. Burgess AR, Eastridge BJ, Young JW, et al. Pelvic ring disruptions: Effective classification system and treatment protocols. J Trauma 1990;30:848-56.
23. Gonzalez E, Moore EE, Moore HB, et al. Trauma-induced coagulopathy: an institution's 35 year perspective on practice and research. Scand J Surg 2014;103:89-103.
24. Neal MD, Moore HB, Moore EE, et al. Clinical assessment of trauma-induced coagulopathy and its contribution to postinjury mortality: a TACTIC proposal. J Trauma Acute Care Surg 2015; 79:490-2.
25. Gonzalez E, Moore EE, Moore HB, et al. Goal-directed hemostatic resuscitation of trauma-induced coagulopathy: a pragmatic randomized clinical trial comparing a viscoelastic assay to conventional coagulation assays. Ann Surg 2016;263:1051-9.
26. Hak DJ, Smith WR, & Suzuki T. Management of hemorrhage in life-threatening pelvic fracture. JAAOS-Journal of the American Academy of Orthopaedic Surgeons 2009;17(7):447-57.
27. Shlamovitz GZ, Mower WR, Bergman J, Chuang KR, Crisp J, Hardy D, Morgan MT. How (un)useful is the pelvic ring stability examination in diagnosing mechanically unstable pelvic fractures in blunt trauma patients? Journal of Trauma and Acute Care Surgery 2009;66(3):815-20.
28. Croce MA, Magnotti LJ, Savage SA, Wood II GW, & Fabian TC. Emergent pelvic fixation in patients with exsanguinating pelvic fractures. Journal of the American College of Surgeons, 2007;204(5):935-9.
29. Judet R, Judet J, Letournel E. Fractures of the acetabulum: Classification and surgical approaches. J Bone Joint Surg Am 1964;46(A):1615-46.

ABDOME AGUDO

Antonio C. Marttos Jr • Rodrigo P. Jacobucci

INTRODUÇÃO

Abdome agudo refere-se a um estado clínico em que o paciente tem um quadro de dor abdominal de início agudo, que necessita de tratamento imediato, muitas vezes cirúrgico, mesmo com a etiologia da síndrome desconhecida. Quando não diagnosticado e tratado precocemente, o paciente pode evoluir com piora dos sintomas e progressiva deterioração do estado geral, refletindo a gravidade dessa síndrome e demonstrando a necessidade de um rápido diagnóstico e tratamento. Qualquer órgão abdominal ou retroperitoneal pode ser o responsável por essa entidade clínica.[1-4] Em razão da gravidade, qualquer suspeita fará com que o atleta seja retirado ou não participe de um evento esportivo.

Dor abdominal é a razão mais comum de visitas a unidades de emergência nos Estados Unidos, sendo responsável por aproximadamente 8 milhões de visitas por ano, em torno de 7% do total de visitas à emergência.[5] A dor abdominal pode ser uma queixa desafiante para especialistas e não especialistas, e apesar de ser, na maioria das vezes, uma queixa benigna, também pode indicar patologias agudas graves.[6,7] Nos esportes e em atletas, a dor abdominal se apresenta como um desafio ainda maior no diagnóstico. Da dor abdominal se extrai de seu espectro extremo de gravidade a expressão **abdome agudo**.

São inúmeras as condições patológicas que se manifestam como abdome agudo, dessa maneira, ele pode ser classificado de acordo com a etiopatogenia em inflamatório, perfurativo, obstrutivo, vascular e hemorrágico.[1] Cada um deles tem características clínicas e terapêuticas individuais. Existem algumas afecções clínicas que se manifestam como dor abdominal que sugerem falso abdome agudo, que podem confundir o clínico ou o cirurgião, levando-os a um diagnóstico incorreto e ao tratamento inadequado. Por isso, a necessidade de sempre se avaliar adequadamente cada paciente.[8,9]

O diagnóstico de abdome agudo, assim como sua etiologia, deve basear-se em uma história bem conduzida aliada a um exame físico cuidadoso e completo.[10] É fundamental, na anamnese, saber os medicamentos em uso e descobrir se o paciente apresenta história prévia de afecção gastrintestinal, cirurgia abdominal e doenças e, no caso das mulheres, problemas ginecológicos.[11,12] A dor é o sintoma guia e sua caracterização, como início, localização, irradiação, disseminação e evolução é necessária para o correto diagnóstico e conduta. O agravamento da dor com a movimentação é uma constante na peritonite e, nos processos inflamatórios localizados, o ponto mais doloroso está relacionado com a topografia do órgão comprometido (Fig. 18-1).[13]

A dor abdominal deve ser investigada do modo mais detalhado possível, assim como distúrbios de funções fisiológicas, náuseas, vômitos, parada de eliminação de gases e fezes e hiporexia. Todos esses dados são imprescindíveis para a avaliação da gravidade do quadro abdominal.

O exame físico deve ser completo e não visar apenas ao abdome, visto que aspectos faciais e físicos do paciente são excelentes indicadores da gravidade do quadro abdominal, com o comprometimen-

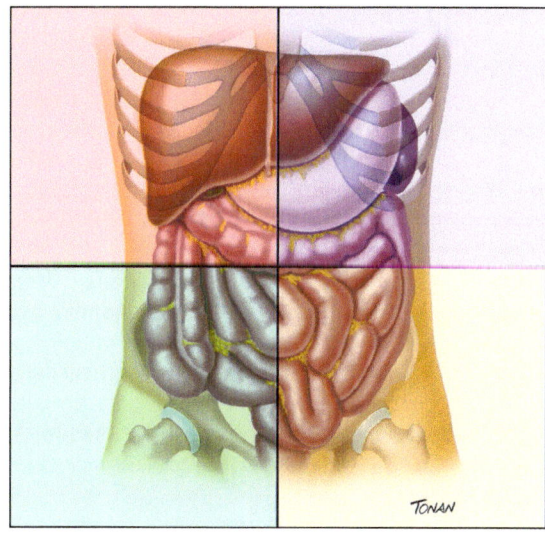

Fig. 18-1 Demonstração dos quadrantes abdominais com as respectivas estruturas contidas.

to do estado geral. Dados vitais como temperatura, frequência cardíaca, frequência respiratória e pressão arterial devem ser analisados com cuidado para identificar as informações possíveis, principalmente febre, taquicardia, taquipneia e/ou hipotensão. A inspeção deve ser criteriosa, buscando-se sinais como distensão abdominal, peristaltismo, hérnias, equimoses, massas e cicatrizes. A ausculta abdominal é usada para detecção de ruídos hidroaéreos, sua intensidade e/ou sua ausência. A percussão e a palpação devem ser feitas anterior e posteriormente em busca de sinais e alterações que podem ser essenciais para o diagnóstico ou para indicar a gravidade do quadro abdominal do paciente. Manobras semiológicas, como sinal de Murphy, sinal de Jobert, sinal de Blumberg, por exemplo, sempre devem ser pesquisadas, pois podem ser fundamentais para o diagnóstico da etiologia do abdome agudo. Os sinais de irritação peritoneal são traduzidos por defesa localizada ou generalizada e pela dor à descompressão brusca. A maior dor geralmente é observada na topografia do órgão originalmente afetado. Com a evolução do processo inflamatório, em decorrência do íleo paralítico, ocorre a distensão abdominal.[14]

Os exames complementares devem ser feitos somente quando necessário, para definir condutas terapêuticas ou para fornecer dados não detectáveis na história e no exame físico. Os exames devem ser conduzidos de maneira individualizada para cada paciente e cada situação, sempre focando no quadro abdominal e sua etiologia. No caso dos exames laboratoriais, não existe um modelo específico para forma alguma de abdome agudo. Para solicitação desses exames, o médico deve ter em mente um objetivo específico, além de saber que as informações oferecidas pelo exame podem trazer confusão ao revelar informações inesperadas e que não tenham relação com o abdome agudo. Os exames de imagem são os melhores exames complementares para auxílio do diagnóstico do abdome agudo e podem indicar sua etiologia. A radiografia simples de abdome pode ser suficiente para revelar ou confirmar o diagnóstico como nos casos de oclusão ou de pneumoperitônio. Quando houver necessidade, a ultrassonografia (US) e a tomografia computadorizada (TC) são exames muito úteis e acessíveis. Outros exames de imagem podem ser feitos de maneira que o médico realmente necessite e informe o radiologista sobre suas suspeitas clínicas, pois o atraso no diagnóstico pode agravar o quadro clínico. O paciente com abdome agudo deve ser observado continuamente, e o tratamento deve ser feito somente após estabelecidos diagnóstico e condutas.[15,16]

Atletas de alta *performance* têm uma intensa rotina de treinos e competições que envolvem atividades físicas intensas, longas viagens, com alimentação muitas vezes não adequada, em países ou regiões distantes, e exposição a diferentes temperaturas. Todos estes fatores impõem que a tomada de decisões seja ainda mais precisa, já que todos esses cenários podem modificar as situações clínicas.

Trauma na região abdominal, abdome agudo inflamatório e intoxicações alimentares podem-se tornar situações extremamente complicadas caso o atleta esteja em um país diferente onde a língua e cultura sejam uma barreira, especialmente se não houver uma equipe médica o acompanhando. A equipe médica do atleta tem de estar atenta a essas situações, assim como saber quais recursos médicos estão disponíveis localmente, caso sejam necessários exames laboratoriais e/ou radiológicos e avaliação em centros médicos.

Atletas de alta *performance* devem ser avaliados como uma população especial. Atletas possuem variáveis clínicas e epidemiológicas significativas. Epidemiologicamente, a faixa etária de atletas de alta *performance* tende a se encontrar dos 14 aos 53 anos, fazendo assim diminuir a incidência de patologias com apresentação mais comum em idosos.[17] Clinicamente, por possuírem um excelente condicionamento físico, atletas podem não manifestar sinais precoces de choque, como taquicardia e taquipneia ou, ainda, podem apresentar pressões arteriais basais sistólicas e diastólicas menores que o resto da população.[18]

Lesões abdominais em atletas têm amplo espectro de severidade, variando de distensões abdominais a hemorragias internas. Até mesmo as lesões mais insignificantes podem ser extremamente dolorosas. Os profissionais de saúde nos estádios ou arenas devem compreender os sinais e sintomas e possíveis riscos, assim como os mecanismos de lesões, para poder tratar do atleta corretamente e determinar quando o tratamento apropriado é manter o atleta fora da atividade ou enviá-lo à unidade de emergência. Lesões abdominais em atletas, embora não comuns, estão entre aquelas com maior potencial de gravidade, daí a importância de compreender essas lesões que não podem ser subjugadas.[19]

ANATOMIA

O abdome é uma área corpórea relativamente mal protegida, suscetível a traumas como contusões, lacerações, perfurações e herniações. O abdome (ao contrário do tórax) não possui uma proteção óssea de suas estruturas, e depende de tecidos moles em forma da parede abdominal, fáscias, tecido subcutâneo e pele (Fig. 18-2).

A cavidade abdominal abriga diversos órgãos vitais que podem ser afetados durante a atividade esportiva. Suas diferenças estruturais de suporte e proteção permitem ampla variedade de lesões em esportes com ou sem contato.

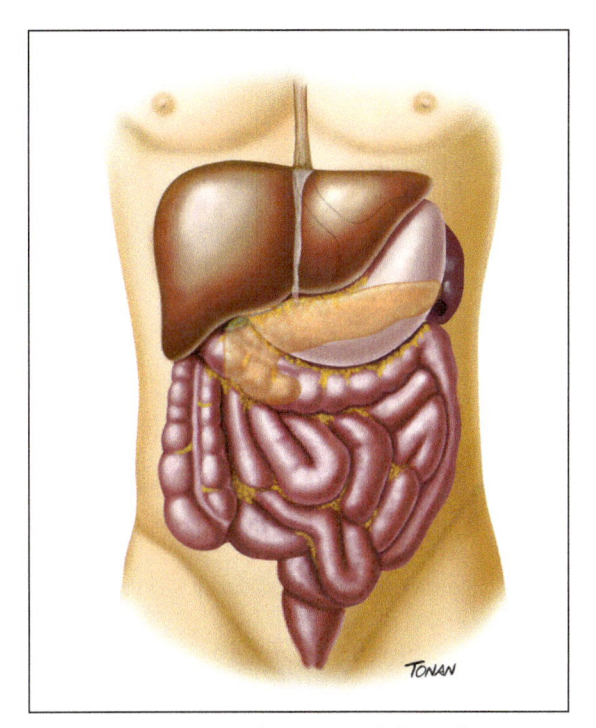

Fig. 18-2 Demonstração da anatomia abdominal.

TRAUMA ABDOMINAL

O trauma abdominal frequentemente é encontrado na avaliação do paciente vítima de traumatismo, seja na avaliação do politraumatizado ou em casos de trauma abdominal isolado. O trauma abdominal pode ser classificado de acordo com o mecanismo em contuso ou penetrante, tendo incidências distintas das lesões orgânicas intra-abdominais, além de avaliação e abordagem diferenciadas.

Mecanismos de Lesões mais Comuns
Contato com oponentes Futebol, futebol americano, *hockey*, *rugby*, boxe, MMA, etc.
Contato com objetivo *Baseball*, *lacrosse*, ciclismo, esqui, *snowboard*, surfe, esportes motorizados, etc.

Lesões abdominais não estão entre as mais comuns do esporte. Lesões osteomusculares, ligamentares, concussões e trauma em membros são as mais frequentes, porém 10% das lesões abdominais são oriundas de traumas relacionados com o esporte. No entanto, existem relatos de lesões esplênicas, hepáticas e sangramentos do mesentério em esportes de impacto, como futebol, basquete e *rugby*, e esportes onde pode haver um trauma com grande energia, como ciclismo de rua, velódromo, BMX, *mountain bike*, modalidades equestres, entre outras.

Manejo do Trauma Abdominal em Atletas

Manejo Inicial

Dada a natureza potencialmente cirúrgica do abdome agudo, uma avaliação rápida é necessária. A avaliação é realizada na ordem habitual, do histórico clínico do paciente, seguindo-se o exame físico, exames laboratoriais, e estudos por imagem. Embora os estudos por imagem tenham aumentado a precisão do diagnóstico, a principal parte da avaliação continua sendo um histórico clínico completo e um exame físico cuidadoso. Os dados laboratoriais e por imagem, embora geralmente necessários, são orientados pelos achados do histórico e do exame físico.[1]

Decisões Difíceis para o Médico de Delegação
▪ Retorno ao jogo
▪ Retirada e observação à beira do campo
▪ Envio à unidade de emergência
▪ Retorno às atividades após lesão/reabilitação

O abdome é dividido em 4 zonas anatômicas, descritas a seguir (Fig. 18-3).

1. Transição toracoabdominal:
   – Cefalicamente e anterior: 4º espaço intercostal (linha mamilar).
   – Lateral: 7º espaço intercostal (ponta da escápula).

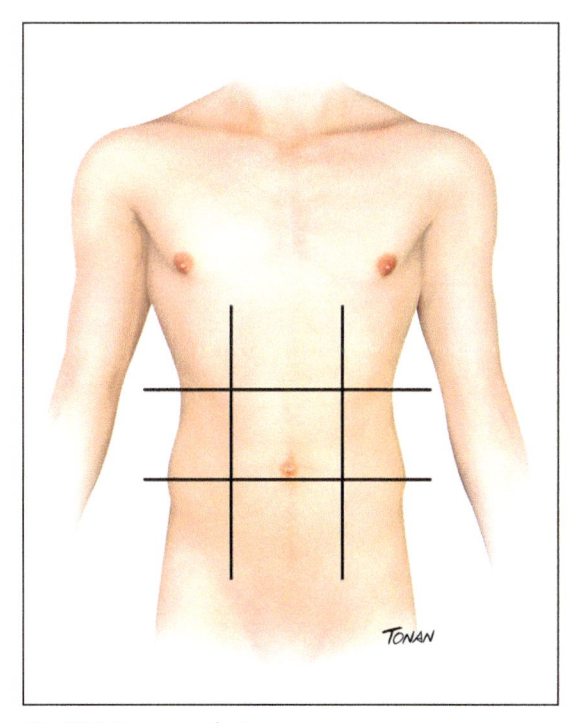

Fig. 18-3 Zonas anatômicas.

- Posterior: margem inferior de último arco costal.
- Caudalmente: à margem do último arco costal: ferimentos nesse segmento.
2. *Abdome anterior*: compreende espaço entre linhas axilares anteriores desde a margem costal até o ligamento inguinal.
3. *Flanco*: entre linhas axilares anteriores e posteriores; entre margem costal até cristas ilíacas.
4. *Dorso*: área entre linhas axilares posteriores, entre 7º espaço intercostal (ponta de escápula) e crista ilíaca.

Investigação

Histórico

Um diagnóstico clínico detalhado e organizado é essencial para se formular um diagnóstico diferencial preciso e o esquema de tratamento subsequente. Os avanços na técnica de imagem não podem e não devem substituir a necessidade de um exame à beira do leito, ou, no caso – à beira do campo. O histórico precisa concentrar não só a investigação das queixas de dor, mas também os problemas antecedentes e sintomas associados. As perguntas precisam ser abertas, *open-ended*, perguntas que impeçam uma resposta binária simples – sim ou não.

Um benefício associado ao atendimento ao atleta de alta *performance* é que esse atendimento se dá muitas vezes por equipes e comissões que já conhecem o histórico do atleta, seja de lesões e traumas ou história patológica pregressa. Entretanto, nem sempre o atendimento inicial será feito pela equipe do atleta, sendo assim imperativo efetuar o atendimento de forma sistematizada e completa.

Exame Físico

Um exame físico organizado e previdente e crítico para o desenvolvimento de um diagnóstico diferencial acurado e do subsequente algoritmo de tratamento, apesar das técnicas de imagens, o exame físico ainda é a parte-chave da avaliação do paciente. O exame físico torna-se ainda mais importante quando a necessidade de um exame complementar fará o atleta ir a um centro médico, afastando-o de treinos ou fazendo-o abdicar de sua competição. Um médico experiente será capaz de desenvolver um diagnóstico diferencial breve e preciso na maioria dos pacientes quando conclui o histórico e o exame físico, tornando o uso dos exames complementares, laboratoriais ou de imagem, para confirmação das suspeitas, reordenamento dos diagnósticos diferenciais propostos ou, menos comumente, para sugerir possibilidades incomuns ainda não consideradas.

Estudos Laboratoriais

Vários estudos laboratoriais são considerados rotineiros na avaliação do paciente com abdome agudo. Eles ajudam a confirmar se uma inflamação, ou infecção, está presente, e também a eliminar algumas das condições não cirúrgicas mais comuns.

Exames por Imagem

As melhorias nas técnicas de imagem ao longo do tempo foram importantes no diagnóstico e manejo do abdome agudo. O uso da tomografia computadorizada com multidetectores revolucionou o diagnóstico de abdome agudo, porém as radiografias simples, de abdome e tórax, assim como a ultrassonografia de abdome, continuam desempenhando um papel importante no manejo do paciente.

Exames Laboratoriais Rotineiros	
Hemograma completo com contagem diferencial	Aminotransferases, fosfatase alcalina e bilirrubina
Eletrólitos	Lipase e amilases séricas
Ureia e creatinina	Urinálise
Glicemia	Beta-hCG
Cálcio	Perfil do ferro
Lactato	

Manejo Definitivo

O manejo definitivo deverá ser feito de acordo com o diagnóstico da lesão, seguindo o mesmo algoritmo de atendimento fora dos campos e arenas (Fig. 18-4).

Espasmo Diafragmático Transiente

Uma das lesões mais comuns ao abdome é o trauma ao plexo solar, que acarreta na paralisia momentânea do diafragma, e a sensação de ter "perdido o ar". Essas lesões podem ocorrer por trauma direto no abdome por um capacete, ou queda sobre um objeto, como uma bola. Embora uma lesão de relativa insignificância clínica, de resolução espontânea, pode causar um desconforto significativo para o atleta durante sua atividade. A sintomatologia consiste de dor abdominal súbita associada à dispneia, o que pode causar pânico no atleta.

Conduta imediata à beira do campo: avaliação e reconhecimento imediato da lesão e tranquilização do atleta até o retorno da respiração normal.[19]

Trauma Hepático e Esplênico

Felizmente, lesões hepáticas e esplênicas não são comuns em medicina esportiva. Entretanto, quando lesões desses órgãos ocorrem, podem gerar consequências sérias ou até fatais em decorrência da alta vascularidade dos mesmos.[20] Apesar de as lesões esplênicas serem incomuns, o baço é um dos órgãos mais frequentemente envolvidos no trauma abdominal contuso.[21-23] A lesão esplênica pode ocorrer

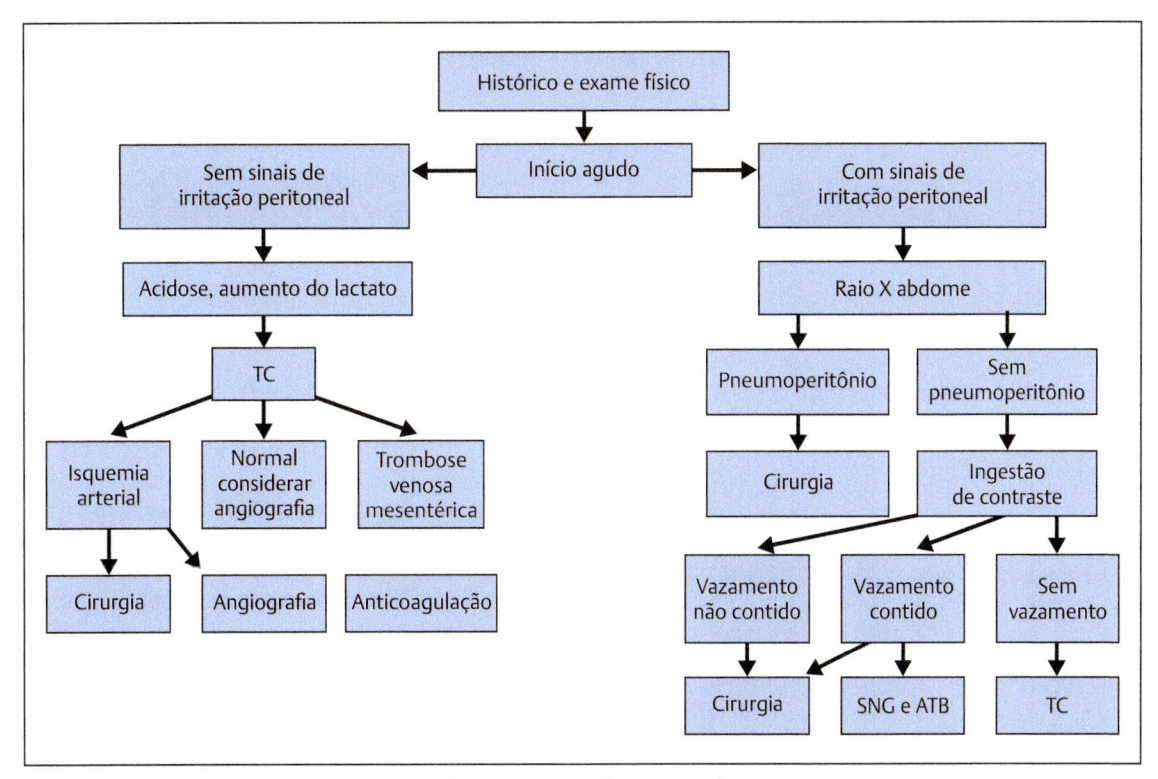

Fig. 18-4 Algoritmo para o tratamento da dor abdominal grave de início agudo.

a partir de um mecanismo de trauma trivial e não necessariamente apresentar sinais clássicos de dor abdominal e irritação peritoneal ao exame físico. Lesões esplênicas já foram documentadas após colisões entre atletas, traumas contusos causados por pranchas de surfe ou *snowboard*, bolas de *lacrosse*, durante a prática de *mountain bike*, e até após quedas benignas em um jogo de futebol.[24-28] Em razão da ampla possibilidade de mecanismos de lesões culminando com lesões esplênicas, é importante considerá-la como diagnóstico diferencial em qualquer atleta que apresente quadro de dor ou desconforto abdominal.

Avaliação do atleta: sinais de lesão esplênica podem ser sutis e facilmente ignorados no início do processo de lesão. Portanto, um alto nível de suspeição é necessário para o diagnóstico correto e manejo inicial adequado. Uma anamnese cuidadosa associada ao exame físico deve ser conduzida em qualquer atleta com suspeita de lesão abdominal.

Detalhes importantes na história incluem: mecanismo de lesão, doenças prévias como infecções do trato respiratório superior, febre, e doenças hematológicas que podem predispor o baço a lesões.

O exame físico deve focar nos sinais vitais e indicações de comprometimento hemodinâmico, dor à palpação no quadrante superior esquerdo, dor abdominal à descompressão brusca, e alterações mentais. Lesões esplênicas geralmente apresentam-se com dor no quadrante superior esquerdo associada à dor à palpação da área. É comum de se observar o sinal de Kehr na lesão esplênica – dor referida no ombro esquerdo e terço proximal do braço em virtude de sangue livre na cavidade irritando o diafragma e nervo frênico.[29]

Exames laboratoriais não são comumente úteis na identificação de lesões esplênicas, devido ao atleta poder ou não estar hemodinamicamente estável na sua apresentação inicial.[28,29] Preenchimento capilar prolongado, pulsos fracos, diminuição da temperatura da pele ou diminuição da pressão arterial são sinais de baixa perfusão tecidual. Por conta do risco de instabilidade hemodinâmica, qualquer atleta com uma suspeita de lesão esplênica deverá ser transportado para um centro hospitalar próximo para monitorização, exame físico e hemoglobina seriados, exames de imagem e manejo definitivo.[20]

Return To Play

Recomendações para resumir as atividades totais após lesões esplênicas são controversas. Recomendações de retorno variam de 3 semanas a 3 meses.[20,30-32] A falta de consenso é devida à inabilidade em predizer quando o baço irá se recuperar completamente e em decorrência da possibilidade de ruptura esplênica tardia. Existem relatos na literatura, de atletas de alto nível, escolhendo esplenectomia em vez de tratamento não cirúrgico para garantir um retorno mais breve às atividades em esportes de colisão em 3 semanas após a esplenectomia.[29,33]

Embora controverso, é seguro dizer que o atleta poderá retornar a atividades leves dentro dos primeiros 3 meses após a lesão e, gradualmente, retornar às atividades completas após esse período. Acompanhamento radiológico não se mostra necessário, apenas nos casos de lesão de alto grau ou aqueles que ainda se apresentem sintomáticos, deverão realizar TC (Quadro 18-1).

TRAUMA GASTRINTESTINAL

Eventos com trauma direto ao abdome ou com grande desaceleração, com ou sem uso de cinto de segurança, podem causar lesões vasculares do mesentério. O sangramento nessas situações pode ser insidioso e levar ao choque hemorrágico com risco de morte se não diagnosticado e tratado precocemente.[34]

TRAUMA PANCREÁTICO

O pâncreas, como um órgão retroperitoneal, também pode ser afetado por trauma direto ao abdome com grande energia. Lesões pancreáticas por trauma contuso de baixa energia são relativamente incomuns e raramente ocorrem durante eventos esportivos ou competições.[35,36] Entretanto, quando ocorrem, estas lesões estão associadas à alta morbimortalidade por conta de sua difícil detecção e diagnóstico tardio. Na suspeita de lesões pancreáticas, exames radiológicos se fazem necessários. Há relatos na literatura de lesões pancreáticas durante partidas de futebol, tendo como mecanismo de lesão um trauma contuso entre o joelho do adversário contra os quadrantes abdominais superiores, resultando em uma laceração da cauda do pâncreas de aproximadamente 2 cm. A atleta, no caso, manteve-se assintomática por aproximadamente 3 minutos após o trauma, tendo apresentado moderado desconforto local como sintomatologia inicial. Como precaução, a atleta não retornou ao jogo, e aproximadamente 3 horas após o trauma já apresentava dores abdominais pós-prandiais. Foi submetida, posteriormente, à laparotomia com pancreatectomia distal e esplenectomia.[37] Este caso revela a importância de manter alta suspeição para lesões intra-abdominais, especialmente pancreáticas, pois

Quadro 18-1 Lesões Abdominais Intra-Abdominais

Lesões Abdominais	Lesão	Fatores de Risco	Mecanismo	Diagnóstico	Manejo	Retorno ao Jogo
Intra-abdominais	Lesão esplênica	• Esplenomegalia (p. ex.: mononucleose ou desordens hematológicas) • Idade: tórax mais complacente e não recobre totalmente o baço em crianças	• Trauma direto no abdome • Desaceleração súbita • Deslocamento em fraturas costais inferiores esquerdas	• Clínica: dor em QSE, dor a descompressão brusca. Sinais de comprometimento hemodinâmico • Laboratório: hemograma completo • Imagem: TC	• Admitir para observação • Manejo não operatório apresenta melhor sucesso em crianças do que em adultos • Se lesão de alto grau – esplenectomia	• Tipicamente em 2-2,5 meses, independente do grau da lesão • Exercício leve recomendado durante os primeiros 3 meses. Esportes de contato devem ser evitados por 3-4 meses
	Lesão hepática	• Hepatomegalia, hepatite	• Trauma direto do abdome • Desaceleração súbita • Deslocamento em fraturas costais inferiores direitas	• Clínica: dor em QSD, náusea e vômito, dor abdominal, sinais de comprometimento hemodinâmico pode estar presente se lesão de alto grau • Laboratório: hemograma completo • Imagem: TC, US (rastreio rápido à beira do campo)	• Admitir para observação • Manejo não operatório é bem-sucedido em 94%, se hemodinamicamente estável • Se instável hemodinamicamente, laparotomia para controle de sangramento	• Recuperação em meses • Evitar contato físico por pelo menos 3-4 meses, até alívio completo da dor • TC de controle não está indicada, se assintomático

Adaptado de Adam J, De Luigi AJ. Blunt Abdominal Trauma in Sports. Curr Sports Med Rep. 2018.

sua baixa prevalência, associada à sua localização retroperitoneal, dificulta um diagnóstico rápido e preciso, podendo comprometer a saúde do atleta.

TRAUMA DA PAREDE ABDOMINAL

A parede abdominal fornece estrutura, proteção e suporte para estruturas abdominais e retroperitoneais, e é definida superiormente pelas margens costais, inferiormente pelo anel pélvico e, posteriormente, pela coluna vertebral. O conhecimento das suas características anatômicas específicas se faz necessário para o manejo das enfermidades associadas à parede abdominal bem como o acesso à cavidade peritoneal (Quadro 18-2).[38]

ABDOME AGUDO HEMORRÁGICO

O abdome agudo hemorrágico é uma situação que requer muito cuidado e alto índice de suspeição, pois sua apresentação pode ser insidiosa e o paciente ir a choque rapidamente ou no decorrer do tempo. O sangue não é um conteúdo altamente irritante ao peritônio como o suco gástrico, conteúdo biliopancreático ou entéricos.[39,40] É comum ter 1-2 litros de sangue livre na cavidade abdominal, sem sinais de irritação peritoneal.[18,41]

Portanto, a suspeita de lesões abdominais com possíveis sangramentos deve-se basear no mecanismo da lesão, velocidade e energia envolvidas, assim como sinais externos de trauma, como fraturas pélvicas e/ou de arcos costais, fraturas de estruturas vertebrais e hematomas de parede abdominal. Vale

Quadro 18-2 Lesões Abdominais Musculoesqueléticas

Lesões Abdominais	Lesão	Fatores de Risco	Mecanismo	Diagnóstico	Manejo	Retorno ao Jogo
Musculoesquelética	Contusões musculares	Colisão ou esportes de contato	Trauma contuso na parede abdominal	Clínico: equimose local, edema, e dor à apalpação local	Repouso, gelo	Após alívio completo da dor
	Hematoma de músculo reto abdominal	Colisão ou esportes de contato	Trauma direto à parede causando ruptura das veias ou artérias epigástricas acarretando um hematoma sobre a musculatura do reto abdominal	Clínico: dor localizada e à palpação, associada à massa palpável ou visível. Imagem: US e TC	Repouso, gelo Evacuação cirúrgica e ligadura, se necessário	Após alívio completo da dor, geralmente em 1-2 semanas

Adaptado de Adam J. de Luigi AJ. Blunt Abdominal Trauma in Sports. Curr Sports Med Rep. 2018.

Quadro 18-3 Classificação do Choque Hemorrágico

	Classe I	Classe II	Classe III	Classe IV
Volume perdido (mL)	Até 750	750-1.000	1.500-2.000	> 2.000
Volume perdido (% volume sanguíneo)	Até 15%	15-30%	30-40%	> 40%
Frequência (bpm)	< 100	100-120	120-140	> 140
Pressão sistólica	Normal	Normal	Diminuída	Diminuída
Frequência respiratória	14-20	20-30	30-40	> 35
Débito urinário (mL/h)	> 30	20-30	5-15	Insignificante
SNC/status mental	Ansiedade leve	Ansiedade moderada	Ansioso, confuso	Confuso, letárgico
Reposição inicial de fluidos	Cristaloide	Cristaloide	Cristaloide e sangue	Cristaloide e sangue

Adaptado de M. Mutschier *et al.*

ressaltar a resposta inicial do organismo à hemorragia, sendo que atletas podem ter sangramento de 500 mL a 1 litro, sem grandes repercussões hemodinâmicas. Vale a pena rever as classes de choque e suas manifestações (Quadro 18-3).[18,42]

ABDOME AGUDO INFLAMATÓRIO

Doenças inflamatórias pélvicas, gravidez tubária rota, cistos hemorrágicos de ovário, assim como apendicite aguda, são quadros que podem acometer atletas e cujo diagnóstico, muitas vezes, é dificultado pela presença de dores inespecíficas e sinais e sintomas confundidos em razão de treinamento ou competições onde dores abdominais podem ser confundidas com lesões da parede abdominal ou desconfortos decorrentes de extenuação física. Por isso, assim que haja a suspeita diagnóstica, o atleta deve ser orientado a procurar a equipe médica e esta deve tomar as medidas necessárias para se fazer o diagnóstico diferencial, que inclui anamnese detalhada, exame físico e, muitas vezes, visita a centro médico onde exames laboratoriais e radiológicos possam ser realizados para elucidar o diagnóstico.[43]

RESUMO

O médico do esporte pode-se deparar com o abdome agudo durante uma missão local ou remota ou durante uma competição local. É extremamente importante que a equipe médica esteja alerta às diferentes patologias e manifestações do abdome agudo em atletas.

O abdome agudo hemorrágico é muito perigoso e pode ser decorrente de eventos traumáticos das mais diversas formas e intensidade. É fundamental a avaliação cuidadosa do atleta e estar preparado para as armadilhas, como o sangramento insidioso e lento que pode ocorrer em muitos casos e que podem colocar em risco a vida do atleta.

Patologias ginecológicas e outras manifestações inflamatórias também apresentam desafios para as equipes médicas e o diagnóstico deve ser com base na suspeita clínica, cuidadosa anamnese e exame físico, além da associação de exames laboratoriais e radiológicos, quando necessário.

Na dúvida, sempre seja o mais cuidadoso possível e procure discutir os casos com colegas especialistas nas diversas áreas e patologias.

REFERÊNCIAS BIBLIOGRÁFICAS

1. Townsend Jr Courtney M, et al. Sabiston textbook of surgery. 20th ed. Elsevier – Health Sciences Division; 2016.
2. Elhardello OA, MacFie J. Digital rectal examination in patients with acute abdominal pain. Emerg Med J. 2018 Sep;35(9):579-80.
3. Maleki Verki M, Motamed H. Rectus muscle hematoma as a rare differential diagnosis of acute abdomen; a case report. Emerg (Tehran). 2018;6(1):e28.
4. Kaushal-Deep SM, et al. Primary cecal pathologies presenting as acute abdomen and critical appraisal of their current management strategies in emergency settings with review of literature. Int J Crit Illn Inj Sci. 2018 Apr-Jun;8(2):90-9.
5. Pitts SR, et al. National hospital ambulatory medical care survey: 2006 emergency department summary. National health statistics report; n. 7. Hyattsville, MD: National Center for Health Statistics 2008.
6. Fleischer AB Jr, et al. Are patients' chief complaints generally specific to one organ system? Am J Manag Care 2001;7(3):299.
7. Lukens TW, et al. The natural history and clinical findings in undifferentiated abdominal pain. Ann Emerg Med 1993;22(4):690.
8. Comroe BI. Non-surgical causes of acute abdominal pain. Annals of Surgery 1935;101(1):438-44.
9. Stephenson M. Non-surgical causes of abdominal pain. BMJ 2008;336:0806246.
10. Macaluso C, et al. Evaluation and management of acute abdominal pain in the emergency department. International Journal of General Medicine 2012;5:789-97.
11. Lyon C, Clark DC. Diagnosis of acute abdominal pain in older patients. Am Fam Physician. 2006 Nov 1;74(9):1537-44. Grundmann RT, et al. Das akute (chirurgische) Abdomen – Epidemiologie, Diagnostik und allgemeine Prinzipien des Managements [The acute (surgical) abdomen – epidemiology, diagnosis and general principles of management]. Zeitschrift fur Gastroenterologie 2010;48,6:696-706.
12. Marincek B. Nontraumatic abdominal emergencies: acute abdominal pain: diagnostic strategies. European Radiology 2002;12, 9:2136-50.
13. Vilz Tim O, et al. Ileus in adults. Deutsches Ärzteblatt international 2017;114, 29-30:508-18.
14. Mayumi T, et al. Practice guidelines for primary care of acute abdomen 2015. J Hepatobiliary Pancreat Sci 2015;23: 3-36.
15. Cacciatori FA, et al. Outcomes prediction escore for acute abdomen: a proposal. Rev Col Bras Cir 2019 [cited 2021 Apr 24]; 46(6): e20192285. Epub Jan 31, 2020.
16. Longo, et al. Age of peak performance in olympic sports. J Hum 2016;111.03(11) issue 1.
17. Advanced Trauma Life Support (ATLS®): the ninth edition. J Trauma Acute Care Surg 2013 May;74(5):1363-6.
18. Barrett, et al. Recognition and management of abdominal injuries at athletic events. Int J Sports Phys 2012;7:4448-51.
19. Gannon EH, Howard T. Splenic injuries in athletes: a review. Curr Sports Med Rep. 2010 Mar-Apr;9(2):111-4.
20. El-Osta H. Delayed splenic rupture: myth or reality? Ann Inter Med 2009;150:224Y5.
21. Gaines BA. Intra-abdominal solid organ injury in children: diagnosis and treatment. J Trauma 2009;67:135Y8.
22. Shamim SM, Razzak JA, Umer SM, et al. Splenic injury after blunt abdominal trauma: an unusual presentation. J Emerg Med 2008 [Epub].

23. Bergqvist D, Hedelin H, Karlsson G, et al. Abdominal injury from sporting activities. Br J Sports Med 1982;16:76Y9.
24. Choo KL, Hansen JB, Bailey DM. Beware the boogie board: blunt abdominal trauma from bodyboarding. Med J Aust 2002; 176:326Y7.
25. Hayes JR, Groner JI. The increasing incidence of snowboard-related trauma. J Pediatr Surg 2008;43:928Y30.
26. Ralston DJ, Scherm MJ. Splenic artery avulsion in a high school football player: a case report. J Athl Train 2004;39:201Y5.
27. Rifat SF, Gilvydis RP. Blunt abdominal trauma in sports. Curr Sports Med Rep 2003;2:93Y7.
28. Terrell TR, Lundquist B. Management of splenic rupture and return-to-play decisions in a college football player. Clin J Sports Med 2002;12:400Y2.
29. Di Sabatino A, Carsetti R, Corazza GR. Post-splenectomy and hyposplenic states. Lancet 2011;378:86-97.
30. Emery KH, Babcock DS, Borgman AS, Garcia VF. Splenic injury diagnosed with CT: US follow-up and healing rate in children and adolescents. Radiology 1999;212:515-8.
31. Lynch JM, Meza MP, Newman B, Gardner MJ, Albanese CT. Computed tomography grade of splenic injury is predictive of the time required for radiographic healing. J Pediatr Surg 1997;32:1093-6.
32. Juyia, Rushad F, and Hamish A Kerr. Return to play after liver and spleen trauma. Sports Health 2014; 6,3:239-45.
33. Adam, et al. Blunt abdominal trauma in sports. Current Sports Medicine Reports 2018;17(10):317-9.
34. Leininger RE, et al. Epidemiology of 1.6 million pediatric soccer-related injuries presenting to US emergency departments from 1990 to 2003. Am J Sports Med. 2007;35(2):288-93.
35. Arkovitz MS, et al. Pancreatic trauma in children: mechanisms of injury. J Trauma 1997;42(1):49-53.
36. Powers ME, et al. Pancreatic laceration in a female collegiate soccer athlete: a case report. Journal of Athletic Training 2013;48(2):271-6.
37. Brunicardi F, et al. (2019). Schwartz's principles of surgery. 11th ed. McGraw-Hill. p. 1449.
38. van Baal J, et al. The histophysiology and pathophysiology of the peritoneum. Tissue & Cell 2017;49(1):95-105.
39. Heemken R, et al. Peritonitis: pathophysiology and local defense mechanisms. Hepato-Gastroenterology 1997;44(16):927-36.
40. Moses FM. Gastrointestinal bleeding and the athlete. Am J Gastroenterol 1993 Aug;88(8):1157-9.
41. Mutschler M, et al. The ATLS(®) classification of hypovolaemic shock: a well established teaching tool on the edge? Injury 2014 Oct;45 Suppl 3:S35-8.
42. Waterman JJ, Kapur R. Upper gastrointestinal issues in athletes. Curr Sports Med Rep 2012;11(2):99-104.

TRAUMAS UROLÓGICOS

Augusto F. C. Caparica

INTRODUÇÃO

A prática de atividades físicas é parte essencial na formação física e intelectual de crianças e adolescentes. Muitos destes enxergam no esporte de alto rendimento o caminho mais curto para a ascensão social. Sendo assim, desde cedo, participam de programas de treinamento de alta *performance* nos mais variados esportes, sejam eles individuais ou coletivos.

Adultos habitualmente praticam esportes como uma forma de manter hábitos saudáveis de vida. Esporádica ou regular, a prática de algum esporte faz parte da vida da maioria das pessoas.

Trauma é uma das mais importantes causas de morte em indivíduos entre 1 e 44 anos. Apesar de eventos extremamente raros, os traumas associados à prática de atividades físicas podem ser situações graves e que colocam em risco a vida do atleta. A literatura disponível atualmente permite afirmar que o risco de acometimento de órgãos do aparelho geniturinário, nestas situações, é muito baixo, mas os médicos que aconselham pacientes e atletas devem alertá-los, levando em consideração o tipo de esporte, nível de rendimento e grau relativo de risco.

Kucera et al.[1] publicaram dados de três dos mais importantes sistemas de vigilância americanos sobre lesões durante a prática de atividades físicas. Em um período de 10 anos, 174 lesões de órgãos internos foram documentadas, sendo o futebol, durante competições, o esporte onde mais frequentemente observou-se este tipo de ocorrência.

Mesmo sendo eventos raros, é essencial ao profissional que acompanhará o atleta saber identificar a potencial gravidade de dano a órgãos do sistema geniturinário e fornecer de forma segura o atendimento até a avaliação por um especialista.

HEMATÚRIA

Hematúria associada à prática de atividades físicas é um evento comum, mesmo em atletas amadores, tendo sido relatada em 95 a 100% dos casos após o exercício.[2]

Inicialmente reportada por Fleischer, em soldados, após marcharem longas distâncias, em 1881, a hematúria normalmente é microscópica (aquela detectada somente em exames de urina) e de resolução espontânea, sem ocasionar qualquer dano ao aparelho urinário. Entretanto, a presença de hematúria microscópica ou macroscópica (aquela detectada clinicamente) pode significar algum tipo de lesão no trato urinário.

A gravidade da hematúria habitualmente está relacionada com a intensidade da prática esportiva. A causa desta entidade ainda permanece desconhecida apesar de hipóteses como microtraumas, hipóxia e hemólise serem encaradas como as mais prováveis.

Por ser um achado frequente em atletas após atividades físicas, sugere-se investigação com especialista sempre que possível, especialmente quando ocorrer após prática de esportes de contato, pelo risco de lesões renais de alto grau estarem presentes.[3]

Sendo assim, é importante que todos os quadros de hematúria sejam investigados, especialmente aqueles com duração superior a 48 horas e quando o sangramento for clinicamente visível, independente do tipo e intensidade dos exercícios praticados.[4]

TRAUMA GENITAL

Trata-se de um grupo heterogêneo de lesões, incluindo ferimentos contundentes, penetrantes, amputação, mordida, queimadura ou ferimentos por avulsão no pênis, escroto ou testículos nos homens e na vulva nas mulheres. Os esportes de contato como lutas, futebol americano e *rugby* são os mais comumente associados a este tipo de lesão.

Testículos e pênis são os órgãos genitais mais acometidos. Os traumas diretos em bolsa escrotal podem ocasionar ruptura da túnica albugínea testicular em 50% dos casos. Dor intensa, aumento no volume e hematoma escrotal são os sintomas mais comuns. É necessária avaliação clínica e por imagem imediata, com a ultrassonografia de bolsa escrotal esclarecendo o diagnóstico na maioria absoluta dos casos. O tratamento costuma ser expectante com repouso, anti-inflamatórios e gelo local. Quando se torna necessária a exploração cirúrgica, a perda do órgão acontece na grande maioria das vezes.

As fraturas de pênis raramente são associadas à prática de atividades físicas, mas são eventos potencialmente graves, já que podem levar à curvatura peniana e impotência. Este evento costuma acontecer durante atividade sexual, de alguma forma que o pênis ereto seja fletido acentuadamente, causando ruptura da túnica albugínea. Há perda imediata da ereção e, não raro, ouve-se um estalido. Em cerca de 20% dos casos pode haver lesão associada da uretra. Os sintomas são dor local, grande hematoma peniano e, quando há comprometimento da uretra, uretrorragia. O paciente deverá ser encaminhado imediatamente ao pronto-socorro para avaliação por um especialista. O tratamento é cirúrgico.

A torção testicular normalmente não se associa à prática de atividades físicas, mas por ocorrer em adultos jovens. O profissional médico que lida com esta faixa etária deve estar preparado para lidar com a situação. É uma emergência que acontece pela rotação do testículo sob seu próprio eixo, interrompendo seu aporte sanguíneo. Os sintomas incluem dor de início súbito, elevação e edema testicular.

O diagnóstico é feito por ultrassonografia da bolsa escrotal e o tratamento deverá ser cirúrgico de imediato, na tentativa de preservar o órgão.

TRAUMA RENAL

O rim é o órgão do sistema geniturinário mais comumente lesionado em traumas, associados ou não às atividades físicas. É muito vulnerável a lacerações por ser fixo em sua loja anatômica somente pela pelve e pedículo renais. Trauma direto ou quedas são as formas mais comuns de lesão renal.[5]

Os traumas renais associados à prática de atividades físicas normalmente acontecem de forma isolada, ou seja, sem o acometimento de outros órgãos abdominais e sem instabilidade hemodinâmica, quando comparados a outros tipos de danos renais. Entretanto, incidentes durante práticas esportivas foram responsáveis por 30% das lesões renais graves durante um período de 6 anos em um grande centro de trauma americano, habitualmente esportes de neve.[6]

Os traumas renais durante a prática de esportes têm gravidade similar aos traumas renais não associados às atividades físicas, porém exigem menos intervenções médicas. Patel *et al.*[6] analisaram 138 pacientes com traumas renais grau III e IV durante período de 6 anos. Atividades esportivas estiveram associadas em 42 pacientes (30%) e, neste caso, os traumas renais foram mais propensos a ocorrer de forma isolada quando comparados aos traumas renais associados a outras causas.

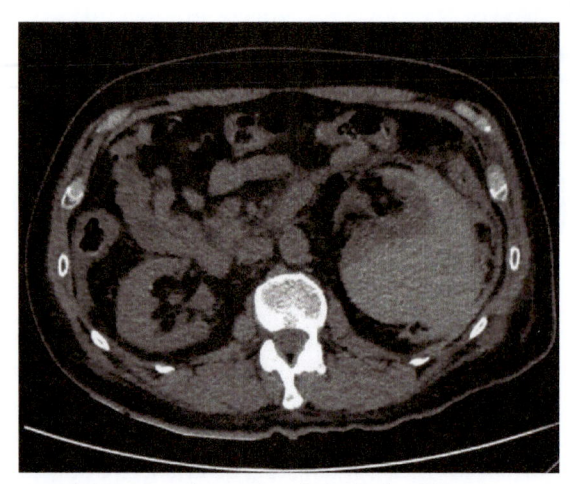

Fig. 19-1 Tomografia computadorizada de abdome mostrando volumoso hematoma renal à esquerda. (Fonte: Arquivo pessoal do autor.))

A presença de hematúria macroscópica, equimose na região lombar e fratura dos últimos arcos costais deverá sempre levantar a suspeita de dano ao rim; nestes casos, a realização de tomografia computadorizada de abdome total e pelve com contraste endovenoso é mandatória, assim como a avaliação por um médico urologista (Fig. 19-1).

Os traumas renais são, em sua grande maioria, de tratamento conservador, com repouso, controle de sinais vitais e parâmetros laboratoriais. Atualmente, considera-se instabilidade hemodinâmica como a principal indicação de abordagem cirúrgica para este tipo de lesão. Mesmo nos casos com grande dano ao rim, mas sem instabilidade hemodinâmica, preconiza-se conduta expectante com o intuito de preservar o órgão.

CONCLUSÃO

Os traumas urogenitais durante a prática de atividades físicas são eventos raros, tanto em esportes individuais como em esportes coletivos. Ciclistas, lutadores, jogadores de *rugby* e futebol americano são os mais susceptíveis a este tipo de evento e, sempre que possível, devem utilizar equipamentos de proteção.

Os profissionais de saúde que acompanham eventos esportivos, de alta *performance* ou não, devem estar preparados para tomar as medidas necessárias a fim de preservar a integridade física dos atletas.

A literatura médica ainda é escassa sobre lesões urológicas durante práticas esportivas. Mais pesquisas são necessárias para aprofundar o conhecimento sobre lesões geniturinárias de acordo com a idade, tipo de esporte e habilidade técnica.

REFERÊNCIAS BIBLIOGRÁFICAS

1. Kucera KL, Currie DW, Wasserman EB, et al. Incidence of sport-related internal organ injuries due to direct-contact mechanisms among high school and Collegiate Athletes Across 3 National Surveillance Systems. J Athl Train 2019 Feb;54(2):152-64.
2. Gilli P, De Paoli Vitali E, Tataranni G, Farinelli A. Exercise-induced urinary abnormalities in long-distance runners. Int J Sports Med 1984 Oct;5(5):237-40.
3. Holmes FC, Hunt JJ, Sevier TL. Renal injury in sport. Curr Sports Med Rep 2003 Apr;2(2):103-9.
4. Akiboye RD, Sharma DM. Haematuria in sport: a review. Eur Urol Focus 2019 Sep;5(5):912-916.
5. Morey AF, Broghammer JA, Hollowell CMP, McKibben MJ, Souter L. Urotrauma guideline 2020: AUA guideline. J Urol 2020 Oct 14:101097JU0000000000001408.
6. Patel DP, Redshaw JD, Breyer BN, et al. High-grade renal injuries are often isolated in sports-related trauma. Injury 2015 Jul;46(7):1245-9.

TRANSPORTE AO HOSPITAL

CAPÍTULO 20

Marcos Fernandes Teixeira ▪ Rodrigo Furtado de Mendonça

INTRODUÇÃO

A maioria dos traumas e urgências clínicas no ambiente do esporte competitivo são considerados de baixa gravidade,[1] gerando uma falsa sensação de segurança (Fig. 20-1). No entanto, grandes traumas de extremidades e situações de risco de vida são imprevisíveis e necessitam de um protocolo de transporte bem estabelecido para oferecer o melhor atendimento ao paciente considerando também as questões médico-legais envolvidas. Um atendimento organizado, rápido e efetivo pode ser a diferença para um bom desfecho e evitar atitudes improdutivas, além de minimizar complicações que podem colocar em risco a vida profissional ou recreativa do atleta.[2]

Esse protocolo envolve o desenho do plano de ação e treinamento adequado da equipe de plantão além de uma estrutura básica de equipamentos e viaturas, corretamente posicionadas e prontas para uso imediato. A falta dessa previsão pode ser encarada como uma negligência e está sujeita à multa e penalização das autoridades legais fiscalizadoras.

Convém ressaltar que a ocorrência de um evento desta magnitude, em que há a necessidade de remoção hospitalar, pode ser minimizada com os devidos protocolos preventivos, incluindo os exames médicos pré-temporada e as ativações neuromusculares e de gesto esportivo pré-treino e pré-jogo. Isso reduz a ocorrência de eventos cardiológicos e traumáticos e, portanto, a urgência do transporte.

PLANO DE AÇÃO

O plano de emergência deve estar afixado no Departamento Médico, bem como mapa de ação e posicionamento dos postos de atendimento e das ambulâncias. Isso facilita a organização e a padronização do atendimento, seja em ambiente de treinamento ou de jogo dentro de uma competição.

A equipe de plantão deve ter treinamento regular e um elemento de comunicação direta com a viatura de transporte hospitalar. Assim, a cadeia de comunicação e de acionamento do transporte tem comando definido e imediato, quando necessário. Manter diálogo aberto com o centro de saúde escolhido também se torna prioritário, fornecendo informações sobre o paciente, tipo de trauma e estado atualizado da vítima no intuito de preparar a equipe local para receber o paciente.

É fundamental ter a referência hospitalar previamente acordada, com tal informação disponibilizada para os coordenadores e oficiais das delegações, quando for o caso. Da mesma forma, a ambulância deve ter as rotas mapeadas e considerar bloqueios de ruas pelas autoridades, torcidas, trânsito local e condições climáticas. Eventualmente, mais de uma referência hospitalar será traçada, considerando atendimento público ou privado ou, ainda, emergências clínicas ou traumáticas.

O número de ambulâncias varia conforme o tamanho do evento, o tipo de esporte e a quantidade de público envolvido. Para isso, as autoridades competentes determinam uma quantidade mínima de viaturas capazes de atender às emergências, prevendo

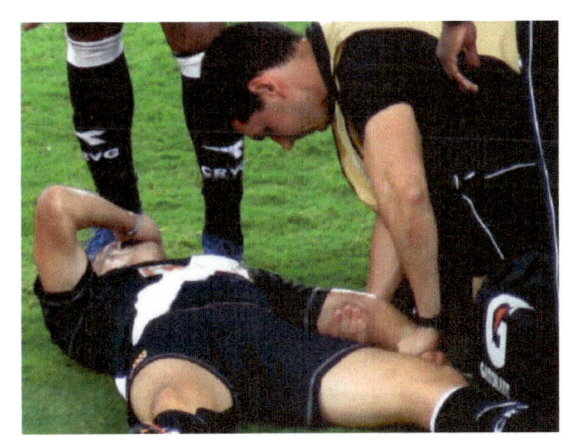

Fig. 20-1 Atendimento após trauma em cotovelo. (Fonte: Arquivo pessoal dos autores.)

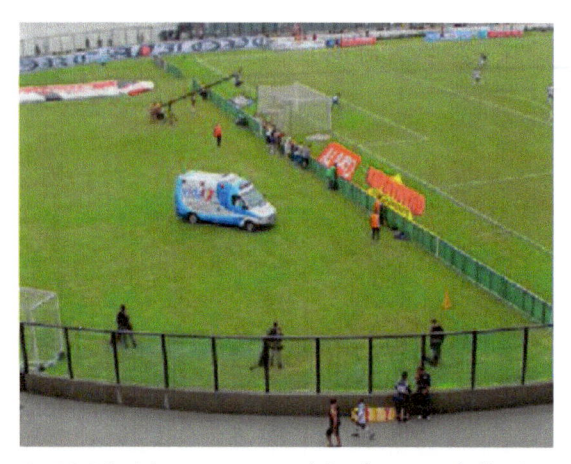

Fig. 20-2 Posicionamento estratégico de uma ambulância em campo.

haver sempre um veículo remanescente no ambiente enquanto a competição ou treinamento perdurar. Desta maneira há sempre prontidão para todos os envolvidos.

O local de permanência das ambulâncias é preestabelecido no plano de ação e deve considerar proximidade para rápido resgate e trajeto livre de barreiras para entrada e saída do evento, de preferência colocando-as no caminho mais direto para as referências hospitalares (Fig. 20-2).

Toda unidade de transporte deve ser inspecionada previamente ao evento, devendo ter maca devidamente acoplada, monitores e cilindro de oxigênio fixados de modo a não se repousarem sobre o paciente nem se moverem durante o trajeto (Fig. 20-3). Tão importantes são as condições de manutenção da ambulância, conservação dos pneus e combustível adequado para os possíveis transportes.[3]

ATENÇÃO MÉDICA

Caso o tratamento definitivo não possa ser realizado pelo médico em campo, a transferência hospitalar se faz imprescindível para obter os recursos necessários para a melhor condução médica do paciente. Devem-se levar em consideração as lesões ou enfermidades clínicas apresentadas pelo paciente e as condições de atendimento no local do evento para as tomadas de decisão. A escolha de disparar o protocolo de transferência hospitalar é uma prerrogativa médica e por isso a importância e a responsabilidade do profissional que atua como médico em eventos esportivos. O desfecho final do paciente pode depender do tempo de reação da equipe médica em campo e da duração do transporte até o atendimento definitivo no centro de referência.[4]

Também guarda responsabilidade médica o modo apropriado de transporte (ambulância, viatura militar, helicóptero, barco, carro particular etc.) e o nível de suporte (básico ou avançado) da ambulância ou do transporte até o local para onde o paciente será transferido. O hospital de referência deve ter condições estruturais para atender o caso em questão, já contatados com antecedência ao evento.

Para a melhor avaliação do mecanismo de trauma, os relatos dos presentes em campo e da transmissão de TV podem ser fundamentais. Sa-

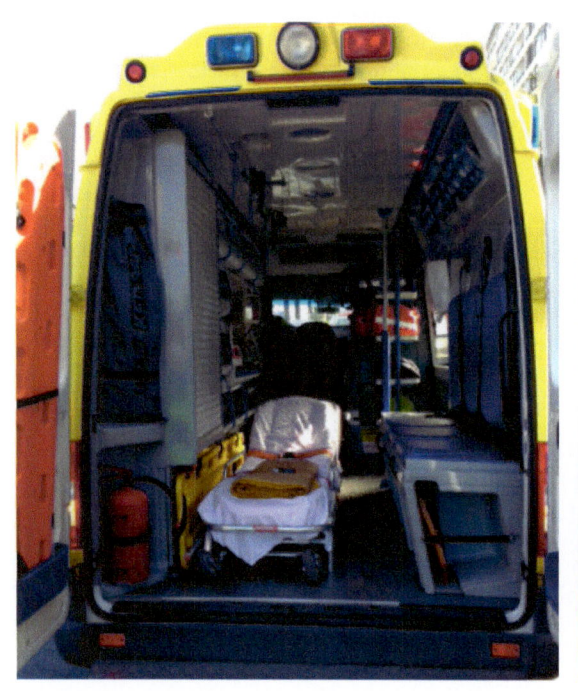

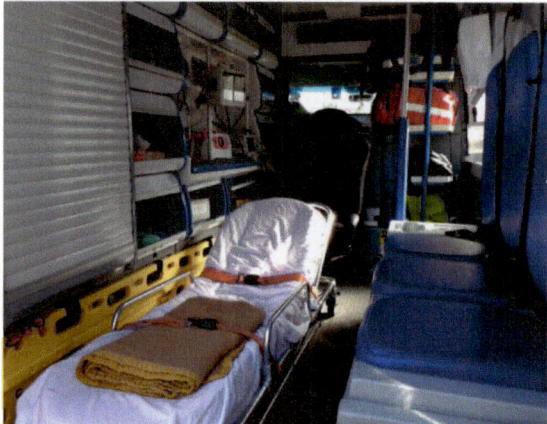

Fig. 20-3 Exemplo de vistoria do interior e dos equipamentos contidos na ambulância envolvida em evento esportivo. (Fonte: Arquivo pessoal dos autores.)

ber exatamente a linha do tempo do evento clínico ou traumático, bem como sua exata localização anatômica e a física do movimento pode ajudar o médico a conduzir com maior precisão o atendimento médico.

O princípio fundamental do atendimento médico em campo é não produzir mais lesões. Por isso, o treinamento de BLS e dos princípios do ATLS são fundamentais para atuação em esportes, bem como noções básicas técnicas de imobilização de membros e do esqueleto axial. É extremamente importante que o profissional de saúde de campo tenha familiaridade com utensílios de suporte emergencial, para otimizar e não gerar atraso e até mesmo caos no atendimento (Fig. 20-4).

Durante o atendimento de uma situação potencialmente grave, todo esforço da equipe importa. O atendimento se inicia com a entrada no médico em campo, podendo ser auxiliado por um massagista, fisioterapeuta ou técnico de enfermagem treinados. Reconhecida a gravidade do caso, outros profissionais de saúde podem ser acionados, como a equipe do plano de emergência, o plantel médico do local do evento e até mesmo do time adversário (Fig. 20-5).

Deve ser evitada, no terreno de ação, a realização de procedimentos que não alterem o plano de tratamento e que, portanto, possam atrasar a remoção. A identificação de pacientes com lesões graves ou TCE grave com Escala de Glasgow de 8 ou menos são óbvias e necessitam de transferência imediata. Outras anormalidades devem ser reconhecidas para que haja transferência adequada.[5]

Pacientes chocados, fisiologicamente deteriorados, com progressiva queda do *status* neurológico vão beneficiar-se de transporte imediato. Pacientes estáveis, com traumas em extremidades de baixa energia ou entorses, podem precisar ou não de exames de imagem e, eventualmente, este atendimento pode ficar para um segundo momento, não sendo emergencial.

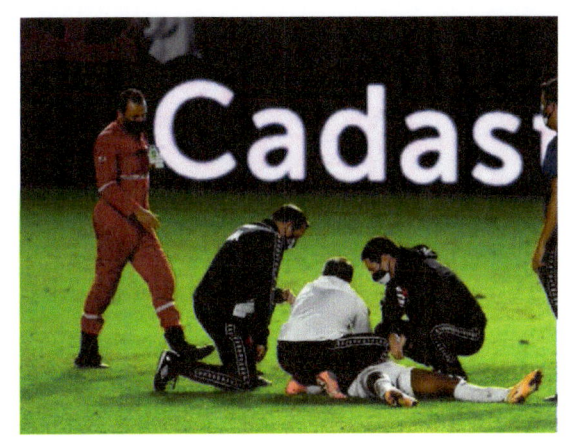

Fig. 20-5 Atendimento de uma concussão envolvendo médicos dos dois clubes. (Fonte: Arquivo pessoal dos autores.)

São algumas das indicações de encaminhamento do atleta para atenção em nível hospitalar as listadas no Quadro 20-1.

O paciente deve ser permanentemente monitorado quanto aos seus sinais vitais, nível de consciência, suporte para sistema cardiorrespiratório, hidratação e analgesia. Sempre perpetuar a comunicação com o hospital de referência de forma atualizada. Em todos os transportes, o profissional de saúde responsável deve manter registro médico legal bem descrito e de forma legível para futuras consultas.

Outras modalidades de transporte devem ser consideradas caso a necessidade se imponha. Na dependência da geografia local, transportes hidroviários ou aéreos ganham importância. O resgate aeromédico tem sua importância em locais sem condições de atendimento imediato, em casos de remoção em locais remotos ou em cenas de extrema gravidade.

Quadro 20-1 Indicações de Remoção Hospitalar

Vias aéreas	Comprometimento de via aérea Risco de perda de via aérea
Respiração	Pneumotórax hipertensivo Hemotórax Hipóxia/hipoventilação
Circulação	Hipotensão Lesão de anel pélvico Lesão vascular importante Fratura exposta
Consciência	Escala de coma de Glasgow < 13 Intoxicação Paralisias
Exposição	Hipotermia grave

Fonte: Adaptado de ATLS 8ª edição.[5]

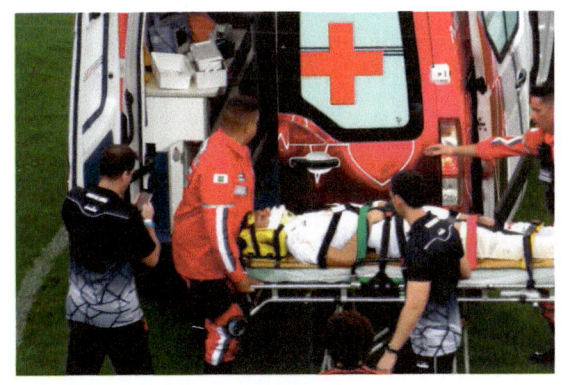

Fig. 20-4 Exemplo de remoção hospitalar após evento de TCE com perda da consciência e trauma em membros inferiores. (Fonte: Arquivo pessoal dos autores.)

CONCLUSÃO

Fica claro, portanto, a importância de um planejamento estratégico para lidar com situações de emergência que podem colocar a vida ou função do atleta em risco. Um canal de comunicação em campo interligado ao centro de atendimento hospitalar é fundamental para garantir um fluxo vitorioso de promoção de saúde.

A preparação do terreno e o treinamento da equipe encurtam o espaço entre o momento do evento e seu atendimento definitivo. Para isso, a familiaridade com os protocolos sequenciais de atenção à saúde e com os materiais médicos disponíveis são indispensáveis em qualquer evento de esporte, seja ele de treinamento ou competitivo (Figs. 20-6 e 20-7).

A transferência hospitalar tem indicação médica e traz consigo todas as responsabilidades legais sobre o destino do paciente para o centro de atendimento bem como sua logística e condições de transporte.

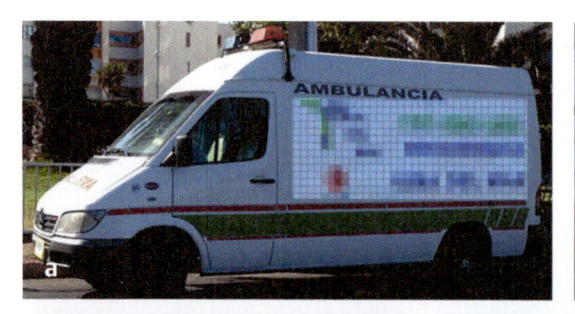

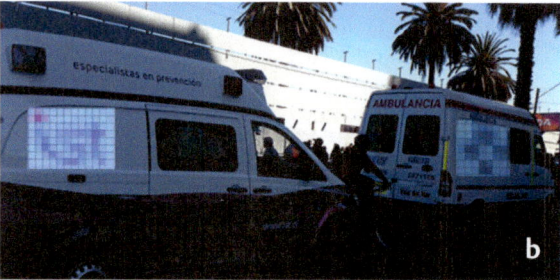

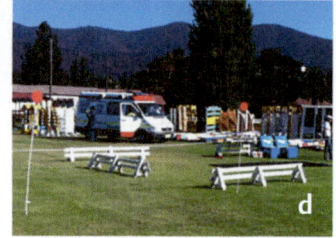

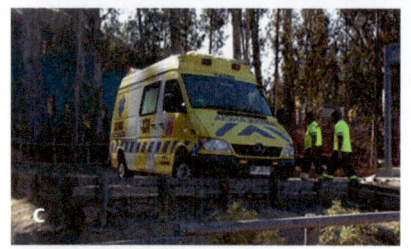

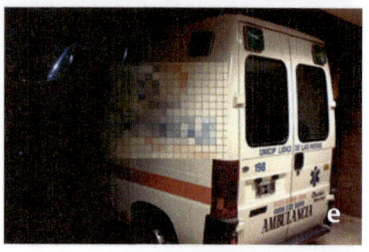

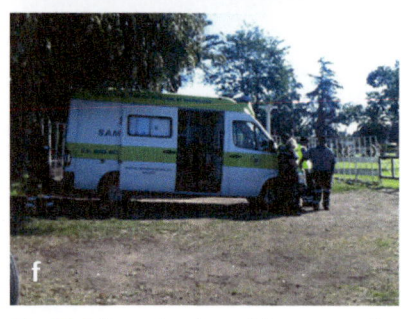

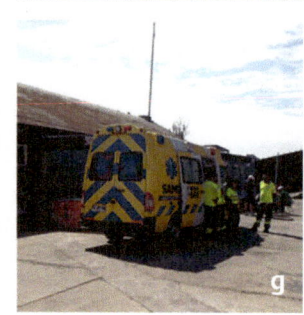

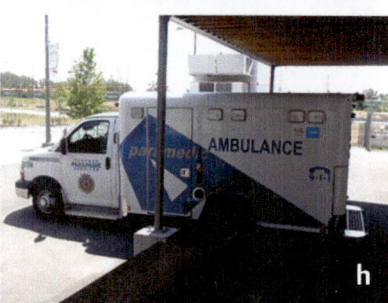

Fig. 20-6 Exemplos do posicionamento de unidades de transporte (ambulâncias) em eventos esportivos de diversas modalidades: triatlo (**a**, **b**), maratona aquática (**c**), hipismo e saltos (**d**, **f**), basquete (**e**), iatismo (**g**) e policlínica da vila de alojamento (**h**). (Fonte: Arquivo pessoal dos editores.)

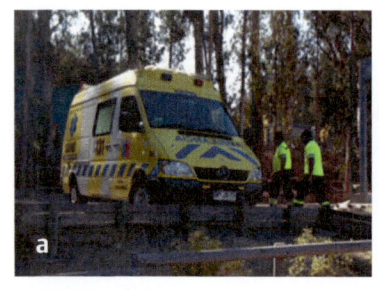

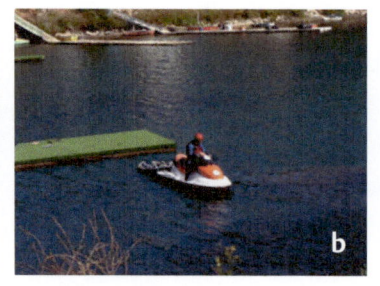

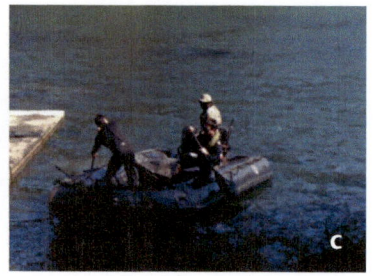

Fig. 20-7 Exemplo de remoção hospitalar após evento adverso de síncope durante prova de maratona aquática: posicionamento da ambulância de transporte (**a**) e equipes de salvamento aquático (**b**, **c**). (Fonte: Arquivo pessoal dos editores.)

REFERÊNCIAS BIBLIOGRÁFICAS

1. Arnheim DD, Prentice WE. Principles of athletic training. 9th ed. Madison, WI: WCB/McGraw-Hill Inc;1997.
2. Kiyohara K, Sado J, Kitamura T. Characteristics of sports-related emergency transport: A population-based descriptive study in Osaka City. Journal of Epidemiology 2019:30(6).
3. Anderson JC, Kleiner DM, McLoda TA. National athletic trainer's association position statement: Emergency planning in athletics. Journal of Athletic Training 2002;37(1):99-104.
4. Atendimento Pré-Hospitalar no Trauma (PTLHS). 8ª ed. In: Jones & Bartlet Learning.
5. Advanced trauma life support (ATLS®): the tenth edition. 2018.

Parte III Urgências Clínicas

SÍNDROMES INFECCIOSAS

Mauro Olivio Martinelli ▪ Vanessa Ribeiro de Resende

INTRODUÇÃO

As síndromes infecciosas são enfermidades frequentes encontradas nos atletas, e, dentre elas, as afecções de via aérea superior são as mais comuns.[1]

Exercícios leves a moderados têm sido associados a um aumento da função imunológica e redução do risco de doenças infecciosas. Em contrapartida, exercícios intensos têm sido associados a uma supressão de muitos parâmetros imunológicos e um risco baixo, concomitante, de aumento da suscetibilidade a doenças infecciosas. As infecções podem resultar em perda de tempo de treinamentos e afetar negativamente o desempenho do atleta. Praticar exercícios durante uma infecção também pode aumentar o risco de complicações secundárias.[2]

Neste capítulo, iremos abordar aspectos relacionados com os cuidados que o médico do esporte ou médico responsável deve ter com os processos infecciosos dos atletas, com seus contatos, e abordar alguns quadros infecciosos específicos mais comuns.

De forma geral, as avaliações clínicas são realizadas como nas demais patologias, inicialmente por uma boa anamnese, seguido dos exames complementares necessários para o diagnóstico e tratamento, para o retorno ao esporte o mais precoce e seguro possível.

ANAMNESE

A obtenção da anamnese completa é essencial para o diagnóstico correto e tratamentos adequado e precoce dos atletas.

A história clínica tem informações importantes a serem investigadas, como idade, padrão do sono, estresse psicológico, nutrição, carga de treinamentos, viagem, histórias social e sexual e histórico de vacinação.

EXAME FÍSICO

O exame físico deve ser focado principalmente no local da queixa (pele, sistema respiratório e digestório, olhos, boca, etc.). Em alguns casos, os sintomas são vagos: mal-estar, fraqueza, perda de apetite, calafrios. Nesses casos faz-se necessária uma abordagem mais abrangente em busca do foco infeccioso que ocasiona a enfermidade neste atleta.

EXAMES COMPLEMENTARES

Auxiliam no diagnóstico e tratamento, mas em muitos casos não são estritamente necessários. Os exames complementares mais comuns são:

A) Exames de sangue (hemograma, VHS, PCR, sorologias).
B) Biópsia de pele.
C) Culturas – podem ser realizadas no sangue, urina, fezes e secreções.
D) Exames de imagem; Raios X (RX), ultrassonografia (USG), tomografia computadorizada (TC) e ressonância magnética nuclear (RMN).
E) Liquor.

TRATAMENTO

Cada condição infecciosa requer opções de tratamento individualizadas. Além da prevenção, as principais opções utilizadas são os medicamentos sintomáticos, antivirais, antibióticos e antifúngicos.

RETORNO AO ESPORTE

Assim como o tratamento, o retorno às atividades deve ser individualizado em decorrência do tipo de processo infeccioso (contagioso ou não) e o estado clínico geral do atleta.[4,5] A presença de processos infecciosos de repetição durante a prática de atividade física, tanto em nível competitivo quanto não competitivo, impede sua realização. Por isso, é muito importante recomendar ao esportista que evite o exercício muito intenso e as competições nessas condições. O retorno à prática esportiva será realizado gradualmente, a uma intensidade proporcional à gravidade do processo infeccioso e ao número de dias que durou a infecção (Quadro 21-1).[5]

Quadro 21-1 Relação de Esportes e Participação Desportiva (com base em Documento da Associação Americana de Pediatria), Normas de Autorização para Participação Desportiva em relação ao Tipo de Esporte e ao Tipo de Infecção

	Infecções Agudas	Infecções Cutâneas	Infecções Crônicas
De contato intenso	Não	Não	Não
Contato limitado intenso	Não	Não	Não
Sem contato intenso	Não	Sim	Não
Moderada intensidade	Não	Sim	Sim
Baixa intensidade	Não	Sim	Sim

Fonte: Adaptado pelos autores.[5]

Quadro 21-2 Mononucleose Infecciosa: Retorno à Prática Desportiva

Critérios para avaliar o retorno do atleta à prática desportiva
Treino leve em três semanas se:
O baço estiver pouco aumentado e não doloroso
O paciente estiver sem febre
A função hepática estiver normal
Não houver complicações
Treino intenso ou esporte de contato um mês após o início:
Se não houver esplenomegalia, com comprovação ultrassonográfica (< 14 cm no seu maior eixo)
Devem ser usados protetores em alguns casos

Fonte: Adaptado pelos autores.[5]

SISTEMA RESPIRATÓRIO

As infecções do trato respiratório superior são as mais frequentes entre todos os atletas e responsáveis pelo maior tempo de afastamento para tratamento que todas as outras infecções somadas. Estudos com jogadores de futebol e outros esportes mostram o trato respiratório como o sistema mais comumente afetado. Durante a Copa do Mundo de 2010, a doença respiratória foi responsável por 40% de todas as doenças.[4]

Infecções Agudas

Infecções virais das vias aéreas superiores

Resfriado comum, média de 1 a 6 ao ano. Na maioria dos casos, causado por *Rhinovirus*, Coronavírus ou *Coxsakie*, associado à miocardite, podendo levar à arritmia associada à morte. Os sintomas mais comuns são nariz escorrendo, espirros, congestão, rouquidão ou tosse não produtiva, fraqueza e mialgia ou febre baixa,[3] o tratamento inclui o uso de descongestionantes, antitussígenos, antitérmicos e anti-histamínicos. O mais importante é decidir o momento em que se permitirá o regresso à atividade esportiva. Para tanto, o atleta deve estar sem febre e sem mialgias.[5]

Faringite estreptocócica

É uma infecção da faringe causada pela bactéria *Streptococcus pyogenes*, também conhecida como **estreptococo** beta-hemolítico do grupo A de Lancefield. Os sintomas mais comuns incluem febre alta, dor à deglutição, mal-estar, anorexia, astenia, amigdalite e aumento dos gânglios linfáticos cervicais. O tratamento incluirá antibioticoterapia e medicação sintomática. O retorno à prática desportiva será permitido quando o atleta estiver sem febre e tiver concluído a antibioticoterapia (geralmente penicilina ou eritromicina).[5]

Mononucleose infecciosa

Mais comum entre adolescente e adultos jovens, causada por *Epstein-Barr Vírus* (EBV). Transmitida por secreções orais, com incubação de 30-45 dias. Pródromo de 3-5 dias de cefaleia, fadiga, anorexia, mal-estar e mialgias, 5-15 dias com dor de garganta (aumento de amígdalas), febre moderada, linfoadenopatia generalizada com aumento de linfonodos cervicais posteriores e petéquias no palato mole. Com o baço aumentado na segunda semana (50-70%), hepatomegalia (35%) e icterícia (15%), podem ocorrer erupção cutânea e edema periorbital. Tende a ser frustra em crianças e pode ser grave em idosos. Retorno ao esporte pode ocorrer entre 20 e 35 dias (Quadro 21-2).[6]

Pneumonia

É o termo que se refere a toda inflamação aguda nos pulmões. Na maioria das vezes essa doença é causada por infecções provocadas por vírus ou bactérias. Produz clara redução do desempenho, tanto pelos sintomas próprios da doença quanto pelos efeitos provocados pela febre.[5]

Covid-19

Em virtude da pandemia, a Covid-19 foi a patologia de maior preocupação do ano de 2020. Competições esportivas estavam a pleno vapor em 2019. O ano de 2020 traria novos capítulos ao esporte mundial. Porém, o surgimento do novo coronavírus (SARS-CoV-2) mudou o panorama da prática esportiva. Em março de 2020, após a declaração da pandemia, o isolamento social foi adotado por diversos governos, com proibição da realização de eventos esportivos.[7]

A Covid-19 manifesta-se de diversas maneiras, de forma assintomática, sintomática leve (não debilitante), moderada (debilitante) ou até formas graves. Segundo a OMS, 80% dos casos são leves, e 20% podem precisar de internação hospitalar por sintomas respiratórios, e, destes, 5% podem necessitar de suporte ventilatório.[7]

Dados iniciais mostram que a maioria dos casos leves e assintomáticos foi em pacientes jovens e saudáveis. O maior problema nos esportes, em especial no futebol, é o afastamento a que os atletas infectados são submetidos para evitar o contágio de outros integrantes e mais perdas para a equipe. Por enquanto o tratamento ainda é controverso, e as vacinas ainda iniciais, sendo o melhor recurso a prevenção: lavar as mãos ou utilizar álcool em gel, usar máscara e evitar locais com aglomeração. É uma doença nova e ainda não se tem o conhecimento completo nem da evolução da doença, nem dos riscos pós-infecção em outros órgãos e consequente retorno seguro ao esporte (como, por exemplo, no caso de miocardites).[8]

Outros vírus recentes que causaram epidemia com risco para atletas, mas em escala bem menor que o atual, foram:

A) 2002 – SARS (Coronavírus – SARS-COV-1).
B) 2009 – H1N1 (*Influenza*).
C) 2012 – MERS (Coronavírus – MERS-COV).

Infecções Crônicas
A mais comuns são os de via aérea superior.

Sinusite
A sinusite é causada mais comumente por uma infecção bacteriana por *pneumococos* e *H. influenzae* – as bactérias mais comuns. Fungos (*Aspergillus*, mucormicose) também são causadores. Os pacientes com alergias sazonais subjacentes e os fumantes têm maior incidência de infecção nos seios nasais. Outros fatores preponderantes são imunossupressão, abscesso dentário, mudanças de temperatura e natação em águas contaminadas.[3] A sinusite produz dor, mucorreia, edema facial ocasional e febre. A redução do desempenho está associada aos efeitos da febre e à limitação das trocas aéreas pela insuficiência nasal associada. Retorno à competição quando a febre desaparecer em resposta ao tratamento.[5]

Otite Externa ou Orelha do Nadador
Inflamação do canal auditivo externo. Nadadores, mergulhadores e surfistas durante o verão (quente e úmido). Mais comumente causada pela bactéria *Pseudomonas aeruginosa* e/ou pelo fungo *Aspergillus*. Exsudato, edema e eritema do canal, leve coceira e aumento da dor. Prevenção: mantendo-se a orelha seca.[3] Retorno às competições quando não houver transtornos do equilíbrio e a otoscopia mostrar que o conduto auditivo externo esteja normal.[5]

Otite média
Retorno à participação se dará quando o atleta estiver apirético, sem supuração do ouvido e se à otoscopia houver a integridade da membrana timpânica.[3,5]

Fibrose Cística
Doença sistêmica que provoca obstrução respiratória pela secreção mucopurulenta produzida e pelo espessamento das paredes, e bronquiectasias concomitantes, onde há maior sensação de conforto, quando se faz exercícios. Liberar a ingestão de sal e controlar a de líquidos. Se o quadro for grave, poderão participar de programas de exercícios, mas sempre supervisionados.

Rinite Não Infecciosa
A rinite não infecciosa é outro tipo de processo respiratório crônico, geralmente de origem alérgica, a mais comum é a rinite vasomotora. Alguns medicamentos também a produzem. Existem outras causas endócrinas (hipotireoidismo, gravidez), ou anatômicas (polipose, desvio do septo nasal) ou a presença de tumores. O tratamento, em geral, é feito com anti-histamínicos, anticongestionantes, cromoglicatos e corticoides tópicos ou sistêmicos, dependendo da gravidade do quadro.[5]

DOENÇAS DE PELE
As infecções de pele constituem-se num grupo frequente tanto no número de casos como em período de afastamento.[1,2]

Infecções de Pele Bacterianas
Erisipela e Celulite
Estreptococo Do Grupo A E O *S. Aureus* São Considerados os agentes etiológicos mais comuns. A erisipela envolve principalmente a derme e as partes mais superficiais do tecido subcutâneo com envolvimento proeminente dos vasos linfáticos superficiais. A erisipela apresenta uma área cutânea endurecida, edematosa, avermelhada e dolorida, eventualmente com pequenas vesículas ou bolhas na superfície cutânea. O quadro clínico típico é caracterizado pelo aparecimento de alterações cutâneas com bordas elevadas e nitidamente demarcadas com pele adjacente normal ou não envolvida. O ataque agudo de febre e calafrio é notório com invariável presença de linfoadenopatia. Ao contrário da erisipela, a margem da área de celulite é pouco definida e sem elevação central.

Impetigo
Infecção superficial contagiosa causada por *S. Aureus* ou *S. Beta-hemolítico*, em lutadores, nadadores e ginastas.[3] A transmissão se produz pelo contato pessoal através de colchões, toalhas e equipamentos

esportivos com risco de contágio muito alto.[5] Frequente no rosto ou outras partes do corpo, com pequenas vesículas a bolhas grandes que se rompem com saída de secreção serosa e após formam crostas.[3] O tratamento requer limpeza com água, sabão neutro e sulfato de cobre a 0,2%, seguido da aplicação de algum antibiótico tópico à base de fusidato de sódio ou mucipirona. É muito importante evitar os esportes aquáticos ou de contato e seguir obrigatoriamente a norma de não compartilhar material esportivo.[5] Os atletas devem-se afastar das competições até cicatrização das feridas.[3]

Foliculite bacteriana

Lesões pustulosas papulovesiculares avermelhadas por infecção de um ou mais folículos pilosos, aparecem em todo o corpo, sendo mais comum nas axilas, virilha e rosto. Causada por *Staphylococcus aureus* (*S. Aureus*) e *Pseudomonas Aeruginosa* (Água). Aparece mais em zonas cobertas por transpiração, trauma, fricção ou oclusão de pele. É importante reduzir a fricção na pele do local afetado e utilizar roupas de algodão. Não necessita de tratamento.[3] Mas em casos mais graves está indicado o uso de loções dessecantes e antibióticos sistêmicos, como a Eritromicina, a Tetraciclina ou Cefalexina. O risco de contágio é baixo, razão pela qual se recomenda restabelecer a atividade física três a quatro dias após o início do tratamento.[5]

Furúnculo

Abscesso cutâneo produzido por *S. Aureus* em um folículo piloso. Os fatores precipitantes incluem o uso do uniforme da equipe, os microtraumas, o suor, a pele gordurosa, a falta de higiene e, em algumas ocasiões, a pressão excessiva na pele. Podem-se utilizar antibióticos (Tetraciclinas ou Cloxacilina), associados às enzimas, ao calor local e, por vezes, à drenagem do abscesso. A participação esportiva é condicionada pelo quadro clínico.[5] Sugere-se a interrupção até cicatrização.[3]

Eritrasma

Nas dobras da virilha e axila, imita uma infecção fúngica, mas é causada pelo *Corinebacterium*. Manchas marrom-avermelhadas de descamação. Diagnóstico com luz de Wood. Tratamento com antibióticos (Eritromicina por 10 a 14 dias em casos graves) ou sabonetes bacterianos.[3]

Ceratólise

Também conhecida como síndrome da meia tóxica. Infecção plantar causada pelo *Corinebacterium*. Erosões de 1-3 mm, circulares. Mais comum em jogadores de tênis e basquete e corredores em decorrência de calçados oclusivos. Tratamento com agentes secantes ou soluções de Eritromicina, troca de meias de algodão frequentes, e se necessário eritromicina oral.[3]

Infecções de Pele por Vírus

Herpes simples

Causado pelo herpes-vírus humano (HV-1 e HV-2) e é uma das infecções virais mais frequente no esportista. Lesões vesiculares bolhosas de 1 a 2 mm com base inflamatória de 2 a 3 dias. Crosta de 5 a 7 dias. Vinte e cinco por cento dos casos com sintomas sistêmicos, como febre, mialgia, letargia e dores de cabeça e garganta.[3] Apresenta-se mais em lutadores e jogadores de rúgbi, principalmente na cabeça, pescoço e membros superiores. É muito contagioso, e, por isso, o atleta deverá evitar os esportes de contato e a natação. Após iniciado o tratamento tópico (solução de Burow a 3% ou peróxido de benzoílo a 5% ou aciclovir) ou o tratamento sistêmico (aciclovir), o atleta poderá retornar às competições entre o quarto e o sétimo dia.[5]

Verrugas

Tumores epiteliais causados por diversos tipos de **papilomavírus**. Comuns nas mãos, áreas de couve-flor, irregulares e ásperos. Comuns em ginastas, jogadores de futebol e lutadores. Autolimitadas. As plantares são lesões planas com superfície hiperceratótica (**papovavírus** – olho de peixe). Incubação de 6 meses.[3] O suor e a compressão facilitam o desenvolvimento de verrugas plantares ou papilomas. É importante a prevenção delas pelo uso de pó e soluções dessecantes.[5] Recomenda-se o uso de sandálias nos vestiários.[3] No tratamento conservador, que deve ser preferido no atleta, utilizam-se os ácidos salicílico e retinoico. O tratamento agressivo inclui a cauterização química, a crioterapia, a eletrocauterização, o uso da bleomicina intralesional e o uso de *laser* de CO_2. Todos devem ser utilizados sempre que o atleta estiver fora do período de competições.[5]

Molusco Contagioso

Causado pelo **poxvírus**. Lesões solitárias ou múltiplas, pápulas elevadas, semiesféricas, sésseis, geralmente umbilicadas ou com depressão central (vulcão), nas mãos, antebraços e rosto. Linhas de Koebner (arranhão). Transmitida por contato pessoal. Mais comum em nadadores e lutadores. Tratamento com curetagem seguido de eletrocautério ou nitrogênio líquido. Afastar atleta até a cicatrização.[3]

Infecções de Pele por Fungos

Tinea é o nome aplicado a várias infecções fúngicas superficiais da pele, que são classificadas de acordo com a localização da infecção. Têm em comum vários fatores contribuintes, incluindo a presença de aumento da umidade do suor, calçados oclusivos, toalhas compartilhadas, pisos de vestiários contaminados e lesões cutâneas.[3]

Tinea pedis (Pé de Atleta)
Trichophytum rubrum. Mais comum em atletas, com área eritematosa assintomática com escamação periférica, bolhas dolorosas e coceira. Placas anulares nas mãos. Tratamento tópico com antifúngicos fungistáticos. Recomendam-se precauções, como manter a área dos pés seca, usar meias absorventes e trocá-las com frequência, usar pó secante, usar sapatos de couro não oclusivos e usar sandálias em áreas públicas de banho.[3]

Tinea cruris e Tinea Corporis
Epidermophyton floccosum. Infecção fúngica da virilha e da parte superior das coxas, manchas vermelhas e escamosas, com prurido e coceira. A prevenção inclui boa higiene e uso de roupas largas e limpas para ajudar a prevenir a presença de um ambiente rico em umidade.[3]

Pitiríase ou Tinea Versicolor
Malassezia furfur. Comum em nadadores e mergulhadores. A parte superior do tórax, bem como as costas, o pescoço e os braços são tipicamente afetados por manchas escamosas brancas ou castanho-amareladas de formato irregular que são assintomáticas. *Shampoo* de sulfeto de selênio a 2,5% por 15 minutos por dia durante três dias e depois uma vez por semana para prevenção. Um regime alternativo consiste em aplicar este medicamento nas áreas afetadas na hora de dormir e, em seguida, enxaguar no chuveiro na manhã seguinte. Este método pode causar uma pequena irritação da pele em pacientes sensíveis, mas é mais fácil de usar. O atleta deve ser lembrado que, após a cura da *tinea*, as manchas despigmentadas podem permanecer por 1 a 2 meses até que a repigmentação gradual possa ocorrer por mecanismos naturais.[3]

Onicomicose
Dermatófitos e *Fusarium* acometem as unhas e o tecido ao redor, as dobras periungueais. A doença pode afetar tanto as unhas das mãos quanto as dos pés. Variação da cor da unha, esbranquiçada e/ou amarelada ou escura, onicólise, espessamento, leuconia e deformidades.

Infecções de Pele por Parasitas
Sarna ou Escabiose
Sarcoptes scabiei é transmitida pelo contato direto, equipamentos ou pelo contágio sexual. O prurido noturno intenso e a lesão eritematosa linear e tortuosa nas mãos e punhos facilitam o diagnóstico. Ocasionalmente surgem pápulas e nódulos inflamatórios e, finalmente, uma dermatite eritematosa. É necessário tratar o atleta e todos aqueles que têm contato com ele com hexacloreto de gamabenzeno.

A roupa deverá ser lavada separadamente e em alta temperatura. É obrigatório interromper a prática de esportes de contato durante o tratamento.[5]

Pediculose: Pediculus humanus
Tem três formas: a *capitis*, a *corporis* e a pubiana, esta mais frequente em atletas. O tratamento é semelhante ao utilizado na escabiose. Também é imperativo suspender a prática de esportes de contato durante o tratamento.[5]

CAVIDADE ORAL
Na cavidade bucal, residem um grande número e variedade de bactérias e outros microrganismos que podem migrar para outros órgãos. Essas bacteriemias podem ser muito perigosas para a saúde do atleta, pois podem provocar quadros infecciosos em outros sistemas do organismo com fragilidade.[9]

Nos atletas, as lesões musculares recorrentes e endocardites devem chamar a atenção do médico do esporte e ser motivo para uma avaliação da saúde bucal, principalmente em jovens. As condições de 400 atletas de futebol da Portuguesa foram avaliadas, e, na grande maioria dos jogadores, houve um grande número de dentes com cavidades e lesões bucais em tecidos moles. Entre os jogadores da base, 71% apresentaram lesões de cárie e 14%, focos infecciosos dentais. Dos jogadores do profissional, 68% apresentaram lesões de cárie e 23%, focos infecciosos dentais.[10] Nos atletas que participaram dos Jogos Olímpicos de 2012, em Londres, de uma amostra de 278 atletas da África, América e Europa, brancos e negros, com idade média de 25,7 anos, praticantes de 25 esportes, 46,5% descreveram que há mais de 12 meses não visitavam um dentista, e que 8,7% nunca foram. Os 55,1% tinham cárie, 75% tinham gengivites em graus 1-2, e 15% tinham periodontite em grau irreversível.[11] O mau estado da saúde bucal provoca um impacto negativo no bem-estar do atleta, no seu treinamento e rendimento final.

INFECÇÕES GASTROINTESTINAIS
As infecções gastrointestinais (GI) podem ser problemáticas e debilitantes para os atletas e difíceis de tratar para os médicos do esporte. A queixa principal predominante é a diarreia.[12] Como a participação esportiva, geralmente, requer viagens nacionais e internacionais, médicos e nutricionistas das equipes devem proteger os atletas de infecções GI com eficácia. A diarreia do viajante é a doença mais comum relacionada com viagens e pode interferir significativamente no treino e desempenho. A bactéria *Escherichia coli* é a principal causadora das infecções, seguida pela *Salmonela*. Vírus também são agentes frequentes causadores de diarreia.[13]

MENINGITE

A maioria dos casos notificados de meningite em atletas é de etiologia viral. A meningite bacteriana, embora incomum, está associada a mortalidade significativa e sequelas neurológicas graves. Em qualquer caso de suspeita diagnóstica de meningite justifica-se tratamento imediato por profissionais de saúde, incluindo médicos da equipe. Os sintomas característicos são febre, dor de cabeça e meningismo (rigidez do pescoço). Outros sintomas comumente relatados são náuseas, vômitos, fotofobia, mal-estar e sonolência.[14]

A análise do líquido cefalorraquidiano obtido por punção lombar é vital para o seu diagnóstico. No início do curso da meningite aguda, o tratamento empírico com antibióticos é o objetivo principal, a maioria é tratada em ambiente hospitalar, de preferência onde haja tratamento intensivo disponível, caso seja necessário.[14]

DOENÇAS SEXUALMENTE TRANSMISSÍVEIS E DOENÇAS TRANSMITIDAS PELO SANGUE

As doenças sexualmente transmissíveis (DSTs) são infecções comuns na população em geral e entre atletas também. O maior perigo é o não tratamento adequado por estarem relacionadas com tabus e muitas vezes em locais pouco visíveis, podendo acarretar complicações futuras. Por isso, este assunto deve fazer parte das palestras e orientações do médico do esporte, principalmente na faixa etária dos 15 aos 25 anos (maior risco).[15]

O HIV é a doença mais conhecida. Entretanto, as infecções causadas pela *Chlamydia trachomatis* também são frequentes. Ao contrário do HIV que o maior risco de transmissão é pelo sexo, as Hepatites B e C são mais frequentemente transmitidas pelo sangue (apesar de também serem transmitidas sexualmente). Por isso, foram implementados muitos cuidados para proteção de atletas com sangramento durante a prática esportiva. Não se tem na literatura relato de transmissão de HIV por ferimento com sangramento em campo.[16]

MALÁRIA, DENGUE, ZIKA E *CHIGUNGUNYA*

A malária é a principal doença parasitária em humanos, afetando uma enorme parte da população mundial e provocando em torno de 1 milhão de mortes por ano. Todas as equipes que viajam para países onde a malária é endêmica, mesmo por curtos períodos, podem correr o risco de infecção.

A dengue, a zika e a *chigungunya* são provocadas por vírus, mas, em comum com a Malária, possuem zonas endêmicas no mundo, e viagens tanto nacionais como internacionais para estes locais devem ter a atenção especial do médico do esporte para as medidas de prevenção e cuidados para evitar a infecção pela picada dos mosquitos.[17]

INFECÇÕES MUSCULOESQUELÉTICAS

A maioria das infecções que afetam o sistema musculoesquelético é provocada pelo *Staphilococcus aureus* principalmente por:[18]

A) Hematomas infectados pós-contusionais ou pós-lesão muscular.
B) Bursites traumáticas infectadas.
C) Artrite séptica.
D) Osteomielite.

PREVENÇÃO

A atividade física, em geral, tem um efeito positivo no estado imunológico de um indivíduo. Embora sessões intensas de treinamento possam reduzir por curto período a imunidade.

Existe uma variedade de doenças infecciosas que comumente ocorrem e devem ser de conhecimento do médico do esporte. Na sua grande maioria não são graves, mas podem causar afastamento do atleta por dor, mal-estar geral ou serem contagiosas.[19]

A prevenção é a principal forma de tratamento para evitar a doença e sua disseminação para os outros integrantes, quando ela é contagiosa. Lavar as mãos, vacinação preventiva e isolamento dos infectados são medidas eficientes.[20]

É fundamental que os médicos que cuidam de atletas tenham um papel ativo para educar e aconselhar seus pacientes sobre as medidas preventivas adequadas e dar um retorno claro às recomendações de participação. O conselho deve ser com base na consideração da situação única de cada atleta, bem como no conhecimento atualizado sobre o processo específico da doença infecciosa envolvida e as opções de tratamento apropriadas.[21]

O médico do esporte, diante de um processo infeccioso que afete um atleta, deverá conhecer não somente a etiologia, a clínica, o diagnóstico e o tratamento da doença, mas também as normas que regulam o retorno à atividade física e, em muitos casos, a participação em nível competitivo.[5]

REFERÊNCIAS BIBLIOGRÁFICAS

1. Terra R, Silva SAG, Pinto VS, Dutra PML. Efeito do exercício no sistema imune, resposta, adaptação e sinalização. Rev Bras Med Esporte 2012.
2. Gałązka-Franta A, Jura-Szołtys E, Smółka W, Gawlik R. Upper respiratory tract diseases in athletes in different sports disciplines. Journal of Human Kinetics 2016;53:99-106.
3. Sevier TL. Infectious Disease in Athletes. Medical Clinics of North America 1994 Mar;78(2):389-412.
4. Dvorak J, Junge A, Derman W, Schwellnus M. Injuries and illnesses of football players during the 2010 FIFA world cup. Br J Sports Med 2011;45(8):626-30.
5. Díaz JFJ, Guillén JR, Carrero JAT. Prevalência de doenças infecciosas no esporte. Rev Bras Med Esporte 2000 Jan/Fev;6 (1).

6. Putukian M, O'Connor FG, Stricker P, et al. Mononucleosis and athletic participation: An evidence-based subject review. Clin J Sport Med 2008;18(4):309-15.
7. Pedrinelli A, Doríleo C, Martinelli MO, et al. https://www.cbfs.com.br/post/guia-medico-de-sugestoes-protetivas-para-o-retorno-as-atividades-do-futsal-brasileiro.
8. Francisco RC, Garcia TG, Teixeira MF, et al. Esporte em tempos de Covid-19: Alerta ao coração. Arq Bras Cardiol 2020;115(3):303-7.
9. Pastore GU, Moreira M, Galotti M, Leonardi MFP. Odontologia do Esporte uma proposta inovadora. Rev Bras Med Esporte 2017;23(2):147.
10. Rosa AF, Rosa SB, Silva PRS, et al. Estudo descritivo de alterações verificadas em 400 jogadores de futebol. Rev Bras Med Esporte 1999;5(2):55-8.
11. Needleman I, Ashley P, Petrie A, et al. Oral health and impact on performance of athletes participating in the London 2012 Olympic Games: a cross-sectional study. Br J Sports Med 2013;47(16):1054-8.
12. Qadri F, Svennerholm AM, Faruque AS, Sack RB. Enterotoxigenic escherichia coli in developing countries: Epidemiology, microbiology, clinical features, treatment, and prevention. Clin Microbiol Rev 2005;18(3):465-83.
13. Boggess B. Gastrointestinal infections in the athlete. Clin Sports Med 2007;26:433-48.
14. Ewald AJ, McKeag DB, Ewald AJ, et al. Meningitis in the athlete. Curr Sports Med Rep 2008 Feb;7(1):22-7.
15. Kordi R, Wallace WA. Blood borne infections in sport: risk of transmition, methods of prevention, and recommendations for hepatitis B vaccination. Br J Sports Med 2004;38(6):678-84. Review.
16. Brown LS Jr, Drotman DP, Chu A, et al. Bleeding injuries in professional football estimating the risk for HIV transmission. Ann Intern Med 1995;122(4):273-4.
17. Brito C. Comparison of clinical signs of zika fever, dengue, and chikungunya. Federal University of Pernambuco, Brazil; 2015.
18. Avanzi O, de Camargo OPA, Mercadante MT, Miyasaki AN (Org.). Ortopedia e traumatologia – Conceitos básicos, diagnósticos e tratamento. 2. ed. São Paulo: Roca; 2009. v. 1.
19. Collins CJ, O'Connell B, Collins CJ, et al. Infectious disease outbreaks in competitive sports. J Athl Train (2005-2010). 2012 Sep-Oct;47(5):516-8.
20. Luke AC, d'Hemecourt P. Prevention of infection disease in athletes. Clinics in Sports Medicine 2007 Aug;26(3):321-44.
21. Peterson AR, Nash E, Anderson BJ. Infectious disease in contact sports. Sports Health 2019 Jan/Feb;11(1):47-58.

DIABETES E SITUAÇÕES DE HIPER E HIPOGLICEMIA

CAPÍTULO 22

Roberto Zagury

INTRODUÇÃO

A cada 19 segundos uma pessoa é diagnosticada com diabetes melito (DM) no mundo. Em outras palavras, serão mais de 32.000 amigos, vizinhos, familiares, colegas de trabalho e conhecidos descobrindo a doença nos próximos sete dias. Os números são assustadores, e as projeções da IDF (International Diabetes Federation) para os próximos anos apontam para um incremento da ordem de 55% na prevalência da referida condição na América Latina.[1] No ambiente esportivo, os números não são tão ruins, uma vez que o exercício físico seja considerado um fator de proteção contra o desenvolvimento da doença.[2] Apesar disso, é inevitável que o profissional de saúde que acompanha uma equipe esportiva precise lidar com uma emergência metabólica relacionada com o DM, seja a hiper ou a hipoglicemia à beira do campo/quadra. Outro aspecto a ser levado em consideração, diz respeito à frequência, cada vez maior, de participantes portadores de DM em provas de *endurance* de elevadíssima intensidade, bem como no universo do esporte profissional. Segundo dados do estudo ULTRA,[3] de um total de 1.212 ultramaratonistas incluídos nesta análise observacional, 0,7% era diabético do tipo 1 (DM1). Vale lembrar que neste *trial* foram incluídos apenas eventos de ultramaratona com distâncias variando de 50 a 1.600 km. Estes números se encontram em linha com a experiência de Leadville 100,[4] em que foram incluídos 19 atletas com DM1 dentre 7.215 competidores no período de 2011 a 2013. Este evento, considerado duríssimo, contempla 161 km de *mountain bike* e mais 161 km de corrida em uma altimetria que atinge +3.840 m entre áreas de montanha e de floresta.

Neste capítulo, daremos ênfase à detecção e ao manejo da hipoglicemia. Tal evento deve ser entendido como o que merece maior atenção do *Team Physician (TP)* uma vez que coloca em risco a vida do atleta. Merece atenção especial também por ser o maior temor por parte dos próprios pacientes/atletas. Trataremos também da hiperglicemia aguda à beira do campo, é claro, mas sabendo que este ponto é de menor importância no mundo competitivo. O enfoque todo é de ordem prática, possibilitando a aplicação do que será proposto também por membros do "*Exercise Team*" que não apenas o médico, mas também o colega fisioterapeuta, profissional de educação física e demais especialistas envolvidos.

HIPOGLICEMIA

O exercício físico (EF) representa uma das principais causas de hipoglicemia em pessoas com DM em uso de insulina – sejam elas DM1 ou DM2.[5] Por conta disso, esta complicação aguda do próprio tratamento da doença deve estar sempre "no radar" do TP quando um dos membros do time já traz este diagnóstico ao ingressar na instituição. O EF produz importante melhora na sensibilidade à insulina e pode causar hipoglicemias até 72 h após o término da sessão de treinamento.[5,6] A chamada "hipoglicemia exercício-induzida" (HEI) ocorre com mais frequência nas primeiras 12 h após o jogo/partida e também no período da noite (momento em que não há ingestão alimentar e em que a percepção dos sintomas fica prejudicada em função de a pessoa estar adormecida). O risco correlaciona-se com o volume e intensidade do treinamento. Ou seja, quanto mais prolongada a sessão e quanto mais intensa, maior a chance de HEI. Dessa forma devemos sugerir reduções na dose de insulina ultrarrápida a ser aplicada pré-treino proporcionais ao volume/intensidade do exercício (Quadro 22-1).[5-8] O tipo de exercício também influi neste risco: modalidades eminentemente aeróbias trazem risco maior de hipoglicemia, enquanto que aquelas quase exclusivamente de explosão se associam mais à hiperglicemia (por incrível que pareça). No meio, entre estes dois extremos, temos os esportes ditos mistos (com componentes aeróbio e anaeróbio mesclados), que podem gerar tanto hipo quanto hiperglicemia (Fig. 22-1).[6] Neste último grupo temos, por exemplo, o futebol, basquetebol e todas as outras atividades do tipo "*stop and go*".

Quadro 22-1 Ajuste de Dose a Ser Implementado na Insulina Ultrarrápida ou Regular Administrada Pré-Treino *versus* Duração/Intensidade da Sessão de Exercício

Intensidade do Exercício	Duração do Exercício	
	30 minutos	60 minutos
Aeróbio – **leve** intensidade (~25% VO$_2$ máx)	-25%	-50%
Aeróbio – **moderada** intensidade (~50% VO$_2$ máx)	-50%	-75%
Aeróbio – **elevada** intensidade (~75% VO$_2$ máx)	-75%	Não estudado/individualizar
Aeróbio – intensidade **muito elevada** ou exercício anaeróbio (~>80% VO$_2$ máx)	Em geral não há necessidade de redução de doses	Não estudado/individualizar

Fonte: Adaptado de Colberg SR et al., 2016.[5]

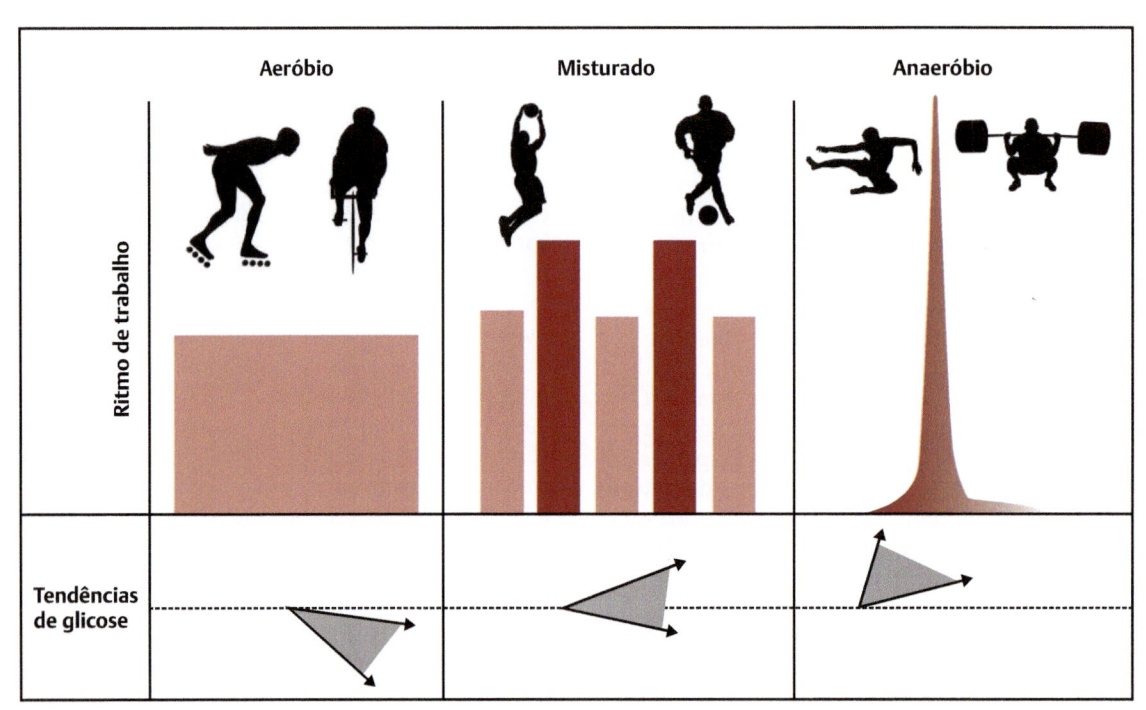

Fig. 22-1 Relação entre os diferentes tipos de exercício e a influência sobre a glicemia do praticante portador de diabetes. (Fonte: Riddell MC et al., 2017.)[6]

O ajuste nas doses de insulina usadas pelos pacientes é o melhor caminho para a prevenção das HEI. Apesar disso não existe um método 100% eficaz e, além disso, o que funciona para uma pessoa pode não funcionar para a outra. Devemos considerar também quanto tempo se passou desde a última dose de insulina de ação rápida (R) ou ultrarrápida (UR) até o início do exercício. O ideal é esperar passar o pico de ação da insulina que foi usada para só então iniciar a atividade. Sendo assim propomos esperar 90 minutos para a insulina UR e 2 h para a insulina R (tempo entre a administração da insulina e o *kick off*) (Fig. 22-2). Com isso, imitaremos a fisiologia habitual do paciente não diabético: os níveis séricos de insulina vão caindo ao longo da sessão de treinamento. Outro ponto fundamental é fazer testes de glicose. Quanto mais testes melhor. Recomenda-se ao menos uma medida pré-participação e uma pós-treino. Em caso de sessões com duração mais prolongada (maior do que 45 minutos) devemos também realizar pelo menos mais uma glicemia capilar no intratreino (sendo o ideal, um teste a cada 30-40 minutos de exercício). Atualmente, consideramos o mais indicado o sensor de glicose *real time* que afere a glicemia no fluido intersticial sem necessidade de punctura digital (LIBRE®). Este dis-

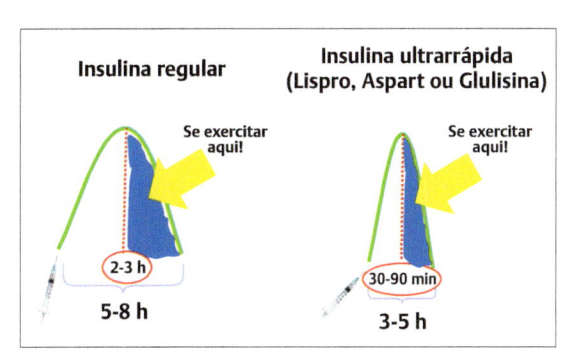

Fig. 22-2 Esperar passar o pico de ação da insulina regular ou ultrarrápida para o *kick-off* na sessão de treinamento ajuda a minimizar o risco de hipoglicemia exercício-induzida. (Fonte: Arquivo pessoal do autor.)

Quadro 22-2 *Checklist* para Prevenção da Hipoglicemia Induzida pelo Exercício

- Quanto mais testes de glicose melhor
- Mínimo: 1 teste pré-treino e 1 teste pós-treino
- Sessões de exercício com duração maior do que 45 min
- Fazer testes intratreino a cada 30 min
- Esperar passar o pico de ação da insulina R ou UR aplicada antes do exercício (90 minutos para as insulinas URs)
- Sempre que possível usar o LIBRE® e raciocinar usando também as setas de tendência que o aparelho oferece
- Maior risco de hipoglicemia = primeiras 12 horas após o treino e na madrugada do dia da partida/prova (intensificar testes neste período)
- Lembrar que HIE pode ocorrer até 72 horas depois de encerrado o treino
- Valorizar quaisquer sintomas sugestivos de hipoglicemia
- Consumir 15-30 g de CHOs de absorção rápida antes de começar o exercício sempre que a glicemia pré-participação estiver menor que 95 mg/dL
- Consumo de álcool aumenta o risco de hipoglicemia
- Levar à beira do campo: fontes de CHOs de absorção rápida (p. ex.: *spray* de glicose, repositores hidreletrolíticos, água de coco, suco de laranja (sem ser *diet*), água com açúcar, sachês de açúcar, sachês de glicose (p. ex.: Glinstam®)
- Ter à mão, para casos de maior gravidade: Glucagen® (Glucagom) para uso SC ou IM e um equipo de soro glicosado + glicose a 50% (glicose hipertônica)
- Atenção maior sempre que houver um episódio prévio de hipoglicemia (nas últimas 24-48 horas) e sempre que houver treino na véspera ou antevéspera do jogo

min, minutos; R, regular; UR, ultrarrápida;
HIE, hipoglicemia induzida pelo exercício; CHOs, carboidratos;
SC, subcutâneo; IM, intramuscular.
Fonte: Arquivo pessoal do autor.

positivo permite a verificação da glicemia com mais rapidez e sem expor os demais membros da equipe a fluidos biológicos. Além disso, informa uma seta de tendência que auxilia muito no raciocínio. Por exemplo: uma coisa é termos um atleta com glicemia de 75 mg/dL com seta de tendência para baixo (risco de hipoglicemia). Outra coisa, totalmente diferente, é termos uma leitura dos mesmos 75 mg/dL, porém com seta de tendência para cima (risco baixo de hipoglicemia).[9]

Ter feito exercício previamente (nas últimas 24 horas) sabidamente reduz a capacidade de secreção dos hormônios contrarregulatórios, em especial a epinefrina, e com isso, caso ocorra um evento hipoglicêmico, a capacidade daquele indivíduo "se defender" fica diminuída.[10] Outro fator que pode "temperar" o risco é ter tido um episódio prévio de hipoglicemia nas últimas 24-48 horas.[11] Um evento de hipoglicemia "puxa" um outro, uma vez que induz a uma espécie de dessensibilização autonômica. Em outras palavras, quando ocorre uma hipoglicemia, a capacidade de secreção de hormônios contrarregulatórios diante de um novo episódio diminui.[11]

Outro ponto: devemos educar nossos atletas portadores de DM a nunca aplicar insulina na área a ser exercitada. Por exemplo: não aplicar insulina na coxa no dia de um jogo de futebol e evitar a administração no braço perto de uma partida de voleibol. O aumento no fluxo sanguíneo para a musculatura utilizada na modalidade gera maior velocidade de absorção da insulina e, consequentemente, maior risco de hipoglicemia.

Tendo em vista tudo o que foi dito, apresentamos abaixo uma lista de pontos centrais que podem ajudar na prevenção e na detecção precoce destes eventos (Quadro 22-2).

Diagnóstico de Hipoglicemia[12]

Sinais e/ou sintomas sugestivos + confirmação bioquímica (glicemia capilar) + reversão do quadro após a administração de carboidratos e após a elevação da glicemia com o tratamento (tríade de Whipple).

Sinais e/ou Sintomas Sugestivos (Dentro do Contexto Esportivo)

- Sudorese desproporcional à intensidade do exercício ou fora do padrão habitual da pessoa.
- Sudorese fria.
- Alteração comportamental do atleta (por exemplo: agressividade com os colegas de equipe ou com o técnico; perda de concentração; redução na capacidade de leitura das jogadas; lentificação do raciocínio).
- Turvação visual.
- Taquicardia de maior monta do que o esperado para o nível de treino.
- Fome excessiva.
- Dor de cabeça.
- Palpitações.

Confirmação Bioquímica

Glicemia capilar < 70 mg/dL ou leitura no LIBRE® < 70 mg/dL

Atentar para o fato de que, com o uso do LIBRE®, pode-se intervir de forma mais precoce, antes que a hipoglicemia ocorra. Por exemplo: em caso de uma aferição de 75 mg/dL (ainda dentro da normalidade) porém com seta de tendência apontando para baixo (o que significa que a glicemia está em queda e com velocidade de mais de 2 mg/dL/min).[9]

> **Observação**
>
> Sempre que o diagnóstico for feito pelo LIBRE®, recomenda-se checar na "ponta do dedo" em função de haver um *lag time* entre a glicemia capilar e a glicemia medida no fluido intersticial (da ordem de 5 minutos quando em repouso, mas que se eleva para mais de 24 minutos quando durante o exercício físico).[9]

Reversão do Quadro após Administração de Carboidratos

Fora do contexto esportivo, para o paciente sem alteração neurológica, em geral, 15-20 g de uma fonte de carboidrato (CHO) de rápida absorção por via oral são suficientes para a pronta reversão de um episódio de hipoglicemia.[12] Em outras palavras, dois copos de um repositor hidreletrolítico, de suco de laranja, de água de coco ou de água com açúcar são suficientes. É de bom tom, sempre, após 15 minutos, rever a glicemia e, em caso de um valor ainda menor do que 70 mg/dL, deve-se repetir o tratamento. Após se conseguir o aumento da glicemia para valores maiores do que 70 mg/dL, o paciente é orientado a antecipar a sua refeição para evitar a recorrência desse episódio de hipoglicemia.[12]

No entanto, quando a hipoglicemia ocorre durante o treinamento ou durante um evento esportivo competitivo tudo isso muda. Em 1º lugar devemos lembrar que, dependendo do volume/intensidade do exercício, a demanda de CHOs pode chegar a 1 g/min de treino.[13] Sendo assim, 15-20 g de CHO pode ser (e com muita frequência será) pouco. Além disso, quase nunca será possível antecipar uma refeição. Recomenda-se então a individualização do tratamento: não há, infelizmente, uma "receita de bolo" a ser seguida, mas certamente algo acima de 20 g de CHO será necessário. Escolha sempre fontes de rápida absorção de CHO (por exemplo: alimentos líquidos, sem fibras e sem gordura ou proteína em associação). Após um episódio de hipoglicemia deve-se passar a testar com mais frequência o praticante. Intensificar a monitorização é a regra. Olhar de perto este atleta. Fora do país existem *sprays* de glicose de absorção rápida que são uma solução interessante para se ter na bolsa do time médico à beira do campo. Em casos de hipoglicemias com perda de consciência, pode ser feito 1 mg de glucagon por via subcutânea (SC) ou intramuscular (IM).[12] Tal medicamento, no Brasil, é disponível sob a apresentação liofilizada, sendo necessária a reconstituição em solução líquida, conforme mostrado na Figura 22-3. Em geral, com o uso do glucagon, o paciente melhora o nível de consciência e passa a ser viável, então, o uso da via oral para complementar o tratamento. Caso, mesmo após o uso do glucagon, o indivíduo siga com o nível de consciência rebaixado, será necessária então a administração endovenosa (EV) de glicose hipertônica a 50%, 3-5 ampolas (15 a 25 g de CHO), sempre diluída, pois a glicose hipertônica é irritativa para a parede venosa. Em situação de maior gravidade e para as quais você esteja desprovido da estrutura adequada para tratamento por via EV uma estratégia é esfregar um pouco de água com açúcar na mucosa oral do paciente. É claro que este recurso representa uma "tábua de salvação" para cenários em que você não tem nem o glucagon, nem material para punção de veia periférica. Praticantes que apresentem glicemias menores do que 54 mg/dL ou sinais/sintomas neurológicos mais graves (por exemplo, rebaixamento do nível de consciência ou convulsão) não devem retornar à atividade.[9]

HIPERGLICEMIA

Por incrível que pareça, o EF pode suscitar também a hiperglicemia. Isto ocorre, como dito anteriormente, em especial nas modalidades de explosão e naquelas com componente anaeróbio importante.[6] A elevada secreção de hormônios contrarregulatórios, como adrenalina e noradrenalina, é o que explica tal fato. Imagine-se entrando em um ringue para uma luta. A descarga adrenérgica é enorme e com isso há

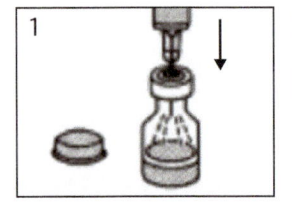

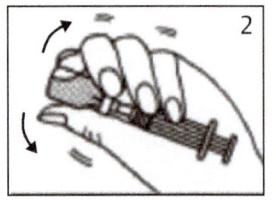

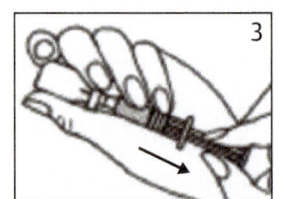

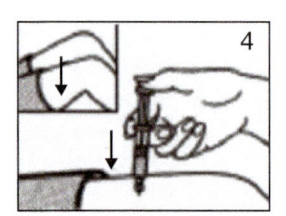

Fig. 22-3 Formulação de glucagon disponível no Brasil para tratamento de formas mais graves de hipoglicemia à beira do campo (com rebaixamento do nível de consciência a ponto de não ser viável o tratamento com carboidrato oral). (**1**) Retirar a tampa do frasco-ampola de glucagon liofilizado e desencapar a seringa. Aplicar o conteúdo que já vem dentro da seringa para dentro do frasco-ampola de glucagon. (**2**) Sem retirar a agulha do frasco-ampola, agite o conjunto até a solução ficar bem homogênea. (**3**) Aspire a solução de volta para a seringa. (**4**) Aplique o volume completo preparado por via SC ou IM. A seringa deve ser posicionada a 90° em relação à pele do paciente. Locais possíveis para administração: coxa, região glútea, tríceps ou abdome. (Adaptada da bula do medicamento no Brasil – referência.)[14]

elevação da glicemia e não redução. Em um relato impressionante, o multicampeão olímpico do time dos EUA, Gary Hall Jr, portador de DM1, contou que, em uma prova de 50 metros estilo livre de natação, a glicemia capilar pré-participação era de 100 mg/dL e, cerca de 21 segundos depois, a aferição pós-prova já estava em 300 mg/dL.[15] Exemplo claro disso.

Para o TP esta questão representará pouca preocupação no dia a dia. Sendo assim, trataremos deste assunto de forma mais resumida. Basicamente existem dois pontos principais de atenção dentro deste tópico:

1. Qual nível glicêmico pré-participação exige uma dose de insulina ultrarrápida de correção antes do *kick-off*?
2. Quando devemos contraindicar a participação no evento esportivo de um atleta sabidamente diabético em função de hiperglicemia marcada?

As respostas às duas questões propostas encontram-se no Quadro 22-3.

Vale lembrar que sempre que há hiperglicemia acima de 180 mg/dL há um risco maior de desidratação em função do efeito osmótico da glicosúria. Sendo assim, devem-se educar os atletas no sentido de se hidratar de forma mais generosa sempre que entrarem num evento esportivo com glicemias mais elevadas. Vale neste cenário a velha máxima da medicina esportiva de "beber água antes mesmo de sentir sede". Até porque, em praticantes com neuropatia autonômica estabelecida, pode haver disfunção sudomotora com prejuízo na sudorese, bem como perda da sensação de sede (situação esta rara e que muito dificilmente ocorrerá em um atleta de alto desempenho).

CONCLUSÕES

Por fim, devemos entender que, cada vez mais, atletas com DM1 estarão sob a nossa supervisão nos próximos anos. Cabe ao "*Exercise-Team*" minimizar o risco de hipoglicemia. É importante atentar para a hiperglicemia também, é claro, em especial nas modalidades de explosão/exercício anaeróbio. No entanto, sem dúvida, o ponto de maior atenção é a temida "hipoglicemia exercício-induzida" que pode ocorrer até 72 h depois de encerrada a prática esportiva. Caso não sejamos capazes de impedir que elas ocorram, que sejamos então capazes de detectá-las precocemente e tratá-las de forma eficiente

Quadro 22-3 Quando Liberar e quando Não Liberar para a Prática Esportiva de acordo com a Glicemia Capilar Pré-Participação

Glicemia Capilar Pré-Treino	Interpretação	Orientação	Observação
< 90 mg/dL	Risco de hipoglicemia exercício-induzida	Consumir entre 15 e 30 g de uma fonte de rápida absorção de carboidratos antes do *kick-off* ➔ repetir a glicemia capilar após 15 min da ingestão	Modalidades de alta intensidade e curta duração (< 30 min) podem não exigir consumo extra de carboidratos; p. ex.: treinamentos intervalados, (levantamento de peso etc.)
90 a 150 mg/dL	Faixa ideal para início do exercício	Consumir carboidratos apenas após o início do treino (quantidade: 0,5 a 1 g/Kg de massa corporal/h de atividade/individualizar)	
150 a 250 mg/dL	Faixa segura para prática esportiva (porém não ideal)	Consumir carboidratos apenas quando a glicemia reduzir para menos de 150 mg/dL	
250 mg/dL	Risco de piora da hiperglicemia, risco de cetoacidose diabética e risco de desidratação importante	Medir **cetonemia** (o aparelho LIBRE® é o único no Brasil que afere a cetonemia *point of care*)	Cetonemia **positiva**: exercício contraindicado
			Cetonemia **negativa** + atleta assintomático e hidratado: aplicar dose de correção de insulina ultrarrápida + intensificar hidratação + exercício supervisionado + monitorização glicêmica mais de perto

Adaptado de Colberg SR et al., 2016.[5]

e sem a necessidade de retirar o atleta do jogo. Por outro lado, eventualmente nos veremos sim obrigados a retirá-los do jogo a fim de proteger a sua saúde. Apesar de todas as pressões que eventualmente estejamos recebendo, precisamos agir de forma técnica e fria sinalizando para a impossibilidade de "*return to play*" em alguns casos selecionados. A ideia é que este capítulo sirva de fonte de consulta para o "*Team Physician*".

REFERÊNCIAS BLIBLIOGRÁFICAS

1. International Diabetes Federation (IDF) Diabetes Atlas. 9th ed. www.diabetesatlas.com em 26/11/2020.
2. American Diabetes Association (ADA). Prevention or delay of type 2 diabetes: standards of medical care in diabetes – 2020. Diab Care 2020;43(Suppl1):S32-S36.
3. Hoffman MD, Krishnan E. Health and exercise related issues among 1,212 ultramarathon runners: baseline findings from the Ultrarunners Longitudinal Tracking (ULTRA) Study. PLoS One 2014;9(1):e83867.
4. Khodaee M, Riederer M, VanBaak K, et al. Ultraendurance athletes with type 1 diabetes: Leadville 100 experience. Wilderness Environ Med 2015;26(2):273-5.
5. Colberg SR, Sigal RJ, Yardley JE, et al. Physical activity/exercise and diabetes: a position statement of the American Diabetes Association. Diab Care 2016;39:2065-79.
6. Riddell MC, Gallen IW, Smart CE, et al. Exercise management in type 1 diabetes: a consensus statement. Lancet Diab Endocrinol 2017;5(5):377-90.
7. Rabasa-Lhoret R, Bourque J, Ducros F, et al. Guidelines for premeal insulin dose reduction for postprandial exercise of different intensities and durations in type 1 diabetic subjects treated intensively with a basal-bolus insulin regimen (ultralente-lispro). Diab Care 2001;24:625-30.
8. Shetty VB, Fournier PA, Davey RJ, et al. Effect of exercise intensity on glucose requirements to maintain euglycaemia during exercise in type 1 diabetes. J Clin Endocrinol Metab 2016;101:972-80.
9. Moser O, Riddell MC, Eckstein ML, et al. Glucose management for exercise using continuous glucose monitoring (CGM) and intermittently scanned CGM (isCGM) systems in type 1 diabetes: position statement of the European Association for the Study of Diabetes (EASD) and of the International Society for Pediatric and Adolescent Diabetes (ISPAD) endorsed by JDRF and supported by the American Diabetes Association (ADA). Pediatr Diabetes 2020;21(8):1375-93.
10. Sandoval DA, Guy DLA, Richardson MA, et al. Effects of low and moderate antecedent exercise on counterregulatory responses to subsequent hypoglycemia in type 1 diabetes. Diabetes 2004;53:1798-1806.
11. Colberg SR, Laan R, Dassau E, et al. Physical activity and type 1 diabetes: time dor a rewire? J Diab Sci Technol 2015;9(3):609-18.
12. American Diabetes Association (ADA). Standards of medical care in diabetes – 2020. Diab Care 2020;43(Suppl1):S66-76.
13. Francescato MP, Stel G, Stenner E, et al. Prolonged exercise in type 1 diabetes: performance of a customized algorithm to estimate the carbohydrate supplements to minimize glycemic imbalances. PLoS One 2015:e0125220.
14. Bula do medicamento Glucagen® (Novo Nordisk) no Brasil acessado em 28/11/2020 pelo site: https://www.novonordisk.com.br/content/dam/brazil/affiliate/www-novonordisk-br/patients/Bulas-pacientes/GlucaGen%20Hypokit%20-%20Bula%20Paciente.pdf.
15. Burki TK. Diabetes in athletes. Lancet Diabetes Endocrinol 2014;2(8):616.

PATOLOGIAS CARDIOLÓGICAS QUE INTERFEREM NA PRÁTICA ESPORTIVA

CAPÍTULO 23

Haroldo Christo Aleixo • Carla Tavares Felipe Vieira

INTRODUÇÃO

A prática esportiva pode sofrer interferências de cardiopatias no que concerne ao rendimento atlético e também ao surgimento de complicações cardiovasculares agudas e crônicas relacionadas com o treinamento.

Atividades físicas regulares, de leve a moderada intensidade, auxiliam na prevenção e controle de doenças crônicas, como o diabetes melito, a hipertensão arterial e a obesidade, entre outros.[1]

De forma paradoxal, a prática esportiva competitiva pode associar-se à morte súbita cardíaca (MSC) desencadeada pelo esforço,[2,3] assim como pode agravar doenças cardiovasculares específicas.[4] O exercício de alta intensidade pode precipitar arritmias ventriculares malignas em atletas com cardiopatias potencialmente letais subjacentes, muitas vezes silenciosas até a ocasião da morte súbita (MS).[3] Taxas de MSC variam conforme a população estudada. Avaliando atletas universitários, Harmon et al. identificaram incidência de MS aproximada de 1:50.000 atletas-ano.[5] Nessa mesma coorte, quando analisado especificamente o subgrupo de jogadores de basquete, negros e do sexo masculino, a incidência modificou-se para 1:5.200 atletas-ano.

O conhecimento das principais etiologias da MSC é importante para a elaboração de protocolos médicos de avaliação pré-participação. As causas de MSC no esporte variam conforme a faixa etária, sendo mais prevalentes as cardiopatias geneticamente herdadas em atletas com menos de 35 anos e as coronariopatias naqueles com idade superior a 35 anos.[6]

Historicamente, a identificação de cardiopatias potencialmente letais no atleta determinou a sua desqualificação para a prática esportiva. Entretanto, diretrizes mais recentes passaram a considerar o respeito à vontade do atleta cardiopata em seguir com o esporte competitivo.[4,7,8] Nessa abordagem, conhecida como decisão compartilhada,[9] após o atleta ser claramente informado sobre os riscos associados à prática esportiva e ainda assim manifestar o desejo de seguir em atividade, são envolvidos no processo decisório os seus familiares, o médico assistente e representantes da instituição esportiva à qual é filiado. Obviamente, podem entrar em pauta para discussão sobre elegibilidade somente aqueles atletas com cardiopatias potencialmente letais, mas que tenham sido inicialmente estratificados como de baixo risco para morte súbita.[10] A decisão final deve respeitar também os interesses do clube, da liga esportiva, assim como as diretrizes e legislações locais.

Na definição da elegibilidade para o esporte, outra condição a ser considerada é a do atleta genótipo-positivo, fenótipo-negativo. Trata-se do indivíduo que apresenta a mutação patogênica para uma determinada cardiopatia geneticamente herdada sem, entretanto, manifestar alterações fenotípicas a ela relacionadas.

O documento a seguir procura definir recomendações contemporâneas para a prática esportiva conforme a cardiopatia de base identificada no atleta.

É recomendável o envolvimento de cardiologistas do esporte nas questões que envolvam maior complexidade e especificidade para abordagem.

CARDIOMIOPATIAS

As cardiomiopatias são doenças primárias do miocárdio que podem levar à MSC no esporte.[11]

Cardiomiopatia Hipertrófica (CMH)

Responsável por 6% dos casos de MSC relacionados com o esporte, de acordo com Finocchiaro et al., é uma incidência que pode variar conforme padrões demográficos distintos.[11] Por apresentar manifestação clínica heterogênea, orienta-se que todos os indivíduos sejam submetidos à estratificação de risco após o diagnóstico. Ressalta-se ainda não haver parâmetro que defina com precisão o risco de MSC em atletas de recreação ou competição (Quadro 23-1).[12]

A participação em esportes competitivos de baixa intensidade é aceitável para a maioria dos atletas com CMH.[12] A elegibilidade para atividades recreacionais de alta intensidade ou competitivas de moderada a alta intensidade deve ser definida a partir de uma criteriosa avaliação de risco e decisão

Quadro 23-1 Principais Fatores de Risco para Morte Cardíaca Súbita na Cardiomiopatia Hipertrófica

História pessoal de parada cardiorrespiratória abortada e/ou TV sustentada
História pessoal de síncope de origem arrítmica
História familiar de morte súbita por CMH, parada cardiorrespiratória ou TV sustentada
Espessura máxima da parede ventricular esquerda ≥ 30 mm em adultos, FEVE < 50% e/ou a presença de aneurisma apical de qualquer magnitude
Episódios de TV não sustentada ao Holter de 24 ou 48 horas

TV, taquicardia ventricular; CMH, cardiomiopatia hipertrófica; FEVE, fração de ejeção do ventrículo esquerdo.
Adaptado de Ommen R et al.[12]

compartilhada, classe de recomendação II, nível de evidência b.[4,12] Exercícios de qualquer intensidade são permitidos para o atleta genótipo-positivo, fenótipo-negativo, segundo a *American Heart Association*.[12]

Cardiomiopatia Arritmogênica

Conforme estudo britânico, é responsável por 13% dos casos de MSC relacionados com o esporte.[11] Atividade física competitiva pode aumentar sua penetrância genética, acelerar a progressão da doença, agravar sintomas[13] e favorecer arritmias ventriculares e a morte súbita.[8,13] Por isso, é contraindicada a participação de indivíduos com cardiomiopatia arritmogênica e até mesmo daqueles genótipo-positivos, fenótipo-negativos, em esportes competitivos.[4,8] Atividades recreacionais de moderada intensidade podem ser consideradas em indivíduos estratificados como de baixo risco.[4]

MIOCARDITE

Inflamação do miocárdio, cuja etiologia pode associar-se a agentes infecciosos, doenças sistêmicas, drogas e toxinas.[14] Possíveis consequências da doença são a instabilidade elétrica e o remodelamento ventricular negativo, ambas agravadas pela concomitante prática de atividade física.[8] Durante a pandemia de COVID-19, observou-se também haver uma relação direta entre a infecção pelo coronavírus e a lesão miocárdica.[15] O acometimento miocárdico relacionado com a COVID-19 mostrou-se mais frequente em pacientes hospitalizados. Ainda se desconhece a prevalência de miocardite pós-COVID-19 em atletas jovens e previamente sadios.[15] No que concerne aos cuidados de retorno ao treinamento/competições em atletas pós-COVID-19, está indicado o rastreamento para miocardite naqueles indivíduos sintomáticos (dor e/ou palpitações torácicas, intolerância ao exercício), nos pacientes com comorbidades (diabetes, hipertensão, coronariopatias e idosos acima de 65 anos) e também naqueles com infecção prévia pelo coronavírus de moderada a grave intensidade.[15] Uma vez confirmado o acometimento miocárdico, independentemente de sua etiologia, contraindica-se formalmente a prática de atividades esportivas por período não inferior a três meses.[4,8] Após esse período, o retorno às atividades esportivas é permitido se demonstradas ausência de sintomas e de atividade inflamatória da doença, e estabilidade elétrica com preservação da função ventricular.[4,8,16]

ARRITMIAS CARDÍACAS

Fibrilação Atrial (FA)

O exercício físico regular parece conferir efeito preventivo quando em doses leves a moderadas e pró-arrítmico quando associado aos elevados e continuados volumes de treinamento em indivíduos do sexo masculino.[4,17] Disfunção tireoidiana, cardiopatia estrutural, abuso de álcool e de drogas ilícitas devem fazer parte da abordagem do atleta com FA. O controle farmacológico do ritmo e da frequência cardíacas pode não ser plenamente eficaz, além de potencialmente interferir no rendimento atlético.[4] Ablação por cateter está recomendada em esportistas com FA sintomática recorrente e/ou naqueles em que o tratamento farmacológico interfere negativamente em seu rendimento atlético.[4]

Extrassístoles Ventriculares (EVs) e Taquicardia Ventricular Não Sustentada (TVNS)

EVs podem ser indicadores de cardiopatia estrutural,[18] especialmente quando muito frequentes (> 2.000/24 h), precipitadas pelo esforço, multifocais e/ou originadas do ápex e/ou nas paredes livres dos ventrículos direito e/ou esquerdo.[4] Esportistas que apresentem duas ou mais EVs em traçado eletrocardiográfico de repouso, (≥ 1 EV em caso de atleta de *endurance*), ou registro de TVNS merecem criteriosa investigação de cardiopatia subjacente.[4,19] Taquicardias ventriculares sustentadas, especialmente com padrão polimórfico, frequentemente associam-se a cardiopatias estruturais.[19]

Taquicardia Supraventricular (TSV) e Síndrome de Wolff-Parkinson-White (WPW)

TSV, não associada à pré-excitação, cursa geralmente assintomática e apresenta padrão benigno.[4,20] Abordagem farmacológica profilática tem eficácia limitada, devendo ser considerada a ablação por cateter em casos recorrentes.[4,20] Casos associados à pré-excitação (WPW) podem cursar com fibrilação atrial e, nessas condições, precipitar a fibrilação ventricular e a MSC.[4,20] Atletas de competição com pré-excitação ventricular devem submeter-se à estratificação de risco por estudo eletrofisiológico, mesmo quando assintomáticos.[4,20] A ablação por cateter está indicada nos casos categorizados como de alto risco.[4,20]

CANALOPATIAS
Síndrome do QT longo (SQTL)

Em primeiro lugar, os alargamentos do QTc devem ser investigados se decorrentes a questões circunstanciais (p. ex., associados ao uso de medicamentos) ou relacionados com a causa congênita (síndrome do QT longo).[4,19] Mais de 60% das MSC ocorrem em indivíduos previamente assintomáticos.[19] Indivíduos com SQTL sintomática devem receber betabloqueadores e evitar desidratação, desequilíbrio hidreletrolítico e drogas que aumentam o QTc (www.crediblemeds.org).[4,19] A participação em esportes competitivos de alta intensidade é contraindicada nos indivíduos com QTc > 500 ms ou naqueles com SQTL geneticamente confirmada e QTc ≥ 480 ms em mulheres e ≥ 470 ms em homens.[4] A participação em esportes competitivos é também contraindicada em indivíduos com SQTL e história prévia de síncope e/ou parada cardiorrespiratória.[4,19]

Síndrome de Brugada (BrS)

Canalopatia associada a elevado risco de fibrilação ventricular e MSC, especialmente durante o repouso e em estados febris.[4,19] Distúrbios hidreletrolíticos e drogas que agravam a doença devem ser evitados (www.brugadadrugs.org). Estados febris devem ser tratados agressivamente.[19] Atletas assintomáticos com padrão eletrocardiográfico induzido de BrS tipo 1 podem participar de esportes competitivos, excetuando-se aqueles com risco de elevação excessiva da temperatura central (> 39°C), como maratona e triatlo.[19] O mesmo se recomenda para indivíduos com padrão genótipo-positivo, fenótipo-negativo.[4,19]

VALVOPATIAS

Afetam aproximadamente 12% dos jovens que praticam exercícios indivíduos na população em geral.[4]

Não há estudos prospectivos examinando o impacto do exercício na progressão da doença valvar, mas acredita-se que um grande volume sistólico, associado ao aumento do inotropismo e cronotropismo induzidos pelo exercício, pode acelerar a disfunção valvar.[4]

A avaliação de atletas valvopatas requer análise dos sintomas, da capacidade funcional, da etiologia da lesão valvar, das respostas eletrocardiográfica e hemodinâmica ao exercício e dos impactos cardíacos estruturais e funcionais. Dessa forma, estão indicados anamnese, exame físico, ECG, ecocardiograma e teste de esforço para todos esses indivíduos.

Atletas assintomáticos, com disfunção valvar leve a moderada, função ventricular preservada, ausência de isquemia miocárdica induzida por exercício, resposta hemodinâmica anormal ou arritmias são considerados de baixo risco e elegíveis para todos os esportes.[4]

No entanto, indivíduos com sintomas induzidos por esforço, disfunção valvar moderada a grave, disfunção ventricular, hipertensão pulmonar, arritmias cardíacas induzidas por exercício ou com resposta hemodinâmica anormal são considerados de alto risco e devem ser afastados do esporte até tratamento adequado conforme as diretrizes específicas para cada valvopatia.

DOENÇA ARTERIAL CORONARIANA (DAC)

A DAC aterosclerótica é a principal causa de morte súbita em atletas com mais de 35 anos.[21]

Além da doença aterosclerótica, outras patologias, como a origem anômala de coronária, ponte miocárdica e dissecção espontânea de artéria coronária, também estão associadas à isquemia miocárdica e, potencialmente, à MSC.

A inatividade física é um fator de risco para DAC, mas paradoxalmente, o esforço físico vigoroso pode aumentar o risco de isquemia e MSC.[4]

Dessa forma, considerando os benefícios do exercício na prevenção primária e secundária da DAC, indivíduos devem ser restritos do esporte competitivo apenas quando houver risco substancial de um evento adverso, observado por testes funcionais, ou quando há evidência de progressão da doença durante avaliações seriadas.[21]

Todos os portadores de DAC crônica devem ser encorajados a seguir as recomendações mínimas de atividades físicas da Organização Mundial da Saúde (OMS).[22]

Em relação à liberação para exercícios intensos e participação em esportes competitivos, faz-se necessária a estratificação de risco de eventos com base na história clínica, teste de esforço e ecocardiografia.

Indivíduos com DAC crônica sem alterações induzidas por esforço ou disfunção ventricular são considerados de baixo risco e estão liberados para todos os esportes competitivos. Algumas restrições podem ser necessárias para esportes de potência e resistência de alta intensidade nos pacientes coronariopatas com mais de 60 anos.[4] Indivíduos com isquemia induzida durante teste funcional devem ter o tratamento revisto e os exames repetidos antes de se considerar a liberação para programas de exercícios de alta intensidade ou esporte competitivo.

O exercício de lazer abaixo dos limiares isquêmicos ou de angina pode ser liberado para indivíduos de alto risco, devendo ser orientado de forma individualizada.

Esportes competitivos não são recomendados em indivíduos de alto risco, com exceção de esportes de habilidade, como golfe, boliche e tiro.[21]

No caso das síndromes coronarianas agudas (SCA), a reabilitação cardíaca é recomendada com o objetivo de reduzir mortalidade cardíaca, bem como as chances de reinternação.[8]

Após quadros de SCA, a liberação para a prática de exercícios de alta intensidade e esportes competitivos deverá respeitar a estratificação de risco e ocorrer de forma gradual.

AORTOPATIAS

Associam-se ao risco de dissecção ou ruptura da aorta durante o exercício.[4,23] Idade avançada, sexo masculino, hipertensão arterial e a presença de aneurisma de aorta (associado ou não à doença do tecido conjuntivo) aumentam o risco de dissecção de aorta.[4] A maior parte dos indivíduos com doença de aorta se beneficia da prática de atividades físicas recreacionais, sendo os exercícios de padrão dinâmico preferíveis em relação àqueles de padrão estático/resistido.[4] Dilatações da aorta devem ser monitoradas periodicamente por exames de imagem. Aumentos progressivos do diâmetro aórtico em atletas merecem descartar aortopatia subjacente, não devendo ser atribuídos apenas a uma resposta fisiológica ao exercício ou à estatura elevada.[23] Antes de se iniciar um programa de atividades físicas é recomendável a estratificação de risco por meio de exames de imagem (tomografia ou ressonância magnética) e teste de esforço para avaliação da curva pressórica.[4] Esportes competitivos não devem ser considerados para indivíduos classificados como de alto risco, que apresentem dilatações aórticas acentuadas e associadas a doenças do tecido conjuntivo.[4]

CARDIOPATIAS CONGÊNITAS

As cardiopatias congênitas têm prevalência de 89 em cada 1.000 nascidos vivos. A maioria sobrevive até a idade adulta, sendo que mais de 85% destes apresentam doença complexa.[24] O número de atletas com cardiopatias congênitas é desconhecido, mas provavelmente a população de atletas de elite é pequena.[4]

Há uma variação considerável nas características, consequências hemodinâmicas e prognósticos das diferentes cardiopatias. Nesse contexto, compreender o espectro de gravidade e as potenciais complicações de cada uma delas é essencial, devendo ocorrer por meio de avaliação médica detalhada e exames cardiológicos complementares.

O exercício regular é importante para adultos portadores de cardiopatia congênita, devendo ser incentivado e adequadamente orientado.

Com relação à liberação para o esporte, é razoável que a tomada de decisão seja compartilhada com o especialista em cardiopatias congênitas e siga as diretrizes específicas de cada uma delas.

Origem Anômala das Artérias Coronárias

A origem anômala das artérias coronárias é responsável por 5% das MSC em atletas jovens;[11] contudo, raramente está relacionada com a MSC em indivíduos com mais de 40 anos.[4,11]

A maior parte dos portadores dessa malformação é assintomática, e os mecanismos que levam à MSC provavelmente incluem isquemia de repetição (por compressão do vaso anômalo), com consequente aumento da fibrose miocárdica e tendência a desenvolver arritmias ventriculares durante o exercício.[4] A angiotomografia de coronárias é uma importante aliada no diagnóstico.

A elegibilidade para esportes competitivos é com base nas características anatômicas da anomalia e na presença ou não de isquemia.

O exercício recreativo de intensidade moderada parece razoável; contudo, uma abordagem cautelosa é aconselhada antes da liberação para atividades mais vigorosas.

Prolapso de Valva Mitral (PVM)

Em geral, tem apresentação clínica benigna. É responsável por 2% das MSC relacionadas com o esporte, segundo Finocchiaro et al.[11]

São considerados fatores de risco para aumento de mortalidade nessa população: inversão de onda T em parede inferior, intervalo QT longo, prolapso dos dois folhetos valvares, histórico familiar de MSC, arritmia complexa documentada, presença de fibrose miocárdica na ressonância magnética, regurgitação mitral severa e disfunção ventricular esquerda grave.[25]

Pacientes assintomáticos com regurgitação mitral (RM) leve ou moderada podem participar de todos os esportes competitivos e esportes de lazer na ausência dos fatores de risco.

Pacientes assintomáticos com RM grave sem fatores de risco podem competir em modalidades de intensidade baixa a moderada, na presença de diâmetro diastólico final do ventrículo esquerdo (DDFVE) < 60 mm, fração de ejeção do ventrículo esquerdo (FEVE) ≥ 60%, pressão sistólica da artéria pulmonar (PSAP) em repouso < 50 mmHg e teste de esforço normal.

Pacientes portadores de PVM sintomáticos e com fatores de risco não devem participar de atividades esportivas. No entanto, exercícios aeróbicos de baixa intensidade devem ser encorajados para melhorar a capacidade funcional e o bem-estar geral.

Ponte Miocárdica

A ponte miocárdica é uma anomalia congênita em que uma artéria coronária epicárdica tem parte de seu trajeto intramiocárdico. Essa condição pode estar associada à aceleração da aterosclerose no segmento coronário imediatamente proximal ao trajeto intramiocárdico e à redução do fluxo coronário.[26] A apresentação e as consequências clínicas variam de quadros assintomáticos benignos a quadros de angina, SCA e MSC.

Não há evidências de que indivíduos assintomáticos sem isquemia devam ser impedidos de atividades vigorosas.[27]

Os casos com repercussão isquêmica devem ser abordados de forma individualizada, tanto em relação ao tratamento quanto à estratificação de risco para liberação para a prática de esportes competitivos.

PACIENTES COM CARDIODESFIBRILADORES IMPLANTÁVEIS (CDIS)

Estudo multicêntrico envolvendo atletas com CDIs acompanhados por um período médio de 44 meses não identificou óbitos, falha em desfibrilar ou traumas graves consequentes à arritmia cardíaca ou decorrentes ao choque durante o período de observação.[28,29] Face aos achados da referida pesquisa, a participação de atletas portadores de CDIs em competições esportivas tem sido reconsiderada. Assim, define-se que a elegibilidade dos referidos atletas portadores de CDIs segue as recomendações que são pertinentes à sua cardiopatia de base.[4] Esportes em que a perda de consciência possa levar risco ao atleta e/ou a terceiros devem ser evitados (mergulho, escaladas, esportes automotores, entre outros).[4] Decisão compartilhada deve ser adotada sempre em que considerada a continuidade em esportes competitivos, especialmente naqueles de alta intensidade.[19]

HIPERTENSÃO ARTERIAL SISTÊMICA (HA)

A diretriz mais recente da Sociedade Europeia de Cardiologia (ESC) caracteriza como hipertenso o indivíduo com níveis pressóricos iguais ou superiores a 140/90 mm Hg de forma persistente.[30]

A prática de exercício de forma regular e adequada para essa população tem impacto positivo na redução dos níveis pressóricos, sendo recomendada como parte do tratamento da HA.[30,31] Entretanto, para a prática de esportes de alta intensidade, é necessária a pesquisa de sintomas induzidos pelo exercício, resposta inadequada da pressão arterial (PA) ao esforço e presença de lesão de órgão-alvo.[32]

O tratamento do atleta hipertenso é similar ao da população em geral, devendo envolver inicialmente medidas não farmacológicas e, quando necessário, farmacológicas.[30,31]

Dentre os agentes farmacológicos, os inibidores da enzima conversora de angiotensina (IECA), os bloqueadores de receptor da angiotensina II (BRA) e os antagonistas do cálcio são as medicações de escolha para o atleta.[30,32]

A classe dos betabloqueadores é proibida em algumas modalidades esportivas pelo Código Mundial de Controle de Dopagem.[33] Além disso, deve ser evitada no esporte por causa da possibilidade de induzir bradicardia e prejudicar a capacidade aeróbica.[30,32]

Diuréticos são proibidos em todos os esportes competitivos por serem considerados agentes mascarantes de dopagem.[33]

Enquanto a PA não se encontrar em níveis controlados, o atleta deve ser afastado das atividades esportivas de alto rendimento, podendo retomar a prática após controle adequado.[4]

Indivíduos com níveis pressóricos controlados que apresentam maior risco de complicação – como lesão de órgão-alvo associada – podem participar de esportes competitivos, com exceção de poucas modalidades de componente estático elevado.[31]

Indivíduos com baixo ou moderado risco cardiovascular e PA bem controlada não têm restrições para participação esportiva. No entanto, treinamento intenso de força, especialmente com componente estático elevado, deve ser evitado.

Quando executado corretamente, o treinamento resistido de alta intensidade (até 80% de 1 RM), com um baixo número de repetições (n < 10), não induz maiores incrementos na PA ou maior risco para os hipertensos.[32]

Independentemente do perfil de risco cardiovascular, está indicado acompanhamento médico regular para todo atleta hipertenso.[4]

REFERÊNCIAS BIBLIOGRÁFICAS

1. Lobelo F, Rohm Young D, Sallis R, et al. Routine assessment and promotion of physical activity in healthcare settings: A scientific statement from the American Heart Association. Circulation 2018;137(18):e495-e522.
2. Corrado D, Basso C, Rizzoli G, Schiavon M, Thiene G. Does sports activity enhance the risk of sudden death in adolescents and young adults? J Am Coll Cardiol 2003;42(11):1959-63.
3. Maron BJ. Sudden death in young athletes. N Engl J Med 2003;349(11):1064-75.
4. Pelliccia A, Sharma S, Gati S, et al. 2020 ESC Guidelines on sports cardiology and exercise in patients with cardiovascular disease. Eur Heart J 2021;42(1):17-96.
5. Harmon KG, Asif IM, Maleszewski JJ, et al. Incidence, cause, and comparative frequency of sudden cardiac death in National Collegiate Athletic

Association Athletes: A decade in review. Circulation 2015;132(1):10-9.
6. Chandra N, Bastiaenen R, Papadakis M, Sharma S. Sudden cardiac death in young athletes: practical challenges and diagnostic dilemmas. J Am Coll Cardiol 2013;61(10):1027-40.
7. Maron BJ, Zipes DP, Kovacs RJ. Eligibility and disqualification recommendations for competitive athletes with cardiovascular abnormalities: Preamble, principles, and general considerations: A scientific statement from the American Heart Association and American College of Cardiology. J Am Coll Cardiol 2015;66(21):2343-9.
8. Pelliccia A, Solberg EE, Papadakis M, et al. Recommendations for participation in competitive and leisure time sport in athletes with cardiomyopathies, myocarditis, and pericarditis: position statement of the Sport Cardiology Section of the European Association of Preventive Cardiology (EAPC). Eur Heart J 2019;40(1):19-33.
9. Baggish AL, Ackerman MJ, Putukian M, Lampert R. Shared decision making for athletes with cardiovascular disease: Practical considerations. Curr Sports Med Rep 2019;18(3):76-81.
10. Drezner JA, Malhotra A, Prutkin JM, et al. Return to play with hypertrophic cardiomyopathy: are we moving too fast? A critical review. Br J Sports Med 2021.
11. Finocchiaro G, Papadakis M, Robertus JL, et al. Etiology of sudden death in sports: Insights from a United Kingdom Regional Registry. J Am Coll Cardiol 2016;67(18):2108-15.
12. Ommen SR, Mital S, Burke MA, et al. 2020 AHA/ACC guideline for the diagnosis and treatment of patients with hypertrophic cardiomyopathy: A report of the American College of Cardiology/American Heart Association Joint Committee on Clinical Practice Guidelines. J Am Coll Cardiol 2020;76(25):e159-e240.
13. James CA, Bhonsale A, Tichnell C, et al. Exercise increases age-related penetrance and arrhythmic risk in arrhythmogenic right ventricular dysplasia/cardiomyopathy-associated desmosomal mutation carriers. J Am Coll Cardiol 2013;62(14):1290-7.
14. Caforio AL, Pankuweit S, Arbustini E, et al. Current state of knowledge on aetiology, diagnosis, management, and therapy of myocarditis: a position statement of the European Society of Cardiology Working Group on Myocardial and Pericardial Diseases. Eur Heart J 2013;34(33):2636-48, 48a-48d.
15. Kim JH, Levine BD, Phelan D, et al. Coronavirus Disease 2019 and the Athletic Heart: Emerging perspectives on pathology, risks, and return to play. JAMA Cardiol 2021;6(2):219-27.
16. Maron BJ, Udelson JE, Bonow RO, et al. Eligibility and disqualification recommendations for competitive athletes with cardiovascular abnormalities: Task Force 3: Hypertrophic cardiomyopathy, arrhythmogenic right ventricular cardiomyopathy and other cardiomyopathies, and myocarditis: A scientific statement from the American Heart Association and American College of Cardiology. Circulation 2015;132(22):e273-80.
17. Calvo N, Brugada J, Sitges M, Mont L. Atrial fibrillation and atrial flutter in athletes. Br J Sports Med 2012;46 Suppl 1:i37-43.
18. Corrado D, Drezner JA, D'Ascenzi F, Zorzi A. How to evaluate premature ventricular beats in the athlete: critical review and proposal of a diagnostic algorithm. Br J Sports Med 2020;54(19):1142-8.
19. Heidbuchel H, Arbelo E, D'Ascenzi F, et al. Recommendations for participation in leisure-time physical activity and competitive sports of patients with arrhythmias and potentially arrhythmogenic conditions. Part 2: Ventricular arrhythmias, channelopathies, and implantable defibrillators. Europace 2020.
20. Heidbuchel H, Adami PE, Antz M, et al. Recommendations for participation in leisure-time physical activity and competitive sports in patients with arrhythmias and potentially arrhythmogenic conditions: Part 1: Supraventricular arrhythmias. A position statement of the Section of Sports Cardiology and Exercise from the European Association of Preventive Cardiology (EAPC) and the European Heart Rhythm Association (EHRA), both associations of the European Society of Cardiology. Eur J Prev Cardiol 2020:2047487320925635.
21. Borjesson M, Dellborg M, Niebauer J, et al. Recommendations for participation in leisure time or competitive sports in athletes-patients with coronary artery disease: a position statement from the Sports Cardiology Section of the European Association of Preventive Cardiology (EAPC). Eur Heart J 2019;40(1):13-8.
22. WHO Guidelines on Physical Activity and Sedentary Behaviour.
23. Braverman AC, Harris KM, Kovacs RJ, Maron BJ, American Heart Association, Arrhythmias Committee of Council on Clinical Cardiology CoCDiYCoC, et al. Eligibility and disqualification recommendations for competitive athletes with cardiovascular abnormalities: Task Force 7: Aortic diseases, including Marfan Syndrome: A scientific statement from the American Heart Association and American College of Cardiology. Circulation 2015;132(22):e303-9.
24. van der Linde D, Konings EE, Slager MA, et al. Birth prevalence of congenital heart disease worldwide: a systematic review and meta-analysis. J Am Coll Cardiol 2011;58(21):2241-7.
25. Gati S, Malhotra A, Sharma S. Exercise recommendations in patients with valvular heart disease. Heart 2019;105(2):106-10.
26. Lee MS, Chen CH. Myocardial bridging: An up-to-date review. J Invasive Cardiol 2015;27(11):521-8.
27. Gowd BM, Thompson PD. Isolated myocardial bridging and exercise-related cardiac events. Int J Sports Med 2014;35(14):1145-50.
28. Lampert R, Olshansky B, Heidbuchel H, et al. Safety of sports for athletes with implantable cardioverter-defibrillators: results of a prospective, multinational registry. Circulation 2013;127(20):2021-30.
29. Lampert R, Olshansky B, Heidbuchel H, et al. Safety of sports for athletes with implantable cardioverter-defibrillators: Long-term results of

a prospective multinational registry. Circulation 2017;135(23):2310-2.
30. Williams B, Mancia G, Spiering W, et al. 2018 ESC/ESH Guidelines for the management of arterial hypertension. Eur Heart J 2018;39(33):3021-104.
31. Niebauer J, Borjesson M, Carre F, et al. Recommendations for participation in competitive sports of athletes with arterial hypertension: a position statement from the sports cardiology section of the European Association of Preventive Cardiology (EAPC). Eur Heart J 2018;39(40):3664-71.
32. Wen H, Wang L. Reducing effect of aerobic exercise on blood pressure of essential hypertensive patients: A meta-analysis. Medicine (Baltimore) 2017;96(11):e6150.
33. World Anti-Doping Code International Standard Prohibited List 2021 [Internet]. Available from: https://www.wadaama.org/sites/default/files/wada_2019_english_prohibited_list.pdf.

DIARREIA E DESIDRATAÇÃO

Gilberto Amado Rodrigues da Cunha Filho ▪ Gustavo Damásio Magliocca

INTRODUÇÃO

As atividades físicas regulares e de intensidade moderada promovem diversos benefícios gastrointestinais, como regulação do esvaziamento gástrico e da motilidade intestinal, redução da incidência de doenças hepatobiliares, constipação e prevenção de câncer de cólon.[1] Por outro lado, exercícios de alta intensidade são frequentemente associados a sintomas indesejáveis, como náuseas, vômitos, pirose, dor abdominal, sangramentos retais, urgência para evacuar e diarreia.[2]

Sintomas gastrointestinais são inconvenientes, podem afetar a *performance* e em casos extremos gerar consequências de longo prazo para a saúde.[3] Diarreia é uma das queixas mais comuns apresentadas por atletas e pode levar à desidratação, se não for manejada adequadamente. Episódios isolados não costumam causar maiores consequências, mas podem dificultar a rotina de treinos e competições. A presença de diarreia com urgência para evacuar durante uma competição pode ser dramática. Casos de diarreia persistente podem estar relacionados com doenças subjacentes, como doença inflamatória intestinal (DII) e síndrome de má absorção, devendo ser sempre investigados.[2]

EPIDEMIOLOGIA

Os distúrbios gastrointestinais são comuns em atletas e podem ser causados por adaptações fisiológicas ao treinamento, excesso de bebidas ricas em carboidratos, anti-inflamatórios não esteroides, estresse emocional, exposição a patógenos, microtraumas da parede intestinal e sobrecarga pressórica da parede abdominal.[1] Essas queixas são relatadas entre 20-50% dos atletas de alta *performance*, são mais comuns em corredores, em mulheres e em atletas jovens.[4-6]

Diarreia aguda em atletas saudáveis geralmente ocorre de forma fisiológica ou é causada por toxinas alimentares e infecções gastrointestinais (Quadro 24-1).[7] A diarreia dos viajantes é a causa mais comum de doença infecciosa quando se viaja com uma equipe e pode afetar até 40% dos atletas que visitam áreas de risco. Quase 90% dos casos são causados por bactérias, sendo a grande maioria por *E. coli*.[8] *Salmonella* sp. *Shigella* sp, *Vibrio* sp. e *Campylobacter* sp. devem ser consideradas. Os vírus são responsáveis por até 10% dos casos, e *norovírus* é o agente mais comum em adultos. Parasitas são pouco frequentes, e os agentes mais comuns são *G. lamblia*, *C. parvum* e *C. cayetanensis*.[9]

Diarreia crônica em atletas jovens geralmente é secundária a medicamentos (abuso de laxantes e antibióticos), intolerância à lactose, síndrome do intestino irritável, hipertireoidismo e DII.[1]

Quadro 24-1 Causas de Diarreia em Atletas

Aguda	Crônica
▪ Fisiológica ▪ Toxinas alimentares ▪ Infecções bacterianas, virais e parasitárias	▪ Abuso de medicamentos ▪ Intolerância à lactose ▪ Síndrome do intestino irritável ▪ Hipertireoidismo ▪ Doença inflamatória intestinal

FISIOPATOLOGIA

O exercício afeta a função gastrointestinal, principalmente quando é vigoroso e praticado em ambientes quentes, sem treinamento adequado ou sem hidratação eficaz. A corrida retarda o trânsito do intestino delgado e acelera o trânsito do intestino grosso, enquanto exercícios curtos de alta intensidade parecem não influenciar o trânsito intestinal.[10]

Os principais mecanismos fisiopatológicos que geram sintomas se relacionam com fatores isquêmicos, mecânicos e neuroendócrinos. Exercícios extenuantes reduzem o fluxo sanguíneo gastrointestinal, tornando a mucosa suscetível à lesão isquêmica, aumentando a sua permeabilidade e aumentando a perda de sangue oculto nas fezes, translocação da microbiota protetora e liberação de endotoxinas que podem induzir diarreia.[1] Vibração contínua da parede abdominal, agitação dos órgãos, microtraumas da parede intestinal, movimentos diafragmáticos vigorosos, aumento das catecolaminas e peptídeos gastrointestinais também resultam em alterações do trânsito gastrointestinal.[5,6]

DIAGNÓSTICO

De forma geral o diagnóstico das diarreias agudas é clínico, e o quadro, autolimitado, não necessitando de investigação adicional. A diarreia fisiológica é mais comum em esportes de *endurance*, e, em esportes coletivos, devem-se considerar intoxicações alimentares ou infecções como hipótese principal. O patógeno envolvido raramente é isolado antes da resolução espontânea dos sintomas. Culturas de fezes devem ser obtidas se a diarreia durar mais de sete dias ou na presença de febre, tenesmo, urgência para defecar, dor abdominal e casos associados a sangue, muco ou pus nas fezes.[11]

A diarreia dos viajantes é definida pela presença de três ou mais episódios de fezes malformadas em 24 horas, associados a pelo menos um sintoma, como náuseas, vômitos, febre, dor abdominal ou fezes com sangue.[12] A maior parte dos casos ocorre nos primeiros 4-14 dias da viagem e duram entre 1-5 dias.

Infecções parasitárias devem ser consideradas em atletas com sintomas persistentes acima de sete dias, e o consumo de água não tratada sugere giardíase.[1,11] Atletas com doença falciforme podem apresentar diarreia com sangue, secundária a *Salmonella*. Diarreia associada à dor abdominal no quadrante inferior direito levanta a suspeita de *Yersinia enterocolitica*; diarreia sanguinolenta após consumo de carnes malpassadas sugere *E. coli* êntero-hemorrágica, e diarreia sanguinolenta após uso de antibióticos associada à dor abdominal e febre é altamente sugestiva de *Clostridium difficile*. Casos de diarreia persistente devem ser investigados preferencialmente por um especialista.[1,2]

MANEJO

A diarreia pode ser debilitante para o atleta e de manejo complicado para médicos de equipes. Diarreia aguda induzida pelo exercício não resulta em desequilíbrios hidreletrolíticos e tende a melhorar com o condicionamento físico.[4] Nas infecções gastrointestinais, os patógenos podem-se espalhar rapidamente em decorrência da proximidade dos atletas nos vestiários, espaços de convívio ou acomodações em viagens, e indivíduos sintomáticos devem ser isolados.[7,14] A diarreia dos viajantes normalmente é leve e autolimitada, mas existe risco de desidratação aguda. Os atletas podem-se sentir incapacitados por 1-2 dias com prejuízo significativo da *performance*.[11,12]

Alterações dietéticas em atletas com diarreia devem incluir restrição da ingesta de fibras nas 24 horas que antecedem as competições, evitar cafeína, anti-inflamatórios não esteroides, bebidas muito doces ou concentradas e alimentos com alto índice glicêmico. É fundamental testar previamente em treinamentos a tolerância dos atletas às bebidas consumidas. A última refeição antes de uma competição deve ser predominantemente composta de carboidratos e pouca quantidade de proteínas, gorduras, fibras e temperos fortes irritativos.[2] Médicos de equipes geralmente prescrevem antidiarreicos, como **loperamida** 4 mg para alívio rápido dos sintomas e prevenção da desidratação. Antidiarreicos podem deprimir o sistema nervoso central, afetar a dissipação de calor e devem ser usados com cautela. Apesar de controverso seu uso é considerado seguro atualmente principalmente quando associado a antibióticos.[1,9]

Em casos de diarreia presumidamente infecciosa, nas 24 horas que antecedem as competições, utilizam-se antibióticos em dose única de ataque, como **azitromicina** 1 g, **norfloxacino** 800 mg ou **ciprofloxacino** 1 g, mas preferencialmente em atletas com sintomas moderados a severos com evacuações frequentes e sinais de alerta, como febre, sangue, muco ou pus nas fezes.[2,11] Deve-se evitar o uso regular de **fluoroquinolonas** pelo risco de danos musculoesqueléticos com especial atenção às rupturas tendíneas. A **rifaximina** é um agente de amplo espectro pouco absorvido no trato gastrointestinal, resultando em altas concentrações no sítio da infecção, minimizando efeitos adversos e interações medicamentosas. Efeitos colaterais pouco observados incluem tontura, fraqueza e flatulência.[12] É uma droga segura e eficaz nos casos de *E. coli*, mas não é adequada para diarreia febril ou disenteria. **Metronidazol** 500 mg, três vezes ao dia por 5 dias, é a droga preferida nas infecções parasitárias. Antiespasmódicos e probióticos também podem ajudar. Nos casos de diarreia com presença de sangue é imperativo obter cultura de fezes antes de se instituir terapia com antibióticos, pois tratamento empírico com *ciprofloxacino* pode prolongar infecções por *Salmonella* sp. e aumentar o risco de síndrome hemolítico-urêmica nas infecções por *E. coli* êntero-hemorrágica.[1]

Casos de desidratação devem ser manejados com administração de líquidos orais associados a fluidos intravenosos. Deve-se atentar que essa medida pode ser configurada como *doping* (infusões acima de 100 mL em 12 horas) se ministrada fora do contexto hospitalar, caso seja necessária, é preciso obter previamente uma autorização de uso terapêutico (AUT) junto às autoridades.[13] Na ausência de complicações, como desequilíbrios hidreletrolíticos, vômitos incoercíveis, melena ou hematoquezia, medidas de suporte com reposição de fluidos e repouso são suficientes. Atletas febris ou com comprometimento sistêmico devem ser afastados das atividades. O retorno aos treinamentos pode ser iniciado uma vez que o atleta esteja afebril, reidratado e tolerando alimentos sólidos sem sintomas gastrointestinais residuais.[11]

PROFILAXIA

Antes de viagens para regiões de alto risco os atletas devem ser educados sobre medidas de higiene e seleção prudente de alimentos. Recomendações gerais incluem beber apenas água e sucos de garrafas ou caixinhas, comer carnes e vegetais cozidos, assados ou grelhados, evitar bufês, laticínios, condimentos e gelo. Lavar as mãos adequadamente, usar álcool em gel e não dividir utensílios de uso pessoal ajudam a minimizar os riscos.[11,15]

Os antibióticos são efetivos como profilaxia na diarreia dos viajantes, porém devem ser reservados para atletas que apresentem condições clínicas com alto risco de morbidade. As fluoroquinolonas são os agentes mais usados, mas devem ser reforçadas as preocupações com os danos em tendões, músculos, articulações e sistema nervoso. Em decorrência de sua efetividade moderada e bom perfil de segurança, a rifaximina 200 mg, três vezes ao dia, é o agente profilático ideal para atletas. Doxiciclina e sulfametoxazol-trimetoprima tornaram-se menos eficazes após a evolução de cepas bacterianas resistentes.[11,12]

O uso de probióticos é rotineiro na profilaxia da diarreia dos viajantes por causa da ausência de toxicidade e interações medicamentosas. Entretanto, diversos trabalhos apontam pouco ou nenhum benefício. Atletas podem considerar também profilaxia com **subsalicilato de bismuto** que apresenta eficácia moderada, na dose de dois tabletes quatro vezes ao dia, mas uso rotineiro não é atrativo pela falta de comodidade posológica. Efeitos colaterais leves incluem língua e fezes escurecidas, náuseas, obstipação e zumbido.[15,16]

> **Dicas dos Autores**
> - Em atletas, devem-se sempre considerar agentes infecciosos como causa de diarreia.
> - A diarreia aguda geralmente é leve e autolimitada, não necessitando de investigação adicional. Casos crônicos devem ser sempre investigados.
> - Alterações dietéticas, ingesta adequada de fluidos/eletrólitos e uso de antidiarreicos quando indicados reduzem as chances de desidratação e perda de *performance*.
> - Atletas devem ser educados sobre medidas de higiene e seleção prudente de alimentos principalmente em viagens.
> - Indivíduos com comorbidades e expostos a áreas de alto risco devem realizar profilaxia da diarreia dos viajantes com antibióticos.

REFERÊNCIAS BIBLIOGRÁFICAS

1. Casey E, Mistry DJ, MacKnight JM. Training room management of medical conditions: sports gastroenterology. Clin Sports Med 2005; 24:525-540.
2. Brukner P, Khan K. Gastrointestinal symptoms. In: Brukner P, Khan K. Clinical sports medicine. 5th ed. Volume 2. The medicine of exercise. Sydney: Mc Graw Hill; 2019.
3. de Oliveira EP, Burini RC, Jeukendrup A. Gastrointestinal complaints during exercise: prevalence, etiology, and nutritional recommendations. Sports Med 2014; 44:S79-S85.
4. Moses FM. The effect of exercise on the gastrointestinal tract. Sports Med 1990; 9(3):159-72.
5. Peters HP, De Vries WR, Vanberge-Henegouwen GP, et al. Potential benefits and hazards of physical activity and exercise on the gastrointestinal tract. Gut 2001;48(3):435-9.
6. Van Nieuwenhoven MA, Brouns F, Brummer RJ. Gastrointestinal profile of symptomatic athletes at rest and during physical exercise. Eur J Appl Physiol 2004;91(4):429-34.
7. Becker KM, Moe CL, Southwick KL, et al. Transmission of Norwalk virus during a football game. N Engl J Med 2000; 343:1223-7.
8. DuPont HL, Ericsson CD. Prevention and treatment of travelers' diarrhea. N Engl J Med 1993; 328:1821-7.
9. Jaworski CA, Donahue B, Kluetz J. Infectious disease. Clin Sports Med 2011; 30:575-90.
10. de Oliveira EP, Burini RC. The impact of physical exercise on the gastrointestinal tract. Curr Opin Clin Nutr Metab Care 2009; 12:533-8.
11. Jaworski CA, Rygiel V. Acute illness in the athlete. Clin Sports Med 2019; 38:577-95.
12. Patel AR, Oheb D, Zaslow TL. Gastrointestinal prophylaxis in sports medicine. Sports Health 2018; 10(2) 152-5.
13. The World Anti-Doping Code: The 2020 prohibited list (PDF). Wada-ama.org. 2020. Consultado em 24 de novembro de 2020.
14. Karageanes SJ. Gastrointestinal infections in the athlete. Clin Sports Med 2007; 26:433-48.
15. Singh E, Redfi D. Prophylaxis for travelers' diarrhea. Curr Gastroenterol Rep 2009; 11:297-300.
16. Steffen R, Hill DR, DuPont HL. Traveler's diarrhea: a clinical review. JAMA 2015; 313:71-80.

ACIDENTE VASCULAR CEREBRAL

Pedro Cougo

INTRODUÇÃO

Em 9 de agosto de 2016, nas Olimpíadas Rio 2016, Weng Dei levantou 115 kg – quase o dobro de seu peso – no *snatch*, a primeira das duas provas do levantamento de peso olímpico, o primeiro passo para lhe garantir o ouro em sua categoria. Quatro dias depois, Usain Bolt correu para mais uma vitória na popular prova final dos 100 metros rasos. Dois pacientes sofrendo um acidente vascular cerebral (AVC) durante estes eventos teriam perdido respectivamente 100 mil neurônios, durante os explosivos três segundos do *snatch* de Dei, e 326 mil neurônios, durante os 9,8 segundos que Bolt levou para obter o ouro olímpico. Estima-se que durante um AVC o cérebro perca em torno de 2 milhões de neurônios por minuto.[1] Isso quando não tratado. O princípio fundamental que sublinha a abordagem e o tratamento do paciente com AVC é que esta é uma doença de evolução vertiginosamente veloz, e **cujos tratamentos têm, em consequência, uma eficácia que é altamente dependente de sua velocidade de realização**. Neste capítulo abordaremos alguns pontos fundamentais para o atendimento a pacientes com suspeita de AVC sob esta perspectiva, além de comentar sobre peculiaridades da doença sob a perspectiva da prática esportiva.

CARACTERIZANDO O AVC

Antes de adentrar na epidemiologia, fisiopatologia e abordagem do AVC, é fundamental endereçarmos a questão da nosologia. A Sociedade Brasileira de Doenças Cerebrovasculares, em seu Congresso Brasileiro em Vitória, 2009, estabeleceu o consenso de nomear a doença que mais incapacita no país de acidente vascular cerebral (desbancando, por voto, acidente vascular encefálico, entre outras opções). O motivo principal para a escolha era que a população teria mais facilidade de absorver esta nomenclatura, uma vez que é do conhecimento popular o que é o cérebro, mas não o encéfalo. Uma das condições alarmantes do AVC é o **desconhecimento da população em relação à doença**. Um estudo sobre este tema demonstrou que havia mais de 20 denominações diferentes para o AVC, e que a população não tinha a percepção da urgência envolvida ao se deparar com uma pessoa com sintomas sugestivos da doença.[2] O mesmo, infelizmente, aplica-se em parte à comunidade médica, que pelas percepções equivocadas sobre a complexidade e a dificuldade da prática da neurologia, tornou o AVC uma doença cuja abordagem muitas vezes é vista como distante do praticante generalista. Contrariando, porém, a percepção médica geral sobre a neurologia, o AVC é caracterizado por ser doença muito comum, de abordagem pragmática e com tratamentos altamente eficazes.

Do ponto de vista epidemiológico, podemos elencar os seguintes pontos sobre o AVC no Brasil, cumpro notar que: o AVC é a segunda causa de morte, atrás da doença isquêmica coronariana; o AVC é a principal causa de incapacidade permanente; com o envelhecimento da população, a incidência e prevalência do AVC tendem a aumentar no Brasil.

O AVC se divide em dois subgrupos principais, **isquêmico** e **hemorrágico**. Cerca de 80% dos eventos são isquêmicos, mas esta proporção é maior em países desenvolvidos ou com disponibilidade ampla de tratamento dos fatores de risco modificáveis, especialmente de hipertensão arterial sistêmica. Do ponto de vista fisiopatológico, o AVC isquêmico se caracteriza por uma oclusão arterial aguda, e, o que é mais significativo para seu tratamento, pelo hiato entre uma zona de infarto de instalação virtualmente imediata (núcleo) e uma zona de hipoperfusão com disfunção neuronal (e, portanto, associada a déficit neurológico), mas ainda sem isquemia definitiva (portanto, ainda reversível caso haja reperfusão em tempo hábil). Este hiato é denominado na literatura de **penumbra isquêmica**. A presença da zona de penumbra isquêmica decorre da presença de circulação colateral, que sustenta a viabilidade tecidual por um período que, embora possa se prolongar por algumas horas, não é geralmente sustentável por tempo indeterminado. Este princípio norteia a aplicação da terapia de reperfusão, os principais tratamentos do AVC isquêmico: a trombólise intravenosa e a trombectomia mecânica endovascular. O AVC hemorrágico é caracterizado por uma ruptura vascular, quase sempre em nível microvascular; o rol de tratamentos para o AVC hemorrágico é menor e menos embasado em evidência robusta. Porém, em ambas as condições, qualquer tratamento tem eficácia altamente dependente do tempo, e o tratamento só é possível se seguida a **cadeia de sobrevivência do AVC**.[3]

CADEIA DE SOBREVIVÊNCIA DO AVC E PRIMEIRAS AÇÕES FRENTE A UMA SUSPEITA

A cadeia de sobrevivência do AVC é elencada pelas diretrizes da American Stroke Association com o acrônimo dos "7 Ds":

- *Detection*: detecção imediata da suspeita de um AVC.
- *Dispatch*: encaminhamento urgente por transporte médico.
- *Delivery*: entrega do paciente em centro capacitado para atendimento.
- *Door*: atendimento estratificado e rápido uma vez admitido na emergência.
- *Data*: obtenção de dados clínicos e complementares essenciais.
- *Decision*: decisão sobre a indicação de terapias de reperfusão.
- *Drug/device*: rápida aplicação de trombólise intravenosa ou trombectomia mecânica, caso indicadas.

As primeiras etapas são aquelas que reduzem o tempo entre o início dos sintomas e o acesso ao tratamento hospitalar, e respondem pelo maior atraso no tratamento. Apesar de apresentar critérios relativamente amplos de elegibilidade, apenas uma minoria dos pacientes admitidos recebe terapias de reperfusão, quase sempre por terem perdido a janela de tempo de tratamento. Assim, o reconhecimento imediato da suspeita diagnóstica torna-se um primeiro passo crucial para aumentar as possibilidades de tratamento. Deve-se suspeitar de um AVC sempre que houver **instalação súbita** de qualquer um dos sintomas:

- Fraqueza ou dormência unilateral (é importante notar que o paciente com AVC pode-se tornar incapaz de perceber seu próprio déficit motor; muitas vezes uma fraqueza será percebida como "dormência").
- Dificuldade ou incapacidade de entender ou se exprimir.
- Perda de campo ou acuidade visual.
- Cefaleia inédita (cabe reforçar, de instalação súbita).

Uma vez que o AVC quase sempre será primeiramente identificado no ambiente extra-hospitalar, por um leigo ou profissional de saúde não médico, torna-se crucial que se utilizem **ferramentas validadas de rastreio para o AVC**. A versão brasileira mais utilizada é designada pelo acrônimo SAMU:

- *Sorria*: pede-se para que o paciente tente sorrir; em pacientes com AVC, pode haver assimetria da rima labial.
- *Abrace*: elevam-se os dois membros superiores do paciente e pede-se que os mantenha no ar; o paciente com AVC frequentemente terá queda unilateral do membro superior.
- *Música*: pede-se que cante uma música ou repita uma frase; o paciente com AVC poderá ter dificuldade de emitir palavras de forma clara e articulada.

Em caso de anormalidade em um ou mais destes itens, deve-se disparar o restante da cadeia de atendimento. Acima de tudo, é crucial que se tenha em mente que **o diagnóstico do AVC é dado de forma presumida em todo caso de déficit focal neurológico de instalação súbita**. Embora, em última instância, o diagnóstico da causa dos sintomas percebidos possa ser outro, uma vez realizada a neuroimagem já no ambiente hospitalar, como o AVC tem terapias dependentes do tempo, deve-se seguir com a cadeia rápida de atendimento até esta elucidação diagnóstica.

Uma vez identificada a suspeita de AVC pela ferramenta de rastreio, a segunda etapa da cadeia de sobrevivência deve ser disparada imediatamente. Num cenário extra-hospitalar, isto implica no acionamento de transporte médico, e encaminhamento para um centro capacitado para realizar atendimento a pacientes com AVC. A literatura é clara, neste aspecto, que não se deve encaminhar o paciente para a unidade de saúde mais próxima, mas para o hospital mais próximo com capacidade específica para tratar o AVC agudo. Uma série de critérios é necessária para a certificação de centros de AVC, mas fundamentalmente um centro capacitado deverá ser capaz de aplicar terapias de reperfusão.

O **primeiro atendimento médico**, se realizado no ambiente extra-hospitalar (no **beira-campo** e a caminho do hospital, por exemplo), deverá focar nos seguintes pontos:

- Obter informação clara sobre o início dos sintomas; aqui cabe uma observação: algumas vezes o paciente terá sido encontrado com os sintomas, mas não se saberá claramente quando os sintomas começaram; nestes casos, considera-se o início dos sintomas o momento em que o paciente foi visto assintomático pela última vez.

- Realizar exame neurológico focado, aplicando a escala NIHSS modificada.[4]
- Garantir estabilidade de vias aéreas, ventilação e pressão arterial, se necessário:
  - Pacientes com AVC geralmente não necessitam de suporte de vias aéreas, pois não há redução expressiva do nível de consciência na maioria dos casos; a intubação orotraqueal pode ser necessária em caso de pontuação igual ou inferior a 8 na escala de coma de Glasgow.
  - Deve-se ofertar oxigênio suplementar se a saturação periférica de oxigênio estiver abaixo de 92%.
  - Hipotensão deve ser corrigida agressivamente, mas não se deve normalizar a pressão arterial de pacientes com AVC agudo, salvo em casos de AVC hemorrágico, em que valores < 140 mmHg de pressão sistólica devem ser obtidos; no ambiente pré-hospitalar, como não há diagnóstico do tipo de AVC ainda, pressões altas devem ser toleradas até 220/120 mmHg, salvo em caso de comprometimento cardíaco concomitante, e o controle deve ser sempre gradual e por via intravenosa (com nitroprussiato, por exemplo); reduções abruptas da pressão podem causar hipoperfusão da zona de penumbra a aumentar o núcleo isquêmico.
- Obter glicemia capilar periférica e corrigir hipoglicemia (que pode simular um AVC, além de piorar o prognóstico em casos de AVC confirmado).

Não é objetivo deste livro discorrer sobre a terapia intra-hospitalar do AVC isquêmico, mas devemos observar uma mudança de paradigma desta terapia para fins didáticos. O primeiro tratamento a ser aprovado para o AVC isquêmico foi a trombólise intravenosa, em 1995, e de fato tinha uma janela de tratamento restrita a 4,5 h de início dos sintomas. E a trombectomia mecânica endovascular foi inicialmente aprovada para janelas restritas de 6 ou 8 h. Entretanto, hoje, temos evidências de que o tratamento, além destas janelas de tempo, pode ser seguro e eficaz, desde que guiado por marcadores de neuroimagem. **Assim, não se deve desqualificar um paciente para o atendimento urgente com base apenas num tempo de início de sintomas tardio.**

O AVC hemorrágico tem um rol de terapias bem menos estabelecido.[5] De modo geral, as evidências dão suporte para poucas terapias como claramente benéficas para o desfecho de longo prazo, incluindo o controle rigoroso da pressão arterial nas primeiras horas da admissão hospitalar, a reversão de coagulopatias associadas, e a cirurgia de drenagem por craniotomia ou derivação ventricular para casos muito selecionados.

Do ponto de vista da assistência médica em **beira-campo**, o foco será do primeiro atendimento, e as seguintes ações de planejamento são fundamentais:

- Treinamento de toda a equipe de saúde em reconhecimento e rastreio de uma suspeita de AVC.
- Treinamento de toda a equipe médica nas primeiras ações de atendimento pré-hospitalar.
- Organização para a disponibilidade imediata de transporte médico.
- Mapeamento dos centros hospitalares mais próximos capacitados no atendimento a pacientes com AVC.

AVC SOB A PERSPECTIVA DO ESPORTE

A literatura sobre o AVC durante prática esportiva é anedótica, com parca literatura resumida a séries de casos. De fato, o AVC é incomum na população jovem, com uma incidência em torno de 10 eventos para cada 100 mil pessoas por ano entre pessoas com menos de 45 anos, e respondendo por menos de 5% dos casos em diversos estudos epidemiológicos. As causas mais comuns de AVC isquêmico – aterosclerose, fibrilação atrial, e microangiopatia cerebral – são raras neste estrato de idade. Da mesma forma, as principais causas de hemorragia intracraniana – microangiopatia relacionada com hipertensão e angiopatia amiloide – são igualmente inesperadas. Cabe notar, porém, as seguintes situações específicas no contexto da prática esportiva e da faixa etária correspondente:

- A principal causa identificável de AVC isquêmico entre jovens é a dissecção arterial extracraniana, seja das artérias carótidas ou das artérias vertebrais; a dissecção arterial extracraniana tem como principal causa o trauma, que pode ser tanto de colisão sobre o pescoço ou a cabeça quanto de hiperextensão, flexão ou rotação da cabeça; cabe ressaltar que mesmo traumas mínimos podem causar dissecção arterial; na grande maioria das vezes, o paciente com dissecção terá dor cervical ou cefaleia após o evento, e um paciente com dor cervical irradiada para região frontotemporal ou occipital após um trauma deve chamar atenção para esta suspeita; trata-se de condição que pode estar diretamente relacionada, portanto, com a prática esportiva de contato; o diagnóstico é feito preferencialmente com angiotomografia ou angiorressonância magnética.
- A segunda causa de AVC isquêmico mais relevante nesta faixa etária é a presença de forame oval patente (FOP); o FOP é altamente prevalente, estando presente em uma em cada cinco pessoas na população geral, porém o risco de AVC relacionado é bastante baixo; os mecanismos presumidos envolvidos nesta relação são a embolia paradoxal e a formação de trombos no interior dos folhetos redundantes do forame; em pacientes **com história**

de evento isquêmico embólico, sem nenhuma outra causa aparente, e com até 60 anos de idade, pode-se considerar o fechamento do FOP por via endovascular; sabe-se hoje que o risco de AVC associado ao FOP parece estar relacionado com algumas características deste, como a presença de septo atrial redundante e túnel entre os folhetos longo e/ou largo; é importante notar que não há recomendação no sentido de qualquer intervenção sobre FOP sem evento isquêmico associado, e o rastreio generalizado para FOP entre jovens também não é recomendado.[6]

- Ainda que tenha uma incidência em termos absolutos baixa quando comparada com a população idosa, a incidência de **hemorragia subaracnoide é relativamente maior** na população jovem; a hemorragia subaracnoide decorre, na maioria das vezes, de um aneurisma intracraniano; a dificuldade na prevenção primária de hemorragia subaracnoide decorre do fato de que um aneurisma intracraniano é quase sempre assintomático até sua ruptura; desta forma, o rastreio pode ser útil em subgrupos específicos de alto risco; estima-se que 2% da população adulta possua um ou mais aneurismas intracranianos, mas esta proporção sobe para 4–9% entre pessoas com um familiar de primeiro grau com aneurisma identificado, e maior é esta prevalência quanto maior o número de familiares afetados; como o tratamento de exclusão do aneurisma está relacionado com riscos periprocedimento, o benefício de rastreio primário ainda é matéria de debate na literatura, e as recomendações atuais são conservadoras, de rastreio em apenas pessoas com mais de um parente de primeiro grau com aneurisma identificado; uma decisão individualizada menos conservadora deve levar em conta outros fatores de risco (hipertensão, tabagismo, presença de valva aórtica bicúspide, coarctação de aorta, entre outros); não há, tampouco, uma recomendação explícita para o intervalo de rastreio, mas a prática relatada varia entre 3 e 5 anos; caso identificado, deve-se referenciar o paciente para um especialista qualificado no tratamento de aneurismas intracranianos, uma vez que a indicação de tratamento e técnica dependerá da avaliação do risco de rompimento no longo prazo, a anatomia do aneurisma, e a experiência local de tratamento de eleição.[7]
- Eventos isquêmicos em jovens devem levantar a hipótese de trombofilia, especialmente na presença de história pessoal ou familiar de eventos tromboembólicos espontâneos; na ausência de comunicação direita-esquerda, devem ser pesquisadas trombofilias arteriais, e também venosas em caso de comunicação direita-esquerda; a referência para um hematologista é recomendável nestes casos.

Em termos de avaliação de riscos após um evento, a determinação da capacidade funcional do paciente estará diretamente atrelada a duas condições: a sequela propriamente dita, que pode ou não ter impacto funcional; e a **etiologia do evento**. Ao contrário da doença isquêmica coronariana, em que virtualmente todos os casos têm etiologia na oclusão de uma placa aterosclerótica local coronariana, o AVC tem diversas etiologias com fisiopatologias distintas, e o que é mais complexo, um paciente pode ter mais de um fenótipo concorrente (como aterosclerose intracraniana e fibrilação atrial). Desta forma, entender qual mecanismo causou o evento índice muitas vezes requer a avaliação conjunta de características da neuroimagem (como a presença de infarto em múltiplos territórios, que sugeriria a presença de fonte embólica proximal, ou a presença de sinais avançados de microangiopatia, que fortaleceria o diagnóstico de evento lacunar) e de demais exames. Como estratificação mínima para pacientes com AVC isquêmico, devem-se estudar:

- Circulação arterial extra e intracraniana, incluindo o arco aórtico, preferencialmente com angiotomografia ou angiorressonância.
- Presença de disfunção ventricular esquerda, doença valvar, cardiopatia atrial ou cardiomiopatia hipertrófica (entre diversas outras condições cardioembólicas) com ecocardiograma transtorácico.
- Ritmo cardíaco com eletrocardiograma de 12 derivações.
- Pacientes jovens com suspeita de FOP requerem a realização de ecocardiograma transesofágico para adequada confirmação diagnóstica e avaliação morfológica do FOP.
- Pacientes com alta suspeita de fibrilação ou *flutter* atrial podem requerer monitorização prolongada com Holter ou dispositivos de monitorização prolongada.

Em termos de impacto funcional, porém, a grande maioria das etiologias do AVC não impõem uma restrição estrita ou proibição mandatória para as atividades de vida diária (devendo haver especial atenção às condições cardíacas evidenciadas na estratificação do evento) e um paciente com história de AVC tem potencial para retomar funcionalidade se recuperado das sequelas.

REFERÊNCIAS BIBLIOGRÁFICAS

1. Saver JL. Time is brain – Quantified. Stroke 2006;37:263-6.
2. Pontes-Neto OM, Silva GS, Feitosa MR, et al. 2008. Stroke awareness in Brazil: Alarming results in a community-based study. Stroke; a Journal of Cerebral Circulation 2008;39:292-6.
3. Powers WJ, Rabinstein AA, Ackerson T, et al. 2019. AHA/ASA guideline guidelines for the early management of patients with acute ischemic stroke :2019 update to the 2018 guidelines for the

early management of acute ischemic stroke. Stroke 50:e344-418.
4. Lyden P, Levine MLSR, Brott TG, Broderick J. A modified National Institutes of Health Stroke Scale for use in stroke clinical trials: Preliminary reliability and validity. Stroke 2002;32:1310-17.
5. Morgenstern LB, Hemphill JC, Anderson C, et al. Guidelines for the management of spontaneous intracerebral hemorrhage: A guideline for healthcare professionals from the American Heart Association/American Stroke Association. Stroke; a Journal of Cerebral Circulation 2010;41:2108-29.
6. Messé SR, Gronseth GS, Kent DM, et al. Practice advisory update summary: Patent foramen ovale and secondary stroke prevention: Report of the Guideline Subcommittee of the American Academy of Neurology. Neurology 2020;94:876-85.
7. Thompson BG, Brown RD, Amin-Hanjani S, et al. Guidelines for the management of patients with unruptured intracranial aneurysms: A guideline for healthcare professionals from the American Heart Association/American Stroke Association. Stroke; a Journal of Cerebral Circulation 46.

RABDOMIÓLISE

Warlindo Neto

INTRODUÇÃO

Rabdomiólise é uma síndrome clínica potencialmente fatal que tem como grande marcador a elevação dos níveis plasmáticos da enzima muscular creatinoquinase (CK).[1] Dor muscular é uma das principais apresentações, contudo, a intensidade da dor não tem correlação clínica direta com a magnitude da síndrome, mesmo em quadros severos.[2]

O politrauma é a principal causa, em até 20%, na população geral.[3] O exercício extenuante permeia a maior parte dos casos relacionados com o esporte.[4] Causas não traumáticas podem ter condições clínicas intrínsecas (como miopatias ou uso de medicamentos, suplementos alimentares) e/ou extrínsecas, como condições climáticas desfavoráveis presentes (tempo quente e úmido), contribuindo para o surgimento da síndrome.[4,5]

No alto rendimento esportivo, rabdomiólise tem pouca representatividade estatística, contudo, uma vez identificada, determina afastamento mandatório do atleta, independente da modalidade esportiva, até a reabilitação adequada.[4,6]

Esportes com risco elevado para traumas de alta energia (*moutain bike*, motovelocidade, automobilismo, entre outros) têm na sua matriz de risco a rabdomiólise como possível evento catastrófico.

Modalidades como *bike spinning*, *crossfit* e ultramaratonas estão com a incidência desta síndrome aumentando ano a ano.[4]

FISIOPATOLOGIA E APRESENTAÇÃO CLÍNICA

A morte da célula muscular é o evento que deflagra as manifestações clínicas e complicações da rabdomiólise. Ambos os mecanismos, traumático e não traumático, resultam na necrose celular.[1,3]

A via final comum da lesão decorre do aumento da concentração do cálcio iônico livre no citoplasma intracelular e mitocondrial. Tal aumento pode ter como causa a depleção da adenosina trifosfato (ATP), por mecanismo indireto ou por lesão direta com ruptura da membrana plasmática da célula muscular, mecanismo desencadeado no trauma, que também depleta ATP intracelular.[3]

A falta de ATP celular resulta no funcionamento inadequado das bombas de Na^+/K^+-ATPase e Ca^{2+}-ATPase, que são fundamentais para a manutenção da integridade da célula muscular.

Já o aumento do Ca^{2+} livre intracelular leva à maior contratilidade celular, ativação de proteases, disfunção mitocondrial e, combinado com a falta de ATP celular, resulta em lise do miócito. Por conseguinte, há liberação na circulação de componentes tóxicos a diversos órgãos, em especial aos rins, tendo enzimas, tais como a CK e a mioglobina com maior toxicidade, além de vários eletrólitos que, acumulados, deflagram a síndrome clínica.[5]

Dor muscular é o principal sintoma, contudo está presente em até 50% dos casos.[5] A tríade clássica é composta de dor muscular, fraqueza e urina escura.[6]

Outros sintomas que podem estar presentes são: náuseas, vômitos e dor abdominal.[3] Febre e taquicardia eventualmente acompanham a síndrome e a alteração do nível de consciência pode estar presente como parte do mecanismo do trauma, porém pode ser manifestação clínica da rabdomiólise por si só, logo um colapso catastrófico deve ser considerado em apresentações clínicas com comprometimento cognitivo agudo em atletas.[5]

O exame físico inclui achados envolvidos no mecanismo, como sinais de um politrauma, mas pode conter aumento da sensibilidade muscular local, edema e alterações cutâneas, decorrentes de isquemia local, e, assim como os sintomas clínicos, achados de exame físico estão presentes numa minoria dos casos, chegando a 10% dependendo do sinal.[7]

PRINCIPAIS CAUSAS

Três grupos de etiologia agregam as principais causas de rabdomiólise.[2]

- *Grupo 1:* trauma + compressão muscular.
- *Grupo 2:* esforço muscular.
- *Grupo 3:* atraumático, sem relação com esforço (Quadro 26-1).

Quadro 26-1 Principais Causas de Rabdomiólise[5,8,9]

Grupo 1
Politrauma
Lesões por esmagamento
Estado comatoso
Imobilização
Pós-operatório vascular ou ortopédico
Grupo 2
Sem Miopatia
Exercício extenuante
Tempo quente e úmido
Traço falciforme
Convulsões
Estados hipercinéticos
Com Miopatia
Miopatias metabólicas
Miopatias mitocondriais
Hipertermia maligna
Síndrome neuroléptica maligna
Grupo 3
Drogas e toxinas
Infecções
Abuso de álcool
Distúrbios eletrolíticos
Endocrinopatias
Miosites
Miscelânia

Quadro 26-2 Características Intrínsecas e Extrínsecas Predispondo Rabdomiólise no Exercício[9]

- Indivíduo destreinado
- Exercício em ambiente com temperatura e umidade altas
- Sudorese inadequada por equipamentos de vestuário (futebol americano) ou uso de medicamentos (anticolinérgicos)
- Realização de exercício na altitude por indivíduos com traço falciforme
- Presença de hipocalemia durante o exercício intenso (uso de diuréticos)
- Atleta com antecedente de miosite ou miopatia metabólica
- Prática de exercícios em vigência de quadro viral agudo
- IMC elevado e exercício extenuante

A avaliação inicial, no *field of play* (FOP), já deve esclarecer o mecanismo e possível causa da rabdomiólise.

Caso não haja trauma envolvido no mecanismo, mesmo com exame clínico detalhado, a análise laboratorial complementar deverá ser necessária para elucidação diagnóstica.

Algumas características, listadas na Quadro 26-2, podem ser implicadas como fator predisponente para o desenvolvimento da síndrome. Uma vez presentes, aumentam a assertividade diagnóstica.

ABORDAGEM INICIAL E TRATAMENTO

Estando diante de um atleta com suspeita de rabdomiólise é importante definir o possível mecanismo envolvido.

Indivíduo politraumatizado deve ter seu atendimento respeitando a sequência do *Advanced Trauma Life Support* (ATLS) ou *PreHospital Sports Life Support* (PHSLS).

Após a abordagem inicial do atleta, a reposição de fluidos intravenosos (IV) será o principal componente no tratamento. O início precoce de salina isotônica pode prevenir complicações e é reconhecidamente o item com maior eficácia terapêutica.[9]

Soro fisiológico 0,9% (SF 0,9%) é o fluido de escolha. Está indicado especialmente nos atletas com níveis de CK plasmática > 5.000 u/L, pois são estes indivíduos que estão sob maior risco de lesão renal aguda.[2,5]

Por outro lado, atletas com suspeita de hiponatremia e rabdomiólise devem ter o Na^+ plasmático dosado antes de ser iniciada uma eventual reposição de salina isotônica. Reposição intravenosa de SF 0,9% pode ser desconsiderada em atletas com CK < 5.000 u/L e com boa aceitação oral de líquidos.[9]

Apesar de não haver consenso na taxa ideal de infusão sabe-se que 400 mL/h (podendo variar de 200 mL a 1.000 mL/h) de SF 0,9% é seguro e tem respaldo na literatura com eficácia comprovada.[9] O ajuste da velocidade de infusão varia caso a caso e recebe influência do mecanismo que determinou a rabdomiólise além da disponibilidade de exames complementares no FOP. Infusão acima de 1.000 mL/h é recomendada em ambientes hospitalares.[10]

Não está indicado, em particular quando não há a possibilidade de dosagem no FOP de eletrólitos, o acréscimo de bicarbonato de sódio ou cloreto de potássio na solução salina IV.[6]

A mensuração da diurese, o seu aspecto e a evolução da CK plasmática são os principais componentes para ajustes na infusão de salina isotônica, portanto, logo após a estabilização do atleta no FOP, o atleta deve ser transferido imediatamente para um hospital de referência do evento com capacidade de seguimento desta enfermidade.[6,11]

RETORNO AO ESPORTE E PREVENÇÃO

Todo atleta que desenvolve uma rabdomiólise relacionada com exercício sem relato de trauma, deve ser estratificado para eventuais recorrências.

Qualquer um dos achados do Quadro 26-2 já configuram o indivíduo como de maior risco para recorrência e seu retorno ao esporte deve estar atrelado a um plano de prevenção, como evitar a realização de exercícios em condições ambientais desfavoráveis (quente e úmido), controle na progressão das cargas, hidratação frequente, escolha apropriada do vestuário esportivo e evitar uso de suplementos e medicamentos sem indicação clínica.[12]

Atletas com quadros severos ficam em média 4 a 5 dias hospitalizados.[9] Após a alta, um plano de retorno em três fases, individualizado, deve ser formulado.

- Fase 1
  - Repouso mandatório de 72 horas e hidratação oral vigorosa.
  - Repouso em temperaturas e umidade controladas;
  - Repetir CK em 72 horas e se CK menor que 5× o valor da normalidade, avançar para fase 2. Se CK persistir acima de 5× o valor da normalidade, encaminhar para um especialista.
- Fase 2
  - Liberado para exercício em intensidade leve.
  - Retorno para reavaliação médica em 1 semana.
  - Caso o atleta, nesta consulta de retorno, esteja assintomático, avançar para fase 3. Sintomas como dor muscular, edema, fraqueza presentes, prolongar mais 1 semana na fase 2 e reavaliação semanal.
- Fase 3
  - Retorno gradual ao esporte em, no máximo, 15 semanas.
  - Nova consulta médica conforme a necessidade.
  - Atletas com quadro leve, com níveis de CK menor que 5× o valor da normalidade e assintomáticos, já iniciam o plano de retorno na fase 2.

REFERÊNCIAS BIBLIOGRÁFICAS

1. Knochel JP. Rhabdomyolysis and myoglobinuria. Annu Rev Med 1982;33:435-43.
2. Melli G, Chaudhry V, Cornblath DR. Rhabdomyolysis: an evaluation of 475 hospitalized patients. Medicine (Baltimore) 2005;84(6):377-85.
3. Giannoglou GD, Chatzizisis YS, Misirli G. The syndrome of rhabdomyolysis: Pathophysiology and diagnosis. Eur J Intern Med 2007;18(2):90-100.
4. Clarkson PM. Exertional rhabdomyolysis and acute renal failure in marathon runners. Sports Med 2007;37(4-5):361-3.
5. Khan FY. Rhabdomyolysis: a review of the literature. Neth J Med. 2009;67(9):272-83.
6. Huerta-Alardín AL, Varon J, Marik PE. Bench-to-bedside review: Rhabdomyolysis – an overview for clinicians. Crit Care 2005;9(2):158-69.
7. Warren JD, Blumbergs PC, Thompson PD. Rhabdomyolysis: a review. Muscle Nerve 2002;25(3):332-47.
8. Santos J Jr. Exertional rhabdomyolysis. Potentially life-threatening consequence of intense exercise. JAAPA 1999;12(7):46-9.
9. Manspeaker S, Henderson K, Riddle D. Treatment of exertional rhabdomyolysis in athletes: a systematic review. JBI Database System Rev Implement Rep 2016;14(6):117-47.
10. Chatzizisis YS, Misirli G, Hatzitolios AI, Giannoglou GD. The syndrome of rhabdomyolysis: complications and treatment. Eur J Intern Med 2008 Dec;19(8):568-74.
11. Baxter RE, Moore JH. Diagnosis and treatment of acute exertional rhabdomyolysis. The Journal of Orthopaedic and Sports Physical Therapy 2003 Mar;33(3):104-8.
12. O'Connor FG, Brennan FH Jr, Campbell W, Heled Y, Deuster P. Return to physical activity after exertional rhabdomyolysis. Curr Sports Med Rep 2008;7(6):328-31.

HIPOTERMIA E HIPERTERMIA

Fabiula Schwartz de Azevedo

INTRODUÇÃO

O organismo humano precisa estar sob condições internas estáveis para seu bom funcionamento, a chamada homeostase. A temperatura corporal em 37 ± 0,5°C é uma dessas condições internas ideais.[1] Fora dessa faixa de temperatura, ocorrem desregulações metabólicas e enzimáticas que podem patrocinar manifestações clínicas de magnitude e gravidade variadas, podendo levar desde a queda da *performance* do atleta até a sua morte.[1,2]

Neste capítulo, abordaremos a hipotermia e a hipertermia relacionadas com a prática esportiva para que o profissional de saúde ou membro da delegação atuante nos treinos e competições, em postos *field of play* (FOP) ou hospitais de campanha, seja capaz de reconhecer a presença de condições que favoreçam sua ocorrência, bem como contribuir para evitá-las ou corrigi-las; identificar as apresentações clínicas nos atletas e sinais gravidade; aplicar o tratamento indicado imediatamente; e dar seguimento protetivo à saúde e à vida da vítima.

DEFINIÇÃO

A hipotermia é definida quando a temperatura central da vítima é inferior a 35°C,[3] enquanto a hipertermia ocorre quando a temperatura central da vítima é superior a 40,5°C.[1]

A mensuração da temperatura central é fundamental para o diagnóstico de hipotermia e hipertermia.[1] O termômetro retal com probe inserido a pelo menos 15 cm é o mais recomendado para a aferição da temperatura central em ambiente extra-hospitalar. A temperatura central é cerca de 1°C acima da temperatura periférica, entretanto, os termômetros de superfície (de tecnologia infravermelha ou digitais) têm mensuração influenciada pela temperatura ambiente e, de acordo com o grau de perfusão da pele, reduzem sua acurácia. Sendo assim, a temperatura oral só é considerada acurada em situações de normotermia.[4]

FISIOPATOLOGIA

Para manter o corpo humano com a temperatura ideal, temos um centro termorregulador que funciona como um termostato, o hipotálamo. Essa estrutura neuroendócrina do cérebro é responsável pela homeotermia corporal, regulando sua temperatura a partir de informações que recebe de receptores centrais e periféricos e acionando mecanismos compensatórios pelo corpo, de forma autônoma.[1,3]

Os mecanismos compensatórios de termogênese incluem atividade muscular, calafrios, ação hormonal e vasoconstricção (ocorrendo redistribuição de sangue da periferia para o centro do corpo).[1] Para a perda de calor, ocorre sudorese e vasodilatação (para que o sangue seja deslocado das regiões centrais do corpo para a pele, para a periferia).[2] Quatro processos permitem a dissipação de calor do corpo humano com o meio ambiente:

1. Radiação (pela energia térmica radiante, como a do sol).
2. Condução (transferência de calor através de líquido, superfície ou ar).
3. Convecção (velocidade de troca do meio de condução adjacente ao corpo).
4. Evaporação (eliminação pela respiração).[1,5]
   A evaporação é a principal defesa contra o superaquecimento, mas sua eficácia é reduzida em meios quentes e úmidos, por menor diferença de temperatura. Algumas condições podem concorrer para a quebra da homeotermia e consequente hipotermia ou hipertermia corporal. Essas condições podem ser intrínsecas (do indivíduo) ou extrínsecas (do ambiente).[1,5]

A desidratação do atleta é importante fator intrínseco de risco para hipotermia e hipertermia no esporte, uma vez que a água está envolvida em importantes mecanismos da homeotermia.[1,5] Sua prevenção inclui adequada hidratação antes, durante e após a competição esportiva.[3] Após 1 h de exercício intenso, a reposição de eletrólitos (através de isotônicos ou outros suplementos) é indicada na prevenção da desidratação do atleta.[6]

HIPOTERMIA NO ESPORTE

Frequência nos Esportes em Geral

Esportes aquáticos ou praticados em neve estão mais associados à ocorrência de hipotermia. Hipotermia ou queimadura por frio chegam a responder por 20% das injúrias em praticantes de esqui nórdico. Porém, a presença de fatores predisponentes pode favorecer sua ocorrência em diversos esportes,[7] mesmo em ambientes quentes e úmidos.[1,3,6]

Fatores Predisponentes

As condições intrínsecas que favorecem à hipotermia no esporte são baixo peso corporal, desidratação, diarreia, vômitos, inadequada aclimatação, fadiga crônica, privação de sono, nutrição inadequada, uso de diuréticos, álcool e drogas.[1,3,8,9] As condições extrínsecas associadas são a baixa temperatura do ambiente, esportes em neve e em água, além do uso de vestimentas molhadas ou inadequadas. Em ambientes aquáticos, a perda do calor corporal à água ocorre por condução (cerca de 25 vezes maior que a perda ao ar na mesma temperatura)[1] e por convecção em que a velocidade de perda de calor é proporcional à diferença de temperatura entre o atleta e a água.[9] A altitude pode somar risco à ocorrência de hipotermia[6,10] e ambientes com neve oferecem, ainda, risco de congelamento de extremidades e outras lesões pelo frio, como a queimadura ou *frostbite*.[3,8,9]

Apresentação Clínica

As manifestações clínicas da hipotermia são diversas e inespecíficas, como náuseas e vômitos. O esforço físico em água fria promove maior consumo de oxigênio desviado à preservação da temperatura corporal e, com isso, ocorre queda de *performance*.[9]

A vasoconstricção tenta preservar calor mas leva a aumento da diurese, contribuindo com a desidratação corporal, enquanto os calafrios configuram atividade muscular para tentar gerar calor. Outros sinais e sintomas de hipotermia estão apresentados por sistemas corporais e a nível de gravidade é mostrado no Quadro 27-1:[1,6]

- *Cardiovascular*: aumento da pressão arterial, evolução com bradicardia progressiva, evolução com hipotensão arterial, arritmias (supraventriculares, ventriculares e fibrilação ventricular), tonteiras, turvação visual, palpitações, pré-síncope e síncope e parada cardiorrespiratória (PCR).
- *Nervoso central e periférico*: desorientação, agitação psicomotora, labilidade emocional, alteração do nível de consciência, crises convulsivas, amnésia, apatia, disartria, ataxia, midríase, ausência de reflexos pupilares e corneanos, redução dos reflexos nervosos periféricos.
- *Respiratório*: inicialmente, hiperventilação. Evolução com hipoventilação e redução de reflexos protetores de vias aéreas.

Tratamento

Com a suspeição de hipotermia, imediatas medidas devem ser tomadas a partir da classificação de gravidade clínica do atleta, como mostrado no Quadro 27-1.[5,6]

Quadro 27-1 Hipotermia: Classificação em Níveis de Gravidade e Tratamento

	Temperatura central	Manifestações clínicas	Tratamento imediato	Afastamento da competição
Hipotermia leve	32°-35°C	Calafrios, consciente	Aquecer: retirar roupas úmidas, cobrir com cobertores secos e aquecidos. Oferecer líquidos quentes e descafeinados por via oral	Enquanto não normalizar a temperatura central
Hipotermia moderada	28°-32°C	Letargia, sonolência, confusão mental, com ou sem calafrios	Aquecer. Não oferecer líquidos por via oral se queda do nível de consciência. Linha venosa e monitorização dos sinais vitais. Corrigir desidratação	Transferência para hospital de suporte
Hipotermia grave	< 28°C	Inconsciente. Pulso central presente	Aquecer. Linha venosa e monitorização dos sinais vitais e corrigir desidratação	Transferência para hospital de suporte
Hipotermia grave com PCR	Variável	Inconsciente. Pulso central ausente	Acionar suporte avançado de vida imediatamente e iniciar RCP. Aquecer	Transferência para hospital de suporte[§]

PCR: parada cardiopulmonar; RCP: reanimação cardiopulmonar.
§ A decisão de transportar vítima de hipotermia em PCR deve contemplar: a queda da qualidade da RCP e a segurança da equipe durante o transporte, além da possibilidade de uso de oxigenação por membrana extracorpórea (ECMO) no hospital de destino.

Para vítimas de hipotermia com fatores de risco para iminente PCR (< 28°C, arritmia ventricular, pressão arterial sistólica < 90 mmHg) e para quem já está em PCR, o hospital de destino deve preferencialmente ser um centro com oxigenação por membrana extracorpórea (ECMO). A ECMO revolucionou as taxas de sobrevida por PCR em condições de hipotermia e é recomendada nos protocolos atuais de RCP na continuidade da assistência inicial.[4,10] As manobras de reanimação cardiopulmonar (RCP) devem ser iniciadas prontamente, seguindo protocolo atualizado de suporte à vida.[11] Segundo Paal et al.,[4] o tempo recomendado para manter os esforços de RCP em presença de hipotermia é maior do que os 20 minutos universalmente recomendados, bem como em situações de afogamento, por resultados favoráveis em RCP prolongadas nessas situações.

Estudos mostram que, durante o transporte em ambulância,[12,13] há comprometimento da qualidade da RCP, reduzindo as chances de sobrevida da vítima e o comprometimento da segurança da equipe de saúde. O uso de dispositivos mecânicos de RCP (compressores torácicos automáticos) durante o transporte tem demonstrado permitir alta qualidade das compressões torácicas e menor impacto na segurança da equipe de saúde.[12,13] Não obstante, a decisão de transportar uma vítima de PCR em hipotermia sob RCP deve contemplar a chance de uso de ECMO em hospital de destino.[4,10]

HIPERTERMIA NO ESPORTE
Frequência nos Esportes em Geral
Esportes de *endurance* estão mais associados à ocorrência de hipertermia.[14] Entretanto, também é conhecida sua ocorrência em esportes de curta duração, de força e potência.[15,16] A hipertermia grave está entre as principais causas de morte súbita em atletas.[17] O preparo para pesagem em atletas de artes marciais,[18] em que se objetiva grande perda de peso corporal em poucas horas por desidratação e calor, favorece à ocorrência de hipertermia, podendo levar a injúrias graves ou fatais pelo calor.[19,20]

Fatores Predisponentes
Segundo Weswood et al.,[8] a interrelação entre diversos fatores predisponentes favorecem a instalação da hipertermia. São fatores intrínsecos predisponentes: desidratação, uso de diuréticos, uso de anti-inflamatórios, falta de descanso adequado antes ou entre competições, aclimatação inadequada, treinamento inadequado, intensidade do exercício, obesidade, diarreia, vômitos, uso de substâncias termogênicas, energéticas ou estimulantes, uso de esteroides anabolizantes androgênicos, uso de álcool e drogas, uso de benzodiazepínicos, uso de antidepressivos, presença de infecção aguda ou febre, vacinação recente, história pessoal prévia de hipertermia.[1-3,8,21,22]

Pode haver relação entre história pessoal ou familiar de hipertermia maligna.[1-3]

São fatores extrínsecos: a alta temperatura e a alta umidade do ambiente, a baixa incidência de ventos, a época do ano, o horário do dia e a alta incidência de raios solares, a presença de pouca ou nenhuma sombra, e o uso de vestimentas e acessórios que dificultem a perda de calor (como capacetes e protetores contra trauma).[1,8]

Alguns índices objetivam identificar condições insalubres e de alto risco por exposição ao calor e podem auxiliar no planejamento de ações preventivas à hipertermia de atletas. O índice de bulbo úmido temperatura de globo (IBUTG ou, em inglês, *Wet Bulb Globe Thermometer Index*, IWBGT)[21] demostrou relação com a ocorrência de injúrias pelo calor no esporte, como demonstrado por McCann e Adams.[24]

Como prevenção, em ambientes quentes, medidas de arrefecimento, como jogar água sobre a cabeça, devem ser estimuladas[21] e o uso de acessórios resfriadores, como o colete de gelo (*cooling vest*),[21] podem ser considerados (desde que não infrinja as regras da competição).

Apresentação Clínica
O estresse pelo calor aumenta o trabalho cardiovascular e favorece à perda de *performance* aeróbica aguda.[2,21] As manifestações clínicas da hipertermia estão organizadas de acordo com sua gravidade no Quadro 27-2.[5] Contudo, há sobreposição de sintomas entre as enfermidades causadas pelo calor.[1]

As **câimbras induzidas pelo calor** ocorrem nos músculos exercitados durante ou após uma atividade física intensa. Sua apresentação costuma ser muito dolorosa e interrompe a atividade física do atleta. Habitualmente, a temperatura central está normal, mas o calor promove alteração hidroeletrolítica em nível muscular, levando às câimbras. Geralmente está associada à hiponatremia e à desidratação. A hidratação adequada e a reposição de sódio são prevenção e tratamento das câimbras induzidas pelo calor.[1]

A **síncope induzida pelo calor** geralmente ocorre após a parada súbita do esforço físico. Durante o esforço físico, o fluxo sanguíneo está direcionado preferencialmente para a musculatura esquelética, por vasodilatação periférica potencializada pelo calor. A interrupção súbita do esforço promove aumento da vasodilatação relativa por queda da resistência da musculatura, reduzindo a pressão de perfusão cerebral e síncope ou pré-síncope. O retorno à consciência é rápido. Para evitar sua ocorrência, é necessária adequada hidratação e a não interrupção súbita do esforço físico pelo atleta.[3,6]

A **exaustão induzida pelo calor** é caracterizada pela incapacidade do atleta de manter o exercício.[5] Seu diagnóstico precoce a partir dos sinais e sintomas e seu tratamento imediato são fundamentais

Quadro 27-2 Hipertermia: Classificação em Níveis de Gravidade e Tratamento

	Temperatura central	Manifestações clínicas	Tratamento imediato	Afastamento da competição
Câimbras induzidas pelo calor	Normal	Câimbras musculares dolorosas	Gelo local, alongamento hidratação e reposição oral de sódio	Enquanto durarem os sintomas
Síncope induzida pelo calor	Geralmente normal	Síncope ou pré-síncope	Decúbito dorsal e elevação dos membros inferiores em local arejado. Após recuperação da consciência, a hidratação oral deve ser oferecida	Avaliação médica para voltar à prova
Exaustão pelo calor	< 40,5°C	Fadiga, confusão mental, sensação de fraqueza, tonturas, pré-síncope, síncope, náusea, vômito, sede, cefaleia, sudorese profusa, irritabilidade, labilidade emocional	Repouso em decúbito dorsal e elevação de membros inferiores, hidratação (oral se o nível de consciência estiver normal); ambiente arejado; medidas de resfriamento corporal (aplicação de compressas de gelo nas virilhas, abdome e axilas)	Afastamento da competição. Transferência para hospital de suporte caso não melhore com o tratamento inicial
Colapso pelo calor ou intermação ou *heat stroke*	≥ 40,5°C	Pele seca e quente, alteração do nível de consciência, agitação psicomotora, crises convulsivas. Pulso central presente	Imediata imersão do atleta em água com gelo ou resfriamento corporal; monitorização de sinais vitais e hidratação venosa com solução isotônica	Transferência para hospital de suporte
Colapso pelo calor com PCR	Geralmente ≥ 40,5°C	Inconsciente. Pulso central ausente	Acionar suporte avançado de vida imediatamente e iniciar RCP. Resfriamento corporal	Transferência para hospital de suporte§

PCR: parada cardiopulmonar; RCP: reanimação cardiopulmonar. § A decisão de transportar vítima de hipertermia em PCR deve contemplar: a queda da qualidade da RCP e a segurança da equipe durante o transporte.

para prevenção da evolução do quadro. Na maioria das vezes, medidas imediatas em posto FOP são suficientes para melhora completa do atleta.[6]

A **intermação** ou **colapso pelo calor** (ou, em inglês, ***exertional heat stroke***) é a mais grave enfermidade provocada pelo calor. Quando a temperatura não é imediatamente corrigida, geralmente é fatal ou deixa sequelas neurológicas irreversíveis. Na intermação há falha dos mecanismos regulatórios na vigência de hipertermia, elevando ainda mais a temperatura central (≥ 40,5°C). Nesse ambiente de hipertermia extrema, alterações metabólicas e enzimáticas podem levar a danos agudos do sistema nervoso central,[1,25] além disso, ocorre vasoconstrição esplâncnica (dos órgãos abdominais), gerando isquemia intestinal e aumento da permeabilidade intestinal e endotoxemia, contribuindo para choque circulatório, disfunção do sistema de coagulação, hepatite fulminante, injúria neurológica grave (podendo deixar sequelas permanentes), disfunção de múltiplos órgãos e sistemas ou PCR.[5,22,25,26] A rabdomiólise é uma condição grave associada à hipertermia em que as enzimas musculares são degradadas e seus metabólitos são depositados nos túbulos renais, podendo levar à injúria renal aguda de graus variados e contribuir para o óbito da vítima.[6,27]

Tratamento

O tratamento da hipertermia de acordo com a síndrome clínica é apresentado no Quadro 27-2[5] e ilustrados pela Figura 27-1. Na hipertermia, quanto mais rápido o resfriamento da temperatura corporal é oferecido, menor é a mortalidade.[5] E o resfriamento corporal por imersão é o tratamento de ouro na intermação.[28] A temperatura corporal deve ser monitorada durante a assistência ao atleta para evitar recaída ou hipotermia acidental. E as medidas de resfriamento corporal devem ser mantidas durante o transporte para unidade hospitalar de apoio.[3]

A hipertermia pode causar injúria neurológica com sequelas permanentes ou levar à PCR.[19] Na intermação ou *heat stroke*, a rápida velocidade

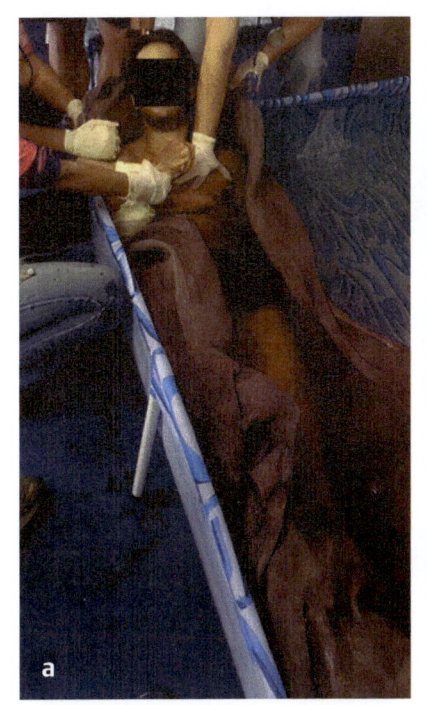

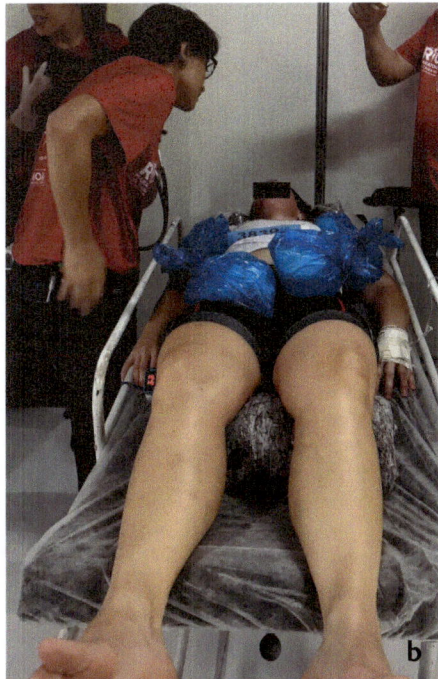

Fig. 27-1 Tratamento em hospital de campanha de atletas amadores de corrida de rua vítimas de hipertermia. (a) Atleta com diagnóstico de colapso pelo calor durante meia-maratona (21 km), sendo resfriado por imersão em piscina com gelo; (b) atleta apresentando exaustão pelo calor em prova de 10 km, recebendo medidas de resfriamento corporal com compressas de gelo. (Fonte: Arquivo pessoal da autora. *Concedidas autorizações do uso de imagem pelos atletas.)

de diagnóstico, de resfriamento e de transporte para hospital de apoio são fundamentais para aumentar a chance de sobrevida da vítima.[28] Em caso de PCR, RCP de alta qualidade deve ser imediatamente iniciada, conforme os protocolos atuais de suporte à vida,[11] sem negligenciamento das medidas de resfriamento corporal.

CONCLUSÃO

A ocorrência de hipotermia e hipertermia são condições relativamente frequentes no esporte, geradoras de morbidade e potencialmente fatais. Para evitar sua ocorrência, são necessárias a conscientização de todos os atores envolvidos e a adoção de medidas protetivas individuais e coletivas antes, durante e após o evento esportivo. Postos FOP e hospitais de campanha podem ter alta resolutividade em casos de hipotermia e hipertermia no esporte, através da velocidade e assertividade em todas as etapas de ação: diagnóstico, tratamento e transferência de casos selecionados para hospital de apoio.

Experiência da Autora

Neste capítulo, partilho com o leitor minha experiência ao longo de 10 anos no time de saúde da Maratona do Rio®, sob coordenação do Dr. Paulo Lourega. Atletas profissionais e amadores encontram na quente e úmida cidade do Rio de Janeiro um cenário favorável à ocorrência de injúrias pelo calor. A alta resolutividade (cerca de 95%) do hospital de campanha nesse evento esportivo, com dezenas de milhares de corredores, é consequente de planejamento, infraestrutura e equipe especializada, além de efetiva integração com hospitais de apoio.

REFERÊNCIAS BIBLIOGRÁFICAS

1. McArdle WD, Katch FI, Katch VL. Fisiologia do Exercício: energia, nutrição e desempenho humano. 6. ed. Rio de Janeiro: Guanabara Koogan; 2008. 1100 p.
2. Périard JD, Racinais S, Sawka MN. Adaptations and mechanisms of human heat acclimation: Applications for competitive athletes and sports. Scand J Med Sci Sports 2015 Jun;25 Suppl 1:20-38.

3. Cappaert TA, Stone JA, Castellani JW, et al. National Athletic Trainers' Association position statement: environmental cold injuries. J Athl Train 2008 Dec;43(6):640-58.
4. Paal P, Gordon L, Strapazzon G, et al. Accidental hypothermia-an update. Scand J Trauma Resusc Emerg Med [Internet]. 15 de Setembro de 2016 [citado 2 de Dezembro de 2020];24. Disponível em: https://www.ncbi.nlm.nih.gov/pmc/articles/PMC5025630/.
5. Coris EE, Ramirez AM, Van Durme DJ. Heat illness in athletes: the dangerous combination of heat, humidity and exercise. Sports Med 2004;34(1):9-16.
6. Nobrega ACL da. Manual de medicina do esporte: Do problema ao diagnóstico. São Paulo: Atheneu; 2009. 35-40 p.
7. Glatter H. Thousands of athletes received medical attention at the 2018 Boston Marathon [Internet]. Boston Magazine. 2018. Disponível em: https://www.bostonmagazine.com/health/2018/04/17/medical-attention-boston-marathon/.
8. Westwood CS, Fallowfield JL, Delves SK, et al. Individual risk factors associated with exertional heat illness: A systematic review. Exp Physiol 2021 Jan;106(1):191-9.
9. Bergeron MF, Bahr R, Bärtsch P, et al. International Olympic Committee consensus statement on thermoregulatory and altitude challenges for high-level athletes. Br J Sports Med 2012 Sep;46(11):770-9.
10. Avellanas Chavala ML, Ayala Gallardo M, Soteras Martínez Í, Subirats Bayego E. Management of accidental hypothermia: A narrative review. Med Intensiva 2019;43(9):556-68.
11. Berg KM, Soar J, Andersen LW, et al. Adult advanced life support: 2020 international consensus on cardiopulmonary resuscitation and emergency cardiovascular care science with treatment recommendations. Circulation 2020 Oct 20;142(16_suppl_1):S92-139.
12. Cheskes S, Byers A, Zhan C, et al. CPR quality during out-of-hospital cardiac arrest transport. Resuscitation 2017 May;114:34-9.
13. Fox J, Fiechter R, Gerstl P, et al. Mechanical *versus* manual chest compression CPR under ground ambulance transport conditions. Acute Card Care 2013 Mar;15(1):1-6.
14. Pepin M, Matson B. More than 2,000 runners treated as temperatures rose [Internet]. Boston Globe 2017 [citado 16 de Janeiro de 2021]. Disponível em: https://www.bostonglobe.com/sports/specials/boston-marathon/2017/04/17/heat-adds-extrachallenge-for-boston-marathon-runners/L4W9THII6Et1worb6ZDr2N/story.html.
15. Gamage PJ, Fortington LV, Finch CF. Epidemiology of exertional heat illnesses in organised sports: A systematic review. J Sci Med Sport 2020 Aug;23(8):701-9.
16. Alele FO, Malau-Aduli BS, Malau-Aduli AEO, J Crowe M. Epidemiology of exertional heat illness in the military: A systematic review of observational studies. Int J Environ Res Public Health 2020 Sep 25;17(19).
17. Maron BJ, Doerer JJ, Haas TS, Tierney DM, Mueller FO. Sudden deaths in young competitive athletes: analysis of 1866 deaths in the United States, 1980-2006. Circulation 2009 Mar 3;119(8):1085-92.
18. Amatori S, Barley OR, Gobbi E, et al. Factors influencing weight loss practices in italian boxers: A cluster analysis. Int J Environ Res Public Health 2020 Nov 24;17(23).
19. Machado M. Lutador que faria estreia no MMA segue em coma dois meses após complicações no corte de peso [Internet]. Tatame 2018 [citado 14 de Janeiro de 2021]. Disponível em: https://tatame.com.br/2018/03/lutador-que-faria-estreia-no-mma-segue-em-coma-dois-meses-apos-complicacoes-no-corte-de-peso-entenda/.
20. One Championship Fighter Yang Jian Bing Dies after Cutting Weight [Internet]. Bleachr Report 2015 [citado 14 de Janeiro de 2021]. Disponível em: https://bleacherreport.com/articles/2598034-one-championship-fighter-yang-jian-bing-dies-after-cutting-weight.
21. Racinais S, Alonso JM, Coutts AJ, et al. Consensus recommendations on training and competing in the heat. Scand J Med Sci Sports 2015 Jun;25 Suppl 1:6-19.
22. Hassan A, Fontana RJ. Liver injury associated with sporting activities. Semin Liver Dis 2018 Nov;38(4):357-65.
23. Sagui E, Montigon C, Abriat A, et al. Is there a link between exertional heat stroke and susceptibility to malignant hyperthermia? PLoS One [Internet]. 10 de Agosto de 2015 [citado 15 de Janeiro de 2021];10(8). Disponível em: https://www.ncbi.nlm.nih.gov/pmc/articles/PMC4530942/.
24. McCann DJ, Adams WC. Wet bulb globe temperature index and performance in competitive distance runners. Med Sci Sports Exerc 1997 Jul;29(7):955-61.
25. Bouchama A, Knochel JP. Heat stroke. N Engl J Med 2002 Jun 20;346(25):1978-88.
26. Parolin MB, Coelho JCU, Castro GRA, Freitas ACT. Insuficiência hepática fulminante por intermação induzida por exercício. Rev Bras Med Esporte 2009 Jun;15:224-7.
27. Murugappan KR, Cocchi MN, Bose S, et al. Case Study: Fatal exertional rhabdomyolysis possibly related to drastic weight cutting. Int J Sport Nutr Exerc Metab Sep 11;1-4.
28. Belval LN, Casa DJ, Adams WM, et al. Consensus Statement - Prehospital care of exertional heat stroke. Prehosp Emerg Care 2018 Jun;22(3):392-7.

EMERGÊNCIAS EM ALERGIA E IMUNOLOGIA: ASMA, BRONCOESPASMO, LARINGOESPASMO E ANAFILAXIA INDUZIDOS PELO EXERCÍCIO, URTICÁRIAS INDUZIDAS E ANGIOEDEMA HEREDITÁRIO

Sérgio Duarte Dortas Junior • Guilherme Gomes Azizi

INTRODUÇÃO

Enfermidades por hipersensibilidade induzida por exercício são situações significativamente importantes, tanto para atletas amadores quanto profissionais. Asma, broncoespasmo, laringoespasmo e anafilaxia induzidos pelo exercício, urticárias induzidas e angioedema hereditário são exemplos de situações imunoalérgicas. O objetivo deste capítulo é contribuir para o conhecimento médico, com orientação no diagnóstico e no manejo de distúrbios de hipersensibilidade induzidos por exercícios ou desencadeados durante a prática esportiva, para permitir que seus pacientes realizem, com segurança, as atividades relacionadas com o exercício.

ASMA/BRONCOESPASMO INDUZIDO PELO EXERCÍCIO

O broncoespasmo induzido pelo exercício (BIE), anteriormente denominado "asma induzida pelo exercício" (AIE), é definido como o estreitamento transitório das vias aéreas em resposta a uma ampla variedade de estímulos broncoconstritores relacionados com o intenso exercício físico, apresentando sintomas como tosse, dispneia e sibilos. Esta afecção ocorre em um subgrupo de indivíduos portadores de asma e em alguns não asmáticos.[1,2] Assim, demonstrando uma característica de intensa hiperresponsividade das vias aéreas, o BIE é mais comum em atletas de esportes de inverno e nadadores, do que na população em geral e atletas de outras modalidades.[3]

A prevalência na população brasileira foi analisada em dois estudos de regiões distintas, Recife e São Paulo. Ambos demonstraram que crianças e adolescentes asmáticos apresentam de cerca de 45% de prevalência de BIE.[4,5]

A intensidade de ventilação, fator fundamental para o aporte adequado de oxigênio durante a atividade física, também pode ser o "calcanhar de Aquiles" em indivíduos sujeitos a BIE, pois podem sair de 6 L/min de volume respiratório para mais de 200 L/min. Além disso, a respiração torna-se progressivamente oral, a partir do momento em que o indivíduo/atleta alcança 30 L/min.

Assim, a respiração bucal não possui os mecanismos presentes durante uma respiração nasal adequada, na qual há a umidificação e o aquecimento do ar, associado ao maior fluxo, há maior exposição a aeroalérgenos, irritantes à mucosa e material particulado, o que, a longo prazo, pode participar da fisiopatologia de doenças respiratórias como a asma e a rinite mista.[6,7]

A fisiopatologia do BIE, ainda, não é totalmente descrita, todavia, estudos indicam que, possivelmente, há correlação entre resfriamento das vias aéreas através do ar inspirado e o posterior reaquecimento das vias aéreas após o exercício.[8] Outra hipótese proposta está relacionada com a desidratação das vias aéreas, que, pela intensidade da ventilação, resulta em um aumento da osmolaridade do fluido local, elevando o movimento periciliar e, consequentemente, aumentando a água na luz brônquica.[9] Assim, liberaria mediadores inflamatórios levando a broncoconstrição por meio da contração da musculatura lisa e edema.[10] A imunologia do exercício poderia explicar a terceira hipótese desta patologia multivariada, já que atletas de alto rendimento atravessam períodos de imunossupressão transitória chamada "janela aberta", na qual estes se encontram mais suscetíveis, e podem exacerbar sintomas preexistentes ou provocar broncoconstrição isolada.[11,12]

O diagnóstico de asma pode ser feito com base em uma história de sintomas característicos (tosse, sibilos, dor no peito e dispneia) e documentação de limitação de fluxo de ar variável, por meio de espirometria com prova broncodilatadora ou testes de broncoprovocação.[13] O diagnóstico do BIE utiliza a variação no VEF1 antes e em sequências de 5, 10, 15 e 30 minutos após os testes de provocação, através de esteira ou bicicleta ergométrica, ou ainda outros métodos compatíveis disponíveis. As manobras de expiração forçada devem ser realizadas de forma padronizada e aceitável, e o cálculo da variação deve ser comparado em relação ao valor basal. A redução do VEF1 > 10% ou 15% é observada em um ou dois momentos da avaliação, dependendo da literatura.[14]

Os protocolos recomendam que o atleta realize o teste com ar seco (< 10 mg H_2O/L) em um tempo superior a 6 minutos com uma taxa de ventilação/minuto de 30 vezes o VEF1 basal em atletas e 21 vezes em pacientes não atletas. Além disso, o indivíduo não deve praticar qualquer atividade até 4 horas antes do teste, pois isto poderia levar a um resultado falso negativo, devido a refratariedade neste período.[1,15]

Algumas provocações buscam a hiper-responsividade brônquica desencadeada por mecanismos relacionados com a alteração da osmolaridade pela hiperventilação provocada pelo exercício. Na hiperventilação voluntária eucápnica (HVE) é solicitado que o atleta hiperventile voluntariamente durante 6 minutos e respirando o ar seco fornecido com 5% de CO_2 para evitar a alcalose respiratória.[13]

Devem-se buscar diagnósticos diferenciais ao BIE, como o laringoespasmo induzido pelo exercício, rinite mal controlada, refluxo gastroesofágico e síndrome de hiperventilação. Os objetivos do tratamento são alcançar e manter o controle da asma, otimizar o funcionamento pulmonar e prevenir fatores de risco para exacerbações agudas. Em relação especificamente ao BIE, dependerá diretamente da correlação com asma ou não.[16,17]

Medidas ambientais e máscaras podem ajudar a reduzir os efeitos de exposição ao ar frio em atletas de esportes de inverno ou a inalação de partículas de poluentes atmosféricos.[18]

Além destes, o aquecimento pré-exercício pode resultar em uma redução da broncoconstrição por exercício em cerca de 50% dos indivíduos, sendo este realizado por, pelo menos, 10 a 15 minutos, atingindo até 60% da frequência cardíaca máxima. Então, o atleta entrará em um "período refratário" induzido pela liberação de prostaglandinas protetoras.[19]

Existem poucos ensaios clínicos randomizados para uma análise adequada da farmacoterapia para o tratamento da BIE. Entretanto, os glicocorticoides inalados são a base da terapia para asma, já que esta é, basicamente, uma patologia de característica inflamatória,[16] onde esses agentes, por via inalatória, são permitidos pelas autoridades esportivas, como a World Anti-Doping Agency (WADA) e a Autoridade Brasileira de Controle de Dopagem (ABCD).[21,22]

O controle adequado da asma auxilia na redução de exacerbações e broncoconstrições relacionadas com o exercício, além de melhorar a função pulmonar.[14]

Estudos demonstraram que em casos leves, em monoterapia ou em associação com a terapia inalatória, podemos utilizar os antagonistas de leucotrienos, os quais além de reduzirem a broncoconstrição, protegem contra a irritação das vias aéreas por material particulado.[22]

A estratégia mais comumente utilizada para atletas portadores ou não de asma e que apresentam BIE é o tratamento com glicocorticoides inalados, de β_2-agonista inalatório antes do exercício (regular ou em caso de necessidade) em associação ou não aos antagonistas do receptor de leucotrienos (montelucaste).[1,22]

Os β-agonistas de longa duração são boas opções para atletas, já que possuem ação broncodilatadora de até 12 horas, diferentemente do salbutamol, principal β-agonistas de curta duração, com ação de até 3 h.[17] O formoterol e o salmeterol (β-agonistas de longa duração) não têm restrição de uso WADA. A associação com corticosteroide inalatório cada vez mais está presente, deixando a prescrição isolada de β-agonistas no passado, já que esta interação minimiza a taquifilaxia e favorece o controle da inflamação.[16]

A imunoterapia para aeroalérgenos tem eficácia limitada no BIE, pois não existem amplos estudos, todavia, a imunoterapia é amplamente utilizada na asma de origem alérgica, assim, deve-se ser analisada, em conjunto com o especialista, sobre esta possibilidade, pois além de ser um fator modificador da história natural da doença, não é um tratamento caracterizado como *doping*.[16,20,23]

Em relação ao controle de dopagem, é essencial que o médico do exercício e do esporte, assim como, alergistas e imunologistas, pneumologistas e clínicos que acompanham estes atletas com asma documentada ou BIE possuam o conhecimento básico sobre o regulamento *antidoping*.

Dessa forma, é válido ressaltar que todos os glicocorticoides são proibidos quando administrados por via oral, intravenosa, intramuscular ou retal. Alguns exemplos: betametasona; budesonida; cortisona; deflazacorte; dexametasona; fluticasona; hidrocortisona; metilprednisolona; prednisolona; prednisona; triancinolona.[20,21]

Quanto aos β_2-agonistas, seletivos e não seletivos, todos são proibidos, incluindo, mas não limitados a: fenoterol; formoterol; higenamina; indacaterol; olodaterol; procaterol; reproterol; salbutamol; salmeterol; terbutalina; tretoquinol (trimetoquinol); tulobuterol; vilanterol. Por outro lado, o salbutamol por via inalatória, na dose máxima de 1.600 microgramas em 24 horas em múltiplas doses e não excedendo 800 microgramas em 12 horas; formoterol por via inalatória, em dose máxima de 54 microgramas em 24 horas; salmeterol por via inalatória, em dose máxima de 200 microgramas em 24 horas, são permitidos para uso terapêutico.

Vale salientar que a presença na urina de salbutamol em concentrações superiores a 1.000 ng/mL ou formoterol acima de 40 ng/mL não consiste em uso terapêutico da substância, assim, será considerado resultado analítico adverso (AAF), todavia caberá recurso, no qual o atleta deverá provar que o resultado anormal foi devido ao uso terapêutico além da dose máxima inalatória.[20,21]

Assim, devemos ressaltar que o médico deve, sempre, atuar pela saúde do indivíduo/atleta e pelo bem-estar do instrumento de trabalho, seu corpo, já que qualquer redução da capacidade física pode ser a linha divisória entre a vitória e a derrota.

LARINGOESPASMO INDUZIDO PELO EXERCÍCIO

Laringoespasmo induzido pelo exercício (LEIE) constitui um grupo de afecções causadoras de obstrução laríngea durante exercício. Entre estas estão laringomalácia induzida por exercício (LIE, uma obstrução supraglótica causada pelo colapso da aritenoide) e disfunção das cordas vocais induzida pelo exercício (DCVIE).[24,25]

LEIEs apresentam sintomas semelhantes a asma induzida pelo exercício e possui alta prevalência entre a população, e ainda é confundida com a AIE, o que provoca um diagnóstico equivocado, todavia, muitos não possuem asma associada.[26,27]

A prevalência de LEIE é de, aproximadamente, 5% a 7% entre adolescentes e adultos jovens.[28]

A laringe participa diretamente da respiração, produção vocal, protege as vias aéreas de aspiração, auxilia na deglutição e participa da desobstrução das vias aéreas por meio da tosse. Durante o exercício, a laringe abre-se totalmente e a epiglote gira anteriormente em direção à língua, sendo essencial este movimento para a manutenção da permeabilidade das vias aéreas e facilitar o aumento da ventilação, além da realização da abdução das pregas vocais por meio da contração do músculo cricoaritenóideo posterior, o que gera um canal aerado de maiores proporções durante o período necessário.[29-31]

A obstrução supraglótica aparenta preceder o estreitamento glótico inspiratório, em maior proporção do que durante o período expiratório. Este e outros fatores anatomofisiológicos proporcionam algumas hipóteses que sugerem que o LIE possui etiologias variadas, como tamanho da laringe, o qual poderia contribuir como fator causal ou facilitador. Como exemplo, durante a puberdade, o diâmetro da laringe de mulheres começa o processo para alcançar um diâmetro menor em relação aos homens, explicando a maior prevalência de mulheres adolescentes com relato de LIE.[32,33]

Outra hipótese etiológica envolve a diferença de pressão durante o aumento do volume na atividade física que, normalmente, exige movimentos respiratórios acelerados. Assim, seria um fenômeno parcialmente passivo, no qual o aumento do esforço e da ventilação elevaria a pressão transmural negativa.[30]

Além disso, o movimento anterior da epiglote realiza uma tensão nas estruturas adjacentes e facilitaria o fechamento supraglótico, devido, principalmente, à alta tensão da prega ariepiglótica, puxando a mucosa da aritenoide anteriormente, diminuindo a circunferência da laringe.[34]

Uma terceira hipótese seria uma hipersensibilidade das vias aéreas superiores, em um reflexo fisiológico da região glótica para evitar aspiração, o que poderia explicar uma adução local inadequada.[34]

Além destas hipóteses, fora proposta uma quarta possibilidade para a origem dos sintomas, a qual estaria intimamente relacionada com o refluxo gastroesofágico, já que, após o refluxo ácido atingir a área laringofaríngea induziria a um estado de hiperexcitabilidade.[35] Assim, é indicada a pesquisa diagnóstica complementar e propor tratamento com inibidores da bomba de prótons. Devemos lembrar que a prevalência de refluxo na população varia entre 10% e 60%.[36] Logo, esta seria uma hipótese razoavelmente importante a ser aventada.

Heimdal *et al.* descreveram uma nova metodologia, na qual realizaram uma laringoscopia contínua durante um teste de exercício em esteira. Os autores denominaram o teste de laringoscopia contínua durante exercício (CLE), permitindo a gravação da laringe durante o exercício, tornando-se padrão-ouro no diagnóstico de LEIE.[37]

O manejo do LEIE ainda está em ampla discussão e sem um consenso definido, principalmente, pela heterogeneidade da etiologia e dos possíveis fenótipos envolvidos. Assim, é indicada uma avaliação criteriosa, na qual se excluam fatores predisponentes e irritantes que possam desenvolver a obstrução, além da exclusão de diagnósticos diferenciais, entre eles o BIE. Alguns estudos, mostraram boa associação da terapia psicológica como fator complementar no tratamento.[38,39]

Alguns relatos buscaram identificar possíveis terapias como o uso do brometo de ipratrópio inalado antes da atividade, o que reduziria a disfunção das cordas vocais.[40] Além das abordagens descritas anteriormente, deve-se avaliar a possibilidade de intervenção cirúrgica, com o cirurgião otorrinolaringologista. Relatos indicaram boa resposta e cura em quase todos os pacientes com obstrução grave recorrente que foram submetidos à supraglotoplastia a *laser*.[41,42] Todavia, em todos os casos, independe da gravidade, a terapia respiratória através de exercícios prescritos e acompanhados por profissional fisioterapeuta deve complementar as demais abordagens.[43]

ANAFILAXIA INDUZIDA PELO EXERCÍCIO

Anafilaxia é uma palavra derivada do grego *ana* ("inversão", "repetição") e *phylaxis* ("guarda", "imunidade"), tendo sido adotada por Charles Robert Richet e Paul Portier em 1902.[44] É caracterizada por uma reação de hipersensibilidade intensa e potencialmente fatal que resulta de uma liberação sistêmica de mediadores inflamatórios mastocitários e basofílicos como a histamina, os leucotrienos, a triptase, possuindo, muitas vezes, correlação com uma reação envolvendo a imunoglobulina E (IgE).[44,45]

As reações anafiláticas possuem intensa correlação com alguns alérgenos comuns ao nosso meio, como alimentos, anti-inflamatórios, β-lactâmicos e veneno de insetos (abelhas e vespas), em decorrência de sensibilização prévia (IgE específicas).[46] Todavia, existem quadros anafiláticos nos quais o paciente não possui sensibilização ao agente causador, como na desgranulação direta de mastócitos após o estímulo do receptor Mrgprx2 por fármacos (quinolonas, bloqueadores neuromusculares, icatibanto, opioides), mastoparano, veneno de vespas e substância P.[47,48]

A caracterização clínica de anafilaxia, ainda, não é consensual. O quadro clínico inicia-se cerca de 5-30 minutos após a exposição ao alérgeno, entretanto podem-se observar sintomas em até 6 h. A anafilaxia pode ser dividida entre unifásica (com aparecimento rápido ou tardio de sintomas) ou bifásica, que se caracteriza por uma reação seguida por um período livre de sintomas e, posteriormente, há uma nova reação refratária à terapêutica. Pode ocorrer em casos de uso insuficiente de adrenalina no tratamento inicial ou atraso em sua administração. Os casos bifásicos surgem em cerca de 8 h após a resolução dos sintomas iniciais, recorrendo em até 72 h do quadro primário.[49]

As manifestações ocorrem, geralmente, com comprometimento cutâneo associado a um ou mais dos sistemas respiratório (70%), cardiovascular (10-45%), trato gastrintestinal (30-45%) e sistema nervoso central (10-15%). Todavia, não se deve negligenciar uma possível anafilaxia, caso não haja comprometimento cutâneo (Quadro 28-1).[49,50]

O diagnóstico diferencial da anafilaxia deve ser levado em consideração, todavia, minimizar uma possível anafilaxia pode levar ao óbito do paciente. Qualquer afecção que atue em pele e mucosas pode causar laringotraqueíte, obstrução brônquica ou uma exacerbação de asma, assim como síncope vasovagal, embolia pulmonar e outras emergências nos demais sistemas correlacionados com a anafilaxia devem ser aventadas.[46]

A anafilaxia induzida pelo exercício (AIE) é uma afecção primeiramente relatada por Maulitz *et al.* em 1979, que descreveram um quadro de hipersensibilidade ocorrido em atividade física vigorosa precedida por uma ingestão de marisco (camarão e ostras) entre 5 e 24 horas antes.[51]

Estima-se que AIE possa ter a incidência entre 7% e 9% dentro da epidemiologia da anafilaxia.[52] Entretanto, estudos epidemiológicos ainda precisam alcançar valores mais aproximados da realidade. No entanto, assim como a anafilaxia, a AIE ainda é confundida com outras afecções e não notificada corretamente.

A AIE pode ocorrer em qualquer intensidade de atividade física, todavia, estudos demonstraram que esportes com menor exigência cardiovascular possuem menos relatos.[53]

Para que ocorra uma anafilaxia induzida pelo exercício dependente de alimentos, como a própria denominação refere, é necessária uma prévia ingestão de alérgenos alimentares em relação à atividade física,[54] sendo um fator estritamente dependente do outro para que ocorra a reação. A sintomatologia pode iniciar durante ou após o exercício, no entanto, a maioria ocorre cerca de 30 minutos após cessar a atividade.[49]

Quadro 28-1 Sinais e Sintomas de Anafilaxia

Cutâneos/Subcutâneos/Mucosa
▪ Rubor, prurido, urticária, angioedema, *rash* morbiliforme, ereção pilar
▪ Prurido labial, da língua e do palato: prurido palmoplantar e no couro cabeludo
▪ Edema dos lábios, da língua e da úvula
▪ Prurido periorbital, eritema e edema, eritema conjuntival, lacrimejamento
▪ Palidez, sudorese, cianose labial e de extremidades

Sistema respiratório
▪ Laríngeo: prurido e aperto na garganta, disfagia, disfonia, rouquidão, tosse seca, estridor, sensação de prurido no canal auditivo externo
▪ Pulmão: respiração curta, dispneia, aperto no peito, sibilância
▪ Nariz: prurido, congestão, rinorreia, espirros

Aparelho cardiovascular
▪ Hipotensão, sensação de fraqueza, taquicardia, vertigem, síncope, estado mental alterado
▪ Dor no peito, arritmia

Sistema gastrintestinal
▪ Náusea, dor abdominal em cólica, vômito e diarreia

Outros
▪ Contrações uterinas, convulsões, perda de visão, zumbido, sensação de morte iminente, perda de controle de esfíncteres, estado mental alterado

Fonte: Modificado de Guia para manejo da anafilaxia-2012 – Grupo de Anafilaxia da ASBAI. Rev. Bras. Alerg. Imunopatol. – Vol. 35. N° 2, 2012.

Os alimentos com maior envolvimento na AIE com dependência alimentar IgE-mediada são: trigo (com correlação a ômega-5-gliadina), crustáceos, amendoim, milho, leite de vaca, soja, farinhas contaminadas com ácaros e frutas da família das *Rosaceae* (pêssego, nêspera, ameixa, alperce, cereja e outras).[49,55]

A AIE também pode ter medicamentos como gatilho, principalmente, anti-inflamatórios não esteroidais e antibióticos (cefalosporinas), sendo necessária a interação entre a medicação e a atividade física.[49]

Estudos demonstraram que mastócitos e/ou basófilos possuem capacidade de desgranular durante a atividade física, em decorrência da liberação de endorfinas e gastrina, gerando um pico sérico de histamina após 5 a 10 minutos de esforço físico.[56] Assim, algumas hipóteses foram aventadas como a modificação do pH plasmático, sendo o seu decréscimo resultante do aumento da creatininofosfoquinase e do lactato sanguíneo, levando à desgranulação dos mastócitos. A correlação com intensidade do exercício não deixa dúvidas.[57] No caso da desgranulação após a hiperosmolaridade transitória do exercício físico, estudos demonstraram que a liberação de histamina pelos basófilos de um indivíduo com AIE ocorre para valores de 340 mOsM, não sendo observada reação em valores inferiores, entretanto, valores superiores aos normais de 280-290 mOsM é considerada patológica, o que, ainda, gera discussões sobre esta hipótese.[58]

A terceira hipótese foi aventada a partir do reconhecimento da desgranulação mastocitária através do aumento significativo dos níveis de endorfinas. Todavia, a elevação da endorfina endógena não ocorre de forma significativa em exercícios de baixa e moderada intensidade.[59]

A quarta e mais aceitável hipótese, seria a correlação com o aumento da permeabilidade gastrointestinal. Esta fisiopatologia estaria relacionada com o aumento de receptores para IgE de baixa afinidade nas células da mucosa intestinal, o que, em pacientes com alergia alimentar poderia estimular a cascata inflamatória potencializada pelo fluxo sanguíneo aumentado gerado pelo exercício físico. Estudos demonstraram que o exercício e o AAS intensificam a absorção de alérgenos, principalmente, a ômega-5-gliadina presente no trigo. Assim, caso ocorra ou seja propositalmente realizada uma provocação alimentar com exercício ou AAS poderia induzir a manifestação anafilática.[52,60]

A transglutaminase poderia alterar absorção de alérgenos alimentares, o que em associação ao exercício poderia acelerar o processo de distribuição de alérgenos. Outros gatilhos com descrição na literatura seriam ambientes de temperatura elevada ou reduzida, alta umidade, exposição ao pólen sazonal (principalmente em países do hemisfério norte), bebidas alcoólicas, estresse, infecção e menstruação.[61]

Recentemente, critérios diagnósticos foram propostos para AIE dependente de alimentos.[62]

1. Sinais e sintomas compatíveis com anafilaxia que ocorram durante o exercício ou em até 1 hora após este, todavia, apenas, se for precedido de ingesta alimentar específica.
2. IgE específica sanguínea positiva ou teste cutâneo de puntura (*prick test*) positivo para o alérgeno específico – **realizado por especialista**.
3. Nenhum sintoma após a ingesta do alimento na ausência de exercício.
4. Inexistência de diagnóstico alternativo para explicar melhor a sintomatologia.

O diagnóstico possui inteira relação com uma boa anamnese. Todavia, a dosagem de triptase sérica após o quadro suspeito ou confirmado de AIE, poderia confirmar este, assim como na anafilaxia. Desta forma, é essencial a pesquisa de sensibilização alérgica a alimentos. Entretanto, caso a história e a busca por sensibilização (IgE específica) não sejam claras, o teste de provocação deve ser uma ferramenta importante.

Não há um teste de provocação padronizado exclusivamente para AIE. Entretanto, o protocolo de Bruce é um teste de exercício máximo que utiliza esteira ergométrica, e estimula o aumento da velocidade e inclinação a cada 3 minutos, assim, devido a sua fácil reprodução, este teste é amplamente utilizado em associação com ingesta prévia do alimento dito causador da reação. Devemos lembrar que o ambiente deve ser controlado, os sinais vitais devem ser monitorados continuamente e o teste deve ser realizado mediante supervisão médica. Deve ser solicitado ao paciente que suspenda anti-histamínicos e antagonistas de leucotrienos, pelo menos, 3 dias antes do teste de provocação.[63-65]

Assim, após a hipótese diagnóstica ser proposta, deve-se oferecer o aporte necessário para o bem-estar de seu atleta ou praticante de atividade física. Todos os pacientes devem receber prescrição e treinamento para manejo de epinefrina autoinjetável. Além disso, o paciente deve ser alertado sobre os sintomas característicos da anafilaxia, seus possíveis gatilhos (evitar alimentos entre 4-6 h prévias ao exercício, evitar aspirina e/ou AINEs entre 24 e 48 horas prévias atividade) envolvidos em cada caso e é recomendado praticar o ato com acompanhante. É importante salientar que a atividade física não deve ser uma barreira para o praticante, todavia, deve ser realizada dentro das indicações médicas. Os anti-histamínicos H1 podem e devem ser utilizados de acordo com a sintomatologia, de maneira regular ou previamente ao exercício, caso o médico pondere a necessidade de seu uso.[46,49]

URTICÁRIAS CRÔNICAS INDUZIDAS

De acordo com as diretrizes atuais, a urticária é definida como uma condição determinada pelo aparecimento de urticas, angioedema ou ambos. A urtica é caracterizada por uma lesão com edema central de tamanho variável, quase sempre circundada por eritema, sensação de prurido ou queimação, e natureza fugaz, com a pele voltando ao seu aspecto normal entre 30 minutos e 24 horas (Fig. 28-1). O angioedema, por sua vez, apresenta-se como edema súbito e pronunciado da derme inferior e subcutâneo, ou mucosas, com sensação de dor mais do que de prurido no local, e resolução mais lenta que as urticas, podendo durar até 72 horas (Fig. 28-2).[66]

A urticária é classificada quanto à duração das manifestações clínicas em **aguda,** quando os sinais e sintomas persistem por menos do que 6 semanas, ou **crônica,** nos casos em que se manifesta diariamente ou quase diariamente por 6 ou mais semanas. A urticária crônica (UC), por sua vez, pode ocorrer espontaneamente, ou ser induzida por estímulos específicos, como frio, calor, pressão, aumento da temperatura corporal (urticária colinérgica), etc.[66]

A urticária colinérgica e a urticária ao frio são situações de importância a serem consideradas no contexto esportivo.[67]

A urticária colinérgica caracteriza-se pelo surgimento de lesões micropapulares, relacionadas com a elevação da temperatura corporal, a partir de exercício físico ou aplicação local de calor, e, além do estresse emocional, comidas picantes ou bebidas quentes. As lesões possuem, aproximadamente, entre 1 e 3 mm, localizando-se no tronco e nos membros superiores (Fig. 28-3). As lesões tendem a durar 15 a 60 minutos e podem estar associadas ao angioedema local. Na suspeita de urticária colinérgica é importante diferenciá-la da AIE, urticária aquagênica, urticária adrenérgica e urticária colinérgica induzida pelo frio.[68,69]

O teste de provocação para confirmar urticária colinérgica também possui como objetivo descartar a AIE. Deve-se ter cautela ao realizar o teste em indivíduos cardiopatas, e analisar pacientes com outras apresentações de lesões cutâneas. É consenso que um aumento na temperatura corporal acima de 1°C da linha de base, conforme indicado por um teste de aquecimento passivo sentado por ≤ 15 min em um banho com água a 42°C, confirma o diagnóstico de urticária colinérgica.[68]

Um protocolo padronizado para diagnosticar e medir os limiares de urticária colinérgica, usando a ergometria com controle da frequência cardíaca tem sido proposto. O teste é realizado por ergometria com controle da frequência cardíaca, assim, o paciente se posiciona na bicicleta ergométrica e inicia as pedaladas, sendo instruído, de maneira que a pulsação se eleve em 15 batimentos por minuto a cada 5 minutos, alcançando 90 batimentos por minuto acima do nível basal após 30 minutos. O tempo para o surgimento da urticária é inversamente proporcional à intensidade da doença, ou seja, quanto

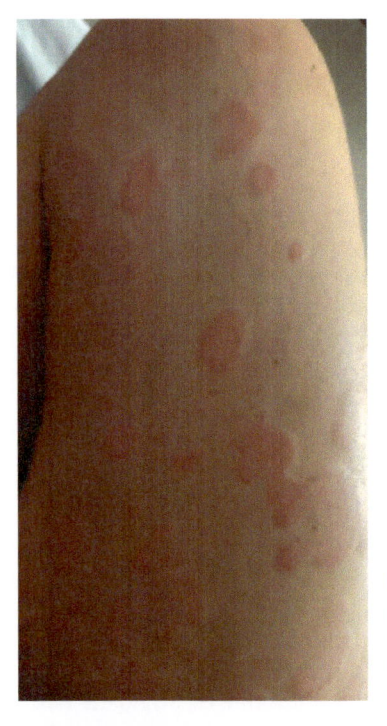

Fig. 28-1 Exemplo de urticas. (Fonte: Arquivo pessoal dos autores.)

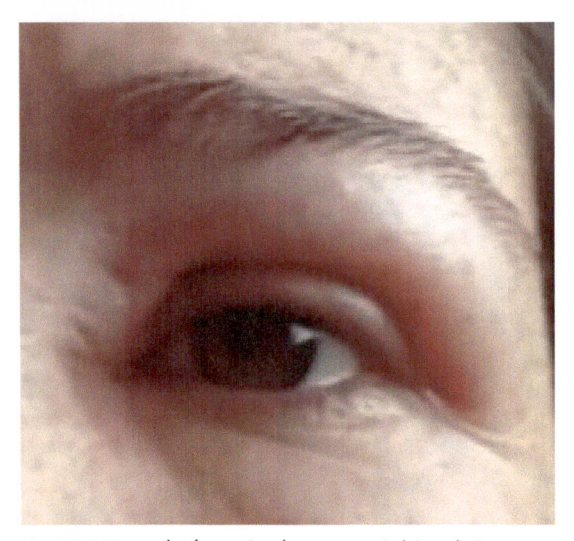

Fig. 28-2 Exemplo de angioedema na urticária crônica. (Fonte: Arquivo pessoal dos autores.)

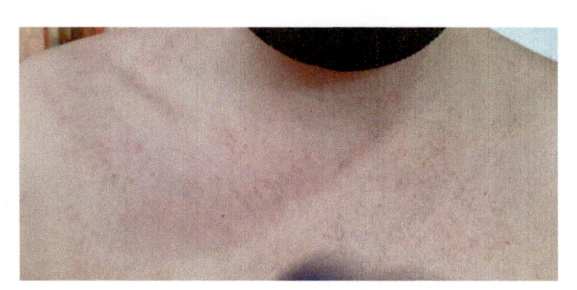

Fig. 28-3 Exemplo de urticária colinérgica. (Fonte: Arquivo pessoal dos autores.)

menor o tempo para o surgimento das lesões, mais grave é considerada a urticária colinérgica.[68]

Recentemente, relatamos um caso no qual foi realizado teste para urticária colinérgica utilizando um lance de escada (13 degraus) e parâmetros similares ao protocolo padronizado, anteriormente descrito. Foi utilizado um frequencímetro (Polar F11®) para aferição e controle da frequência cardíaca (FC). O paciente foi instruído a realizar subidas e descidas de modo a elevar sua FC em 15 bpm por 5 minutos, sendo intensificadas, buscando 90 bpm a mais do que o valor basal, após 30 min. Após 15 min e 45 bpm do valor basal, surgiram micropápulas e eritema em face, tórax e membros, sendo o teste positivo em exercício leve (57% da FC Máx).[68]

A terapia de primeira escolha é composta por anti-histamínicos não sedativos. Entretanto, existem alternativas para casos refratários como o omalizumabe, um anticorpo monoclonal anti-IgE.[68]

A urticária ao frio é definida pelo surgimento de urticas após exposição ao frio, seja por objetos sólidos, ar ou líquidos frios. As lesões geralmente são limitadas ao local de contato com o frio (urticas e angioedema), porém podem ser generalizadas e acompanhadas por manifestações sistêmicas, inclusive com evolução para insuficiência respiratória aguda e anafilaxia. Estas ocorrem principalmente em situações como carregar objetos refrigerados, nadar em água gelada, permanecer ou entrar em ambiente refrigerado, colocando nadadores e esquiadores em elevado risco.[67,70]

Os métodos de provocação para urticária ao frio incluem o clássico "teste do cubo de gelo" e o *TempTest*®.[68]

O teste do cubo de gelo é realizado com a aplicação de um cubo de gelo envolto em plástico no antebraço do paciente durante 5 minutos. A leitura é realizada após 10 minutos, onde se observa, no local da aplicação do gelo, o surgimento de uma urtica.[68,70]

O *TempTest*® é um novo método com base no efeito Peltier, validado para o diagnóstico de pacientes com urticária ao frio e urticária ao calor, para medir seus limiares de temperatura e atividade da doença.[68]

O manejo da urticária ao frio inclui:[68]

- Evitar exposição ao frio, bebidas ou alimentos frios.
- Anti-histamínicos não sedantes nas doses recomendadas ou até quadruplicadas.
- Indução de tolerância pela imersão gradual na água fria, em intervalos regulares.
- Nos casos graves, com anafilaxia ao frio, um plano emergencial deve ser instituído, inclusive com a prescrição de autoinjetores de adrenalina.
- Em casos selecionados, o uso de omalizumabe; antibióticos, como doxiciclina e penicilina; anakinra e etanercepte mostraram benefício.

A urticária por pressão tardia (UPT) é uma condição particularmente angustiante, na qual o edema do tecido profundo ocorre várias horas após um estímulo de pressão sustentado, por exemplo, usando um protetor bucal, aderência prolongada de equipamentos esportivos, nas solas dos pés após corrida, ou nas nádegas após ciclismo de longa distância ou remo. A resposta terapêutica é variável aos anti-histamínicos. O uso de doses superiores ao padrão é muitas vezes necessário e recomendado. Outras opções de tratamento incluem a combinação de anti-histamínicos e montelucaste. Omalizumabe, dapsona, sulfassalazina, anti-TNF e teofilina também já foram utilizados para o controle dos sintomas da UPT.[68,71,72]

A urticária solar ocorre em indivíduos saudáveis, logo após a exposição ao sol. O manejo inclui proteção de barreira, uso de filtros solares e anti-histamínicos antes da exposição ao sol. Diferentes modalidades terapêuticas foram descritas, de acordo com a intensidade dos sintomas: protetores solares, anti-histamínicos orais, ciclosporina, dessensibilização com diferentes tipos de fototerapia, omalizumabe, plasmaférese, imunoglobulina intravenosa (IgIV), afamelanotide, entre outras. Embora tenham sido propostas recomendações terapêuticas no contexto das urticárias crônicas, não há diretrizes baseadas em consenso ou em evidências que definam a abordagem específica para urticária solar.[68,71]

A urticária aquagênica é incomum e representa uma reação do corpo à água; isso é independente da temperatura. Anti-histamínicos H1 e terapia com UV são empregados para o tratamento desta doença com resposta variável.[68,71]

ANGIOEDEMA HEREDITÁRIO

Angioedema hereditário (AEH) é uma doença rara, potencialmente fatal, caracterizada por crises de edema cutâneo e submucoso. Os pacientes com AEH apresentam um defeito quantitativo ou qualitativo do inibidor de C1 (C1-INH), enzima da superfamília **serpina** que atua como serinoprotease. Posteriormente foi definido um novo grupo de pacientes com AEH com C1-INH normal.[73]

São definidos três tipos de AEH:[73,74,75]

1. AEH com deficiência quantitativa de C1-INH (anteriormente designado como AEH C1-INH de tipo I) AEH caracterizado por diminuição quantitativa do C1-INH, com níveis inferiores a 50% dos valores normais, e consequente diminuição da atividade funcional. Este fenótipo é a forma mais prevalente de todos os casos de AEH (80-85% dos casos associados à deficiência de C1-INH).
2. AEH com disfunção de C1-INH (anteriormente designado como AEH C1-INH de tipo II) AEH com níveis normais ou elevados de C1-INH,

mas com comprometimento de sua função, por ser uma proteína anômala.

3. AEH com C1-INH normal (anteriormente designado como AEH de tipo III). Identificada mais recentemente, esta forma de AEH afeta principalmente as mulheres, mas também foi identificada em indivíduos do sexo masculino, e é caracterizada por sintomatologia clínica semelhante ao AEH com deficiência de C1-INH, história familiar positiva e ausência de déficit de C1-INH. Até o momento são descritos os seguintes subtipos: mutação do fator XII, mutação da angiopoietina-1, mutação do plasminogênio, mutação do cininogênio-1, mutação da mioferlina e mutação desconhecida.

O principal mediador do angioedema em pacientes com AEH-1/2 é a bradicinina através da ligação deste mediador ao seu receptor B2, que é constitutivamente expresso em células endoteliais, e interfere nas junções endoteliais, aumentando a permeabilidade vascular.

Pacientes com AEH sofrem de episódios de angioedema recorrente envolvendo a pele e a submucosa de vários órgãos (Fig. 28-4). O AEH não está associado a urticária e prurido, algumas vezes os pacientes referem sensação de queimação na região do edema. Os locais mais comumente afetados são: face, extremidades, genitália, orofaringe, laringe e o sistema digestório. No entanto, manifestações clínicas raras, como dor de cabeça intensa, retenção urinária e pancreatite aguda, também podem ocorrer.[74]

Embora muitas crises ocorram espontaneamente, foram identificados diversos fatores desencadeadores: trauma (mesmo que de pouca intensidade), estresse, infecção, menstruação, gravidez, consumo de álcool, mudanças de temperatura extremas, exercício, uso de inibidores da ECA e uso de estrogênio (anticoncepcionais e terapia de reposição hormonal). Na adolescência, pode haver aumento substancial da atividade da doença, em particular, nas jovens do sexo feminino, devido aos ciclos menstruais e à utilização de contraceptivos orais contendo estrogênio. Como o trauma está entre as principais causas desencadeantes das crises, atividades físicas de impacto/combate devem ser desencorajadas para estes pacientes.[74]

O AEH pode-se apresentar por edema não anafilático das vias aéreas superiores, o que pode causar asfixia e morte em atletas, como relatado em um paciente não diagnosticado que praticava artes marciais assim como seus familiares. O tratamento farmacológico para anafilaxia é ineficaz e não se deve atrasar o manejo das vias aéreas. Se não diagnosticado, a mortalidade pode chegar a 33%.[76]

Todos os pacientes com suspeita de AEH-1/2 (ou seja, angioedema recorrente na ausência de uma causa conhecida) devem ser avaliados para os níveis sanguíneos de C4, C1INH, e função C1INH; e esses testes, se anormalmente baixos, devem ser repetidos para confirmar o diagnóstico. A dosagem de C4 é o melhor teste de triagem individual e repetir o C4 durante uma crise aumenta a probabilidade de um C4 baixo ser encontrado. A partir de um diagnóstico correto podemos agilizar o início do tratamento e reduzir os riscos de sofrimento físico ou mesmo consequências fatais para pacientes e familiares.[77]

A educação e a orientação são as ações iniciais mais importantes para evitar consequências graves do AEH e para melhorar a qualidade de vida dos pacientes e de seus familiares. Os pacientes devem receber informações por escrito que sejam relevantes sobre o AEH, incluindo medidas preventivas e um plano de ação para tratamento de crise.[74]

A identificação e a eliminação de fatores desencadeantes, como o estresse e o trauma, podem reduzir o risco de crises. Esportes de alto impacto e passatempos que tenham risco de trauma são contraindicados, da mesma forma que medicamentos que possam induzir ou prolongar uma crise de AEH, tais como inibidores da ECA, bloqueadores de receptores de angiotensina II (BRA), medicamentos contendo estrogênio e gliptinas. Pacientes que necessitam de contracepção devem receber apenas progestágenos. Recomenda-se a vacinação contra hepatites A e B, pois produtos derivados do sangue podem ser utilizados no tratamento do AEH, embora não se registre infecção por estes vírus em pacientes que utilizaram os medicamentos atualmente disponíveis.[74]

A farmacoterapia do AEH é dividida em três modalidades: profilaxia em longo prazo, profilaxia em curto prazo e tratamento das crises. Por se tratar de uma bibliografia para emergências no esporte, vamos nos deter a discutir o tratamento das crises de angioedema nestes pacientes.

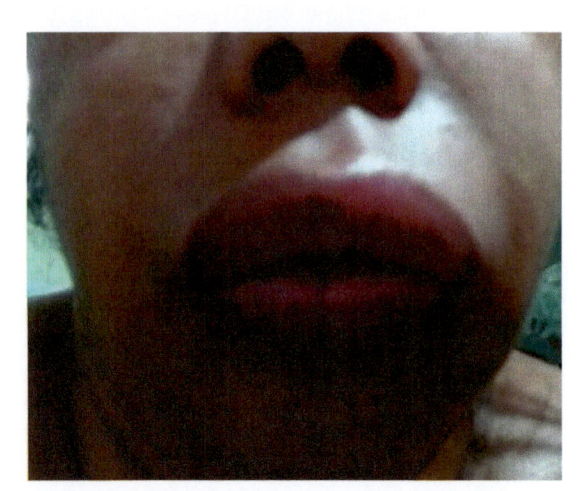

Fig. 28-4 Exemplo de crise de angioedema em paciente com angioedema hereditário. (Fonte: Arquivo pessoal dos autores.)

O tratamento das crises de AEH deve ser feito de acordo com sua gravidade. Crises graves e/ou crises que envolvem o trato respiratório requerem tratamento urgente, a fim de evitar potencial morbidade e mortalidade. Assim, pacientes com AEH devem ter acesso ao tratamento "sob demanda" para crises, sendo recomendável que tenham pelo menos duas terapias para usar em seu domicílio em casos de eventuais crises.

O objetivo da terapia durante uma crise de AEH é inibir a síntese de bradicinina e a sua ação sobre as células endoteliais, e consequente permeabilidade vascular. Existem três medicamentos para o tratamento das crises de AEH: concentrado de C1-I-NH derivado do plasma (pdC1-INH), icatibanto e ecallantide. Os dois primeiros estão disponíveis no Brasil. O plasma fresco congelado, que contém o C1-INH, pode ser utilizado quando estes três medicamentos de primeira linha não estiverem disponíveis. Nenhum estudo controlado demonstrou sua eficácia e, embora o plasma fresco congelado possa controlar a maioria das crises de AEH, uma piora paradoxal pode ocorrer em alguns casos, pois o plasma também fornece cininogênio e pré-calicreína de alto peso molecular (HMW), que podem gerar mais bradicinina. Além disso, há riscos de transmissão de patógenos pelo sangue e derivados, assim como de reações transfusionais.

Todos os medicamentos mencionados para tratamento das crises de AEH são altamente eficazes e não existem estudos comparativos entre eles. Os concentrados do pdC1-INH e o C1-INH recombinante devem ser administrados por via intravenosa, requerendo um tempo ligeiramente maior para sua administração. O icatibanto é administrado por via subcutânea e tem um início de ação mais rápido. No entanto, em cerca de 10% das crises tratadas, é necessária uma segunda injeção. Por outro lado, a taxa de recidiva das crises é muito baixa com os concentrados do pdC1-INH. Concentrados do pdC-1-INH e o icatibanto são licenciados para autoadministração caseira.

A educação dos profissionais da área da saúde, dos pacientes e de seus familiares é fundamental para o sucesso da abordagem do AEH. O reconhecimento de pacientes com a doença precisa ser maior e mais precoce, à medida que novas opções terapêuticas estão disponíveis.

REFERÊNCIAS BIBLIOGRÁFICAS

1. Parsons JP, Hallstrand TS, Mastronarde JG, et al. An official American thoracic society clinical practice guideline: Exercise-induced bronchoconstriction. Am J Respir Crit Care Med. 2013;187(9):1016-27.
2. Kippelen P, Anderson S. Pathogenesis of exercise induced bronchoconstriction. Immunol Allergy Clin N Am. 2013;33:299-312.
3. Langdeau JB, Turcotte H, Bowie DM, et al. Airway hyperresponsiveness in elite athletes. Am J Respir Crit Care Med. 2000;161:1479-84.
4. Correia MA Jr, Rizzo JA, Sarinho SW, et al. Effect of exercise-induced bronchospasm and parental beliefs on physical activity of asthmatic adolescents from a tropical region. Ann Allergy Asthma Immunol. 2012 Apr;108(4):249-53.
5. Sano F, Solé D, Naspdeitz CK. Prevalence and characteristics of exerciseinduced asthma in children. Pediatr Allerg Pediatr Allergy Immunol. 1998;9(4):181-5.
6. Weiler JM, Anderson SD, Randolph C, et al. Pathogenesis, prevalence, diagnosis, and management of exercise-induced bronchoconstriction: a practice parameter. Ann Allergy Asthma Immunol. 2010; 105:Suppl:S1-S47.
7. Fitch KD, Sue-Chu M, Anderson SD, et al. Asthma and the elite athlete: summary of the International Olympic Committee's consensus conference, Lausanne, Switzerland, January 22-24, 2008. J Allergy Clin Immunol. 2008;122:254-60.
8. Bonsignore MR, Morici G, Vignola AM, et al. Increased airway inflammatory cells in endurance athletes: What do they mean? Clin Exp Allergy. 2003;33(1):14-21.
9. Anderson SD, Kippelen P. Exercise induced bronchoconstriction: pathogenesis. Curr Allergy Asthma Rep. 2005;5:116-22.
10. Helenius I, Haahtela T. Allergy and asthma in elite summer sport athletes. J Allergy Clin Immunol. 2000;106(3):444-52.
11. Pedersen BK, Ullum H. NK cell response to physical activity: possible mechanisms of action. Med Sci Sports Exerc. 1994;26(2):140-6.
12. Walsh NP, Gleeson M, Shephard RJ, et al. Position statement. Part one: Immune function and exercise. Exerc Immunol Rev. 2011;17:6-63.
13. Dickinson J, McConnell A, Whyte G. Diagnosis of exercise-induced bronchoconstriction: eucapnic voluntary hyperpnoea challenges identify previously undiagnosed elite athletes with exercise-induced bronchoconstriction. Br J Sports Med. 2010;45(14):1126-31.
14. Subbarao P, Duong M, Adelroth E, et al. Effect of ciclesonide dose and duration of therapy on exercise-induced bronchoconstriction in patients with asthma. J Allergy Clin Immunol. 2006;117:1008-13.
15. Fitch KD, Morton AR. Specificity of exercise in exercise-induced asthma. BMJ. 1971;4:577-81.
16. Global Initiative for Asthma. 2020 (http://www.ginasthma.org). Acessado em 15/11/2020.
17. Silva D, Couto M, Delgado L, Moreira A. Diagnosis and Treatment of asthma in athletes. Breathe. 2012;8(4):287-96.
18. Millqvist E, Bengtsson U, Löwhagen O. Combining a beta2-agonist with a face mask to prevent exercise-induced bronchoconstriction. Allergy. 2000;55:672-5.
19. Elkins MR, Brannan JD. Warm-up exercise can reduce exercise-induced bronchoconstriction. Br J Sports Med 2013;47: 657-8. //Bisshop C, Guenard H, Desnot P, Vergeret J. Reduction of exerciseinduced

asthma in children by short, repeated warm ups. Br J Sports Med. 1999;33:100-04.
20. World Anti-Doping Agency – https://www.wada-ama.org/. Acessado em: 13/11/2020.
21. Autoridade Brasileira de Controle de Dopagem – https://www.gov.br/abcd/pt-br. Acessado em 13/11/2020.
22. Duong M, Amin R, Baatjes AJ, et al. The effect of montelukast, budesonide alone, and in combination on exercise induced bronchoconstriction. J Allergy Clin Immunol. 2012;130:535-9.
23. Jutel M, Agache I, Bonini S, et al. International consensus on allergy immunotherapy. J Allergy Clin Immunol. 2015 Sep;136(3):556-68.
24. Christensen P, Thomsen SF, Rasmussen N, et al (2010) Exerciseinduced laryngeal obstructions objectively assessed using EILOMEA. Eur Arch Otorhinolaryngol. 267:401-407.
25. Nielsen EW, Hull JH, Backer V. High prevalence of exercise-induced laryngeal obstruction in athletes. Med Sci Sports Exerc. 2013;45(11):2030-5.
26. Rundell KW, Wilber RL, Szmedra L, et al (2000) Exercise induced asthma screening of elite athletes: field versus laboratory exercise challenge. Med Sci Sports Exerc. 32:309-316 3.
27. Lakin RC, Metzger WJ, Haughey BH. Upper airway obstruction presenting as exercise-induced asthma. Chest. 1984;86(3):499-501.
28. Johansson H, Norlander K, Berglund L, et al. Prevalence of exercise-induced bronchoconstriction and exercise-induced laryngeal obstruction in a general adolescent population. Thorax. 2015;70(1):57-63.
29. Zealear DL, Billante CR. Neurophysiology of vocal fold paralysis. Otolaryngol Clin North Am. 2004;37(1):1-23.
30. Roksund OD, Maat RC, Heimdal J-H, et al. Exercise induced dyspnea in the young. Larynx as the bottleneck of the airways. Respir Med. 2009;103(12): 1911-8.
31. Beaty MM, Wilson JS, Smith RJ. Laryngeal motion during exercise. Laryngoscope. 1999;109(1):136-9.
32. Halvorsen T, Walsted ES, Bucca C, et al. Inducible laryngeal obstruction (ILO) – an official joint European Respiratory Society and European Laryngological Society statement. Eur Respir J. 2017;50.
33. Wysocki J, Kielska E, Orszulak P, et al. Measurements of pre- and postpubertal human larynx: a cadaver study. Surg Radiol Anat. 2008;30(3):191-9.
34. Hull JH, Backer V, Gibson PG, et al. Laryngeal dysfunction – assessment and management for the clinician. Am J Respir Crit Care Med. 2016;194(9):1062-72.
35. Kenn K, Balkissoon R. Vocal cord dysfunction: what do we know? Eur Respir J. 2011;37(1):194-200.
36. Merati AL, Lim HJ, Ulualp SO, Toohill RJ. Meta-analysis of upper probe measurements in normal subjects and patients with laryngopharyngeal reflux. Ann Otol Rhinol Laryngol. 2005;114(3):177-82.
37. Heimdal J-H, Roksund OD, Halvorsen T, et al. Continuous laryngoscopy exercise test: a method for visualizing laryngeal dysfunction during exercise. Laryngoscope. 2006;116(1):52-7.
38. Lakin RC, Metzger WJ, Haughey BH. Upper airway obstruction presenting as exercise-induced asthma. Chest. 1984;86(3):499-501.
39. Morris MJ, Deal LE, Bean DR, Grbach VX, Morgan JA. Vocal cord dysfunction in patients with exertional dyspnea. Chest. 1999;116(6):1676-82.
40. Weinberger M, Abu-Hasan M. Pseudo-asthma: when cough, wheezing, and dyspnea are not asthma. Pediatrics. 2007;120(4):855-64.
41. Maat RC, Hilland M, Roksund OD, et al. Exercise-induced laryngeal obstruction: natural history and effect of surgical treatment. Eur Arch Otorhinolaryngol. 2011.
42. Norlander K, Johansson H, Jansson C, Nordvall L, Nordang L. Surgical treatment is effective in severe cases of exercise-induced laryngeal obstruction: A followup study. Acta oto-laryngologica. 2015;135(11):1152-9.
43. Maat RC, Roksund OD, Halvorsen T, et al. Audiovisual assessment of exerciseinduced laryngeal obstruction: reliability and validity of observations. Eur Arch Otorhinolaryngol. 2009;266(12):1929-36.
44. Ben-Shoshan M, Clarke AE. Anaphylaxis: past, present and future. Allergy. 2011;66(1):1-14.
45. Kim H, Fischer D. Anaphylaxis. Allergy, Asthma Clin Immunol. 2011;7(Suppl 1):1-7.
46. Muraro A, Roberts G, Worm M, et al. Anaphylaxis: Guidelines from the European Academy of Allergy and Clinical Immunology. Allergy. 2014;69(8):1026-45.
47. McNeil BD, Pundir P, Meeker S, et al. Identification of a mast-cell-specific receptor crucial for pseudoallergic drug reactions. Nature. 2015;519(7542):237-41.
48. Receptor MrgprX2 nas anafilaxias não alérgicas – Gonçalves DG & Giavina-Bianchi P. Arq Asma Alerg Imunol 2018; 2(4).
49. Guia para manejo da anafilaxia-2012 – Grupo de Anafilaxia da ASBAI. Rev Bras Alerg Imunopatol. 2012; 35(2).
50. Ben-Shoshan M, Clarke AE. Anaphylaxis: past, present and future. Allergy. 2011;66(1):1-14.
51. Maulitz RM, Pratt DS, Schocket AL. Exercise-induced anaphylactic reaction to shellfish. J Allergy Clin Immunol. 1979;63(6):433-4.
52. Miller CWT, Guha B, Krishnaswamy G. Exercise-induced anaphylaxis: a serious but preventable disorder. Phys Sportsmed. 2008;36(1):87-94.
53. Shadick NA, Liang MH, Partridge AJ, et al. The natural history of exercise-induced anaphylaxis: Survey results from a 10-year follow-up study. J Allergy Clin Immunol. 1999;104(1):123-7.
54. Wong GK, Krishna MT. Food-dependent exercise-induced anaphylaxis: Is wheat unique? Curr Allergy Asthma Rep. 2013;13(6):639-44.
55. Bianchi A, Di Rienzo Businco A, Bondanini F, et al. Rosaceae-associated exercise-induced anaphylaxis with positive SPT and negative IgE reactivity to Pru p 3. Eur Ann Allergy Clin Immunol. 2011;43(4):122–4.
56. Sheffer AL, Tong AK, Murphy GF, et al. Exerciseinduced anaphylaxis: a serious form of physical allergy associated with mast cell degranulation. J Allergy Clin Immunol. 1985;75(4):479-84.

57. Robson-Ansley P, Toit G Du. Pathophysiology, diagnosis and management of exerciseinduced anaphylaxis. Curr Opin Allergy Clin Immunol. 2010;10(4):312-7.
58. Wolanczyk-medrala A, Barg W, Gogolewski G, et al. Influence of hyperosmotic conditions on basophil CD203c upregulation in patients with fooddependent exercise-induced anaphylaxis. Ann Agric Env Med. 2009;16:301-4.
59. Barg W, Medrala W, Wolanczyk-Medrala A. Exercise-induced anaphylaxis: An update on diagnosis and treatment. Curr Allergy Asthma Rep. 2011;11(1):45-51.
60. Matsuo H, Morimoto K, Akaki T, et al. Exercise and aspirin increase levels of circulating gliadin peptides in patients with wheat-dependent exercise induced anaphylaxis. 2005;461-6.
61. Geller M. Anafilaxia induzida por exercício. Braz J Allergy Immunol. 2015;3(2).
62. Feldweg AM. Food-dependent, exercise-induced anaphylaxis: diagnosis and management in the outpatient setting. J Allergy Clin Immunol Pract. 2017;5(2):283-8.
63. Giannetti MP. Exercise-induced anaphylaxis: Literature review and recent updates. Curr Allergy Asthma Rep. 2018 Oct 26;18(12):72.
64. Sarma S, Levine BD. Beyond the Bruce protocol: advanced exercise testing for the sports cardiologist. Cardiol Clin. 2016;34(4):603-8.
65. Asaumi T, Yanagida N, Sato S, et al. Provocation tests for the diagnosis of food-dependent exercise-induced anaphylaxis. Pediatr Allergy Immunol. 2016; 27(1):44-9.
66. Zuberbier T, Aberer W, Asero R, et al. The EAACI/GA2LEN/EDF/WAO guideline for the definition, classification, diagnosis and management of urticaria. Allergy. 2018;73:1393-414.
67. Schwartz LB, Delgado L, Craig T, et al. Exercise-induced hypersensitivity syndromes in recreational and competitive athletes: a PRACTALL consensus report (what the general practitioner should know about sports and allergy). Allergy. 2008 Aug;63(8):953-61.
68. Dortas Junior SD, Azizi GG, Sousa ACMCFF, et al. Urticárias crônicas induzidas: Revisão do tema. Arq Asma Alerg Imunol. 2020.
69. Fukunaga A, Washio K, Hatakeyama M, et al. Cholinergic urticaria: epidemiology, physiopathology, new categorization, and management. Clin Auton Res. 2018 Feb;28(1):103-113.
70. Magerl M, Altrichter S, Borzova E, et al. The definition, diagnostic testing, and management of chronic inducible urticarias – TheEAACI/GA(2)LEN/EDF/UNEV consensus recommendations 2016 update and revision. Allergy. 2016 Jun;71(6):780-802.
71. Del Giacco SR, Carlsen KH, Du Toit G. Allergy and sports in children. Pediatr Allergy Immunol. 2012 Feb;23(1):11-20.
72. Dortas Junior S, Azizi G, Valle S. Efficacy of omalizumab in chronic spontaneous urticaria associated with chronic inducible urticaria. Ann Allergy Asthma Immunol. 2020 Oct;125(4):486-487.
73. Busse PJ, Christiansen SC. Hereditary Angioedema. N Engl J Med. 2020 Mar 19;382(12):1136-1148.
74. Giavina-Bianchi P, Arruda LK, Aun MV, et al. Diretrizes brasileiras para o diagnóstico e tratamento do angioedema hereditário - 2017. Arq Asma Alerg Imunol. 2017;1(1):23-48.
75. Ariano A, D'Apolito M, Bova M, et al. A myoferlin gain-of-function variant associates with a new type of hereditary angioedema. Allergy. 2020 Nov;75(11):2989-2992.
76. Ashrafian H. Hereditary angioedema in a martial arts family. Clin J Sport Med. 2005 Jul;15(4):277-8.
77. Valle SOR, Alonso MLO, Tortora RP, et al. Hereditary angioedema: Screening of first-degree blood relatives and earlier diagnosis. Allergy Asthma Proc. 2019 Jul 1;40(4):279-281.

Parte IV Traumatologia Esportiva 1 – Membros Superiores

LESÕES NO OMBRO

CAPÍTULO 29

SEÇÃO 29-1

LESÕES DA ARTICULAÇÃO ACROMIOCLAVICULAR

Lúcio S. R. Ernlund
Leonardo Nobre

O QUE É A LESÃO

A lesão da articulação acromioclavicular (LAC), uma das lesões mais comuns no ombro dos atletas, é causada por uma simples queda ou por um trauma de alta energia. Podem ocorrer várias apresentações, desde a entorse acromioclavicular (muitas vezes negligenciada) até uma perda parcial (subluxação) ou total (luxação) da congruência articular.

ANATOMIA E BIOMECÂNICA

A articulação acromioclavicular (AC) é uma articulação diartrodial e sua estabilidade é observada em dois planos. No plano anteroposterior (AP), os ligamentos AC (espessamentos da cápsula articular) são os responsáveis e o ligamento superior é o mais resistente.[1] Já no plano superoinferior (SI), sua estabilidade é mantida pelos ligamentos coracoclaviculares (CC). O ligamento conoide (medial) corresponde a 60% da estabilidade anterior, superior e rotacional,[1] e o trapezoide (lateral) proporciona resistência a compressão.[2]

MECANISMO DE TRAUMA

Como ocorre em qualquer lesão de causa traumática, a direção e a energia do vetor de força determinarão o padrão da lesão. O mecanismo mais comum é um trauma direto na superfície superior do ombro (região do acrômio) com o braço em posição de adução. A força resultante é medial (compressão) e vertical (cisalhamento) e provoca a migração do acrômio e um padrão progressivo de lesão: primeiro ocorre a rotura dos ligamentos AC, seguida pelos ligamentos CC e, por último, ocorre a lesão da fáscia deltotrapezoidal.[3]

Por trauma indireto é mais raro e resulta em lesão de baixo grau.

FREQUÊNCIA NOS ESPORTES EM GERAL

A incidência real dessas lesões é provavelmente subestimada, pois muitas não são diagnosticadas ou tratadas, 60% delas ocorrem abaixo dos 30 anos, entorses ou subluxações são os tipos mais comuns[4] e são mais frequentes no sexo masculino (5:1 a 10:1). A frequência das lesões é maior durante os jogos (54%) quando comparada com os treinamentos (46%).[5]

As lesões acromioclaviculares correspondem a, aproximadamente, 40% de todas as lesões e 12% de todas as luxações na região do ombro.[4] Durante a prática de esportes há um risco aumentado para essas lesões, principalmente os atletas de esportes de contato ou colisão (futebol americano, rúgbi, luta livre e hóquei), os quais possuem um alto risco individual[6] e a incidência de todas as lesões nos esportes de contato é de quase 10%.[7,8]

Estudos em atletas de futebol americano apresentam uma incidência de lesões acromioclaviculares que correspondem de 32% a 41% de todas as lesões no ombro.[9,10] No futebol europeu, as lesões no ombro corresponderam a 30% do total das lesões, das quais, 60% foram lesões na articulação AC.[5]

No Brasil, a incidência de lesões no ombro em atletas de futebol profissional é aproximadamente 4%.[11] As demais publicações sobre esse tipo de lesão no futebol são escassas e a maioria dos estudos está em revistas não indexadas, mas podemos considerar uma prevalência de 20% de lesões no ombro.

ASPECTO CLÍNICO (ECTOSCOPIA)

Na avaliação clínica inicial, observa-se facilmente um aumento de volume na região superior do ombro e o aspecto do "ombro caído" pela alteração mecânica no complexo suspensório superior do ombro (CSSO).[12] Apesar de aparente ascensão da clavícula, o que realmente ocorre é a migração inferior do acrômio pela ação da força da gravidade sobre o membro superior ipsilateral.

TESTES DIAGNÓSTICOS

O diagnóstico é baseado na análise do mecanismo de trauma[13] e no exame físico do atleta. O atleta deverá ser examinado em pé ou sentado de modo a tornar a deformidade mais aparente pela tração distal do membro superior causada pelo seu próprio peso.[14]

Devem ser realizadas as seguintes manobras semiológicas com cuidado e respeitando o limiar de dor do paciente:

- *Sinal da tecla*: o examinador realiza uma compressão superior na clavícula, e percebe a migração inferior da mesma.
- *Teste da flexão-adução-compressão* (*Cross-Body Adduction Test*): após posicionar o braço em flexão de 90° deve-se realizar adução forçada na direção do ombro contralateral.

DIAGNÓSTICOS DIFERENCIAIS

A fratura da clavícula associada ou não a fraturas da escápula, principalmente do processo coracoide, são os diagnósticos diferenciais mais frequentes em traumas agudos e seu diagnóstico é de suma importância para o planejamento do tratamento.

Poderão ocorrer, também, lesões associadas na articulação glenoumeral. Tischer *et al.*[15] encontraram 18% de lesões concomitantes nas luxações AC agudas (tipos III a V de Rockwood), 14% delas eram lesão SLAP (*Superior Labrum Anterior Posterior*) e 4% lesão do manguito rotador.

CLASSIFICAÇÃO

Originalmente descritas por Tossy *et al.*[16] em graus I, II e III, posteriormente, a classificação das lesões acromioclaviculares foi modificada por Rockwood e Williams,[4] que descreveram os graus IV, V e VI, (Fig. 29-1). Esta classificação apresenta boa reprodutibilidade entre ortopedistas, e também é utilizada para guiar a indicação de tratamento clínico ou cirúrgico. Segundo Mota Neto *et al.*, o tratamento cirúrgico está preconizado para os graus IV, V e VI, e em alguns casos do grau III.[17]

CONDUTA NA BEIRA DO CAMPO, *FOP (FIELD OF PLAY)* (EXPERIÊNCIA PESSOAL)

Na beira do campo, é de suma importância que o profissional da saúde esteja atento, não somente aos lances com a bola, mas, também, aos atletas que não estão participando da jogada, já que um eventual trauma poderá ocorrer em qualquer localização do campo e sem relação direta com o lance principal da partida. No momento em que alguma lesão seja observada, o profissional de saúde deverá solicitar autorização para adentrar a arena esportiva sinalizando a emergência que necessita de atendimento. O atleta deverá, então, ser conduzido para a linha lateral de campo para o correto atendimento. Na avaliação inicial deverá ser confirmado o mecanismo do trauma, se direto ou indireto, identificado o sítio da lesão e observada a presença de deformidade local.

Talvez uma das maiores dificuldades, neste momento, seja a rápida tomada de decisão sobre a autorização ou não do pronto regresso, do atleta, à partida. De modo geral, deve-se usar o bom senso respaldado no conhecimento técnico prévio. Ou seja, na eventualidade de um trauma de baixa energia em que o atleta se apresente sem deformidade e mínimos sintomas locais associados à mobilidade normal da cintura escapular traumatizada, pode-se autorizar o retorno ao campo. Caso essa decisão seja tomada, cabe ao profissional assistente manter contato visual constante com o atleta para assegurar que este não esteja apresentando atitudes protetivas que demonstrem riscos para sua saúde e para o seu desempenho atlético. Durante qualquer momento da partida este atleta poderá ser substituído para preservar sua integridade física e condução correta de tratamento. Se, ao contrário, na avaliação inicial na beira do campo, houver a observação de maior gravidade do trauma com consequente diagnóstico de luxação acromioclavicular em graus mais elevados, o atleta deverá ser imediatamente afastado da partida e conduzido ao vestiário para uso de imobilização provisória com tipoia, aplicação de crioterapia e medicação analgésica e anti-inflamatória para que possa, posteriormente, ser encaminhado para exames de imagem e tratamento definitivo.

TRATAMENTO DEFINITIVO

O tratamento definitivo dependerá da classificação da patologia, de acordo com Rockwood *et al.*,[4] e deverá ser discutido com o atleta. Deve-se, também, levar em consideração a posição em que o atleta joga, sua titularidade, as consequências para a sua prática esportiva e sua integridade física e o momento em que o campeonato se encontra para que cada decisão de tratamento tomada possa ser avaliada. Por exemplo, se o atleta é goleiro e apresenta uma lesão grau III a indicação cirúrgica poderá ser imediata e a melhor escolha.

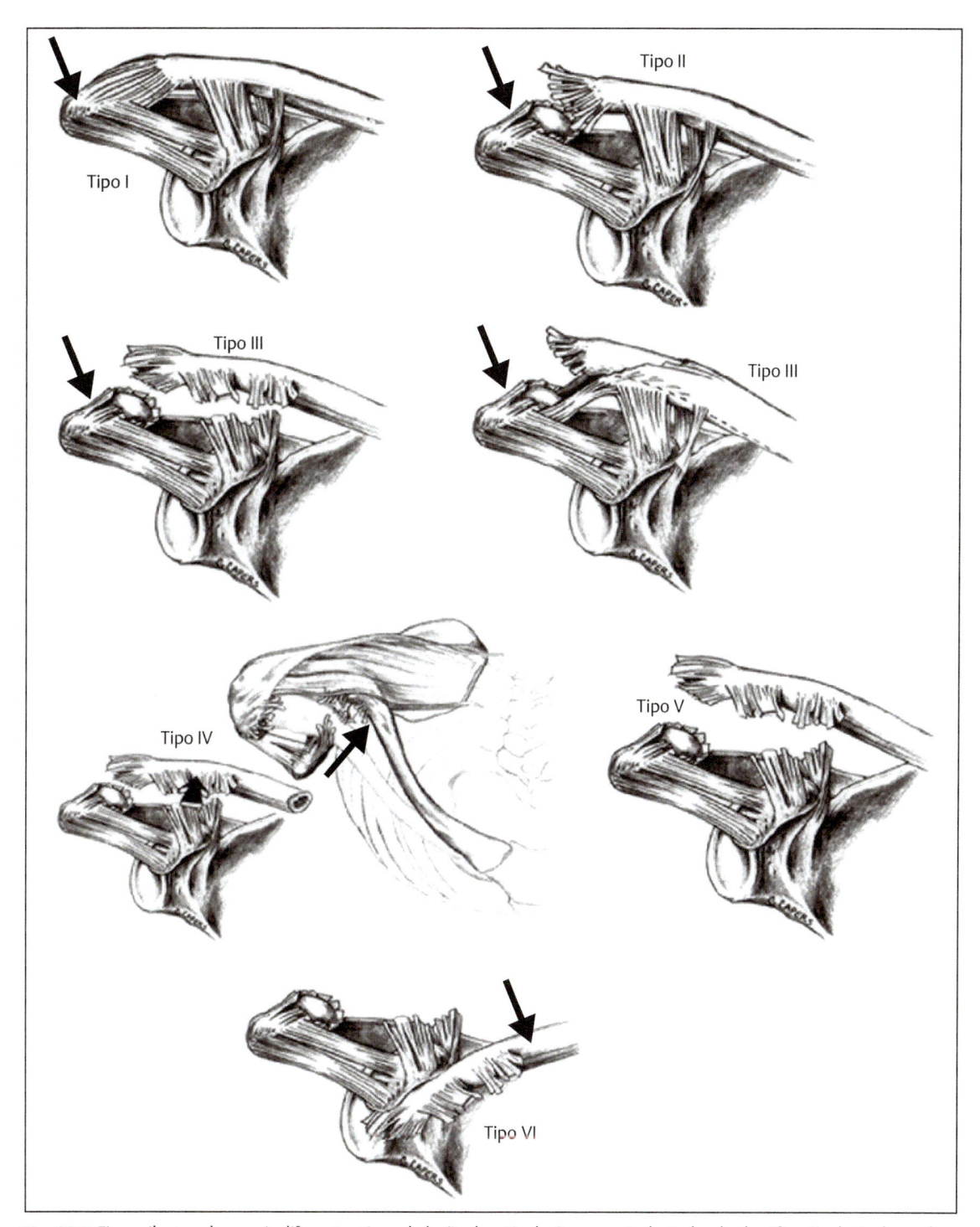

Fig. 29-1 Figura ilustrando os seis diferentes tipos de lesão da articulação acromioclavicular da classificação de Rockwood. Fonte: Com permissão de Beim GM. Acromioclavicular joint injuries. J Athl Train. 2000;35(3):261-267).

Por outro lado, caso seja um atleta titular, que jogue na linha e esteja no final do campeonato, com a mesma lesão grau III, pode-se eventualmente discutir riscos de autorizar o seu retorno, de forma mais rápida, apenas com tratamento conservador, para se decidir por uma cirurgia, de forma crônica, após o término do campeonato.

REFERÊNCIAS BIBLIOGRÁFICAS

1. Fukuda K, Craig EV, An KN, Cofield RH, Chao EY. Biomechanical study of the ligamentous system of the acromioclavicular joint. J Bone Joint Surg Am. 1986;68(3):434-440.
2. Rios CG, Arciero RA, Mazzocca AD. Anatomy of the clavicle and coracoid process for reconstruction of the coracoclavicular ligaments. Am J Sports Med. 2007;35(5):811-817.
3. Mazzocca AD, Spang JT, Rodriguez RR, et al. Biomechanical and radiographic analysis of partial coracoclavicular ligament injuries. Am J Sports Med. 2008;36(7):1397-1402.
4. Rockwood CA Jr. Injuries to the acromioclavicular joint. In: Rockwood CA Jr, Green DP. Fractures in adults, vol 1. 2 ed. Philadelphia: JB Lippincott; 1984. p. 860-910.
5. Ekstrand J, Hägglund M, Törnqvist H, et al. Upper extremity injuries in male elite football players. Knee Surg Sports Traumatol Arthrosc. 2013;21(7):1626-32.
6. Pallis M, Cameron KL, Svoboda SJ, et al. Epidemiology of acromioclavicular joint injury in young athletes. Am J Sports Med. 2012;40(9):2072-7.
7. Sirin E, Aydin N, Mert Topkar O. Acromioclavicular joint injuries: diagnosis, classification and ligamentoplasty procedures. EFORT Open Rev. 2018;3(7):426-33.
8. Ruiz Ibán MA, Sarasquete J, Gil de Rozas M, et al. Low prevalence of relevant associated articular lesions in patients with acute III-VI acromioclavicular joint injuries. Knee Surg Sports Traumatol Arthrosc. 2019;27(12):3741-6.
9. Dragoo JL, Braun HJ, Bartlinski SE, et al. Acromioclavicular joint injuries in national collegiate athletic association football: Data from the 2004-2005 through 2008-2009 national collegiate athletic association injury surveillance system. Am J Sports Med. 2012;40(9):2066-71.
10. Kaplan LD, Flanigan DC, Norwig J, et al. Prevalence and variance of shoulder injuries in elite collegiate football players. Am J Sports Med. 2005;33(8):1142-6.
11. Cristiano Netto D, Arliani GG, Thiele ES, et al. Avaliação prospectiva das lesões esportivas ocorridas durante as partidas do Campeonato Brasileiro de Futebol em 2016. Rev Bras Ortop. 2019;54(3):329-34.
12. Owens BD, Goss TP. The floating shoulder. J Bone Joint Surg Br. 2006;88(11):1419-24.
13. Ejnisman B, Andreoli CV, Carrera EF, et al. Lesões músculo-esqueléticas no ombro do atleta: mecanismo de lesão, diagnóstico e retorno à prática esportiva. Rev Bras Ortop. 2001;36(10):389-393.
14. Guerra MIP, Pinto ECM, Guerra MTE Luxação Acromioclavicular Aguda. In Reginaldo SS, Ejnisman B, Almeida Filho IA, Molin FF Fraturas e Luxações do Ombro e Cotovelo. 1. ed Rio de Janeiro: DiLivros; 2020, 41-50.
15. Tischer T, Salzmann GM, El-Azab H, et al. Incidence of associated injuries with acute acromioclavicular joint dislocations types III through V. Am J Sports Med. 2009;37(1):136-139.
16. Tossy JD, Mead NC, Sigmond HM. Acromioclavicular separations: useful and practical classification for treatment. Clin Orthop Relat Res. 1963;28(28):111-119.
17. Mendes Júnior AF; Mota Neto J; Dias DM, et al. Resultados funcionais e radiológicos do tratamento cirúrgico da luxação acromioclavicular aguda com âncoras e fixação clavículo-escapular. Rev Bras Ortop. 2019;54(6):649-56.

SEÇÃO 29-2
INSTABILIDADES GLENOUMERAIS ANTERIOR, POSTERIOR E MULTIDIRECIONAL

Glaydson Gomes Godinho
André Couto Godinho
Pedro Couto Godinho

INTRODUÇÃO

Entre as grandes articulações, o ombro é o local mais comum de luxações. A luxação primária anterior do ombro ocorre, comumente, durante esportes de contato nos jovens e, após trauma de baixa energia, nos idosos.

A definição clássica de instabilidade glenoumeral é "**subluxação ou luxação** da cabeça do úmero em relação à cavidade glenoidal", e a definição biomecânica é "a perda do controle do centro de rotação glenoumeral".[1]

Em uma das extremidades do espectro da instabilidade está a típica **instabilidade traumática**, cujo principal aspecto clínico é a apreensão na posição de abdução-rotação lateral do ombro, que se segue a um episódio traumático (Fig. 29-2).

Na extremidade oposta está a **instabilidade atraumática**, cuja característica é dor, desconforto ou mesmo apreensão quando o membro é posto em posição crítica de abdução-rotação lateral, sem uma história de trauma precedente em pacientes com histórico de hiperfrouxidão ligamentar.

Entre esses dois extremos, existem variações intermediárias, destacando-se a forma microtraumática, típica dos atletas arremessadores (p. ex., vôlei, tênis, beisebol), cujas lesões se desenvolvem progressivamente pelo uso excessivo e com alto grau de esforço de repetição de aceleração e desaceleração do membro superior. O típico paciente com alto risco de desenvolver instabilidade recidivante é do sexo masculino, adolescente ou com pouco mais de 20 anos, que sofre luxação praticando esportes de contato e colisão (p. ex.: futebol, rúgbi, lutas marciais, *skate*).[2] A lesão ocorre, usualmente, com o braço na posição "de risco", em abdução e rotação lateral, ou mediante um impacto direto no ombro. Os sintomas da instabilidade crônica desenvolvem-se, geralmente, durante os primeiros 2 anos seguintes à luxação original (Fig. 29-3).

Em uma criteriosa avaliação de risco de instabilidade recidivante, na população geral, a incidência é de 75% a 80% entre indivíduos com idade variando de 13 a 20 anos e de 50% naqueles com idade entre 20 e 30 anos. O alto grau de recidivas na adolescência parece não depender de quando a fise proximal está aberta ou não. O risco começa a declinar por volta dos 30 anos, embora a instabilidade recidivante não seja incomum na meia-idade ou em idosos, valendo lembrar os efeitos do trauma em relação aos aspectos degenerativos no atleta idoso, como rotura completa do manguito rotador, frequentemente associada à luxação em pacientes com mais de 40 anos de idade. Uma característica

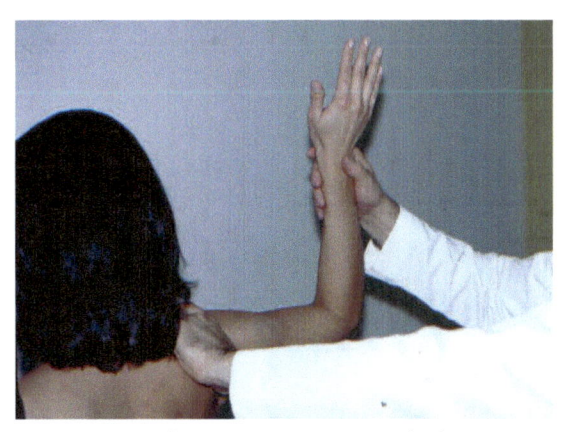

Fig. 29-2 "Teste da apreensão". O examinador faz o movimento passivo de abdução + rotação lateral e a paciente teme que o ombro vá luxar-se anteriormente.

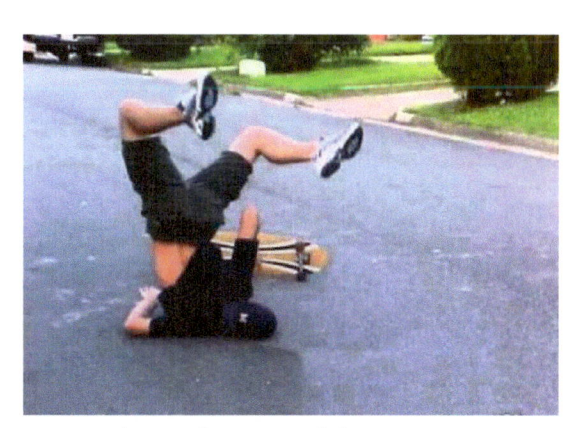

Fig. 29-3 Típico acidente que pode levar a uma luxação anterior do ombro, geralmente com lesões osteoligamentares importantes e recidivas.

marcante da atualidade em que a prática esportiva se impõe na qualidade de vida desta população, cada vez mais ativa.

Muitos outros fatores de aumento do risco de recidiva têm sido sugeridos, como fratura-luxação da borda da cavidade glenoidal visível radiograficamente e lesão extensa de Hill-Sachs.[3] Lesões ósseas estão diretamente associadas à instabilidade traumática.

Recidivas são raras se o tubérculo maior é fraturado na luxação inicial, mas os pacientes podem ter uma recuperação mais lenta, como resultado da disfunção secundária do manguito rotador. A **integridade da margem da cavidade glenoidal** é anatomicamente muito importante quando uma **lesão óssea de Bankart** ou uma fratura aí ocorre. Havendo envolvimento de 25% ou mais da superfície articular, há instabilidade, cuja correção requer reparação do defeito ósseo (Fig. 29-4).

Da mesma forma, a **lesão por impactação na cabeça do úmero (lesão de Hill-Sachs)**, envolvendo 30% ou mais de perda óssea, provavelmente irá evoluir com recidivas, requerendo algum tipo de intervenção cirúrgica.[3]

DEFINIÇÕES E CLASSIFICAÇÃO

A instabilidade do ombro compreende um largo espectro de condições que podem ser distinguidas por fatores etiológicos, gravidade, fatores constitucionais e volição, determinando uma infinidade de formas intermediárias entre as tradicionais, traumática e atraumática. Por essa razão, não há um sistema de classificação universalmente aceito. Um algoritmo ou avaliação individual para diagnóstico e tratamento deve ser sempre levado em consideração. Aqui, trataremos das formas: unidirecional anterior, posterior e multidirecional.

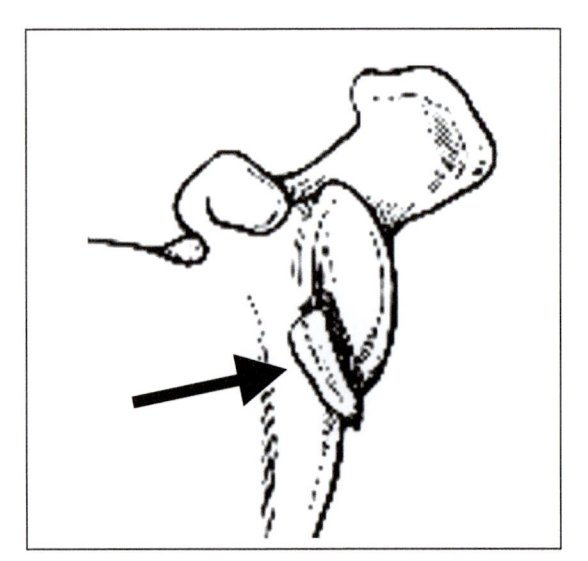

Fig. 29-4 Perda óssea exuberante anteroinferior na glenoide (seta) decorrente de luxação anterior traumática.

INSTABILIDADE ANTERIOR (ON-FIELD MANAGEMENT)

A avaliação do atleta deve iniciar-se pela observação das vias aéreas, respiração e circulação sanguínea. Na história inicial, a obtenção de informações de atletas, treinadores ou outras pessoas em campo é importante, assim como as imagens de vídeos são importantes fontes de informação acerca do mecanismo e da gravidade do trauma. Informações sobre dominância, instabilidade ou cirurgias prévias no ombro devem ser obtidas. O exame físico inicial avalia a presença de deformidade, ferimentos abertos e limitações dos movimentos. A avaliação da função nervosa antes de qualquer tentativa de redução é de suma importância. Lesões do nervo axilar ocorrem em 5% a 35% das luxações primárias.[4] Estas lesões são mais comumente neurapráxicas e resolvem espontaneamente.

Na ausência de qualquer sinal óbvio de deformidade que sugira fratura associada, a manobra de redução deve ser tentada no campo, antes que se inicie o espasmo muscular.[5] De acordo com recente revisão bibliográfica, nenhuma recomendação específica pode ser feita em termos de qual técnica de redução é mais efetiva. Se a redução for difícil ou o atleta é incapaz de tolerá-la em campo, ele deve ser conduzido à sala de concentração, onde mais calmamente o atleta poderá se relaxar e facilitar a redução.

O tratamento na fase aguda requer **redução sob sedação se possível e adequado relaxamento muscular**, habitualmente, utilizando-se o método de Kocher,[6] que consiste na aplicação de tração com o braço em flexão, rotação lateral com abdução e cuidadosa adução com rotação medial. Essa técnica continua sendo a mais utilizada, embora muitas outras técnicas sejam aplicadas com sucesso. A **técnica de Spaso** (tração vertical e rotação externa) tem se mostrado de fácil reprodutibilidade e rápida aplicação, sendo alternativa viável para a redução incruenta da luxação glenoumeral anterior aguda.[7] A imobilização deve ser feita com tipoia, tipo Velpeau, por um período de 3 a 4 semanas (Fig. 29-5).

Avaliação radiográfica deve ser feita através das incidências: AP neutro verdadeiro da articulação glenoumeral (paciente inclinado 35° a 45° sobre o ombro examinado); perfil axilar, tendo-se o cuidado em abduzir o membro superior em não mais que 45° e perfil da escápula ("Y"). Investigar cuidadosamente a possibilidade de existir fratura dos tubérculos ou metáfise. Um dos mais graves equívocos no atendimento inicial é negligenciar a radiografia em perfil axilar em razão da dificuldade de se mobilizar o paciente em situação de estresse e dor, o que pode levar ao não reconhecimento de uma luxação, principalmente, posterior do ombro. Ademais, as radiografias devem ter qualidade suficiente para permitir o diagnóstico de fraturas eventualmente associadas.

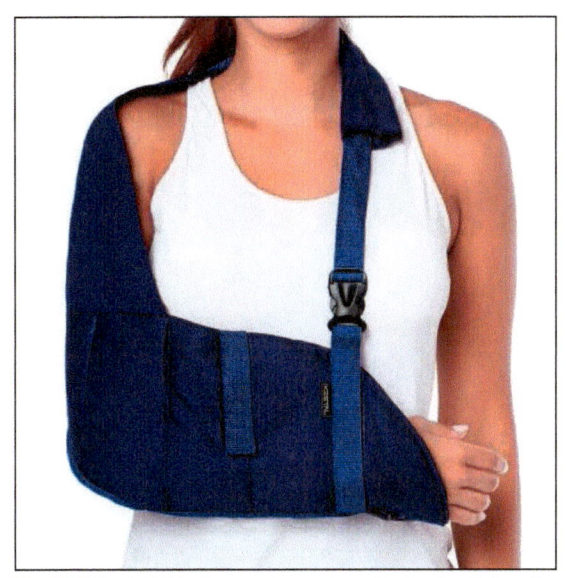

Fig. 29-5 Instabilidade anterior, ombro direito. Imobilização pós-redução com tipoia tipo Velpeau.

Após o episódio agudo, a ressonância magnética nuclear (RM) deve ser realizada para avaliar as lesões labiais, do manguito rotador e da cartilagem articular, além das lesões ósseas (mais bem definidas por meio de tomografia computadorizada). Na fase aguda, a hemartrose age como contraste, permitindo melhor acuidade do exame e dispensando o uso injetável articular de contraste radiopaco.

O tratamento baseia-se em quando a instabilidade é primária ou recidivante, nos achados dos exames de imagens (extensão das perdas ósseas), no momento relacionado com a temporada, no nível de jogo e na posição. Isto é especialmente relevante no futebol em que o goleiro tem muito mais risco de recidiva em relação às outras posições. Logo, torna-se imperativo retirá-lo da competição e indicar-se o tratamento cirúrgico.

O mesmo ocorre com os esportes de alto risco como paraquedismo, parapente, mergulho e montanhismo, pelo risco de luxação durante a atividade que pode colocar a vida do atleta em risco.

O desejo de voltar a atuar deve ser considerado, especialmente quando a instabilidade se localiza no membro não dominante de esportistas arremessadores, ou mesmo nos esportes de contato como no futebol, exceto o goleiro. Embora exista o risco de recidiva com o tratamento não cirúrgico e retorno precoce aos jogos, esta é a única opção para o atleta que deseja retornar durante a temporada. Desta forma, deve-se planejar o tratamento definitivo da instabilidade ao final do campeonato.

Segundo Tokish et al.,[8] com o tratamento conservador realizado durante a temporada, 73% dos atletas retornaram à mesma. Destes, 27% a completaram sem recidiva. Entre aqueles que tiveram novos episódios, não houve diferenças entre luxações e subluxações como evento inicial.

INSTABILIDADE POSTERIOR

É pouco frequente, tem origem traumática como apresentação mais comum, ou atraumática. Ocorre por um mecanismo de flexão, adução e rotação medial ("posição de risco") do membro superior. A anatomia patológica evidencia a lesão de Bankart "reversa" (desinserção do lábio posterior) e, lesão de Hill-Sachs também "reverso" por se situar anteriormente na cabeça umeral, ao contrário do que ocorre na luxação anterior. Pode ocorrer como evento único quando há um trauma com o braço na "posição de risco" ou como resultado de múltiplos episódios de traumas menores, como acontece com atletas arremessadores, por exemplo.

A subluxação, cuja tradução clínica é a redução espontânea ou a autorredução, pode ter origem traumática e se manifestar como queixa de dor após a perda de consciência por trauma craniano ou convulsões, que, com o subsequente relaxamento muscular, ocorre a redução espontânea, restando a dor como sintoma clínico.

Atletas arremessadores frequentemente se queixam de dor insidiosa ocorrendo ao final do arremesso ou após a partida, quando a fadiga muscular e consequentemente a estabilidade dinâmica se mostram comprometidas.[9]

A luxação traumática posterior, aguda ou crônica (inveterada), apresenta um aspecto clínico característico pelo aplanamento do contorno anterior do ombro, projeção anormalmente aumentada do processo coracoide e abaulamento na face posterior. Às vezes se observa um encurtamento aparente do ombro. A elevação anterior estará limitada, mas, a mais grave limitação ocorre na rotação lateral, enquanto a rotação medial pode estar pouco limitada (Fig. 29-6).

O tratamento conservador é a primeira opção, com manobra de redução realizando-se flexão com adução e rotação medial sob tração e compressão posterior glenoumeral com o polegar.

Havendo resistência à redução, deve-se suspeitar de fratura associada que geralmente ocorre por avulsão em graus variados do tubérculo menor. A imobilização deve ser em tipoia com coxim de suporte para manter o ombro em rotação neutra, ou órtese mantendo o ombro em rotação lateral de 30° (Fig. 29-7). O prognóstico com respeito a recidivas será melhor nos esportes de contato.

A avaliação por imagens radiográficas deve ser conduzida segundo a chamada "série trauma" de Neer e descrita acima no estudo da instabilidade anterior (Fig. 29-8). Imagens de tomografia computadorizada podem ser solicitadas para uma melhor compreensão das lesões ósseas associadas e da versão e contorno da glenoide (Fig. 29-9). A RM e o exame com contraste (artrorressonância magnética, ou A-RM) proporcionam informações detalhadas sobre as partes moles, como lábio glenoidal, ligamentos, cápsula e tendões, além de detalhes da integridade da superfície articular cartilaginosa e do contorno ósseo.

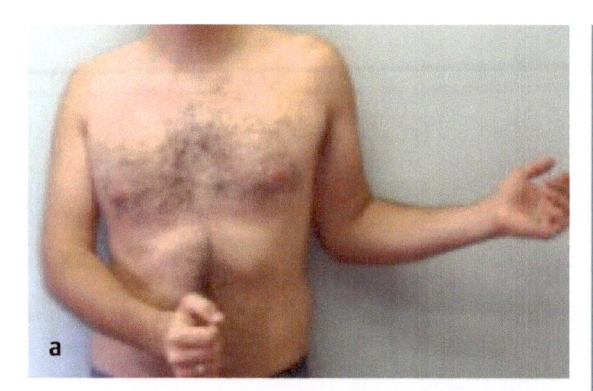

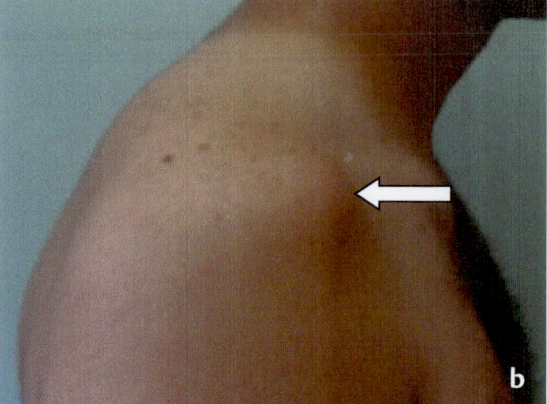

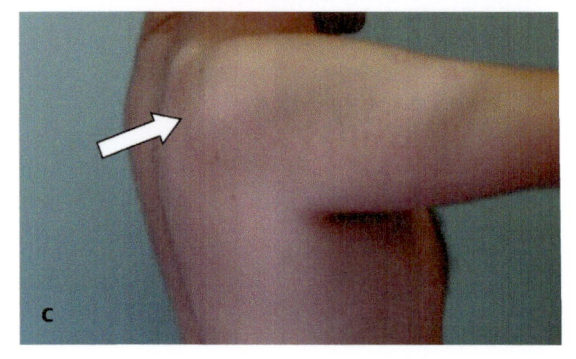

Fig. 29-6 Aspectos do ombro direito com luxação posterior: limitação da rotação lateral (**a**); aplanamento da face anterior e projeção do processo coracoide (**b**); abaulamento na face posterior do ombro (**c**).

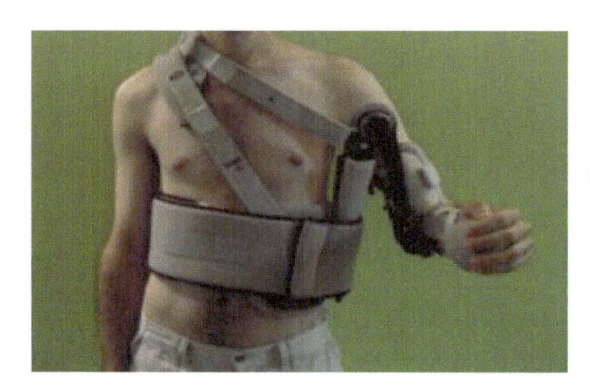

Fig. 29-7 Paciente do sexo masculino, em uso de órtese de imobilização para o ombro esquerdo, pós-redução de luxação posterior. Observar posicionamento com rotação lateral de 30° e abdução de aproximadamente 10°.

CAPÍTULO 29 ■ LESÕES NO OMBRO

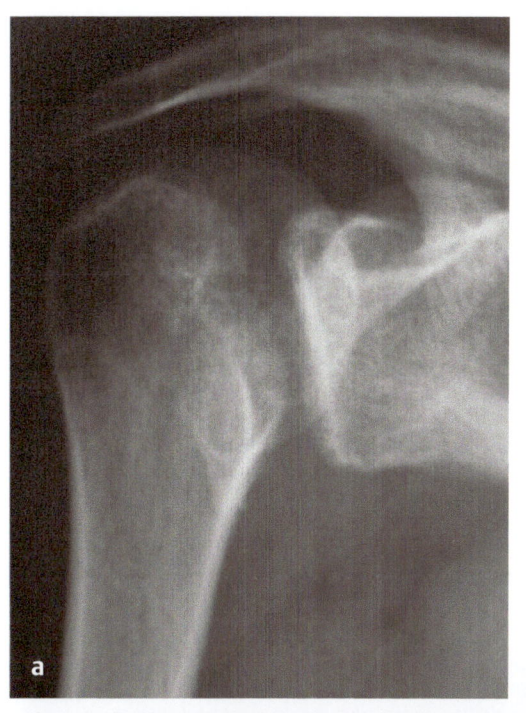

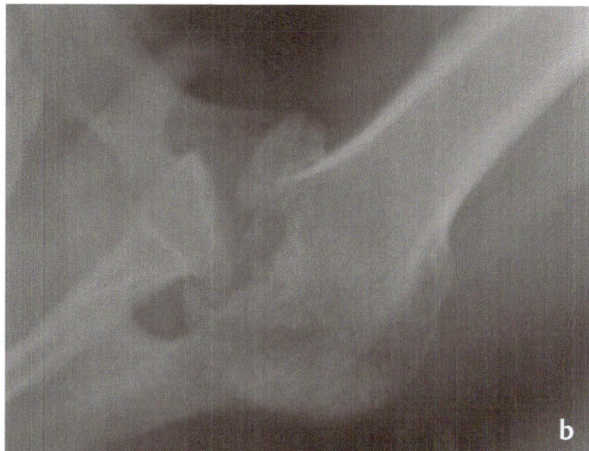

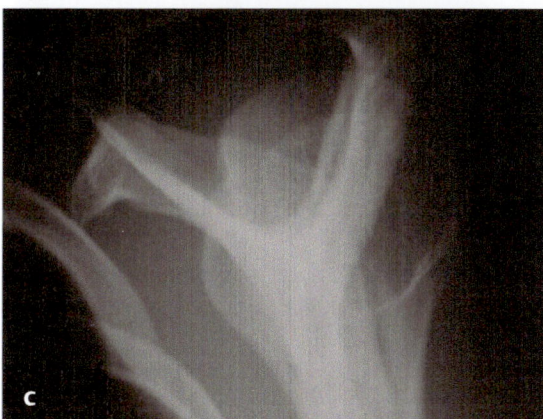

Fig. 29-8 (a) Série "trauma de Neer": Incidência anteroposterior verdadeira. Observar o desaparecimento de o espaço articular glenoumeral pela superposição de imagens da cabeça umeral luxada posteriormente e glenoide. **(b)** Série trauma, incidência em perfil axilar, mostrando a cabeça umeral luxada posteriormente em relação à glenoide. **(c)** Série trauma, perfil de escápula evidenciando a cabeça umeral posteriorizada em relação à glenoide.

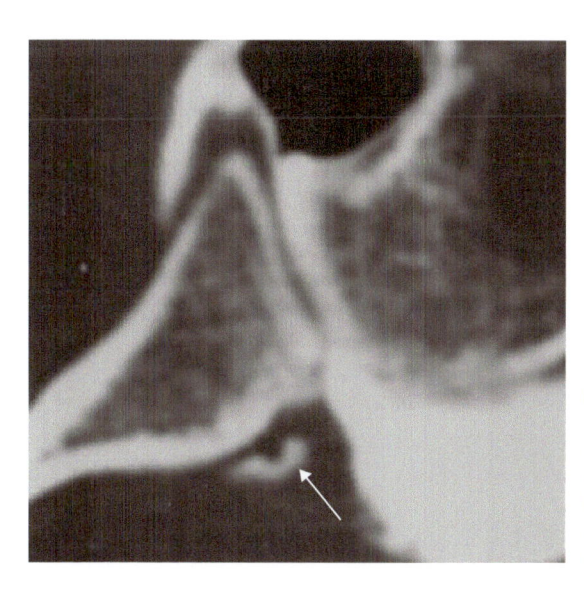

Fig. 29-9 Artrotomografia computadorizada de ombro evidenciando lesão óssea posterior na glenoide (Bankart ósseo reverso – seta).

INSTABILIDADE MULTIDIRECIONAL

Por definição, fala-se que existe instabilidade multidirecional quando há translação glenoumeral excessiva involuntária anterior, posterior e inferior, manifestando-se clinicamente como subluxações ou luxações sintomáticas, ou seja, com dor. Portanto, tal sintoma a diferencia do indivíduo hiperelástico, normal. A etiologia é multifatorial e o aspecto anatômico predisponente é a presença de uma cápsula com recesso axilar inferior excessivo e frouxo, com elasticidade aumentada e um intervalo rotador (IR) deficiente (Fig. 29-10).[10]

Outros fatores descritos são os **traumas repetidos**, causando lesões labioligamentares combinadas ou não com a hiperelasticidade congênita, característica especialmente encontrada na instabilidade do ombro do atleta, especialmente no arremessador. Acrescentam-se as anormalidades estruturais dos ligamentos glenoumerais médio e inferior, além da cápsula posterior e, anomalias intrínsecas, bioquímicas e morfológicas do colágeno. Citam-se ainda retroversão aumentada e a perda da altura do lábio posterior, os distúrbios da propriocepção e o desequilíbrio do controle muscular estabilizador do ombro.[11]

O diagnóstico diferencial deve ser cuidadosamente avaliado após o trauma agudo no campo ou na quadra, já que a sintomatologia da instabilidade multidirecional pode ser vaga, manifestando-se apenas como dor de localização imprecisa na região do ombro. As principais condições a serem diferenciadas são síndrome do impacto, hérnia de disco cervical, plexite braquial, dores miofasciais e distúrbios psicogênicos com manifestações de dor.

Importante salientar que a instabilidade multidirecional em uma situação de emergência, durante a prática esportiva, não apresenta a mesma dramaticidade do quadro de dor e espasmo muscular, apresentado nas formas unidirecionais traumáticas. Tipicamente os episódios são de subluxações com reduções espontâneas ou autorreduções, portanto, facilmente redutíveis no próprio campo e, com pouco desconforto, em função da hiperelasticidade capsuloligamentar existente.

TRATAMENTO

Resultados satisfatórios são esperados em 80% dos pacientes com instabilidade multidirecional tratados conservadoramente, por um período mínimo de 6 meses.[12,13]

São recomendados exercícios ativos-resistidos (uso de *thera band*), para fortalecimento do manguito rotador e dos estabilizadores da escápula. É de grande importância a reabilitação proprioceptiva. Não são indicados os exercícios de alongamentos, já que se trata de ombros com hiperelasticidade. Na persistência dos sintomas, a despeito do adequado tratamento conservador, está indicada cirurgia para realização da capsuloplastia preferencialmente por via artroscópica.

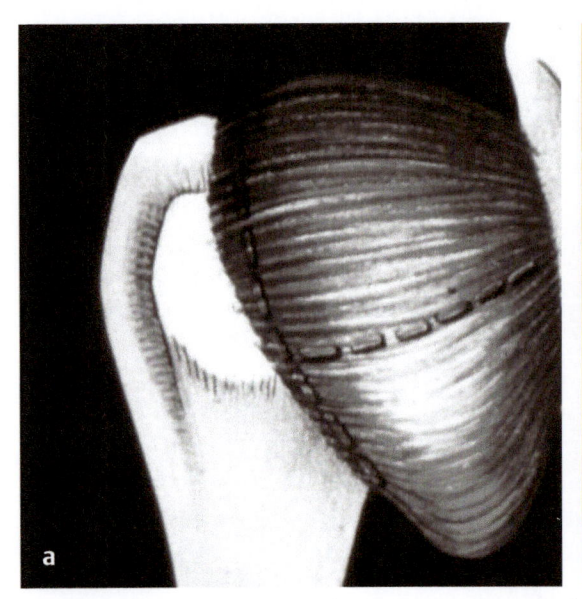

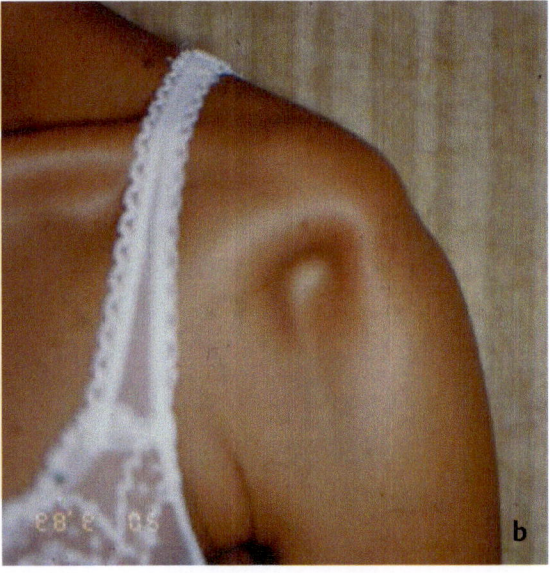

Fig. 29-10 (**a**) Cápsula glenoumeral excessiva e recesso axilar frouxo típico da instabilidade multidirecional. (**b**) Instabilidade multidirecional. "Sinal do sulco subacromial" significando elasticidade exagerada da cápsula glenoumeral com insuficiência do ligamento coracoumeral.

REFERÊNCIAS BIBLIOGRÁFICAS

1. Matsen FA, Harryman DT, Sidles JA. Mechanics of glenohumeral instability. Clin Sports Med 1991;10:783-8.
2. Rockwood CA. Subluxation of the shoulder: The classification, diagnosis and treatment. Orthop Trans 1979;4:306-9.
3. Burkhart SS, De Beer JF. Traumatic glenohumeral bone defects and their relationship to failure of arthroscopic Bankart repairs: significance of the inverted-pear glenoid and the humeral engaging Hill-Sachs lesion. Arthroscopy 2000;16(7):677-94.
4. Perlmutter GS, Apruzzese W. Axillary nerve injuries in contact sports: recommendations for treatment and rehabilitation. Sports Med 1998;26(5):351-61.
5. Hodge DK, Safran MR. Sideline management of common dislocations. Curr Sports Med Rep 2002;1(3):149-55.
6. Kocher T. Eine neue reductionsmethode fur shulterverrenkung. Berlin Klin 1870;7:101-5.
7. Almeida Fo. IA, Leitão ICS, Castro L, et al. Luxação glenoumeral anterior aguda: estudo comparativo entre métodos de redução incruenta. Rev Bras Ortop 2006;41(11/12):455-60.
8. Song JD, Cook BJ, Krul PK, et al. High frequency of posterior and combined instability in young active patients. J Shoulder Elbow Surg 2015;24:186-90.
9. Godinho GG. Ombro do atleta. In: Clinica Ortopédica, vol1/1. Rio de Janeiro: Medsi Editora Médica e Científica Ltda; 2000. p. 207-215.
10. Neer CS, Foster CR. Inferior capsular shift for involuntary inferior and multidirectional instability of the shoulder. A preliminary report. J Bone Joint Surg Am 1980;62:897-908.
11. Schenk TJ, Brens JJ. Multidirectional instability of the shoulder: Pathophysiology, diagnosis, and management. JAAOS 1998;6(1):65-72.
12. Burkhead WZ Jr, Rockwood CA Jr. Treatment of instability of the shoulder with an exercise program. J Bone Joint Surg Am 1992;74:890-6.
13. Yoneda B, Welsh RP, MacIntosh DL. Conservative treatment of shoulder dislocation in young athletes. Arthroscopy 1989;5:213-7.

SEÇÃO 29-3

LESÃO DA GLENOIDE (SLAP)

Rodrigo de Paula Mascarenhas Vaz
Sérgio Augusto Campolina de Azeredo

INTRODUÇÃO

O futebol é, sem dúvida, um dos esportes mais populares e praticados em todo o mundo. Nele, as lesões no nível do ombro são bem menos frequentes do que aquelas relacionadas com os membros inferiores. Principalmente pelas características do jogo, ficam muitas vezes relacionadas com algumas posições específicas do esporte.[1-3] Nos últimos anos, elas sofreram um acréscimo importante nos jogadores de linha, principalmente relacionados com mudanças físicas e táticas no que se refere à velocidade de jogo, marcação e pressão ofensiva e defensiva.

Os primeiros estudos sobre as lesões do lábio da cavidade glenoidal foram publicados na metade da década de 1980. O exame de ressonância magnética nuclear (RM) e a técnica artroscópica do ombro permitiu o acesso cirúrgico à região superior da glenoide, possibilitando o estudo mais detalhado da anatomia da cavidade glenoide, lábio e do tendão da cabeça longa do músculo bíceps braquial.

Andrews, em 1985, descreveu as lesões do lábio superior da cavidade glenoidal em 73 arremessadores.[4] Snyder, em 1990, descreveu o termo SLAP e sua classificação, com referência à lesão na língua inglesa: *superior labrum anterior and posterior* (SLAP).

A partir da década de 1990, inúmeros estudos sobre o assunto foram publicados. Estes estudos abrangeram áreas como anatomia, alterações clínicas, avaliação por imagem, técnicas e resultados cirúrgicos.[5]

Relatórios médicos desenvolvidos nos jogos olímpicos e torneios da Federação Internacional de Futebol (FIFA) mostraram que a incidência das lesões no nível do ombro é baixa, entre 2% e 13%.[1,2] Desse total, menos de 0,5% recebiam o diagnóstico de lesão labial isolada, sem episódio traumático direto ou indireto.[4,6]

Ekstrand *et al.*[1,2] realizaram um estudo prospectivo em 57 equipes masculinas da elite do futebol europeu, no período de 2001 a 2011, onde registraram 11.750 lesões. Desse total, 335 (3%) ocorreram nos membros superiores, sendo que um pouco mais que a metade desses casos (1,7%) envolveu a cintura escapular e a clavícula. Em geral, observou-se que numa equipe com 25 jogadores, a expectativa é de uma a duas lesões em membros superiores por temporada. Esse mesmo autor definiu como lesão grave, aquela onde o atleta fica afastado mais de 28 dias das atividades de uma sessão completa de treinamento de campo com o restante do grupo. Diferente das lesões localizadas nos membros inferiores, onde somente 11% delas são consideradas severas, as lesões dos membros superiores chegam a 28%, o que demonstra a importância epidemiológica desse grupo de lesões. Apesar disso, Ekstrand demonstrou que 90% dessas lesões são de origem traumática e apenas 10% estão relacionadas com lesões por *overuse*, sendo as lesões do manguito rotador do ombro e as lesões labiais as mais relacionadas.[1,2]

ANATOMIA E BIOMECÂNICA

O lábio glenoidal é uma estrutura fibrocartilaginosa, de aspecto meniscoide, semelhante a um anel localizado ao redor da borda da glenoide que aumenta sua área de contato e profundidade, além de complementar na estabilização dinâmica ao auxiliar as conexões capsuloligamentares, estabilizando a cabeça umeral na glenoide. O aspecto circunferencial do *labrum* também é importante porque auxilia na função de compressão exercida pelo manguito contra a concavidade da fossa glenoidal.

As lesões SLAP envolvem a origem do cabo longo do bíceps braquial, e as estruturas capsulolabrais superiores iniciam-se posteriormente e estendem-se em direção anterior, em geral, terminando imediatamente anterior à parte média da glenoide. Uma série de fatores parece estar relacionada com essa localização da lesão, sendo que as características de vascularização e biomecânica parecem exercer maior influência.

Estudos anatômicos do *labrum* da cavidade glenoidal evidenciaram que a porção superior tem inserção na glenoide mais frouxa, o que permite maior mobilidade do *labrum*, assumindo esse aspecto meniscoide. O tecido é fibroso e com menor vascularização, quando comparado com as outras porções. O tendão da cabeça longa do bíceps braquial insere-se no lábio superior e no tubérculo supraglenoidal.[7]

Variações da porção anterior do lábio, como o forame sublabral e o complexo de Buford, estão relacionadas com maior taxa de lesão SLAP e lesões na face articular do manguito rotador, sugerindo associação a alterações biomecânicas nos indivíduos portadores destas variações.[8-10]

Estudos com eletroneuromiografia mostram grande atividade elétrica no músculo bíceps braquial na fase de armação tardia do bíceps. Outro estudo aponta que o bíceps se mostra ainda mais ativo no movimento do arremesso do atleta portador de instabilidade do ombro sugerindo a função estabilizadora desse músculo.[11] A função estabilizadora dinâmica do bíceps, bem como a função de depressor da cabeça umeral, foi salientada em diversos estudos biomecânicos.[12-14]

Pagnani mostrou, em cadáveres, que a desinserção do lábio superior da glenoide culminou em um aumento na translação da cabeça umeral com relação à glenoide.[15]

MECANISMO DE TRAUMA

O mecanismo de trauma, segundo Snyder descreveu em uma população geral, deve-se a uma força de compressão aplicada ao ombro, geralmente, como resultado de queda com o braço estendido, o ombro em posição de abdução e discreta flexão no momento do impacto, definindo essa condição traumática da lesão SLAP.[16] Clavert confirmou esse mecanismo de lesão em cadáveres.[17]

Andrews e Jobe realizaram estudos com base na cinematografia de alta velocidade, e sugeriram que a lesão SLAP ocorria por causa da grande tração exercida sobre a inserção do tendão da cabeça longa do bíceps braquial na fase de desaceleração do cotovelo no movimento de arremesso.[4,18,19]

Em outros estudos biomecânicos sobre o movimento do arremesso, esta hipótese foi contrariada, sendo mais frequente a lesão SLAP na fase de armação tardia do arremesso.[18] Burkhart e outros autores sugeriram que a lesão SLAP é o resultado de uma série de desarranjos biomecânicos, sendo o principal a contratura da cápsula posterior, que acarreta déficit de rotação medial e alterações no eixo de rotação glenoumeral,[20,21] exacerbados pela repetição dos movimentos em abdução e rotação externa extrema do ombro, associados a movimentos de aceleração em adução e rotação interna.

Shepard acredita que em atletas, existe uma combinação de fatores que contribuem para a lesão SLAP, como alterações biomecânicas do arremesso, instabilidade glenoumeral, traumas único e repetidos.[22]

No caso do futebol, temos o movimento de reposição de bola com as mãos realizado pelos goleiros e os arremessos de lateral para a área nos jogadores de linha como mecanismos de arremesso nesse esporte.[23]

CLASSIFIÇÃO E LESÕES ASSOCIADAS

A utilização dos estudos por RM assim como a evolução das cirurgias videoartroscópicas influenciaram não só na detecção mais precoce da lesão como na melhor classificação para a definição da conduta.[24]

A classificação proposta por Snyder definiu quatro padrões de lesões SLAP.[16] O **tipo I** ocorre por enfraquecimento e degeneração, na maioria das vezes assintomática, marcada pela fibrilação do *labrum*. O **tipo II** é marcado pela desinserção do complexo bíceps-labral com instabilidade do *labrum*. Este foi o tipo mais frequente encontrado. O **tipo III** é uma lesão em "alça de balde" do lábio, com migração inferior do fragmento destacado. O **tipo IV** é uma lesão em "alça de balde" com continuidade para o tendão da cabeça longa do bíceps braquial. (Fig. 29-11)

Na continuidade dos estudos da lesão SLAP, Snyder acrescentou o tipo complexo, quando havia associação da lesão da porção superior do lábio da cavidade glenoidal a outras estruturas, como lábio anterior ou manguito rotador.[25]

Maffet encontrou diferentes padrões de lesão e acrescentou mais três tipos. O **tipo V** é a lesão das porções superior, anterior e inferior do lábio da cavidade glenoidal. O **tipo VI** é a presença de um *flap* no lábio e o **tipo VII** é a continuidade da desinserção do lábio através do ligamento glenoumeral médio.

A lesão SLAP é frequentemente associada a outras lesões. A face articular do manguito rotador pode apresentar lesão parcial em até 30% dos

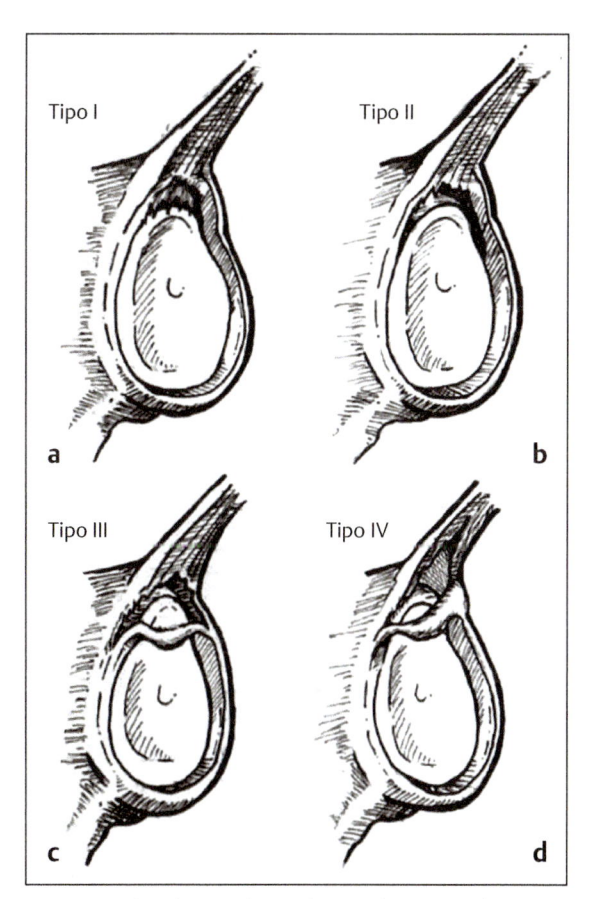

Fig. 29-11 Classificação de Snyder para lesão SLAP. (Fonte: Arquivo pessoal dos autores.)

atletas.[16,21,25,26] A instabilidade do ombro também é associação frequente, chegando a 15% de associação.[16] Os cistos paralabrais na região do lábio superior podem causar compressão do nervo supraescapular e estão sempre associados à lesão SLAP.[24,27]

QUADRO CLÍNICO E EXAMES FÍSICO E COMPLEMENTAR

As lesões ocorrem classicamente em dois grupos de pacientes. Um grupo consiste em quem não apresenta alterações e sintomas prévios relacionados com o ombro e outro grupo inclui aqueles que sofrem trauma principalmente em contração excêntrica do bíceps braquial. O primeiro grupo é de pacientes com fatores de risco intrínsecos e extrínsecos. Comumente encontrado entre atletas, esse grupo quase sempre apresenta sinais de déficit de rotação interna do ombro por contratura da cápsula posterior.

O quadro clínico nas lesões SLAP é marcado principalmente pela dor durante o movimento de arremesso. A presença de estalidos e sensação de instabilidade do ombro é acompanhada da diminuição do desempenho do atleta.

A manifestação clínica é geralmente inespecífica, que pode vir associada à perda de *performance* nos casos de reposição de bola com as mãos pelos goleiros e arremessos de lateral em jogadores de linha.[23]

As manobras especiais para a lesão SLAP provocam a tração ou compressão do complexo bíceps-labral e são positivas quando causam dor. Muitas manobras foram descritas por diversos autores.[28-34] Estudos comparando a sensibilidade e especificidade destas manobras com os achados artroscópicos mostram inconsistência, sugerindo cuidado na interpretação dos resultados do exame físico.[35-37]

Atrofia muscular e denervação do infraespinhal com perda de força de rotação externa é encontrado em lesões SLAP associadas a cistos paralabrais que, eventualmente, comprimam o nervo supraescapular na região espinoglenoidal (Fig. 29-12).

Podemos citar os testes de compressão ativa, o *Clunk Test*, o *Slide Test* e o teste de *Obrien*. Os testes relacionados com o tendão do bíceps braquial como o *Palm Up* e *Speed test* estão também presentes.[31]

O exame complementar indicado para a avaliação de lesões do lábio superior da glenoide é a RM (Fig. 29-13).[38] Gross mencionou uma sensibilidade de 90,6% e especificidade de 85,3%.[39]

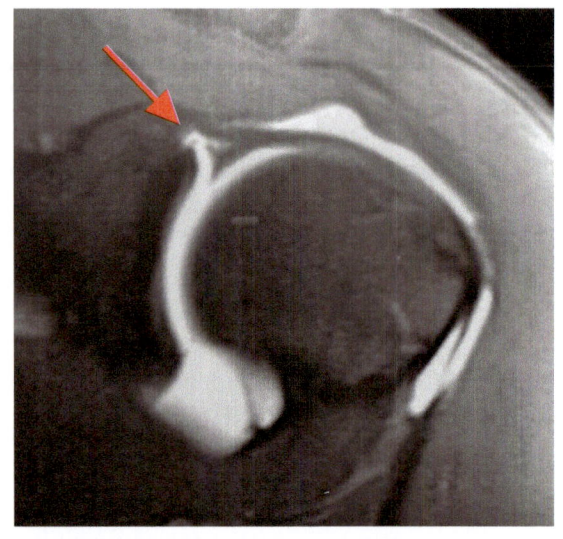

Fig. 29-13 Corte coronal de Artro-RM. Seta vermelha evidenciando lesão labral posterossuperior. (Fonte: Arquivo pessoal dos autores.)

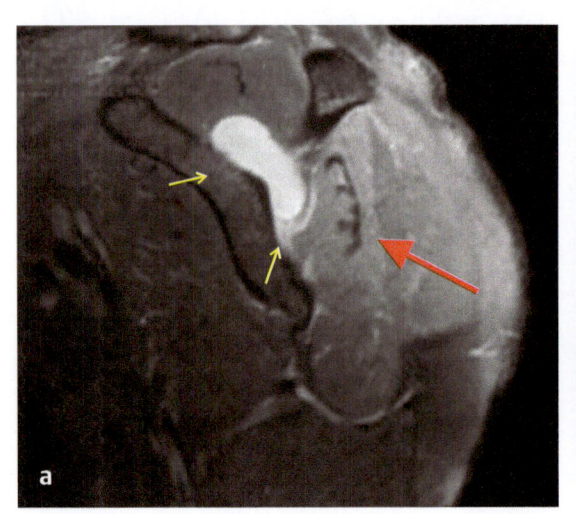

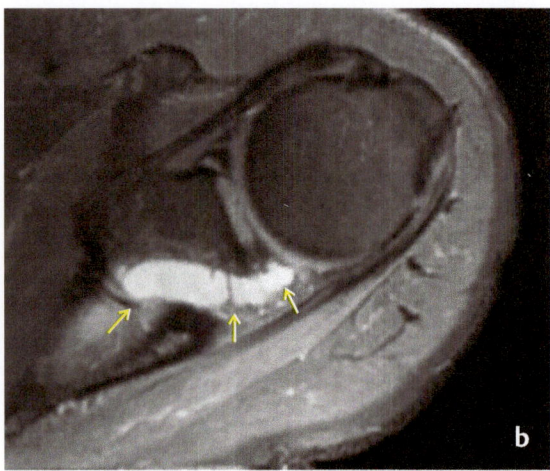

Fig. 29-12 (a) Corte sagital de RM: cisto paralabral (seta amarela), com denervação do músculo infraespinhal (seta vermelha). (Fonte: Arquivo pessoal dos autores.) (b) Corte axial de RM: cisto paralabral localizado na região espinoglenoidal. (Fonte: Arquivo pessoal dos autores.)

Quando acrescentado contraste articular, a sensibilidade pode chegar próxima de 100% para as lesões SLAP.[2] Porém, a videoartroscopia é o único método diagnóstico 100% preciso (Fig. 29-14).[3]

TRATAMENTO

O tratamento das lesões labrais realmente evoluiu após o entendimento da biomecânica do complexo *labrum* bicipital.[7,16,26,40,41]

Na década de 1980, quando pouco se sabia sobre as lesões SLAP, o tratamento baseava-se no desbridamento da lesão. Alguns sintomas, como estalidos, apresentavam melhora, porém os resultados em médio prazo mostravam-se inconsistentes, principalmente quando havia lesão ligamentar ou queixa de instabilidade associadas.[42-44]

O tratamento cirúrgico é indicado a partir do tipo II de Snyder em decorrência da presença da instabilidade do *labrum* bicipital. O tratamento consiste na reinserção do lábio superior da cavidade glenoidal na glenoide. O método preferido pela maioria dos autores utiliza âncoras biocompatíveis, de preferência não metálicas, para realizar a reinserção. A fixação só é sustentada quando ao exame artroscópico observa-se instabilidade do complexo *labrum* bicipital.

A lesão do tipo III requer o desbridamento da lesão em alça. Devido à baixa vascularização do lábio superior da cavidade glenoidal, não há muitos estudos sobre o resultado da sutura dessa lesão. Caso haja instabilidade do complexo bíceps-labral remanescente, este deve ser estabilizado da mesma forma que na lesão SLAP tipo II.[45-47]

O SLAP tipo IV é tratado da mesma forma que o tipo III. A quantidade de acometimento do tendão da cabeça longa do bíceps deve ser identificada. A delaminação maior que 30% do tendão é indicação para a realização da tenodese enquanto outros consideram 50% de lesão como indicação para este procedimento.[45,48,49]

As lesões complexas como o SLAP tipo V requerem a reinserção de todo tecido labral. A reparação é iniciada pelo lábio inferior, segue para o lábio anterior e é finalizada no lábio superior da cavidade glenoidal, no sentido anti-horário.[48]

As lesões parciais do manguito rotador devem ser avaliadas e tratadas quando necessário. Pode ser realizado o desbridamento para as lesões superficiais ou o reparo das lesões parciais articulares do tendão supraespinhal, sintomáticas ou completas.

Na presença do cisto paralabral, a descompressão por meio da desinserção labral seguida da reinserção apresenta resultados bastante satisfatórios.[5] A punção dos cistos, quando bem indicada, pode ser feita com o auxílio da ultrassonografia músculo esquelética.[24]

Independente de se tratar de lesões SLAP isoladas ou associadas, os resultados cirúrgicos atuais do tratamento em atletas são promissores. Em uma revisão da literatura nacional, os resultados do tratamento foram excelentes em 66,7% e bons em 33,3% dos atletas, com o retorno ao esporte após 3,5 meses após a cirurgia.[50] Em nível mundial, os resultados são ainda melhores.

Kim publicou um artigo com retorno à atividade esportiva em 91% dos pacientes, porém, os pacientes que praticavam esportes com atividade de arremesso superior apresentaram resultados inferiores. Estes pacientes apresentaram limitação da amplitude de movimento como causa do insucesso.[30] Os autores concluíram que os atletas do grupo da sobrecarga como fator etiológico apresentaram piores resultados, quando comparados com os atletas com história de trauma.

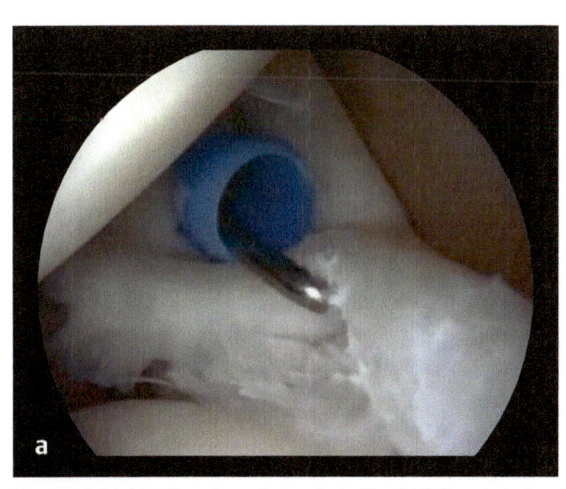

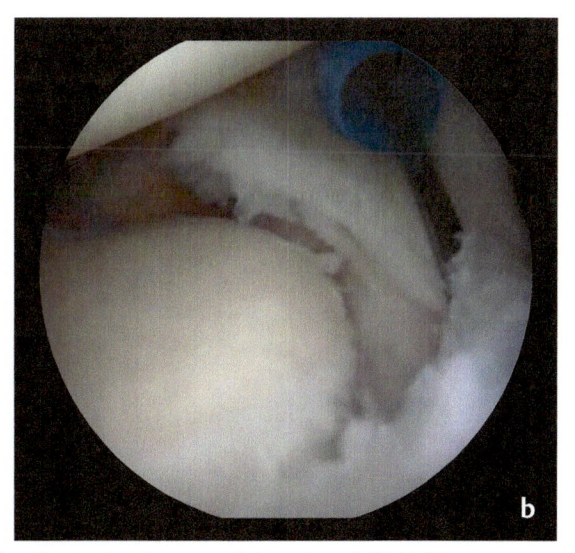

Fig. 29-14 (**a**) Visão artroscópica de lesão SLAP tipo 1 de Snyder. (Fonte: Arquivo pessoal dos autores.) (**b**) Visão artroscópica de lesão SLAP tipo 2 de Snyder. (Fonte: Arquivo pessoal dos autores.)

PREVENÇÃO E REABILITAÇÃO

Como qualquer outra lesão esportiva, a melhor medida para evitá-la é a prevenção. O programa FIFA 11+ é um programa desenvolvido em um trabalho multicêntrico com medidas para o futebol. Para patologias do ombro foi desenvolvido e publicado o programa **FIFA 11+ Shoulder**.

Uma avaliação rigorosa na pré-temporada pode ajudar na prevenção de lesões comuns em ombros de atletas, principalmente os goleiros. O objetivo é identificar e corrigir assimetrias de ombros, desequilíbrios dos músculos estabilizadores da cintura escapular e manguito rotador, e encurtamentos capsulares, com o objetivo de manter a cabeça umeral centrada na glenoide.

Trabalhos com ênfase no fortalecimento do CORE, músculos deltoide, trapézio superior, inferior, romboides, serrátil, peitoral maior e correção de eventuais distúrbios na biomecânica da queda e do arremesso dos goleiros deve ser corrigido com o trabalho multi e interdisciplinar entre a preparação física, fisioterapia e o preparador de goleiros.[23]

REFERÊNCIAS BIBLIOGRÁFICAS

1. Ekstrand J, Hägglund M, Törnqvist H, et al. Upper extremity injuries in male elite football players. Knee Surg Sports Traumatol Arthosc 2013; 21:1626-32.
2. Ekstrand J, Hägglund M, Waldén M. Injury incidence and injury patterns in professional football - the UEFA injury study. Br J Sports Med 2011;45:553-8.
3. Buford DA, Karzel RP, Snyder SJ. SLAP lesions: history, treatment, and results. Tech Should Elb Surg 2000;1:202-8.
4. Andrews JR, Carson WG, McLeod W. Glenoid labrum tears related to the long head of the biceps. Am J Sports Med 1985;13:337-40.
5. Youm T, Matthews PV, EL Attrache NS. Treatment of patients with spinoglenoid cyst aspiration, debridement, or excision. Arthroscopy 2006; 22:548-52.
6. Lagrabette JF, Minville V, Colombani A, Bounes VFourcade O. Interescalene brachial block for glenohumeral luxation in prehospital medicine. Ann Fr Anesth Reanim 2008;27(4):338.
7. Warner JJP, Kann S, Marks P. Arthroscopic repair of combined Bankart and superior labral detachment anterior and posterior lesion: technique and preliminary results. Arthroscopy 1994;10:383-90.
8. Bents RT, Skeete KD. The correlation of the Buford complex and SLAP lesions. J Should Elb Surg 2005; 14:565-9.
9. Ilahi OA, Labbe MR, Cosculluela P. Variant of the anterosuperior glenoid labrum and associated pathology. Arthroscopy 2002;18:882-6.
10. Rao AG, Kim TK, Chronopoulos E, McFarland EG. Anatomical variants in the anterosuperior aspect of the glenoid labrum. J Bone Joint Surg 2003; 85(A):653:9.
11. Glousman R, Jobe F, Tibone J, et al. Dynamicelectromyographic analysis of the throwing shoulder with glenohumeral instability. J Bone Joint Surg 1988.
12. Itoi E, Kuetchle DK, Newman SR, et al. Stabilising function of the biceps in stable and unstable shoulders. J Bone Joint Surg 1993;75(B):546-50.
13. Kumar VP, Satku K, Balasubramaniam P. The role of the long head of biceps brachii in the stabilization of the head of the humerus. Clin Orthop Rel Res 1989; 244:173-5.
14. McMahon PJ, Burkhart A, Musahl V, Debski RE. Glenohumeral translations are increased after type II superior labrum anterior-posterior lesion: a cadaveric study of severity of passive stabilizer injury. J Should Elb Surg 2004;13:1-8.
15. Pagnani MJ, Deng XH, Warren RF, et al: Effect of lesions of the superior portion of the glenoid labrum on glenohumeral translation. J Bone Joint Surg 1995; 77(a):1003-10.
16. Snyder SJ, Karzel RP, Del Pizzo W, et al. SLAP lesions of the shoulder. Arthroscopy 1990;6:274-9.
17. Clevert P, Bonnomet F, Kempf JF, et al. Contribution to the study of the pathogenesis of type II superior labrum anterior-posterior lesions: a cadaveric model of a fall on the outstretched hand. J Should Elb surg 2004:13:45-50.
18. DiGiovane NM, Jobe FW, Pink M. An electromyographic analysis of the upper in pitching. J Should Elb Surg 1992;1:15-25.
19. Yeh ML, Lintner D, Luo ZP. Stress distribution in the superior labrum during throwing motion. Am J Sports Med 2005;33:395-401.
20. Grossman MG, Tibone JE, McGarry MS, et al. Throwing shoulder: a possible etiology of superior labrum anterior-to-posterior lesions. J Bone Joint Surg 2005; 87(A):824-31.
21. Morgan CD, Burkhart SS, Palmeri M, Gillespie M. Type II SLAP lesions: Three subtypes and their relationships to superior instability and rotator cuff tears. Arthroscopy 1998;14:553-65.
22. Shepard MF, Dugas JR, Zeng N, Andrews JR. Differences in the ultimate strength of the biceps anchor and the generation of type II superior labral anterior posterior lesions an a cadaveric model. Am J Sports Med 2001; 32:1-5.
23. Ejnisman B, Barbosa G, Andreoli CV, et al. Shoulder injuries in Soccer goalkeepers: review and development of a FIFA 11+ shoulder injury prevention program. J of Sports Med 2016;7:75-80.
24. Leitschuh PH, Bone CM Bouska WM. Magnetic resonance imaging diagnosis, sonographically directed percutaneous aspiration, and arthroscopic treatment of a painful shoulder ganglion cyst associated with a SLAP lesion. Arthroscopy 1999; 15:85-7.
25. Snyder SJ, Banas MO, Karzel RP. An analysis of 140 injuries to the superior glenoid labrum. J Should Elb Surg 1995;4:243-8.
26. Helfen T, Ockert B, Pozder P, Regauer M, Haasters F. Management of prehospital shoulder dislocation: feasibility and need of reduction. Eur J Trauma Emerg Surg 2016;42(3):357-62.
27. Chen AL, Ong BC, Rose DJ. Arthroscopic management of spinoglenoid cysts associated with SLAP lesions and supraescapular neurophaty. Arthroscopy 2003; 19:E53.

28. Holtby R, Razmjou H. Accuracy of Speed's and Yergason's tests in detecting biceps pathology and SLAP lesions: comparision with arthroscopic findings. Arthroscopy 2004;20:231-4.
29. Kibler WB. Specificity and severity of the anterior slide test in throwing athletes with superior labral tears. Arthroscopy 1995;11:296-300.
30. Kim SH, Ha KI Ahn JH, et al. Biceps load test II: a clinical test for Slap lesions of the shoulder. Arthroscopy 2001;17:160-4.
31. Liu SH, Henry MH, Nuccion SL. A prospective evaluation of a new physical examination in predicting glenoid labral tears. Am J sports Med 1996;24:721-5.
32. Mimori K, Muneta T, Nakagawa T, Shinomiya K. A new pain provocation test for superior labral tears of the shoulder. Am J Sports Med 1999;27:137-42.
33. Myers TH, Zemanovic JR, Andrews JR. The resisted supination external rotation test. Am J Sports Med 2005;33:1315-20.
34. O'Brien SJ, Pagnani MJ, Fealy S, McGlynn SR. the active compression test: a new and effective test for diagnosing labral tears and acromioclavicular joint abnormality. Am J Sports Med 1998;26:610-613.
35. Kim TK, Queale WS, Cosgarea AJ, McFarland EG. Clinical Features of the different types of SLAP lesions. J Bone Joint Surg 2003;85(A):66-71.
36. Parentis MA, Glousman RE, Mohr KS, Yocum A. An evaluation of the provocative tests for superior labral anterior lesions. Am J Sports Med 2006; 34:265-8.
37. Stetson WB, Templin K. The Cranck test, the O'Brien test, and routine magnetic resonance imaging scans in the diagnosis of labral tears. Am J Sports Med 2002;30:806-15.
38. Shea KP. Isakos consensus shoulder instability classification system. In: Arce G, et al., editors. Shoulder concepts 2013: consensus and concerns: ISAKOS. Springer: Berlin Heidelberg; 2013. p. 29-34.
39. Gowan ID, Tibone J. A comparative eletrpmyographic analysis of the shoulder during pitching. Am J Sports Med 1987;15:586-90.
40. Field LD, Savoie FH. Arthroscopic suture repair of superior labral detachment lesions of the shoulder. Am J Sports Med 1993;21:783-790.
41. Garstman GM, Hammerman SH. Superior labrum, anterior and posterior lesions. Clin Sports Med 2000;19:115-24.
42. Altchek DW, Warren RF, Wickiewicz TL, Ortiz G. Arthroscopic labral debridment. Am J Sports Med 1992;20:702-6.
43. Cordasco FA, Steinmann S, Flatow EL, Bigliani LU. Arthrocopic treatment of glenoid labral tears. Am J Sports Med 1993;21:425-31.
44. Tomilnson RJ, Glousman RE. Arthroscopic debridment of glenoid labral tears in athletes. Arthroscopy 1995;11:42-51.
45. Wang RY, Arciero RA. Treating the athlete with anterior shoulder instability. Clin Sports Med 2008; 27:631-48.
46. Kothari RU, Dronen SC. Prospective evaluation of the scapular manipulation technique in reducing anterior shoulder dislocation. Ann Emerg Med 1992; 21:1349-52.
47. Owens BD, Duffey ML, Nelson BJ, et al. The incidence and characteristics of shoulder instability at the Unites States Military Academy. Am J Sports Med 2007;35(7):1168-73.
48. Clinical Standards for Emergency Medicine from the College of Emergency Medicine. 2014. Available from www.rcem.ac.uk. Accessed 10 November 2020.
49. Kanji A, Atkinson P, Fraser J, Lewis D, Benjamin S. Delays to initial reduction attempt are associated with higher failure rates in anterior shoulder dislocation: a retrospective analysis of factors affecting reduction failure. Emerg Med J 2016; 33(2):130-3.
50. Godinho GG, Freitas JMA, Leite LMB, Pina ERM. Lesões SLAP no ombro. Rev Bras Ortop 1998; 33:345-52.

SEÇÃO 29-4
LESÕES AGUDAS DO MANGUITO ROTADOR

Benno Ejnisman
Carlos Vicente Andreoli
Alberto de Castro Pochini
Paulo Santoro Belangero
Bernardo Terra

INTRODUÇÃO

O manguito rotador (MR) é um importante estabilizador dinâmico da articulação glenoumeral e desempenha um importante papel no movimento de arremesso superior.[1,2,3]

Apesar das lesões do MR serem mais comuns nos esportes de arremesso superior (*overhead*), esportes de contato/colisão e que envolvem quedas também são responsáveis por estas lesões. Tendinopatias, lesões parciais e totais do MR são as condições que normalmente podem acometer estes tendões na prática esportiva.[4]

O tratamento muitas vezes é conservador, com terapias não cirúrgicas e programas de reabilitação específicos para cada modalidade esportiva e posição que o atleta ocupa no esporte. No entanto, lesões traumáticas e agudas são tratadas preferencialmente de forma cirúrgica, por causa da limitação, e muitas vezes incapacidade funcional, que ocasiona no atleta no desempenho de sua atividade esportiva.[5]

MECANISMO DE TRAUMA

A etiologia das lesões do MR é multifatorial, entretanto nos esportes, as causas mais comuns de lesão do MR são as traumáticas e microtraumáticas (impacto interno).

Em uma revisão sistemática que envolveu 25 estudos em 683 atletas com lesões cirúrgicas do MR, Klouche *et al.* descreveram que o principal mecanismo de trauma foi uma queda sobre o ombro ou uma contusão direta, sendo o membro dominante o mais acometido em 80% das vezes.[4]

Nos esportes de arremesso, as posições constantes do braço em abdução e rotação lateral máxima, geram um alongamento das estruturas ligamentares anteriores do ombro e contraturas capsulares posteriores contribuindo para a migração posterossuperior da cabeça umeral e consequentemente o impacto interno da cabeça umeral contra a face articular do MR (região posterior do supraespinhal), gerando lesões na face articular deste tendão e lesões labiais superiores.

Na fase da desaceleração do mecanismo de arremesso, os tendões do MR desempenham uma função importante contra as forças de distração exercidas na articulação. Sabemos que a velocidade angular de um arremesso pode chegar a 7.000 graus por segundo, gerando forças de compressão de 1.000 N. Essas forças de cisalhamento/distensão e compressão podem gerar lesões parciais e até totais do MR.[6]

FREQUÊNCIA NOS ESPORTES

Os principais esportes envolvidos com lesões no ombro são os de arremesso superior (*overhead*) e de colisão/contato.

Outras modalidades esportivas como natação, ginástica rítmica, tênis e *wakeboard* podem ocasionar lesões agudas do MR (Figs. 29-15 a 29-20).[7]

O futebol, como um esporte de membro inferior, não é associado com tantas lesões do ombro.

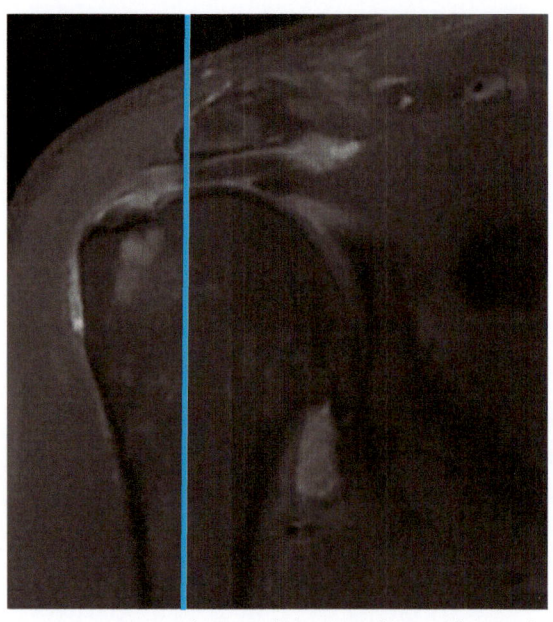

Fig. 29-15 Imagens de ressonância magnética evidenciando uma lesão traumática aguda do supraespinal em um atleta de boxe. (Fonte: Arquivo pessoal dos autores.)

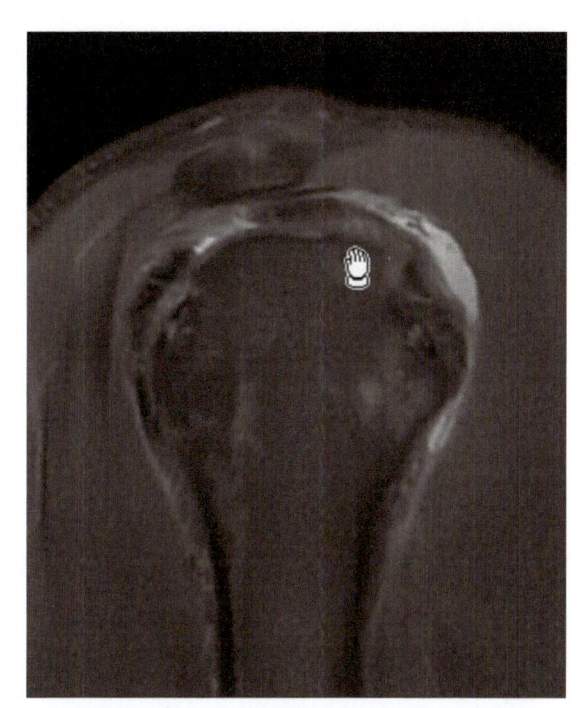

Fig. 29-16 Imagens de ressonância magnética evidenciando uma lesão traumática aguda do supraespinal em um atleta de boxe. (Fonte: Arquivo pessoal dos autores.)

Ejnisman *et al.* descreveram um programa de exercícios para prevenção de lesões no membro superior de goleiros, o FIFA 11+ ombro (Fig. 29-21).[9]

Este programa é estruturado em partes:

- Exercícios de aquecimento.
- Exercícios de fortalecimento e equilíbrio do ombro, cotovelo e punho.
- Exercícios avançados de estabilidade, **core** e controle neuromuscular.

Segundo Cohen e Arliani, considerando que um atleta de futebol apresenta de 10-30 lesões por mil horas de jogo e que durante um ano se jogam em média 100 horas de jogo, este atleta estará propenso a ter uma incidência aproximada de duas lesões por ano.[10]

No futebol, os goleiros apresentam risco elevado a ter lesões no ombro em decorrência das constantes quedas ao solo, sendo as lesões labrais seguidas de lesões do MR as mais encontradas.

Em um estudo com 25 jogadores profissionais europeus com lesões cirúrgicas do ombro, Lennard Funk relatou que as lesões no ombro corresponderam a apenas 2% de todas as lesões ocorridas entre os anos de 2001 a 2008. Apenas quatro jogadores apresentaram lesões do MR, sendo todos goleiros.[8]

As lesões ocorrem mais frequentemente durante as partidas, em vez de nos treinos e, no futebol, atletas com lesões graves dos ombros tinham histórico de lesão prévia no ombro ipsilateral em até 22% dos casos, o que demonstra a importância de uma boa reabilitação e prevenção de novas lesões nesta população.

Quase 30% das lesões ocorridas em jogadores profissionais de futebol são lesões graves que acarretam o afastamento destes atletas por mais de 28 dias.

ASPECTO CLÍNICO

Dor e limitação funcional são os principais sintomas e sinais observados na suspeita de lesão aguda do MR. Dependendo do tendão envolvido, podemos ter limitação e perda de força referente àquele tendão; por exemplo, nas lesões dos subescapulares, observamos perda da força de rotação medial.

Equimoses podem estar presentes principalmente quando associadas a lesões musculares (peitoral maior, grande dorsal, redondo maior)[11,12] e deformidades como sinal do Popeye podem ser vistas quando associadas com lesões do tendão do cabo longo ou curto do bíceps (Fig. 29-22).

Em alguns casos, dependendo do tamanho da lesão, podemos observar a pseudoparesia do ombro, que é a incapacidade de elevação do membro acima de 90 graus.

Devemos lembrar as lesões associadas, principalmente nos atletas acima de 40 anos. Nestes pacientes podemos ter luxações e até mesmo fraturas da região proximal, associadas às lesões do MR.

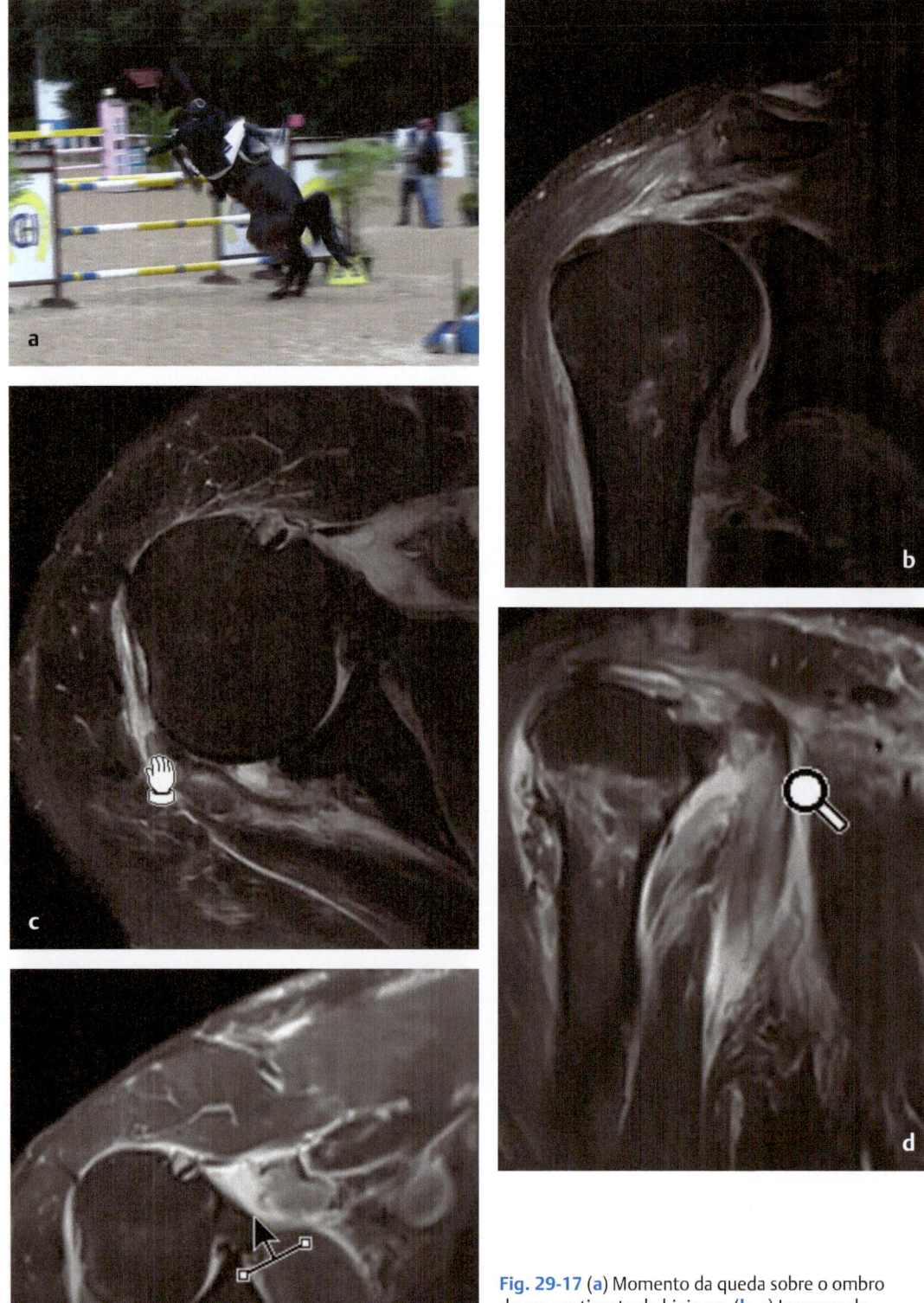

Fig. 29-17 (**a**) Momento da queda sobre o ombro de um praticante de hipismo. (**b**, **c**) Imagens de ressonância magnética, corte coronal e axial, evidenciando lesão de supra e infraespinhal associada e sinais de luxação glenoumeral reduzida (lesão de Hill-Sachs). (**d**, **e**) Imagens de ressonância magnética evidenciando a avulsão do tendão da cabeça curta do músculo bíceps braquial. (Fonte: Arquivo pessoal dos autores.)

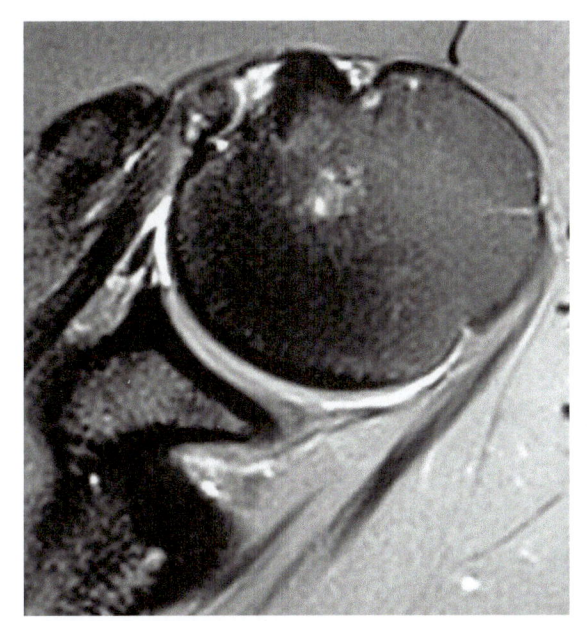

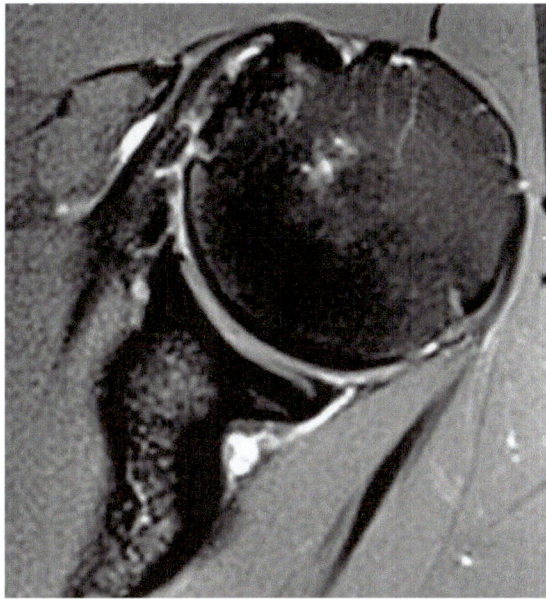

Fig. 29-18 Imagem de ressonância magnética evidenciando lesão do subescapular aguda em um atleta da ginástica rítmica durante movimento nas argolas. (Fonte: Arquivo pessoal dos autores.)

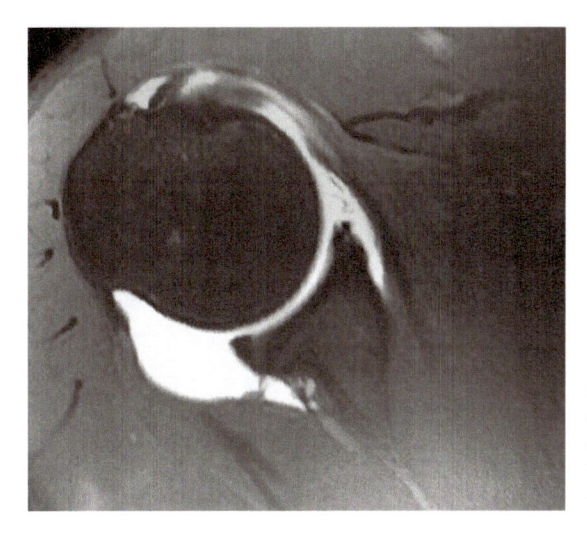

Fig. 29-19 Imagem de ressonância magnética evidenciando lesão parcial aguda do subescapular em um tenista. (Fonte: Arquivo pessoal dos autores.)

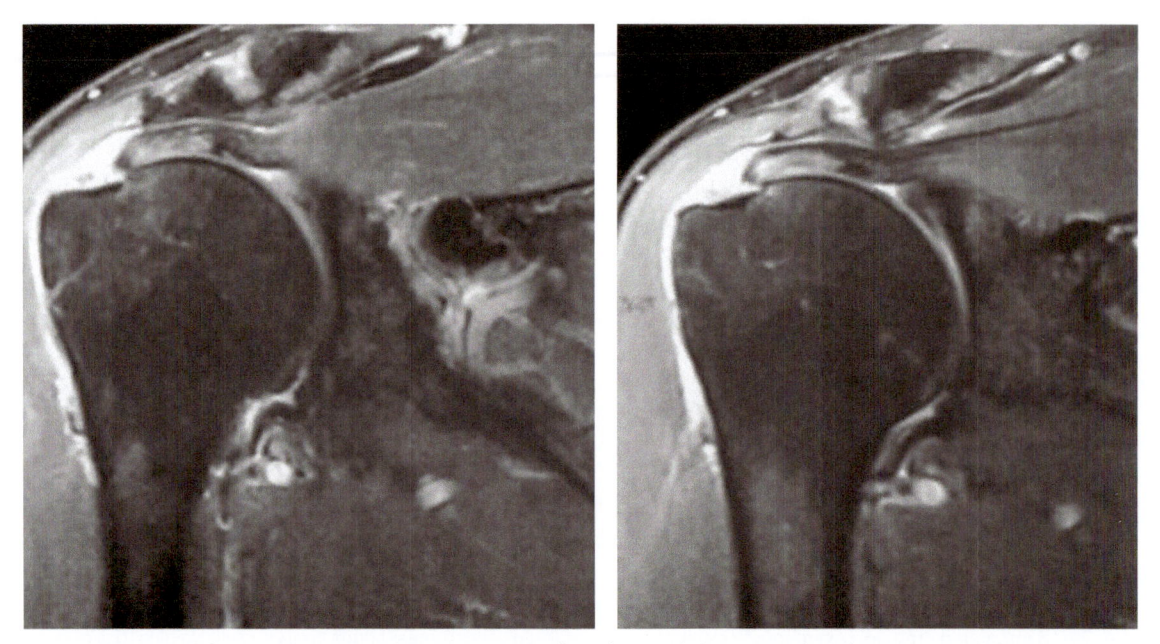

Fig. 29-20 Imagem de ressonância magnética, corte coronal, evidenciando lesão completa do supraespinal de um praticante de *wakeboard*. (Fonte: Arquivo pessoal dos autores.)

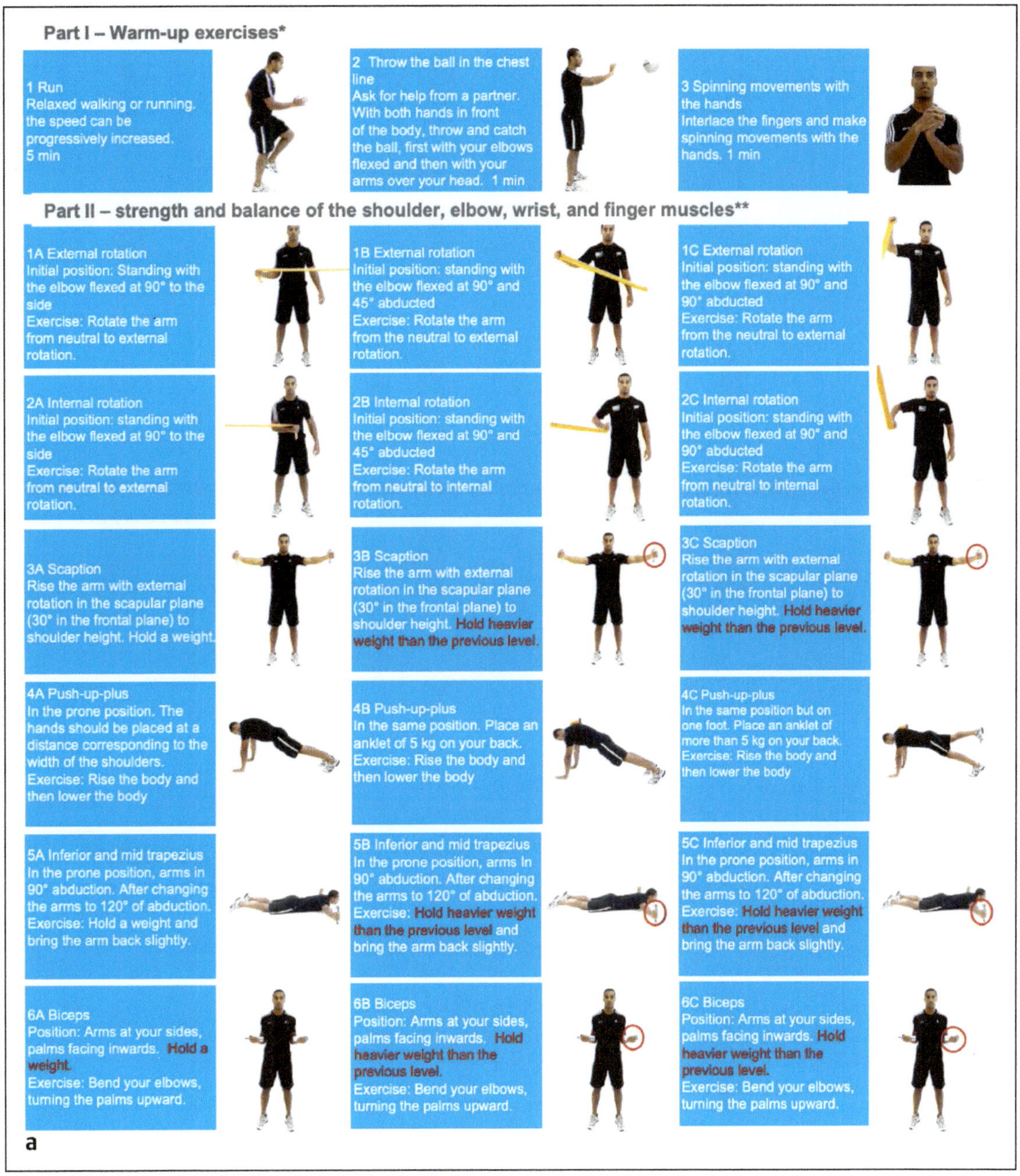

CAPÍTULO 29 ▪ LESÕES NO OMBRO

Part I – Warm-up exercises*

1 Run
Relaxed walking or running, the speed can be progressively increased.
5 min

2 Throw the ball in the chest line
Ask for help from a partner. With both hands in front of the body, throw and catch the ball, first with your elbows flexed and then with your arms over your head. 1 min

3 Spinning movements with the hands
Interlace the fingers and make spinning movements with the hands. 1 min

Part II – strength and balance of the shoulder, elbow, wrist, and finger muscles**

1A External rotation
Initial position: Standing with the elbow flexed at 90° to the side
Exercise: Rotate the arm from neutral to external rotation.

1B External rotation
Initial position: standing with the elbow flexed at 90° and 45° abducted
Exercise: Rotate the arm from the neutral to external rotation.

1C External rotation
Initial position: standing with the elbow flexed at 90° and 90° abducted
Exercise: Rotate the arm from the neutral to external rotation.

2A Internal rotation
Initial position: standing with the elbow flexed at 90° to the side
Exercise: Rotate the arm from neutral to external rotation.

2B Internal rotation
Initial position: standing with the elbow flexed at 90° and 45° abducted
Exercise: Rotate the arm from neutral to internal rotation.

2C Internal rotation
Initial position: standing with the elbow flexed at 90° and 90° abducted
Exercise: Rotate the arm from neutral to internal rotation.

3A Scaption
Rise the arm with external rotation in the scapular plane (30° in the frontal plane) to shoulder height. Hold a weight.

3B Scaption
Rise the arm with external rotation in the scapular plane (30° in the frontal plane) to shoulder height. Hold heavier weight than the previous level.

3C Scaption
Rise the arm with external rotation in the scapular plane (30° in the frontal plane) to shoulder height. Hold heavier weight than the previous level.

4A Push-up-plus
In the prone position. The hands should be placed at a distance corresponding to the width of the shoulders.
Exercise: Rise the body and then lower the body

4B Push-up-plus
In the same position. Place an anklet of 5 kg on your back.
Exercise: Rise the body and then lower the body

4C Push-up-plus
In the same position but on one foot. Place an anklet of more than 5 kg on your back.
Exercise: Rise the body and then lower the body

5A Inferior and mid trapezius
In the prone position, arms in 90° abduction. After changing the arms to 120° of abduction.
Exercise: Hold a weight and bring the arm back slightly.

5B Inferior and mid trapezius
In the prone position, arms in 90° abduction. After changing the arms to 120° of abduction.
Exercise: Hold heavier weight than the previous level and bring the arm back slightly.

5C Inferior and mid trapezius
In the prone position, arms in 90° abduction. After changing the arms to 120° of abduction.
Exercise: Hold heavier weight than the previous level and bring the arm back slightly.

6A Biceps
Position: Arms at your sides, palms facing inwards. Hold a weight.
Exercise: Bend your elbows, turning the palms upward.

6B Biceps
Position: Arms at your sides, palms facing inwards. Hold heavier weight than the previous level.
Exercise: Bend your elbows, turning the palms upward.

6C Biceps
Position: Arms at your sides, palms facing inwards. Hold heavier weight than the previous level.
Exercise: Bend your elbows, turning the palms upward.

a

Fig. 29-21 (a) Programa de exercícios preventivos de lesão do ombro do programa FIFA 11+ ombro. (Fonte: Arquivo pessoal dos autores.)

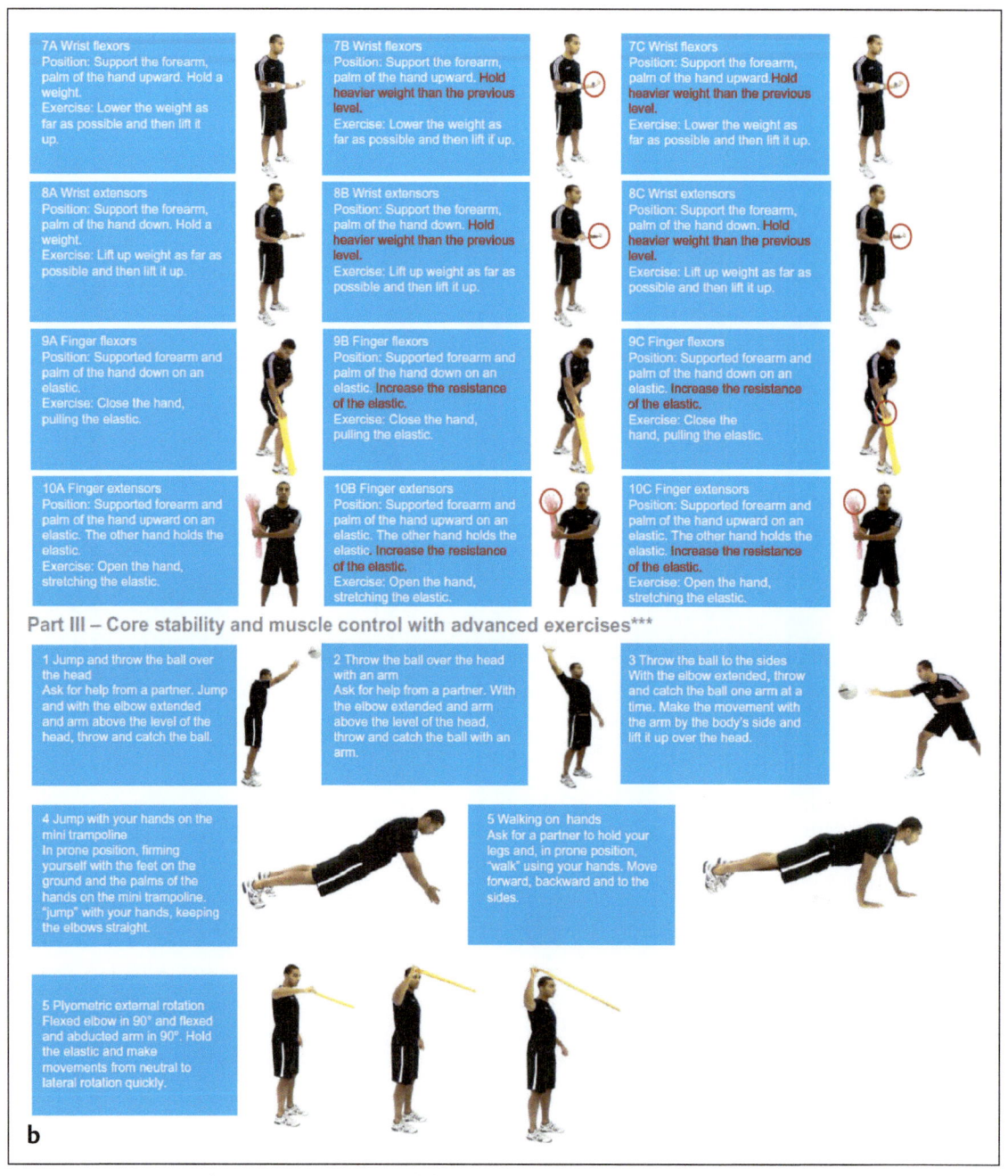

Fig. 29-21 (b) Programa de exercícios preventivos de lesão do ombro do programa FIFA 11+ ombro. (Fonte: Arquivo pessoal dos autores.)

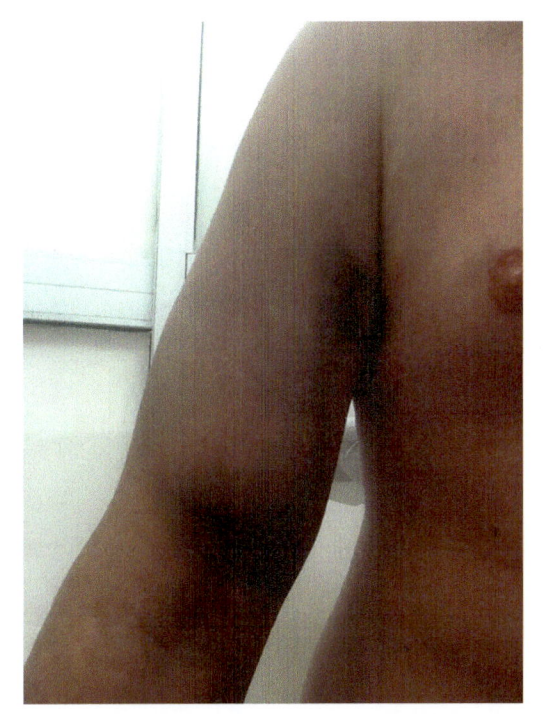

Fig. 29-22 Fotografia de um paciente com lesão aguda do manguito rotador associada à ruptura da cabeça curta do bíceps. (Fonte: Arquivo pessoal dos autores.)

TESTES DIAGNÓSTICOS

Ao se deparar com uma suspeita de lesão do manguito rotador é fundamental uma boa história clínica e entendimento do mecanismo de lesão. Os **testes de avaliação da integridade dos tendões do ombro** são realizados comparando-se as respostas do lado não acometido com aquelas do lado acometido, avaliando também o grau de fraqueza muscular. Basicamente são realizados de duas maneiras: testes que determinam até onde o movimento ativo pode ser realizado e testes que determinam até quando uma posição passiva pode ser mantida.

Utilizamos na avaliação dos tendões do manguito rotador, os testes a seguir.

Teste de Jobe (Fig. 29-23)

Teste para avaliação do **músculo supraespinal**, sua positividade fornece o diagnóstico da ruptura com 90% de chances de acerto. É realizado com o paciente em ortostatismo, membros superiores em abdução no plano frontal e anteflexão de 30°, alinhando o eixo longitudinal do braço com o eixo de movimentos da articulação glenoumeral. O examinador faz uma força de abaixamento nos membros, simultânea e comparativa, enquanto o paciente tenta resistir. Um resultado falso-positivo ou duvidoso pode surgir, devido à interferência da dor. Por isso, Neer introduziu o teste anestésico, "teste de Neer", que consiste em injetar 8 a 10 mL de lidocaína no espaço subacromial e repetir o exame. A manobra

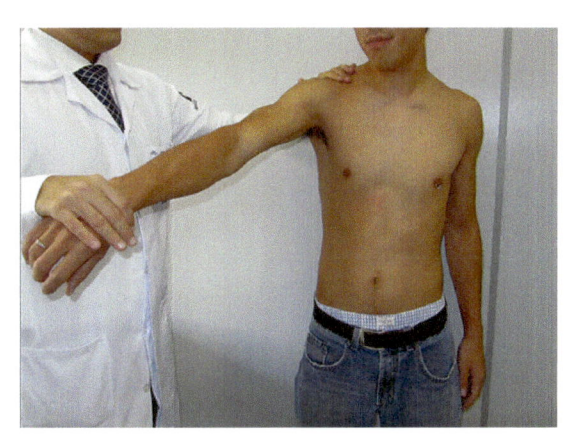

Fig. 29-23 Manobra de Jobe. (Fonte: Arquivo pessoal dos autores.)

negativa evidenciará um tendão íntegro, e o teste de Jobe é negativo. A persistência da perda de força será provável diante da ruptura tendínea.

Teste do *Lag Sign* Rotação Lateral

Avalia a integridade do infraespinal e redondo menor. Pede-se ao paciente (posição sentada, cotovelo fletido 90 graus), com o ombro em 90 graus de rotação externa, passivamente colocado pelo examinador, que mantenha a posição após o examinador liberar o punho. Caso haja impossibilidade, o teste é positivo.

Teste do *Lag Sign* em Rotação Medial ou Teste de Gerber (Fig. 29-24)

Avalia a integridade do infraespinal. Coloca-se passivamente o dorso da mão do paciente na região lombar e retira-se passivamente o dorso da mão do contato com a região lombar e pede-se ao paciente para manter a mão naquela posição após a liberação do punho. Caso haja impossibilidade de manter o membro na posição, o teste é positivo.

Teste de Patte (Fig. 29-25)

Exclusivo para avaliação do infraespinal, é feito com o paciente em ortostatismo, membro superior abduzido 90 graus no plano frontal e cotovelo fletido a

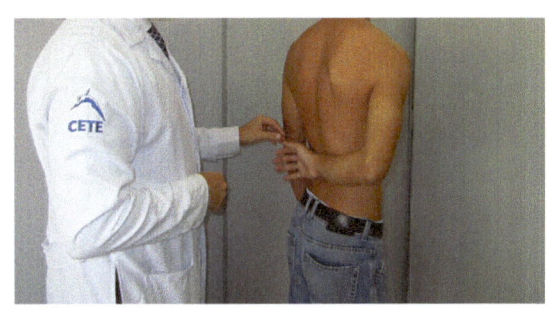

Fig. 29-24 Manobra do Gerber. (Fonte: Arquivo pessoal dos autores.)

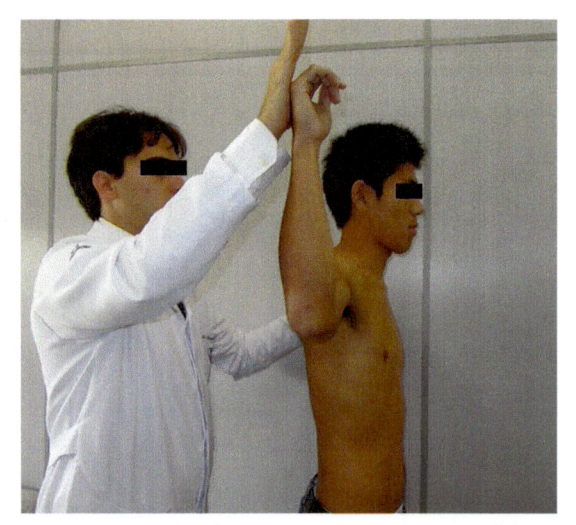

Fig. 29-25 Manobra de Patte. (Fonte: Arquivo pessoal dos autores.)

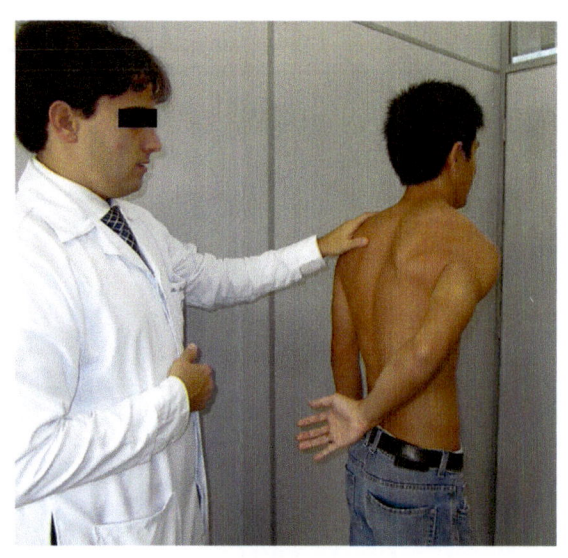

Fig. 29-26 Manobra do *lift off*. Fonte: Arquivo pessoal dos autores.

90 graus. Solicita-se ao mesmo que resista à força de rotação medial feita pelo examinador. A resistência diminuída no lado acometido significará provável ruptura no tendão do infraespinal. A impossibilidade de manter-se o membro na posição do exame devido à queda do antebraço em rotação medial, não conseguindo vencer a força da gravidade, indica uma lesão extensa do manguito, com grave envolvimento do tendão infraespinal.

Ruptura do Tendão da Cabeça Longa do Bíceps Braquial

Nem sempre a retração distal do músculo bíceps braquial é facilmente perceptível no exame físico e, por isso, procura-se detectá-la solicitando ao paciente que faça uma força de flexão, enquanto o examinador faz a palpação no sulco intertubercular e junção miotendínea com os polegares. Pode-se, às vezes, detectar o tendão rompido.

Lift off Test ou Teste de Retirada (Fig. 29-26)

Descrito por Gerber, é específico para a pesquisa de ruptura do tendão do subescapular. É feito com o paciente de pé ou sentado, dorso da mão localizada na região lombar, no nível de L3. Pede-se que ele afaste a mão do dorso, numa atitude de rotação medial ativa máxima. A incapacidade de realizar o gesto estará ligada a uma provável ruptura do tendão do músculo subescapular ou a uma luxação do tendão da cabeça longa do bíceps braquial.

Em paciente com impossibilidade de realizar a rotação medial máxima, este teste é substituído por uma manobra em que o mesmo se posiciona com a mão junto ao abdome, e o examinador tenta afastá-la em movimento de rotação lateral. Na presença de ruptura do subescapular, o paciente não conseguirá impedir o afastamento da mão ("teste de Napoleão").

CLASSIFICAÇÃO DA LESÃO

Lesões Parciais do Manguito Rotador

As lesões parciais do manguito rotador são classificadas como lesões bursais ou articulares baseadas na localização e profundidade das lesões: 3 mm; 3-6 mm; e mais do que 6 mm de acordo com Ellman (Fig. 29-27).[13]

Apesar de menos comum, as lesões bursais são mais propensas a evoluir para lesões completas e são mais comuns nos pacientes jovens com história de traumas.

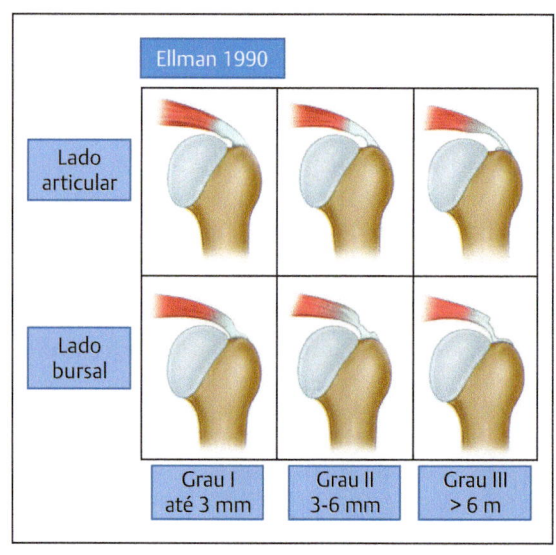

Fig. 29-27 Classificação de Ellman para as lesões parciais do manguito rotador. (Fonte: Arquivo pessoal dos autores.)

Quadro 29-1. Classificação de Cofield para as lesões completas do manguito rotador (Cofield, 1982)

Tipo	Tamanho
Pequena	< 1 cm
Média	1-3 cm
Grande	3-5 cm
Extensa (maciça)	> 5 cm

Fonte: Arquivo pessoal dos autores.

Em uma análise de 720 atletas do Centro de Traumatologia Esportiva da Unifesp (CETE), Cassiano relatou 83 casos de pacientes com lesões parciais do manguito rotador, sendo que nestes atletas a camada mais acometida foi a articular.[14]

Lesões Completas do Manguito Rotador

De acordo com Cofield, o tamanho da lesão baseia-se no tamanho da retração e da área descoberta do tubérculo maior, na qual lesões de 1 cm são consideradas pequenas; 1-3 cm, médias; 3-5 cm, grandes Quadro 29-1.[15] De uma forma geral, as lesões que envolvem um tendão são consideradas médias e as que acometem dois ou mais tendões são consideradas extensas. Independente do tamanho da lesão, o objetivo da cirurgia é aliviar a dor e restaurar a função.

Em 2013, vários especialistas de ombro e cotovelo se reuniram e fizeram um consenso sobre as lesões do manguito rotador, e a classificação recomendada foi uma composição da geométrica com o tamanho da lesão e o grau de infiltração gordurosa.[16]

CONDUTA NA BEIRA DO CAMPO

Ao se deparar com um atleta com suspeita de lesão do MR, deve-se imobilizar o membro com uma tipoia funcional simples, proceder com as manobras semiológicas e realizar os exames complementares de imagem que auxiliam no diagnóstico. Devemos sempre ter em mente as lesões que podem estar associadas, como as luxações acromioclaviculares ou glenoumerais, lesões musculares e as fraturas.

Um bom exame neurovascular já deve ser feito no momento da avaliação inicial do paciente.

A radiografia do ombro nas incidências (AP verdadeiro, perfil da escápula e axilar) juntamente com a ressonância magnética (RM) são os principais exames de imagem utilizados.

A radiografia nos mostra presença de artroses, fraturas e sinais de impacto subacromial. A RM avalia a extensão da lesão, grau de infiltração gordurosa (menos comum nas lesões agudas) e lesões associadas.

Ao decidir qual a melhor conduta terapêutica para um atleta, o médico ou o ortopedista do esporte deve levar em conta vários aspectos e ter uma visão ampla que leva em consideração não só apenas a lesão, mas também o tipo de esporte, posição do atleta, fase da competição, temporada, relacionamento com os outros integrantes do time e departamento médico para assim estabelecer a melhor conduta.

A primeira pergunta que um atleta ao ter que operar faz ao seu médico assistente é:

- Quando poderei retornar a jogar?, ou
- Voltarei no mesmo nível?

As questões que devem ser respondidas em conjunto com toda equipe são:

- O atleta conseguirá retornar no mesmo nível pré-lesão?
- Qual o tempo de reabilitação para a lesão?
- Quanto tempo de recuperação e retorno total deste atleta?

Sabemos que o retorno ao esporte de arremesso após cirurgias de reparo do MR é baixo, bem como a *performance* do atleta após a lesão. Romeo *et al.* em um estudo com jogadores profissionais de *baseball* com lesões do MR, relataram que o procedimento mais comum havia sido o desbridamento seguido do reparo da lesão, e que a taxa de retorno foi de 50%, com uma média de 8 meses para o retorno. Lennard Funk em seu estudo com atletas de futebol submetidos a lesões cirúrgicas no ombro relatou um retorno aos gramados em 3 meses.

Quando lidamos com atletas não profissionais, observamos que a taxa de retorno ao esporte após reparo do MR é maior quando comparada com atletas profissionais, com taxas de 73 e 60% respectivamente, sendo, nos esportes de arremesso, esse índice ainda menor, próximo de 38%, como relatado por Altintas *et al.*[17]

TRATAMENTO

O tratamento agudo das lesões traumáticas do MR dependerá de alguns fatores como:

- Tamanho da lesão.
- Lesões associadas.
- Tipo de esporte/posição que o atleta ocupa.
- Presença ou não de artrose.

Lesões pequenas e parciais são tratadas inicialmente de forma não cirúrgica com um protocolo bem estabelecido de reabilitação para esta lesão.

Quando nos deparamos com uma lesão de espessura total e aguda do MR, nossa tendência é para cirurgia com o reparo artroscópico desta lesão (Fig. 29-28).

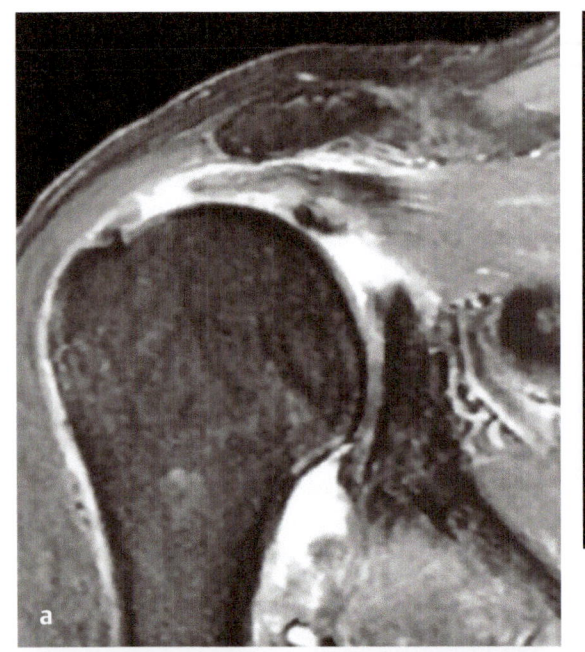

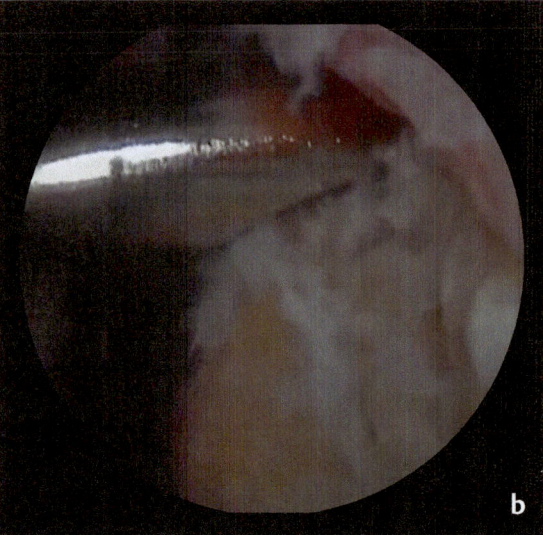

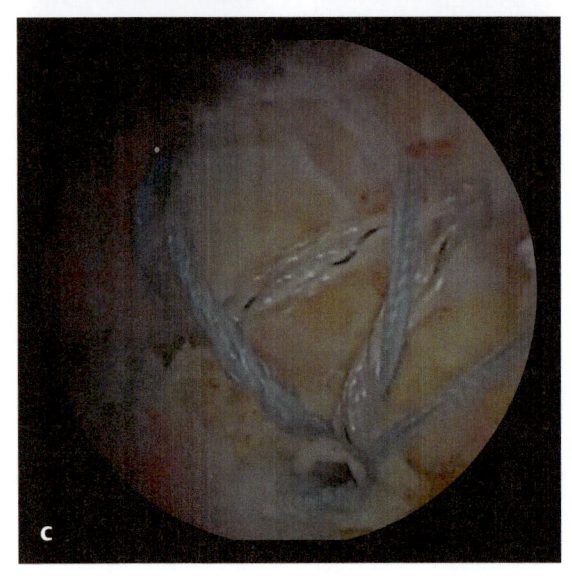

Fig. 29-28 (a) Imagem de ressonância magnética, corte coronal, evidenciando uma lesão do supraespinal em um praticante de *ski*. (b) Imagem intraoperatória da lesão do supraespinal. (c) Aspecto final do reparo da lesão do supraespinal, com fileira dupla e sutura em ponte.

Sabemos da limitação funcional que este tipo de lesão pode ocasionar em um atleta profissional e de suas consequências a médio e longo prazos, como progressão da lesão, atrofia muscular, infiltração gordurosa e artropatia secundária.

Um planejamento pós-operatório de reabilitação e o envolvimento do paciente são essenciais para o sucesso do tratamento. Na disciplina de medicina esportiva da Unifesp, seguimos um protocolo de imobilização de 3 semanas para as lesões pequenas e estáveis após o reparo e, para lesões extensas, até 6 semanas. Nas primeiras semanas, exercícios passivos para o alívio da dor são permitidos, bem como mobilização da escápula e do cotovelo (quando tenodese do bíceps não tiver sido realizada). Fisioterapia, incluindo flexão passiva na posição supina e rotação externa, é iniciada 1 mês de pós-operatório para promover mobilidade e algum grau de fortalecimento. A movimentação ativa completa deve ser restabelecida com 2 meses de cirurgia.

Klouche *et al.*, em uma revisão sistemática sobre retorno ao esporte após o reparo do MR que envolveu 859 atletas de diversas modalidades esportivas, relataram que a lesão mais comum do MR que precisou de cirurgia foram as lesões completas (58% das vezes).[4] O procedimento mais comumente associado foi a acromioplastia e o desbridamento labral.

O retorno ao esporte em nível competitivo foi de 49% e em nível recreacional foi de 81%. Surpreendentemente, o retorno ao esporte no grupo da lesão completa, quando comparado com lesão parcial do MR, foi maior, 71 × 59%, respectivamente.

No nosso grupo temos como objetivo o retorno total do paciente ao esporte com 3-4 meses após a cirurgia.

CONCLUSÃO

As lesões agudas do manguito rotador são lesões que podem acontecer nos esportes de arremesso e colisão/contato e ocasionam grande perda e limitação funcional aos atletas.

A cirurgia deve ser considerada para as lesões completas proporcionando um retorno satisfatório ao esporte com uma média de 3-4 meses.

REFERÊNCIAS BIBLIOGRÁFICAS

1. Weber S, Chahal J. Management of rotator cuff injuries. J Am Acad Orthop Surg. 2020;28(5):e193-201.
2. Santoro Belangero P, Antônio Figueiredo E, Cohen CM, et al. Changes in the expression of matrix extracellular genes and TGFB family members in rotator cuff tears. J Orthop Res [Internet]. 2018 Sep 1 [cited 2021 Feb 19];36(9):2542-53. Available from: https://pubmed.ncbi.nlm.nih.gov/29614203/.
3. Vieira FA, Olawa PJ, Belangero PS, Arliani GG, Figueiredo EA, Ejnisman B. Rotator cuff injuries: current perspectives and trends for treatment and rehabilitation. Rev Bras Ortop (English Ed [Internet]. 2015 Nov [cited 2021 Feb 19];50(6):647-51. Available from: https://pubmed.ncbi.nlm.nih.gov/27218075/.
4. Klouche S, Lefevre N, Herman S, Gerometta A, Bohu Y. Return to sport after rotator cuff tear repair. Am J Sports Med. 2016;44(7):1877-87.
5. Bonza JE, Fields SK, Yard EE, Comstock RD. Shoulder injuries among united states high school athletes during the 2005-2006 and 2006-2007 school years. J Athl Train [Internet]. 2009 [cited 2021 Feb 17];44(1):76-83. Available from: https://pubmed.ncbi.nlm.nih.gov/19180222/.
6. Ekstrand J, Hägglund M, Waldén M. Injury incidence and injury patterns in professional football: The UEFA injury study. Br J Sports Med [Internet]. 2011 Jun [cited 2021 Feb 17];45(7):553-8. Available from: https://pubmed.ncbi.nlm.nih.gov/19553225/.
7. Leão Almeida GP, De Souza VL, Barbosa G, Santos MB, Saccol MF, Cohen M. Swimmer's shoulder in young athlete: Rehabilitation with emphasis on manual therapy and stabilization of shoulder complex. Man Ther [Internet]. 2011 Oct [cited 2021 Feb 19];16(5):510-5. Available from: https://pubmed.ncbi.nlm.nih.gov/21251869/.
8. Hart D, Funk L. Serious shoulder injuries in professional soccer: return to participation after surgery. Knee Surgery, Sport Traumatol Arthrosc. 2015;23(7):2123-9.
9. Ejnisman B, Barbosa G, Andreoli CV, de Castro Pochini A, Lobo T, Zogaib R et al. Shoulder injuries in soccer goalkeepers: review and development of a FIFA 11+ shoulder injury prevention program. Open access J Sport Med [Internet]. 2016 Aug [cited 2021 Feb 17];7:75-80. Available from: http://www.ncbi.nlm.nih.gov/pubmed/27563262.
10. Netto DC, Arliani GG, Thiele ES, Cat MNL, Cohen M, Pagura JR. Prospective evaluation of injuries occurred during the Brazilian Soccer Championship in 2016. Rev Bras Ortop [Internet]. 2019 May 1 [cited 2021 Feb 17];54(3):329-34. Available from: http://www.ncbi.nlm.nih.gov/pubmed/31363289.
11. De Castro Pochini A, Andreoli CV, Belangero PS, et al. Clinical considerations for the surgical treatment of pectoralis major muscle ruptures based on 60 cases: A prospective study and literature review. Am J Sports Med [Internet]. 2014 Jan [cited 2021 Feb 19];42(1):95-102. Available from: https://pubmed.ncbi.nlm.nih.gov/24192390/.
12. Maciel RA, Zogaib RK, De Castro Pochini A, Ejnisman B. Isolated rupture of teres major in a goalkeeper. BMJ Case Rep [Internet]. 2015 Dec 23 [cited 2021 Feb 19];2015. Available from: https://pubmed.ncbi.nlm.nih.gov/26701915/.
13. Ellman H. Diagnosis and treatment of incomplete rotator cuff tears. In: Clinical Orthopaedics and Related Research [Internet]. Clin Orthop Relat Res; 1990 [cited 2021 Feb 17]. p. 64–74. Available from: https://pubmed.ncbi.nlm.nih.gov/2182260/.
14. Carvalho CD, Cohen C, Belangero PS, et al. Partial rotator cuff injury in athletes: bursal or articular? Rev Bras Ortop (English Ed [Internet]. 2015 Jul [cited 2021 Feb 19];50(4):416-21. Available from: https://pubmed.ncbi.nlm.nih.gov/26417568/.
15. DeOrio JK, Cofield RH. Results of a second attempt at surgical repair of a failed initial rotator-cuff repair. J Bone Jt Surg – Ser A [Internet]. 1984 Apr 1 [cited 2021 Feb 17];66(4):563-7. Available from: https://europepmc.org/article/med/6707035.
16. Arce G, Bak K, Bain G, et al. Management of disorders of the rotator cuff: Proceedings of the ISAKOS upper extremity committee consensus meeting [Internet]. Vol. 29. Arthroscopy – Journal of Arthroscopic and Related Surgery. Arthroscopy; 2013 [cited 2021 Feb 17]. p. 1840-50. Available from: https://pubmed.ncbi.nlm.nih.gov/24041864/.
17. Altintas B, Anderson N, Dornan GJ, et al. Return to sport after arthroscopic rotator cuff repair. Is there a difference between the recreational and the competitive athlete ? 2019;1-9.

SEÇÃO 29-5
RUPTURAS TENDINOSAS: PEITORAL MAIOR

Alberto de Castro Pochini
Carlos Vicente Andreoli
Benno Ejnisman

INTRODUÇÃO

As lesões do músculo peitoral maior no esporte têm sido cada vez mais frequentes, associadas ao grande número de academias de musculação, *crossfit* e esportes de força. Existe grande associação entre uso de esteroide anabolizante, prática de esporte de força de membro superior e sexo masculino.[1-4] Há raras descrições de ruptura do peitoral maior em mulheres, associada a quedas no esporte e à pratica do *muscle-up no crossfit*.[5,6]

Muitas vezes, esta lesão pode ser negligenciada no primeiro atendimento médico em prontos-socorros convencionais, o que leva os atletas ou praticantes de atividade física com rupturas totais ou quase totais ao estágio crônico, que apresenta muito maior dificuldade no seu tratamento.[3,4]

O diagnóstico precoce destas lesões mais importantes passa pela observação clínica de alguns sinais nos praticantes de musculação, no exercício do supino ou *crossfit* argolas, homens e com história do uso de esteroide anabolizante em geral, algo difícil de ter a confirmação em uma primeira conversa com o paciente, muitas vezes sem uma ótima relação médico-paciente. Invariavelmente, nestes casos, há equimose na região do braço, que pode ser de 4 cm² até se estender a grande parte do braço e antebraço.[4,5-10]

Há também, a presença do **sinal do S** (Fig. 29-29), que mostra ausência de volumes muscular e tendíneo na região axilar, quando o braço está em elevação, estando muito presente nas lesões severas.[4,7,8] A imagem da ressonância magnética (RM) (Fig. 29-30) do braço pode não mostrar a lesão, pois há retração do tendão para a região do tórax, e confundir o diagnóstico. A utilização da ultrassonografia (US), nestes casos, pode ser de grande valia, pois mostra a lesão, especialmente para radiologistas com boa experiência em lesões musculoesqueléticas.[4,7,8,11]

Nas lesões agudas, não é possível realizar o teste isocinético para avaliação do torque, medida indireta de déficit de força muito associada a esta lesão com perda de 15% a 50% no pico de torque de adução do ombro. Nas lesões crônicas, acima de 3

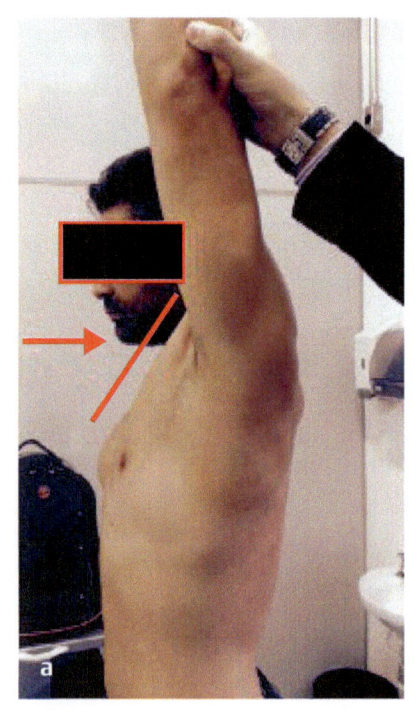

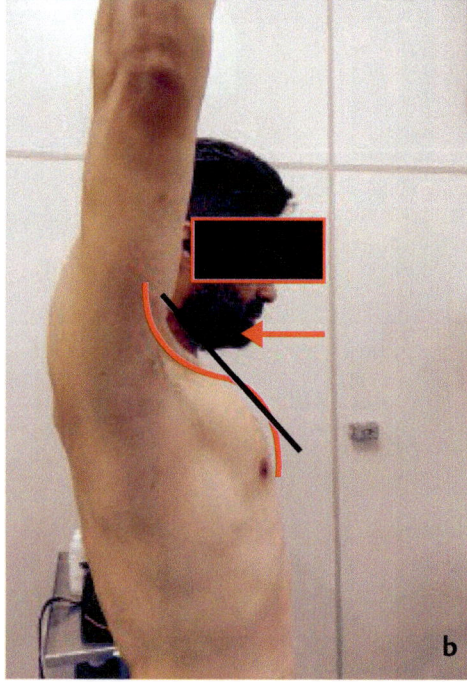

Fig. 29-29 Sinal do S mostrando lado normal à esquerda (**a**) e, à direita (**b**), ruptura do tendão do músculo peitoral maior com retração importante, diminuindo o contorno axilar, sendo considerado o tratamento cirúrgico para correção.[4]

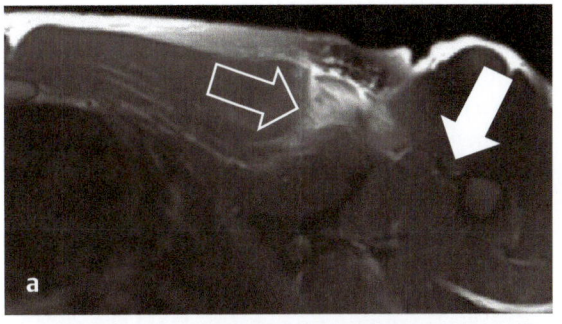

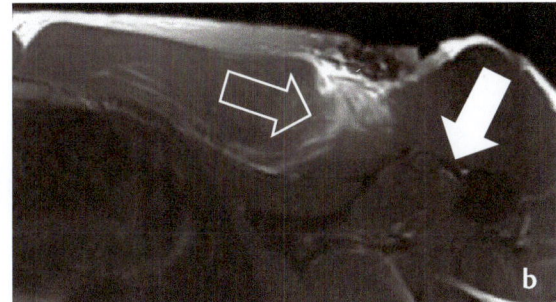

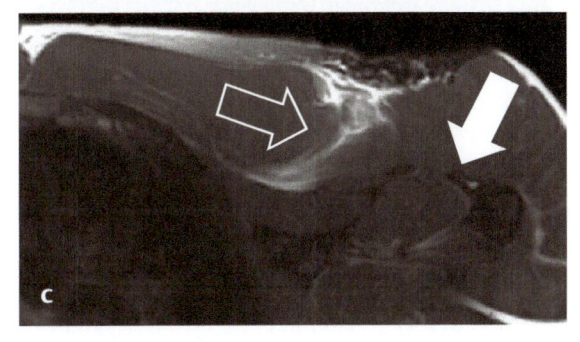

Fig. 29-30 Imagens de ressonância magnética em T2, que devem ser realizadas em plano de tórax e não de ombro, mostrando ruptura e retração do músculo/tendão peitoral maior.

semanas pela literatura médica, mas em especial após 8 semanas, é possível realizar a avaliação isocinética para melhor estudar estas lesões e avaliar a necessidade ou não da cirurgia em conjunto com os outros dados clínicos do exame físico e história clínica.[4,7,8,12-16]

O tratamento da ruptura total ou quase total do tendão do músculo peitoral maior (MPM) é preferencialmente cirúrgico, em atletas ou praticantes de atividade física que se utilizam de força do membro superior. Há importante perda de força de adução do ombro nestes casos e importante alteração cosmética no tórax, que se segue a esta lesão em especial em praticantes e atletas de esporte de academia e força, que têm nitidamente preocupação acima da média com a parte estética.[4,7,8,17-22] Nos estágios mais agudos da lesão, o reparo cirúrgico direto em geral é possível, com raras exceções, em pacientes muito musculosos, em que a lesão normalmente no supino pode ser descrita como algo explosivo no momento da ruptura com desinserção importante e retração complexa da parte muscular, como se rasgasse o músculo em várias porções. Por vezes, e felizmente não frequente, existe dificuldade no momento cirúrgico de aproximar o tendão rompido de sua inserção, na região lateral do úmero, lateralmente ao cabo longo do tendão do bíceps braquial.[20,23-26] Nestes casos, mesmo na lesão aguda, é necessária a reconstrução do tendão MPM com enxerto de tendão (autólogo ou heterólogo), que costuma ser semitendíneo ou grácil, tendão de Aquiles ou da fáscia lata, para realizar a correção de uma forma anatômica mais parecida com a original.[4,7,8,24-27] Nos casos crônicos, o uso dos enxertos descritos acima já se faz necessário de início. A reconstrução do tendão do MPM pode ser realizada mesmo em casos crônicos, acima de 1 ano de lesão. Temos casos de pacientes com 5 anos de lesão, com bons resultados, em decorrência da presença da porção clavicular, em proporção variável mantendo alguma atividade da musculatura, mesmo lesionada e retraída. Estudos com eletromiografia mostram atividade muscular presente e praticamente normal em pacientes crônicos de longa data, submetidos à reconstrução do tendão.[5]

As formas de fixação do tendão rompido (reparo agudo) ou do enxerto, nos casos de reconstrução crônica ou aguda, têm variado muito com o passar dos anos, evoluindo de orifícios broqueados no úmero utilizados previamente para o uso de âncoras, parafusos e arruelas, botões corticais, *Pec Button®* etc.[4,7,8,24-26,28-31] O uso de orifícios broqueados, embora pareça possível na prática em paciente muito fortes, fisiculturistas e atletas de musculação com deltoide grande, pode ser de extrema dificuldade. O uso de âncoras também é possível, mas como o úmero é "oco" em sua diáfise, a transição metáfise e diáfise, onde em geral são colocadas as âncoras, pode levar à perda de fixação local, por posicionamento da mesma na medular do osso. A utilização de parafuso e arruela, para fixação do tipo poste, também foi utilizado, porém, no passado, de acordo com descrições da literatura.[4,7,8] O avanço das técnicas de fixações trouxe a possibilidade do botão cortical com alça para reinserção (Fig. 29-31), evoluindo também, posteriormente, para botão cortical com ajuste de tensão.[25] Após esta possibilidade, foi apresentado um outro dispositivo de fixação conhe-

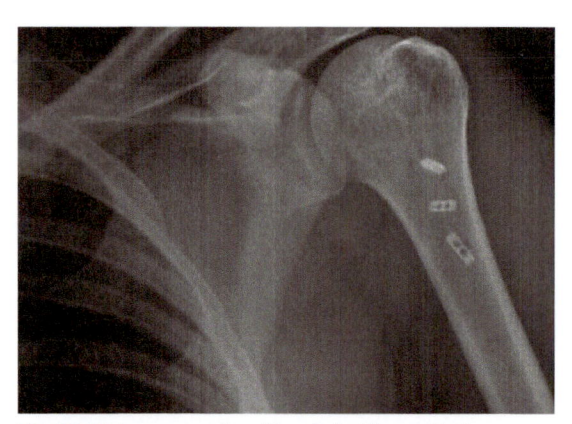

Fig. 29-31 Imagem radiográfica de botões corticais utilizados no reparo agudo do tendão do músculo peitoral maior rompido.

cido como *Pec Button*®, que é um botão cortical que fica na intramedular do úmero e, com a utilização de fios inabsorvíveis, permite o ajuste por tração dos fios (Fig. 29-32).

Durante a cirurgia, pode haver algumas dificuldades, como ter de buscar o músculo rompido em região muito profunda, na região axilar, o que não está indicado, pois o MPM é um músculo do tórax em região subcutânea. Por vezes, ao realizar a incisão e a dissecção, não se pode ver a região rompida, pois, como em geral a ruptura interessa à porção esternoclavicular, ela pode romper e ficar em região posterior à parte clavicular mantida e inserida na cortical umeral. Então, uma vez realizada a incisão, busca-se a fibrose secundária à lesão e, caso não seja encontrada, observa-se a região profunda da pequena parte do tendão restante, pois é provável que a região rompida esteja por trás.

O pós-operatório é realizado com o uso da tipoia por 4 semanas, nos casos de reparo agudo, e por 6 semanas, nos casos de reconstrução do MPM com o uso de enxerto. Nos casos de reparo, em geral, o paciente tem recuperação rápida, pois este grupo principal de pacientes está associado a esporte ou prática de força que leva a uma recuperação acelerada do músculo deltoide, o que ajuda na elevação precoce do braço no pós-operatório, geralmente, próximo a 8 semanas. Nos casos crônicos e uso de enxerto, a reabilitação tem evolução mais lenta, pois é necessária a "repopulação" de células no enxerto de tendão, o que pode demorar alguns meses. Um problema é a grande memória muscular deste perfil de pacientes, que leva a uma recuperação rápida da força muscular do deltoide e pode representar tensão excessiva no enxerto dentro das primeiras 8 ou 10 semanas de pós-operatório. É rara a ocorrência de ombro rígido após a cirurgia de reparo ou reconstrução do tendão MPM, pois, como é uma cirurgia extra-articular, a reabilitação pode ser levada com calma e evoluir lentamente para proteger a tensão do enxerto utilizado.

Em geral, aos 6 meses de reabilitação, utilizamos a avaliação isocinética para auxiliar a mensurar o déficit de força do membro, em torno de 0% a 15%, que se equilibra após 1 ano da cirurgia.[4,7,8] A grande maioria dos atletas de musculação (*power lifiting*) volta a praticar o exercício do supino no mesmo nível. Em pacientes recreativos, é comum o retorno à prática da musculação, mas em nível inferior de carga, por receio de recidiva da ruptura. Mesmo assim, os pacientes ganham força rapidamente e passam a praticar musculação de forma mais cuidadosa.

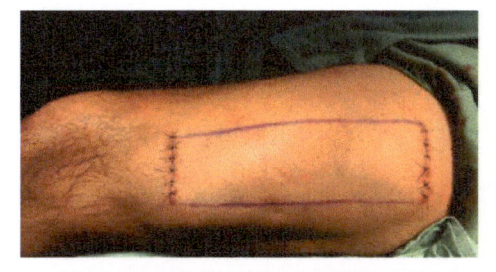

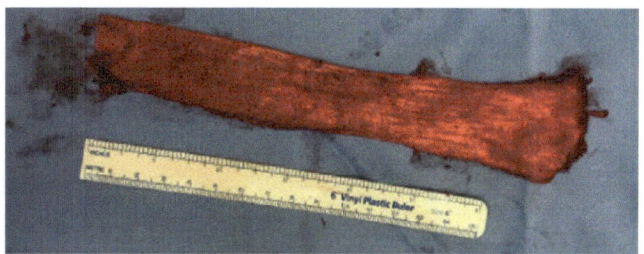

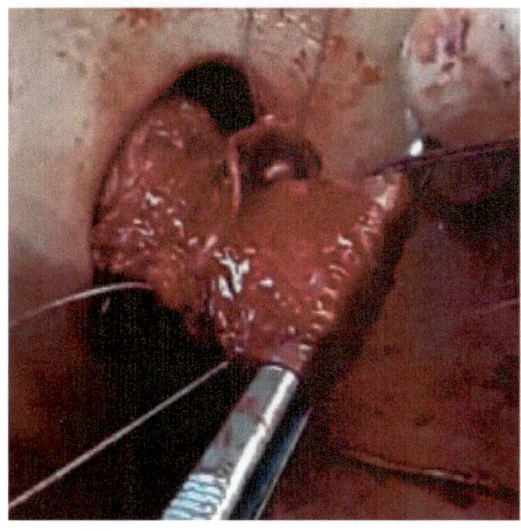

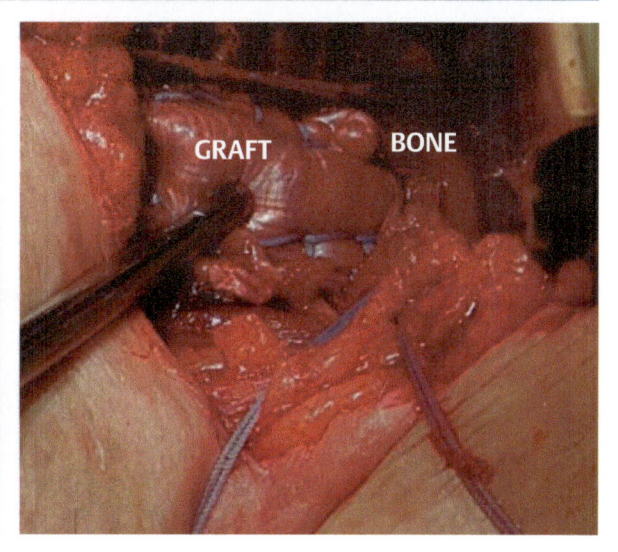

Fig. 29-32 Cirurgia em caso crônico mostrando possibilidade de uso de enxerto de fáscia lata duplo ou triplo associado a botões corticais para reinserção na reconstrução do tendão do músculo peitoral maior.

REFERÊNCIAS BIBLIOGRÁFICAS

1. Aarimaa V, Rantanen J, Heikkila J, Helttula I, Orava S. Rupture of the pectoralis major muscle. Am J Sports Med 2004;32(5):1256-62.
2. Bak K, Cameron EA, Henderson IJ. Rupture of the pectoralis major: a meta-analysis of 112 cases. Knee Surg Sports Traumatol Arthrosc 2000;8(2):113-119.
3. Connell DA, Potter HG, Sherman MF, Wickiewicz TL. Injuries of the pectoralis major muscle: evaluation with MR imaging. Radiology 1999;210(3):785-91.
4. de Castro Pochini A, Andreoli CV, Belangero PS, et al. Clinical considerations for the surgical treatment of pectoralis major muscle ruptures based on 60 cases: a prospective study and literature review. Am J Sports Med 2014;42(1):95-102.
5. Stringer MR, Cockfield AN, Sharpe TR. Pectoralis major rupture in an active female. J Am Acad Orthop Surg Glob Res Rev 2019 Oct;16;3(10).
6. Sephien A, Orr J, Remaley DT. Pectoralis major tear in a 23-year-old woman while performing high-intensity interval training: a rare presentation. BMJ Case Rep 2020 Mar 18;13(3).
7. de Castro Pochini A, Ejnisman B, Andreoli CV, et al. Exact moment of tendon of pectoralis major muscle rupture captured on video. Br J Sports Med 2007;41(9):618-619.
8. de Castro Pochini A, Ejnisman B, Andreoli CV, et al. Pectoralis major muscle rupture in athletes: a prospective study. Am J Sports Med 2010;38(1):92-8.
9. Egan TM, Hall H. Avulsion of the pectoralis major tendon in a weight lifter: repair using a barbed staple. Can J Surg 1987;30(6):434-5.
10. Ejnisman B, Andreoli CV, Pochini AC, Carrera EF, Abdalla RJ, Cohen M. Ruptura do músculo peitoral maior em atletas. Rev Bras Ortop 2002;37(11):482-8.
11. Pochini AC, Ferretti M, Kawakami EF, et al. Analisys of pectoralis major tendon in weightlifting athletes using ultrasonography and elastography. Einstein (Sao Paulo) 2015;13(4):541-6.
12. ElMaraghy AW, Devereaux MW. A systematic review and comprehensive classification of pectoralis major tears. J Shoulder Elbow Surg 2012;21(3):412-22.
13. Figueiredo EA, Terra BB, Cohen C, et al. Footprint do tendão do peitoral maior: estudo anatômico. Rev Bras Ortop 2013;48(6):519-23.
14. Fleury AM, Silva AC, de Castro Pochini A, et al. Isokinetic muscle assessment after treatment of pectoralis major muscle rupture using surgical or non-surgical procedures. Clinics (Sao Paulo) 2011;66(2):313-20.
15. Goutallier D, Postel JM, Bernageau J, et al. Fatty muscle degeneration in cuff ruptures. Pre- and postoperative evaluation by CT scan. Clin Orthop Relat Res 1994;(304):78-83.
16. Hanna CM, Glenny AB, Stanley SN, Caughey MA. Pectoralis major tears: comparison of surgical and conservative treatment. Br J Sports Med 2011;35(3):202-6.

17. Hart ND, Lindsey DP, McAdams TR. Pectoralis major tendon rupture: a biomechanical analysis of repair techniques. J Orthop Res 2011;29(11):1783-7.
18. Heikkinen J, Lantto I, Piilonen J, et al. Tendon length, calf muscle atrophy, and strength deficit after acute achilles tendon rupture: long-term follow-up of patients in a previous study. J Bone Joint Surg Am 2017;99(18):1509-15.
19. Hozack MJW, Bugg B, Lemay K, Reed J. Tears of pectoralis major in steer wrestlers: a novel repair technique using the EndoButton. Clin J Sport Med 2013;23(1):80-2.
20. Joseph TA, Defranco MJ, Weiker GG. Delayed repair of a pectoralis major tendon rupture with allograft: a case report. J Shoulder Elbow Surg 2003;12(1):101-4.
21. Rabuck SJ, Lynch JL, Guo X, et al. Biomechanical comparison of 3 methods to repair pectoralis major ruptures. Am J Sports Med 2012;40(7):1635-40.
22. Schachter AK, White BJ, Namkoong S, Sherman O. Revision reconstruction of a pectoralis major tendon rupture using hamstring autograft: a case report. Am J Sports Med 2006;34(2):295-8.
23. Lee J, Brookenthal KR, Ramsey ML, et al. MR imaging assessment of the pectoralis major myotendinous unit: an MR imaging-anatomic correlative study with surgical correlation. AJR Am J Roentgenol 2000;174(5):1371-5.
24. Pochini A, Ejnisman B, Andreoli CM, Cohen M. Reconstruction of the pectoralis major tendon using autologous grafting and cortical button attachment: description of the technique. Tech Shoulder Elbow Surg 2012;13(5):77-80.
25. Pochini AC, Rodrigues MSB, Yamashita L, et al. Surgical treatment of pectoralis major muscle rupture with adjustable cortical button. Rev Bras Ortop 2018;53(1):60-6.
26. Pochini AC, Andreoli CV, Ejnisman B, Maffulli N. Surgical repair of a rupture of the pectoralis major muscle. BMJ Case Rep 2015;pii:bcr201320229.
27. Choudhary M, Shah N, Arshad MS, et al. The outcome of surgical management of chronic pectoralis major rupturesin weightlifters. Acta Orthop Belg 2017 Sep;83(3):433-7.
28. Miller MD, Johnson DL, Fu FH, et al. Rupture of the pectoralis major muscle in a collegiate football player. Use of magnetic resonance imaging in early diagnosis. Am J Sports Med 1993;21(3):475-7.
29. Schepsis AA, Grafe MW, Jones HP, Lemos MJ. Rupture of the pectoralis major muscle. Outcome after repair of acute and chronic injuries. Am J Sports Med 2000;28(1):9-15.
30. Tietjen R. Closed injuries of the pectoralis major muscle. J Trauma 1980;20(3):262-4.
31. Uchiyama Y, Miyazaki S, Tamaki T, et al. Clinical results of a surgical technique using endobuttons for complete tendon tear of pectoralis major muscle: report of five cases. Sports Med Arthrosc Rehabil Ther Technol 2011;3:20.

SEÇÃO 29-6

FRATURAS DO ÚMERO PROXIMAL

Sandro da Silva Reginaldo
Jean Klay Santos Machado
Thiago Barbosa Caixeta

INTRODUÇÃO

A fratura do úmero proximal (FUP) na população geral apresenta incidência de 5% a 10% de todas as fraturas e uma distribuição bimodal em relação à idade, sendo mais frequente em mulheres acima de 65 anos, decorrentes de osteoporose.[1] Relacionadas com a prática esportiva, as lesões em membros superiores representam 20% do total, sendo o acometimento de partes moles muito mais comum que as fraturas.[2-4] A FUP no esporte apresenta uma prevalência de 4% a 10% de todas as fraturas.[2] Em um estudo epidemiológico, analisando apenas crianças e adolescentes, Hongwei *et al.* concluíram que as fraturas do úmero representavam a segunda fratura mais comum (20,7%), e os principais esportes relacionados foram ciclismo, corrida e o basquete.[2] No futebol, a FUP é rara. Em estudos realizados pela Confederação Brasileira de Futebol, foram reportadas apenas duas fraturas entre 665 lesões ocorridas no Campeonato Paulista nos anos de 2016 e 2017 e uma fratura no Campeonato Brasileiro da primeira divisão entre os anos de 2016 e 2019.[5-8]

MECANISMO DE TRAUMA

Principal mecanismo de trauma é a queda da própria altura com apoio das mãos ao solo.[1,4] Neste caso, a energia do trauma poderá causar não só uma fratura, mas também ser responsável por episódio de deslocamento do ombro. As fraturas ocorrem geralmente por três modos: compressão axial da cabeça do úmero contra a glenoide, força de flexão no colo cirúrgico e nível de tensão aplicado pelo manguito rotador nos tubérculos maior e menor.[1]

O trauma axial geralmente produz uma força que pode levar à fratura do colo cirúrgico. Quando a queda ocorre com o ombro em flexão, abdução e rotação interna, a glenoide força a cabeça do úmero para uma posição em valgo na região mais inferior e medial do calcar. Já em ação das forças tensionais do manguito, pode ocorrer um padrão multifragmentar, que provavelmente resulta na combinação de compressão do úmero entre os tubérculos e um padrão de deslocamento da fratura.[1]

Menos comum, mas relacionada com algumas modalidades esportivas que usam a repetição exaustiva de movimentos, como os esportes de arremesso, podem também ocorrer fraturas por estresse.[9]

ABORDAGEM À BEIRA DO CAMPO

O profissional de saúde que atua na atividade desportiva deve sempre estar atento para os acontecimentos das partidas e treinamentos. Nos esportes coletivos de contato, como futebol, basquete e rúgbi, por exemplo, é muito comum o choque entre atletas e a queda ao solo. Alguns sinais podem ser facilmente interpretados à beira do campo, e vão servir para que a melhor conduta seja tomada o mais rápido possível. Por apresentar um grande invólucro muscular, representado principalmente pelo deltoide e pela musculatura do peitoral maior, muitas vezes não será possível observar deformidade, ou grande edema, nos primeiros momentos após o trauma. Dor importante à tentativa de mobilizar o membro superior e crepitação, podem ser sinais de alerta de que algo mais grave aconteceu. Os atletas com FUP geralmente apresentam limitação funcional importante com impossibilidade de mobilização ativa e ficam com o braço colado ao tronco.

Episódios de deslocamento articular do ombro (luxação) também podem cursar com fratura por tração do manguito na tuberosidade maior, na luxação anterior, e da tuberosidade menor, na luxação posterior. Nos casos de luxação anterior, que é a mais comum, o atleta apresenta clinicamente o sinal da dragona (Fig. 29-33) e é preciso ter cuidado ao executar manobra de redução dentro do campo de jogo, para não produzir uma fratura por iatrogenia ou para não provocar desvios em uma fratura já existente e ainda não detectada. No calor da partida, é comum o atleta, após a redução da luxação, solicitar para voltar para o campo, o que deve ser desconsiderado na suspeição da FUP. O atendimento em campo exige decisões e condutas rápidas, sendo que muitas vezes não é possível chegar a um diagnóstico rapidamente.

As fraturas por estresse não ocorrem em episódios agudos como nas lesões traumáticas. São marcadas por dor e fadiga durante a execução do gesto esportivo, como um treinamento contínuo de arremesso, por exemplo. Para seu diagnóstico é importante a forte suspeição, uma vez que o quadro clínico pode não ser tão evidente no início dos sintomas.

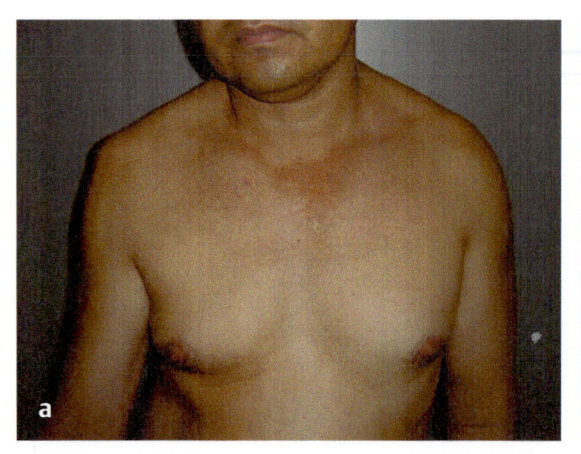

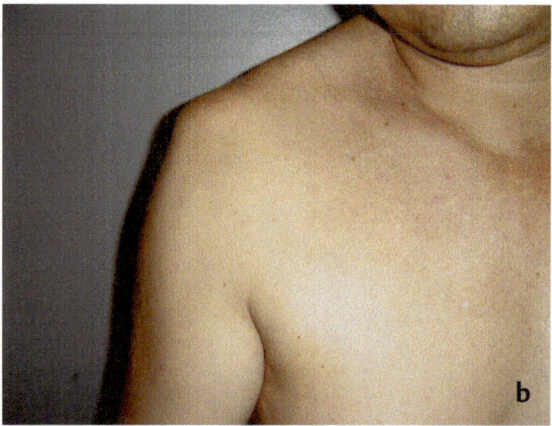

Fig. 29-33 Sinal da Dragona em ombro direito (a) e detalhe da deformidade do ombro (b). (Fonte: Arquivo pessoal dos autores.)

AVALIAÇÃO PÓS-JOGO

Do ponto de vista clínico, além dos sinais locais de aumento de volume e equimose (que pode demorar de 3 a 4 dias para aparecer), é importante fazer uma avaliação neurovascular do membro acometido.

Nos casos de suspeita de FUP, é mandatória a realização de exames de imagem para um diagnóstico correto da lesão. Inicialmente, devem ser realizadas radiografias da série trauma do ombro, que incluem as incidências em AP verdadeiro, perfil escapular e axilar. Caso seja confirmada a fratura, pode ser necessária a complementação com uma tomografia computadorizada (TC), para melhor avaliação das características da mesma, como o grau do desvio e o tamanho dos fragmentos.

Se as radiografias não evidenciarem fratura, mas o atleta apresentar limitação antálgica dos movimentos, é recomendado fazer uma ressonância magnética nuclear (RM), pois fraturas dos tubérculos maior e menor sem desvio podem ser diagnosticadas apenas pela RM. Nestes casos, a radiografia será "normal", porém a RM mostrará um hipersinal na sequência em T2, confirmando a(s) fratura(s).[1]

Raramente a ultrassonografia será necessária para avaliação em casos de suspeita de FUP.

TRATAMENTO

O tratamento depende basicamente do tipo de fratura, lesões associadas, idade do paciente, posição do jogador e por tratar-se de atletas, o tempo de retorno ao esporte também deve ser considerado.[9-12,15-19]

A) *Tipo de fratura*: de um modo geral, os critérios de indicação são os mesmos de indivíduos não atletas, sobretudo para fraturas sem desvio. No entanto, aquelas com desvios e angulações próximos de 1 cm e 45 graus, respectivamente, consideradas como *borderline* e com o advento das técnicas minimamente invasivas, têm tendência a tratamento cirúrgico, uma vez que viabilizará reabilitação precoce.[20]

B) *Lesões associadas*: é muito importante considerar a existência de lesões prévias, sobretudo instabilidades glenoumerais. O fato é que, na presença de lesões associadas, o tratamento cirúrgico normalmente é indicado.

C) *Posição do jogador*: pela localização da fratura (membro superior) a maior preocupação, por exemplo, no futebol, está nos goleiros e laterais, uma vez que eventuais limitações funcionais trarão prejuízo à *performance* do atleta.

D) *Idade do paciente*: estas fraturas durante a prática de esportes são mais frequentes em indivíduos esqueleticamente imaturos e, como tal, a conduta deve ser ajustada a esta condição.

Tratamento Não Cirúrgico

Consiste em imobilização toracobraquial, normalmente com tipoia tipo *Velpeau* por um período de 3 a 4 semanas, com liberação imediata da mobilização do cotovelo, punho e dedos, seguida de exercícios pendulares e de mobilização passiva ao término do tempo definido de imobilização. Está indicado nas fraturas por estresse, fraturas sem desvio e nas minimamente desviadas.[16]

Tratamento Cirúrgico

Por tratar-se mais frequentemente de pacientes jovens e de alta demanda funcional, a indicação nas fraturas desviadas será geralmente para osteossíntese, cujas opções técnicas são bastante variadas, dependendo, basicamente, da estrutura, experiência do cirurgião, idade do paciente e tipo de fratura. Sempre que possível devemos priorizar cirurgias minimamente invasivas. As principais técnicas são:[13,15]

- *Redução fechada e fixação percutânea com fios de Kirschner ou parafusos*, no caso de fratura em atletas esqueleticamente imaturos, o uso de fios de Kirschner é a primeira escolha, visto que diminui o risco de lesões iatrogênicas da fise (Fig. 29-34).[13,14]

- *Osteossíntese com haste intramedular bloqueada*: esta técnica deve ser usada preferencialmente em fraturas em duas partes do colo cirúrgico e em três partes quando o fragmento do tubérculo maior for grande o bastante para uma fixação adequada por meio dos parafusos de bloqueio proximal da haste (Fig. 29-35).

- *Osteossíntese com placa bloqueada por técnica aberta* é a mais encontrada na literatura médica. Além da aberta, também pode ser feita por técnica minimamente invasiva (Fig. 29-36).[13,14,21-24]

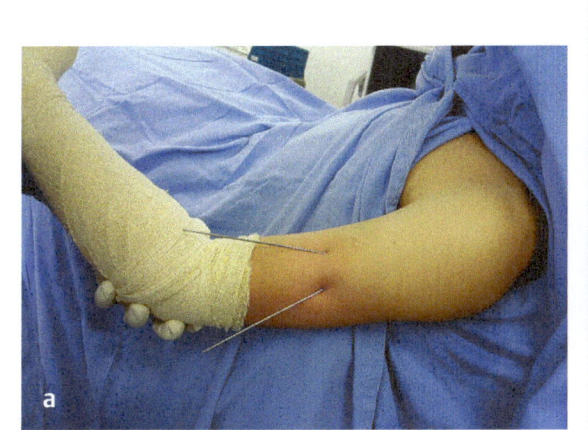

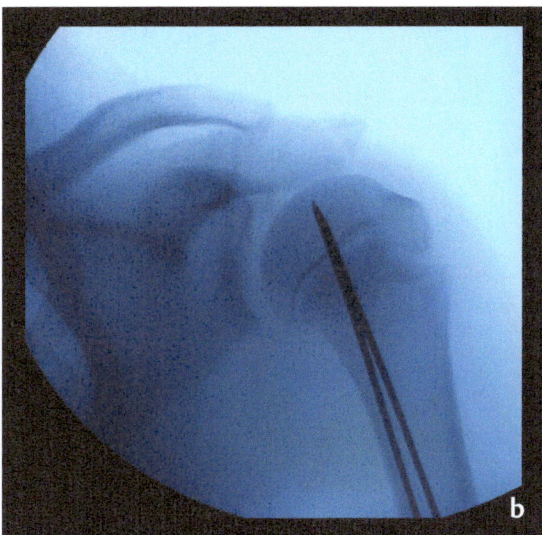

Fig. 29-34 Fratura do úmero proximal em atleta de *motocross* esqueleticamente imaturo tratada com técnica percutânea usando fios de Kischner. Intraoperatório (a) e controle da redução e fixação por radioscopia (b). (Fonte: Arquivo pessoal dos autores.)

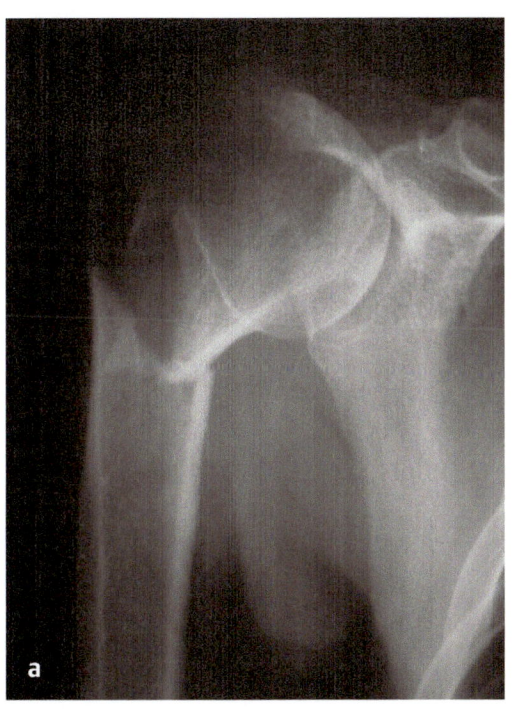

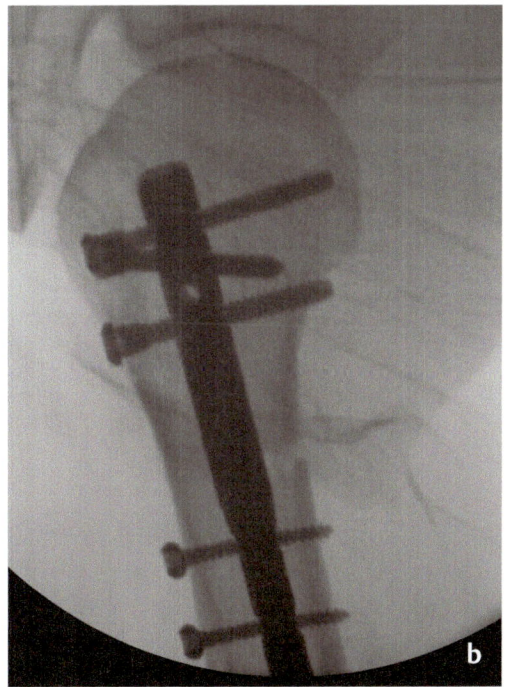

Fig. 29-35 Fratura do colo cirúrgico tratada com haste intramedular bloqueada. Pré (a) e pós-osteossíntese (b). (Fonte: Arquivo pessoal dos autores.)

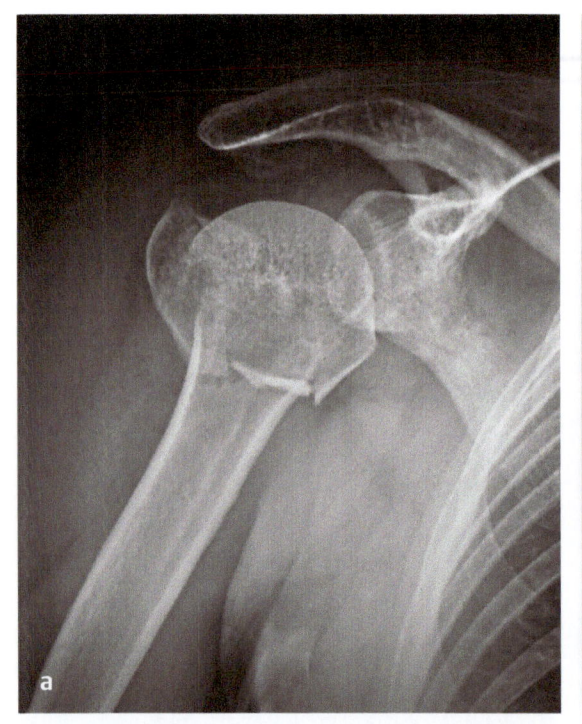

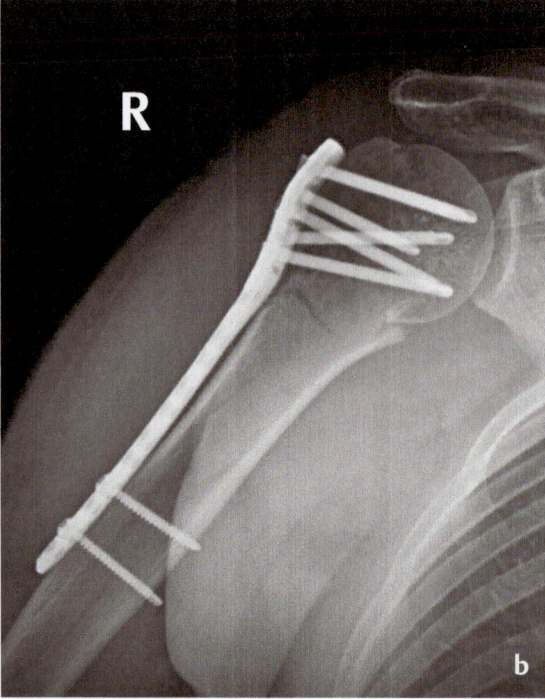

Fig. 29-36 Fratura em três partes tratada com placa bloqueada em ponte com técnica percutânea. Pré (a) e pós-osteossíntese (b). (Fonte: Arquivo pessoal dos autores.)

CRITÉRIOS PARA RETORNO AO ESPORTE

Uma das decisões mais complexas que convivem com todos que atuam com atletas são os critérios para o retorno ao esporte com o máximo de segurança possível, visando dois pilares principais: restabelecimento do nível de *performance* pelo menos próximo ao prévio à lesão e baixo risco de recidiva ou mesmo novas lesões. O fato é que inúmeros são fatores que influenciam nesta decisão, como tipo de lesão, idade do paciente, estrutura do clube, técnica utilizada, etc. Dito isto e de forma didática colocaremos a seguir os critérios que balizam tal decisão, nos casos de FUP:

1. Consolidação da fratura comprovada clínica e por imagem.
2. Recuperação do arco de movimento.
3. Restabelecimento da força muscular, não devendo haver discrepância com o membro contralateral acima de 15% e com os antagonistas acima de 40%.
4. Treinamento prévio com gesto esportivo específico, com especial atenção, no caso do futebol, sobretudo para goleiros e laterais que usam com grande frequência os membros superiores.
5. Se possível, realizar treinamento de técnicas de queda, visto que este é o mecanismo existente na quase totalidade dos casos e ajuda bastante para que o atleta adquira um dos principais fatores considerado como fundamental para o êxito do tratamento, qual seja a confiança (Fig. 29-37).

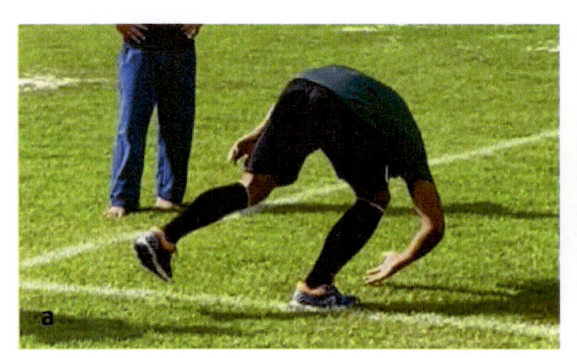

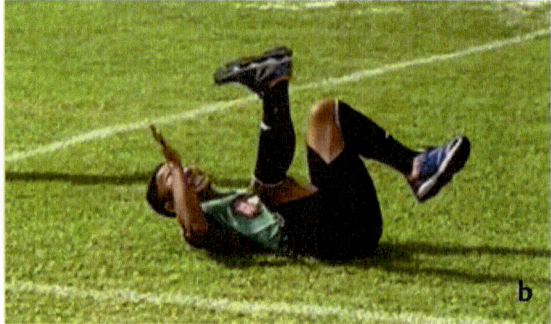

Fig. 29-37 Treinamento de técnicas de queda para prevenção das fraturas. (Fonte: Arquivo pessoal dos autores.)

REFERÊNCIAS BIBLIOGRÁFICAS

1. Reginaldo SS, Ejnisman B, Almeida FIA, Dal Molin FF. Fraturas e luxações do ombro e cotovelo. Rio de Janeiro: Editora Di Livros; 2020.
2. Wang H, Liu H, Wu J, et al. Age, gender, and etiology differences of sports related fractures in children and adolescents. A retrospective observational study. Medicine Baltmore 2019;98(4):e13961.
3. Bissell BT, Johnson RJ, Shafritz AB, et al. Epidemiology and risk factors of humerus fractures among skiers and snowboarders. Am J Sports Med 2008;36(10):1880-8.
4. Richard G, et al. Outcome measures reported for the management of proximal humeral fractures: a systematic review. Journal of Shoulder and Elbow Surgery 2020;29(10):2175-84.
5. Moraes E, et. al. Lesões ortopédicas no futebol profissional masculino no Brasil:comparação prospectiva de duas temporadas consecutivas 2017/2016. Acta Ortopédica Brasileira 2018;26(5): 338-41.
6. Netto D, et al. Avaliação prospectiva das lesões esportivas ocorridas durante as partidas do Campeonato Brasileiro de Futebol em 2016. Revista Brasileira de Ortopedia 2019;54:329-34.
7. Arliani G, et al. Orthopaedics injuries in male professional football players in Brazil: prospective comparision between two divisions. Muscles, Ligaments and Tendons Journal 2017;7(3):524-31.
8. Arliani G, et al. Avaliação prospectiva das lesões durante o campeonato paulista de futebol de 2016. Acta Ortopédica Brasileira 2017;25(5):212-215.
9. Zaremski J, et al. Humeral stress fractures in overhead athletes: Pearls for recognition, diagnosis, and management. Clinical Pearls 2016;5(6):384-5.
10. Kruczynski J, et al. Radiological and biomechanical analysis of humerus fractures ocorring during arm wrestling. Med Sci Monit 2012;18(5):CR303-307.
11. Biberthaler P, Kirchhoff C, Waddell JP, editors. Fractures of the proximal humerus. Springer; 2015.
12. Crosby LA, Neviaser RJ. Proximal humerus fractures. Springer; 2015.
13. Falez F, et al. Minimally invasive plate osteosynthesis in proximal humeral fractures: one-year results of a prospective multicenter study. International orthopaedics 2016;40(3): 579-85.
14. Gonç U, et al. Minimally invasive plate osteosynthesis with PHILOS plate for proximal humerus fractures. Acta Orthopaedica et Traumatologica Turcica. 2017;51(1):17-22.
15. Gradl G, et al. Decision making in displaced fractures of the proximal humerus: fracture or surgeon based? International Orthopaedics 2015;39(2):329-34.
16. Anderson WM. Imaging of upper extremity stress fractures in the athlete. Clin Sports Med 2006;25:489-504.
17. Sonderegger J, Simmen HP. Epidemiologie, behandlung und ergebnisse von proximalen humerusfrakturen. Erfahrungen eines regionalspitals in einer sports- und tourismusregion. Zentralbl Chir 2003;128:119-24.
18. Delgado J, Faramillo D, Chauvin NA. Imaging the injured pediatric athlete: upper extremity. Radiographics 2016;36(6):1672-87.
19. Burnier M, Barlow JD, Sanchez-Sotelo J. Shoulder and elbow fractures in athletes. Curr Rev Musculoskelet Med.
20. Neer II. Displaced proximal humeral fractures: Part I. Classification and evaluation. JBJS 1970;52(6):1077-89.
21. Ortmaier R, et al. Comparison between minimally invasive, percutaneous osteosynthesis and locking plate osteosynthesis in 3-and 4-part proximal humerus fractures. BMC musculoskeletal disorders 2015;16(1):297.
22. Sohn HS, et al. Clinical comparison between open plating and minimally invasive plate osteosynthesis for displaced proximal humeral fractures: A prospective randomized controlled trial. Injury 2017;48(6):1175-82.
23. Zhao W, et al. Comparison of minimally invasive percutaneous plate osteosynthesis and open reduction internal fixation on proximal humeral fracture in elder patients: A systematic review and meta-analysis. BioMed Research International 2017.
24. Zhang Z, et al. Modified minimally invasive approach and intra-osseous portal for three-oart proximal humeral fractures: a comparative study. Journal of Orthopaedic Surgery and Resarch 2018;13(24):1-8.

LESÕES NO COTOVELO

SEÇÃO 30-1

CORPO LIVRE INTRA-ARTICULAR

Marcus Vinicius Galvão Amaral
Leandro Rosa

INTRODUÇÃO

Atletas arremessadores realizam sobrecarga de estresse repetitivo de extensão com valgo do cotovelo, causando impacto posterior, o que frequentemente leva a uma osteoartrite precoce secundária.[1] Sobrecargas fisiológicas crônicas com microtraumas de repetição frequentemente causam aderências, contraturas e degeneração articular.[2]

A síndrome de sobrecarga de extensão com valgo (VEOS) é uma condição caracterizada por uma compressão radiocapitelar, tensão do ligamento colateral medial e sobrecarga posterior em extensão.[2] Essa síndrome, é a causa mais comum de osteoartrite precoce em cotovelo de atletas[3] e, também, pode estar associada a instabilidade ligamentar do cotovelo, especialmente insuficiência do ligamento colateral ulnar (LCU).[4] As alterações degenerativas patológicas dessa condição incluem fragmentação cartilaginosa, formação de osteófitos, corpos livres com ou sem contratura capsular.[2]

Osteocondrite dissecante (OD) do cotovelo é uma condição relacionada com lesões por microtrauma de repetição em cotovelo de atletas esqueleticamente imaturos, também relacionada com hiperextensão forçada ou carga axial cíclica.[5,6] Nessa situação, a relação de defeitos cartilaginosos e o desenvolvimento de alterações degenerativas, e consequentemente a presença de corpos livres, não são bem estabelecidos.[4]

Os corpos livres são fragmentos condrais, ósseos ou osteocondrais da superfície interna de articulações sinoviais e podem mover-se livremente no interior articular, predispondo o travamento da articulação, ou permanecer estáveis em recessos sinoviais, mantendo-se assintomáticos.[7]

EXAME FÍSICO

Na presença de corpos livres articulares no cotovelo, o atleta geralmente apresenta queixa de dor e rigidez súbita, que o impede de continuar praticando a atividade e eventualmente relata sensação da articulação estalando, estourando, agarrando ou travando.[4,5,8] A amplitude de movimentos, passiva e ativa, de flexoextensão e a pronossupinação devem ser avaliadas quanto a disfunções, dor e crepitação. Corpos livres podem causar sintomas de dor mecânica especialmente quando relacionados a osteófitos periféricos.[9] Corpos livres não causam contratura fixa de cotovelo, mas eventualmente o paciente pode-se apresentar com leve perda da flexão ou extensão em casos crônicos.[8]

EXAMES DE IMAGEM

A avaliação com exames de imagem deve começar sempre com radiografias convencionais em AP e perfil do cotovelo, porém existe literatura mostrando que até 30% dos corpos livres podem não ser identificados por RX.[8] Quando suspeitamos de corpos livres e eles não aparecem nas radiografias, eles podem estar localizados no recesso posterior. Além disso, podem migrar dentro do cotovelo e até entre compartimentos, o que torna a identificação confiável dos corpos livres uma tarefa nem sempre tão simples.[10]

A ultrassonografia é outro método de imagem de muita utilidade, pela facilidade de se realizar no próprio consultório, não ser invasivo, sem utilizar radiação, além de mostrar movimentos dos fragmentos em tempo real caso eles sejam instáveis. Os corpos livres aparecerão como focos hiperecoicos (se forem calcificados) que estarão separados das estruturas ósseas adjacentes.[11]

A tomografia computadorizada apresenta grande sensibilidade na detecção de corpos livres ósseos ou osteocondrais, sendo um exame mais fácil de encontrar do que a ressonância magnética nuclear (RM), e tem a capacidade de fazer uma reconstrução em 3D para melhor localização espacial, por utilizar uma carga de radiação aumentada (Fig. 30-1).[12]

A RM é outro exame com grande utilidade em detectar fragmentos cartilaginosos ou osteocartilaginosos, porém apresenta uma limitação na identificação de fragmentos em articulações com pouco líquido sinovial, podendo confundir com osteófitos ou hipertrofia sinovial.[12-13] O uso de contraste (artro-RM) mostrou-se de grande valia nesses casos.[13]

Nos casos em que, mesmo com exames de imagem disponíveis, não for possível chegar à conclusão, se o paciente apresentar sintomas clássicos de corpo livre articular, a artroscopia de cotovelo será bem indicada, pois representa a melhor modalidade diagnóstica disponível.[8]

TRATAMENTO

A artroscopia do cotovelo para retirada de corpos livres é indicada em pacientes sintomáticos, que apresentam falha da resposta ao tratamento conservador. A definição da etiologia dos corpos livres é fundamental na execução de uma terapêutica adequada de forma a manter a capacidade funcional do paciente (Fig. 30-2).[8]

A literatura especializada não apresenta dados específicos sobre o tratamento de corpos livres articulares do cotovelo, nem especificamente de atletas, uma vez que os corpos livres sempre são consequência de uma doença articular. Vários autores descrevem sobre a ressecção de corpos livres articulares do cotovelo no âmbito de doenças, como impacto posterior (VEOS), osteocondrite dissecante, instabilidade ligamentar, condromatose sinovial e sequelas de fraturas.[1,6,8,9,14-17]

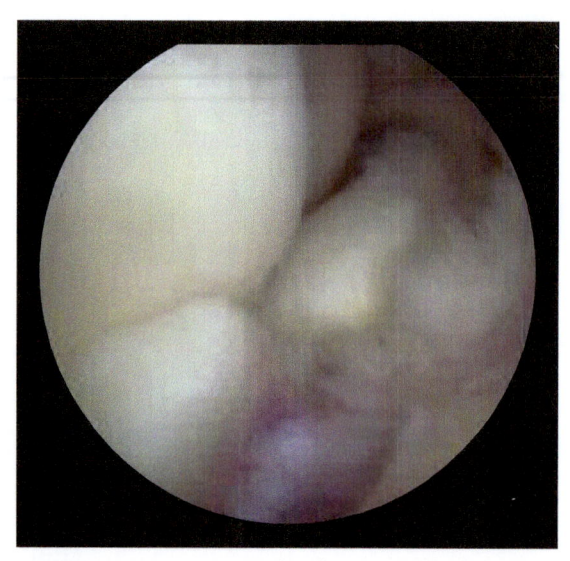

Fig. 30-2 Imagem posterior de videoartroscopia do cotovelo com identificação de corpos livres aderidos junto à margem articular do olécrano.

Nos casos agudos em que ocorra bloqueio da articulação, não há dados que suportem um protocolo de conduta. Em nossa abordagem, em situações de prática de campo, em que ocorra bloqueio articular pela presença de corpos livres previamente identificados no histórico do atleta, poderá ser tentada a manipulação suave da articulação. Realiza-se a flexoextensão do cotovelo, alternando com pronossupinação, na tentativa de que o fragmento se desloque e coloque-se em posição fora do contato do articular. Isso vai eliminar a sintomatologia aguda e permitir uma avaliação por imagem, sem a presença dos sintomas de bloqueio de movimentos. A decisão sobre permanecer em campo, mantendo a prática, deve ser individualizada, de acordo com esporte, histórico do atleta e nível de competição. Caso não haja sucesso na manobra de liberação da articulação e permaneça o bloqueio articular ou situações de bloqueio articular em que o diagnóstico prévio da presença de corpos livres não era conhecida, o atleta deverá ser retirado da atividade, manter o membro protegido, realizar medicação para analgesia em caso de necessidade e ser removido para realização de exames de imagem para conclusão diagnóstica e terapêutica.

Se não existir bloqueio articular, o tratamento conservador deverá ser instituído incialmente através de repouso, analgesia, recuperação do arco de movimento e cinesioterapia com foco no gesto esportivo.[16,18]

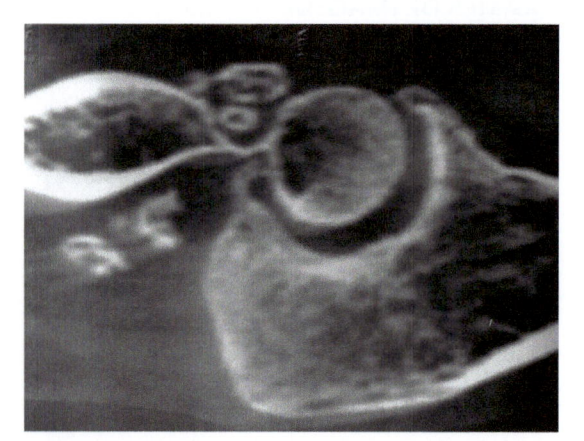

Fig. 30-1 Corte sagital de tomografia computadorizada demonstrando a presença de corpos livres intra-articulares anterior e posterior.

Nos casos em que o atleta apresente quadro crônico de dor aos movimentos, sensação de travamento, estalidos dolorosos e derrame articular, que diminuam sua *performance* esportiva e não melhorem com tratamento conservador, então, o tratamento cirúrgico deverá ser o escolhido. Infelizmente, dependendo da etiologia dos corpos livres, essas lesões podem ser ameaçadoras à carreira dos atletas. Mesmo em atletas recreacionais, impactos podem causar sérias limitações à prática desportiva e até mesmo da vida diária.[18] Sendo assim, a maioria dos atletas sintomáticos, refratários ao tratamento conservador da etiologia dos corpos livres necessita de tratamento cirúrgico.[1,2,14-16,18,19]

O método videoartroscópico é o preferido dos autores para a maioria das doenças relacionadas com a etiologia dos corpos livres articulares do cotovelo, sendo sua remoção parte importante do procedimento cirúrgico, por ser menos invasiva e permitir uma rápida recuperação.[1,14-16] Os resultados do tratamento cirúrgico da remoção de corpos livres secundários a impacto posterior (VEOS) são satisfatórios e consistentes em cotovelos de atletas, com alto índice de retorno ao esporte, sem complicações.[1,2,14-16,18,19] O tempo médio para retorno ao treinamento foi de 2 meses, e, às competições, de 4 meses.[1]

A associação de corpos livres articulares com instabilidade medial do cotovelo por lesão do ligamento colateral medial (LCM) é causa de mau resultado e risco de falha do procedimento videoartroscópico. A presença de corpos livres em atletas de arremesso com dor medial no cotovelo apresenta alto índice de suspeição diagnóstica para instabilidade medial. Frequentemente, a RM é inconclusiva nessa condição. Dor medial durante o arco de flexoextensão de 60-100 graus sugere insuficiência do LCM, e deve ser diferenciada do impacto posterior isolado.[9,10,14,16] Durante o procedimento videoartroscópico, a presença de instabilidade deve ser investigada, e, se necessária, a reconstrução ligamentar deve ser associada.[9,10,14-16]

Atletas esqueleticamente imaturos com corpos livres associados a OD, inicialmente, devem ser conduzidos de forma conservadora. Lesões pequenas e superficiais geralmente são estáveis e apresentam bons resultados. OD com lesões osteocondrais instáveis e grandes frequentemente necessitam de tratamento cirúrgico artroscópico, porém com resultados inconsistentes.[20]

REFERÊNCIAS BIBLIOGRÁFICAS

1. Jhan SW, Chou WY, Wu KT, et al. Outcomes and factors of elbow arthroscopy upon returning to Sports for throwing athletes with osteoarthritis. J Orthop Surg Res 2018;13:280.
2. Cain EL Jr, Duas JR, Wolf RS, Andrews JR. Elbow injuries in throwing athletes: a current concepts review. Am J Sports Med 2003;31:621-35.
3. Paulino FE, Villacis DC, Ahmad CS. Valgus extensão overload in baseball players. Am J Orthop 2016;45:144-51.
4. Eygendaal D, Rahussen FTG, Diercks RL. Biomechanics of the elbow joint in tennis players and relation to pathology. Br J Sports Med 2007;41:820-3.
5. Heijink A, Vanhees M, Van Riet RP, et al. Biomechanical considerations in the pathogenesis of osteoarthritis of the elbow. Knee Surg Sports Traumatol Arthrosc 2016;24:2313-2318.
6. Ruchelsman DE, Hall MP, Youm T. Osteochondritis dissecans of the capitellum: Current concepts. J Am Acad Am Orthop Surg 2010;18:557-67.
7. Bianchi S, Martinoli C. Detection of loose bodies in joints. Radiol Clin North Am 1999 Jul;37(4):679-90.
8. Field LD, Savoie FH. Management of loose bodies and other limited procedures. In: Morrey BF, editor. The elbow and its disorders. 4th ed. Philadelphia: WB Saunders; 2009. cap 38, p.5878-86.
9. Ravalli S, Pulici C, Binetti S, et al. An overview of pathogenesis and treatment of elbow osteoarthritis. J Funct Morphol Kinesiol 2019;4(2):30.
10. O'Driscoll SW, Jupiter JB, King GJ, Hotchkiss RN and Morrey BF. The unstable elbow. Instr Course Lect 2001;50:89.
11. Finlay K, Ferri M, Friedman L. Ultrasound of the elbow. Skeletal Radiol 2004 Feb;33(2):63-79.
12. Dubberley JH, Faber KJ, Patterson SD, et al. The detection of loose bodies in the elbow: the value of MRI and CT arthrography. J Bone Joint Surg Br 2005 May;87(5):684-6.
13. Dewan AK, Chhabra AB, Khanna AJ, et al. MRI of the elbow: techniques and spectrum of disease: AAOS exhibit selection. J Bone Joint Surg Am 2013 Jul 17;95(14):e99 1-13.
14. McCarty III LP. Approach to medial elbow pain in the throwing athlete. Curr Rev Musculoskelet Med 2019;12:30-40.
15. O'Driscoll SW. Arthroscopic treatment for osteoarthritis of the elbow. 1995;26(4):691-706.
16. Koh JL, Zwahlen BA, ALtchek DW, Zimmerman TA. Arthroscopic treatment sucessfully treats posterior elbow impingement in an athletic population. Knee Surg Sports Traumatol Arthrosc 2018;26:306-11.
17. Ward WG, Belhobek GH, Anderson TE. Arthroscopic elbow findings: correlation with preoperative radiographic studies. Arthroscopy 1992;8(4):498-502.
18. Wilk KE, Macrina LC, Cain L, et al. Rehabilitation of the Overheah Athlete`s 2012;4(5), 404-14.
19. Andrews JR, Timmerman LA. Outcome of elbow surgery in professional baseball players. Am J Sports Med 1995;23(4):407-13.
20. Allahabadi S, Bryant JK, Mittal A, Pandya NK. Outcomes of arthroscopia surgical treatment of osteochondral lesions of the elbow in pediatric and adolescent athletes. Orthopaedic Journal of Sports Medicine 8(11), 232596712096305.

SEÇÃO 30-2

FRATURAS DO COTOVELO

Marcus Vinicius Galvão Amaral

INTRODUÇÃO

Fraturas em desportistas são uma amostra de lesões que ocorrem em uma população com alta demanda funcional, na qual o objetivo é a rápida recuperação e que permita o breve retorno à pratica desportiva.[1] Apesar das fraturas serem responsáveis por mais de 10% das lesões desportivas, a documentação quanto ao tratamento e resultados é limitada na literatura, e se destacam pelo longo período de recuperação até o retorno ao esporte.[1]

Apesar do perfil das fraturas em atletas ser semelhante às que ocorrem na população em geral, assim como os princípios gerais que orientam o seu tratamento, em atletas de alto rendimento existem múltiplos fatores que necessitam ser considerados para que ocorra o retorno precoce e seguro para a prática desportiva, com o melhor resultado possível.[1,2] Além disso, as expectativas dos atletas de rendimento e de todo o seu *staff*, em termos de resultado funcional, são dramaticamente altas quando comparados com a população em geral, o que obriga o cirurgião a buscar terapêuticas que ofereçam consolidação e recuperação funcional rápidas.[2]

Em termos gerais, a reabilitação precoce objetiva a rápida recuperação da amplitude completa de movimentos, assim como instituir os exercícios de fortalecimento o mais breve possível, sendo esses os princípios do tratamento dessas lesões em atletas.[2] Enquanto o tratamento não operatório pode ser uma escolha em fraturas extra-articulares na população comum, os períodos de imobilização são indesejáveis em atletas.[2] Por outro lado, embora a redução aberta e a fixação interna provenham as bases para reabilitação precoce sem necessidade de uso de proteção, a mesma, quando demanda extensa dissecação cirúrgica, pode acarretar contraturas de partes moles e limitação funcional prolongada, que pode ser deletéria para o atleta.[2]

Nesse capítulo detalharemos o perfil das fraturas do cotovelo em atletas e discutiremos as melhores abordagens terapêuticas, que ofereçam um retorno seguro e precoce para a prática desportiva.

PRINCÍPIOS DA AVALIAÇÃO MÉDICA EM CAMPO

Quando um atleta apresenta uma lesão aguda que requeira atendimento médico em campo, a equipe médica deve seguir um protocolo de atendimento completo.[3] Isso minimiza a possibilidade do não diagnóstico de lesões mais graves.[3] Entretanto, após a avaliação sistêmica, a equipe médica deve focar inicialmente nas lesões ortopédicas mais prevalentes. Sendo assim, o suporte inicial dos atletas, vítimas de traumas durante a prática, deve ser focado na avaliação completa, com atenção na sistematização do atendimento ao paciente traumatizado (Suporte básico de vida – ABLS), e a seguir, estando o atleta sem alterações maiores, ter a avaliação focada na extremidade lesionada.[3]

A avaliação do membro acometido deve ser feita com um exame neurovascular detalhado.[3] Essa avaliação deve ter atenção aos sinais de risco, tais como: deformidade aparente, diminuição de pulsos, alteração de sensibilidade e de coloração do membro.[3] A presença de qualquer um desses sinais, demanda intervenção emergencial pela equipe médica.[3] Na ausência desses sinais, a avaliação da amplitude de movimentos e força deve ser realizada. Essa sequência permite à equipe médica realizar um diagnóstico inicial e definir condutas específicas.[3] Membros com suspeitas de fraturas instáveis devem ser protegidos antes da remoção do atleta do campo, e as luxações devem ser reduzidas em condições específicas no campo, dependendo do tipo de luxação e da experiência da equipe médica.[3]

Após a avaliação inicial, a equipe médica deve decidir se o atleta tem condições de permanecer em campo. São fatores relacionados com a permissão para a manutenção do atleta em campo: intensidade da dor e a capacidade de manter o nível de competição do jogo.[3] Se for necessária a remoção do atleta do campo, uma avaliação específica do membro lesionado deve ser conduzida, incluindo a avaliação por imagem, pode ser realizada no vestiário equipado ou em uma sala de pronto-atendimento.[3] Acima de qualquer coisa, a adequada proteção do membro lesionado, é sempre a principal medida de proteção ao atleta.[3]

CONSIDERAÇÕES CLÍNICAS

As fraturas do cotovelo incluem qualquer fratura da extremidade proximal da ulna, do rádio ou da extremidade distal do úmero.[3] Geralmente são consequências de trauma direto ou queda sobre o membro em hiperextensão.[3] Além disso, as fraturas podem vir associadas a luxações do cotovelo.[3]

Atletas esqueleticamente imaturos necessitam atenção especial quanto ao risco de lesões fisárias.[3,4]

A avaliação da equipe médica deve basear o diagnóstico na localização da dor em relação as proeminências ósseas ao redor do cotovelo. Crepitação pode ser percebida dependendo da localização da fratura. Amplitude de movimentos do cotovelo pode estar preservada ou diminuída, mas sempre se encontra dolorosa.[3] Estabelecer um parâmetro para o exame neurológico é importante, e o atleta deve ser removido do campo com o membro protegido, para a realização de adequado exame por imagem.[3]

PRINCÍPIOS DE CONDUTA E RESULTADOS DE FRATURAS RELACIONADAS COM O ESPORTE

Ao planejar a conduta das fraturas relacionadas com a prática de esportes, sempre se devem seguir os princípios básicos do tratamento do trauma ortopédico.[2,5] Esses são: obter uma redução anatômica da fratura e estabilização adequada, de forma a permitir uma reabilitação precoce e retorno as condições físicas prévias.[2,5] Considere-se nesse contexto, em atletas de alto rendimento, a particular necessidade de obter uma rápida recuperação das atividades de grande intensidade com o mínimo de sintomas, propiciando o retorno a carreira esportiva.[3,5,6] Assim sendo, modificações específicas individualizadas podem ser realizadas para atender a essa necessidade.[3,5,6,7]

Contudo, é difícil definir um conjunto unificado de princípios para guiar o tratamento das fraturas relacionadas com o esporte, em decorrência da localização e do padrão das fraturas.[4,5] Logo, a fim de estabelecer o modelo ideal de tratamento dessas lesões, cada tipo de fratura deve ser avaliado individualmente, considerando quatro questões principais:

1. Deve essa fratura ser tratada cirurgicamente ou conservadoramente?
2. Qual método de fixação é o melhor?
3. Qual método de imobilização é o melhor para ser utilizado?
4. Quanto rápida pode a atividade desportiva ser retomada?[2]

Quando ocorre uma luxação do cotovelo associada à fratura, a luxação é classificada como complexa.[8] As luxações complexas podem variar desde a associação da luxação com fraturas com mínimo desvio da cabeça do rádio até grave instabilidade articular.[8,9] Sendo assim, na presença de uma fratura do cotovelo associada à luxação do cotovelo, a obtenção de uma articulação estável, com mobilidade funcional, e mínima sequela é fundamental ao retorno da prática desportiva.[8,9]

Diante do cenário do atleta que apresente trauma no cotovelo durante a prática desportiva, a equipe médica, ao prestar atendimento primário, e após excluir lesões associadas de órgãos vitais, deve realizar a avaliação do *status* neurovascular e do alinhamento do membro.[3] Na suspeita de luxação ou fratura, proteger o membro e remover o atleta para ambiente apropriado, para a realização da redução articular, investigação diagnóstica apropriada com exames de imagem, e a partir do diagnóstico específico da fratura estabelecer o tratamento.[2,3,5,8,9]

FRATURAS DA CABEÇA DO RÁDIO

Fraturas da cabeça do rádio respondem por 1,5% das fraturas de ossos longos na população adulta.[1] A maioria das fraturas da cabeça do rádio ocorrem do impacto do antebraço com o cotovelo em flexão menor ou igual a 80 graus.[1] Ruchelsman *et al.* identificaram que as fraturas da cabeça do rádio, por trauma de alta energia, relacionadas com esportes e queda da própria altura, são significativamente mais comuns em pacientes do sexo masculino. Eles relataram que as fraturas Mason I foram as mais frequentes.[10]

Nos casos de fraturas da cabeça do rádio, desvios nem sempre implicam em instabilidade e necessidade de cirurgia. Fraturas parciais da cabeça do rádio com desvio ≤ 2 mm são inerentemente estáveis.[1] O cotovelo, porém, é particularmente suscetível a rigidez após trauma, especialmente quando submetido a imobilizações prolongadas. Estudos de longo prazo suportam o tratamento não operatório de fraturas sem desvio, estáveis e com mínimo desvio da superfície articular.[1,11] Guzzini *et al.* demonstraram bons resultados do tratamento conservador de fraturas Mason II da cabeça do rádio em atletas de diferentes modalidades, com imobilização por curto período e reabilitação precoce, com 92% de excelentes resultados, porém com amplitude de movimentos discretamente inferior ao cotovelo contralateral, mas com retorno de todos os atletas à prática desportiva em um médio período aproximado de 2 meses.[12]

Já as fraturas da cabeça do rádio desviadas ou instáveis são menos controversas, sendo o tratamento cirúrgico indicado frequentemente.[1] Se a cabeça do rádio puder ser preservada, a fixação interna rígida deve ser indicada.[1] Apesar dos desenhos das placas de cabeça do rádio terem sido melhorados nos últimos anos, buscando evitar problemas de irritação das partes moles e impacto do implante,[1] entendemos que a técnica descrita por Morrey e Steinman,[13] baseada no uso de parafusos orientados de forma oblíqua da cabeça do rádio para a diáfise do rádio, evita a dissecação de partes moles e posiciona o implante na área adjacente ao ligamento anular. Nessa técnica devem-se utilizar ao menos dois parafusos para evitar o desvio rotacional (Fig. 30-3).

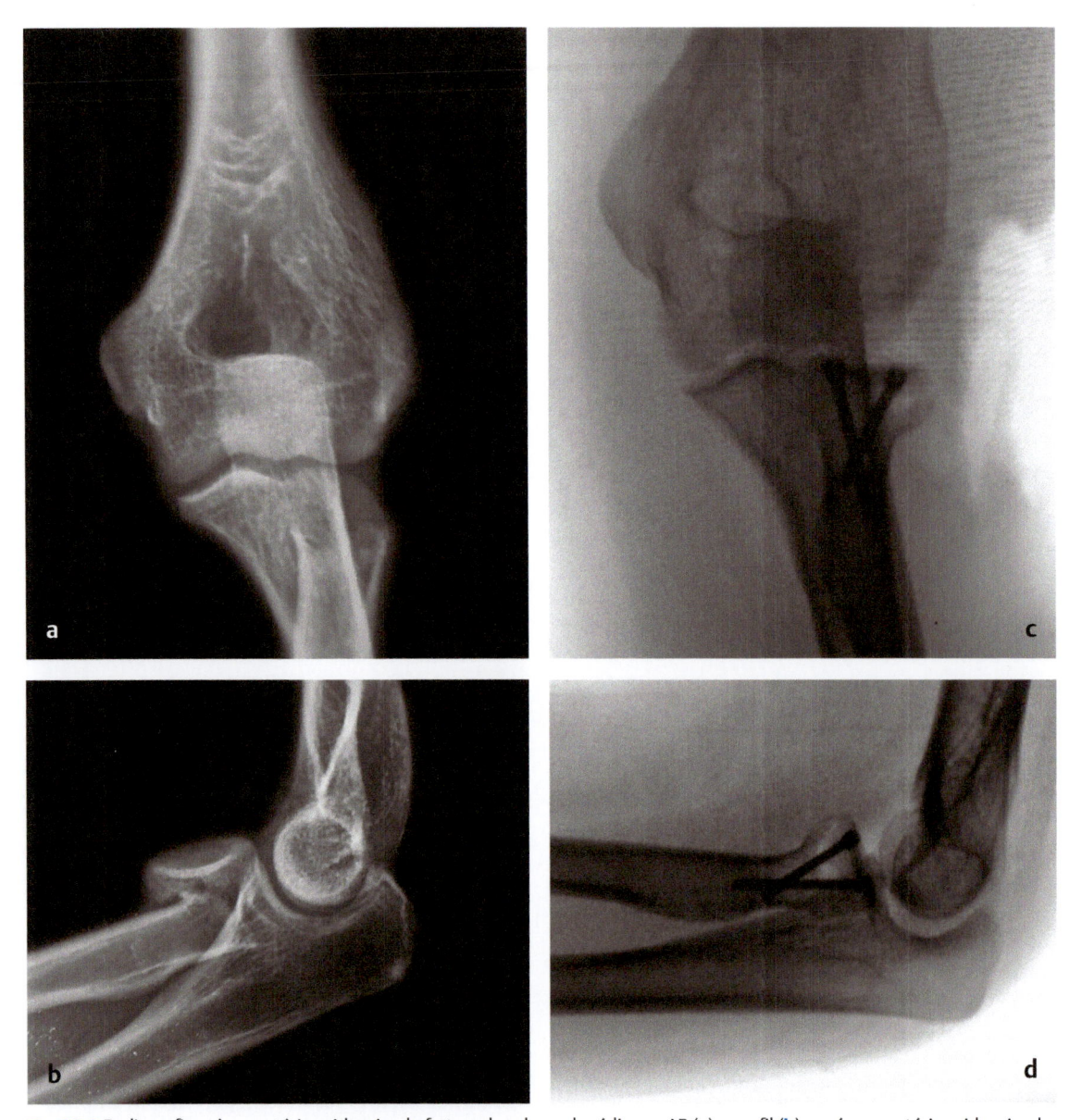

Fig. 30-3 Radiografia pré-operatória evidenciando fratura da cabeça do rádio em AP (**a**) e perfil (**b**), e pós-operatória evidenciando a fixação com dois parafusos em AP (**c**) e perfil (**d**); técnica preferida pelo autor. (Fonte: Arquivo pessoal do autor.)

Ring et al.[14] descreveram uma alta taxa de falha após redução aberta e fixação interna de fraturas da cabeça do rádio, acometendo ao menos três fragmentos ou associadas à luxação do cotovelo. Para fraturas complexas e articulares irreparáveis, a artroplastia da cabeça do rádio é uma opção terapêutica.[1] Atualmente, há informação limitada sobre a incidência de afrouxamento do implante e desgaste do capítulo umeral em pacientes que continuam a praticar esportes, que demandam uso da articulação do cotovelo após uso de próteses metálicas da cabeça do rádio.[1] Dunn et al. identificaram excelentes resultados com uso de prótese da cabeça do rádio em militares de alta demanda, porém com 47% de problemas relacionados com o implante nessa população específica, comparada com a população em geral.[15]

A excisão da cabeça do rádio pode causar consequências biomecânicas que podem comprometer o retorno ao esporte, mesmo em cotovelos estáveis.[1]

FRATURAS DA ULNA PROXIMAL

Fraturas da extremidade proximal da ulna variam em gravidade, desde uma simples fratura do olécrano até as complexas fraturas-luxações de Monteggia, ou equivalentes, onde ocorre dano das estruturas estabilizadoras do cotovelo, como ligamentos, processo coronoide da ulna e cabeça do rádio.[16]

Fraturas da ulna proximal frequentemente ocorrem após trauma indireto ou direto, após queda da própria altura.[16] Fraturas do olécrano são raras em atletas e existem poucos relatos na literatura. As fraturas do olécrano mais comuns em atletas são as fraturas por estresse.[1,17]

Diversas modalidades de tratamento são consideradas no tratamento dessas fraturas, desde conservador até diversas técnicas de tratamento cirúrgico.[1] Por definição, fraturas do olécrano são lesões intra-articulares do cotovelo, e demandam redução aberta e fixação interna estável, que permita mobilização precoce, favorecendo a recuperação da amplitude de movimentos, e o retorno à prática desportiva.[1,16] A fixação por meio de banda de tensão pode ser realizada em fraturas simples, porém apresenta limitações biomecânicas, mais evidentes em fraturas cominutivas.[16] Técnicas de fixação rígida com placas e parafusos bloqueados de baixo perfil, pré-modeladas, permitem ao cirurgião realizar um procedimento efetivo e seguro, seguido por uma reabilitação precoce.[16] As principais críticas a esse método de fixação se relacionam com complicações do posicionamento dorsal da placa, proporcionando impacto posterior ou irritação nas partes moles, podendo levar à necessidade de um novo procedimento para a retirada do implante.[16] O surgimento de placas de menor perfil para fixação dupla, posteromedial e posterolateral, na extremidade proximal da ulna, pode reduzir a ocorrência desse tipo de evento (Fig. 30-4).[16,18]

Fraturas-luxações de Monteggia e suas equivalentes são lesões raras e extremamente complexas.[16] Originalmente são lesões definidas como fraturas da extremidade proximal da ulna associadas à luxação da articulação radioulnar proximal/cabeça do rádio, e suas equivalentes são diversos padrões de fraturas da extremidade proximal da ulna combinadas com fraturas que acometam a articulação radiocapitular.[16] São lesões frequentemente mal diagnosticadas

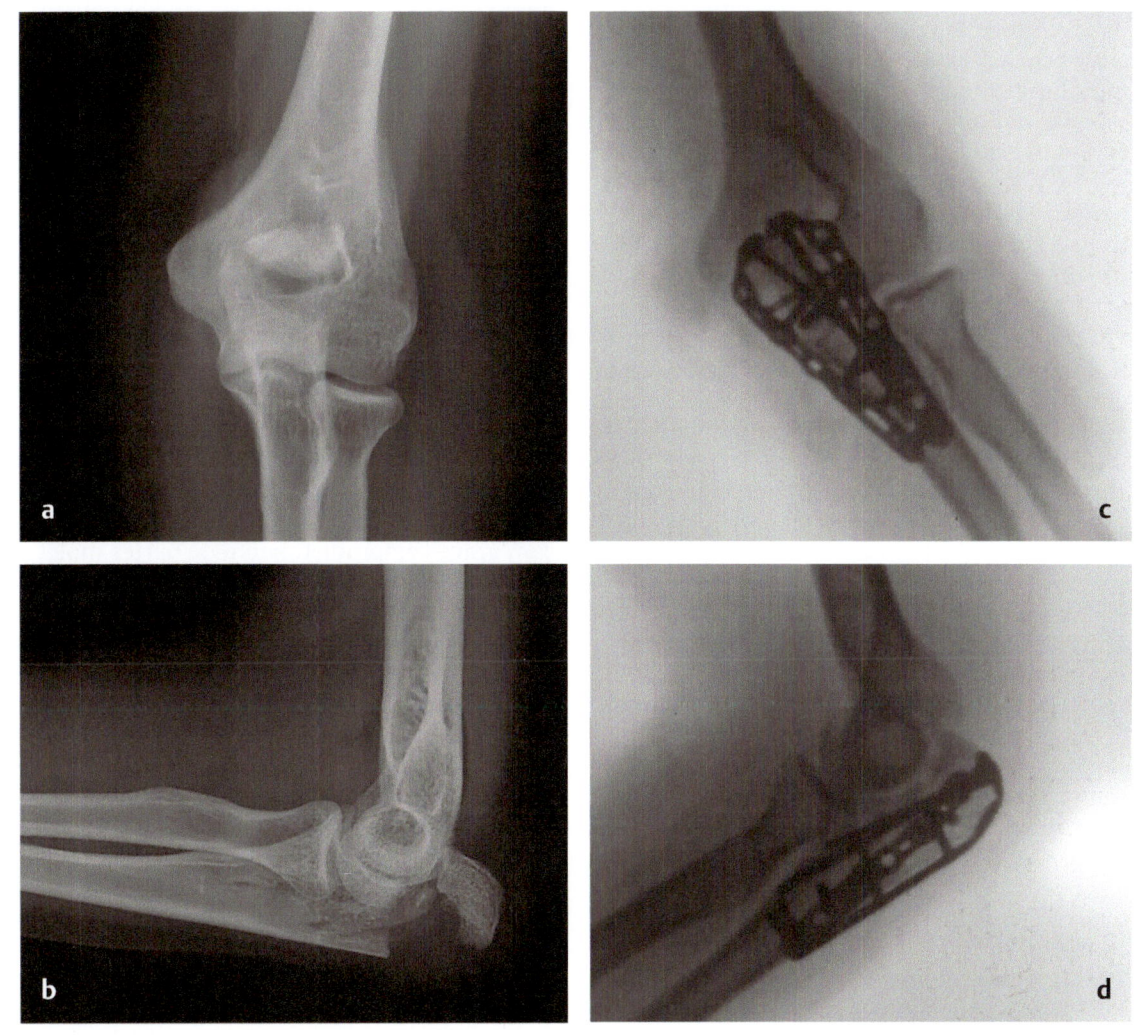

Fig. 30-4 Radiografia pré-operatória evidenciando fratura articular da extremidade proximal da ulna em AP (**a**) e perfil (**b**), e pós-operatória evidenciando a fixação com dupla placa de baixo perfil em AP (**c**) e perfil (**d**); técnica preferida pelo autor. (Fonte: Arquivo pessoal do autor.)

e que provocam sequelas definitivas.[16] O tratamento cirúrgico é indicado com a redução anatômica e a fixação interna rígida da ulna. Caso a redução das articulações radioulnar proximal e radiocapitelar não se restabeleçam, é fundamental associar uma abordagem ao compartimento lateral do cotovelo.[16]

Fraturas que acometem o processo coronoide da ulna, geralmente, são parte de lesões complexas do cotovelo. São tipos específicos de fraturas e lesões que requerem padrões específicos de tratamento.[19] Fraturas do ápice podem ser tratadas conservadoramente desde que isoladas, porém frequentemente necessitam ser abordadas quando associadas a fraturas da cabeça do rádio.[16,19,20] Fraturas que acometam a faceta anteromedial do processo coronoide da ulna são parte do espectro de instabilidade do cotovelo e devem ser abordadas cirurgicamente.[16]

FRATURAS DA EXTREMIDADE DISTAL DO ÚMERO

As fraturas da extremidade distal do úmero, em indivíduos jovens e ativos, ocorrem após traumas de alta energia,[21] sendo em atletas relacionadas com modalidades que envolvem veículos automotores, esportes radicais, de contato e colisão. O objetivo do tratamento é a redução anatômica, fixação interna rígida e promover a reabilitação precoce.[21] O diagnóstico é simples, por meio de radiografias, e a técnica cirúrgica é individualizada de acordo com o padrão de fratura.[21]

FRATURAS POR ESTRESSE DO COTOVELO

Fraturas por estresse do cotovelo são lesões raras, que podem representar um desafio ao tratamento e a reabilitação, especialmente em arremessadores.[17] O olécrano é o principal sítio dessas fraturas, sendo que 1/3 é refratário ao tratamento conservador prévio.[17]

Frequentemente, essas lesões envolvem as partes moles do cotovelo, incluindo o ligamento colateral ulnar ou os músculos flexopronadores e suas áreas de inserção.[17] O mecanismo de lesão é atribuído às forças que agem sobre a articulação do cotovelo, semelhante ao que ocorre na síndrome de sobrecarga de valgo em extensão (VAOS).[17] Essas forças incluem impacto repetitivo do olécrano contra a fossa, a contração do tríceps durante a fase de desaceleração do arremesso, e o impacto medial do olécrano a sua fossa pelo estresse em valgo.[22]

O diagnóstico pode ser feito com base na história clínica, exame físico e radiografias. Em alguns casos, a ressonância magnética pode ser necessária ao diagnóstico preciso.[23]

Tradicionalmente, o tratamento inicial das fraturas por estresse do olécrano inclui: repouso, imobilização temporária e afastamento da prática de arremesso.[17,23] O tratamento cirúrgico só é indicado nas fraturas completas, não uniões apofisárias ou falha do tratamento conservador.[17,23] A decisão em realizar o tratamento cirúrgico sem a realização da tentativa do tratamento conservador é reservada para competidores de alto rendimento em virtude do longo período, de até 6 meses, necessário ao tratamento conservador.[17,23]

A taxa de retorno ao esporte é elevada em ambas as modalidades de tratamento, conservador e cirúrgico, sendo o conservador aquele que tem a vantagem de apresentar menos complicações.[17] O retorno à prática desportiva é autorizado quando o paciente estiver assintomático, e as radiografias demonstrarem consolidação da fratura.[17,23]

FRATURAS DO COTOVELO EM ATLETAS ESQUELETICAMENTE IMATUROS

Assim como em atletas adultos, o tratamento das fraturas do cotovelo em atletas esqueleticamente imaturos deve seguir os mesmos preceitos da população não atleta. Não há informações estatísticas sobre a incidência de fraturas e luxações do cotovelo em atletas esqueleticamente imaturos. Estima-se que, nas ligas juvenis de beisebol nos EUA, esteja ocorrendo um aumento progressivo de lesões do cotovelo nessa população, em virtude da exposição precoce à alta carga de treinos e *performance*, sem que exista qualquer evidência de que essa conduta promova uma maior chance de a criança se tornar um atleta de alto rendimento na idade adulta.[24,25] Apesar das lesões por sobrecarga repetitiva serem mais prevalentes nessa população, estima-se que aproximadamente 20% das lesões que ocorrem sejam fraturas.[25]

O mecanismo de lesão mais comum é a queda sobre o membro superior em hiperextensão durante a prática desportiva.[26] Os padrões variam de lesões da baixa energia, sem desvio, a lesões complexas com grave comprometimento de partes moles e neurovasculares associadas.[26] Frequentemente, o diagnóstico das fraturas do cotovelo em pacientes esqueleticamente imaturos é difícil, por causa da presença dos seis centros de ossificação secundários existentes: capítulo, cabeça do rádio, epicôndilo medial, tróclea, olécrano e epicôndilo lateral.[26] As radiografias muitas vezes são inconclusivas, sendo necessário o uso de radiografias contralaterais comparativas, frequentemente, para distinguir os centros de ossificação das fraturas.[26] As fraturas mais frequentes em pacientes esqueleticamente imaturos são: supracondíleas de úmero, côndilo lateral, colo do rádio e epicôndilo medial.[26]

Em virtude do amplo espectro de gravidade dessas lesões traumáticas que acometem essa população, o tratamento se baseia no padrão de fratura, idade do paciente, demanda funcional e presença de lesões associadas.[26]

CONCLUSÃO

Mais pesquisas são necessárias para estabelecer protocolos de conduta nas fraturas que acometem a articulação do cotovelo em atletas de alto rendimento, de forma que se melhore as taxas de retorno ao esporte, mantendo o mesmo nível de *performance*.

O atendimento primário deve focar em proteger o atleta, evitar aumento do dano e, a seguir, elaborar o tratamento definitivo. O tratamento das fraturas articulares do cotovelo em atletas deve, obrigatoriamente, seguir os princípios do tratamento de fraturas articulares, visando restabelecer a anatomia e permitir a reabilitação precoce e segura.

REFERÊNCIAS BIBLIOGRÁFICAS

1. Robertson GAJ, Wood AM. Fractures in sport: Optimising the management and outcome. World J Orthop 2015;6(11):850-63.
2. Burnier M, Barlow JD, Sanchez-Sotelo J. Shoulder and elbow fractures in athletes. Curr Rev Musculoeskelt Med 2019;12:13-23.
3. Carr JB, Chicklo B, Altcheck DW, Dines J. On-field management of shoulder and elbow injuries in baseball Athletes. Curr Rev Musculoskel Med 2019;12:67-71.
4. Redler LH, Dines JS. Elbow trauma in the athlete. Hand Clin 2015;31:663-81.
5. Court-Brown CM, McQueen MM, Tornetta PI. Trauma orthopaedic surgery essencials series. Vol. 1st ed. Philadelphia: Lippincott Williams & Wilkins; 2006.
6. Court-Brown CM, Wood AM, Aitken S. The epidemiology of acute sports-related fractures in adults. Injury 2008;39:1365-72.
7. Robertson GA, Wood AM, Aitken SA, Court Brown C. Epidemiology, management, and outcome of sport-related ankle fractures in a standard UK population. Foot Ankle Int 2014;35:1143-52.
8. Van Riet RP. Assessment and decision making in the unstable elbow: management of simple dislocations. Shoulder & Elbow 2017;9(2):136-43.
9. Jones ADR, Jordan RW. Complex elbow dislocations and the "Terrible Triad" injury. The Open Ortho J 2017;11:1394-404.
10. Ruchelsman DE, Christoforou D, Jupiter JB. Fractures of the radial head and neck. J Bone Joint Surg Am 2013;95(5):469-78.
11. Akesson T, Herbertson P, Josefsson PO, et al. Primary non operative treatment of moderately displaced two-part fractures of the radial head. J Bone Joint Surg Am 2006;88(9):1909-14.
12. Guzzini M, Vadala A, Agro A, et al. Nonsurgical treatment of Mason Type II radial head fractures in athletes. A retrospective study. G Chir 2017;37(5):200-5.
13. Smith AM, Morrey BF, Steinmann SP. Low prole fixation of the radial head and neck fractures: surgical technique and clinic experience. J Orthop Trauma 2007;21(10):718-24.
14. Ring D, Quintero J, Jupiter JB. One reduction and internals fixation of the fractures of the radial head. J Bone Joint Surg Am 2002;84(10):1811-15.
15. Dunn JC, Kusnezov NA, Koehlher LR, et al. Radial head arthroplasty in the active duty military service number with minimum 2-year follow-up. J Hand Surg 2017;42(8):660.el-7.
16. Siebenlist S, Buchholz A, Braun KF. Fractures of the proximal ulna: Current concepts in surgical management. EFORT Open Rev 2019;4:1-9.
17. Smith SR, Patel NK, White AE, et al. Stress fractures of the elbow in the throwing athlete. A Systematic review. The Orthop J Sports Med 2018;6(10):2325967118799262.
18. Hackl M, Mayer K, Weber M, et al. Plate osteosynthesis of proximal ulna fractures: a biomechanics micromotion analysis. J Hand Surg Am 2007;42:834e1-834e7.
19. Ring D, Horst TA. Coronoid fractures. J Orthop Trauma 2015;29(10)437-40.
20. Fofuria AM, Gutierrez B, Cobos J, et al. Most coronoide fractures and fractures-dislocations with no radial head involvement can be treated non surgically with the elbow immobilization. J Shoulder Elbow Surg 2019;28(7):1395-405.
21. Bégué T. Articular fractures of the distal humerus. Orthop Traumatol Surg Res 2014;100:S55-63.
22. Ahmad C, ElAttrache N. Valgus extenso overload syndrome and stress injury of the olecranon. Clin Sports Med 2004;23(4):665-76.
23. McBride AP, Brasil G, Wood T. Stress fractures around the elbow in athletes. J Sci Med Sport 2020;1:S1440-2440(20)30789-1.
24. DiFiori JP, Benjamin HJ, Brenner JS, et al. Overuse injuries and burnout in Youth Sports: a position statement from the American Medical Society for Sports Medicine. Br J Sports Med 2014;48(4):287-8.
25. Trofa DP, Obana KK, Swindell HS, et al. Increasing burden of youth baseball elbow injuries in US emergency departments. Orthop J Sports Med 2019;7(5):23225967119845636.
26. Herring JA. Upper extremity Injuries. In: Tachdjan´s Pediatric Orthopaedics. 3rd ed. Philadelphia: WB Saunders Company. p. 2139-97.

SEÇÃO 30-3

RUPTURAS TENDINOSAS: BÍCEPS E TRÍCEPS DISTAL

Marcio Cohen
Marcus Vinicius Galvão Amaral

RUPTURA TENDINOSA DO BÍCEPS

Introdução

A ruptura do tendão distal do bíceps (TDB) é uma lesão pouco frequente e com incidência estimada em 1,2 por 100.000 pessoas por ano, sendo mais comum no braço dominante do homem ativo de meia-idade entre 40 e 60 anos.[1,2] A lesão normalmente ocorre durante carga excêntrica forçada com o cotovelo em 90° de flexão, sendo comum durante levantamento de peso e atividade esportiva.[3] Tabagismo e uso de esteroides anabolizantes são fatores de risco conhecidos.[4,5] Existem algumas teorias acerca da etiologia desta lesão como hipovascularização tendinosa, processo inflamatório crônico e impacto.[6] Independentemente da causa, a maior parte destas lesões ocorre próximo a sua inserção junto à tuberosidade radial.

Exame Físico

No exame físico, o atleta relata a história de dor súbita associada ou não a um estalido audível. Equimose na região da fossa cubital, principalmente no aspecto ulnar do antebraço, pode surgir após alguns dias da lesão. Em decorrência da retração musculotendinosa, pode-se observar a deformidade característica das lesões completas, principalmente nos casos em que há ruptura associada da aponeurose biciptal. O arco de movimento geralmente está preservado, porém a tentativa de supinação forçada do antebraço geralmente é dolorosa e com força diminuída. O *hook test* descrito por O´Driscoll é um teste simples e eficiente para avaliação da integridade tendinosa (Fig. 30-5). Neste, o paciente coloca o cotovelo em 90° de flexão e supinação completa e o examinador, com seu dedo indicador, tentar palpar como se fosse um "gancho" o TDB na fossa cubital vindo de lateral para medial.[7] Caso haja lesão, o examinador não encontra a resistência normal de um tendão íntegro. Na sua descrição, O´Driscoll *et al.* relataram sensibilidade e especificidade de 100% para as lesões completas. As lesões parciais devem ser suspeitas caso TDB seja palpável no teste, porém doloroso. Dellaero e Mallon encontraram dor durante supinação resistida e dor à palpação do TDB

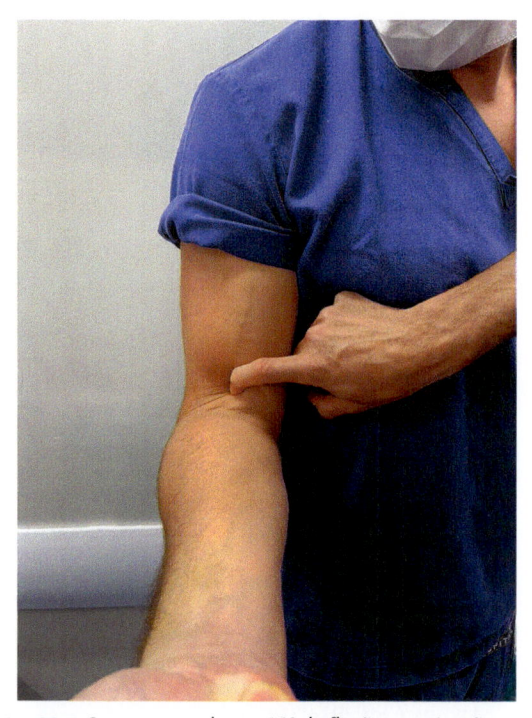

Fig. 30-5 Com o cotovelo em 90° de flexão e supinação completa, o examinador com seu dedo indicador tenta palpar como se fosse um "gancho" o TDB na fossa cubital, vindo de lateral para medial.

na fossa cubital como os sinais mais característicos de uma lesão parcial.[8]

Exame de Imagem

Normalmente, o exame físico é tão evidente que o exame de imagem pode ser dispensado e o diagnóstico pode ser feito no momento da lesão, caso o atleta esteja no meio da sua prática esportiva, como levantamento de peso ou luta. Numa situação de dúvida da integridade tendinosa ou suspeita de lesão parcial, a ressonância magnética do cotovelo é o exame de imagem de escolha. Quando este exame é realizado, recomenda-se o posicionamento do paciente conforme descrito por Giuffre e Moss.[9] Nesta posição descrita como FABS *view*, o paciente deve colocar o membro superior com cotovelo fletido, ombro abduzido e antebraço em supinação. Esta posição permite a visualização da unidade miotendínea do bíceps, sendo útil na confirmação das roturas completas e para mensuração do tamanho da retração (Fig. 30-6).

Tratamento

No momento da lesão, o atleta deve interromper sua atividade visto que a ruptura tendinosa o impede de seguir com esporte que esteja praticando caso envolva o uso do membro superior. O tratamento mais indicado para o atleta ativo é o reparo cirúrgico tendinoso de forma a prevenir fraqueza e eventualmente a sensação de fadiga muscular em atividades que envolvam principalmente a supinação do antebraço. O aspecto estético é secundário, mas pode ser levado em consideração na decisão terapêutica.[10] Segundo Nesterenko *et al.*, pacientes com lesão do TDB, testados com análise biomecânica, apresentaram diminuição de até 30% de força de flexão máxima do cotovelo e 50% em supinação do antebraço.[11] Schmidt *et al.* avaliaram 14 pacientes tratados de forma conservadora e observaram escores funcionais inferiores comparados com o grupo-controle e perda de até 47% da força de supinação.[12] Diante disso, acreditamos que a conduta de escolha é o tratamento cirúrgico, o mais precoce possível, estabelecendo o período de até 3 semanas, por permitir a recuperação e a mobilização do tendão do bíceps distal retraído e, com isso, possibilitar a fixação anatômica do tendão na tuberosidade radial. Esta fixação pode ser realizada pela técnica transóssea ou por meio do uso de âncoras ou *endobutton*. Reservamos o tratamento conservador para pacientes sem condições clínicas para cirurgia e pacientes idosos de baixa demanda funcional. A técnica de escolha do autor é a reinserção por via única anterior e fixação com *endobutton* (Fig. 30-7).

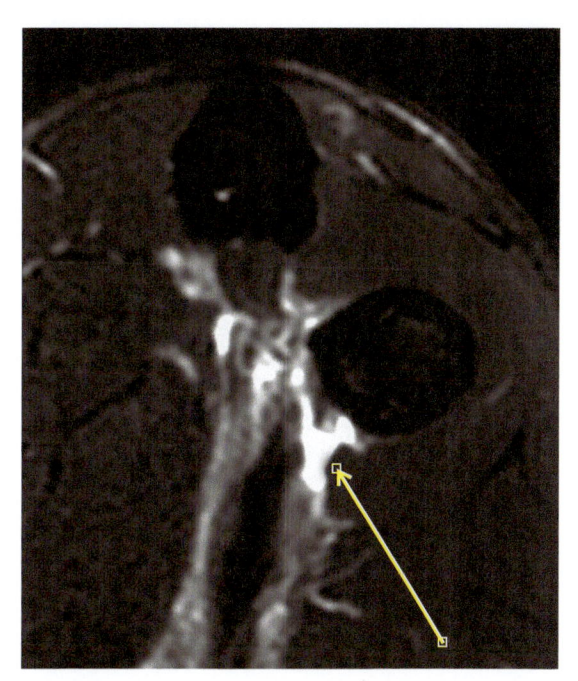

Fig. 30-6 Imagem de ressonância magnética do cotovelo "FABS *view*" evidenciando ruptura completa do TDB com retração.

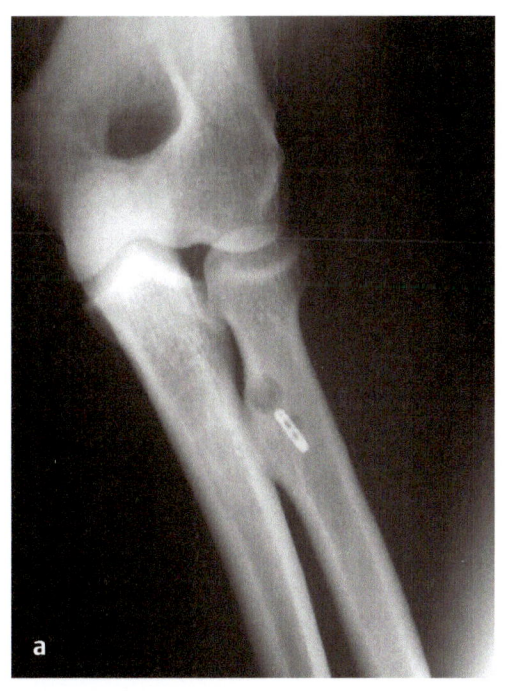

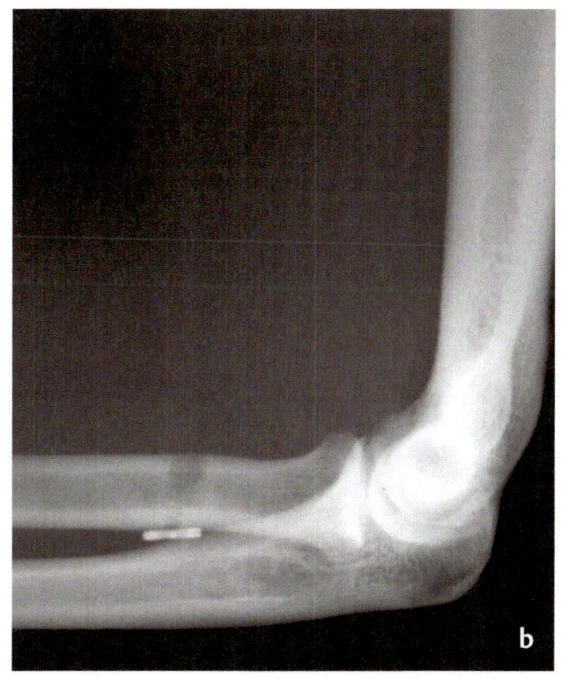

Fig. 30-7 Radiografia pós-operatória do cotovelo após reparo do TDB e fixação com *endobutton*, em AP (**a**) e perfil (**b**).

RUPTURA TENDINOSA DO TRÍCEPS

Introdução

As rupturas do tendão do tríceps braquial são extremamente raras.[13] Geralmente resultam de queda sobre a mão espalmada, resultando em um alongamento excêntrico brusco do tendão do tríceps contraído, embora a lesão como resultado de trauma direto ou laceração também tenha sido relatada.[13,14] Ocorre mais comumente em levantadores de peso e atletas de elite, usuários de esteroides anabolizantes.[13] A lesão geralmente ocorre na inserção distal do tríceps no olécrano da ulna. As lesões de junção miotendínea e da massa muscular são muito incomuns.[13,15] Insuficiência renal, doenças endócrinas e do metabolismo ósseo, assim como uso de esteroides tem sido sugeridos como fatores de risco.[13-15]

O músculo tríceps braquial é composto por três massas musculares: longa, lateral e medial. Sua inserção no olécrano ocorre de forma bilaminada em uma área larga no olécrano, de aproximadamente 466 mm^2.[13,16]

Apresentação Clínica e Diagnóstico

Os pacientes, tipicamente, apresentam-se com queixa de dor no aspecto posterior do cotovelo após o trauma. Edema, dor e equimose são identificados ao exame físico.[13] Pode-se identificar um defeito palpável proximal ao olécrano, que eventualmente pode estar mascarado pela intensidade do edema local.[13,17] Por isso, eventualmente, essa lesão pode ser diagnosticada tardiamente.[13,14,17] Alguns pacientes podem não identificar a fraqueza de extensão do cotovelo por ação do ancôneo com auxílio da gravidade, especialmente em ações abaixo da altura dos ombros.[13] Porém, mesmo com ação do músculo ancôneo, a extensão ativa do cotovelo contra a resistência da gravidade está limitada ou incapaz de ser realizada nas rupturas completas.[13] A modificação do teste de Thompson foi desenvolvida para o diagnóstico das lesões. Posiciona-se o paciente na posição prona com o cotovelo em flexão e o antebraço ao lado da mesa. A massa do tríceps é massageada. Na presença de integridade do tendão, ocorre alguma extensão do cotovelo.[18]

Radiografias podem demonstrar fraturas-avulsões do olécrano conhecidas como sinal da mancha (*fleck sign*).[13] Além disso, as radiografias podem excluir outras fraturas associadas. Assim como nas lesões distais do bíceps, o diagnóstico pode ser realizado clinicamente, podendo os exames complementares como ressonância magnética (RM) e ultrassonografia (USG) esclarecer situações de dúvidas entre lesões parciais ou completas.[13]

TRATAMENTO

Tratamento cirúrgico primário precoce é indicado nas rupturas completas agudas.[13,14] Lesões parciais com déficit de força ou que acometam mais de 50% da área de inserção também são mais bem tratadas cirurgicamente.[13] O tratamento conservador deve ser considerado em condições de exceção, uma vez que, na maioria dos casos, os paciente permanecem com sintomas e evoluem para a necessidade de tratamento cirúrgico tardio, necessitando de reconstruções mais complexas com resultados heterogêneos.[13,16] Lesões crônicas têm resultados inconsistentes e demandam uso de enxerto tendinoso.[13,15] Diversas técnicas de reparo são descritas, incluindo sutura transóssea e uso de âncoras, de diferentes tipos e configurações de reparo.[13,14,17] Pela baixa incidência dessa lesão, não há dados comparativos entre diferentes técnicas afim de avaliar diferenças entre os resultados obtidos.[14,17] A preferência dos autores é pela técnica de fixação com âncoras não carregadas, equivalente transóssea, com cobertura total da área de inserção, conforme descrito por Yeh *et al.*[19]

Por se tratar de uma lesão incomum, a literatura não apresenta dados consistentes sobre a taxa de retorno à atividade desportiva. Os resultados das séries de casos apresentados na literatura demonstram excelentes resultados clínicos e funcionais, com retorno a atividades de alta intensidade, baixo índice de complicações e rerrupturas.[14,17] A principal queixa pós-operatória é a existência de dor residual no olécrano relacionada com a presença de entesófito no olécrano antes da lesão.[14,17]

REFERÊNCIAS BIBLIOGRÁFICAS

1. Morrey BF. Distal biceps tendon rupture. In: Morrey BF, editor. The elbow. Hagerstown (MD): Lippincott Williams & Wilkins; 2001. p. 173-91.
2. Johnson DC, Allen AA. Biceps and triceps tendon injury. In: Altchek DW, Andrews JR, editors. The athlete's elbow. Hagerstown (MD): Lippincott Williams & Wilkins; 2001. p. 105-20.
3. Chavan PR, Duquin TR, Bisson LJ. Repair of the ruptured distal biceps tendon: a systematic review. Am J Sports Med 2008;36(8):1618-24.
4. Visuri T, Lindholm H. Bilateral distal biceps tendon avulsions with use of anabolic steroids. Med Sci Sports Exerc 1994;26(8):941-4.
5. Safran MR, Graham SM. Distal biceps tendon ruptures: incidence, demographics, and the effect of smoking. Clin Orthop Relat Res 2002;(404):275-83.
6. Seiler JG 3rd, Parker LM, Chamberland PD, et al. The distal biceps tendon. Two potential mechanisms involved in its rupture: arterial supply and mechanical impingement. J Shoulder Elbow Surg 1995;4(3):149-56.
7. O'Driscoll SW, Goncalves LB, Dietz P. The hook test for distal biceps tendon avulsion. Am J Sports Med 2007;35(11):1865-9.
8. Dellaero David T, Mallon William J. Surgical treatment of partial biceps tendon ruptures at the elbow. J Shoulder Elbow Surg 2006;15(2):215-7.
9. Giuffre BM, Moss MJ. Optimal positioning for MRI of the distal biceps brachii tendon: flexed abducted

supinated view. Am J Roentgenol 2004;182(4): 944-6.
10. Maciel RA, Costa OS, Figueiredo EA, Belangero OS, Pochini AC, Ejnisman B. Lesão do bíceps distal aguda: reparo por via única e fixação por âncora de sutura. Rev Bras Ortop 2017; 52: 148-153.
11. Nesterenko S, Domire ZJ, Morrey BF, Sanchez-Sotelo J. Surgical treatment of distal biceps rupture. J Shoulder Elbow Surg. 2009; 19(2):184-9.
12. Schmidt CC, Brown TB, Schmidt DL, Smolinski MP, Kotsonis T, Faber KJ, et al. Clinical and functional impairment after nonoperative treatment of distal biceps ruptures. J Shoulder Elbow Surg. 2019; 28:757-64.
13. Demirhan M, Ersen A. Distal triceps ruptures. Effort Open Rev 2016;1(6):255-9.
14. Dunn JC, Kusnezov N, Fares A, Kilcoyne K, Garcia E, Orr JD, Waterman BR. Outcomes of triceps rupture in the US military: Minimum 2-year follow-up. Hand 2019;14(2):197-202.
15. Van Riet RP, Mores BF, Ho E, O'Driscoll SW. Surgical treatment of distal triceps ruptures. J Bone Joint Surg Am 2003l85-A(10):1961-1967.
16. Akamatsu FE, Negrão JR, Rodrigues MB, Itezerote A, Saleh SO, Hojaij F, Andrade M, Jacomo AL. Is there something new regarding triceps brachial muscle insertion. Acta Cir Bras 202;35(10):e202001007.
17. Waterman BR, Dean RS, Veera S, Cole B, Romeo AA, Wysocky RW, Cohen M, Fernandez JJ, Verma NN. Surgical repair of distal triceps tendon injuries: Short-term to mid-term clinical outcomes and risk factors for preoperative complications. Orthop J Sports Med 2019;7(4):2325967119839998.
18. Viegas SF. Avulsion of the triceps tendon. Orthop Rev 1990;19(6):533-6.
19. Yeh PC, Stephens KT, Solovyova O, et al. The distal triceps tendon footprint and a biomechanics analysis of 3 repair techniques. Am J Sports Med 2010;38:1025-33.

LESÕES NO PUNHO E NA MÃO

CAPÍTULO 31

SEÇÃO 31-1

FRATURAS DO PUNHO

Marco Sarmento
João Ricardo Pedro
David Gonçalves Ferreira

INTRODUÇÃO

Nas últimas décadas, a prática recreacional e de atividades desportivas aumentou consideravelmente, fruto da maior conscientização do grande público para a necessidade de uma vida mais saudável e de políticas de saúde públicas que as incrementaram, associadas a fatores econômicos e publicitários que as acompanharam.

As fraturas distais do rádio deixaram, desde então, de ter uma incidência unimodal, típicas da idade adulta, associadas à prevalência da osteoporose, e passaram a ter uma incidência bimodal, com um novo pico em idade mais jovem.

EPIDEMIOLOGIA

Por estudos epidemiológicos realizados em Edimburgo (Escócia), as lesões desportivas ou relacionadas com o esporte representavam 4-9% dos doentes admitidos no serviço de urgência. Destes, até 8% tinham lesões do punho, e, do universo de fraturas distais do rádio, também 8% incidiam em desportistas ou em doentes com atividade recreacional.[1]

Neste grupo mais restrito de doentes (adolescentes/idade jovem adulta), as fraturas distais do rádio resultam geralmente de traumatismo de elevada energia com o punho numa posição de extensão dorsal e embate com apoio da mão no solo ou superfície dura, ou contra objeto de elevada cinética. As fraturas distais do rádio são cerca de 25% das fraturas neste grupo etário.[2]

Como a qualidade óssea é mais elevada nestes doentes, a energia necessária para provocar uma lesão fraturária tem de ser maior e com um risco aumentado de maior envolvimento ósseo, com padrões de fraturas potencialmente mais graves.[3]

O tipo de esporte mais propício a esta lesão depende da localização geográfica, pois há esportes mais praticados em determinados países do que em outros. No entanto, o futebol é prevalente na maioria dos casos, representando geralmente mais de metade deles.[1] Os esportes sobre rodas cada vez mais em voga (ciclismo, motociclismo, *skate*, patinação), os esportes de inverno (esqui, patinação no gelo), o hipismo, o *rugby* e as artes marciais também estão correlacionados com esta lesão específica.

O tipo de solo onde decorre a atividade esportiva também tem importância direta na dissipação de energia. Por exemplo, no futebol, ficou claramente demonstrado que o risco de fratura por queda em piso sintético é muito superior à resultante em piso com gramado natural.[1]

ANATOMIA

A extremidade distal do rádio tem três facetas articulares: a faceta escafóidea, a lunar e a sigmóidea. Articulam respectivamente com o escafoide, com o semilunar e com a região distal da ulna.

Algumas medições são importantes para comparação com o padrão normal e com o lado contralateral: a altura da estilóide radial em relação com a superfície articular distal da ulna (< 12 mm) (Fig. 31-1), a inclinação volar da superfície articular distal do rádio (< 11°) (Fig. 31-2), a inclinação radial (< 22°) (Fig. 31-1) e a relação com o comprimento da ulna (variância neutra). Alterações destas medidas são indicativas de fraturas e a sua manutenção po-

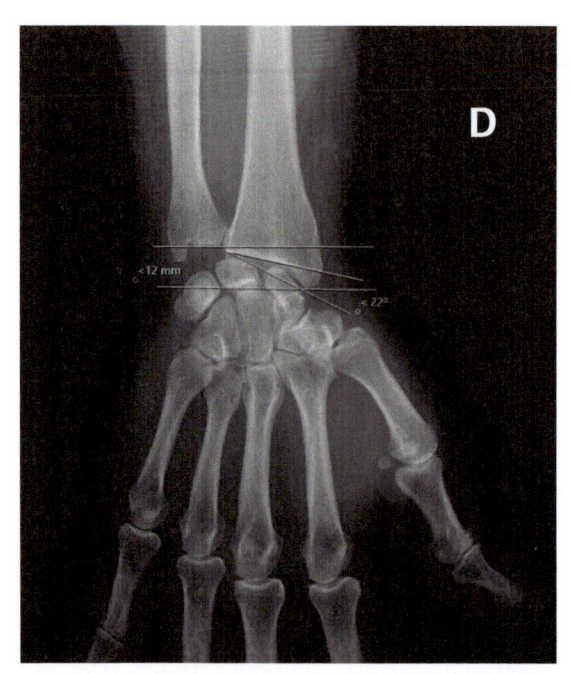

Fig. 31-1 Radiografia anteroposterior do punho. Altura da estiloide radial em relação com a superfície articular distal da ulna (< 12 mm); inclinação radial (< 22º) e relação com o comprimento da ulna (variância neutra). (Fonte: Arquivo pessoal dos autores.)

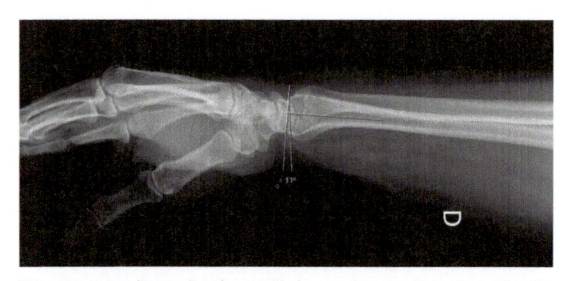

Fig. 31-2 Radiografia de perfil do punho. Inclinação volar da superfície articular distal do rádio (< 11º). (Fonte: Arquivo pessoal dos autores.)

derá levar a limitações da função e do arco de mobilidade do punho e antebraço.[4]

Na região volar do rádio correm os tendões flexores dos dedos e o nervo mediano. Não devemos esquecer que o edema, a imobilização elástica ou gessada e a cirurgia podem causar compressão destas estruturas, com desenvolvimento de síndrome do túnel cárpico, síndrome compartimental, contratura de Volkman ou algoneurosdistrofia (síndrome regional dolorosa complexa).[5] Nesta região também se podem palpar as estruturas arteriais: artéria radial e artéria ulnar.

Na região dorsal do rádio estão presentes os tendões extensores dos dedos (6 grupos). As estruturas nervosas presentes são o nervo interósseo posterior ao nível do quarto compartimento e os ramos sensitivos dos nervos ulnar e radial.

EXAME FÍSICO

Quando o atleta sofre um traumatismo o bastante para ocorrer uma fratura distal do rádio, a primeira queixa é indubitavelmente a dor. A dor localiza-se na região distal do antebraço e punho, podendo irradiar para a mão e os dedos, distalmente, e para o antebraço, proximalmente. Acompanha-se de impotência funcional e deformidade variáveis, com agravamento da dor quando mobiliza ativamente o punho ou quando o observador o mobiliza passivamente ou palpa. O edema presente também é variável e depende do grau de energia envolvida no traumatismo e do tempo decorrido.

O observador deve pesquisar lesões nas áreas anatômicas adjacentes em todo o membro superior: dedos, mão, antebraço, cotovelo, braço e ombro. Esta observação é tanto mais pertinente quanto mais violento for o episódio traumático. Existem lesões de partes moles frequentemente associadas à fratura distal do rádio, como lesão da fibrocartilagem triangular (61%), instabilidade do carpo por lesão dos ligamentos radiocárpicos (20%) e instabilidade radioulnar distal (9%), que não devem ser descuradas na observação clínica para que possamos solicitar posteriormente os exames complementares adequados, pois são pertinentes na tomada de decisão terapêutica.[6]

A pesquisa da mobilidade da mão e dos dedos (integridade musculotendinosa), da sensibilidade tátil e mobilidade (integridade neurológica) e da temperatura, perfusão capilar e dos pulsos radial e ulnar (integridade vascular) é obrigatória e deve ser feita em intervalos de tempo regulares para aferir a evolução e comparar com o lado contralateral (normal). A verificação da integridade cutânea exclui a presença de uma fratura exposta.[3]

DIAGNÓSTICO E CLASSIFICAÇÃO

Na suspeita de fratura, o diagnóstico definitivo é feito com radiografia convencional. Na avaliação inicial, devemos solicitar duas radiografias em planos ortogonais (anteroposterior e perfil) e verificarmos os critérios das medições mencionados no tópico III. As radiografias devem ser realizadas sem qualquer método de imobilização para aumentar a sensibilidade do exame. Em casos de dúvidas, para melhor esclarecimento diagnóstico ou até mesmo para determinar o plano de tratamento, podemos solicitar radiografias com outras incidências acessórias, tomografia computadorizada (melhor caracterização óssea), ressonância magnética nuclear (melhor caracterização de partes moles) ou exame radioscópico (capacidade de avaliação dinâmica).[7] A artroscopia do punho, sendo uma metodologia de tratamento, pode também ser considerada uma fonte de diagnóstico porque nos permite fazer o inventário direto das lesões, não detectáveis pelos outros exames complementares de diagnóstico.

Existem múltiplas classificações das fraturas distais do rádio.[8] Para nós, nesta abordagem inicial do atleta, importam apenas alguns pontos. O primeiro relaciona-se com a presença de cartilagem de crescimento distal do rádio e, se esta foi atingida, fratura epifisiólise. O segundo relaciona-se com o acometimento da superfície articular distal do rádio e qual o grau de descoptação dos fragmentos e o seu degrau articular (< 2 mm). O terceiro, com os critérios relatados no tópico da anatomia: a altura da estiloide radial em relação com a superfície articular distal da ulna (< 12 mm), a inclinação volar da superfície articular distal do rádio (< 11°), a inclinação radial (< 22°) e a relação com o comprimento da ulna (variância neutra).

TRATAMENTO

O tratamento começa desde a abordagem inicial no campo de jogo/local do traumatismo. Mesmo na ausência da confirmação do diagnóstico, mas na sua suspeita, podemos e devemos aliviar a dor do doente e evitar possíveis complicações. A analgesia oral ou intramuscular pode ser usada. O membro em causa deve ser colocado numa posição elevada, em repouso, e, com isso, diminuímos a quantidade de edema local. A aplicação de gelo também nos ajuda a diminuir o edema e a dor, limitando o seu tempo de aplicação para evitar lesões cutâneas pelo frio (geladura). No caso de acesso a material de primeiros socorros disponível, a utilização de ligaduras elásticas ou material de imobilização rígido sobre a zona lesada também previne o aumento do edema e permite o melhor controle da dor pela ausência de movimento (Fig. 31-3).

Após a confirmação do diagnóstico na radiografia, o tratamento é dividido entre conservador e cirúrgico. A decisão entre os dois, além dos critérios radiográficos anteriormente mencionados, tem em linha de conta outros fatores, como a vontade do doente, o membro lesado (dominante/não dominante), o tipo de esporte praticado, o nível de desempenho desportivo (alta performance/recreacional) e as expectativas do atleta em relação à restante época esportiva.

Focando-nos apenas nos critérios imagiológicos, se estivermos na presença de uma fratura estável, leia-se, uma fratura em galho verde numa criança, uma fratura epifisiólise sem descoaptação da fise articular, uma fratura articular com descoaptação < 2 mm ou degrau articular < 2 mm, ou fraturas sem os critérios da altura da estiloide radial, da inclinação sagital e coronal e variância com a ulna alterados, podemos optar por um tratamento conservador, utilizando um aparelho gessado ou uma tala de imobilização rígida.[9] Os aparelhos gessados devem ser curtos, com envolvimento do carpo, punho e antebraço, em posição neutra, para permitir a mobilidade precoce dos dedos e do cotovelo, exceto quando queremos imobilizar o antebraço em supinação ou evitar este movimento, devendo manufaturar-se um aparelho gessado com bloqueio articular do cotovelo, até a região média do braço.[10] A verificação da manutenção da redução deve ser semanal, por meio da repetição da radiografia, até a presença de critérios radiográficos de consolidação óssea, altura em que podemos remover o aparelho gessado e passar para uma órtese de conforto, permitindo ao doente iniciar a mobilização ativa do punho, bem como a reabilitação funcional do mesmo. A perda da redução é um indicador da necessidade de mudança de atitude terapêutica para cirurgia.

Na presença de uma fratura instável (descoaptada, desalinhada), mas que achamos que a podemos reduzir não cirurgicamente, após anestesia, que pode ser do foco de fratura (hematoma fraturário), regional, pelo bloqueio de nervos periféricos, ou geral, e por manipulação, verificando sempre a redução correta da fratura por radiografia imediatamente após esta, ou por controle radioscópico, podemos seguir a mesma metodologia das fraturas estáveis, devendo o controle radiográfico ser mais apertado, pois a probabilidade de perda de redução é maior.

Nas fraturas instáveis, não redutíveis por meios incruentos, ou naquelas que perdem a redução no seguimento do tratamento, este deve ser cirúrgico (Fig. 31-4). O tipo de cirurgia é dependente do tipo de fratura, da experiência do cirurgião e do material disponível. Podem ser usados fios Kirchner (em fraturas menos instáveis e em crianças/adolescentes), placas e parafusos (fraturas articulares ou mais instáveis), fixadores externos (fraturas muito cominutivas, fraturas expostas) ou, por vezes, a associação de vários métodos. A abordagem também pode ser volar, dorsal ou mista consoante a necessidade e o padrão da fratura.[11] A utilização da artroscopia pode auxiliar na identificação de lesões associadas (fibro-

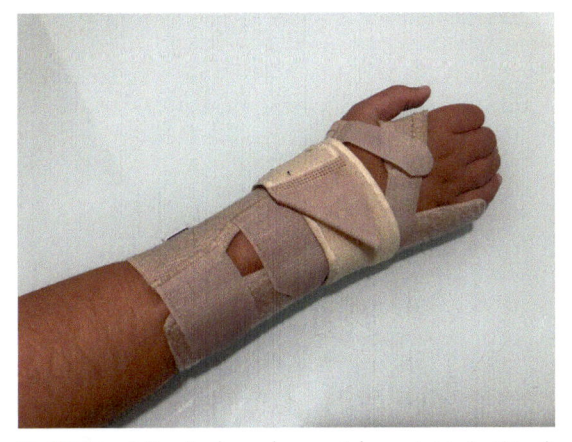

Fig. 31-3 Imobilização do punho com tala provisória (ortótese) em posição neutra. (Fonte: Arquivo pessoal dos autores.)

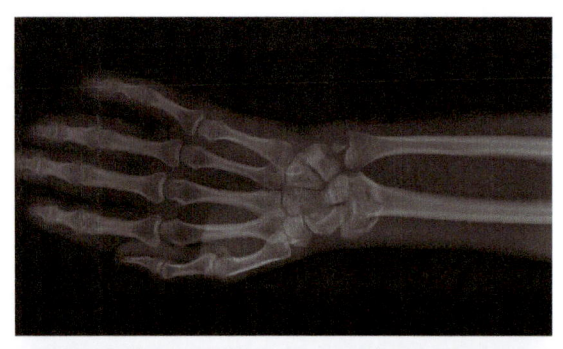

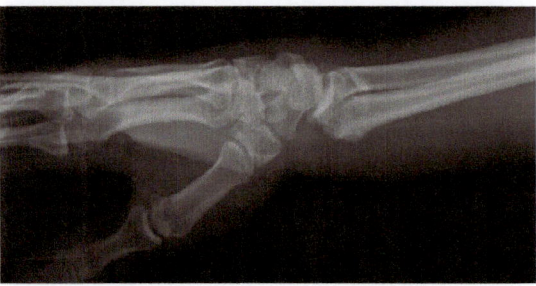

Fig. 31-4 Radiografia anteroposterior e perfil de uma fratura instável do punho após queda de bicicleta. Perda da altura da estiloide radial em relação à superfície articular da ulna, perda da inclinação da estiloide radial em relação à superfície articular do rádio e perda da inclinação volar distal do rádio. (Fonte: Arquivo pessoal dos autores.)

cartilagem triangular, lesões ligamentares, lesões osteocondrais), permite verificar a redução articular das fraturas e a não violação da articulação por material cirúrgico.[12]

REABILITAÇÃO

No caso de cirurgia, como a estabilidade é dada pelo material de osteossíntese, a mobilização ativa e a passiva podem e devem ser mais precoces. Geralmente os doentes permanecem com uma tala gessada nas primeiras duas semanas para repouso dos tecidos moles, diminuição do edema e controle da dor. Após a remoção da tala gessada, o uso de uma órtese removível permite removê-la para a higiene pessoal e para iniciar os movimentos ativos. Esta fase inicia-se entre a 2ª e a 6ª semana dependendo da evolução clínico-radiográfica. Na primeira fase, a mobilização ativa do punho e dos dedos deve preceder a mobilização passiva que só se deve iniciar após a confirmação radiográfica da consolidação, coincidindo com a remoção progressiva da órtese. Só posteriormente à mobilização passiva, devem ser introduzidos os exercícios de alongamento e fortalecimento do punho.

A maioria dos doentes atinge a função normal do punho por volta dos 3 meses, com melhoria progressiva da mobilidade, força e *endurance*. É possível, no entanto, que estes resultados só sejam alcançados ao fim de um ano.[13]

O retorno à prática esportiva é sempre fonte de alguma controvérsia, ansiedade por parte do atleta e apreensão pelos profissionais de saúde. Podemos considerar que, nos atletas cuja função atingiu 80% do arco de mobilidade e da força, e cuja utilização da mão e punho não faz parte integrante do desempenho esportivo, a utilização de uma órtese de proteção permite-lhes retomar a prática esportiva. Já naqueles em que a mão e punho fazem parte integrante do desempenho esportivo, a retomada da atividade esportiva só deve ocorrer na consolidação radiográfica da fratura, com uma função normal do punho e após a introdução progressiva nas atividades diárias e treino, e só finalmente a competição.[14]

REFERÊNCIAS BIBLIOGRÁFICAS

1. Lawson GM, Hajducka C, McQueen MM. Sports fractures of the distal radius - epidemiology and outcome. Injury 1995;26(1):33-6.
2. Wood AM, Robertson GA, Rennie L, et al. The epidemiology of sports-related fractures in adolescents. Injury 2010;41(8):834-8.
3. Beleckas C, Calfee R. Distal radius fractures in the athlete. Curr Rev Musculoskelet Med 2017;10(1):62-71.
4. Fernandez DL. Closed manipulation and casting of distal radius fractures. Hand Clin 2005;21(3):307-16.
5. Gelberman RH, Szabo RM, Mortensen WW. Carpal tunnel pressures and wrist position in patients with Colles' fractures. J Trauma 1984;24(8):747-9.
6. Hanker GJ. Radius fractures in the athlete. Clin Sports Med 2001;20(1):189-201.
7. Doczi J, Springer G, Renner A, Martsa B. Occult distal radial fractures. J Hand Surg Br 1995;20(5):614-7.
8. Jupiter JB, Fernandez DL. Comparative classification for fractures of the distal end of the radius. J Hand Surg Am 1997;22(4):563-71.
9. Herndon JH. Distal radius fractures: nonsurgical treatment options. Instr Course Lect 1993;42:67-72.
10. Sarmiento A, Zagorski JB, Sinclair WF. Functional bracing of Colles' fractures: a prospective study of immobilization in supination vs. pronation. Clin Orthop Relat Res 1980(146):175-83.
11. Karnezis IA, Fragkiadakis EG. Association between objective clinical variables and patient-rated disability of the wrist. J Bone Joint Surg Br 2002;84(7):967-70.
12. Geissler WB, Freeland AE, Savoie FH, et al. Intracarpal soft-tissue lesions associated with an intra-articular fracture of the distal end of the radius. J Bone Joint Surg Am 1996;78(3):357-65.
13. Abramo A, Kopylov P, Tagil M. Evaluation of a treatment protocol in distal radius fractures: a prospective study in 581 patients using DASH as outcome. Acta Orthop 2008;79(3):376-85.
14. Henn CM, Wolfe SW. Distal radius fractures in athletes: approaches and treatment considerations. Sports Med Arthrosc Rev 2014;22(1):29-38.

SEÇÃO 31-2

FRATURAS E LESÕES LIGAMENTARES CARPAIS

Rodrigo Tiago Berlink Faria
Eduardo Farias Vasquez
Carlos Alberto de Souza Araujo Neto

INTRODUÇÃO

O dito "punho" é a conexão entre o antebraço e a mão. Envolve as articulações entre quatorze ossos (e o pisiforme – osso sesamoide). As regiões distais do rádio e da ulna articulam com o **carpo**, o qual é composto por duas fileiras ósseas: **a proximal** (escafoide, semilunar, piramidal e pisiforme) e **a distal** (trapézio, trapezoide, capitato e hamato) (Fig. 31-5), além de um resistente e múltiplo complexo ligamentar.

Duas categorias de ligamentos estão presentes no complexo sistema ligamentar do carpo: **os ligamentos extrínsecos** (aqueles que conectam os ossos do antebraço ao carpo); e **os ligamentos intrínsecos** (aqueles conectam os ossos do carpo entre si, logo, com origem e inserção, nos próprios ossos do carpo).

Aproximadamente, 25% de todas as lesões relacionadas com o esporte envolvem a mão ou o punho.[1] Abordaremos aqui as mais comuns lesões ósseas e ligamentares do carpo, relacionadas com os esportes.

FRATURA DO ESCAFOIDE (FRATURA CARPAL MAIS FREQUENTE)

O escafoide tem quatro superfícies articulares recobrindo 80% da sua superfície total (Fig. 31-6). Ele é um importante osso de conexão entre as fileiras proximal e distal do carpo. É o osso do carpo mais comumente fraturado. Responde por aproximadamente 85% de todas as fraturas carpais relacionadas com os esportes.[2,3]

A sua anatomia vascular peculiar (irrigação sanguínea singularmente débil) o coloca em especial risco de **não consolidação e necrose**, principalmente, quando **o diagnóstico** e **adequado tratamento** não são instaurados de maneira **precoce**.

> A posição do escafoide como osso de conexão entre as duas fileiras do carpo o coloca numa situação de extrema vulnerabilidade quanto ao risco de fraturas na prática esportiva, principalmente, nos episódios de queda sobre o punho (é o osso do carpo mais comumente fraturado). O diagnóstico precoce é fundamental para o bom processo evolutivo nas fraturas do escafoide!

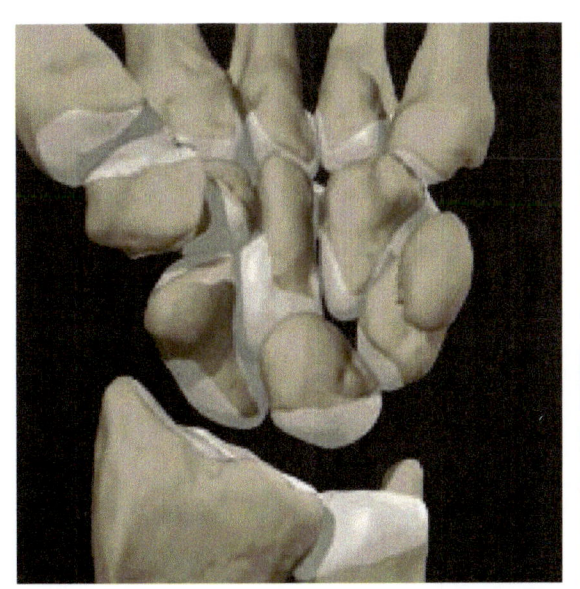

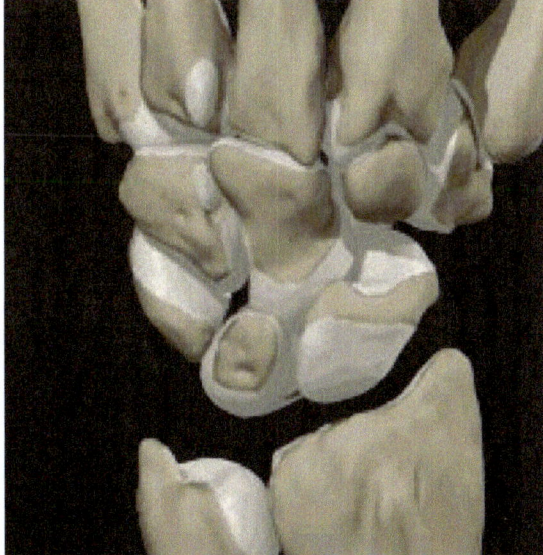

Fig. 31-5 Ossos do carpo e suas superfícies articulares: Vistas volar e Dorsal, respectivamente.

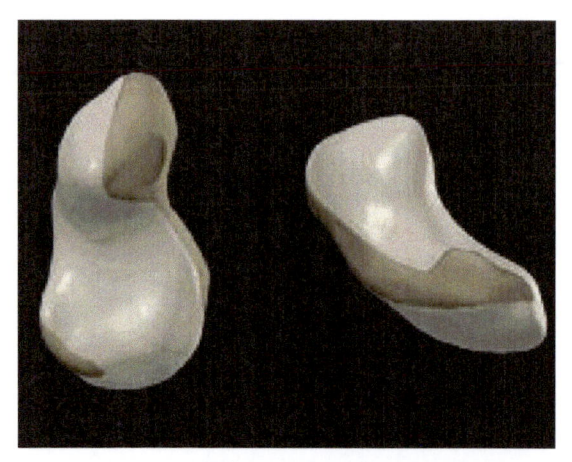

Fig. 31-6 Ossso escafoide e suas superfícies articulares. Apresenta formato anatômico semelhante ao de um "feijão retorcido".

Exame Físico

No exame físico, procuraremos por edema, pontos de dor, equimose, restrição do arco de movimento, deformidades aparentes, déficits funcionais, crepitações ou instabilidades. É importante realizar o exame físico do lado contralateral, como em quase todas as situações que envolvem as mãos, sendo de grande valia como padrão de comparação e normalidade.

Exames Complementares

Na suspeita de fratura do escafoide, o exame complementar inicial, comumente realizado, é a radiografia simples (nas incidências de rotina e nas incidências adicionais). Porém, o índice de resultado "falso-negativo", a chamada "fratura oculta", relatado na literatura para fratura do escafoide na radiografia simples, é alto (de 20% a 25%) (Fig. 31-8).[5]

O mecanismo clássico de lesão do escafoide corresponde à **"queda sobre a mão com o punho em hiperextensão"** (Fig. 31-7). Alguns esportes que apresentam este risco aumentado são: futebol, rúgbi, basquete, patinação, e *skate*. Porém, outros mecanismos (raros) de lesão estão descrito em atletas, como: **"sobrecarga axial repetida sobre o punho – fratura por estresse"** (ginástica olímpica, tiro esportivo e *badminton*) e **"trauma direto sobre o punho atingido por um equipamento esportivo"** (taco de hóquei ou bola de beisebol).[2,3,4]

Até que se prove o contrário, um atleta vítima de trauma sobre o punho, com qualquer dor na região anatômica do escafoide, é considerado suspeito de fratura do escafoide.

Considerando-se a premência do diagnóstico precoce e o seu impacto direto na vida útil esportiva do atleta, é a ressonância magnética o exame complementar de escolha (sensibilidade relatada de 95% a 100%; especificidade relatada de cerca de 100%) nos casos de suspeita da fratura do escafoide.[5]

DISSOCIAÇÃO ESCAFOSSEMILUNAR (LESÃO LIGAMENTAR MAIS COMUM A CAUSAR INSTABILIDADE CARPAL)

Esportes de contato, como o rúgbi e o futebol, por exemplo, frequentemente colocam os atletas em situação de risco de impacto sobre o punho onde ocorrem os mecanismos de "hiperextensão, desvio ulnar e supinação mediocarpal", secundárias aos quais a lesão ligamentar e consequente desestabilização perilunar costumam ocorrer.[1]

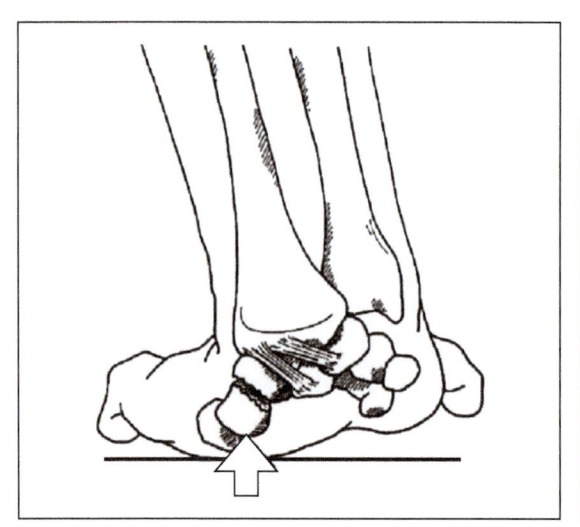

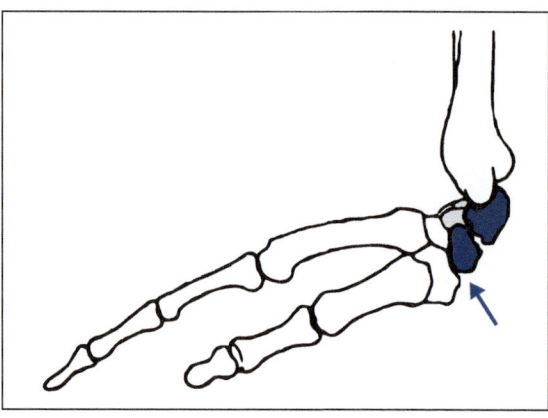

Fig. 31-7 Mecanismo de trauma clássico para fratura do escafoide.

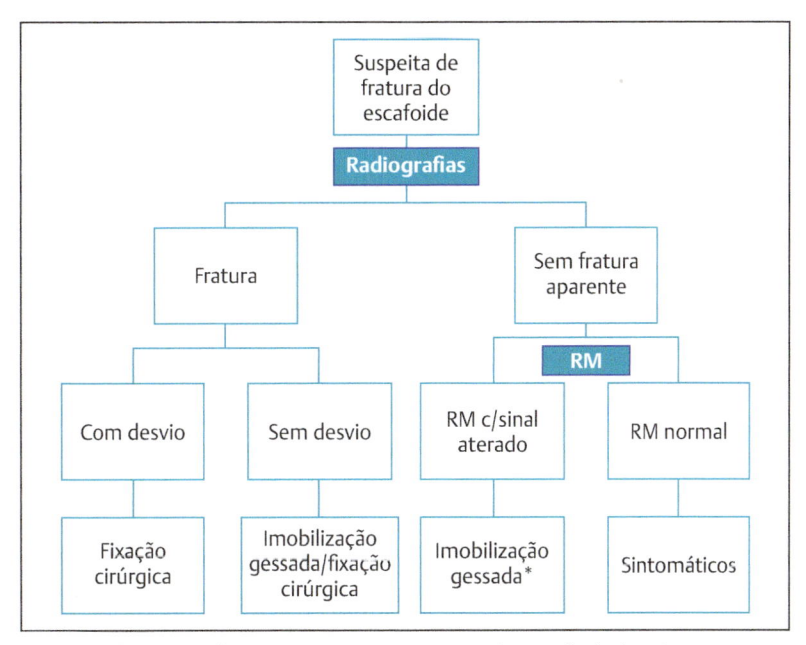

Fig. 31-8 Fluxograma básico para orientação quanto à tomada de decisão: caso suspeito de fratura do escafoide. *Em se tratando de **atletas**, a literatura tem sido cada vez mais **propensa ao tratamento cirúrgico**, mesmo nos casos sem desvio significativo.

A dissociação escafo-semilunar é o termo utilizado para descrever as lesões que resultam na ruptura do mecanismo de conexão entre o osso escafoide e o osso semilunar no carpo. Esta patologia é frequentemente **NÃO** diagnosticada no primeiro momento, principalmente, quando presente em seus estágios mais leves ou quando ocorre de forma associada a outra lesão de apresentação visual mais evidente e impactante, como, por exemplo, "mascarada" pela deformidade de uma grave fratura do rádio.

Segundo Geisseler, 30% das fraturas de terço distal do rádio estão associadas a algum grau de lesão ligamentar carpal (Fig. 31-9).[6]

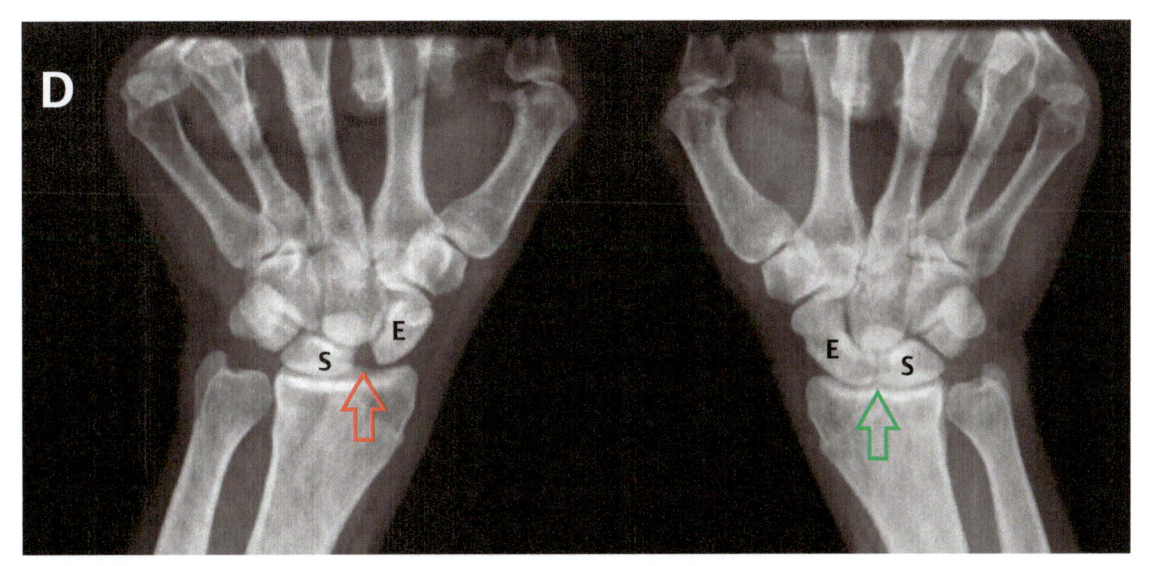

Fig. 31-9 Radiografia bilateral comparativa com punho cerrado: o Lado Direito apresenta aumento anômalo do espaço (seta vermelha) entre o escafoide (E) e o semilunar (S), o chamado "sinal de Terry-Thomas"*); quando comparado ao lado contralateral normal (seta verde). *Em alusão ao comediante e ator inglês que se tornou conhecido mundialmente por seus filmes nas décadas de 1950 e 1960, o qual possuía uma notória diástase entre os seus dentes incisivos centrais.

Exame Físico

Em seus estágios mais leves, o edema, a dor e o grau de instabilidade costumam ser discretos. Uma série de testes de estresse está descrita para o diagnóstico da lesão do ligamento escafossemilunar ("escafoide *shift test*" – descrito por Watson; "teste do cisalhamento escafo-semilunar"; "teste da extensão dos dedos contra resistência"). Porém, todos eles requerem habilidade e experiência do examinador para o preciso diagnóstico.

> A artroscopia do punho é o método padrão-ouro para o diagnóstico das lesões ligamentares intracarpais. Permite também a classificação quanto ao grau da lesão, e é, em alguns casos, o método cirúrgico de escolha para o tratamento.

LESÕES CARPAIS MENOS FREQUENTES

Fratura do Hâmulo ("Gancho") do Hamato

Corresponde a aproximadamente 2,4 % das fraturas do carpo.[7,8,9] Tem sua etiologia associada ao trauma direto, exercido comumente pela extremidade de "cabo de raquete" ou "taco" contra o hâmulo do hamato. Por este motivo, é mais frequentemente descrita em jogadores de golfe, tênis e beisebol. Há relatos de casos na literatura de fratura por avulsão, secundários à contração muscular violenta do flexor ulnar do carpo, sobre o hâmulo do hamato, em jogador de bocha, assim como há relato de fratura bilateral por estresse repetitivo, sobre o hâmulo do hamato, em atleta ginasta olímpico (Fig. 31-10).[7,8,9]

Fratura do Trapezoide

É uma fratura incomum, respondendo por menos de 1% das fraturas do punho. Isto se deve ao fato do trapezoide ocupar uma posição muito estável, protegida pela base do segundo metacarpo, e por fortes ligamentos carpais.[3,10] O mecanismo de trauma parece ser a aplicação de força sobre a base do segundo metacarpal, transmitindo assim força ao trapezoide. O diagnóstico é difícil e o quadro clínico é de dor sobre a base do segundo metacarpo e da tabaqueira anatômica. A lesão foi descrita em atletas como goleiro de futebol ("soco contra a bola"), atleta de boxe (luta com punhos) e decorrente de queda sobre a mão (Fig. 31-11).[8,9,10]

"FIELD OF PLAY" (FOP)

Todo atleta com suspeita de fraturas ou lesões ligamentares carpais **deve ser retirado** do campo, em função do risco de agravamento da lesão na eventualidade de um segundo impacto.

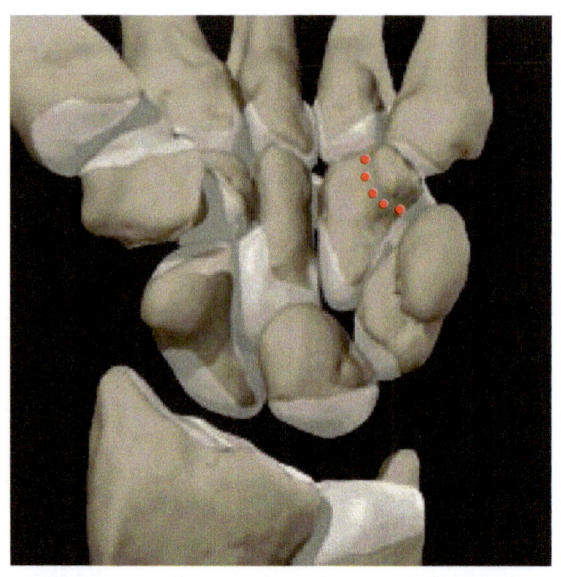

Fig. 31-10 Ossos do carpo vista volar: assinalado em vermelho a representação esquemática do hâmulo do hamato.

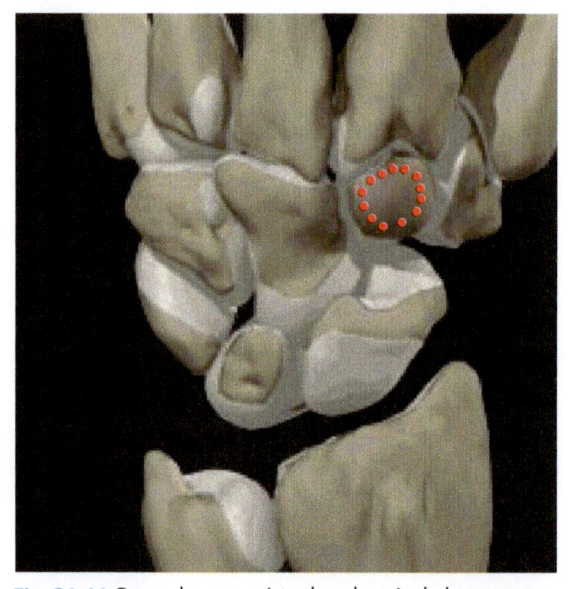

Fig. 31-11 Ossos do carpo vista dorsal: assinalado em vermelho a representação esquemática do trapezoide.

O atleta deve ser imobilizado com uma "tala axilopalmar", com objetivo de conforto para este atleta, e proteção da área acometida.

O atleta deve ser removido, em caráter de emergência médica, para a realização de exames complementares.

A ressonância magnética, em geral, é o exame de imagem de escolha, em função da sua capacidade diagnóstica, tanto para lesões ósseas ("fraturas ocultas") quanto para lesões ligamentares do carpo.

REFERÊNCIAS BIBLIOGRÁFICAS

1. Daniel MA, Craig M, Rodner Cory ME. Sports-related wrist and hand injuries: Review. Journal of Orthopaedic Surgery and Research 2016;11:99.
2. Joaquim SG, Quintin L, Gregory AJR. Return to sport following scaphoid fractures: A systematic review and meta-analysis. World J Orthop 2019 Feb 18; 10(2):101-114.
3. Tetsuya Y, Takehiko M, Kenjiro I, et al. Case report: Trapezoid fracture associated with scaphoid fracture in a football goalkeeper. Case reports in orthopedics. Hindawi 2019.
4. Hironobu I, Gore I. Stress fracture of the scaphoid combined with the distal radial epiphysiolysis. Br J Sports Med 1997;31:256-257.
5. Martin C, Anders B, Niels OBT. Acute scaphoid fractures: guidelines for diagnosis and treatment. EFORT Open Rev 2020;5:96-103.
6. Mugnai R, Della RB, Tarallo A. Original article scapholunate interosseous ligament injury in professional volleyball players - Lésion du ligament scapho-lunaire interosseux chez les joueurs professionnels de volley-ball. Hand Surgery and Rehabilitation 2016;(35)341-7.
7. Gomez CL, Gonzalez LV, Osuna AGA, et al. Evaluation of grip strength in hook of hamate fractures treated with osteosynthesis. Is this surgical treatment necessary? Acta Orthopaedica et Traumatologica Turcica 2019;(53)115e119.
8. Heejae K, Bumsun K, Jihyun K, Kiyeun N. Isolated hook of hamate fracture in sports that require a strong grip comprehensive literature review. Systematic review and meta-analysis. Medicine 2018;97:46(e13275).
9. Fernandes CA, Meirelles LA, Fallopa F, Albertoni WM. Fratura do hâmulo do hamato em jogador de bocha: relato de caso. Rev Bras Med Esporte 1998 Jan/Fev; 4(1).
10. Ribeiro LM, Botton MA. Isolated trapezoid fracture in a boxer. Am J Case Rep 2019;20:790-3.

SEÇÃO 31-3

FRATURAS DE METACARPOS

Felipe Armanelli Gibson
Felipe Basilato Mazega
Raquel Del-Fraro Rabelo

INTRODUÇÃO

A mão é frequentemente lesionada no atleta, porque está à frente na maioria dos esportes e absorve o contato inicial.

Os metacarpos sofrem 33,8% das fraturas de mão relacionadas com o esporte, sendo o futebol a causa mais comum (35,9%), e o quinto raio é de longe o raio mais afetado (51,7% das fraturas).

MECANISMO DE LESÃO

As fraturas dos metacarpos resultam de rotação, flexão, golpes diretos e/ou forças indiretas.[1]

Embora socar uma parede ou porta seja o mecanismo de lesão mais comum, as atividades esportivas são responsáveis pela segunda maior parte dessas lesões. O mecanismo específico pode ser impacto direto contra outro jogador ou o solo, impacto contra uma bola dura em alta velocidade, impacto contra um taco ou capacete, estresse repetitivo de segurar com força um instrumento de jogo, como taco de golfe, raquete de tênis ou bastão de beisebol.[1-4]

No futebol, a mão raramente é utilizada, exceto para ajudar a manter o equilíbrio; assim, o padrão mais comum é a queda.[2]

AVALIAÇÃO FÍSICA

A integridade da pele deve ser observada para se detectar eventual fratura exposta e/ou desviada, e dano neurovascular associado. O alinhamento digital deve ser avaliado em toda a amplitude de movimento. Sobreposição digital (que às vezes ocorre apenas em flexão total) sugere desvio rotacional. A mão contralateral serve de parâmetro de comparação.

AVALIAÇÃO POR IMAGEM

A avaliação inicial é feita por radiografias, que são econômicas e facilmente disponíveis. As três incidências básicas são a posteroanterior (PA), a lateral (perfil) e a oblíqua; um bom posicionamento é fundamental para a qualidade do exame.

A caracterização das fraturas (normalmente divididas em intra ou extra-articulares) inclui a localização e a direção da sua linha, a presença ou ausência de cominuição, o desvio da fratura, o envolvimento articular e a lesão associada de tecidos moles.

Algumas incidências radiográficas específicas para avaliação de fraturas metacarpais são: Brewerton (para articulações metacarpofalangianas dos dedos); Roberts e Betts (para a articulação carpometacarpiana do polegar).

TIPOS DE FRATURAS

Fraturas da Cabeça do Metacarpo

São o tipo menos comum de fratura do metacarpo, mas potencialmente graves, porque a congruência articular é importante para a função adequada da articulação metacarpofalangiana (MTC-F) (Fig. 31-12).

Fraturas marginais ou por avulsão podem ser sentinelas de lesões mais sérias de tecidos moles (como as que envolvem os ligamentos colaterais), levando à instabilidade articular (Fig. 31-13).[5]

Fraturas de Colo dos Metacarpos

Resultam de força axial direta causando falha do córtex volar e deformidade em flexão. O aspecto volar do colo é um dos pontos mais fracos do metacarpo, o que leva a alta incidência de fratura neste local (Fig. 31-14).

A grande maioria pode ser tratada de forma conservadora, pois mesmo um grau significativo de angulação muitas vezes não piora a função, apesar de algum grau de comprometimento estético. As opiniões variam, mas uma boa regra prática é que, nos dedos indicador, longo, anular e mínimo, 10, 20, 30 e 40 graus de angulação são tolerados, respectivamente.[1]

A mobilização precoce é encorajada; o uso de órtese raramente excede 5 a 6 semanas. As radiografias de rotina são úteis no esporte de contato para garantir a manutenção do alinhamento e orientar a volta à prática.

No entanto, atletas podem necessitar de redução anatômica, pois a proeminência palmar da cabeça do metacarpo flexionada pode criar dificuldade de preensão, especialmente de instrumentos esportivos (p. ex.: bastão de beisebol, taco de golfe ou hóquei, raquete, etc.).[6]

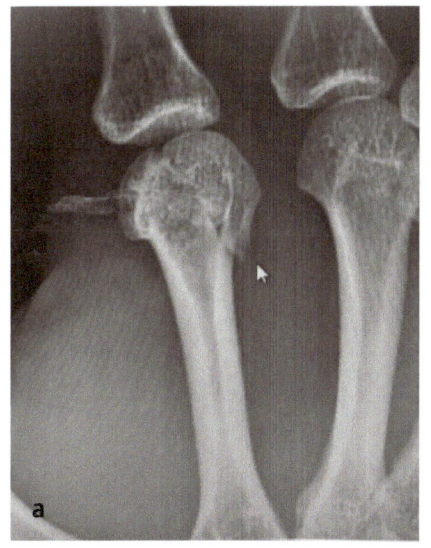

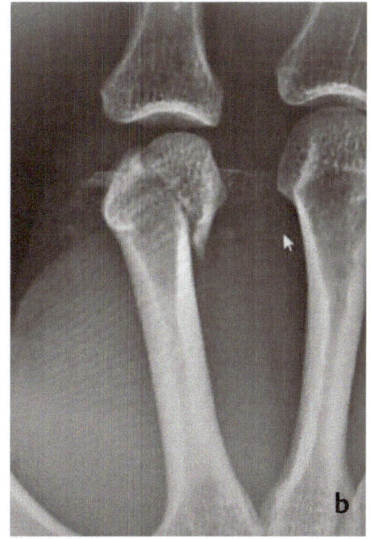

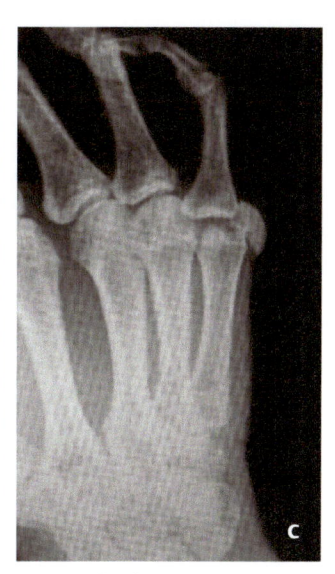

Fig. 31-12 Fratura da cabeça do metacarpo é incomum, porém muito instável, usualmente demandando tratamento cirúrgico. (**a**, **b**) fratura oblíqua da cabeça do metacarpo; e (**c**) fratura transversa da cabeça do metacarpo. (Fonte: Arquivo pessoal dos autores.)

Indicações cirúrgicas incluem fraturas instáveis ou gravemente anguladas; achados de "pseudogarra" ou deformidade rotacional também aumentam a consideração de cirurgia.

Entende-se por "pseudogarra" a hiperextensão compensatória na articulação MCF com flexão na articulação interfalangiana proximal (IFP) na tentativa de extensão digital, e representa um desequilíbrio dinâmico da musculatura intrínseca e extrínseca.

Pouca ou nenhuma deformidade rotacional é aceitável no atleta que usa as mãos para agarrar ou arremessar, em decorrência do efeito deletério na força de preensão. Após fixação cirúrgica estável, o movimento imediato é iniciado, com foco nas articulações MTC-F e interfalangianas proximais (IFP).

Fraturas da Diáfise dos Metacarpos

Ocorrem por impacto direto no dorso da mão, por carga axial (como nas fraturas do colo) ou por torção. Fraturas da diáfise toleram menos angulação do que as fraturas do colo, por causa do maior deslocamento geral do eixo mecânico.[7] Menor angulação é tolerada na diáfise do primeiro metacarpo, menos de 10° de angulação no segundo, 20° no terceiro e 30° no quarto e quinto.[1]

As fraturas diafisárias são descritas por sua aparência radiográfica (transversal, oblíqua, espiral, cominutiva), que sugere o mecanismo de trauma e estabilidade/instabilidade.

Desvios rotacionais não são tolerados: cada 5° de desvio resultam em 1,5 cm de sobreposição ao dedo adjacente.[7]

Fraturas diafisárias individuais têm estabilidade inerente; a presença de fraturas cominutivas ou múltiplas diminuirá significativamente essa estabilidade. As fraturas metacarpais múltiplas apresentam risco particular de encurtamento em consequência da perda do efeito estabilizador dos ligamentos intermetacarpais (Fig. 31-15). Nesses casos específicos, se o tratamento conservador for proposto, radiografias seriadas semanais são úteis para garantir que a deformidade não está progredindo.

As indicações para tratamento cirúrgico são: angulação inaceitável, desvio rotacional, fraturas múltiplas, necessidade de retorno precoce ao esporte e lesões abertas. No caso de fixação cirúrgica, é recomendável o uso de placas mais longas e fixação mais rígida visando ao retorno mais precoce às atividades (Fig. 31-16).

Fratura da Base dos Metacarpos

As fraturas da base do metacarpo tipicamente envolvem uma carga axial e frequentemente levam à cominuição e impactação articular. Costumam estar associadas à luxação dorsal (fratura-luxação), geralmente, no quarto e quinto raios (Fig. 31-17). As fraturas extra-articulares da base do metacarpo são tratadas com princípios semelhantes às da diáfise do metacarpo.

Fraturas intra-articulares da base são mais comuns no quarto e quinto dedos em razão da sua maior mobilidade. Por causa dos mecanismos de lesão de alta energia em atletas, é importante descartar luxação carpometacarpiana. Radiografias (lateral verdadeira e oblíquas) ou tomografia computadorizada auxiliam no diagnóstico e na tomada de decisão terapêutica.

A abordagem mais agressiva visa à redução articular anatômica. Em fraturas altamente cominutivas utilizam-se tração axial e redução fechada com

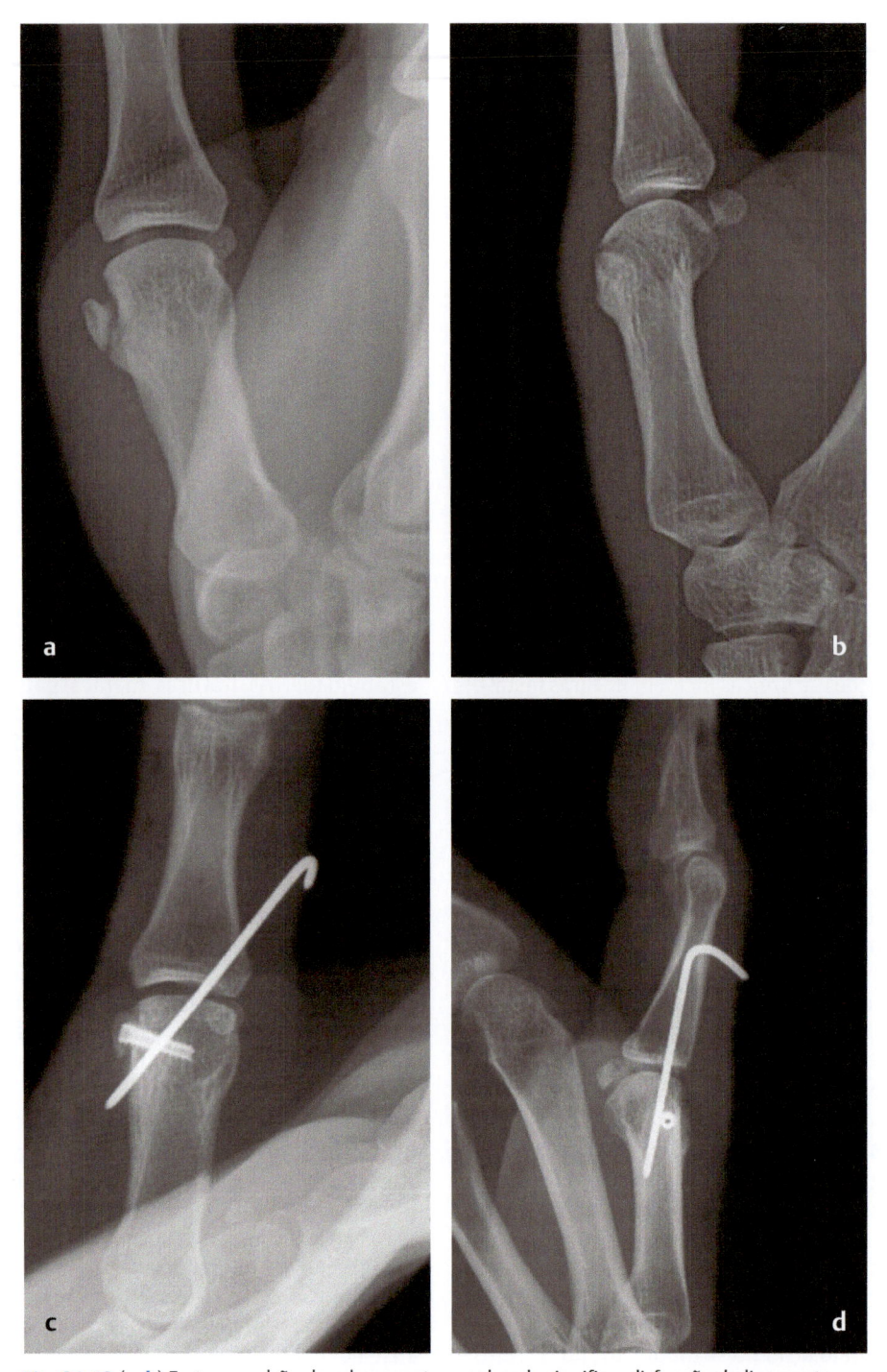

Fig. 31-13 (**a, b**) Fratura-avulsão da cabeça metacarpal pode significar disfunção do ligamento colateral demandando tratamento cirúrgico para promover estabilidade da articulação metacarpofalangeana. (**c, d**) Tratamento cirúrgico com fixação do fragmento. (Fonte: Arquivo pessoal dos autores.)

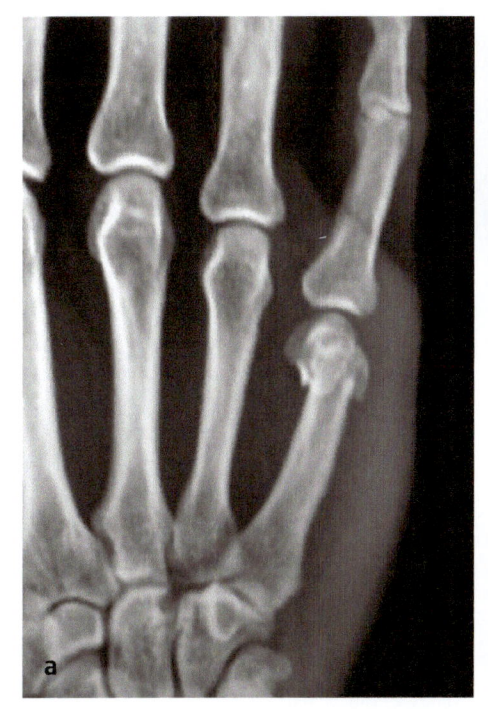

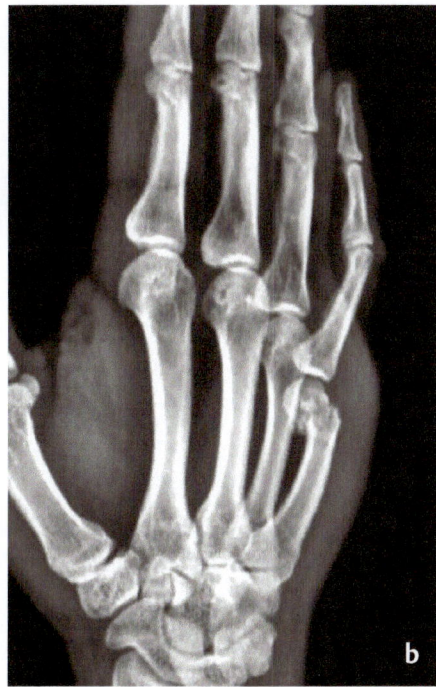

Fig. 31-14 Fratura do colo metacarpal, em PA e perfil. (Fonte: Arquivo pessoal dos autores.)

fios K percutâneos, cruzando a articulação carpometacárpica (CMC) ou escorando nos metacarpos adjacentes. Placas cirúrgicas mais novas e discretas, específicas para a base do metacarpo, permitem estabilização mais rígida e retorno mais precoce às atividades. Na ausência de instabilidade da articulação CMC, o tratamento não operatório com movimento precoce também é uma opção válida.

Em atletas com desconforto persistente que limita as atividades após a cura de uma fratura de base intra-articular, a artrodese CMC fornece alívio da dor com pouco déficit funcional.

Fraturas Articulares da Base do Polegar

A fratura de Bennett é uma fratura-luxação articular **parcial**, da base do metacarpo do polegar, causada por carga axial com flexão simultânea. São fraturas altamente instáveis que requerem cirurgia para manter a congruência articular (Fig. 31-18).

Na população de não atletas, a cirurgia mais comum é a fixação percutânea com fios K. No atleta de elite, a redução aberta e a fixação interna usando placa com parafusos de 1,5 a 2,7 mm fornecem maior estabilidade e diminuem o tempo de imobilização. Fragmentos menores podem não permitir a fixação do parafuso, caso em que fios K de 0,9 mm podem ser usados. Nesse caso, em virtude da estabilidade limitada, a fixação transarticular é usada para complementar a fixação.

A imobilização, o movimento e a atividade pós-operatória variam de acordo com as características da fratura e a estabilidade da fixação.[8]

A fratura de Rolando é uma fratura articular **total**, cominutiva da base do metacarpo do polegar, em forma de T ou Y. Também é instável e requer cirurgia (Fig. 31-19).[1]

O manejo pós-operatório das fraturas de Rolando requer mais cautela, conforme a dificuldade de redução e estabilização. Os atletas devem ser informados sobre os riscos de artrose pós-traumática no futuro, o que pode requerer artrodese.[9]

REABILITAÇÃO E RETORNO AO ESPORTE

A maioria das fraturas metacarpais relacionadas com esportes é minimamente desviada,[2] e radiografias regulares são usadas para confirmar a manutenção do alinhamento. Fraturas tratadas com métodos fechados raramente requerem fisioterapia formal. Os atletas que podem competir efetivamente com uma órtese funcional podem retornar imediatamente ao jogo (aqui, se faz necessária a distinção entre esportes de contato e o tipo de contato). Como são fraturas que normalmente consolidam bem, a pseudoartrose (ausência de consolidação) é incomum, especialmente, em indivíduos saudáveis.[9]

Nos casos que requerem fixação cirúrgica, a reabilitação e o retorno ao jogo são determinados pela combinação de requisitos relacionados com o esporte e a estabilidade da fixação da fratura. Para os atletas capazes de competir sem destreza manual normal, o retorno precoce pode ser possível com uma órtese confeccionada sob medida por um terapeuta de mão experiente.

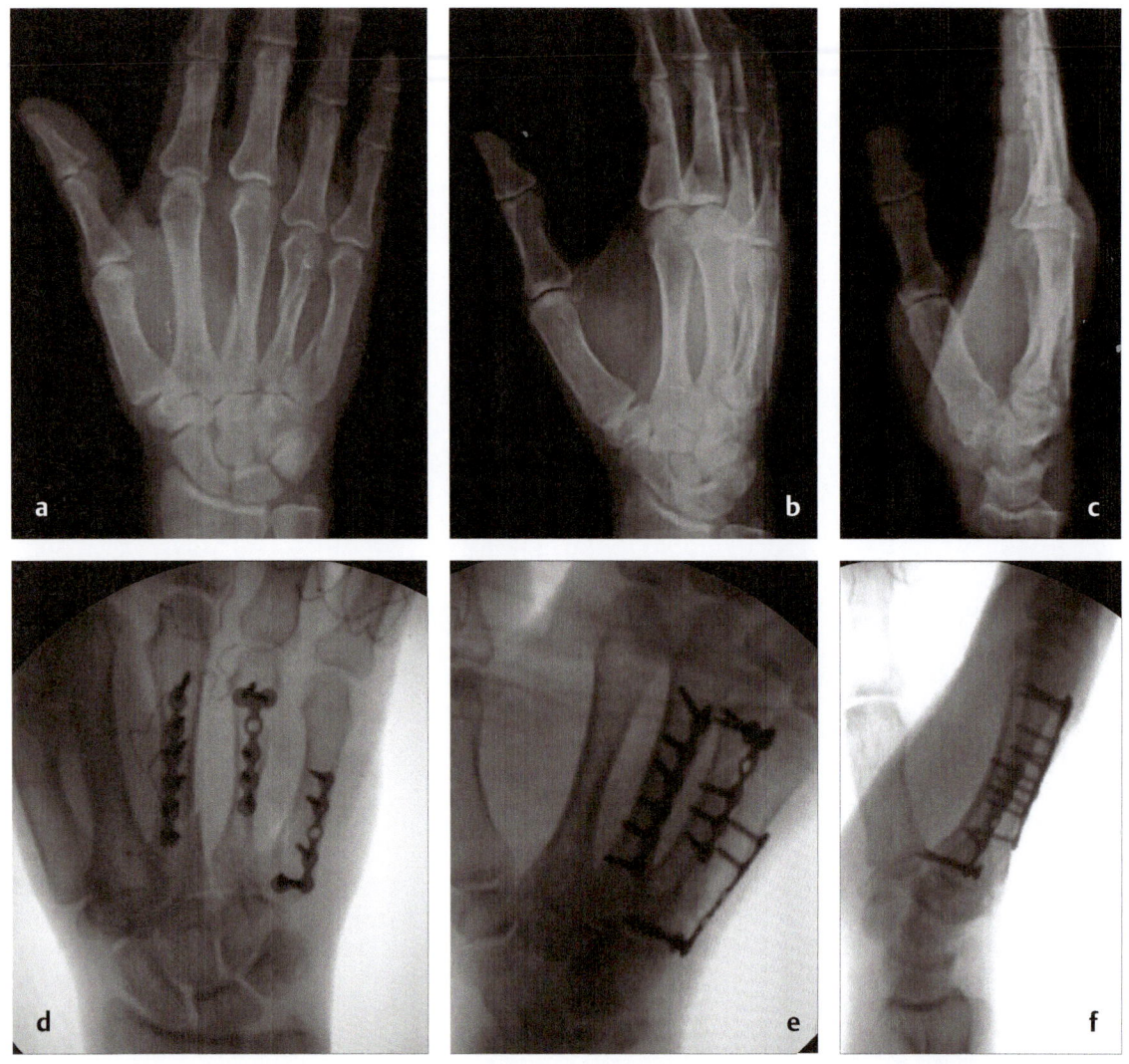

Fig. 31-15 (a-c) Fratura de múltiplos metacarpos sequenciais gera maior instabilidade indicando fixação cirúrgica. (**d-f**) Aspecto pós-osteossíntese. (Fonte: Arquivo pessoal dos autores.)

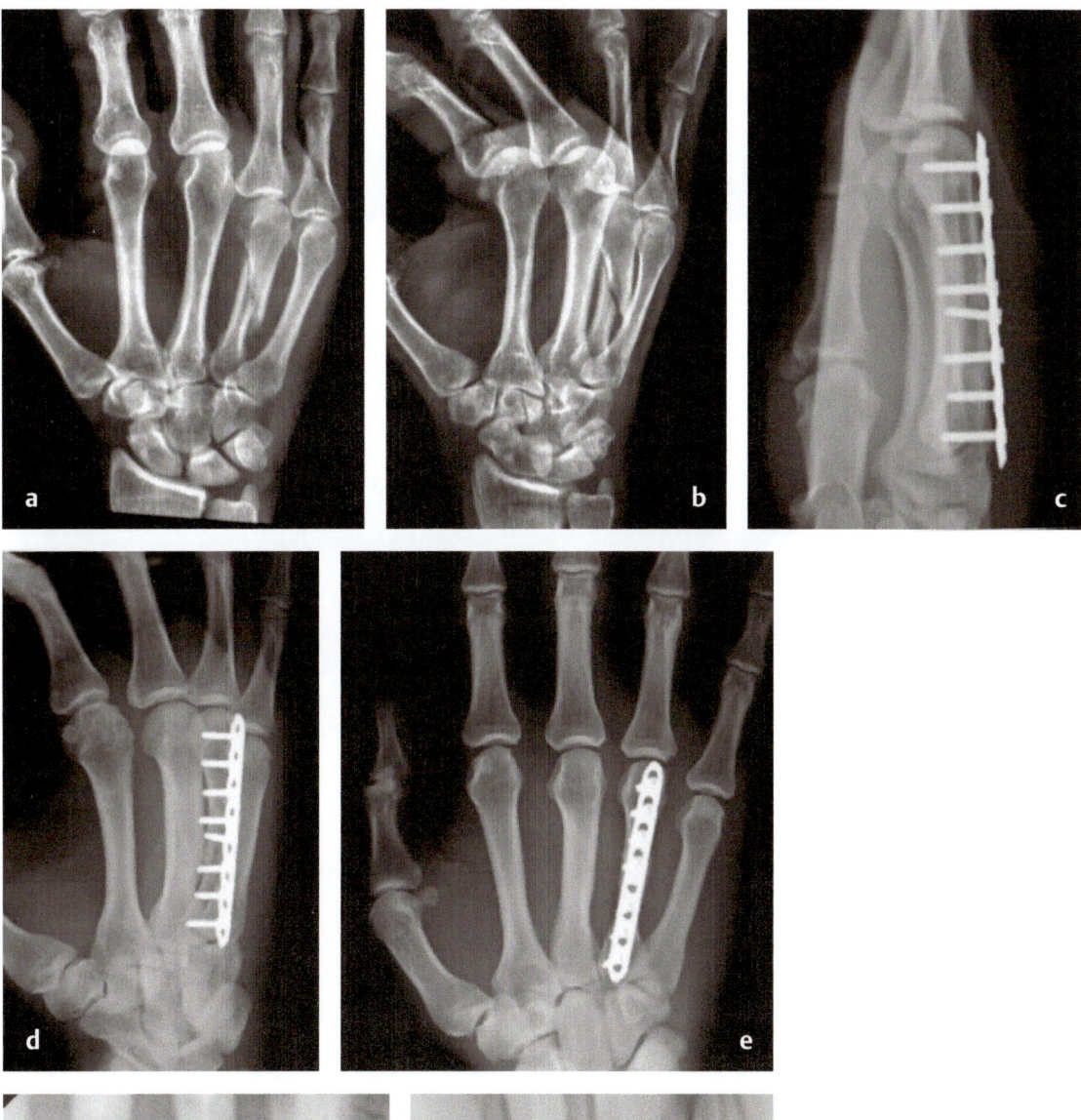

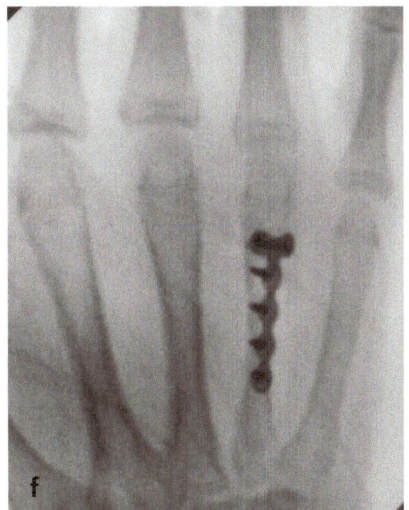

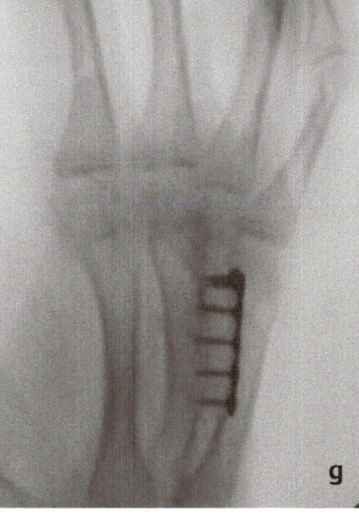

Fig. 31-16 (**a**, **b**) Imagens em PA e oblíqua, de fratura com critérios de instabilidade, na diáfise do 4º quirodáctilo. (**c-e**) Aspecto pós-operatório, com uso de placas mais longas com maior número de parafusos que promove fixação mais rígida, permitindo retorno mais precoce ao esporte. (**f**, **g**) Em atletas com esqueleto imaturo, a aplicação das placas deve evitar atingir a epífise de crescimento que se encontra na metáfise proximal do primeiro metacarpo e na metáfise distal dos demais metacarpos. (Fonte: Arquivo pessoal dos autores.)

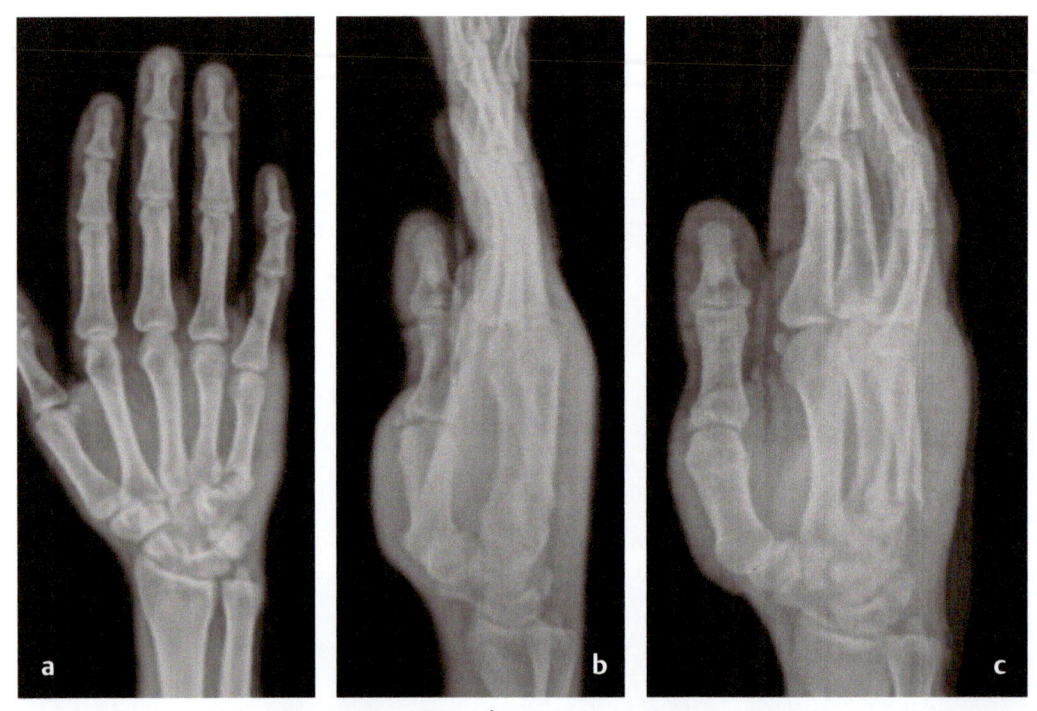

Fig. 31-17 (a) Fratura da base do quinto metacarpo. É necessária a avaliação de radiografias em perfil (**b**) e em obíqua (**c**) diante da possibilidade de fratura-luxação carpometacarpiana. (Fonte: Arquivo pessoal dos autores.)

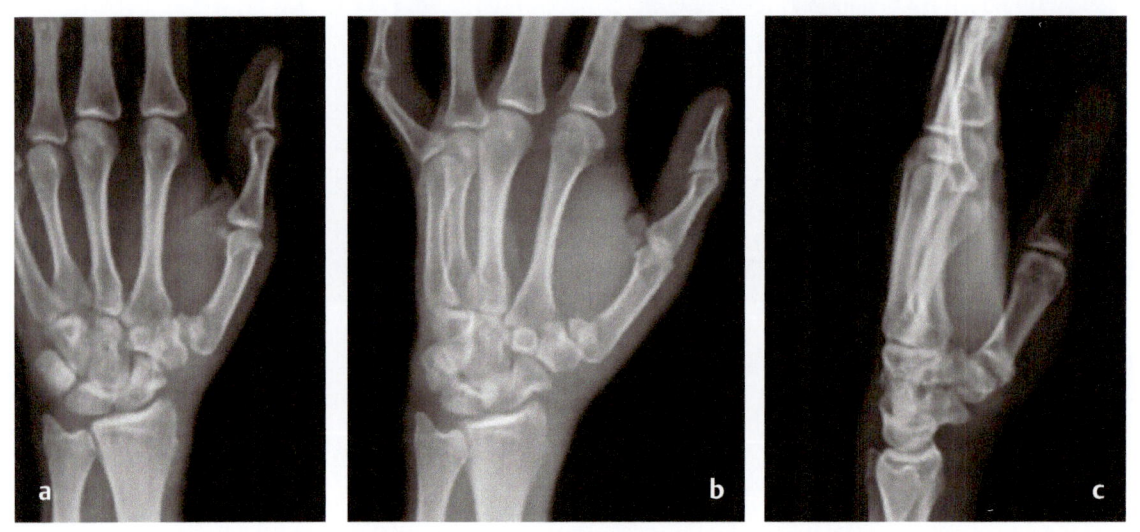

Fig. 31-18 (a-c) Exemplo de fratura de Bennett, na base do polegar. (Fonte: Arquivo pessoal dos autores.)

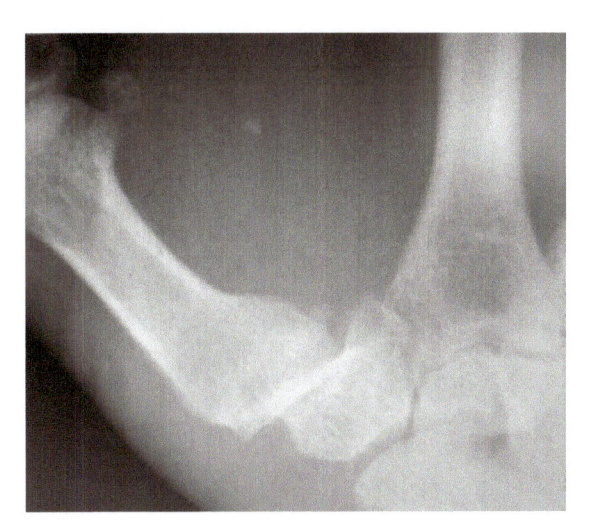

Fig. 31-19 Exemplo de fratura de Rolando, na base do polegar. (Fonte: Arquivo pessoal dos autores.)

agarrar, pegar e manejar a bola ou outro equipamento. As fraturas gravemente cominutivas e as tratadas com redução aberta e fixação interna podem evoluir com aderências dos tendões extensores, que afetam o deslizamento normal destes. Isso é evitado instituindo-se a movimentação precoce, e o tempo exato varia, sendo decidido com base na estabilidade de cada fratura. Em geral, a estabilização cirúrgica fornece estabilidade suficiente para pelo menos alguns movimentos iniciais serem iniciados imediatamente.

A imobilização protetora durante a prática e a competição continua por 6 semanas ou até que haja evidência radiográfica de cura. A decisão de permitir a volta à competição é baseada na estreita colaboração entre o atleta, o cirurgião de mão, o fisioterapeuta, o preparador, o *staff* e o treinador/técnico.

Fraturas intra-articulares (especialmente do polegar) têm prognóstico mais reservado porque requerem uma cicatrização mais longa e um retorno mais lento ao jogo. Além disso, existe a possibilidade de limitações articulares de longo prazo.[9]

Rettig *et al.*[10] estimaram que o tempo médio perdido com a participação atlética por fratura do metacarpo foi de 14 dias; esse intervalo varia significativamente com base na lesão específica, tratamento e esporte (Fig. 31-20). Quando a fixação interna estável é alcançada, é possível permitir que os atletas de contato voltem a jogar com uma tala funcional protetora nas primeiras duas semanas após a cirurgia e a cicatrização da ferida.

O retorno de toda a amplitude de movimento e força é o objetivo da reabilitação, sendo especialmente importante nas modalidades que exigem

CONCLUSÃO

Tanto nos casos tratados de forma conservadora como cirurgicamente, a mobilização precoce é muito importante. As indicações de tratamento cirúrgico são um pouco mais amplas nos atletas de elite, pela necessidade de função ideal da mão e retorno precoce à competição. Quando o padrão de fratura requer cirurgia, o objetivo é a fixação interna estável. Um terapeuta de mão experiente é

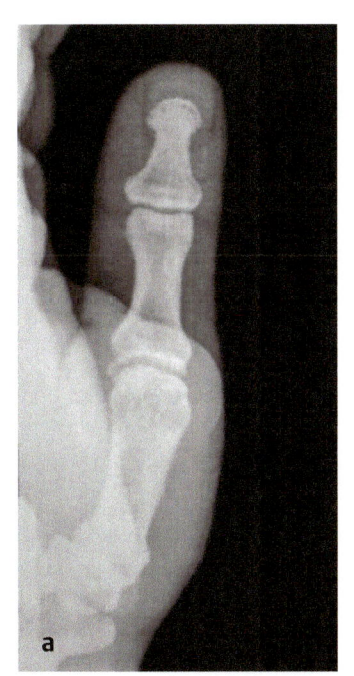

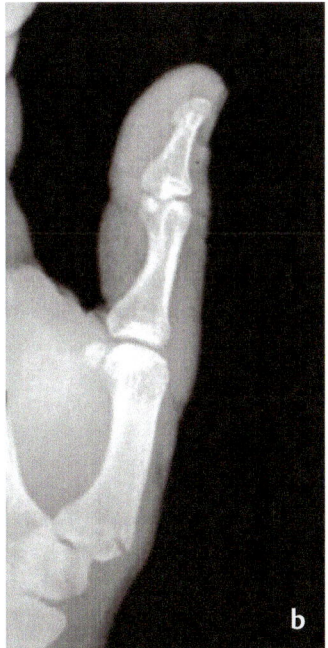

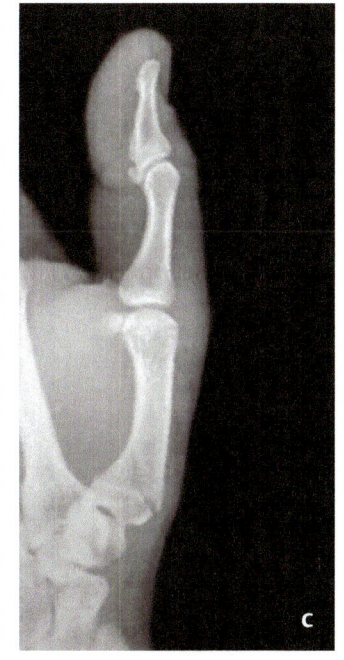

Fig. 31-20 (a-c) Fratura extra-articular da base do primeiro metacarpo com traço oblíquo, pode se comportar como uma fratura de Bennett. (Fonte: Arquivo pessoal dos autores.)

peça fundamental no sucesso da reabilitação. Ele pode inclusive projetar uma órtese funcional que atenda às necessidades específicas do atleta, permitindo a participação esportiva poucas semanas após a cirurgia.[9]

REFERÊNCIAS BIBLIOGRÁFICAS

1. Henry MH. Fractures and dislocations of the hand. In: Bucholz RW, Heckman JD, Court-Brown C, editors. Rockwood and Green's fractures in adults, vol. 1. 6th ed. Philadelphia, PA: Lippincott Williams & Wilkins; 2006. p. 771-855.
2. Court-Brown CM, Wood AM, Aitken SA. The epidemiology of acute sports-related fractures. Injury 2008;39:1365-72.
3. Soong M. Metacarpal fractures in the athlete. 2017.
4. Rettig AC. Epidemiology of hand and wrist injuries in sports. Clin Sports Med 1998;17:401-6.
5. Walsh JJ. Fractures of the hand and carpal navicular bone in athletes. South Med J 2004;97:762-5.
6. Nakashian MN, Pointer L, Owens BD, Wolf JM. Incidence of metacarpal fractures in the US population. Hand (NY) 2012;7(4):426-30.
7. Goldfarb CA. Commentary: metacarpal fracture in the professional baseball player. Hand Clin 2012;28:389.
8. Cotterell IH, Richard MJ. Metacarpal and phalangeal fractures in athletes. Clin Sports Med 2015;34(1):69-98.
9. Carlsen BT, Moran SL. Thumb trauma: Bennett fractures, Rolando fractures and ulnar collateral ligament injuries. J Hand Surg 2009;34:945-52.
10. Fufa DT, Goldfarb CA. Fractures of the thumb and finger metacarpals in athletes. Hand Clin 2012;28(3):379-88.
11. Rettig AC, Ryan R, Shelbourne KD, et al. Metacarpal fractures in athletes. Am J Sports Med 1989;17:567-72.
12. Soong M, Got C, Katarincic J. Ring and little finger metacarpal fractures: mechanisms, locations, and radiographic parameters. J Hand Surg Am 2010;35(8):1256-9.
13. Eyres KS, Abdel-Salam A, Cleary J. Upper limb fractures in rugby in Huddersfield 1986-1990. Br J Sports Med 1991;25:139-40.
14. Etier BE, Scillia AJ, Tessier DD, et al. Return to play following metacarpal fractures in football players. Hand (NY) 2015;10(4):762-6.
15. Clinkscales C. Sports-specific commentary on Bennett's fractures in professional basketball players: Bennett fractures and metacarpal fractures. Hand Clin 2012;28(3):391-2.
16. Chung KC, Spilson SV. The frequency and epidemiology of hand and forearm fractures in the United States. J Hand Surg Am 2001;26(5):908-15.
17. Carlsen BT, Moran SL. Thumb trauma: Bennett fractures, Rolando fractures and ulnar collateral ligament injuries. J Hand Surg 2009;34:945-52.
18. Culp RW, Johnson JW. Arthroscopically assisted percutaneous fixation of Bennett fractures. J Hand Surg 2010;35(1):137-40.
19. Gelberman RH, Vance RM, Zakaib GS. Fractures at the base of the thumb. Treatment with oblique traction. J Bone Joint Surg Am 1979;61:260-2.
20. Malinowski RW, Strate RG, Perry JF, et al. The management of human bite injuries of the hand. J Trauma 1979;19(9):655-9.
21. Jahss SA. Fractures of the metacarpals: a new method of reduction and immobilization. J Bone Joint Surg Am 1938;20:178-86.
22. Royle SG. Rotational deformity following metacarpal fracture. J Hand Surg Br 1990;15(1):124-5.
23. Strauch RJ, Rosenwasser MP, Lunt JG. Metacarpal shaft fractures: the effect of shortening on the extensor tendon mechanism. J Hand Surg Am 1998;23:519-23.
24. Geissler WB, McCraney WO. Operative management of metacarpal fractures. In: Ring DC, Cohen MS, editors. Fractures of the hand and wrist. New York: Informa Healthcare USA, Inc; 2007. p. 75-89.
25. Singletary S, Freeland AE, Jarret CA. Metacarpal fractures in athletes: Treatment, rehabilitation, and safe early return to play. J Hand Ther 2003;16:171-9

SEÇÃO 31-4

LESÕES DOS DEDOS DAS MÃOS

Mateus Saito

INTRODUÇÃO

As mãos são utilizadas em todos os esportes. Mesmo naqueles prioritariamente conduzidos com os pés, como o futebol, há necessidade das mãos para gestos específicos e para a preparação física do atleta.

As lesões esportivas das mãos muitas vezes são negligenciadas, trazendo como consequências sequelas como a rigidez e a dor.

FRATURAS DAS FALANGES

As lesões dos dedos são comuns nos diversos esportes e muitas vezes são negligenciadas, resultando em dor e rigidez ao longo da carreira.

Na ocorrência de um traumatismo de dedo é importante avaliar o alinhamento, a mobilidade das articulações, o *status* neurovascular e a motricidade. Dependendo da dor, a avaliação pode estar prejudicada. Nessa situação, é importante proteger o dedo em uma posição que, se mantida por muito tempo, permitirá a reabilitação o mais rapidamente possível.

Esta posição costuma ser em flexão das articulações metacarpofalângicas e em extensão das interfalangeanas proximais e distais.

Na investigação radiológica, recomendam-se inicialmente radiografias em frente e perfil do dedo. Em caso de dúvida, as imagens em oblíquo podem evidenciar lesões. É importante que a radiografia seja específica para o dedo.

O tratamento vai depender dos critérios de instabilidade. As fraturas estáveis podem ser tratadas com imobilização, que podem ser as talas metálicas ou, para uma reabilitação mais rápida, as órteses termomoldáveis (Fig. 31-21). A vantagem das órteses é que, a partir do início da consolidação clínica, elas podem ser retiradas para a sessão de reabilitação e recolocadas em seguida para proteger o dedo em recuperação.[1]

As fraturas instáveis das falanges necessitam de fixação. Se possível, recomenda-se a fixação com fios de Kirschner. Esse tipo de síntese costuma ser satisfatória para as fraturas de falange, com a vantagem de poder ser removida após a consolidação óssea. Nos casos mais graves, a imobilização com placas e parafusos pode ser necessária. O principal inconveniente é o incômodo provocado pelo material, muito próximo da pele.

LESÕES LIGAMENTARES METACARPOFALÂNGICAS

As lesões ligamentares metacarpofalângicas podem acontecer em qualquer dedo. No polegar e indicador,

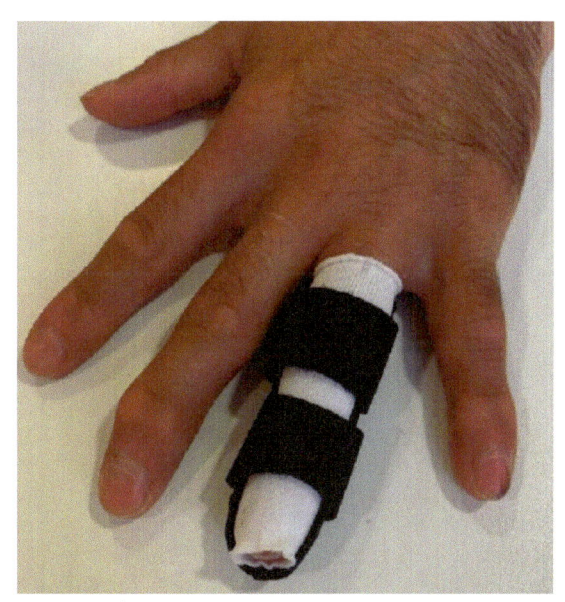

Fig. 31-21 Órtese termomoldável com malha de compressão para o tratamento de fratura estável da falange média em atleta de judô. (Fonte: Arquivo pessoal do autor.)

entretanto, merecem maior atenção. O quadro clínico é de dor e movimento anormal ao estresse do ligamento quando comparado com o lado contralateral.

Lesão Ligamentar do Polegar

A lesão do ligamento colateral ulnar do polegar pode ocorrer de maneira aguda (polegar do esquiador) ou por lesões repetitivas, crônicas (lesão do *gamekeeper*).

Na avaliação inicial, deve-se descartar a interposição da aponeurose do músculo adutor do polegar (lesão de Stener). Esta interposição impede a cicatrização do ligamento colateral ulnar gerando instabilidade crônica.

Suspeita-se da lesão de Stener quando há um aumento do desvio radial do polegar mediante estresse, superior a 15°, quando comparado ao contralateral. Este teste é mais bem realizado com anestesia local.

Esta lesão pode ser confirmada pelo exame de ultrassonografia (US) ou ressonância magnética (RM). A radiografia também pode ser pedida para descartar as fraturas-avulsões.

Descartada a lesão de Stener, as lesões agudas podem ser tratadas de maneira conservadora com imobilização por seis a oito semanas. Esta imobilização pode ser feita com aparelho gessado ou com as órteses em termoplástico (Fig. 31-22). As órteses apresentam a vantagem de poderem ser retiradas assim que houver melhora dos sintomas para iniciar mais precocemente a fisioterapia.

No caso de instabilidade persistente ou lesão de Stener, recomenda-se o tratamento cirúrgico, com remoção do tecido interposto e reinserção do ligamento colateral ulnar com âncora óssea.[2]

Nos casos crônicos, deve-se estar preparado para a enxertia de tendão, como o palmar longo. Atualmente as técnicas de *internal brace* têm permitido a liberação mais precoce para o movimento.[3,4]

Lesões Ligamentares das Metacarpofalângicas dos Demais Dedos

Nos demais dedos, o mecanismo de trauma mais comum é o desvio radial ou ulnar forçado dessas articulações.

Em decorrência do formato ovoide da cabeça do metacarpiano, o teste de estabilidade deve ser feito com a articulação metacarpofalângica fletida em 90°. Nesta posição, os ligamentos colaterais estão tensionados. Qualquer mobilidade acompanhada de dor pode ser atribuída à lesão do ligamento colateral. Sempre que possível, recomenda-se realizar o teste comparativo com o mesmo dedo contralateral.

As lesões dos ligamentos colaterais metacarpofalângicos dos dedos podem ser tratadas de maneira conservadora, com a imobilização por três a seis semanas. O tratamento cirúrgico está indicado na persistência da instabilidade ou da dor. Em casos selecionados, dependendo da demanda do paciente, pode ser o tratamento inicial. Nos esportes com empunhadura de raquetes ou espadas, o ligamento colateral radial da metacarpofalângica do dedo indicador também é muito solicitado, podendo ser operado em caso de dor persistente.

CONDUTA À BEIRA DO CAMPO

A imobilização do polegar e dos dedos é o principal cuidado nas suspeitas de lesões. Entretanto, para acelerar a reabilitação e evitar deformidades, alguns cuidados são necessários: imobilizar as interfalangianas em extensão (Fig. 31-23) e as metacarpofalângicas em flexão (posição intrínseco *plus*). Também, ao imobilizar os dedos, deve-se deixar uma porção do esparadrapo preso nele mesmo para que possa ceder caso haja edema, evitando assim o garroteamento dos dedos.

O controle do edema é fundamental para uma boa recuperação dessas lesões.

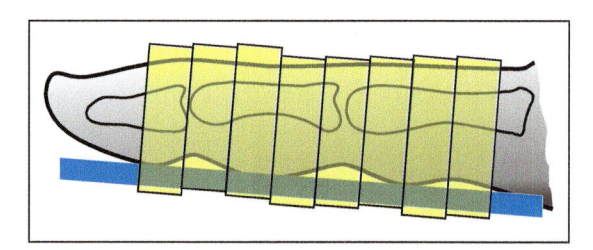

Fig. 31-23 imobilização do dedo em extensão, sempre que possível. (Fonte: Arquivo pessoal do autor.)

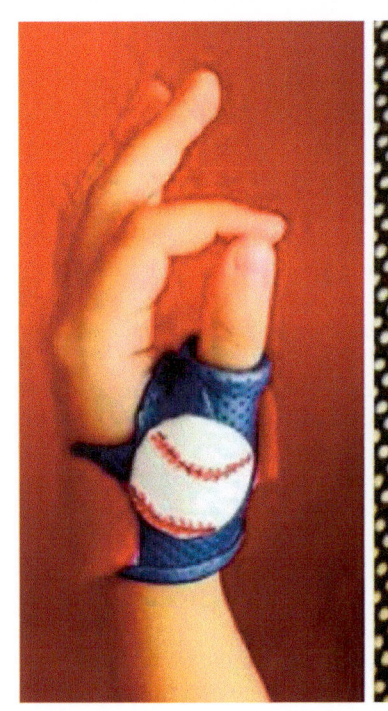

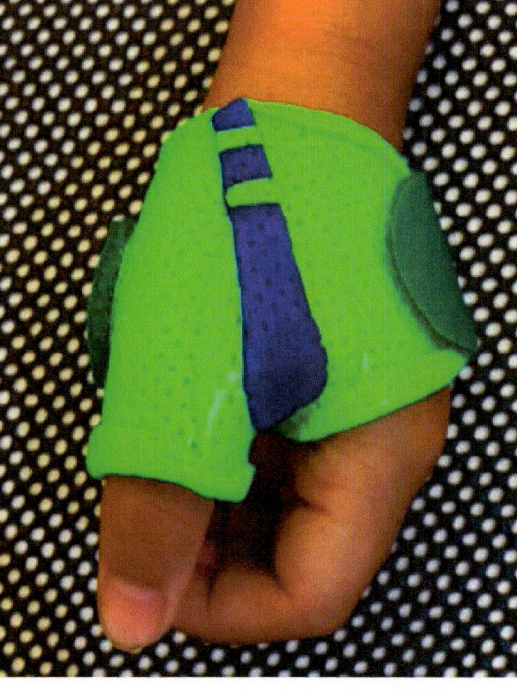

Fig. 31-22 Órtese abdutora curta de polegar para paciente com lesão do ligamento colateral ulnar do polegar em atletas de beisebol. (Fonte: Cortesia T.O. Daiene Dalla Pria.)

LUXAÇÃO INTERFALANGIANA DOS DEDOS

A luxação interfalangiana proximal é uma lesão característica dos esportes de contato. O mecanismo de trauma costuma ser a hiperextensão com compressão axial.

A forma mais comum é a luxação dorsal do dedo. Pode estar associada a uma fratura-avulsão ou fratura-impacção da base da falange média.[5,6]

Clinicamente, observa-se dor e deformidade na articulação.

Idealmente, deve-se realizar a radiografia dos dedos em duas posições ortogonais, frente (posteroanterior) e perfil (Fig. 31-24).

A manobra de redução deve ser realizada com cuidado para evitar a interposição da placa volar. A simples tração longitudinal acaba por criar uma cavitação temporária que aspira o coto da placa volar e transforma a luxação em uma lesão cirúrgica.

Para a redução, idealmente após a radiografia, e mediante anestesia local, realiza-se hiperdeformação da lesão, seguida da redução, evitando a tração direta.

O dedo deve ser então imobilizado como na fratura de falange. Realiza-se, em seguida, a radiografia controle.

Caso haja necessidade de manter o dedo fletido mais de 30° para manter a estabilidade ou caso haja subluxação persistente, o tratamento cirúrgico deve ser realizado.

DEDO EM MARTELO

O dedo em martelo (Fig. 31-25) pode ser decorrente da lesão do aparelho extensor do dedo ao nível da articulação interfalangiana distal. Essa lesão pode ser puramente tendínea ou associada à avulsão óssea. O mecanismo de trauma é a extensão contrarresistida da articulação interfalangiana distal. A apresentação mais comum é a queda da ponta do dedo, com grau variável de dor, podendo ser oligossintomática.[7]

As indicações de cirurgia são: fragmento ósseo acometendo mais de ⅓ da superfície articular e subluxação da articulação interfalangiana distal.[8] O flexo excessivo, acima de 30°, é uma indicação relativa e a literatura recomenda o tratamento conservador.[9]

Excluídas as indicações de cirurgia, inicia-se o tratamento conservador, com imobilização da

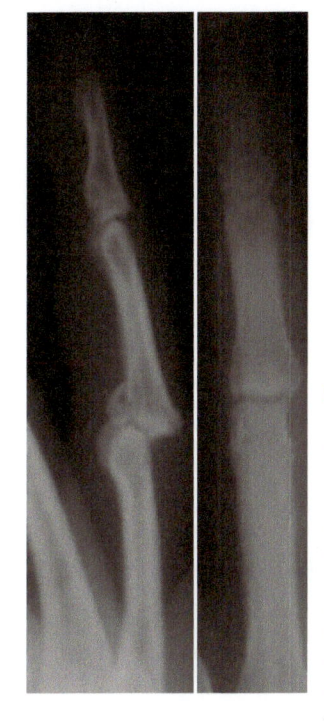

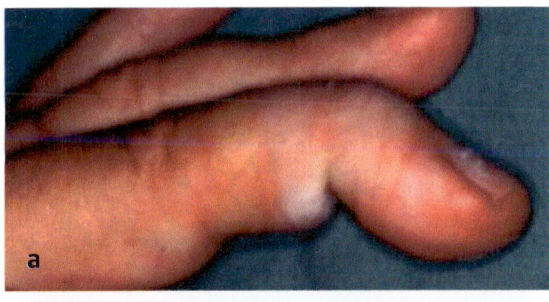

Fig. 31-24 Fratura-luxação interfalangiana do dedo anular. Observa-se como é importante a realização das duas incidências ortogonais, uma vez que na radiografia de frente (imagem da direita), não mostra a real extensão da lesão. (Fonte: Arquivo pessoal dos autores.)

Fig. 31-25 (**a**) Aspecto clínico do dedo em martelo.
(**b**) Aspecto radiográfico do dedo em martelo tendíneo.
(**c**) Aspecto radiográfico do dedo em martelo ósseo. Note a subluxação palmar da falange distal. (Fonte: Arquivo pessoal do autor.)

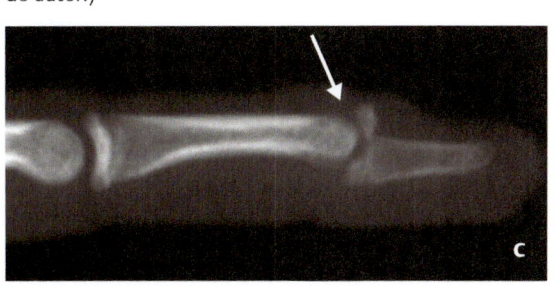

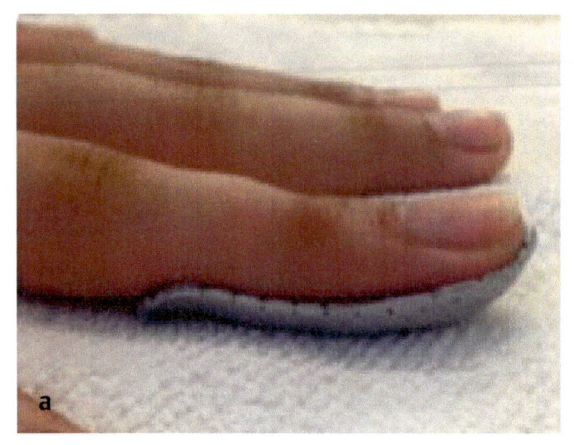

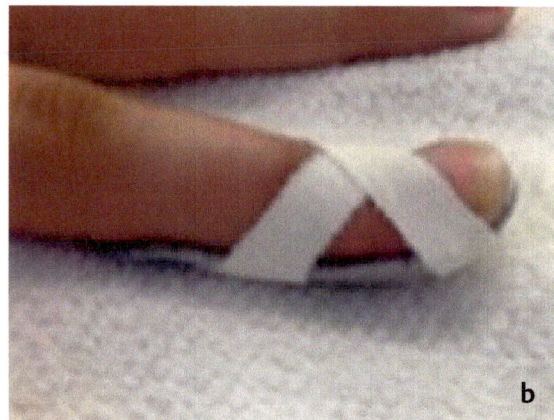

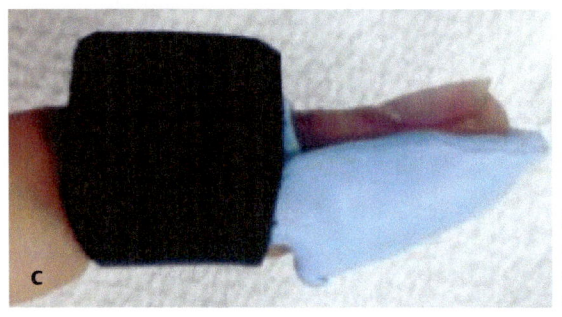

Fig. 31-26 Órteses para tratamento conservador do dedo em martelo. (**a, b**) órtese para treinamento, fixada com esparadrapagem rígida. (**c**) órtese para repouso, fixada com velcro macio. (Fonte: Cortesia T.O. Daiene Dalla Pria.)

articulação interfalangiana distal em leve extensão. Esta imobilização pode ser feita com uma tala de alumínio, dorsal ou palmar. Para uma reabilitação mais direcionada ao esporte, recomenda-se confecção de órteses em termoplástico que possam ser utilizadas em diferentes situações, como o treino e o repouso (Fig. 31-26).

A imobilização deve ser usada continuamente por um período de seis a oito semanas, seguida por mais duas semanas de uso noturno.

Outra indicação de cirurgia é a falha do tratamento conservador. Esta falha pode ser prevista após, pelo menos, três semanas de tratamento quando se observa a tendência à recidiva do flexo, ou seja, uma dificuldade de cicatrização desse tecido. A osteossíntese pode ser feita com fios de Kirschner, seguindo a técnica de Ishiguro[10] ou com placa-gancho.[11,12]

As complicações mais comuns são a deformidade em pescoço de cisne e a artrose pós-traumática da articulação interfalangiana distal.

Na beira do campo – *field of play* (FOP), quando clinicamente diagnosticado, o dedo em martelo deve ser imobilizado com leve extensão da articulação interfalangiana distal. O restante da mão deve ficar livre de imobilização. O uso de talas para treinamento e para repouso auxilia no retorno mais rápido ao esporte.

REFERÊNCIAS BIBLIOGRÁFICAS

1. Hardy MA. Principles of metacarpal and phalangeal fracture management: a review of rehabilitation concepts. J Orthop Sports Phys Ther 2004;34:781-99.
2. Wolfe SW, Pederson WC, Hotchkiss RN, Kozin SH, Cohen MS. Green's operative hand surgery e-book. Elsevier Health Sciences; 2016.
3. Daley D, Geary M, Gaston RG. Thumb Metacarpophalangeal ulnar and radial collateral ligament injuries. Clin Sports Med 2020;39:443-55.
4. Gibbs DB, Shin SS. Return to play in athletes after thumb ulnar collateral ligament repair with suture tape augmentation. Orthop J Sports Med 2020;8:2325967120935063.
5. Green SM, Posner MA. Irreducible dorsal dislocations of the proximal interphalangeal joint. J Hand Surg Am 1985;10:85-7.
6. Chick G. Acute and chronic finger injuries in ball sports. Springer Science & Business Media; 2013.
7. Hallberg D, Lindholm A. Subcutaneous rupture of the extensor tendon of the distal phalanx of the finger: "mallet finger". Brief review of the literature and report on 127 cases treated conservatively. Acta Chir Scand 1960;119:260-7.
8. Husain SN, Dietz JF, Kalainov DM, Lautenschlager EP. A biomechanical study of distal interphalangeal joint subluxation after mallet fracture injury. J Hand Surg Am 2008;33:26-30.

9. Lin JS, Samora JB. Surgical and nonsurgical management of mallet finger: A systematic review. J Hand Surg Am 2018;43:146–63.e2.
10. Pegoli L, Toh S, Arai K, Fukuda A, Nishikawa S, Vallejo IG. The Ishiguro extension block technique for the treatment of mallet finger fracture: indications and clinical results. J Hand Surg Br 2003;28:15-7.
11. Imoto FS, Leão TA, Imoto RS, Dobashi ET, de Mello CEP, Arnoni NM. Osteosynthesis of mallet finger using plate and screws: evaluation of 25 patients. Rev Bras Ortop 2016;51:268-73.
12. Tie J, Hsieh MKH, Tay SC. Outcome of hook plate fixation of mallet fractures. J Hand Surg Asian Pac Vol 2017;22:416-22.

Parte V Traumatologia Esportiva 2 – Membros Inferiores

LESÕES NO QUADRIL

CAPÍTULO 32

SEÇÃO 32-1

LESÃO LABRAL E IMPACTO FEMOROACETABULAR (IFA)

Lourenço Pinto Peixoto
Marcelo Felipe Monteiro de Almeida
Raphael Wallace Campos Cunha

INTRODUÇÃO

O impacto femoroacetabular (IFA) é uma condição clínica do quadril na qual ocorre contato anormal entre o acetábulo e a cabeça femoral por uma alteração anatômica em um ou ambos os ossos. É diferenciada do quadril displásico, pois, neste último, ocorre má-formação e incongruência da articulação como um todo.

Ainda não se sabe a sua correta etiologia, tendo como hipótese diagnóstica mais forte na literatura a sequela de epifisiólise subclínica, na qual ocorreu estabilização do escorregamento da fise proximal femoral e consequente fechamento em posição retrovertida e inferior.[1]

São descritos três tipos principais de IFA: o tipo CAME, o tipo Pincer e o tipo misto que ocorre com a combinação do CAME e Pincer.

O IFA tipo CAME afeta principalmente homens jovens e representa uma alteração anatômica no formato do fêmur proximal, mais especificamente na transição cabeça-colo femoral em sua porção mais lateral. É representado por um *bump*, uma transição não harmônica da junção cabeça-colo femoral lateral, e esse *bump* ósseo é o responsável por causar todas as lesões associadas no quadril, como lesão condral, lesão labral e condrolabral.[2]

O IFA tipo Pincer afeta mais comumente mulheres de meia-idade e é caracterizado por uma alteração na versão acetabular, cujo valor normal é de cerca de 15° para anterior. Essa alteração de versão pode se dar por uma sobrecobertura do acetábulo anterior, uma falta de cobertura de acetábulo posterior ou uma retroversão verdadeira, na qual ambas estão presentes.

A lesão classicamente descrita no impacto tipo Pincer é a lesão de contragolpe na qual o colo femoral colide contra a sobrecobertura anterior, criando um mecanismo de alavanca com a cabeça femoral, causando lesões no aspecto posteroinferior acetabular.

Já está provado na história natural da doença que o IFA aumenta o risco para desenvolvimento de coxartrose precocemente. Isso se deve a lesão nas estruturas que protegem a articulação da degeneração, como a cartilagem e o lábrum acetabular.[3]

DIAGNÓSTICO

A história clássica de IFA é de dor insidiosa agravada após algum insulto isolado. Essa dor deve-se a alterações condrais e capsulolabrais.[4] A queixa mais comum é de dor agravada ao se adotar a posição sentada por longos períodos.[1]

Não se espera uma dor de início súbito após um movimento isolado. Nesses casos, um trauma pode estar associado, como queda de bicicleta, motocicleta, trauma direto durante atividade esportiva, em especial naqueles que envolvem o mecanismo de rotação, como tênis, basquete, futebol, *badminton* e golfe.

O exame físico do paciente que apresenta IFA é bem característico. Quando bem realizado, excluem-se diagnósticos diferenciais, como coxartrose e bursite trocantérica.

Classicamente, o paciente faz o "sinal do C", levando a mão do topo do trocanter em direção à região inguinal ficando com os dedos semelhantes à letra "C", em uma tentativa de apontar a localização da dor. Essa atitude direciona o examinador a buscar lesões intra-articulares.

Com o paciente em decúbito dorsal, o arco de movimento do quadril deve ser avaliado e anotado, sempre comparado com o quadril contralateral que, quando sadio, torna-se uma sede de informações dos movimentos normais do paciente em questão. Em um paciente com IFA, ocorre reprodução da dor no quadril ao realizar os movimentos combinados de flexão-adução-rotação interna (Faduri) e flexão-abdução-rotação externa (Fabere). Importante ressaltar que o teste de Fabere pode causar apreensão ao paciente com a diminuição de cobertura acetabular anterior, numa tentativa do paciente de evitar a subluxação do quadril.

Outro teste que deve ser sempre realizado é o de rolamento simples ao intercalar rotação interna e rotação externa do quadril com o membro inferior em extensão, no qual, em um quadril com coxartrose, é limitado pela dor do paciente, e habitualmente há limitação da rotação interna. Em um paciente com IFA isolado sem coxartrose, espera-se que não haja teste do rolamento positivo.

De forma a excluir pubalgias, que não raro ocorrem em conjunto com o IFA (Figs. 32-1 e 32-2), o teste de Grava deve ser realizado.

A palpação da bursa trocantérica, que ajuda a diferenciar bursites trocantéricas, testes como Tredelenburg, para avaliar insuficiência do glúteo médio, e os testes de Pace e Freiberg, para realizar diagnóstico diferencial com síndrome do piriforme, fazem parte da rotina clínica.[1]

O estudo radiográfico é suficiente para realizar o diagnóstico de IFA. Na avaliação por imagem do quadril com suspeita de IFA, devem estar presentes a radiografia panorâmica da bacia em AP, a incidência de Dunn ou Ducroquet e o falso perfil de Lequesne.

Na radiografia de bacia, avalia-se a simetria do arco de Shenton, calculam-se os ângulos centro-borda (Fig. 32-3) de Sharp e de Tonnis para avaliação da cobertura acetabular, e traça-se também o ângulo cérvico-diafisário. Um *bump* ósseo na transição cabeça-colo femoral é altamente sugestivo de IFA do tipo CAME. A acurácia diagnóstica para esta modalidade é aumentada com a radiografia em perfil de Dunn do quadril, onde é traçado o ângulo alfa

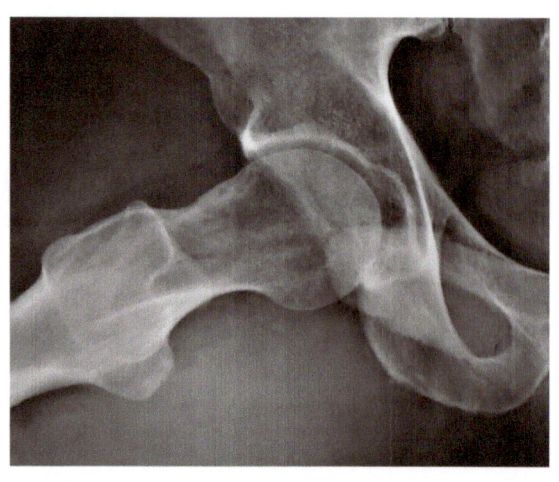

Fig. 32-2 Impacto tipo CAME no mesmo paciente portador de pubalgia associada. (Fonte: Arquivo pessoal dos autores.)

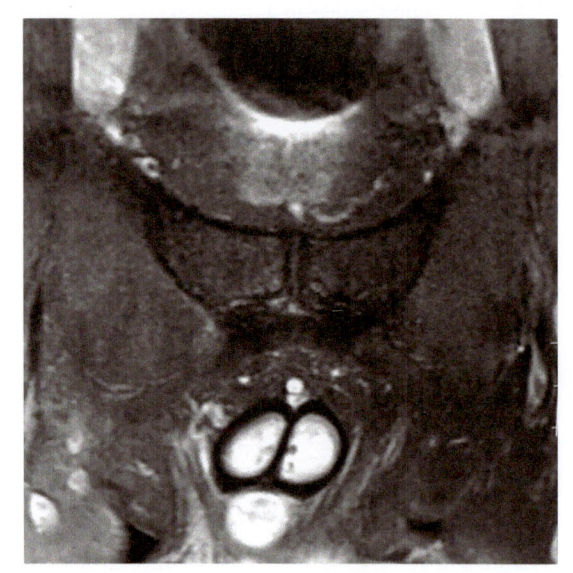

Fig. 32-1 Lesão da aponeurose pré-púbica evidenciada no corte axial de ressonância magnética. (Fonte: Arquivo pessoal dos autores.)

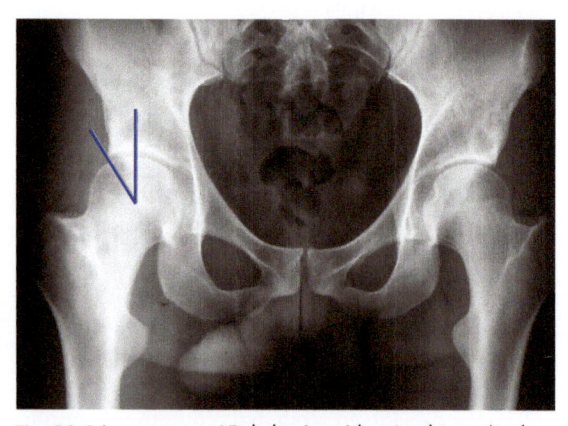

Fig. 32-3 Imagem em AP da bacia evidenciando o método de aferição do ângulo centro-borda lateral de Wiberg, onde uma linha vertical é traçada através do centro de rotação da cabeça femoral e outra linha é traçada do mesmo ponto ao rebordo acetabular em sua porção mais lateral. Ângulos acima de 40° são considerados característicos de impacto tipo Pincer. (Fonte: Arquivo pessoal dos autores.)

CLASSIFICAÇÃO

A classificação é descritiva e leva em conta o tipo de IFA envolvido. São três principais (CAME, Pincer e misto), porém outros, como impacto isquiofemoral, da espinha ilíaca anteroinferior e do contato anormal entre o grande trocânter e osso ilíaco, já foram descritos. No impacto isquiofemoral, ocorre contato anormal entre a tuberosidade isquiática e o pequeno trocânter ocasionando dor e parestesia por compressão do nervo ciático. Reproduz-se a dor ao realizar extensão e rotação externa do quadril.[7]

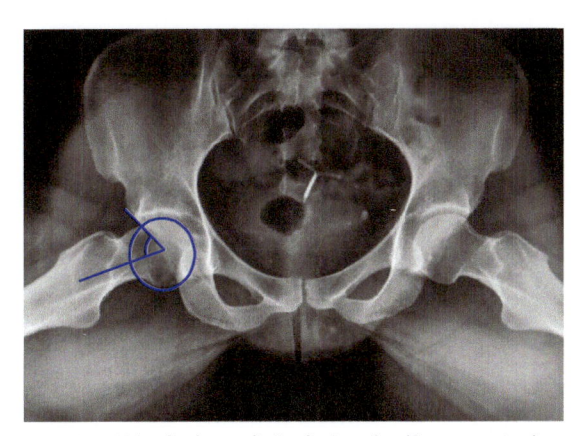

Fig. 32-4 Método de medição do ângulo alfa, por meio da radiografia em perfil de Dunn, traçando-se uma linha pelo eixo longo do colo do fêmur e outra linha no ponto onde há a perda da esfericidade da cabeça femoral. Ângulos acima de 55° são considerados anormais. (Fonte: Arquivo pessoal dos autores.)

(Fig. 32-4), confirmando a patologia caso sua mensuração seja superior a 55°.[1,5]

Para o diagnóstico de IFA Pincer, três sinais são levados em consideração: o sinal da parede posterior, a proeminência da espinha isquiática e o sinal do cruzamento (Fig. 32-5). No sinal da parede posterior, o centro de rotação da cabeça femoral não está sobreposto radiograficamente pela mesma, evidenciando a insuficiência da cobertura posterior. A proeminência das espinhas isquiáticas demonstra também a existência de retroversão no acetábulo em estudo. Outro sinal indicativo de retroversão acetabular é o cruzamento radiográfico das duas paredes, anterior e posterior.

Exames mais elaborados, como a ressonância magnética (RM), não são necessários para o diagnóstico de IFA, porém são necessários para a investigação de lesões associadas, como lesões labrais e condrais.[6]

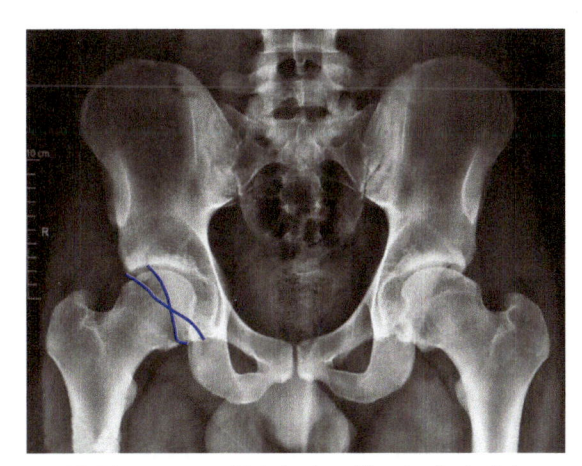

Fig. 32-5 Imagem em AP da bacia evidenciando sinal do cruzamento das linhas dos rebordos anterior e posterior, configurando um caso de retroversão acetabular. (Fonte: Arquivo pessoal dos autores.)

TRATAMENTO CONSERVADOR

Atletas portadores de síndrome do impacto femoroacetabular têm indicação inicial para tratamento conservador em quase a sua totalidade dos casos. O tratamento medicamentoso com AINEs, diminuição da intensidade e frequência dos treinamentos, bem como o tratamento fisioterápico, compõem a linha de frente nesta abordagem inicial. Normalmente observamos que esses pacientes são capazes de participar de seus compromissos durante a temporada de atividades desportivas, muitas vezes abaixo do potencial pleno, mas, ainda assim, conseguindo jogar ou lutar por alguns meses sem a necessidade de afastamento total das atividades desportivas.

É muito importante reconhecer que as imagens características de IFA são prevalentes entre atletas, principalmente os masculinos, e que a grande maioria desses indivíduos é assintomática. Entre os pacientes realmente portadores de IFA, com lesão labral e testes de exame físico característicos, o tratamento conservador tem razoáveis níveis de resolução parcial dos sintomas, mas altas taxas de recidiva. Não há contraindicações ao tratamento conservador, porém é importante observar que muitos desses pacientes vão se apresentar, já de início, com sinais radiológicos de degeneração articular e que a postergação do tratamento cirúrgico pode ser um risco para eles. As infiltrações intrarticulares podem servir como ponte para que o atleta chegue ao fim da temporada e devem ser feitas guiadas por ultrassonografia ou por intensificador de imagens, com cuidados especiais quanto a assepsia, e com agulhas de comprimento adequado.

TRATAMENTO CIRÚRGICO

A abordagem cirúrgica está indicada em casos refratários ao tratamento conservador ou em atletas em períodos entre temporadas que desejem, junto ao departamento médico, um resultado mais previsível a curto prazo. A abordagem aberta foi descrita inicialmente pela luxação controlada de Ganz. Técnica híbrida com acesso de Smith-Petersen para osteocondroplastia do colo femoral com auxílio artroscópico para reparo labral é também uma opção, porém a abordagem artroscópica é o padrão-ouro, com resultados previsíveis, alta reprodutibilidade e

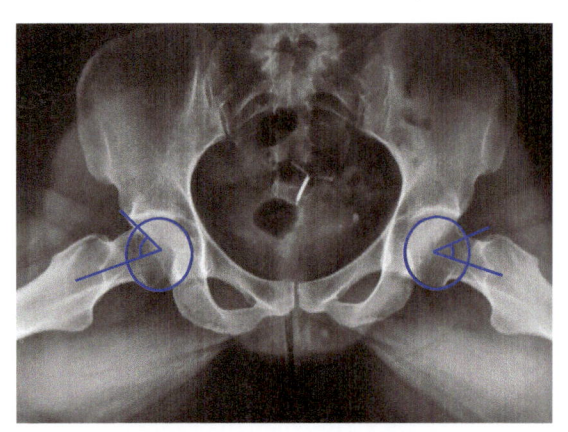

Fig. 32-6 Radiografia pós-operatória em perfil de Dunn bilateral, de paciente portador de impacto femoroacetabular tipo CAME, demonstrando correção do ângulo alfa à esquerda. (Fonte: Arquivo pessoal dos autores.)

breve recuperação (Fig. 32-6). Classicamente, este procedimento é realizado em ambiente hospitalar, com raquianestesia e sedação, com o paciente em decúbito supino e em mesa ortopédica. O objetivo do procedimento é reparo labral, estabilização de lesões condrais e ligamento redondo, osteocondroplastia do colo femoral e acetábulo, quando necessário (Figs. 32-7 e 32-8).[8] A maioria dos pacientes recebe alta no mesmo dia ou no dia seguinte a cirurgia, já realizando carga parcial no membro operado. Profilaxia para ossificação heterotópica é prescrita para todos os pacientes por 21 dias com AINE inibidor preferencial da COX-2. A indicação para cirurgia bilateral é controversa e, para a imensa maioria dos autores, não há justificativa para abordagem de quadris assintomáticos. A reabilitação é iniciada desde os primeiros dias e o retorno às competições

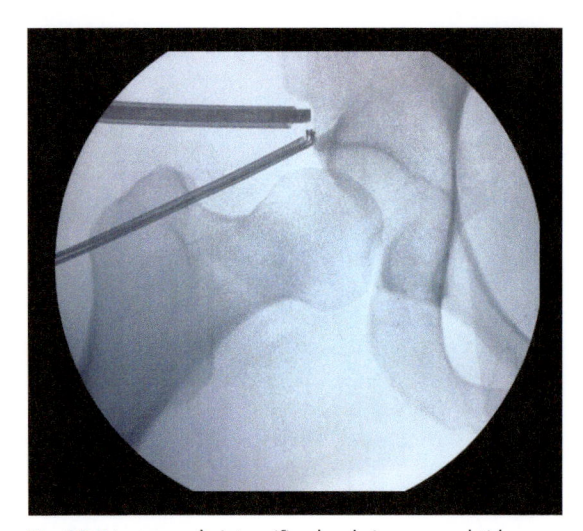

Fig. 32-7 Imagem de intensificador de imagem, obtida no intraoperatório, evidenciando proeminência óssea no rebordo acetabular em uma paciente portadora de impacto tipo Pincer. (Fonte: Arquivo pessoal dos autores.)

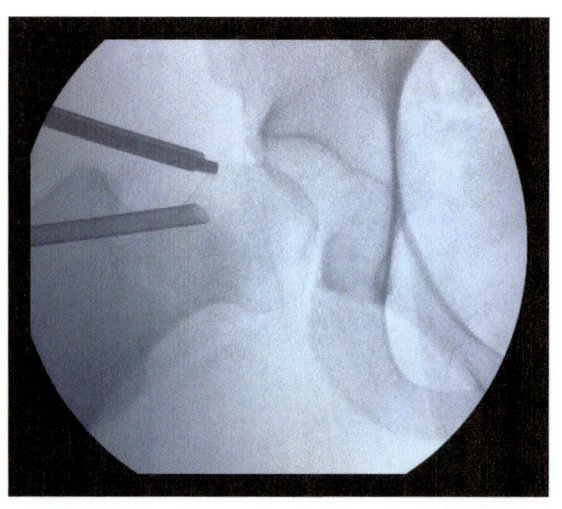

Fig. 32-8 Imagem de intensificador de imagem da mesma paciente evidenciando o momento exato pós-ressecção artroscópica do impacto tipo Pincer. (Fonte: Arquivo pessoal dos autores.)

é realizado com 3 a 4 meses de pós-operatório. O prognóstico é extremamente favorável quando a cirurgia é bem indicada e executada.[9,10]

REFERÊNCIAS BIBLIOGRÁFICAS

1. Guyton JL. Dor no quadril em adultos jovens e cirurgia preservadora do quadril. In: Canale ST e Beaty JH. Campbell: cirurgia ortopédica. 12ª ed. Rio de Janeiro: Elsevier; 2017. p 333-56.
2. Wylie JD, Kim Y-J. The natural history of femoroacetabular impingement. Journal of Pediatric Orthopaedics 2019 Jul;39:S28-32.
3. Ghaffari A, Davis I, Storey T, Moser M. Current concepts of femoroacetabular impingement. Radiologic Clinics of North America 2018 Nov;56(6):965-82.
4. Egger AC, Frangiamore S, Rosneck J. Femoroacetabular impingement: A review. Sports Med Arthrosc Rev 2016 Dec; 24(4):e53-58.
5. Ejnisman L, Domb BG, Souza F, et al. Are femoroacetabular impingement tomographic angles associated with the histological assessment of labral tears? A cadaveric study. PLoS One 2018 Jun 21.
6. Vassalou EE, Zibis AH, Klontzas ME, Karantanas AH. Imaging of impingement syndromes around the hip joint. HIP International 2017 Jul;27(4):317-28.
7. Marin-Peña Ó, Sierra-Madrid P, Lax-Pérez R, Ferrero-Manzanal F. Extrarticular HIP Impingement. HIP International 2016 May;26(1_suppl):S14-6.
8. El-Radi MA, Marin-Peña OR, Said HG, Tey-Pons M. Basics in hip chondrolabral lesions and state of the art. SICOT J 2017 Dec 22.
9. Bolia IK, Ihn H, Kang HP, et al. Cutting, impingement, contact, endurance, flexibility, and asymmetric/overhead sports: Is there a difference in return-to-sport rate after arthroscopic femoroacetabular impingement surgery? A systematic review and meta-analysis. Am J Sports Med 2020 Sep 10.
10. Domb BG, Annin S, Chen JW, et al. Optimal treatment of cam morphology may change the natural history of femoroacetabular impingement. Am J Sports Med 2020 Oct.

SEÇÃO 32-2

FRATURAS TRAUMÁTICAS E POR ESTRESSE DO QUADRIL

Luis Felipe Moysés Elias
Luccas Franco Bettencourt Nunes
Raul Carneiro Lins

INTRODUÇÃO

As fraturas do quadril no esporte, apesar de pouco frequentes, apresentam alto índice de complicações. Tais lesões podem ser decorrentes tanto de traumas de alta energia, como as fraturas do colo femoral ou luxações do quadril, quanto por eventos de menor energia, como as avulsões apofisárias em atletas e as fraturas de estresse do colo femoral decorrentes de sobrecarga mecânica.[1] McCarthy *et al.* dividiram as lesões de quadril em atletas em quatro grupos com o objetivo de melhor entendimento dos mecanismos e tratamento:

A) Fraturas agudas do colo femoral e acetábulo.
B) Luxações e subluxações do quadril.
C) Fraturas por estresse.
D) Fraturas por avulsão.

ANATOMIA E BIOMECÂNICA DO QUADRIL

O quadril é uma articulação diartrodial com movimentação poliaxial e recoberta por grupos musculares de alta energia. Durante a marcha normal, pode suportar de 3 a 4 vezes a massa corporal, chegando a aproximadamente 6 vezes durante a corrida.[2] Anteriormente, está coberto pelos ligamentos pubofemoral e ílio-femoral (Ligamento em Y de Bigelow), sendo a porção anterior mais resistente aos traumas que a região ligamentar posterior. Na região interna, ao longo de toda a cápsula, encontra-se a membrana sinovial com função de lubrificação e nutrição da cabeça e colo. Os limites anatômicos da cápsula são importantes para definir o local da fratura, já que as fraturas extracapsulares são de melhor prognóstico. Recebe a nutrição do ligamento redondo na fóvea que contribui em torno de 15% a 20% com a irrigação da cabeça femoral. A maior parte é realizada pela artéria circunflexa femoral medial que emite anastomoses que penetram a cabeça femoral posterolateralmente, e as lesões do colo femoral com comprometimento desta região são, na maioria das vezes, de evolução desfavorável.[3]

DO PRIMEIRO ATENDIMENTO AO DIAGNÓSTICO

As fraturas na região do quadril, principalmente colo e cabeça femoral, bem como as fraturas por estresse e as fraturas por avulsão das espinhas ilíacas anterossuperior e inferior, são lesões incomuns no meio esportivo e divergem entre elas em relação à energia do trauma.[4]

O atleta lesionado pode requerer um primeiro atendimento de urgência ainda dentro do campo de jogo, sobretudo nos traumas de maior energia, bem como uma abordagem ambulatorial, como nas fraturas por estresse e algumas fraturas por avulsão. A observação do mecanismo de lesão é uma parte importante da avaliação de qualquer atleta, especialmente aquela relacionada com fraturas ou luxações. As fraturas por estresse apresentarão dor como o sintoma principal e exigirão a remoção do jogador do campo e avaliação médica em um momento e local posterior, conforme apropriado.

As fraturas que são evidentes e que ocorrem no momento da prática esportiva são caracterizadas por:

- Dor severa.
- Deformidade.
- Hematomas e edema local.
- Incapacidade de sustentar o peso no membro afetado.

Embora as fraturas com risco de vida sejam raras no esporte em geral, toda avaliação inicial e atendimento no campo começa primeiramente com a garantia de que as vias aéreas, respiração, circulação e nível de consciência do jogador estejam totalmente funcionais e que nenhuma ressuscitação e/ou estabilização seja necessária para manutenção da vida. Portanto, certifique-se sempre de que o jogador com uma possível fratura:

- Esteja totalmente consciente, sem possível lesão do neuroeixo.
- Não possua ameaça à via aérea em decorrência da lesão de cabeça e pescoço.
- Esteja respirando sem desconforto.
- Não apresente hemorragia que necessite controle.

Somente após esta avaliação inicial, direcionam-se as atenções ao sítio de fratura. Os princípios básicos do atendimento inicial de fraturas incluem:[5]

- Controle de sangramento nos casos de fratura expostas.
- Avaliar a função neurovascular distal ao local da fratura.
- Controle da dor. Cuidado com a utilização de anti-inflamatórios, pois eles podem lentificar a absorção de analgésicos.
- Tração, realinhamento.
- Redução, quando necessário.
- Imobilização da fratura.
- Retirada do jogador da partida e encaminhá-lo ao hospital mais próximo.

A tração com redução no campo de jogo deve ser tentada apenas nos casos em que haja necessidade de reduzir a dor do atleta, e por profissional habilitado. Preferencialmente, a manipulação de fraturas e luxações coxofemorais deve ser realizada em ambiente hospitalar. Se diagnosticado dano neurovascular, é aconselhável tentar um episódio de redução/tração da fratura, nos casos de deformidade, para restabelecer o fluxo vascular e/ou função nervosa. Se isso não for alcançado, imobilize a fratura e transfira o jogador com urgência para o hospital mais próximo. Fraturas de ossos longos podem levar à uma perda sanguínea substancial, o que pode resultar em choque hipovolêmico e necessidade de ressuscitação com fluido intravenoso, além de imobilização e rápida transferência para centro médico estruturado. Não atrase o tratamento e a transferência nesses casos.

Nas fraturas de colo e cabeça do fêmur é comum desvio rotacional do membro e incapacidade de sustentação de peso. Dor à rotação é evidente e de forte intensidade sendo orientada a remoção em maca e utilização de imobilização para controle de dor.

Na maioria das fraturas do quadril, as radiografias anteroposterior, em perfil e *cross table* são suficientes para diagnóstico. Nos casos de fratura por estresse, está indicada a ressonância nuclear magnética (RM).

FRATURAS AGUDAS DO COLO FEMORAL

São fraturas intracapsulares do quadril, e, em atletas, são incomuns, com incidência variando entre 1% a 3%.[6] Normalmente são causadas por traumas de alta energia como queda de altura, mais comuns em ginastas ou praticantes de esportes equestres. São fraturas que necessitam de remoção imediata do campo de jogo por causa do alto grau de dor, incapacidade funcional e necessidade de tratamento cirúrgico de urgência. O grau de desvio inicial, o tempo entre a lesão e a fixação e, principalmente, a qualidade de redução pós-operatória são os fatores de sucesso para diminuir o risco de complicações, como a não consolidação ou a necrose asséptica da cabeça femoral, que pode variar entre 11% a 80% de acordo com a classificação da fratura. A classificação de Pauwels de 1935 foi a primeira a descrever as características biomecânicas das fraturas do colo femoral baseada no ângulo do traço de fratura. Garden, em 1961, classificou-as de acordo com o grau de desvio inicial, correlacionando tal fator ao risco de necrose da cabeça femoral.[1]

O tratamento estará indicado de acordo com o grau de desvio, idade do paciente e grau de atividade. Em atletas, a fixação após redução da fratura é a mais indicada, porém há um alto índice de necrose e até 60% dos atletas não conseguem o retorno ao esporte no mesmo grau de rendimento prévio.[1]

FRATURAS POR ESTRESSE DO COLO FEMORAL

As fraturas por estresse do colo femoral ocorrem com maior frequência em atletas corredores ou de resistência, como os de triatlo. A incidência é variável podendo chegar até 8% conforme demonstrado por Välimäk *et al.* em estudo prospectivo em militares finlandeses.[7] A fisiopatologia inclui uma sobrecarga mecânica do colo femoral associada a fatores de risco, como excesso de peso, distúrbios alimentares e amenorreia.[8] Fullerton e Snowdy classificaram os tipos de fratura por estresse do colo femoral em: tensão, compressão ou desviadas. As fraturas de tensão estão localizadas na região superoexterna da cabeça femoral, e requerem uma maior atenção e abordagem precoce por maior risco de progressão para a desviada, e por apresentarem pior resultado prognóstico, quando comparadas à fratura de compressão, que se localiza usualmente na região inferomedial e tem bom prognóstico quando tratada conservadoramente.

O quadro clínico apresenta-se com dor insidiosa na região inguinal, com piora durante os exercícios físicos e melhora ao repouso. É necessária a atenção redobrada, pois é comum que o atleta de alto rendimento ignore o quadro e mantenha seu treinamento normalmente. Ao exame físico pode-se observar dor nos testes de **Faduri** e **Fabere**, porém com baixa sensibilidade e especificidade para ambos. A radiografia de bacia nas incidências em AP e falso perfil pode evidenciar traço de fratura em apenas 10% dos casos, no entanto é útil para o diagnóstico diferencial.[7] A RM apresenta sensibilidade acima de 90% e especificidade de 100% sendo o exame a ser solicitado em caso de suspeita clínica.

FRATURAS POR AVULSÃO E LESÕES APOFISÁRIAS

As fraturas por avulsão são usualmente decorrentes de contrações intensas e repentinas, por exemplo, durante os movimentos de salto, arranque ou chute. Podem acometer as diversas inserções musculares da região do quadril, sendo mais frequentes as das

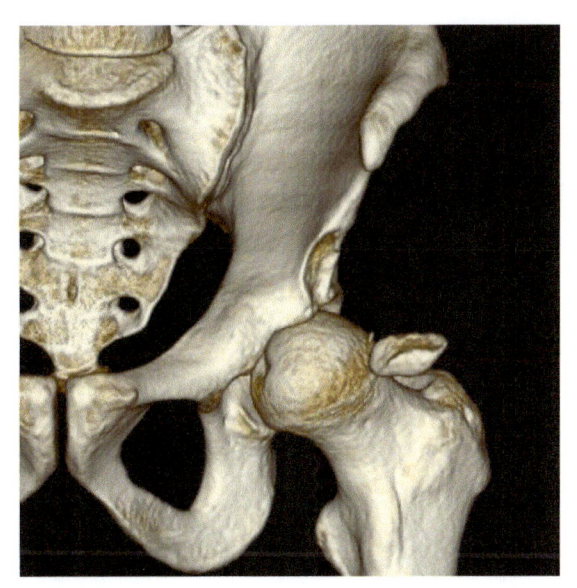

Fig. 32-9 Reconstrução tridimensional de tomografia do quadril esquerdo. Fratura por avulsão da EIAI em atleta amador. (Fonte: Arquivo pessoal dos autores.)

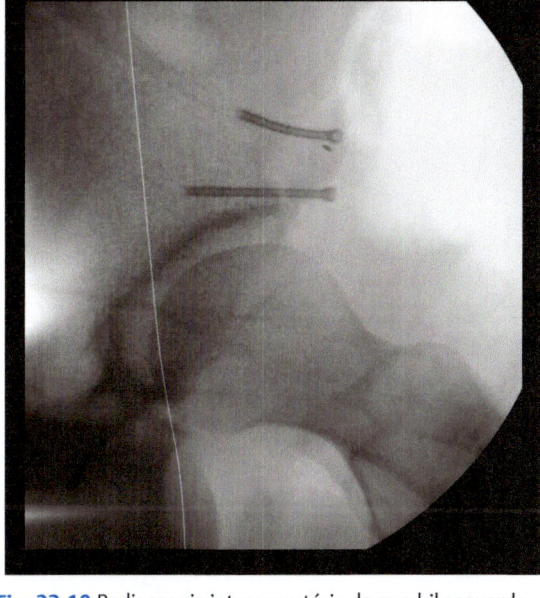

Fig. 32-10 Radioscopia intraoperatória do quadril esquerdo. Redução cruenta e osteossíntese com parafusos da EIAI. (Fonte: Arquivo pessoal dos autores.)

tuberosidades isquiáticas, seguidas pelas das espinhas ilíacas anteroinferior (EIAI) (Fig. 32-9) e anterossuperior (EIAS).[1,9] O tratamento destas lesões ainda é controverso, porém, em atletas, há maior tendência atualmente pelo tratamento cirúrgico nas lesões desviadas (Fig. 32-10), sobretudo em consequência do grande risco de dor crônica residual.

REFERÊNCIAS BIBLIOGRÁFICAS

1. McCarthy T, O´hEireamhoin S. Fractures around the hip in athletes. The Open Sports Medicine Journal 2010; 4:58-63.
2. Byrne D, Mulhall K, Baker J. Anatomy and biomechanics of the hip. The Open Sports Medicine Journal 2010; 4:51-7.
3. Trueta J, Harisson M. The normal vascular anatomy of the femoral head in adult man. Nuffield Orthopaedic Centre, Oxford.
4. Meyer T, Faude O, Aus Der Funten, K. Sports medicine for football – Insight from professional football for all levels of play.
5. Football Emergency Medicine Manual. 2nd ed.
6. Kofoed H. Femoral neck fractures in young adults. Department of Orthopaedic Surgery, Rigshospitalet, University of Copenhagen, Copenhagen, Denmark.
7. Behrens S, Deren M, Matson A, et al. Stress fractures of the pelvis and legs in athletes: A review.
8. Miyamoto T, Oguma Y, Sato Y, et al. Elevated creatine kinase and lactic acid dehydrogenase and decreased osteocalcin and uncarboxylated osteocalcin are associated with bone stress injuries in female athletes. www.nature.com/scientificreports/.
9. Fernbach S, Wilkinson R. Avulsion injuries of the pelvis and proximal femur. AJR 1981 Sep;137:581-4.

SEÇÃO 32-3

RUPTURA TENDINOSA: ISQUIOTIBIAL PROXIMAL (TENDÃO CONJUNTO)

Henrique Berwanger Cabrita

INCIDÊNCIA

As lesões dos músculos isquiotibiais, na junção miotendínea, são muito frequentes em várias modalidades esportivas.[1] As lesões em sua região proximal, embora mais raras, compreendendo cerca de 9% em estudos de ressonância magnética (RM) de lesões de músculos posteriores da coxa,[2] apresentam maior gravidade, por levarem a sequelas como perda de força de flexão do joelho, recorrência de lesão e impossibilidade de retorno ao esporte.[3]

ANATOMIA

Os músculos isquiotibiais são fusiformes e biarticulares, o que os predispõe anatomicamente a lesões.[4] São compostos pelos músculos semimembranoso, semitendíneo e bíceps femoral. O músculo semitendíneo e a cabeça longa do músculo bíceps femoral originam-se na extremidade distal da tuberosidade isquiática, formando um tendão conjunto. O músculo semimembranoso origina-se de modo espraiado na face lateral da tuberosidade isquiática. A cabeça curta do bíceps femoral origina-se na face lateral da linha áspera do fêmur. Os músculos isquiotibiais correm ao longo da região posterior da coxa, posteromedialmente ao semitendíneo e ao semimembranoso, com inserções na pata de ganso e no canto posteromedial do joelho e da tíbia, respectivamente. Eles atuam de forma agonista na flexão e rotação medial do joelho, assim como na extensão do quadril. Lateralmente, a cabeça longa do músculo bíceps femoral atua de forma isolada proximalmente, estendendo o quadril e dando estabilidade posterior à pelve. Distalmente, após o acréscimo das fibras da cabeça curta, que tem por função flexionar o joelho com a coxa estendida, forma-se o tendão distal lateral, que se insere na cabeça da fíbula.[5] A porção tibial do nervo ciático inerva estes três músculos.[6]

MECANISMO DE LESÃO E ESPORTES PREDISPONENTES

Por cruzarem tanto a articulação do quadril como a do joelho, os isquiotibiais tem alto risco de lesão em atividades de rápido alongamento muscular com flexão do quadril combinada à extensão do joelho, durante o final da fase de balanço da corrida ou salto.[4]

Assim, os esportes predisponentes são os que envolvem corrida, como atletismo, futebol e rúgbi, e esportes de explosão, como o judô, caratê e futebol americano (Fig. 32-11).[1] Na prática de surfe e esqui aquático estes músculos são frequentemente lesionados ao mecanismo de hiperextensão abrupta do joelho com quadril fletido (Fig. 32-12).

No futebol, os principais predisponentes para lesão do tendão conjunto dos isquiotibiais são lesão prévia, idade do atleta e mesmo lado do chute.[7] Representam 12% do total das lesões esportivas na liga britânica de futebol, com uma média de cinco lesões por clube por temporada, com perda de 15 jogos e 90 dias de treinamento por ano.[8]

QUADRO CLÍNICO

O atleta relata uma sensação de estalo que pode ser audível, com ardência e dor na região posterior da coxa, e a postura imediata é colocar a mão em concha ao redor da região glútea, no local da lesão.

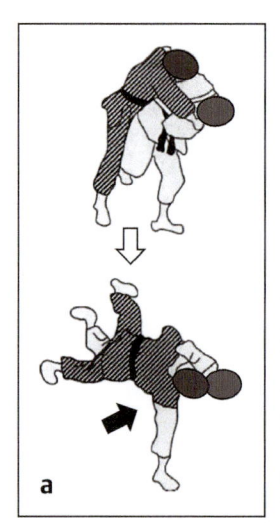

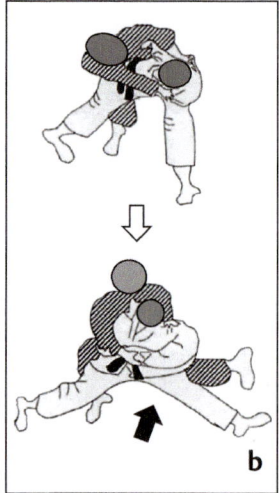

Fig. 32-11 (a) Extensão repentina do joelho com o quadril flexionado ao fazer o movimento *uchimata* causando ruptura do tendão dos isquiotibiais. (b) Flexão de quadril e abdução vigorosas com joelho totalmente estendido e consequente avulsão da origem do tendão dos isquiotibiais. (Fonte: Adaptada de Kurosawa H, Nakasita K, Nakasita H, Sasaki S, Takeda S. Complete avulsion of the hamstring tendons from the ischial tuberosity. A report of two cases sustained in judo. Br J Sports Med 1996;30(1):72-4.)

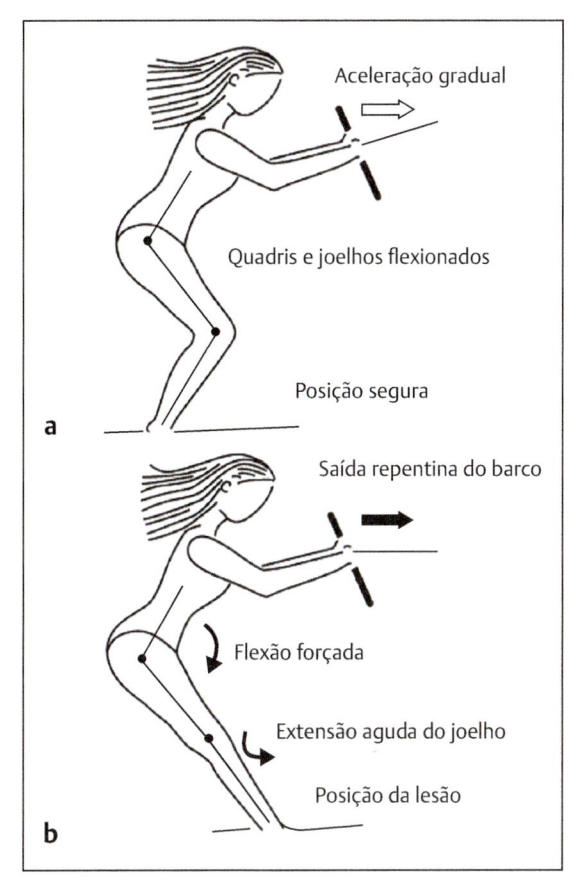

Fig. 32-12 (**a**) Posição segura durante o esqui aquático. Quadril e joelho flexionados quando o barco avança. (**b**) A posição que predispõe à lesão. O quadril é flexionado enquanto o joelho é estendido, causando contração excêntrica dos isquiotibiais quando puxado repentinamente pelo barco. (Fonte: Adaptada de Chakravarthy J, Ramisetty N, Pimpalnerkar A, Mohtadi N. Surgical repair of complete proximal hamstring tendon ruptures in water skiers and bull riders: a report of four cases and review of the literature. Br J Sports Med 2005;39(8):569-72.)

A dificuldade e dor levam à marcha com a perna rígida em extensão. Nos dias seguintes a lesão é comum a formação de hematoma e equimose na região posterior da coxa, com palpação dolorosa da região posterior da coxa, irritação do nervo ciático e fraqueza muscular (Fig. 32-13). Normalmente, o volume do hematoma está correlacionado com a gravidade da lesão, mas sua ausência não pode ser confundida como uma lesão menor, pois esse sinal pode ser tardio mesmo nas lesões mais graves.[9]

CONDUTA NA BEIRA DO CAMPO

Em rupturas totais da extremidade proximal dos isquiotibiais, o atleta fica impossibilitado de continuar a atividade esportiva instantaneamente.

O atleta deve ser retirado de campo com auxílio de maca. Na suspeita de lesão proximal dos isquiotibiais, colocar o atleta em decúbito ventral e testar a flexão ativa do joelho. A impossibilidade de ação contra a gravidade indica severidade da lesão. Outro teste que pode ser realizado é pedir que o atleta retire o calçado do pé do membro lesionado em pé, com o auxílio do outro pé. Em caso de lesão importante, a manobra será impossível de ser executada ou despertará dor proximal.[10]

Não é necessária imobilização externa, mas o atleta deve fazer uso imediato de um par de muletas e iniciar crioterapia.

Nos dias seguintes a lesão, surge um hematoma extenso na região posterior da coxa que pode estender-se até o joelho, podendo causar irritação do nervo ciático. Como a cabeça curta do músculo bíceps femoral permanece intacta, a flexão ativa do joelho volta, em geral, após uma ou duas semanas de evolução. A esta altura o *gap* muscular é palpável, mas o atleta mantém a marcha com "perna esticada".

IMAGENOLOGIA

A ultrassonografia demonstra imediatamente a extensão da lesão com boa acurácia e pode ser utilizada para o acompanhamento da reabilitação, no tratamento conservador.

A ressonância magnética é mais sensível e deve ser realizada para um prognóstico mais exato. O extenso hematoma contrasta fortemente com o nervo ciático nas imagens em T2, e a distância dos cotos com relação à tuberosidade isquiática é medida com melhor acurácia, o que ajuda no eventual planejamento cirúrgico (Fig. 32-14).[5]

Em atletas adolescentes a radiografia pode apontar uma avulsão da apófise da tuberosidade isquiática, podendo ser um bom método de acompanhamento.

CONDUTAS DEFINITIVAS

Lesões parciais ou de dois tendões isolados podem ser tratadas conservadoramente com bons resultados funcionais em longo prazo. Entretanto lesões completas, dos três tendões, especialmente com afastamento da tuberosidade isquiática maior que 2 cm tendem a evoluir, a longo prazo, com perda de força de flexão do joelho, recorrência de lesão e eventualmente ciatalgia por aderências dos cotos ao nervo ciático.[11]

O tratamento conservador envolve repouso, modificação da atividade esportiva, uso criterioso de anti-inflamatórios e fisioterapia com média de retorno ao esporte em 8-12 semanas. Terapia de ondas de choque e infiltrações podem ser utilizadas. A falha do tratamento conservador em lesões parciais pode chegar a 40% em algumas séries de seguimentos, mas os resultados funcionais, mesmo em casos operados tardiamente, não são impeditivos da tentativa de tratamento não cirúrgico.[12,13]

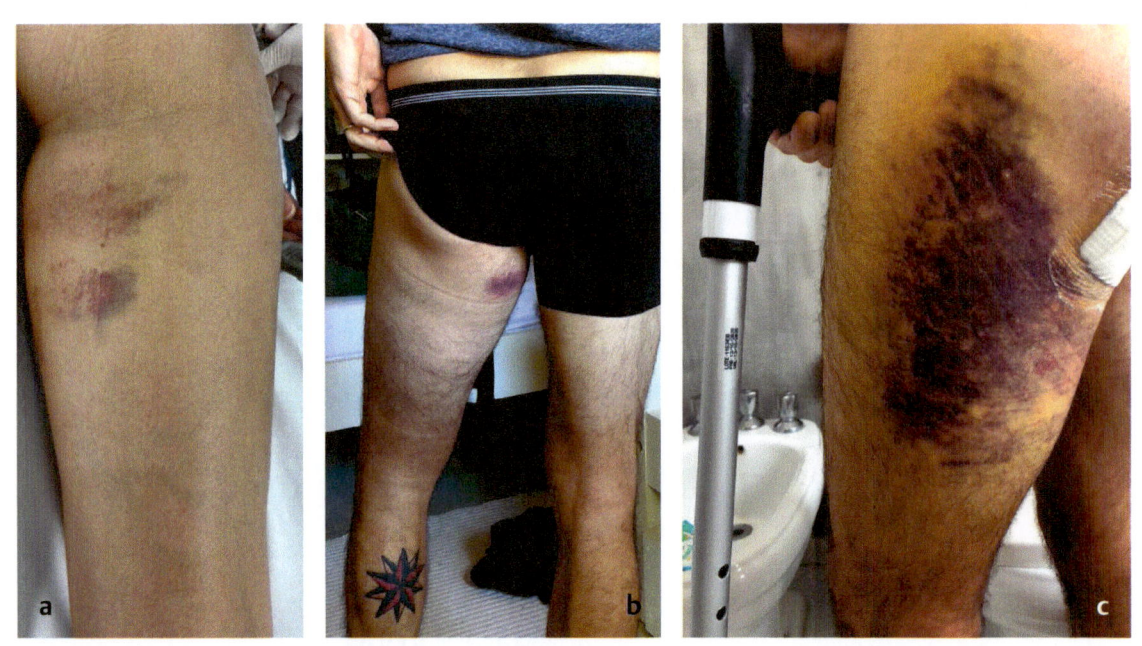

Fig. 32-13 Hematoma na região posterior da coxa, em atleta profissional feminina de judô, após 4 dias de lesão (a) e em surfista recreativo masculino com 2 dias (b) e 7 dias (c) de lesão. (Fonte: Arquivo pessoal do autor.)

O tratamento conservador em lesões completas com retração pode ser realizado em pacientes sedentários ou com risco cirúrgico alto e em pacientes com mais de quatro semanas de evolução e com recuperação da flexão ativa do joelho.[6]

Hoffmann *et al.* apresentaram a maior série de tratamento conservador de lesões completas, com 19 atletas acompanhados por 31 meses, e o membro lesionado apresentava perda de força de 38% e 34% comparado ao outro membro em testes isocinéticos a 45° e 90° de flexão.[12] Trinta por cento dos atletas não conseguiram voltar ao mesmo nível de competição anterior à lesão e 47% gostariam de ter sido tratados cirurgicamente.

Shambaugh *et al.* compararam 11 pacientes tratados conservadoramente e 14 tratados cirurgicamente, com retorno ao esporte de 73% contra 100% e perda de força de flexão comum nos pacientes tratados sem cirurgia.[13]

Takami *et al.* descreveram a "síndrome dos isquiotibiais", com neuropatia do nervo ciático por aderências locais.[14] Esta síndrome foi por nós

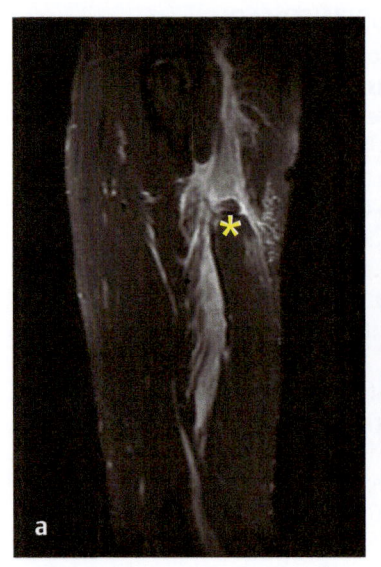

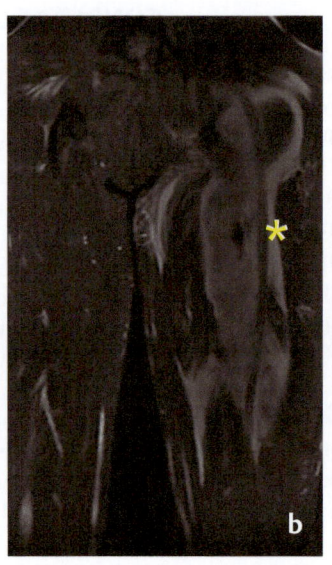

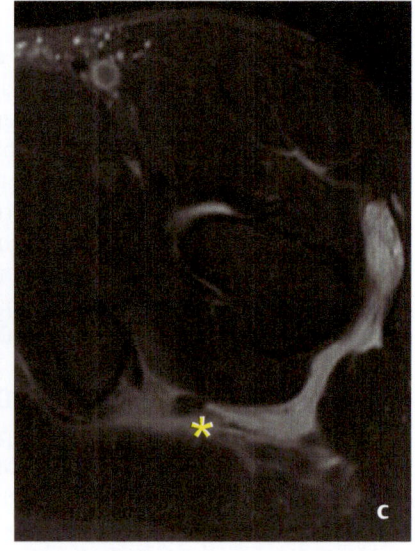

Fig. 32-14 Ressonância magnética pesada em T2 com cortes sagital (a) com retração de coto dos músculos isquiotibiais (*), coronal (b) e axial (c) com hipersinal de extenso hematoma com nervo ciático visível (*). (Fonte: Arquivo pessoal do autor.)

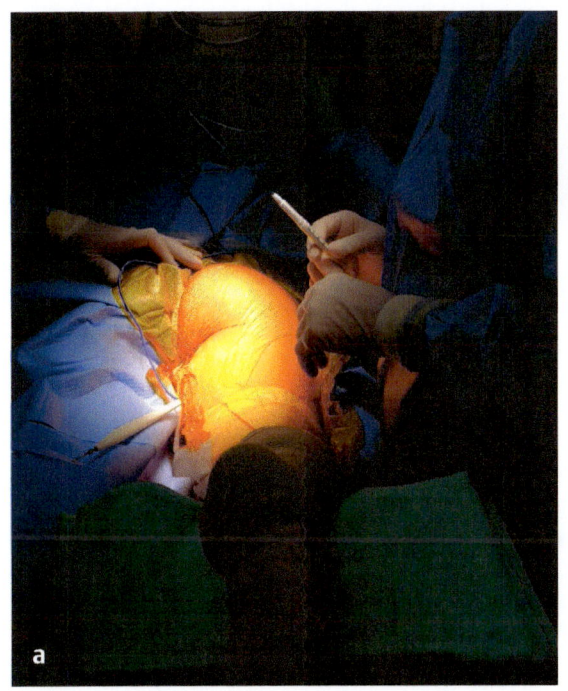

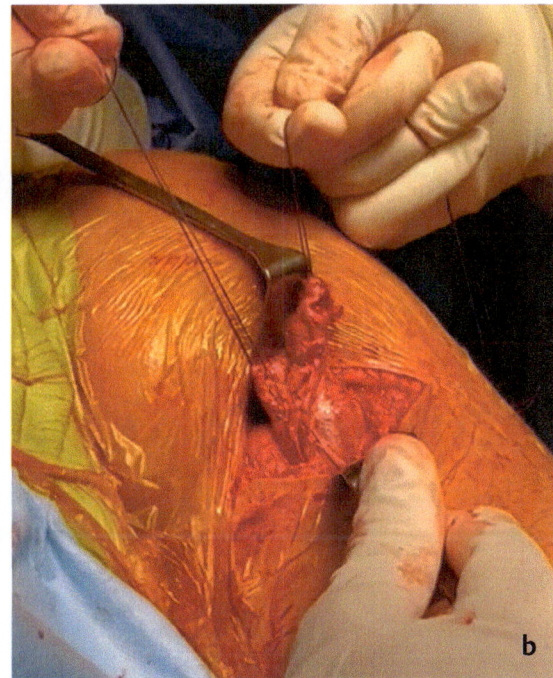

Fig. 32-15 Posicionamento para cirurgia (a) e visão cirúrgica com via de acesso transversa (b) com os dois cotos do tendão conjunto (medial) e semimembranoso (lateral) reparados e prontos para serem fixados com âncoras. (Fonte: Arquivo pessoal do autor.)

observada em um caso de um lutador de judô e em uma atleta recreativa de musculação.

As avulsões podem levar a ossificações ectópicas nas bordas da lesão e, em casos de arrancamento de apófises de crescimento, a grandes ossificações que podem predispor a impacto isquiofemoral.[12]

Assim, o tratamento cirúrgico das lesões completas dos três tendões é a opção mais aceita em atletas de alta *performance* e, se com menos de quatro semanas de evolução, tem melhor prognóstico do que as lesões operadas cronicamente.[15,16]

O tratamento cirúrgico consiste em incisão transversa na prega glútea, ou em "T", quando há grande retração tendínea, drenagem do hematoma e isolamento do nervo ciático, com a finalidade de reinserir os cotos dos músculos isquiotibiais (tendão conjunto) com âncoras nas suas origens da tuberosidade isquiática (Fig. 32-15).[6,3,17]

A reabilitação cirúrgica é demorada, com volta total ao esporte em seis a sete meses.[17]

PREVENÇÃO

A prevenção de (re)lesões ainda não tem protocolos bem estabelecidos que sejam estatisticamente eficazes.[7]

Protocolos de treinamento muscular proprioceptivo foram desenvolvidos para o basquete e futebol sem diferenças apreciáveis em estudos grupo-controle,[18,19] assim como treinos de aquecimento, esfriamento e alongamento sem resultados efetivos.[1,10]

A maioria dos estudos atuais envolve exercícios de fortalecimento excêntricos, como o *nordic hamstrings* (flexão nórdica),[20] embora a aderência a estes protocolos seja difícil de estabelecer, mesmo em ligas profissionais;[1] portanto, este é um campo a ser explorado por futuras pesquisas.

REFERÊNCIAS BIBLIOGRÁFICAS

1. Lempainen L, Banke I, Yohansson k, et al. Clinical principles in the management of hamstring injuries. Knee Surg Sports Traumatol Arthrosc 2015;23(8):2449-56.
2. Koulouris G, Connell D. Evaluation of the hamstring muscle complex following acute injury. Skeletal Radiol 2003;32(10):582-9.
3. Piposar JR, Vinod AV, Olsen JR, Lacerte E, Miller SL. High grade partial and retracted (< 2 cm) proximal hamstring ruptures: Nonsurgical treatment revisited. Orthop J Sport Med 2017; 5(2):1-7.
4. Orchard JW. Intrinsic and extrinsic risk factors for muscle strains in Australian footballers. Am J Sorts Med 2001;29(3):300-3.
5. Ernlund L, Vieira LA. Lesões dos isquiotibiais: artigo de atualização. Rev Bras Ortop 2017;52(4):373-82.
6. Feucht MJ, Plath JE, Seppel G, et al. Gross anatomical and dimensional characteristics of the proximal hamstring origin. Knee Surg Sports Traumatol Arthrosc 2015;23(9):2576-82.
7. Hägglund M, Waldén M, Ekstrand J. Risk factors for lower extremity muscle injury in professional soccer: the UEFA Injury Study. Am J Sports Med 2013;41(2):327-35.

8. Woods C, et al. The Football Association Medical Research Programme: an audit of injuries in professional football—analysis of hamstring injuries. Br J Sports Med 2004;38(1):36-41.
9. Askling CM, Koulouris G, Saartok T, et al. Total proximal hamstring ruptures: clinical and MRI aspects including guidelines for postoperative rehabilitation. Knee Surg Sports Traumatol Arthrosc 2013;21(3):515-33.
10. Carlson C. The natural history and management of hamstring injuries. Curr Rev Musculoskelet Med 2008;1(2):120-3.
11. Degen RM. Proximal hamstrings injuries: mangement of tendinopathy and avulsion injuries. 2019; Curr Rev Musculoskelet Med 12(2):138-46.
12. Hofmann KJ, Paggi A, Connors D, Miller SL. Complete avulsion of the proximal hamstring insertion: functional outcomes after non-surgical treatment. J Bone Jt Surg Am 2014; 96(12):1022-5.
13. Shambaugh BC, Olsen JR, Lacerte E, Kellum E, Miller SL. A comparison of nonoperative and operative treatment of complete proximal hamstring ruptures. Orthop J Sport Med 2017; 17;5(11):2325967117738551.
14. Takami H, Takahashi S, Ando M. Late sciatic nerve palsy following avulsion of the biceps femoris muscle from the ischial tuberosity. Arch Orthop Trauma Surg. 2000;120(5-6):352-4.
15. Subbu R, Benjamin-Laing H, Haddad F. Timing of surgery for complete proximal hamstring avulsion injuries: successful clinical outcomes at 6 weeks, 6 months, and after 6 months of injury. Am J Sports Med 2015;43(2):385-91.
16. Bodendorfer BM, et al. Outcomes after operative and nonoperative treatment of proximal hamstring avulsions: a systematic review and meta-analysis. Am J Sports Med 2017; 46(11):2798-808.
17. Harris JD, Griesser MJ, Best TM, Ellis TJ. Treatment of proximal hamstring ruptures - a systematic review. Int J Sports Med 2011;32(7):490-5.
18. Emery CA, et al. A prevention strategy to reduce the incidence of injury in high school basket-ball: a cluster randomized controlled trial. Clin J Sport Med 2007;17(1):17-24.
19. Söderman K, et al. Balance board training: prevention of traumatic injuries of the lower extremities in female soccer players? A prospective randomized intervention study. Knee Surg Sports Traumatol Arthrosc 2000;8(6):356-63.
20. Petersen J, Holmich P. Evidence based prevention of hamstring injuries in sport. Br J Sports Med 2005;39(6):319-23.

SEÇÃO 32-4

AVULSÃO DO TENDÃO ADUTOR, APONEUROSE CONJUNTA E *SPORTS HERNIA*

Lourenço Pinto Peixoto
Fernando Delgado Carlos Teles
Raphael Wallace
Reinaldo Fernandes Jr.
Rodrigo Araujo Goes

DEFINIÇÃO

A pubalgia, classicamente, caracteriza-se por quadro clínico de dor na sínfise pubiana, na região inguinal ou na origem dos adutores podendo haver qualquer combinação desses quadros nos atletas portadores desta patologia. O subtipo mais comum nos consultórios, em decorrência de sua maior refratariedade, é também conhecido como hérnia esportiva (do inglês, *sports hernia*) definida como um esgarçamento ou insuficiência da fáscia do transverso abdominal, ocasionando dor inguinal. Lesão da aponeurose pré-púbica, rupturas parciais do adutor longo, do reto abdominal, osteítes púbicas, artrose da sínfise pubiana e sinfisite púbica secundária a impacto femoroacetabular (IFA) são outras possíveis apresentações clínicas de quadros de pubalgia (Fig. 32-16).[1]

Estes tipos de lesão geralmente ocorrem durante a prática de esportes, em consequência de movimentações, como paradas bruscas com mudança vetorial de direção, pulos e/ou torção corporal de forma intensa. Sendo assim, grupos comumente acometidos pela pubalgia do atleta são os de atletas de modalidades como o futebol e *ice hockey*, apresentando uma maior incidência em atletas do sexo masculino e com idade inferior aos 40 anos.[2-4]

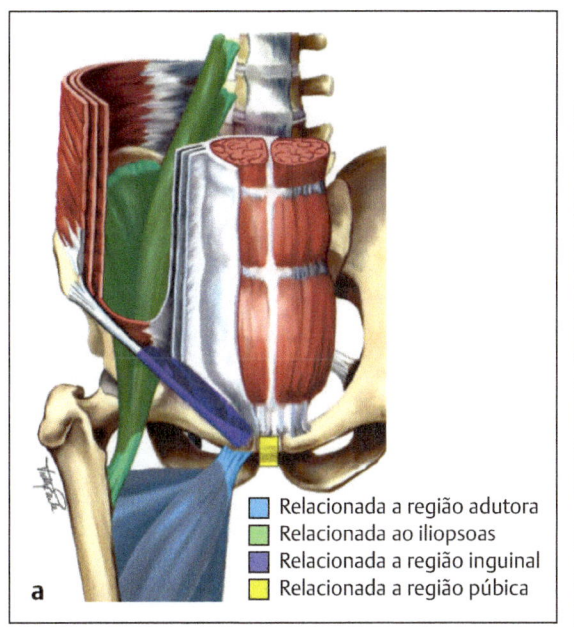

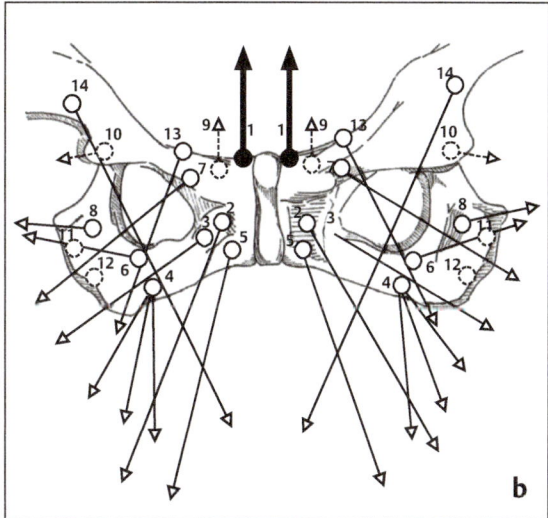

Fig. 32-16 (**a**) Entidades clínicas relacionadas com a etiologia da dor ao redor da virilha.[26] (**b**) Origens e inserções musculares na região anterior da bacia e seus respectivos vetores de força: *1.* Reto abdominal; *2.* Adutor longo; *3.* Adutor curto; *4.* Adutor magno; *5. Gracilis*; *6.* Obturador externo; *7.* Pectíneo; *8.* Quadrado femoral; *9.* Elevador do ânus; *10.* Obturador interno; *11.* Semimembranoso; *12.* Bíceps femoral; *13.* Psoas; *14.* Sartório.[20]

MECANISMO DE TRAUMA

As lesões na região da virilha do atleta podem surgir em decorrência de evento traumático, ou a partir de causa desconhecida, desenvolvendo-se ao longo de um extenso período de tempo.[5] De forma geral, altas intensidades de treinamento, mudança de direção e chutes são considerados mecanismos potenciais para desencadear esse tipo lesão.[6] No futebol, o chute mostrou-se a causa mais frequente de lesões, sendo a perna de chute lesionada em 81% das lesões de chute e o adutor longo, o músculo lesionado com mais frequência.[6]

Os fatores de risco mais importantes para lesão do músculo adutor incluem tensão[7] e lesão progressa do adutor, desequilíbrio da força adutor-abdutor do quadril (com redução da força relativa dos adutores),[8] e redução do treinamento específico para o esporte.[9]

Adicionalmente, acredita-se que as lesões por tensão muscular ocorrem durante a contração excêntrica e, geralmente, são evidentes na junção miotendinosa. Nesse mecanismo de trauma, o adutor longo está ativo durante toda a fase de balanço, mas a ativação e a taxa máxima de alongamento ocorrem imediatamente antes do pico de extensão do quadril de chute.[10]

FREQUÊNCIA

Dentre as lesões que ocorrem em jogadores de futebol, 8% a 18% estão associadas às lesões na virilha, sendo essas comuns também em outros esportes coletivos de alta intensidade,[7,11,12] apresentando incidência relatada de 0,4 a 1,3 lesões na virilha por 1.000 horas de exposição.[2,13,14]

Em estudo epidemiológico prospectivo, incluindo lesões na virilha diagnosticadas clinicamente no futebol, reportado por Hölmich *et al.* (2014), um percentual de 39% das lesões foram agudas, mostrando a importância da suspeição clínica do médico à beira do campo.[15]

Outro estudo descreveu as lesões adutoras como as mais frequentes, sendo também comuns as lesões do iliopsoas e abdominais.[2] Entretanto, é interessante ressaltar que aproximadamente 27% dos atletas têm mais de uma causa de dor na virilha, mostrando a importância do diagnóstico criterioso realizado pelo médico e sua equipe.[16]

ASPECTO CLÍNICO

Em relação a sintomatologia, a apresentação aguda é menos presente que as crônicas, cursando normalmente com um quadro de dor durante as atividades físicas, de aspecto progressivo, no abdome inferior e região proximal dos adutores e que melhora durante o repouso.[1,5] Entretanto, a piora aguda da dor relacionada com hiperextensão do tronco e hiperabdução do quadril em atletas pode ocorrer por causa de rupturas parciais ou completas do reto abdominal distal e aponeurose adutora.[17]

Além da apresentação clássica, os atletas podem ocasionalmente reclamar de dor ao tossir ou irradiação de dor para virilha, coxa e regiões testiculares secundárias ao aprisionamento dos nervos ilioinguinal, ílio-hipogástrico e genitofemoral.[1] Além disso, é importante o médico estar atento para sintomatologias de causas secundárias à patologia intra-articular do quadril, que cursam com dor anterior e lateral profunda em atividades prolongadas de sentar, flexão, abdução e torção. Adicionalmente, os sintomas intra-articulares do quadril e da pubalgia podem coexistir.[18,19]

TESTES DIAGNÓSTICOS

O exame físico para hérnia esportiva/pubalgia atlética inicia-se com a inspeção do atleta, que, de maneira geral, encontra-se normal. Após a inspeção, deve-se partir para a palpação dos locais potenciais de lesão. Porém, dor à palpação da região abdominal inferior, adutora e ao redor da sínfise púbica são comuns em atletas, principalmente naqueles que se encontram realizando atividades físicas. Portanto, é fundamental realizar a correlação clínica-sintomatológica para determinar se a dor é consistente com seus sintomas. Oblíquos abdominais, transversos abdominais e tendão/reto abdominal conjunto são as principais estruturas a serem palpadas.[20]

Frequentemente dor com adução resistida do quadril ou abdominais (Fig. 32-17) e também sinais de sensibilidade focal na inserção púbica do reto abdominal ou músculo adutor longo ou no anel inguinal externo (Fig. 32-18) são revelados.[4] De forma complementar, o paciente pode ser avaliado quanto a execução de alguns exercícios, como abdominais e contração de coxas (Fig. 32-19), a fim de auxiliar na determinação da origem da dor e localização das regiões lesionadas.[5]

Em até 22% dos pacientes, o tubérculo púbico e a sínfise púbica são dolorosos, e, além deles, a musculatura adutora proximal (adutor longo, grácil, pectíneo) também deve ser palpada; adução resistida em flexão e extensão pode ser realizada para provocar desconforto, visto que aproximadamente 36% dessas manobras cursam com dor e sensibilidade na região adutora.[19-21]

Em razão da possibilidade de aprisionamento ocasional de ramos dos nervos ílio-hipogástrico, ilioinguinal e genitofemoral, principalmente em casos de *sports hernia*, perturbações sensoriais e disestesias nas regiões abdominal inferior, inguinal, anteromedial da coxa e genital podem estar presentes.[1]

CAPÍTULO 32 ▪ LESÕES NO QUADRIL

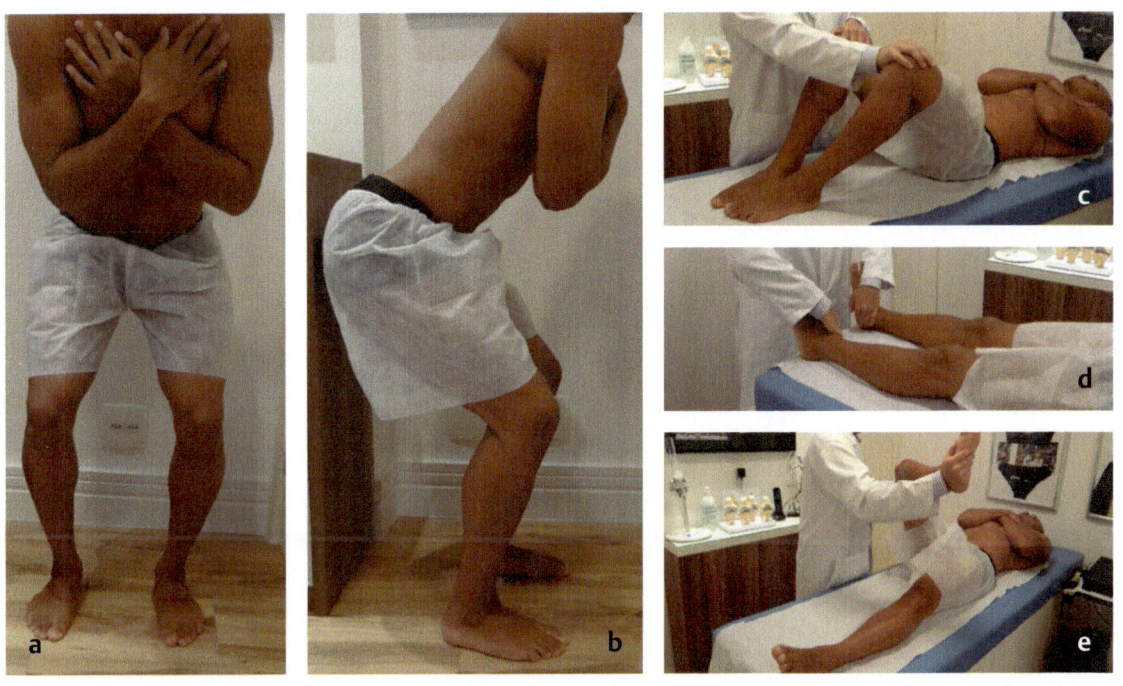

Fig. 32-17 Exame físico direcionado. Contração abdominal e compressão do compartimento anterior em visão frontal (**a**) e lateral (**b**); testes de adução contra a resistência com joelhos em flexão (**c**) e extensão (**d**); e mobilidade da articulação coxofemoral (**e**). (Fonte: Arquivo pessoal dos autores.)

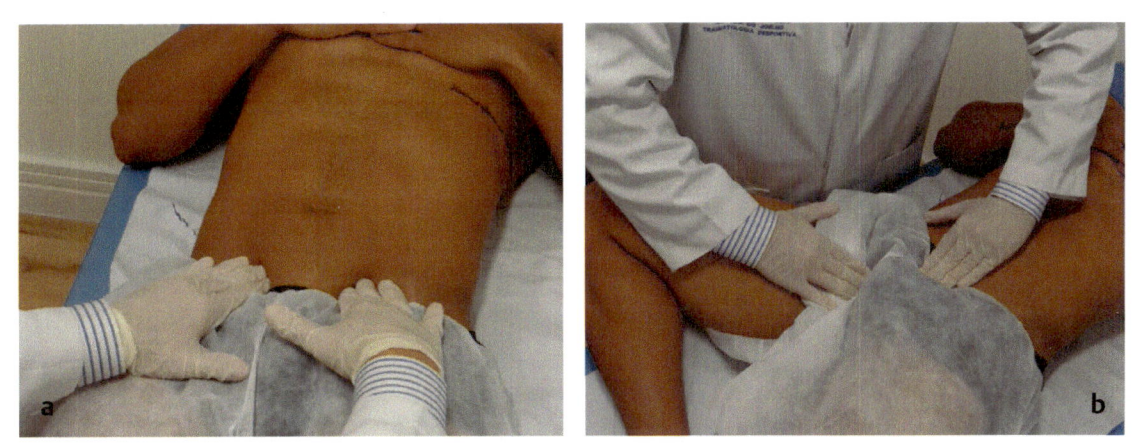

Fig. 32-18 Exame físico direcionado. Palpação da região inguinal, lateral aos retos abdominais (**a**) e palpação conjunta, na sínfise púbica, da inserção do reto femoral superiormente e do adutor longo inferiormente (**b**). (Fonte: Arquivo pessoal dos autores.)

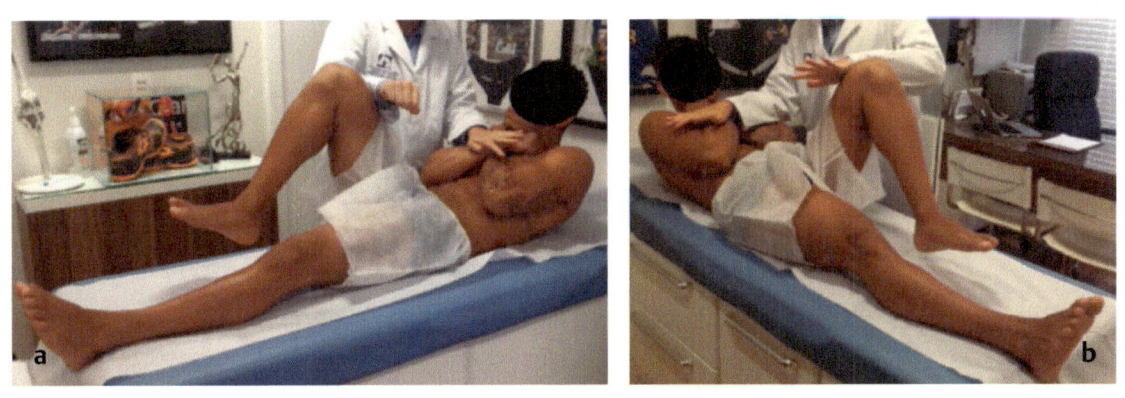

Fig. 32-19 Exame físico direcionado. Testes de contração muscular simultânea, contra a resistência, abdominal e flexão do quadril direito (**a**) e abdominal e flexão do quadril esquerdo (**b**). (Fonte: Arquivo pessoal dos autores.)

Por fim, em virtude da presente associação intra e extra-articular do quadril em atletas, é imperativo avaliar a articulação coxofemoral.[18,19] Em particular, rotação interna, flexão e adução limitadas ou dolorosas do quadril podem indicar IFA subjacente. Vários testes, como o impacto anterior (dor com flexão do quadril, adução, rotação interna), também são indicativos de patologia articular do quadril concomitante.[22,23]

IMAGEM

Os exames de imagem são realizados para auxiliar na confirmação do diagnóstico clínico e na determinação dos locais de lesão.[4] Essa investigação deve se iniciar com a solicitação de radiografias simples que devem incluir uma pelve anteroposterior bem alinhada de ambos os quadris e uma vista lateral do fêmur proximal, o que pode demonstrar osteíte púbica, fraturas por avulsão pélvica/lesões apofisárias, apofisite, fraturas por estresse, doença degenerativa do quadril, IFA e displasia subjacentes (Fig. 32-20).[4]

Após a realização de radiografias, o exame de ressonância magnética (RM) tem fundamental importância na investigação por imagem, visto que apresenta 68% de sensibilidade e 100% de especificidade para lesões do reto abdominal e 86% de sensibilidade e 89% de especificidade para lesões da região adutora.[4]

É importante destacar que se deve realizar o sequencial padrão da RM (sagitais, coronais e axiais), bem como solicitar as sequências coronais oblíquas e axiais através da inserção do reto e da sínfise púbica, que podem ajudar durante a investigação (Fig. 32-21). Embora avulsões de espessura total do reto abdominal sejam raras, uma ruptura profunda ou sinal de fenda no reto abdominal/aponeurose adutora na pelve anterior é consistente com pubalgia atlética.[1]

O exame de ultrassom é um método cada vez mais utilizado para detecção de alterações na região inguinal e da virilha, com a vantagem de ser dinâmico (por meio da manobra de Valsalva e contrações musculares), e com alta taxa de detecção para as hérnias inguinais, femorais e esportivas (*sports hernia*), atingindo valores de 94,4% a 99,1% em algumas séries (Fig. 32-22).[24,25]

DIAGNÓSTICOS DIFERENCIAIS

Considerando que os sintomas da pubalgia do atleta podem ser semelhantes aos de vários outros tipos de lesões na virilha, o diagnóstico desta condição requer uma avaliação médica criteriosa, baseando-se no histórico do paciente, em exames físicos e exames de imagem. Primeiramente, é importante determinar se a lesão foi causada por um evento específico ou se é decorrente de um evento secundário, visto a existência de diversos diagnósticos diferenciais (Quadro 32-1).[4]

CLASSIFICAÇÃO

As classificações mais atuais de pubalgia objetivam a identificação de sua fisiopatologia e o apontamento do local relacionado com a doença. O primeiro consenso internacional de patologias da região inguinal e púbis foi realizado em Doha, no Catar, em 2014 (Fig. 32-16).[26] Neste consenso foi estabelecida a subdivisão da pubalgia em três grupos:

1. Dores relacionadas com adutores, iliopsoas e região inguinal.
2. Dores púbicas relacionadas com a articulação do quadril.
3. Outras causas de dores púbicas.

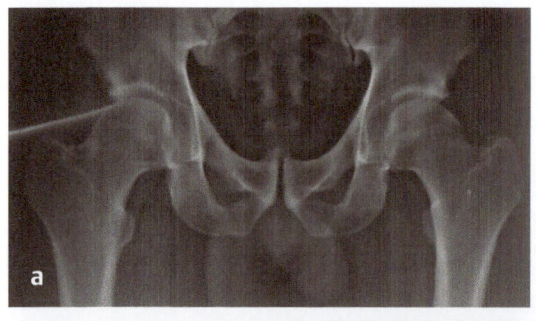

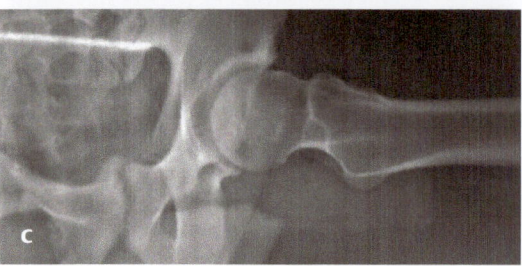

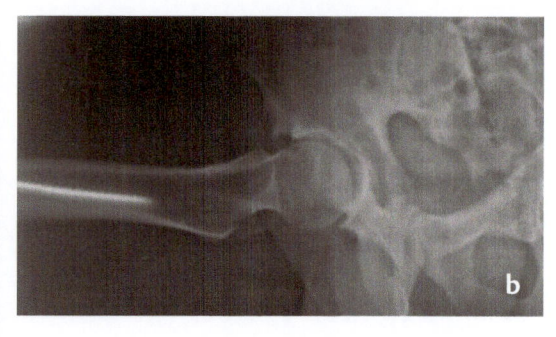

Fig. 32-20 Radiografias do quadril em AP (**a**) e perfil (**b, c**) demonstrando deformidade em CAM no colo femoral e osteófito na sínfise púbica confirmando a associação entre IFA e pubalgia (osteíte púbica). (Fonte: Arquivo pessoal dos autores.)

CAPÍTULO 32 ▪ LESÕES NO QUADRIL

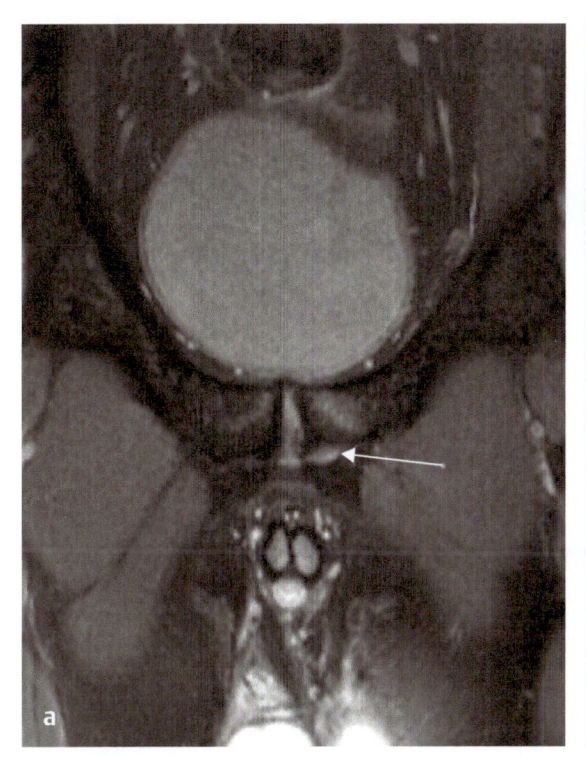

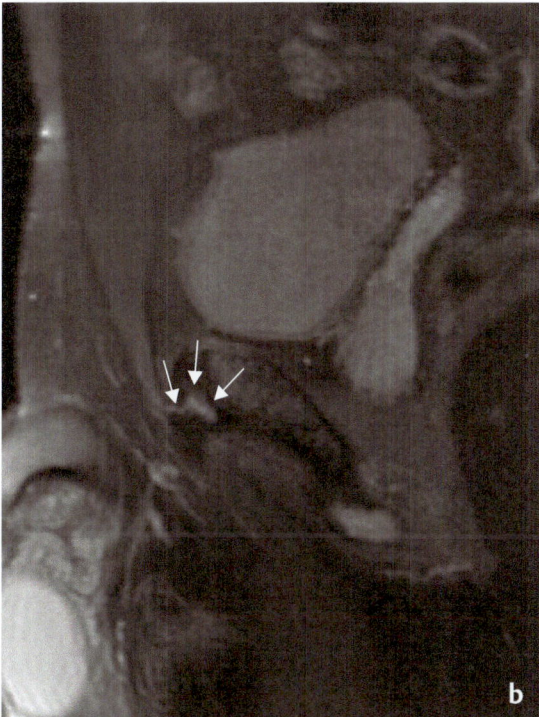

Fig. 32-21 Imagens de RM com cortes específicos para avaliar a região púbica demonstrando a lesão/desinserção da aponeurose conjunta do reto abdominal-adutor longo (seta), na visão coronal oblíqua (**a**) e sagital (**b**). (Fonte: Arquivo pessoal dos autores.)

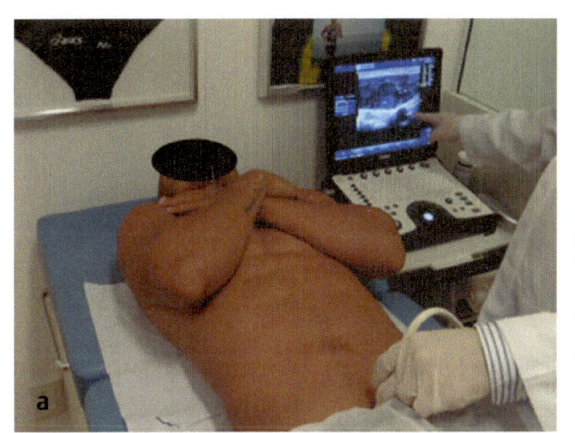

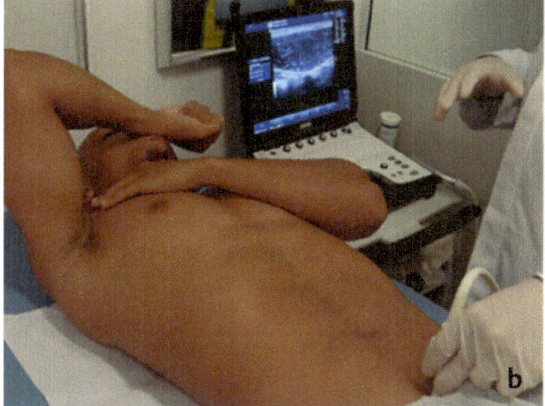

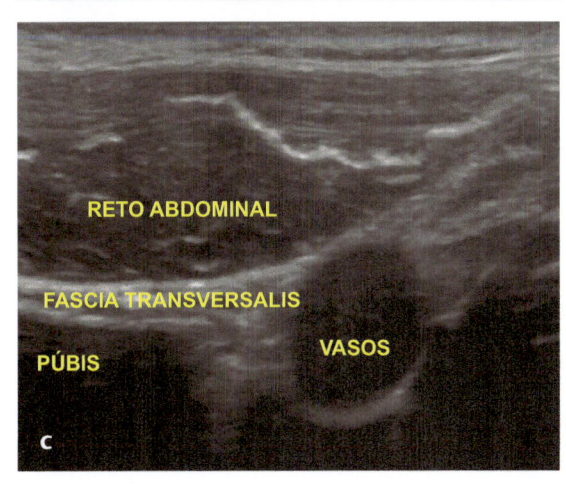

Fig. 32-22 Exame de ultrassom dinâmico para pesquisa de *sports hernia*, em repouso (**a**) e durante manobra de Valsalva (**b**). (**c**) Imagem do exame de ultrassom capaz de demonstrar, de forma nítida, as estruturas envolvidas na gênese da lesão (*fascia transversalis* e reto abdominal) e marcos anatômicos (osso púbico e vasos ilíacos externos). (Fonte: Arquivo pessoal dos autores.)

Quadro 32-1 Diagnóstico Diferencial da Dor na Virilha em Atletas.

Causas	Diagnóstico diferencial
Viscerais	Hérnia inguinal
	Outras hérnias abdominais
	Torção testicular
Associadas ao quadril	Lesão labral do acetábulo e impacto femoroacetabular
	Osteoartrite
	Síndrome do ressalto do quadril e tendinite do iliopsoas
	Necrose avascular
	Síndrome da banda iliotibial
Relacionadas com a sínfise púbica	Estiramento do reto abdominal
	Disfunção do tendão do músculo adutor
	Lesão da aponeurose do reto abdominal e adutor longo
	Osteíte púbica
Infecciosas	Artrite séptica
	Osteomielite
	Doença inflamatória pélvica
	Prostatite
	Infecção por herpes
Inflamatórias	Endometriose
	Doença inflamatória intestinal
Traumáticas	Fratura por estresse
	Avulsão de tendão
	Contusão muscular
Associadas ao desenvolvimento	Apofisites
	Lesão fisária
	Doença de Legg-Calvé-Perthes
	Displasia de desenvolvimento de quadril
Neurológicas	Síndrome de compressões nervosas
Associadas a neoplasias	Carcinoma testicular
	Osteoma osteoide

Os autores consideram esta classificação pouco prática e de pouca aplicabilidade, já que a enorme maioria dos casos atendidos se encontra num mesmo subgrupo, e preferem subdividir os quadros de pubalgia **quanto a hipótese diagnóstica** em:

1. Entesopatia/desinserção parcial do reto abdominal e/ou adutor longo e/ou aponeurose pré-púbica.
2. *Sports hernia*
3. Artrose ou degeneração da sínfise pubiana.
4. Osteíte púbica
5. Pubalgia secundária a IFA.
6. Combinação de um ou mais subtipos.

E quanto ao tempo de evolução dos sintomas em:

1. Pubalgia aguda (até 12 semanas).
2. Pubalgia crônica (mais de 12 semanas), diferentemente da classificação proposta no consenso.[26]

CONDUTA À BEIRA DO CAMPO

À beira do campo, certamente, a maior parte dos casos de dor na região púbica de início agudo será secundária a uma lesão aguda dos adutores (na maioria das vezes o adutor longo) (Fig. 32-23), associada ou não a lesão da aponeurose e a lesões do reto abdominal. Lesões crônicas agudizadas também têm o potencial de retirar um atleta de campo ou de quadra a semelhança das lesões agudas. Normalmente essas lesões impossibilitam que o atleta permaneça em campo e há um relato claro do momento e mecanismo da lesão.

Mesmo sabendo que os fatores intrínsecos podem ser mais importantes na ocorrência de lesão muscular dos membros inferiores, sabe-se que os fatores extrínsecos (como fadiga, carga de jogo e planejamento da temporada) e intrínsecos modificáveis são de grande valor para desenvolver mais medidas preventivas e reduzir a carga geral de lesão muscular nos atletas.[27]

As lesões agudas por estiramento muscular (adutores e reto abdominal), em sua grande maioria, são de tratamento conservador, com protocolo acelerado de reabilitação para garantir um retorno breve ao esporte e reduzir a taxa de recidiva. As lesões crônicas (acima de 12 semanas de evolução) da aponeurose conjunta e as *sports hernias*, refratárias ao tratamento conservador, podem requerer reparo cirúrgico, com a técnica utilizada dependendo do diagnóstico definitivo (Fig. 32-24).

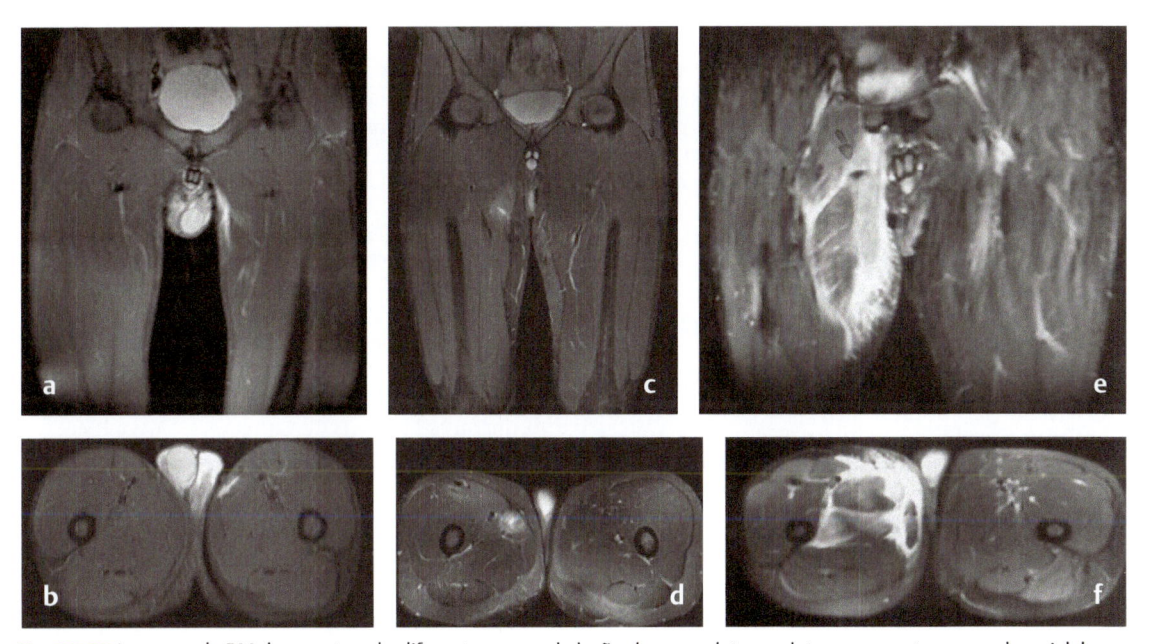

Fig. 32-23 Imagens de RM demonstrando diferentes graus de lesão da musculatura adutora nos cortes coronal e axial: leve (**a, b**) com mínimo hematoma superficial próximo a fáscia; moderada (**c, d**) com edema e hematoma intramuscular; e grave (**e, f**) com avulsão de fragmento ósseo e hematoma envolvendo as regiões anterior e medial da coxa direita. (Fonte: Arquivo pessoal dos autores.)

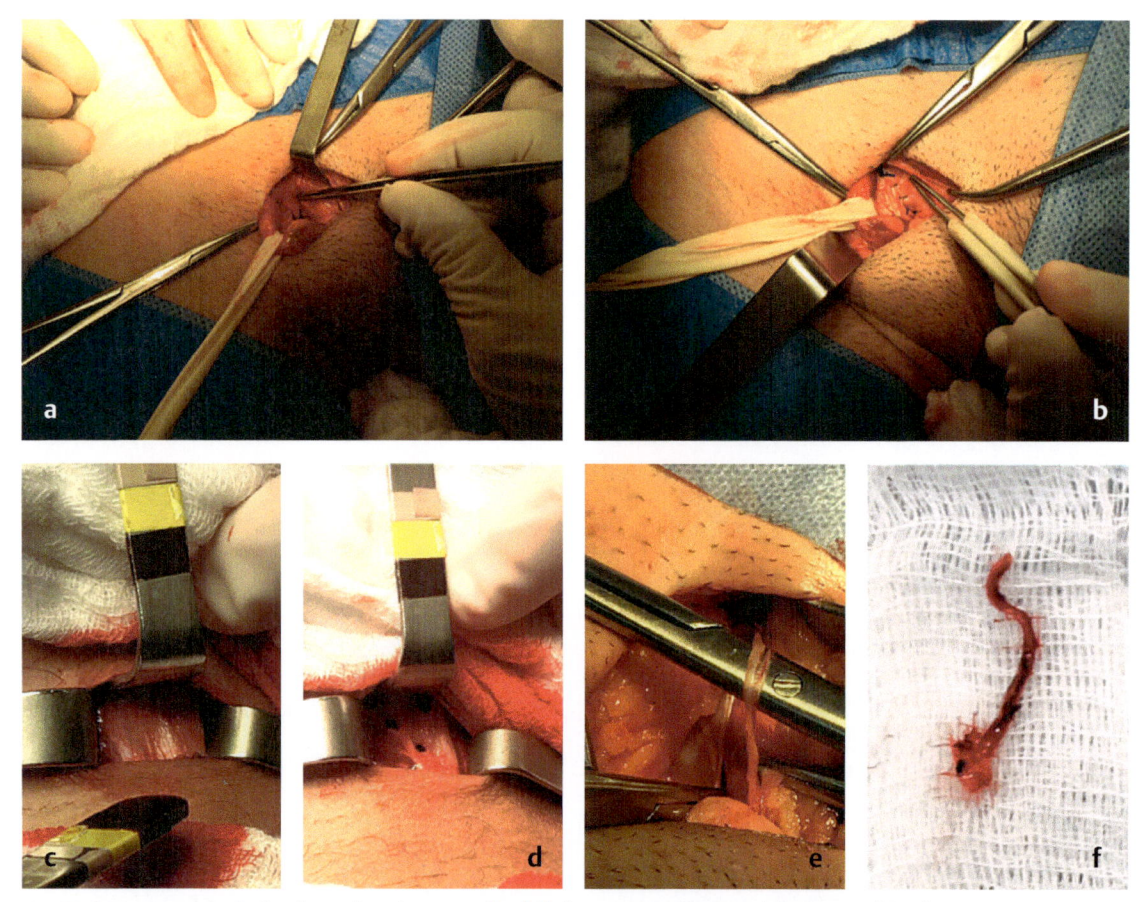

Fig. 32-24 Imagens das lesões (**a**, **c**, **e**) e pós-reparo (**b**, **d**, **f**) de um procedimento cirúrgico combinado para tratamento da pubalgia atlética e *sports hernia* em um atleta profissional de futebol. Realizado reforço da musculatura profunda do abdômen (*fascia transversalis*) (**a**, **b**); tenotomia parcial do músculo adutor longo (**c**, **d**); e neurectomia do ramo genital do nervo genitofemoral (**e**, **f**). (Fonte: Arquivo pessoal dos autores.)

REFERÊNCIAS BIBLIOGRÁFICAS

1. Larson CM. Sports hernia/athletic pubalgia: Evaluation and management. Sports Health 2014;6(2):139-44.
2. Ekstrand J, Hilding J. The incidence and differential diagnosis of acute groin injuries in male soccer players. Scand J Med Sci Sport 1999;9(2):98-103.
3. Emery CA, Meeuwisse WH. Risk factors for groin injuries in hockey. Med Sci Sports Exerc 2001;33(9):1423-33.
4. Omar IM, Zoga AC, Kavanagh EC, et al. Athletic pubalgia and "sports hernia": Optimal MR imaging technique and findings. Radiographics 2008;28(5):1415-38.
5. Hackney RG. The sports hernia. Sports Med Arthrosc 1997;5(4):320-5.
6. Serner A, Tol JL, Jomaah N, et al. Diagnosis of acute groin injuries: A prospective study of 110 athletes. Am J Sports Med 2015;43(8):1857-64.
7. Arnason A, Sigurdsson SB, Gudmundsson A, Holme I, Engebretsen L, Bahr R. Risk factors for injuries in football. Am J Sports Med 2004;32(SUPPL. 1):5-16.
8. Tyler TF, Nicholas SJ, Campbell RJ, McHugh MP. The association of hip strength and flexibility with the incidence of adductor muscle strains in professional ice hockey players. Am J Sports Med 2001;29(2):124-8.
9. Whittaker JL, Small C, Maffey L, Emery CA. Risk factors for groin injury in sport: An updated systematic review. Br J Sports Med 2015;49(12):803-9.
10. Charnock BL, Lewis CL, Garrett WE, Queen RM. Adductor longus mechanics during the maximal effort soccer kick. Sport Biomech 2009;8(3):223-34.
11. Maffey L, Emery C. What are the Risk Factors for Groin Strain Injury in Sport? Sport Med 2007;37(10):881-94.
12. Hägglund M, Waldén M, Ekstrand J. Injuries among male and female elite football players. Scand J Med Sci Sport 2009;19(6):819-27.
13. Eirale C, Farooq A, Smiley FA, Tol JL, Chalabi H. Epidemiology of football injuries in Asia: A prospective study in Qatar. J Sci Med Sport 2013;16(2):113-7.
14. Engebretsen AH, Myklebust G, Holme I, Engebretsen L, Bahr R. Intrinsic risk factors for groin injuries among male soccer players: A prospective co-hort study. Am J Sports Med 2010;38(10):2051-7.
15. Hölmich P, Thorborg K, Dehlendorff C, Krogsgaard K, Gluud C. Incidence and clinical presentation of groin

injuries in subelite male soccer. Br J Sports Med 2014;48(16):1245-50.
16. Lovell G. The diagnosis of chronic groin pain in athletes: a review of 189 cases. Aust J Sci Med Sport 1995;27:76-9.
17. Meyers WC, McKechnie A, Philippon MJ, Horner MA, Zoga AC, Devon ON. Experience with "sports hernia" spanning two decades. Ann Surg. 2008;248(4):656-65.
18. Hammoud S, Bedi A, Magennis E, Meyers WC, Kelly BT. High incidence of athletic pubalgia symptoms in professional athletes with symptomatic femoroacetabular impingement. Arthrosc – J Arthrosc Relat Surg 2012;28(10):1388-95.
19. Larson CM, Pierce BR, Giveans MR. Treatment of athletes with symptomatic intra-articular hip pathology and athletic pubalgia/sports hernia: A case series. Arthrosc – J Arthrosc Relat Surg 2011;27(6):768-75.
20. Meyers WC, Foley DP, Garrett WE, Lohnes JH, Mandlebaum BR. Management of severe lower abdominal or inguinal pain in high-performance athletes. Am J Sports Med 2000;28(1):2-8.
21. Williams PR, Thomas DP, Downes EM. Osteitis púbis and instability of the pubic symphysis: When non operative measures fail. Am J Sports Med 2000;28(3):350-5.
22. Hananouchi T, Yasui Y, Yamamoto K, Toritsuka Y, Ohzono K. Anterior impingement test for labral lesions has high positive predictive value. Clin Orthop Relat Res 2012;470(12):3524-9.
23. Martin RRL, Enseki KR, Draovitch P, Trapuzzano T, Philippon MJ. Acetabular labral tears of the hip: Examination and diagnostic challenges. J Orthop Sports Phys Ther 2006;36(7):503-15.
24. Deitch EA, Soncrant MC. Ultrasonic diagnosis of surgical disease of the inguinal-femoral region. Surg Gynecol Obstet 1981;152(3):319-22.
25. Kwee RM, Kwee TC. Ultrasonography in diagnosing clinically occult groin hernia: systematic review and meta-analysis. Eur Radiol 2018; 28(11):4550-60.
26. Weir A, et al. Doha agreement meeting on terminology and definitions in groin pain in athletes. Br J Sports Med 2015; 49:768-74.
27. Hägglund M, Waldén M, Ekstrand J. Risk factors for lower extremity muscle injury in professional soccer: The UEFA injury study. Am J Sports Med 2013;41(2):327-35.

LESÕES NO JOELHO

SEÇÃO 33-1

BLOQUEIO ARTICULAR POR LESÕES MENISCAIS

Ricardo Varatojo
Gabriel Garcez A. Souza
Rodrigo Araujo Goes

INTRODUÇÃO

O aumento do nível de competitividade esportiva trouxe consigo, também, o aumento das lesões no esporte. Cerca de 70% a 80% das lesões no futebol acometem os membros inferiores, e, dessas, as mais comuns referem-se às lesões no joelho e lesões musculares, sobretudo na coxa.[1] De todas as lesões do joelho, as contusões, entorses e lesões da cartilagem são as mais comuns. Majewski *et al.* estudaram a epidemiologia dessas lesões e reconheceram que 44% das lesões do joelho são distúrbios intra-articulares e, desses, 80% precisaram ser submetidos à artroscopia. Quando é necessário realizar artroscopia, as lesões que mais se encontram são ruptura do ligamento cruzado anterior, ligamentos colateral medial e lateral e as lesões dos meniscos.[2]

Neste capítulo, abordaremos uma condição específica do joelho que configura uma urgência ortopédica – o joelho bloqueado. Pode ocorrer em inúmeras alterações, manifestando-se sempre com a incapacidade de realizar os movimentos de flexão-extensão do joelho de forma adequada.

Dentre as causas traumáticas mais comuns de bloqueio articular do joelho, destacam-se as lesões meniscais, como "*flap*" da borda livre e a lesão em "alça de balde" ou "asa de cesto".[3]

O menisco é uma estrutura fibrocartilaginosa presente entre as superfícies articulares do fêmur e da tíbia, melhorando a congruência da articulação femorotibial. Têm como funções secundárias contribuir na distribuição do líquido articular, absorção de impactos, estabilização anteroposterior e estabilização rotacional do joelho.[4] Cada joelho conta com dois meniscos, um medial e um lateral. O mais comumente lesionado é o menisco medial, possivelmente por sua menor mobilidade (Fig. 33-1).[5]

Uma lesão no menisco pode ser traumática ou degenerativa e pode ser classificada de acordo com o formato e localização da lesão. Ela pode ocorrer de formas longitudinal, horizontal, radial, oblíqua e complexa (Fig. 33-2). Quando uma lesão longitudinal acomete desde o corno posterior do menisco até o corno anterior do mesmo menisco, ela pode ser chamada de lesão em "alça de balde". Segundo Moffet *et al.*, essas lesões em "alça de balde", junto com lesões degenerativas, são as que mais podem levar ao bloqueio da articulação, seguidas pelas lesões em "*flap*".[6]

AVALIAÇÃO INICIAL

Quando um atleta sofre um trauma direto ou indireto no joelho, temos que observar a postura que ele adota nos momentos iniciais após a lesão. O arco de movimento é uma avaliação simples, que pode ser feita à beira do campo, e permite avaliar possíveis lesões que estejam causando bloqueio articular. Um paciente com alguma lesão aguda intra-articular do joelho tende a adotar uma postura de semiflexão, o que configura o bloqueio articular.[7]

Em geral, essa condição inviabiliza o retorno do atleta ao campo. Deve ser iniciado, então, o protocolo inicial de tratamento com repouso, gelo e elevação do membro. Já no vestiário, alguns testes podem ser feitos para avaliar o local da dor, possibilidade de lesões ligamentares e limites do arco de movimento. Nesse momento, em caso de bloqueio articular, a avaliação minuciosa geralmente fica muito limitada pela dor. É, então, mandatório o

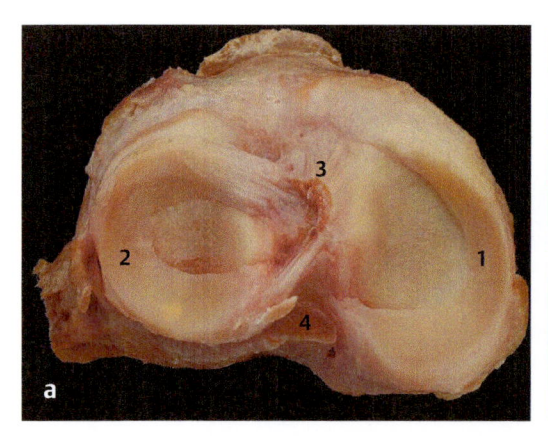

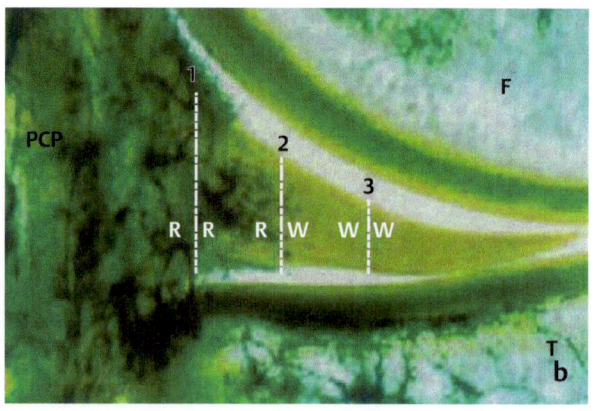

Fig. 33-1 (a) Vista axial da anatomia dos mensicos. *1.* Menisco medial; *2.* Mensico Lateral; *3.* Inserção tibial do ligamento cruzado anterior. **(b)** Microfotografia eletrônica da vascularização do menisco, com as divisões das zonas vermelho-vermelha (R-R), vermelho-branca (R-W) e branco-branca (W-W).[30,31]

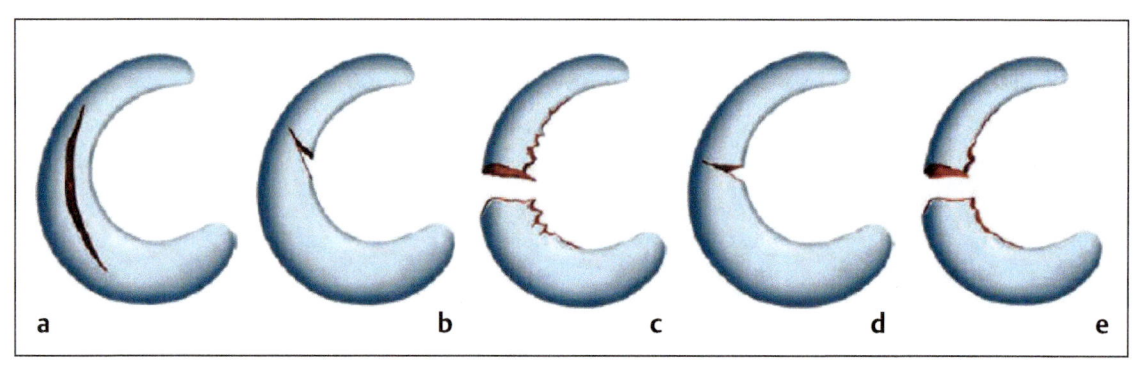

Fig. 33-2 Tipos de lesão meniscal, quanto à sua morfologia e padrão geométrico, em vista axial. (**a**) Vertical longitudinal. (**b**) Oblíqua. (**c**) Degenerativa. (**d**) Transversa (radial). (**e**) Horizontal (mais bem vista nos planos coronal e sagital).[32]

encaminhamento para um exame de imagem para auxiliar nos diagnósticos diferenciais (Fig. 33-3).[5]

DIAGNÓSTICOS DIFERENCIAIS

Inúmeras condições traumáticas e não traumáticas podem causar o bloqueio articular do joelho. Neste capítulo vamos nos ater às lesões traumáticas, servindo de diagnósticos diferenciais na prática esportiva. Lesão em "alça de balde" do menisco medial ou lateral, corpo livre intra-articular, lesão em *flap* meniscal, fraturas intra-articulares, aprisionamento do coto de uma lesão de ligamento cruzado anterior, luxação de patela e o próprio derrame articular estão entre as condições que podem causar bloqueio do joelho.[8-12]

A causa mais comum de lesão traumática, causando bloqueio articular, é uma lesão em "alça de balde" do menisco medial ou lateral (Fig. 33-4).[3] Essas lesões ocorrem quando uma lesão longitudinal se estende do corno posterior ao corno anterior do menisco. Quando a lesão ocorre na junção meniscocapsular, temos uma "alça de balde" de menisco completa. Quando ela ocorre em uma região mais central do menisco, a "alça de balde" é parcial.

Nessas situações, deparamo-nos com um menisco preso apenas por suas raízes, sem que nada o mantenha na posição habitual. Com isso, pode haver um deslocamento dessa "alça" para o intercôndilo, causando incapacidade de realizar os movimentos de flexo-extensão do joelho, não somente por dor, mas também por interposição e restrição mecânica.

Quando isso acontece, estamos diante de uma urgência ortopédica que deve ser resolvida o mais breve possível. Manobras para redução da "alça de balde" luxada podem ser tentadas ainda no local da lesão, mas nem sempre são bem-sucedidas. Por se tratar de alta suspeição de lesão meniscal, a ressonância magnética (RM) está indicada e pode ser feita ainda na fase aguda.[5]

Outra causa de bloqueio do joelho que pode surgir decorrente de um trauma esportivo é um fragmento intra-articular secundário ao trauma. O fragmento pode ser de cartilagem (Fig. 33-5) ou de menisco (Fig. 33-6) e, quando permanece como corpo livre, pode-se instalar em alguma região que bloqueie o movimento articular.[9,10]

Pouco discutido, mas não menos importante, um bloqueio articular pode ser causado após uma ruptura isolada do ligamento cruzado anterior. Isso

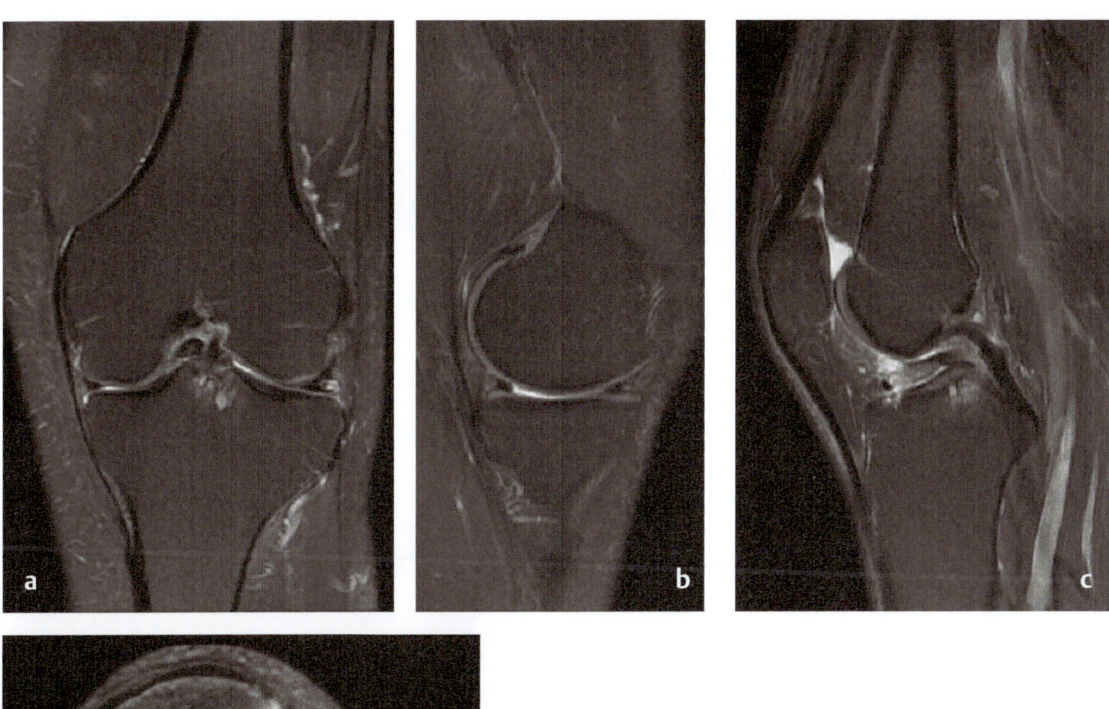

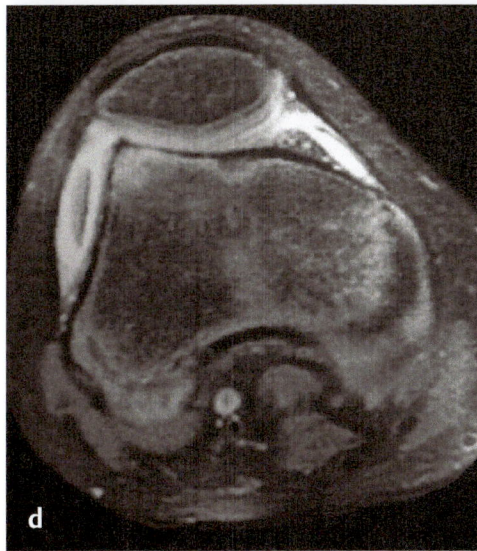

Fig. 33-3 Imagem de ressonância magnética no corte coronal demonstrando fragmento do menisco medial luxado no intercôndilo (**a**); no corte sagital, com o menisco encurtado (**b**) e com sinal característico da lesão em "alça de balde", o duplo LCP (**c**); e corte axial com fragmento do tipo corpo livre osteocondral do côndilo femoral lateral localizado no recesso lateral do joelho (**d**). (Fonte: Arquivo pessoal dos autores.)

Fig. 33-4 Imagem de vista artroscópica de lesão meniscal medial em "alça de balde", luxada (**a**) e reduzida (**b**) e com desinserção completa da junção meniscocapsular – zona vermelho-vermelha (**c**). (Fonte: Arquivo pessoal dos autores.)

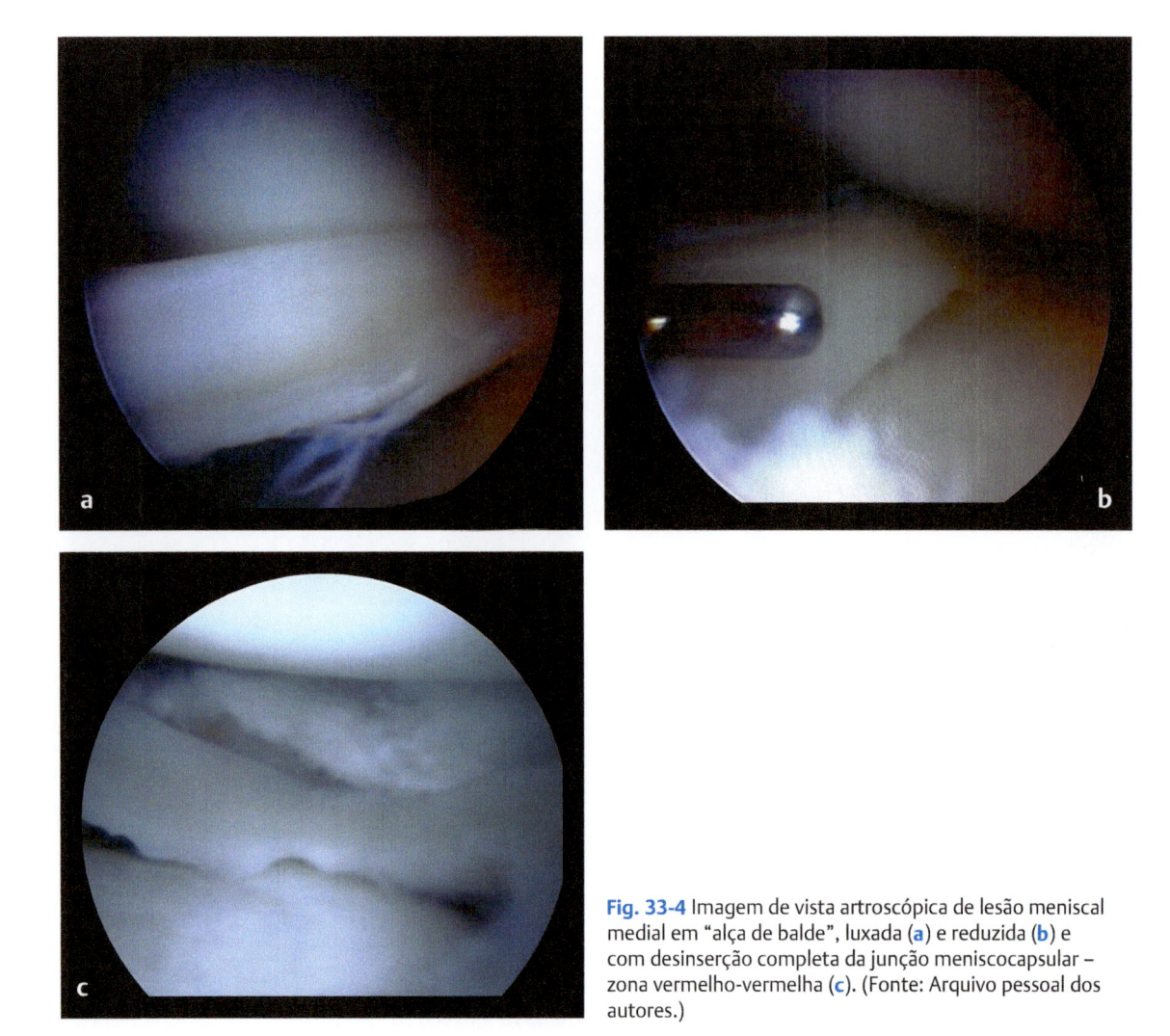

CAPÍTULO 33 ■ LESÕES NO JOELHO

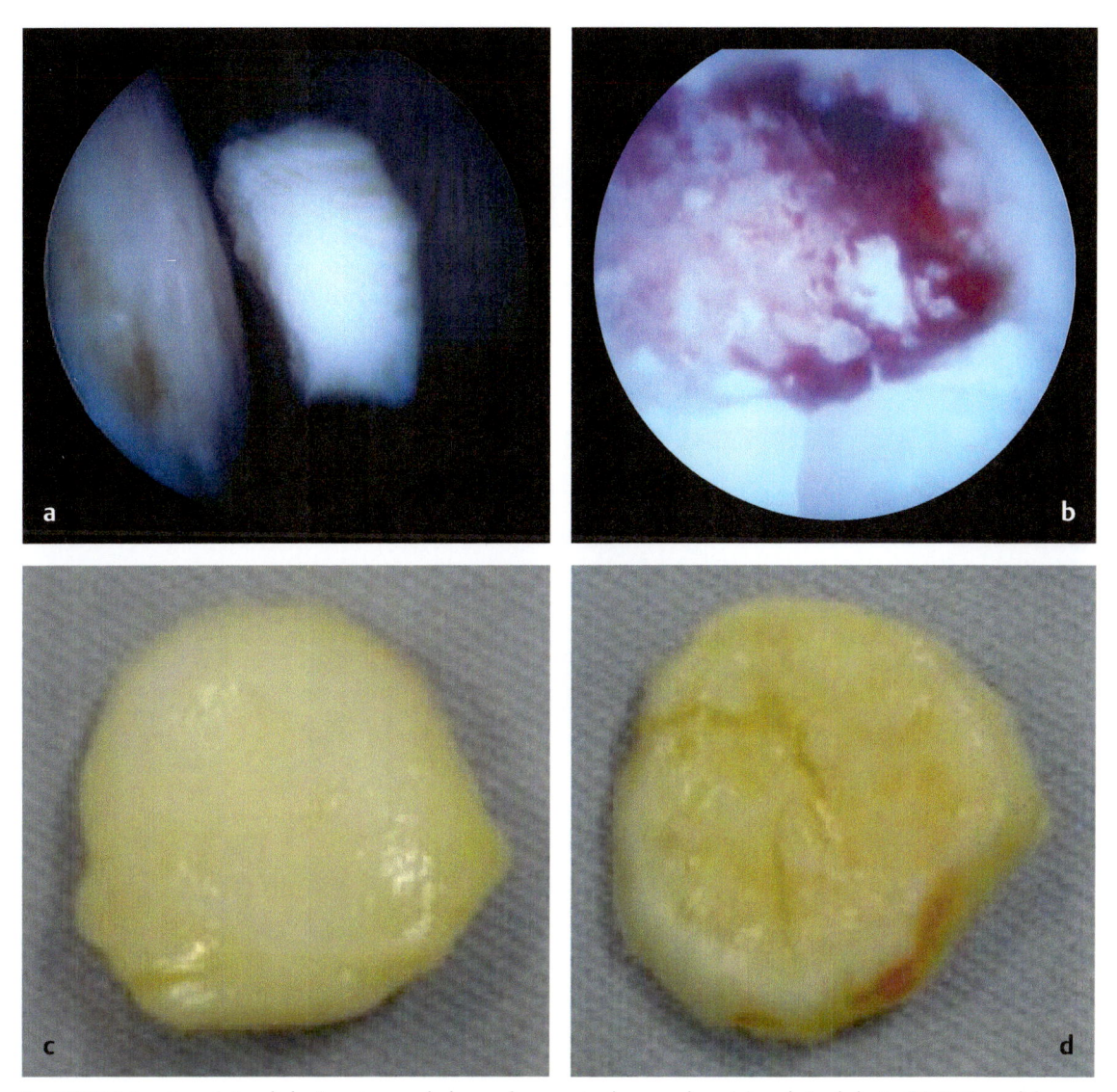

Fig. 33-5 Vista artroscópica de lesão osteocondral, com fragmento de corpo livre (a) e o leito da lesão (b). Visão real do fragmento com as superfícies condral (c) e óssea (d). (Fonte: Arquivo pessoal dos autores.)

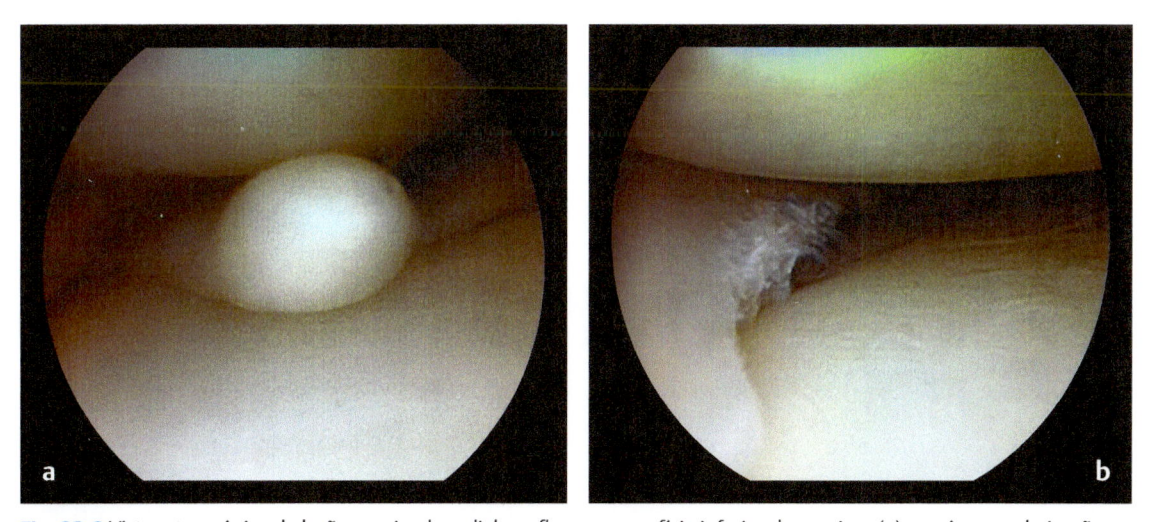

Fig. 33-6 Vista artroscópica de lesão meniscal medial em *flap*, na superfície inferior do menisco (a) e após a regularização e meniscectomia (b). (Fonte: Arquivo pessoal dos autores.)

pode ocorrer quando o coto do ligamento fica aprisionado entre o côndilo femoral e o planalto tibial, impedindo a extensão completa do joelho.[11]

A luxação da patela também é uma lesão comumente associada à prática esportiva, que pode causar bloqueio articular. Geralmente ocorre em jovens, abaixo de 20 anos, e manifesta-se com o deslocamento da patela – geralmente lateral, porém podendo ocorrer em outros sentidos, como superior (Fig. 33-7).[13,14]

Um achado muito comum em pacientes com entorse de joelho durante a prática esportiva é o edema ósseo. Quando aparece na RM, o edema ósseo está intimamente relacionado com lesão do menisco lateral, lesão do ligamento anterolateral e grave instabilidade rotacional do joelho (*pivot shift* graus 2 ou 3).[15] Embora Boks *et al.* não tenham encontrado direta relação entre a presença do edema ósseo e a intensidade da dor referida pelo atleta,[16] Jelic *et al.* encontraram maior frequência de lesões intra-articulares nos pacientes com edema ósseo quando comparados aos pacientes sem esse achado.[17] Assim, o edema ósseo parece não ser um causador de bloqueio articular, mas sua presença tem

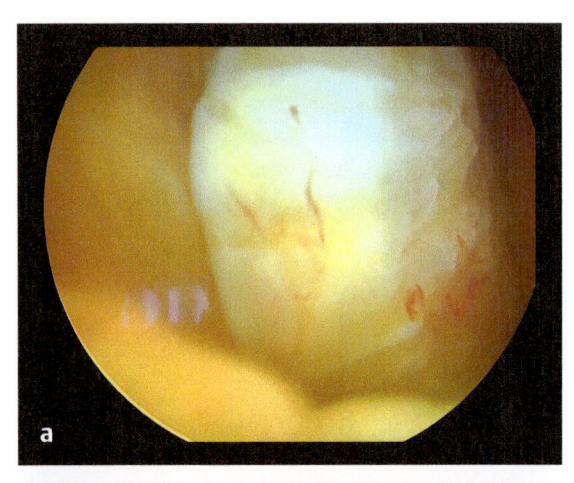

Fig. 33-7 Vista artroscópica de corpo livre intra-articular após episódio de luxação da patela (**a**); fragmento com a respectiva mensuração de suas superfícies condral (**b**) e óssea (**c**). Visão aberta do leito do fragmento (**d**) e preenchido pelo corpo livre (**e**). (Fonte: Arquivo pessoal dos autores.)

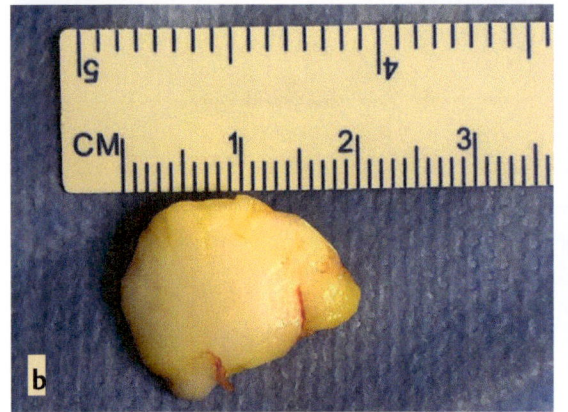

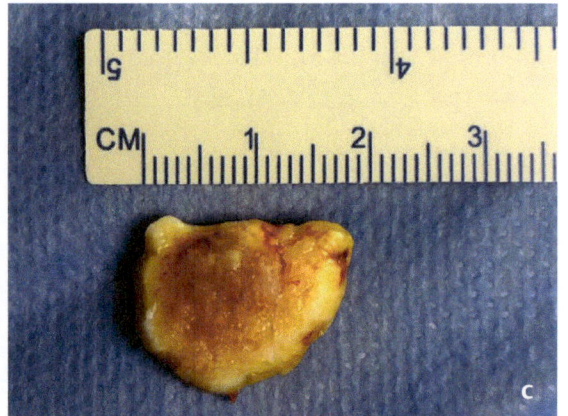

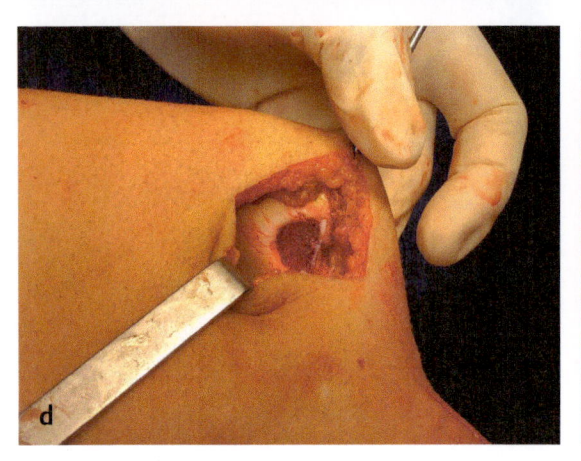

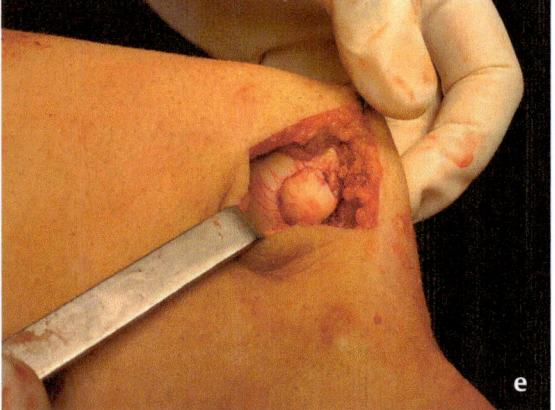

forte relação com outras lesões que podem ser responsáveis por essa condição clínica.

Como consequência de qualquer lesão intra-articular, sobretudo ligamentares, fraturas do planalto tibial e fraturas tipos B e C do terço distal do fêmur, pode-se instalar a hemartrose. Quando volumosa, pode restringir o arco de movimento tanto pelo fator mecânico, quanto pela contratura dos músculos isquiotibiais. Nesse caso, chamamos de pseudobloqueio articular.

CONDUTA À BEIRA DO CAMPO

Quando um atleta cai no gramado e pede atendimento, o médico deve-se dirigir ao local já formulando hipóteses diagnósticas que possam guiar as perguntas e testes que serão realizados. A equipe médica tem poucos segundos para definir sobre o retorno do atleta ou a sua substituição. A precisão das informações e o conhecimento das possíveis patologias são fundamentais. Para isso, é importante que o departamento médico esteja em constante atenção aos lances do jogo, de modo a presenciar em tempo real o mecanismo de lesão ocorrido.

Um trauma em valgo com rotação do tronco levanta a hipótese de lesões ligamentares do pivô central, comumente associadas à lesão dos meniscos. O trauma direto pode fazer suspeitar de fraturas ou luxações. Em caso de lesões ligamentares ou fraturas, o derrame articular acontece em curto espaço de tempo e se dá por hemartrose. A capacidade de dobrar e esticar o joelho deve ser avaliada e documentada para ser posteriormente comparada após a fase aguda da lesão.[14]

O médico de campo deve estar atento a esses detalhes. A decisão sobre retornar ao jogo ou substituir o atleta deve ser tomada o mais rápido possível, mas o diagnóstico definitivo pode ser feito em um segundo momento. Assim, um atleta que sofre uma entorse de joelho, cai no gramado com o joelho em semiflexão e mostra-se incapaz de esticar e dobrar o joelho deve ser substituído, ainda que o diagnóstico definitivo não seja possível de imediato (Fig. 33-8).

No vestiário, após a realização dos testes para lesões ligamentares e meniscais, é possível tentar o desbloqueio por meio de manobras suaves de rotação, flexo-extensão e varo e valgo do joelho. Muitas vezes a dor pode impedir que essas manobras sejam realizadas. O gelo deve ser iniciado de imediato, e repouso e restrição de carga da articulação são mandatórios, até que o exame complementar contribua com o diagnóstico final. A imobilização pode ser uma medida analgésica adicional.

EXAMES COMPLEMENTARES

Adotadas essas medidas iniciais, o atleta deve ser encaminhado para exame complementar a fim de confirmar hipóteses diagnósticas levantadas pelo exame físico. Pensando nos principais diagnósticos diferenciais já citados, pode-se iniciar a propedêutica por imagem realizando uma radiografia simples do joelho em anteroposterior e perfil.[19] Essa imagem permite a avaliação de fraturas intra-articulares com corpos livres e ser responsáveis por hemartrose aguda.[19] Ambas as condições são capazes de bloquear o arco de movimento do joelho. Uma fratura intra-articular é responsável pela hemartrose após trauma em 13% dos casos.[18]

Para as causas mais prováveis de bloqueio articular em lesão esportiva, é necessário lançar mão da RM para confirmação diagnóstica.[20] Esse exame permite avaliar lesões meniscais, lesões ligamentares, contusões ósseas, fraturas condrais e corpos

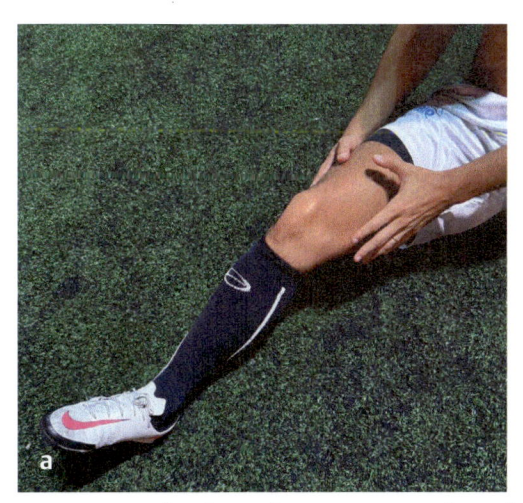

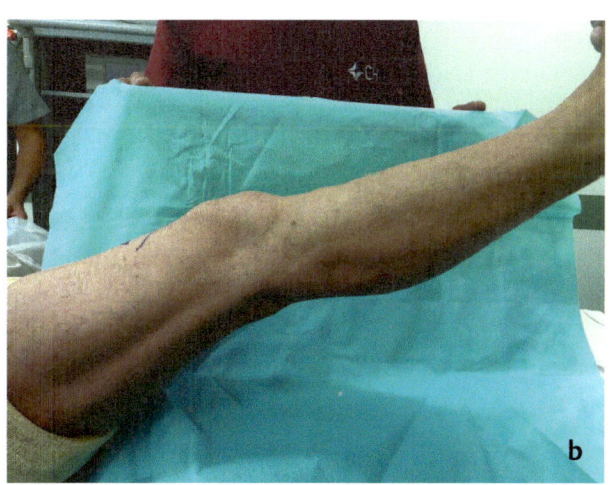

Fig. 33-8 Exemplos clínicos de postura em semiflexão do joelho e bloqueio articular por lesão meniscal. No *field of play* (**a**) e no centro cirúrgico (**b**). (Fonte: Arquivo pessoal dos autores.)

livres. É o melhor exame para avaliar lesões não ósseas, substituindo radiografias e artroscopias para o diagnóstico.[20]

Um alerta deve ser feito para o caso de lesões meniscais avaliadas por RM: as imagens permitem identificar uma lesão nos meniscos medial e lateral, entretanto não são tão eficazes no seu detalhamento. Sendo assim, não constituem uma boa ferramenta para optar pela técnica operatória definitiva (meniscectomia ou sutura meniscal). Goes *et al.* mostraram, em sua revisão, que essas imagens ainda são muito pouco detalhistas, e os radiologistas podem melhorar a acurácia para ajudar na decisão de técnica cirúrgica.[21]

TRATAMENTO DAS LESÕES MENISCAIS EM ATLETAS

Sabendo que uma das principais causas de bloqueio articular do joelho durante a prática de futebol é uma entorse causando lesão no menisco ("*flap*" ou "alça de balde"), direcionamos esse tópico de tratamento para contribuir na tomada de decisão entre opções de tratamento para essa condição.

Uma vez identificada a lesão em "alça de balde" causando bloqueio no joelho, é necessário indicar cirurgia corretiva.[5,12] Devem-se, então, ponderar riscos e benefícios das diferentes modalidades cirúrgicas. As opções são meniscectomia parcial artroscópica e meniscorrafia (sutura ou reparo meniscal).

Para a tomada de decisão, é importante considerar fatores, como idade do atleta, esporte, menisco lesionado (medial × lateral) e momento da carreira.[19] Com relação à cirurgia escolhida, devem-se considerar o tempo de reabilitação até o retorno, o índice de falha da cirurgia, as consequências em curto, médio e longo prazos e a disponibilidade de recursos.[23,24] Após levantar todos esses dados, o mais importante é expor ao atleta e seus responsáveis legais (quando menor de 18 anos) e considerar sua vontade como o critério mais importante.

A meniscectomia requer uma reabilitação por 3 a 10 semanas até o retorno ao esporte, dependendo de sua extensão.[25] O atleta submetido à meniscectomia pode vivenciar períodos de desconforto associados a derrame articular, que, em geral, melhoram após repouso. Embora, inicialmente, a satisfação costume ser maior que na meniscorrafia, os efeitos de longo prazo podem ser deletérios. Além disso, alguns trabalhos mostraram o risco de condrólise em curto prazo após meniscectomia – sobretudo lateral – e reforçaram a necessidade de evoluirmos a discussão sobre sutura de menisco em atletas de alto rendimento.[22,26] O resultado funcional é positivo na maioria dos casos, mas a degeneração articular quase sempre surge após oito anos.[26]

Já os pacientes submetidos à meniscorrafia têm chance de falha e necessidade de reabordagem em até 15% dos casos, e seu tempo de retorno ao esporte é mais longo, podendo chegar a até 8 meses.[25,26] Apesar do maior tempo para recuperação, o retorno ao mesmo nível pré-lesão acontece em mais de 81% dos casos, similar à meniscectomia.[27] Em adição a isso, a sutura do menisco parece ser capaz de prevenir as alterações degenerativas em 25% a 50% dos casos, quando comparada à meniscectomia,[28] e a meniscectomia (parcial, subtotal ou total) medial aumenta em cerca de 50% as forças sobre o ligamento cruzado anterior ou sobre o enxerto.[29]

Quando bem indicada, a sutura do menisco tem benefícios comprovados, e a tendência atual é preservar o menisco, sempre que possível. Entretanto, o atleta de alto rendimento é um paciente diferente, em que diversos fatores adicionais devem ser considerados. O diálogo com o atleta, seus responsáveis legais e o clube em que atua é fundamental para a melhor tomada de decisão. Independente de qual seja a técnica de escolha, é importante que o atleta tenha consciência das consequências em curto e em longo prazo.

Como Conduzimos

A condição de joelho bloqueado durante uma partida de futebol não é tão incomum. Ao identificarmos essa condição, sempre retiramos o atleta da partida e realizamos um exame físico simples ainda no vestiário com inspeção para identificar o surgimento de derrame articular, palpação para identificar pontos dolorosos, avaliamos o arco de movimento e tentamos realizar o teste de Lachman, para descartar lesão do ligamento cruzado anterior. Logo em seguida, iniciamos o tratamento com crioterapia, repouso e retiramos a carga do membro. Uma nova avaliação no dia seguinte é feita para decidir sobre a necessidade de exame de imagem. Caso mantenha o quadro clínico, encaminhamos para a RM imediatamente. Até a definição final do diagnóstico, mantemos o membro sem carga e com gelo por 20 minutos a cada 3 horas. Quando identificamos uma lesão do menisco lateral, nossa tendência é sempre conversar com o atleta sugerindo programação de sutura de menisco, caso o tipo e a localização da lesão permitam. Em caso de lesão do menisco medial isolado, ponderamos o tamanho da lesão e, sobretudo, a idade do atleta. Atletas jovens, com lesões pequenas e periféricas, devem sempre ser encorajados a aceitar a tentativa de preservar o menisco. Para atletas já na segunda metade da carreira, expomos os fatores citados no texto, como tempo de recuperação e consequências em longo prazo, para que a decisão seja tomada em conjunto. Em casos de lesões associadas à ruptura do ligamento cruzado anterior, sempre recomendamos e tentamos a sutura meniscal. O mais importante é que toda conduta seja tomada em conjunto com o atleta, pois sua carreira será afetada por qualquer decisão, seja em curto prazo, seja em médio/longo prazos.

REFERÊNCIAS BIBLIOGRÁFICAS

1. Wong P, Hong Y. Soccer injury in the lower extremities. Br J Sports Med 2005;39:473-82.
2. Majewski M, Susanne H, Klaus S. Epidemiology of athletic knee injuries: A 10-year study. The Knee 2006;13:184-8.
3. Shakespeare DT, Rigby HS. The Bucket-handle tear of the meniscus. British editorial Society of Bone and Joint Surgery 1983; 0301-620X/83/4074.
4. Makris EA, Hadidi P, Athanasiou KA. The knee meniscus: Structure function, pathophysiology, current repair techniques, and prospects for regeneration. Biomaterials 2011;32:7411e7431.
5. Bhatia S, Laprade CM, Ellman MB, Laprade RF. Meniscal root tears significance, diagnosis, and treatment. The American Journal of Sports Medicine; 42(12).
6. Moffet H, Richards CL, Malouin F, et al. Effects of the type of meniscal lesion on knee function. Journal of Electromyography and Kinesiology 1998;8:411-22.
7. Malanga GA, Andrus S, Nadler SF, McLean J. Physical Examination of the Knee: A Review of the Original Test Description and Scientific Validity of Common Orthopedic Tests. Arch Phys Med Rehabil 2003;84.
8. O'Shea JJ, Shelbourne KD. Repair of locked bucket-handle meniscal tears in knees with chronic anterior cruciate ligament deficiency. The American Journal of Sports Medicine; 31(2).
9. Stamatoukou A, Haslam P, Wilton T, Geutjens G. Locked knee Caused by a Loose Body in the Fabellofemoral Joint. The American Journal of Sports Medicine 2002;30(1).
10. Devgan A, Mudgal KC. An unusual case of foreign body knee that spontaneously migrated inside and out of the joint: arthroscopic removal. Knee Surg Sports Traumatol Arthrosc 2007;15:758-60.
11. Carmont MR, Gilbert RE, Marquis C, et al. The diagnostic value of the stump impingement reflex sign for determining anterior cruciate ligament stump impingement as a cause of knee locking. Sports Medicine, Arthroscopy, Rehabilitation, Therapy & Technology 2012;4:29.
12. Garofalo R, Kombot C, Borens O, et al. Locking knee caused by subluxation of the posterior horn of the lateral meniscos. Knee Surg Sports Traumatol Arthrosc 2005;13:569-71.
13. Siddiqui MA, Tan MH. Locked knee from superior dislocation of the patella-diagnosis and management of a rare injury. Knee Surg Sports Traumatol Arthrosc 2011;19:671-3.
14. Tsai CH, Hsu CJ, Hung CH, Hsu HC. Primary traumatic patellar dislocation. Journal of Orthopaedic Surgery and Research 2012;7:21.
15. Song GY, Zhang H, Wang QQ, et al. Bone contusions after acute noncontact anterior cruciate ligament injury are associated with knee joint laxity, concomitant meniscal lesions, and anterolateral ligament abnormality. Arthroscopy: The Journal of Arthroscopic and Related Surgery 2016;3:1-11.
16. Boks SS, Vroegindeweij D, Koes BW, et al. Clinical consequences of post traumatic bone bruise in the knee. The American Journal of Sports Medicine 2007;35(6).
17. Jélic D, Masulivic D. Bone bruise of the knee associated with the lesions of anterior cruciate ligament and menisci on magnetic resonance imaging. Vojnosanitetski Pregled 2011;68(9):762-6.
18. Bilik A, Krticka M, Kvasnicka P. Traumatic haemarthrosis of the knee – indication to acute Arthroscopy. Bratisl Lek Listy 2012;113(4):243-5.
19. Giulieti JA, Denegar CR, Harner CD. Tibial Plateau Fracture in a Female Soccer Player: A Case Study. Journal of Athletic Training 1994;29(1).
20. Lim SY, Peh WCG. Magnetic resonance imaging of sports injuries of the knee. Annals Academy of Medicine 2008;37(4).
21. Goes RA, Campos ALS, Cardoso RF, et al. Magnetic Resonance Imaging: Is it really a Good Tool for Predicting Meniscal reparability? Austin J Orthopade & Rheumatol 2015;2(3).
22. Nawabi DH, Cro S, Hamid IP, Williams A. Return to play after lateral meniscectomy compared with medial meniscectomy in elite professional soccer players. Am J Sports Med 2014;42:2193-8.
23. Smith MV, Nepple JJ, Wright RW, et al. Knee osteoarthritis is associated with previous meniscus and anterior cruciate ligament surgery among elite college American football athletes. Sport Heal. A Multidiscip Approach 2017;9:247-51.
24. Fitzgibbons RE, Shelbourne KD, et al. "Aggressive" nontreatment of lateral meniscal tears seen during anterior cruciate ligament reconstruction. Am J Sports Med 1995;23:156-9.
25. Lasmar RCP, Kalil FN, Vieira RB, Reis GF. Meniscectomia x meniscorrafia: revisão da bibliografia e cuidados no atleta de alto rendimento. In: Goes RA, McCormark RG. O menisco. 1. ed. Rio de Janeiro: Thieme Revinter; 2019. p. 203-6.
26. Bonneux I, Vandekerckhove B. Arthroscopic partial lateral meniscectomy long-term results in athletes. Acta Orthop Belg 2002;68:356-61.
27. Logan M, Watts M, Owen J, Myers P. Meniscal repair in the elite athlete. Am J Sports Med 2009;37:1131-4.
28. Persson F, Turkiewicz A, Bergkvist D, et al. The risk of symptomatic knee osteoarthritis after arthroscopic meniscus repair vs. partial meniscectomy vs. the general population. Osteoarthr Cartil. 2018;26:195-201.
29. Papageorgiou CD, Gil JE, Kanamori A, et al. The biomechanical interdependence between the anterior cruciate ligament replacement graft and the medial meniscos. Am J Sports Med 2001;29(2):226-31.
30. Smigielski R, Zdanowicz U, Ciszek B, Becker R. Medial meniscus anatomy – from basic science to treatment. Knee Surg Sports Traumatol Arthrosc 2015;23:8-14.
31. Arnoczky SP, Warren RF. Microvascularization of human meniscus. Am J Sports Med 1982;10(2):90-105.
32. Goes RA, McCormack RG. O menisco – da avaliação e lesão ao transplante. Cap. 10, p. 67.

SEÇÃO 33-2

BLOQUEIO ARTICULAR POR LESÕES CONDRAIS E OSTEOCONDRAIS

Camila Cohen Kaleka
Pedro Henrique Cunha Andrade
Pedro Debieux Vargas Silva
Moisés Cohen

INTRODUÇÃO

As lesões que acometem a superfície articular de uma determinada articulação são denominadas lesões condrais ou osteocondrais, sendo as últimas, quando existe envolvimento da cartilagem junto ao osso subcondral adjacente.[1] O dano relacionado com a cartilagem articular pode ocorrer tanto de forma crônica, por meio de traumas cíclicos, ou de forma aguda, geralmente após um evento traumático de maior energia.[2] No entanto, a maior parte da literatura foca nas lesões crônicas da cartilagem, uma vez que frequentemente o trauma inicial seja subestimado.

Dessa maneira, a lesão aguda, seja osteocondral seja condral, representa uma condição desafiadora no meio esportivo não somente por proporcionar a interrupção momentânea do atleta em campo de jogo, mas também futuramente pelo potencial de desencadear a degeneração articular precoce, processo de grande relevância clínica por deteriorar progressivamente a cartilagem, principalmente nas grandes articulações, como os joelhos que atuam no suporte de carga e sob demanda elevada em esportes de alta *performance*.[1]

Além das lesões agudas ou crônicas, há outra entidade conhecida como osteocondrite dissecante (OCD), descrita em 1887, para descrever corpos livres dentro da articulação do joelho, reconhecida atualmente como uma área de menor integração entre o osso subcondral e a cartilagem articular adjacente, por algum grau de necrose do osso subcondral.[3] Apesar de a etiologia ser diferente das lesões agudas ou crônicas da cartilagem, essa situação deve ser lembrada já que algumas características clínicas são semelhantes, incluindo o bloqueio articular do joelho.[4]

O bloqueio articular ou "joelho travado" refere-se a um joelho em que a extensão total não pode ser alcançada seja de forma aguda ou intermitente, como resultado de uma sobrecarga articular persistente ou de um trauma único em que o joelho está sujeito em âmbito esportivo. Ocorre quando há algum material interposto entre as superfícies articulares que impede fisicamente o joelho de estender-se.[2] Nessa situação, algumas etiologias são elencadas, como: lesão meniscal, luxação patelar ou corpos livres articulares (6% dos casos de joelho bloqueado).[5]

Quando a presença de corpos livres de origem articular leva ao bloqueio do joelho, devemos pensar qual a origem anatômica desses fragmentos. Além do diagnóstico há também necessidade de um coerente planejamento do tratamento das lesões condrais, pois a cartilagem é um tecido com baixo potencial de reparo, pouco vascularizado e que, uma vez lesionado, inicia um processo cicatricial para formação de fibrocartilagem, um tecido menos especializado sem capacidade de produzir colágeno tipo II, produto principal das células da cartilagem hialina saudável. Essas lesões da cartilagem são responsáveis por reduzir a *performance* do atleta ou até afastar alguns do esporte de alto rendimento, como o futebol.

O futebol é considerado o esporte mais popular do mundo, sendo praticado por mais de 300 milhões de pessoas. A alta exigência biomecânica dos joelhos decorrente dos movimentos de mudança de direção e aceleração/desaceleração somados à pobre capacidade intrínseca de cicatrização inerente ao tecido cartilaginoso propicia um grande desafio para toda comunidade ortopédica quanto ao perfeito manejo dessa lesão.[6]

EPIDEMIOLOGIA

A incidência de lesões de cartilagem, tanto agudas quanto crônicas, está em franca ascendência nos esportistas. A prevalência de defeitos condrais focais no joelho é de 36% entre os atletas comparados a 15% da população.[2]

De modo geral, o acometimento do joelho é responsável por 46% de todas as lesões que deflagram o fim da carreira de um jogador profissional de futebol, e, dentre estas, mais de um quarto estão relacionadas com o comprometimento da cartilagem.[2] Reconhecidamente as taxas mais altas de dano à cartilagem estão relacionadas, entre outros fatores, com prática esportiva em situações reais de jogos comparados ao treino, ao posicionamento/função desempenhada e em associação a um índice de massa corpórea superior a 30. Além disso, o risco de desenvolvimento de osteoartrose é cerca de 12 vezes maior entre os atletas comparados à população em geral.[2]

ETIOLOGIA/MECANISMO DE TRAUMA

Habitualmente, os pacientes que se apresentam com lesão condral/osteocondral podem ser divididos didaticamente em dois grandes perfis. O primeiro perfil, que é o enfoque deste capítulo, contempla aqueles que desenvolveram a lesão secundariamente a um evento traumático específico bem descrito, iniciando um quadro clínico caracterizado em sua maioria por dor e incapacidade funcional aguda. Já em relação ao segundo grupo, não há um fator desencadeante bem definido, a sintomatologia é insidiosa, e a limitação funcional, progressiva.[7]

Em um estudo cadavérico sobre as fraturas osteocondrais do joelho, Kennedy *et al.*[3] constataram que a grande maioria das lesões se apresentava localizada no côndilo femoral medial, podendo ocorrer tanto com o joelho em extensão submetido a uma rotação externa quanto em flexão e rotação interna. As lesões no planalto tibial caracterizaram-se por extensão do joelho e rotação medial (especificamente no medial) ou flexão do joelho associada à rotação lateral, referindo-se ao planalto lateral. O estudo corrobora a importância da integridade ligamentar articular a fim de evitar que a energia mecânica do trauma provoque uma fratura osteocondral.[1,5]

Em relação às lesões associadas, a lesão condral está presente em 9%-60% das rupturas agudas do ligamento cruzado anterior (alguns autores relatam até 80%[1]) e em 95% das luxações patelares. De forma adicional, a contusão óssea provocada pelo trauma promove apoptose condrocítica, processo de extrema relevância em termos de prognóstico.[2]

AVALIAÇÃO CLÍNICA

Em relação à rotina do exame clínico, é prudente ressaltarmos que a lesão articular osteocondral aguda, na maioria das vezes em uma avaliação inicial (campo de jogo), constitui-se de difícil diagnóstico, uma vez que além dos sintomas não serem específicos, frequentemente encontramos comprometimento concomitante de outros tecidos peri/intra-articulares do joelho.[1]

Se houver um corpo livre dentro da articulação e o joelho estiver travado, o paciente pode apresentar outros sinais e sintomas, incluindo:

1. Rigidez crônica no joelho.
2. Dificuldade em esticar o joelho totalmente.
3. Sensação de estalo no joelho.
4. Saliência cutânea na topografia do corpo livre solto.
5. Dor intermitente.
6. Inchaço.[3]

Nesses casos pode precisar de um procedimento cirúrgico para retirada do corpo livre e tratamento da lesão condral (Fig. 33-9).

A dor é o sintoma mais comum, sobretudo quando o atleta realiza a descarga mecânica sobre o membro afetado.[1] O bloqueio mecânico é consequência da presença do fragmento osteocondral interposto entre as superfícies articulares e caracteriza-se pela incapacidade de o paciente realizar a extensão completa do joelho, configurando um quadro agudo ou até mesmo intermitente.[5]

Diante de um paciente com dor, sintomas mecânicos e efusão articular, a decisão por realizar a punção articular do joelho, seja com objetivo diagnóstico seja terapêutico (alívio do quadro álgico), pode evidenciar a presença de substância hemática escurecida ao aspecto macroscópico, além de tecido adiposo sobressalente ao líquido aspirado, tipicamente resultado do acometimento osteocondral.[7] Quando optado pela punção articular, a hemartrose associada ao bloqueio articular aumenta a suspeita da presença de corpo livre.[8]

EXAMES DE IMAGEM

A investigação por imagem da lesão condral/osteocondral tem como objetivo principal não somente a confirmação da suspeita clínica, mas também permite a caracterização da lesão em termos de extensão, presença/ausência de sinais de instabilidade e, portanto, tem valor prognóstico.[1]

O estudo radiográfico padrão do joelho nesse contexto deve contemplar as incidências AP com carga (se o quadro álgico permitir), perfil com flexão de 30°, oblíquas, Rosenberg (PA com 45° de flexão com apoio) e axial de patela.[7] Ocasionalmente as radiografias podem não evidenciar o fragmento, principalmente nos casos em que o corpo livre apresenta uma fina camada de osso subcondral.[9] Estudos evidenciaram que aproximadamente 60% de todas as lesões osteocondrais visualizadas por via artroscópica resultantes de luxação patelar foram omitidas inicialmente pela avaliação radiográfica inicial.[1]

Em vista do que foi dito, frequentemente faz-se necessária a extensão da avaliação da lesão em evidência, recorrendo a outras modalidades no estudo por imagem, dentre as quais se destacam a ressonância magnética, a tomografia computadorizada e a cintilografia óssea (Fig. 33-10).[1,3]

A cintilografia óssea marcada com tecnécio constitui-se de um exame que caracteristicamente apresenta sensibilidade satisfatória, detectando a lesão em um intervalo de apenas 12 horas após o trauma, entretanto, dentre as suas limitações, não

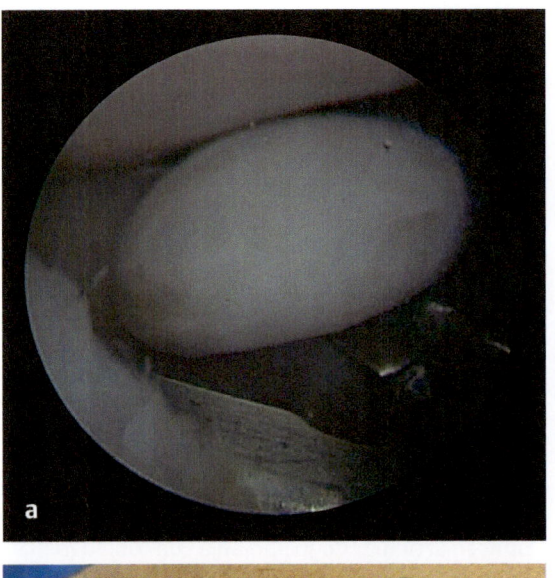

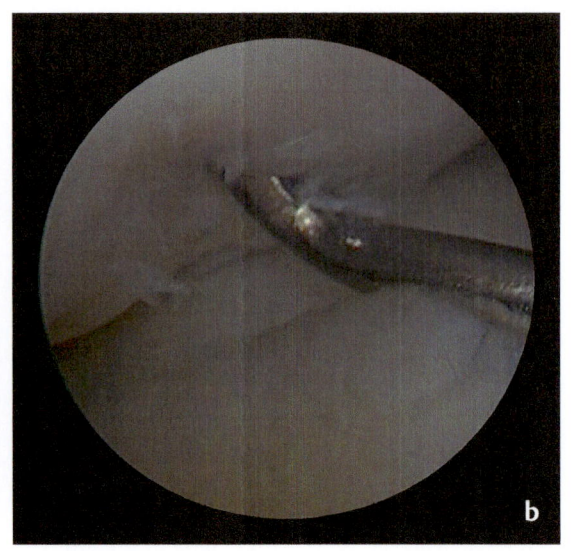

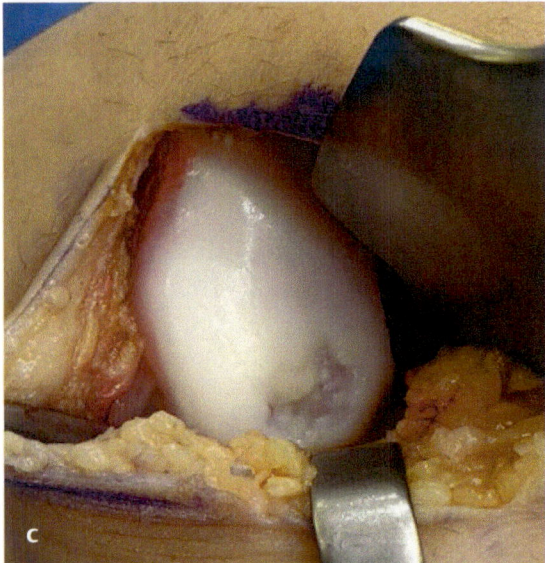

Fig. 33-9 (a) Visão artroscópica do joelho com corpo livre intra-articular sendo retirado; (b) Lesão focal da cartilagem no côndilo femoral lateral, visão artroscópica e aberta (c). (Fonte: Arquivo pessoal dos autores.)

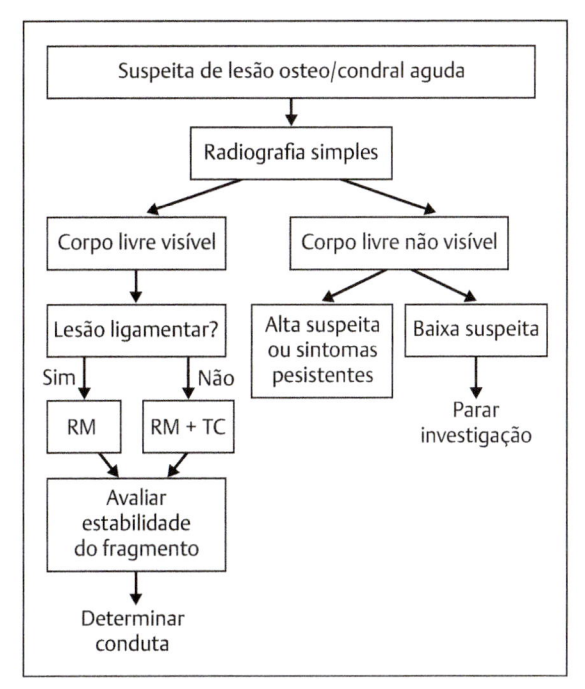

Fig. 33-10 Sugestão de fluxograma de exames de imagem para investigação de lesão condral ou osteocondral aguda do joelho. RM = ressonância magnética; TC = tomografia computadorizada.[3]

Quadro 33-1 Graduação das Lesões Condrais segundo a ICRS

Normal	Grau 0
Quase normal	Grau Ia – Lesões superficiais/amolecimento Grau Ib – 1a e/ou fissuras superficiais
Anormal	Grau II – Extensão < 50% da espessura
Lesão grave	Grau IIIa – Extensão > 50% Grau IIIb – Até a camada calcificada Grau IIIc – Até a superfície do osso subcondral Grau IIId – Com abaulamento da cartilagem ao redor da lesão
Lesão muito grave	Grau IVa – Acometimento do osso subcondral, não totalidade do defeito Grau IVb – Penetração em todo o diâmetro do defeito

permite a distinção entre acometimento condral e/ou osteocondral.[7] Em relação à tomografia computadorizada, apesar de pecar na distinção do edema medular ósseo, demonstra grande capacidade para detecção do fragmento osteocondral, sobretudo quando utilizado contraste, recurso que permite otimização do método e identificação minuciosa do corpo livre (artrotomografia).[1]

Considerada uma ferramenta imprescindível na análise da lesão osteocondral, a ressonância magnética permite a visualização multiplanar, além de oferecer informações prognósticas de relevância, como, por exemplo, a presença de sinais sugestivos de instabilidade e a extensão do edema subcondral associado, permitindo delinear o perfil da lesão e, consequentemente, o planejamento do tratamento. Apresenta sensibilidade de 93% e especificidade de 88% na detecção das lesões condrais/osteocondrais.[1,7]

CLASSIFICAÇÃO

As lesões focais da cartilagem articular podem ser subdivididas de acordo com a espessura da cartilagem acometida, conforme a classificação da International Cartilage Regeneration and Joint Preservation Society (ICRS), desde uma lesão superficial até a lesão que envolve todas as camadas da cartilagem, atingindo o osso subcondral (Quadro 33-1), classificação esta que auxilia no racional da melhor opção terapêutica.

CONDUTA À BEIRA DO CAMPO

Durante o jogo, são de suma relevância a compreensão do mecanismo de trauma e a graduação da incapacidade funcional aguda apresentada pelo atleta. A queixa de diminuição da amplitude de movimento, ocasionando bloqueio do joelho, requer avaliação médica imediata, pois demanda adequada assistência inicial, o que abrange orientações gerais, conforto analgésico, além de sinalização para substituição do atleta.

TRATAMENTO

Historicamente, o tratamento das lesões condrais/osteocondrais, sobretudo na área esportiva, representa um grande desafio para todos os grandes centros de referência mundiais, não somente pela pobre capacidade de autorreparo inerente a este tecido, mas adicionalmente pelas grandes demandas articulares, exigência específica desta população.[3] Uma abordagem criteriosa e sistematizada faz-se crucial para o êxito terapêutico.[2] Considerando um joelho bloqueado decorrente de fragmento condral ou osteocondral, a artroscopia é o procedimento que deve ser inicialmente indicado para remoção do corpo livre. Entretanto, há necessidade de identificar a origem anatômica da lesão e sendo proveniente da área de carga, o reparo da lesão focal está bem indicada. Levando-se em consideração apenas os atletas de futebol, um fluxograma específico de tratamento dessas lesões foi desenhado (Fig. 33-11).[10]

A abordagem a este agravo baseia-se inicialmente na compreensão por parte do médico em relação à "personalidade da lesão", sumarizada didaticamente em nove variáveis: etiologia, espessura do defeito articular, tamanho da lesão, localização, presença de sinais sugestivos de instabilidade, inte-

```
                    ┌─────────────────────────────┐
                    │   Lesão condral focal joelho │
                    └─────────────────────────────┘
                                   │
                                   ▼
                    Desbridamento artroscópioco:
                    - Sim, se bloqueio articular
                    - Talvez, durante a temporada
```

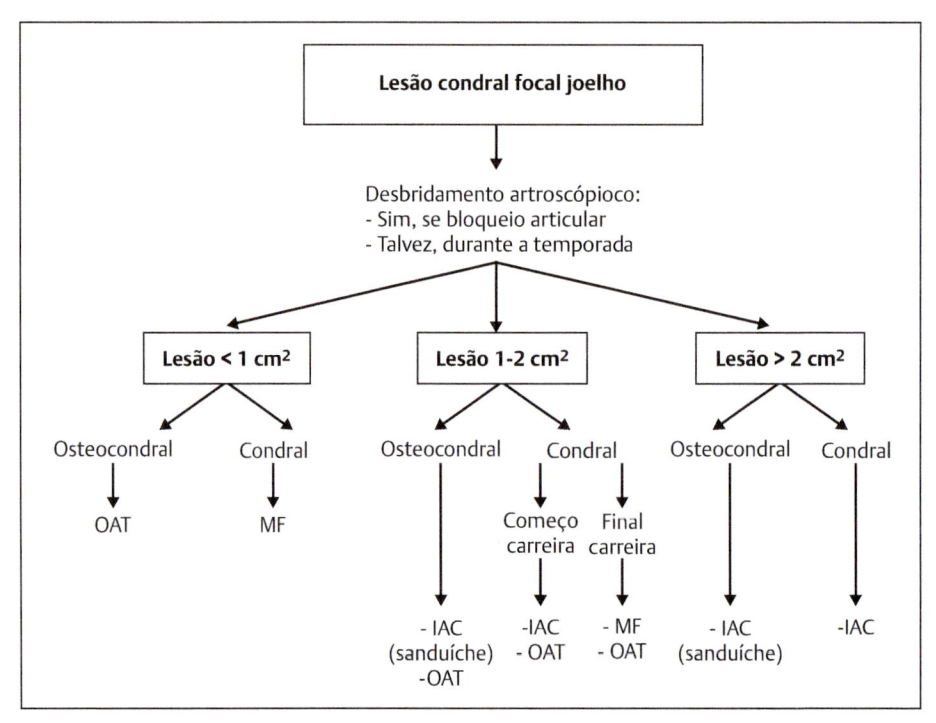

```
   Lesão < 1 cm²          Lesão 1-2 cm²              Lesão > 2 cm²
   ┌─────┬─────┐         ┌──────┬──────┐            ┌─────┬─────┐
Osteocondral Condral  Osteocondral Condral      Osteocondral Condral
     │        │           │       ┌──┴──┐             │         │
    OAT       MF          │   Começo  Final           │         │
                          │   carreira carreira       │         │
                          ▼      ▼      ▼             ▼         ▼
                        - IAC  - IAC  - MF         - IAC       -IAC
                      (sanduíche) - OAT  - OAT   (sanduíche)
                        -OAT
```

Fig. 33-11 Algoritmo de tratamento das lesões focais da cartilagem articular em atletas profissionais de futebol com base nos melhores níveis de evidência. OAT = transplante osteocondral autólogo; MF = microfraturas; IAC = implante autólogo de condrócitos; sanduíche = técnica que preenche a lesão profunda com enxerto ósseo, seguida da membrana semeada com células na base do defeito e outra membrana na superfície.[10]

gridades ligamentar e meniscal, alinhamento geral do membro e particularidades do atleta.[2]

De uma maneira geral, as técnicas cirúrgicas utilizadas no tratamento da lesão condral/osteocondral são subdivididas em duas principais categorias, em respeito aos seus princípios: reparação e restauração. Os procedimentos restaurativos têm como objetivo primordial o restabelecimento da cartilagem articular original, propiciando de forma minuciosa todas as suas propriedades teciduais/celulares e estrutura organizacional teoricamente idêntica. De maneira diferente, os procedimentos reparativos visam produzir um tecido de reparo denominado fibrocartilagem, possivelmente apto no papel de proteção da área lesionada.[3]

O principal tratamento de restauração articular é o transplante osteocondral (OAT), técnica que promove a transferência de cartilagem hialina de origem do próprio paciente (autólogo) ou de banco de tecidos (alógeno) diretamente ao sítio da lesão. As indicações são pautadas de acordo com a dimensão da área de lesão a ser tratada. Em defeitos de até 4 cm², está bem indicado o transplante osteocondral autólogo, em que um enxerto cilíndrico retirado da área sem carga do joelho é colocado no sítio de lesão por meio de encaixe sob pressão. Em contraste, é evidente que em defeitos maiores (> 4 cm²) o enxerto de cadáver (alógeno) configura-se como a melhor opção.[2,3]

Como supramencionado, a obtenção de fibrocartilagem é característica fundamental dos procedimentos reparativos, sendo o principal representante a microfratura. A técnica de microfratura é indicada em lesões pequenas (até 1-2,0 cm² se tratando de atletas), exige preparo do sítio lesional (habitualmente curetagem, retirada da camada calcificada e estabelecimento de bordas bem definidas), e são realizadas microperfurações na placa subcondral com distanciamento de 4 mm entre os orifícios e com profundidade entre 3-4 mm por via artroscópica. O princípio do método consiste no preenchimento do defeito cartilaginoso por um coágulo sanguíneo contendo células sinalizadoras derivadas da medula óssea capazes de produzir o tecido reparativo (comumente rico em colágeno do tipo I). Um recente estudo epidemiológico a respeito do tratamento das lesões condrais em atletas da NFL (National Football League) revelou que a microfratura era a abordagem mais frequente, representando 43% do total, e o fator considerado mais importante na tomada de decisão quanto à técnica cirúrgica foi o tamanho da lesão.[11]

O implante autólogo de condrócitos (IAC) é um procedimento reparativo efetuado em dois tempos. Em um primeiro momento, é realizada a avaliação artroscópica da cartilagem, e são obtidos fragmentos de cartilagem de área livre de carga, com finalidade de cultivo celular *in vitro* do condrócito, etapa meticulosa e complexa que apresenta duração aproximada entre 3-6 semanas. Já no segundo momento, os condrócitos isolados no processo anteriormente descrito são implantados no sítio da lesão por procedimento cirúrgico aberto. O objetivo crucial do implante de condrócitos é a tentativa de produção de um tecido mais semelhante possível à cartilagem hialina, se não a mesma. A qualidade do tecido de reparo obtido apresenta impacto clínico extremamente significativo, uma vez que determinará efetivamente o sucesso e a longevidade do tratamento, fator imprescindível na carreira do atleta.

> É importante ressaltar que as instabilidades ligamentares concomitantes, desvios de eixo ou mesmo lesões meniscais, além de aspectos que configuram particularidades do atleta (tempo de carreira, expectativas e ambições pessoais), devem ser rigorosamente analisados, no intuito de criar um ambiente absolutamente favorável à sobrevida da cartilagem, auxiliando na decisão do melhor tratamento.

REFERÊNCIAS BIBLIOGRÁFICAS

1. Harris JD, Brophy RH, Siston RA, Flanigan DC. Treatment of Chondral Defects in the Athlete's Knee. Arthrosc – J Arthrosc Relat Surg [Internet]. 2010;26(6):841-52.
2. Elliott JM, Tirman PFJ, Grainger AJ, et al. MR appearances of the locked knee. Br J Radiol. 2000;73(874):1120-6.
3. Pedersen M, DaCambra M, Jibri Z, et al. Acute Osteochondral Fractures in the Lower Extremities – Approach to Identification and Treatment. Open Orthop J. 2015;9(1):463-74.
4. Abdullah SB, Iyer RS, Shet NS. Pediatric Osteochondral Lesions. Semin Musculoskelet Radiol. 2018;22(1):57-65.
5. Flanigan DC, Harris JD, Trinh TQ, Siston RA, Brophy RH. Prevalence of chondral defects in Athletes' Knees: A systematic review. Med Sci Sports Exerc. 2010;42(10):1795-801.
6. Krych AJ, Pareek A, King AH, et al. Return to sport after the surgical management of articular cartilage lesions in the knee: a meta-analysis. Knee Surgery, Sport Traumatol Arthrosc. 2017;25(10):3186-96.
7. Bruce EJ, Hamby T, Jones DG. Sports-related osteochondral injuries: Clinical presentation, diagnosis, and treatment. Prim Care – Clin Off Pract. 2005;32(1):253-76.
8. McAdams TR, Mithoefer K, Scopp JM, Mandelbaum BR. Articular cartilage injury in athletes. Cartilage. 2010;1(3):165-79.
9. Urrea LH, Silliman JF. Acute chondral injuries to the femoral condyles. Oper Tech Sports Med. 1995;3(2):104-11.
10. Bekkers JEJ, de Windt TS, Brittberg M, Saris DBF. Cartilage Repair in Football (Soccer) Athletes: What Evidence Leads to Which Treatment? A Critical Review of the Literature. Cartilage. 2012;3(1 SUPPL.).
11. Brophy RH, Rodeo SA, Warren RF, Barnes RP, Powell JW. Knee Articular Cartilage Injuries in the National Football League Epidemiology and Treatment Approach by Team Physicians. J Knee Surg. 2009;22(4):331-8.

SEÇÃO 33-3

FRATURAS DO JOELHO (FÊMUR DISTAL, TÍBIA PROXIMAL E PATELA)

Marcos Antônio da Silva Girão
Jonatas Brito de Alencar Neto
Márcio Bezerra Gadelha Lopes
Renackson Jordelino Garrido

INTRODUÇÃO

As fraturas em torno do joelho (fêmur distal, tíbia proximal e patela) são raras no esporte, apresentando incidência em torno de 4,1% das fraturas esportivas em atletas.[1] Apesar de não frequentes, são lesões que, geralmente, afastam o atleta do esporte por bastante tempo (entre 31 a 204 dias).[1,2] Esportes de contato (futebol, basquete, hóquei, futebol americano) ou esportes que envolvem impacto/velocidade associado a mudanças bruscas de direção (ginástica, esqui, *snowboarder*) são mais associados a esses tipos de fraturas.[3] No geral, as lesões esportivas mais comuns no joelho são as luxações, lesões ligamentares e fraturas, nesta ordem de incidência.[4]

As fraturas do joelho englobam o fêmur distal (zona entre os côndilos femorais e a junção da metáfise com a diáfise femoral, que compreende aproximadamente os 15 cm distais do fêmur, medidos a partir da superfície articular),[5] a patela (maior osso sesamoide do corpo e o principal osso do mecanismo extensor)[6] e a tíbia proximal (porção articular proximal da tíbia).[7] Uma vasta complexidade ligamentar, membranosa e meniscal, também é responsável por estabilizar essa articulação, podendo ser acometida nas fraturas.

FRATURA DO FÊMUR DISTAL

O fêmur distal compreende a região supracondiliana, que se encontra na zona de transição metadiafisária, além dos côndilos femorais que se articulam com o platô tibial num valgo de 6-11° em relação ao eixo principal.[8]

Mecanismo de Trauma

Geralmente, as fraturas de fêmur distal possuem uma distribuição bimodal entre jovens e idosos, sendo no primeiro grupo, decorrentes de traumas de alta energia. Em esportistas, ocorrem, em geral, por causa de trauma direto local.[9] O mecanismo de trauma geralmente é uma carga axial com forças rotacionais em varo ou valgo.[10]

Frequência nos Esportes em Geral

As fraturas representam 12% das lesões em esportistas amadores, mas apenas 3% em atletas profissionais. Nos jogadores de futebol, as fraturas da extremidade distal do fêmur (sejam por estresse ou traumáticas) representam 3% do total dessas lesões, com uma mediana de ausência de 42 e 78 dias das atividades físicas.[1,11] Além de representarem um percentual baixo do total de fraturas em jogadores de futebol profissional, o índice de refratura e perda de jogos também é baixo nesses pacientes.[1]

Aspectos Clínicos

Inicialmente deve ser diferenciado entre trauma de baixa ou alta energia. Todo paciente com suspeita de fratura do fêmur distal deve estar em alerta para choque hipovolêmico.[11] A presença de edema, equimoses, hemartrose, síndrome compartimental e fratura exposta deve ser sempre pesquisada.[12] O exame neurológico deve ser realizado, bem como a pesquisa de lesões vasculares. Caso não palpado pulso, a ultrassonografia *Doppler* deve ser realizada.[11]

Diagnósticos Diferenciais

Após exame clínico minucioso, deve-se sempre procurar por lesões conjuntas associadas, como rupturas tendinosas (quadríceps e patela principalmente), ligamentares – lesão do ligamento cruzado anterior é a associação ligamentar mais frequente, além de investigada a presença de derrame articular, que pode favorecer uma fratura intercondiliana que não foi evidenciada na primeira radiografia.[8,9,12]

Classificação da Lesão

A classificação mais utilizada para fraturas do fêmur distal é a classificação AO/OTA, atualizada em 2018. Nestas, as fraturas de fêmur distal podem ser:[13] 33A: extra-articular (33A1.1 epicôndilo lateral; 33A1.2 epicôndilo medial; 33A2.1 fratura extra-articular em espiral; 33A2.2 fratura extra-articular oblíqua; 33A2.3 fratura extra-articular transversa; 33A3.1 em cunha intacta; 33A3.2 em cunha fragmentada;

33A3.1 multifragmentada); 33B: articular simples com metafisária complexa; 33C: articular complexa com metafisária complexa.

Tratamento

O tratamento não cirúrgico das fraturas de fêmur distal é reservado para uma pequena parcela desses traumas: fraturas sem desvio incompletas e/ou por avulsão. Podem ser utilizadas técnicas de imobilização gessada, talas e trações, com indicações bem seletivas, devendo também ser realizado um acompanhamento radiográfico seriado de 4-6 semanas. Em atletas, essas lesões quase sempre são tratadas de forma cirúrgica (Fig. 33-12), permitindo uma reabilitação precoce e breve retorno às atividades esportivas.[10,12]

FRATURA DA PATELA

O maior osso sesamoide do corpo, que tem em seu polo superior o sítio de inserção do tendão do quadríceps e a extremidade distal se inserindo na tuberosidade anterior da tíbia por meio do tendão patelar, é essencial do ponto de vista da mecânica articular por aumentar a estabilidade articular, além de conferir certo grau de proteção, pois evita o trauma direto na articulação do joelho.[6,14]

Mecanismo de Trauma

A maior parte das fraturas da patela resulta de traumas diretos ou ainda de quedas com o joelho em flexão. Traumas indiretos geralmente levam a fraturas por avulsão tanto no polo superior quanto inferior por uma contração excêntrica do quadríceps (p. ex.: aterrissagem de um salto) e podem ocorrer na maioria das vezes em esportes que requerem salto/impacto (basquete, vôlei, futebol).[6,15]

Frequência nos Esportes em Geral

As lesões na patela representam um total de 0,84% das lesões nos praticantes de futebol. As fraturas mais comuns ocorrem por avulsão, e o tratamento geralmente é cirúrgico.[3]

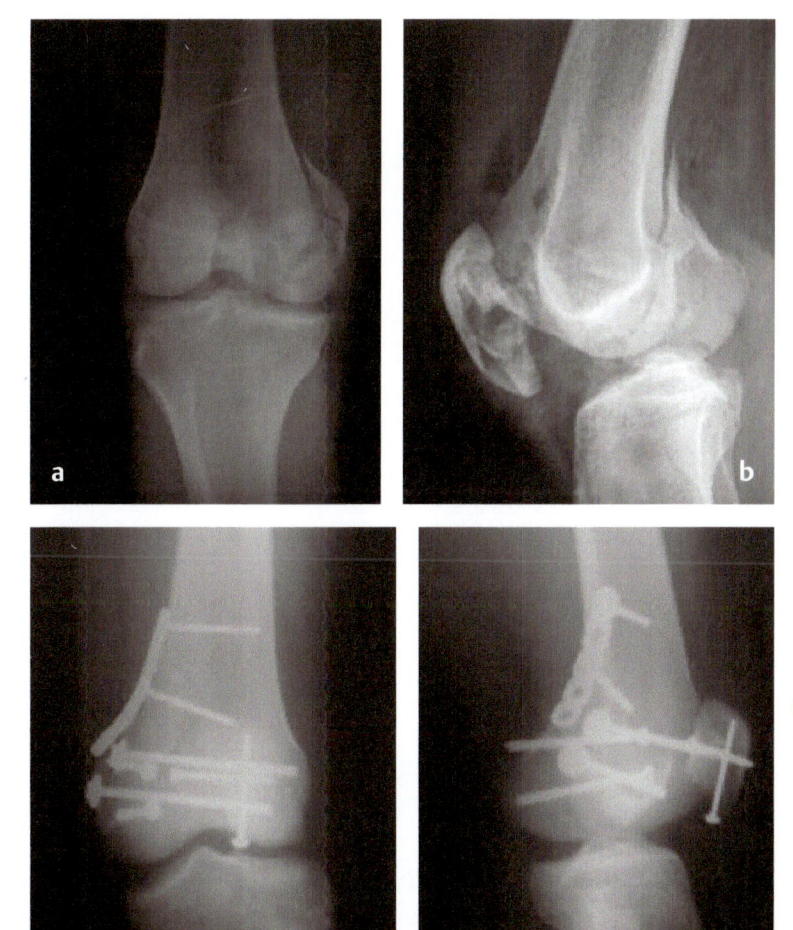

Fig. 33-12 Trauma durante partida de futebol apresentando fratura intra-articular do fêmur distal AO 33B3 e fratura cominutiva de patela AO 34C3. (a, b) Radiografia pré-operatória em anteroposterior (AP) e perfil demonstrando fratura de côndilo medial nos planos coronal e sagital; (c, d) Radiografias pós-operatórias em AP e perfil utilizando estabilidade absoluta com parafusos de compressão e placa anticisalhante. (Fonte: Arquivo pessoal do autor.)

Aspectos Clínicos

Clinicamente, as fraturas de patela podem-se apresentar com deformidades palpáveis e visíveis, associadas ou não a hematomas e/ou derrame articular e a presença de um *gap* palpável anterior ao joelho. É importante o exame bilateral comparativo entre os membros, analisando a simetria. A incapacidade de extensão do joelho também é um importante sinal visto ao exame clínico e está presente, caso ocorra lesão do mecanismo extensor (lesão retinacular medial/lateral ou desvio 3 mm).[1,6,16] A ausência de hemartrose pode estar associada à lesão retinacular extensa.[17]

Diagnósticos Diferenciais

Outras suspeitas em pacientes com dor súbita anterior ao joelho associado a estalo durante aterrissagem de um salto devem ser: ruptura do tendão quadríceps e ruptura do tendão patelar. Em casos de trauma anterior ao joelho, devem-se pesquisar também fratura de fêmur distal, fratura da tibial proximal, bem como excluir lesões associadas em quadril/acetábulo.[16,18]

Classificação da Lesão

A classificação mais utilizada para fraturas de patela é a classificação AO/OTA, atualizada em 2018. Nestas, as fratura de patela podem ser:[13] 34A: extra-articular; 34B: articular parcial; 34C: articular completa. A patela também pode ser classificada de acordo com o padrão descritivo da fratura:[19] sem desvio, transverso, polo inferior, multifragmentada, vertical e osteocondral.

TRATAMENTO

O tratamento não cirúrgico de fraturas da patela em não atletas é indicado para fraturas com desvio < 3 mm ou desvio articular < 2 mm. Nesta modalidade de tratamento, é necessária a imobilização (gesso ou *brace* não articulado) por 3-6 semanas. Em pacientes atletas, há tendência do tratamento cirúrgico pela possibilidade de reabilitação precoce, menor perda muscular e mais breve retorno às atividades esportivas (Fig. 33-13).[16,18]

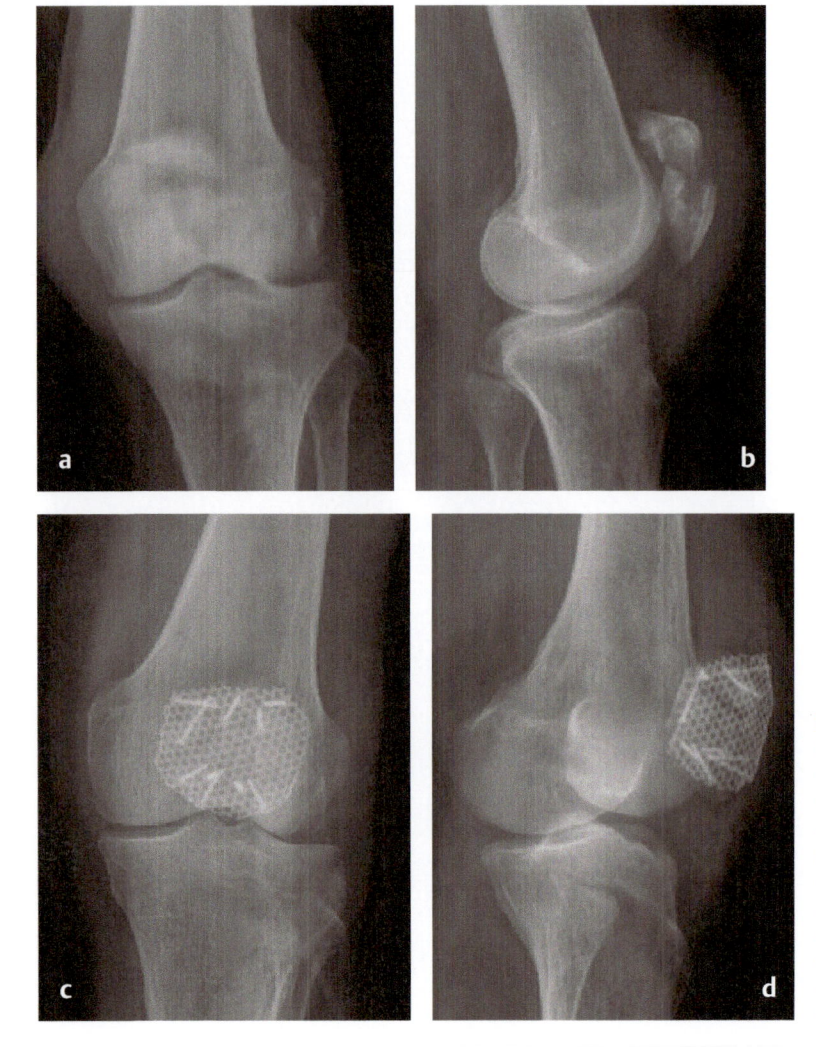

Fig. 33-13 Trauma durante basquete apresentando fratura cominutiva de patela AO 34C3. (a, b) Radiografia pré-operatória em anteroposterior (AP) e perfil demonstrando fratura de cominutiva com depressão articular; (c, d) Radiografias em AP e perfil pós-operatórias utilizando estabilidade absoluta com placa malha (*mesh plate*) 2.0. (Fonte: Arquivo pessoal do autor.)

FRATURA DA TIBIAL PROXIMAL

As fraturas da região proximal da tíbia são aquelas que acometem a superfície articular da tíbia, que se articula com os côndilos femorais, com ou sem extensão metafisária. São fraturas que geralmente estão acompanhadas de lesões associadas ou complicações de partes moles.[20]

Mecanismo de Trauma

Essas lesões podem ocorrer em situações como um trauma direto ou indireto – movimentos de hiperextensão do joelho (por exemplo, nas aterrissagens após saltos) e movimentos rotacionais (comuns nas diversas mudanças de direção durante esportes com mudança brusca de direção).

Frequência nos Esportes em Geral

As fraturas nessa topografia representam 4% do total de fraturas em práticas esportivas. Esportes que envolvem alta velocidade associada a mudanças bruscas de direção são mais propícios a este tipo de fratura, como: esqui, *snowboarder*, *kitesurf*.[7,20,21]

Aspectos Clínicos

As fraturas do platô tibial podem apresentar grande edema, hemartrose, equimose, flictenas, síndrome compartimental ou lesões neurovasculares (Fig. 33-14). O mecanismo de trauma e a energia do trauma estão diretamente implicados na gravidade da fratura e suas complicações. Fraturas de baixa energia tendem a apresentar-se com traços de fraturas simples e com menor dano de partes moles. Fraturas de alta energia ou fraturas-luxações devem ser avaliadas minuciosamente em virtude do alto risco de complicações. Estas fraturas têm alto potencial de evolução para síndrome compartimental, caso não seja instituído um tratamento adequado imediato (p. ex.: fixador externo).[22]

Diagnósticos Diferenciais

Pacientes com suspeita de fratura de tibial proximal devem ser examinados em busca de outras fraturas na mesma topografia (fratura de fêmur distal, patela ou fíbula proximal), bem como pesquisadas lesões associadas (lesão ligamentar ou meniscal). Há um padrão típico de fratura da tíbia proximal associado a grande dano ligamentar posterolateral que é a lesão ocasionada por mecanismo de hiperextensão associado a varo.[23]

Classificação da Lesão

As fraturas da tíbia proximal podem ser qualificadas pela classificação AO/OTA, atualizada em 2018.[13] Nestas, as fraturas de tíbia proximal podem ser: 41A: extra-articular; 41B: articular parcial; 41C: articular completa com dissociação entre diáfise e metáfise. A classificação mais utilizada para este tipo de lesão é a classificação de Shatzker/Kfuri:[24] Tipo I: Cisalhamento do platô lateral; Tipo II: Cisalhamento e depressão do platô lateral; Tipo III: Depressão isolada do platô lateral; Tipo IV: Cisalhamento do platô medial; Tipo V: Bicondilares, sem dissociação entre diáfise e metáfise; Tipo VI: Bicondilares, com dissociação entre diáfise e metáfise/adicionar A: padrão anterior; ou B: padrão posterior.

Tratamento

O tratamento não cirúrgico de fraturas da tíbia proximal é reservado apenas para aqueles pacientes que tenham alguma contraindicação grave à cirurgia. Em pacientes atletas, a fratura de tíbia proximal deve ser tratada cirurgicamente (Fig. 33-15) pela possibilidade de reabilitação precoce e retorno breve às atividades esportivas.[25,26]

CONDUTA À BEIRA DO CAMPO

No primeiro momento, devem-se descartar lesões de risco à vida do atleta, ou seja, o profissional de saúde deve sempre iniciar o atendimento pelo ABCDE segundo o protocolo do ATLS.[27] Após descartadas outras lesões mais graves e confirmada a suspeita de alguma fratura na região do joelho, o paciente deve ser imobilizado com tala inguinopodálica ou *brace* não articulado inguinomaleolar imediatamente, buscando preservar o alinhamento, rotação e comprimento mais próximo do normal. Caso se

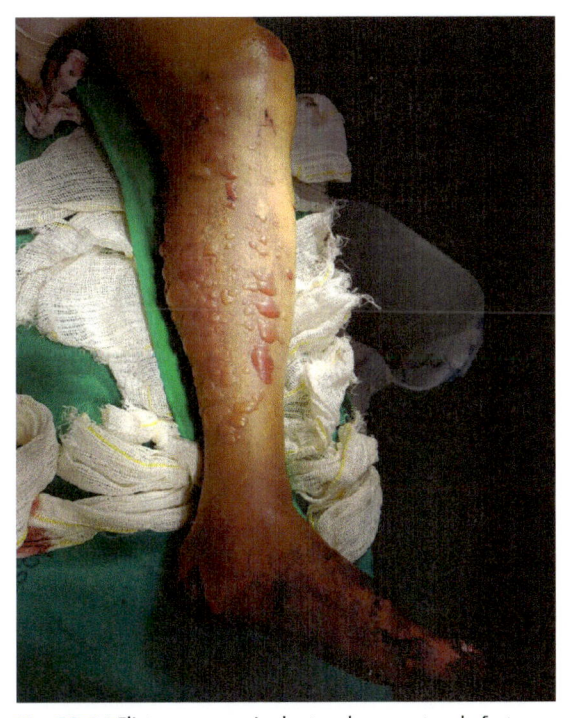

Fig. 33-14 Flictenas sanguinolentas decorrentes de fratura de platô tibial causadas por queda de altura durante escalada. (Fonte: Arquivo pessoal do autor.)

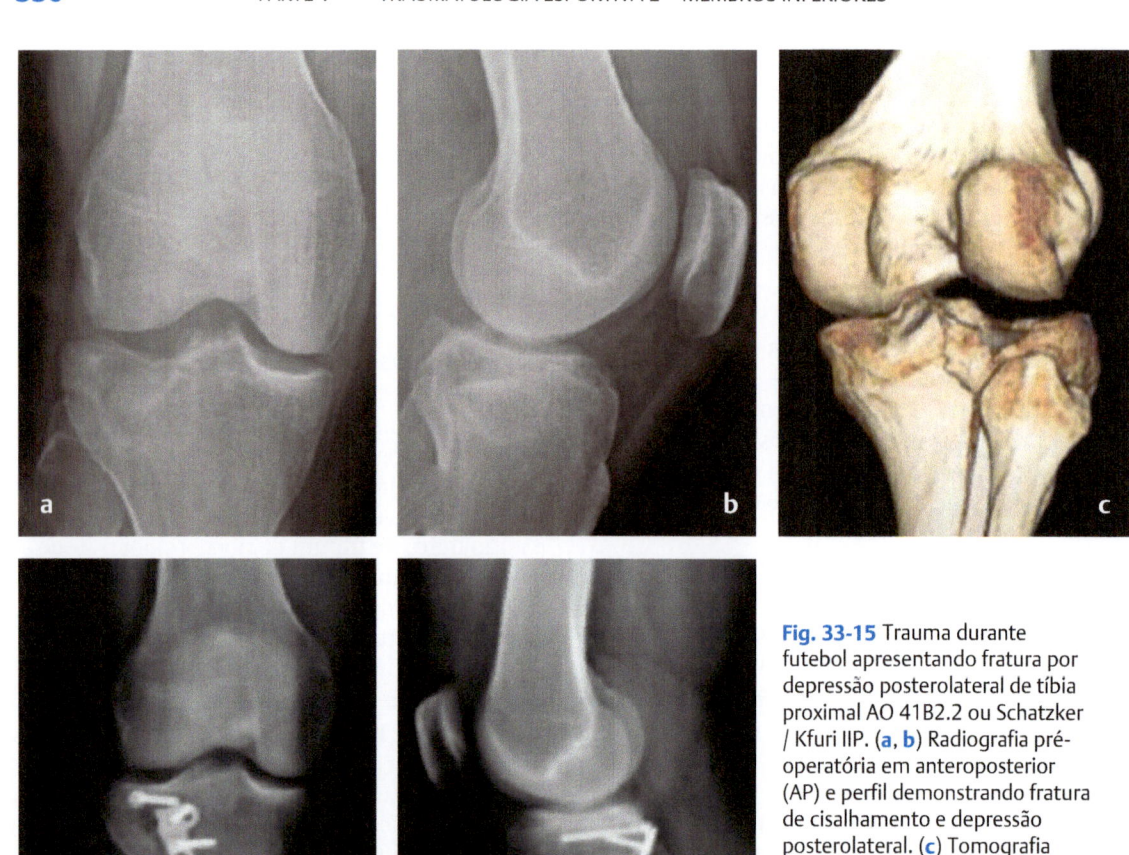

Fig. 33-15 Trauma durante futebol apresentando fratura por depressão posterolateral de tíbia proximal AO 41B2.2 ou Schatzker / Kfuri IIP. (**a**, **b**) Radiografia pré-operatória em anteroposterior (AP) e perfil demonstrando fratura de cisalhamento e depressão posterolateral. (**c**) Tomografia computadorizada em reconstrução 3D evidenciando depressão posterolateral em zona de difícil acesso; (**d**, **e**) Radiografias em AP e perfil pós-operatórias utilizando acesso de Carlson com placa 3.5 anticisalhante associado a enxerto sintético. (Fonte: Arquivo pessoal do autor.)

tenha suspeita de fratura exposta, a lesão deve ser documentada (fotografia), e a ferida deve ser imediatamente coberta com gaze úmida e ataduras estéreis. Evitar jogar soro diretamente na ferida. Isso pode levar a mais contaminação.

O atleta então deve ser imediatamente medicado com medicações analgésicas e anti-inflamatórias e transferido para local adequado para realização dos exames de imagem. Neste caso, o primeiro exame deve ser a radiografia simples em anteroposterior (AP) e perfil do joelho, a fim de descartar lesões ósseas. Caso seja confirmada uma fratura ao nível de joelho e esta tenha extensão articular, a tomografia computadorizada de joelho é importantíssima para planejamento cirúrgico e descartar lesões ocultas. A fratura de côndilo no plano coronal (Hoffa) pode passar despercebida em uma radiografia simples do joelho em 30% dos casos.[12]

REFERÊNCIAS BIBLIOGRÁFICAS

1. Larsson D, Ekstrand J, Karlsson MK. Fracture epidemiology in male elite football players from 2001 to 2013: "How long will this fracture keep me out?" Br J Sports Med. 2016;50(12):759-63.
2. Robertson GAJ, Wood AM, Bakker-Dyos J, et al. The epidemiology, morbidity, and outcome of soccer-related fractures in a standard population. Am J Sports Med. 2012;40(8):1851-7.
3. Trojan JD, Treloar JA, Smith CM, et al. Epidemiological patterns of patellofemoral injuries in collegiate athletes in the United States from 2009 to 2014. Orthop J Sport Med. 2019;7(4):1-9.
4. Roth TS, Osbahr DC. Knee Injuries in Elite Level Soccer Players. Am J Orthop (Belle Mead NJ). 2018;47(10):1-16.
5. Ehlinger M, Ducrot G, Adam P, Bonnomet F. Distal femur fractures. Surgical techniques and a review of the literature. Orthop Traumatol Surg Res [Internet]. 2013;99(3):353-60.
6. Larsen P, Court-Brown CM, Vedel JO, Vistrup S, Elsoe R. Incidence and epidemiology of patellar fractures. Orthopedics. 2016;39(6):e1154-8.
7. McGonagle L, Cordier T, Link BC, Rickman MS, Solomon LB. Tibia plateau fracture mapping and its influence on fracture fixation. J Orthop Traumatol [Internet]. 2019;20(1):1-6.

8. Gangavalli AK, Nwachuku CO. Management of Distal Femur Fractures in Adults. An Overview of Options. Orthop Clin North Am. 2016;47(1):85-96.
9. Hake ME, Davis ME, Perdue AM, Goulet JA. Modern Implant Options for the Treatment of Distal Femur Fractures. J Am Acad Orthop Surg. 2019;27(19):E867-75.
10. Barei DP, Beingessner DM. Open distal femur fractures treated with lateral locked implants: Union, secondary bone grafting, and predictive parameters. Orthopedics. 2012;35(6):843-6.
11. Smith JRA, Halliday R, Aquilina AL, Morrison RJM, Yip GCK, McArthur J et al. Distal femoral fractures: The need to review the standard of care. Injury [Internet]. 2015;46(6):1084–8.
12. F. Winston Gwathmey, Jr M, Sean M. Jones-Quaidoo M, et al. Distal femoral fractures. J Am Acad Orthop Surg. 2018;18(10):157-8.
13. Kellam James F, Eric G Meinberg, Julie Agel MA, Matthew D Karam CSRM. Fracture and Dislocation Classification Compendium – 2018. J Orthop trauma. 2018;32(1):1-10.
14. Borowski LA, Yard EE, Fields SK, Comstock RD. The epidemiology of US high school basketball injuries, 2005-2007. Am J Sports Med. 2008;36(12):2328-35.
15. Kuczinski A, Newman JM, Piuzzi NS, et al. Trends and Epidemiologic Factors Contributing to Soccer-Related Fractures That Presented to Emergency Departments in the United States. Sports Health. 2019;11(1):27-31.
16. Gwinner C, Märdian S, Schwabe P, et al. Current concepts review: Fractures of the patella. GMS Interdiscip Plast Reconstr Surg DGPW [Internet]. 2016;5:Doc01.
17. Nord RM, Quach T, Walsh M, Pereira D, Tejwani NC. Detection of traumatic arthrotomy of the knee using the saline solution load test. J Bone Jt Surg – Ser A. 2009;91(1):66-70.
18. Camarda L, Morello S, Balistreri F, et al. Non-metallic implant for patellar fracture fixation: A systematic review. Injury [Internet]. 2016;47(8):1613-7.
19. Jarraya M, Diaz LE, Arndt WF, Roemer FW, Guermazi A. Imaging of patellar fractures. Insights Imaging [Internet]. 2017;8(1):49-57.
20. Matthew Colman MD, Adam Wright, MD, Gary Gruen, MD, Peter Siska, MD, Hans- Christoph Pape, MD, and Ivan Tarkin M. Prolonged operative time increases infection rate in tibial plateau fractures. Injury. 2014;44(2):249-52.
21. Albuquerque RP, Hara R, Prado J, Schiavo L, Giordano V, Amaral NP do. Estudo epidemiológico das fraturas do planalto tibial em hospital de trauma nível I. Acta Ortopédica Bras. 2013;21(2):109-15.
22. Shepherd L, Abdollahi K, Lee J, Vangsness CT. The prevalence of soft tissue injuries in nonoperative tibial plateau fractures as determined by magnetic resonance imaging. J Orthop Trauma. 2002;16(9):628-31.
23. Firoozabadi R, Schneidkraut J, Beingessner D, Dunbar R, Barei D. Hyperextension Varus Bicondylar Tibial Plateau Fracture Pattern: Diagnosis and Treatment Strategies. J Orthop Trauma. 2016;30(5):e152-7.
24. Kfuri M, Schatzker J. Revisiting the Schatzker classification of tibial plateau fractures. Injury [Internet]. 2018;49(12):2252-63.
25. Conserva V, Vicenti G, Allegretti G, Filipponi M, Monno A, Picca G, et al. Retrospective review of tibial plateau fractures treated by two methods without staging. Injury [Internet]. 2015;46(10):1951-6.
26. Mthethwa J, Chikate A. A review of the management of tibial plateau fractures. Musculoskelet Surg. 2018;102(2):119-27.
27. Surgeons AAC of Advanced Trauma Life Support ®. 10° ed. Committee on Trauma, organizador. 2018.

SEÇÃO 33-4

RUPTURAS TENDINOSAS DO MECANISMO EXTENSOR (TENDÃO PATELAR E TENDÃO QUADRICIPITAL)

Marcelo Cabral Fagundes Rêgo
Márcio Cabral Fagundes Rêgo

ANATOMIA

O aparelho extensor do joelho é constituído por três estruturas-base, dois tendões, o quadricipital e o patelar, e um osso, a patela.[1] A patela é o maior osso sesamoide do corpo e é o fulcro do aparelho extensor com o quadríceps e patela, tendões em cada extremidade.[2] O tendão quadricipital é formado por uma convergência dos tendões dos músculos reto femoral, vasto intermédio, vasto lateral e vasto medial, cerca de 3 cm acima da patela. Porções dos músculos vasto medial e vasto lateral estendem-se em um plano adjacente à patela e inserem-se diretamente na tíbia proximal, formando os retináculos medial e lateral, respectivamente. A localização anatômica dos músculos que contribuem para a formação do tendão quadricipital é refletida nos planos distintos que compõem o tendão. O plano superficial é constituído por fibras provenientes dos músculos retos femorais, o plano médio pelos músculos vastos lateral e medial e o plano profundo pelo vasto intermédio. Aderida à superfície profunda do tendão existem a cápsula e o revestimento sinovial da articulação do joelho, que são lacerados com frequência na ruptura completa do tendão quadricipital, causando a hemartrose aguda observada nesse tipo de lesão.[3] O tendão patelar é o segundo tendão mais forte depois do tendão de Aquiles, suportando até 17,5 vezes do peso corporal.[2] É formado predominantemente por fibras do reto femoral, originando-se do ápice da patela e inserindo-se na tuberosidade anterior da tíbia. O suprimento sanguíneo para o tendão patelar provém do coxim adiposo infrapatelar, assim como das estruturas retinaculares, por meio de anastomoses provenientes das artérias geniculares inferiores. Os segmentos proximal e distal da inserção do tendão patelar são áreas de vascularidade diminuída, onde ocorrem tipicamente as rupturas.[2,3,4]

EPIDEMIOLOGIA

A ruptura completa do mecanismo extensor do joelho é relativamente incomum, sendo o tendão do quadríceps mais frequentemente envolvido (1,37/100.000 por ano) que o tendão patelar (0,68/100.000 por ano). Classicamente, rupturas do tendão do quadríceps e patelar são mais vistas em homens. Indivíduos acima de 40 anos sofrem predominantemente rupturas do tendão do quadríceps, frequentemente associadas a uma doença sistêmica, enquanto as rupturas do tendão patelar estão principalmente associadas a lesões esportivas e são comumente encontradas abaixo dos 40 anos. Existem poucos estudos abordando lesão do mecanismo extensor do joelho em atletas de alto nível. Boublik *et al.* encontraram apenas 10 lesões do tendão quadríceps em atletas profissionais de futebol americano (NFL) entre 1994 a 2004. Nesse estudo, a idade média dos jogadores lesionados foi de 27 anos, divergindo da idade média referida a esta lesão na literatura. A raça negra apresenta um risco maior de ruptura do quadríceps (10×), sendo o membro não dominante mais afetado.[2,4,5]

ETIOLOGIA

As causas da ruptura do mecanismo extensor podem ser divididas em traumáticas e atraumáticas. O primeiro grupo inclui lesões esportivas e lesões penetrantes, e o segundo grupo inclui traumas de baixa energia (contração excêntrica do quadríceps durante uma queda simples) ou pacientes com fatores predisponentes sem nenhum relato de trauma, como: tendinopatia crônica; infiltrações locais com corticoide; diabetes melito; insuficiência renal crônica, secundária a hiperparatireoidismo; gota; artrite reumatoide; lúpus eritematoso sistêmico (LES); doença de depósito de pirofosfato de cálcio (DPFC); obesidade e uso prévio de quinolonas ou esteroides.[4] Em 10-20% dos pacientes com ruptura do quadríceps ou tendão patelar, fatores locais, como: hipermobilidade patelar, subluxação, patela alta ou baixa, Osgood-Schlatter, doença de Sinding-Larsen-Johansson e proeminência óssea no polo inferior ou superior da patela, podem estar envolvidos.[6] Ciriello *et al.* avaliaram 319 lesões de quadríceps em uma revisão sistemática em que a maioria dos casos ocorreu por quedas simples (61,5%) e apenas 6% ocorreram durante atividade esportiva.[7] Nos esportistas, o principal mecanismo de trauma nas lesões do mecanismo extensor é a sobrecarga durante a contração excêntrica (isso pode explicar a baixa taxa de lesões associadas à ruptura), seguido do trauma direto no tendão. Muitos atletas não apresentam qualquer sintomatologia no joelho antecedendo a ruptura.[5,8]

DIAGNÓSTICOS CLÍNICO E RADIOLÓGICO

É comum a presença da tríade diagnóstica: dor, incapacidade de estender ativamente o joelho e uma lacuna suprapatelar nas lesões de quadríceps ou infrapatelar nas lesões do tendão patelar. A dor é frequentemente descrita como uma sensação súbita de rasgo no tendão no momento da ruptura.[9] A palpação da lacuna (*gap*) no tendão acometido é sinal patognomônico de ruptura (Fig. 33-16).

O diagnóstico pode ser mais difícil quando a lesão é acompanhada por hemartrose, que pode mascarar a presença do *gap* no tendão, principalmente no quadríceps. Com isso, taxas de falha diagnóstica de 10% a 50% foram relatadas, com atrasos no diagnóstico variando de dias a meses em lesões do tendão quadricipital. Quando o *gap* não é facilmente palpável, por causa do acúmulo de fluido local, o sinal pode ser provocado pedindo ao paciente que flexione ativamente o quadril na posição supina. Esta manobra causa encurtamento ativo do músculo reto femoral, que atrai o coto do quadríceps superiormente, ampliando assim o defeito no local da ruptura.[9] Nas lacerações incompletas do mecanismo extensor ou nas lacerações completas com preservação dos retináculos, os pacientes poderão evidenciar alguma extensão ativa contra a gravidade. No entanto, a manutenção da extensão contra resistência é deficitária.[3]

Em todo atleta com suspeita de lesão do aparelho extensor, devem ser solicitadas radiografias em anteroposterior e perfil. Quatro sinais radiográficos podem estar presentes: obliteração da sombra do tendão quadricipital, uma massa suprapatelar (retração do tendão roto), densidades supra ou infrapatelares calcificadas (calcificações distróficas ou avulsões de fragmentos ósseos) e uma patela deslocada inferiormente (lesão tendão quadricipital) ou superiormente (lesão do tendão patelar). Kaneko *et al.* avaliaram as radiografias de 18 pacientes com lesão de quadríceps e encontraram obliteração da sombra do tendão quadríceps em todos eles, e, em dez pacientes, a patela encontrava-se descolada inferiormente. A radiografia do joelho contralateral pode ser útil quando existem dúvidas da altura patelar.[3]

A ultrassonografia tem altas sensibilidade e especificidade para o diagnóstico, localização da lesão e diferenciação entre lesões parcial e total. Todavia, é um exame operador dependente.[5]

A ressonância magnética nuclear é o exame mais eficaz para visualizar a lesão do quadríceps, principalmente quando existe extenso hematoma e/ou edema. Ela define a localização da lesão com precisão, auxiliando no planejamento cirúrgico e detecção de outras patologias associadas no joelho (Fig. 33-17).[5]

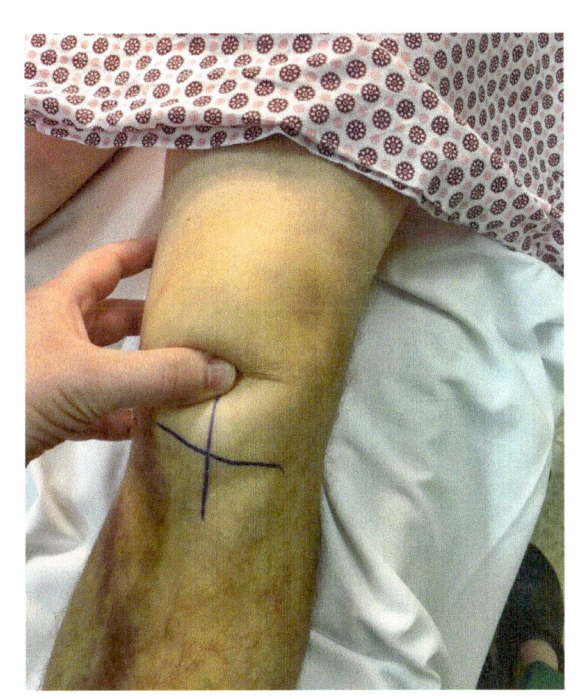

Fig. 33-16 Paciente com ruptura do tendão patelar apresentando *gap* infrapatelar no exame físico. (Fonte: Arquivo pessoal dos autores.)

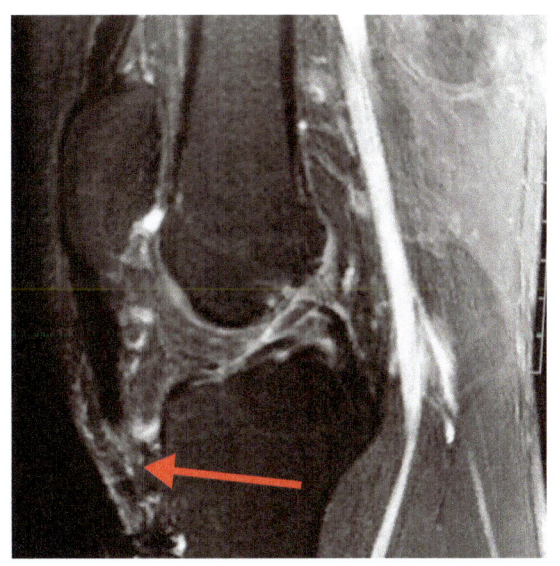

Fig. 33-17 Ressonância magnética evidenciando ruptura do 1/3 distal do tendão patelar. (Fonte: Arquivo pessoal dos autores.)

TRATAMENTO

Os atletas com suspeita de lesão do mecanismo extensor do joelho devem ser retirados imediatamente do jogo. Existem duas condutas que já podem ser iniciadas à beira do campo: a primeira é imobilizar prontamente o joelho, o que pode ser feito por imobilizadores rígidos removíveis; a segunda é iniciar crioterapia com o intuito de aliviar a dor e a hemartrose, que podem se instalar rapidamente. Quando há muito edema causado pela hemartrose, o *gap* que se forma pela retração tendínea pode ficar mascarado dificultando o diagnóstico clínico. Nesses casos, a punção articular (artrocentese) pode auxiliar. O ditado "nunca perca a oportunidade de aspirar um joelho" é verdadeiro aqui porque o procedimento pode aliviar a dor do atleta (ao aspirar o conteúdo hemático e infiltrar anestésico) e ajudar no diagnóstico diferencial. Uma vez que o joelho esteja devidamente anestesiado, o paciente com uma ruptura completa do mecanismo extensor será incapaz de realizar uma elevação do membro afetado com a perna reta. Ao contrário, um paciente com uma efusão dolorosa por outras razões (como uma ruptura aguda do menisco) deve ser capaz de levantar o membro inferior com a perna esticada. Esse procedimento não deve ser realizado à beira do campo, devendo ser feito em pronto-socorro ou em sala de procedimentos dos estádios.[10]

Em geral, as rupturas parciais podem ser tratadas sem cirurgia com o joelho colocado em um imobilizador rígido ou um aparelho gessado em extensão quase total por 6 semanas, seguindo-se de exercícios progressivos de amplitude de movimento e de fortalecimento. Entretanto, não existem dados acerca da percentagem do tendão rompido que podem ser tratados efetivamente sem cirurgia. Devendo-se levar em consideração, principalmente, o déficit de força do aparelho extensor para vencer a gravidade e uma contrarresistência mínima.[3,9]

O tratamento cirúrgico é imperativo nas lesões completas do mecanismo extensor. E deve ser realizado precocemente (< 2 semanas). Nas rupturas próximas ou ao nível da junção osteotendinosa (as mais prevalentes), a reinserção do tendão rompido na patela pode ser feita por pequenos túneis ósseos na patela ou pelo uso de âncoras (Fig. 33-18). As vantagens sugeridas quanto ao uso de âncoras são: menor incisão cirúrgica e tempo operatório reduzido em comparação aos túneis ósseos na patela. Já nas rupturas que ocorrem no meio da substância tendinosa, o reparo é feito por sutura (tipo Bunnell ou Krackow) tendão-tendão utilizando fios inabsorvíveis. Nos atletas que apresentam tendão com bastante degeneração ou nos casos em que existe grande retração do coto tendíneo (casos crônicos), é necessário empregar um reforço extra à sutura, que pode ser feito com material sintético, enxerto autólogo (tendões flexores) ou fio de cerclagem.

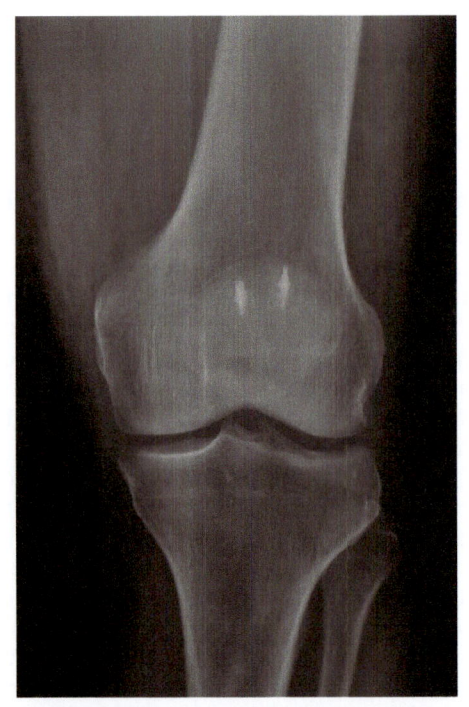

Fig. 33-18 Radiografia pós-operatória de lesão de quadríceps evidenciando 2 âncoras metálicas no polo superior da patela. (Fonte: Arquivo pessoal dos autores.)

Portanto, o cirurgião deve estar sempre preparado para combinar diferentes técnicas cirúrgicas. O objetivo da cirurgia é restaurar o comprimento do mecanismo extensor e altura patelar, evitando distúrbios significativos na articulação patelofemoral, que pode levar à artrose precoce.[3,4,7]

A maioria dos pacientes fica satisfeita com o resultado pós-operatório das lesões do mecanismo extensor do joelho, principalmente, nas lesões tratadas de forma aguda. Limitação da flexão do joelho, atrofia de quadríceps e déficit de extensão total do joelho são algumas das complicações encontradas após o tratamento cirúrgico. Quando analisamos a taxa de retorno ao esporte de alto rendimento, o índice de sucesso diminui, principalmente nas lesões do tendão quadricipital. Boublik *et al.* avaliaram a lesão do mecanismo extensor em jogadores de futebol americano. Encontraram 80% de taxa de retorno ao esporte no mesmo nível pré-lesão nas rupturas do tendão patelar, mas apenas 50% nas lesões do tendão quadricipital.[5,8] O tempo médio de retorno ao esporte varia entre 5 a 8 meses após o reparo cirúrgico.[11,12]

CONCLUSÃO

A lesão do mecanismo extensor do joelho é rara entre os atletas. O tratamento cirúrgico precoce é necessário nas lesões completas. O reparo do tendão quadríceps tem menor taxa de retorno ao esporte de alto nível quando comparado ao reparo patelar.

REFERÊNCIAS BIBLIOGRÁFICAS

1. Moura D, Fonseca F. Roturas totais do aparelho extensor do joelho. Revista Brasileira Ortopedia 2016;51(6):640-5.
2. Pengas IP, Assiotis A, Khan W, et al. Adult native knee extensor mechanism ruptures. Injury 2016;47:2065-70.
3. McMahon, Patrick J. Current: diagnóstico e tratamento em medicina do esporte. McGrawHill; 2007. p. 66-71.
4. Colombelli A, Polidoro F, Guerra G, Belluati A. Patellar and quadriceps tendons acute repair with suture anchors. Acta Biomed 2019 Jan 14;90(1-S):209-13.
5. Boublik M, Schlegel TF, Koonce RC, Genuario JW, Kinkartz JD. Quadriceps tendon injuries in national football league players. Am J Sports Med 2013 Aug;41(8):1841-6.
6. Kannus P, Natri A. Etiology and pathophysiology of tendon ruptures in sports. Scand J Med Sci Sports 1997:7:107-12.
7. Ciriello V, Gudipati S, Tosounidis T, Soucacos PN, Giannoudis PV. Clinical outcomes after repair of quadriceps tendon rupture: a systematic review. Injury 2012 Nov;43(11):1931-8.
8. Boublik M, Schlegel T, Koonce R, Genuario J, Lind C, Hamming D. Patellar tendon ruptures in National Football League players. Am J Sports Med 2011 Nov;39(11):2436-40.
9. Ilan DI, Tejwani N, Keschner M, Leibman M. Quadriceps tendon rupture. J Am Acad Orthop Surg 2003 May-Jun;11(3):192-200.
10. Boublik M, Schlegel T, Koonce R, Genuario J, Lind C, Hamming D. Patellar tendon ruptures in National Football League players. Am J Sports Med 2011 Nov;39(11):2436-40.
11. Marder RA, Timmerman LA. Primary repair of patellar tendon rupture without augmentation. Am J Sports Med 1999;27:304-7.
12. Kelly DW, Carter VS, Jobe FW, Kerlan RK. Patellar and quadriceps tendon ruptures-jumper's knee. Am J Sports Med 1984;12:375-80.

SEÇÃO 33-5

LUXAÇÕES E INSTABILIDADES FEMOROPATELARES

Mário Ferretti Filho
Rogério Teixeira de Carvalho
Victor Reis Guil

INTRODUÇÃO

A luxação aguda da patela (LAP) é um evento traumático comum, que acomete, predominantemente, jovens abaixo dos 25 anos e associado à prática esportiva. Representa 3% dos traumas agudos do joelho, sendo a segunda causa mais frequente de hemartrose. A incidência é de 5,8 por 100 mil na população em geral e 29 por 100 mil na faixa etária entre 10 e 17 anos, com preferência no grupo de 10 a 20 anos e sexo feminino.[1,2]

FISIOPATOLOGIA

O mecanismo de lesão mais comum da LAP é o trauma indireto, que ocorre com o joelho em flexão de 20°-30°, em valgo e rotação lateral da tíbia fixa ao solo. Pode também ocorrer por trauma direto sobre a face lateral do joelho, sendo um mecanismo menos comum. Invariavelmente há ruptura parcial ou total do ligamento patelofemoral medial (LPFM).[3] A LAP pode ocorrer em joelhos sem alterações morfológicas. No entanto, a grande maioria dos casos apresenta fatores predisponentes, como displasia troclear, patela inclinada lateralmente, patela alta, deformidade em valgo exacerbada do membro inferior e lesão prévia dos elementos estabilizadores mediais, principalmente o LPFM.[4]

DIAGNÓSTICO CLÍNICO

A LAP é frequentemente subdiagnosticada, pois 80% dos casos apresentam redução espontânea e há dificuldade ao exame físico em decorrência do quadro álgico.[5,6] O paciente pode relatar estalido, dor, deformidade, insegurança e aumento súbito de volume do joelho ao realizar movimentos de rotação ou após trauma direto. Pode haver história de instabilidade prévia ou luxação femoropatelar contralateral. Caso não seja possível a redução espontânea, o diagnóstico é evidente, e o paciente apresenta dor intensa, joelho deformado pelo deslocamento lateral da patela e contratura em flexão. Nos casos de LAP com redução espontânea, há geralmente presença de grande derrame articular e dor à palpação ao redor da patela, principalmente na região medial e no trajeto do LPFM. Se o quadro álgico permitir, podem ser realizadas a flexão e extensão gradativas, observando sinais de crepitação ou restrição da amplitude articular. A mobilidade da patela deve ser testada pela manobra de deslocamento patelar nos sentidos medial e lateral, sendo comparada à patela contralateral, podendo haver hipermobilidade. O Teste de Apreensão é realizado com joelho fletido a 30°, imprimindo-se leve força à borda medial da patela, deslocando-a lateralmente, o que provoca apreensão ou reflexo de proteção com interrupção súbita da manobra, solicitada pelo paciente.[5] Devem ser pesquisados sinais clínicos de trauma a outras estruturas do joelho (ligamentos e meniscos). Alterações anatômicas estruturais podem estar presentes, como anteversão femoral, patela alta, torção tibial, *genu recurvatum*, *genu* valgo, pés planos, frouxidão ligamentar geral e ângulo Q aumentado.

EXAMES COMPLEMENTARES

A radiografia é o exame inicial, nas incidências anteroposterior, lateral e patelar (Merchant). Podem ser identificados avulsões ósseas, fragmentos osteocondrais soltos e alterações degenerativas. Fatores de risco anatômicos estruturais para LAP podem ser observados, como patela alta, displasia troclear e a inclinação patelar lateral.[7] A tomografia computadorizada acrescenta novas informações, como a medida da distância TA-GT (índice de alinhamento ósseo), morfologia óssea da tróclea e possibilita delinear a presença e extensão de fragmentos osteocondrais não detectados na avaliação radiográfica.[8] A ressonância magnética oferece informações sobre os tecidos moles circunjacentes, como o retináculo medial e a integridade do LPFM, a presença de derrame articular, de lesões osteocondrais patelares e femorais, avaliação das morfologias troclear e patelar, gravidade do edema ósseo, assim como informações sobre outras estruturas do joelho.[9,10] Pela quantidade e qualidade dos dados que fornece, é exame de indicação precisa para estudo da LAP e suas repercussões, fornecendo informações pertinentes para a tomada de decisão terapêutica.

TRATAMENTO À BEIRA DO CAMPO

O trauma agudo do joelho durante a prática esportiva deve ser conduzido de maneira imediata, com o pronto atendimento em campo. A LAP que não sofre redução espontânea requer redução imediata, após certificar-se de que não há lesões de outras estruturas (lesões neurovasculares, ligamentares ou fraturas). Se a redução não for possível em campo, o atleta deverá ser conduzido ao departamento médico de emergência, e pode ser necessária a sedação. A manobra de redução é realizada com flexão do quadril em 30°, aplicando-se uma leve pressão no polo lateral da patela, no sentido medial, enquanto o joelho é lentamente estendido. Também é possível realizar a manobra de redução com o paciente na posição sentada e as pernas suspensas.

Após a realização do exame e redução, o atleta deve ser retirado do campo, e medidas analgésicas devem ser prontamente iniciadas, incluindo a retirada de carga, imobilização inguinomaleolar do membro afetado, gelo e AINEs (anti-inflamatórios não esteroides). Se houver derrame articular intenso pode ser necessária a artrocentese para alívio da dor e para confirmar e retirar a hemartrose articular.

TRATAMENTO DEFINITIVO

A base do tratamento inicial para LAP, sem evidência de avulsão ou dano intra-articular, é conservador, incluindo além do suporte analgésico, repouso e imobilização funcional por 3 a 4 semanas para permitir a cicatrização dos tecidos moles. Posteriormente, a fisioterapia deve ser iniciada com ênfase na redução de edema, ativação e fortalecimento dos músculos quadríceps femoral e vasto medial oblíquo. O paciente pode suportar o peso conforme tolerado, com auxílio de muletas.[6,11]

O prognóstico das LAP dependerá da faixa etária e dos fatores de risco anatômicos, principalmente o grau de displasia troclear. Geralmente, um terço dos pacientes terá boa evolução clínica e retornará à atividade, um terço evoluirá com instabilidade e requererá intervenção cirúrgica, e um terço não terá recorrência, mas terá sintomas de dor, apreensão e dificuldade para retornar à atividade pré-trauma.[12]

Há controvérsias sobre o papel do tratamento cirúrgico da LAP. Numa revisão recente revelou-se que, embora houvesse algumas evidências em apoio ao tratamento cirúrgico, a qualidade das evidências era insuficiente para apoiar uma mudança na prática atual.[11]

O manejo cirúrgico pode ser considerado em situações como primeira luxação com presença de fratura osteocondral, luxações recidivantes, falha do tratamento conservador ou presença de fatores de risco predisponentes:

1. Idade < 16 anos.
2. Instabilidade bilateral.
3. Displasia troclear severa.
4. Patela alta.
5. TA-GT com alto valor (> 16 mm).
6. Inclinação patelar.[13,14]

Dentre as modalidades de tratamento cirúrgico estão os reparos de avulsões, correções ósseas e a reconstrução do LPFM, sendo este último a melhor opção terapêutica para pacientes sem alterações anatômicas, levando à melhoria funcional e de escores clínicos.[15]

RETORNO À ATIVIDADE ESPORTIVA

São propostos os seguintes critérios para retorno:

1. Sem sintomas.
2. Sem edema ou derrame articular.
3. Sem instabilidade patelofemoral.
4. Movimentos plenamente recuperados.
5. Resistência quase simétrica (85%-90%).
6. Excelente estabilidade dinâmica.

A expectativa é que estes objetivos sejam atingidos em 6 semanas com tratamento conservador ou 3 meses após cirurgia.[16]

REFERÊNCIAS BIBLIOGRÁFICAS

1. Fithian DC, Paxton EW, Stone ML, et al. Epidemiology and natural history of acute patellar dislocation. Am J Sports Med 2004;32(5):1114-21.
2. Sanders LT, Pareeka, et al. Incidence of first-time lateral patellar dislocation: A 21-year population-based study. Sports Health 2018 Mar/Apr;10(2):146-51.
3. Dewan V, Webb MSL, et al. When does the patella dislocate? A systematic review of biomechanical & kinematic studies. J Orthop 2019 Nov 16;20:70-7.
4. Huntington LS, Webster KE, Devitt BM, et al. Factors associated with an increased risk of recurrence after a first-time patellar dislocation: A systematic review and meta-analysis. Am J Sports Med 2020 Aug;48(10):2552-62.
5. Duthon VB. Acute traumatic patellar dislocation. Orthop Traumatol Surg Res. 2015 Feb;101(1 Suppl):S59-67.
6. Aihara LJ, Rodrigues A, Severino NR, et al. Luxação aguda da patela. Projeto Diretrizes Associação Médica Brasileira 2012.
7. Thomas S, Rupiper D, Stacy GS. Imaging of the patellofemoral joint. Clin Sports Med 2014 Jul;33(3):413-36.
8. Schueda MA, Astur DC, Bier RS, et al. Use of computed tomography to determine the risk of patellar dislocation in 921 patients with patellar instability. J Sports Med 2015 Mar 5;6:55-62.
9. von Engelhardt LV, Raddatz M, Bouillon B, et al. How reliable is MRI in diagnosing cartilaginous lesions in patients with first and recurrent lateral patellar dislocations? BMC Musculoskelet Disord 2010 Jul 5;11:149.

10. Elias DA, White LM, Fithian DC. Acute lateral patellar dislocation at MR imaging: injury patterns of medial patellar soft-tissue restraints and osteochondral injuries of the inferomedial patella. Radiology 2002;225(3):736-43.
11. Smith TO, Donell S, Song F, Hing CB. Surgical *versus* non-surgical interventions for treating patellar dislocation. Cochrane Database Syst Rev 2015 Feb 26;(2).
12. Magnussen RA, Verlage M, Stock E, et al. Primary patellar dislocations without surgical stabilization or recurrence: how well are these patients really doing? Knee Surg Sports Traumatol Arthrosc 2017;25(8):2352-6.
13. Balcarek P, Oberthür S, Hopfensitz S, et al. Which patellae are likely to redislocate? Knee Surg Sports Traumatol Arthrosc 2014;22(10):2308-14.
14. Parikh SN, Lykissas MG, Gkiatas G. Predicting risk of recurrent patellar dislocation. Curr Rev Musculoskelet Med 2018 Jun; 11(2):253-60.
15. Garms E, Carvalho RT, Janovsky C, et al. Avaliação funcional da reconstrução do ligamento patelofemoral medial em atletas. Revista Brasileira de Ortopedia 2019; 54(2):178-82.
16. Ménétrey J, Putman S, Gard S. Return to sport after patellar dislocation or following surgery for patellofemoral instability. Knee Surg Sports Traumatol Arthrosc 2014; 22(10):2320-6.

SEÇÃO 33-6

INSTABILIDADES ANTERIORES (LIGAMENTO CRUZADO ANTERIOR)

Rodrigo Campos Pace Lasmar
Rodrigo Barreiros Vieira

INTRODUÇÃO

A ruptura do ligamento cruzado anterior (LCA) que leva à instabilidade anterior do joelho é uma das lesões mais frequentes, temidas e incapacitantes relacionadas com a atividade esportiva. Cerca de 20% dos atletas de elite e até 50% dos atletas amadores não conseguem retornar ao esporte no mesmo nível de *performance* comparado a antes da lesão,[1,2] e os que retornam apresentam chance 30 a 40 vezes maior de lesionar novamente este ligamento ou o LCA do joelho contralateral.[3]

Somente nos EUA, são aproximadamente 200.000 novos casos anualmente.[4]

Os adultos jovens, entre 20 e 40 anos, são cerca de 70% dos casos.[5] Vem ocorrendo um aumento na incidência de lesões do LCA em crianças (ainda com a fise aberta) e em adolescentes, em decorrência do ingresso cada vez mais precoce na prática esportiva competitiva.

Apesar do maior número de rupturas do LCA em homens (maior quantidade de praticantes de atividades esportivas), são as mulheres as mais predispostas, com risco de 2 a 3,5 vezes maior do que os homens.

Segundo dados norte-americanos, os esportes com maior risco de lesão do LCA são o esqui, futebol, basquete, handebol e futebol americano.[6,7] Já no Brasil, o futebol é de longe o esporte onde mais acontece a ruptura do LCA, sendo responsável por mais de 50% dos casos.[5]

A lesão do LCA frequentemente está associada à injúria de outras estruturas. A lesão concomitante do menisco pode chegar a aproximadamente 75% dos casos, sendo o menisco lateral o mais frequente nos casos agudos, seguido pelo medial e de ambos os meniscos. Os ligamentos colaterais também podem ser lesionados junto com o LCA em cerca de 5% dos casos, sendo o medial o mais frequente.[8]

MECANISMO DE LESÃO

Em torno de 75% das rupturas do LCA acontecem por mecanismo sem contato no momento da lesão. Ocorre durante movimento multidirecional, mais comumente com hiperextensão, associado à valgização e à rotação externa da tíbia com membro inferior apoiado no solo. Essa atitude é comum ao se fazer frenagem rápida, acompanhada de súbita mudança de direção, como, por exemplo, ao se fazer o drible no futebol. Outro modo comum de lesão ocorre durante a fase de aterrissagem do salto.

Já nas lesões por contato, responsável por até 25% dos casos, o trauma (geralmente na face lateral do joelho em direção medial) resulta em hiperextensão da articulação, acompanhado ou não de estresse em valgo, gerando um movimento de translação e cisalhamento articular.[9]

São possíveis fatores de risco: estreitamento do intercôndilo, valgismos estático e dinâmico, aumento do ângulo Q, aumento de anteversão femoral, inclinação pélvica, pés pronados, hiperfrouxidão ligamentar generalizada e obesidade. Além de predisposição genética, déficit de controle neuromuscular, desequilíbrio de flexibilidade, coordenação e força muscular podem ser fatores importantes.

AVALIAÇÃO CLÍNICA

Na anamnese, a descrição do mecanismo de lesão (com ou sem contato) é de grande importância, apesar de muitas vezes o atleta não ser capaz de estabelecer com exatidão o evento, especialmente quando sem contato. Muito frequentemente, relata ouvir ou ter a sensação de estalo, seguido de dor, dificuldade de mobilização articular, incapacidade de ficar em pé e de se manter na atividade esportiva.

Na fase aguda, logo após a lesão, pode não haver a sensação de falseio ou instabilidade, que muitas vezes pode se manifestar mais tardiamente. O derrame articular pode surgir dentro de poucos minutos após a lesão, sendo que quando houver hemartrose aguda (derrame articular com sangue) a ruptura do LCA estará presente em 44% dos casos.[9]

Deve-se suspeitar fortemente de ruptura do LCA quando: história de entorse do joelho com mecanismo de desaceleração, mudança brusca de direção e valgismo; ter ouvido ou sentido estalo; hemartrose aguda até 2 h após a lesão.[10]

No exame físico, pode-se lançar mão de manobras a fim de testar a funcionalidade deste ligamento.[11] Entre os testes mais difundidos e utilizados, estão:

- *Teste de Lachman*: com o atleta em decúbito dorsal, com o quadril estendido e o joelho com leve flexão (cerca de 20 graus), o examinador estabiliza o fêmur distal com uma das mãos e com a outra mão faz movimento de anteriorização da tíbia proximal. Caso haja translação anterior sem a sensação de parada abrupta, tem-se o teste positivo para a lesão do LCA (Fig. 33-19).
- *Teste da gaveta anterior*: feita com o atleta em decúbito dorsal, quadril fletido a 45 graus e joelho em flexão de 90 graus. Com a perna estabilizada no solo, o examinador com ambas as mãos na região posterior da tíbia proximal irá puxar a perna em sentido anterior. Nos casos de LCA íntegro, o examinador verificará mínima translação anterior e sensação de parada brusca do movimento. Em caso de lesão, será observada translação anterior da tíbia proximal em relação aos côndilos femorais (Fig. 33-20).
- *Teste do pivot shift/Jerk test*: com o atleta em decúbito dorsal e o joelho estendido, o examinador segura a tíbia proximal com uma das mãos mantendo estresse em valgo, e, com a outra mão segurando a perna mais distalmente, faz-se uma rotação interna, subluxando a tíbia no início da flexão. Flexionando progressivamente o joelho, por volta de 30 a 40 graus é observado ressalto causado pela redução da subluxação, sendo o exame positivo neste caso. Posteriormente, faz-se a manobra ao contrário, iniciando com a flexão do joelho em 90 graus e progressivamente estende-se o joelho, onde, por volta de 30 a 40 graus de flexão, percebe-se um ressalto referente à subluxação anterior nos casos positivos (Fig. 33-21).

É recomendado fazer estas manobras no joelho contralateral não lesionado para ter um parâmetro comparativo mais confiável.

Além disso, os testes para identificação de lesões dos demais ligamentos principais (LCP, LCM e complexo lateral), do menisco e até mesmo de instabilidade femoropatelar devem ser lembrados e executados pelo profissional que avaliará este joelho recém-lesionado.

EXAMES COMPLEMENTARES

A radiografia do joelho pode auxiliar na identificação de lesões associadas, como lesões osteocondrais, fraturas-avulsões na inserção dos ligamentos colaterais e da espinha da tíbia. A fratura de Segond, onde é observada uma fratura-avulsão da borda anterolateral do platô tibial lateral, é indicativa de ruptura do LCA.

A ressonância magnética nuclear é o exame complementar mais indicado no diagnóstico de ruptura do LCA, por apresentar sensibilidade e especificidade próxima de 100%.[12] É uma ferramenta diagnóstica importante, especialmente quando o exame físico é duvidoso ou na identificação de lesões concomitantes e de difícil diagnóstico clínico, como dos meniscos e da cartilagem (Fig. 33-22).

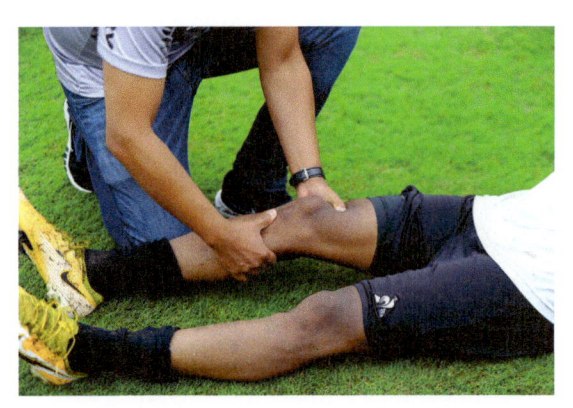

Fig. 33-19 Teste de Lachman. (Fonte: Arquivo pessoal dos autores.)

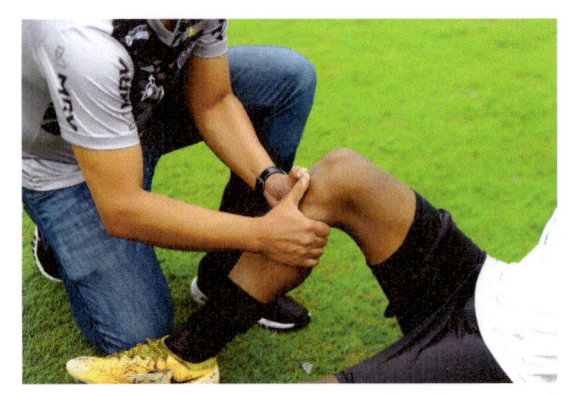

Fig. 33-20 Teste da gaveta anterior. (Fonte: Arquivo pessoal dos autores.)

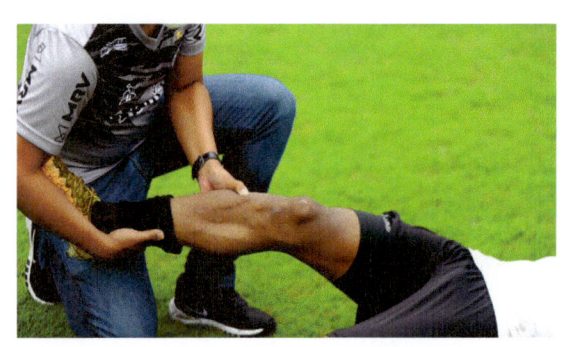

Fig. 33-21 Teste do *pivot shift*. (Fonte: Arquivo pessoal dos autores.)

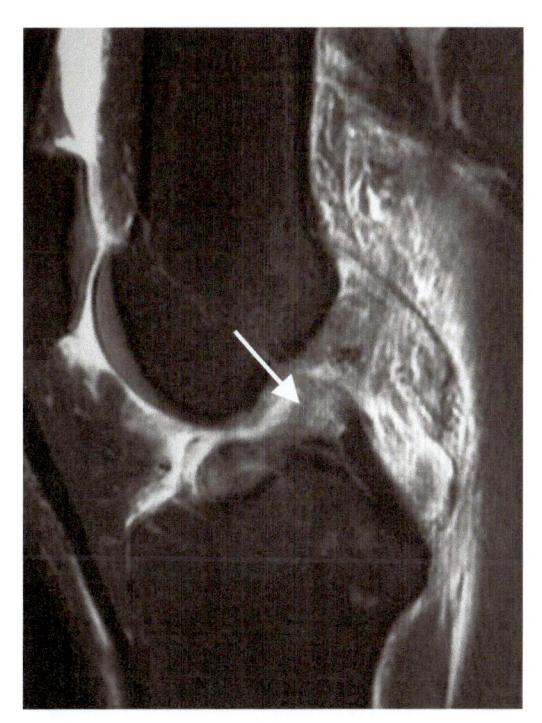

Fig. 33-22 Ressonância magnética mostrando ruptura do LCA. (Fonte: Arquivo pessoal dos autores.)

CONDUTA

Após o trauma articular, primeiramente deve-se retirar o atleta da atividade esportiva para melhor avaliação, realizando rápida anamnese com perguntas sobre o mecanismo de lesão, sensação de estalo ou deslocamento do joelho.

Existe uma pequena janela de tempo imediatamente após a lesão, onde se conseguem fazer com certa facilidade as manobras propedêuticas. Neste momento ainda não se formou o derrame articular, e o atleta muitas vezes não está sentindo dor, o que facilita o exame. O teste de Lachman é o de mais fácil execução à beira do campo, além de ser o de maior sensibilidade e o mais indicado para as lesões agudas. Conjuntamente, deverão ser feitas manobras para identificar as potenciais lesões associadas (menisco e ligamentos colaterais). Passados alguns minutos do evento traumático, a articulação, na maioria dos casos, evolui com dor e derrame articular, fazendo com que o atleta fique pouco cooperativo, dificultando ou até mesmo inviabilizando a realização dos testes propedêuticos.

O método PRICE é amplamente utilizado e eficaz na fase aguda das lesões do joelho. Trata-se de sigla em inglês para: **proteção** (imobilizador, retirada do apoio), **repouso**, **gelo** (*ice*, em inglês), **compressão** (enfaixamento compressivo) e **elevação** (do membro).

Faz-se a retirada do apoio sobre o membro afetado com o uso de muletas, inicia-se crioterapia por 15 a 20 minutos, além de elevação do membro, evitando-se influxo de sangue para região lesionada e consequente aumento do edema e da dor. A utilização de imobilizadores ou joelheiras pode ser útil para melhor conforto, e enfaixamento com ataduras, ligaduras ou faixas elásticas ajuda na contenção do derrame articular. Em caso de suspeita de fraturas, deve-se encaminhar o atleta para realizar estudos radiográficos, o que muitas vezes altera a condução do caso. Em segundo momento, depois de passado o período mais crítico com alívio da dor e do processo inflamatório, realiza-se o exame de ressonância magnética, que pode ocorrer em alguns dias, para a confirmação diagnóstica e identificação de lesões associadas.

O tratamento definitivo da instabilidade anterior do joelho deve ser feito após identificação de todas as possíveis lesões (fraturas, lesões de outros ligamentos, dos meniscos e de cartilagem) e quando o joelho estiver com quadro inflamatório diminuído, com mínimo edema, pouca dor e boa amplitude de movimento.

O tratamento fisioterápico é iniciado com o intuito de melhorar as condições da articulação para a cirurgia. O tratamento cirúrgico envolve a reconstrução do ligamento com uso de enxerto de tendões do próprio atleta ou de transplante de cadáver, além da correção das lesões associadas.

REFERÊNCIAS BIBLIOGRÁFICAS

1. Wiggins AJ, et al. Risk of secondary injury in younger athletes after anterior cruciate ligament reconstruction: a systematic review and meta-analysis. The American Journal of Sports Medicine. 2016;44(7):1861-76.
2. Lai CCH, Ardern CL, Feller JA, et al. Eighty-three per cent of elite athletes return to preinjury sport after anterior cruciate ligament reconstruction: a systematic review with meta-analysis of return to sport rates, graft rupture rates and performance outcomes. British Journal of Sports Medicine. 2018;52:128-38.
3. Ardern CL, et al. Return-to-sport outcomes at 2 to 7 years after anterior cruciate ligament reconstruction surgery. The American Journal of Sports Medicine. 2012; 40(1): 41-8.
4. Neeraj S. International epidemiology of anterior cruciate ligament injuries. Ortho Res Online J. OPROJ.000525.2018.
5. Astur DC, Xerez MR, João Debieux PV, et al. Lesões do ligamento cruzado anterior e do menisco no esporte: incidência, tempo de prática até a lesão e limitações causadas pelo trauma. Revista Brasileira de Ortopedia. 2016;51(6):652-6.
6. Kaeding CC, Léger-St-Jean B, Magnussen RA. Epidemiology and diagnosis of anterior cruciate ligament injuries. Clinics in Sports Medicine. 2017;36(1):1-8.
7. Prodromos CC, Han Y, Rogowski J, Joyce B, Shi K. A Meta-analysis of the incidence of anterior cruciate ligament tears as a function of gender, sport, and a knee injury–reduction regimen. Arthroscopy:

The Journal of Arthroscopic & Related Surgery. 2007;23(12):1320-5.e6
8. Tayeb AM, Almohammadi AA, Hegaze AH, et al. Anterior cruciate ligament injury in association with other knee injuries in King Abdulaziz University Hospital, Saudi Arabia. Cureus. 2020;12(9): e10240.
9. Noyes FR, Bassett R, Grood E, et al. Arthroscopy in acute traumatic hemarthrosis of the knee. Incidence of anterior cruciate tears and other injuries. J Bone Joint Surg Am. 1980;62:687–95.
10. Filbay SR, Grindem H. Evidence-based recommendations for the management of anterior cruciate ligament (ACL) rupture. Best Practice & Research Clinical Rheumatology. 2019;33(1):33-47.
11. Evans J, Nielson Jl. Anterior Cruciate Ligament Knee Injuries. [Updated 2020 Aug 10]. In: StatPearls [Internet]. Treasure Island (FL): StatPearls Publishing; 2020 Jan-.
12. Sindhura P, Suneetha P, Venkatesh M, Udaya Bhaskarini V. A prospective study of MRI (3 tesla) evaluation of traumatic anterior cruciate ligament injuries with arthroscopy correlation. International Journal of Contemporary Medicine Surgery and Radiology, 2019;4(4):D29-D34.

SEÇÃO 33-7

INSTABILIDADES MEDIAIS (LIGAMENTO COLATERAL MEDIAL) ISOLADAS E COMBINADAS AO LCA

Luis Fernando Zukanovich Funchal
Diego da Costa Astur

INTRODUÇÃO

A ocorrência de lesões capsuloligamentares do joelho é frequente, principalmente, nos eventos torcionais traumáticos, esportivos ou laborais.[1,2] Entre estas se destacam as lesões ligamentares combinadas, em especial a lesão do ligamento cruzado anterior (LCA) associada à lesão do ligamento colateral medial (LCM) cuja incidência relatada na literatura varia de 20% a 56% das lesões ligamentares do joelho,[3,4] e 78% destas cursam com lesões graves do LCM, resultando em déficit funcional e instabilidade importante.[5]

A partir das primeiras descrições de Palmer (1938), ou mesmo após o célebre trabalho de O'donoghue (1950), em que foi cunhado o termo "tríade infeliz do joelho", há muita discordância na literatura acerca da melhor forma de conduzir uma lesão do LCM isolada ou combinada com a lesão do LCA. Desde esta época até hoje, muitos foram os trabalhos publicados abordando principalmente a celeuma relativa ao tratamento cirúrgico do Ligamento Colateral Medial.[6-12]

Hughston e Eilers, em 1973, propuseram uma classificação simples e que auxiliou no direcionamento terapêutico das lesões do LCM. Sua orientação é bastante elementar, dividindo as lesões por gravidade, do grau I ao III. Entretanto, como em outras classificações por gravidade, o problema reside no grau intermediário ou, nesta classificação, grau II. Sua característica é não ser simples como o grau I, nem exuberante como o grau III, ou seja, uma lesão limítrofe.[13]

Por meio de uma melhor caracterização da anatomia e do funcionamento das estruturas mediais do joelho, foi possível definir o complexo meniscocapsular medial (CMCM) formado por inúmeras estruturas ligamentares, musculares, tendinosas, meniscais e capsulares, a saber: LCM em suas porções superficial e profunda, ligamento oblíquo posterior (LOP), ligamento poplíteo oblíquo (LPO), expansões do músculo semimembranoso (ExmSM), menisco medial (MM) e seus ligamentos coronários.[14,15]

DIAGNÓSTICO DA LESÃO À BEIRA DO CAMPO

Logicamente, se você for o médico de campo, a chance de avaliação do mecanismo de trauma sempre é muito mais fidedigno. Um diferencial importante na dinâmica do médico de campo é a necessidade de raciocínio clínico, semiológico e diagnóstico muito rápido para a tomada de decisão quanto à substituição imediata do atleta. Obviamente, esta fração de segundos, ou pouquíssimos minutos, não permite uma semiologia ou exame físico completo. Assim, na análise rápida da entorse do joelho, duas perguntas são importantes na triagem para o aumento da assertividade:

1. Você sentiu ou ouviu algum estalo ou barulho "dentro do joelho"?
2. Você sentiu o joelho deslocar-se ou "sair do lugar"?

Uma resposta positiva para qualquer das duas perguntas é forte indicação de lesão ligamentar, e a remoção para fora do campo deve ser imediata, preferencialmente na maca ou carrinho (Fig. 33-23).

Ainda à beira do campo de jogo, na maca, você deve repetir as perguntas acima e realizar rápidas manobras de exame físico para definir duas situações:

1. Vou tentar levantar o atleta?
2. Vou encaminhá-lo diretamente na maca ao vestiário?

Os testes são a manobra de Lachman e o estresse em valgo e varo. Na vigência de qualquer destes testes "duvidosamente positivos" você não deve tentar levantá-lo e, sim, encaminhá-lo ao vestiário para um melhor conforto e início de medidas analgésicas.

No caso de o atleta apresentar estabilidade articular franca, pode-se tentar levantá-lo, caso ele deseje e mostre-se confiante! Se ele esboçar resistência e/ou sensação de incapacidade, encaminhe-o ao vestiário (Figs. 33-23 e 33-24).

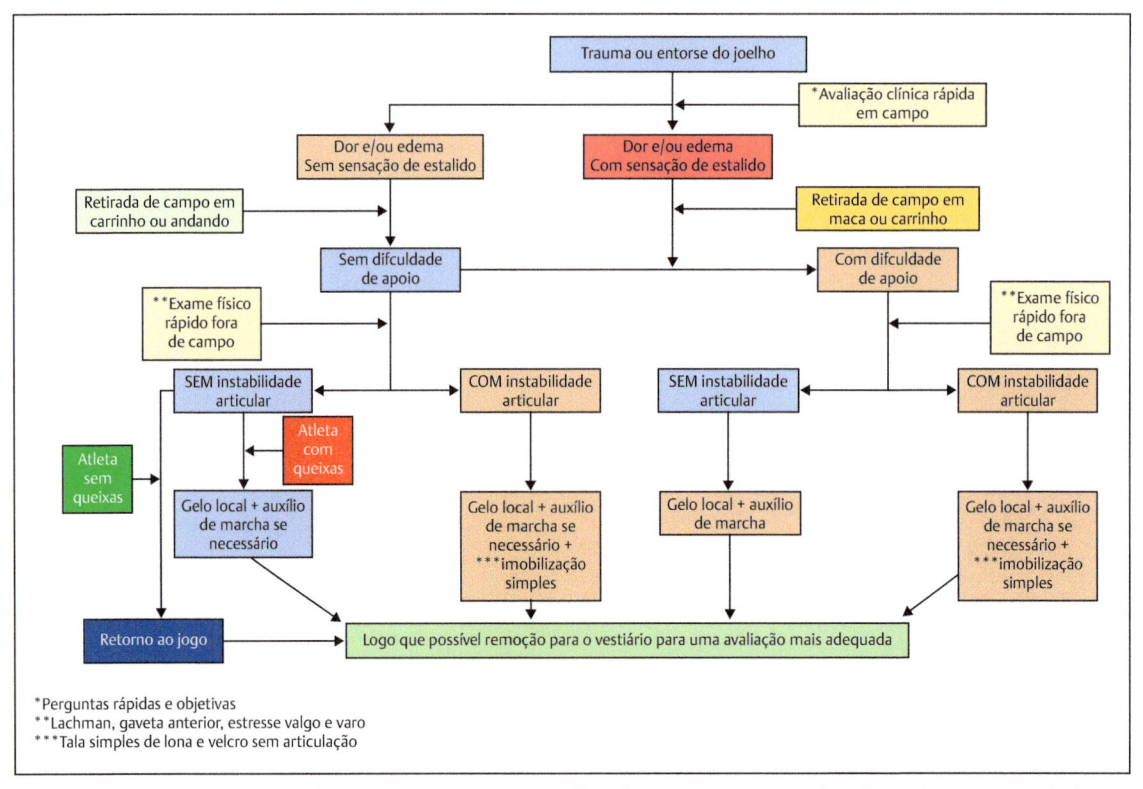

Fig. 33-23 Organograma de atendimento no campo para o melhor direcionamento e conduta frente à entorse aguda do joelho. Dor, edema, sensação de estalido, dificuldade de apoio são sinais e sintomas importantes para definir se o atleta deve ou não voltar ao treino, ou jogo.

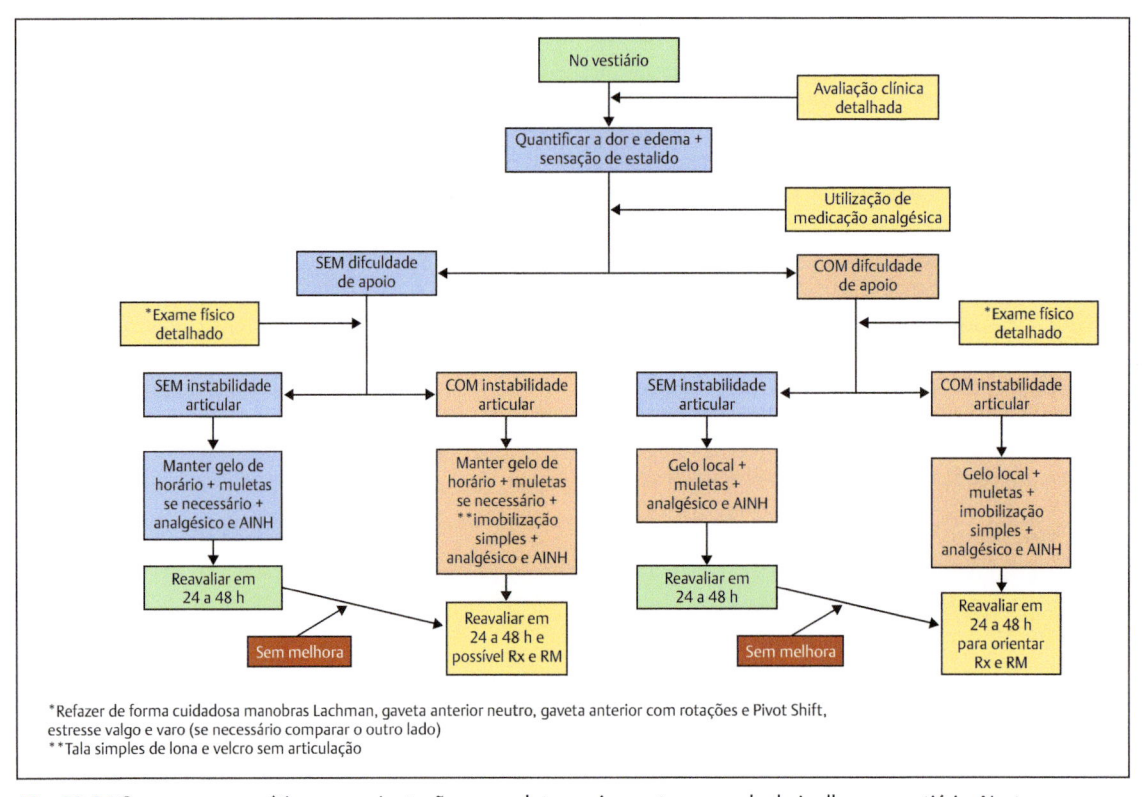

Fig. 33-24 Organograma prático para orientações e condutas após a entorse aguda do joelho, no vestiário. Neste momento, o exame físico e sinais de instabilidade são fundamentais para o diagnóstico e definição de exames de imagens complementares.

AVALIAÇÃO CLÍNICA

O primeiro contato com o paciente deve ser direcionado para o entendimento do mecanismo de lesão, com especial atenção aos desvios angulares ocorridos. A partir daí, é possível realizar a correlação com o exame físico: localização de pontos dolorosos no joelho, sinais de instabilidade ou falseio e incapacidades funcionais relatadas.

A avaliação inicial do CMCM será realizada com auxílio das manobras de estresse em valgo em flexão e extensão.[16,17] Estas manobras, de fácil execução, são de suma importância para o entendimento e diferenciação da lesão que estamos analisando, pois temos o hábito de generalizarmos a lesão do LCM como uma só, mas, na verdade, cada lesão necessita de uma abordagem terapêutica específica.

Consideramos que o exame deve ser complementado pelas manobras de gaveta anterior, gaveta anterior com rotações externa e interna de 15°.[16] A manobra de gaveta anterior, apesar de ser classicamente utilizada para o diagnóstico do LCA, pode e deve ser realizada na suspeita de uma insuficiência medial.[18] Na lesão isolada do LCA, a gaveta anterior é normalmente positiva na comparação com o lado contralateral, mas, quando se associa ao CMCM, existe uma apresentação exacerbada desta manobra. A mesma manobra com rotação externa fica muito mais pronunciada quando se tem uma insuficiência da parte posterior do CMCM, o chamado "canto posteromedial" ou ligamento Oblíquo Posterior, conforme demonstrado por Slocum e Lasson, em 1968 (Quadro 33-2).[16]

Quadro 33-2 Aspectos da Análise Clínica da Lesão do LCM e sua Associação ao LCA

	LCA isolado	LCA + LCM s	LCA + LCM p	LCA + LCM s + p
Gav. Ant. (Neutro)	++	++	+++	+++
Gav. Ant. Rot Int.15°	-	-	-	-
Gav. Ant. Rot Ext.15°	+/-	+	++	+++
Estr. Valgo Ext. 0/5°	-	++	+	++
Estr. Valgo Flx 25/30°	-	+	+++	+++

+: manobra positiva; -: manobra negativa; +/-: manobra duvidosa. Quanto maior o número de símbolos +, mais evidente é a insuficiência gerada pela manobra.

AVALIAÇÃO DOS EXAMES DE IMAGEM

Realizar a radiografia (RX) do joelho é importante. As incidências mais relevantes são a imagem anteroposterior e em perfil com carga padrão. O objetivo principal deste tipo de exame é avaliar a presença de desgastes articulares, fatores que podem piorar os resultados finais, assim como lesões ósseas associadas. Outro exame importante é a radiografia panorâmica dos membros inferiores (MMII). Neste tipo de exame podemos mensurar os eixos de carga (mecânico) e anatômico, com o objetivo de avaliar se já existia uma insuficiência periférica pregressa ao trauma. Por fim, realizar radiografias com estresse permite uma avaliação mais real da capacidade de contenção das estruturas mediais potencialmente lesionadas. Apesar de a RX ser um exame muito rotineiro, vale a pena algumas recomendações para um melhor resultado:

1. Explicar ao paciente sobre a necessidade da manobra de estresse para a análise comparativa.
2. Realizar a manobra nos dois joelhos antes de realizar a RX para um prévio reconhecimento do desconforto.
3. Fazer a RX de frente centrada na patela com flexão entre 15° a 25°.[19]

O melhor exame de imagem para avaliar as estruturas capsuloligamentares mediais é a ressonância magnética (RM). Entretanto, com o conhecimento anatômico adquirido desta região do joelho nos últimos anos, algumas estruturas passaram a apresentar maior destaque na análise deste exame (Fig. 33-25).

CLASSIFICAÇÃO

Tratar as estruturas mediais do joelho é sempre um desafio. Criou-se uma ideia de que esta parte do joelho tem capacidade de cicatrização, mesmo nas lesões mais graves, e que o resultado final não apresenta grandes interferências funcionais.[7,8,20] Entretanto, nem todos os pacientes evoluem tão bem assim, pois alguns necessitam mudança no estilo de vida, permanecem com instabilidade residual ou são acometidos de outras lesões sucessivas.[11,12,21]

E por que isso ocorre? Isso ocorre porque você precisa saber o que está tratando, para decidir o melhor para o paciente. As possibilidades de lesões específicas desta região são muito variadas, existe uma anatomia muito complexa e detalhada, com várias estruturas uníssonas e isoladas. Lembrando, ainda, que a lesão das estruturas mediais comumente se associam a outras estruturas do joelho, como o LCA.[6,7,9,22-24]

É importante lembrar que este compartimento é composto por pelo menos sete ou oito estruturas muito bem definidas (Fig. 33-26). Logicamente, cada estrutura tem sua forma e função individual,

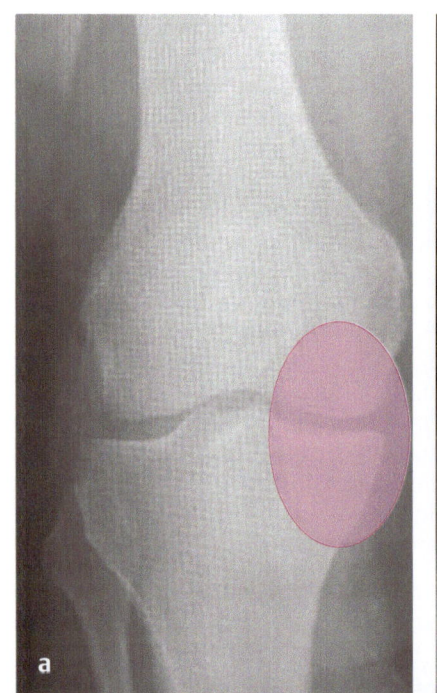

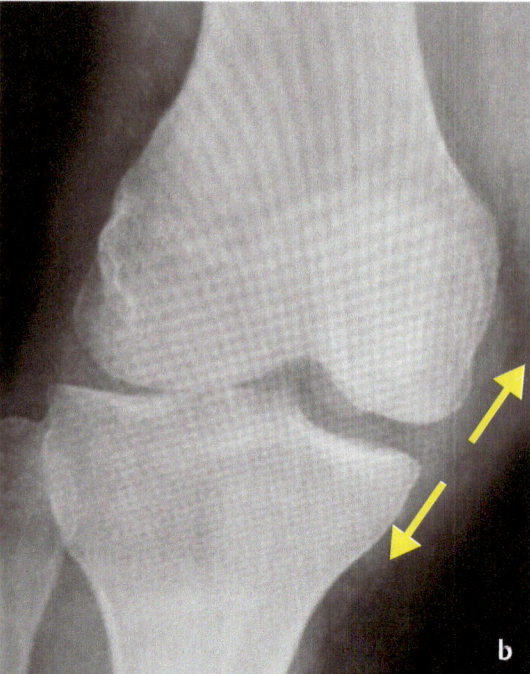

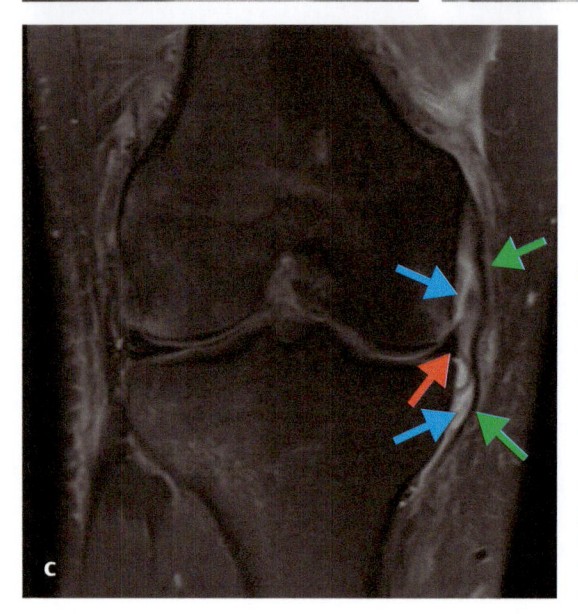

Fig. 33-25 (a) Radiografia anteroposterior do joelho em que se pode observar o espaço articular do compartimento medial normal (circulado). (b) É possível observar o aumento do espaço articular no compartimento medial, após realização do estresse em valgo, conforme indicam as setas amarelas. (c) Imagem em corte coronal da ressonância magnética do joelho que apresenta importante lesão do CMCM: é possível visualizar a lesão do LCMs nas setas verdes, LCMp nas setas azuis, e extrusão meniscal na seta vermelha.

CAPÍTULO 33 ■ LESÕES NO JOELHO

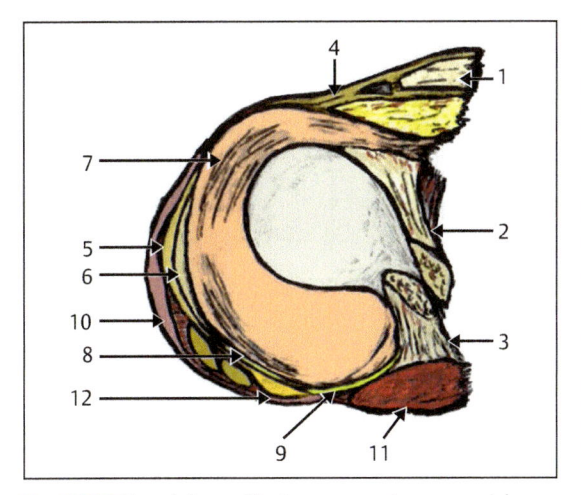

Fig. 33-26 Descrição anatômica em uma imagem axial da linha articular do compartimento medial de um joelho direito: *1.* Tendão patelar; *2.* LCA; *3.* LCP; *4.* Retináculo medial; *5.* LCMs; *6.* LCMp; *7.* Menisco medial; *8.* LOP; *9.* LPO; *10.* Fáscia do sartório; *11.* Músculo gastrocnêmio medial; *12.* Tendão semimembranoso.

Quadro 33-3 Relação das Principais Estruturas musculoesqueléticas da Região Medial do Joelho

LCM superficial
LCM profundo
Menisco medial e seus componentes capsulares
Ligamento oblíquo posterior (normalmente são descritas com o LCM profundo)
Ligamento poplíteo oblíquo
Fáscia do sartório
Lesão proximal dos músculos gastrocnêmio e distal do semitendíneo e grácil
Tendão semimembranoso e suas expansões (direta e reflexa)

Embora anatomicamente seja possível identificar isoladamente cada uma delas, compreendemos de forma uníssona as estruturas conforme a escala de cores apresentada, denominados de subgrupos funcionais.

que também podem ser lesionadas de maneira isolada.[25,26] Mas de maneira prática, em nossa visão, estas estruturas acabam apresentando uma ação e função uníssonas, formando três grupos mecanicamente mais importantes (Quadro 33-3). A instabilidade pode ainda ser avaliada no exame físico, considerando estas estruturas ou grupos uníssonos de estruturas por meio do exame físico do joelho (Quadro 33-4), e classificadas conforme a presença da lesão de cada uma delas (Fig. 33-27).

TRATAMENTO

Lesão Isolada do Complexo Meniscocapsular Medial (CMCM)

1. *CMCM Grau I*: o fundamento do tratamento da lesão Grau I é analgesia. Nos casos muito sintomáticos, sugerimos o uso de uma órtese, preferencialmente articulada, e o uso de muletas. O acompanhamento fisioterápico é sempre válido, e normalmente a cicatrização adequada se faz entre 4 a 8 semanas de tratamento.
2. *CMCM Grau II*: nestes casos, o uso de uma órtese, preferencialmente articulada protegerá e evitará o estresse exagerado no local da lesão, favorecendo uma cicatrização mais anatômica das fibras comprometidas, mesmo que, às vezes, não seja tão sintomático. O uso de muletas pode ajudar. Da mesma forma, a presença do fisioterapeuta durante a recuperação do paciente é fundamental para a melhor evolução clínica. Normalmente, a cicatrização adequada se faz entre 8 a 12 semanas de tratamento.
3. *CMCM Grau III*: a lesão isolada grau III é tratada de forma muito semelhante à lesão grau II. Valorizam-se os sintomas, principalmente o grau de instabilidade gerado. Órteses articuladas do joelho, muletas, medicações analgésica e anti-inflamatória, gelo e fisioterapia devem ser considerados. Normalmente a cicatrização adequada se faz entre 12 a 16 semanas de tratamento. As lesões meniscais associadas também devem

Quadro 33-4 Realização das Manobras de Gaveta anterior com Diferentes Graus de Rotação do Joelho e Estresse em valgo

	LCM s	LCMp	Men. Med.	LOP	LPO	Fasc. Sart.	Musc. Gastroc.	ExTSM
Gav. Ant. (Neutro)	+	++	++	+++	+++	++	+	-
Gav. Ant. Rot Int. 15°	-	-	-	-	-	-	-	-
Gav. Ant. Rot Ext. 15°	+	++	++	+++	+++	++	+	+
Estr. Valgo Ext. 0/5°	++	+	+	++	++	++	+	+
Estr. Valgo Flx 25/30°	+	+++	++	+++	+++	++	+	+

+: manobra positiva; -: manobra negativa.
Quanto maior o número de símbolos +, mais evidente é a insuficiência gerada pela manobra.

Lesão do complexo menisco capsular medial

a — Lesão isolada do compartimento medial do joelho:
- LCM superficial
- LCM profundo
- Menisco medial/ componentes capsulares
- Ligamento oblíquo posterior
- Ligamento poplíteo oblíquo
- Fáscia do sartório
- Músculo gastrocnêmio, semitendíneo, e grácil
- Músculo semimembranoso e expansões

b — Lesão combinada ou complexa do compartimento medial do joelho:
- LCM superficial e/ou MM e/ou poplíteo oblíquo e/ou expansões semimembranoso
- LCM profundo e/ou MM e/ou Lig. oblíquo posterior e/ou expansões semimembranoso

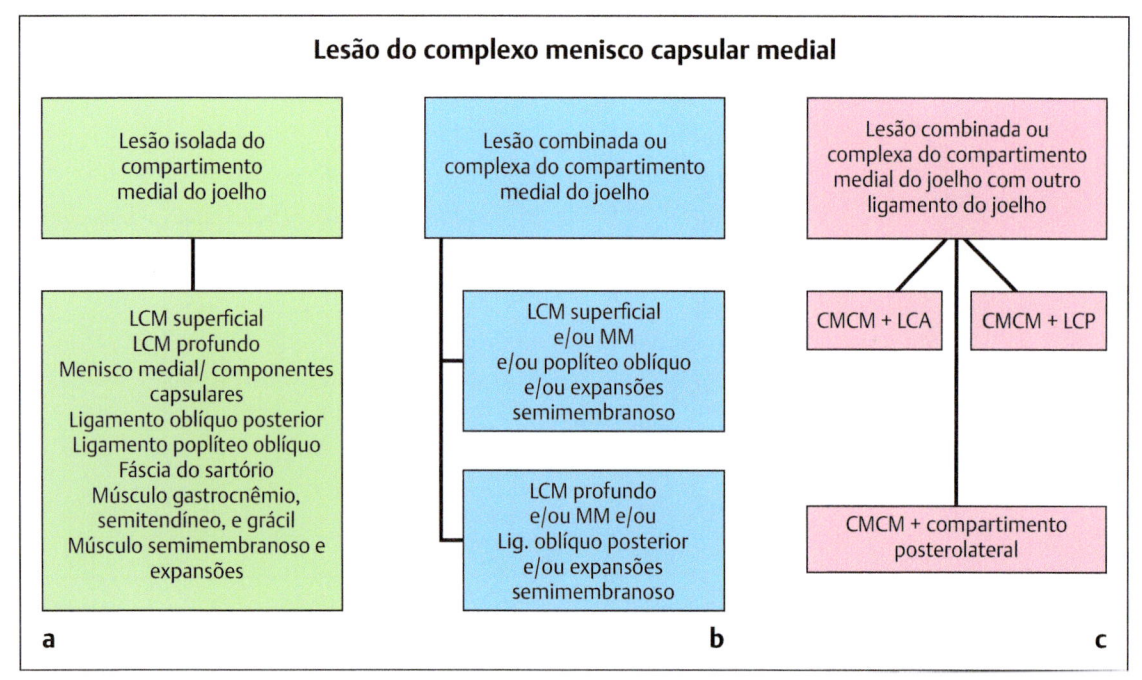

c — Lesão combinada ou complexa do compartimento medial do joelho com outro ligamento do joelho:
- CMCM + LCA
- CMCM + LCP
- CMCM + compartimento posterolateral

Fig. 33-27 Organograma da classificação das lesões do complexo menisco capsular medial (CMCM) por região e complexidade anatômica: lesão isolada de uma única estrutura (**a**), lesão do CMCM combinada de duas estruturas funcionais em suas diferentes combinações (**b**), e lesão do CMCM associada à lesão de outra estrutura ligamentar do joelho, como os ligamentos cruzados, ou ainda após episódio de luxação desta mesma articulação (**c**).

ser avaliadas e tratadas com a mesma abordagem da lesão grau II, sendo, em alguns casos, necessária a abordagem cirúrgica do LCM.[12]

Lesão do LCA + CMCM

Na lesão combinada do LCA + CMCM, independente da gravidade da lesão medial, é mandatório compreender que não se deve dividir e/ou determinar o tratamento das estruturas comprometidas como se fossem lesões isoladas. Nestes casos, a força dissipada na articulação tende a ser muito maior, com diferentes derivações vetoriais em várias direções. Fato que as tornam lesões diferentes, com maior energia cinética e que devem ser encaradas e tratadas de maneira individual.

Lesão do LCA + CMCM Grau I

O tratamento cirúrgico do LCA é mandatório. Assim, o tratamento da lesão ligamentar periférica (CMCM) seria nossa maior dúvida. De acordo com a literatura, o tratamento inicial da lesão do CMCM Grau I é sempre clínico com excelentes resultados, utilizando medidas analgésicas e anti-inflamatórias (medicamentosas ou não). Um fato importante é a estabilidade: se não houver instabilidade medial, não há necessidade de imobilização. Normalmente este processo se faz entre 4 a 8 semanas de tratamento sintomático com ênfase no preparo pré-operatório.

Lesão do LCA + CMCM Grau II

Uma boa parte dos autores ainda descreve o tratamento clínico para a lesão grau II, estando o tratamento cirúrgico do CMCM restrito aos casos classificados como grau III.[7,8,9,20] Contudo, a lesão do CMCM Grau II tem suas peculiaridades. Na última década, vem ocorrendo uma retomada deste tema por vários autores.[10-12,27-30] Em estudos realizados por nosso grupo, percebemos que algumas particularidades encontradas nos exames clínico, de imagem e artroscópico podem orientar a decisão sobre a abordagem cirúrgica deste ligamento.[12] Para isso, definiremos alguns conceitos:

- *Inventário artroscópico:* para se realizar a propedêutica adequada de avaliação artroscópica do compartimento medial do joelho, pode-se analisar o tamanho da abertura do compartimento medial. Neste momento buscaremos a presença do menisco flutuante.[12]
- *Menisco flutuante:* refere-se ao posicionamento anormal do menisco medial, durante a abertura do compartimento medial, secundária ao alargamento dos ligamentos coronários do LCM profundo e caracterizado pela visualização do menisco com ondulações e/ou dobras mais acentuadas que as habitualmente vistas na morfologia dos meniscos normais, na visão artroscópica. Descrevemos três tipos diferentes, conforme a Figura 33-28.

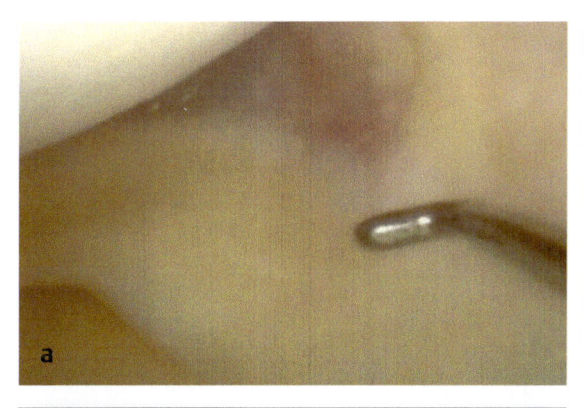

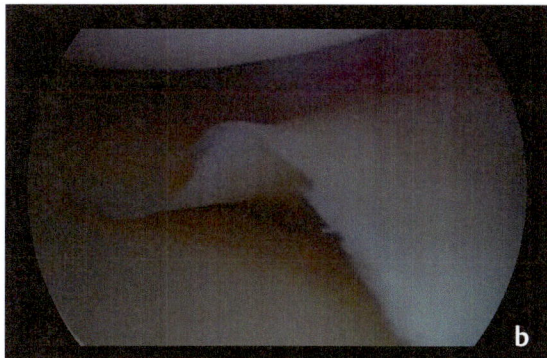

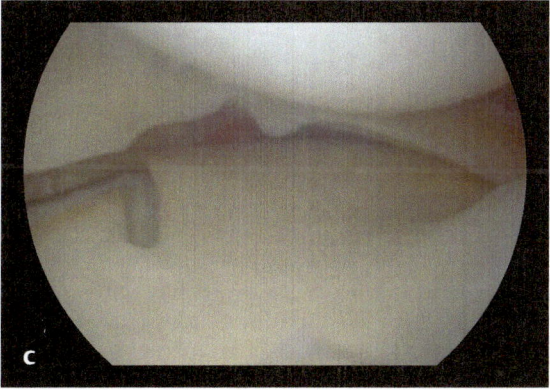

Fig. 33-28 Imagens correspondentes aos diferentes tipos de menisco flutuante. (**a**) Femoral: menisco medial permanece "atapetando" o planalto tibial com lassidão das estruturas ligamentares femorais. (**b**) Do meio da substância: ondulação meniscal com lassidão anômala concomitante da estruturas ligamentares tibial e femoral. (**c**) Tibial: menisco medial acompanha o côndilo femoral medial, enquanto ocorre a abertura do compartimento medial à custa da lassidão ligamentar tibial.

Desta forma, tratamos as lesões combinadas do LCA com CMCM grau II de acordo com a sintomatologia, presença do menisco flutuante e instabilidade do joelho, conforme a Figura 33-29.

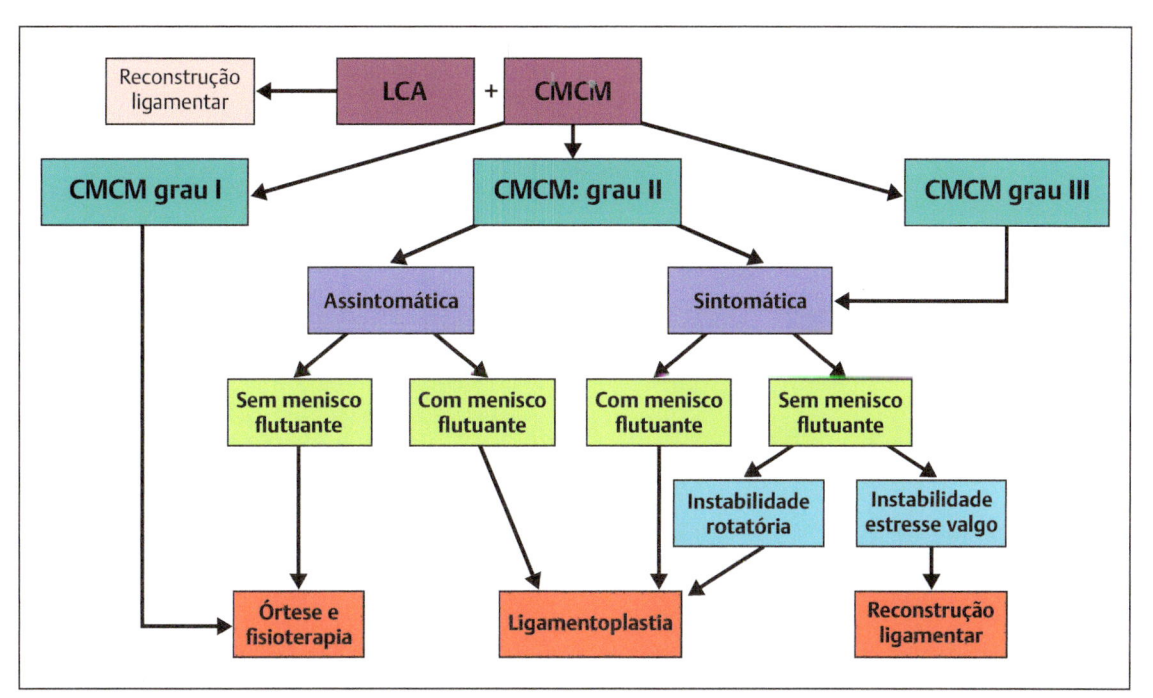

Fig. 33-29 Tratamento das lesões do LCA associada à lesão do CMCM. Em geral, a lesão grau I é tratada de forma não cirúrgica, e a lesão grau III, cirurgicamente. Para as lesões grau II, usamos as variáveis que são os sintomas, presença artroscópica do menisco flutuante e tipo de instabilidade para definir nossa conduta de tratamento.

Lesão do CMCM com Outros Ligamentos do Joelho

Sempre é bom lembrar que a lesão do LCM pode estar associada a outras importantes estruturas do joelho, como: ligamento cruzado posterior (lcp) e ligamento colateral lateral (LCL). O objetivo deste capítulo é abordar as lesões associadas ao LCA, mas devemos lembrar que a associação da lesão medial ao compartimento posterolateral, ou ainda o LCP, é resultado de um trauma de grande energia. Devemos encarar estas associações como lesões complexas e de tratamento difícil, decorrentes de uma provável luxação do joelho. Como alerta ao médico de campo, nestes tipos de lesões é fundamental uma análise clínica e exame físico cuidadosos, incluindo uma anamnese vascular e neurológica periférica. O trauma de alta energia com intenso deslocamento articular é o mecanismo de trauma mais habitual nestes tipos de lesão. Isto torna sua ocorrência incomum na prática do futebol (Fig. 33-30).

DISCUSSÃO

Após a correção da lesão do LCA, a persistência da abertura não simétrica do compartimento medial confirma a insuficiência do CMCM, uma vez que a correção do *pivot* central não é capaz de estabilizar uma alteração periférica, sendo responsável pelo aumento da sensação de instabilidade rotacional residual, apesar da adequada reconstrução do LCA.[10,11,31-33] Este fato sugere que é equivocada a ideia de alguns autores ao creditar à reconstrução do LCA a capacidade de corrigir uma instabilidade periférica concomitante, ocasionada pela lesão do CMCM, mesmo quando justificam que a manutenção da frouxidão residual não traz comprometimento funcional.[9,20,34]

Além disso, a correção da instabilidade medial não só corrobora para a melhoria dos resultados precoces do LCA, mas, principalmente, previne uma nova ruptura do LCA reconstruído.[10,11,22]

CONCLUSÃO

O tratamento das lesões do ligamento cruzado anterior associado à lesão do ligamento colateral medial, ou o tratamento do CMCM isolado, deve estar apoiado em quatro pontos:

1. Entendimento da anatomia do compartimento medial com todas suas estruturas que trabalham uníssonas (complexo meniscocapsular medial).
2. Aprimoramento da semiologia para identificar com exatidão o mecanismo de trauma, local e grau de instabilidade medial rotacional em valgo do joelho.

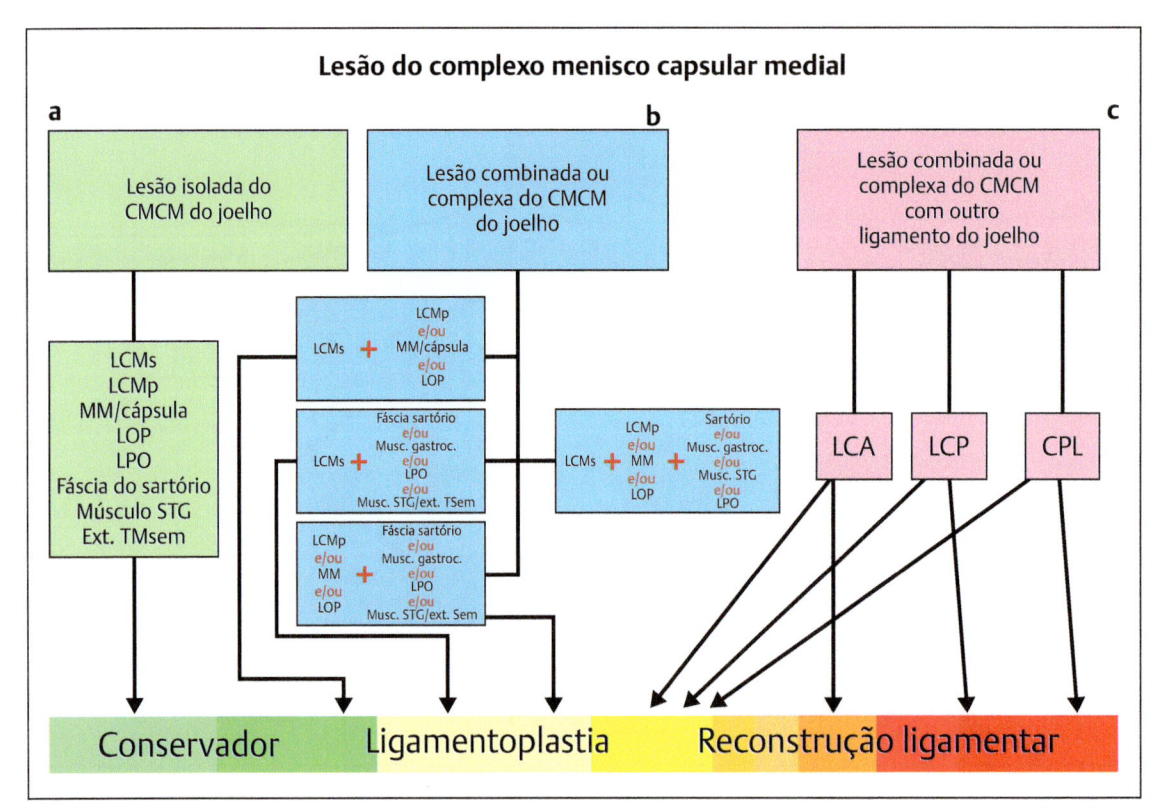

Fig. 33-30 Tratamento das lesões isoladas e combinadas do CMCM. De acordo com as estruturas acometidas, análise clínica e sinais de instabilidade rotacional, é possível definir qual o mais provável tratamento de cada caso.

3. Reconhecimento dos sinais presentes no exame de RM: comprometimento do complexo meniscocapsular medial, do comportamento meniscal e análise das suas lesões secundárias reflexas ao mecanismo de trauma.
4. Identificação do **menisco flutuante** durante o inventário intra-articular, quando necessário, que funciona como um sinal para a escolha da técnica ideal de correção ligamentar, garantindo a solução completa da instabilidade do joelho.

REFERÊNCIAS BIBLIOGRÁFICAS

1. Gianotti SM, Marshall SW, Hume PA, Bunt L. Incidence of anterior cruciate ligament injury and other knee ligament injuries: A national population-based study. Journal of Science and Medicine in Sport. 2009;12(6):622-7.
2. Astur DC, Xerez M, Rozas J, et al. Anterior cruciate ligament and meniscal injuries in sports: incidence, time of practice until injury, and limitations caused after trauma. Rev Bras Ortop. 2016 July 20;51(6):652-6.
3. Duncan JB, Hunter R, Purnell M, Freeman J. Meniscal injuries associated with acute anterior cruciate ligament tears in alpine skiers. Am J Sports Med. 1995 Mar-Apr;23(2):170-2.
4. Sayampanathan AA, Howe BK, Bin Abd Razak HR, Chi CH, Tan AH. Epidemiology of surgically managed anterior cruciate ligament ruptures in a sports surgery practice. J Orthop Surg (Hong Kong). 2017 Jan;25(1):2309499016684289.
5. Fetto JF, Marshall JL. Medial collateral ligament injuries of the knee: a rationale for treatment. Clin Orthop Relat Res. 1978 May;(132):206-18.
6. O'Donoghue DH. Surgical treatment of fresh injuries to the major ligaments of the knee. J Bone Joint Surg Am. 1950 Oct;32 A(4):721-38.
7. Ellsasser JC, Reynolds FC, Omohundro JR. The non-operative treatment of collateral ligament injuries of the knee in professional football players. An analysis of seventy-four injuries treated non-operatively and twenty-four injuries treated surgically. J Bone Joint Surg Am. 1974 Sep;56(6):1185-90.
8. Indelicato PA. Non-operative treatment of complete tears of the medial collateral ligament of the knee. J Bone Joint Surg Am. 1983 Mar;65(3):323-9.
9. Zaffagnini S, Bignozzi S, Martelli S, Lopomo N, Marcacci M. Does ACL reconstruction restore knee stability in combined lesions? An in vivo study. Clin Orthop Relat Res. 2007 Jan;454:95-9.
10. Battaglia MJ 2nd, Lenhoff MW, Ehteshami JR, Lyman S, Provencher MT, Wickiewicz TL, Warren RF. Medial collateral ligament injuries and subsequent load on the anterior cruciate ligament: a biomechanical evaluation in a cadaveric model. Am J Sports Med. 2009 Feb;37(2):305-11.
11. Mancini EJ, Kohen R, Esquivel AO, Cracchiolo AM, Lemos SE. Comparison of ACL Strain in the MCL-Deficient and MCL-Reconstructed knee during simulated landing in a cadaveric model. Am J Sports Med. 2017 Apr;45(5):1090-4.
12. Funchal LFZ, Astur DC, Ortiz R, Cohen M. The presence of the arthroscopic "floating meniscus" sign as an indicator for surgical intervention in patients with combined anterior cruciate ligament and grade ii medial collateral ligament injury. Arthroscopy. 2019 Mar;35(3):930-7.
13. Hughston JC, Eilers AF. The role of the posterior oblique ligament in repairs of acute medial (collateral) ligament tears of the knee. J Bone Joint Surg Am. 1973 Jul;55(5):923-40.
14. Jacobson KE, Chi FS. Evaluation and treatment of medial collateral ligament and medial-sided injuries of the knee. Sports Med Arthrosc Rev. 2006 Jun;14(2):58-66.
15. Cohen M, Astur DC, Branco RC, et al. An anatomical three-dimensional study of the posteromedial corner of the knee. Knee Surg Sports Traumatol Arthrosc. 2011 Oct;19(10):1614-9.
16. Slocum DB, Larson RL. Rotatory instability of the knee: its pathogenesis and a clinical test to demonstrate its presence. 1968. Clin Orthop Relat Res. 2007 Jan;454:5-13; discussion 3-4.
17. Donaldson WF 3rd, Warren RF, Wickiewicz T. A comparison of acute anterior cruciate ligament examinations. Initial versus examination under anesthesia. Am J Sports Med. 1985 Jan-Feb;13(1):5-10.
18. Palmer I. On the injuries to the ligaments of the knee joint: a clinical study. 1938. Clin Orthop Relat Res. 2007 Jan;454:17-22; discussion 14.
19. Laprade RF, Bernhardson AS, Griffith CJ, Macalena JA, Wijdicks CA. Correlation of valgus stress radiographs with medial knee ligament injuries: an in vitro biomechanical study. Am J Sports Med. 2010 Feb;38(2):330-8.
20. Zaffagnini S, Bonanzinga T, Marcheggiani Muccioli GM, et al. Does chronic medial collateral ligament laxity influence the outcome of anterior cruciate ligament reconstruction? A prospective evaluation with a minimum three-year follow-up. J Bone Joint Surg Br. 2011 Aug;93(8):1060-4.
21. Ahn JH, Lee SH. Risk factors for knee instability after anterior cruciate ligament reconstruction. Knee Surg Sports Traumatol Arthrosc. 2016 Sep;24(9):2936-42.
22. Zhu J, Dong J, Marshall B, et al. Medial collateral ligament reconstruction is necessary to restore anterior stability with anterior cruciate and medial collateral ligament injury. Knee Surg Sports Traumatol Arthrosc. 2018 Feb;26(2):550-7.
23. Bonasia DE, Bruzzone M, Dettoni F, et al. Treatment of medial and posteromedial knee instability: indications, techniques, and review of the results. Iowa Orthop J. 2012;32:173-83.
24. Bollier M, Smith PA. Anterior cruciate ligament and medial collateral ligament injuries. J Knee Surg. 2014 Oct;27(5):359-68.
25. Phisitkul P, James SL, Wolf BR, Amendola A. MCL injuries of the knee: current concepts review. Iowa Orthop J. 2006;26:77-90.
26. Jacobson KE, Chi FS. Evaluation and treatment of medial collateral ligament and medial-sided injuries of the knee. Sports Med Arthrosc Rev. 2006 Jun;14(2):58-66.
27. Robinson JR, Bull AM, Thomas RR, Amis AA. The role of the medial collateral ligament and posteromedial

capsule in controlling knee laxity. Am J Sports Med. 2006 Nov;34(11):1815-23.
28. LaPrade RF, Engebretsen AH, Ly TV, et al. The anatomy of the medial part of the knee. J Bone Joint Surg Am. 2007 Sep;89(9):2000-10.
29. Yoon KH, Yoo JH, Kim KI. Bone contusion and associated meniscal and medial collateral ligament injury in patients with anterior cruciate ligament rupture. J Bone Joint Surg Am. 2011 Aug 17;93(16):1510-8.
30. Lubowitz JH. Editorial commentary: medial collateral ligament and posteromedial corner reconstruction techniques vary and indications are not clear. Arthroscopy. 2015 Nov;31(11):2273.
31. Abramowitch SD, Papageorgiou CD, Debski RE, Clineff TD, Woo SL. A biomechanical and histological evaluation of the structure and function of the healing medial collateral ligament in a goat model. Knee Surg Sports Traumatol Arthrosc. 2003 May;11(3):155-62.
32. Ellis BJ, Lujan TJ, Dalton MS, Weiss JA. Medial collateral ligament insertion site and contact forces in the ACL-deficient knee. J Orthop Res. 2006 Apr;24(4):800-10.
33. Ateschrang A, Döbele S, Freude T, et al. Acute MCL and ACL injuries: first results of minimal-invasive MCL ligament bracing with combined ACL single-bundle reconstruction. Arch Orthop Trauma Surg. 2016 Sep;136(9):1265-72.
34. Engle CP, Noguchi M, Ohland KJ, et al. Healing of the rabbit medial collateral ligament following an O'Donoghue triad injury: effects of anterior cruciate ligament reconstruction. J Orthop Res. 1994 May;12(3):357-64.

SEÇÃO 33-8

INSTABILIDADES LATERAL E POSTEROLATERAL

Sérgio Canuto
Vitor Barion de Pádua

INTRODUÇÃO

As lesões ligamentares dos compartimentos lateral e posterolateral do joelho são lesões, normalmente, decorrentes de trauma de alta energia, como acidente de trânsito e queda, mas estão presentes também nos esportes em, aproximadamente, 30% a 40% dos casos.[1-3] É necessário que sejam identificadas e tratadas de maneira correta, pois, se negligenciadas, podem resultar em instabilidade residual, falha de outros ligamentos e degeneração articular.[1,4-5] É importante a suspeita desse tipo de lesão, entendendo o mecanismo de trauma e as estruturas envolvidas.[6]

Os principais estabilizadores laterais dos joelhos são o ligamento colateral lateral (LCL) que atua como restritor primário do estresse em varo e secundário da rotação externa e o tendão do poplíteo (TP) que, em conjunto com o tendão poplíteo fibular (TPF), atua como restritor primário da rotação externa do joelho e da translação posterior.[4,7-10] Os estabilizadores secundários são a cápsula articular, ligamento meniscofemoral, fáscia lata, tendão do bíceps, gastrocnêmio lateral e o ligamento fabelofibular.[7,11]

O mecanismo de trauma nas lesões laterais do joelho pode ser por contato (direto), geralmente trauma direto na região medial do joelho, ou sem contato (indireto), sendo o mais comum a associação de estresse em varo, rotação externa e hiperextensão.[2,6,7,10,12]

Lesões isoladas do canto posterolateral (CPL), apesar de raras, podem ocorrer. O LCL pode ser acometido de forma isolado em menos de 2% das lesões,[4,8] em decorrência de traumas de menor energia. Os pacientes podem apresentar um discreto inchaço local e dor à palpação do trajeto ligamentar. Na posição de "4", coloca-se o LCL em tensão, sendo possível a palpação do LCL e a identificação de descontinuidade nas lesões completas.[9] Para se confirmar a lesão do LCL isolado deve ser realizado o teste de estresse em varo em extensão completa (se positivo indica associação de lesão do *pivot* central – ligamentos cruzado anterior ou posterior), e estresse em varo em 30°, posição que se isola o LCL.[3,7-8,10]

A ressonância magnética (RM) apesar de sensibilidade de 57%, incluindo os casos crônicos, é o exame de escolha para confirmar o diagnóstico da lesão do LCL.[7,13]

As lesões isoladas do LCL dos tipos I (discreto inchaço) e II (lesões parciais) são lesões incompletas, sem abertura do compartimento lateral, e apresentam boa evolução com tratamento conservador.[14,15]

As lesões completas do LCL, grau III, segundo Sikka e Bushneel,[9,15] se isoladas e decorrentes de trauma de baixa energia, também apresentam boa evolução com o tratamento clínico e retorno mais precoce às atividades, comparadas a tratamento cirúrgico, de acordo com a série de Kramer,[16] em atletas abaixo de 17 anos. Já na série de Kannus,[17] as lesões isoladas do LCL tipo III apresentaram resultados ruins com instabilidade residual após o tratamento conservador.

Lesões isoladas do LCL de graus I e II são tratadas com medidas de analgesia e fisioterapia precoce, com retorno rápido às atividades. Já as lesões isoladas de grau III, se provenientes de trauma de baixa energia, são tratadas com imobilização, seguindo com fisioterapia precoce, mas com devida atenção ao eixo e à presença de lesões associadas.

O mais comum nas lesões do canto lateral do joelho são lesões ligamentares associadas, como envolvimento do TP, TPF e ligamento cruzado anterior (LCA) ou ligamento cruzado posterior (LCP). Ocorrem pelo mesmo mecanismo de trauma que as lesões isoladas, mas com maior energia, podendo, em alguns casos, ocorrer uma luxação do joelho, não identificada por causa da redução espontânea imediata. São lesões que requerem uma especial atenção pelo risco de lesões neurovasculares associadas e pela necessidade de identificação correta das estruturas lesionadas. O nervo fibular pode ser acometido em 30% das lesões do CPL.[1-3,5-6]

Diante desse tipo de lesão, uma atenção minuciosa às estruturas vasculares se faz imperativa, com avaliação do pulso, perfusão, temperatura e coloração. Se houver suspeita de alguma alteração, devem-se realizar um Doppler e o índice de perfusão tornozelo braquial.[6] Na avaliação neurológica, verificar a dorsiflexão do pé e dedos, assim como a sensibilidade na região do nervo fibular.

Os raios X vão determinar a presença de fraturas ou arrancamentos ósseos, e, nos traumas de maior energia, articulações reduzidas não excluem a ocorrência de uma luxação reduzida de forma espontânea. Os raios X em estresse em varo comparativo auxiliam no diagnóstico e na quantificação da abertura lateral (Fig. 33-31). Nos casos crônicos, raios X panorâmicos com carga para determinação do eixo se fazem necessários. A RMN completa a sequência de imagens para auxílio do diagnóstico das lesões ligamentares (Fig. 33-32).[11,18]

A presença de hematoma, escoriações e inchaço pode ajudar a entender o mecanismo de trauma,[5] mas pode atrapalhar o exame físico nos primeiros dias. Após medidas anti-inflamatórias, como repouso, imobilização, gelo, medicação e avaliação da condição neurovascular, um minucioso exame físico deve ser realizado para identificação das estruturas lesionadas.

O exame deve ser realizado de forma comparativa ao membro são, iniciando com a avaliação do eixo.

– *Teste de estresse em varo a 0° e a 30° de flexão (Fig. 33-33):* uma abertura lateral em extensão significa uma lesão do CPL associada ao LCP ou LCA.[7,8,19]
– *"Dial test":* teste de rotação externa comparativo, realizado a 30° e a 90°. Se a rotação externa aumentar de 30° para 90° uma lesão associada do LCP está presente. O teste pode ser realizado em posição dorsal ou ventral (Fig. 33-34). Atenção às lesões do canto posteromedial que podem levar a um teste falso-positivo.[7,19]
– Teste de gavetas posterior e anterior.
– *Teste de rotação externa a 90° (Fig. 33-35):* Com o joelho a 90° realiza uma gaveta posterolateral, que, positiva, confirma uma lesão do CPL e do LCP.
– Teste do *pivot shift* reverso.
– *Teste do pivot shift reverso:*, elevação do membro inferior pelo hálux, nas lesões do CPL e LCP a tíbia cai para posterior (Fig. 33-36). Importante relatar que LaPrade encontrou somente 10% de testes positivos em uma série de 134 lesões do CPL.[12]
– *Teste de Lachman:* que pode ser falso-positivo (simulando uma lesão do LCA), em virtude da lesão do LCP com posteriorização da tíbia.
– *Teste de elevação do calcâneo:* descrito por Cinque *et al.,* 2017, para identificar lesão do LCL associada ao LCA. O teste clínico consiste na elevação do calcanhar, em que uma diferença maior do que 3 mm indica a associação da lesão e tem alta sensibilidade e excelente especificidade para o diagnóstico de rupturas LCA-LCL combinadas em comparação à sensibilidade e especificidade da detecção de lesão LCL por RM. Esse é mais um exame físico que pode ajudar no diagnóstico das lesões de CPL, que são

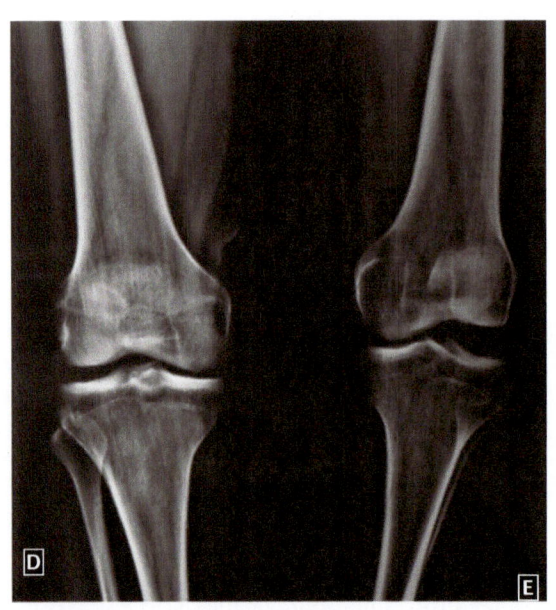

Fig. 33-31 RX em AP dos joelhos, demonstrando abertura assimétrica do compartimento lateral no joelho esquerdo. (Fonte: Arquivo pessoal dos autores.)

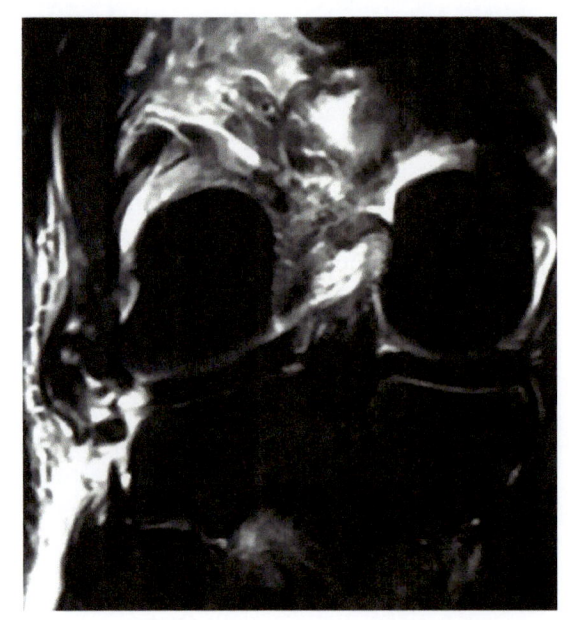

Fig. 33-32 Imagem em corte coronal de RM do joelho direito, demonstrando lesão do CPL (LCL, TP, TPF). (Fonte: Arquivo pessoal dos autores.)

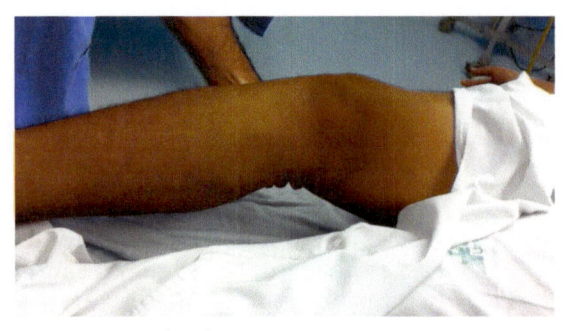

Fig. 33-33 Manobra de estresse em varo em 30° para individualizar a atuação do LCL como estabilizador primário em varo. (Fonte: Arquivo pessoal dos autores.)

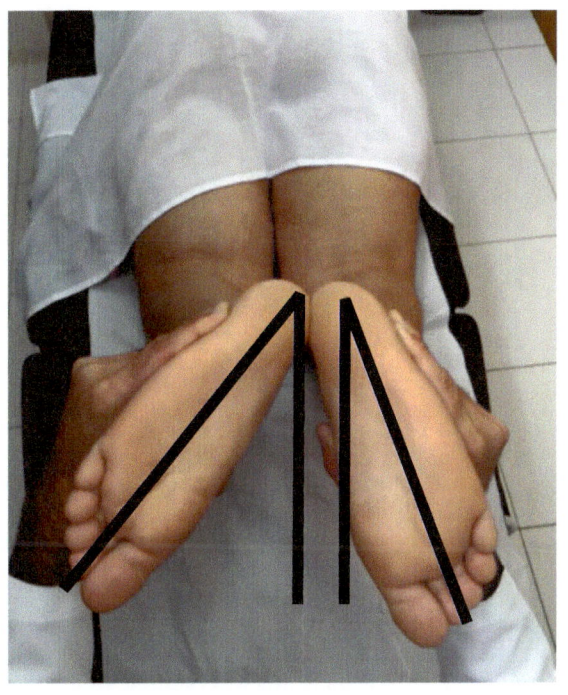

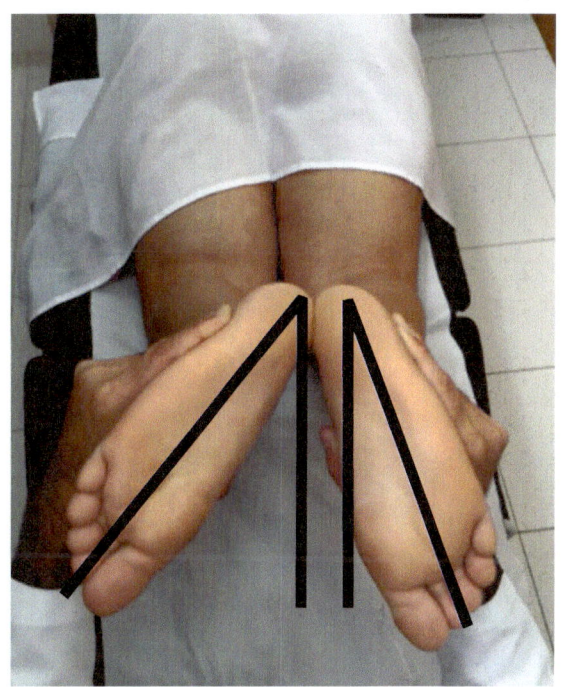

Fig. 33-34 Demonstração clínica do *Dial Test*, em 30° (à esquerda) e 90° (à direita), para pesquisa de lesões do canto posterolateral. (Fonte: Arquivo pessoal dos autores.)

conhecidas por comprometer os resultados cirúrgicos se não tratadas de forma correta.

Nos casos de lesões crônicas, avaliar a marcha, assimetria de eixo, presença de flambagem e instabilidade em duplo ou triplo varo (Fig. 33-37).[10]

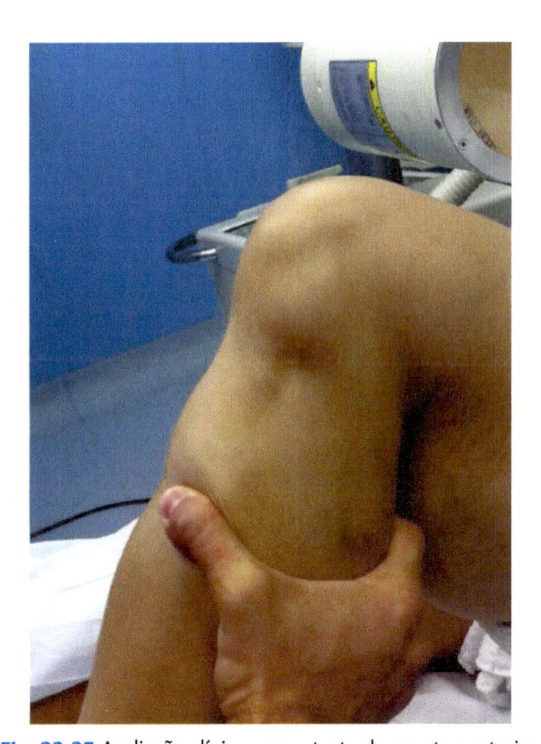

Fig. 33-35 Avaliação clínica com o teste da gaveta posterior em rotação externa. (Fonte: Arquivo pessoal dos autores.)

CLASSIFICAÇÃO

Diferentes classificações foram propostas para as lesões do CPL.

A) Quanto à abertura clínica lateral ao estresse em varo:
- Grau I 0-5 mm.
- Grau II 6-10 mm.
- Grau III > 10 mm sem *endpoint*.

B) Fanelli – Quanto à instabilidade rotacional:[20-22]
- Instabilidade rotacional: I leve (TP + TPF).
- Instabilidade rotacional + estresse em varo II moderada (CPL).
- Instabilidade rotacional + flambagem III severa (CPL + LCA/LCP).

C) LaPrade – de acordo com abertura dos raios X em estresse em varo:[7,12]
- 1: < 2,7 mm = normal.
- 2: 2,7 mm a 4 mm = LCL.
- 3: > 4 mm = LCL + CPL.

TRATAMENTO

Lesões do CPL de grau I são lesões incompletas, com discreto edema ao redor dos ligamentos, sem sinais de instabilidade e sem associação do *pivot* central, são passíveis de tratamento conservador.

Diferente da lesão isolada do LCL, as lesões do CPL de graus II e III são de prognóstico ruim se tratadas de forma conservadora, normalmente com persistência das instabilidades e degeneração articular.[23]

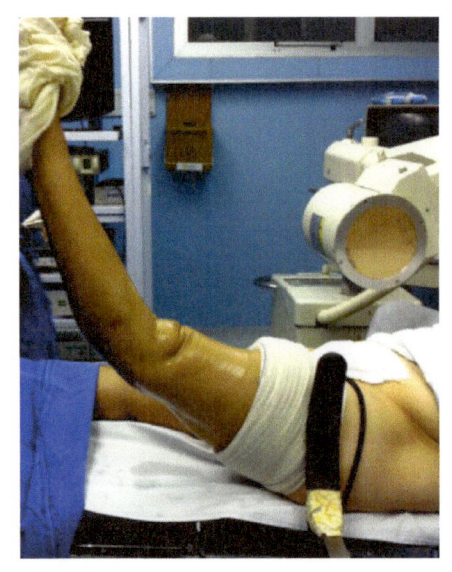

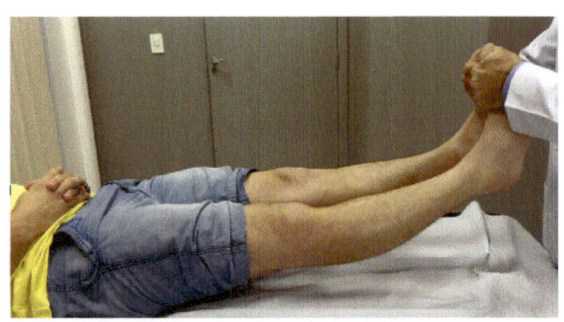

Fig. 33-36 Avaliação clínica e demonstração do Teste do recurvato. (Fonte: Arquivo pessoal dos autores.)

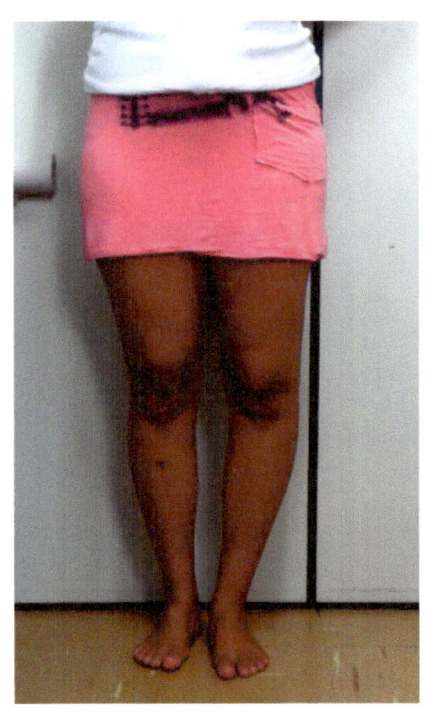

Fig. 33-37 Avaliação clínica do eixo e da marcha. No exame, a presença de deformidade em varo assimétrico à esquerda. (Fonte: Arquivo pessoal dos autores.)

casos de reconstrução, semelhante à série de Levy (40% vs. 6%).[25] Desta forma reservam-se os reparos para avulsões ósseas e reconstruções nas lesões intrassubstanciais.

Diferentes técnicas de reconstrução do CPL são descritas, mas sem consenso do procedimento ideal. De acordo com LaPrade a reconstrução anatômica dos ligamentos LCL, TP e LPT é capaz de restaurar a biomecânica normal do joelho (Fig. 33-38). Porém, outras técnicas não anatômicas, como Arciero, Larson e Kim, têm demonstrado bons resultados.

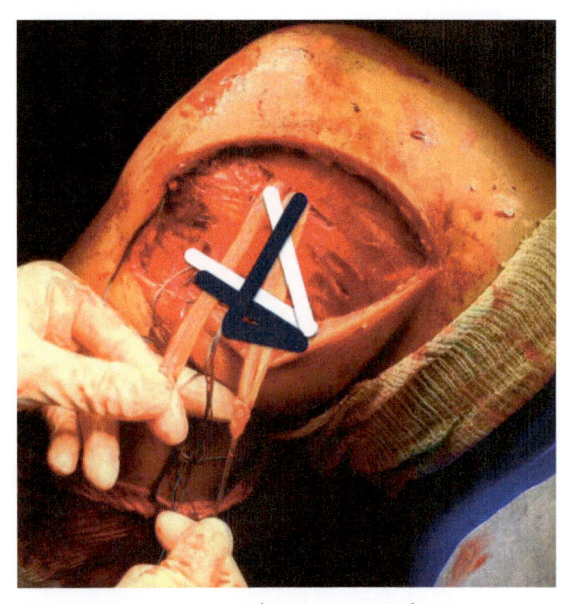

Fig. 33-38 Demonstração de reconstrução do LCL, TP, TPF (por meio da técnica anatômica descrita por LaPrade). (Fonte: Arquivo pessoal dos autores.)

Os melhores resultados são com o tratamento cirúrgico precoce.[2,4,6,7] O período ideal de tratamento é até terceira semana pós-lesão, sendo a janela ideal de 7 a 21 dias, para reparo e/ou reconstrução das estruturas lesionadas. Stannard mostrou alto índice de falha com reparo das lesões (37% vs. 9%),[23] nos

REFERÊNCIAS BIBLIOGRÁFICAS

1. Harner CD, Vogrin TM, Höher J, Ma CB, Woo SL. Biomechanical analysis of a posterior cruciate ligament reconstruction. Deficiency of the posterolateral structures as a cause of graft failure. American Orthopaedic Society for Sports Medicine. 2000;28 (1):32-9.
2. LaPrade RF, Wentorf F. Diagnosis and treatment of posterolateral knee injuries. Clin Orthop Relat Res. 2002 Sep;(402):110-21.
3. Cooper JM, McAndrews PT, LaPrade RF. Posterolateral corner injuries of the knee: anatomy, diagnosis, and treatment. Sports Medicine and Arthroscopy Review. 2006;14(4):213-20.
4. Ranawat A, Baker CL 3rd, Henry S, Harner CD. Posterolateral corner injury of the knee: evaluation and management. The Journal of the American Academy of Orthopaedic Surgeons. 2008;16 (9):506-18.
5. Dodson CC, Parisien R, Rodeo SA. LCL/PLC Reconstruction. In: Fu FH. Master techniques in orthopaedic surgery. Sports Medicine. Master techniques in orthopaedic surgery. Lippincott Williams & Wilkins; 2010. p. 457-64.
6. Miller MD, Burrus MT. 2014. A cutis lateral and posterolateral injury. In: Margheritini RR. Knee ligament injuries. Extra-articular surgical techniques. Springer. p. 27-38.
7. Chahla J, Murray IR, Robinson J, et al. Posterolateral corner of the knee: an expert consensus statement on diagnosis, classification, treatment, and rehabilitation. Knee surgery, sports traumatology, arthroscopy: official journal of the ESSKA 2019;27(8):2520-29.
8. Grawe B, Schroeder AJ, Kakazu R, Messer MS. Lateral collateral ligament injury about the knee: anatomy, evaluation, and management. J Am Acad Orthop Surg. 2018;26(6):e120-27.
9. Sikka RS, Dhami R, Dunlay R, Boyd JL. Isolated fibular collateral ligament injuries in athletes. Sports Medicine and Arthroscopy Review 2015;23(1):17-21.
10. Frank R, Noyes MD, Sue D Barber-Westin BS. Posterolateral ligament injuries: diagnosis, operative techniques, and clinical outcomes. In: Frank R, Noyes MD, Sue D, Barber-Westin BS (Eds.). Noyes' knee disorders: surgery, rehabilitation, clinical outcomes, edited by Elsevier, 2017. p. 527 70.
11. LaPrade RF, Ly TV, Wentorf FA, Engebretsen L. The posterolateral attachments of the knee. The American Journal of Sports Medicine. 2003.
12. LaPrade RF, Ly TV, Griffith C. The external rotation recurvatum test revisited: reevaluation of the sagittal plane tibiofemoral relationship. The American Journal of Sports Medicine 2008;36(4):709-12.
13. Cinque Mark E, Andrew G Geeslin, Jorge Chahla, et al. The Heel Height Test: A Novel Tool for the Detection of Combined Anterior Cruciate Ligament and Fibular Collateral Ligament Tears. Arthroscopy. 2017;33(12):2177-81.
14. Recondo JA, Salvador E, Villanúa JA, et al. Lateral stabilizing structures of the knee: functional anatomy and injuries assessed with MR imaging. Radiographics. 2000 Oct; 20 Spec No:S91-S102.
15. Bushnell BD, Bitting SS, Crain JM, Boublik M, Schlegel TF. Treatment of magnetic resonance imaging-documented isolated grade III lateral collateral ligament injuries in national football league athletes. The American Journal of Sports Medicine. 2010;38 (1):86-91.
16. Kramer DE, Miller PE, Berrahou IK, et al. Collateral ligament knee injuries in pediatric and adolescent athletes. Journal of Pediatric Orthopedics. 2020;40(2):71-7.
17. Kannus P. Nonoperative treatment of grade II and III sprains of the lateral ligament compartment of the knee. Am J Sports Med. 1989;17(1):83-8.
18. Bolog N, Hodler J. MR imaging of the posterolateral corner of the knee. Skeletal Radiology 2007;36(8):715-28.
19. Hoon BJ, Choi IC, Suh SW, et al. Evaluation of the reliability of the dial test for posterolateral rotatory instability: a cadaveric study using an isotonic rotation machine. Arthroscopy. 2008;24(5):593-8.
20. Fanelli GC. Surgical reconstruction for acute posterolateral injury of the knee. Journal of Knee Surgery. 2005;18(2):157-62.
21. Jannik F, Kolb JP, Drenck TC, et al. Anatomic reconstruction of the posterolateral corner: an all-arthroscopic technique. Arthroscopy Techniques. 2019;8(2):e153-61.
22. Levy BA, Dajani KA, Whelan DB, et al. Decision making in the multiligament-injured knee: an evidence-based systematic review. Arthroscopy. 2009;25(4):430-8.
23. Black BS, Stannard JP. Repair versus reconstruction in acute posterolateral instability of the knee. Sports Medicine and Arthroscopy Review. 2015;23(1):22-6.
24. Bicos J, Arciero RA. Novel approach for reconstruction of the posterolateral corner using a free tendon graft technique. Sports Medicine and Arthroscopy Review. 2006;14(1):28-36.
25. Levy BA, Dajani KA, Morgan JA, Sha JP, Dahm DL, Khaled A, et al. Stuart. Repair versus reconstruction of the fibular collateral ligament and posterolateral corner in the multiligament-injured knee. The American Journal of Sports Medicine. 2010;38(4):804-9.

SEÇÃO 33-9

INSTABILIDADES POSTERIORES – LIGAMENTO CRUZADO POSTERIOR

Rene Jorge Abdalla
Carlos Eduardo Franciozi
Sheila McNeil Ingham
Andrea Forgas Sallum

ANATOMIA

O ligamento cruzado posterior (LCP) é um dos quatro principais ligamentos do joelho (ligamento cruzado anterior, ligamento cruzado posterior e os ligamentos colaterais medial e lateral) e é o principal restritor da translação posterior da tíbia em todos os graus de flexão do joelho. Sua anatomia já foi extensamente descrita em diversos artigos com pequenas variações das regiões de inserção no fêmur e na tíbia. Ele é um ligamento grande, maior que o ligamento cruzado anterior, é extrassinovial e intra-articular e, de uma forma geral, tem origem na região posterior da face lateral do côndilo femoral medial, ocupando uma área semicircular e insere-se na área intercondilar posterior mediana da tíbia. O LCP possui duas bandas, a anterolateral e a posteromedial. Ambas ficam tensas e restringem a translação posterior na extensão e flexão máxima do joelho, enquanto em torno de 70°-90°, a banda anterolateral é bem mais importante.

Importante lembrar da presença dos ligamentos meniscofemorais que podem estar presentes e são estabilizadores secundários da translação posterior da tíbia. Dois ligamentos meniscofemorais podem estar presentes, o ligamento meniscofemoral anterior (de Humphrey) e/ou o ligamento meniscofemoral posterior (de Wrisberg). O ligamento meniscofemoral anterior origina-se no corno posterior do menisco lateral, segue anterior ao LCP e insere-se próximo à cartilagem articular do côndilo femoral medial. O ligamento meniscofemoral posterior segue posterior ao LCP e insere-se próximo ao teto intercondilar.

Outra relação importante de ser lembrada é com a artéria poplítea. A artéria poplítea sai do canal de Hunter e entra na fossa poplítea na junção dos terços médio e distal do fêmur; na região distal do músculo poplíteo, divide-se nas artérias tibiais anterior e posterior. No seu trajeto, a artéria poplítea é lateral ao eixo central do joelho e lateral ao LCP e com a flexão do joelho, torna-se mais posterior. Esse conhecimento da relação anatômica do LCP e da artéria poplítea é importante para evitar lesões vasculares durante a reconstrução ligamentar (Fig. 33-39).

INCIDÊNCIA

A lesão do LCP é rara, com incidência anual de 2 para 100.000 pessoas, sendo maior em homens do que em mulheres (2,6 *versus* 1,1 por 100.000),[1] outros relatos descrevem as lesões agudas.[2]

As lesões secundárias a traumas no esporte costumam ser as mais frequentes, seguidas por lesões em acidentes de trânsito. Dentre os esportes, o futebol apresenta o maior número de lesões do LCP.[3,4]

Especificamente no futebol, a incidência de lesão do LCP é de 0,01/1.000 horas de exposição, sendo 20 vezes mais frequente durante partidas do que em treinos, com 54% delas consequentes à lesão por contato e 46% a lesões sem contato.[5] Mesmo nos esportes, a lesão do LCP combinada a outros ligamentos é mais comum que a lesão isolada.[6]

MECANISMO DE TRAUMA

O mecanismo de lesão mais frequente do LCP no futebol é um trauma direto na parte anterior do joelho que resulta na translação posterior da tíbia. Porém, a lesão também pode ser secundária a hiperextensão, trauma rotacional, estresse em varo/

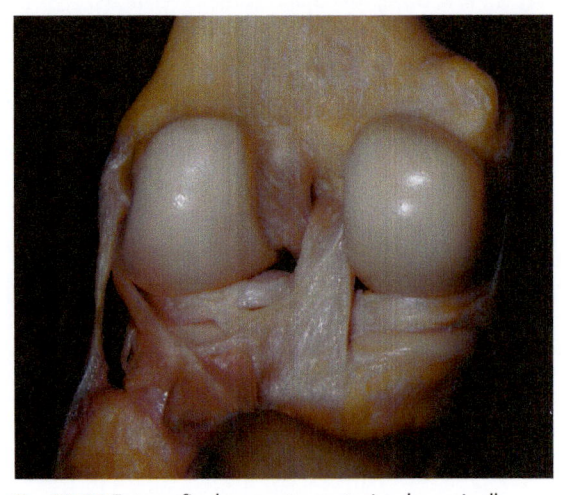

Fig. 33-39 Fotografia do aspecto posterior de um joelho dissecado demonstrando o trajeto e robustez do LCP. (Fonte: Arquivo pessoal dos autores.)

valgo e hiperflexão, ou ainda sem contato. Nos atletas em geral, o mecanismo de trauma mais comum é a hiperflexão.[5]

DIAGNÓSTICO

O exame da avaliação ligamentar deve ser bilateral, em uma mesa de exame cujos lados sejam acessíveis; deve-se evitar a mesa encostada na parede, pois o joelho mais próximo da parede irá causar dificuldades ao examinador.

Costuma-se utilizar a classificação da American Medical Association, de 1968, para as lesões ligamentares:

- *Grau 1:* lesão de um número mínimo de fibras ligamentares com dor localizada, sem instabilidade.
- *Grau 2:* lesão de um maior número de fibras ligamentares, acarretando discreta perda da função e instabilidade leve a moderada.
- *Grau 3:* lesão completa do ligamento com instabilidade grave, subdividida de acordo com a instabilidade ao teste de estresse (em relação ao membro contralateral) (Canale, 2013):
  - 1+: 5 mm ou menos (posteriorização da tíbia durante exame).
  - 2+: entre 5-10 mm (posteriorização da tíbia durante exame).
  - 3+: 10 mm ou mais (posteriorização da tíbia durante exame).

Os seguintes testes costumam ser aplicados na avaliação do LCP: teste da posteriorização passiva ou *sag test*, teste de Godfrey ou teste da posteriorização passiva da tíbia a 90°, teste da gaveta posterior (sempre atento ao *step-off* natural da tíbia em relação ao fêmur, tendo seu valor normal de 1 cm de anteriorização do côndilo tibial medial em relação ao côndilo femoral), teste ativo do quadríceps, teste de lachman posterior, teste do recurvato ou hiperextensão, teste da rotação lateral da tíbia a 30° e 90° e o *dial test*.[7]

> **Experiência do Autor**
>
> Ao exame inicial no momento do trauma (ainda no campo), as lesões isoladas apresentam pouca sintomatologia, pouca dor e derrame articular discreto. Já em vigência de lesões associadas, o quadro clínico é mais exuberante, com maior sensibilidade à dor e eventual deformidade. Os testes clínicos, quando possíveis, mostram alta positividade.

DIAGNÓSTICO POR IMAGEM

A ressonância magnética (RM) apresenta alta sensibilidade (96%-100%) para diagnosticar as lesões agudas de LCP. Porém, nas lesões crônicas, mesmo um LCP insuficiente pode parecer normal nas imagens de RM. Dessa forma, a translação tibial posteromedial de 2 mm ou mais é o melhor indicador de lesão do LCP nos casos crônicos avaliados por esse exame (Fig. 33-40).[8]

O exame de imagem padrão ouro para identificação das lesões de LCP são as radiografias com estresse posterior. Uma translação igual ou superior a 8 mm indica uma lesão total isolada do LCP, e uma translação maior que 12 mm indica uma lesão do LCP combinada.[9,10]

Hoje como recursos mais modernos utilizamos o exame denominado PKTD *(Porto Knee Testing Device)*, que compara os dois joelhos na RM submetidos a estresse conhecido e mensurável (Fig. 33-41).

TRATAMENTO

O tratamento cirúrgico da reconstrução do ligamento cruzado posterior está tradicionalmente indicado para as lesões isoladas de grau 3 sintomáticas e lesões ligamentares associadas (lesão multiligamentar).[11] Pacientes esportistas, em decorrência de sua maior demanda, podem ter a indicação para cirurgia a partir de lesões isoladas de grau 2, avaliando-se caso a caso.[12,13] Na decisão sobre tratamento cirúrgico ou conservador, deve-se pesar também o período mais prolongado de afastamento do atleta, caso seja indicado inicialmente um tratamento não cirúrgico que não obtenha resultados satisfatórios. Nesse caso, haverá indicação cirúrgica retardada e retorno prolongado.

As lesões isoladas do LCP tratadas de maneira não cirúrgica apresentam taxa satisfatória de retorno ao esporte em torno de 80%, porém Shelbourne, Davis e Patel reportaram que somente metade dos

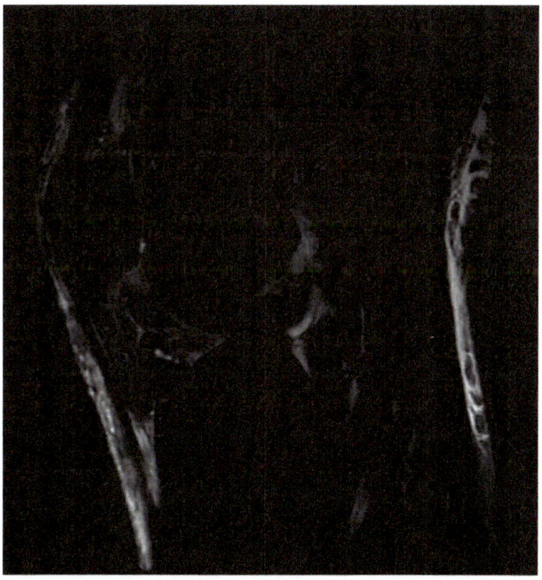

Fig. 33-40 Imagem de ressonância magnética do joelho, ponderada em T2, demonstrando um corte sagital com interrupção do ligamento cruzado posterior em uma lesão aguda. (Fonte: Arquivo pessoal dos autores.)

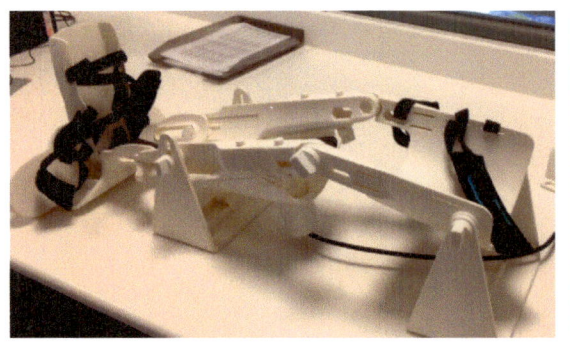

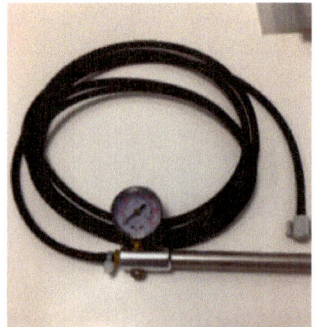

Fig. 33-41 Aparelho PKTD que é aplicado ao joelho do paciente durante a ressonância magnética. (Fonte: Arquivo pessoal dos autores.)

pacientes retorna no mesmo nível de atividade, o que vai contra o relatado no estudo mais recente de Agolley et al., reportando 85% de retorno ao mesmo nível.[14,15] Já o tratamento cirúrgico das lesões isoladas do LCP com reconstrução do cruzado posterior em pacientes com alta demanda esportiva demonstra taxas de retorno ao esporte no mesmo nível ou semelhante, variando de 81%-86,5%.[12,13]

As lesões multiligamentares envolvendo o LCP, em decorrência de maior energia do trauma, apresentam taxa de retorno ao esporte de apenas 53% e menos ainda, 22%-33%, se considerado apenas retorno à atividade esportiva de alto nível.[16]

É importante ressaltar que a melhora do conhecimento das técnicas cirúrgicas, da superespecialização e da reabilitação tem proporcionado melhores resultados cirúrgicos, conforme demonstram os estudos de LaPrade et al., cirurgião referência em lesões complexas do joelho, obtendo resultados satisfatórios da reconstrução do LCP tanto nas lesões isoladas como nas multiligamentares, comparáveis aos resultados da reconstrução do LCA.[17,18]

Lesão Parcial

São lesões raras, muitas vezes diagnosticadas durante procedimento artroscópico para tratamento de outras lesões, que normalmente cicatrizam satisfatoriamente sem deixar sequelas. Quando realizado diagnóstico na fase aguda, utilizamos proteção do joelho com imobilizador e muletas durante 4 semanas com retorno progressivo às atividades (6-8 semanas).

Lesão Isolada

Geralmente representa lesão importante com perda da função e progressão para artrose com o evoluir do tempo. Existe indicação cirúrgica quando associado a derrame articular de repetição, dor e posteriorização da tíbia maior igual a 10 mm pesquisado com joelho em 10 graus de flexão.[2]

O tratamento para lesões agudas, diagnosticadas em até 2 semanas, consiste em uso de imobilizador em extensão por 4 semanas, muletas e radiografia de perfil, para avaliar possível translação da tíbia.

Na segunda semana, iniciam-se exercícios passivos até 90°, com o cuidado de anteriorizar a tíbia durante o movimento. Na quinta semana podemos iniciar extensão ativa, sem uso de imobilizador durante o exercício, e descarga de peso com 50% do peso corporal. Na sexta semana retiram-se o imobilizador e muletas, iniciando a atividade fisioterapêutica mais ampla.[2]

Tratamento Cirúrgico

Inicialmente, é importante enfatizar o bom conhecimento da anatomia, principalmente da relação anatômica entre o LCP e a vascularização. A cirurgia, quando indicada, é a reconstrução ligamentar, e os enxertos a serem utilizados dependem da preferência de cada cirurgião. Podem ser indicados tendão do quadríceps, semitendíneo e grácil, tendão patelar e aloenxerto (preferencialmente tendão do calcâneo).

As técnicas podem variar também em relação ao túnel femoral, podendo ser produzidos um ou dois túneis, sendo o segundo utilizado objetivando o maior preenchimento de *footprint*.

> **Experiência do Autor**
>
> Utilizamos uma técnica que definimos como de reconstrução funcional, com uso de Tendão do Quadríceps, contendo osso na parte proximal (retirado do polo superior da patela) e duas bandas na parte tendinosa. A primeira abrange o reto anterior, vastos medial e lateral, e a segunda, o vasto intermédio (Fig. 33-42).
>
> A técnica cirúrgica aqui descrita de maneira sumária é realizada *all-inside*, utilizando-se técnica artroscópica, em que realizamos um túnel no fêmur (centrado no *footprint*) e um túnel na tíbia, terminando o procedimento, tensionando uma das bandas (a mais forte) em flexão e a segunda em extensão. Buscando reproduzir o melhor possível da biomecânica do ligamento cruzado anterior original (Fig. 33-43).

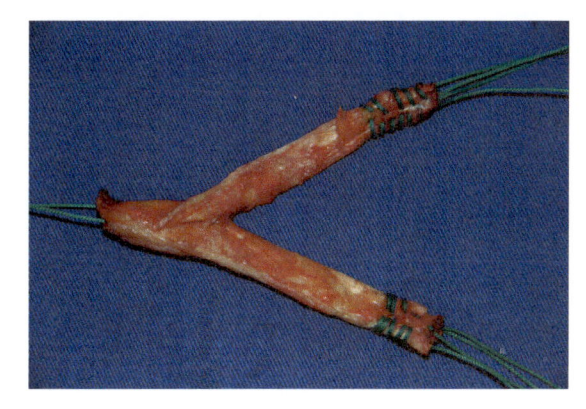

Fig. 33-42 Enxerto autólogo de quadríceps com *plug* ósseo dividido em duas bandas, sendo a mais robusta utilizada para reproduzir a banda anterolateral (reto anterior, vasto medial e lateral) e a mais delgada para reproduzir a banda posteromedial (vasto intermédio). (Fonte: Arquivo pessoal dos autores.)

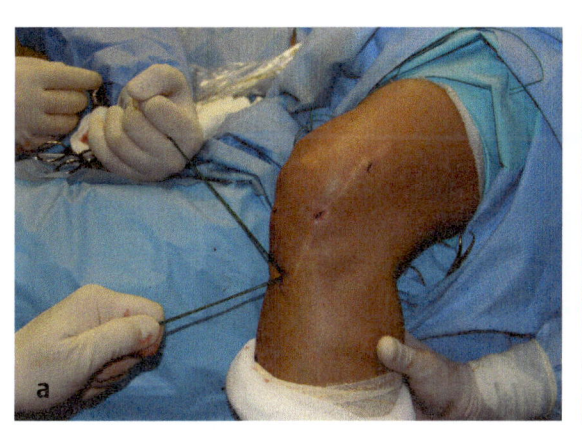

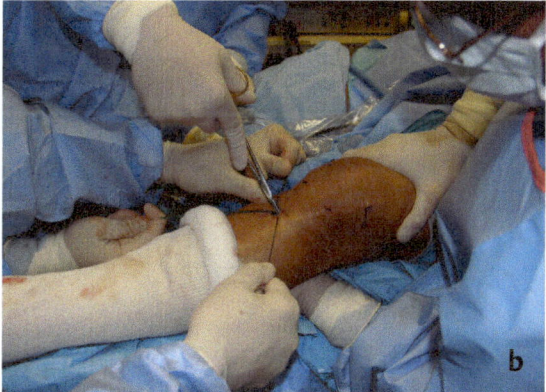

Fig. 33-43 (a, b) Fotografias intraoperatórias demonstrando o tensionamento individualizado da banda anterolateral em flexão e da banda posteromedial em extensão proporcionando uma reconstrução funcional por meio de túnel único no fêmur e na tíbia. (Fonte: Arquivo pessoal dos autores.)

LCP com Lesões Associadas

Nesses casos, procedemos com reconstrução, conforme descrito anteriormente, associando reparação ou reconstrução das outras estruturas comprometidas.

Finalmente, nosso algoritmo para tratamento de atletas de futebol (Fig. 33-44).

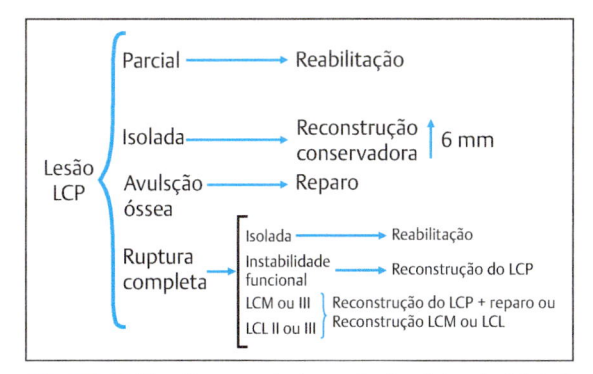

Fig. 33-44 Algoritmo para tratamento de atletas de futebol com lesão do LCP. (Fonte: Arquivo pessoal dos autores.)

REFERÊNCIAS BIBLIOGRÁFICAS

1. Sanders TL, Pareek A, Barrett IJ, Kremers HM, Bryan AJ, Stuart MJ, et al. Incidence and long-term follow-up of isolated posterior cruciate ligament tears. Knee Surg Sports Traumatol Arthrosc. 2017;25(10):3017-23.
2. Noyes FR, Barber-Westin. Noyes's knee disorders: surgery, rehabilitation, clinical outcomes.
3. Owesen C, Sandven-Thrane S, Lind M, Forssblad M, Granan LP, Aroen A. Epidemiology of surgically treated posterior cruciate ligament injuries in Scandinavia. Knee Surg Sports Traumatol Arthrosc. 2017;25(8):2384-91.
4. Lind M, Nielsen TG, Behrndtz K. Both isolated and multi-ligament posterior cruciate ligament reconstruction results in improved subjective outcome: results from the Danish Knee Ligament Reconstruction Registry. Knee Surg Sports Traumatol Arthrosc. 2018;26(4):1190-6.
5. Lundblad M, Hagglund M, Thomee C, Hamrin Senorski E, Ekstrand J, Karlsson J, et al. Epidemiological data on LCL and PCL Injuries Over 17 Seasons in Men's Professional Soccer: The UEFA Elite Club Injury Study. Open Access J Sports Med. 2020;11:105-12.

6. Schlumberger M, Schuster P, Eichinger M, Mayer P, Mayr R, Immendorfer M, et al. Posterior cruciate ligament lesions are mainly present as combined lesions even in sports injuries. Knee Surg Sports Traumatol Arthrosc. 2020;28(7):2091-8.
7. Kopkow C, Freiberg A, Kirschner S, Seidler A, Schmitt J. Physical examination tests for the diagnosis of posterior cruciate ligament rupture: a systematic review. J Orthop Sports Phys Ther. 2013;43(11):804-13.
8. DePhillipo NN, Cinque ME, Godin JA, Moatshe G, Chahla J, LaPrade RF. Posterior tibial translation measurements on magnetic resonance imaging improve diagnostic sensitivity for chronic posterior cruciate ligament injuries and graft tears. Am J Sports Med. 2018;46(2):341-7.
9. Jackman T, LaPrade RF, Pontinen T, Lender PA. Intraobserver and interobserver reliability of the kneeling technique of stress radiography for the evaluation of posterior knee laxity. Am J Sports Med. 2008;36(8):1571-6.
10. Jung TM, Reinhardt C, Scheffler SU, Weiler A. Stress radiography to measure posterior cruciate ligament insufficiency: a comparison of five different techniques. Knee Surg Sports Traumatol Arthrosc. 2006;14(11):1116-21.
11. Winkler PW, Zsidai B, Wagala NN, Hughes JD, Horvath A, Senorski EH, et al. Evolving evidence in the treatment of primary and recurrent posterior cruciate ligament injuries, part 2: surgical techniques, outcomes and rehabilitation. Knee Surg Sports Traumatol Arthrosc. 2020.
12. Lee DW, Kim JG, Yang SJ, Cho SI. Return to sports and clinical outcomes after arthroscopic anatomic posterior cruciate ligament reconstruction with remnant preservation. Arthroscopy. 2019;35(9):2658-68 e1.
13. Zayni R, Hager JP, Archbold P, Fournier Y, Quelard B, Chambat P, et al. Activity level recovery after arthroscopic PCL reconstruction: a series of 21 patients with a mean follow-up of 29 months. Knee. 2011;18(6):392-5.
14. Shelbourne KD, Davis TJ, Patel DV. The natural history of acute, isolated, nonoperatively treated posterior cruciate ligament injuries. A prospective study. Am J Sports Med. 1999;27(3):276-83.
15. Agolley D, Gabr A, Benjamin-Laing H, Haddad FS. Successful return to sports in athletes following non-operative management of acute isolated posterior cruciate ligament injuries: medium-term follow-up. Bone Joint J. 2017;99-B(6):774-8.
16. Everhart JS, Du A, Chalasani R, Kirven JC, Magnussen RA, Flanigan DC. Return to work or sport after multiligament knee injury: a systematic review of 21 studies and 524 patients. Arthroscopy. 2018;34(5):1708-16.
17. LaPrade RF, Cinque ME, Dornan GJ, DePhillipo NN, Geeslin AG, Moatshe G, et al. Double-bundle posterior cruciate ligament reconstruction in 100 patients at a mean 3 years' follow-up: outcomes were comparable to anterior cruciate ligament reconstructions. Am J Sports Med. 2018;46(8):1809-18.
18. LaPrade RF, Chahla J, DePhillipo NN, Cram T, Kennedy MI, Cinque M, et al. Single-stage multiple-ligament knee reconstructions for sports-related injuries: outcomes in 194 patients. Am J Sports Med. 2019;47(11):2563-71.

LESÕES DO TORNOZELO

SEÇÃO 34-1

ENTORSE DO TORNOZELO

Fábio Krebs Gonçalves
Luciano Storch Keisermann

INCIDÊNCIA

As lesões agudas do complexo lateral do tornozelo estão entre as lesões atléticas mais comuns, com uma incidência estimada de aproximadamente 1 lesão por dia para cada 10.000 indivíduos.[1] É maior na população esportiva, especialmente nos esportes com bola (futebol, rugby, basquete e voleibol), bem como na dança.[2] O Sistema de Vigilância de Lesões da National Collegiate Athlete Association classificou os entorses de tornozelo entre as lesões mais prevalentes sofridas por atletas, respondendo por 7 a 15% de todas as lesões esportivas universitárias, com as taxas mais altas entre jogadores de basquete masculino e feminino.[3,4] A verdadeira incidência pode ser ainda maior, pois mais de 50% dos atletas com entorse de tornozelo não procuram tratamento médico.[5] Aproximadamente 20 a 25% das lesões relacionadas com o esporte estão representadas por lesões do complexo ligamentar lateral do tornozelo, resultando no principal contribuinte para o tempo perdido do jogador.

ANATOMIA

Os ligamentos laterais do tornozelo consistem em um complexo de três partes: o ligamento talofibular anterior (ATFL), o ligamento calcaneofibular (CFL) e o ligamento talofibular posterior (PTFL). O ATFL origina-se na fíbula anterior distal e cruza a articulação lateral do tornozelo, onde se insere em um ângulo de aproximadamente 45° no tálus, anterior à faceta articular. O CFL se origina abaixo do ATFL, ao longo da borda anterior da fíbula distal e se desloca posterior e inferiormente para se inserir no calcâneo. O PTFL viaja horizontalmente, originando-se ao longo do tálus posterior e se inserindo na superfície medial do maléolo lateral. Outras estruturas que contribuem para a estabilidade lateral do tornozelo incluem a sindesmose tibiofibular distal, os tendões fibulares e os ligamentos talocalcâneanos laterais (Fig. 34-1).

As entorses laterais de tornozelo geralmente ocorrem por inversão excessiva e rotação interna do retropé com a perna em rotação externa. Lesões do complexo ligamentar lateral do tornozelo geralmente envolvem o ATFL e o CFL, poupando o PTFL. Lesões do ATFL também podem ocorrer com adução com o tornozelo em flexão plantar, enquanto o CFL é lesionado por inversão excessiva e tornozelo dorsifletido (Fig. 34-2).[6]

Nas lesões agudas do tornozelo, fatores intrínsecos e extrínsecos podem estar envolvidos. Os fatores intrínsecos incluem frouxidão ligamentar generalizada, retropé varo, pés cavos e, no caso de um tornozelo previamente lesionado, qualquer instabilidade mecânica gerada por esta lesão, podendo predispor a uma lesão aguda subsequente. Fatores extrínsecos incluem a natureza da superfície sobre a qual um paciente ou jogador está atuando, bem como agentes externos como o pé de outro jogador, superfícies irregulares ou calçados que podem predispor à lesão, por exemplo, chuteiras com travas longas. O atleta pode relatar um **estalo**, o que aumenta a probabilidade de uma ruptura completa do ATFL e/ou do CFL. Uma história de incapacidade de suportar peso após uma lesão levanta a suspeita de uma lesão osteocondral talar associada ou fratura.

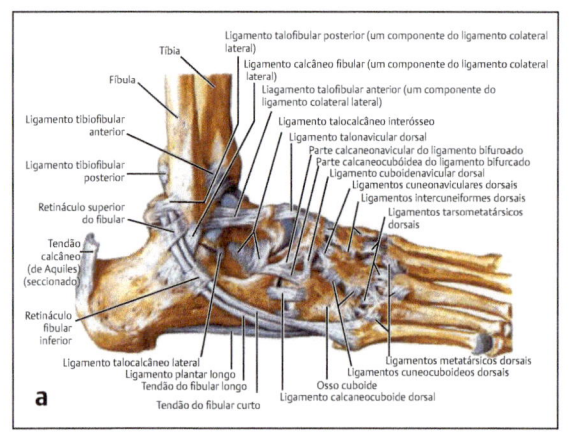

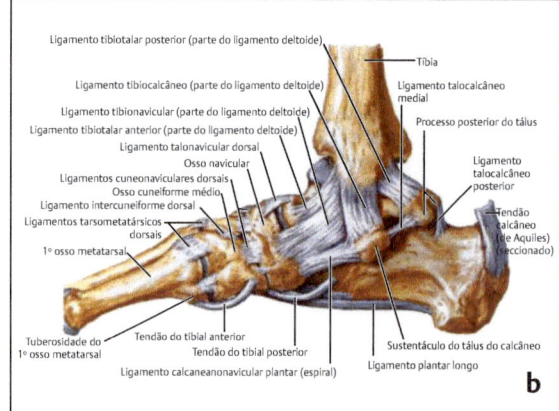

Fig. 34-1 Anatomia do tornozelo. (**a**) Vista lateral; (**b**) vista medial.[37]

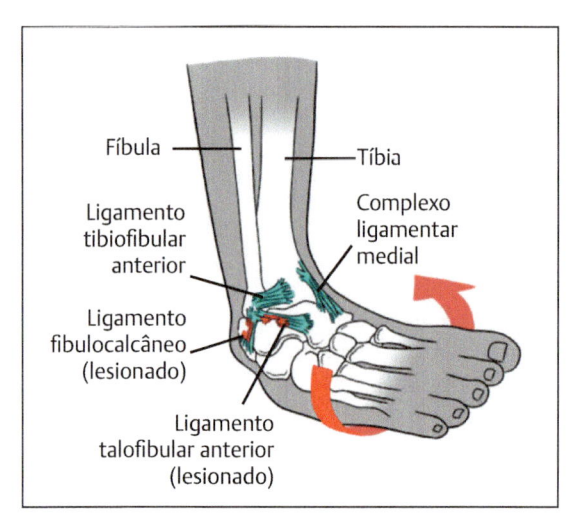

Fig. 34-2 Desenho ilustrando o mecanismo mais frequentemente envolvido e a lesão ligamentar. (Fonte: https://olharfisio.blogspot.com/2017/12/entorse-de-tornozelo.html.

QUADRO CLÍNICO – EXAME FÍSICO

Geralmente apresenta edema ao redor das eminências ósseas (maléolos) e, às vezes, equimose na região perimaleolar lateral. Consegue caminhar com dificuldade, mas pode apresentar uma incapacidade de suportar o peso em razão da alta intensidade da dor. Nesse caso, deve-se considerar a possibilidade de uma fratura subjacente ou uma lesão osteocondral. É importante que o médico se atente para lesões associadas, incluindo lesão da sindesmose tibiofibular distal, do complexo ligamentar medial deltóideo, cartilagem tibiotalar, tendões fibulares e a base do quinto metatarso, estruturas expostas a lesões em uma entorse em inversão do tornozelo (Fig. 34-3).

EXAMES RADIOLÓGICOS

Radiografia do tornozelo, nas incidências anteroposterior (AP), lateral/perfil e oblíqua do tornozelo e do pé deve ser solicitada para descartar fraturas do tornozelo, da base do 5º metatarso, processo anterior do calcâneo e fraturas do processo posterior do tálus. Ultrassonografia (US) é um exame dinâmico. Em atletas de elite, a ressonância nuclear magnética (RM) é a modalidade de imagem preferida porque fornece detalhes excelentes sobre possíveis lesões ligamentares, da sindesmose, lesões osteocondrais e tendões.

CLASSIFICAÇÃO DE LESÕES LATERAIS DE TORNOZELO

Historicamente, as entorses laterais de tornozelo são graduadas em I, II ou III com base na avaliação física do tornozelo, onde uma lesão de grau I é considerada uma distensão do complexo lateral do tornozelo e o grau III uma ruptura completa de ATFL e CFL. Em termos de graduação funcional, essas lesões devem ser consideradas estáveis ou instáveis.[7]

Uma lesão de grau I envolve uma distensão do ATFL e/ou do CFL sem ruptura, uma lesão de grau II envolve a ruptura do ATFL, mas um CFL intacto e uma lesão de grau III envolve uma ruptura completa do ATFL e do CFL. Uma lesão de grau III pode envolver a ruptura do ligamento talofibular posterior, entretanto, acredita-se que esse ligamento se rompa apenas em casos de luxação do tornozelo.

OPÇÕES DE TRATAMENTO PARA LESÕES LATERAIS AGUDAS DO TORNOZELO

Lesões estáveis do complexo lateral do tornozelo devem ser tratadas de forma não operatória, com gelo, compressão e elevação (RICE), com a expectativa de um bom prognóstico.[8] Numerosos ensaios clínicos randomizados (ECRs) apoiam o tratamento funcional em vez da imobilização em atletas, em virtude da recuperação mais rápida, maior satisfação do paciente e menor custo.[8] Uma cinta de tornozelo semirrígida é mais conveniente e econômica do que fita ou bandagem elástica na entorse aguda

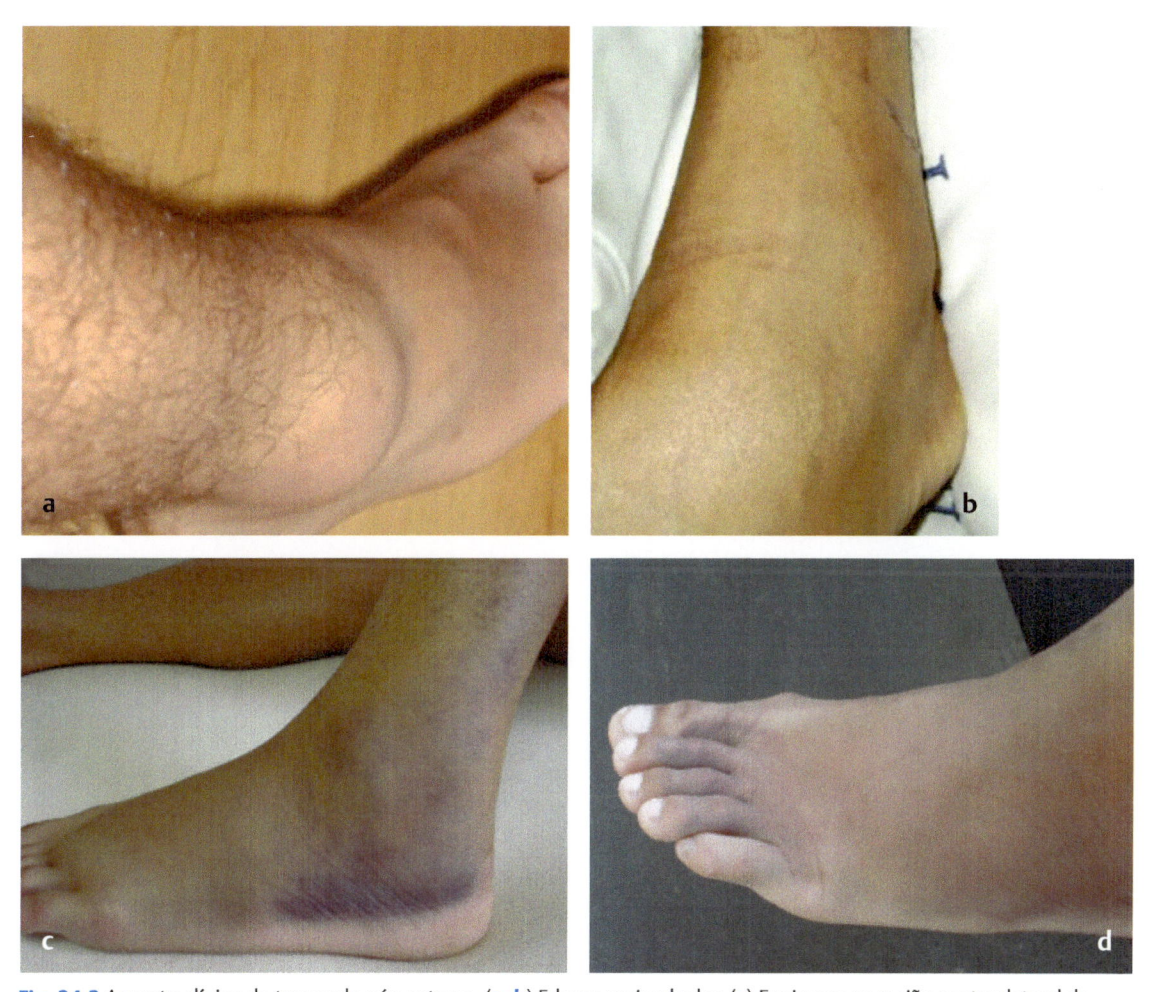

Fig. 34-3 Aspecto clínico do tornozelo pós-entorse. (**a**, **b**) Edema perimaleolar. (**c**) Equimose na região posterolateral do tornozelo. (**d**) Equimose na região dorsal e distal do pé. (Fonte: Arquivo pessoal dos autores e editores.)

de tornozelo.[9] Entorse de tornozelo instável (grau II ou III) deve ser tratada sem cirurgia e com uma cinta de tornozelo semirrígida, tratamento funcional precoce e reabilitação supervisionada, além da fisioterapia.[9] A crioterapia é eficaz na redução da dor e do inchaço em entorses agudas de tornozelo quando usada nos primeiros 3 a 5 dias.[8] Os anti-inflamatórios não esteroides (AINEs) reduzem a dor e a necessidade de analgésicos quando usados nos primeiros 3 a 5 dias após a lesão. Eles não devem ser usados por tempo prolongado em razão dos efeitos adversos na cicatrização celular.[8]

Kerkhoffs *et al.*[10] examinaram 21 ECRs envolvendo 2.184 pacientes adultos e concluíram que o tratamento funcional foi superior à imobilização por 4 a 6 semanas. Outros ECRs descobriram que um período de imobilização de até 10 dias para lesões de grau III pode ser vantajoso. O RICE, apesar da falta de evidências de alto nível para apoiar seu uso, continua sendo o método mais comum e prático de tratamento inicial para reduzir a dor e o inchaço no tornozelo com lesão aguda.[10] O grupo de Kerkhoffs observou que vários pesquisadores recomendaram curto período de descanso de 5 dias a 7 dias para reduzir a dor e o inchaço da fase inflamatória da cicatrização dos tecidos moles, seguido por estresse funcional na fase de remodelação, permitindo melhora no processo de cicatrização.

A justificativa histórica para a imobilização tem sido a redução da atividade, reduzindo assim a dor e o inchaço e, portanto, minimizando danos adicionais ao ligamento e/ou articulação lesionados. A imobilização pode estar associada, entretanto, à diminuição da síntese de colágeno, formação de aderências sinoviais e produção de colágeno de reposição de qualidade inferior (Fig. 34-4).

Os pacientes tratados com tratamento funcional ativo precoce apresentaram retorno ao trabalho e às atividades esportivas mais cedo do que o grupo tratado com imobilização. Eles também tinham menos instabilidade objetiva. Outras revisões sistemáticas confirmaram que a mobilização precoce resultou em menos dor, inchaço e rigidez e um retorno mais rápido ao trabalho.[11-13] Os efeitos

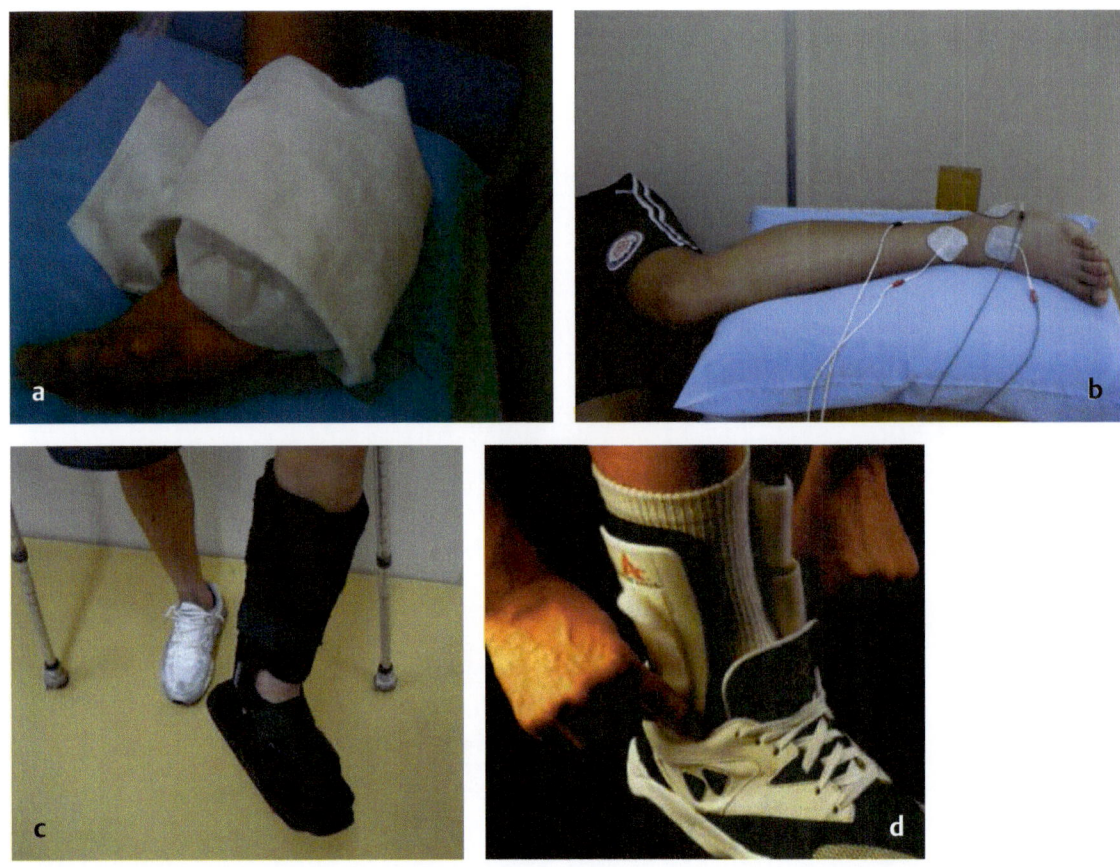

Fig. 34-4 Alternativas para o tratamento conservador. (**a**) Crioterapia. (**b**) Eletroterapia. (**c**) Imobilização e muletas. (**d**) Órtese esportiva. (Fonte: Arquivo pessoal dos autores.)

benéficos da mobilização precoce mostraram proliferação de colágeno melhorada e aumento da massa de tecido mole e força de cicatrização do tecido em comparação com os ligamentos imobilizados. A nível celular, a qualidade e a quantidade do colágeno são melhoradas com o movimento, e a mobilidade de um programa de reabilitação funcional reduz os efeitos adversos da imobilização, incluindo perda muscular, rigidez, aderências e formação de resposta cicatricial inadequada.

Freeman *et al.*, em 1965,[14] demonstraram pela primeira vez os efeitos vantajosos do treinamento proprioceptivo após uma entorse do tornozelo. Eles postularam que a diminuição da coordenação resulta da desaferenciação articular causada por danos aos mecanorreceptores aferentes durante a lesão. Petersen *et al.*,[9] em um artigo de revisão, identificaram evidências para apoiar o treinamento neuromuscular após entorses de tornozelo agudas.

Os AINEs têm sido amplamente usados em lesões agudas de tecidos moles, como entorses de tornozelo. No entanto, pesquisas recentes mostram que pode haver efeitos adversos potenciais em termos de cicatrização de tecidos moles, pois pode haver inibição da resposta normal da prostaglandina à lesão, com menos recrutamento de células de cura na matriz pós-lesão. E agora se acredita que os AINEs devem ser usados com moderação ou até evitados, inclusive no quadro agudo.[15] As injeções de esteroides podem ser eficazes em termos de redução da dor e inchaço imediatos. No entanto, eles também têm efeitos adversos em termos de prevenção do acúmulo de neutrófilos e células inflamatórias no local da lesão, bem como rompimento de mediadores inflamatórios e citocinas. Foi demonstrado que as injeções de corticosteroides inibem a função dos fibroblastos e, portanto, a síntese de colágeno no local da injeção. A qualidade do tecido de colágeno examinado histologicamente após a injeção de corticosteroide mostrou ser inferior.[15] Portanto, principalmente em atletas, essas injeções devem ser evitadas.

A proloterapia inclui a injeção de plasma rico em plaquetas (PRP) e há algumas evidências de que as injeções de PRP mostraram aumento da resposta de cura inflamatória com relação à atividade de fibroblastos e formação neovascular, bem como estimulação do fator de crescimento. Se esta injeção ou aumento da atividade plaquetária fornece algum benefício em longo prazo para a cicatrização do ligamento, ainda não foi demonstrado.[16] Paoloni et al.[17] em um artigo de revisão não encontraram evidências científicas em ECRs para apoiar o uso de PRP em lesões ligamentares agudas do tornozelo.

Recentemente surgiu outra modalidade terapêutica com a infiltração periarticular de viscossuplemento (ácido hialurônico) biocompatível com tecidos moles, e há algumas evidências que mostraram aumento da resposta de recuperação tecidual cicatricial. Há fortes indícios de que fornecem benefícios na cicatrização do ligamento lesionado.[18,19]

PAPEL DA CIRURGIA NO TORNOZELO COM LESÃO AGUDA

O tratamento não operatório de lesões ligamentares laterais agudas do tornozelo, grau II ou III, é preferível ao tratamento cirúrgico em virtude de complicações mais baixas, menor custo e resultados satisfatórios na maioria dos pacientes.[7] O tratamento cirúrgico é uma opção em lesões laterais de grau III no tornozelo em atleta de elite e pode ser uma opção razoável em um atleta com tornozelo instável, quando considerado em uma base individual.[1,20,21]

A justificativa para recomendar cirurgia é que um atleta de elite pode ter episódios recorrentes de instabilidade de inversão ou sintomas secundários à sinovite pós-lesão e, portanto, podendo ser um candidato ao reparo cirúrgico agudo. Em razão de suas altas demandas, a probabilidade de um tempo maior de inatividade em um atleta de elite pode ser maior do que em um não atleta ou atleta social.[22] Também é possível que haja maior incidência de tendinopatia fibular e rupturas destes tendões e a estabilização cirúrgica pode reduzir a incidência de problemas relacionados com isto, mais tarde.

O QUE SE SABE SOBRE A CIRURGIA NO ATLETA DE ELITE?

A instabilidade mecânica residual do complexo lateral do tornozelo é um determinante nas entorses de repetição do tornozelo.[1] O reparo ligamentar lateral é uma opção de tratamento seguro e eficaz para lesões de grau III proporcionando melhor estabilidade e retorno ao esporte em aproximadamente 3 meses.[1,21] Lesões concomitantes como lesões osteocondrais, lesões do complexo deltoide e lesões da sindesmose podem estar associadas a sintomas residuais e retardo no retorno ao esporte.[21] Embora possa haver um apelo para atletas de elite e cirurgiões para o reparo agudo dos ligamentos laterais do tornozelo, clinicamente não há urgência, porque os resultados do reparo ou reconstrução posterior são comparáveis às medidas não operatórias e são satisfatórios. Nas últimas duas décadas, protocolos de reabilitação mais agressivos foram desenvolvidos, com menos tempo pós-operatório imobilizado em gesso, imobilizadores removíveis, tipo *aircast*, descarga corporal precoce, tratamento funcional e mobilidade. Isso reduziu significativamente o tempo de recuperação para atletas de elite tratados cirurgicamente. Assim, o retorno ao esporte é comparável ao observado em casos tratados de forma não cirúrgica usando métodos tradicionais.[1,7,21,22]

COMPLICAÇÕES PÓS-ENTORSES

A maioria das entorses de tornozelo se resolve sem sequelas. No entanto, 30% dos pacientes podem apresentar instabilidade articular funcional ou mecânica recorrente.[23] A instabilidade funcional é caracterizada por déficits proprioceptivos e de força, alterações no controle neuromuscular e controle postural prejudicado. Nesta situação o paciente refere fraqueza, perda de força e do desempenho atlético, dor, inchaço e instabilidade franca.[24] A instabilidade mecânica é caracterizada pela frouxidão da articulação do tornozelo em razão de danos estruturais dos ligamentos. A preocupação com a cicatrização inadequada dos ligamentos é que ela pode predispor a lesões recorrentes, instabilidade crônica do tornozelo e, possivelmente, osteoartrose pós-traumática (OA) (Fig. 34-5).[15]

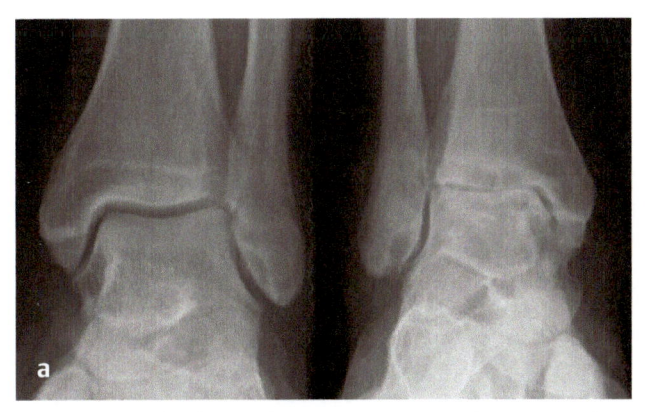

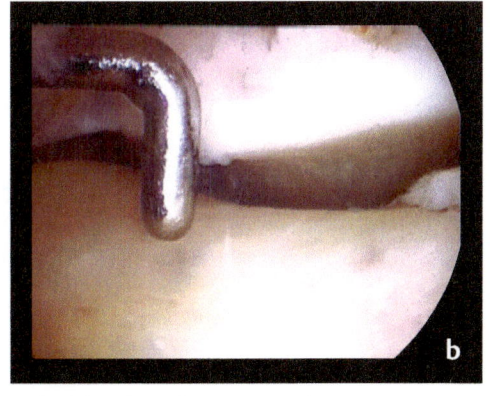

Fig. 34-5 Exemplos de complicações pós-entorses de repetição do tornozelo. (**a**) Radiografia com sinais de osteoartrose tibiotársica à esquerda. (**b**) Lesão osteocondral. (Fonte: Arquivo pessoal dos autores.)

A instabilidade crônica do tornozelo (ICT) pode ocorrer como complicação após um ou mais episódios de lesão ligamentar do tornozelo. Pode ser causada pela instabilidade funcional e/ou mecânica e consiste em episódios de entorses de repetição que, cumulativamente, levam à diminuição da função do tornozelo e do desempenho atlético. A avaliação precisa e o manejo inicial adequado da entorse aguda de tornozelo podem prevenir o desenvolvimento de ICT[25,26] e, se não tratada, pode ter consequências desastrosas para o atleta, pois até 78% dos indivíduos afetados desenvolverão OA do tornozelo.[27] Embora não seja totalmente compreendido, acredita-se que este processo ocorra em decorrência de lesão osteocondral aguda ocorrida durante a entorse inicial ou a mudança crônica na mecânica articular, causando degeneração progressiva da cartilagem.[27,28] Lesões osteocondrais do tálus também podem ocorrer e a incidência relatada chega a 89%.[29] Felizmente, a maioria dessas lesões é assintomática.

As entorses altas de tornozelo envolvem os ligamentos da sindesmose, muito importantes na estabilização articular. São lesões menos comuns, demoram mais para cicatrizar e têm uma morbidade maior, podendo levar à incongruência articular do tornozelo e degeneração precoce.

Os ligamentos mediais do tornozelo são lesionados concomitantemente em 2,8% das lesões laterais e devem ser observados quando ocorre equimose ou sensibilidade medial.[30]

O impacto anterior crônico do tornozelo pode ocorrer após lesões ligamentares, quando há hipertrofia sinovial ou bandas fibrosas que se formam entre o tálus e a tíbia, resultando em dor, sensação de instabilidade ou ambos.

TRATAMENTO

O manejo inicial da instabilidade crônica consiste na reabilitação funcional e no uso de órtese ou bandagem. Os exercícios de reabilitação incluem o treinamento proprioceptivo e o fortalecimento da eversão (fibular curto). Aproximadamente 80% dos pacientes melhoram com esta abordagem. Os anti-inflamatórios não esteroides, administrados por via oral ou aplicados topicamente, podem ser usados para fornecer alívio da dor em curto prazo (1-3 semanas) e redução do inchaço, mas não têm efeitos em longo prazo.

O tratamento cirúrgico das lesões ligamentares crônicas é dividido em reconstruções anatômicas e não anatômicas. As reconstruções anatômicas mantêm a orientação fisiológica dos ligamentos, tentando preservar a anatomia nativa do tornozelo e a cinemática articular normal. As reconstruções não anatômicas envolvem a recriação do suporte lateral do tornozelo usando tecido que não segue a orientação fisiológica dos ligamentos. O reparo anatômico do complexo ligamentar lateral continua sendo o padrão-ouro para o tratamento da instabilidade recorrente do tornozelo, restaurando com eficácia a anatomia nativa do tornozelo e a cinemática articular, preservando o movimento.

Várias técnicas de reparo ligamentar estão disponíveis, como técnica de Brostrom-Gould, em que o reparo dos ligamentos laterais do tornozelo é reforçado puxando o retináculo extensor proximalmente e suturando-o à fíbula distal.[31] A artroscopia do tornozelo deve ser sempre associada à reconstrução ligamentar para identificar e tratar lesões de partes moles (impacto do tornozelo) e as lesões osteocondrais concomitantes.

As reconstruções não anatômicas estabilizam o tornozelo lateral sem reparo dos ligamentos nativos e envolvem o redirecionamento do tendão fibular curto ou o uso de enxertos livres através de túneis ósseos na fíbula distal. Exemplos de reconstruções não anatômicas incluem os procedimentos Watson-Jones,[32] Evans[33] e Chrisman-Snook.[34] Esses procedimentos são relatados por interesse histórico e raramente são utilizados, pois alteram a biomecânica do retropé, limitam o movimento e levam ao desenvolvimento de artrose precoce. Assim, eles foram amplamente suplantados por reconstruções anatômicas.

PREVENÇÃO

Embora não haja consenso, uma abordagem visando reforço muscular, flexibilidade articular, trabalhos proprioceptivos, gesto esportivo, imobilizações removíves funcionais e/ou fitas adesivas/bandagens, além da escolha do calçado esportivo adequado ao formato dos pés são sugeridos por profissionais médicos e fisioterapeutas que atuam diretamente em atividades esportivas.

REFERÊNCIAS BIBLIOGRÁFICAS

1. Fernandez WG, Yard EE, Comstock RD. Epidemiology of lower extremity injuries among US high school athletes. Acad Emerg Med 2007;14(7):641-5.
2. Ekstrand J. The incidence of ankle sprains in football. Foot Ankle 1990;11:41-4.
3. Hootman JM, Dick R, Agel J. Epidemiology of collegiate injuries for 15 sports: summary and recommendations for injury prevention initiatives. J Athl Train 2007;42(2):311-9.
4. Roos KG, Kerr ZY, Mauntel TC, et al. The epidemiology of lateral ligament complex ankle sprains in National Collegiate Athletic Association sports. Am J Sports Med 2017;45(1):201-9.
5. McKay GD, Goldie P, Payne WR, Oakes B. Ankle injuries in basketball: injury rate and risk factors. Br J Sports Med 2001;35(2):103-8.
6. Stephens MM, Sammarco GJ. The stabilizing role of the lateral ligament complex around the ankle and subtalar joints. Foot Ankle 1992;13(3):130-6.
7. Van Dijk N, Lim L, Bossuyt P. Physical examination is sufficient for the diagnosis of sprained ankles. J Bone Joint Surg Br 1996;78:958-62.

8. Polzer H, Karz K, Prall W, et al. Diagnosis and treatment of acute ankle injuries: development of an evidence-based algorithm. Orthop Rev 2012;4:22-3.
9. Petersen W, Rembitzki I, Koppenberg A, et al. Treatment of acute ankle ligament injuries: a systematic review. Acta Orthop Trauma Surg 2013;133:1129-41.
10. Kerkhoffs G, van den Bekerom M, Elders L, et al. Diagnosis, treatment and prevention of ankle sprains: and evidence-based clinical guideline. Br J Sports Med 2012;46:854-60.
11. Kannus P, Renstrom P. Treatment for acute tears of the lateral ligaments of the ankle. Operation, cast, or early controlled mobilisation. J Bone Joint Surg Am 1991;73:305-12.
12. Tiling T, Bonk A, Hoher J, et al. Acute injury to the lateral ligament of the ankle joint in the athlete. Chirurg 1994;65:920-33.
13. Pijnenburg A, van Dijk CN, Bossuyt PM, et al. Treatment of ruptures of the lateral ankle ligaments: a meta-analysis. J Bone Joint Surg Am 2000;82:761-73.
14. Freeman M, Dean M, Hanham I. The aetiology and prevention of functional instability of the foot. J Bone Joint Surg Br 1965;47:678-85.
15. Hauser R. Ligament injury and healing: a review of current clinical diagnostics and therapeutics. Open Rehabil J 2013;6:1-20.
16. Moraes V, Lenza M, Falloppa F, et al. Platelet-rich therapies for musculoskeletal soft tissue injuries (review). Cochrane Database Syst Rev 2014;4:CD 010071.
17. Paoloni J, De Vos R, Hamilton B, et al. Platelet-rich plasma treatment for ligament and tendon injuries. Clin J Sport Med 2011;21(1):37-45.
18. Petrella RJ, Petrella MJ, Cocliano A. Periarticular hyaluronic acid in acute ankle sprains. Clin J sport Med 2007;17(4):251-7.
19. Petrella MJ, Cocliano A, Petrella RJ, Long-term efficacy and safety of periarticular hyaluronic acid in acute ankle sprains. Phys Sportsmed. 2009 Apr; 37(1):64-70.
20. Kerkhoffs G, Van Dijk N. Acute lateral ankle ligament injuries in the athlete; the role of surgery. Foot Ankle Clin N Am 2013;18:215-8.
21. White WJ, McCollum GA, Calder JD. Return to sport following acute lateral ligament repair of the ankle in professional athletes. Knee Surg Sports Traumatol Arthrosc 2015;24(4):1124-9.
22. Verhagen EA, van der Beek AJ, Bouter L, et al. A one season prospective co-hort study of volleyball injuries. Br J Sports Med 2004;38(4):477-81.
23. Anandacoomarasamy A, Barnsley L. Long term outcomes of inversion ankle injuries. Br J Sports Med 2005;39(3):e14.
24. Hertel J. Functional anatomy, pathomechanics, and pathophysiology of lateral ankle instability. J Athl Train 2002;37(4):364-5.
25. Peters JW, Trevino SG, Renstrom PA. Chronic lateral ankle instability. Foot Ankle 1991;12(3):182-91.
26. Smith RW, Reischl SF. Treatment of ankle sprains in young athletes. Am J Sports Med 1986;14(6):465-71.
27. Harrington KD. Degenerative arthritis of the ankle secondary to long-standing lateral ligament instability. J Bone Joint Surg Am 1979;61(3):354-61.
28. Hintermann B, Boss A, Schafer D. Arthroscopic findings in patients ¨ with chronic ankle instability. Am J Sports Med 2002;30(3):402-9.
29. Taga I, Shino K, Inoue M, Nakata K, Maeda A. Articular cartilage lesions in ankles with lateral ligament injury: an arthroscopic study. Am J Sports Med 1993;21(1):120-7.
30. Hintermann B, Valderrabano V, Boss A, et al. Medial ankle instability: an exploratory, prospective study of fiftytwo cases. Am J Sports Med 2004;32(1):183-0.
31. Hamilton WG, Thompson FM, Snow SW. The modified Brostrom procedure for lateral ankle instability. Foot Ankle. 1993;14(1):1-7.
32. Watson-Jones R. Fractures and joint injuries, 4th ed. Edinburgh, Scotland: E & S Livingstone Ltd; 1955. v. 2.
33. Evans DL. Recurrent instability of the ankle: a method of surgical treatment. Proc R Soc Med 1953;46(5):343-4.
34. Chrisman OD, Snook GA. Reconstruction of lateral ligament tears of the ankle: an experimental study and clinical evaluation of seven patients treated by a new modification of the Elmslie procedure. J Bone Joint Surg Am 1969;51(5):904-12.

SEÇÃO 34-2

FRATURA-LUXAÇÃO DO TORNOZELO

Vitor Almeida Ribeiro de Miranda
Thomás Nogueira
Cássio Cockrane
Zaira Reinaldo de Sousa Moreira Pinto

INTRODUÇÃO

Histórico

O esporte está presente desde a Antiguidade na sociedade. Algumas modalidades eram convenientes para a sobrevivência humana, como a caça e a corrida. Outras eram mais úteis para a elaboração de táticas de guerra, como as lutas.[1,2] Atualmente a prática desportiva vai além da objetividade da ascensão física, podendo englobar lazer, saúde, prazer e socialização interpessoal.[2,3]

As lesões traumáticas agudas do pé e do tornozelo ocorrem com frequência durante atividades esportivas recreacionais e competições esportivas profissionais.[2,4] De acordo com o mecanismo e a energia do trauma, um amplo espectro de lesões pode ser gerado, incluindo: lesões musculares, ligamentares (entorses), lacerações da pele, lesões da cartilagem ou até fraturas, fraturas-luxações e lesões neurovasculares.[5]

O atendimento à beira do campo dos atletas lesionados tem alta demanda nos esportes de competição, cabendo ao profissional da área de saúde tal assistência. O Médico do Esporte necessita de alto nível de conhecimento sobre regras dos esportes, condicionamento físico do atleta, bem como princípios biomecânicos e lesões resultantes.[6,7]

Para garantir alto padrão de atendimento, a equipe multidisciplinar assistente deve ter os seguintes conhecimentos.[5,7]

1. Fase da competição.
2. Histórico do treinamento do atleta.
3. Fatores de risco individuais do atleta.
4. Histórico médico incluindo lesões anteriores.
5. Nível de condicionamento físico do atleta.

Sob alta pressão e com curto tempo, decisões importantes referentes ao atleta devem ser tomadas rapidamente, devendo ser analisada a lesão individual de cada atleta, as particularidades e os requisitos específicos de cada esporte.[5-7]

O tratamento em campo tem como objetivo: prevenção do agravamento da lesão (controle do dano), minimizar a zona de lesão e controle da dor, capacitando assim o atleta para um retorno seguro à competição e treinos.[6,7]

Neste contexto, a fratura-luxação do tornozelo se apresenta como lesão infrequente, porém de alta gravidade, que afasta o atleta por longos períodos ou até permanentemente dos treinamentos ou competições.

Epidemiologia

A incidência, os mecanismos e as circunstâncias das lesões diferem entre os diferentes esportes. Lesões podem ser descritas como eventos de trauma sem contato, como eventos de contato (com outro atleta, um objeto em movimento como a bola, disco) ou um objeto estático (barreiras, rede, trave), como lesão recorrente ou uso excessivo.[8]

Durante os Jogos Olímpicos de Verão do Rio 2016, a maioria das lesões ocorreu em competição (59%), contra 41% durante treinamento. Essa relação também foi confirmada em eventos esportivos anteriores, como Londres 2012 (55 vs. 45%), Pequim 2008 (74 vs. 26%) e Campeonato Mundial IAAF em Daegu, 2011 (56 vs. 44%).[9-12]

A maioria das lesões ocorridas em eventos esportivos internacionais é relatada como de gravidade mais baixa.[9-11]

Nas olimpíadas do Rio 2016, as lesões de tornozelo corresponderam a 42% com um total de 103 atletas lesionados, não foi citado no estudo o número de fraturas de tornozelo.[9] Entre os praticantes de futsal as lesões de tornozelo variaram entre 18,7 e 20,1%,[10,13] sendo entorse do tornozelo a lesão mais comum. Em ambos os estudos, as fraturas não tiveram efeito significativo. Na prática do judô, apenas 6% das lesões são fraturas, e apesar de o pé e o tornozelo serem regiões frequentemente afetadas, eles são superados pelo ombro, joelho e mão. Um estudo com praticantes de surfe no Brasil, com 930 participantes, 13 foram casos de fratura e 42 entorses em membros inferiores sem especificação da região do pé e do tornozelo.[14]

Apesar das entorses de tornozelo estarem entre as lesões mais comuns na maioria das categorias esportivas, as fraturas de tornozelo são mais raras tendo em consideração os estudos supracitados.

ANATOMIA LIGAMENTAR DO TORNOZELO

Apesar de os ligamentos do tornozelo serem propensos a lesões durante a prática esportiva, a literatura é infrequente. Ter o conhecimento anatômico adequado dos diferentes ligamentos é importante para o diagnóstico correto e o tratamento subsequente.

Os ligamentos podem ser divididos em três grupos dependendo de sua posição anatômica: os ligamentos laterais, o ligamento deltoide no lado medial, e os ligamentos da sindesmose.

Complexo Ligamentar Lateral do Tornozelo

Ligamento Talofibular Anterior

O ligamento talofibular anterior (LTFA) é o mais lesado do tornozelo.[15] Este ligamento desempenha um papel importante na limitação do deslocamento anterior do tálus e flexão plantar do tornozelo[16] e está intimamente relacionado com a cápsula articular do tornozelo sendo normalmente composto por duas bandas separadas (Fig. 34-6).[17]

Apenas na flexão plantar o LTFA fica em estado de tensão e é vulnerável a lesões, principalmente quando o pé é invertido.[18] Na flexão plantar, a banda inferior do LTFA permanece relaxada enquanto a faixa superior fica tensa. Na dorsiflexão, a banda superior permanece relaxada, e a faixa inferior fica tensa.[19]

Ligamento Calcaneofibular

O ligamento calcaneofibular (LCF) origina-se da parte anterior do maléolo lateral. Está anatomicamente posicionado logo abaixo da banda inferior do ligamento talofibular anterior (Fig. 34-7).[19]

Na posição neutra do tornozelo, o LCF se direciona obliquamente para inferior e posterior para se fixar à região posterior da superfície lateral do calcâneo.[19]

O LCF torna-se horizontal durante a flexão plantar e vertical em dorsiflexão, permanecendo tenso ao longo de todo o seu arco de movimento.[19,20] Uma posição em valgo ou varo do tálus altera consideravelmente o ângulo formado pelo ligamento e o eixo longitudinal da fíbula. O ligamento está relaxado em posição em valgo e tensa na posição em varo,[19] o que explica o potencial de lesão mesmo sem movimento de flexão dorsal ou plantar do tornozelo.

Ligamento Talofibular Posterior

O ligamento talofibular posterior (LTFP) origina-se da fossa maleolar, localizada na superfície medial do maléolo lateral, correndo quase horizontalmente para se inserir na região posterolateral do tálus.[19] Na flexão plantar e em neutro do tornozelo, o ligamento está relaxado, enquanto na dorsiflexão o ligamento está tenso. Em virtude do aspecto multifasciculado, ele se insere não apenas em uma área específica (Fig. 34-8).[19]

As fibras se inserem na superfície posterior do tálus, no processo lateral do tálus ou *os trigonum*, se houver. Algumas fibras podem contribuir na formação do túnel para o flexor do hálux tendão longo.[19]

Ligamento Colateral Medial ou Ligamento Deltoide

As descrições anatômicas do ligamento deltoide (LD) variam amplamente na literatura. Entretanto,

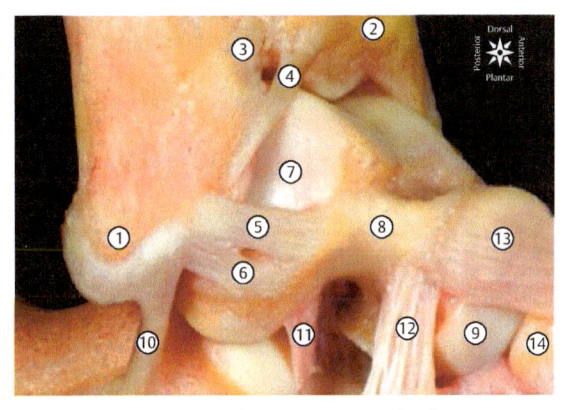

Fig. 34-6 Dissecção anatômica osteoarticular dos ligamentos laterais do pé e da articulação do tornozelo. O ligamento talofibular anterior normalmente é composto de duas bandas separadas. *1.* Ponta do maléolo lateral; *2.* tíbia; *3.* Ligamento tibiofibular anterior; *4.* Fascículo distal do ligamento tibiofibular anterior; *5.* Banda superior do ligamento talofibular anterior; *6.* Banda inferior do ligamento talofibular anterior; *7.* Superfície articular lateral do tálus; *8.* Colo do tálus; *9.* Cabeça do tálus; *10.* Ligamento calcaneofibular; *11.* Ligamento interósseo talocalcâneo; *12.* Ligamento cervical; *13.* Ligamento talonavicular; *14.* Navicular. (Fonte: Golanó *et al.*)[19]

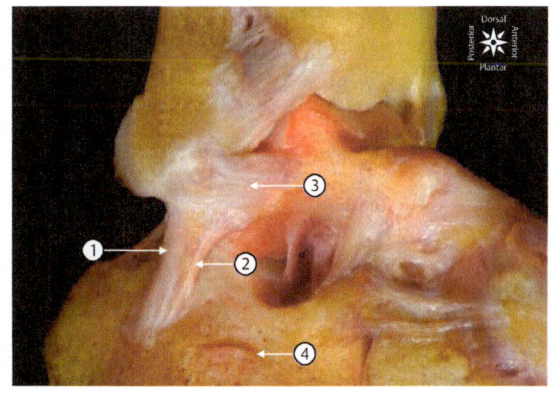

Fig. 34-7 Dissecção osteoarticular. Relação do ligamento calcaneofibular com o ligamento talocalcâneo lateral: *1.* Ligamento calcaneofibular; *2.* Ligamento talocalcâneo lateral; *3.* Ligamento talofibular anterior; *4.* Tubérculos peroneais. (Fonte: Golanó *et al.*)[19]

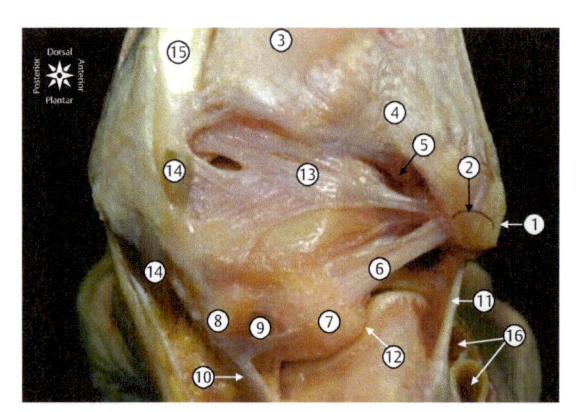

Fig. 34-8 Dissecção anatômica dos ligamentos do tornozelo, vista posterior. *1*. Ponta da fíbula; *2*. Sulco peroneal da fíbula; *3*. Tíbia; *4*. Componente superficial do ligamento tibiofibular posterior; *5*. Componente profundo do ligamento tibiofibular posterior ou ligamento transverso; *6*. Ligamento calcaneofibular posterior; *7*. Processo talar lateral; *8*. processo talar medial; *9*. Túnel para o tendão do flexor longo do hálux; *10*. Retináculo do flexor longo do hálux; *11*. Ligamento calcaneofibular; *12*. Articulação subtalar; *13*. Ligamento intermaleolar posterior; *14*. Tendão do flexor longo dos dedos *14*; *15*. Tendão tibial posterior; *16*. Tendões fibulares. (Fonte: Golanó *et al.*)[19]

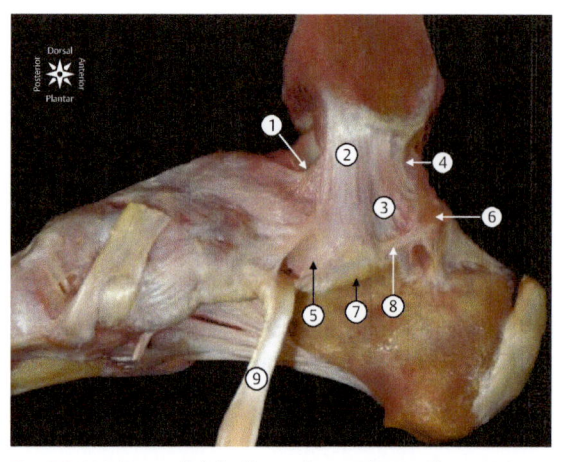

Fig. 34-9 Visão medial da dissecção anatômica dos principais componentes do ligamento colateral medial.
1. Ligamento tibionavicular; *2*. Ligamento tibiomolar; *3*. Ligamento tibiocalcâneo; *4*. Ligamento tibiotalar posterior profundo; *5*. Complexo ligamentar da mola (ligamento calcaneonavicular superomedial); *6*. Processo talar medial; *7*. Sustentáculo do tálus; *8*. Ligamento talocalcâneo medial; *9*. Tendão tibial posterior. (Fonte: Golanó *et al.*)[19]

a maioria dos autores concorda que ele é composto de duas camadas: superficial e profunda.[21-24] Semelhante ao ligamento talofibular posterior, o LD é multifasciculado, originado do maléolo medial para inserir no tálus, calcâneo e navicular.[19]

A bainha do tendão do músculo tibial posterior cobre a parte posterior e média do LD, da mesma forma que a bainha do tendão fibular é associado ao LCF na parte lateral.[19,23]

A descrição mais comumente aceita do LD é aquela originalmente proposta por Milner e Soames.[22] Seis bandas ou componentes foram descritos para o LCM: três deles estão sempre presentes (ligamento tibiomola, ligamento tibionavicular e ligamento tibiotalar posterior profundo), enquanto a presença dos outros três podem variar (ligamento tibiotalar posterior superficial, ligamento tibiocalcâneo e ligamento tibiotalar anterior profundo) (Fig. 34-9).[21,22]

A maior parte do LD é coberta pelos tendões, uma vez que se estende pela perna até as inserções ósseas no pé.[19]

Complexo Ligamentar da Sindesmose Tibiofibular

A articulação do tornozelo consiste em uma cúpula em forma de garfo formada pela região distal da tíbia e a fíbula e a tróclea talar fechada por este encaixe.[19] Áreas cartilaginosas do tornozelo não são congruentes em seus contornos de superfície.

É uma articulação tipo sindesmose que permite que a tíbia e a fíbula como um todo se adaptem à variação da largura da parte superior da superfície articular do tálus ligeiramente ascendente e medial, movimentos de rotação da fíbula durante a dorsiflexão extrema (largura máxima) e por movimentos inversos durante a flexão plantar (largura mínima) (Fig. 34-10).[21]

O complexo ligamentar da sindesmose tibiofibular garante a estabilidade entre a tíbia distal e a fíbula e resiste ao eixo axial, forças rotacionais

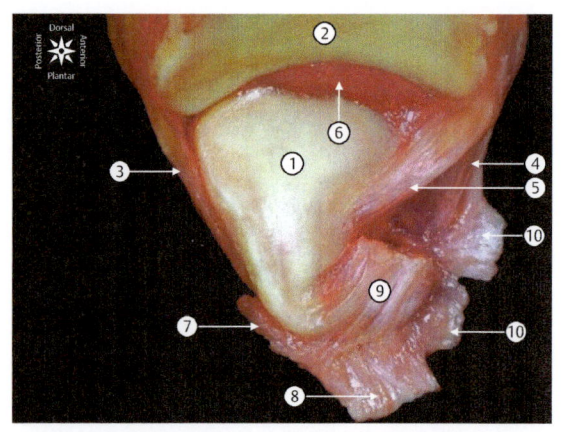

Fig. 34-10 Visão medial da articulação tibiofibular (o tálus previamente removido). *1*. Superfície articular do maléolo lateral; *2*. Superfície articular distal da tíbia; *3*. Ligamento tibiofibular anterior (fascículo distal); *4*. Componente superficial do ligamento tibiofibular posterior; *5*. Componente profundo do ligamento tibiofibular posterior ou ligamento transverso; *6*. Franja sinovial gordurosa; *7*. Ligamento talofibular anterior; *8*. Ligamento calcaneofibular; *9*. Ligamento talofibular posterior; *10*. Ligamento fibulotalocalcaneal. (Fonte: Golanó *et al.*)[19]

e translacionais que tentam a separar a tíbia e a fíbula.[19] Os três ligamentos responsáveis são os ligamentos tibiofibular anterior ou anteroinferior, o ligamento tibiofibular posterior ou posteroinferior, e o ligamento tibiofibular interósseo.[19,21] O segmento inferior da membrana interóssea também ajuda a estabilizar a sindesmose tibiofibular.[19]

O ligamento tibiofibular interósseo é uma massa densa de fibras curtas que, juntamente com o tecido adiposo e pequenos vasos ramificados da artéria fibular, estendem-se da tíbia à fíbula. Pode ser considerada uma continuação distal da membrana interóssea, na região da sindesmose tibiofibular.[22-24] Alguns pesquisadores sugeriram que o ligamento interósseo é mecanicamente insignificante, enquanto outros o consideram a ligação primária entre a tíbia e a fíbula. Hoefnagels et al.[22] sugerem que o ligamento interósseo desempenha um papel importante na estabilidade do tornozelo.

MECANISMO DE TRAUMA

As fraturas-luxações do tornozelo (FLT) são lesões traumáticas graves do ponto de vista ortopédico.[6] Se tratadas corretamente, por outro lado, a perspectiva de retorno ao esporte é real e deve ser perseguida pelo atleta e equipe multidisciplinar de saúde.

O mecanismo de trauma de uma FLT, na maioria dos casos, é uma rotação externa forçada do tornozelo com o pé apoiado e travado no chão ao mesmo tempo em que uma força é aplicada na região lateral da perna (Fig. 34-11).

O QUE FAZER NO "CAMPO DE JOGO"

No campo de jogo (*Field of Play* – FOP) a abordagem do médico de campo (FD) deve ser imediata e assertiva. A situação é caótica e chocante para as outras pessoas e cabe ao FD controlar a situação. Sempre que possível peça ajuda à outra equipe médica presente.

Como Reconhecer uma Fratura-Luxação do Tornozelo?

Na maioria dos casos de FLT, a deformidade do membro é grosseira e facilmente reconhecível (Figs. 34-12 e 34-13). O pé se apresenta em atitude de rotação externa em relação à perna, radicalmente assimétrica e totalmente instável (bailante). O atleta apresenta dor aguda extrema e fica incapaz de se movimentar.

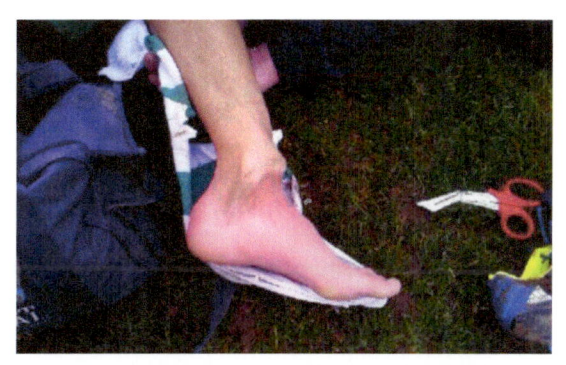

Fig. 34-12 Aspecto ectoscópico de fratura-luxação do tornozelo esquerdo. Fonte: Arquivo pessoal dos autores.

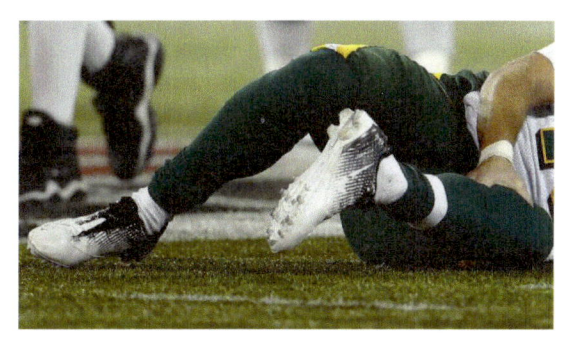

Fig. 34-13 Aspecto ectoscópico de fratura-luxação do tornozelo esquerdo. Notar a deformidade grosseira da articulação. (Fonte: https://twitter.com/lborodynamofc/status/414748390363516928.)

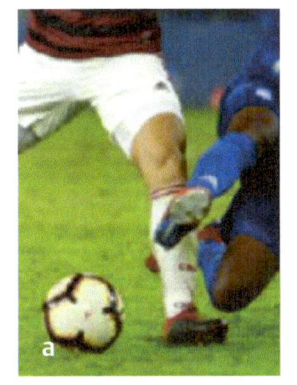

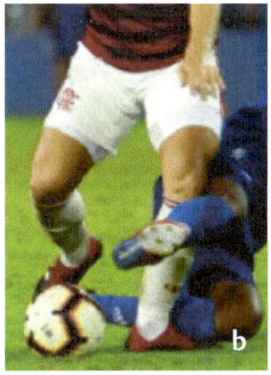

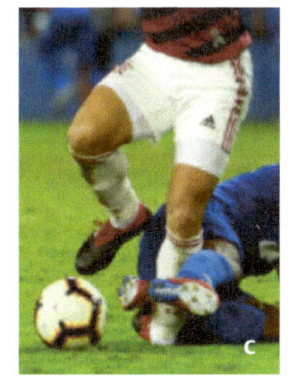

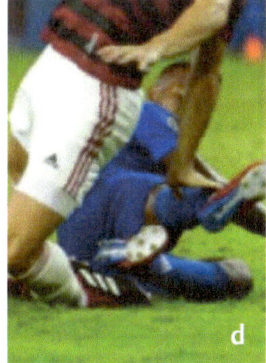

Fig. 34-11 Fratura-luxação do tornozelo esquerdo em atleta de futebol. (**a**) Notar o pé esquerdo apoiado em posição de rotação externa. (**b**, **c**) Força (joelho do adversário) é aplicada sobre o terço distal da perna esquerda. (**d**) Corpo do atleta faz movimento de rotação externa sobre o pé apoiado. (Fonte: www.globoesporte.com.)

A Redução Deve ser Imediata!

Uma articulação do tornozelo luxada deve ser reduzida imediatamente a fim de minimizar os riscos de danos à pele e às estruturas neurovasculares e também para amenizar a agressão à cartilagem articular.[5] No entanto, isso nem sempre é possível em decorrência das interposições de tendões, cápsula articular ou fragmentos ósseos, que ocorre em cerca de 20% dos casos.[6] Portanto, é recomendável cautela na realização da manobra.[5,6]

Passo a Passo da Redução do Tornozelo

A) Paciente posicionado em decúbito supino.
B) Um auxiliar estabiliza o membro do paciente no nível do joelho ou panturrilha.
C) Uma leve flexão do joelho pode ajudar na manobra.
D) O Médico do Campo posiciona suas mãos no calcâneo e antepé do paciente.
E) Aplica-se moderada tração longitudinal no pé com flexão plantar do tornozelo.
F) Adiciona-se rotação interna do pé e dorsiflexão do tornozelo.
G) A redução deve ser facilmente obtida. Caso contrário, há probabilidade de interposição de partes moles.
H) Recomendamos aos FD's somente tentarem a manobra uma ou duas vezes no campo de jogo.
I) No caso de suspeita de interposição o FD **não deve** repetir a manobra. O atleta deve ser IMEDIATAMENTE encaminhado para um centro médico especializado em Trauma Ortopédico.
J) Caso o FD tenha sucesso na redução deve manter com as mãos a posição até colocação de imobilização provisória.
K) A imobilização com tala gessada ou moldável ou bota ortopédica deve manter o tornozelo em **posição neutra** (Fig. 34-14).

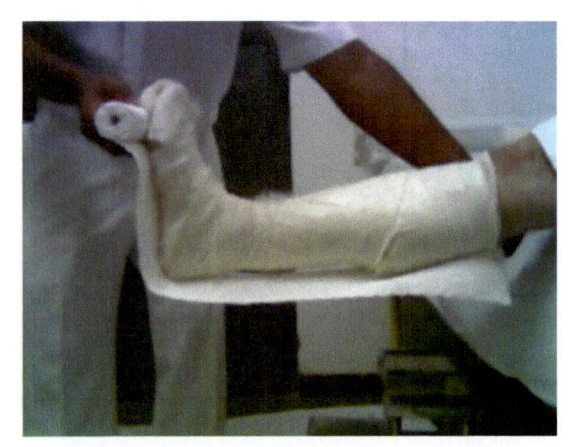

Fig. 34-14 Posição correta para imobilização provisória do tornozelo. (Fonte: https://quandoachuvavem.wordpress.com/2016/09/27/porfavorzinho/.)

Em geral, a redução de uma FLT só deve ser tentada por profissionais com algum treinamento.[5] No campo de jogo o médico do campo deve tentar realizar a manobra de redução pelo menos uma vez. Os pulsos pedioso e tibial devem ser aferidos assim como a sensibilidade cutânea tanto antes quanto depois da redução.[5] Uma referência ao centro médico, o mais rápido possível, é necessária no caso de lesões neurovasculares presentes ou iminentes.[6]

Deve ser realizada imobilização tipo tala gessada tipo bota ou bota (*brace*) imobilizadora até a confirmação radiográfica da redução e para afastar quaisquer fraturas, comumente associadas a esta luxação.[6] No caso de suspeita de luxação da articulação subtalar, uma tomografia computadorizada (TC) é sugerida para confirmar a redução anatômica da articulação, bem como para avaliar fraturas sutis que podem não ser reconhecidas em radiografias simples.[5,6] O paciente deve estar em carga zero no membro acometido após a manobra de redução. O tratamento definitivo depende das lesões associadas identificadas após a redução.[6]

TRATAMENTO CIRÚRGICO

O Que Fazer após o Atendimento no Campo de Jogo?

Após atendimento inicial no FOP, o atleta deve ser imediatamente encaminhado para um hospital especializado em Trauma Ortopédico onde serão realizados exames de imagem. Os principais exames são as radiografias simples, da série trauma do tornozelo:

1. Incidência anteroposterior (AP).
2. Perfil.
3. AP com rotação interna de 15-20 graus.

Outro exame importantíssimo é a TC do tornozelo, que ajuda a identificar fragmentos ósseos interpostos e pequenas fraturas associadas.

Munidos dos exames de imagem, a equipe de cirurgia Ortopédica será capaz de classificar a fratura e planejar o tratamento cirúrgico.

Quando Indicar Abordagem de Controle do Dano?

"Controle do dano" é uma abordagem cirúrgica provisória para "preparação" segura antes do tratamento cirúrgico definitivo. Nas FLT o controle do dano está indicado em casos onde há grave lesão do envelope de partes moles. Denominamos "Envelope de Partes Moles" (EPM) todos os tecidos periféricos às articulações e ossos, por exemplo: pele, tendões e músculos.

Lesões com grave comprometimento do EPM geralmente ocorrem em traumas de alta energia, exemplos: acidentes automobilísticos ou de moto, quedas de cavalos e quedas de mais de 6 metros de altura. Nos esportes de campo ou quadra, lesões graves do EPM são raras.[25]

Como Classificar uma Fratura-Luxação do Tornozelo (FLT)?

O tratamento cirúrgico definitivo da FLT será norteado conforme a classificação da fratura. As classificações mais usadas no mundo são as de Lauge-Hansen (Fig. 34-15) e a classificação de Weber (Fig. 35-16), que contribuem diretamente para o tratamento definitivo.[26,27]

Classificação de Lauge-Hansen

Formada pela combinação de duas palavras onde a primeira identifica a posição do pé (supinação ou

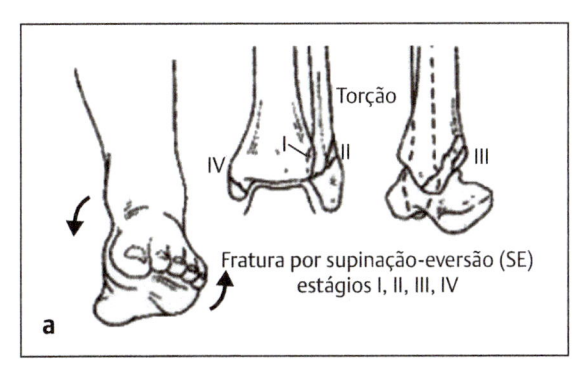

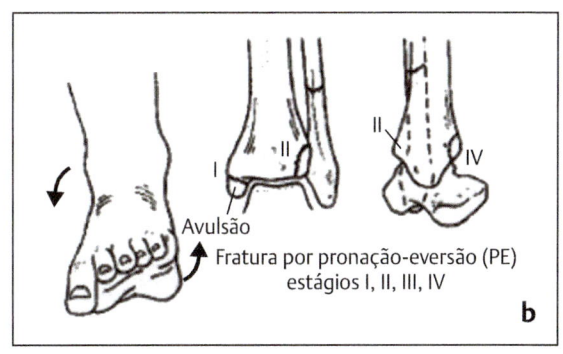

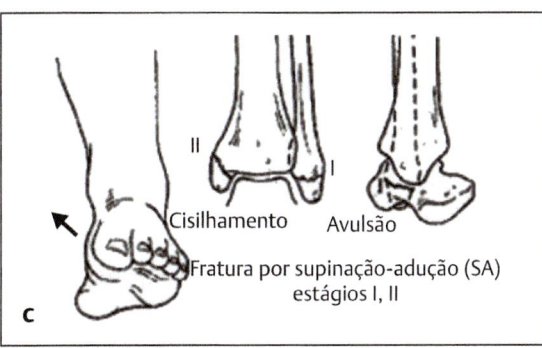

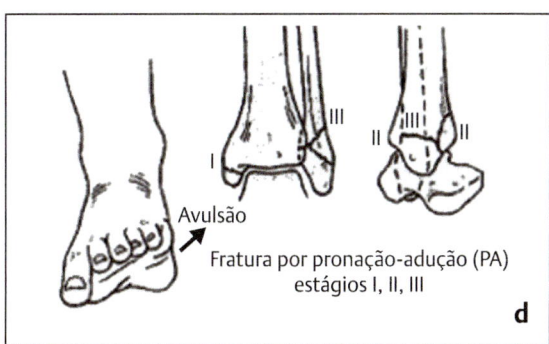

Fig. 34-15 (a-d) Classificação de Lauge-Hansen.[38]

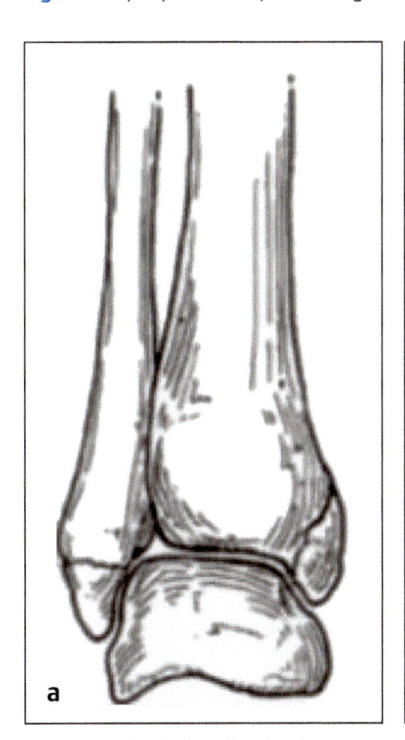

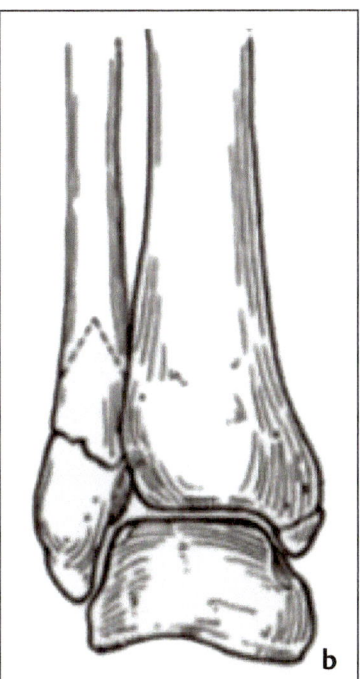

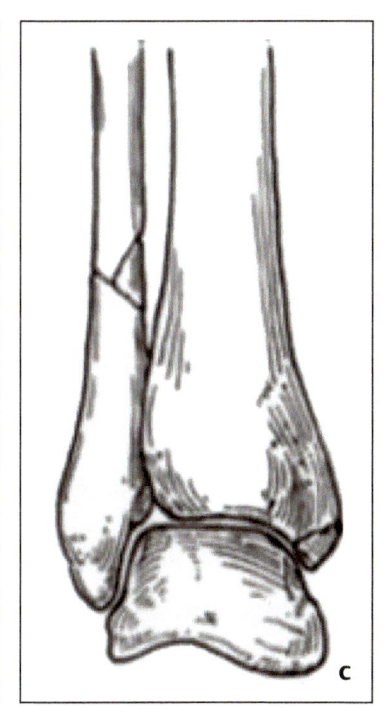

Fig. 34-16 (a-c) Classificação de Danis-Weber.[38]

pronação) e a segunda refere-se à direção da força (abdução, adução ou eversão).[27]

Supinação-Rotação Externa

Tipo mais comum, encontrada em 60% dos casos. Subdivide-se em:

- *Estágio 1:* o tálus gira dentro da articulação do tornozelo, empurrando a fíbula, proporcionando uma força no sentido de causar uma diástase entre a fíbula e a tíbia, causando ruptura do ligamento tibiofibular anteroinferior.
- *Estágio 2:* a continuação da energia provoca uma fratura oblíqua no nível da sindesmose com um traço em direção de anteroinferior para posterossuperior. Nesse estágio as estruturas mediais permanecem estáveis.
- *Estágio 3:* caracteriza-se por uma fratura do maléolo posterior ou ruptura do ligamento tibiofibular posterior.
- *Estágio 4:* há lesão medial com lesão ligamentar ou fratura oblíqua do maléolo medial.

Supinação-Adução

- *Estágio 1:* fratura transversa por avulsão da ponta da fíbula, infrassindesmal, ou apenas lesão do ligamento talofibular anterior, como ocorre na entorse do tornozelo. É uma lesão classicamente estável.
- *Estágio 2:* além da fratura transversa da fíbula, há fratura vertical do maléolo medial. Esse tipo de fratura é instável e pode cursar com impactação do platô tibial.

Pronação-Rotação Externa (Mais Comum nas FLT)

- *Estágio 1:* fratura isolada do maléolo medial ou ruptura do ligamento deltoide.
- *Estágio 2:* ocorre lesão do ligamento tibiofibular anteroinferior ou fratura do tubérculo de Chaput.
- *Estágio 3:* considerada instável, há fratura suprassindesmal da fíbula com traço geralmente oblíquo ou em espiral. Neste subtipo, enquadra-se a fratura de Maisonneuve, com traço alto na fíbula. É fundamental desconfiar deste tipo de lesão, especialmente quando estamos diante de traços de fratura correspondentes à pronação-rotação externa tipo 1.
- *Estágio 4:* semelhante ao tipo 3, porém, teremos a associação de uma fratura do maléolo posterior.

Pronação-Abdução

- *Estágio 1:* a força de abdução do tálus provoca avulsão do maléolo medial (traço transverso de fratura) ou lesão do ligamento deltoide.
- *Estágio 2:* a continuação da força empurra a fíbula, resultando em ruptura do ligamento tibiofibular anteroinferior ou fratura por avulsão do tubérculo de Chaput.
- *Estágio 3:* fratura cominutiva no nível ou acima da sindesmose. A integridade da sindesmose deve sempre ser avaliada.

Classificação de Danis-Weber

Com base na altura da fratura em relação à fíbula e à sindesmose. Possui uma reprodutibilidade interobservadores superior à classificação de Lauge-Hansen, fácil de memorizar e possui relevância na orientação do tratamento cirúrgico. A crítica em relação a esta classificação é que não traz informações robustas sobre o prognóstico e não consegue predizer se há lesão medial.[26]

- *Tipo A:* infrassindesmoidal.
- *Tipo B:* no nível da sindesmose (mais comum nas FLT).
- *Tipo C:* acima da sindesmose.

O tratamento cirúrgico deve ser realizado o mais breve possível. A instabilidade óssea e ligamentar associada a uma FLT inviabiliza qualquer tentativa de tratamento conservador.

Considerações sobre o Tratamento Cirúrgico Definitivo

São objetivos do tratamento cirúrgico definitivo de uma FLT:

I. Redução anatômica da articulação do tornozelo.
II. Estabilização absoluta das fraturas individuais, preferencialmente utilizando a compressão interfragmentária.
III. Baixa agressão ao envelope de partes moles.
IV. Controle da dor.
V. Permitir mobilização/reabilitação precoce, inclusive com carga no membro.

Para que tais objetivos sejam alcançados e para facilitar o entendimento e o planejamento da cirurgia, as lesões osteoligamentares nas FLT são tratadas individualmente. As principais são:

- *Componente lateral*: fratura da fíbula/maléolo lateral.
- *Componente medial*: fratura do maléolo medial/lesão do ligamento deltoide.
- *Componente posterior*: fratura do maléolo posterior.
- Lesão da sindesmose tibiofibular distal.

Fratura da Fíbula/Maléolo Lateral

É realizada redução aberta e fixação interna com placa e parafusos, sempre que possível com a colocação de parafuso de tração para obtenção de estabilidade absoluta. A redução deve ser anatômica para a restauração tanto do comprimento quanto da rotação deste osso.

Fratura do Maléolo Medial/Lesão do Ligamento Deltoide

A redução e a fixação da fratura do maléolo medial seguem os mesmos princípios do maléolo lateral: deve-se obter redução anatômica e fixação com estabilidade absoluta. Na maioria das vezes, a redução e a fixação do componente lateral facilita o tratamento do componente medial da FLT.

Em cerca de 25% dos casos de FLT o componente medial é uma lesão do ligamento deltoide, sem fratura do maléolo medial. Nesses casos, ao reduzir e fixar o componente lateral, obtém-se a redução medial. A fixação do ligamento deltoide é necessária se o cirurgião observar instabilidade com *tilt* medial superior a 5°. O ligamento deverá ser fixado com âncoras ósseas.

Componente Posterior

A fratura do maléolo posterior (MP) é observada em cerca de 46% dos casos de FLT.[30,31] A redução e a fixação deste componente da FLT é de suma importância para o controle da dor e aumento da estabilidade articular.

O método mais eficiente de fixação do MP é com parafusos de tração com obtenção de estabilidade absoluta. Em fragmentos grandes, pode-se associar placa de suporte (Fig. 34-17).

Lesão da Sindesmose Tibiofibular

A lesão da sindesmose tibiofibular (STF) ocorre em cerca de 50% dos casos de FLT. Seu diagnóstico é relativamente fácil, mas requer alguma perícia. O melhor método de diagnóstico em casos duvidosos é a visualização direta da sindesmose por artroscopia. Neste caso o cirurgião tenta introduzir um instrumento (normalmente uma ponteira de *shaver*) de 4 mm ou mais na sindesmose. Caso consiga, é indicativo de lesão e a sindesmose deve ser reduzida e fixada.

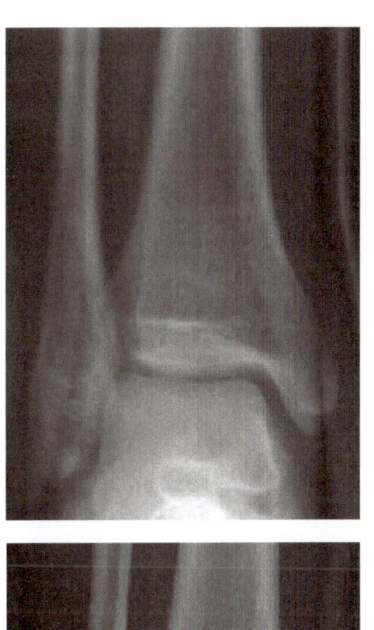

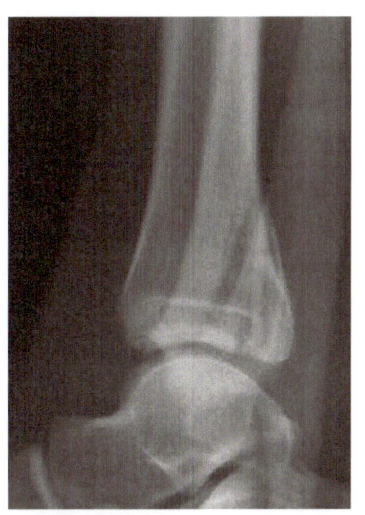

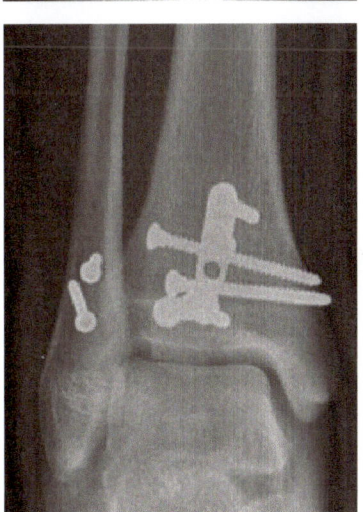

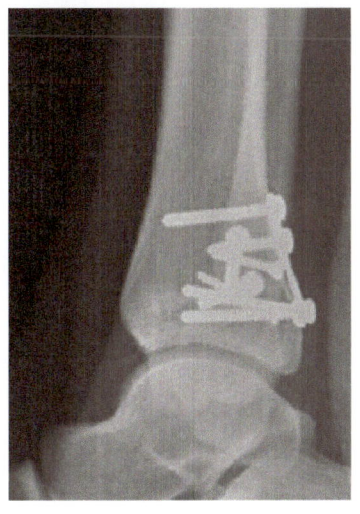

Fig. 34-17 FLT direito fixada com parafusos de tração no maléolo lateral e parafusos de tração e placa de suporte no maléolo posterior. (Fonte: Bartoníček et al., 2015.)[29]

O método de fixação preferido em todo o mundo ainda é aquele com parafusos transindesmoidais, mas o método alternativo com dois *endobottons* tem ganhado simpatizantes nos últimos anos. Ambos têm vantagens e desvantagens que devem ser levadas em consideração pelo cirurgião.

Independentemente do método de fixação, a redução da sindesmose deve ser anatômica para bom controle da dor e melhor resultado tardio do tratamento.

REABILITAÇÃO

A reabilitação após o tratamento cirúrgico deve iniciar tão logo ocorra controle da dor pós-operatória e as feridas cirúrgicas deem sinais de boa evolução. Idealmente, a mobilização do membro operado pode iniciar na primeira semana pós-operatória.

Fase I: Abordagem Inicial (Primeiras 2 Semanas)
A) Orientações sobre marcha com muletas e sem carga no membro operado.
B) Mobilização ativa do tornozelo, subtalar e dedos para ganhar arco de movimento (ADM).
C) Exercícios isométricos (dorsiflexão e flexão plantar).
D) Orientações sobre elevação.
E) Crioterapia associada à compressão.

Fase II: 2ª-4ª Semana
A) Quando liberado pelo médico, iniciar treino de marcha com carga parcial.
B) Intensificar ganho de ADM com mobilização passiva.
C) Se possível, realizar exercícios de propriocepção leves.
D) Avaliar hidroterapia.

Fase III: 4ª-8ª Semana
A) O ADM deve estar mais de 80% recuperado.
B) O atleta deve ser capaz de andar sem muletas.
C) Avaliar retirada completa da imobilização.
D) Avançar exercícios de propriocepção.
E) Avançar ganho de força.

Fase IV: a Partir da 8ª Semana
A) Iniciar, se possível, exercícios de transição: agilidade, marcha com desequilíbrio, corrida e treinos de força avançados (movimentos complexos com sobrecarga e intensidade).
B) Iniciar exercícios de potência.

CONCLUSÃO

Fraturas-luxações do tornozelo (FLT) são lesões graves. O mecanismo de trauma mais frequente é a rotação externa do tornozelo com o pé apoiado e travado no solo com força aplicada na região lateral da perna. Radiografias simples (em AP, perfil e AP com rotação interna de 15-20°) são fundamentais para o diagnóstico e a TC complementar especialmente em busca de fragmentos ósseos interpostos e pequenas fraturas associadas. As classificações mais utilizadas são as descritas por Lauge-Hansen e por Danis-Weber. Deve-se ter atenção especial para a associação das lesões do maléolo posterior e da sindesmose tibiofibular. Apenas profissionais habilitados e treinados devem tentar a redução de uma FLT. A abordagem do médico de campo deve ser imediata, assertiva e capaz de controlar a situação. A grande maioria dos casos requer intervenção cirúrgica. Os autores desenvolveram uma "matriz de risco" onde correlacionam a FLT com as modalidades esportivas e suas respectivas frequência e impacto para o esporte (Fig. 34-18).

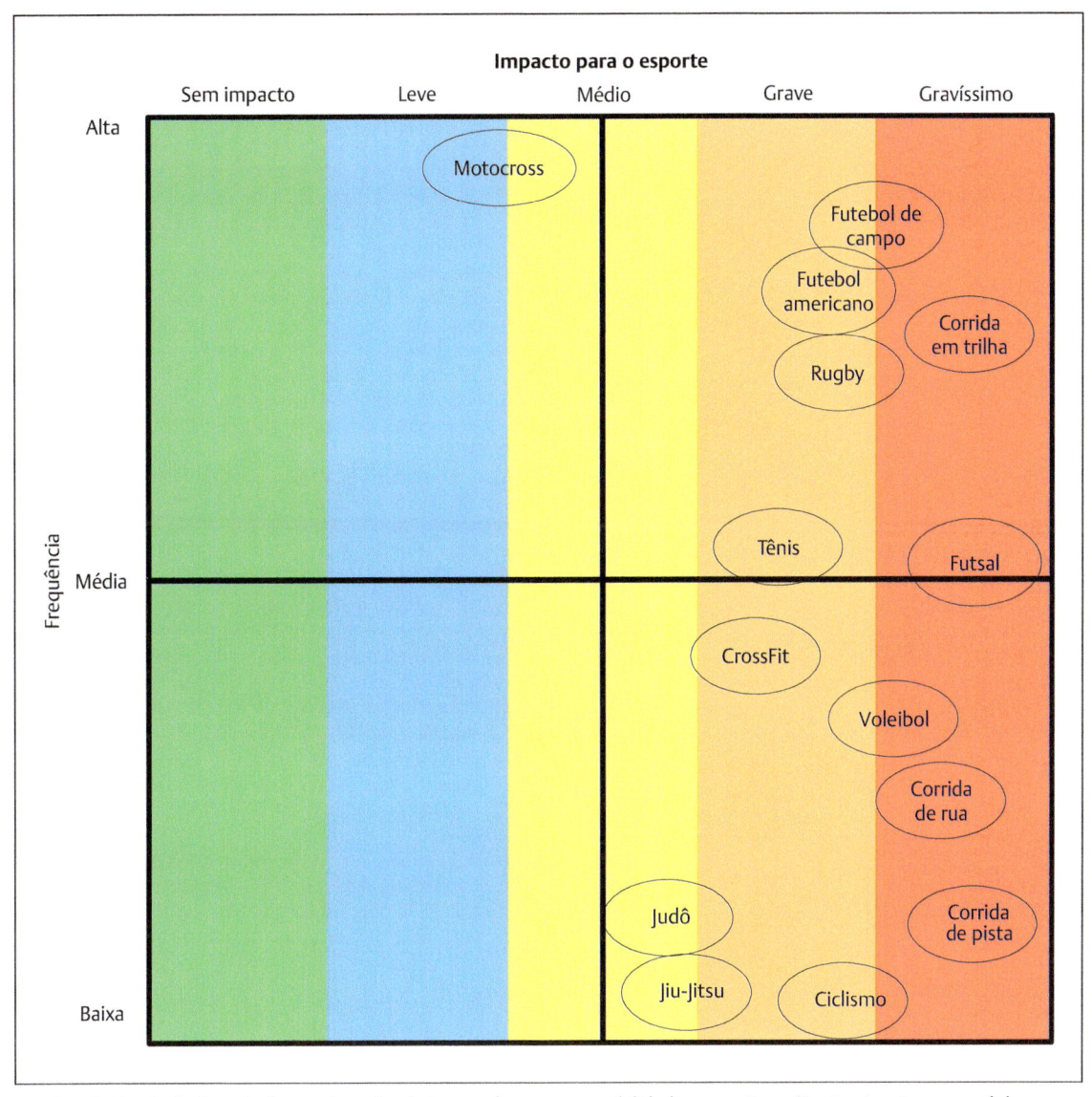

Fig. 34-18 Matriz de risco da fratura-luxação do tornozelo com as modalidades esportivas. (Fonte: Arquivo pessoal dos autores.)

REFERÊNCIAS BIBLIOGRÁFICAS

1. Tubino MJG. Estudos brasileiros sobre o esporte: ênfase no esporte educação. Maringá: Editora da Universidade Estadual de Maringá, 2010.
2. Leão ICS. Lesões nos esportes coletivos de quadra: tipos, ocorrência e tratamento: uma breve revisão. Revista Brasileira do Esporte Coletivo. 2018;2:4-20.
3. Silva RS, Silva I, Silva RA, Souza L, Tomasi E. Atividade física e qualidade de vida. Ciência & Saúde Coletiva. 2010;15:115-120.
4. Scheer RC, Newman JM, Zhou JJ, Oommen AJ, Naziri Q, Shah NV, et al. Ankle Fracture Epidemiology in the United States: patient-related trends and mechanisms of injury. The Journal of Foot and Ankle Surgery. 2020;59(3).
5. David AP, Lew CS. Baxter's the foot and ankle in sport, 3rd ed. Philadelphia: Elsevier, 2020.
6. Wascher DC, Bulthuis L. Extremity trauma: field management of sports injuries. Curr Rev Musculoskelet Med. 2014.
7. Valderrabano V, Easley M. Foot and ankle sports orthopaedics. Springer: Elsevier, 2016.
8. Junge A, Engebretsen L, Alonso JM, Renström P, Mountjoy M, Aubry M, Dvorak J. Injury surveillance in multi-sport events: the International Olympic Committee approach. British Journal of Sports Medicine. 2008.
9. Soligard T, Steffen K, Palmer D, Alonso JM, Bahr R, Lopes AD, et al. Sports injury and illness incidence in the Rio de Janeiro 2016 Olympic Summer Games: A prospective study of 11274 athletes from 207 countries. Br J Sports Med. 2017.
10. Engebretsen L, Soligard T, Steffen K, Alonso JM, Aubry M, Budgett R, et al. Sports injuries and illnesses

during the London Summer Olympic Games 2012. Br J Sports Med. 2013.
11. Alonso JM, Edouard P, Fischetto G, Adams B, Depiesse F, Mountjoy M. Determination of future prevention strategies in elite track and field: analysis of Daegu 2011 IAAF Championships injuries and illnesses surveillance. Br J Sports Med. 2012.
12. Leite M, Meira A, Rossi I. Levantamento epidemiológico de lesões dos atletas de futsal masculino entre 2000 e 2008. Rev Ciên & Saúde Porto Alegre. 2009.
13. Ribeiro R. Análise epidemiológica de lesões no futebol de salão durante o XV Campeonato Brasileiro de Seleções Sub 20. Rev Bras Med Esporte. 2006.
14. Steinman J, Vasconcelos E, Ramos R. Epidemiologia dos acidentes no surfe no Brasil. Rev Bras Med Esporte. 2000.
15. Boruta PM, Bishop JO, Braly WG, et al. Acute ankle ligament injuries; a literature review. Foot Ankle. 1990.
16. Bekerom MPJ, Oostra RJ, Golanó P, et al. The anatomy in relation to injury of the lateral collateral ligaments of the ankle: a current concepts review. Clin Anat. 2008.
17. Milner CE, Soames RW. Anatomical variations of the anterior talofibular ligament of the human ankle joint. J Anat. 1997.
18. Broström L. Sprained ankles V. Treatment and prognosis in recent ligament ruptures. Acta Chir Scand. 1966.
19. Golanó P, Vega J, de Leeuw PA et al. Anatomy of the ankle ligaments: a pictorial essay. Knee Surgery, Sports Traumatology, Arthroscopy: Official Journal of the ESSKA. 2010.
20. Sarrafian SK. Anatomy of the foot and ankle. Descriptive, topographic, functional. 2. Philadelphia: Lippincott, 1993. p. 159-217.
21. Boss AP, Hintermann B. Anatomical study of the medial ankle ligament complex. Foot Ankle Int. 2002.
22. Milner CE, Soames RW. Anatomy of the collateral ligaments of the human ankle joint. Foot Ankle Int. 1998.
23. Pankovich AM, Shivaram MS. Anatomical basis of variability in injuries of the medial malleolus and the deltoid ligament. I. Anatomical studies. Acta Orthop Scand. 1979.
24. Balduini FC, Tetzlaff J. Historical perspectives on injuries of the ligaments of the ankle. Clin Sports Med. 1982.
25. Pott P. Some few general remarks on fractures and dislocations: 1758. Clin Orthop Relat Res. 2007.
26. Weber BG. Die Verletzungen des oberen Sprunggelenkes. Bern Stuttgart: Bern: Hans Huber; 1966.
27. Lauge-Hansen N: Fractures of the ankle. Analytic historic survey as basis of new experimental roentgenologic and clinical investigations. Arch Surg. 1948.
28. Warner SJ, Schottel PC, Hinds RM, Helfet DL, Lorich DG. Fracture-dislocations demonstrate poorer postoperative functional outcomes among pronation external rotation iv ankle fractures. Foot Ankle Int. 2015.
29. Bartoníček J, Rammelt S, Tuček M, Naňka O. Posterior malleolar fractures of the ankle. Eur J Trauma Emerg Surg. 2015.
30. Tenenbaum S, Shazar N, Bruck N, Bariteau J. Posterior malleolus fractures. Orthop Clin North Am. 2017.
31. Stufkens SA, van den Bekerom MP, Kerkhoffs GM, Hintermann B, van Dijk CN. Long term outcome after 1822 operatively treated ankle fractures: a systematic review of the literature. Injury. 2011.

SEÇÃO 34-3
RUPTURAS TENDINOSAS DO AQUILES

Otaviano de Oliveira Júnior
Fabrício Melo Bertolini

INTRODUÇÃO

Neste capítulo abordaremos uma das lesões mais desafiadoras para um atleta profissional, que são as lesões envolvendo o tendão calcâneo (Aquiles). Nenhum transtorno do pé ou tornozelo é mais frustrante de tratar, conservadora ou cirurgicamente, do que aqueles que comprometem o tendão de Aquiles.

O tendão de Aquiles é o maior e mais forte tendão do corpo humano, medindo entre 5 e 7 cm de comprimento. É a extensão da coalizão das fibras dos músculos gastrocnêmio e sóleo. A vascularização é derivada dos vasos do peritendão provenientes das artérias tibial anterior e fibulares. É inervado pelo nervo tibial. A zona de menor vascularização é descrita como aquela localizada entre 2 e 6 cm proximais à inserção no calcâneo, onde ocorre, com maior frequência, sua ruptura.

DOENÇA DE HAGLUND

A doença ou síndrome de Haglund engloba os sinais e sintomas inflamatórios causados por uma deformidade óssea na região posterossuperior do osso calcâneo. Nesse caso, os tecidos moles adjacentes podem sofrer microtraumatismos pelo impacto direto deste esporão ósseo durante o uso de tipos específicos de calçados, levando a quadros associados de bursite retrocalcânea e graus variáveis de tendinopatia insercional do Aquiles.

Clinicamente, caracteriza-se por dor na região posterior do calcanhar, com maior intensidade após períodos de repouso e inatividade. Ao exame físico, podem ser observados sinais inflamatórios clássicos como edema, dor e hiperemia na região.

Como auxílio para o diagnóstico, exames de imagem podem ser realizados. Na radiografia em perfil é possível observar a proeminência óssea (esporão) na região posterossuperior do calcâneo, além de edema de partes moles e calcificações intratendinosas no tendão de Aquiles. A ressonância magnética (RM) também pode ser feita em casos duvidosos ou que merecem maior investigação. Nesse caso, pode demonstrar sinovite adjacente, pinçamento e associação à tendinopatia do tendão calcâneo.

O tratamento é, inicialmente, conservador, com uso de calçados menos apertados e prescrição de palmilhas especiais em certos casos. Além disso, a analgesia e os exercícios de alongamento e fisioterapia são outras possibilidades. Quando não há melhora após o tratamento conservador, as abordagens cirúrgicas estão indicadas, sendo possível realizar a ressecção da tuberosidade posterossuperior do calcâneo e as bursectomias, por via aberta ou minimamente invasiva (artroscópica ou percutânea). Naqueles casos do Haglund associado a uma tendinopatia insercional, é necessária tenoplastia do Aquiles com eventual ressecção do esporão, se presente, além do reforço tendinoso, caso necessário.

TENDINOPATIAS DO TENDÃO CALCÂNEO (AQUILES)

As tendinopatias do tendão de Aquiles são clinicamente caracterizadas por dor, edema e diminuição da função. São lesões prevalentes em homens jovens praticantes de exercícios físicos, sendo relacionadas, principalmente, com excesso de treinamento. As tendinopatias englobam diferentes alterações, desde as inflamatórias, como as paratendinites, até as degenerativas, como a tendinite calcária ou os graus variáveis de tendinose.

A patogênese dessas lesões envolve, geralmente, menor resposta na cicatrização dos tecidos tendinosos, levando a processos degenerativos no tendão. Alguns fatores associados ao desenvolvimento do quadro são: atividades físicas de impacto, envelhecimento, sobrecarga biomecânica pelo sobrepeso e obesidade, encurtamentos musculares da cadeia posterior, instabilidade lateral do tornozelo, pé cavo varo, uso de calçados inadequados, doenças sistêmicas como o diabetes e as autoimunes, uso de medicações como estatinas, quinolonas e corticoides.

As lesões podem ser classificadas como insercionais, localizadas na junção do calcâneo com o seu tendão, ou não insercionais, localizadas de 2 a 6 cm da inserção tendinosa.

O diagnóstico se baseia na história clínica do paciente e no exame físico. O primeiro sintoma comumente relatado é rigidez, principalmente pela manhã ou após longos períodos de inatividade. Geralmente a dor é um sintoma mais tardio e mais comum em atletas. Ao exame físico, o edema e o endurecimento do tendão podem ser percebidos, tanto em dorsiflexão quanto em flexão plantar, além do aumento de volume no corpo ou na inserção do tendão.

Para auxílio no diagnóstico, os exames de imagem são relevantes. A ultrassonografia (US) pode ser utilizada para avaliar a saúde do tendão e possíveis lesões agudas. A RMN também é útil, principalmente nos casos de tendinose associada à ruptura parcial ou subtotal, definindo o grau da lesão.

A abordagem terapêutica normalmente começa com o tratamento conservador por, no mínimo, 3 a 6 meses. Nesse caso, a analgesia, o repouso e a fisioterapia são possibilidades de tratamento. Desde meados desta última década, o tratamento conservador evoluiu satisfatoriamente, focando, principalmente, nos trabalhos de reforço excêntrico da panturrilha, sejam nos protocolos Falstrom, Alfredson's (Escandinávia) ou combinados. Os resultados são ainda melhores quando associados às técnicas da medicina regenerativa, incluindo a terapia de ondas de choque, a eletrólise percutânea intratissular (EPI) ou a terapia biológica com infiltrações de plasma rico em plaquetas (PRP). Deve-se evitar a crioterapia, que reduz a adaptação miotendinosa, o uso de AINE ou corticoide, bem como o exame clínico repetitivo por palpação e as massagens, que provocam mais dor no atleta.

Quando não ocorrer melhora significativa do quadro, abordagens cirúrgicas podem ser propostas, assim como em casos de tendinose com ruptura parcial do tendão. Diversos procedimentos já foram descritos, mas há muitas controvérsias, principalmente com relação à realização de procedimentos percutâneos ou abertos e à realização de tenoplastia simples ou com reforço primário, bem como qual enxerto utilizar para reforço. Outra mudança dessa mesma época foi em relação ao protocolo funcional de fisioterapia no pós-operatório, com ênfase na mobilidade e carga precoce, sendo esta protegida por botas com uso de cunhas para a carga em equino do pé.

RUPTURAS DO TENDÃO DE AQUILES

A ruptura total do tendão de Aquiles é uma entidade frequente causada por lesões abertas ou fechadas em decorrência de trauma direto sobre a região, microtraumas repetidos, mecanismo indireto de forma excêntrica ou secundário à presença de patologias prévias como tendinopatia crônica, doenças autoimunes, obesidade, dentre outras doenças sistêmicas e a características genéticas próprias. Ocorre, geralmente, em indivíduos do gênero masculino (5H: 1M), entre 30 e 50 anos de idade na população geral, mas entre 27 e 31 anos quando restrito ao grupo de atletas profissionais, com bilateralidade em 26% dos casos e uma incidência na população geral de 10 a 24 casos/100.000 habitantes.

Precisamos diferenciar uma das duas entidades presentes, que é o caso de um tendão aparentemente saudável que sofre uma contratura excêntrica de força suficiente para rompê-lo (cerca de 75% dos casos), de um quadro onde temos um tendão previamente acometido por tendinose e com graus variáveis de degeneração focal que se rompe totalmente num episódio agudo (outros 25%). O mecanismo indireto envolve uma "pisada forte" com o joelho em extensão (*pushing off*) e a dorsiflexão do tornozelo. A causa da ruptura é uma combinação de vários fatores (área relativamente hipovascular e microtraumas repetidos), que ocasionam um processo inflamatório reparador que é ineficaz para se adaptar ao estresse, em decorrência de vascularidade reduzida. Um tendão doente que sofre uma extensão abrupta do tornozelo, ou que é estirado durante a extensão do joelho, está fadado a romper. A localização da ruptura pode ser proximal, no corpo, insercional ou de modo complexo, atingindo mais de um local.

O diagnóstico é eminentemente clínico (Fig. 34-19). A anamnese deve contemplar questionamentos a respeito de mudança de treinamento, tipo de atividade, tipo de calçado, comorbidades e uso de medicamentos. Em casos de ruptura aguda, a maioria dos pacientes refere que sentem um estalido na região posterior ao tornozelo. Isso é seguido por dor, dificuldade para a marcha e perda de força de flexão. Muitos acreditam terem sido "chutados" ou "pisados" na região. Algumas manobras ajudam a confirmar o diagnóstico, como o **teste de Thompson** (compressão da panturrilha em um ponto imediatamente distal ao seu maior diâmetro. Teste positivo quando não ocorre a flexão plantar do pé) e o **teste de Matles** (ausência de flexão plantar "fisiológica" com o paciente em decúbito ventral e os joelhos fletidos, sendo facilmente observada em comparação com o lado sadio).

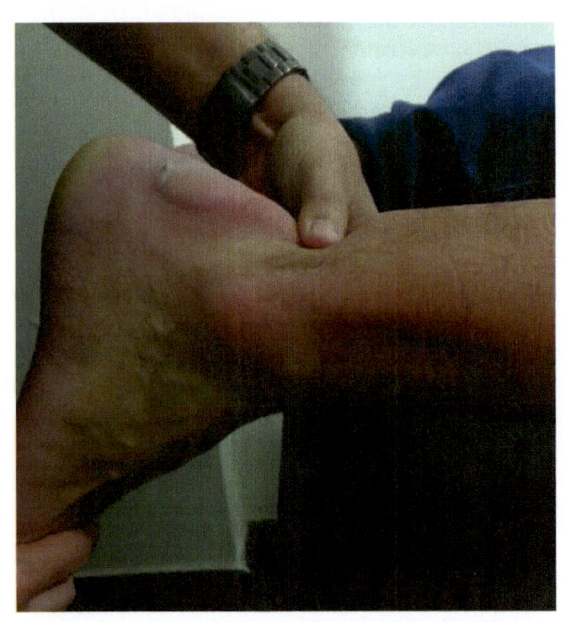

Fig. 34-19 Aspecto clínico de uma ruptura total no corpo do tendão calcâneo com um *gap* local clássico verificado à palpação clínica. (Fonte: Arquivo pessoal dos autores.)

Radiografias do tornozelo em AP e lateral trazem informações, porém, não são mandatórias para o diagnóstico. A US e a RM confirmam a lesão, demonstram sua altura e a condição local dos tecidos, o que pode auxiliar no planejamento cirúrgico, mas não são estritamente necessárias para o tratamento.

O objetivo do tratamento é restabelecer o comprimento do tendão e a força, proporcionando um retorno ao nível de atividade pré-lesão. O tratamento ortopédico conservador é reservado àqueles pacientes que não apresentam condições para a cirurgia, como atletas idosos, portadores de doenças sistêmicas descompensadas e com integridade de pele local ruim. O paciente é mantido com imobilização em equino gravitacional por cerca de duas a três semanas sem carga (fase inflamatória) e durante outras cinco a seis semanas imobilizado, com carga permitida em bota ortopédica, desde que com o uso de cunhas no retropé permitindo a posição em equino para a adequada cicatrização dos cotos, sendo retirada uma cunha de forma progressiva, evitando excessivo encurtamento e com melhor adaptação do tecido fibrocicatricial. A fisioterapia motora é iniciada o mais precoce possível. Essa abordagem de carga e a mobilização precoce, associada a um reforço muscular, reduziu os índices de rerruptura e a perda de força que era comumente vista no tratamento conservador convencional. Melhores resultados são conseguidos quando o tratamento se inicia nas primeiras 48 horas e com o *gap* inferior a 5 mm.

O tratamento cirúrgico ainda é, atualmente, o mais aceito pela maioria dos autores no caso de atletas profissionais, já que promove um retorno às atividades de forma mais precoce. Além disso, é o indicado nos casos das rupturas insercionais, naqueles pacientes com histórico de tendinopatia prévia, com *gaps* superiores a 5 mm entre os cotos e nos casos atendidos fora da janela terapêutica ideal. Entretanto, a cirurgia está relacionada com um índice relativamente alto, em até 20% dos casos, de complicações de cicatrização de pele e infecção, sejam superficiais ou profundas. Existem diversas técnicas cirúrgicas para o reparo aberto, minimamente invasivo ou percutâneo do tendão de Aquiles, sendo cada um deles com vantagens e desvantagens que devem ser discutidas com o paciente. A mobilização precoce, associada à carga protegida em bota ortopédica com cunhas em equino, acelera o processo de cicatrização do tendão, diminuindo a frequência de complicações, entre elas a aderência, atrofia muscular e a rerruptura.

Um estudo de caso-controle (Trofa DP, *et al.*), em 2017, envolvendo atletas profissionais com ruptura do tendão de Aquiles de diferentes categorias esportivas das principais ligas americanas (NBA, NFL, NHL, MLB), entre 1989 e 2013, com pelo menos dois anos como profissional antes da lesão e tendo como critério de RTP ter jogado pelo menos um jogo em duas temporadas seguidas após a lesão, mostrou ser uma lesão devastadora para o atleta, impedindo um RTP para 30,6% dos atletas profissionais. Os que retornam jogam menos, têm menos tempo de jogo e executam um nível mais baixo de *performance* pré-lesão no primeiro ano após a cirurgia. Após 2 anos da cirurgia, aqueles que conseguem retornar ao esporte igualam-se na *performance* aos demais.

Ainda hoje temos protocolos de RTS/RTP escassos e variados em relação à ruptura do tendão de Aquiles, porém, já temos definido que a reabilitação funcional é uma componente chave dos planos conservador ou cirúrgico do tratamento nos atletas profissionais.

BIBLIOGRAFIA

Canale ST, et al. Campbell's operative orthopaedics, 13th ed. Philadelphia: Saunders, 2017.

Coughlin MJ, Mann RA, Salzmann RL. Mann's surgery of foot and ankle, 9th ed. (CIDADE?): Elsevier, 2014.

Filho Tarcisio B. Exame físico em ortopedia. 3. ed. São Paulo: Sarvier, 2017.

Habets B, Cingel R. Eccentric exercise training in chronic mid-portion Achilles tendinopathy: A systematic review on different protocols. Scandinavian journal of medicine & science in sports. 2014.

Kadakia AR, Dekker RG 2nd, Ho BS. Acute achilles tendon ruptures: an update on treatment. J Am Acad Orthop Surg. 2017 Jan;25(1):23-31.

Kelikian AS. Sarrafian's anatomy of the foot and ankle: descriptive, topographical, functional, 3rd ed. (CIDADE?): Lippincott Williams & Wilkins, 2011.

Maffulli N, Longo UG, Kadakia A, Spiezza F. Achilles tendinopathy. Foot and Ankle Surgery. 2020;26(3).

Maffulli N, Papalia R, D'Adamio S, et al. Pharmacological interventions for the treatment of Achilles tendinopathy: a systematic review of randomized controlled trials. British medical bulletin. 2015;ldu040.

McCormack R, Bovard J. Early functional rehabilitation or cast immobilisation for the postoperative management of acute Achilles tendon rupture? A systematic review and meta-analysis of randomised controlled trials. Br J Sports Med. 2015 Oct;49(20):1329-35.

Trofa DP, Miller JC, Jang ES, et al. Professional athletes' return to play and *performance* after operative repair of an achilles tendon rupture. Am J Sports Med. 2017 Oct;45(12):2864-71.

Vaishya R, Agarwal AK, Azizi AT, Vijay V. Haglund's syndrome: A Commonly Seen Mysterious Condition. Cureus 2016;8(10):2016.

SEÇÃO 34-4

LESÃO OSTEOCONDRAL DO TÁLUS

Marcelo Prado
Caio Nery

INTRODUÇÃO

As lesões dos tecidos condral e osteocondral do tornozelo se relacionam comumente com a entorse do tornozelo, que acomete 1 em cada 10.000 pessoas, diariamente, nos EUA. Na metade das entorses graves, particularmente naquelas relacionadas com a prática de atividades desportivas, é possível detectar lesões osteocondrais da articulação tibiotársica.[1]

Seu diagnóstico frequentemente é tardio em virtude do baixo índice de suspeita clínica e das baixas sensibilidade e especificidade da radiologia simples na identificação destas lesões.

Até 50% das lesões osteocondrais do tálus (LOT) não são visíveis em radiografias simples do tornozelo, sendo necessária a adequada avaliação da história, queixas, exame físico e exames de imagem mais avançados para se alcançar o diagnóstico correto, o que nos permite o tratamento precoce e adequado e melhora no prognóstico relacionado com o tratamento destas difíceis lesões.

As LOTs obedecem a um espectro de evolução que pode ser observado em inúmeros pacientes quando seguidos em longo prazo. Geralmente se iniciam agudamente, por meio da ação direta de um agente traumático (frequentemente torcional) atuando sobre o tornozelo, e exibem a forma de uma fratura transcondral. Não sabemos ao certo o percentual destas lesões condrais que cicatrizam espontaneamente ou quantas se agravam com o passar do tempo, permitindo a penetração do líquido sinovial no osso subcondral que vai sendo progressivamente dissecado e amolecido, gerando alterações medulares subcondrais e delimitando, ao mesmo tempo, fragmentos condrais soltos e muitas vezes inviáveis. Acredita-se que esse seja o principal mecanismo responsável pela produção da dor nos pacientes portadores destas lesões.[2]

Deixadas abandonadas, estas lesões darão origem a cistos de tamanhos variados, mas sempre crescentes, no interior da medula óssea talar e a fragmentos condrais destacados cada vez mais numerosos. Não é difícil compreender por que as LOTs acabam por produzir a deterioração articular, sendo consideradas importantes precursoras da artrose do tornozelo (Fig. 34-20).

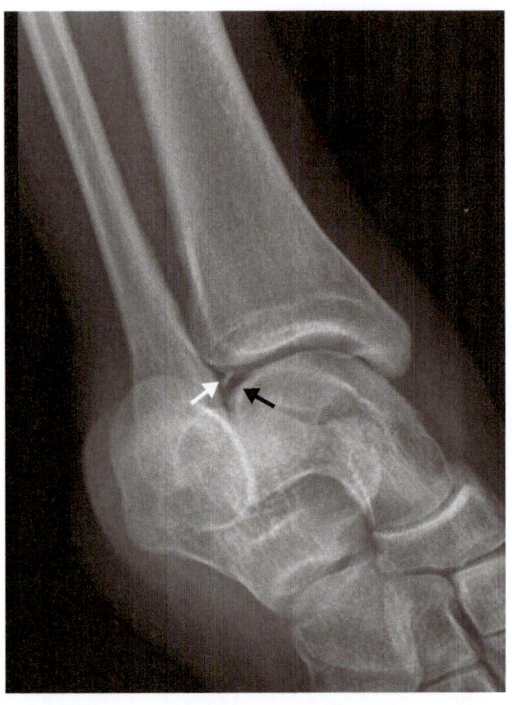

Fig. 34-20 Imagem de radiografia simples do tornozelo na incidência oblíqua de paciente vítima de traumatismo em inversão do tornozelo (entorse), com pequena imagem de fratura transcondral aguda na porção lateral do domo do tálus. A seta preta indica o leito onde o fragmento foi arrancado e a seta branca aponta para o fragmento osteocondral. (Fonte: Arquivo pessoal dos autores.)

Em recente Consenso Internacional, os seguintes aspectos da história foram destacados como determinantes para a suspeita de LOT:

1. Participação e atividade esportiva regular.
2. Longa duração dos sintomas.
3. História prévia de trauma.
4. Localização da dor – referida como dor óssea "profunda".
5. Sintomas mecânicos (instabilidade e bloqueio articular).
6. Manipulação articular prévia.
7. Presença de derrame articular ou edema.[3]

Dor articular crônica localizada na profundidade da articulação, exacerbada pelo apoio do peso corporal, é a queixa mais frequente e específica para LOTs.[4]

Aspectos importantes do exame físico que devem ser lembrados na avaliação dos pacientes com LOT são:

1. Desalinhamentos angulares ou torcionais do membro inferior e, principalmente, do tornozelo e retropé.
2. Hipo ou hipermobilidade do tornozelo e pé.
3. Instabilidade articular.
4. Edema.
5. Dor à palpação das interlinhas articulares.

As alterações do alinhamento e instabilidade do tornozelo são muito importantes, pois provocam sobrecarga anômala da cartilagem articular do tálus e da tíbia distal.

Os exames de imagem mais utilizados são as radiografias simples nas incidências anterior (AP) e lateral, radiografia em AP do tornozelo em flexão plantar com o intuito de visualizar a superfície posterior do tálus, tomografia axial computadorizada (TAC) com reconstruções 3D e ressonância magnética nuclear (RMN) acompanhadas ou não do estudo da cartilagem articular com os mapas de T2. O Quadro 34-1 mostra a sensibilidade e a especificidade destes exames de imagem.[5]

Na avaliação das imagens obtidas através destes estudos, devemos atentar para as seguintes alterações:

1. Localização da lesão.
2. Dimensões e sinais de instabilidade da lesão.
3. Presença de cistos subcondrais.
4. Edema ósseo subcondral (presença, intensidade, extensão).
5. Fragmentos condrais, seu tamanho e condições (ocupando o leito original, parcialmente destacados ou completamente destacados).
6. Alterações degenerativas da articulação.
7. Lesões articulares coexistentes.
8. Desalinhamento articular.

As radiografias podem mostrar áreas de irregularidade do osso subcondral, com zona de esclerose logo abaixo da lesão (Fig. 34-21), além de ajudar na determinação do alinhamento articular e avaliação da presença de alterações degenerativas secundárias.

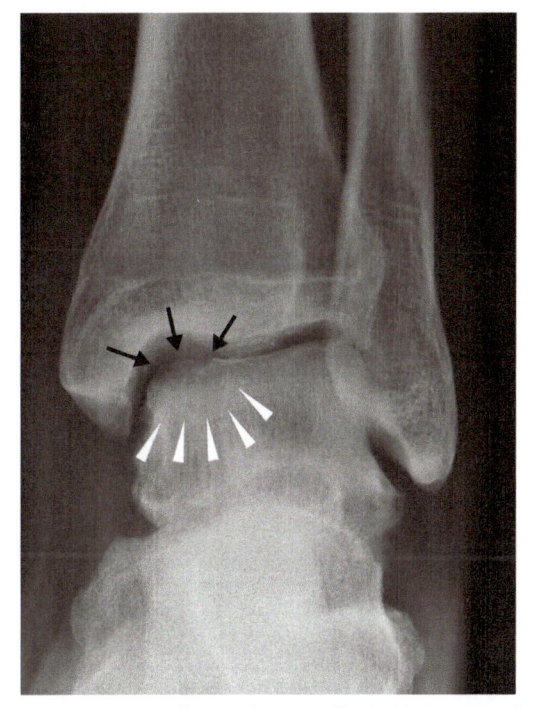

Fig. 34-21 Radiografia simples – incidência AP do tornozelo – mostrando irregularidade na superfície medial do domo talar (setas pretas), e esclerose subcondral no local da lesão (pontas de setas brancas). Fonte: Arquivo pessoal dos autores.

A tomografia computadorizada é o exame ideal para a determinação das dimensões e profundidade das lesões osteocondrais do tálus. A obtenção de imagens sagitais em flexão máxima permite definir se as lesões poderão ser alcançadas e tratadas artroscopicamente, através dos portais anteriores, ou se será necessária a complementação do procedimento cirúrgico por via posterior (Fig. 34-22). Entretanto, a imagem ideal para esta finalidade deve ser realizada em aparelho helicoidal ou espiral, com cortes axiais de alta resolução e incrementos de 0,3 mm e espessura de 0,6 mm, com reconstruções coronais e sagitais de 1 mm, o que não corresponde

Quadro 34-1 Sensibilidade e Especificidade dos Exames de Imagem na Detecção das Lesões Osteocondrais do Tálus

	Sensibilidade	Especificidade	Valor preditivo +	Valor preditivo -
Radiografia simples	0,59	0,91	0,70	0,86
Radiografia *mortise view*	0,70	0,94	0,79	0,90
TAC	0,81	0,99	0,96	0,94
RMN	0,96	0,96	0,89	0,99

Legenda: TAC – Tomografia Axial Computadorizada; RMN – Ressonância Magnética Nuclear. Rx *mortise view:* (AP com elevação do calcanhar de 4 cm).

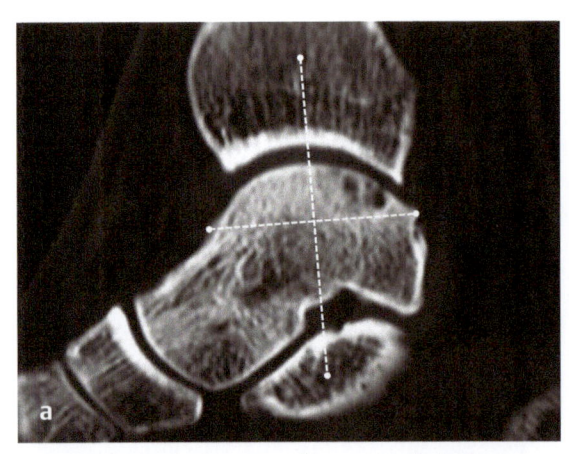

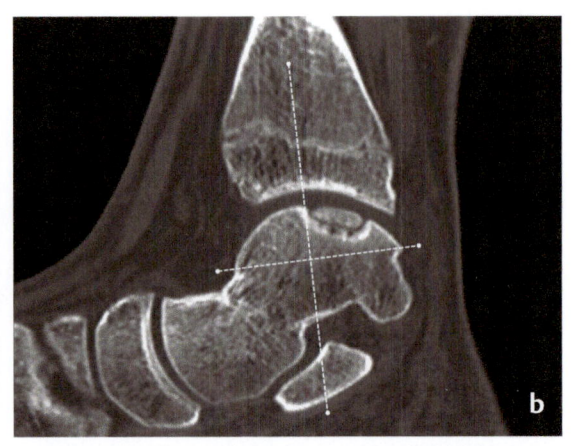

Fig. 34-22 Imagens de tomografia computadorizada em corte sagital, mostrando lesão osteocondral bem definida na porção posterior do domo talar. (Fonte: Arquivo pessoal dos autores.)

ao padrão utilizado para a realização deste exame em nosso meio.

A RMN permite avaliação adequada da superfície articular, detecta sinais de instabilidade e inviabilidade do fragmento osteocondral e informa sobre as condições do osso subcondral (edema medular subjacente), mas superestimam as dimensões do defeito osteocondral por associar detalhes do edema e envolvimento medular às imagens da lesão propriamente dita, portanto, todo cuidado na avaliação dessas imagens deve ser recomendado (Fig. 34-23).

A correlação entre os achados artroscópicos e os achados extraídos da RMN é de 65%.[6]

A mensuração da extensão da lesão deve ser realizada em três planos, incluindo a área da lesão e sua profundidade.

A localização deve ser referida segundo Elias et al.,[7] que em 2007 definiram um sistema de grade imaginária que delimita nove áreas quadriláteras na superfície articular do domo talar. Este sistema nos ajuda no planejamento do tratamento, estabelecendo as vias de acesso e os recursos necessários para sua realização, bem como auxilia na antecipação do prognóstico das LOTs. Analisando a frequência e a incidência das lesões nas diferentes áreas do talo, temos na área 4 – centro medial – a mais comumente afetada. A zona equatorial do domo talar – composta pelas áreas de números 4, 5 e 6 – é a mais

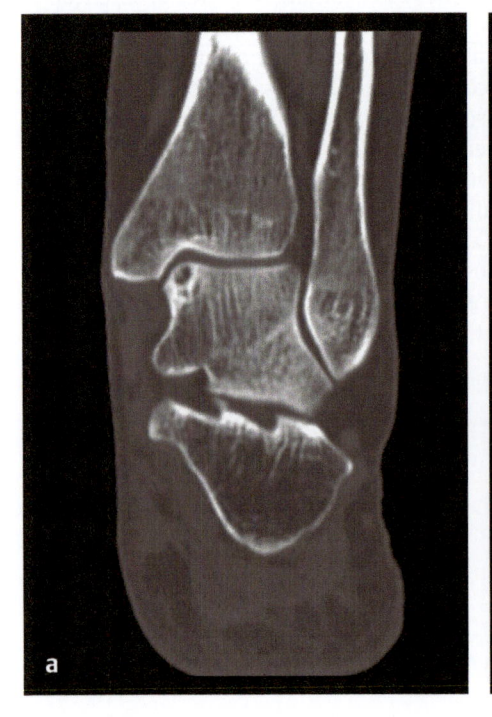

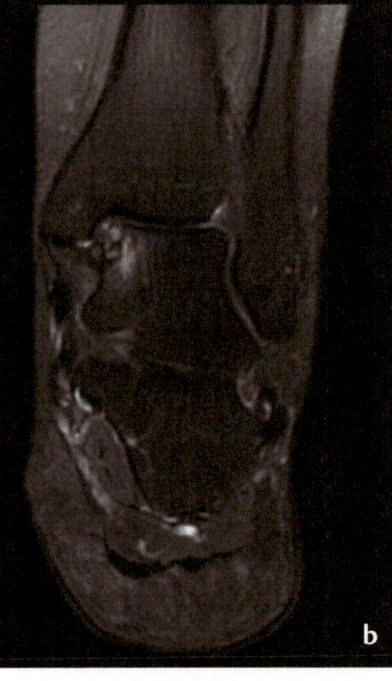

Fig. 34-23 Imagens no plano coronal de tomografia (a) e ressonância magnética (b) do tornozelo de um paciente com LOT medial demonstrando a "amplificação" do tamanho da lesão na imagem da ressonância em que se percebe nitidamente a reação medular que envolve a lesão caracterizada por hipersinal na ponderação em T2. (Fonte: Arquivo pessoal dos autores.)

frequentemente acometida com 80,6% dos casos, enquanto a zona medial do domo talar – composta pelas áreas 1, 4 e 7 – reúne 62,8% dos casos (Fig. 34-24).

Como inúmeros parâmetros devem ser avaliados e identificados nestes pacientes, sugere-se associação de radiografias, TAC e RMN para que a lesão e as condições associadas sejam devidamente identificadas e adequadamente avaliadas de modo a permitir a escolha da melhor tática terapêutica para cada paciente em particular.

A classificação mais difundida e utilizada para as LOTs é a proposta por Berndt e Harty[8] em 1959 e que se baseia no grau de deslocamento do fragmento osteocondral e conta com 4 estágios:

- Estágio I: pequena área focal de compressão trabecular subcondral.
- Estágio II: fragmento parcialmente solto (fratura incompleta).
- Estágio III: fragmento solto (fratura completa), porém, não deslocado.
- Estágio IV: fragmento solto (fratura completa) e deslocado de seu leito.

Outras classificações para as LOTs surgiram na literatura acompanhando a evolução dos recursos tecnológicos aplicados às imagens e à cirurgia propriamente dita, no entanto, todas seguem o mesmo padrão idealizado por Berndt e Harty. No Quadro 34-2 reunimos as classificações mais importantes.

TRATAMENTO CONSERVADOR

As indicações para o tratamento conservador das LOTs resumem-se a:

1. Pacientes assintomáticos.
2. Achado incidental da lesão.
3. Lesão aguda sem desvio.
4. Nível funcional baixo.
5. Sinais de artrite degenerativa.
6. Pacientes com esqueleto imaturo.

Os principais fatores de "mau prognóstico" relacionados com as LOTs são:

1. Extensão.
2. Profundidade da lesão.
3. Presença de cisto subcondral.
4. Intensidade do edema ósseo associado.
5. Idade inferior a 20 anos.
6. Lesões mediais.
7. Progressão do tamanho da lesão.
8. Índice de massa corpórea elevado.
9. Coexistência de instabilidade do tornozelo.
10. Presença de corpos livres intra-articulares.
11. Lesões osteocondrais da tíbia distal concomitante.[14]

A melhor indicação para o tratamento conservador é um paciente com lesão aguda não desviada, que deve ser imobilizado por 4 a 6 semanas, com carga mínima (apenas toque dos dedos).

O uso de biológicos pode ser indicado no tratamento conservador das LOTs, pois trabalhos realizados em animais e em humanos mostram algum benefício nos sintomas e evolução destas lesões com esta prática. Os mais indicados na literatura são o plasma rico em plaquetas (PRP) e o aspirado de medula óssea concentrado (cBMAC),[15] no entanto, alguns pontos devem ser discutidos com os pacientes antes de serem submetidos ao uso de ortobiológicos:

1. Potencial benefício do tratamento relativo à melhora dos sintomas.
2. Potencial melhora da dor na área doadora.
3. Potencial falha no tratamento.
4. Custo direto ao paciente (não cobertura pelas seguradoras).
5. Duração incerta da possível melhora.
6. Potencial resposta inflamatória exuberante.
7. Potencial progressão da doença mesmo frente ao alívio dos sintomas.
8. Inúmeras questões relativas à falta de evidências científicas atestando a eficácia dos métodos.

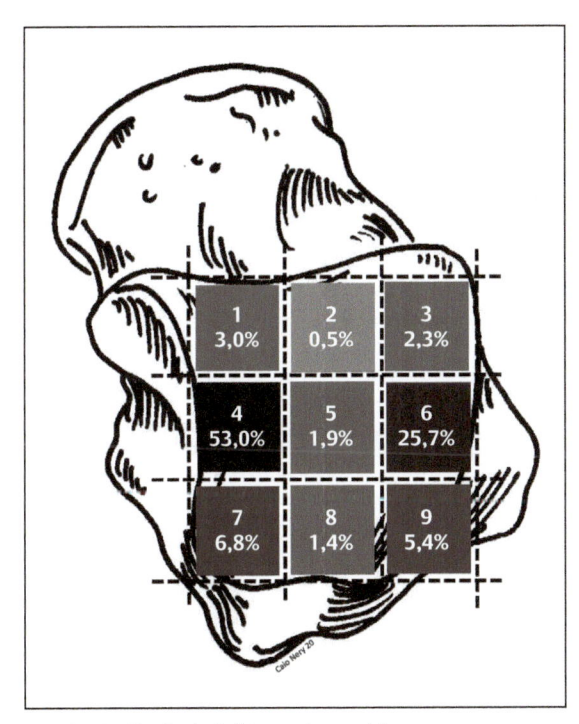

Fig. 34-24 Grade de Raikin *et al.* sugerida para o mapeamento e localização das lesões osteocondrais na superfície articular do domo talar. As linhas são traçadas de modo a criar zonas quadriláteras de dimensões iguais e que são numeradas de 1 a 9, começando na área anteromedial e terminando na posterolateral do talo. As percentagens assinaladas em cada uma das zonas correspondem à frequência observada pelos autores em 424 pacientes.[7]

Quadro 34-2 Classificações e Estadiamentos das Lesões Osteocondrais do Tálus

Classificação radiográfica[8]	Grau I.	Compressão subcondral
	Grau II.	Fragmento osteocondral parcialmente destacado do seu leito (fratura incompleta)
	Grau III.	Fragmento osteocondral completamente destacado, mas não deslocado do seu leito (fratura completa)
	Grau IV.	Fragmento livre e deslocado do seu leito
Classificação artroscópica pelo aspecto da cartilagem[9]	Grau I.	Cartilagem intacta, firme e brilhante
	Grau II.	Cartilagem intacta, mas amolecida
	Grau III.	Cartilagem fissurada
Classificação por ressonância[10]	Estádio I.	Compressão trabecular subcondral (edema medular)
	Estádio IIA.	Formação de cisto subcondral
	Estádio IIB.	Fragmento osteocondral parcialmente destacado
	Estádio III.	Fragmento osteocondral totalmente destacado, mas não desviado de seu leito
	Estádio IV.	Fragmento livre e deslocado de seu leito
Classificação por tomografia[11]	Estádio I.	Cartilagem intacta com formação cística subcondral
	Estádio IIA.	Lesão cística comunicante com a superfície articular
	Estádio IIB.	Lesão aberta à articulação/fragmento não deslocado
	Estádio III.	Fragmento não deslocado com radiolucência
	Estádio IV.	Fragmento osteocondral deslocado do seu leito
Classificação cirúrgica pelo aspecto da cartilagem[12]	Grau A.	Cartilagem lisa, intacta, mas amolecida ou corrugável
	Grau B.	Superfície cartilagínea enrugada
	Grau C.	Cartilagem com fissuras e fibrilações
	Grau D.	Presença de destacamentos (*flaps*) ou osso exposto
	Grau E.	Fragmentos osteocondrais destacados, mas não deslocados
	Grau F.	Fragmentos osteocondrais deslocados
Classificação artroscópica[13]	Grau I.	Lesão pura da cartilagem articular
	Grau IIA.	Lesão osteocondral aguda
	Grau IIB.	Lesão osteocondral crônica
	Grau III.	Fragmento osteocondral destacado, mas não desviado
	Grau IV.	Fragmento osteocondral desviado – lesão descoberta
	Grau V.	Presença de cistos subcondrais

TRATAMENTO CIRÚRGICO

Fixação do Fragmento Condral

As fraturas osteocondrais agudas, produzidas em sua maioria por traumatismos em inversão do tornozelo, geralmente se acompanham de dor intensa, edema e equimose do tornozelo. As imagens radiográficas podem apontar para a presença de fragmentos completamente destacados e deslocados de seus leitos. A obtenção de imagens de TAC pode ser necessária para a localização e mensuração exatas das lesões bem como no esclarecimento de casos suspeitos.

Nestas condições, o paciente deve ser tratado em regime de urgência e os fragmentos, quando viáveis, devem ser reduzidos e fixados em seu leito original.

Nas lesões crônicas, o fragmento, quando viável, também pode ser fixado. No entanto, para aumentar a chance de sucesso do método, o fragmento deve ter aspecto saudável, ter mais de 10 mm de diâmetro e pelo menos 3 mm de espessura. Esta prática é contraindicada na eventualidade de haver doença degenerativa articular já instalada.[16]

Esse procedimento é uma boa alternativa em pacientes com esqueleto imaturo.

Tecnicamente pode ser realizado de forma aberta ou artroscópica, sendo iniciado pelo desbridamento, tanto do fragmento quanto do defeito talar, retirando todo o material esclerótico e fibroso além dos restos de cartilagem instável que frequentemente se encontram nas bordas livres do fragmento e da lesão. A estimulação medular através de microperfurações do osso subcondral deve ser realizada antes da fixação do fragmento. Para regularizar o leito e permitir a perfeita estabilização do fragmento a ser fixado, pode ser necessária a utilização de enxerto de osso esponjoso autólogo no fundo da lesão.

A fixação de fragmentos cartilagíneos pode ser realizada, no entanto, oferece menores chances de sucesso. Alguns autores não recomendam sua realização. A fixação pode ser realizada com materiais bioabsorvíveis (dardos ou parafusos) ou metálicos, havendo a preferência por microparafusos de diâmetros reduzidos (2,0 ou 2,7 mm). Seu tamanho deve ser cuidadosamente calculado para não comprometer a integridade do fragmento a ser fixado

(Fig. 34-25). Nenhuma forma de selagem ou vedação entre o fragmento e seu leito parece ser necessária ou tem indicação precisa.

Desbridamento, Curetagem e Estimulação Medular

Trata-se da primeira linha de tratamento das LOTs. É eficaz em 85% dos pacientes e bastante flexível do ponto de vista técnico. É processo relativamente barato, minimamente invasivo (quase sempre realizado através de artroscopia) e com baixa taxa de complicações.[17]

As indicações para este procedimento são as lesões com menos de 10 mm de diâmetro, menos de 100 mm² de área, e com menos de 5 mm de profundidade.[18]

Toda a cartilagem instável ou friável deve ser removida, e as bordas da lesão devem ser preparadas de forma a formar um ângulo reto com o fundo da lesão. As perfurações devem ser realizadas com trefinas menores do que 2 mm de diâmetro e diferentes ângulos de inclinação, e as perfurações devem provocar sangramento ou saída de gotículas de gordura provenientes da medular óssea (Fig. 34-26). A distância entre as perfurações deve ser de 3 a 5 mm.

A repetição do procedimento após falha pode ser realizada se houver motivo para imaginar que a primeira tentativa não foi realizada adequadamente ou se as restrições e cuidados pós-operatórios não foram seguidos a contento.

Enxerto Osteocondral Autólogo

Neste tipo de procedimento, um cilindro osteocondral, habitualmente retirado da margem lateral do côndilo femoral lateral do joelho (área doadora), é introduzido em um orifício previamente preparado na área da lesão do tálus (área receptora), de forma a reconstruir a superfície articular lesada. Segundo a técnica mais elaborada e mais difundida deste procedimento, o enxerto osteocondral tem diâmetro ligeiramente maior do que o orifício realizado na área receptora de modo que sua fixação ao novo leito ocorre por pressão volumétrica (*press-fit*) não necessitando de nenhum tipo de fixação interna (Figs. 34-27 e 34-28).

Sua indicação principal são os casos cujas características da lesão antecipem a possibilidade de prognóstico ruim com a utilização do método da estimulação medular: 1. lesões primárias de mais de 10 mm de diâmetro com 2. cistos subcondrais ou casos em que ocorreu 3. falha de procedimentos terapêuticos prévios em lesões com diâmetros maiores do que 10 mm.

O único fator que unanimemente se relaciona com prognóstico ruim no uso do enxerto autólogo osteocondral no tratamento das LOTs é o índice de massa corpórea (IMC) elevado, porém, outros fatores também parecem influenciar negativamente os desfechos deste procedimento, como:

1. Instabilidade articular associada.
2. Presença de lesão osteocondral em espelho na tíbia.
3. Desalinhamentos articulares.
4. Outras lesões associadas.
5. Localização da lesão.
6. Dimensões da lesão.
7. Idade do paciente.
8. Alterações degenerativas secundárias.
9. Tratamentos prévios malsucedidos.
10. Experiência do cirurgião e de sua equipe.

Do ponto de vista técnico, é importante que o enxerto osteocondral cilíndrico seja introduzido em posição absolutamente perpendicular à superfície articular de forma que suas bordas acompanhem o mesmo plano da articulação original e que fiquem perfeitamente alinhadas. Além disso, é importante não permitir degraus entre as superfícies do enxerto e a cartilagem vizinha à área receptora – nem afundamento nem saliência – já que em ambos os casos a distribuição das forças de cisalhamento incidentes sobre a cartilagem marginal podem atingir níveis críticos e causar sua destruição.[19] Este procedimento pode ser realizado em lesões contidas ou não, com resultados previsíveis.

A incidência de morbidade relativa à área doadora é de 4 a 5%, e tende a diminuir com o passar do tempo (Fig. 34-29).[20]

Na imensa maioria das vezes, em virtude da localização da LOT, a enxertia osteocondral autóloga requer a realização de osteotomia do maléolo medial para permitir o acesso adequado à lesão bem como a correta preparação da área receptora e introdução dos enxertos. A osteotomia deve ser realizada com o máximo cuidado, seguindo inclinação e forma adequados para permitir a realização correta do procedimento intra-articular, evitar lesões desnecessárias à cartilagem da tíbia e permitir a redução de fixação anatômicas ao final do procedimento, reduzindo, deste modo, a chance de complicações e iatrogenias.[21]

Um achado frequente, que raramente interfere no resultado dos enxertos osteocondrais autólogos, é o aparecimento de cistos medulares na área ao redor do enxerto, o que ocorre em até 65% dos casos. Na grande maioria dos casos, estes cistos não requerem qualquer tratamento específico, mas devem ser acompanhados regularmente, especialmente naqueles pacientes que mantêm algum sintoma ou queixa de longa evolução.[22]

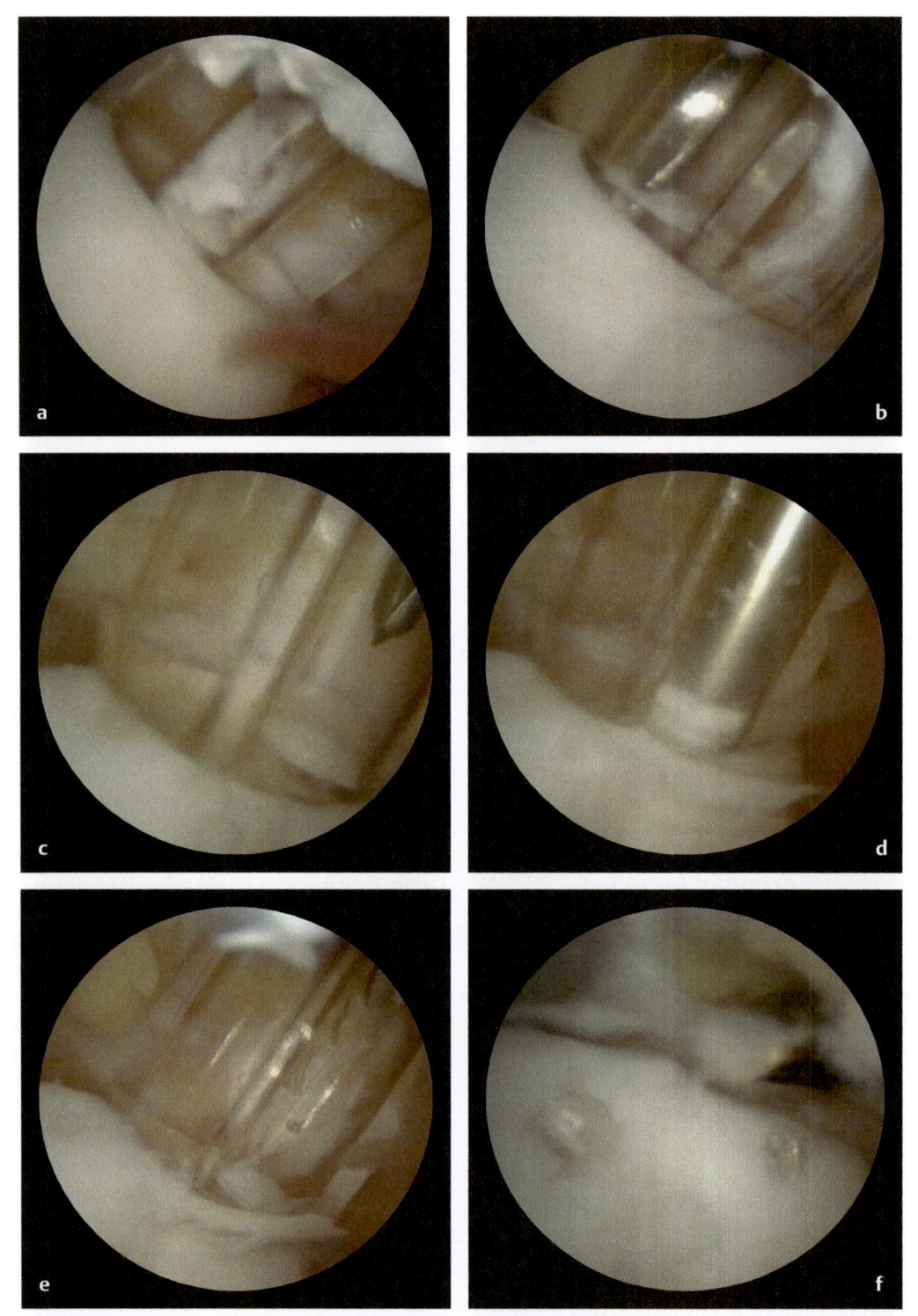

Fig. 34-25 Imagens artroscópicas do procedimento de fixação de fragmento osteocondral viável: (**a**) Utilizando um tutor acrílico transparente o cirurgião reposiciona o fragmento osteocondral ao seu leito original e o mantém nessa posição através de leve pressão. (**b**, **c**) O tutor é dotado de 3 canais internos que dão passagem a uma broca compatível com os dardos a serem utilizados na fixação definitiva. A utilização de 3 dardos para formar um triângulo de fixação é o arranjo mais estável. (**d**) Nesta imagem vemos o *stop* da broca que ao tocar a superfície do fragmento, delimita exatamente a profundidade do dardo a ser implantado. (**e**) No mesmo canal utilizado para a realização da perfuração óssea, introduz-se o dardo de material absorvível. (**f**) Nesta imagem podemos ver as extremidades de dois dos três dardos introduzidos no fragmento osteocondral. É recomendável certificar-se de que os implantes estão alinhados com a superfície articular da cartilagem. Se necessário, pequenos ajustes podem ser feitos com uma pinça artroscópica de corte. (Fonte: Arquivo pessoal dos autores.)

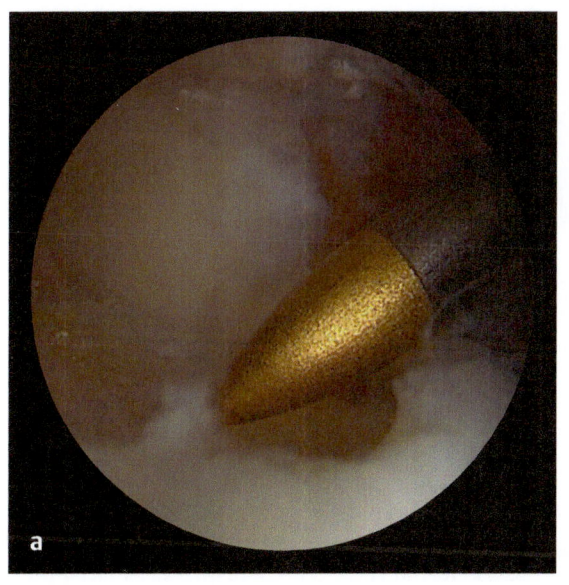

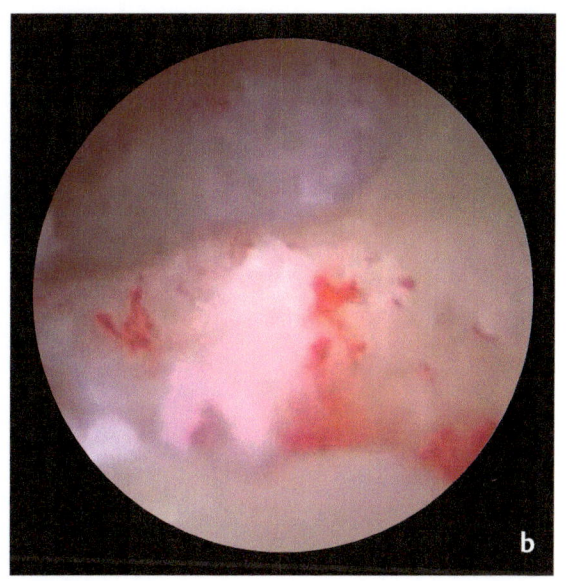

Fig. 34-26 Imagens artroscópicas de LOT tratada através da estimulação medular (microfraturas): (**a**) Extremidade do *Icepicking*, curva e resistente, usada para a realização das microfraturas. (**b**) Após a realização das microfraturas, a redução da pressão do líquido articular permite constatar o sangramento que "brota" dos orifícios ósseos a partir da medula óssea indicando que a placa de osso subcondral foi ultrapassada. (Fonte: Arquivo pessoal dos autores.)

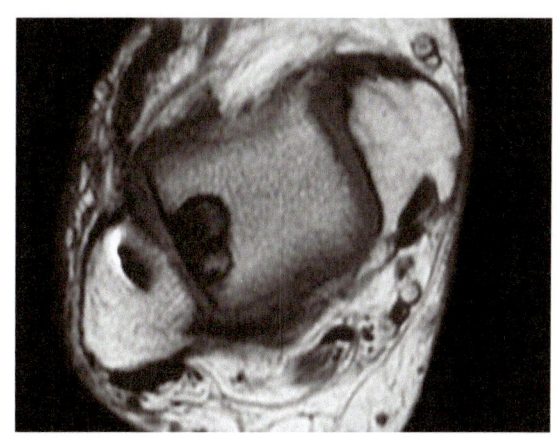

Fig. 34-28 Imagem de ressonância magnética pós-operatória em corte axial, ponderada em T1 mostrando a área receptora de enxerto osteocondral autólogo e a adequada osteointegração dos cilindros transplantados. Notar a presença de uma âncora metálica no maléolo lateral usada na reconstrução ligamentar lateral realizada no mesmo tempo cirúrgico. (Fonte: Arquivo pessoal dos autores.)

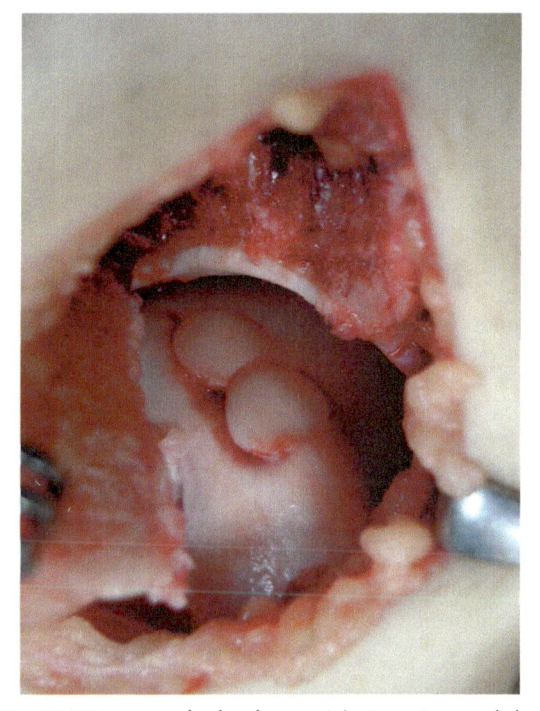

Fig. 34-27 Imagem de abordagem cirúrgica anteromedial do tornozelo com osteotomia do maléolo medial para exposição da LOT e realização de enxerto osteocondral autólogo (OATS) com uso de dois cilindros. (Fonte: Arquivo pessoal dos autores.)

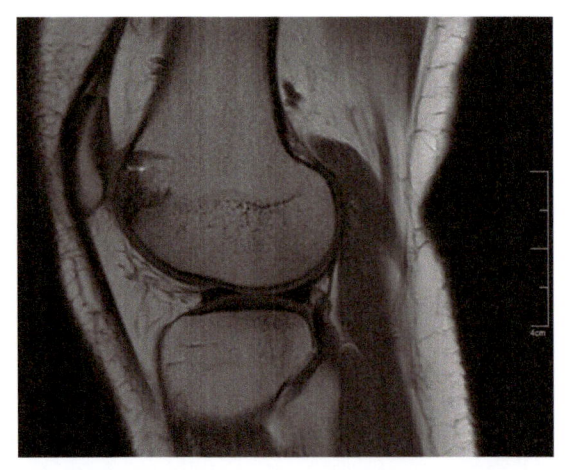

Fig. 34-29 Imagem de ressonância magnética em corte sagital, ponderada em T1, mostrando qualidade do tecido cicatricial na área doadora do enxerto osteocondral situada na borda não articular (lateral) do côndilo femoral lateral. Paciente assintomático. (Fonte: Arquivo pessoal dos autores.)

Aloenxerto Osteocondral

Uma alternativa possível ao enxerto osteocondral autólogo é o aloenxerto. Apesar das dificuldades para sua obtenção, são mais versáteis quanto à forma e à quantidade de cilindros disponíveis. Devem ser usados preferencialmente em: 1. lesões extensas; 2. quando o paciente apresenta outras patologias que envolvam a área doadora; quando houver 3. histórico de pioartrite no joelho ou 4. naqueles pacientes extremamente preocupados quanto aos possíveis sintomas relativos à doadora.[23]

Quando se elege esta categoria de procedimento, a principal fonte do enxerto é o próprio tálus do doador. Deste modo, aproveitamos tanto o formato quanto a espessura da cartilagem talar que pode coincidir de forma mais exata à do receptor. Além disso, podemos utilizar diferentes formatos de enxertos osteocondrais, variando de enxertos cilíndricos até grandes volumes trapezoidais para substituir áreas maiores da superfície articular do tálus. Nestes enxertos maiores a taxa de sucesso após 11 anos de acompanhamento chega a dois terços dos casos,[24] porém, algumas séries mostram taxas de falha por reabsorção ou colapso de até 67% dos casos.[25]

Para maximizar as chances de sucesso, o espécime doador deve ser utilizado com, no máximo, 28 dias de armazenagem, prazo a partir do qual ocorre o declínio progressivo e desfavorável do número de condrócitos viáveis.[26]

Terapias Baseadas em Membranas Condroindutoras

A estimulação medular suplementada com o uso de matrizes colágenas condroindutoras deve ser considerada como alternativa para o tratamento das LOTs quando:

1. A lesão tiver mais do que 10 mm de diâmetro.
2. Quando for vantajoso realizar a reconstrução da lesão em um procedimento único.
3. Quando houver necessidade de enxertia óssea para reduzir a profundidade da lesão (superior a 3 mm).

Em nossa prática, o surgimento deste recurso ocupou um espaço sombrio no espectro de tratamento das LOTs do tálus em que o cirurgião ficava desconfortável em sugerir o procedimento de estimulação medular e microfraturas simples por considerar como "muito pouco" para determinada lesão, ao mesmo tempo em que realizar o enxerto osteocondral autólogo poderia ser considerado como "muito agressivo" para a mesma lesão. Este espaço, onde se incluem inúmeras lesões em nosso dia a dia, é povoado por melhores desfechos do que no passado.

A lesão deve ser desbridada e regularizada da mesma forma já descrita para o tratamento através da estimulação medular por microfraturas. Quando o fundo da lesão é irregular, frágil ou se conecta com um cisto subcondral, recomenda-se sua regularização com enxerto de osso esponjoso autólogo. Uma vez regularizadas, as bordas e o fundo da lesão, aplica-se a membrana colágena que deve cobrir integralmente a lesão e, preferencialmente, ter suas bordas exatamente alinhadas com as bordas da lesão. A membrana é fixada no local através da aplicação de cola de fibrina.

Este método também pode ser usado nas lesões "não contidas", que são aquelas que envolvem as paredes medial ou lateral do talo, o que as torna mais instáveis (Fig. 34-30).

Segundo a literatura mais atual, os resultados com o uso das membranas condroindutoras no tratamento das LOTs são muito animadores podendo, inclusive, ser realizados por via exclusivamente artroscópica (Figs. 34-31 e 34-32).[27]

Patologia Subcondral

No caso de lesão subcondral em pacientes sintomáticos, com a cartilagem estável e íntegra que não responderam satisfatoriamente ao tratamento conservador, fica indicada a perfuração retrógrada dirigida. O racional do tratamento consiste na estimulação medular, com ou sem enxertia óssea esponjosa,[28] na área subcondral acometida ensejando a neoformação vascular e proliferação de células mesenquimais capazes de reparar ou substituir o osso danificado sem que para isso tenhamos que transpassar ou lesionar a cartilagem articular da região. Para atingir esse objetivo, devemos contar com um bom sistema de imagens radioscópicas, um instrumento tutor que possa conduzir com segurança os fios metálicos (fios de Kirschner de 1 ou 2 mm de diâmetro) para os pontos desejados no interior do tálus e, preferentemente, de um sistema completo de artroscopia para pequenas articulações que nos auxiliará na localização intra-articular do foco de lesão para

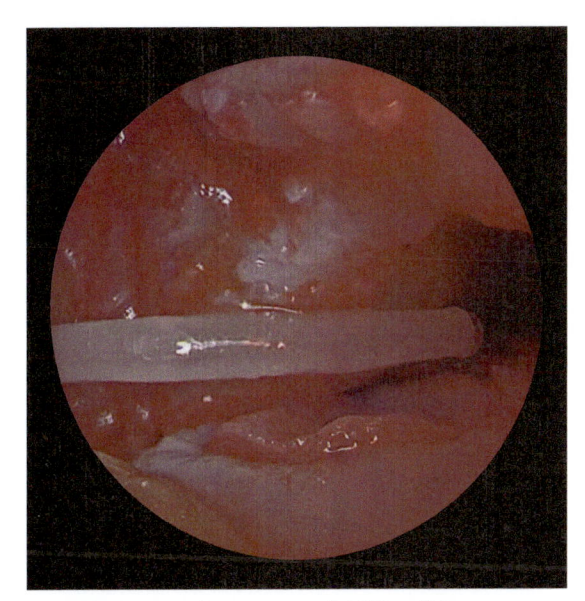

Fig. 34-30 Imagem de tratamento de LOT medial com estimulação medular e membrana de colágeno, aqui sendo fixada com cola de fibrina. (Fonte: Arquivo pessoal dos autores.)

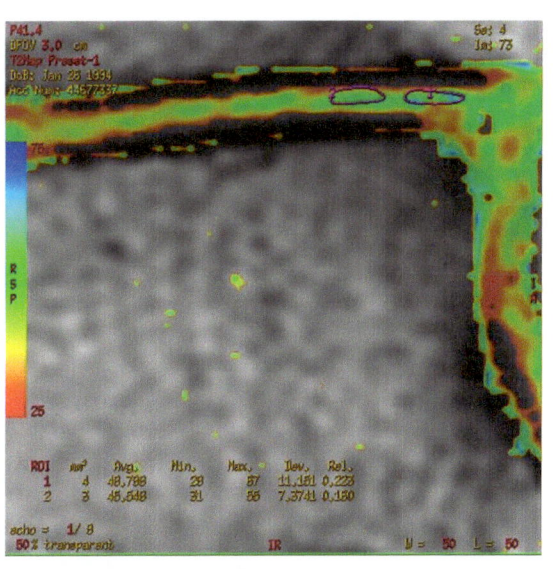

Fig. 34-32 Corte coronal de ressonância magnética, com mapa de T2 para avaliação da cartilagem articular, mostrando ótimo aspecto da cartilagem regenerada em área de LOT tratada com microfraturas e cobertura com membrana condroindutora com 6 meses de pós-operatório. (Fonte: Arquivo pessoal dos autores.)

REABILITAÇÃO E RETORNO AO ESPORTE

As limitações relacionadas com o retorno para as atividades da vida diária, atividades físicas e desportivas se relacionam diretamente com o processo regular de cicatrização tecidual, enquanto a progressão de inclusão e o retorno a estas atividades se baseia nas condições clínicas e imagenológicas de cada paciente em particular.

Normalmente as atividades que provocam forças de cisalhamento na articulação devem ser limitadas por três meses, e o retorno às atividades de reabilitação e treinamento deve ocorrer entre o terceiro e o sexto mês pós-operatório, dependendo, especificamente, do procedimento realizado e das condições de cicatrização de cada indivíduo.

O retorno às competições ocorre em intervalo que varia de 6 a 12 meses após o procedimento cirúrgico, dependendo das limitações específicas de cada um deles. Nesta fase, é necessário obter mobilidade articular normal, padrão normal de corrida, sem dor, e pelo menos 90% dos escores específicos de cada esporte.

A cicatrização e a estabilização da cartilagem neoformada é o evento mais demorado e delicado, ditando a duração e o grau de incapacitação do paciente. Desta forma os procedimentos terapêuticos realizados de forma concomitante raramente atrasam o retorno dos atletas às suas atividades físicas.

Os fatores que influenciam positivamente a chance de retomar as atividades prévias são:

1. A correção de fatores mecânicos (estabilidade e alinhamento).

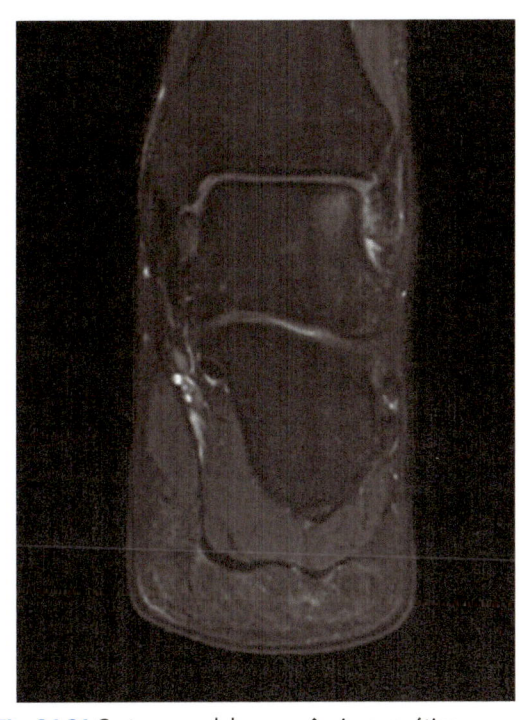

Fig. 34-31 Corte coronal de ressonância magnética ponderada em T2, mostrando apenas pequeno edema subcondral em área de LOT tratado com microfraturas do fundo da lesão e cobertura com membrana condroindutora com 6 meses de pós-operatório. (Fonte: Arquivo pessoal dos autores.)

o correto posicionamento da extremidade olivada do instrumento tutor, carinhosamente apelidado de "GPS" (Fig. 34-33).

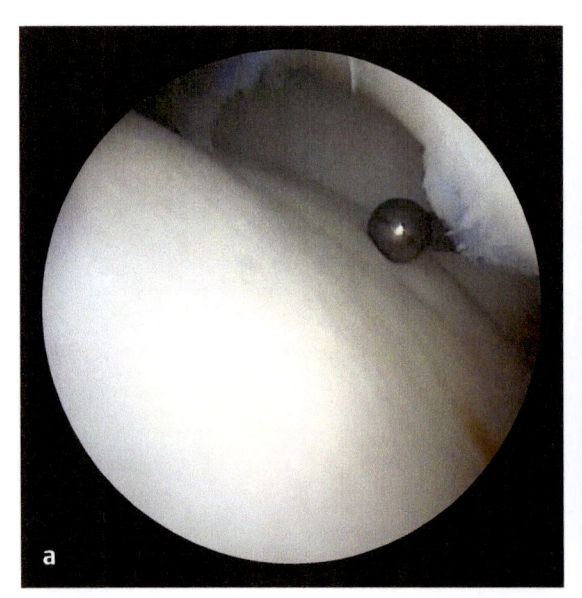

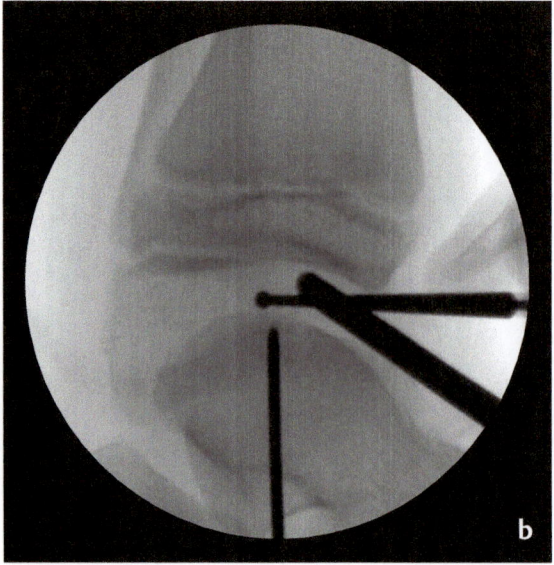

Fig. 34-33 (**a**) Imagem de artroscopia para tratamento de lesão subcondral com cartilagem íntegra. Neste caso o aparelho de localização (haste olivada) indica a direção em que se realizará a perfuração óssea retrógrada; (**b**) Imagem radioscópica no mesmo momento ilustrado em **a**, mostrando a localização da câmera da artroscopia, o instrumento de triangulação e o fio de Kirschner utilizado na perfuração para alcançar o osso subcondral da área da lesão. (Fonte: Arquivo pessoal dos autores.)

2. Lesão original menor que 1 cm.
3. Ausência de "temor do retorno" (fatores psicológicos).
4. Colaboração do paciente às orientações da equipe de saúde.
5. Envolvimento prévio em atividades de alto rendimento.
6. Vontade de retomá-las.
7. Tipo procedimento primário.
8. Pacientes mais jovens.

Normalmente a mobilidade precoce é estimulada e a carga permitida após duas semanas do procedimento nas lesões menores, e após 4 a 6 semanas nas lesões maiores.[29] Existem evidências, no entanto, de que quanto mais precocemente for liberada a carga sobre o tecido reparador de uma LOT, maiores as chances de sua evolução e maturação serem também abreviadas, dando ensejo à formação de tecido fibrocartilaginoso que é comprovadamente mais frágil e menos durável do que a cartilagem articular do tálus. A única forma comprovada de melhorar a qualidade do tecido de reparação, conduzindo-o o mais próximo possível da cartilagem hialina normal é ampliar o tempo de repouso "sem carga" para períodos de 8 a 12 semanas.[30]

Nos atletas amadores e profissionais, a taxa de retorno após procedimento de enxerto osteocondral autólogo se aproxima dos 90%.[31]

ACOMPANHAMENTO

Os pacientes devem ser reavaliados com 3, 6, 12 e 24 meses após a cirurgia. A partir do segundo ano, recomendam-se revisões anuais ou sempre que houver queixas clínicas.

A avaliação por imagem deve ser realizada no momento que se programa o retorno às atividades com impacto. Nesta avaliação procura-se observar a qualidade e integralidade da cobertura da lesão por tecido homogêneo e regular, a qualidade e a integridade da lâmina de osso subcondral, a presença de derrame articular e os sinais de RM que possam indicar imaturidade ou atrofia dos tecidos (hipossinal ou hipersinal).[32-34]

Na atualidade, podemos lançar mão das imagens de RM e do mapeamento de T2 para a avaliação da cartilagem articular com os quais podemos mensurar e grafar em escala de cores a quantidade de fibras colágenas e de água no interior desses tecidos.[35]

É previsível que até 50% dos pacientes apresentem algum grau de edema medular mesmo após 12 meses do procedimento cirúrgico realizado (Fig. 34-34). No entanto, nos pacientes sintomáticos este achado pode estar apontando para falha do procedimento, associando-se a piores resultados clínicos.[36]

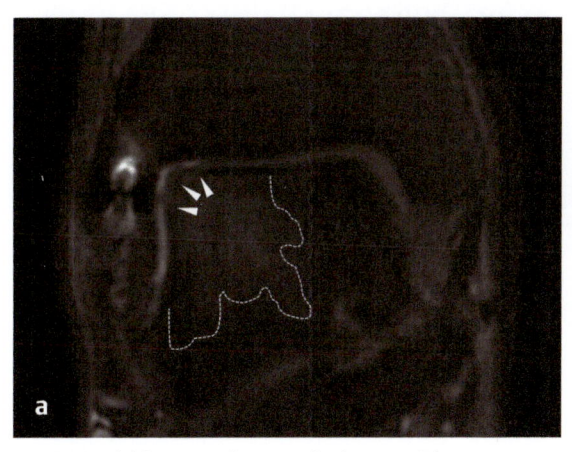

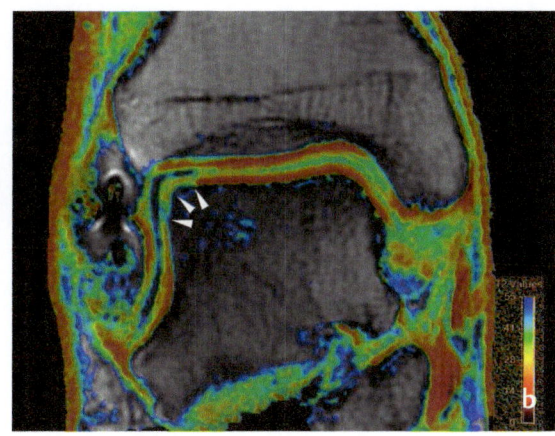

Fig. 34-34 (a) Imagem de ressonância magnética, em corte coronal, ponderada em T2 obtida ao completar 6 meses de pós-operatório em paciente tratado por meio da estimulação medular e cobertura da lesão osteocondral com membrana condroindutora: a linha tracejada branca delimita área de hipersinal no osso subcondral que persiste apesar da boa condição clínica apresentada pelo paciente; as pontas de seta brancas apontam para os limites do tecido que recobrem a antiga lesão, resultante da formação de nova cartilagem no local. Observar a presença de implante metálico no maléolo lateral, relacionado com a reconstrução ligamentar do tornozelo realizada no mesmo ato cirúrgico. **(b)** Mapa de T2 obtido no mesmo paciente apresentado em **a**. É nítida a diferença de coloração das diferentes camadas de tecidos no domo talar e aquela observada na área de tecido neoformado e que recobre a antiga lesão (pontas de setas brancas). Estas diferenças denotam que o tecido novo, apesar de bem adaptado à superfície e cobrindo de forma regular toda a área, se encontra em franco amadurecimento não tendo ainda atingido as mesmas características físicas dos tecidos originais da região. (Fonte: Arquivo pessoal dos autores.)

REFERÊNCIAS BIBLIOGRÁFICAS

1. Flick AB, Gould N. Osteochondritis dissecans of the talus (transchondral fractures of the talus): review of the literature and new surgical approach for medial dome lesions. Foot Ankle 1985;5(4):165-85.
2. van Dijk CN, Reilingh ML, Zengerink M, van Bergen CJ. Osteochondral defects in the ankle: why painful? Knee Surg Sports Traumatol Arthrosc. 2010 May;18(5):570-80.
3. Van Bergen CJA, Baur OL, Murawski CD, et al. Diagnosis: history, physical examination, imaging, and arthroscopy: proceedings of the international consensus meeting on cartilage repair of the ankle. Foot & Ankle International. 2018;39(1_suppl):3S-8S.
4. Gianakos AL, Yasui Y, Hannon CP, Kennedy JG. Current management of talar osteochondral lesions. World J Orthop. 2017;8(1):12-20.
5. van Bergen CJ, de Leeuw PA, van Dijk CN. Treatment of osteochondral defects of the talus. Rev Chir Orthop Reparatrice Appar Mot. 2008;94(8)(suppl):398-408.
6. Verhagen RA, Maas M, Dijkgraaf MG, Tol JL, Krips R, van Dijk CN. Prospective study on diagnostic strategies in osteochondral lesions of the talus. Is MRI superior to helical CT? J Bone Joint Surg Br. 2005;87(1):41-6.
7. Rossbach BP, Paulus AC, Niethammer TR, et al. Discrepancy between morphological findings in juvenile osteochondritis dissecans (OCD): a comparison of magnetic resonance imaging (MRI) and arthroscopy. Knee Surg, Sports Traumatol Arthrosc. 2016;24(4):1259-64.
8. Elias I, Zoga AC, Morrison WB, et al. Osteochondral lesions of the talus: localization and morphologic data from 424 patients using a novel anatomical grid scheme. Foot Ankle Int. 2007;28(2):154-61.
9. Berndt AL, Harty M. Transchondral fractures (osteochondritis dissecans) of the talus. J Bone Joint Surg Am. 1959;41:988-1020.
10. Pritsch M, Horoshouski H, Farine I. Arthroscopic treatment of osteochondral lesions of the talus. J Bone Joint Surg. 1986:68(A):862-9.
11. Anderson IF, Crichton KJ, Grattan-Smith T, et al. Osteochondral fractures of the dome of the talus. J Bone Joint Surg Am. 1989 Sep;71(8):1143-52.
12. Ferkel RD, Zanotti RM, Komenda GA, et al. Arthroscopic treatment of chronic osteochondral lesions of the talus: long-term results. Am J Sports Med. 2008 Sep;36(9):1750-62.
13. Cheng MS, Ferkel RD, Applegate GR. Osteochondral lesions of the talus: a radiologic and surgical comparison. Annals of the AAOS Annual Meeting (New Orleans). 1995.
14. Hepple S, Winson IG, Glew D. Osteochondral lesions of the talus: a revised classification. Foot Ankle Int. 1999;20(12):789-93.
15. Klammer G, Maquieira GJ, Spahn S, et al. Natural history of nonoperatively treated osteochondral lesions of the talus. Foot Ankle Int. 2015;36(1):24-31.
16. Shearer C, Loomer R, Clement D. Nonoperatively managed stage 5 osteochondral talar lesions. Foot Ankle Int. 2002;23(7):651-4.
17. Dombrowski ME, Yasui Y, Murawski CD, Fortier LA, Giza E, Haleem AM, Schon LC. Conservative management and biological treatment strategies: proceedings of the international consensus meeting on cartilage repair of the ankle. Foot & Ankle International. 2018;39(1_suppl):9S-15S.

18. Reilingh ML, Murawski CD, DiGiovanni CW, International Consensus Group on Cartilage Repair of the Ankle. Fixation Techniques: Proceedings of the International Consensus Meeting on Cartilage Repair of the Ankle. 2018 July;39(1_suppl):23S-27S.
19. Hannon CP, Bayer S, Murawski CD, et al. Debridement, Curettage, and Bone Marrow Stimulation: Proceedings of the International Consensus Meeting on Cartilage Repair of the Ankle. Foot & Ankle International. 2018;39(1_suppl):16S-22S.
20. Ramponi L, Yasui Y, Murawski CD, et al. Lesion size is a predictor of clinical outcomes after bone marrow stimulation for osteochondral lesions of the talus: a systematic review. Am J Sports Med. 2017;45(7):1698-705.
21. Latt LD, Glisson RR, Montijo HE, et al. Effect of graft height mismatch on contact pressures with osteochondral grafting of the talus. Am J Sports Med. 2011 Dec;39(12):2662-9.
22. Shimozono Y, Hurley ET, Myerson CL, Kennedy JG. Good clinical and functional outcomes at mid-term following autologous osteochondral transplantation for osteochondral lesions of the talus. Knee Surg Sports Traumatol Arthrosc. 2018 Oct;26(10):3055-62.
23. Lamb J, Murawski CD, Deyer TW, Kennedy JG. Chevron-type medial malleolar osteotomy: a functional, radiographic and quantitative T2-mapping MRI analysis. Knee Surg Sports Traumatol Arthrosc. 2013 June;21(6):1283-8.
24. Savage-Elliott I, Smyth NA, Deyer TW, et al. Magnetic resonance imaging evidence of postoperative cyst formation does not appear to affect clinical outcomes after autologous osteochondral transplantation of the talus. Arthroscopy. 2016 Sep;32(9):1846-54.
25. Smyth NA, Murawski CD, Adams SB Jr, et al. International Consensus Group on Cartilage Repair of the Ankle. Osteochondral Allograft: Proceedings of the International Consensus Meeting on Cartilage Repair of the Ankle. Foot Ankle Int. 2018 July;39(1_suppl):35S-40S.
26. Gross AE, Agnidis Z, Hutchison CR. Osteochondral defects of the talus treated with fresh osteochondral allograft transplantation. Foot Ankle Int. 2001 May;22(5):385-91.
27. Raikin SM. Fresh osteochondral allografts for large-volume cystic osteochondral defects of the talus. J Bone Joint Surg Am. 2009 Dec;91(12):2818-26.
28. Williams SK, Amiel D, Ball ST, et al. Prolonged storage effects on the articular cartilage of fresh human osteochondral allografts. J Bone Joint Surg Am. 2003 Nov;85(11):2111-20.
29. Baumfeld T, Baumfeld D, Prado M, Nery C. All-arthroscopic AMIC® (AT-AMIC) for the treatment of talar osteochondral defects: A short follow-up case series. Foot (Edinb). 2018 Dec;37:23-7.
30. Shimozono Y, Brown AJ, Batista JP, et al. International Consensus Group on Cartilage Repair of the Ankle. Subchondral Pathology: Proceedings of the International Consensus Meeting on Cartilage Repair of the Ankle. Foot Ankle Int. 2018 July;39(1_suppl):48S-53S.
31. D'Hooghe P, Murawski CD, Boakye LAT, et al. International Consensus Group on Cartilage Repair of the Ankle. Rehabilitation and Return to Sports: Proceedings of the International Consensus Meeting on Cartilage Repair of the Ankle. Foot Ankle Int. 2018 July;39(1_suppl):61S-67S.
32. Gill Tj, McCulloch PC, Glasson SS, Blanchet T, Morris EA. Chondral defect repair after the microfracture procedure: a nonhuman primate model. Am J Sports Med. 2005;35(5):680-5.
33. Fraser EJ, Harris MC, Prado MP, Kennedy JG. Autologous osteochondral transplantation for osteochondral lesions of the talus in an athletic population. Knee Surg Sports Traumatol Arthrosc. 2016 Apr;24(4):1272-9.
34. Marlovits S, Singer P, Zeller P, Mandl I, Haller J. Trattnig S.Magnetic resonance observation of cartilage repair tissue (MOCART) for the evaluation of autologous chondrocyte transplantation: determination of interobserver variability and correlation to clinical outcome after 2 years. Eur J Radiol 2006;57:16-23.
35. Marlovits S, Striessnig G, Resinger CT, et al. Definition of pertinent parameters for the evaluation of articular cartilage repair tissue with high-resolution magnetic resonance imaging. 2020. Eur J Radiol 2004;52:310-9.
36. Goebel L, Orth P, Müller A, et al. Experimental scoring systems for macroscopic articular cartilage repair correlate with the MOCART score assessed by a high-field MRI at 9.4 T-comparative evaluation of five macroscopic scoring systems in a large animal cartilage defect model. Osteoarthritis Cartilage. 2012 Sep;20(9):1046-55.
37. Recht MP, Resnick D. Magnetic resonance imaging of articular cartilage: an overview. Top Magn Reson Imaging. 1998 Dec;9(6):328-36.
38. McCollum GA, Calder JD, Longo UG, et al. Talus osteochondral bruises and defects: diagnosis and differentiation. Foot Ankle Clin. 2013 Mar;18(1):35-47.
39. Netter, Frank H. Atlas de Anatomia Humana, 2 ed. Porto Alegre: Artmed, 2000.
40. Ramos LS, et al. Avaliação da reprodutibilidade das classificações Lauge-Hansen, Danis-Weber e AO para fraturas do tornozelo. Rev Bras Ortop. Published online: 2020-12-18.

LESÕES DO PÉ

CAPÍTULO 35

SEÇÃO 35-1
PATOLOGIAS DO RETROPÉ E TORNOZELO

Otaviano de Oliveira Júnior
Fabrício Melo Bertolini

INTRODUÇÃO

Neste capítulo abordaremos, de forma sucinta, as principais alterações do retropé e tornozelo que motivam um atleta profissional a procurar um atendimento médico. Nem sempre os pés recebem a importância adequada e, em algumas situações, somente após apresentar algum problema localizado o atleta passa a ver a real importância em ter os pés saudáveis, sendo capaz de exercer suas funções para a postura e a boa execução dos movimentos e gestuais desportivos.

FRATURA POR ESTRESSE DO CALCÂNEO

As fraturas por estresse correspondem a cerca de 1 a 7% de todas as lesões esportivas,[1] quando focamos apenas nos pés e tornozelo ela representa 10% de todas as fraturas por estresse.[2] O segundo osso mais acometido por esta doença é o calcâneo.[3] No calcâneo, 56% das fraturas por estresse ocorre na tuberosidade posterior.[2]

Os fatores intrínsecos (anatomia e biomecânica do paciente) e extrínsecos (*over use*) para as fraturas por estresse do calcâneo são os mesmos para qualquer outra fratura por estresse dos membros inferiores.

A dor é de início insidioso, geralmente após aumento importante do volume de treino ou mudança brusca do piso ou do calçado, tornando-se incapacitante para manutenção da prática desportiva, geralmente após 2 semanas. A localização da dor é ao longo da parede medial e/ou lateral, inferior à linha da articulação subtalar.[4] Ao exame físico há dor a compressão das paredes do calcâneo e dor neste ao levantamento de peso. No adulto, o diagnóstico diferencial inclui tendinopatia insercional do Aquiles, bursite retrocalcânea, fascite plantar, atrofia do coxim adiposo e neuropatia de Baxter. Nos adolescentes deve ser pensado em doença de Sever e coalizão tarsal.[2]

A linha de fratura por estresse do calcâneo demora 2 a 3 semanas para aparecer em uma radiografia simples do calcanhar. A ressonância magnética (RMN) é o padrão ouro para o diagnóstico, evidenciando a lesão precocemente (Fig. 35-1).

A fratura por estresse do calcâneo é considerada uma fratura de baixo risco, sendo tratada apenas com repouso do membro acometido e correção dos fatores desencadeadores, com tempo de recuperação para jogos em cerca de 8 a 12 semanas. Raramente há necessidade de imobilização em decorrência de dor, principalmente no grupo de atletas profissionais, evitando-se atrofia muscular do segmento, rigidez e, consequentemente, maior tempo de recuperação.

FASCITE PLANTAR

A fáscia plantar é uma faixa fibrosa de tecido conjuntivo inelástico que tem origem na tuberosidade do calcâneo e se estende até as falanges proximais dos artelhos. Apresenta três bandas, sendo a principal delas a medial. A fáscia tem o poder de alongar apenas 4% do seu comprimento e é responsável pela estabilidade do arco longitudinal medial, impedindo que o pé desabe durante a marcha.[5]

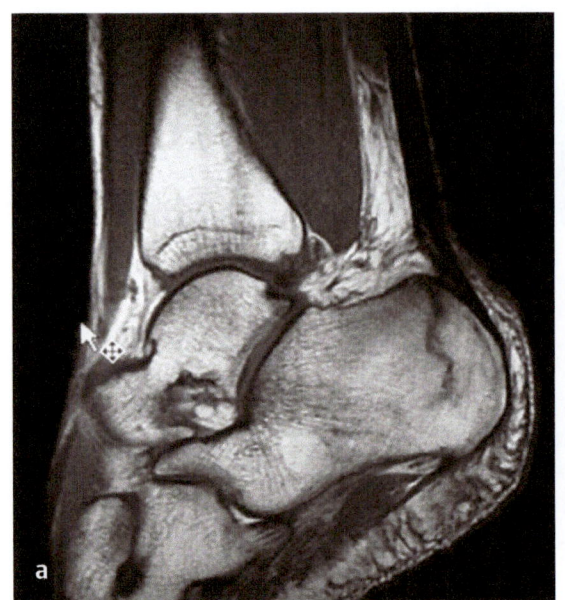

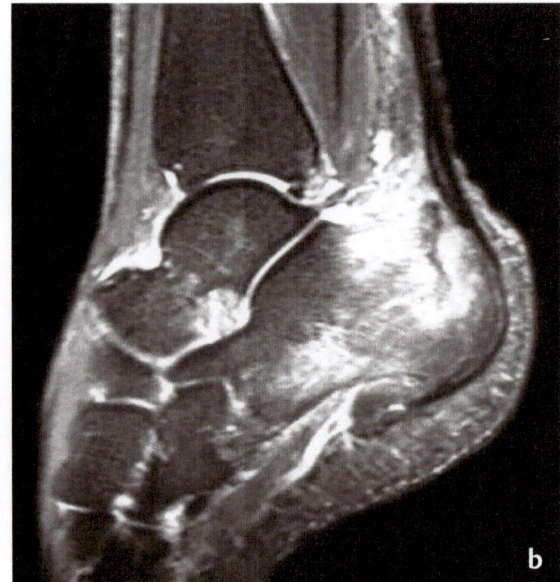

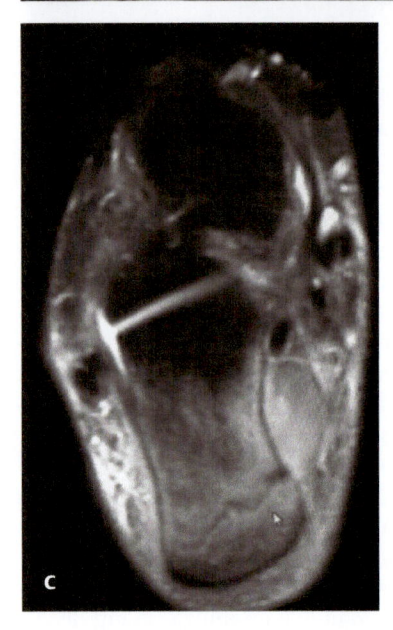

Fig. 35-1 Imagens de Ressonância Magnética, do retropé direito, de atleta de corrida de aventura, confirmando a presença de fratura por estresse após quadro de dor no retropé, exacerbado durante competição. (**a** e **b**) Corte sagital; e (**c**) Corte axial. Fonte: Arquivo pessoal dos editores.

Estima-se que 1 em cada 10 pessoas experimentam dor nesta região durante a vida. Inicialmente foi associada ao esporão (entesófito) plantar, porém, apenas 50% dos pacientes com fascite plantar tem esporão, e apenas 5,2% dos pacientes com esporão plantar têm sintomatologia de fascite plantar.[5]

A fascite acomete 10% da população geral ao longo da vida, sendo 1 milhão de pacientes-ano só nos Estados Unidos.[6,7] Entre os corredores a incidência é de 4,5 a 10%, sendo a terceira causa de patologias musculoesqueléticas entre eles.[7] Não há uma incidência bem definida em atletas de futebol, mas o site *fifamedical* relata ser a causa de dor mais comum no pé do atleta de futebol adulto.[8]

O diagnóstico de fascite plantar é eminentemente clínico. Dor ao iniciar a marcha, principalmente pela manhã, ao se levantar do leito, que tem melhora parcial à movimentação e geralmente torna-se mais intensa no final do dia, melhorando com repouso. Pode apresentar dorsiflexão limitada em razão do enrijecimento da musculatura da panturrilha e nos atletas geralmente inicia-se após treinamento intenso, sendo que a dor diminui após o aquecimento e novamente se intensifica após o treino.[7]

O diagnóstico diferencial é com a fratura por estresse de calcâneo, bursites de calcâneo, estenose espinal envolvendo as raízes nervosas de L5 e S1, síndrome do coxim gorduroso do calcâneo, espondiloartrite soronegativa e neuropatias compressivas, como a síndrome do túnel tarsal.[5]

Os fatores de risco incluem corrida excessiva, ortostatismo prolongado em superfícies duras, pés cavos ou planos, discrepância de membros, sobrepeso, encurtamento da musculatura da panturrilha e uso de calçados inadequados.[5,6]

O tratamento é eminentemente conservador, com melhora em 90% dos casos em 6 meses e inclui: repouso, aquecimento, gelo, exercícios para fortalecer a panturrilha, técnicas de alongamento dos músculos da panturrilha, do tendão de Aquiles e da fáscia plantar, perda de peso em atletas com sobrepeso, anti-inflamatórios não esteroides e uso de palmilhas sob molde. Nos casos sem melhora pode ser instituída a infiltração de corticoide local, lembramos que o corticoide é considerado *doping* e necessitaria de maior tempo de afastamento do atleta. Outras opções terapêuticas são a terapia de ondas de choque, a eletrólise percutânea intratissular (EPI) ou terapia biológica com infiltrações de Plasma Rico em Plaquetas (PRP), principalmente nos casos de fasciopatia degenerativa. Casos raros necessitam de cirurgia que corresponde à fascectomia parcial da fáscia plantar (banda centro-medial) ou do complexo gastrossóleo da panturrilha, principalmente o *release* seletivo do cabo medial do gastrocnêmio nos casos com o teste Silverskiold positivo.

SÍNDROME DO IMPACTO POSTERIOR DO TORNOZELO

A síndrome do impacto posterior do tornozelo (SIPT) está relacionada com um grupo de patologias que acometem a região posterior do tornozelo e são frequentemente relacionados com as atividades esportivas nas quais os atletas fazem flexão plantar forçada.[9] Sua incidência corresponde a 4% de todas as lesões do tornozelo durante o desempenho esportivo explosivo.[10]

Inicialmente, a SIPT foi descrita nas bailarinas, porém, é muito comum no futebol em decorrência do excesso de flexão plantar que ocorre durante a corrida, chutes ou dribles. A articulação do tornozelo é submetida a uma grande variedade de forças biomecânicas agudas e crônicas. Já existem estudos que mostram que o grau de flexão plantar durante o chute é maior que aquele conseguido durante o exame clínico passivo. Isto mostra que há um estresse constante na região posterior do tornozelo dos atletas de futebol profissional que podem causar danos subclínicos.[9]

O tálus, na sua região posterolateral, pode ter em cerca de 5 a 15% um centro de ossificação secundário denominado *os trigonum*. Sua ossificação ocorre entre os 3 e 13 anos de idade. Quando este se funde ao tálus é denominado processo de *Stieda*, mas em 7 a 14% dos casos isso não ocorre.[9] Segundo um estudo da Aspetar, há um processo posterior proeminente em 7% da população esportiva, seja um *os trigonum* ou um processo talar hipertrófico.[10]

A compressão da porção posterior do tálus e dos tecidos moles circundantes entre o calcâneo e a tíbia durante a flexão plantar resulta em impacto, sendo que estruturas ósseas como *os trigonum*, processo de *Stieda* proeminente, fragmentado ou a pseudoartrose do tubérculo posterior do tálus são causas comuns da SIPT. O processo inflamatório nos tecidos moles afeta a cápsula articular posterior, o tendão do flexor longo do hálux (FHL), o ligamento talofibular posterior, o ligamento intermaleolar e o ligamento tibiofibular.[11]

O diagnóstico se baseia na história de dor na região posterior do tornozelo principalmente aos esforços de flexão plantar máxima, como ficar na ponta dos pés ou ainda após um chute com o dorso do pé. No exame físico, a manobra de flexão plantar máxima passiva gera dor.

A avaliação radiológica pode identificar *os trigonum* ou o processo de *Stieda* proeminente, mas o padrão ouro no diagnóstico do impacto posterior é a RMN, que demonstra alterações ósseas (edema ósseo) com um processo inflamatório local da clássica sinovite, além de outras alterações de partes moles como espessamento do ligamento intermaleolar, da porção posterior do ligamento deltoide e dos ligamentos da subtalar posterior, além de eventual implantação baixa do músculo do TFLH. Entre os diagnósticos diferenciais podemos citar as tendinites dos fibulares e do tibial posterior, além de fratura do tubérculo lateral da tíbia (fratura de Shepherd's) e osteoma osteoide.[11]

O tratamento inicial é não cirúrgico e realizado com medidas analgésicas e anti-inflamatórias, além de repouso e fisioterapia, com relato na literatura de melhora em até 60% dos casos. Nos casos sem melhora ou recidivantes, o tratamento cirúrgico se faz, normalmente, por via artroscópica, ressecando as proeminências ósseas e associando-se à sinovectomia e à tenoplastia do TFLH.

SÍNDROME DO TÚNEL TARSAL

A síndrome do túnel do tarso (STT) pode ser definida como a compressão do nervo tibial ou de seus ramos ao nível da região posteromedial do tornozelo. O nervo tibial é ramo do ciático e é derivado dos ramos ventrais das raízes de L5, S1 e S2. Esta síndrome representa a causa mais frequente de neuropatia compressiva do pé e o local de compressão mais frequente do nervo tibial. É mais predominante no sexo feminino, podendo ocorrer em todas as faixas etárias.[12]

O túnel tarsal é um túnel osteofibroso formado pela parede posterior do tálus e parede medial do calcâneo com o retináculo dos flexores e sua expansão fibrosa para o tendão do músculo tibial posterior e abdutor longo do hálux. Este túnel é composto pelo nervo tibial, tendão dos músculos tibiais posteriores, flexores dos dedos, flexor longo do hálux, artéria e veia tibial posterior, estes separados pelo septo. O nervo tibial no túnel do tarso é dividido em três ramos: plantar lateral, plantar medial e calcâneo. A compressão pode ocorrer tanto proximal ao túnel, afetando o nervo tibial, ou mais distalmente, afetando apenas um ou mais de seus ramos. A compressão do nervo plantar lateral é mais frequente quando comparada à compressão do plantar medial.[13]

A STT pode ser dividida em causas intrínsecas ou extrínsecas. As intrínsecas estão relacionadas com a presença de lesões que ocupam o espaço dentro do túnel do tarso, como varizes, cistos ou tumores, enquanto as lesões extrínsecas são externas ao canal. A causa mais comum de STT é a compressão extrínseca do nervo tibial em decorrência de trauma. Outra forma de classificar a STT é em relação à localização da sua compressão, sendo alta (por hipertrofia muscular, sendo uma compressão dinâmica), a clássica ou a distal, pela fáscia profunda do músculo abdutor do hálux (também conhecida como neuropatia de Baxter, que acomete apenas o ramo plantar lateral e comumente está associada à fascite plantar).[12]

Algumas atividades esportivas apresentam maior risco de STT, onde é fundamental a utilização dos membros inferiores como variantes das artes marciais do judô, corrida e salto. Ao correr e saltar, os movimentos de dorsiflexão e flexão plantar das articulações do tornozelo são repetidos com rapidez e força. Durante esses movimentos o nervo tibial no túnel do tarso sofre compressão, pois a pressão no túnel do tarso aumenta quando o tornozelo está em uma posição dorsiflexionada.[14] Em atletas, um aumento do valgo do pé incrementa o risco de desenvolver STT.[13]

A dor e a dormência na região plantar do pé, além de formigamentos, são os sintomas mais frequentes. Estes podem piorar com a deambulação ou quando em pé por longos períodos. Os sintomas podem piorar à noite. O paciente costuma apresentar dificuldade em apontar exatamente onde se localiza a dor na região plantar. Ao exame clínico, pode haver presença do sinal de Tinel ou dor irradiada durante a percussão do nervo. Este Tinel está associado à melhor evolução do tratamento cirúrgico e ocorre em cerca de 50% dos pacientes.[12]

O exame radiográfico (RX) avalia a existência de alterações na estrutura óssea dos componentes do túnel do tarso, como a presença de fraturas, osteófitos e fatores predisponentes para compressão do nervo tibial como pé varo ou valgo. O exame ultrassonográfico (US) é importante nos casos de lesões que ocupam espaço dentro do túnel do tarso, principalmente quando essa lesão é de partes moles. A RMN mostra as lesões que ocupam espaço no túnel do tarso, entre elas, a mais frequente, é a presença de um gânglio. Outros estimam a presença de varicosidades como a lesão intrínseca do canal mais frequente. A eletroneuromiografia (ENMG) é considerada o padrão ouro para diagnóstico da STT.[12]

Um diagnóstico diferencial comumente confundido é a fascite plantar; outros diagnósticos diferenciais são a presença de radiculopatia lombar ou polineuropatias associadas a doenças sistêmicas, como diabetes.

O tratamento na grande maioria dos casos é não cirúrgico e envolve o uso de anti-inflamatórios não esteroides (AINEs), imobilização, aplicação local de gelo, infiltração de corticosteroide e órtese. Pode ser utilizado o corticosteroide injetável local. Quando os sintomas persistem por mais de 6 meses após o tratamento não cirúrgico ou na presença de lesões ocupando espaço dentro do canal indicam necessidade de cirurgia. O tratamento cirúrgico consiste em liberação do túnel tarsal, do nervo tibial e dos ramos. O insucesso do tratamento cirúrgico varia de 5 a 50%. Falhas no tratamento cirúrgico geralmente estão associadas à falta de liberação correta do nervo, sangramento com cicatrizes no túnel do tarso, dano direto ao nervo tibial e seus ramos durante a cirurgia. Ainda assim, a hipersensibilidade causada pela cronicidade do processo pode figurar como causa do insucesso do próprio procedimento cirúrgico.[12]

DOENÇA DE SEVER

A principal queixa de dor na região do calcâneo em pré-adolescentes (9 e 12 anos) é a apofisite do calcâneo, também conhecida como Doença de Sever. Esta doença ocorre em decorrência a *over use* do calcâneo e é uma inflamação do centro de ossificação secundária por tração excessiva do tendão de Aquiles que resulta em microtrauma e irritação crônica, causando espessamento e dor na apófise.[15]

Normalmente ocorre durante a fase de crescimento de crianças ativas, acometendo ambos os pés em até 60% dos casos, e sendo mais comum no sexo masculino, e associado a esportes com corridas e saltos repetitivos como basquete, futebol, atletismo, *cross country* e ginástica.[15]

Os fatores de risco externos são em decorrência de atividade físicas excessiva, uso de calçados inadequados ou gastos ou ainda a mecânica de treinamento insuficiente. Fatores de risco interno estão relacionados com pés muito alterados, seja cavo ou plano, joelho varo ou antepé varo ou, ainda, encurtamento de Aquiles e limitação da dorsiflexão do tornozelo.[15]

A dor é o principal sintoma, podendo ser uni ou bilateral. Inicia sem traumas prévios e geralmente após atividades de corrida e saltos, havendo melhora com o repouso. No exame físico apresenta dor à palpação da porção posterior do calcanhar, podendo ter dor com a dorsiflexão passiva do tornozelo com fraqueza deste, e, ainda, a dor pode exacerbar ao ficar na ponta dos pés (Sinal de Sever).[15,16]

O diagnóstico é essencialmente clínico, mas nos casos graves ou com dor atípica deve ser solicitada radiografia bilateral do calcâneo. Elas podem mostrar fragmentação, esclerose ou aumento da densidade da apófise do calcâneo. No entanto, essas alterações também podem ser vistas em radiografias normais. Como diagnóstico diferencial temos: lesões do tendão de Aquiles, fraturas do calcâneo, osteomielite e fascite plantar.[15,16]

O tratamento consiste em uso de analgésico, crioterapia e uso de calcanheira, além de repouso com suspensão das atividades físicas de impacto. Nos casos mais graves pode ser necessário fazer uso de botas imobilizadoras por curto período de tempo. A recorrência é relativamente comum, mas pode-se esperar que os sintomas desapareçam após completar a fusão do centro de ossificação.

A decisão de evitar ou limitar a atividade deve ser compartilhada entre o profissional de saúde, o paciente e os pais e incluir uma discussão sobre os objetivos em curto e longo prazos e, principalmente, ser determinada pelo grau de dor.

As orientações para RTP consiste em retorno gradativo, uso de equipamentos e técnicas adequadas, alongamentos para manter a flexibilidade, e evitar, quando possível, a especialização precoce em um único esporte.

REFERÊNCIAS BIBLIOGRÁFICAS

1. Mayer SW, Joyner PW, Almekinders LC, Parekh SG. Stress fractures of the foot and ankle in athletes. Sports Health. 2014;6(6):481-91.
2. Jobn M, Scbubertb DPM. Calcaneal stress fractures: a pathomechanical etiology. (FALTAM DADOS!)
3. Kiel J, Kaiser K. Stress Reaction and Fractures. [Updated 2020 Aug 15]. In: Stat Pearls [Internet]. Treasure Island (FL): Stat Pearls Publishing; 2020 Jan-. Available from: https://www.ncbi.nlm.nih.gov/books/NBK507835/.
4. https://www.fifa.com/what-we-do/medical/.
5. Ferreira RC. Talalgias: fascite plantar. Rev Bras Ortop. 2014;49:213-7.
6. Alrashidi Y, Barg A, Kampmann M, Valderrabano V. (2016) Plantar fasciitis in sport. In: Valderrabano V, Easley M (Eds.) Foot and ankle sports. Orthopaedics. Springer, Cham.
7. Petraglia F, Ramazzina I, Costantino C. Plantar fasciitis in athletes: diagnostic and treatment strategies. A systematic review. Muscles, Ligaments and Tendons Journal 2017;7(1):107-18.
8. https://www.fifamedicalnetwork.com/lessons/foot-plantar-fascitis/.
9. Robinson P, Bollen SR. Posterior ankle impingement in professional soccer players: effectiveness of sonographically guided therapy. American Journal of Roentgenology 2006 187:1, W53-W58.
10. www.aspetar.com.
11. Pereira VF, Gonçalves JP, Neves CMC, Silveira JDX da, Nery CA de S, & Mansur NSB. Posterior ankle impingement syndrome in athletes: surgical outcomes of a case series. Scientific Journal of the Foot & Ankle. 2019;13(1):15-21.
12. Vilaça CO, et al. Tarsal tunnel syndrome: a still challenge condition. Rev Bras Neurol;55(1):12-17, jan.-mar. 2019.
13. Jackson DL, Haglund B. Tarsal tunnel syndrome in athletes. The American Journal of Sports Medicine. 1991;19(1):61-5.
14. Kinoshita M, Okuda R, Yasuda T, Abe M. Tarsal tunnel syndrome in athletes. The American Journal of Sports Medicine. 2006;34(8):1307-12.
15. James AM, Williams CM, Haines TP. Effectiveness of footwear and foot orthoses for calcaneal apophysitis: a 12 months factorial randomized trial. Br J Sports Med. 2016 Oct;50(20):12681275. [PubMed:26917682].
16. Smith JM, Varacallo M. Sever disease. [Updated 2020 Nov 21]. In: StatPearls [Internet]. Treasure Island (FL): StatPearls Publishing; 2020 Jan-. Available from: https://www.ncbi.nlm.nih.gov/books/NBK441928/?report=printable%20PMID:%2028722957.

SEÇÃO 35-2

LESÕES DO MEDIOPÉ

José Carlos Cohen

INTRODUÇÃO

As lesões da articulação de Lisfranc (tarsometatarsianas) compreendem um espectro variável de gravidade, dependendo da energia do trauma, incluindo um simples estiramento *(sprain)*, uma lesão ligamentar oculta, uma lesão ligamentar franca com diástase evidente da articulação tarsometatarsiana (com ou sem fraturas) ou lesão por esmagamento com dano associado de partes moles.

A maioria (87,5%) é de lesões fechadas e mais frequentes em atletas, onde geralmente observamos traumas de baixa energia que comumente se apresentam como lesões ligamentares, levando à instabilidade da articulação tarsometatarsiana.[1] O mecanismo de trauma, nesses casos, é uma carga axial com o pé apoiado em flexão plantar e levemente rodado.[2] A incidência das lesões da articulação de Lisfranc vem aumentando, provavelmente em razão do maior engajamento em atividades desportivas amadoras e de alta *performance*, incluindo futebol, ginástica, corrida e equitação.[3]

A anatomia da articulação tarsometatarsiana (TMT) fornece uma estabilidade intrínseca pelo formato trapezoidal das bases dos 1º, 2º e 3º metatarsos com os seus respectivos cuneiformes formando um arco estável com o encaixe da base do 2º metatarso, entre os cuneiformes medial e lateral. Além disso, ligamentos dorsais e plantares tarsometatarsianos, ligamentos intermetatarsianos conectando do 2º ao 5º metatarsos, e o ligamento de Lisfranc conferem estabilidade a esta articulação. O ligamento de Lisfranc situa-se plantarmente entre o cuneiforme medial e a base do 2º metatarso, sendo o mais espesso e forte, fornecendo a maior contribuição para a estabilidade ligamentar da primeira articulação tarso-metatarsal,[4] visto que não existe um ligamento transverso intermetatarsiano entre o 1º e 2º metatarsos.

ANATOMIA PATOLÓGICA

Existem variações da lesão, o primeiro metatarso e o cuneiforme medial podem desviar-se medialmente com ou sem fratura do navicular. Na lesão isolada do ligamento de Lisfranc observamos uma diástase entre a base do 2º metatarso e o cuneiforme medial, descrita originalmente por Turco.[5] Caso haja maior energia do trauma, pode ocorrer desvio lateral dos segundo e terceiro metatarsos, associado à fratura-avulsão ou fratura sem desvio das bases metatarsianas. Ocasionalmente, observamos a extensão da lesão ligamentar da coluna medial proximalmente com a dissociação intercuneiforme medial e intermédio.

Turco já enfatizava que essas lesões frequentemente não eram diagnosticadas nos exames clínico e radiográfico, provocando dor e incapacidade a médio e longo prazos. Isso ocorre porque a instabilidade da articulação de Lisfranc pode ser revelada somente quando fazemos um exame radiográfico sob estresse (radiografias do pé com carga ou com uso da fluoroscopia dinâmica com anestesia) e a lesão passar despercebida, visto que as radiografias iniciais podem não demonstrar desvio das articulações tarsometatarsianas em até 20% dos casos. Portanto, um alto índice de suspeição diagnóstica faz-se necessário para o diagnóstico precoce e, consequentemente, permitir o tratamento adequado e prevenir sequelas a longo-prazo.[6,7]

DIAGNÓSTICO E EXAMES DE IMAGEM

A presença de dor e edema no mediopé associada à incapacidade ou dificuldade de apoiar o membro ao solo devem levantar a suspeita de lesão ligamentar da articulação de Lisfranc. A presença de equimose plantar sugere um dano importante sobre as articulações TMT, porém, pode aparecer somente alguns dias após a lesão (Fig. 35-2). A presença de dor à palpação ou manipulação das articulações TMTs envolvidas está presente.

Inicialmente, radiografias AP/perfil e oblíqua sem carga são solicitadas. Caso não sejam observadas alterações dos parâmetros radiográficos, mas haja suspeita clínica de lesão da articulação de Lisfranc, devemos repetir as radiografias solicitando que o paciente realize a maior carga possível sobre o membro lesionado (AP e perfil bilateral para comparação) ou, caso o paciente não consiga realizar apoio em decorrência de dor, devemos imobilizar o paciente e repetir as radiografias dentro de 7 a 10 dias.

O alinhamento das articulações tarsometatarsianas deve ser avaliado nas incidências AP, perfil e oblíqua do pé, sendo o alinhamento das bordas mediais do 2º metatarso com o cuneiforme medial na incidência em AP o parâmetro mais constante e frequentemente utilizado. As distâncias entre as bases do 1º e 2º metatarsos, entre os cuneiformes

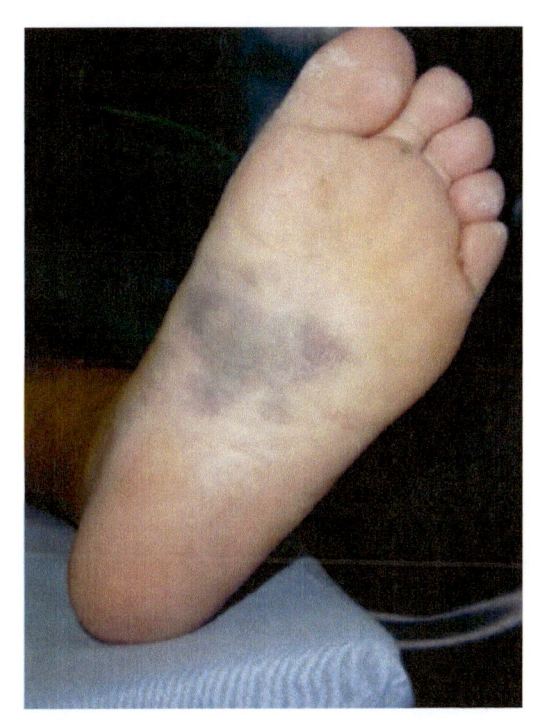

Fig. 35-2 Equimose plantar característica da lesão ligamentar envolvendo a articulação tarsometatarsiana (Lisfranc). (Fonte: Arquivo pessoal do autor.)

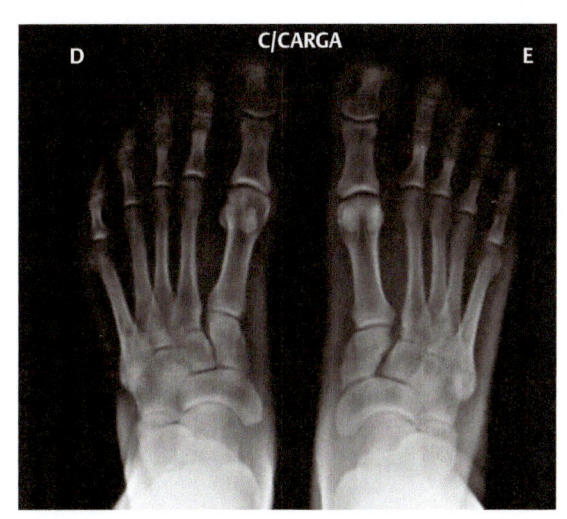

Fig. 35-3 Radiografia AP com carga bilateral demonstrando diferença superior a 1 mm entre as bases do 1º e 2º metatarsos, indicando lesão completa do ligamento de Lisfranc no pé esquerdo. (Fonte: Arquivo pessoal do autor.)

medial e intermédio, e entre o cuneiforme medial e o 2º metatarso são as mais comumente utilizadas na radiografia em AP.[8]

Lesão da articulação de Lisfranc deverá ser suspeitada se a distância entre as bases do 1º e 2º metatarsos forem maiores que 4 mm na radiografia AP sem carga (ou > 5 mm na radiografia AP com carga); se a diferença for maior que 1 mm em relação ao lado contralateral; ou, ainda, se a distância entre o cuneiforme medial e o 2º metatarso for maior que 3 mm na radiografia sem carga (ou > 5 mm na radiografia AP com carga); e na presença de uma diferença superior a 1 mm em relação ao lado contralateral normal (Fig. 35-3).[9]

Uma alternativa é a realização de manobras de estresse com o paciente anestesiado sob fluoroscopia, através de uma manobra de abdução-pronação para adução-supinação (Fig. 35-4). Desta maneira podemos diagnosticar a lesão ligamentar observando maior abertura da articulação ou das articulações envolvidas e realizar o tratamento cirúrgico na mesma ocasião.

A tomografia computadorizada (TC) é útil nos casos de fratura associada das bases dos metatarsos, especialmente para melhor visualização de fratura intra-articular ou cominutivas, e assim auxiliar o planejamento pré-operatório (Fig. 35-5). Fratura-avulsão da base do 2º metatarso, conhecida como *fleck sign* (pequeno fragmento ósseo no primeiro espaço intermetatarsiano), e subluxações mínimas nas articulações TMTs podem ser mais bem observadas na TC.

Recentemente, a ressonância magnética nuclear (RMN) é usada no diagnóstico das lesões ligamentares da articulação de Lisfranc, principalmente naqueles casos que as radiografias são normais apesar da alta suspeição clínica (Fig. 35-6). Apresenta alta sensibilidade e valor preditivo de até 94% na determinação de instabilidade e, portanto, é útil para o diagnóstico de lesões ocultas da articulação de Lisfranc.[10] Partes individuais do complexo ligamentar de Lisfranc podem ser avaliados com a RMN, incluindo o ligamento dorsal, o ligamento interósseo e o ligamento plantar de Lisfranc (Fig. 35-7).

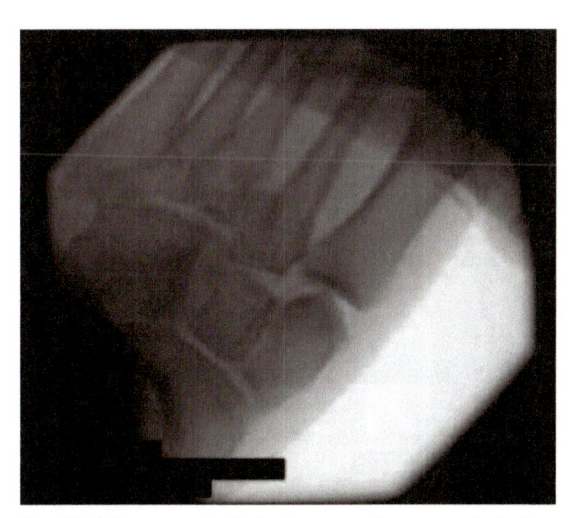

Fig. 35-4 Fluoroscopia dinâmica com estresse em abdução e pronação sob anestesia evidenciando instabilidade na 1ª e 2ª articulações tarsometatarsianas. (Fonte: Arquivo pessoal do autor.)

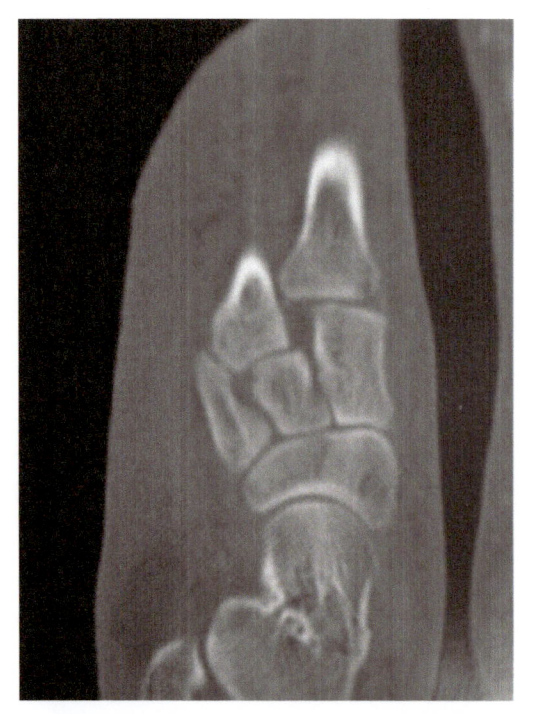

Fig. 35-5 Tomografia computadorizada evidenciando subluxação das 1ª e 2ª articulações tarsometatarsianas. (Fonte: Arquivo pessoal do autor.)

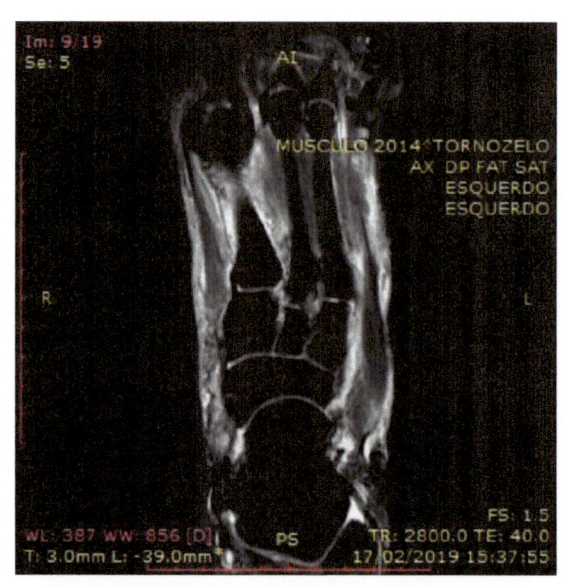

Fig. 35-7 RMN demonstrando ruptura completa do ligamento de Lisfranc com perda de sua definição no corte axial. (Fonte: Arquivo pessoal do autor.)

Várias características são consideradas, como visibilidade, aparência, configuração, intensidade do sinal, comprimento, largura e espessura. Entretanto, apesar da alta sensibilidade dos exames de imagem, a avaliação intraoperatória com visualização direta é o melhor método de diagnóstico definitivo da presença de instabilidade e mau alinhamento da articulação de Lisfranc (Fig. 35-8).

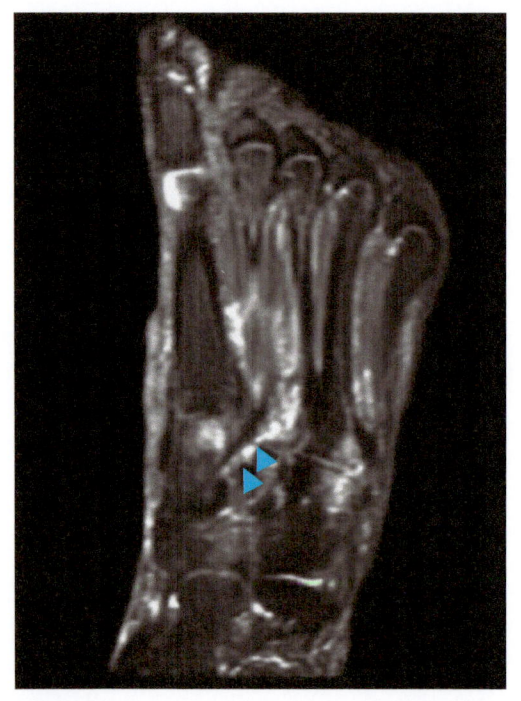

Fig. 35-6 Visualização do ligamento de Lisfranc (ponta de seta azul) demonstrando sua integridade na RMN. (Fonte: Arquivo pessoal do autor.)

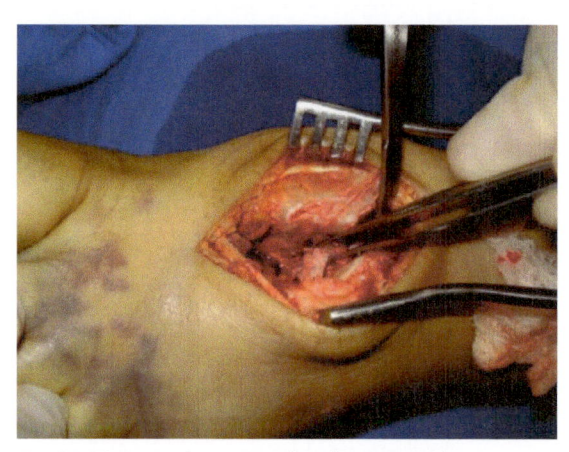

Fig. 35-8 Imagem intraoperatória demonstrando instabilidade intercuneiforme e lesão associada do ligamento de Lisfranc. (Fonte: Arquivo pessoal do autor.)

CLASSIFICAÇÃO

Em 2002, Nunley e Vertullo[11] criaram uma nova classificação para as lesões de baixa energia da articulação de Lisfranc (Fig. 35-9). De acordo com esses autores, três estágios podem ser observados:

- *Estágio 1:* ausência de desvio entre as bases dos 1º e 2º metatarsos na radiografia com carga, porém, com cintilografia óssea positiva (lesão estável com ligamento íntegro).
- *Estágio 2:* diástase de 2 a 5 mm entre as bases dos 1º e 2º metatarsos na radiografia AP com carga, mas sem a perda do arco longitudinal medial no perfil.
- *Estágio 3:* diástase superior a 5 mm e perda do arco longitudinal medial no perfil, descrita como uma diminuição da distância entre a borda plantar do 5º metatarso e a borda plantar do cuneiforme medial.

O tratamento não operatório é indicado somente no estiramento *(sprain)* do ligamento de Lisfranc que corresponde ao estágio 1 de Nunley e Vertullo. Podem ser tratadas conservadoramente com bota removível com carga parcial durante a 6 e a 8 semanas. Após esse período o paciente é reavaliado e caso esteja sem dor, recomenda-se o retorno gradual aos esportes com uma palmilha com apoio para o arco medial longitudinal.

O tratamento cirúrgico é indicado nos estágios 2 e 3 da classificação de Nunley e Vertullo, e nos casos de desvio e instabilidade envolvendo as articulações tarsometatarsianas com o objetivo de alcançar a redução anatômica. Geralmente não há necessidade de aguardar para a realização da osteossíntese, já que as lesões de baixa energia decorrente do esporte não apresentam comprometimento das partes moles. Embora existam diferentes estratégias de fixação para articulação de Lisfranc, é aceito que a redução anatômica é crucial para um resultado satisfatório.[12,13] As opções de tratamento incluem redução fechada com fixação percutânea, redução aberta com fixação interna e artrodese primária.[14,15]

O autor recomenda que a cirurgia para fixação seja realizada de forma aberta para permitir a visualização da qualidade de redução e assim reduzir a probabilidade de artrose pós-traumática. Nas lesões envolvendo somente as 1ª e 2ª articulações TMTs, realiza-se um acesso longitudinal no 1º espaço intermetatarsiano, enquanto nos casos de instabilidade da 3ª articulação TMT associada utilizamos uma dupla via com o segundo acesso sobre o 4º metatarso. As articulações são avaliadas quanto à presença de instabilidade ou lesões condrais. Como

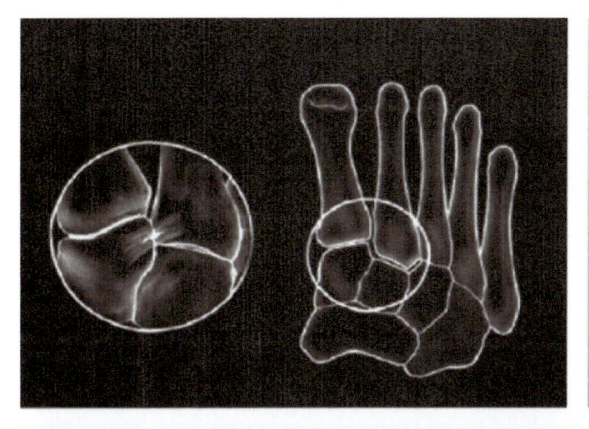

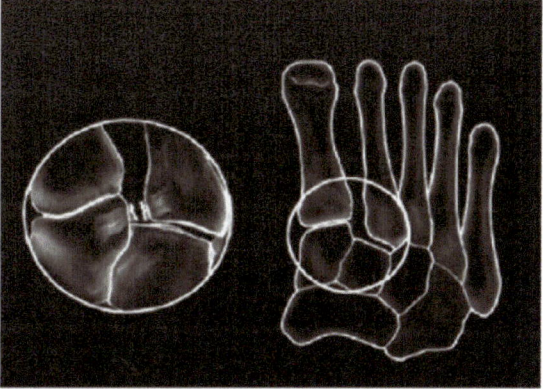

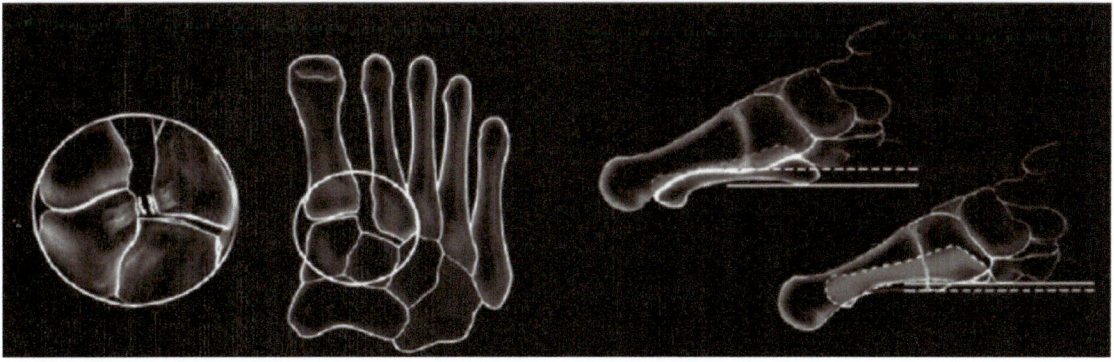

Fig. 35-9 Classificação de Nunley e Vertullo para as lesões ligamentares de Lisfranc. Tratamento das lesões de Lisfranc. (Fonte: James A. Nunley e Christopher J. Vertullo, "Classification, Investigation, and Management of Midfoot Sprains: Lisfranc Injuries in the Athlete", The American Journal of Sports Medicine. 2002 Dez;30(6):871-8.)

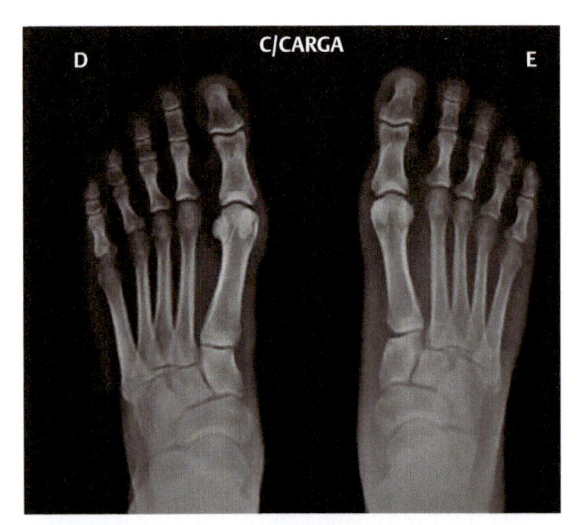

Fig. 35-10 Desvio medial da base do 1º metatarso em relação ao cuneiforme medial com pequena abertura entre as bases dos 1º e 2º metatarsos no pé esquerdo. (Fonte: Arquivo pessoal do autor.)

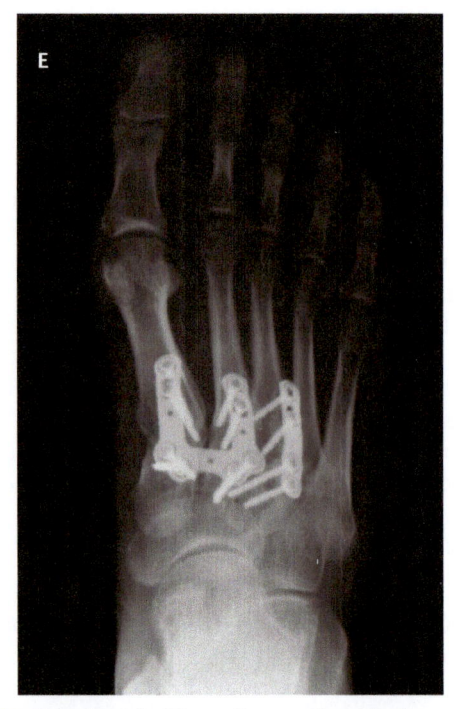

Fig. 35-12 Radiografia AP com 6 meses de evolução. Osteossíntese com placas transarticulares das 1ª, 2ª e 3ª articulações TMTs. Esta última revelou instabilidade somente durante o ato intraoperatório, sendo necessária sua estabilização adicional. (Fonte: Arquivo pessoal do autor.)

regra geral a redução se inicia de medial para lateral e de proximal para distal, começando com a fixação intercuneiforme (se necessária) e, a seguir, do 1º metatarso-cuneiforme medial. Outros autores acreditam que a chave para a redução seja a base do 2º metatarso e, por esse motivo, iniciam a redução e fixação pela 2ª articulação tarsometatarsiana.[16]

A fixação tradicional é realizada por meio de parafusos sólidos ou canulados de 3,5 mm que atravessam a articulação TMT para manter a redução e assim permitir a cicatrização ligamentar, acrescentando, de acordo com a preferência do cirurgião, um parafuso colocado do cuneiforme medial até a base do 2º metatarso *(homerun screw)*, reproduzindo o trajeto do ligamento de Lisfranc. Entretanto, a colocação de parafusos transarticulares apresenta inconvenientes como a dificuldade de retirada (principalmente nos casos onde ocorre sua quebra) e o dano adicional da cartilagem articular que pode aumentar o risco de artrose pós-traumática.

A preferência do autor nas lesões ligamentares puras envolvendo as 1ª, 2ª e 3ª TMTs ou quando existe fratura das bases dos metatarsos, é a utilização de placas transarticulares para a fixação temporária destas articulações, visto que elas fornecem estabilidade nos planos transverso e longitudinal e não causam dano à cartilagem (Figs. 35-10 a 35-15). Estudos biomecânicos[17-19] comparando osteossíntese com parafusos transarticulares e placas dorsais demonstraram que ambos os métodos possuem eficácia similar para redução e resistência da articulação TMT contra desvios com o apoio de carga. As desvantagens das placas são a necessidade de maior exposição cirúrgica e maior possibilidade de irritação sobre as partes moles.[20]

Na lesão de Lisfranc envolvendo somente a coluna medial com extensão proximal (lesão do ligamento de Lisfranc associada à lesão intercuneiformes) a osteossíntese tipicamente é realizada com

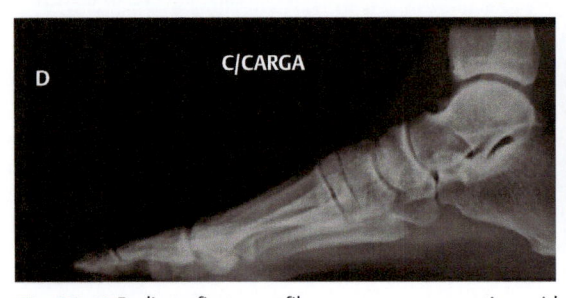

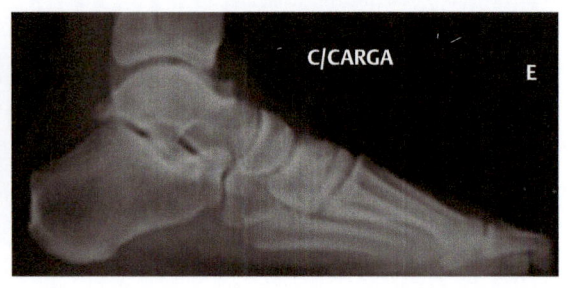

Fig. 35-11 Radiografia em perfil com carga comparativa evidenciando subluxação dorsal da 1ª articulação TMT. (Fonte: Arquivo pessoal do autor.)

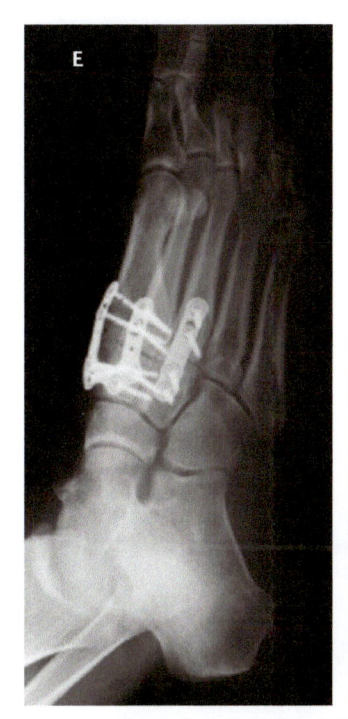

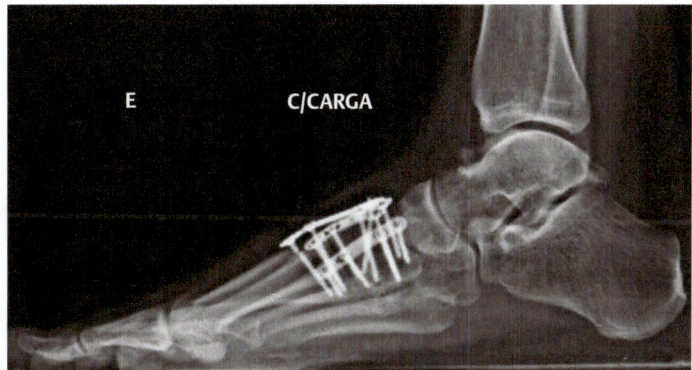

Fig. 35-13 Controle radiográfico (oblíqua e perfil) com 6 meses de pós-operatório demonstrando redução anatômica das articulações TMTs. (Fonte: Arquivo pessoal do autor.)

parafusos entre os cuneiformes medial e intermédio, e a utilização do parafuso tipo *"homerun"*. Uma alternativa recente que pode ser usada nas lesões ligamentares com diástase entre a base do 1º e 2º metatarsos é a fixação flexível que consiste na utilização de um fio de alta resistência com um *endobotton* em cada ponta. Tal implante reduz a agressão de partes moles no local e fornece um método mais fisiológico de fixação.[21] É utilizado unindo a base do 2º metatarso ao cuneiforme medial, reproduzindo assim a anatomia do ligamento de Lisfranc, teoricamente permitindo melhor cicatrização deste ligamento, já que não é necessária a sua remoção. Desta maneira, é possível uma fixação híbrida combinando o uso de placas ou parafusos com a fixação flexível nos casos onde existe o envolvimento das articulações TMTs e instabilidade da articulação intercuneiforme associada (Figs. 35-14 a 35-16). Assim, quando as placas ou parafusos são retirados após 4 a 6 meses, a sutura flexível permanecerá prevenindo a perda de fixação entre o cuneiforme medial e a base do 2º metatarso.

A artrodese primária foi preconizada por alguns autores[22-24] nas lesões ligamentares isoladas (sem fraturas associadas), visto que os resultados eram superiores quando comparados com os pacientes submetidos à redução aberta e fixação interna. O procedimento é similar à osteossíntese com a adição da remoção da cartilagem das superfícies articulares com a colocação de parafusos de compressão transarticulares. Tal justificativa baseia-se

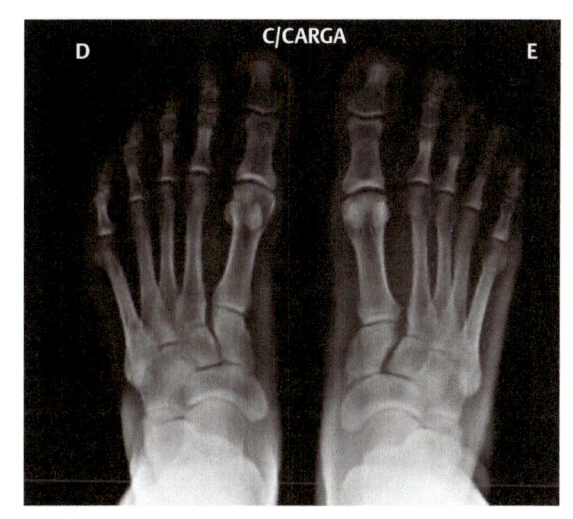

Fig. 35-14 Radiografia AP com carga comparativa com diástase entre as bases dos 1º e 2º metatarsos à esquerda. Note a pequena abertura entre os cuneiformes medial e intermédio, indicando instabilidade associada proximal. (Fonte: Arquivo pessoal do autor.)

na suposição de que as lesões ligamentares puras não cicatrizariam de forma consistente com um aumento do risco de alterações degenerativas.[25] Em contraste, um estudo[26] comparando osteossíntese com artrodese após lesões graves da articulação de Lisfranc demonstrou que pacientes com artrodese apresentaram mais dor, rigidez e perda do arco do mediopé. Além disso, não houve diferenças no nível

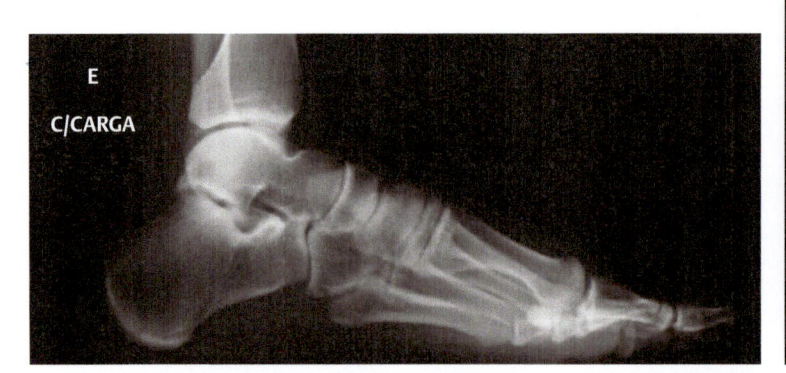

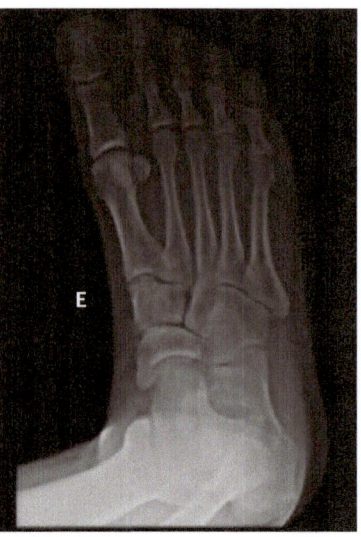

Fig. 35-15 Radiografias em perfil com carga e oblíqua não revelam alterações significativas. (Fonte: Arquivo pessoal do autor.)

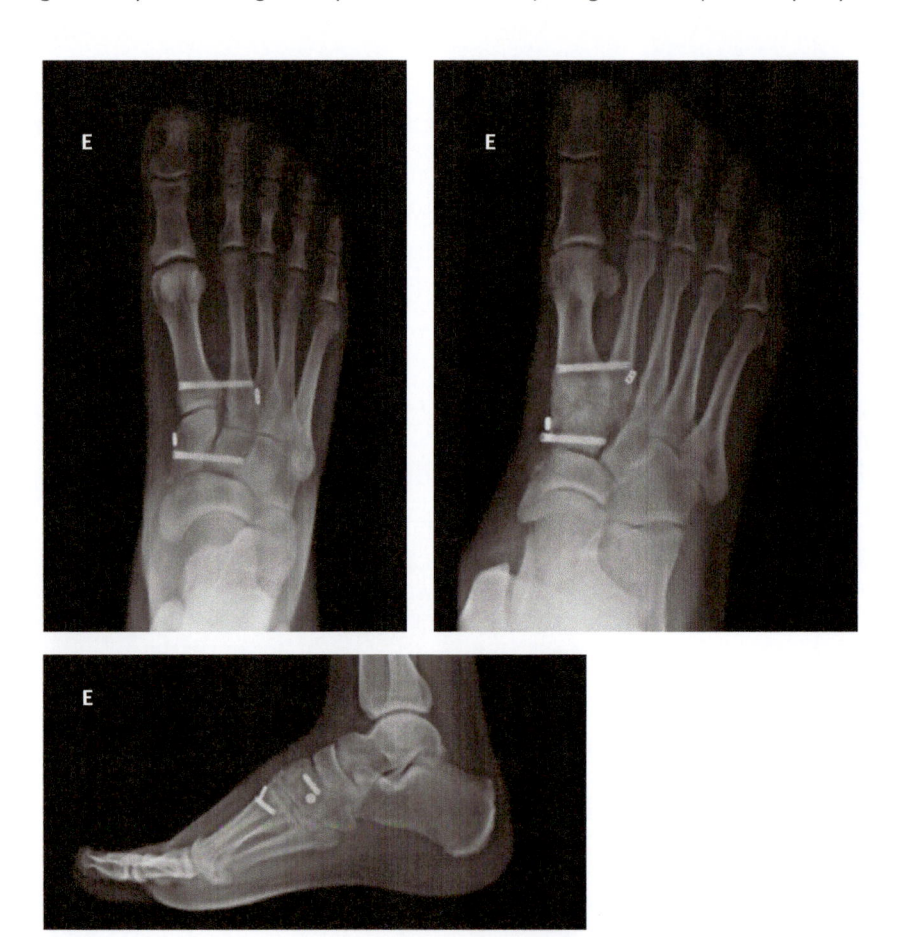

Fig. 35-16 Radiografias pós-operatórias (AP, oblíqua e perfil), com osteossíntese híbrida utilizando fixação flexível e parafusos para estabilização das cunhas e articulação de Lisfranc. (Fonte: Arquivo pessoal do autor.)

de dor entre os grupos. O autor recomenda artrodese primária somente nos casos de dano articular grave ou para casos de lesões subagudas ou crônicas. Nas lesões de menor energia que caracteristicamente ocorrem durante a prática desportiva, e mesmo para os casos de maior energia com envolvimento ósseo, o tratamento deverá ser com redução aberta anatômica e fixação interna, sobretudo por tratar-se de pacientes jovens com alta demanda funcional, deixando a artrodese das articulações tarsometatarsianas reservada nos casos de artrose pós-traumática. Nessa situação, a realização de uma artrodese *in situ* será mais fácil de ser realizada em um segundo tempo, caso necessário.

PÓS-OPERATÓRIO

O paciente é instruído a não apoiar o pé durante seis semanas. No pós-operatório inicial é colocada uma tala-bota gessada e os pontos são retirados com 14 dias. A seguir, utiliza-se uma bota removível sem carga por 4 semanas adicionais. Após esse período, inicia-se carga parcial com muletas e bota removível, que é descontinuada após um período de 4 a 6 semanas. A reabilitação deverá respeitar o processo de cicatrização ligamentar restringindo o retorno à prática desportiva somente após 4 meses de pós-operatório. O material de síntese deverá ser retirado aos 6 meses após a cirurgia, particularmente nos casos onde parafusos transarticulares forem utilizados. Em decorrência do risco potencial de diástase tardia, o parafuso intercuneiforme usado na variante proximal da lesão de Lisfranc é deixado indefinidamente.

REFERÊNCIAS BIBLIOGRÁFICAS

1. Lewis JS, Anderson RB. Lisfranc injuries in the athlete. Foot & Ankle Int. 2016 Dez;37(12):1374-80.
2. Welck MJ, Zinchenko R, Rudge B. Lisfranc injuries. Injury. 2015 Abr;46(4:536-41.
3. Matthew DeOrio, et al. Lisfranc injuries in sport, foot and ankle clinics. Complex Injuries of the Foot and Ankle in Sport. 2009 June;14(2:169-86.
4. Solan MC, et al. Ligamentous restraints of the second tarsometatarsal joint: a biomechanical evaluation. Foot & Ankle International. 2001 Ago.;22(8):637-41.
5. Turco VJ. Diastasis of first and second tarsometatarsal rays: a cause of pain in the foot. Bulletin of the New York Academy of Medicine. 1973 Mar;49(3):222-5.
6. Eva Llopis, et al. Lisfranc injury imaging and surgical management. Seminars in Musculoskeletal Radiology. 2016 Abr.;20(2):139-53.
7. Benirschke SK, et al. Fractures and dislocations of the midfoot: Lisfranc and chopart injuries. Instructional Course Lectures. 2013;62:79-91.
8. Sci-Hub. Imaging in Lisfranc injury: a systematic literature review. Skeletal Radiology. 10.1007/s00256-019-03282-1. (Acesso em 5 de novembro de 2020).
9. Sci-Hub. Imaging in Lisfranc injury: a systematic literature review. Skeletal Radiology. 10.1007/s00256-019-03282-1.
10. IMoracia-Ochagavía I, Rodríguez-Merchán CE. Lisfranc fracture-dislocations: current management, EFORT Open Reviews 4. 2019 Jul 2;7:430-44.
11. Nunley JA, Vertullo CJ. Classification, investigation, and management of midfoot sprains: Lisfranc Injuries in the athlete. The American Journal of Sports Medicine. 2002 Dez;30(6:871-8.
12. Desmond EA, Chou LB. Current concepts review: Lisfranc injuries. Foot & Ankle International. 2006 Aug.;27(8):653-60.
13. Stavlas P, et al. The role of reduction and internal fixation of Lisfranc fracture-dislocations: a systematic review of the literature. International Orthopaedics. 2010 Dez.;34(8):1083-91.
14. Ly TV, Coetzee JC. Treatment of primarily ligamentous Lisfranc joint injuries: primary arthrodesis compared with open reduction and internal fixation. A prospective, randomized study. Journal of Bone and Joint Surgery. American 2006 Mar.;88(3):514-20.
15. Stavlas, et al. The role of reduction and internal fixation of Lisfranc fracture-dislocations.
16. Moracia-Ochagavía, Rodríguez-Merchán. Lisfranc fracture-dislocations.
17. Ankit Bansal, et al. Ligamentous Lisfranc injury: a biomechanical comparison of dorsal plate fixation and transarticular screws. Journal of Orthopaedic Trauma. 2019 July;33(7):e270-75.
18. Alberta FG, et al. Ligamentous Lisfranc joint injuries: a biomechanical comparison of dorsal plate and transarticular screw fixation. Foot & Ankle International. 2005 June;26(6:462-73.
19. Ho NC, et al. Biomechanical comparison of fixation stability using a Lisfranc plate versus transarticular screws, foot and ankle surgery. Official Journal of the European Society of Foot and Ankle Surgeons. 2019 Feb.;25(1):71-8.
20. Are Haukáen Stødle, et al. Open reduction and internal fixation of acute Lisfranc fracture-dDislocation with use of dorsal bridging plates. JBJS Essential Surgical Techniques. 2049 Dez.;9(4).
21. Delman C, et al. Flexible fixation technique for Lisfranc injuries. Foot & Ankle International. 2019 Nov.;40(11):1338-45.
22. Shcibani Rad S, et al. Arthrodesis versus ORIF for Lisfranc fractures. Orthopedics. 2012 June 1;35(6):e868-73.
23. Ly e Coetzee. Treatment of primarily ligamentous Lisfranc joint injuries.
24. Henning JA, et al. Open reduction internal fixation versus primary arthrodesis for Lisfranc injuries: a prospective randomized study. Foot & Ankle International. 2009 Oct.;30(10):913-22.
25. Kuo RS, et al. Outcome after open reduction and internal fixation of Lisfranc joint injuries*. JBJS. 2000 Nov.;82(11):1609.
26. Mulier T, et al. Severe Lisfrancs injuries: primary arthrodesis or ORIF? Foot & Ankle International. 2002 Oct. 23(10):902-5.

SEÇÃO 35-3

LESÕES DO ANTEPÉ

Ana Paula Simões Ferreira
Juliana Ferrari Gaspar
José Alexandre Bachur

INTRODUÇÃO

O presente capítulo foi elaborado com o objetivo de orientar sobre as lesões traumáticas esportivas do antepé, considerando os relevantes aspectos para o diagnóstico e tomada de decisão médica em situação de campo.

Constituído por conjunto de componentes ósseos harmonicamente articulados entre si e mobilizados por diferentes componentes musculotendíneos devidamente nutridos e inervados, o antepé se estabelece como uma estrutura fundamental para impulso na marcha e corrida fundamentais para a prática esportiva e pode ser anatomicamente definido pela divisão que se segue (Fig. 35-17).[1,2]

As lesões e distúrbios deste segmento corporal podem impor consideráveis disfunções, e por isso estão comumente associadas ao comprometimento da *performance* esportiva. Estas lesões podem ser causadas por traumas diretos ou indiretos, sendo que o aumento do risco de ocorrência está associado aos fatores intrínsecos e extrínsecos de cada atleta, conforme demonstrado no Quadro 35-1.[1]

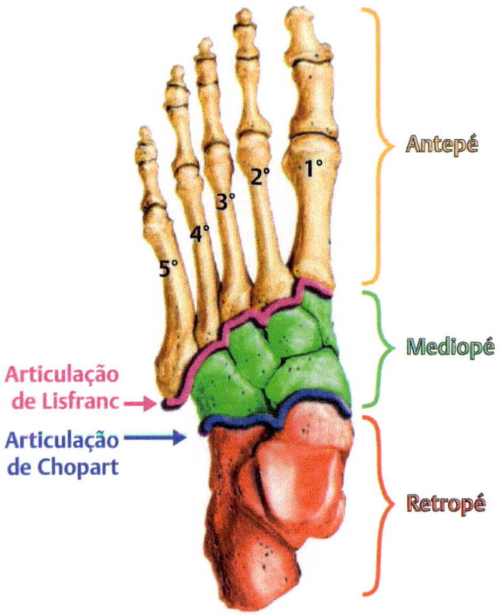

As lesões musculoesqueléticas, em geral, são classificadas como agudas ou crônicas (esforço repetitivo). Nas atividades esportivas como corridas e saltos, em função dos sucessivos e intensos impactos dos pés no solo, observa-se elevado risco de ocorrência de lesões indiretas nas estruturas ósseas, tendíneas e fáscias. Já a ocorrência de lesões diretas nos diferentes componentes do sistema musculoesquelético, configuradas pelo quadro de fraturas ou rupturas, ocorrem com maior frequência nas atividades esportivas associadas às colisões corporais entre os atletas, frequentemente observado nos esportes de contato.[1,3]

Embora lesões como fraturas por estresse, neuroma interdigital, alguns acometimentos do hálux, sesamoide, e placa plantar, sejam comumente classificados como lesões crônicas, os mesmos poderão ser clinicamente agudizados durante a prática esportiva.[1-3]

Dada a complexidade do momento esportivo em que se faz necessária a realização de uma avaliação clínica em situação de campo, que deve ser obrigatoriamente sucedida de uma tomada de decisão clínica relativa à manutenção ou não na continuidade da atividade esportiva, sugerimos que o avaliador realize o procedimento com base em um padrão metodológico operacional de abordagem clínica em situação de campo, de forma que o mesmo consiga, de forma objetiva e eficaz, as informações

Fig. 35-17 Localização anatômica do antepé para identificação da região afetada em campo, fundamental para diagnosticar as lesões. (Fonte: https://www.anatomia-papel-e-caneta.com/antepe-mediope-retrope/.)

Quadro 35-1 Fatores de Risco para Fraturas no Antepé

Fatores intrínsecos	Fatores extrínsecos
- Posição do pé	- Tipo de terreno/quadra
- Frouxidão ou rigidez articular	- Técnica
	- Fatores ambientais
- Nutrição e deficiências bioquímicas	- Calçados e equipamentos
- Nível de aptidão	- Riscos de segurança
- Idade, anatomia e IMC	- Sobrecarga de treino

que representem com alto teor de fidelidade o real problema, e suficiente para a rápida e assertiva elaboração da hipótese diagnóstica e subsequente tomada de decisão sobre a continuidade da prática esportiva.

Com base em diferentes referenciais literários,[3,4] e em nossas experiências em traumatologia esportiva, elaboramos uma proposta processual para a realização desta atenção ao atleta, a que denominamos de **P**rocedimento **C**línico em **S**ituação de **C**ampo (**PCSC**), constituída de etapas usando as mesmas iniciais para padronização:

- **P** = *PLACE*: localização do foco central da lesão: solicitando que o atleta aponte com a maior precisão possível para o local de maior intensidade do sinal clínico de relevância no momento, tal como dor, parestesia, incapacidade ou outra queixa.
- **C** = *CONFIRMATION*: constatação da lesão: é sempre primária a exclusão de uma fratura, embora essa seja uma tarefa de relativo risco de engano, deve ser realizada por meio da observação visual e palpação óssea, e da presença de deformidades anatômicas, assim como calor local e edema imediato. Deve-se, ainda, observar a presença de anormalidades ou desalinhamento durante a realização dos movimentos. Na dúvida, considere fortemente a possibilidade de existência de uma fratura no local.
- **S** = *SITUATION*: identificação do mecanismo de trauma e incapacidade funcional para tomada de decisão. Indagar sobre a posição do acompanhamento corporal no momento da lesão, se o atleta ouviu algum tipo de ruído ou sentiu algo diferente do normal que o incapacite de continuar em campo. Questionar se o atleta já tenha sofrido alguma lesão tal qual a lesão do momento e classificar a lesão validando seu próximo passo.
- **C** = *CONDUCT*: conduta. Neste momento deve-se deduzir se o quadro clínico é agudo ou de uma lesão prévia agudizada; identificando a intensidade da dor no local, tanto em repouso quanto mediante alguma manobra manipulativa do tecido, avaliando a capacidade funcional do atleta de realizar, inicialmente, movimentos livres, posteriormente manter-se na posição de pé com apoio unipodal em flexão plantar, assim como se o mesmo consegue deambular e correr de forma independente e retornar ao campo.

Caso após a **PCSC** não seja possível o retorno ao esporte, deve ser definido o diagnóstico e de acordo com os dados disponíveis na literatura, observa-se que as hipóteses paras as lesões do antepé, mais prevalentes na prática esportiva são:

FRATURAS (FIG. 35-18)

Fraturas por Estresse

São mais comuns nas modalidades esportivas de alta carga de impacto,[3] onde a sobrecarga física possa estar associada a uma elevação da carga mecânica a qual o osso estava adaptado, como nas corridas de longa duração e nos saltos.[1] Por isso são frequentemente relacionadas com traumas decorrentes de impactos cíclicos e repetitivos ou de alta intensidade como na aterrissagem forçada, associados a um tempo de recuperação inadequado.[1,5]

Entretanto, sua ocorrência no atleta também poderá ser de origem patológica, tal como na síndrome do déficit energético.[1] Histórico de fraturas prévias, composição corporal, distúrbios hormonais e nutricionais são os principais fatores intrínsecos a serem avaliados nestas situações clínicas.[5]

A sobrecarga mecânica, unicamente, não é suficiente para estabelecer uma fratura aguda, contudo, é capaz de provocar uma deformação tecidual plástica e microfraturas.[5] Embora sua maior incidência seja nos ossos longos dos membros inferiores, são comumente diagnosticadas nos 2º e 3º metatarsos,[5] e, raramente, no primeiro.[1,2]

Nos casos de fraturas agudas com deslocamento de fragmentos ou nas fraturas intra-articulares, faz-se necessária a redução aberta com fixação

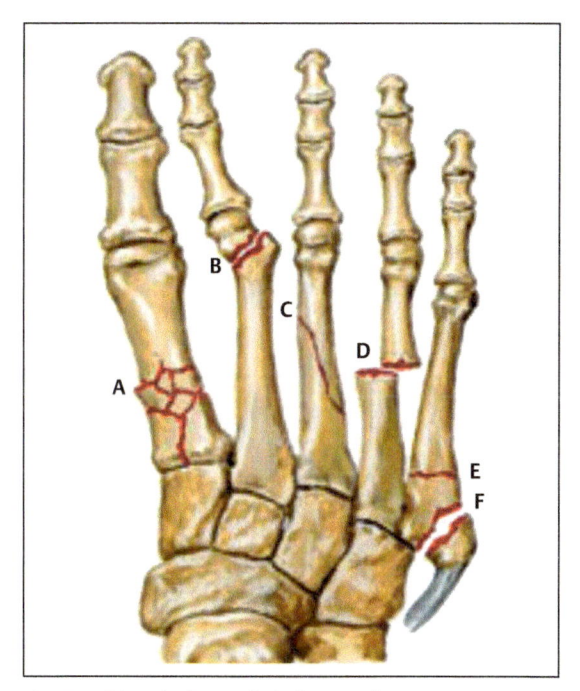

Fig. 35-18 Locais de possíveis fraturas dos metatarsos. *A.* Fratura multifragmentar da base do 1º metatarso. *B.* Fratura deslocada do colo. *C.* Fratura oblíqua. *D.* Fratura transversa. *E.* Fratura da base do 5º metatarso (Jones). *F.* Fratura avulsão do 5º metatarso. (Fonte: http://www.iotblumenau.com.br/cirurgia-do-pe-e-tornozelo/fraturas-do-pe-e-tornozelo/.)

interna. Entretanto, nas fraturas simples dos metatarsos, preconiza-se o tratamento conservador com imobilização por meio de bota gessada ou órtese associada à descarga do peso corporal conforme tolerado até consolidação final. O retorno às atividades esportivas deverá ser gradativo e monitorado com base no quadro clínico e após reabilitação adequada.[1,4]

Comumente, à atenção clínica nas situações de campo, observa-se elevação da sensibilidade e da dor no local referido, além de eventual edema. Sinais e sintomas se agravam mediante a tentativa de continuidade da prática esportiva e que amenizam com o repouso.[1,5]

Diante da hipótese diagnóstica de fratura, com base na realização do **PCSC**, faz-se necessário que sigamos as recomendações de que a prática esportiva seja imediatamente interrompida,[5] com subsequente início da crioterapia e encaminhamento do atleta para a realização de exames de imagem, para fins de confirmação diagnóstica.

Radiografias simples confirmam a maioria das fraturas agudas, porém, pode ser negativo neste tipo de fratura por estresse, sendo a cintilografia óssea ou ressonância magnética (RM) necessárias para detectar lesões iniciais; a tomografia computadorizada (TC) é considerada o exame de imagem mais específico para este tipo de fratura.[1]

Fratura de Jones (Base do 5º Metatarso)

É considerada uma das mais comuns do antepé, especialmente em atletas que sofreram entorse ou uma sobrecarga desproporcional na face lateral do pé durante a prática esportiva.[6,7]

Postula-se que, em função de déficit circulatório local associado ou não à ocorrência de movimentos repetitivos de cisalhamento entre os fragmentos ósseos, há alto risco de não consolidação.[6-8]

Pode ser classificada em:

- *Tipo I:* ocorrem na região da tuberosidade por avulsão, apresentam pouca reação periosteal e traço incompleto, compatível com diagnóstico nas fases iniciais.
- *Tipo II:* com incidência metafisária, são caracterizadas pela presença de um traço de fratura mais alargado e pela obliteração parcial da medular.
- *Tipo III:* localizadas na diáfise proximal e caracterizadas pela presença de um traço completo de fratura, esclerose e obliteração da medular.[8]

Observa-se que enquanto as fraturas do tipo I apresentam boa taxa de consolidação, as fraturas dos tipos II e III são mais propensas ao retardo na consolidação, à não união e à ocorrência de refraturas.[9] Estes dados consubstanciam a proposição de que os atletas portadores destas fraturas dos tipos II ou III submetidos à fixação cirúrgica apresentam melhores resultados do que aqueles tratados conservadoramente.[9-11]

Complicações de refratura, pseudoartrose e retardo de consolidação requerem avaliação se a fratura do 5º metatarso está associada a deformidades do pé como cavo-varo e se a lesão é isolada ou não, pois tanto a conduta terapêutica quanto o prognóstico são diferentes de uma situação para a outra.[6]

Há um consenso que, diante dos elevados riscos de complicações osteogênicas, presentes nestas fraturas, o retorno às atividades esportivas antes da completa união radiológica não deve ocorrer.[2,10,11]

Frente a estas iminentes complicações intrínsecas, potencialmente presentes nestes casos, recomendamos que todas as etapas processuais de abordagem conforme o **PCSC** sejam realizadas com extremo rigor para que a suspeita de fratura parcial ou total seja anulada.

Caso a hipótese diagnóstica seja mantida, recomendamos que a prática esportiva seja imediatamente interrompida,[2,11] com início do tratamento e realização de exames de imagem.[5,6]

Fratura de Lisfranc

Lesão de etiologia traumática, associada a situações de entorse do antepé, sob carga mecânica axial estando o pé na posição de equino. Ocorrem com maior incidência em práticas esportivas onde ocorrem mudanças bruscas de direção, como futebol. Porém, esta lesão pode ocorrer em situações de esmagamento.[1]

Nestas fraturas, a não identificação da presença do ligamento intermetatarsal entre o primeiro e o segundo metatarso, em decorrência de ruptura no momento do trauma, se tornou um fato auxiliar no diagnóstico.[2,3] A confirmação da hipótese diagnóstica por meio de exames radiográficos pode requerer a combinação de radiografias com carga sob o antepé, para que possa ser avaliada a estabilidade da fratura, e comparação com o lado contralateral, além de imagem por RM.[2,12,13]

Nos casos em que não há deslocamento dos fragmentos ósseos, apesar da ruptura ligamentar, preconiza-se imobilização e restrição total de carga, e nos casos com deslocamento entre os fragmentos, faz-se necessária a fixação cirúrgica, especialmente em atletas, visando a aumentar a probabilidade de retorno ao esporte.[1,13,14]

Dentre as características da lesão, na avaliação clínica em situação de campo, o atleta apresenta dor intensa no local, incapacidade de suportar o próprio peso corporal, edema e nos casos graves a deformidade anatômica.[12,13]

Mediante observações dos sinais e sintomas descritos anteriormente durante a realização do **PCSC**, recomenda-se a retirada imediata do atleta da prática esportiva e o encaminhamento para realização de exames radiográficos. Tal como recomendado anteriormente, nas diferentes situações com suspeita diagnóstica de fratura.

Fraturas das Falanges

Comumente estas lesões ocorrem por mecanismo traumático de esmagamento ou trauma direto. Nos casos de fraturas expostas, fraturas com componente intra-articular ou fraturas do hálux com deslocamento, há necessidade de atenção especial pela possibilidade de tratamento cirúrgico. Entretanto, na maioria dos casos, o tratamento é de caráter conservador, optando-se pela aplicação direta de bandagem de esparadrapo com ancoragem no dedo adjacente e proteção por meio de dispositivo de órtese de solado rígido, especialmente nas situações em que há o alinhamento entre os fragmentos.[12]

Nas situações com desvio entre os fragmentos ósseos, deve-se realizar manipulação para redução e alinhamento, seguida de esparadrapagem e imobilização funcional.[1,2]

Comumente, no atendimento de campo, observa-se queixa de dor ao repouso que aumenta significativamente mediante a movimentação ativa e/ou na manipulação do local, além de deformidades anatômicas, edema e hematoma.[3] Postula-se que as restrições funcionais devam ser determinadas em função dos níveis de intensidade dos sintomas citados.[1,2]

Diante dessa hipótese diagnóstica, e com base na realização do protocolo **PCSC**, recomenda-se que o atleta seja retirado da atividade esportiva com o objetivo de evitar a evolução e o agravamento do quadro para uma fratura completa e/ou desviada e encaminhado para investigação diagnóstica específica seguida de tratamento adequado.[15]

Sesamoide

As lesões nesses ossos acessórios geralmente têm etiologia relacionada com o trauma repetido, comuns nas atividades esportivas com sobrecargas cíclicas, como corridas e saltos. Tendo ainda como elementos facilitadores a presença de fatores intrínsecos e extrínsecos como: pés cavos, tornozelo equino e calçados flexíveis e inadequados.[2]

Como o sesamoide tibial sofre a maior parte da força sob a cabeça do primeiro metatarso, é o mais comumente lesionado. Observa-se que as fraturas por estresse são as mais frequentes, com 40% de ocorrência, enquanto as fraturas agudas representam cerca de 10%, além da condromalacia, sinovite, sesamoidite (30%), osteocondrite (10%), artrite (5%) e de necrose dos sesamoides (5%). Sesamoides bipartidos ou multipartidos ocorrem em 5-33% da população e são bilaterais em 25%.[16]

Radiografias simples nas incidências anteroposterior, lateral e oblíqua lateral, são suficientes para a identificação de fraturas, bipartição do sesamoide, necrose avascular avançada, entretanto, outros exames de imagem possuem maior sensibilidade para identificação de fraturas por estresse e diferenciação entre bipartição e fratura aguda.[1,16]

Casos de sesamoidites são tratados de modo conservador por meio de redução da sobrecarga corporal e uso de órteses dissipadoras de carga mecânica, além de estratégias para reduzir a inflamação local (como AINEs e crioterapia). Nas situações de fratura, opta-se, inicialmente, pelo tratamento conservador, com imobilização e, se essa estratégia falhar, faz-se necessária a intervenção cirúrgica, comumente por meio da técnica de sesamoidectomia parcial ou completa.[2]

Tomada de decisão no Field of Play *(FOP)*

Sugerimos a observação criteriosa das informações durante a realização do **PCSC**, com o devido rigor metodológico, permitindo ao avaliador optar pela interrupção definitiva da prática esportiva mediante a suspeita de fratura ou, pela interrupção temporária, dependendo da modalidade esportiva, para a realização imediata de procedimentos terapêuticos seguidos de um possível retorno à atividade esportiva em andamento, desde que a realização de movimentos que causem estresse local possa ser suportada pelo atleta.

A falha no tratamento conservador pode resultar na necessidade de fixação cirúrgica da fratura em questão e, no caso do sesamoide, pode haver necessidade de remoção.

ENTORSES ARTICULARES

Entorse da Articulação Metatarsofalangeana (MTF)

Lesões que geralmente acometem os ligamentos e a placa plantar. São denominadas de *turf toe* em razão de elevada frequência nas atividades esportivas realizadas em gramados artificiais. Embora também estejam presentes em outras modalidades esportivas nas quais ocorrem maior sobrecarga mecânica na primeira articulação MTF, tanto na hiperflexão plantar quanto na dorsiflexão,[1] movimentos estes que são considerados os principais mecanismos de trauma (Fig. 35-19), nos quais a borda dorsal da falange proximal fica impactada contra a superfície articular da cabeça do metatarso, posição em que ocorre estiramento máximo das estruturas capsulares e ligamentares. Suspeita-se de um padrão de lesão relativamente comum em atletas que praticam esportes de contato em superfícies mais rígidas com calçados que permitem a primeira hiperextensão MTF.[17]

Forçar ainda mais a dorsiflexão da primeira articulação MTF causa falha estrutural da cápsula volar ou do ligamento colateral, ou fratura da primeira falange dorsal ou da cabeça do metatarso. Outra possibilidade ocorre quando o pé está em flexão plantar máxima com o hálux fletido e é atingido por

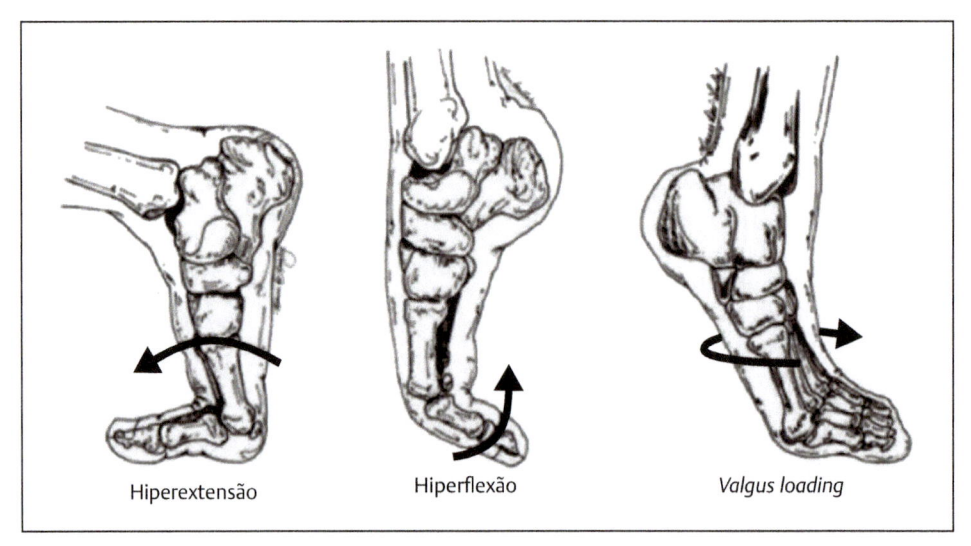

Fig. 35-19 Entorse do antepé – mecanismo mais comum da MTT-F – *Turf Toe*. (Fonte: https://musculoskeletalkey.com/first-metatarsophalangeal-joint-sprain-turf-toe/.)

trás, golpe que empurra a primeira articulação MTF e aumenta o grau de hiperflexão plantar.[12]

Trata-se de lesão com elevado nível de heterogeneidade, podendo variar de uma lesão de baixa gravidade a um quadro de avulsões completas da placa plantar, com ou sem fraturas da cabeça do metatarso ou da base da falange, podendo, ainda, atingir os ossos sesamoides, com lesão dos tendões flexores.[17]

Dependendo dos exames físico e de imagem, esta lesão pode ser classificada em três graus.[18] O **grau 1** é caracterizado pela ocorrência de entorse aguda, sem danos da integridade óssea e da estabilidade articular, de forma que a amplitude de movimento (ADM) esteja totalmente preservada e que seja possível a sustentação do peso corporal sobre a região. No **grau 2** observa-se dor durante a mobilização articular e na sustentação do peso corporal, além da presença de equimose e edema, em função do rompimento parcial da placa plantar ou da cápsula articular. No **grau 3,** em função da ruptura completa da placa plantar ou da cápsula articular, observa-se migração do sesamoide, com sensibilidade dolorosa à palpação, presença de edema e equimose, além da diminuição da ADM e grande dificuldade de sustentação do peso corporal.[18]

Radiograficamente, podem-se observar as fraturas por avulsão, incongruências osteocondrais na cabeça do metatarso e/ou na base da falange dentre outros aspectos importantes. Na RM são identificadas as avulsões ligamentares, sobretudo da placa plantar.[12]

De maneira geral, esta lesão é caracterizada, clinicamente, pela presença de dor e edema na primeira articulação MTF em repouso e acentuada durante o movimento, assim como na realização do apoio do peso corporal sobre o antepé. Para fins de avaliação diagnóstica, recomenda-se que seja feita a identificação bilateral da presença de dor na região durante as mobilizações passiva e ativa. Deve-se também avaliar a força dos músculos flexor longo e o extensor longo do hálux, para que seja possível descartar ou não a presença de lesão por avulsão e testar a integridade dos ligamentos colaterais e o subsequente nível de estabilidade articular da primeira articulação MTF, por meio da manobra de estresse articular em valgo e em varo.[17]

Embora a maioria das lesões dos componentes capsulares e/ou ligamentares seja tratada conservadoramente, as fraturas e avulsões osteocondrais e a presença de corpos livres ou deformidades adquiridas do hálux em varo ou rígido quase sempre necessitam de abordagem cirúrgica. Assim como nas situações em que o tratamento conservador não se mostrou eficiente.[18,19]

Sugerimos que o avaliador realize o **PCSC** de tal forma que possa obter informações suficientes para classificar o grau da lesão e, desta forma, optar pela **interrupção definitiva** da prática esportiva mediante a suspeita de lesão de grau II ou III, especialmente fraturas ou avulsões osteocondrais ou, pela **interrupção temporária**, dependendo da modalidade esportiva, para a realização imediata de procedimentos terapêuticos de proteção e/ou alívio do quadro clínico, seguidos de um possível retorno à atividade esportiva em andamento, desde que a realização de movimentos estressores passe a ser suportados pelo atleta.

Tomada de Decisão no **Field of Play** *(FOP)*

Independentemente do grau, o tratamento inicial para a maioria das entorses deve consistir nos princípios básicos do PRICE (Proteção, repouso, gelo, compressão e elevação).[19] Para lesões mais graves, órtese rígida ou funcional pode ajudar a minimizar o movimento na articulação para permitir que a placa plantar e os ligamentos lesionados cicatrizem. Assim que a lesão estiver estável e cicatrizada é importante iniciar a fisioterapia motora.[17] Nas entorses de 1º grau, o atleta consegue voltar a jogar de acordo com a dor; entorses grau 2, é essencial que o atleta só volte a jogar quando estiver sem dor; e após uma lesão de grau 3, o atleta pode ter de esperar 4 a 6 semanas antes de voltar a jogar.[18] Na falha do tratamento conservador, com persistência dos sintomas ou instabilidade, indica-se a reconstrução.

TUMORAÇÃO NÃO NEOPLÁSICA DE PARTES MOLES

Neuroma Interdigital

Conhecido como neuroma de Morton, trata-se de uma neuropatia por compressão mecânica do nervo interdigital, que percorre sob o ligamento intermetatarsal transverso. A lesão em caráter esportivo comumente ocorre durante a fase de retirada do dedo do pé da corrida ou durante posições repetitivas ou sapatos apertados.[15]

Possui etiologia traumática por estresse repetitivo que leva à irritação crônica de nervos por se localizarem sob o ligamento metatarsal transverso dos dedos dos pés ocasionando edema fusiforme e alterações patológicas nos nervos, com subsequente presença de sinais e sintomas como: dor em queimação com neuralgia irradiando para os dedos envolvidos, que piora com atividades e uso de calçados estreitos, sensações neurológicas, sensibilidade exacerbada à palpação entre o metatarsos, dor com compressão lateromedial que geralmente resulta em uma percepção acentuada de ocorrência de ruído do tipo estalo ou estalido, comumente conhecido como "clique de Mulder".[20,21]

A descrição clássica de um neuroma de Morton é parestesia dentro do nervo digital afetado, acompanhada por dor no antepé, sendo mais comumente visto em mulheres. Estudos recentes revelam que 17% dos pacientes descrevem um histórico de trauma no pé resultando em sintomas.

Descansar o pé e remover o calçado melhoram a dor na maioria dos casos, especialmente no início desta condição. Em casos crônicos, a dor pode ser constante. Além disso, a dor noturna e dor em repouso são relatadas por cerca de 25% dos pacientes. Avaliação radiográfica geralmente é negativa, e ultrassonografia e RMN fazem o diagnóstico por imagem. Tratamento medicamentoso fase aguda: AINEs e vitamina B6. Casos redicivantes que não respondem a 2-3 meses das medidas conservadoras podem-se beneficiar de uma injeção de corticosteroides no espaço intermediário envolvido.[20-22] Atrofia da gordura subcutânea e da almofada de gordura plantar, descoloração da pele e ruptura da cápsula articular adjacente ao local da injeção, causando deformidade do dedo do pé, são alguns dos efeitos colaterais relatados.

A maioria dos pacientes com neuroma de Morton tem boa recuperação com tratamento não cirúrgico. Alguns pacientes podem necessitar de cirurgia para sua remoção. Porém, mesmo após a cirurgia, as taxas de recorrência de neuroma e/ou dor são frequentes. Um dos principais procedimentos é a troca de calçado e a perda de peso corporal.[23,24]

No momento da realização do **PCSC**, o avaliador poderá optar pela **interrupção definitiva** da prática esportiva diante da gravidade do quadro (dor e incapacidade do atleta em manter-se sobre o antepé de forma estática e dinâmica) ou, pela **interrupção temporária**, dependendo da modalidade esportiva, para a realização imediata de procedimentos terapêuticos de proteção e/ou alívio do quadro clinico, seguidos de um possível retorno à atividade esportiva em andamento, desde que a realização de movimentos estressores passem a ser suportados pelo atleta. Atenção ao diagnóstico diferencial da bursite intermetatarsal.

Tomada de decisão no Field of Play *(FOP)*

O tratamento, inicialmente, envolve evitar a atividade de impacto e realizar treinamento cruzado em esportes de baixo impacto com modificação do calçado. A mudança para sapatos mais largos e confortáveis, ou uso de palmilhas com melhor absorção de choque geralmente melhora os sintomas. A cirurgia no atleta está indicada na falha do tratamento conservador. Injeções no ponto de dor ou guiadas por ultrassom podem ajudar ocasionalmente, mas seu efeito raramente é duradouro. A ablação por radiofrequência, crioterapia e injeções de álcool no nervo foram propostas como um método menos invasivo e mais conservador de tratamento de neuromas.[23,24] Na falha do tratamento conservador, com persistência dos sintomas, indica-se a remoção da tumoração.

DEFORMIDADES ARTICULARES

"Hallux Rigidus"

Trata de processo degenerativo na 1ª articulação metatarsofalangeana (MTF), com ocorrência observada em situações de fratura intra-articular, compressão das superfícies articulares ou lesão osteocondral da cabeça do primeiro metatarso, provavelmente associadas a diferentes fatores biomecânicos ou estruturais, como movimentos repetidos de dorsiflexão na 1ª articulação MTF, como ocorre na prática de corridas; presença de primeiro metatarso longo, pronação excessiva do metatarso e/ou metatarso aduto.[25-27]

Clinicamente, esta situação patológica é caracterizada pela redução da flexão dorsal da 1ª articulação MTF, presença de dor e edema na face dorsal da referida articulação, dormência ao longo da borda medial do hálux. Sinais e sintomas decorrentes do impacto entre os osteófitos dorsais do metatarso junto à face dorsal da falange proximal e da compressão do nervo cutâneo dorso medial. Além destes aspectos clínicos, ocorrem também alterações do padrão de marcha associadas à presença de dor na face lateral do pé, como resultado de se tentar reduzir incidência da carga mecânica corporal sobre a região.[25-27]

Comumente, o tratamento se inicia na forma conservadora, por meio de recursos medicamentosos redutores da dor, recursos fisioterapêuticos, órteses, modificações do calçado e das atividades esportivas. Para o tratamento cirúrgico, há várias opções de técnicas de preservação ou de substituição da articulação, que deverão ser escolhidas em função das condições estruturais, dos objetivos do atleta e expectativas do resultado cirúrgico.[25-27]

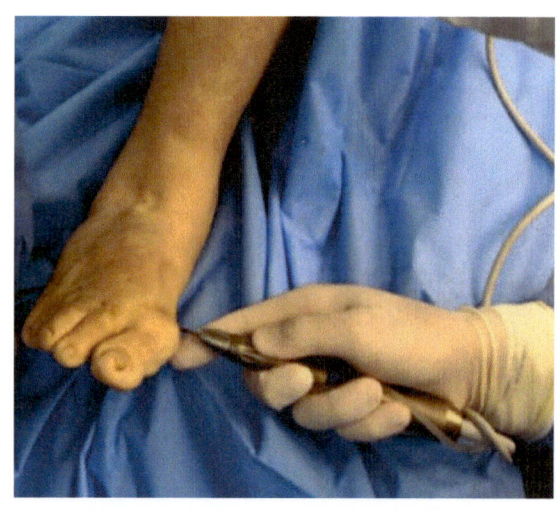

Fig. 35-20 Demonstração da técnica percutânea para cirurgia de joanete. (Fonte: http://cirurgiapercutanea.com.br/halux-valgo-joanete.)

Hálux Valgo

Deformidade caracterizada pelo desvio medial do primeiro metatarso, levando à subluxação e à dor na primeira articulação metatarsofalangeana e ao consequente desvio lateral da falange. Apesar de ser uma patologia comum do antepé, existe um debate sobre a abordagem cirúrgica apropriada nos atletas. Atualmente, a literatura apoia a osteotomia distal do 1º metatarso (**tipo Chevron**) com retorno à atividade em aproximadamente 3 meses para deformidade leve a moderada, e a **osteotomia de Ludloff** para deformidade moderada a grave com período de retorno aos esportes mais lento. O procedimento de Lapidus permite que aproximadamente 80% dos pacientes retornem à atividade.[28,29]

Com o advento da técnica minimamente invasiva (Fig. 35-20), os atletas se beneficiaram de um retorno mais precoce, mas com poucos dados na literatura para fomentar essa informação, no que se refere á população esportiva.

Joanete de Sastre/Joanete do V Raio

A deformidade do 5º dedo, também conhecida como *quintus varus*, "joanete do costureiro", dos autores latinos, "*tailor's bunion*" e "*bunionette*" dos autores anglo-saxões, é caracterizado pelo exagero de varismo do quinto pododáctilo e aparecimento de uma proeminência no contorno lateral do pé, que por ação do atrito dos calçados sofre processo inflamatório crônico, com formação de bursites e calosidades laterais, plantares ou ambas.[12] Três variações anatômicas do V metatarsiano estão intimamente ligadas à gênese da deformidade:

1. Valgismo exagerado do V metatarsiano (medido pelo ângulo intermetatarsiano superior a sete graus).
2. Arqueamento diafisário do V metatarsiano, que pode ocorrer tanto na região mediodiafisária quanto na região do colo.
3. Hipertrofia da cabeça do V metatarsiano. Além do tratamento conservador, que consiste na adequação dos calçados, desbridamento químico ou físico das hiperqueratoses e acolchoamento da proeminência óssea lateral podem ajudar a amortecer. Várias técnicas cirúrgicas têm sido utilizadas no tratamento dessa deformidade, sendo hoje a via percutânea mais indicada em atletas.[30]

Tomada de Decisão no Field of Play *(FOP)*

Tanto nos casos de hálux valgo quanto no Joanete de Sastre, por se tratarem de quadros patológicos de instalação prolongada, o mais observado é a agudização do quadro em decorrência do estresse mecânico durante a prática esportiva. A continuidade ou interrupção da prática esportiva dependerá dos sintomas dos atletas.

REFERÊNCIAS BIBLIOGRÁFICAS

1. David A, Porter LCS. Baxter's The Foot and Ankle in Sport. 3rd ed. Philadelphia: Elsevier; 2021.
2. Madden CC. Netter's Sports Medicine, 2nd ed. Philadelphia: Elsevier; 2018.
3. Hunt KJ. Management of forefoot injuries in the athlete. Philadelphia: Elsevier; 2010 Jan.
4. Hodgson L, Krames E. First aid manual and related healthcare issues for football. FIFA Medical Assessment and Research Centre. Galledia ag. Switzerland/5.15, 2000.
5. Astur DC, et al. Stress fractures: definition, diagnosis and treatment. Rev Bras Ortop. 2016;51(1):3-10.
6. Calder AJ. Treatment and return to sport following a Jones fracture. Knee Surg Sports Traumatol Arthrosc. 2013.

7. Lareau CR, Anderson RB. Jones fractures: pathophysiology and treatment. JBJS Reviews. 2015;3(7):e 4.
8. Laird RC. Acute forefoot and. Philadelphia: Elsevier; 2015.
9. David J, Ruta DP. Jones fracture management in athletes. Philadelphia: Elsevier; 2020.
10. Chi Nok Cheung THL. Proximal fifth metatarsal fractures: anatomy, classification, treatment and complications. Arch Trauma Res. 2016.
11. Andrew J, Roche JDFC. Treatment and return to sport following a Jones fracture of the fifth metatarsal: a systematic review. Knee Surg Sports Traumatol Arthrosc. 2012.
12. Patrick J, McMahon M. Current Diagnóstico e Tratamento em Medicina do Esporte. Pittsburgh, Pennsylvania: The McGraw-Hill Companies; 2011.
13. Rachel J, Shakked M. Lisfranc injury in the athlete. The Journal of Bone and Joint Surgery. 2017.
14. Gregory Aidan James Robertsona. Return to sport following Lisfranc injuries: A systematic review and meta-analysis. Foot Ankle Surgery. 2018.
15. Hockenbury RT. Forefoot problems in athletes. Medicine & Science in Sports & Exercise. 2000.
16. AM McBryde Jr 1 RBA. Sesamoid foot problems in the athlete. clinics in sports medicine. 2000.
17. Fernando Aran SPATS. Turf Toe. statpearls. 2021.
18. Dexter Seow. Treatment options for turf toe: a systematic review. J Foot Ankle Surg. 2020.
19. Tim M. Clough. turf toe injury. Foot Ankle Clin. 2018.
20. Bhatia M. Morton's neuroma e Current concepts review. Journal of Clinical Orthopaedics and Trauma. 2020.
21. Santiago FR. Short term comparison between blind and ultrasound guided injection in morton neuroma. European Radiology. 2018.
22. Bucknall V, Rutjerford D, MacDonald D, Shalaby H, McLinley J, Breusch SJ. Outcomes following excision of Morton's interdigital neuroma: a prospective study. Bone Joint J. 2016.
23. Lizano-Díez X. Corticosteroid Injection for the Treatment of Morton's neuroma: a prospective, double-blinded, randomized, placebo-controlled trial. Foot and Ankle International. 2017.
24. Alexander Habashy GS, RJT. Neurectomy outcomes in patients with Morton neuroma: comparison of plantar vs dorsal approaches. Ochsner Journal. 2016.
25. Remesh Kunnasegaran GT. Hallux rigidus: nonoperative treatment and orthotics. Foot and Ankle Clinics. 2015.
26. Azeredo MAR, Neto JM. Hálux rígido: avaliação dos resultados pós-operatórios de queilectomia associada à artroplastia de ressecção de Leliévre modificada. Sci J Foot Ankle. 2019;13(3):191-7.
27. Santos ALG, et al. Hállux Rígidus: estudo prospectivo da substituição articular com hemiartroplastia. Acta Ortop Bras. 2013;21(2):71-5
28. Magali Fournier ASNM. Hallux valgus surgery in the athlete: current evidence. The Journal of Foot & Ankle Surgery. 2018.
29. Deland JT, Williams BR. Surgical management of hallux rigidus. J Am Acad Orthop Surg. 2012.
30. Domenico LD. Revisiting the Tailor's Bunion and Adductovarus Deformity of the Fifth Digit. Clinics in Podiatric Medicine and Surgery. 2013.

Parte VI Traumatologia Esportiva 3 – Lesões na Coluna Vertebral

TRAUMAS ENVOLVENDO A COLUNA E A REGIÃO CERVICAL

Luis Eduardo Carelli Teixeira da Silva ▪ Alderico Girão Campos de Barros
Igor Ebert Cechin

INTRODUÇÃO

Lesões da coluna vertebral e estruturas paravertebrais ocorridas durante atividades esportivas costumam obedecer a um padrão relacionado com a modalidade praticada, características específicas e forças biomecânicas empregadas. A magnitude e a direção das forças aplicadas determinam a natureza e o grau da lesão. Outras variáveis importantes são a intensidade da prática, presença de supervisionamento e disposição do praticante.[1]

O objetivo deste capítulo é descrever as principais lesões da região cervical ocorridas nos esportes.

ENTORSES, ESTIRAMENTOS E CONTUSÕES

Estiramentos da musculatura e as entorses dos ligamentos são as lesões mais comuns da região cervical relacionadas com o esporte, sendo subnotificadas pelo fato de os atletas muitas vezes não interromperem a atividade por conta das mesmas.[2,3] Pode ocorrer sobreposição destas lesões, com componentes de estiramento, entorse e contusão, coexistindo como resultado de um único evento traumático.

Os estiramentos compreendem um espectro de lesão que abrange desde um quadro de dor leve sem instabilidade até a ruptura ligamentar completa, resultando em luxação da articulação acometida. As crianças possuem maior chance de ocorrência deste tipo de lesão devido à diferença no formato das facetas articulares cervicais e a hiperlassidão inerente, principalmente abaixo dos 11 anos de idade.[4]

Geralmente os pacientes apresentam-se com dor, hipersensibilidade local e limitação do arco de movimento. Atletas com esses sintomas devem ser submetidos a uma avaliação radiológica com o intuito de descartar fratura ou instabilidade oculta. É importante salientarmos que em alguns pacientes a presença de instabilidade pode ser mascarada por espasmo muscular importante. Nesses casos, deve-se manter a imobilização cervical até resolução do quadro.[5]

Na imensa maioria das vezes, o tratamento é conservador, com fisioterapia, anti-inflamatórios não esteroides e afastamento temporário das atividades esportivas. Em pacientes com quadro álgico significativo pode ser considerado o uso de órtese cervical, geralmente um colar de espuma.

DOR NEUROPÁTICA E RADICULITE

Traumas em compressão ou estiramento das raízes nervosas ou do plexo braquial podem ser percebidos pelo atleta como queixas de formigamento ou queimação. Três principais mecanismos são propostos: tração ou estiramento do plexo braquial; compressão da raiz nervosa no forame neural; compressão direta do plexo braquial.[6]

Na grande maioria dos casos o sintoma não permanece por mais do que 24 horas e não há déficit motor. O atleta frequentemente esfrega ou balança o membro superior acometido na tentativa de alívio.[7] Na suspeita de qualquer lesão estrutural, a coluna cervical deve ser imobilizada com colar cervical rígido e prancha com imediata transferência para avaliação detalhada.[8]

Estudos mostram que a maioria dos pacientes que apresentam esses sintomas possuem alterações degenerativas da coluna cervical.[9] O índice de Torg-Pavlov é definido pela razão entre o comprimento anteroposterior do canal vertebral e o comprimento anteroposterior do corpo vertebral (Fig. 36-1). O valor acima de 0,8 é considerado normal e uma diminuição deste está associada à predisposição ao aparecimento de sintomas neurológicos.[10]

A maioria dos quadros radiculares é benigna e autolimitada, possibilitando ao atleta retornar às atividades após o desaparecimento da sintomatologia. Em casos de sintomas persistentes ou recorrentes, a possibilidade de alguma alteração anatômica deve ser investigada. A decisão quanto ao afastamento e à eventual necessidade de modificação das atividades deverá ser feita individualmente.

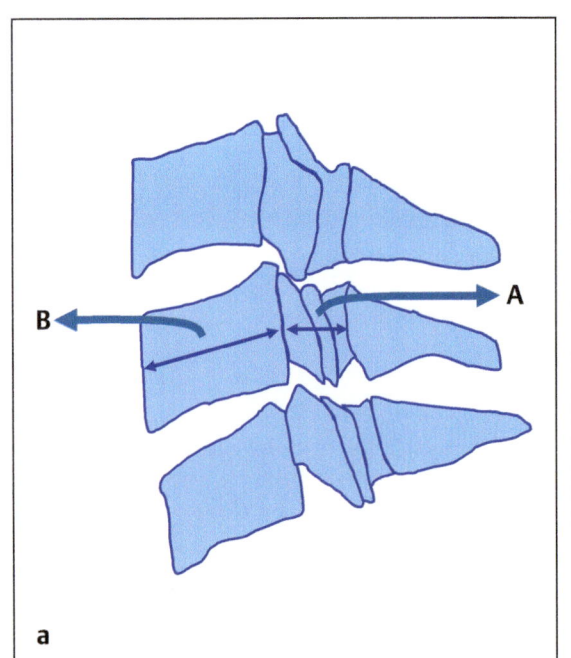

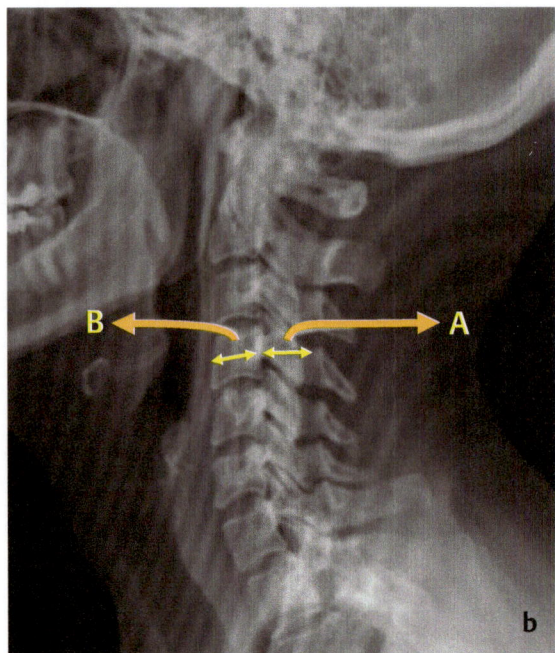

Fig. 36-1 (**a**) Esquema demonstrando o cálculo do índice de Torg-Pavlov: razão entre o comprimento anteroposterior do canal vertebral (A), dado pela menor distância entre o ponto médio posterior do corpo vertebral até a linha espinolaminar correspondente, e o comprimento anteroposterior do corpo vertebral (B). (**b**) Radiografia exemplificando o cálculo.

QUADRIPLEGIA/QUADRIPARESIA TRANSITÓRIA (NEUROPRAXIA MEDULAR CERVICAL)

A neuropraxia medular cervical geralmente ocorre por mecanismos de hiperextensão ou hiperflexão associada à carga axial. Nesta, o atleta apresenta-se com parestesia bilateral acompanhada de paresia em graus variáveis em duas ou quatro extremidades. Os sintomas e sinais duram, em média, 10 a 15 minutos, porém, em alguns pacientes, podem permanecer por até 36 horas.[11] Diante deste cenário, o paciente deverá ser imobilizado com colar cervical rígido e prancha e encaminhado imediatamente ao centro médico especializado.

Este quadro pode estar associado a estenose cervical congênita ou adquirida, cifose cervical patológica, fusão vertebral congênita, instabilidade cervical e alterações discais. Conforme demonstrado por Torg et al., há uma associação entre baixo índice de Torg-Pavlov e neuropraxia.[11]

Ainda não há consenso a respeito da liberação para o retorno à prática esportiva após neuropraxia medular cervical. Sabemos que há uma forte recomendação para a liberação dos pacientes que não possuem estenose cervical. Para os pacientes que apresentam comprometimento do canal vertebral cervical, a recomendação de proibição do retorno possui baixo nível evidência.

LESÕES CATASTRÓFICAS

Atividades esportivas são a quarta causa mais comum de traumatismo raquimedular na população americana, correspondendo a aproximadamente 7,5% do total dessas lesões.[12] A população brasileira, no entanto, apresenta uma epidemiologia distinta. Barbetta et al., em um estudo de 2018, encontraram apenas 0,4% dos traumatismos raquimedulares relacionados com a prática esportiva.[13]

Uma lesão castastrófica pode ser definida como uma distorção estrutural da coluna vertebral associada a dano medular atual ou potencial – este é um termo genérico que pode incluir um espectro amplo de lesões como fratura-luxação instável, neuropraxia medular e hérnia discal traumática (Fig. 36-2).[14] O manejo inadequado do atleta no local ou durante o transporte pode piorar ou até mesmo causar o déficit neurológico. Lesões secundárias ao tecido neural podem ser prevenidas pela educação da equipe médica, planejando protocolos e ações corretas nestas situações.

LESÕES TRAUMÁTICAS DA ARTÉRIA VERTEBRAL

As lesões traumáticas da artéria vertebral merecem atenção especial, pois podem ocorrer na prática esportiva através de traumatismos penetrantes e mecanismos de baixa ou alta energia.

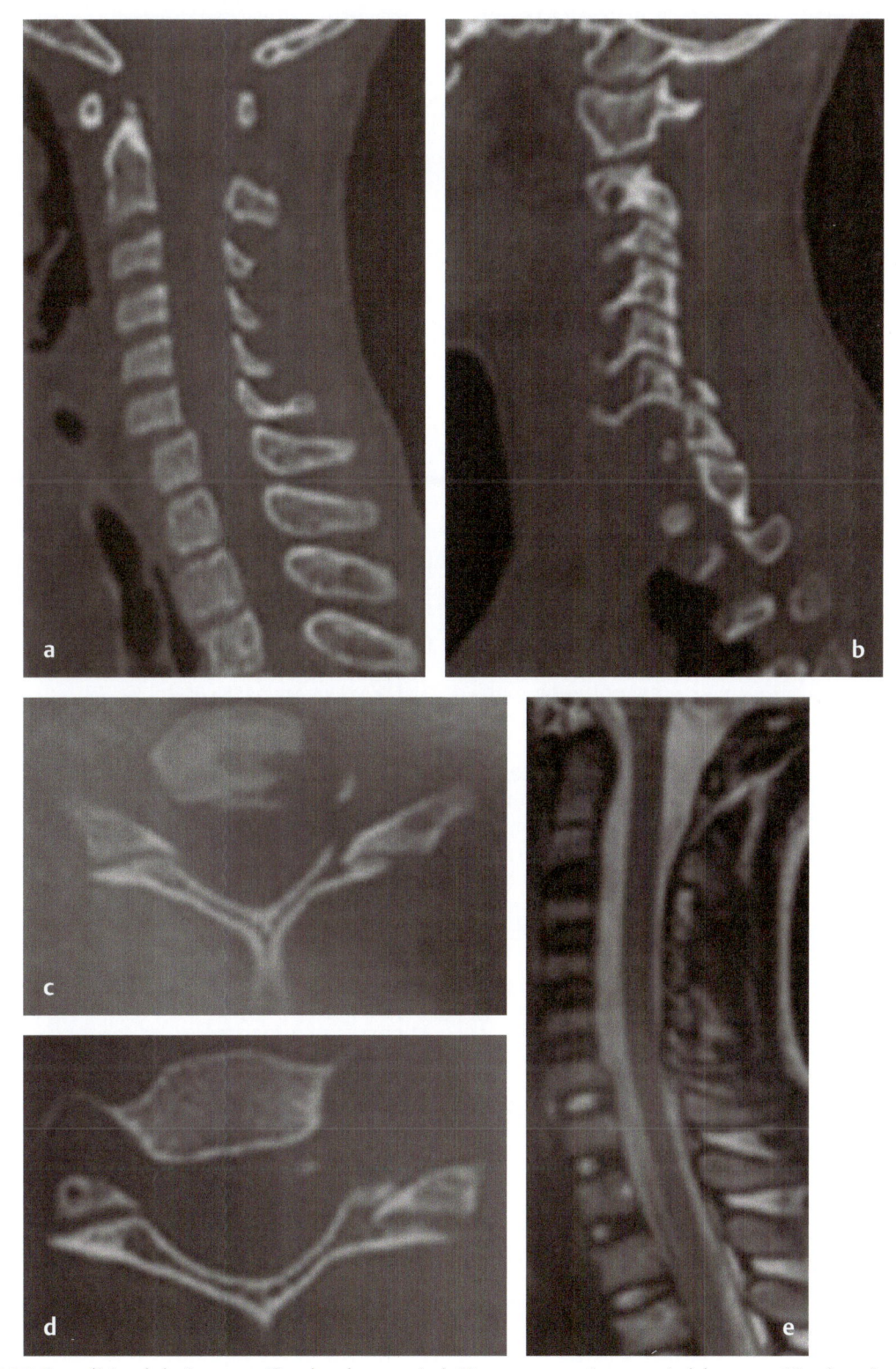

CAPÍTULO 36 ■ TRAUMAS ENVOLVENDO A COLUNA E A REGIÃO CERVICAL 423

Fig. 36-2 Caso clínico de lesão catastrófica da coluna cervical: 12 anos, traumatismo cervical durante prática de surfe. AOSpine C6-C7: C (F4, N2). Parestesia no território de C7 e paresia nos miótomos de C7 à esquerda. (**a**) Corte sagital de tomografia computadorizada evidenciando fratura-luxação cervical C6-C7. (**b**) Imagem tomográfica demonstrando fratura de faceta com luxação unilateral. (**c, d**) Cortes axiais de tomografia apresentando fratura de lâmina e faceta articular à esquerda. (**e**) Aquisição sagital de ressonância magnética da coluna cervical ponderada em T2, sem evidência de compressão ou alteração de sinal medular sugestiva de contusão. (Fonte: Arquivo pessoal dos autores.)

Deve-se esclarecer que as manifestações hemorrágicas destas lesões não costumam ser significativas. A apresentação clínica de uma lesão vascular neste nível se associa, habitualmente, a fenômenos isquêmicos.[15]

Biffl et al. sugerem classificar as lesões traumáticas arteriais em 5 graus de complexidade crescente, de acordo com o potencial de complicações isquêmicas e necessidade de abordagem.[16]

O tratamento dos pacientes sintomáticos nos graus I e II é através de heparinização ou antiagregação plaquetária, exceto quando há contraindicações (TCE com risco de sangramento, lesões viscerais). No grau III sempre se indica a heparinização ou antiagregação (as evidências endossam qualquer uma das opções). Os graus IV e V são de tratamento endovascular.[15]

LESÕES INCOMUNS: TRAUMATISMOS DO TRATO AERODIGESTIVO

As lesões do trato aerodigestivo, sejam elas contusas ou penetrantes, são pouco frequentes no âmbito da prática esportiva. Ferimentos penetrantes são mais propensos a ocorrer por acidentes com material esportivo, enquanto os traumatismos contusos são mais frequentes em lutas e esportes de contato. Sua descrição se dá pelo potencial de letalidade envolvido.

Traumatismos contusos da laringe representam menos de 1% dos casos atendidos em grandes centros.[17] O diagnóstico precoce é de suma importância e o quadro clínico pode ser muito variado, com sinais se manifestando em até 48 horas após a lesão. Pode haver dor cervical, hemoptise, disfonia, dispneia, odinofagia e disfagia, bem como sensibilidade à palpação, equimose, edema local, enfisema subcutâneo e perda da proeminência laríngea.[18]

Lesões faríngeas e esofágicas após traumatismos contusos são extremamente raras. Lesões cranianas e fraturas faciais associadas são comuns, assim como traumatismos torácicos. O acometimento da faringe e da porção cervical do esôfago apresenta um prognóstico melhor do que as lesões do esôfago toracoabdominal.[19]

REFERÊNCIAS BIBLIOGRÁFICAS

1. Nakamura N. Judo and karate-do. In: Schneider RC, Kennedy JC, Plant ML, et al., eds. Sports injuries: mechanisms, prevention, and treatment. Baltimore: Williams & Wilkins; 1985. p. 417-30.
2. Wroble RR. Wrestling. In: Kordi R, Maffulli N, Wroble RR, Wallace WA (Eds.). Combat sports medicine. London: Springer-Verlag; 2009. p. 215-46.
3. Zmurko MG, Tannoury TY, Tannoury CA, Anderson DG. Cervical sprains, disc herniations, minor fractures, and other cervical injuries in the athlete. Clin. Sports Med. 2003;22:513-21.
4. McGrory BJ, Klassen RA, Chao EY, et al. Acute fractures and dislocations of the cervical spine in children and adolescents. J Bone Joint Surg Am. 1993;75(7):988-95.
5. Herkowitz HN, Rothman RH. Subacute instability of the cervical spine. Spine. 1984;9(4):348-57.
6. Markey KL, Di Benedetto M, Curl WW. Upper trunk brachial plexopathy: The stinger syndrome. Am J Sports Med. 1993;21:650-5.
7. Krabak BJ, Kanarek SL. Cervical spine pain in the competitive athlete. Phys Med Rehabil Clin N Am. 2011 Aug;22(3):459-71, viii.
8. Schroeder GD, Vaccaro AR. Cervical spine injuries in the athlete. J Am Acad Orthop Surg 2016;24:e122-e133.
9. Levitz CL, Reilly PJ, Torg JS. The pathomechanics of chronic, recurrent cervical nerve root neurapraxia: The chronic burner syndrome. Am J Sports Med. 1997;25:73-6.
10. Kelly JD, Aliquo D, Sitler MR, Odgers C, Moyer RA. Association of burners with cervical canal and foraminal stenosis. Am J Sports Med. 2000;28:214-7.
11. Torg JS, Pavlov H, Genuaria SE, et al. Neurapraxia of the cervical spinal cord with transient quadriplegia. J Bone Joint Surg. 1986;68-A:1354-70.
12. National Spinal Cord Injury Statistical Center. Spinal Cord Information Network: Facts and Figures at a Glance. Birmingham: University of Alabama at Birmingham; 2003. Available at: www.ncddr.org/rpp/hf/hfdw/mscis/nscisc.html.
13. Barbetta DC, Smanioto TR, Poletto MF, et al. Spinal Cord Injury Epidemiological Profile in the Sarah Network of Rehabilitation Hospitals – A Brazilian population sample. Spinal Cord Series and Cases. 20184:32.
14. Banerjee R, Palumbo MA, Fadale PD. Catastrophic cervical spine injuries in the collision sport athlete, part 1: epidemiology, functional anatomy, and diagnosis. Am J Sports Med. 2004;32(4):1077-87.
15. Fassett DR, et al. Vertebral artery injuries associated with cervical spine injuries: a review of the literature. J Spinal Disord Tech. 2008;21:252-8.
16. Biffl WL, Moore EE, Offner PJ, et al. Blunt carotid arterial injuries: implications of a new grading scale. J Trauma 1999;47:845-53.
17. Paluska SA, Lansford CD. Laryngeal trauma in sport. Curr Sports Med Rep. 2008;7(1):16-21.
18. Mendis D, Anderson JA. Blunt laryngeal trauma secondary to sporting injuries. The Journal of Laryngology & Otology, 1 of 8. Limited, 2017.
19. Barmparas G, Navsaria PH, Serna-Gallegos D, et al. Blunt pharyngoesophageal injuries: current management strategies. Scandinavian Journal of Surgery. 2018:1-9.

FRATURA DA COLUNA TORACOLOMBAR E DOS ARCOS COSTAIS

CAPÍTULO 37

Júlio César Carvalho Nardelli • André Marangoni Asperti

INTRODUÇÃO

As fraturas da coluna torácica e da coluna lombar ocorrem mais frequentemente em indivíduos jovens, decorrentes de trauma de alta energia como acidentes automobilísticos e quedas de altura, e em indivíduos idosos em decorrência de queda da própria altura. O segmento mais afetado é justamente a transição entre a coluna torácica e lombar. Isso ocorre em razão da diferença da rigidez e da mobilidade entre a coluna torácica, segmento mais rígido, e a coluna lombar, segmento mais móvel.

ANATOMIA

Para entender o diagnóstico e o manejo das fraturas toracolombares é importante conhecer a anatomia da coluna vertebral. Para facilitar o entendimento vamos dividir a coluna vertebral em duas partes: região anterior, composta pelo corpo vertebral, e região posterior, composta pelos pedículos, lâmina, processo transverso, processo articular, facetas e processo espinhoso (Fig. 37-1). Além disso, faz parte da região posterior uma série de ligamentos que conectam as partes posteriores das vértebras (Fig. 37-2).

Esses ligamentos, em conjunto, recebem o nome de complexo ligamentar posterior. Muitas vezes damos atenção apenas às alterações visualizadas no corpo vertebral, porém, como veremos ao longo desse capítulo, lesões dos elementos posteriores da coluna, sobretudo do complexo ligamentar posterior, frequentemente tornam a fratura mais instável e podem ser determinantes na escolha correta do tratamento.

MECANISMO

É importante entender o mecanismo de fratura, pois ele se correlaciona com a morfologia da mesma. As vértebras podem ser submetidas às seguintes forças: compressão axial, flexão, extensão, cisalhamento e forças rotacionais.

A fratura em compressão, por exemplo, ocorre em decorrência da compressão axial da coluna (Fig. 37-3), com comprometimento apenas da parte anterior do corpo vertebral. Esse é o tipo de fratura classicamente associado à osteoporose. Quando a magnitude da compressão axial aumenta, a fratura pode se estender à parte posterior do corpo vertebral, o que chamamos de fratura em explosão (Fig. 37-4). A fratura em explosão é mais instável do que a fratura por compressão, e apresenta-se com um aumento da distância interpedicular na radiografia anteroposterior.

Quando ocorre uma força em flexão na coluna vertebral, por exemplo, com fulcro na região anterior ao corpo vertebral, toda a região posterior ao eixo de flexão sofrerá lesão por tensionamento. É o que ocorre na fratura que chamamos de *Chance* (Fig. 37-5). A fratura de Chance é caracterizada por uma lesão horizontal em razão de força de tensionamento. Essa lesão pode envolver elementos ósseos, ligamentares (Fig. 37-6) ou ambos. Esse talvez seja um dos principais pontos para termos atenção nesse capítulo. As fraturas por tensionamento podem ter sinais discretos na radiografia inicial, contudo, por estarem associadas à lesão do complexo ligamentar posterior, são lesões instáveis que irão necessitar de abordagem cirúrgica na maioria dos casos.

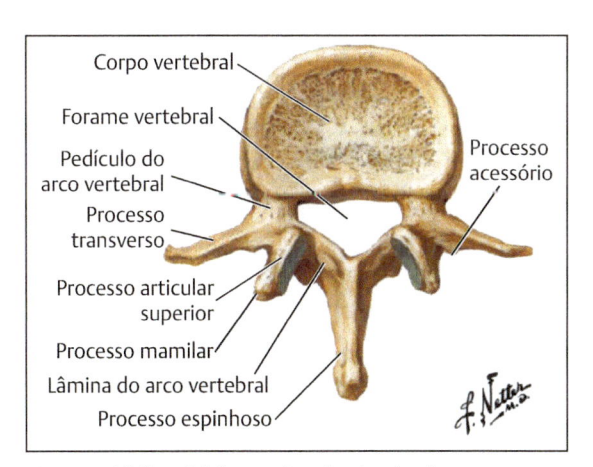

Fig. 37-1 Visão axial da terceira vértebra lombar, evidenciando componentes da porção anterior e posterior da coluna vertebral. (Fonte: Netter Atlas de Anatomia Humana, 7.ed., 2018.)

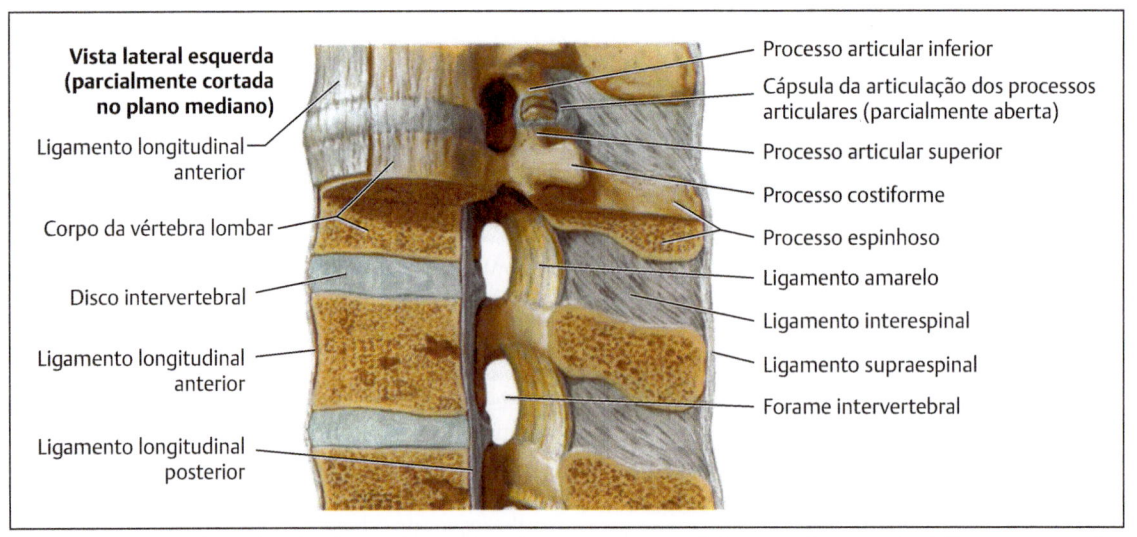

426   PARTE VI ▪ TRAUMATOLOGIA ESPORTIVA 3 – LESÕES NA COLUNA VERTEBRAL

Vista lateral esquerda (parcialmente cortada no plano mediano)

- Ligamento longitudinal anterior
- Corpo da vértebra lombar
- Disco intervertebral
- Ligamento longitudinal anterior
- Ligamento longitudinal posterior
- Processo articular inferior
- Cápsula da articulação dos processos articulares (parcialmente aberta)
- Processo articular superior
- Processo costiforme
- Processo espinhoso
- Ligamento amarelo
- Ligamento interespinal
- Ligamento supraespinal
- Forame intervertebral

Fig. 37-2 Visão lateral da coluna lombar evidenciando os ligamentos que estabilizam a coluna vertebral. (Fonte: Netter Atlas de Anatomia Humana, 7.ed., 2018.)

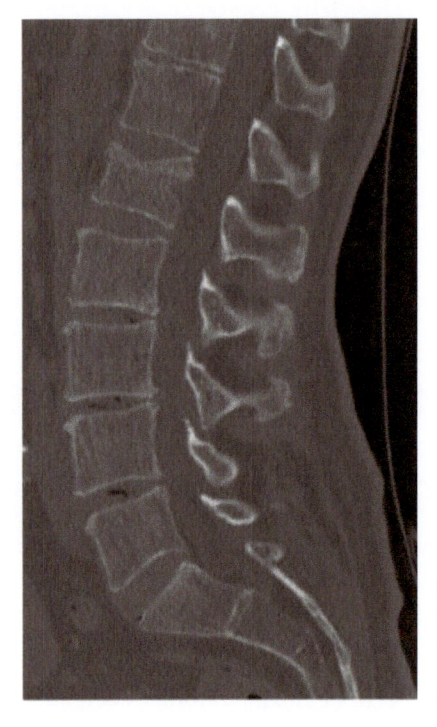

Fig. 37-3 Corte sagital de tomografia evidenciando fratura em compressão do corpo vertebral de L1. (Fonte: Arquivo pessoal dos autores.)

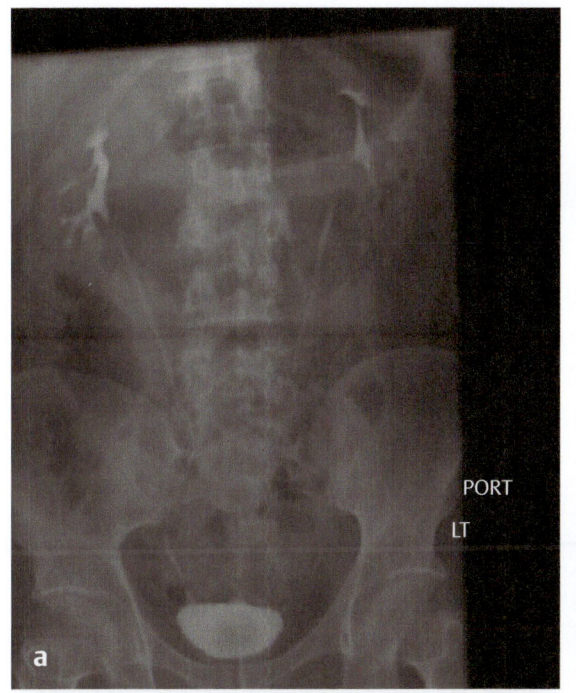

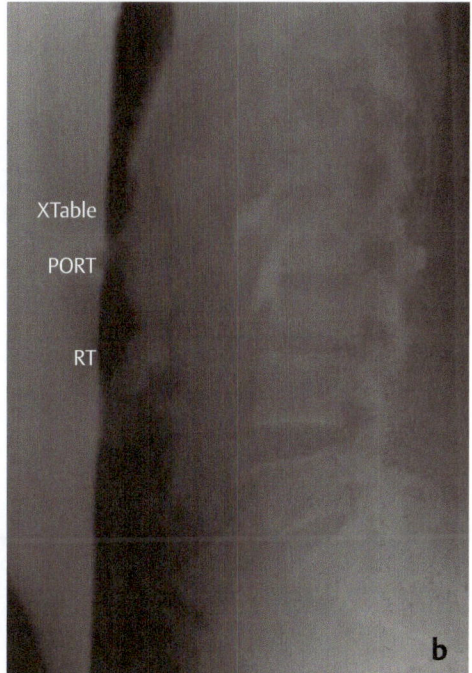

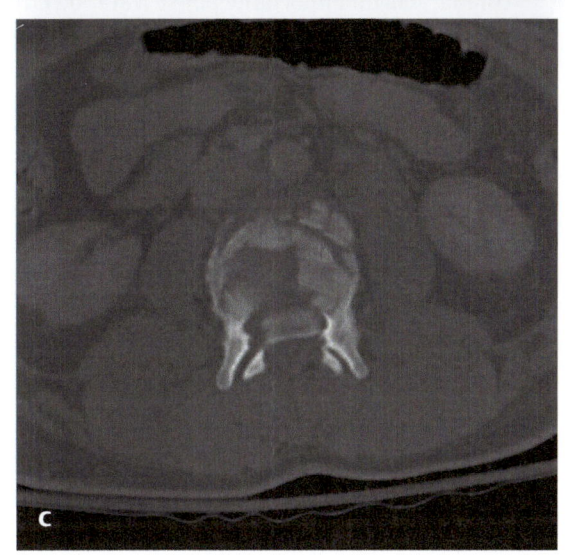

CAPÍTULO 37 ▪ FRATURA DA COLUNA TORACOLOMBAR E DOS ARCOS COSTAIS

Fig. 37-4 Radiografia anteroposterior (**a**) e lateral (**b**) mostrando uma fratura explosão de L3 com retropulsão de fragmento ósseo no canal medular no corte axial da tomografia (**c**).

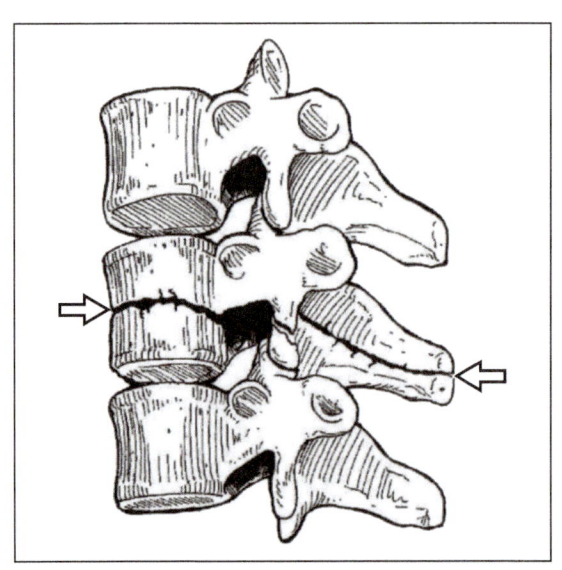

Fig. 37-5 Traço horizontal de fratura acometendo o corpo vertebral e os elementos posteriores de vértebra lombar, conhecido como fratura do tipo Chance ósseo.

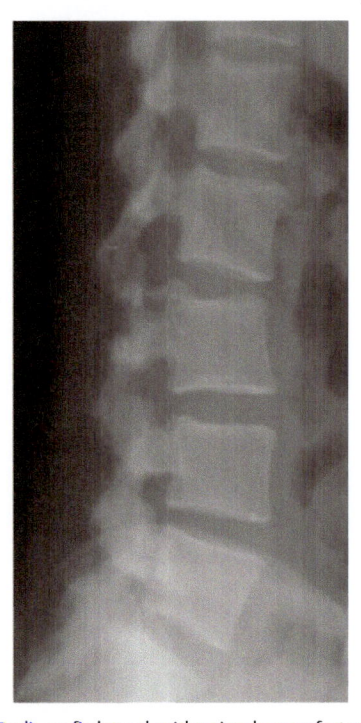

Fig. 37-6 Radiografia lateral evidenciando uma fratura de Chance ligamentar entre L3 e L2. Observe a assimetria do espaço intervertebral entre L2 e L3 comparado com os outros espaços vertebrais. (Fonte: Arquivo pessoal dos autores.)

Por fim, forças de hiperextensão levam, caracteristicamente, a um padrão de fratura-luxação da coluna vertebral (Fig. 37-7).

LESÕES ASSOCIADAS

As fraturas toracolombares frequentemente estão associadas a trauma de alta energia, sobretudo no contexto do esporte. Dessa forma, é fundamental a avaliação global do paciente para a identificação de lesões associadas como, por exemplo, a presença de traumatismo craniano. Além disso, sabemos que 20% dos pacientes com fratura toracolombar apresentam outra fratura da coluna, não contígua, associada. Portanto, é importante examinar todos os segmentos da coluna vertebral.

SINAIS E SINTOMAS

O exame desses pacientes se inicia com a inspeção da coluna vertebral. Para isso devemos despir o paciente para observar sinais de equimose, edema ou abrasões na coluna vertebral. Em seguida, realiza-se a palpação da coluna vertebral. A proeminência óssea mais acessível à palpação sem dúvida são os processos espinhosos. A presença de dor ou de falha entre os processos espinhosos pode indicar comprometimento dos ligamentos posteriores da coluna, achado importante por se tratar de critério de instabilidade para as fraturas toracolombares.

Uma parte fundamental no exame desses pacientes é a avaliação neurológica completa. Deve-se testar a sensibilidade e a motricidade nos membros inferiores, além da presença dos reflexos miotendíneos. Contudo, devemos ter atenção especial em pacientes vítimas de trauma raquimedular. Pacientes vítimas de trauma raquimedular frequentemente apresentam despolarização transitória da medula espinal que pode simular uma lesão medular completa nas primeiras horas após o trauma, o que chamamos de choque medular. O principal achado nesses pacientes é a **ausência do reflexo bulbocavernoso**, caracterizado pela contração do esfíncter anal após a pressão da glande ou do clitóris. Dessa forma, apenas após o retorno do reflexo bulbocavernoso, que marca o fim do choque medular, é que podemos proceder com um exame neurológico fidedigno que forneça o prognóstico do paciente.

AVALIAÇÃO POR IMAGEM

Raios X

De fácil acesso e baixo custo, todo paciente com suspeita de fratura toracolombar deve realizar radiografia anteroposterior (AP) e lateral da coluna. O aspecto mais importante em ambas as incidências é o alinhamento entre os corpos vertebrais. Além disso, na incidência em AP podemos observar, por exemplo, aumento da distância interpedicular na fratura em explosão (Fig. 37-8), ou aumento da distância

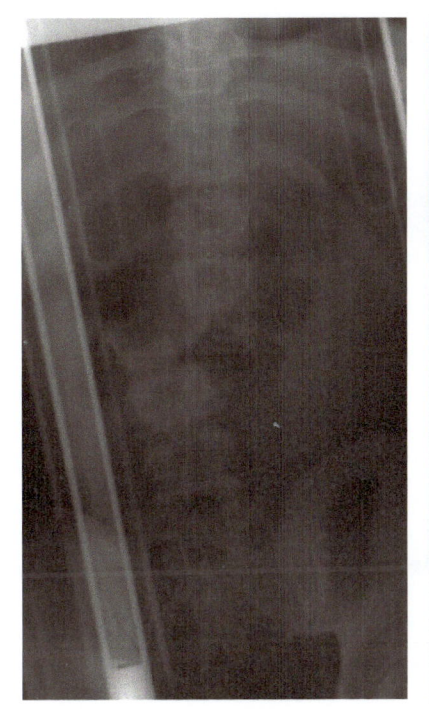

Fig. 37-7 Radiografia anteroposterior e lateral evidenciando fratura-luxação entre as vértebras L1 e L2.

entre os processos espinhosos quando ocorre lesão ligamentar posterior (Fig. 37-9). Contudo, é na radiografia lateral que encontramos as alterações mais evidentes, como, por exemplo, o achatamento das vértebras fraturadas com perda de sua altura original (Fig. 37-8a). Além disso, é importante identificar o grau de cifose associado à fratura, não somente na avaliação inicial mais ao longo do acompanhamento do paciente.

Existem alguns fatores de instabilidade da coluna vertebral que podem ser identificados na radiografia. São eles: cifose maior do que 30 graus no segmento fraturado, translação superior a 2,5 mm do corpo vertebral em qualquer plano, retropulsão de fragmento dentro do medular com mais de 50% do diâmetro do canal comprometido, lesão do complexo ligamentar posterior e perda de altura do corpo vertebral superior a 50%.

Tomografia

Cerca de 25% das fraturas toracolombares não são diagnosticadas na radiografia inicial. Por isso, em caso de dúvida diagnóstica é importante lançar mão da tomografia computadorizada. Entre as principais vantagens do exame de tomografia estão: identificação do grau de cominução do corpo vertebral e visualização de fraturas dos elementos posteriores da coluna vertebral como lâmina, facetas, pedículo e processo espinhoso. Além disso, o corte axial da tomografia permite identificar a retropulsão de fragmentos do corpo vertebral dentro do canal medular (Fig. 37-10).

Ressonância Magnética

A ressonância magnética é o exame padrão ouro para a identificação e caracterização das lesões das partes moles associadas às fraturas toracolombares. Entre as partes moles que mencionamos estão: hérnias de disco traumáticas, lesões ligamentares (sobretudo complexo ligamentar posterior) (Fig. 37-11) ou lesões da medula. Portanto, na suspeita de lesões ligamentares ou na presença de déficit neurológico é imperativa a realização da ressonância magnética.

CLASSIFICAÇÃO

As fraturas toracolombares são classificadas, classicamente, em 3 tipos: compressão, distração e fratura-luxação (Fig. 37-12). A fratura por compressão que atinge o limite posterior do corpo vertebral recebe o nome de fratura explosão. Outra classificação com bastante utilidade para definição do tratamento é a classificação de Vaccaro. Essa classificação considera e pontua a fratura em três parâmetros:

1. Morfologia da fratura (compressão, explosão, distração e translação).
2. Integridade do complexo ligamentar posterior (intacto, indeterminado e lesionado).
3. *Status* neurológico (intacto, lesão de nervo, lesão medular completa e lesão medular incompleta).

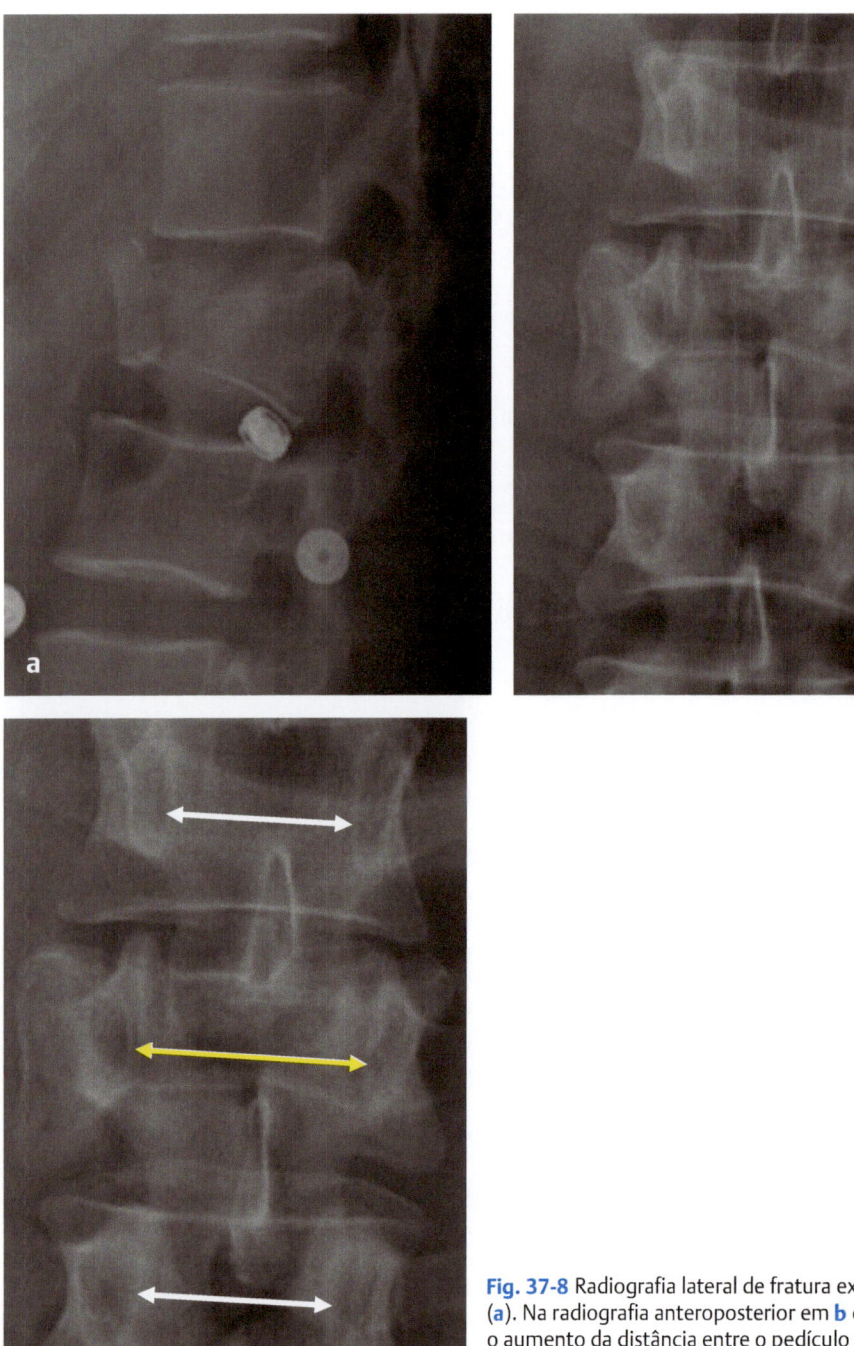

Fig. 37-8 Radiografia lateral de fratura explosão de L2 (a). Na radiografia anteroposterior em **b** e **c**, observe o aumento da distância entre o pedículo vertebral evidenciado pela seta amarela. (Fonte: Arquivo pessoal dos autores.)

CAPÍTULO 37 ▪ FRATURA DA COLUNA TORACOLOMBAR E DOS ARCOS COSTAIS 431

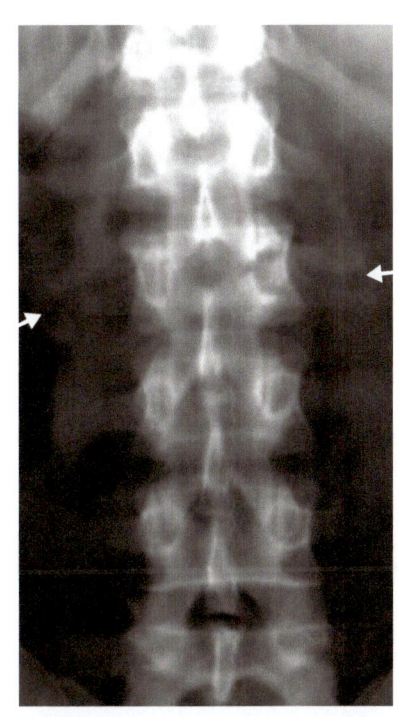

Fig. 37-9 Radiografia AP mostrando (setas brancas) o aumento da distância entre os processos espinhosos entre L2 e L3, característico de lesão do complexo ligamentar posterior. (Fonte: Arquivo pessoal dos autores.)

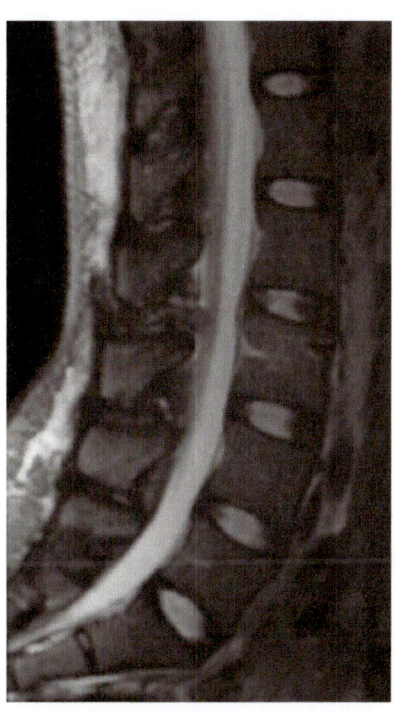

Fig. 37-11 Ressonância magnética ponderada em T2, corte sagital, evidenciando fratura de Chance de L3. Observe o edema entre os processos espinhosos de L2 e L3, indicando lesão ligamentar. (Fonte: Arquivo pessoal dos autores.)

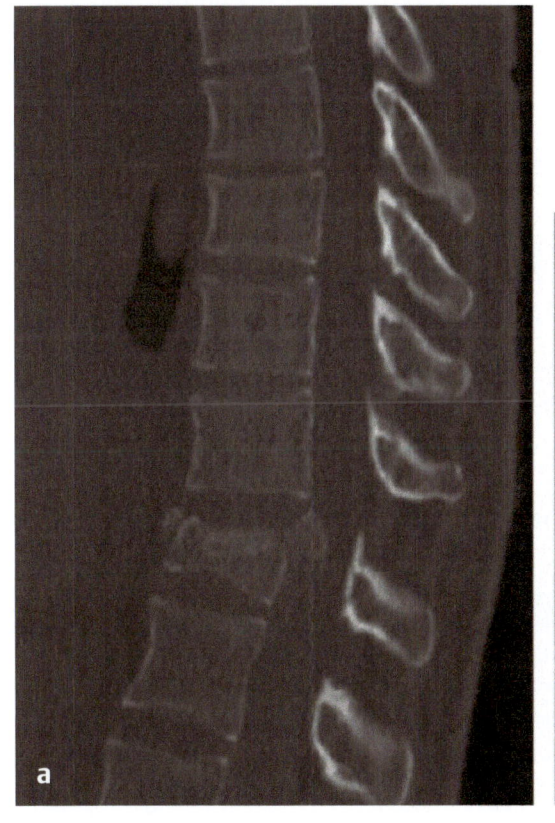

Fig. 37-10 Tomografia com corte sagital (**a**) e axial (**b**) da coluna toracolombar, evidenciando fratura em explosão da junção toracolombar. Observe a retropulsão de fragmento ósseo dentro do canal medular no corte axial (**b**). (Fonte: Arquivo pessoal dos autores.)

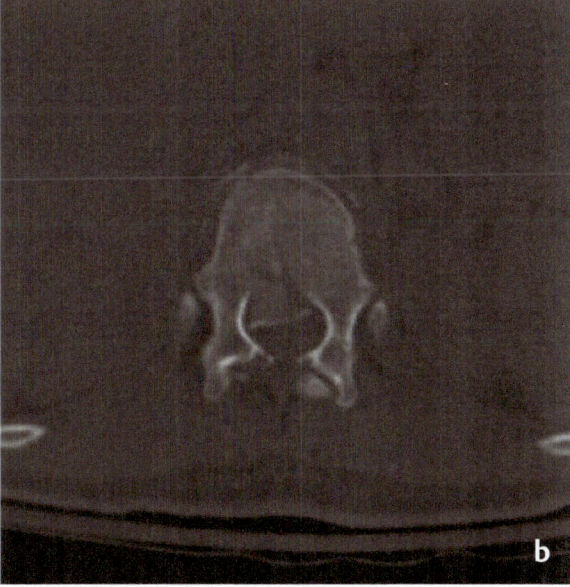

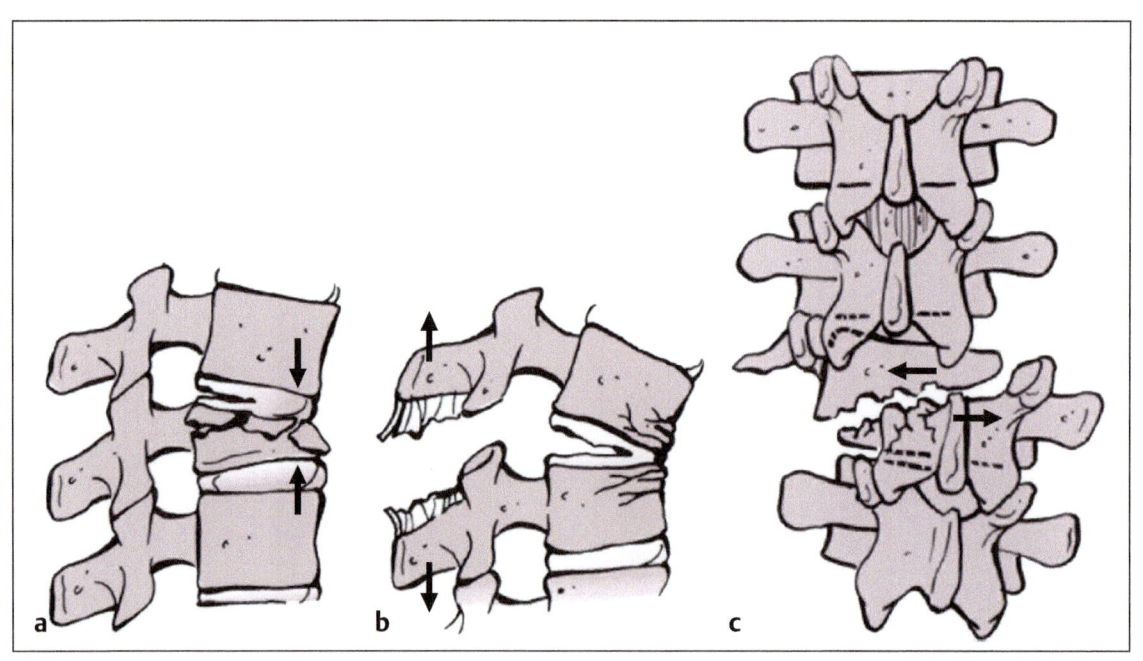

Fig. 37-12 Classificação de Magerl dividindo as fraturas toracolombares em três tipos: compressão **a**, distração **b** e fratura-luxação **c**.

TRATAMENTO NÃO OPERATÓRIO

Independente da indicação cirúrgica, o objetivo do tratamento nas fraturas toracolombares é o mesmo: manter a estabilidade mecânica da coluna, corrigir deformidades no plano coronal ou sagital, maximizar a recuperação neurológica, controlar a dor e possibilizar a reabilitação do paciente.

As fraturas por distração e por translação necessitarão de cirurgia praticamente em 100% dos casos, com algumas exceções, como nas fraturas de Chance puramente ósseo.

Já nas fraturas por compressão ou explosão, para decidir entre o tratamento cirúrgico ou conservador é importante conhecer os critérios de instabilidade desses tipos de fraturas. Como mencionamos anteriormente, são eles: perda de altura de 50% do corpo vertebral, cifose superior a 30 graus, translação do corpo vertebral maior que 2,5 cm, retropulsão de fragmento ósseo dentro do canal medular com mais de 50% do diâmetro do canal comprometido e lesão do complexo ligamentar posterior.

As fraturas que não apresentam esses critérios, ou seja, as fraturas estáveis, podem ser tratadas com colete de Jewett por 3 meses (Fig. 37-13). O colete de Jewett resiste às forças de flexão e deve ser usado quando em ortostatismo. Não é necessário usar o colete quando deitado. Em todos os pacientes tratados com colete é fundamental o acompanhamento com radiografias em ortostase para identificação de possível colapso em cifose.

TRATAMENTO OPERATÓRIO

A decisão pelo tratamento cirúrgico deve considerar: morfologia da fratura, integridade do complexo

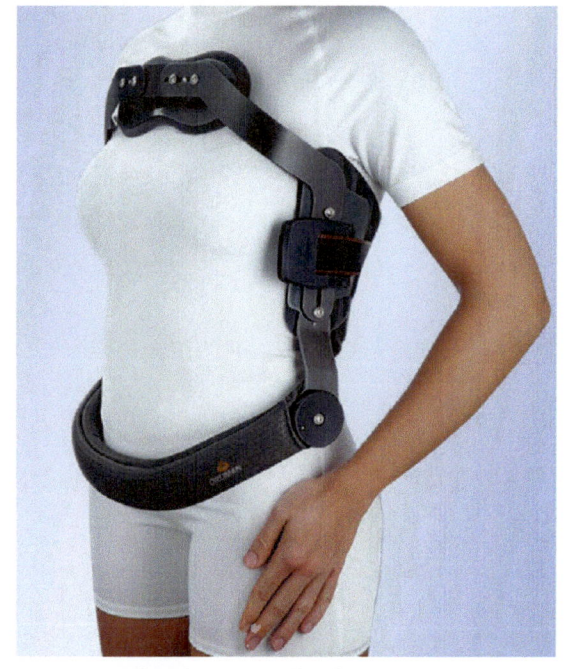

Fig. 37-13 Colete de Jewett, utilizado no tratamento conservador de fraturas toracolombares. (Fonte: Arquivo pessoal dos autores.)

ligamentar posterior e *status* neurológico. Em relação à morfologia, as fraturas por distração, sobretudo com lesão puramente ligamentar, e as fraturas associadas à translação ou rotação entre os segmentos necessitarão de tratamento cirúrgico. Em relação às fraturas por compressão ou explosão, as fraturas com os critérios de instabilidade já mencionados também se beneficiam da cirurgia. Obviamente, é importante considerar o paciente como um todo e avaliar se há condições clínicas para o tratamento cirúrgico.

O procedimento cirúrgico mais utilizado no tratamento das fraturas toracolombares é a artrodese entre os corpos vertebrais (Fig. 37-14). O acesso cirúrgico à região da coluna determinará o tipo de cirurgia a ser realizado. Basicamente temos dois tipos de acesso: posterior e anterior.

O acesso posterior possibilita a distração do local de fratura, levando à redução da fratura por ligamentotaxia (Fig. 37-15). Ou seja, a força de distração transmitida aos fragmentos ósseos através dos ligamentos tensionados promove redução da fratura. Além disso, o acesso posterior apresenta menor morbidade quando comparado ao acesso anterior, sobretudo em pacientes obesos, ou com lesões torácicas ou abdominais associadas.

Enquanto a abordagem posterior permite uma descompressão do canal medular de forma indireta por ligamentotaxia (Fig. 37-15), o acesso anterior possibilita descompressão direta dos elementos neurais, por exemplo, através de corpectomia. Por esse motivo, esse acesso é utilizado em pacientes que apresentam lesão medular grave com estenose extensa do canal medular. Além disso, o acesso anterior permite o uso de enxertos estruturados no local do corpo vertebral, algo que se faz necessário em algumas fraturas com alto grau de cominuição e colapso do corpo vertebral (Fig. 37-16).

FRATURA DOS ARCOS COSTAIS
Introdução
Os arcos costais, ou costelas, são componentes importantes da caixa torácica, e quando fraturadas podem colocar em risco estruturas como o pulmão, mediastino e órgãos sólidos abdominais. Geralmente estão inseridas em um contexto de trauma torácico contuso ou penetrante, porém, também podem ocorrer por sobrecarga mecânica (fratura por estresse) em atletas de remo, beisebol e golfistas.

Localização das Fraturas
Os arcos costais são divididos em três segmentos. O primeiro superior é composto pelo primeiro ao quarto arcos costais. Fraturas nessa região envolvem traumas de alta energia e podem estar associadas a lesões vasculares ou do plexo braquial e apresentar alterações como: alargamento do mediastino e diminuição de pulso do membro superior.

O segmento médio é composto pelo quinto ao nono arcos costais. Nessa região as fraturas se localizam, classicamente, na região posterior ou lateral da costela e associam-se à laceração e à contusão do pulmão, hematomas extrapleurais, hemotórax e pneumotórax.

O segmento inferior é composto pelo 10° ao 12° arcos costais. Ao diagnosticar fratura nesse segmento é preciso ter atenção a lesões de órgãos abdominais como fígado e baço.

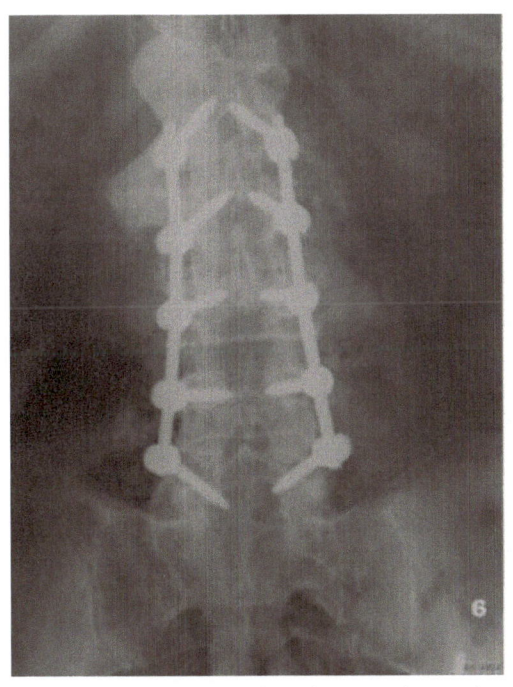

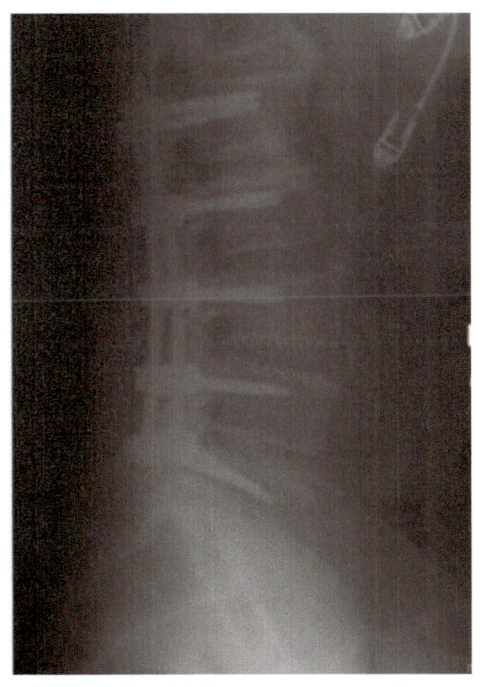

Fig. 37-14 Radiografia AP e lateral mostrando artrodese posterior da coluna lombar para tratamento de uma fratura do tipo explosão de L3. Nesse caso a artrodese foi realizada incluindo dois níveis acima e dois níveis abaixo da fratura. (Fonte: Arquivo pessoal dos autores.)

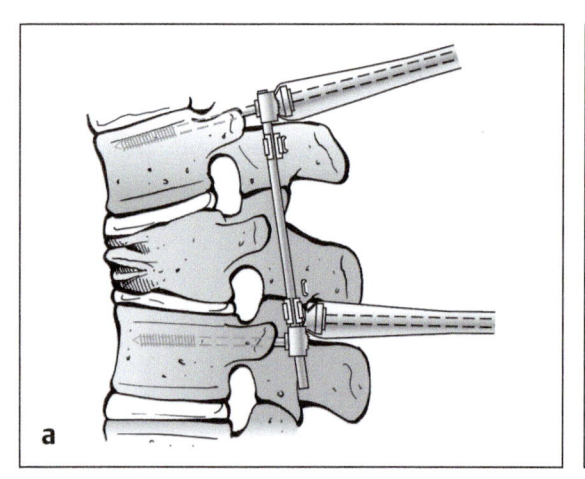

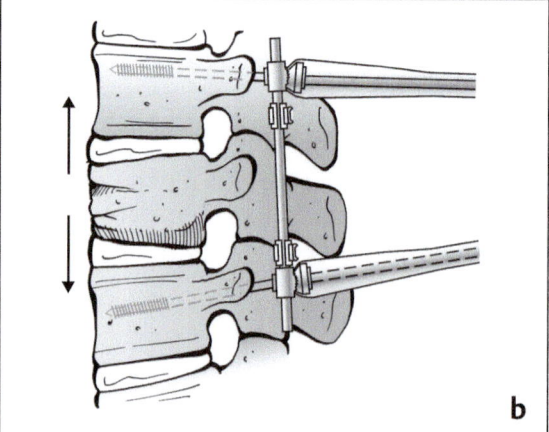

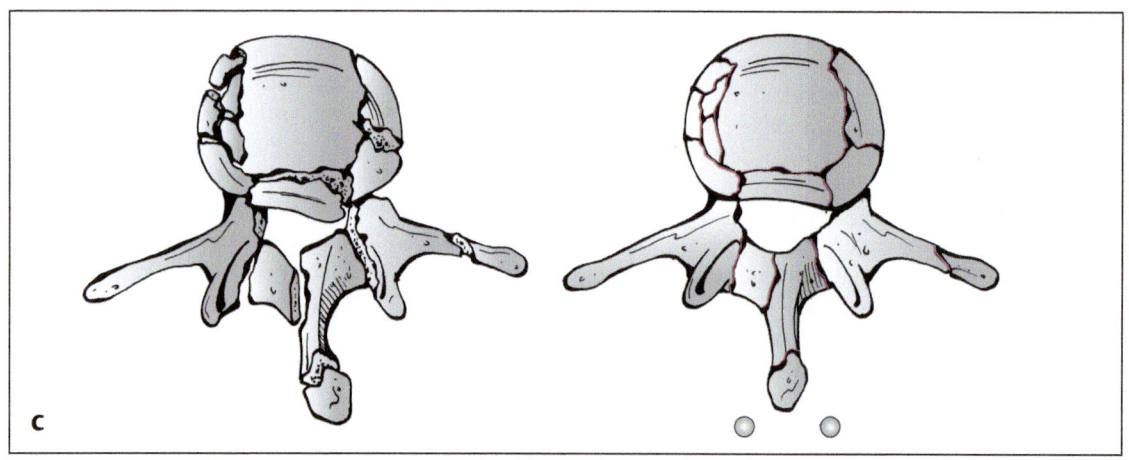

Fig. 37-15 Ilustração mostrando uma redução indireta de fratura toracolombar. Após a fixação transpedicular no nível acima e abaixo da fratura (**a**), a redução é alcançada aplicando-se distração no foco de fratura (**b**). Dessa forma, a tração dos ligamentos presos aos fragmentos ósseos promoverá o alinhamento da fratura (**c**).

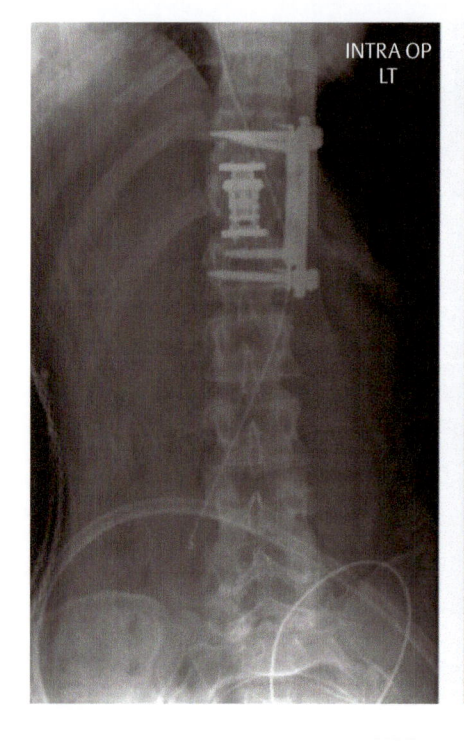

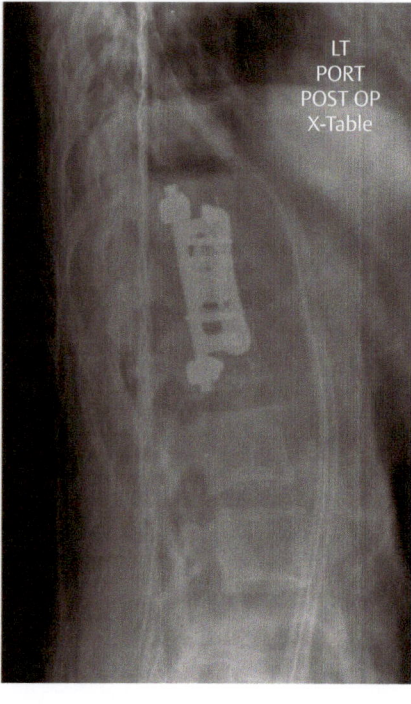

Fig. 37-16 Radiografia AP e lateral após a corpectomia de L1, inserção de enxerto substituindo L1 e fixação anterior. (Fonte: Arquivo pessoal dos autores.)

Exames de Imagem

Raios X

A melhor incidência radiográfica para se detectar fraturas dos arcos costais é a incidência posteroanterior do tórax. Incidências específicas para os arcos costais não demonstraram superioridade na detecção das fraturas em relação à incidência posteroanterior, apesar de serem frequentemente solicitadas na prática clínica. É importante mencionar que 50% das fraturas dos arcos costais não são diagnosticadas nos exames de radiografia.

Tomografia

Sem dúvida a tomografia é o melhor exame para a detecção das fraturas dos arcos costais (Fig. 37-17) e também das complicações associadas a essa patologia, como pneumotórax, hemotórax, hematoma extrapleural e enfisema subcutâneo. Em pacientes vítimas de trauma torácico de alta energia, recomenda-se a realização de angiotomografia para a identificação de lesões vasculares como, por exemplo, lesões das artérias subclávias, associadas à fratura dos arcos costais superiores.

Ultrassonografia

Atualmente a ultrassonografia está ganhando espaço como excelente método para a avaliação de pacientes com trauma torácico, pois apresenta boa sensibilidade e especificidade para a detecção de fraturas. Contudo, na maioria dos centros, sua principal utilidade é para identificação das complicações relacionadas com as fraturas.

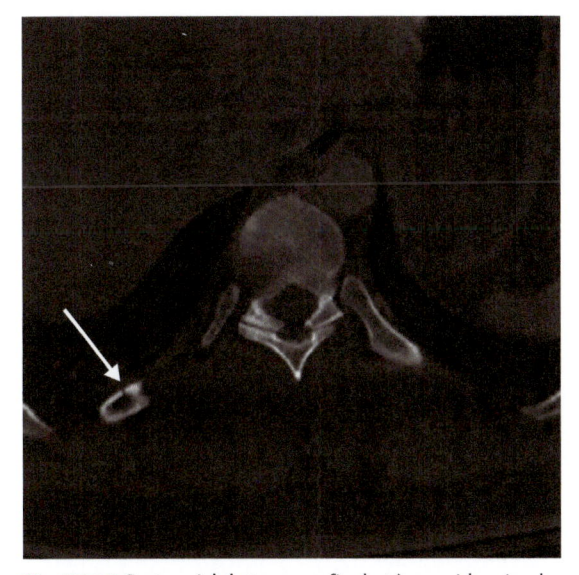

Fig. 37-17 Corte axial de tomografia do tórax evidenciando fratura sem desvio da região posterior do arco costal. (Fonte: Arquivo pessoal dos autores.)

Fraturas por Estresse

As fraturas por estresse dos arcos costais podem ocorrer em trabalhadores braçais e também em atletas. Atletas que realizam movimentos repetitivos acima da cabeça, como tenistas e arremessadores de beisebol, podem apresentar fraturas por estresse do primeiro arco costal do lado dominante, sobretudo em decorrência de contração repetida do músculo escaleno anterior que se insere nessa localização. Já fraturas por estresse do segmento médio frequentemente ocorrem em remadores, nadadores e golfistas por conta da contração repetitiva do serrátil anterior. O aumento da captação na cintilografia ou a presença de edema medular na ressonância magnética (Fig. 37-18) podem sugerir a presença de uma fratura por estresse dos arcos costais. A radiografia inicial geralmente não demonstra qualquer alteração, porém, posteriormente, pode apresentar sinais de formação de calo ósseo e esclerose conforme a consolidação da fratura.

Complicações

A identificação e o conhecimento das complicações associadas às fraturas dos arcos costais são de fundamental importância para a definição do tratamento dessa patologia. Sem dúvida, a dor é a maior complicação das fraturas dos arcos costais e a principal queixa desses pacientes, sobretudo por sua duração prolongada de até 3 meses após o trauma inicial.

O hemotórax frequentemente é observado nos pacientes com fraturas dos arcos costais (Fig. 37-19). Ele é definido como a presença de sangue no espaço pleural e requer drenagem cirúrgica. Na tomografia é identificado como a presença de uma imagem em crescente no corte axial. A principal complicação

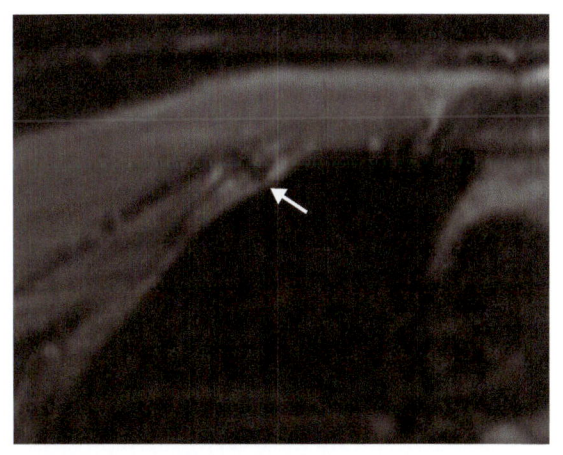

Fig. 37-18 Corte axial de ressonância magnética ponderada em T2, mostrando uma fratura sem desvio da região anterior do arco costal. A seta branca está indicando aumento de sinal na área de fratura. (Fonte: Arquivo pessoal dos autores.)

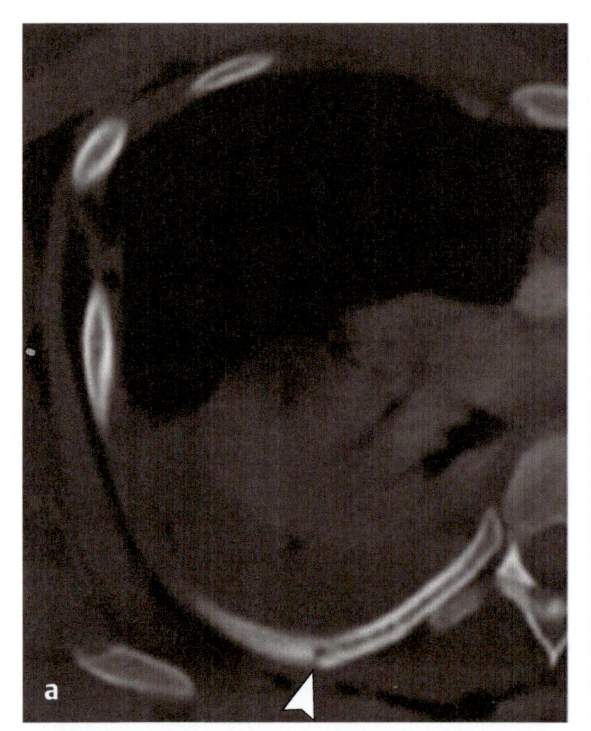

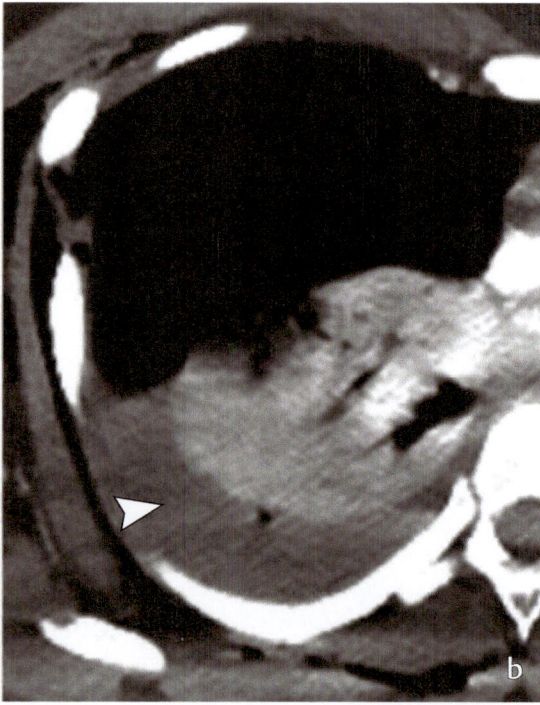

Fig. 37-19 (a) Corte axial de tomografia (janela óssea), evidenciando uma fratura sem desvio do arco costal. (b) Mesmo paciente (janela de partes moles), imagem em crescente adjacente ao local de fratura, indicando a presença de hemotórax. (Fonte: Arquivo pessoal dos autores.)

associada de um hemotórax não drenado é a ocorrência de empiema.

Outra complicação frequente das fraturas dos arcos costais é o pneumotórax (Fig. 37-20). O pneumotórax é decorrente de lesão penetrante da costela fraturada no parênquima pulmonar. O exame de radiografia possui limitações para a identificação dessa complicação e indica-se a realização de tomografia para esses pacientes. Pneumotórax com volume estimado de 25% do volume torácico geralmente necessitam de toracostomia e drenagem.

Na presença de fraturas segmentares dos arcos costais, afetando três ou mais costelas, podemos observar uma condição conhecida como tórax instável. Nessa situação o segmento solto das fraturas apresentará um movimento paradoxal durante a respiração. É importante a identificação dessa condição, pois ela associa-se a aumento da mortalidade.

Outras complicações menos frequentes são: hematoma extrapleural, contusão pulmonar e lesão vascular.

Tratamento

O tratamento das fraturas dos arcos costais é sobretudo de suporte. É fundamental a orientação e

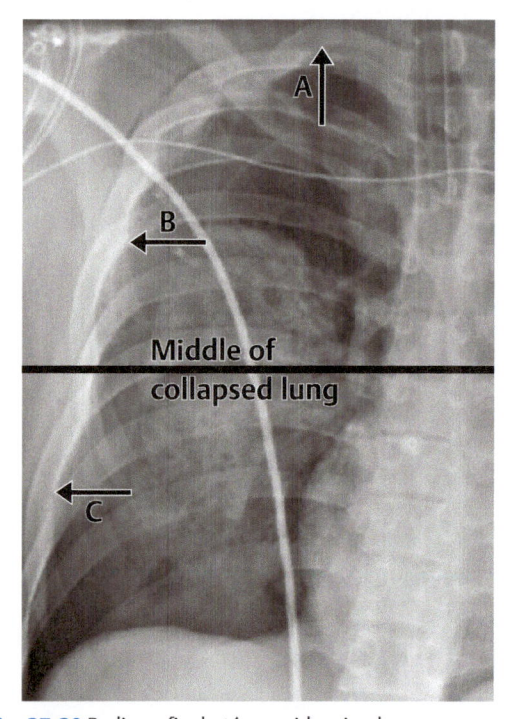

Fig. 37-20 Radiografia do tórax evidenciando a presença de fratura do 1º ao 4º arco costal associada à presença de pneumotórax e colapso do parênquima pulmonar.

o tratamento da dor nesses pacientes, cuja duração pode se estender por até 3 meses. Recursos como bloqueio de nervo intercostal e analgesia epidural podem auxiliar no manejo de pacientes com dor intensa.

A indicação de tratamento invasivo será baseada, sobretudo, na presença de complicações associadas às fraturas. Paciente com tórax instável, por exemplo, frequentemente necessitam de intubação para melhora do padrão respiratório e das trocas gasosas.

A realização de toracocentese e drenagem torácica é de fundamental importância na presença de pneumotórax e hemotórax para permitir a expansibilidade pulmonar. Além disso, indica-se toracotomia em pacientes com hipotensão persistente ou drenagem de sangue superior a 1,5 L de dreno torácico.

Em relação à estabilização cirúrgica da fratura, sua indicação é extremamente rara. Atualmente a indicação clássica para tal procedimento é a presença de tórax instável com pelo menos quatro arcos costais fraturados.

BIBLIOGRAFIA

Albot BS, Gange CP Jr, et al. Traumatic rib injury: patterns, imaging pitfalls, complications, and treatment. Radiographics. 2017 Mar-Apr;37(2):628-51.

Campbell´s. Operative orthopaedics, 13.ed. Elsevier; 2016.

Crutcher JP Jr, Anderson PA, King HA, et al. Indirect spinal canal decompression in patients with thoracolumbar burst fractures treated by posterior distraction rods. J Spinal Disord. 1991;4:39-48.

Funakoshi T, Furushima K, Kusano H, et al. First-rib stress fracture in overhead throwing athletes. J Bone Joint Surg Am. 2019 May 15;101(10):896-903.

Gumley G, Taylor TK, Ryan MD. Distraction fractures of the lumbar spine. J Bone Joint Surg Br. 1982;64:520-5.

Hauser CJ, Visvikis G, Hinrichs C, et al. Prospective validation of computed tomographic screening of the thoracolumbar spine in trauma. J Trauma. 2003;55:228,34.

McAfee PC, Yuan HA, Fredrickson BE, et al. The value of computed tomography in thoracolumbar fractures. An analysis of one hundred consecutive cases and a new classification. J Bone Joint Surg Am. 1983;65:461-73.

Oner FC, Ramos LM, Simmermacher RK, et al. Classification of thoracic and lumbar spine fractures: Problems of reproducibility. A study of 53 patients using CT and MRI. Eur Spine J. 2002;11:235-45.

Panjabi MM, Hausfeld JN, White AA 3rd. A biomechanical study of the ligamentous stability of the thoracic spine in man. Acta Orthop Scand. 1981;52:315-26.

Parker JW, Lane JR, Karaikovic EE, et al. Successful short-segment instrumentation and fusion for thoracolumbar spine fractures: A consecutive 41/2-year series. Spine. 2000;25:1157-70.

Rockwood and Green's. Fractures in adults, 8.ed . Wolters Kluwer Health; 2014.

Siebenga J, Leferink VJ, Segers MJ, et al. Treatment of traumatic thoracolumbar spine fractures: A multicenter prospective randomized study of operative versus nonsurgical treatment. Spine. 2006;31:2881-90.

Sjostrom L, Karlstrom G, Pech P, et al. Indirect spinal canal decompression in burst fractures treated with pedicle screw instrumentation. Spine. 1996;21:113-23.

TRAUMAS ENVOLVENDO COLUNA E REGIÃO LOMBAR

CAPÍTULO 38

Pedro Fernandes

INTRODUÇÃO

Desde longa data que os desportos têm estado associados a lesões do aparelho musculoesquelético. Neste contexto, as lesões da coluna representam cerca de 15% de todas as lesões.[1] De acordo com o National Spinal Cord Injury Statistical Center, 7,8% de todas as lesões vertebromedulares (LVM) nos Estados Unidos, desde 2015, ocorrem no decurso de uma atividade desportiva.[2] Embora a maioria das lesões seja de baixa gravidade (distensões musculares ou contusões de partes moles), qualquer profissional de saúde na primeira linha, independentemente do tipo de desporto, deverá estar preparado para lidar com a possibilidade de uma lesão vertebral em pleno campo de jogo.[3] Assim, qualquer atleta que sofra um traumatismo craniano ou cervical com moderada ou elevada energia deverá ser abordado com todas as precauções vertebromedulares e evacuado para um centro hospitalar apropriado na presença de sintomas ou sinais clínicos suspeitos.

Apesar de a maioria das precauções se centrarem muito em relação à coluna cervical, os princípios gerais aplicam-se também às lesões da coluna lombar, dependendo do prognóstico das lesões de um diagnóstico precoce e do rápido encaminhamento do atleta a um centro especializado.[4]

A antecipação dos acidentes deverá ser uma das principais preocupações da equipe médica, treinadores e dirigentes, sendo crucial a existência também de um protocolo de avaliação, reconhecimento e de evacuação do atleta lesionado. São reconhecidos como desportos de maior risco para lesões graves o Futebol Americano, o Hóquei em gelo no Canadá, e o *Rugby* na Europa, seguidos, de forma geral, da ginástica, *ski*, *snowboarding* e desportos equestres.[5]

Muito se tem discutido sobre se as anomalias congênitas da coluna representam ou não uma contraindicação absoluta para a prática desportiva, sobretudo, para os desportos de contato, uma vez que a incidência de neuropraxia transitória tem sido relativamente rara.[5-9] Este quadro, resultante de um traumatismo axial na coluna cervical, manifesta-se por um episódio breve de tetraparesia que pode demorar desde segundos a horas, geralmente sem qualquer evidência radiográfica de fratura ou de instabilidade. A abordagem clínica segue, habitualmente, o protocolo aplicado à concussão cerebral, permitindo-se o regresso à prática desportiva apenas após a resolução completa dos sintomas e sinais clínicos, suportada por uma investigação imagiológica completa que afaste qualquer instabilidade disco-ligamentar, fratura, hérnia discal ou anomalia congênita.[10]

LESÕES CERVICAIS

Podemos dividir as lesões cervicais em axiais (C0-C2) ou subaxiais (C3-C7), sendo as primeiras menos frequentes e com elevada heterogeneidade. Ocorrendo, habitualmente, em atletas com menos de 30 anos, a instabilidade occipito-antlantoideia e C1-C2 são lesões graves e com indicação para estabilização cirúrgica. Por sua vez, as fraturas do atlas com integridade do ligamento transverso, são tratadas conservadoramente, assim como, as fraturas da odontoide, com a utilização de colares rígidos ou haloveste. Todavia, mediante o avanço nas técnicas de estabilização cirúrgica, tem-se vindo assistir a uma modificação progressiva na abordagem terapêutica das fraturas do odontoide, sendo estas, cada vez mais, consideradas para uma fixação anterior com parafusos.[10]

As lesões da coluna subaxial (C3-C7) ocorrem, habitualmente, em flexão/compressão, levando à falência da banda de tensão posterior, por compressão axial pura, da qual resultam as fraturas tipo *burst*, e as lesões em extensão e distração com a falência da banda de tensão anterior. A luxação de facetas (flexão/compressão) é, seguramente, a lesão mais devastadora, acompanhando-se, na maior parte dos casos, de lesão medular completa (Fig. 38-1 a 38-3). Não menos graves são as lesões em extensão e distração onde a equipe médica deverá ter elevado índice de suspeição para o comprometimento neurológico. Ambas as falências da banda de tensão anterior e posterior são situações para tratamento cirúrgico. No que diz respeito às fraturas tipo *burst*, estas poderão ser consideradas para um tratamento

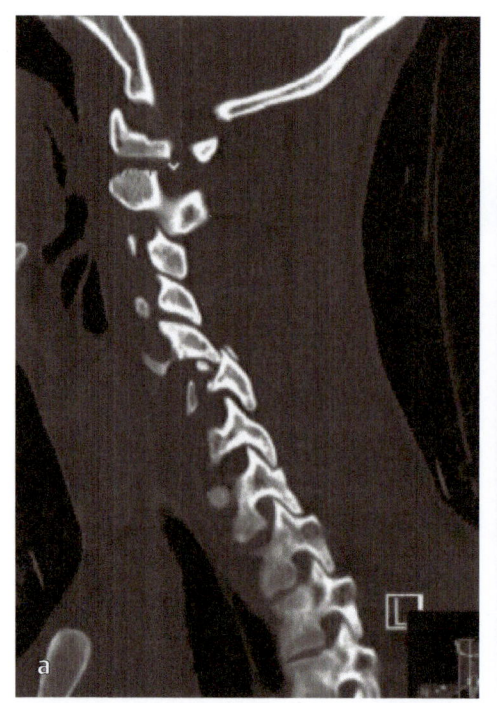

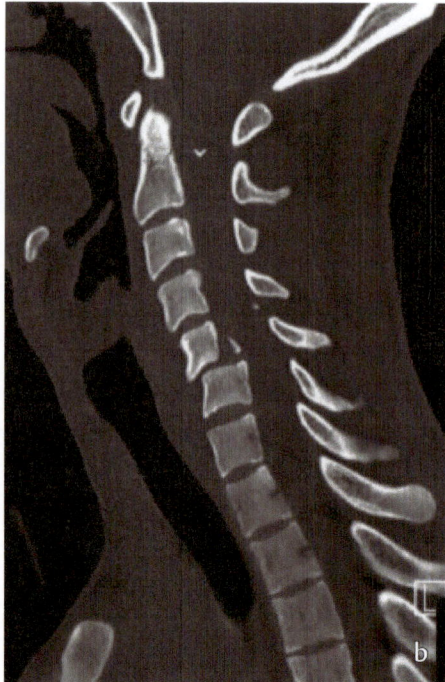

Fig. 38-1 (a) Imagem de tomografia computorizada (TC) da coluna cervical de um jogador profissional de futebol, vítima de queda com traumatismo cervical onde é visível a luxação da faceta. Apresentava dor irradiada ao membro superior e déficit de força global. Perante o baixo índice de suspeição, o atleta foi encaminhado sem precauções para um centro clínico sem a diferenciação de um centro vertebro-medular, obrigando a uma transferência após diagnóstico e imobilização apropriada. **(b)** Imagem de TC num plano médio sagital evidenciando o deslocamento da vértebra C5 sobre C6. (Fonte: Arquivo pessoal do autor.)

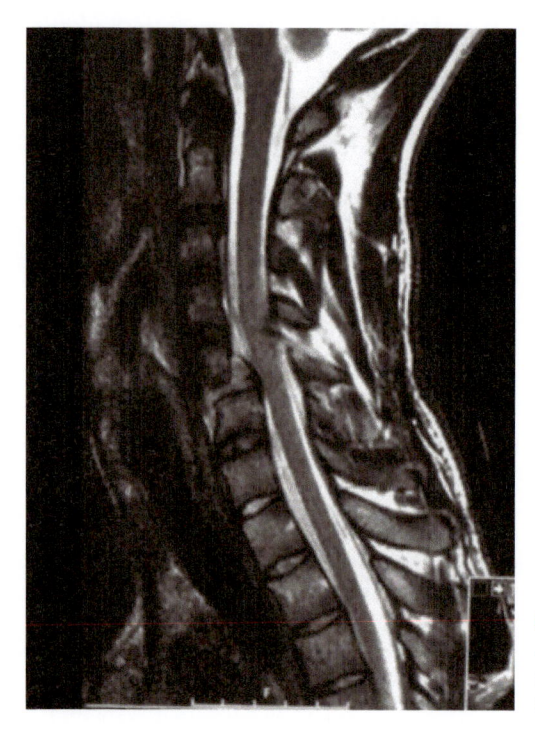

Fig. 38-2 Ressonância magnética evidenciando a luxação e o contato entre as vértebras e a medula que mostra ligeiro edema apenas. (Fonte: Arquivo pessoal do autor.)

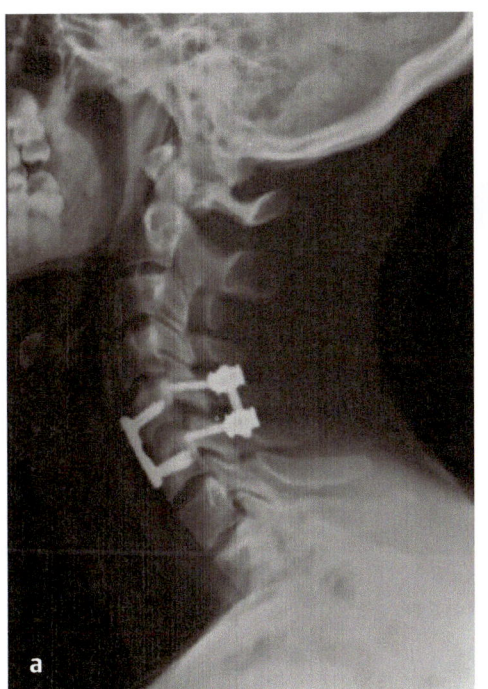

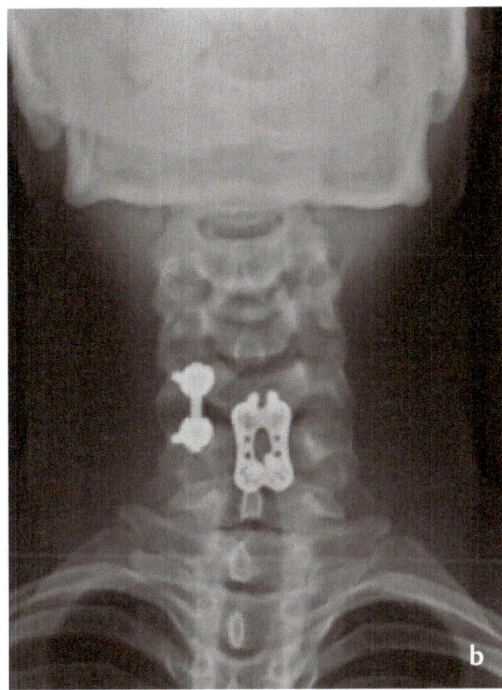

Fig. 38-3 (a, b) O doente foi submetido à descompressão anterior seguida de descompressão posterior do forame e redução da luxação seguida de instrumentação a um nível. Em seguida, novamente, abordagem anterior para enxerto e placa. Fixação de um nível com recuperação da força tendo regressado à atividade desportiva ao fim de 6 meses.

conservador, desde que não associadas a compromisso neurológico ou deformidade cifótica.[11-13] A exceção poderá ser a fratura em C7, onde Vaccaro et al.[11] consideram haver risco de instabilidade e evolução para cifose, devendo-se considerar, nestes casos, a estabilização cirúrgica. Após uma destas lesões, o regresso ao desporto deve ser analisado de forma individualizada, tendo em conta o atleta e o desporto em causa. De forma geral, são considerados requisitos obrigatórios para um regresso seguro a consolidação completa das fraturas, mobilidade normal e indolor e uma recuperação total da força muscular.[11]

Com alguma frequência, sobretudo nos desportos de contato, os atletas podem apresentar quadros de dor súbita no braço acompanhada de parestesias por um território difuso sem propriamente definir um trajeto de dermátomo.[14,15] Estes episódios estão descritos em cerca de 33% dos jogadores de *rugby* durante uma época, ou em 65% dos atletas de futebol americano durante o *college*, sendo conhecidos como *Burners ou Stingers*. Duas explicações têm surgido na literatura, podendo corresponder a fenômenos de tração na região do plexo braquial com projeção da cabeça para o lado contrário ou compressões dos nervos na região das suas emergências foraminais na coluna cervical. O atleta pode apresentar ou não diminuição da força no membro afetado. Sendo episódios transitórios, na maior parte das situações, caso haja recuperação total da força e resolução completa da sintomatologia, o atleta poderá regressar à atividade desportiva; caso contrário a situação clínica deverá ser investigada.[16,17]

LESÕES DA COLUNA LOMBAR

No que diz respeito à coluna lombar é reconhecida a elevada sobrecarga mecânica que este segmento da coluna sofre durante a prática desportiva, o que leva ao aparecimento de vários padrões de lesão. Entre 10 a 15% dos atletas referem lombalgia recorrente ou crônica resultante dos múltiplos e repetidos movimentos de flexão, extensão, rotação e compressão axial que ocorrem durante a atividade desportiva. Esta sintomatologia ocorre de forma mais generalizada, também em desportos, como o futebol, basquetebol, voleibol, ginástica, golfe e patinação, entre outros. Em 100 adolescentes com dor lombar, Wood et al. demonstraram que 62% deles apresentavam patologia nos elementos posteriores da coluna, com lesões de espondilólise documentadas em 47%.[18] Quando comparada com uma população adulta, a frequência de lesões musculares ou de partes moles é, curiosamente, muito inferior, estando presente em apenas 6% dos casos.[18] De fato, a fratura de estresse da *pars* interarticular (espondilólise com ou sem espondilolistese), é um problema frequente no atleta jovem, não devendo, no entanto, ser esquecidas outras entidades menos frequentes como as fraturas vertebrais, das apófises transversas e as lesões das facetas. Habitualmente o quadro clínico é o de uma dor não específica na região lombar uni ou bilateral relacionada com a prática desportiva, sobretudo em movimentos de extensão da coluna, sendo frequentemente reproduzida no teste de Stork (Fig. 38-4). Por vezes o atleta apresenta uma hiperlordose e é frequente encontrarmos alguma tensão ou retração na região dos isquiotibiais. Na maioria dos casos a sintomatologia se resolve após 2 a 6 semanas de tratamento, sendo fundamental uma paragem na atividade desportiva, geralmente durante um período de 3 meses, com um regresso progressivo e condicionado tendo em conta as características do desporto. Na falência deste tratamento estão descritas várias técnicas cirúrgicas para o tratamento da lesão (Figs. 38-5 a 38-7).

ABORDAGEM NO CAMPO

Qualquer atleta com suspeita de lesão vertebromedular deve ser abordado de acordo com o protocolo de ATLS, com imobilização adequada da coluna cervical, de forma a excluir as lesões potencialmente fatais. Em seguida, o médico deverá efetuar uma avaliação completa do atleta, com um exame neurológico minucioso, de forma a efetuar um diagnóstico preciso da situação clínica que lhe permite decidir pela permanência do atleta em jogo ou a sua evacuação. Esta é, sem dúvida, uma decisão difícil, realizada muitas vezes num ambiente pouco favorável e frequentemente desconhecido, com elevada

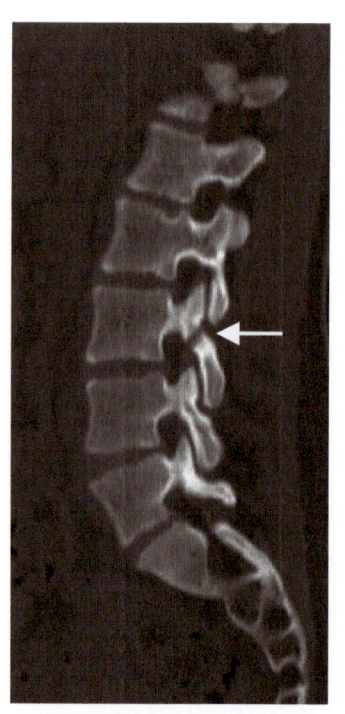

Fig. 38-5 Imagem de TC da coluna de uma adolescente de 14 anos, praticante de ténis de alta competição, com dor lombar arrastada, agravada com a prática desportiva. A seta aponta para a lise ístmica na *pars* interarticular, lesão que era bilateral.

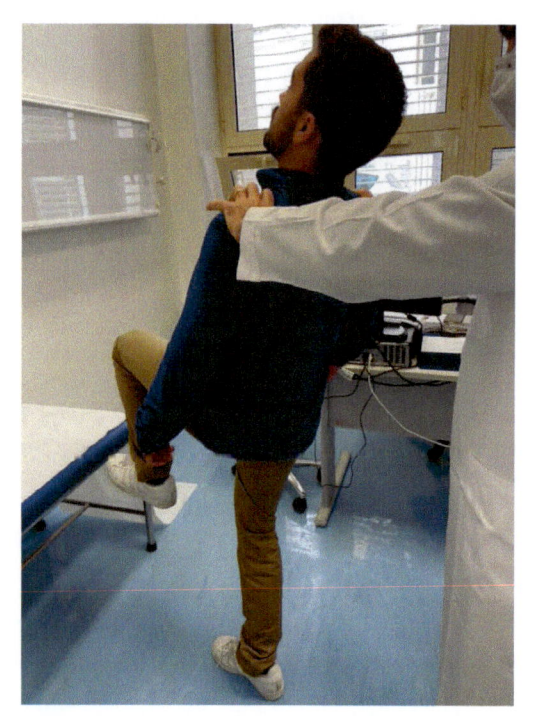

Fig. 38-4 Teste de Stork reproduzindo a dor lombar em atleta com lesão da *pars* interarticular. (Fonte: Arquivo pessoal do autor.)

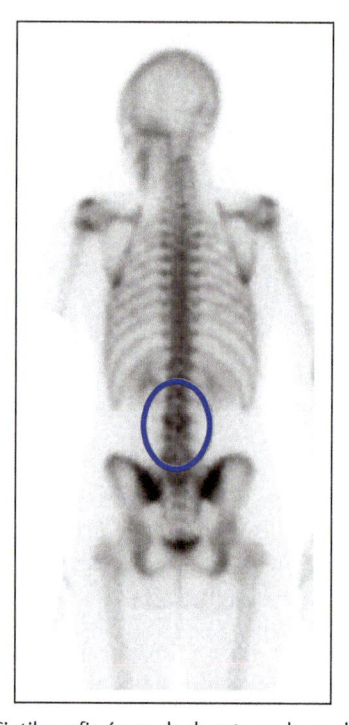

Fig. 36-6 Cintilografia óssea da doente onde se observa ligeiro aumento bilateral de atividade metabólica a nível de L3 traduzindo uma fratura de estresse de cada *pars* em fase subaguda.

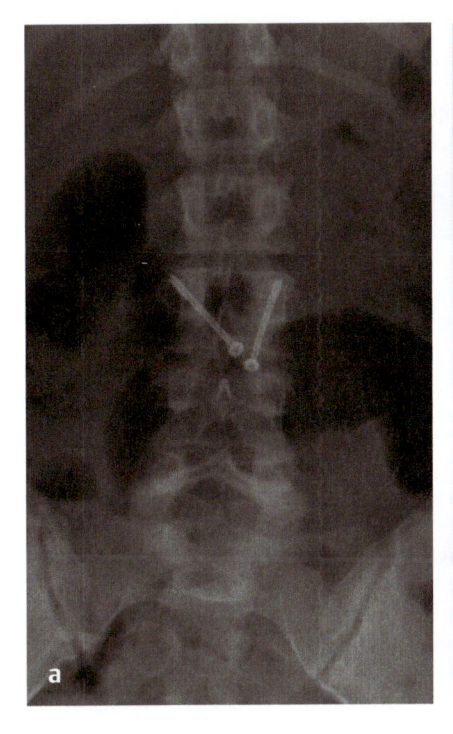

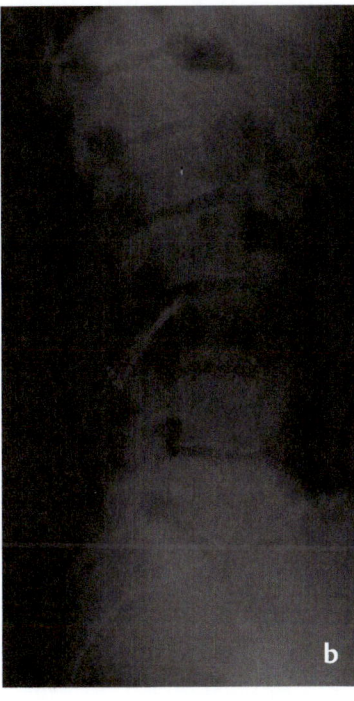

Fig. 38-7 (a, b) Imagem radiográfica em anteroposterior e de perfil pós-operatória com reconstrução da *pars* e fixação com parafusos. A doente regressou à prática desportiva após constatação da consolidação do defeito aos 5 meses.

visibilidade que não deverá condicionar a atuação da equipe clínica. Embora, na maioria dos casos de colisão, os atletas permaneçam estáveis do ponto de vista hemodinâmico, três cenários são descritos; compromisso cardiorrespiratório pendente; alteração do estado de consciência, mas sem compromisso sistêmico; e a situação mais habitual de estado de vigília normal sem qualquer ameaça cardiorrespiratória iminente.[5] Daí ser essencial para qualquer médico, enfermeiro ou fisioterapeuta, responsável pela assistência em campo, ter sólida formação em suporte básico e avançado de vida bem como competências na abordagem inicial do trauma. Lembrar que atletas com dificuldade respiratória poderão ter outras causas para além do trauma vertebromedular como; corpos estranhos (proteções da boca), fraturas faciais, lesões diretas da traqueia, asma ou pneumotórax. Na passagem do atleta para o plano duro os *logrolls*, embora aconselhados, na suspeita de lesão cervical, devem ser evitados na suspeita de lesão toracolombar por potencializarem a instabilidade na rgião da coluna. Um atleta que se encontre de barriga para baixo deverá, obviamente, ser cuidadosamente virado segundo a técnica de *logroll* descrita nos protocolos do ATLS. Após assegurar-se a via aérea, é aconselhável palpar o pulso no sentido de verificar a frequência cardíaca, já que uma diminuição da frequência poderá indicar choque neurogênico decorrente de uma lesão vertebromedular. Estando o atleta consciente, colaborante, com uma respiração normal e estável, do ponto de vista hemodinâmico, deverá ser avaliado do ponto de vista neurológico bem como pesquisadas áreas de dor à palpação de toda a coluna. Lembrar que os quadros neurológicos podem ser diversos, variando desde a tetraplegia completa à lesão incompleta, onde estão documentadas as síndromes cordonais anteriores ou centromedulares. Por vezes o atleta poderá referir um quadro de sensação de queimadura ou fogo nas mãos (*burning hand syndrome*) que deverá ser interpretado como uma síndrome medular e não um *burner or stinger*, na medida em que não se acompanha, habitualmente, de déficit sensitivo ou motor. Este decorre da presença de edema e isquemia na região dos feixes espinotalâmicos, obrigando a evacuar o atleta.[5] Durante a imobilização da cabeça o clínico deverá evitar qualquer tração ou distração, procurando-se uma posição neutral da coluna cervical durante a colocação de um colar cervical com duas peças rígidas. É habitual e aconselhável remover as máscaras faciais dos capacetes nos desportos de contato, embora o mesmo não seja aconselhado em relação ao capacete que deverá permanecer, assim como as proteções dos ombros, já que em conjunto atuam como estabilizador da coluna cervical. Estes só devem ser retirados em local apropriado ou no campo, em caso de parada cardiorrespiratória, seguindo a técnica descrita pela *National Athletic Trainers Association*. A técnica envolve quatro pessoas com elevação a 30° da cabeça e tronco com imobilização cervical de forma a remover o capacete e as proteções simultaneamente.[19]

REGRESSO À PRÁTICA DESPORTIVA

A decisão de permitir o regresso do atleta ao desporto nem sempre é consensual, havendo, muitas vezes, vários fatores a interferir nessa decisão ultrapassando, por vezes, os aspetos puramente clínicos. O desejo do atleta em retomar o mais rapidamente possível a sua atividade é um dos aspectos a se ter em conta. Por outro lado, a tolerância à dor destes doentes é elevada, sendo frequentes atitudes estoicas que poderão precipitar uma decisão de regresso mais precoce que o devido. Não havendo grande consenso, considera-se que em contusões *minor*, fraturas e hérnias discais que evoluíram favoravelmente, o regresso deve ser autorizado quando da resolução completa dos sintomas, ausência de qualquer sinal neurológico e uma recuperação completa da mobilidade e da força muscular. Por sua vez, todo atleta que mantenha sinais neurológicos não deverá retomar a atividade desportiva. Kepler e Vaccaro propuseram 9 contraindicações absolutas para o regresso à prática desportiva de contato, incluindo perda do alinhamento sagital da coluna, estreitamento significativo do canal vertebral, perda da mobilidade da coluna cervical (fusões 3 níveis), fusões occipitocervicais ou C1-C2, coluna do placador (*takler´s spine*) onde existe perda da lordose cervical com achatamento dos corpos, resultante dos traumatismos axiais durante as placagens com o capacete, técnica atualmente proibida no futebol americano.

CONCLUSÃO

As lesões vertebrais no desporto podem ir desde simples contusões ou distensões musculares até traumatismos cranianos e cervicais com consequências devastadoras do ponto de vista neurológico. Os médicos de campo devem estar bem preparados para estabelecer um diagnóstico correto das lesões que justificam uma evacuação imediata, diferenciando-as das simples lesões compatíveis com a permanência em campo. Um protocolo em quatro passos bem treinado que inclua: prevenção e planejamento de todas as eventualidades possíveis seguida de; elevado índice de suspeição que permita o diagnóstico correto da situação clínica de forma a colocar em prática o tratamento adequado, se necessário, ou o plano de evacuação, tem contribuído para diminuir a incidência dos acidentes e para melhorar o prognóstico das lesões complexas no desporto. Os critérios para permitir o regresso ao desporto ainda são matéria de debate, no entanto, não havendo contraindicações absolutas bem estabelecidas, cada caso deve ser analisado de forma individual tendo em conta o atleta e o desporto em causa.

REFERÊNCIAS BIBLIOGRÁFICAS

1. www.uab.edu/medicine/sci/faqs-about-spinal-cord-injury-sci/what-causes-spinal-cord-injury, Assessed at November 2020.
2. Khan N, Husain S, Haak M. Thoracolumbar injuries in the athlete. Sports Med Arthrosc. 2008;16(1):16-25.
3. Nalliah RP, Anderson IM, Lee MK, et al. Epidemiology of hospital-based emergency department visits due to sports injuries. Pediatr Emerg Care. 2014;30(8):511-5.
4. Assenmacher B, Schroeder GD, Patel AA. On-field management of spine and spinal cord injuries. Oper Tech Sports Med. 2013;21(3):152-8.
5. Banerjee R, Palumbo MA, Fadale PD. Catastrophic cervical spine injuries in the collision sport athlete, part 1: Epidemiology, functional anatomy, and diagnosis. Am J Sports Med. 2004;32(4):1077-87.
6. Torg JS, Naranja RJ, Pavlov H, et al. The relationship of developmental narrowing of the cervical spinal canal to reversible and irreversible injury of the cervical spinal cord in football players. J Bone Joint Surg Am. 1996;78(9):1308-14.
7. Castro FP Jr. Stingers, cervical cord neurapraxia, and stenosis. Clin Sports Med. 2003;22(3):483-92.
8. Meyer SA, Schulte KR, Callaghan JJ, et al. Cervical spinal stenosis and stingers in collegiate football players. Am J Sports Med. 1994;22(2):158-66.
9. Standaert CJ, Herring SA. Expert opinion and controversies in musculoskeletal and sports medicine: Stingers. Arch Phys Med Rehabil. 2009;90(3):402-6.
10. Dodwell ER, Kwon BK, Hughes B, et al. Spinal column and spinal cord injuries in mountain bikers: a 13-year review. Am J Sports Med. 2010;38(8):1647-52.
11. Schroeder GD, Vaccaro AR. Cervical spine injuries in the athlete. Journal of the American Academy of Orthopaedic Surgeons. 2016.
12. MacLean JG, Hutchison JD. Serious neck injuries in U19 rugby union players: an audit of admissions to spinal injury units in Great Britain and Ireland. Br J Sports Med. 2012;46(8):591-4.
13. Vaccaro AR, Klein GR, Thaller JB, et al. Distraction extension injuries of the cervical spine. J Spinal Disord. 2001;14(3):193-200.
14. Levitz CL, Reilly PJ, Torg JS. The pathomechanics of chronic, recurrent cervical nerve root neurapraxia: the chronic burner syndrome. Am J Sports Med. 1997;25(1):73-6.
15. Kawasaki T, Ota C, Yoneda T, et al. Incidence of stingers in young rugby players. Am J Sports Med. 2015;43(11):2809-15.
16. Kelly JD IV, Aliquo D, Sitler MR, et al. Association of burners with cervical canal and foraminal stenosis. Am J Sports Med. 2000;28(2):214-7.
17. Meyer SA, Schulte KR, Callaghan JJ, et al. Cervical spinal stenosis and stingers in collegiate football players. Am J Sports Med, 1994;22(2):158-66.
18. Micheli LJ, Wood R. Back pain in young athletes: Significant differences from adults in causes and patterns. Arch Pediatr Adolesc Med. 1995;149(1):15-8.
19. Peris MD, Donaldson WF 3rd, Towers J, Blanc R, Muzzonigro TS. Helmet and shoulder pad removal in suspected cervical spine injury human control model. Spine 2002;27:995-8.

Parte VII Tópicos Especiais

CAPÍTULO 39

LESÕES MUSCULARES

Cristiano Frota de Souza Laurino

INTRODUÇÃO

Os músculos são os únicos geradores de força capazes de produzir movimento articular e realizar contração convertendo energia química em trabalho mecânico.[1] A prática esportiva e a participação em competições, nas mais diversas modalidades, vêm resultando em crescente número de lesões musculoesqueléticas, dentre elas, as lesões musculares estão entre as mais frequentes da traumatologia esportiva, representando 10-55% de todas as lesões no esporte, e podendo provocar impotência funcional em graus variáveis, dependendo das características, como o tipo de lesão, as dimensões e a localização.[2,3]

No futebol, as lesões musculares são responsáveis por 3-46% de todas as lesões.[4] Em um clube de futebol profissional com cerca de 25 jogadores, pode-se esperar em torno de 15 lesões musculares a cada temporada[5] e tais lesões serão responsáveis por mais de 25% do tempo de dispensa dos treinamentos.[6] Cerca de 16% das lesões musculares no futebol de elite são lesões recorrentes e, em média, as recidivas causam um período de afastamento das atividades de treinamento e competição 30% maior do que a lesão inicial.[4]

A importância crescente nas pesquisas voltadas à melhor compreensão das lesões musculares no âmbito esportivo decorre das consequências individuais, coletivas, contratuais e financeiras envolvidas no meio esportivo competitivo e suas implicações na vida do atleta. Algumas consequências podem ser apontadas, como longos períodos de afastamento do esporte, recidivas de lesões, perda de rendimento esportivo, sequelas e encerramento prematuro da carreira.

Podemos classificar as lesões musculares em:

- "Diretas": são representadas pelas contusões e decorrem das situações de impacto geradas durante quedas ou traumatismos de contato.
- "Indiretas": ocorrem na ausência de contato físico, normalmente geradas por sobrecarga mecânica nas modalidades esportivas que exigem grande potência na realização dos movimentos.[7]

A lesão indireta gerada pelo alongamento das fibras além dos limites fisiológicos ocorre, predominantemente, durante as contrações musculares excêntricas, caracterizadas pelo alongamento gradativo das fibras musculares. Os músculos biarticulares (gastrocnêmios, os isquiotibiais e o reto femoral) são também restritores dos movimentos, têm um predomínio de fibras do tipo II e são os mais frequentemente acometidos por lesões indiretas.[8] Dentre os músculos isquiotibiais, o bíceps femoral é o músculo mais frequentemente acometido por lesões, seguido do semitendíneo e semimembranoso, com predomínio da junção miotendínea proximal.[9] A maioria das lesões musculares em atletas profissionais de futebol afeta a extremidade inferior (92%) envolvendo os quatro principais grupos musculares: isquiotibiais, adutores, quadríceps e gastrocnêmios, tendo a coxa como localização mais comum (55%) e as lesões dos isquiotibiais são as mais comuns, representando 12-37% de todas essas lesões; adutores representam 23%, quadríceps 19% e panturrilha 12-13%.[4,6]

Alguns fatores de risco são considerados predisponentes para lesão muscular indireta, embora ainda sejam pobremente amparados por evidências científicas. São descritos: deficiências de flexibilidade; desequilíbrios de força entre músculos de ações opostas (agonistas e antagonistas); lesões musculares pregressas (reabilitação incompleta); distúrbios nutricionais; distúrbios hormonais; alterações anatômicas e biomecânicas; infecções; fatores relacionados com o treinamento (aquecimento inadequado, incoordenação de movimentos, técnica incorreta, sobrecarga e fadiga muscular).

A complexa estrutura de tecido conjuntivo e seu papel na geração e transmissão de força são fatores chave dos sinais, sintomas e prognóstico de uma lesão muscular.[10]

A história clínica da lesão muscular é marcada por dor súbita, localizada, de intensidade variável, algumas vezes acompanhada de um estalido audível. Ocorre, geralmente, durante um movimento de maior velocidade ou posição extrema (corrida, arrancada, chute ou salto), mas não necessariamente nessa condição. A intensidade dos sinais e sintomas pode variar de acordo com a gravidade das lesões. A dor pode estender-se por todo o comprimento do músculo lesionado e piorar durante a contração ativa ou alongamento passivo. A contração excêntrica súbita da musculatura dos gastrocnêmios pode gerar uma ruptura de suas fibras, fato esse que geralmente ocasiona a sensação de o indivíduo ter sofrido uma pedrada, o que caracteriza a chamada "síndrome da pedrada", mais frequentemente observada na porção medial do gastrocnêmio. A síndrome é mais observada na faixa etária acima dos 35 anos de idade.

O exame físico revela edema localizado, tensão aumentada do tecido ao redor e possibilidade da presença de área de depressão local, visível ou palpável. A presença de equimose ou hematoma reflete uma lesão de maior extensão e gravidade. A contração contra a resistência revela dor local e impotência funcional, caracterizada pela incapacidade de se mover a articulação. Algumas lesões de menor magnitude, por outro lado, podem dificultar a realização de diagnóstico precoce em virtude da pequena expressão de sinais e sintomas. As lesões musculares geralmente não são precedidas por dor localizada ou tensão muscular aumentada no mesmo local, portanto, prever o surgimento de tais lesões não é uma tarefa simples. Lesões antigas e cicatrizadas podem gerar áreas de tensão muscular elevadas, com limitações da amplitude articular ou perda da flexibilidade local quando comparadas ao membro contralateral. O diagnóstico das lesões musculares deve abranger história e exame clínico adequados, podendo ser complementado por métodos de diagnóstico por imagem.

A menos que haja suspeita de uma fratura por avulsão com fragmento ósseo ou fratura apofisária em um indivíduo esqueleticamente imaturo, o valor das radiografias simples é limitado.[11]

A ressonância magnética (RM) e a ultrassonografia (US) são os métodos de diagnóstico por imagem mais utilizados para descrever com precisão as lesões musculares, principalmente a localização, o tamanho e o envolvimento tendíneo, assim como auxiliar na classificação.[12-18]

Vários parâmetros relacionados com as dimensões da lesão muscular e com o envolvimento do tendão podem estar associados à gravidade da lesão, assim as imagens também podem apresentar correlação entre as características da lesão e o tempo de recuperação. As imagens são capazes de identificar o músculo acometido, as dimensões da lesão (extensão, secção transversa), a localização (miotendínea, ventre muscular, inserção óssea) e a presença ou não de hematoma.[15,19]

A US é um método dinâmico, examinador-dependente e permite avaliar a evolução do processo de recuperação da lesão muscular, enquanto a RM apresenta alta sensibilidade e especificidade, além de permitir a identificação das características anatômicas da lesão. Nas lesões distais dos isquiotibiais, a US é mais adequada na detecção de lesões em decorrência de anatomia mais superficial dos tendões.[19]

A RM tem-se mostrado mais precisa do que a US na avaliação de lesões proximais dos isquiotibiais e pode avaliar o grau de retração do tendão, o que tem-se mostrado um elemento importante de decisão e planejamento pré-operatório em rupturas ou avulsões proximais dos isquiotibiais.[20,21] Após 24 horas da lesão, é o momento ideal para a realização do exame de RM.[22]

Uma revisão recente rastreou, independentemente, as imagens e os resultados, e identificou um risco elevado de viés no valor da RM para o prognóstico de lesão muscular.[23] Há evidências moderadas de que as lesões sem qualquer sinal hiperintenso em sequências sensíveis a fluidos estão associadas a um tempo mais curto para retorno aos treinamentos e que lesões envolvendo os tendões proximais isquiotibiais apresentam tempo mais prolongado de retorno aos treinamentos. Pode-se concluir que, atualmente, não há evidências fortes de que a RM seja útil para prever o tempo de retorno ao esporte após uma lesão aguda de isquiotibiais em razão dos riscos consideráveis de viés nos estudos.[23]

Pode-se classificar as lesões musculares segundo diversos métodos, graduando-se por níveis de comprometimento tecidual e com base nos achados clínicos e no diagnóstico por imagem.[24-26] Nos últimos anos, a avaliação funcional e a avaliação clínica também têm sido consideradas como fatores prognósticos, e embora ainda não se conheça a classificação ideal, a melhor classificação deve ser reprodutível, capaz de distinguir entre diferentes categorias, ser fácil de lembrar e estar relacionada com o prognóstico.[26] Seguem alguns métodos de classificação de lesões musculares (Quadros 39-1 a 39-3).

Os objetivos do tratamento das lesões musculares são:

- Controle da dor e do processo inflamatório.
- Redução do espasmo muscular.
- Auxílio na regeneração e reparação teciduais.
- Recuperação da flexibilidade pregressa.
- Recuperação da função contrátil.
- Restauração da função normal do músculo.
- Minimização do risco de relesões.
- Preparação do indivíduo para o retorno ao esporte nas condições ideais.

As formas de tratamento hoje existentes geralmente são suficientes para a cura da lesão, porém, apresentam limitações, como longos períodos de tratamento, afastamento das atividades esportivas,

Quadro 39-1 Classificação de Peetrons

Baseado na ultrassonografia	
Grau 0	– Normal
Grau 1	– Área hiperecoica – < 15 mm no eixo mais longo – < 5% do músculo
Grau 2	– Ruptura parcial: ruptura focal de fibras de 5-50% do músculo – Ruptura muscular parcial
Grau 3	– Ruptura completa do músculo com retração e lesão da fáscia

Fonte: Peetrons P; 2002.

Quadro 39-2 Classificação de Stoller

Baseado na ressonância magnética	
Grau 1	– RM negativa – 0% dano estrutural – Edema hiperintenso com ou sem hemorragia
Grau 2	– RM positiva com ruptura até 50% de fibras musculares – Possível defeito focal hiperintenso e retração parcial de fibras musculares
Grau 3	– Ruptura completa do músculo com 100% de dano estrutural – Lesão completa com ou sem retração muscular

Fonte: Stoller; 2002.

Quadro 39-3 Consenso de Munique

Lesão muscular indireta	
Lesão muscular funcional: lesão muscular aguda indireta sem evidência macroscópica (RMN ou US) de lesão muscular	**Tipo 1:** desordem muscular relacionada com a sebrecarga – *Tipo 1A:* desordem muscular induzida por fadiga – *Tipo 1B:* dor muscular de início tardio
	Tipo 2: desordem muscular neuromuscular – *Tipo 2A:* relacionada com a coluna vertebral – *Tipo 2B:* Relacionada com a musculatura
Lesão muscular estrutural: lesão muscular aguda indireta com evidência macroscópica (RMN ou US) de lesão muscular	**Tipo 3:** lesão muscular parcial – *Tipo 3A:* mínima lesão muscular parcial – *Tipo 3B:* moderada lesão muscular parcial
	Tipo 4: lesão muscular subtotal, completa ou avulsão tendínea

Fonte: Mueller-Wohlfahrt H; 2012.

sequelas e recidivas frequentes. Medicamentos anti-inflamatórios para controle da dor e da inflamação são amplamente utilizados, muito embora haja poucos estudos controlados sobre as consequências do uso em humanos para o tratamento das lesões musculares. Embora não haja consenso definitivo, o uso de anti-inflamatórios não hormonais deveria se restringir a períodos curtos após lesão, não havendo, assim, comprometimento do tecido neoformado, enquanto os glicocorticoides devem ser evitados em função das consequências negativas sobre o tecido neoformado.[27,28]

Os princípios do tratamento das lesões musculares na fase aguda ainda hoje necessitam de evidências científicas sólidas e têm-se baseado no método PRICE (proteção, repouso, gelo, compressão local e elevação do membro acometido). O repouso do membro afetado mediante a utilização de órteses (tipoias, muletas, estabilizadores articulares) está indicado nas lesões de maior gravidade. Recentemente uma proposta de revisão de conceitos aponta para o método POLICE (proteção, carregamento ideal, gelo, compressão local e elevação do membro acometido), onde o carregamento ideal substitui o repouso por um programa de reabilitação equilibrado e incremental, onde a atividade precoce estimule a recuperação respeitando-se as características de cada lesão.[29]

Durante o processo de reabilitação, há a necessidade de modificar as atividades de risco e nas fases iniciais recomenda-se permitir a mobilização do membro acometido dentro dos parâmetros de segurança para que não haja ampliação da área de lesão. Os métodos de fortalecimento gradual (exercícios isométricos, isotônicos e isocinéticos) são realizados dentro dos protocolos de reabilitação visando estimular a musculatura sem causar dor.[30] Os exercícios devem ser iniciados com baixa intensidade e intensificados progressivamente conforme a tolerância do indivíduo. Inicialmente, os exercícios concêntricos isométricos são utilizados, progredindo para os isotônicos e finalmente os excêntricos. Os exercícios de alongamento também são iniciados conforme os protocolos de reabilitação para cada gravidade de lesão e devem ser realizados de forma suave, de acordo com a percepção da dor.

A literatura apresenta poucas evidências científicas sobre a eficácia dos métodos de estimulação da regeneração das fibras musculares lesionadas, muito embora haja evidências dos métodos de estímulo à reparação cicatricial das mesmas áreas.[31]

As técnicas de analgesia abrangem a estimulação elétrica (TENS, correntes interferenciais, ultrassom terapêutico) e a crioterapia.[32] A crioterapia na fase aguda é indicada com o objetivo de controlar o processo inflamatório, diminuir a dor, o edema e o eventual sangramento.[33] O gelo armazenado em bolsas ou dispositivos específicos deve ser aplicado com a compressão do local da lesão entre 15 a 20 minutos, com frequência que pode variar de 1 a 3 horas durante os primeiros dias. A elevação do membro acometido é indicada para uma drenagem mais eficiente do edema ou hematoma.

O hematoma gerado na lesão muscular estimula a formação de tecido fibroso, logo, grandes volumes de hematoma podem comprometer a regeneração tecidual. A aspiração do volume de hematoma guiado por US pode auxiliar no tratamento e na recuperação muscular.[34]

O tratamento cirúrgico raramente é considerado no tratamento de lesões musculares, e a frase "lesões musculares cicatrizam sem intervenção" poderia ser usada como um princípio orientador.[35,36] No entanto, existem certas indicações altamente específicas nas quais a intervenção cirúrgica pode realmente ser benéfica para lesões musculares graves, mesmo na ausência de um protocolo de tratamento baseado em evidências. Essas indicações incluem um atleta com ruptura completa (grau III) de um músculo com poucos ou nenhum músculo agonista, uma ruptura (grau II) se mais da metade do músculo estiver rompida ou um grande hematoma intramuscular.[37,38]

Muitos autores afirmam que a cirurgia não tem lugar em razão da falta de evidências firmes, enquanto alguns cirurgiões acreditam que os tratamentos cirúrgicos com protocolos de reabilitação pós-operatória devem ser considerados se um paciente com lesão muscular queixar-se de dor crônica (duração > 4-6 meses), especialmente se a dor for acompanhada por um claro déficit de função.[39] Nesses casos crônicos deve-se suspeitar da formação de tecido cicatricial e aderências que restringem o movimento e a liberação cirúrgica das aderências pode ser considerada.

O conceito de *return to play* (RTP) é definido como "o processo de tomada de decisão de retornar um atleta lesionado ou doente para a competição".[40] Atualmente, considera-se a fase de treinamento após uma lesão como a última parte na recuperação e processo de adaptação para a cura completa, reduzindo a probabilidade de nova lesão.[40] Os critérios para o retorno ao esporte nas lesões musculares são complexos, cada vez mais específicos e individuais, considerando-se a modalidade e o atleta em questão, não havendo consenso na literatura atual. Deve-se respeitar e acompanhar o tempo biológico de evolução da lesão de acordo com o tipo e local; ausência de sintomas clínicos nos testes de força e flexibilidade; amplitude articular normal; flexibilidade normal; força muscular similar à contralateral; teste de US estático e dinâmico demonstrando cicatrização de tecidos de boa qualidade; trabalhar com fortalecimento de CORE e propriocepção durante a recuperação até que as habilidades objetivas relevantes sejam alcançadas; avaliação da normalização de parâmetros específicos da modalidade praticada como velocidade, aceleração e desaceleração, saltos, dentre outros gestos esportivos; consentimento informado pelo atleta.[41]

Algumas razões importantes são apontadas como responsáveis pelo fenômeno da recorrência das lesões musculares. A principal delas é a provável alteração da biomecânica em decorrência da lesão. O tecido neoformado no local da lesão combina tecido fibroso, sem características contráteis com tendências à rigidez do tecido, o que pode levar à limitação do arco de movimento. Por outro lado, fibras musculares regeneradas podem apresentar comando neuromotor anormal, o que compromete a ação contrátil do músculo, proporcionalmente à área comprometida. Portanto, as lesões pregressas figuram como um dos principais fatores de risco para a recidiva das lesões.

O diagnóstico precoce da lesão muscular aguda propicia o início imediato do tratamento. A demora em instituir o tratamento adequado pode gerar o agravamento da lesão e a formação de hematoma, fatores de risco relacionados com a maior incidência de recidivas das lesões musculares. O tratamento da lesão muscular constitui, ainda hoje, um desafio para médicos, fisioterapeutas treinadores e atletas.

REFERÊNCIAS BIBLIOGRÁFICAS

1. Laurino CFS. Lesões esportivas no corredor. In: Sociedade Brasileira de Ortopedia e Traumatologia; Cristante AF, Brandão GF (Ors.). PROATO Programa de Atualização em Traumatologia e Ortopedia: Ciclo 12. Porto Alegre: Artmed Panamericana; 2016. p. 9-76. (Sistema de Educação Continuada a Distância, v. 3).
2. Edouard P, Navarro L, Branco P, et al. Injury frequency and characteristics (location, type, cause and severity) differed significantly among athletics ('track and field') disciplines during 14 international championships (2007–2018): implications for medical service planning. British Journal of Sports Medicine. 2020;54:159-67.
3. Laurino CFS, Lopes AD, Mano KS, Cohen M, Abdalla RJ. Lesões Musculoesqueléticas no atletismo. Revista Brasileira de Ortopedia. (São Paulo) 2000;35(9):364-8.
4. Ekstrand J. Epidemiology of muscle injuries in soccer. In: Mueller-Wohlfahrt H. Muscle injuries in sports (Ed.). (Stuttgart, Georg: Thieme Verlag; 2013.
5. Hagglund M, Walden M, Ekstrand J. Risk factors for lower extremity muscle injury in professional soccer: the UEFA Injury Study. The American Journal of Sports Medicine. 2013;41:327-35.
6. Ekstrand J, Hagglund M, Walden M. Injury incidence and injury patterns in professional football: the UEFA injury study. British Journal of Sports Medicine. 2011;45:553-8.
7. Valle X, Alentorn-Geli E, Tol JL, et al. Muscle injuries in sports: a new evidence - Informed and Expert Consensus-Based Classification with Clinical Application. Sport Med; 2017;47(7):1241-53.

8. Almeida A, Doríleo C, Thiele E, SantAnna JPC, Costa PHP. Lesões musculares. In: Cristante AF, Brandão GF (Eds.). Programa de Atualização em Traumatologia e Ortopedia (PROATO): Ciclo 12. Porto Alegre: Artmed; 2015. p. 85-110.
9. Smet AA, Best TM. MR Imaging of the distribution and location of Acute Hamstring Injuries in Athletes. American Roentgen Ray Society. 2000;174:393-9.
10. Kjær M, Magnusson P, Krogsgaard M, et al. Extracellular matrix adaptation of tendon and skeletal muscle to exercise. Journal of Anatomy. 2006;208:445-50.
11. Clanton TO, Coupe KJ. Hamstring strains in athletes: diagnosis and treatment. Journal of the American Academy of Orthopaedic Surgeons. 1998;6:237-48.
12. Schneider-Kolsky ME, Hoving JL, Warren P, and Connell DA. A comparison between clinical assessment and magnetic resonance imaging of acute hamstring injuries. The American Journal of Sports Medicine. 2006;34:1008-15.
13. Askling CM, Tengvar M, Saartok T, and Thorstensson A. Acute First-Time Hamstring Strains During High-Speed Running a Longitudinal Study Including Clinical and Magnetic Resonance Imaging Findings. The American Journal of Sports Medicine. 2007;35:197-206.
14. Ekstrand J, Healy JC, Waldén M, et al. Hamstring muscle injuries in professional football: the correlation of MRI findings with return to play. British Journal of Sports Medicine. 2012;46:112-7.
15. Connell DA, Schneider-Kolsky ME, Hoving JL, et al. Longitudinal study comparing sonographic and MRI assessments of acute and healing hamstring injuries. American Journal of Roentgenology. 2004;183:975-84.
16. Koulouris G, Connell DA, Brukner P, et al. Magnetic resonance imaging parameters for assessing risk of recurrent hamstring injuries in elite athletes. The American Journal of Sports Medicine. 2007;35:1500-6.
17. Verrall GM, Slavotinek JP, Barnes PG, et al. Assessment of physical examination and magnetic resonance imaging findings of hamstring injury as predictors for recurrent injury. The Journal of Orthopaedic and Sports Physical Therapy. 2006;36:215-24.
18. Bianchi S, Martinoli C, Waser N, et al. Central aponeurosis tears of the rectus femoris: sonographic findings. Skeletal Radiology. 2002;31:581-6.
19. Koulouris G, Connell D. Imaging of hamstring injuries: therapeutic implications. European Radiology. 2006;16:1478-87.
20. Comin J, Malliaras P, Baquie P, et al. Return to competitive play after hamstring injuries involving disruption of the central tendon. The American Journal of Sports Medicine 2013;41:111-5.
21. Koulouris G, Connell D. Evaluation of the hamstring muscle complex following acute injury. Skeletal Radiology. 2003;32:582-9.
22. Orchard J, Best TM. The management of muscle strain injuries: an early return versus the risk of recurrence. Clinical Journal of Sport Medicine. 2002;12:3-5.
23. Reurink G1, Brilman EG, de Vos RJ, et al. Magnetic resonance imaging in acute hamstring injury: can we provide a return to play prognosis? Sports Med. 2015;45(1):133-46.
24. Takebayashi S, Takasawa H, Banzai Y, et al. Sonographic findings in muscle strain injury: clinical and MR imaging correlation. J Ultrasound Med. 1995;14(12):899-905.
25. Peetrons P. Ultrasound of muscles. Eur Radiol. 2002;12(1):35-43.
26. Pollock N, James SL, Lee JC, Chakraverty R. British athletics muscle injury classification: a new grading system. Br J Sports Med. 2014;48(18):1347-51.
27. O'Grady M, Hackney AC, Schneider K, et al. Diclofenac sodium (Voltaren) reduced exercise-induced injury in human skeletal muscle. Med Sci Sports Exerc 2000;32(7):1191-6.
28. Beiner JM, Jokl P, Cholewicki J, Panjabi MM. The effect of anabolic steroids and corticosteroids on healing of muscle contusion injury. Am J Sports Med. 1999;27(1):2-9.
29. Bleakley CM, Glasgow P, MacAuley DC. PRICE needs updating, should we call the POLICE? British Journal of Sports Medicine; 2012;46:220-1.
30. Drezner, Jonathan A. MD Practical Management: Hamstring Muscle Injuries. Clinical Journal of Sport Medicine. 2003 Jan.;13(Issue 1):48-52.
31. Wilkin LD, Merrick MA, Kirby TE, Devor ST. Influence of therapeutic ultrasound on skeletal muscle regeneration following blunt contusion. Int J Sports Med. 2004;25(1):73-7.
32. Engelmann J, Vitto MF, Cesconetto PA, et al. Pulsed ultrasound and dimethylsulfoxide gel treatment reduces the expression of pro-inflammatory molecules in an animal model of muscle injury. Ultrasound Med Biol. 2012;38(8):1470-75.
33. Hurme T, Rantanen J, Kaliomo H. Effects of early cryotherapy in experimental skeletal muscle injury. Scand J Med Sci Sport. 1993;3(1):46-51.
34. Wood JP, Beaulieu CF. Musculotendinous Injuries: Sonographic-guided Interventions. Semin Musculoskelet Radiol. 2017;21(4):470-84.
35. Järvinen TA, Järvinen TL, Kääriäinen M, et al. Muscle injuries: optimising recovery. Best Practice & Research Clinical Rheumatology. 2007;21:317-31.
36. Petersen J, Hölmich P. Evidence based prevention of hamstring injuries in sport. British Journal of Sports Medicine. 2005;39:319-23.
37. Almekinders LC. Results of surgical repair versus splinting of experimentally transected muscle. Journal of Orthopaedic Trauma. 1991;5:173-6.
38. Kujala UM, Orava S, Järvinen M. Hamstring injuries. Sports Medicine. 1997;23:397-404.
39. Järvinen TA, Järvinen TL, Kääriäinen M. Muscle injuries biology and treatment. The American Journal of Sports Medicine. 2005;33745-64.
40. Hallén A, Ekstrand J. Return to play following muscle injuries in professional footballers. Journal of Sports Sciences. 2014;1-8.
41. Van der Horst N, Backx F, Goedhart EA, et al. Return to play after hamstring injuries in football (soccer): a worldwide Delphi procedure regarding definition, medical criteria and decision-making. Br J Sports Med Published Online First: 30 March 2017.

LESÕES UNGUEAIS

CAPÍTULO 40

Ricardo Reiniger Olivero ▪ Jorge Lopes de Souza Costa
Douglas Rodrigues dos Santos ▪ Murilo Vieira da Silveira
Arthur da Rocha Nogueira Neto

INTRODUÇÃO

As unhas, assim como os cabelos, são estruturas de origem epidérmica, sendo, entre as estruturas epiteliais, as mais resistentes. Elas se desenvolvem a partir de um crescimento interno da epiderme dentro da derme que dá origem à placa ungueal, formada por células mortas totalmente cornificadas. Entre a placa ungueal e o periósteo da falange distal está localizada a derme da unha, que é formada por um entrelaçado de fibras colágenas.

As partes essenciais das unhas são, de proximal para distal: matriz da unha, lúnula, dobra ungueal proximal, eponíquio, cutícula, leito ungueal (pele embaixo da placa ungueal), placa ungueal, prega lateral da unha, perioníquio, hiponíquio e borda livre (Fig. 40-1).

A matriz da unha está localizada logo abaixo da pele, na base da unha e contém vasos sanguíneos e linfáticos e nervos. Na matriz são produzidas células ungueais que se achatam e são empurradas para a frente, produzindo o crescimento da unha. Danos nesta região podem gerar irregularidades na placa ungueal que podem ser irreversíveis.

As lesões ungueais são extremamente comuns no meio esportivo, visto que os atletas passam grande parte do seu dia utilizando calçados esportivos, que na maioria dos casos são desconfortáveis ou justos demais para permitir a melhora da *performance*. Tal fato acaba por causar pequenas lesões nas extremidades ungueais, principalmente nos "cantos de unha". As lesões ungueais exigem tratamento adequado e métodos de prevenção para uma adequada evolução.

Este tipo de lesão frequentemente depende da pressão ou do atrito em determinada unha. A anatomia do pé vai influenciar diretamente no tipo de acometimento e local afetado. Atleta com concavidade normal do pé distribuiu todo o peso corporal uniformemente, o que diminui a probabilidade de lesão ungueal. Já casos de pé cavo ou pé plano valgo tendem a apresentar diversas lesões. Isso está ligado à má distribuição do peso e, em consequência, a um maior atrito sobre as lâminas ungueais.

Muitas vezes estas lesões geram incapacidades importantes nos atletas, pois possuem diversas funções como a proteção dos dedos, auxílio na preensão, sensação e estética. As unhas dos pés contribuem para uma correta biomecânica dos membros inferiores.

Neste capítulo teremos como objetivo listar as principais lesões ungueais observadas no meio esportivo e mencionar de que forma elas podem limitar ou impedir a prática de atividades.

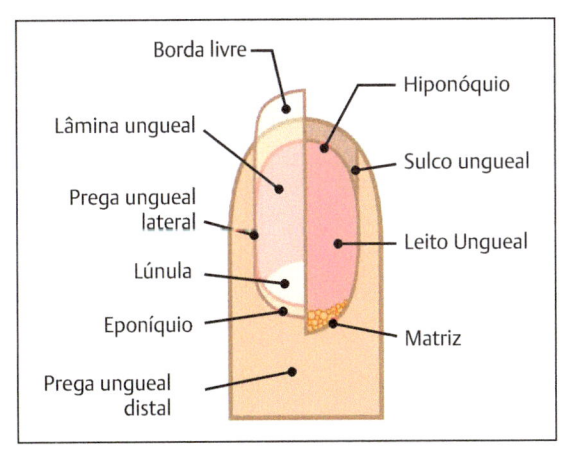

Fig. 40-1 Elementos anatômicos da unha.

TIPOS DE LESÕES UNGUEAIS

Lesões Traumáticas

As lesões traumáticas simples envolvendo as unhas como contusões do leito ungueal, são caracterizadas pela formação de um hematoma subungueal local. São situações que evoluem sem maiores consequências, com boa evolução e, exigem cuidados mais simples. Já as lesões mais graves, causadas por um trauma de maior energia cinética, necessitam de uma avaliação mais cuidadosa (Fig. 40-2). Um exame radiológico muitas vezes se faz necessário para afastar ou confirmar alguma fratura associada da falange, o que pode exigir um tratamento diferenciado e afastar o atleta de sua atividade. Nestes casos a abordagem cirúrgica pode ser necessária.

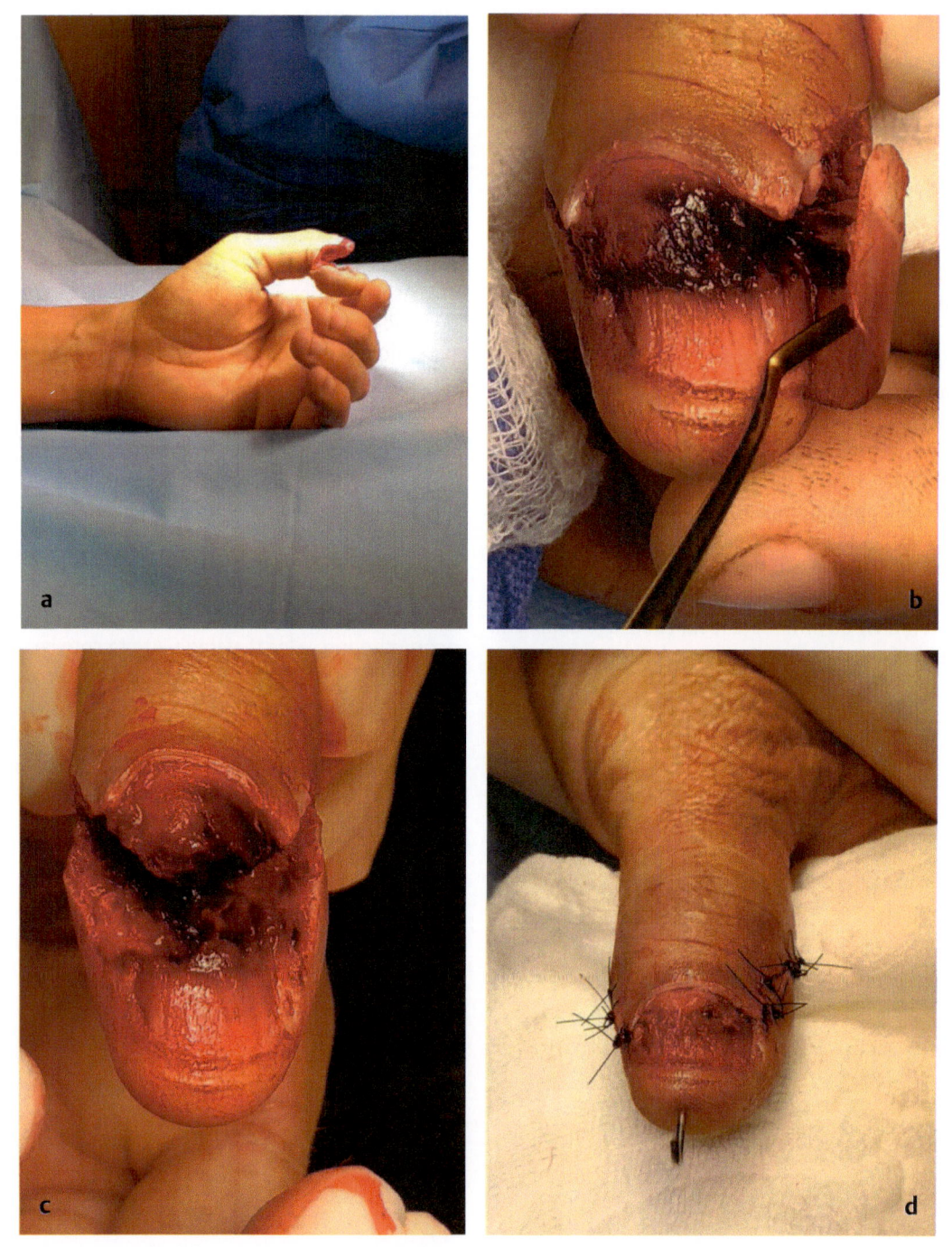

Fig. 40-2 Exemplo de lesão traumática grave envolvendo o polegar de um atleta. (a-c) Aspecto da lesão; e (d) aspecto final após reconstrução e fixação. (Fonte: Arquivo pessoal do Dr Rodrigo Berlink.)

Micoses

São infecções fúngicas conhecidas como onicomicoses (Fig. 40-3). São causadas por dermatófitos na maioria dos casos. Causam desconforto e dor local. As infecções fúngicas em atletas geralmente são de difícil controle e normalmente exigem tratamento prolongado com uso de esmalte antifúngico e tratamento oral específico, pois a umidade causada por longas horas de treino diário e o tipo de calçado utilizado interfere diretamente no resultado do tratamento.

Distrofias

Afecção congênita ou adquirida. Alterações ungueais e de seus anexos causadas ou agravadas por agentes biológicos, químicos e/ou físicos. Cerca de 50% dos casos são causadas por infecções fúngicas. Outras causas são trauma, anormalidades congênitas, psoríase, líquen plano e tumores benignos ou malignos.

Nas distrofias ungueais, observamos modificações no aspecto, cor, forma e espessura da unha (Fig. 40-4). Muito comum entre atletas em razão da pressão dos calçados utilizados. Quando a causa é adquirida está relacionada com o formato dos pés. O tratamento destas condições dependerá do agente causador de tal distrofia.

Onicocriptose

Conhecida vulgarmente como unha encravada (Fig. 40-5). É uma afecção bastante dolorosa e que acomete preferencialmente o hálux. Possuem causas mecânicas ou de má formação. A unha sempre agride o tecido ao seu redor, causando um processo inflamatório e granulomatoso. Pode evoluir, nos casos mais acentuados, para o tratamento cirúrgico. Nos casos leves, o tratamento é conservador, com curativo local, compressa quente, analgésico e anti-inflamatório. Nos casos mais intensos, pode exigir a remoção parcial da unha e antibióticos. Uma das técnicas cirúrgicas mais utilizadas é a cantoplastia, que consiste na ressecção do canto comprometido da unha. Essa intervenção pode ser realizada sob anestesia local.

Hematoma Subungueal

Causado por traumas locais ou compressão. Quando pequeno, geralmente causa um leve desconforto, não exigindo qualquer tratamento. Entretanto, quando esse hematoma é maior, causa um aumento de pressão sob a unha que pode ser muito doloroso. Quase sempre a drenagem desse hematoma (descompressão) através de perfurações na unha, resolve o problema de forma imediata. Devemos evitar arrancar a unha, mantendo a proteção da extremidade do dedo. Uma nova unha cresce e vai descolando essa unha lesada até soltar completamente (Figs. 40-6 e 40-7).

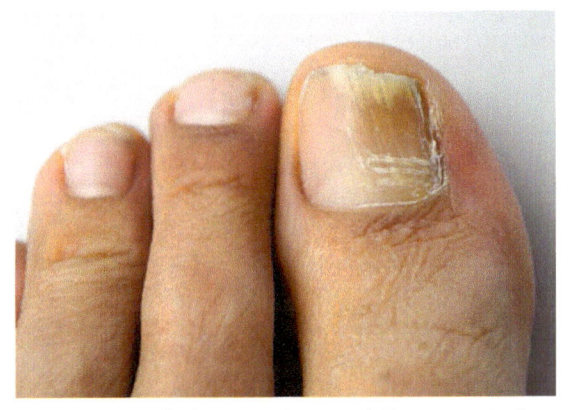

Fig. 40-3 Exemplo de onicomicose em hálux esquerdo de atleta. (Fonte: Arquivo pessoal dos autores.)

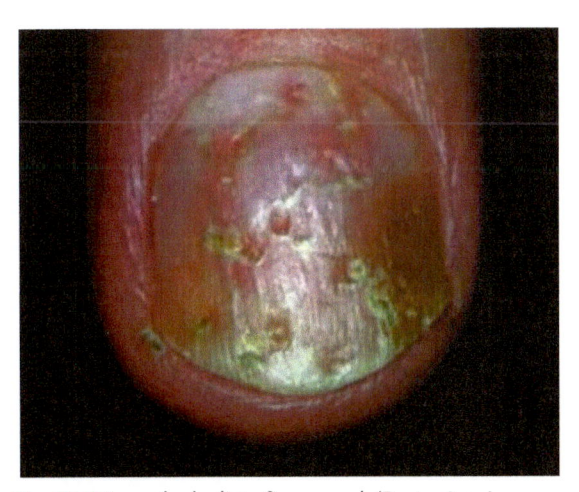

Fig. 40-4 Exemplo de distrofia ungueal. (Fonte: Arquivo pessoal dos autores.)

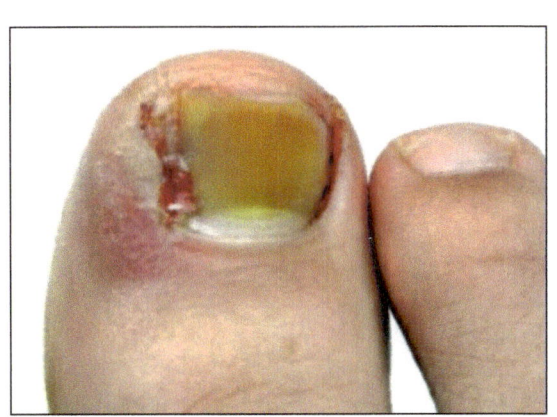

Fig. 40-5 Exemplo de onicocriptose associada a granuloma local, no hálux. (Fonte: Arquivo pessoal dos autores.)

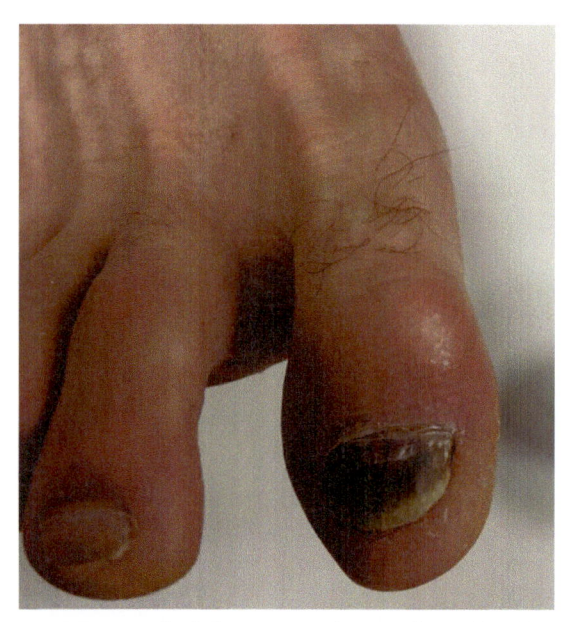

Fig. 40-6 Exemplo de hematoma subungueal em atleta de futebol. (Fonte: Arquivo pessoal dos autores.)

Onicólise
Descolamento da unha do seu leito por trauma ou atrito (Fig. 40-8). É importante ressaltar que as onicólises geralmente são as precursoras de onicomicoses. As unhas passam primeiro pelo processo de onicólise, que nada mais é que o descolamento da unha em decorrência de algum trauma, direto ou indireto. Este trauma gera um ambiente favorável ao surgimento de fungos.

Ruptura da Unha
Ocorre por amputação parcial ou esmagamento local. Muitas vezes vem acompanhada de fratura local (Fig. 40-9).
O tratamento normalmente requer abordagem cirúrgica.

Avulsão ou Arrancamento
São causados por trauma local. Causam dor intensa e desconforto local. Ocorre arrancamento da unha causado por traumatismo (Fig. 40-10). Geralmente é uma lesão simples que exige curativo local e bastante higienização. Se houver uma lesão associada do leito ungueal, essa lesão deve ser devidamente reparada a fim de evitar uma cicatriz disforme que possa ocasionar uma deformidade ungueal. As lesões que envolvem a matriz ungueal são mais delicadas, pois caso não sejam devidamente tratadas, podem levar à perda permanente da unha.

Exostose Subungueal
Patologia muito comum, sendo um crescimento de tecido ósseo e atingindo, mais comumente, hálux (Fig. 40-11). Causada, principalmente, por trauma. A dor é o sintoma mais frequente. O tratamento cirúrgico é o mais recomendado para a remoção completa da lesão.

Muitas lesões mencionadas evoluem com infecção associada e, nestes casos, merecem atenção especial já que podem afastar os atletas de suas funções por cursarem com dor, aumento de volume local e incapacidade funcional. Fator que contribui para a grande frequência de infecções ungueais é a umidade observada nos pés dos atletas em razão da sudorese associada ao grande número de horas de prática esportiva com calçado fechado. Tal ambiente se torna propício para que microrganismos com fungos e bactérias causem a infecção local. Um grande problema encontrado no manejo destes pacientes é que o tratamento necessitaria de um período sem o uso destes calçados específicos para combater as infecções associadas, o que, na vida dos atletas, é algo inviável.

O diagnóstico das infecções associadas normalmente é clínico. Reservamos os exames laboratoriais e de imagem para casos mais graves ou que não respondam ao tratamento convencional.

Quando necessário, podemos fazer análise de hemograma completo, VHS e PCR.

Normalmente o exame de imagem utilizado é a radiografia convencional, que é suficiente para afastar acometimento ósseo. A ultrassonografia ou ressonância magnética ficam restritas para casos em que se suspeita de coleção local extensa.

Infecções ungueais causadas por diversos microrganismos se manifestam como onicólise com ou sem paroníquea associada.

Em algumas ocasiões a coloração do pigmento ungueal nos fornece uma dica quanto ao patógeno causador da infecção (Quadro 40-1). No entanto, infecções mistas podem ocorrer e somente cultura ou exame micológico direto são capazes de fazer o diagnóstico final.

No tratamento das infecções ungueais precisamos, normalmente, associar medicamentos tópicos como pomadas, cremes e esmaltes aos medicamentos orais, sendo eles antifúngicos e antibióticos.

Inicialmente nos preocupamos em controlar a infecção bacteriana com antibioticoterapia oral e local e, posteriormente, devemos debelar as infecções fúngicas presentes para evitar novos episódios infecciosos.

Dificilmente temos que retirar atletas de competições esportivas em decorrência de infecções ungueais, exceto em casos que precisamos fazer procedimentos como a cantoplastia ou exérese ungueal. Nestes casos, o que limita a participação do atleta em suas atividades normalmente é a dor para uso de calçados esportivos.

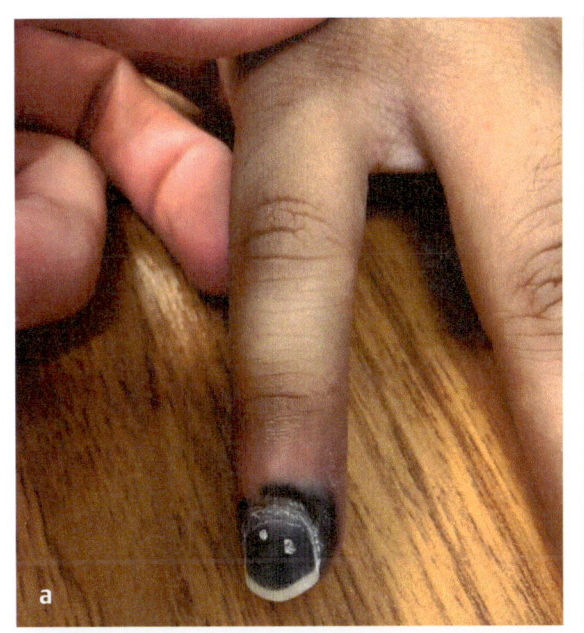

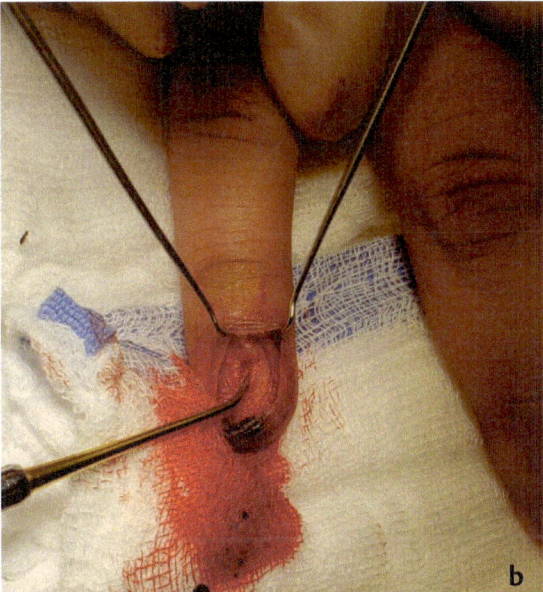

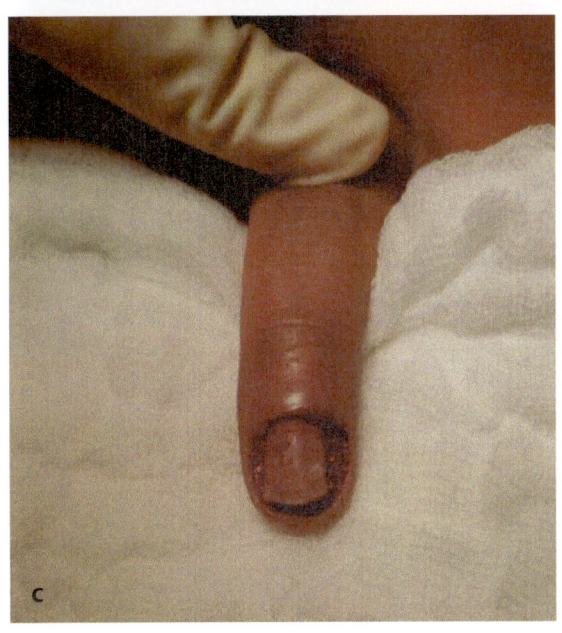

Fig. 40-7 Exemplo de hematoma subungueal extenso (**a**). (**b, c**) Tratamento cirúrgico com preservação da unha como curativo biológico. (Fonte: Arquivo pessoal do Dr. Rodrigo Berlink.)

458 PARTE VII ▪ TÓPICOS ESPECIAIS

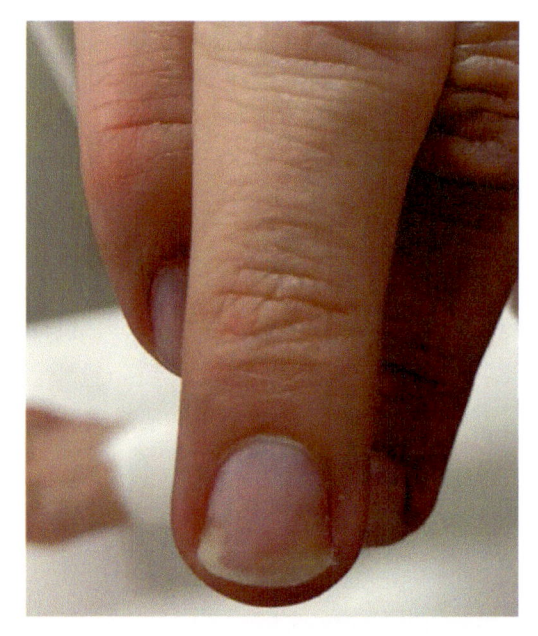

Fig. 40-8 Exemplo de onicólise. (Fonte: Arquivo pessoal dos autores.)

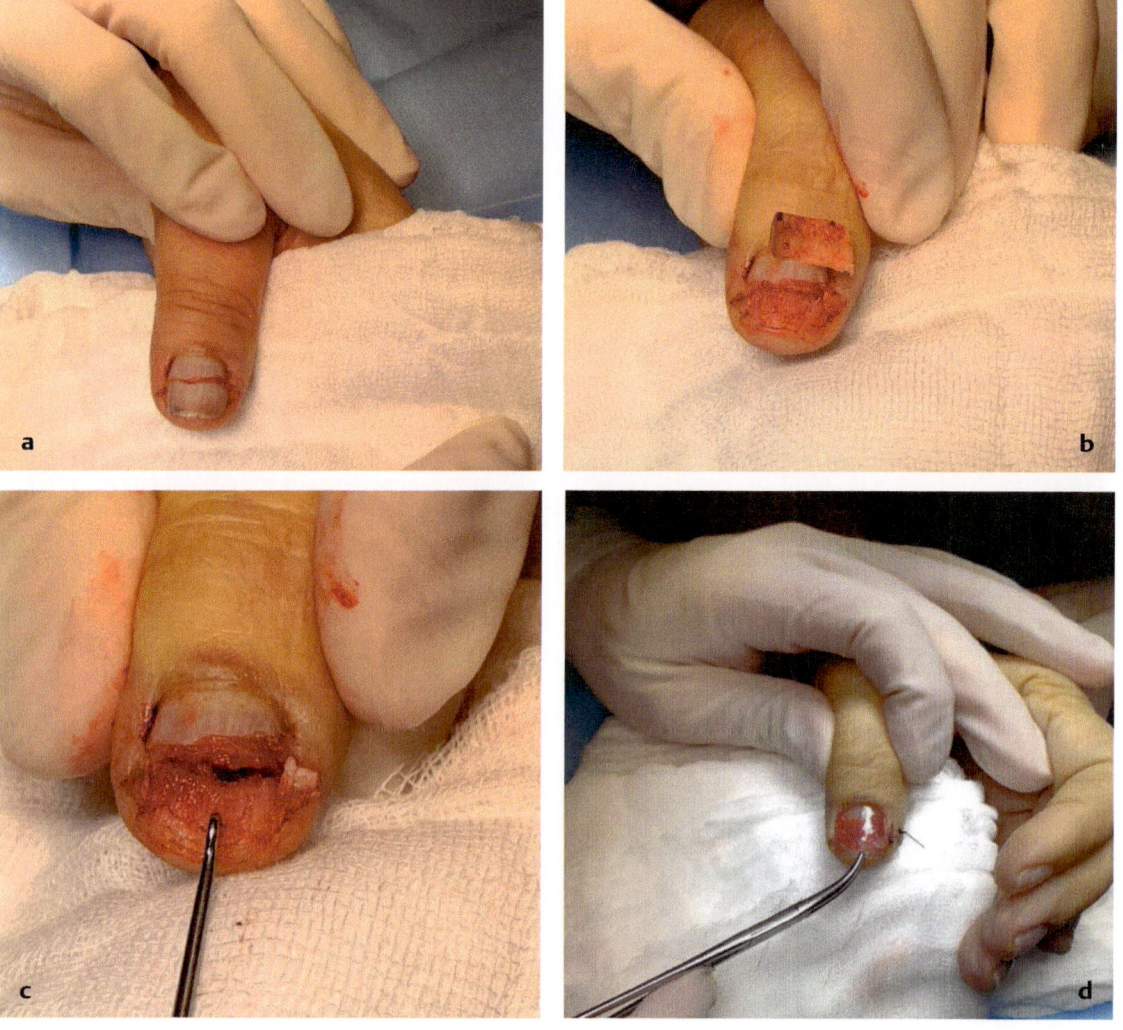

Fig. 40-9 Exemplo de um caso de rotura ungueal (**a**), que necessitou de abordagem cirúrgica e fixação (**b-d**). (Fotos do arquivo pessoal do Dr Rodrigo Berlink.)

CAPÍTULO 40 ■ LESÕES UNGUEAIS

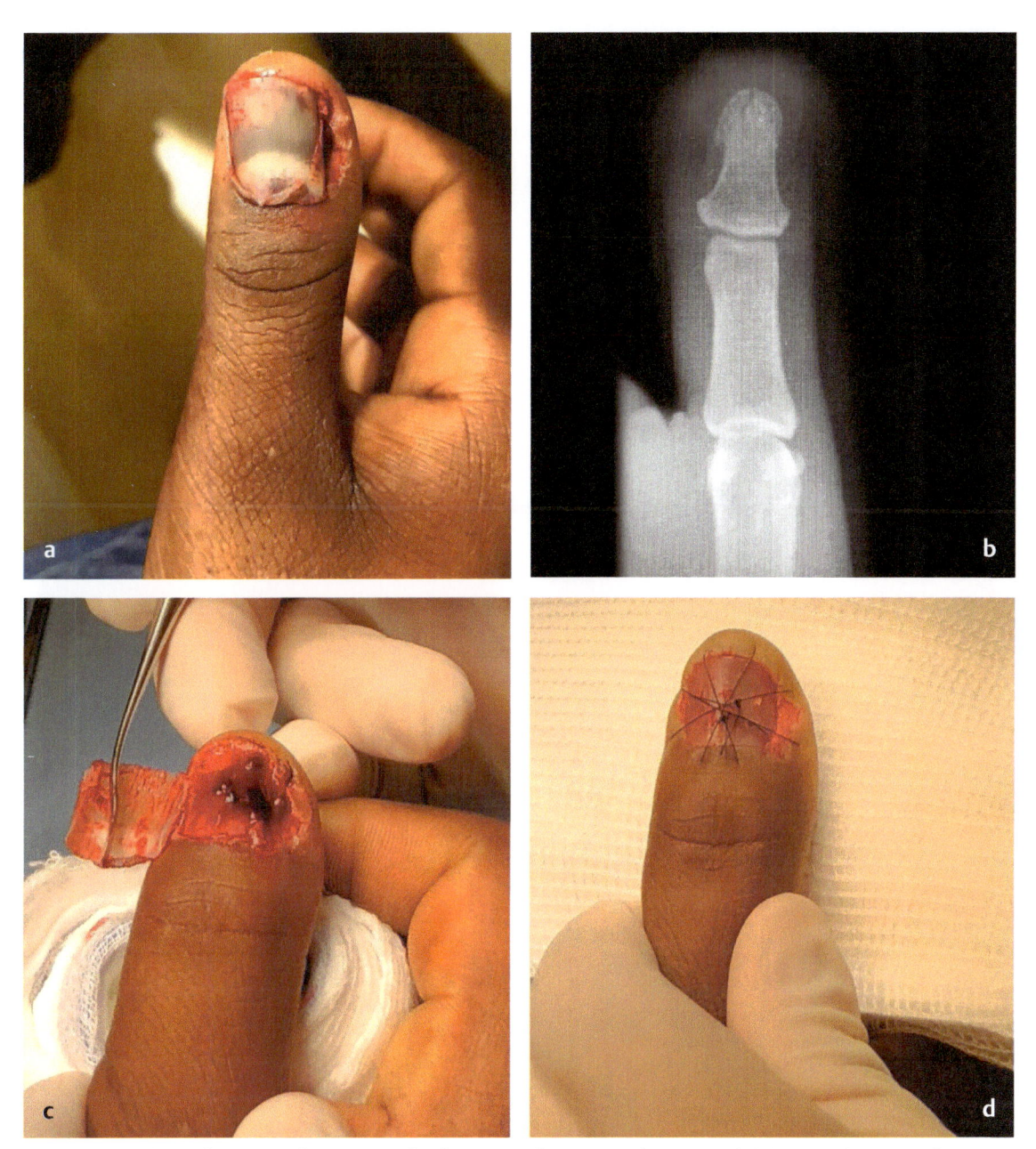

Fig. 40-10 Sequência de imagens de cirurgia realizada em um atleta com avulsão ungueal: (**a**) Lesão. (**b**) Imagem de radiografia confirmando a fratura. (**c**) Eversão do leito ungueal. (**d**) Aspecto final, com os fios de sutura e preservação da unha. (Fonte: Arquivo pessoal do Dr. Rodrigo Berlink.)

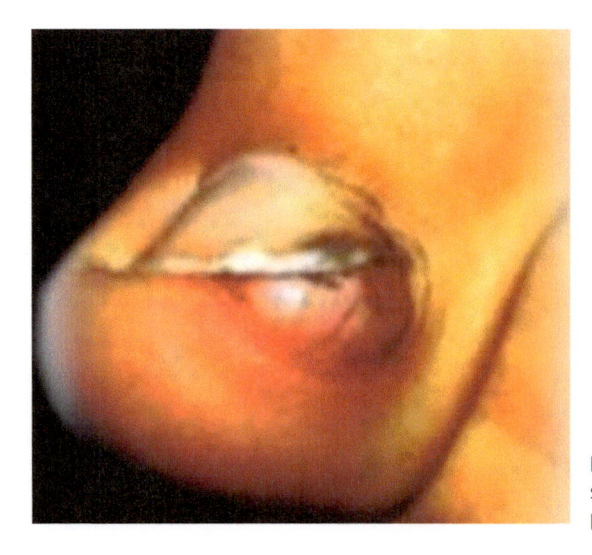

Fig. 40-11 Exemplo de exostose subungueal. (Fonte: Arquivo pessoal dos autores.)

Quadro 40-1 Características das Infecções Ungueais

Organismo	Onicólise	Paroníquia	Pigmentação
Candida	+/-	+	B/A
Dermatófito	+	-	B/A/L
Pseudomonas	+/-	+/-	P/V
Proteus	+/-	+/-	P
Moldes	+/-	-	B/A/L
Staphylococcus	-	+	-

Cores: B = Branco; A = Amarelo; P = Preto; V = Verde; L = Laranja.
Adaptado de Conklin, 1987.

BIBLIOGRAFIA

Guimarães de FLV. Prevalência da entesite ungueal em portadores de psoríase cutânea, sem artrite psoriásica e sua correlação com as alterações ungueais. Dissertação (Mestrado em Ciências Médicas) – Universidade de Brasília. Brasília, 2018. p. 99.

Ince B, Dadaci M, Altuntas Z. Knot Technique: A new treatment of ingrown toenails. Arch Emerg Med. 1985;2(3):149-54.

Jean LB, Joseph LJ, Ronald PR. Dermatology, 2nd ed. FALTAM DADOS; 2008.

Noel B. Surgical treatment ot ingrown toenail without matricectomy. Dermatol Surg. 2008;34(1):79-83.

Nunes Flor DJ. Tratamento cirúrgico da onicocriptose. 2018 Jan.

Pearson HJ, Bury RN, Wapples J, Watkin DF. Ingrowing toenails: is there a nail abnormality? A prospective study. J Bone Joint Surg Br. 1987:69(5):840-2.

Sheylla PMK, Kapptiski AC, Baraurace BPC, Leite N. Lesões desportivas e cutâneas em adeptos de corrida de rua. Rev. Bras. Med. Esporte. 2014 Jul/Ago.;20(4).

Sudhir B, Gerald BK, Brian A, et al. Understanding the formidable nail barrier: a review of the nail microstructure, composition and diseases. Mycoses. Author manuscript; available in PMC 2018 May 1.

Tosti A, Piraccini BM, Chiacchio ND. Doencas das unhas. São Paulo: Editora Luana, 2007.

LESÕES CUTÂNEAS

Antônio Macedo D'Acri ▪ Kátia Sheylla Malta Purim ▪ Renato Marchiori Bakos

INTRODUÇÃO

A prática de atividades físicas e esportes tem sido utilizada para lazer, condicionamento físico e terapêutica. Heterogeneidade de modalidades e adeptos, início precoce de competições, aposentadoria tardia, aumento da carga de treinamentos, participação em competições e não utilização de material adequado de proteção são fatores que contribuem para as dermatoses do esporte.

LESÕES PROVOCADAS POR AGENTES INFECCIOSOS

Infecções cutâneas embora subestimadas sejam comuns em atletas em decorrência do contato pele a pele ou transmissão através de objetos contaminados (toalhas, equipamentos). Predominam em áreas expostas da cabeça, pescoço e extremidades, em especial, nos esportes de contato intenso (lutas, futebol, handebol).

São causadas por agentes virais, bacterianos, fúngicos, parasitários e outros. Cursam com lesões agudas, subagudas ou crônicas na pele (manchas, pápulas, nódulos, bolhas, feridas), mucosas, cabelos/pelos e unhas. Dependendo da distribuição (localizadas ou disseminadas) e grau de severidade (leve, moderada e grave) causam limitações temporárias ou definitivas.

O diagnóstico é clínico, pela história e exame físico, e pode ser complementado com exames laboratoriais. O diagnóstico diferencial é próprio de cada dermatose. O tratamento personalizado, conforme extensão e intensidade (Quadro 41-1). As consequências podem ser dor, complicações sistêmicas,

Quadro 41-1 Principais Lesões dos Atletas Provocadas por Agentes Infecciosos

Lesões por agentes infecciosos	Características e peculiaridades no esporte
Herpes do gladiador	Herpes simples em regiões cervical e torácica superior de praticantes de lutas e outros esportes de contato. Fatores predisponentes: contato corporal, atrito do uniforme, traumas locais, estresse e exposição solar. Diagnóstico clínico pode ser complementado por citologia, histopatologia ou sorologia. Tratamento com aciclovir (400 mg 3×/dia), famciclovir (250 mg 3×/dia) ou valaciclovir (1 g 3×/dia) por cinco dias em média. Lesões devem ser cobertas ou ocluídas, pode excluir o atleta
Verrugas vulgares	Lesões verrucosas em mãos e pés de praticantes de corridas, artes marciais, futebol ou de atividades aquáticas (natação, polo aquático, hidroginástica). Fatores predisponentes: atrito, fricção e traumas. Diagnóstico clínico e tratamento com cauterização, crioterapia, eletrocoagulação etc. Lesões extensas e exofíticas podem requerer cirurgia e histopatologia. Nos esportes de contato e em áreas expostas, as lesões devem ser cobertas ou ocluídas. Pode excluir de competições
Molusco contagioso	Virose que produz pápulas cor da pele e cúpula com umbilicação central, em atópicos e atletas com atividades aquáticas em piscinas. Transmissão direta pele a pele. Diagnóstico clínico. Tratamento de remoção da lesão por curetagem, cauterização, crioterapia. Retorno ao esporte logo após remoção da lesão. Locais devem ser cobertos e monitorizados
Tinea do gladiador	Micose em face, pescoço, tronco e membros superiores de praticantes de esportes de contato, principalmente lutas. Transmissão por contato direto ou objetos contaminados. Diagnóstico clínico, complementado com exame micológico direto e cultura. Tratamento com antifúngico tópico (cetoconazol, isoconazol, terbinafina, etc.) ou sistêmico (itraconazol, fluconazol ou terbinafina)

(Continua)

Quadro 41-1 Principais Lesões dos Atletas Provocadas por Agentes Infecciosos

Tinea pedis	"Frieira" ou "pé de atleta" é micose interdigital dos pés, aguda ou crônica, recidivante. Pode cursar com prurido, alteração da marcha, limitação social e funcional, erisipela ou celulite do membro inferior, onicomicose e *tinea* inguinal. Diagnóstico clínico complementado por exame micológico direto e cultura. Fatores predisponentes: umidade, sudorese, calçados fechados, pisos de vestiários, equipamentos e solo contaminado. Transmissão por contato direto ou objetos contaminados. Tratamento com antifúngico tópico ou sistêmico, dependendo do caso. Medidas profiláticas e cuidados permanentes
Ptiríase versicolor	Micose que se manifesta por manchas hiper ou hipopigmentadas com descamação discreta em regiões cervical e torácica, associada à pele oleosa e aumento da sudorese. Diagnóstico clínico e micológico. Tratamento com sulfeto de selênio 2,5%, medicação antifúngica tópica ou oral. Baixa taxa de transmissão, não impede participação nos esportes
Otite do nadador	Prurido, dor e eritema no canal auditivo. Diagnóstico clínico. Fatores predisponentes: maceração local, diminuição do cerume e alteração do pH local. Tratamento com remoção dos *debris* e acidificação do conduto auditivo. Limitar ou suspender atividades aquáticas nos casos recidivantes ou graves
Dermatite do traje de banho	Pápulas eritematosas, pruriginosas, urticariformes, após contato com águas vivas, caravelas, anêmonas, mãe d'água e corais marinhos. Diagnóstico clínico epidemiológico. Tratamento consiste em sair do mar e aplicar ácido acético no local atingido. Dependendo das condições marítimas, banhos ou competições devem ser suspensos
Dermatite por cercária	Erupção eritemato-pruriginosa e urticariforme após atividades físicas em lagos, riachos, rios e açudes. Diagnóstico clínico-epidemiológico. Regressão espontânea ou com ivermectina oral. Medidas sanitárias devem ser orientadas aos banhistas, atletas e população em geral
Escabiose (sarna)	Infestação parasitária que apresenta pápulas escoriadas e túneis com eminência acarina, prurido intenso com piora noturna. Diagnóstico clínico-epidemiológico. Tratamento com permetrina, benzoato de benzila, monossulfiran. Tratar conviventes e higienizar roupas e fômites. Restrição de atividades esportivas por 24 horas após término do tratamento e retorno aos jogos/competições após reexame
Pediculose (piolho)	Infestação do couro cabeludo, corpo ou área genital por parasita e suas lêndeas vistas a olho nu. Cursa com prurido, pápulas escoriadas, manchas céruleas, linfoadenopatia. Diagnóstico clínico-epidemiológico. Tratamento com permetrina, benzoato de benzila, monossulfiran. Remoção das lêndeas com ácido acético e pente fino. Tratar conviventes e higienizar roupas e fômites. Restrição de atividades esportivas por 24 horas após término do tratamento e retorno aos jogos/competições após reexame
Infecções bacterianas da pele	Podem ocorrer como impetigo, foliculite, furúnculos, abscessos, celulite. Fatores predisponentes incluem integridade da pele comprometida, fômites compartilhados, higiene inadequada corporal e/ou ambiental, condições de superlotação e contato próximo. Estafilococos aureus resistente à meticilina adquirido na comunidade (MRSA) foi descrito no futebol, basquete, esgrima, voleibol, rúgbi, levantamento de peso e luta livre com morbimortalidade substancial em atletas. Diagnóstico clínico, bacterioscopia, cultura e antibiograma. Pode requerer incisão e drenagem de abscessos, compressas, curativos esterilizados, antibiótico oral. Estratégias de prevenção incluem fatores de risco limitantes, aplicação de pomada tópica para erradicação e descolonização. Ocorrem restrição de atividades esportivas com retorno aos jogos após tratamento com antibióticos orais por 48 ou 72 horas e nenhuma lesão exsudativa ativa
Dermatoses da covid-19	Têm sido descritas dermatoses relacionadas com o vírus SARS-CoV-2 como "dedos da Covid", erupções vesiculares, urticariformes, exantemáticas, livedo e necrose. Medidas preventivas gerais incluem distanciamento social, uso de máscara, reforço da higiene das mãos, obediência às orientações sanitárias mundiais, nacionais e locais vigentes. Na suspeita indicam-se afastamento e teste (antígeno ou PCR) com resultado obtido em menos de 24 horas. Quanto a equipes múltiplas no mesmo local sugerem-se recomendações disponíveis no site http://www.ncaa.org/sport-science-institute/covid-19-guidance-multiple-teams-same-location, sujeitas à revisão, conforme os dados e informações evoluem

restrições de oportunidades atléticas, tempo gasto fora do esporte, aumento de custos médico-hospitalares e impactos na qualidade de vida.

Pode exigir afastamento de treinos e competições para tratamento, redução de agravos e risco de contágio, minimizar prejuízos à saúde e sucesso esportivo. Requer cautela na conduta, pois afastamento gera impacto para atleta, equipe, clube, patrocinadores e público.

Recomendações gerais de retorno aos treinos e jogos incluem submissão do atleta a tratamento medicamentoso, duração variável conforme o caso, que pode desqualificá-lo da participação. Atleta de competição em contato com pessoa infectada com herpes simples durante três dias antes do surto (contágio pré-erupção viral) pode precisar isolamento da atividade esportiva por oito dias e reexame diário para lesões suspeitas na pele. Panarício herpético, herpes labial, herpes do gladiador (Fig. 41-1) e herpes-zóster devem ser identificados, tratados e afastados.

Verrugas vulgares e moluscos contagiosos precisam ser tratados, cobertos durante prática esportiva e monitorizados para superinfecção. Micoses cutâneas necessitam identificação e tratamento. Escabiose (Fig. 41-2) e pediculose requerem restrição de atividades por 24 horas após conclusão do tratamento e resultado negativo de reexame, além da descontaminação de fômites.

O médico precisa consultar órgão regulador do esporte praticado pelo atleta quanto às diretrizes específicas e critérios de autorização para participação nos eventos. O tratamento das infecções de pele do atleta continua, em geral, além do tempo oficial de retorno ao esporte e implica vigilância permanente.

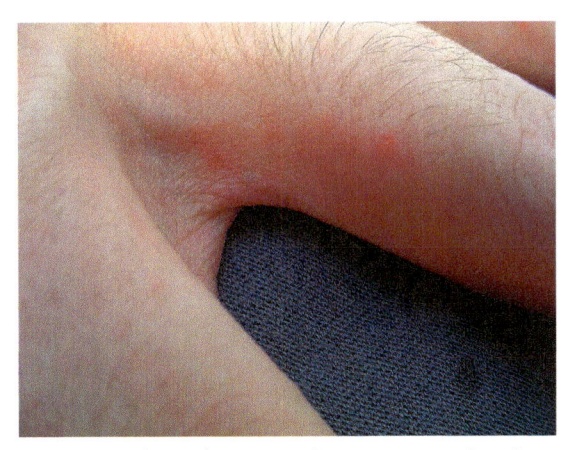

Fig. 41-2 Escabiose: lesões puntiformes crostosas (tunais acarinos) entre os dedos das mãos.

Medidas de prevenção ambiental, coletiva e individual são essenciais. Grandes eventos esportivos devem zelar pela higiene e segurança ambiental, e divulgar medidas sanitárias básicas para a população. Clubes e empresas devem adotar medidas contínuas de proteção adequada, para evitar recidivas e novos casos. Educação em saúde de todos os participantes de esportes, treinadores e equipe de treinamento atlético é fundamental (Quadro 41-2).

Todo atleta precisa ser orientado à automonitorização cutânea periódica. Se tiver lesões de pele deve buscar orientação médica. Interrupção preventiva da participação nos esportes e retorno no momento apropriado é desafiador para médico e atleta. Atenção às dermatoses infectocontagiosas visa otimizar atendimento ao desportista, melhorar saúde pública e reduzir morbimortalidade.

Quadro 41-2 Orientações Gerais para o Atleta Reduzir Riscos de Infecções Cutâneas ao Participar de Eventos e Atividades Esportivas

Medidas preventivas nas dermatoses infecciosas no esporte
1. Lave as mãos com água e sabonete frequentemente Use álcool em gel
2. Tome banho após treinos e jogos
3. Lave e seque seu uniforme e equipamentos após uso
4. Higienize seus calçados e troque as meias regularmente
5. Não compartilhe toalhas, sabonetes, objetos de higiene pessoal
6. Use proteção entre sua pele e equipamentos de musculação e bancos de sauna (toalha)
7. Utilize sandálias de plástico em pisos de vestiários, saunas e bordas de piscinas

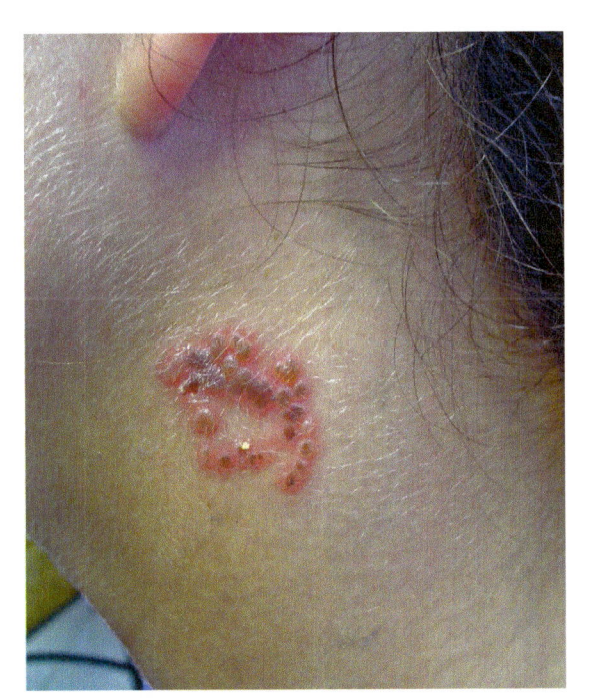

Fig. 41-1 Herpes do gladiador: múltiplas vesículas agrupadas na região cervical esquerda. (Fonte: arquivo pessoal dos autores.)

LESÕES PROVOCADAS POR TRAUMAS MECÂNICOS

A atividade esportiva regular é benéfica. Todavia a busca por melhores resultados e excelência no desempenho requer atividade repetitiva e prolongada que pode, por vezes, acarretar lesões por trauma mecânico. No Quadro 41-3 são descritas as mais comuns.

LESÕES PROVOCADAS POR AGENTES AMBIENTAIS E ALÉRGICOS

A prática desportiva nos indivíduos predispostos pode cursar com dermatites de contato e mais raramente episódios de urticária, por estímulos diversos. A exposição solar excessiva tanto na forma aguda (queimadura solar), quanto crônica (envelhecimento solar e câncer cutâneo) deve ser prevenida e orientada. No Quadro 41-4 estes tópicos são abordados.

Quadro 41-3 Principais Lesões dos Atletas Provocadas por Traumas Mecânicos

Lesões por traumas mecânicos	Características e peculiaridades no esporte
Bolhas por fricção	Traumas repetidos geram fricção e atrito na superfície cutânea. Em ambientes quentes e úmidos formam-se vesículas e bolhas. Mais comuns nos pés, por calçados mal adaptados. Todos os equipamentos esportivos (raquetes, bastões, varas, barras etc.), com uso prolongado, podem provocar estes efeitos. Tratamento: manter lesões limpas, protegidas e drenar se necessário. Prevenção: uso de calçados confortáveis, adaptados e adequados à prática esportiva; troca de meias frequentemente, evitar tecido sintético; uso de acolchoados e protetores esportivos nas áreas de atrito
Calos e calosidades	Seria um mecanismo protetor fisiológico, nas áreas de trauma e fricção. Podem suceder lesões bolhosas reincidentes. Tratamento: apenas se interferir com a função, através de desbridamento físico, químico etc. Prevenção: calçados, palmilhas e meias adequados
Petéquias calcâneas	São hemorragias puntiformes, por traumas na microvasculatura cutânea, em que o panículo adiposo é mais fino; e episódios repetidos de pressão sobre eminências ósseas. Acomete calcanhares nos esportes com movimentos bruscos de partida e parada, como tênis, basquete e corridas, e, regiões palmares de atletas de golfe, beisebol, ginástica olímpica e halterofilistas. Lesões que duram mais de 3 meses devem ser diferenciadas do melanoma. Quadro autolimitado – regride com repouso e uso de protetores esportivos
Dedo do tenista/dedo do corredor	Hematomas subungueais ou periungueais nos pododáctilos. Causados por traumas repetidos das falanges distais por calçados mal adaptados para a prática esportiva. Tratamento: se dor intensa, avaliar drenagem e radiografia para fratura subjacente. Prevenção: calçados bem adaptados, confortáveis para prática esportiva e protetores esportivos
Pápulas piezogênicas dos pés	Pápulas da cor da pele, vistas em posição ortostática nas faces medial e lateral dos pés. São hérnias da gordura subcutânea pela fáscia plantar. Em até 10% dos indivíduos, dolorosas em corredores de longas distâncias. Tratamento: nos casos sintomáticos compressão local e protetor do calcâneo
Mamilos de corredor	Áreas de erosão, descamação, dor e sangramento nos mamilos por fricção das roupas em corredores. Relacionados com camisetas de *nylon* ou de fibras ásperas, e provas de longa duração. Prevenção: emprego prévio de vaselina, bandagens adesivas ou troca da roupa esportiva
Nódulos fibrosos	Por compressão crônica sobre eminências ósseas. Comuns nos pés de jogadores de futebol e nas mãos dos boxeadores

Quadro 41-4 Principais Lesões dos Atletas Provocadas por Agentes Ambientais e Alérgicos

Lesões por agentes ambientais e alérgicos	Características e peculiaridades no esporte
Dermatite de contato	Cursam com vesiculação, eritema e prurido. Sua origem pode ser por irritação primária ou de origem alérgica. No atleta decorre, na maioria dos casos, do uso de equipamentos/vestes esportivas, na de irritação primária ou alérgica, sendo o quadro clínico similar a outras dermatites. Costumam se manifestar como placas eritemato-descamativas pruriginosas nas áreas que ficam em contato com a substância agressora. Pacientes atópicos são predispostos ao desenvolvimento de dermatite de contato alérgica e apresentam quadro de ressecamento cutâneo. O diagnóstico da dermatite de contato é realizado pela entrevista médica direcionada a sua prática desportiva específica. Os testes epicutâneos (*patch test*) podem ser úteis como avaliação complementar. Dentre substâncias causadoras de dermatite, destacam-se aquelas presentes na manufatura da borracha, roupas de neoprene (fenilenodiamina e tioureia), medicamentos tópicos, resinas e tintas para couro. Alguns agentes ambientais, como arbustos e plantas, podem ser considerados especialmente em praticantes de corridas, caminhadas em trilhas, adeptos do golfe, triatlo ou esportes ao ar livre. O tratamento consiste na identificação e retirada do irritante ou alérgeno causador do quadro. Além disso, corticoides tópicos, orais e anti-histamínicos orais podem ser necessários de acordo com extensão da dermatose
Urticária	A urticária é uma reação de hipersensibilidade mediada por IgE (reação do tipo I), assim, pode ter rápida evolução a partir do início do estímulo de seu "gatilho". Dentre as múltiplas causas, pode ser precipitada pela atividade esportiva vigorosa ou branda. Os sintomas surgem após início do exercício com fadiga, prurido generalizado, *flushing*, placas eritemato-edematosas localizadas ou generalizadas que migram pela superfície corporal sem deixar sequelas (pontos urticariformes). Existe potencial associação das lesões urticariformes com o angioedema, a sibilância e o colapso cardiovascular (anafilaxia). Esta é uma situação de emergência médica e deve ser tratada de imediato em serviço de Emergência. A urticária pode ser potencializada pela ingestão, antes do exercício, de alimentos derivados de trigo e medicamentos, como aspirina e AINEs. Importante ressaltar que após a detecção de um quadro de urticária, dados de anamnese devem ser esmiuçados para identificar outras potenciais causas de urticária de origem física, tais quais: pela radiação ultravioleta, por calor ou por frio. Atletas com histórico de urticária associada ao exercício não devem exercitar-se sozinhos. Tratamento consiste na suspensão imediata do exercício, colocar o paciente em posição de Trendelenburg e utilizar medicações sintomáticas (anti-histamínicos e/ou corticoides orais). Pacientes com angioedema ou sintomas de anafilaxia requerem, além destas medidas, muitas vezes, a aplicação subcutânea de epinefrina e monitorização clínica. Anti-histamínicos podem ser usados preventivamente antes da atividade esportiva
Atividade física e exposição solar	Atividades físicas ao ar livre proporcionam melhor qualidade de vida. Porém, a exposição solar é constante em uma série de modalidades esportivas. Sabidamente, a exposição intensa ao sol (na forma de queimadura solar) aumenta o risco de desenvolvimento futuro de neoplasias cutâneas (carcinomas e melanomas). Isto é observado, particularmente, em praticantes de esportes ao ar livre. Um índice significativo de episódios de queimaduras solares durante o esporte ou no período de lazer dos atletas é descrito. Indivíduos com pele, cabelos e olhos claros estão particularmente suscetíveis. Além disso, a presença de mais do que 50 nevos melanocíticos aumenta o risco de melanoma na população em geral. A prevenção de danos solares no esporte requer proteção solar ampla (horário adequado, roupas, chapéu, boné, viseira e filtro solar) dentro do que a modalidade esportiva permita. Além disso, o rastreamento da neoplasia cutânea se faz necessária em todos os indivíduos maiores de 21 anos que possuem os fatores de risco fenotípicos mais importantes (fototipo claro, história familiar ou pessoal de melanoma, múltiplos nevos melanocíticos) e que apresente um comportamento de risco ambiental pela exposição intensa ao sol (profissional ou recreacional). Finalmente, a educação em saúde e promoção de hábitos solares pode ser útil pela representatividade na sociedade que o esportista pode apresentar e diagnóstico precoce

BIBLIOGRAFIA

Adams B. Sports Dermatology. Springer, New York, 2006. p. 180-2.

Adams BB. Dermatologic disorders of the athlete. Sports Med. 2002;32(5):309-21.

Adams BB. Tinea corporis gladiatorum. J Am Acad Dermatol. 2002;47(2):286-90.

Anderson BJ. The effectiveness of valacyclovir in prevention reactivation of herpes gladiatorum in wrestlers. Clin J Sports Med. 1999;9(2):86-90.

Bakos RM, Bakos L. Dermatoses do esporte. In: Ramos-e-Silva M, Castro MCR. Fundamentos de Dermatologia. Rio de Janeiro: Atheneu. 2009. p. 597-602.

Bakos RM, Wagner MB, Bakos L, et al. Queimaduras e hábitos solares em um grupo de atletas brasileiros. Rev Bras Med Esporte. 2006;12(5):275-8.

Bakos RM, Wagner MB, Bakos L. Queimaduras e hábitos solares em um grupo de atletas brasileiros. Rev Bras Med Esporte. 2006;12(5):275-8.

Basler RS. Acne mechanica in athletes. Cútis. 1992;50:125-8.

Beck CK. Infectious diseases in sports. Med Sci Sports Exerc. 2000;32(7Suppl):S431-8.

Becker TM. Herpes gladiatorum: a growing problem in sports medicine. Cútis. 1992;50(2):150-2.

Brooks C, Kujawska A, Patel D. Cutaneous allergic reactions induced by sporting activities. Sports Med. 2003;33(9):699-708.

Burkhart CG, Burkhart CN. Swimwers itch: an assessment proposing possible treatment with ivermectin. Int J Dermatol. 2003;42(11)917-8.

Conselho Federal de Medicina. Medicamentos e suplementos nos exercícios e esportes: dopagem e antidopagem, orientações de uso, riscos à saúde, responsabilidade profissional./Conselho Federal de Medicina. Brasília, DF:CFM, 2018. 72p.

D'Acri AM, Brazão-de-Oliveira MA. Sinais e Sintomas relacionados às lesões dermatológicas no atleta. In: Nobrega AC. Manual Prático de Medicina do Exercício e do Esporte. Rio de Janeiro: Atheneu. 2009. p. 67-73.

D'Acri AM. Dermatoses excludentes nas competições esportivas. Jornal da SBD. 2013;17(4):12-3.

D'Acri AM. Enfoque breve: finasterida e doping. J MEx. 2008;53:4-5.

D'Acri AM. Prática esportiva e exposição solar. J MEx. 2009;54:3.

D'Acri, AM. Dermatoses excludentes de competições esportivas. J MEx. 2007;51:6-7.

D'Acri, AM. Herpes do Gladiador. J MEx. 2005;46(4): 8-9.

Davies HD, Jackson MA, Rice SG, et al. Infectious Diseases Associated with Organized Sports and Outbreak Control. Pediatrics. 2017;140(4):e2017-77.

Diaz JFK, Guillen JR, Carrero JAT. Prevalência de doenças infecciosas no esporte. Rev Bras Med Esporte. 2000;72:343-8.

Freudenthal AR, Joseph PR. Sea bathers eruption. N Engl J Med. 1993;329(8):542-4.

Galván Casas C, Català A, Carretero Hernández G, Rodríguez-Jiménez P, Fernández-Nieto D, Rodríguez-Villa Lario A, et al. Classification of the cutaneous manifestations of COVID-19: a rapid prospective nationwide consensus study in Spain with 375 cases. Br J Dermatol. 2020;183(1):71-7.

Haddad Jr V, Cardoso JC, Silveira FL. Seabathers eruption: report of five cases in southeast region of Brazil. Rev Inst Med Trop (São Paulo). 2001;43(3):171-2.

Jaqua NT, Peterson MR, Davis KL. Exercise-induced anaphylaxis: a case report and review of the diagnosis and treatment of a rare but potentially life-threatening syndrome. Case Rep Med. 2013;2013:610-726.

Kanerva L. Knuckle pads from boxing. Eur J Dermatol.1998;8(5):359-61.

Kim CW, Figueroa A, Park CH, et al. Combined effects of food and exercise on anaphylaxis. Nutr Res Pract. 2013;7:347-51.

Lacour JP, Baze P, Castanet J, et al. Diving suit dermatitis cause by Pseudomonas aeruginosa: two cases. J Am Acad Dermatol. 1994; 31(6):1055-6.

Ledoux D, Goffin V, Fumal I, Piérard-Franchimont C, Piérard GE. Cutaneous infections contracted during sports and recreational activities. Rev Med Liege. 2001;56(5);339-42.

Mailler-Savage EA, Adams BB. Skin manifestations of running. J Am Acad Dermatol. 2006;55(2):290-301.

Mailler-Savage EA, Adams BB. Skin manifestations of running. J Am Acad Dermatol. 2006;55(2):290-301.

Melnik B, Jansen T, Grabbe S. Abuse of anabolic-androgenic steroids and bodybuilding acne: an underestimated health problem. J Dtsch Dermatol Ges. 2007;5(2):110-7.

Metelitsa A, Barankin B, Lin AN. Diagnosis of sports related dermatoses. Int J Dermatol. 2004;43:113-9.

Moritz K, Sesztak-Greinecker G, Wantke F, et al. Allergic contact dermatitis due to rubber in sports equipment. Contact Dermatitis. 2007;57(2):131-2.

Noffsinger J. Physical activity considerations in children and adolescents with viral infections. Pediatr Annals. 1996;25(10):585-9.

Notícias da SESA – Secretaria da Saúde – Estado do Paraná: Mais de mil acidentes com águas-vivas são registrados em um único dia no litoral. [acesso em 30 de maio de 2012].

Osawa CC, Andries Jr O. Incidência de sintomas, doenças profissionais e doenças do trabalho em nadadores de competição da cidade de Campinas, São Paulo. Rev Bras Saúde Ocup. 2004;28(107/108):59-71.

Pharis D, Teller C, Wolf Jr JE. Cutaneous manifestations of sports participation. J Am Acad Dermatol. 1997;36(3):448-59.

Purim KSM, Ali SA. In: Dermatoses Ocupacionais. Ali SA. São Paulo: FUNDACENTRO. 2010. p. 351-62.

Purim KSM, de Freitas CF, Leite N. Feet dermatophytosis in soccer players. An Bras Dermatol. 2009;84(5):550-2.

Purim KSM, Leite N. Atestado médico para uso de piscinas coletivas. Rev Med Res. (Curitiba) 2013;15(2):102-14.

Purim KSM, Leite N. Dermatoses do esporte em praticantes de corrida de rua do sul do Brasil. An Bras Dermatol. 2014;89(4):587-93.

Purim KSM, Leite, N. Fotoproteção e exercício físico. Rev Bras Med Esporte. 2010;16(3):224-9.

Purim KSM, Niehues LP, Queiroz-Telles FF, Leite N. Aspectos epidemiológicos das micoses dos pés em um time chinês de futebol. Rev Bras Med Esporte. 2006;12(1):16-19.

Purim KSM, Titski ACK, Leite N. Hábitos solares, queimaduras e fotoproteção em atletas de meia maratona. Rev Bras Ativ Fis Saúde. 2014;18(5):636-45.

Roach MC, Chretien JH. Common hand warts in athletes; association with trauma to the hand. J Am Coll Health. 1995;44(3):125-6.

Rossetto, AL, Mora JM, Correa CR, et al. Prurido do traje de banho: relato de seis casos no Sul do Brasil. Rev Soc Bras Med Trop. 2007;40(1):78-81.

Sabadin CS, Benvegnú SA, da Fontoura MM, et al. Onychomycosis and tinea pedis in athletes from the State of Rio Grande do Sul (Brazil): a cross-sectional study. Mycopathologia. 2011;171(3):183-9.

Schwartz LB, Delgado L, Craig T, et al. Exercise-induced hypersensitivity syndromes in recreational and competitive athletes: a PRACTALL consensus report (what the general practitioner should know about sports and allergy). Allergy. 2008;63(8):953-61.

Smith M. Environmental and sports-related. Skin Diseases. In: Bologna JL, Jorizzo JL, Rapini RP eds. Dermatology. Londres: Mosby, 2003. p. 1403-5.

Strauss MB, Dierker RI. Otitis external associated with aquatic activities (swimmers ear). Clin Dermatol. 1987;5(3):103-11.

WADA. The World Anti-Doping Code. The 2020 prohibited list. International standard. Disponível em: https://www.wada-ama.org/en/content/what-is-prohibited.

Wong DE, Meinking TL, Rosen LB, et al. Seabathers eruption. Clinical, histologic and immunologic features. J Am Acad Dermatol. 1994;30(3):339-406.

QUEIMADURAS

José Augusto da Paz Peçanha

CONCEITOS GERAIS

As queimaduras, por mais que não estejam entre os traumas mais frequentes no esporte, representam grande morbimortalidade, sendo de fundamental importância o reconhecimento e noção de manejo por profissionais da área de saúde.

Queimadura é uma lesão tecidual decorrente de um trauma térmico, elétrico, químico ou radioativo, responsável, segundo a Organização Mundial da Saúde (OMS), por 6,6 milhões de vítimas com cerca de quatrocentos mil óbitos em todo o mundo.

Na população adulta, principal grupo de risco, os fatores mais associados são o consumo excessivo de álcool, transtornos psiquiátricos e neurológicos, acidentes de trabalho e traumas. Já, nas crianças (com destaque para menores de cinco anos), podemos citar as causadas por contato e escaldadura, sendo essa última responsável por 75% das queimaduras nessa faixa etária.

Mecanismos da Lesão

O trauma térmico, ultrapassando os 44°, altera a estrutura molecular proteica, que acaba perdendo seu formato tridimensional e, consequentemente, sua função. Torna-se importante ressaltar que a extensão, assim como profundidade, da queimadura varia de acordo com a temperatura, duração e concentração do agente exposto.

Classificação das Queimaduras (Simplificado)

É importante ressaltar que existe possibilidade de transição do grau da queimadura, caso o paciente seja mantido hipotenso, edemaciado ou infectado. Logo, deve haver uma reavaliação 48-72 horas após com o intuito de observar se houve aprofundamento das lesões.

- *Lesão de 1º grau*: atinge apenas a epiderme, com hiperemia, sem formação de flictenas. Não provoca alteração hemodinâmica ou clínica significativa. A insolação pode estar associada a esse grau de queimadura com sintomas, como suor, náuseas, fraqueza da pele, sendo comum em esportes praticados ao ar livre, como maratonas ou simples corridas.
- *Lesão de 2º grau*: atinge a epiderme e parte da derme com formação de flictenas, é clinicamente dolorosa e com transudação, mantendo a superfície úmida. Subdividi-se em superficial, com aparência rósea e apêndices dérmicos preservados, e profunda com aspectos mole e elástico, coloração branca, papilas térmicas destruídas mais alguns folículos pilosos e glândulas sudoríparas conservadas, a partir dos quais ocorre a reepitelização. Em atletas que praticam artes marciais, *squash* ou provas longas é comum apresentarem queimaduras de 2º grau superficial por atrito, pela fricção da pele, tanto contra roupa, quanto contra pele.
- *Lesão de 3º grau*: atinge toda a espessura da pele, podendo chegar a músculos e ossos. Tem aspecto esbranquiçado, rígido, superfície ressecada, insensível ou pouco dolorosa pela destruição das terminações nervosas periféricas e com edema acentuado.

Fisiopatologia das Queimaduras

A pele é o maior órgão do corpo, tendo função de regulação térmica, prevenção da perda de líquidos, barreira hermética contra infecções e sensorial que fornece informações sobre o meio ambiente.

As alterações fisiopatológicas das queimaduras resultam de aumento da permeabilidade capilar, edema intersticial e hipovolemia. O trauma térmico ocasiona exposição do colágeno nos tecidos afetados e, consequentemente, múltiplos mecanismos que podem levar ao aumento da permeabilidade capilar e da pressão hidrostática, permitindo a passagem do filtrado plasmático para o interstício dos tecidos afetados, provocando edema tecidual e hipovolemia.

Ocorrem alterações metabólicas sistêmicas, como diminuição do volume circulante, aumento da viscosidade sanguínea e diminuição do débito cardíaco, podendo levar ao choque hipovolêmico. A exuberante resposta endocrinometabólica ao trauma desencadeia desnutrição proteica, imunossupressão e sepse.

No que tange à resposta local do trauma, ocorre lesão tecidual gradual que irradia a partir do ponto de contato em direção à periferia, progressivamente tornando-se menos grave. Essas áreas que circundam a queimadura inicial também são chamadas de Zonas Tridimensionais de Jackson. A alta temperatura mata as células na área mais próxima à fonte de calor e desnatura as proteínas circundantes da matriz extracelular na chamada zona de coagulação. A zona de estase é caracterizada pela região que circunda a lesão e em que ocorre diminuição da perfusão tecidual. Esse tecido é potencialmente aproveitável, evitando hipotensão prolongada, infecção ou edema, pode-se manter a perfusão nessa zona, evitando perda de tecido nessa região.

Na região central e na zona de coagulação, a desnaturação de proteínas e destruição celular ocasiona ativação de mediadores inflamatórios tóxicos liberados na superfície perfundida, danificando o tecido cutâneo e células endoteliais capilares, potencializando a necrose e isquemia tecidual.

Noções Gerais do Manejo do Grande Queimado

Pré-Hospitalar

Importante salientar que toda vítima de queimadura deve ser tratada como politraumatizada e socorrida, seguindo os protocolos do ATLS. O entendimento da mecânica do trauma propicia avaliação e a inferição de possíveis lesões que o paciente possa ter, agilizando o atendimento.

Apague o fogo com água, abafando a vítima com cobertor. Em caso de queimadura elétrica, desligue a fonte de energia antes de tocar na vítima. Remova as vestimentas na região queimada e adereços como anéis. Lave a ferida com água corrente em temperatura ambiente e, posteriormente, cubra o paciente com lençóis para evitar hipotermia. Em caso de queimaduras por fogo de artifício, como em estádios de futebol, certifique-se da segurança da equipe de resgate.

Sinais de Lesão Inalatória

Comum em queimaduras que ocorrem em locais fechados, como ginásios, vestiários e alojamento de atletas. Até 50% das mortes relacionadas com fogo são por lesões inalatórias, além de ser a causa imediata mais frequente de morte relacionada com incêndios.

A história de quando e o local onde ocorreu o incidente é essencial para o socorrista pensar nesse tipo de lesão. Sinais clínicos, como pelos nasais chamuscados, rouquidão, escarro carbonáceo, queimaduras de espessura completa na face e tronco superior, auxiliam no diagnóstico desse tipo de lesão. O calo causa lesão supraglótica, provocando edema e obstrução da via aérea inferior, logo, se torna importante o diagnóstico precoce da lesão inalatória e indicação de intubação orotraqueal para manutenção da via aérea e saturação adequada.

Hospitalar

Na fase aguda devemo-nos basear em dois pilares: reposição volêmica e desbridamento de tecido desvitalizado, ambos no menor tempo possível passado o acidente.

O cálculo da superfície corporal queimada é fundamental para o prognóstico e orientação terapêutica do queimado. O mais utilizado, pela praticidade e facilidade de cálculo é a **regra dos nove**. Conforme a Figura 42-1, ao observar o queimado, calcula-se a superfície corporal queimada, segundo números indicados na imagem abaixo.

Reposição Volêmica

Existem várias formas de se estimar o cálculo da reposição volêmica que servem como guia inicial para o tratamento. A fórmula mais utilizada é a de Parkland que calcula o volume que deve ser infundido em 24 horas (metade nas primeiras 8 horas, e a outra metade nas 16 horas restantes).

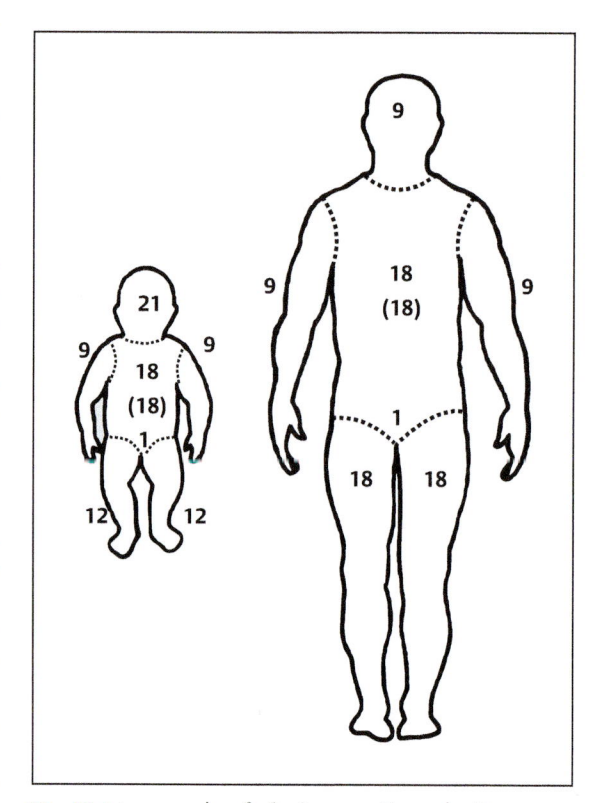

Fig. 42-1 Imagem de referência para a Regra dos Nove.

> Parkland = 4xSCQ*xP**
> *SCQ = Superfície corporal queimada
> **P = peso do paciente em quilogramas
> ***Ringer lactato é o cristaloide de escolha

É importante ressaltar que esse cálculo é apenas norteador, mas seu volume precisa ser adaptado segundo necessidade clínica; a monitorização do débito urinário deve ficar de 0,5 a 1,0 mL/kg por hora, e a frequência cardíaca abaixo de 120 bpm. No caso de queimadura elétrica, débito urinário deve ficar entre 1,0 e 1,5 mL/kg/h.

Avaliação Sobre a Necessidade de CTQ (Centro Especializado no Tratamento de Queimados)

Alguns pacientes não devem ser tratados em ambiente hospitalar comum, devendo ser encaminhados a unidades especiais fechadas. Conforme indicações abaixo:

- Queimadura maior que 10% da superfície corporal de 3º grau.
- Queimaduras de face, mãos, pés, períneo e genitais.
- Queimadura elétrica, química, circunferencial e de vias aéreas.
- Queimadura maior que 20% da superfície corporal em adultos ou maior que 10% em crianças.

ASSOCIAÇÃO PRÁTICA ENTRE QUEIMADURAS MAIS COMUNS NO ESPORTE E SEUS TRATAMENTOS ESPECÍFICOS

Queimaduras de Primeiro Grau

Em virtude da exposição solar contínua, muitos atletas estão sujeitos a sofrer desidratação, espoliação hidreletrolítica, assim como queimaduras de primeiro grau que causam certo grau de desconforto e dor (Fig. 42-2).

Indicação de tratamento:

- Remover o atleta do local da prova, para um lugar sem exposição direta do sol.
- Deitar o atleta com elevação dos membros inferiores.
- Reposição de líquido associado a eletrólitos, visto que a reposição de água livre pode levar a uma maior espoliação de íons, a uma instabilidade hemodinâmica por hipocalemia entre outros.
- Utilização de cremes hidratantes para aliviar o desconforto e acelerar o processo de recuperação da pele.

Queimaduras de Segundo Grau

Certas modalidades esportivas estão muito associadas a queimaduras por fricção, que podem levar a queimaduras de segundo grau com formação de flictenas (bolhas), pelos movimentos repetitivos (Fig. 42-3).

Indicação de tratamento:

- Cessar o movimento repetitivo.
- Lavar o local com água e sabão.
- Há controvérsia na literatura no que tange à abertura ou não da flictena, porém, caso seja espontânea, passar creme para proteção da região, como sulfadiazina de prata para evitar a infecção.
- Deve haver o mesmo cuidado com hidratação e reposição eletrolítica, caso seja algum esporte extenuante.

Queimaduras de Terceiro Grau

Trata-se aqui de esportes considerados mais extremos, porém cada vez mais populares. O frio está muito relacionado com queimaduras mais graves, por causa das trocas mais severas de calor com o meio (Fig. 42-4).

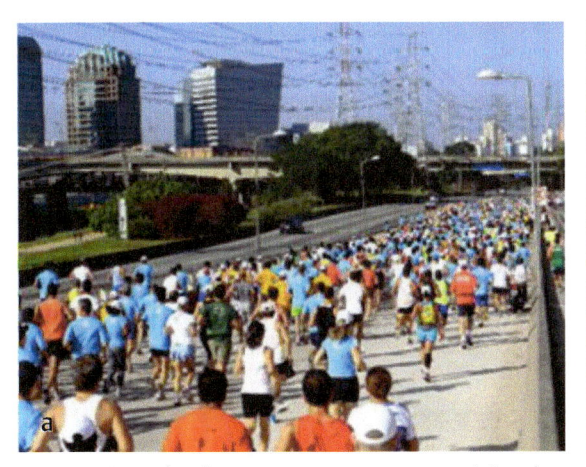

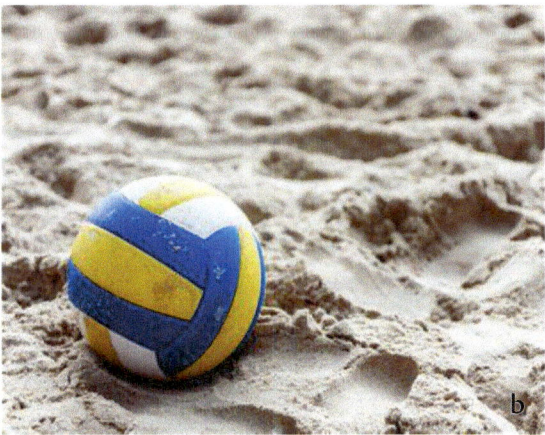

Fig. 42-2 Exemplos de esportes que causam exposição solar contínua. (**a**) Maratonas; (**b**) vôlei de praia.

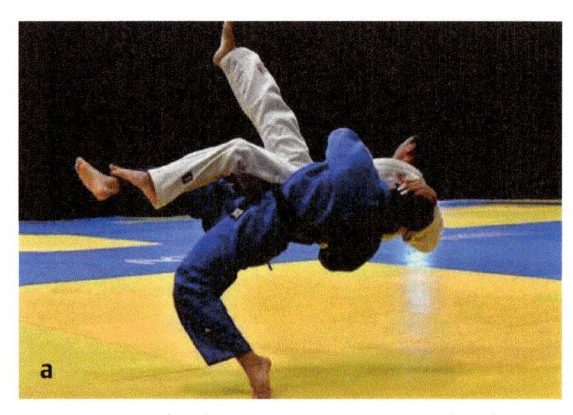

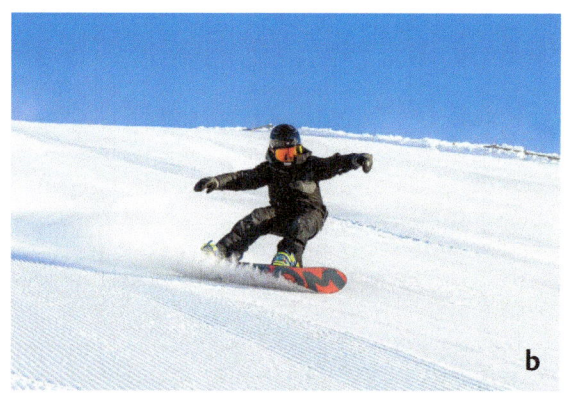

Fig. 42-3 Exemplos de esportes que causam queimaduras por fricção. (**a**) Artes marciais; (**b**) Esportes no gelo (menos extremos).

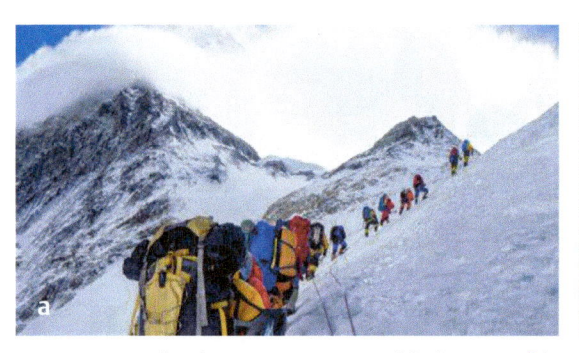

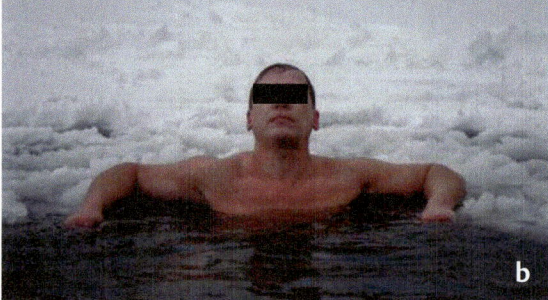

Fig. 42-4 Exemplos de esportes extremos. (**a**) Alpinismo; (**b**) Natação de águas abertas no frio.

Nesses casos, deve-se tratar o paciente queimado como um politraumatizado, seguindo as normas do ATLS:

- Manter pérvia as vias áreas e atentar para ventilação do paciente.
- Atentar para perda volêmica grande, iniciando rapidamente a reposição.
- Observar estado neurológico do politraumatizado.
- Despir o paciente para avaliação e depois cobri-lo novamente, fazendo um isolamento térmico e evitando trocas com o meio.
- Encaminhar paciente a centro especializado.

Queimaduras de Vias Aéreas

Situações como essas são imprevisíveis e de extrema gravidade. Comuns em locais fechados, como ginásios, vestiários e alojamentos de atletas. Até 50% das mortes relacionadas com fogo são por lesões inalatórias, além de ser a causa imediata mais frequente de morte em incêndios. A história de como e em que local ocorreu o incidente é essencial para o socorrista pensar neste tipo de lesão (Fig. 42-5).

Indicação de tratamento:

- Sempre ofertar oxigênio para vítimas de incêndio em locais fechados.
- Buscar sinais clínicos de lesão inalatória, como tosse, escarro carbonáceo, rouquidão e pelos nasais queimados em primeiro lugar, visto que, no menor sinal, será necessária a obtenção de via aérea avançada antes da formação de edema da via área. Até chegar ao pulmão ocorre resfriamento do ar, porém, produtos da combustão chegam ocasionando broncospasmo e grande processo inflamatório, causando aspecto radiológico de pulmão de choque.
- Observar queimaduras do corpo para seguir o passo a passo, conforme o grau da mesma e o atendimento básico do ATLS.

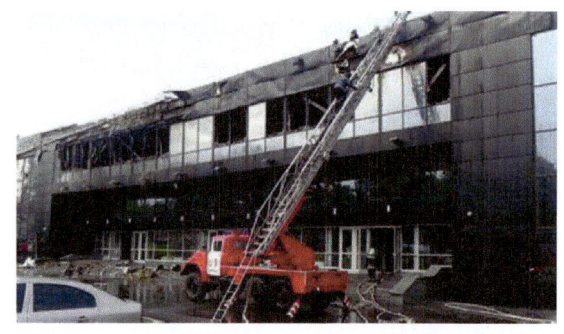

Fig. 42-5 Exemplo de queimadura de vias aéreas, após incêndio em quadra fechada.

BIBLIOGRAFIA

ATLS – Advanced Trauma Life Support Student Course Manual. 10ª Ed.

Bernard F, Guegniaud PY, Bouchard C, et al. Hemodynamic parameters in the severely burnt patient during the first 72 hours. Ann Fr Anesth Reanim. 1992; 11:623-8.

Berry MG, Evison D, Roberts AH. The influence of body mass index on burn surface area estimated from the area of the hand. Burns. 2001;22:401-5.

Brigham PA, McLoughlin E. Burn incidence and medical care use in United States: Estimate, trende and data sources. J Burn Care Rehabil. 1996;17:95-107.

Lima OS, Alencar H, Nogueira GMAB, et al. Anestesia em queimados: Estudo comparativo entre Sufentanil e Alfentanil em infusão contínua. Rev Bras Anestesiol. 1998;4:272-7.

Ministério da Saúde. Cartilha para Tratamento de Emergência das Queimaduras.

Shirani KZ, Voughan GM, Mason AD Jr, et al. Update in current therapeutic approuches in burns. Shock. 1996; 5:4-16.

LESÕES NA PLACA FISÁRIA NO ESQUELETO IMATURO

CAPÍTULO 43

SEÇÃO 43-1

AVULSÕES ÓSSEAS

Rodrigo Carneiro Sasson

INTRODUÇÃO

O indivíduo esqueleticamente imaturo deve ser compreendido em todas suas particularidades e diferenças do atleta adulto. Entre as características do osso imaturo está a existência da placa fisária, situada entre a epífise e a metáfise dos ossos, sendo a estrutura responsável pelo crescimento esquelético. Os periósteos são mais espessos, e os ossos possuem maior potencial de consolidação e de remodelamento.

Aproximadamente 20% das crianças, que apresentam lesões, são por quadros de fraturas,[1] e, muitas delas ocorrem em traumas esportivos. As regiões acometidas variam de acordo com a idade, com base nos tecidos mais suscetíveis do esqueleto em crescimento. A puberdade é relatada como o período de maior risco de lesões musculoesqueléticas, e vários mecanismos têm sido estudados para explicar os motivos.[2] O estirão de crescimento tem sido associado ao período transitório da densidade mineral óssea, elevando o risco de fraturas.[3-5] O aumento das forças de tração nas inserções musculotendíneas também eleva a vulnerabilidade, e isso pode ser provocado pela diferença de ritmo entre o crescimento dos tecidos ósseo e o consequente alongamento muscular.[4,6-7] A elevação da força necessária para movimentação dos membros não acompanha o pico do crescimento ósseo. Também pode haver alteração do controle neuromuscular, fazendo com que o atleta tenha dificuldade para se adaptar à alteração do comprimento dos membros e distribuições de peso.[2,6,8]

Taxas maiores de crescimento iniciam, em média, após os 8 anos de idade. O estirão do crescimento é alcançado em torno de 11 a 12 anos no sexo feminino, e 13 a 14 anos no masculino, com taxas médias de crescimento entre 7 a 9 cm e 8 a 10 cm respectivamente.[2,9] Em atletas, o estirão pode ocorrer de forma tardia, sendo importante lembrar que, no esporte, é comum evidenciarmos atraso nos marcos do desenvolvimento, principalmente em mulheres atletas.[10] Esse atraso pode desencadear lesões nas placas fisárias em idades fisiológicas em que normalmente estariam fechadas.

À medida que a participação de crianças nos esportes aumenta, também cresce a incidência de lesões, tanto agudas, quanto por treinos excessivos.[11]

No esporte de alto rendimento é comum indivíduos em crescimento se submeterem a treinamento de maior carga com objetivos competitivos, quando estão particularmente em períodos do desenvolvimento com risco maior de lesão. A organização da rotina de treino com controle de carga apropriado é muito importante para prevenção de lesões. O conhecimento dos conceitos do desenvolvimento e das variações de crescimento e amadurecimento é importante para evitar lesões.

As apófises são compostas de fibrocartilagem e crescem principalmente em resposta às forças de tração. Essas regiões são caracterizadas pela inserção de estruturas tendinosas e ligamentares, e esse componente traz a particulariade das fraturas por avulsão. Com o crescimento, centros de ossificação secundários podem-se formar na apófise. Por sua composição e o estresse de tração excessivo, também podem ocorrer alterações inflamatórias nas apófises, principalmente durante os estágios finais de fechamento.[12] Os microtraumas de repetição também criam crescimento reativo ósseo e osteocondrites características, como Osgood-Schlatter na tuberosidade anterior da tíbia e Sever no calcâneo.[13]

Ogden e Rang realizaram alterações na metologia de Salter Harris para definição das fraturas fisárias, como a criação do tipo VI, que é caraterizado pela fratura por avulsão.[14]

Há esportes com maior risco de fraturas pelos números elevados de traumas, como o futebol, rúgbi, ciclismo e handebol.[15-17] Há também esportes em que atletas esqueleticamente imaturos competem profissionalmente, como as ginásticas artística e rítmica,[18] o que também ocasiona maior risco de lesões. Esportes que possuem movimentos de salto, como basquete e vôlei, também apresentam risco de fraturas por avulsão.[15-17]

Existem algumas fraturas por avulsão típicas, como as do epicôndilo medial, pelve, fêmur distal, tuberosidade anterior da tíbia, tíbia distal e fíbula distal.[13]

EPICÔNDILO MEDIAL

As lesões da apófise epicondilar medial ocorrem mais comumente com traumas agudos em valgo e extensão do cotovelo, podendo haver a extensão do punho e dos dedos, acarretando maior força de tensão pelos músculos que realizam a flexão do punho e pronação do antebraço, e pelo flexor superficial dos dedos.[19] O valgo fisiológico do cotovelo tende a acentuar essas forças de avulsão, quando o cotovelo está em extensão. As fraturas podem ocorrer também por contração muscular com o cotovelo fletido, como no movimento de arremesso.[19] Pode haver associação da fratura à luxação do cotovelo e compressão do nervo ulnar (Figs. 43-1 e 43-2).[19]

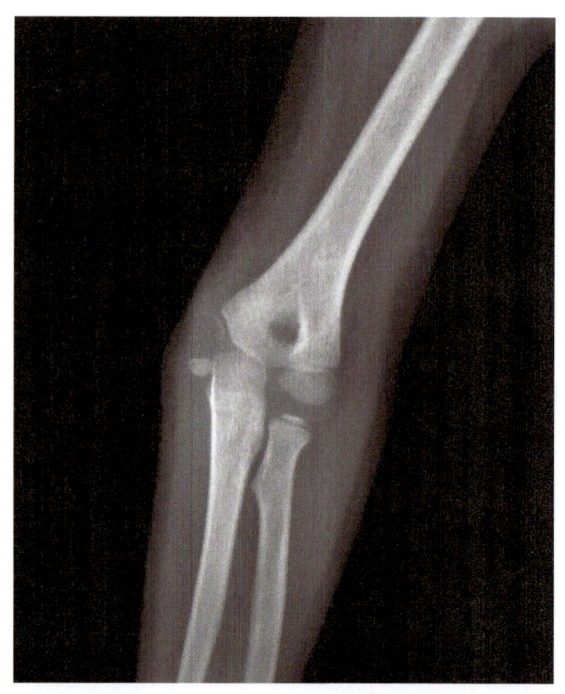

Fig. 43-2 Radiografia com fratura do epicôndilo medial em atleta. (Fonte: Arquivo pessoal do autor.)

TUBEROSIDADE ANTERIOR DA TÍBIA (TAT)

As avulsões ósseas da TAT são ocasionadas pela força de tração do quadríceps, na maioria das vezes em movimentos de salto.[20-21] São mais comuns na etapa inicial da impulsão, durante a força máxima, mas

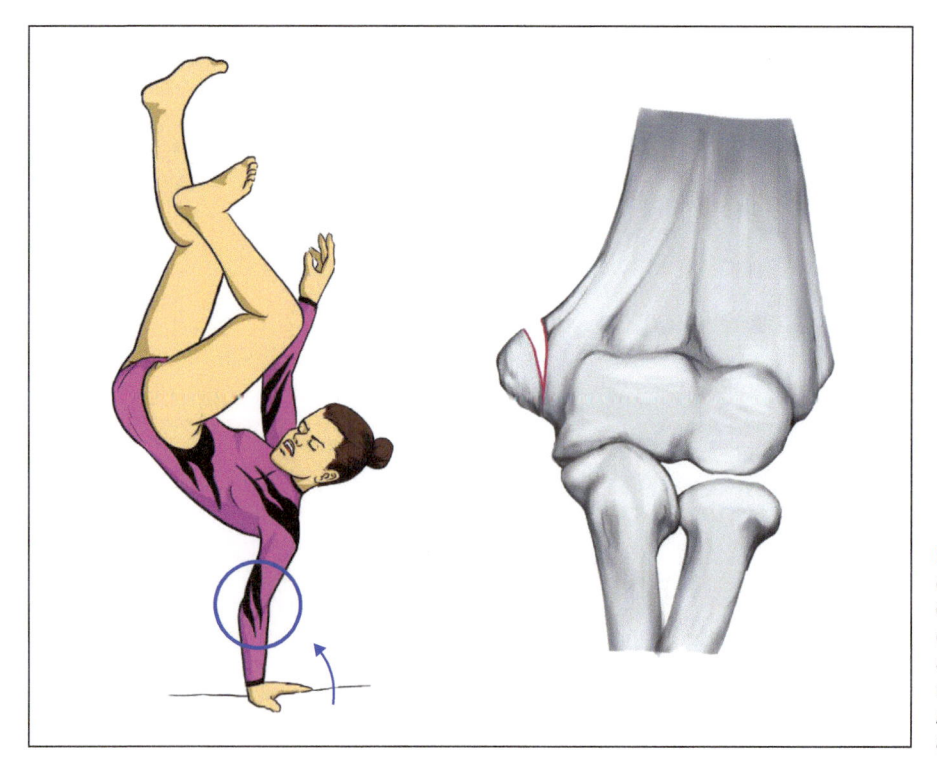

Fig. 43-1 Mecanismo de trauma em valgo e extensão do cotovelo com fratura por avulsão do epicôndilo medial. (Fonte: Arquivo pessoal do autor.)

também podem ocorrer durante a carga excêntrica na aterrissagem.[20] São mais frequentes no sexo masculino, pela maior força do quadríceps, que podem superar a estabilidade da apófise com a contração muscular (Figs. 43-3 e 43-4).[20]

EMINÊNCIA TIBIAL

Nessas fraturas, o mecanismo de trauma mais comum em crianças é pela queda de bicicleta. No entanto, com o aumento da participação em esportes juvenis em idades mais precoces e em níveis competitivos mais elevados, as fraturas da espinha tibial estão sendo vistas com maior frequência.[22] O fator biomecânico mais comum de lesão é o valgo acentuado e rotação externa da tíbia, embora as fraturas por avulsão da eminência tibial também possam ocorrer por hiperflexão, hiperextensão ou rotação interna tibial.[22-23] Ocorre a avulsão condroepifisária do fragmento anteromedial da eminência tibial, que se separa do restante da epífise proximal da tíbia pela inserção do ligamento cruzado anterior.[22] Os mecanismos são análogos aos das lesões do ligamento cruzado anterior e também podem ocorrer em traumas com e sem contato físico.

PELVE

As fraturas por avulsão na pelve são típicas em esqueletos imaturos. As mais comuns são na tuberosidade isquiática acarretadas pela tração dos flexores

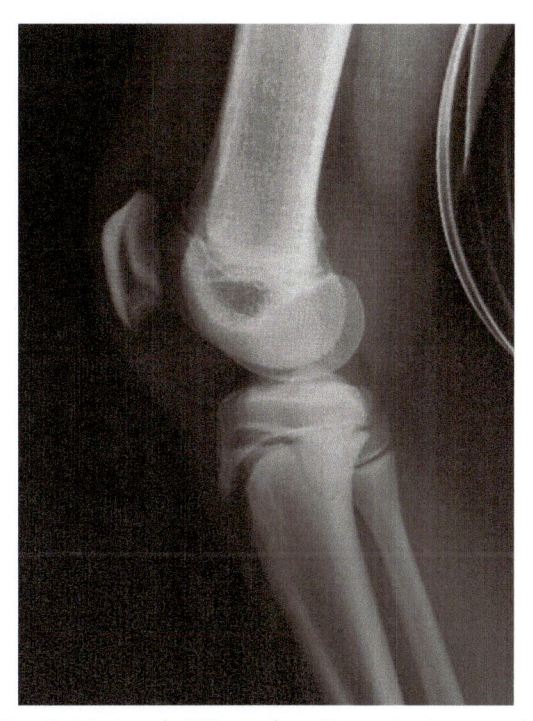

Fig. 43-4 Fratura da TAT em atleta. (Fonte: Arquivo pessoal do autor.)

do joelho.[24-26] Também são típicas as avulsões da espinha ilíaca anterossuperior pela tração do sartório e da espinha ilíaca anteroinferior pelo reto

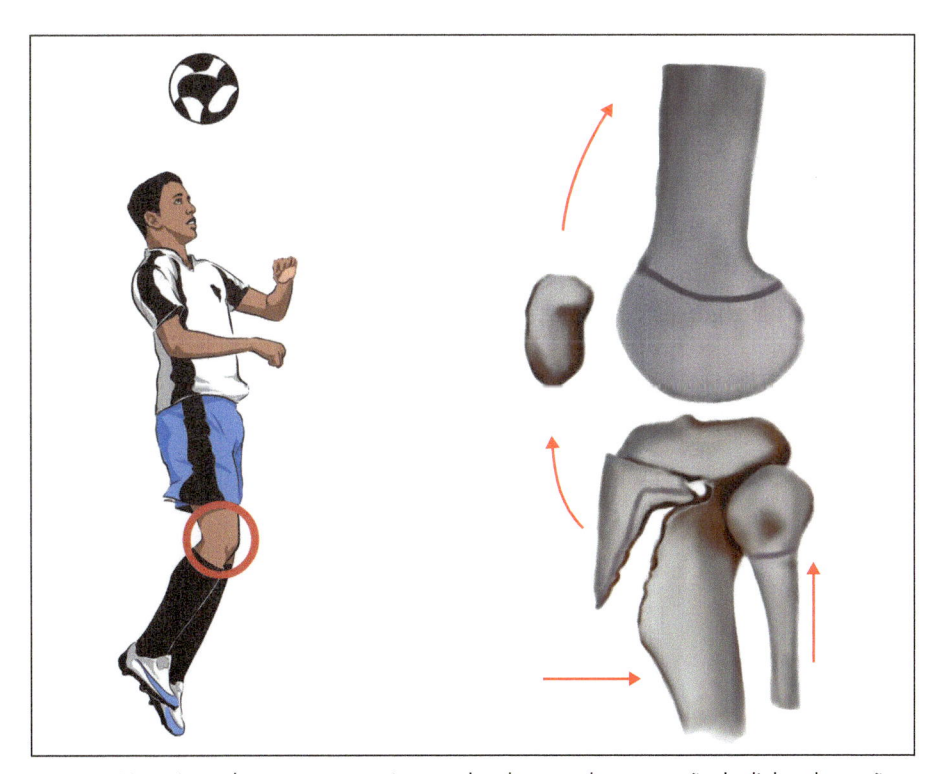

Fig. 43-3 Mecanismo de trauma no movimento de salto com demonstração das linhas de tensão quadricipital e avulsão da TAT. (Fonte: Arquivo pessoal do autor.)

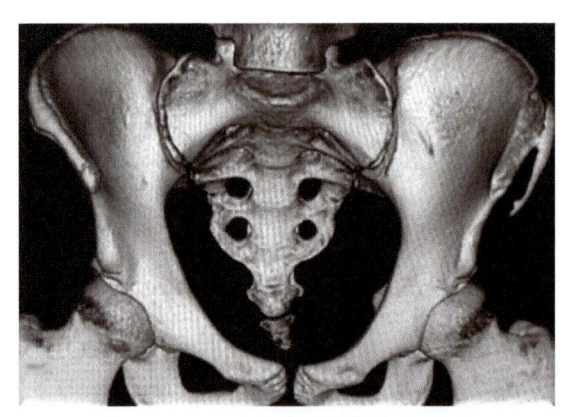

Fig. 43-5 Fratura por avulsão da espinha ilíaca anterossuperior. (Fonte: Arquivo pessoal do autor.)

femoral.[24-26] Atletas que participam de esportes de salto também sofrem avulsões do trocânter menor decorrente da tração do iliopsoas, lesões que são frequentemente relatadas como fraturas de avulsão apofisária pélvica.[24] Essas lesões em ossos imaturos são típicas no tênis[27] e, em adultos, são comuns no atletismo (Fig. 43-5).

TORNOZELO

A região do tornozelo também apresenta fraturas comuns por avulsão, podendo ocorrer por tração ligamentar na tíbia e na fíbula.[28] É importante relatar que a fratura de Tillaux também pode ser considerada avulsão por possuir mecanismo de lesão com entorse do tornozelo e rotação externa do pé, em que o ligamento tibiofibular anterior avulsiona o fragmento anterolateral da tíbia.[28] Ocorre em indivíduos que estão em idades de fechamento da linha fisária do tornozelo, sendo que a região medial já foi fusionada, e a avulsão óssea ocorre na região correspondente à porção da fise tibial distal que ainda está aberta.[28]

O conhecimento dos protocolos de trauma é fundamental para a Equipe Multidisciplinar. Nas fraturas por avulsão, assim como em outras fraturas, é importante saber identificar os sinais clínicos que indicam a possibilidade de fratura, imobilizar o atleta e levá-lo o quanto antes ao hospital para avaliação radiológica e definição do tratamento. Dor, edema, limitação do arco de movimento e deformidades clínicas são sinais comuns quando há fraturas. A avaliação de lesões associadas deve ser realizada. O conhecimento das técnicas de imobilização das diferentes regiões musculoesqueléticas também é essencial. Materiais práticos para imobilização devem fazer parte da mala médica. A imobilização deve ser em posição de relaxamento da musculatura responsável pela avulsão com o parâmetro anatômico estabelecido, mas, na abordagem inicial do trauma, o mais importante é a posição confortável e de melhor analgesia para o atleta. As radiografias normalmente são suficientes para avaliação e definição do tratamento das fraturas por avulsão. A complementação com tomografia computadorizada ou outras metodologias podem ser necessárias, principalmente em caso de outras fraturas associadas.

Fraturas em indivíduos esqueleticamente imaturos permitem maior abrangência para o tratamento conservador, mas fraturas desviadas por avulsão requerem tratamento cirúrgico para restabelecimento da anatomia e desenvolvimento correto musculoesquelético.[19-20,22,28] A definição do tratamento pode variar de acordo com a idade do paciente e com a região, tipo e desvio da fratura.

REFERÊNCIAS BIBLIOGRÁFICAS

1. Hart ES, Albright MB, Rebello GN, Grottkau BE. Broken bones: common pediatric fractures--part I. Orthop Nurs. 2006 Jul-Aug;25(4):251-6.
2. Malina RM, Bouchard C, Bar-Or O. Growth, maturation, and physical activity. 2nd ed. Champagne, IL: Human Kinetics; 2004 – PHV.
3. Faulkner RA, Davison KS, Bailey DA, Mirwald RL, Baxter-Jones AD. Size-corrected BMD decreases during peak linear growth: implications for fracture incidence during adolescence. J Bone Miner Res. 2006;21(12):1864-70.
4. Engebretsen L, Steffen K, Bahr R, et al. The International Olympic Committee consensus statement on age determination in high-level young athletes. Br J Sports Med. 2010;44(7):476-84.
5. Blimkie CJ, Lefevre J, Beunen GP, et al. Fractures, physical activity, and growth velocity in adolescent Belgian boys. Med Sci Sports Exerc. 1993;25(7):801-8.
6. Read PJ, Oliver J, de Ste Croix M, et al. Injury risk factors in male youth soccer players. Strength Cond J. 2015;37(5):1-7.
7. Van der Sluis A, Elferink-Gemser MT, Coelho-e-Silva MJ, Nijboer JA, Brink MS, Visscher C. Sport injuries aligned to peak height velocity in talented pubertal soccer players. Int J Sports Med. 2014;35(4):351-5.
8. McKay D, Broderick C, Steinbeck K. The Adolescent Athlete: A developmental approach to injury risk. Pediatr Exerc Sci. 2016;28(4):488-500.
9. Swain M, Kamper SJ, Maher CG, et al. Relationship between growth, maturation and musculoskeletal conditions in adolescents: a systematic review. Br J Sports Med. 2018;52(19):1246-52.
10. Baxter-Jones ADG, Maffulli N. Intensive training in elite young female athletes. British Journal of Sports Medicine. 2002;36:13-15.
11. Khosla S, Melton J, Dekutoski M, et al. Incidence of childhood distal forearm fractures over 30 years. Journal of the American Medical Association. 2004; 290(11):1479-85.
12. Orava S, Ala-Ketola L. Avulsion fractures in athletes. British Journal of Sports Medicine. 1977;11:65-71.
13. Dalton SE. Overuse injuries in adolescent athletes. Sports Med. 1992 Jan;13(1):58-70.
14. Ogden JA. Injury to the growth mechanisms of the immature skeleton. Skeletal Radiol. 1981;6(4):237-53.

15. Wood AM, Robertson GA, Rennie L, et al. The epidemiology of sports-related fractures in adolescents. Injury. 2010 Aug;41(8):834-8.
16. Cooper C, Dennison EM, Leufkens HG, et al. Epidemiology of childhood fractures in Britain: A study using the general practice research database. J Bone Miner Res. 2004;19(12):1976-81.
17. Hedstrom EM, Svensson O, Bergstrom U, et al. Epidemiology of fractures in children and adolescents. Acta Orthop. 2010;81(1):148-53.
18. Vernetta M, Montosa I, López-Bedoya J. Análisis de las lesiones deportivas en jóvenes practicantes de gimnasia rítmica de competición en categoría infantil. Revista Andaluza de Medicina del Deporte. Volume 2016;9(3):105-9.
19. Stans AA, Todd RJ. Lawrence. Dislocations of the Elbows, Medial Epicondylar Humerus Fractures. Rockwood and Wilkins Fractures in Children. 8th Ed. p. 681-90.
20. Edmonds EW, Mubarak SJ. Proximal Tibial Physeal Fractures Rockwood and Wilkins Fractures in Children. 8th ed. p. 1057-72.
21. Mayba II. Avulsion fracture of the tibial tubercle apophysis with avulsion of patellar ligament. J Pediatr Orthop. 1982 Aug;2(3):303-5.
22. Heyworth BE, Kocher MK. Intra Articular Injuries of the Knee. Rockwood and Wilkins Fractures in Children. 8th ed. p. 1078-83.
23. Casalonga A, Bourelle S, Chalencon F, et al. Tibial intercondylar eminence fractures in children: The long-term perspective. Orthopaedics & Traumatology: Surgery & Research. 2010;96(5):525-30.
24. McCarthy J, Herman MJ, Sankar WN. Pelvic and Acetabular Fractures. Rockwood and Wilkins Fractures in Children. 8th ed. p. 921-51.
25. Hart ES, Luther B, Grottkau BE. Broken bones: common pediatric lower extremity fractures--Part III. Orthop Nurs. 2006 Nov-Dec;25(6):390-407; quiz 408-9.
26. Osamu K, Ryokei O. Avulsion fracture of the iliac spine during sporting activity: Report of 30 fractures and their outcome. Journal of Orthopaedic Science. 1996;1(6):356-62.
27. Vandervliet EJM, Vanhoenacker FM, Snoeckx A, et al. Sports-related acute and chronic avulsion injuries in children and adolescents with special emphasis on tennis British Journal of Sports Medicine. 2007;41:827-31.
28. Shea KG, Frick SL. Ankle Fractures. Rockwood and Wilkins Fractures in Children. 8 th ed. p. 1174-210.

SEÇÃO 43-2

FRATURAS EPIFISÁRIAS

Rodrigo Carneiro Sasson

INTRODUÇÃO

No capítulo de fraturas por avulsão discutimos conceitos musculoesqueléticos do desenvolvimento e fatores de risco para fraturas em atletas esqueleticamente imaturos. É importante a leitura desses conceitos para melhor compreenão também das fraturas epifisárias.

Conforme explicado, estruturas ósseas em desenvolvimento são vulneráveis, e a puberdade é o período com maior risco.[1-9] Isso ocorre pelas alterações do desenvolvimento musculoesquelético, da densidade óssea, do controle neuromuscular e também pelas alterações de treino dos atletas por estarem em idades mais competitivas no esporte.[1-9] A equipe médica deve explicar aos treinadores os marcos do desenvolvimento e as particularidades do estirão do crescimento, associadas aos riscos de lesões. Apesar de maior suscetibilidade na puberdade, as fraturas epifisárias podem ocorrer em qualquer idade até o fechamento da fise.

Aproximadamente 42% dos meninos e 27% das meninas apresentarão alguma fratura na infância.[10] Aproximadamente 84% das fraturas ocorrem nos membros superiores.[11] Futebol, rúgbi e esqui na neve são as modalidades com maior quantidade de fraturas pediátricas.[11] Modalidades em os que atletas esqueleticamente imaturos competem profissionalmente também possuem risco elevado de fraturas epifisárias.[12]

A epífise é a região mais extrema dos ossos, entre a superfície articular e a fise que é estrutura responsável pelo crescimento ósseo longitudinal. No nascimento, essa extremidade é predominantemente cartilaginosa e denominada condroepífise. Um centro secundário de ossificação se forma em um período específico para cada condroepífise, que aumenta gradualmente até que a área cartilaginosa tenha sido praticamente alterada para estrutura óssea na maturidade esquelética.[13] O aparecimento dos centros de ossificação difere entre os ossos e, à medida que amadurecem, há aumento da rigidez na extremidade óssea acarretando alterações no padrão de lesões.[13] Alguns traumas não são suficientes para ocasionar fraturas, exatamente por essa particularidade de maior composição condral, mas podem ocorrer à medida que o esqueleto se torna mais rígido.[13] A superfície externa da epífise é composta por cartilagem articular ou pericôndrio.

Fibras musculares, tendões e ligamentos se fixam ao pericôndrio, o que também contribui para o aumento centrífugo da epífise. O pericôndrio se mistura com o periósteo, e essa continuidade do tecido contribui para a força biomecânica das junções epifisária e metafisária.[14]

A fratura epifisária é exclusiva do osso imaturo, e sua ocorrência está associada à lesão fisária.[15] Fraturas metafisárias são muito mais comuns que epifisárias.[16] A Figura 43-6 ilustra a Classificação de Salter Harris para as fraturas epifisárias.

As lesões fisárias com acometimento da epífise são definidas como Salter-Harris Tipo III e apresentam extensão da linha de fratura através da fise, epífise e sua superfície articular (Fig. 43-7).[17]

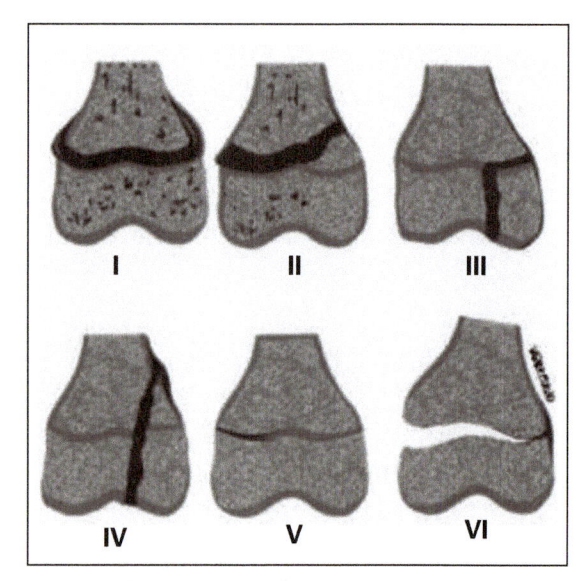

Fig. 43-6 Classificação de Salter Harris para as fraturas epifisárias: (I) fratura transversa através da placa de crescimento (fise); (II) fratura através da placa de crescimento e metáfise (fragmento de Thurstan Holland), poupando epífise; (III) fratura através da placa do crescimento e epífise, poupando metáfise; (IV) fratura atravessa todos os três elementos do osso (placa de crescimento, metáfise e epífise), com traço vertical; (V) fratura compressiva da placa de crescimento (que resulta em uma diminuição na percepção do espaço entre a epífise e diáfise em raios X), com trauma axial; e (VI) acrescentado por Rang, em 1969, corresponde a uma lesão periférica do anel pericondral, que cursa com formação de ponte óssea e consequente deformidade angular. (Fonte: Adaptada de Hebert, Sizínio K. Ortopedia e Traumatologia: princípios e prática. 5ª edição.)

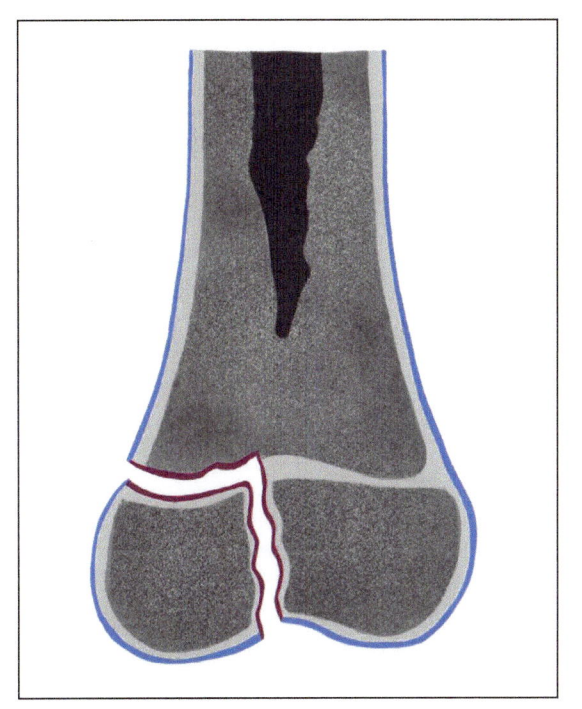

Fig. 43-7 Fratura epifisária Salter-Harris Tipo III. (Fonte: Arquivo pessoal do autor.)

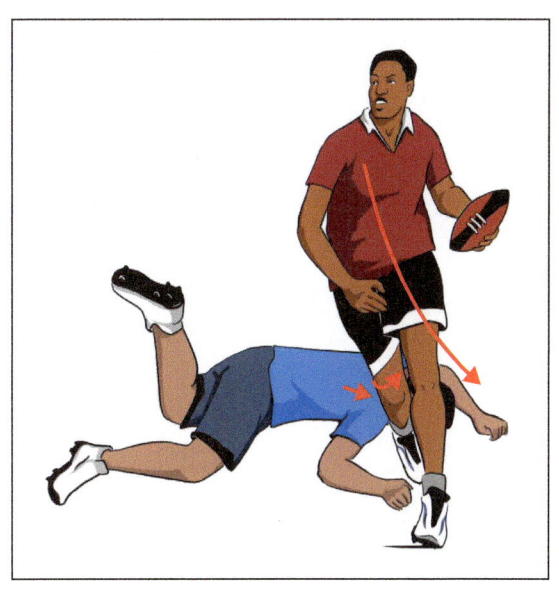

Fig. 43-8 Mecanismo de trauma da fratura do fêmur distal. (Fonte: Arquivo pessoal do autor.)

FRATURAS POR REGIÕES ESPECÍFICAS

Punho

A região do punho é a que apresenta maior quantidade de lesões fisárias,[11,18] todavia fraturas epifisárias não são muito frequentes.[19-20]

Mão

As fraturas epifisárias das falanges são muito comuns, ressaltando que algumas referências demonstram como sendo as mais frequentes e ocorrendo maioritariamente na articulação interfalangiana proximal.[21-24] O esporte está entre os principais fatores de risco para lesões nas mãos, com mais casos no futebol, rúgbi, basquete e modalidades na neve.[21-24]

Fêmur Distal

A maioria das lesões epifisárias do fêmur distal atravessa a linha fisária medial e se estende até a articulação,[25] separando o côndilo medial do côndilo lateral. Essas lesões são frequentemente produzidas por estresse em valgo no joelho, o mesmo mecanismo de lesão que ocasiona a ruptura do ligamento colateral medial em pacientes esqueleticamente maduros ou do ligamento cruzado anterior, se associado à rotação externa (Fig. 43-8).[25]

Tuberosidade Anterior da Tíbia (TAT)

Essas fraturas, discutidas e ilustradas no capítulo de avulsão, também podem-se apresentar como lesões epifisárias. O mecanismo de tração da musculatrua extensora avulsiona a TAT que também pode ocasionar traço de fratura epifisária.[26-27]

Tornozelo

A fratura conhecida como Tillaux Juvenil é epifisária e envolve a tíbia anterolateral distal. Também foi demonstrada nas fraturas por avulsão pelo seu mecanismo de tração do ligamento tibiofibular anterior.[28] A porção da fise não envolvida na fratura está fechada, fusionada pelo desenvolvimento esquelético.[28] Centros de ossificação acessórios e variações anatômicas normais podem causar confusão na interpretação das radiografias do tornozelo. Radiografias de bom padrão são essencias para avaliar a epífise distal da tíbia desobstruída pela fíbula (Fig. 43-9).

O conhecimento dos protocolos de trauma é fundamental para a equipe multidisciplinar. A abordagem do médico do esporte são as mesmas que para outras lesões traumáticas musculoesqueléticas. É importante também entender as particularidades psicológicas e sociais das crianças, sendo função do médico tranquilizá-las na avaliação. Para as fraturas epifisárias, assim como outras fraturas, devemos saber identificar os sinais clínicos que indicam a possibilidade de fratura, imobilizar o atleta e levá-lo o quanto antes ao hospital para avaliação radiológica e definição do tratamento. Dor, edema, limitação do arco de movimento e deformidades clínicas são comuns quando há fraturas. O conhecimento das técnicas de imobilização das diferentes regiões musculoesqueléticas também é essencial. Na avaliação inicial, é importante a imobilização estar na posição mais confortável e que possibilite analgesia para o atleta, mesmo que não seja a posi-

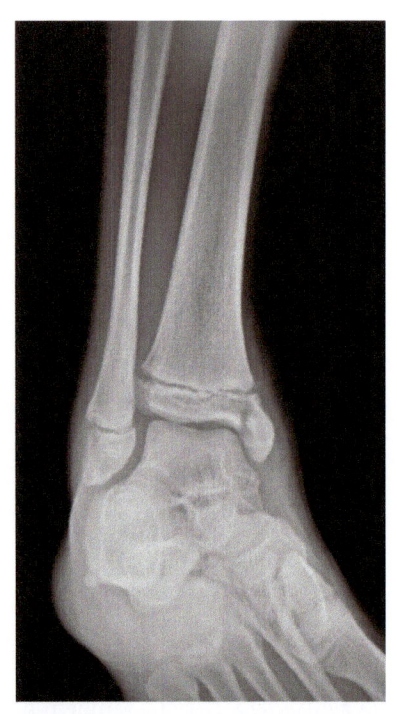

Fig. 43-9 Fratura Epifisária da região distal da tíbia. Também há lesão fisária na região distal da fíbula. (Fonte: Arquivo pessoal do autor.)

ção funcional. Materiais práticos para imobilização devem fazer parte da mala médica.

Na maioria dos casos a radiografia é suficiente para avaliação e definição do tratamento, mas em algumas lesões a complementação com tomografia computadorizada ou outras metodologias podem ser necessárias, principalmente em fraturas articulares ou se houver lesões associadas.

As lesões em indivíduos esqueleticamente imaturos permitem maior abordagem conservadora do que adultos, mas fraturas desviadas apresentam indicação de tratamento cirúrgico para estabelecimento da anatomia e para o desenvolvimento ósseo correto. Os parâmetros de desvios aceitáveis para tratamento conservador e remodelamento ósseo dependem da idade e do osso fraturado. O potencial de correção espontânea completa é maior quanto mais jovem for o indivíduo, o local da fratura estiver mais próximo da fise e quanto mais alinhada estiver a fratura.[13]

O tratamento conservador normalmente é realizado com imobilização e restrição de carga. O tipo de imobilização e o tempo de consolidação também variam com a idade e o osso fraturado.[22,25,28]

O estabelecimento dos padrões de arco de movimento e musculares após a imobilização ou a cirurgia é mais ágil que nos adultos, facilitando o trabalho multidisciplinar.

REFERÊNCIAS BIBLIOGRÁFICAS

1. Malina RM, Bouchard C, Bar-Or O. Growth, maturation, and physical activity. 2nd ed. Champagne, IL: Human Kinetics; 2004-PHV.
2. Faulkner RA, Davison KS, Bailey DA, et al. Size-corrected BMD decreases during peak linear growth: implications for fracture incidence during adolescence. J Bone Miner Res. 2006;21(12):1864-70.
3. Engebretsen L, Steffen K, Bahr R, et al. The International Olympic Committee consensus statement on age determination in high-level young athletes. Br J Sports Med. 2010;44(7):476-84.
4. Blimkie CJ, Lefevre J, Beunen GP, et al. Fractures, physical activity, and growth velocity in adolescent Belgian boys. Med Sci Sports Exerc. 1993;25(7):801-8.
5. Read PJ, Oliver J, de Ste Croix M, et al. Injury risk factors in male youth soccer players. Strength Cond J. 2015;37(5):1-7.
6. Van der Sluis A, Elferink-Gemser MT, Coelho-e-Silva MJ, et al. Sport injuries aligned to peak height velocity in talented pubertal soccer players. Int J Sports Med. 2014;35(4):351-5.
7. McKay D, Broderick C, Steinbeck K. The Adolescent Athlete: A developmental approach to injury risk. Pediatr Exerc Sci. 2016;28(4):488-500.
8. Swain M, Kamper SJ, Maher CG, et al. Relationship between growth, maturation and musculoskeletal conditions in adolescents: a systematic review. Br J Sports Med. 2018;52(19):1246-52.
9. Tanner JM, Whitehouse RH, Takaishi M. Standards from birth to maturity for height, weight, height velocity, and weight velocity: British children, 1965. Part I. Arch Dis Child. 1966;41(219):454-71.
10. Hart ES, Albright MB, Rebello GN, Grottkau BE. Broken bones: common pediatric fractures--part I. Orthop Nurs. 2006 Jul-Aug;25(4):251-6.
11. Wood AM, Robertson GA, Rennie L, et al. The epidemiology of sports-related fractures in adolescents. Injury. 2010;41(8):834-8.
12. Khosla S, Melton J, Dekutoski M, et al. Incidence of childhood distal forearm fractures over 30 years. Journal of the American Medical Association. 2004;290(11):1479-85.
13. Alman BA. The Immature Skeleton Rockwood and Wilkins Fractures in Children. 8th Ed. p. 19-28.
14. Materne O, Chamari K, Farooq A, et al. Injury incidence and burden in a youth elite football academy: a four-season prospective study of 551 players aged from under 9 to under 19 years. British Journal of Sports Medicine Published Online First: 16 November 2020.
15. Cooper C, Dennison EM, Leufkens HG, et al. Epidemiology of childhood fractures in Britain: A study using the general practice research database. J Bone Miner Res. 2004;19(12):1976-81.
16. Hedstrom EM, Svensson O, Bergstrom U, et al. Epidemiology of fractures in children and adolescents. Acta Orthop. 2010;81(1):148-53.
17. Salter R. Injuries involving the epiphyseal plate. J Bone Joint Surg Am. 1963;45:587-622.
18. Brighton B, Vital M. Epidemiology of fractures in children. Rockwood and Wilkins Fractures in Children. 8th Ed. p. 2-4.

19. Hedstrom EM, Svensson O, Bergstrom U, et al. Epidemiology of fractures in children and adolescents. Acta Orthop. 2010;81(1):148-53.
20. Von Laer L. Epiphysenfrakturen [Epiphyseal fractures]. Zentralbl Chir. 1986;111(20):1217-27.
21. Hastings H, Simmons BP. Hand fractures in children. A statistical analysis. Clinical Orthopaedics. 1984;188:120-30.
22. Fischer MD, McElfresh EC. Physeal and periphyseal injuries of the hand. Patterns of injury and results of treatment. Hand Clin. 1994 May;10(2):287-301.
23. Aitken S, Court-Brown CM. The epidemiology of sports-related fractures of the hand. 2008;39(12):1377-83.
24. Peterson HA, Madhok R, Benson JT, et al. Physeal fractures: Part 1, Epidemiology in Olmsted County, Minnesota, 1979-1988. J Pediatr Orthop. 1994;41:423-30.
25. Herman MJ, Smith BG. Fractures of the distal femoral physis. Rockwood and Wilkins Fractures in Children. 8th Ed. p. 1027-49.
26. Edmonds EW, Mubarak SJ. Proximal Tibial Physeal Fractures. Rockwood and Wilkins Fractures in Children. 8th Ed. 1057-72.
27. Mayba II. Avulsion fracture of the tibial tubercle apophysis with avulsion of patellar ligament. J Pediatr Orthop. 1982 Aug;2(3):303-5.
28. Shea KG, Frick SL. Ankle Fractures. Rockwood and Wilkins Fractures in Children. 8th. p. 1174-1210.

LESÕES NOS PARATLETAS

Giovanna Medina • Andrea Jacusiel Miranda • Hesojy Gley Pereira Vital da Silva
Roberto Vital

INTRODUÇÃO

O esporte paralímpico evoluiu de sua forma inicial de reabilitação, para reinserção social, depois competição organizada, até atingir o estado atual de esporte de alto rendimento. O número de atletas envolvidos cresceu exponencialmente, de 16 participantes nos primeiros jogos de 1948 em Stoke Mandeville para mais de 4.000 atletas na última edição dos Jogos Paralímpicos no Rio 2016. Neste contexto, a equipe de suporte ao indivíduo com deficiência deixou de ser o médico e/ou fisioterapeuta de reabilitação e cresceu rapidamente para formar uma equipe multiprofissional altamente especializada. A parceria entre medicina e ciência permitiu aos indivíduos com alguma deficiência atingir objetivos nunca antes imaginados, indo além da esfera funcional e alcançando marcas extraordinárias. Entretanto, há ainda desafios no entendimento das lesões relacionadas com a prática esportiva por causa dos diferentes tipos de deficiências, das adaptações dentro das diversas modalidades, de uso de equipamentos especiais e da criação de esportes exclusivos para deficientes. Alguns esportes paralímpicos contam com a participação de atletas com diferentes tipos de deficiência (como por exemplo o atletismo, onde participam atletas com lesão medular, deficiência visual, amputados, paralisia cerebral), alguns esportes são exclusivos de algumas deficiências (*goalball* para deficientes visuais), algumas modalidades têm suas regras adaptadas do original (judô) ou com equipamentos adaptados (esqui sentado e hockey sobre gelo sentado), enquanto outros esportes têm uma combinação de deficiências (basquete). O Quadro 44-1 mostra as deficiências consideradas elegíveis para cada modalidade do esporte paralímpico.

Assim como nos outros esportes, é fundamental que o profissional que trabalha com o esporte paralímpico tenha entendimento das lesões que acometem este tipo de atleta. Faz-se necessário familiarizar-se com os tipos de modalidades, as classes que competem em cada esporte, entender as particularidades da biomecânica, equipamentos e a epidemiologia das lesões. Além disso, precisamos nos familiarizar com a deficiência e a classificação funcional, particularidades do esporte paralímpico que podem acrescentar mais dificuldade principalmente aos menos experientes ou àqueles que estejam iniciando a prática da medicina esportiva.

> O conhecimento de cada deficiência não é suficiente, visto que um mesmo tipo de deficiência pode ter riscos diferentes de lesões, dependendo da modalidade praticada. Por exemplo, um amputado de membro inferior pode competir com prótese no atletismo ou em cadeira de rodas se praticar basquete, ou ainda sem nada caso pratique natação. Em cada um destes contextos o risco de lesão é diferente.

Todos os esportes têm um risco inerente de lesão, que também é observado no paradesporto. Pensava-se que os atletas paralímpicos tivessem lesões semelhantes aos atletas olímpicos quando comparados em atividades semelhantes.[1,2] Entretanto, estudos recentes sugerem que os índices de lesões, locais acometidos e doenças associadas são na verdade diferentes entre estes dois grupos de atletas[3-6] sendo o índice de lesões e afecções de saúde maior nos atletas paralímpicos tanto nos jogos de verão quanto no de inverno.[5,7-12]

A descrição das lesões que acometem cada deficiência em cada modalidade vai além dos objetivos deste capítulo. Muitas lesões e acometimentos de saúde nos atletas paralímpicos têm diagnóstico e conduta semelhantes aos dos atletas não deficientes. Por exemplo, após uma entorse de joelho durante o futebol de 5, deve-se retirar o atleta da

Quadro 44-1 Deficiências consideradas elegíveis para cada modalidade do esporte paralímpico

	Deficiência de função					Deficiência estrutural				
	Comprometimento de força muscular	Limitação de ADM passivo	Hipertonia	Ataxia	Atetose	Deficiência em membros	Discrepância de comprimento de membros	Baixa estatura	Visual	Intelectual
ESPORTES DE VERÃO										
Atletismo	x	x	x	x	x	x	x	x	x	x
Badminton	x	x	x	x	x	x	x	x	x	x
Basquete em CR	x	x	x	x	x	x	x			
Bocha	x	x	x	x	x	x				
Canoagem	x	x				x				
Ciclismo	x	x	x	x	x	x	x		x	
Esgrima em CR	x	x	x	x	x	x	x			
Futebol de 5									x	
Futebol de 7										
Goalball									x	
Halterofilismo	x	x	x	x	x	x	x	x		
Hipismo	x	x	x	x	x	x	x	x	x	
Judô									x	
Natação	x	x	x	x	x	x	x	x	x	x
Taekwondo	x	x	x	x	x	x			x	
Remo	x	x	x	x	x	x				
Rúgbi em CR	x	x	x	x	x	x				
Tênis de mesa	x	x	x	x	x	x	x	x		x
Tênis em CR	x	x	x	x	x	x	x			
Tiro com arco	x	x	x	x	x	x				
Tiro esportivo	x	x	x	x	x	x			x	
Triatlo	x	x	x	x	x	x			x	
Vôlei sentado	x	x	x	x	x	x	x			
ESPORTES DE INVERNO										
Biatlo	x	x	x	x	x	x	x		x	
Curling em CR	x	x	x	x	x	x				
Esqui alpino	x	x	x	x	x	x	x		x	
Esqui cross-country	x	x	x	x	x	x	x		x	
Hockey no gelo	x	x	x	x	x	x	x			
Snowboard	x	x	x	x	x	x	x			

ADM: arco de movimento; CR: cadeira de rodas.

partida/treino, realizar os testes típicos para lesões ligamentares e iniciar repouso, crioterapia, compressão e elevação do membro inferior acometido. Abordaremos aqui as situações que são particulares dos atletas com deficiência e daremos uma visão geral das lesões mais frequentes neste grupo de indivíduos (Quadro 44-2).

LESÕES MUSCULOESQUELÉTICAS

Tanto nas modalidades de verão quanto nas de inverno, os atletas que competem sentados geralmente sofrem lesões nos membros superiores, enquanto os ambulantes apresentam mais comumente lesões nos membros inferiores.[11-13] O índice de lesões em paratletas de inverno é o dobro dos paratletas de verão.[14] Entre os esportes de verão, os que oferecem maior risco de lesão são futebol de 5, halterofilismo, goalball, esgrima em cadeira de rodas e rúgbi em cadeira de rodas.[5,15] Já nos esportes de inverno, os de maior risco são hockey no gelo, esqui alpino e snowboard.[14] As Figuras 44-1 e 44-2 mostram as modalidades de maior risco para lesões entre os esportes de verão e inverno, respectivamente.

Paratletas mulheres e homens têm índices de lesões similares.[5] Assim como nos atletas olímpicos, lesão prévia é um fator de risco para novas lesões[16] e a maioria das lesões está relacionada com o uso excessivo.[3,15,17] A extremidade superior, incluindo o ombro, cotovelo, punho e mão é a região anatômica mais frequentemente afetada nos paratletas de forma geral, em contraste com os atletas não deficientes, que lesionam predominantemente os membros inferiores.[1,7,11,12,18]

Em relação aos tipos de lesões, embora entorses, lesões musculares, bolhas e lacerações sejam as lesões mais predominantes nos paratletas de forma geral,[18] aqueles que competem nos esportes de inverno têm maior risco de trauma na cabeça, fraturas e contusões, possivelmente pela alta velocidade presente durante as competições.[14] De forma semelhante, em modalidades de verão nas quais predomina a alta velocidade, como o paraciclismo, também há maior risco de lesões mais graves.[19] Durante os jogos paralímpicos de verão, as lesões de sobrecarga no halterofilismo, na natação e no judô são predominantes em ombros, enquanto as lesões agudas ou acidentes esportivos no basquete em cadeira de rodas e no goalball são mais comuns em punhos e dedos.[5,15]

Existem fatores importantes que determinam as lesões nos paratletas, como por exemplo a modalidade praticada, o tipo de deficiência, o nível de competição e o uso de equipamento específico.[3,11,20,21] Atletas que apresentam deficiências nos membros têm maior proporção de lesões.[12,15] Um dos fatores particulares aos atletas paralímpicos é o risco inerente de cada lesão, visto que aqueles indivíduos com deficiência de força muscular podem ter risco elevado para lesões musculares por causa do desequilíbrio das cadeias musculares. Ou ainda, os deficientes visuais que têm maiores riscos de lesões traumáticas por comprometimento da visão e mecanismos protetores reflexos naturais.

Quadro 44-2 Lesões mais frequentes nos atletas paralímpicos por modalidade, cronicidade, tipo de lesão e local anatômico

Modalidade	Aguda vs crônica	Tipo de lesão	Local anatômico
Atletismo[1-3]	Crônica	<ul><li>Lesão muscular</li><li>Lesões cutâneas (abrasão, queimadura solar, úlcera de pressão)</li><li>Neuropatia periférica (atletas em CR)</li><li>Lesões e dor no membro residual (amputados)</li></ul>	MMII (ambulantes) MMSS (cadeirantes)
Futebol de 5[4-8]	Aguda	<ul><li>Contusão</li><li>Entorse</li><li>Concussão</li></ul>	MMII (joelho > pé > tornozelo > coxa) Cabeça
Natação[9,10]	Crônica	<ul><li>Dor muscular ou espasmo (LM e amputados)</li><li>Tendinopatia</li></ul>	MMSS (ombro) Coluna torácica e lombar
Halterofilismo[5,11]	Crônica	<ul><li>Tendinopatia</li><li>Lesão muscular</li></ul>	MMSS (ombro) Cotovelo Tronco
Esgrima em cadeira de rodas[12]	Aguda	<ul><li>Entorse</li><li>Lesão muscular</li></ul>	Cotovelo Ombro

CR: cadeira de rodas; LM: lesados medulares; MMII: membros inferiores; MMSS: membros superiores.

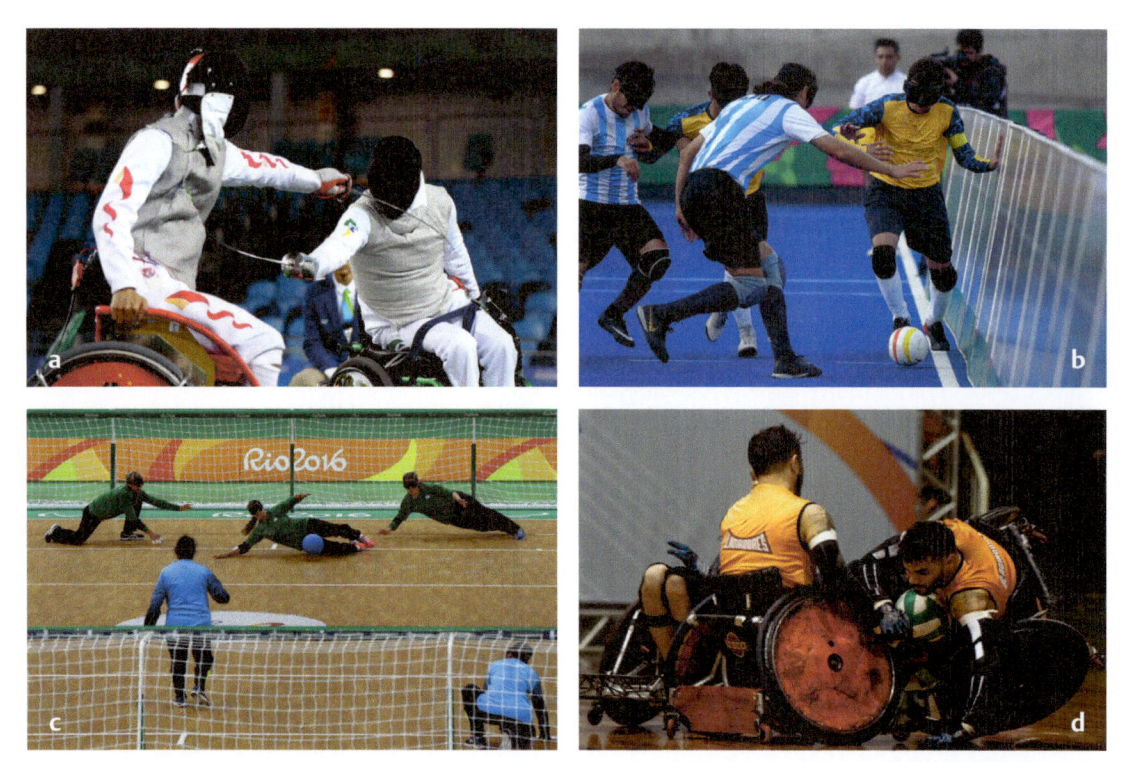

Fig. 44-1 Modalidades de verão com maior risco para lesões. Esgrima em cadeira de rodas **a**; futebol de 5 **b**; *goalball* **c**; rúgbi em cadeira de rodas **d**. – *crédito CPB.*

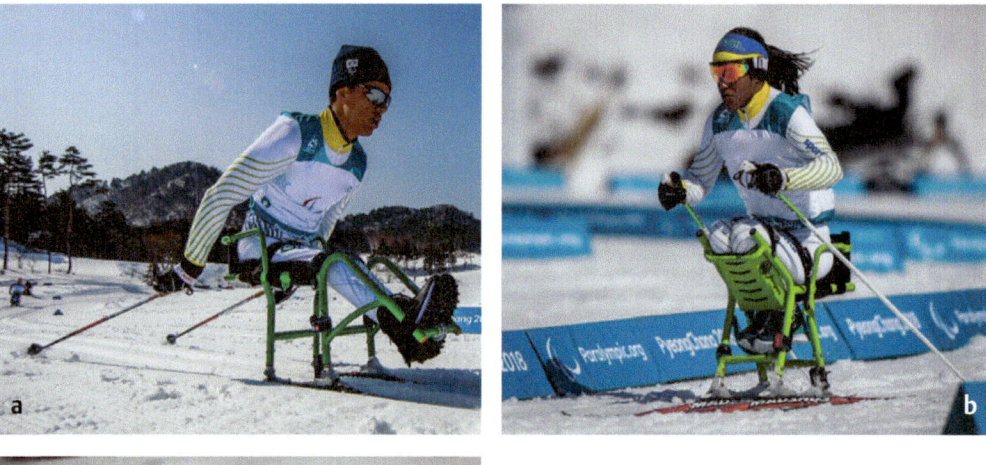

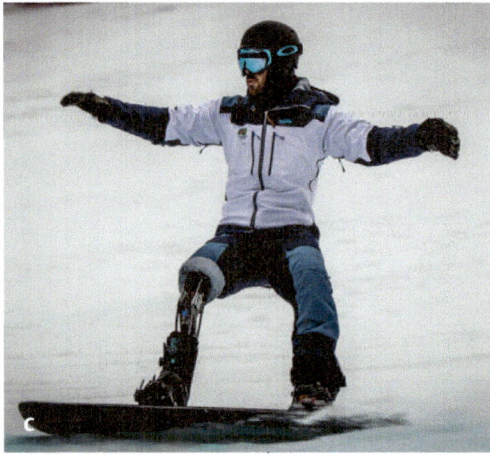

Fig. 44-2 Modalidades de inverno com maior risco de lesões: esqui alpino **a**, **b**; *snowboard* **c**. (Crédito CPB.)

O esporte paralímpico conta com algumas particularidades, como, por exemplo, o uso de equipamentos específicos, como próteses para atletas amputados, órteses naqueles com paralisia cerebral, ou ainda as adaptações nas bicicletas de ciclismo tanto para membros inferiores, quanto para membros superiores. A interface entre estes equipamentos e o corpo do atleta pode gerar lesões específicas, e que não são encontradas em outras circunstâncias (Fig. 44-3).

> Assim como nos atletas sem deficiência, os atletas paralímpicos também estão sujeitos às lesões decorrentes de treinamento excessivo, uso inapropriado dos equipamentos, aquecimento inadequado, fadiga e biomecânica alterada. Entretanto, vale ressaltar que no esporte paralímpico muitas vezes os equipamentos especiais são uma extensão de seus corpos, como as órteses, próteses e cadeiras de rodas. Assim como a performance, as lesões que ocorrem nestes atletas dependem não só do condicionamento e habilidades do atleta, mas também de seus equipamentos especiais e da combinação destas duas partes.

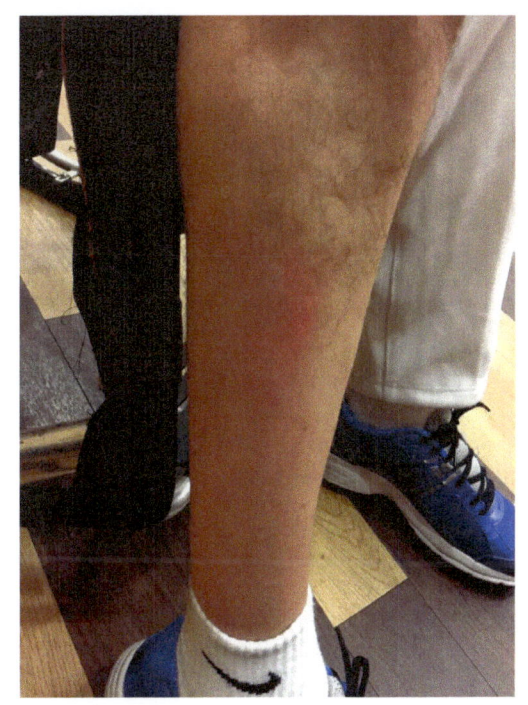

Fig. 44-3 Úlcera de pressão causada pelo contato da perna com a cadeira de jogo em atleta de esgrima em cadeira de rodas. (Crédito Dra. Andrea Jacusiel Miranda.)

Atletas que usam cadeira de rodas são, na sua maioria, lesados medulares, mas podem ter também sequela de poliomielite, deficiências congênitas (meningomielocele), amputações ou deficiências de membros inferiores, condições musculoesqueléticas e neuromusculares. As cadeiras de rodas esportivas geralmente são de baixo peso e individualmente adaptadas para as medidas específicas do atleta e de acordo com a modalidade praticada. Da mesma forma, nos esportes de inverno, os atletas do *hockey* sobre gelo e esqui alpino competem sobre equipamentos adaptados, também customizados para cada situação (Figs. 44-4 e 44-5).

A biomecânica da propulsão da cadeira de rodas gera sobrecarga em regiões específicas do corpo do atleta resultando em padrões típicos de lesões nestes indivíduos. Existem adaptações nas cadeiras de rodas que são desenhadas para melhorarem a performance e segurança do atleta, como por exemplo diâmetro das rodas, material de fibra de carbono, guidão, designs com maior aerodinâmica, inclinação das rodas, rodas acessórias, barras antichoques, entre outros. São esforços conjuntos de mecânicos, engenheiros, equipes de saúde e equipe de performance, para que o binômio atleta-cadeira tenha o máximo de segurança e ao mesmo tempo permita a performance. Porém, o custo destes equipamentos pode ser muito elevado, limitando seu uso para os atletas de elite. Assim, os profissionais da área da saúde esportiva devem ficar atentos a este fato, pois cadeiras com menos tecnologia podem resultar em menor segurança e proporcionar lesões.

Tanto o *handbike* quanto o basquete são esportes praticados por atletas com deficiências similares,

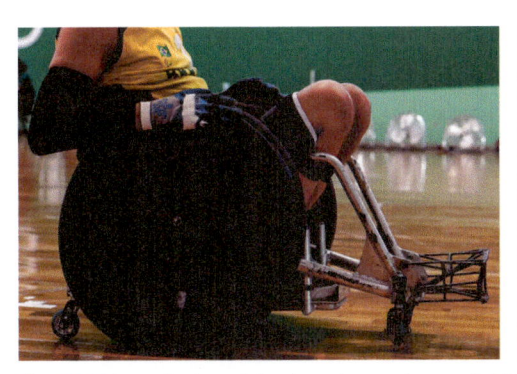

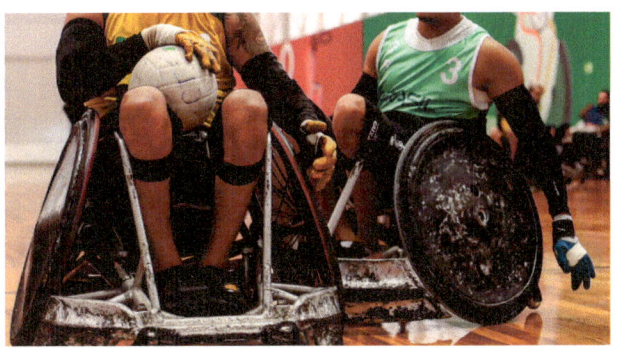

Fig. 44-4 Exemplo de cadeira de rodas usadas no rúgbi. (Crédito CPB.)

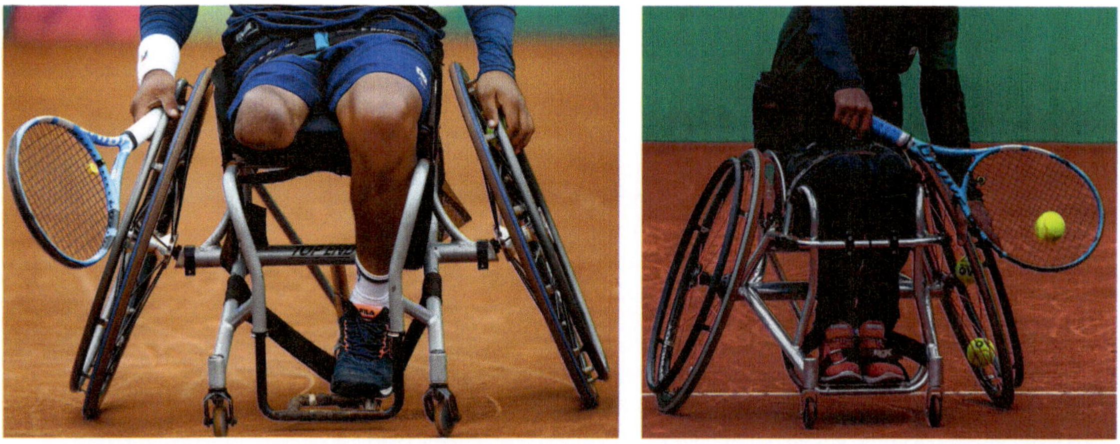

Fig. 44-5 Exemplo de cadeira de rodas usadas no tênis. (Crédito CPB.)

mas sua dinâmica é bem diferente do basquete, pois os indivíduos pedalam com as mãos. A forma de sentar-se, o tamanho das rodas e a configuração do pedivela têm influência na ergonomia dos atletas e podem influenciar nas lesões destes indivíduos.[22,23] Os atletas que usam cadeira de rodas para competir têm um risco elevado de lesão nas extremidades superiores, principalmente no ombro, em decorrência da sobrecarga crônica e repetida nesta articulação durante a propulsão da cadeira de rodas.[5,11,24] Estes indivíduos geralmente necessitam de cadeira de rodas para locomoção e realização de atividades da vida diária, de forma que o repouso torna-se inviável frente a uma lesão. Portanto, prevenção de lesão acaba sendo fundamental neste grupo de atletas. Para tratamento de determinadas lesões é necessário limitar os deslocamentos e transferências, sendo necessário auxílio de outras pessoas para tais funções no dia a dia. Fortalecimento do manguito rotador e estabilizadores da escápula (principalmente serrátil anterior e trapézio inferior), propriocepção, alongamento são elementos-chave para reabilitação e condicionamento destes atletas.[25,26]

Comumente encontramos situações onde os atletas possuem o esporte (treinamento e competições) como fator estressor, as necessidade de vida diária como locomoções e as transferências como fator agravante ou perpetuador, e, ainda, as condições relacionadas com a própria deficiência (desequilíbrios musculares, artropatia da doença neurológica etc.) levando à criação de um ciclo vicioso de difícil controle.

> Manter em mente um princípio importante: o atleta que utiliza cadeira de rodas para competir, normalmente também o faz nas suas atividades de vida diária. Portanto, no caso de uma lesão da extremidade superior, a prioridade é manter a independência e a capacidade de realizar atividades de vida diária, deixando as atividades esportiva em segundo plano.

Embora as fraturas não sejam comuns, elas ocorrem em alguns esportes de contato e velocidade, como por exemplo o *hockey* sobre gelo, rúgbi em cadeira de rodas e esqui alpino. Atletas com paralisia cerebral e usuários de cadeira de rodas têm redução da densidade mineral óssea (DMO) e podem sofrer fraturas com traumas considerados de baixa energia. Além disso, aqueles com alteração de sensibilidade podem não se queixar de dor e, nestes casos, deve-se procurar ativamente por outros sinais que indicam fratura, como desvios, edema, hematoma e crepitação. Independentemente dos sinais apresentados, nestes atletas é fundamental a imobilização e a radiografia precoce. As fraturas podem ocorrer em decorrência de comprometimento da coordenação motora (paralisia cerebral), perda de propriocepção (amputados que usam próteses) ou ausências de sentidos protetores (deficiências visuais). Além da fratura em si, os profissionais da área de saúde devem se atentar que, mesmo as menores fraturas, nos atletas paralímpicos, podem ter repercussões sérias tanto imediatas, como disreflexia autonômica, quanto implicações futuras, como ossificação heterotópica ou piora da funcionalidade após agregar uma fratura em um atleta já amputado.

> Um dos aspectos mais importantes no tratamento imediato dos atletas paralímpicos é o reconhecimento de situações que ameaçam a segurança e a vida do indivíduo. Apesar de traumas musculoesqueléticos na maioria das vezes não oferecerem risco imediato à vida de atletas convencionais, um trauma relativamente simples pode ser desastroso em um atleta lesado medular, resultado de uma disreflexia autonômica, que será abordada em outra seção deste capítulo.

As deficiências com maior risco de lesão são as deficiências em membros (32%), deficiência visual (20%) e lesão medular (18,4%). O tipo de deficiência determina o risco de lesão e as características específicas da lesão. As lesões mais frequentes em amputados incluem lesões ligamentares e tendinosas nos membros residual e contralateral, lesões por sobrecarga no membro contralateral e na coluna lombar e lesões cutâneas no coto relacionadas com o ajuste da prótese.[27]

> Os desafios do esporte paralímpico vão além do entendimento das lesões que acometem cada tipo de deficiência. Vale ressaltar que em determinadas circunstâncias os atletas não possuem recursos importantes que auxiliam no diagnóstico e no manejo das lesões, como, por exemplo, os sentidos. Os atletas podem não ver o mecanismo de trauma (deficientes visuais), podem não conseguir entender o médico (deficiências auditiva e deficiências intelectuais) ou ainda podem não conseguir se comunicar devido uma disartria, por exemplo, o que irá dificultar sobremaneira como obter a história relevante à lesão.

AFECÇÕES DE SAÚDE

Atletas com lesões medulares apresentam duas condições clínicas exclusivas deste grupo, que devem ser de conhecimento de todo médico que trabalhe com esta população: disreflexia autonômica e alteração da termorregulação - duas situações que podem levar ao óbito quando não abordadas imediatamente.

Disreflexia Autonômica

A lesão medular traumática tem efeitos fisiológicos que vão além da perda das funções sensorial e motora, como efeitos no sistema de controles autonômico e cardiovascular. A lesão medular ocorrida no nível da sexta vértebra torácica (T6), ou acima, segrega neurônios simpáticos do chamado tronco simpático, essenciais para a modulação de funções autonômicas, que podem resultar em uma síndrome conhecida como disreflexia autonômica (DA). A DA é definida como hipertensão episódica e concomitante, com bradicardia mediada por barorreflexos desencadeado por reflexos simpáticos não modulados na medula descentralizada. Esta condição frequentemente é causada por um estímulo nocivo, por vezes, não percebido, visceral ou somático, abaixo do nível da lesão, e pode ser bastante grave, demandando atenção médica imediata.[28] Tipicamente, o estímulo nocivo dá início a uma cascata simpática desregulada, levando à vasoconstrição focal a qual pode afetar os vasos esplênicos e levar à hipertensão progressiva, que é típica da DA. Se a hipertensão não é identificada e o estímulo nocivo não é eliminado, a pressão arterial (PA) pode subir progressivamente colocando o indivíduo em risco de infarto, deslocamento de retina e até mesmo morte.

Quando os barorreceptores corporais detectam o aumento na PA, eles estimulam os sinais parassimpáticos como mecanismo compensatório. Consequentemente, há bradicardia via nervo vago e *flushing* (vasodilatação focal periférica) acima do nível da lesão, associada a cútis anserina simpática e diaforese. Nem sempre a totalidade de sintomas é vista na apresentação da DA, por isso é necessário ficar atento e ter esta condição no topo da lista de possíveis diagnósticos.[29]

Diversas condições podem desencadear as crises hipertensivas disautonômicas, sendo as mais comuns as distensões vesical e intestinal, escaras, irritação da pele, roupas apertadas, unhas encravadas, fraturas, infecções, condições emocionais e gravidez. Conhecer estas condições mais frequentes é fundamental para a interrupção da cascata simpática.

Diante de um quadro de DA são fundamentais o diagnóstico e a conduta imediatos. Na suspeita de DA deve-se inicialmente deixar o atleta sentado, uma vez que o deitar resultará em aumento do retorno venoso e elevação da PA, podendo agravar o caso. Procure identificar a causa, pois retirando o gatilho, cessa o estímulo desencadeador da cascata simpática. Este processo tende a ser direto no caso de um trauma constatado; entretanto, na ausência de um trauma evidente, algumas medidas adicionais são necessárias até se identificar o estímulo nocivo. O quadro é ainda mais desafiador pois indivíduos lesados medulares não têm sensibilidade abaixo do nível da lesão. Portanto, recomenda-se uma busca ativa por possíveis causas, como, por exemplo, retirar roupas e sapatos apertados, verificar se a bexiga está cheia, se há constipação intestinal e realizar um exame minucioso de toda a pele, procurando por afecções como abscessos perianais, escabiose e escoriações. Quando estas medidas não são suficientes para reduzir a PA, está indicado o uso de hidralazina oral ou outros anti-hipertensivos e tratamento da dor.[29-31]

A indução intencional de DA com objetivo de aumentar a performance esportiva é chamado de *boosting*. É um método de dopping proibido e banido pelo Comitê Paralímpico Internacional (IPC) há mais de uma década. Foi demonstrado que *boosting* pode levar a uma melhora de até 9,7% no tempo de corrida. O controle se dá pela aferição da PA antes de início de competição, e caso aferido valores acima de 160 mmHg de PA sistólica, o atleta tem 10 a 15 minutos para nova aferição. Em se mantendo os valores alterados, o atleta é retirado da competição.[32,33]

Alteração da Termorregulação

A lesão medular resulta em adaptações fisiológicas que afetam a produção de calor (devido a massa muscular reduzida) e a dissipação de calor (pela perda de controle vasomotor e capacidade de sudorese reduzida abaixo do nível da lesão). O equilíbrio entre estes fatores determina a termorregulação. Pessoas com tetraplegia demonstram um aumento contínuo na temperatura central e, portanto, um desequilíbrio termal junto a maior retenção de calor.[34-36] Pode ocorrer elevação da temperatura central até níveis de hipertermia, porém, com mínima ou nenhuma percepção subjetiva de calor pelo atleta.[36,37] Além disso, está bem estabelecido que aumentos na temperatura central induzidos por exercícios, especialmente em temperaturas ambientes elevadas (30-38°C) e/ou com alta umidade relativa do ar (40-80%), têm um impacto negativo sobre a resistência e a performance durante o exercício, que pode também impactar negativamente atletas com lesão medular.[38]

O monitoramento da temperatura e as estratégias de resfriamento rotineiras são altamente benéficas neste grupo populacional, mesmo em ambientes com condições climáticas moderadas (~21°C).[37] Atletas das modalidades de rúgbi em cadeira de rodas, basquete em cadeira de rodas e esgrima são exemplos de modalidades onde estas medidas devem ser rotineiras, pela intensidade dos exercícios. A abordagem terapêutica inicial é o resfriamento físico, com borrifadores de água sobre a pele. O uso de roupas com sistema de refrigeração ou coletes de resfriamento também é indicado, e em algumas modalidades, como esgrima em cadeira de rodas, o uso é possível durante a prática esportiva (Fig. 44-6). Ingesta de líquidos frios também é utilizada, porém não é o método mais eficaz.[36-38]

Algumas afecções clínicas não ocorrem exclusivamente em atletas paralímpicos, no entanto, pela alta prevalência nestes indivíduos, deve ser de domínio de todo profissional que trabalha com esta população. A relevância destas afecções aumenta em lesados medulares, pela possibilidade de DA associada, conforme abordado previamente.

Lesões Cutâneas

As lesões de pele merecem uma atenção especial tanto pela frequência quanto pela repercussão na

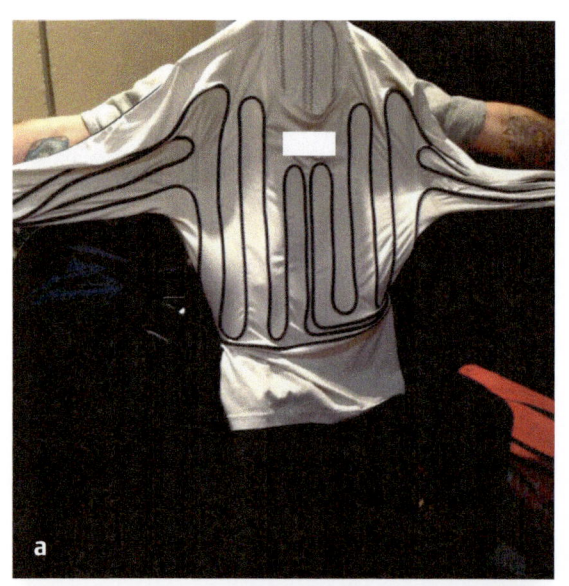

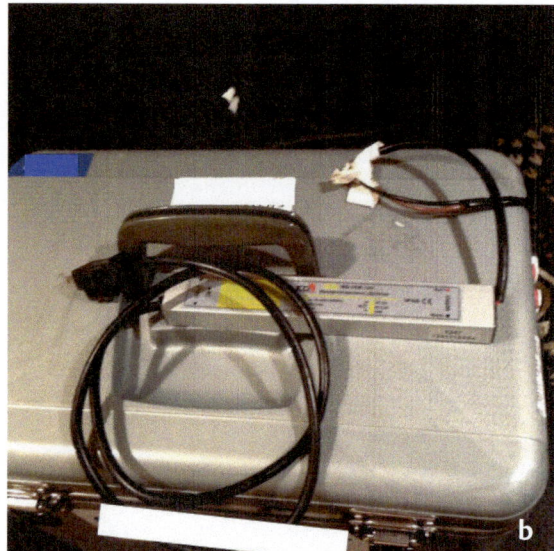

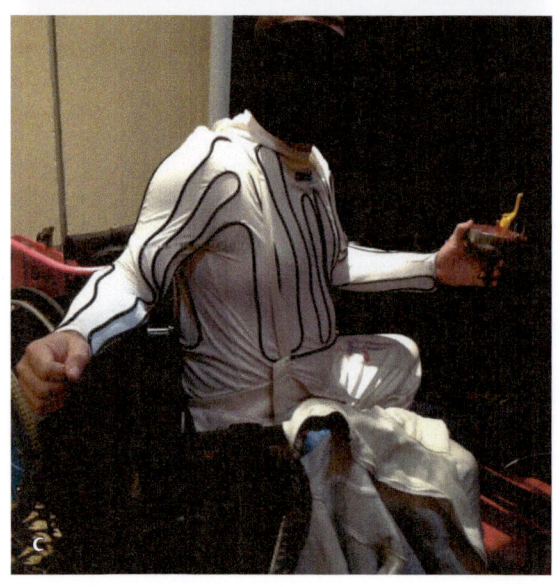

Fig. 44-6 Exemplo de colete de resfriamento (**a**); caixa de resfriamento (**b**); atleta lesado medular usando o colete de resfriamento (**c**). (Crédito Dra. Andrea Jacusiel Miranda.)

vida do atleta e são, na sua maioria, úlceras de pressão. Dor e infecção associadas a úlceras de pressão podem tirar o atleta da vida esportiva por anos.[33] Úlceras de pressão podem ser definidas como lesão de tecido mole por causa de pressão contínua sobre uma proeminência óssea que se torna isquêmica e/ou necrótica. Fatores extrínsecos comuns para o desenvolvimento de úlceras de pressão incluem pressão, fricção, imobilidade, umidade e configuração de equipamentos esportivos, enquanto fatores intrínsecos podem ser infecção local, controle autonômico diminuído, idade, anemia, deficiências nutricionais, perda sensorial, espasticidade, índice de massa corpórea, sexo, entre outros.[33]

Em competição há aumento do tempo em que o atleta permanece em cadeira de jogo, cadeira do dia a dia, bem como aumento de frequência de deslocamento dos atletas. Temos que lembrar que a perda de sensibilidade presente na maioria dos atletas usuários de cadeira de rodas retarda a identificação destas lesões. Nos protetizados também há aumento de lesão em cotos, pela maior fricção de próteses inadequadamente ajustadas. Nos jogos paralímpicos de 2012, cerca de 20% dos atendimentos registrados foram por lesões de pele.[7] Examinar todas as áreas de contato da pele com instrumentos de jogo é fundamental para a prevenção de lesões. O primeiro sinal é eritema local. Neste estágio deve-se proceder à proteção desta região, seja com artefatos físicos no instrumento de jogo, com espuma ou similar, seja por adesivos de proteção à pele, como adesivos hidrocoloides, adesivos de silicone e similares.[39] Atletas com úlceras profundas ou infectadas não devem participar de treinos e competições. No caso de úlcera infectada deve-se ter um manejo minucioso e contínuo, pois isso irá ser determinante para o retorno às atividades esportivas. Fora de competições, a conduta deve buscar a resolução precoce da úlcera. Um acompanhamento com profissional habituado a tratar úlcera acelera a resolução e é imprescindível (Fig. 44-7).

> Atletas usuários de cadeira de rodas têm maior associação de doenças pré-existentes, em consequência são mais frequentemente acometidos por afecções clínicas, como por exemplo alterações gastrointestinais, infecções do trato urinário (ITU), infecções de vias aéreas superiores, descompensação de doenças pré-existentes. A apresentação clínica de situações corriqueiras, como infecção de vias urinárias e abscessos cutâneos, pode ser absolutamente diferente da população sem deficiência, o que torna importante valorizar qualquer queixa não usual do atleta, e realizar um exame físico minucioso.

Infecção Urinária

Infecção urinária é mais frequente em atletas com alguma deficiência que em atletas convencionais,[7] especialmente em viagens. Isso se deve a um conjunto de variáveis que incluem alterações de ingesta hídrica usual do atleta, condições climáticas diversas ao habitual do atleta, menor cuidado com medidas de higiene durante o cateterismo, quantidade de tempo em ambientes climatizados, aumento do intervalo de tempo entre as sondagens urinárias por não disponibilidade de banheiros durante o trajeto ou outra dificuldade logística. Os sinais de ITU em atletas cadeirantes não são usuais, podendo variar de dor de cabeça a aumento de espasmos musculares.[40,41] Em competições, o tratamento precoce deve ser instituído mesmo sem a confirmação laboratorial, quando isto não é possível.

Alterações de Sono

A luz é o principal agente sincronizador do ritmo circadiano. Na ausência da luz, como acontece nos atletas cegos, algumas variáveis, como temperatura corporal, têm um período endógeno superior a 24 horas e tendem a ter livre-curso.[42] Isso leva a implicações globais, desde a dificuldade de coincidência entre o pico de capacidade fisiológica (como força muscular e tempo de reação) com o horário de competições e a adaptação ao fuso horário. Essa condição também explica a frequência de insônia e sonolência diurna nesta população.[43] Tratamento com luz não é uma opção nestes indivíduos, no entanto o tratamento com melatonina é bastante eficaz.[43,44]

Descompensação de Doenças Pré-Existentes

A descompensação de condições clínicas pré-existentes em viagens, competições, estágios de treinamento, é muito comum, seja por perda de tomada de medicações devido ao fuso horário, seja pela alteração da rotina e dos hábitos de alimentação, sono e atividades diárias. Uma ficha clínica bem feita com todo atleta antes do início destas atividades é essencial, pois o atleta não será capaz de relatar medicações de uso habitual em situações de perda de consciência, convulsões, picos hipertensivos, entre outros. A prevalência de doenças pré-existentes é maior nos atletas paralímpicos que nos convencionais,[45] incluindo o espectro de distúrbios psiquiátricos, que incluem alterações cognitivas. É habitual descompensação dos mesmos em situação de estresse agudo.

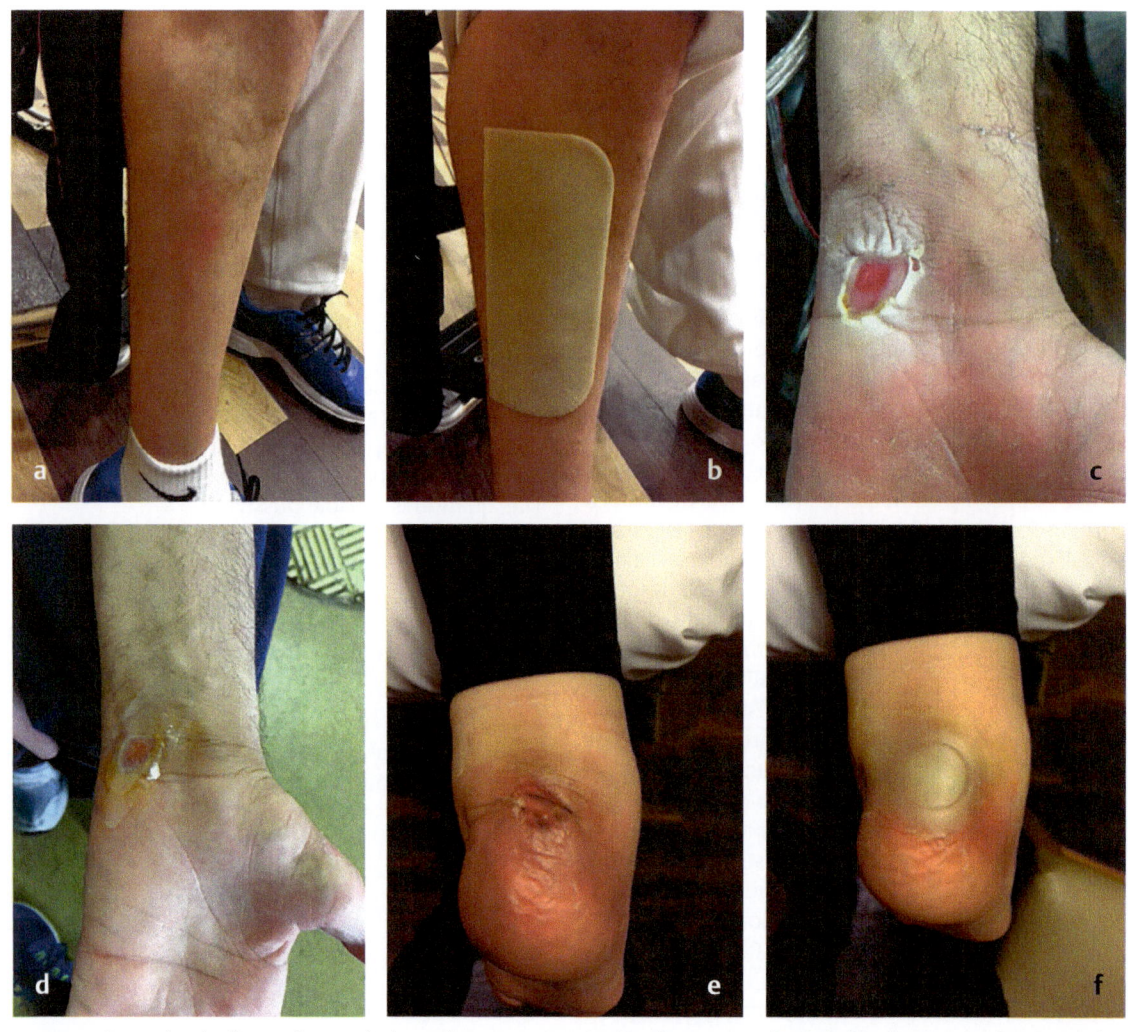

Fig. 44-7: Exemplos de úlceras de pressão (**a, c, e**) e respectivas opções de curativos (**b, d, f**). (Credito Dra. Andrea Jacusiel Miranda.)

REFERENCIAS BIBLIOGRÁFICAS

1. Reynolds J, Stirk A, Thomas A, Geary F. Paralympics-Barcelona 1992. Br J Sports Med. 1994 Mar;28(1):14-7.
2. Ferrara M, Buckley W, Mccann B, et al. The injury experience of the competitive athlete with a disability: prevention implications. Med Sci Sports Exerc. 1992 Feb;24(2):184-8.
3. Webborn N, Willick S, Reeser JC. Injuries among Disabled Athletes during the 2002 Winter Paralympic Games. Med Sci Sports Exerc. 2006 May;38(5):811-815.
4. Webborn N, Willick S, Emery CA. The injury experience at the 2010 winter paralympic games. Clin J Sport Med Off J Can Acad Sport Med. 2012 Jan;22(1):3-9.
5. Willick SE, Webborn N, Emery C, et al. The epidemiology of injuries at the London 2012 Paralympic Games. Br J Sports Med. 2013 May;47(7):426-32.
6. Schwellnus M, Derman W, Jordaan E, et al. Factors associated with illness in athletes participating in the London 2012 Paralympic Games: a prospective cohort study involving 49 910 athlete-days. Br J Sports Med. 2013;47(7):433-40.
7. Derman W, Schwellnus M, Jordaan E, et al. Illness and injury in athletes during the competition period at the London 2012 Paralympic Games: development and implementation of a web-based surveillance system (WEB-IISS) for team medical staff. Br J Sports Med. 2013;47(7):420-5.
8. Derman W, Schwellnus MP, Jordaan E, et al. The incidence and patterns of illness at the Sochi 2014 Winter Paralympic Games: a prospective cohort study of 6564 athlete days. Br J Sports Med. 2016;50(17):1064-8.
9. Soligard T, Steffen K, Palmer D, et al. Sports injury and illness incidence in the Rio de Janeiro 2016 Olympic Summer Games: A prospective study of 11274 athletes from 207 countries. Br J Sports Med. 2017 Sep;51(17):1265-71.
10. Soligard T, Steffen K, Palmer-Green D, et al. Sports injuries and illnesses in the Sochi 2014 Olympic Winter Games. Br J Sports Med. 2015 Apr;49(7):441-7.

11. Ferrara MS, Peterson CL. Injuries to Athletes With Disabilities: Identifying Injury Patterns. Sports Med. 2000;30(2):137-43.
12. Fagher K, Lexell J. Sports-related injuries in athletes with disabilities. Scand J Med Sci Sports. 2014 Oct;24(5):e320-331.
13. Magno e Silva M, Duarte E, Costa e Silva A, Vital da Silva H, Vital R. Aspects of sports injuries in athletes with visual impairment. Rev Bras Med Esporte. 2011;17(5):319-23.
14. Derman W, Schwellnus MP, Jordaan E, et al. High incidence of injury at the Sochi 2014 Winter Paralympic Games: a prospective cohort study of 6564 athlete days. Br J Sports Med. 2016 Sep;50(17):1069-74.
15. Derman W, Runciman P, Schwellnus M, et al. High precompetition injury rate dominates the injury profile at the Rio 2016 Summer Paralympic Games: a prospective cohort study of 51 198 athlete days. Br J Sports Med. 2018 Jan;52(1):24-31.
16. Hägglund M, Waldén M, Ekstrand J. Previous injury as a risk factor for injury in elite football: a prospective study over two consecutive seasons. Br J Sports Med. 2006 Sep;40(9):767-72.
17. Fagher K, Dahlström Ö, Jacobsson J, et al. Prevalence of Sports-Related Injuries and Illnesses in Paralympic Athletes. PM&R. 2020;12(3):271-80.
18. Patatoukas D, Farmakides A, Aggeli V, et al. Disability-related injuries in athletes with disabilities. Folia Med (Plovdiv). 2011 Mar;53(1):40-6.
19. Taylor D, Williams T. Sports injuries in athletes with disabilities: wheelchair racing. Spinal Cord. 1995 May;33(5):296-9.
20. Bragaru M, Dekker R, Geertzen JHB, Dijkstra PU. Amputees and sports: a systematic review. Sports Med Auckl NZ. 2011 Sep 1;41(9):721-40.
21. Miyahara M, Sleivert GG, Gerrard DF. The Relationship of Strength and Muscle Balance to Shoulder Pain and Impingement Syndrome in Elite Quadriplegic Wheelchair Rugby Players. Int J Sports Med. 1998 Apr;19(03):210-4.
22. Vanlandewijck YC, Verellen J, Tweedy S. Towards evidence-based classification in wheelchair sports: impact of seating position on wheelchair acceleration. J Sports Sci. 2011 Jul;29(10):1089-96.
23. Mason BS, van der Woude LHV, Goosey-Tolfrey VL. The Ergonomics of Wheelchair Configuration for Optimal Performance in the Wheelchair Court Sports. Sports Med. 2013 Jan;43(1):23-38.
24. Klenck C, Gebke K. Practical Management: Common Medical Problems in Disabled Athletes. Clin J Sport Med. 2007;17(1):55-60.
25. Lins C, Castro A, Medina GIS, et al. Alternative scapular stabilization exercises to target strength, endurance and function of shoulders in tetraplegia: A prospective non-controlled intervention study. J Spinal Cord Med. 2019 Jan;42(1):65-76.
26. Dec KL, Sparrow KJ, McKeag DB. The Physically-Challenged Athlete. Sports Med. 2000 Apr;29(4):245-58.
27. Willick S, Webborn N. Medicine. In: Handbook of sports medicine and science, the paralympic athlete. Oxford: Wiley-Blackwell; 2011.
28. Eldahan KC, Rabchevsky AG. Autonomic Dysreflexia after Spinal Cord Injury: Systemic Pathophysiology and Methods of Management. Auton Neurosci Basic Clin. 2018 Jan;209:59-70.
29. Solinsky R, Kirshblum SC, Burns SP. Exploring detailed characteristics of autonomic dysreflexia. J Spinal Cord Med. 2018 Sep;41(5):549-55.
30. Foulad DP, Korb MK, Skupsky H, Smith J. Crusted scabies triggering autonomic dysreflexia in a patient with spinal cord injury. JAAD Case Rep. 2020 May 19;6(7):640-2.
31. Solinsky R, Svircev JN, James JJ, et al. A retrospective review of safety using a nursing driven protocol for autonomic dysreflexia in patients with spinal cord injuries. J Spinal Cord Med. 2016 Nov;39(6):713-9.
32. Price MJ, Trbovich M. Chapter 50 – Thermoregulation following spinal cord injury. In: Romanovsky AA, editor. Handbook of Clinical Neurology [Internet]. Elsevier; 2018 [cited 2020 Nov 30]. p. 799-820. (Thermoregulation: From Basic Neuroscience to Clinical Neurology, Part II; vol. 157).
33. Rice I, Peters J, Rice L, Jan Y-K. Influence of wheelchair user interface and personal characteristics on static and dynamic pretibial skin pressures in elite wheelchair racers, a pilot study. J Spinal Cord Med. 2019 Sep;42(5):613-21.
34. Forsyth P, Miller J, Pumpa K, Thompson KG, Jay O. Independent Influence of Spinal Cord Injury Level on Thermoregulation during Exercise. [Miscellaneous Article]. Med Sci Sports Exerc. 2019 Aug;51(8):1710-9.
35. Griggs KE, Price MJ, Goosey-Tolfrey VL. Cooling Athletes with a Spinal Cord Injury. Sports Med. 2015 Jan 1;45(1):9-21.
36. Trbovich M. Efficacy of Various Cooling Techniques During Exercise in Persons With Spinal Cord Injury: A Pilot Crossover Intervention Study. Top Spinal Cord Inj Rehabil. 2019;25(1):74-82.
37. Trbovich M, Koek W, Ortega C. Efficacy of water spray for evaporative cooling in athletes with spinal cord injury. Spinal Cord Ser Cases. 2019 May 28;5(1):1-7.
38. Mazzeo F, Santamaria S, Iavarone A. "Boosting" in Paralympic athletes with spinal cord injury: doping without drugs. Funct Neurol. 2015 Sep 29;30(2):91-8.
39. Mervis JS, Phillips TJ. Pressure ulcers: Prevention and management. J Am Acad Dermatol. 2019 Oct 1;81(4):893-902.
40. Skelton-Dudley F, Doan J, Suda K, et al. Spinal Cord Injury Creates Unique Challenges in Diagnosis and Management of Catheter-Associated Urinary Tract Infection. Top Spinal Cord Inj Rehabil. 2019;25(4):331-9.
41. Derman W, Schwellnus M, Jordaan E. Clinical Characteristics of 385 Illnesses of Athletes With Impairment Reported on the WEB-IISS System During the London 2012 Paralympic Games. PM&R. 2014 Aug;6:S23-30.
42. Squarcini CFR, Pires MLN, Lopes C, et al. Free-running circadian rhythms of muscle strength, reaction time, and body temperature in totally blind people. Eur J Appl Physiol. 2013 Jan 1;113(1):157-65.

43. Sack RL. Entrainment of Free-Running Circadian Rhythms by Melatonin in Blind People. N Engl J Med. 2000;8.
44. Lewy AJ, Emens JS, Bernert RA, Lefler BJ. Eventual Entrainment of the Human Circadian Pacemaker by Melatonin is Independent of the Circadian Phase of Treatment Initiation: Clinical Implications. J Biol Rhythms. 2004 Feb 1;19(1):68-75.
45. Janse Van Rensburg DC, Schwellnus M, Derman W, Webborn N. Illness Among Paralympic Athletes: Epidemiology, Risk Markers, and Preventative Strategies. Phys Med Rehabil Clin N Am. 2018 May 1;29(2):185-203.

A MULHER ATLETA

SEÇÃO 45-1

PATOLOGIAS CLÍNICAS

Natalia Tavares Gomes
Rosângela Passarela Faroni
Silvia Gomyde Casseb
Taline Santos da Costa
Tathiana Parmigiano

INTRODUÇÃO

Com o crescente aumento da participação feminina nos esportes, as particularidades relacionadas com a anatomia e a fisiologia da mulher atleta tornam-se relevantes e são cada vez mais motivos de estudo. Nesse contexto, é imprescindível que os envolvidos reconheçam as principais queixas associadas, no intuito de garantir saúde e *performance* à mulher atleta. Apesar de não estarem relacionadas "à beira do campo", essas afecções podem "tirá-las de campo".

A influência do ciclo menstrual na saúde e na *performance* esportiva da mulher está bem estabelecida.[1] Entre as queixas relacionadas com a saúde da mulher atleta, destacaremos as alterações associadas ao ciclo menstrual: síndrome pré-menstrual (SPM), dismenorreia, dor na mama, sangramento uterino anormal (SUA) e anemia. Ainda, serão descritas particularidades como tríade da mulher atleta (TMA), deficiência energética relativa no esporte (REDS) e incontinência urinária atlética (IUA).

ALTERAÇÕES RELACIONADAS COM O CICLO MENSTRUAL

Síndrome Pré-Menstrual

A SPM pode acometer até 40% das mulheres em idade reprodutiva, sendo grave em 3% a 8% dos casos. Consiste em um conjunto de sintomas psíquicos, somáticos e comportamentais recorrentes, relacionados com a fase lútea do ciclo menstrual, que melhora rapidamente com a chegada da menstruação.[2]

O diagnóstico é realizado pelo registro de sintomas que interfiram nas atividades diárias da mulher; tenham início até 5 dias antes da menstruação; regressão completa após a mesma; e que persistam por pelo menos dois ciclos. Dividem-se em três categorias, conforme mostrado no Quadro 45-1.[3]

A SPM pode afetar negativamente o desempenho esportivo pela dificuldade de concentração e fadiga ou falta de energia.[4]

O tratamento é implementado de maneira gradual a partir de medidas conservadoras (psicotera-

Quadro 45-1 Principais Sintomas Relacionados com a SPM

Psíquicos	Somáticos	Comportamentais
Tensão	Cefaleia	Apatia
Irritabilidade	Mastalgia	Aumento do apetite
Ansiedade	Cólicas	Compulsão
Disforia	Náuseas	Isolamento
Labilidade emocional	Taquicardia	
Depressão	Vertigem	

pia, uso de óleo de prímula e vitamina B6), somadas à terapia medicamentosa, tendo os contraceptivos hormonais (CH) e os inibidores seletivos da recaptação de serotonina como primeira linha. O tratamento cirúrgico corresponde à última opção terapêutica.[2,3]

Dismenorreia

Outra condição importante com influência negativa no desempenho esportivo é a dismenorreia ou cólica menstrual. Corresponde ao sintoma menstrual mais comum entre as mulheres jovens, com prevalência de 50% a 90%. Pode ser classificada como primária ou secundária, sendo a dismenorreia primária definida como menstruação dolorosa na ausência de patologia pélvica e a secundária decorrente de uma condição clínica. O diagnóstico é realizado por meio do exame ginecológico, associado a um exame de imagem pélvico.[5]

A maioria das mulheres jovens apresenta dismenorreia primária e responde bem ao tratamento empírico com anti-inflamatórios não esteroidais (AINEs) ou supressão hormonal com CH ou ambos. O tratamento da dismenorreia secundária é direcionado de acordo com a etiologia da dor, sendo a endometriose a causa mais comum em mulheres jovens.[5]

Mastalgia

A dor na mama é outra queixa comum entre as mulheres esportistas. Pode estar relacionada com o ciclo menstrual (mastalgia cíclica) e/ou decorrer do movimento dos seios durante a atividade física (mastalgia induzida pelo exercício). Apesar de ser pouco reconhecida, estudos com atletas de elite mostram uma prevalência de mastalgia cíclica e dor na mama induzida pelo exercício de cerca de 63% e 44%, respectivamente, sendo nesses com prejuízo no rendimento esportivo em 32% dos casos.[6]

Um outro aspecto de destaque nas atletas de esporte de contato é a lesão traumática das mamas. No futebol, 58% das jogadoras relataram já ter sofrido essa lesão ao menos uma vez e 48% perceberam prejuízo na *performance*.[7]

Treinadores e profissionais de saúde que lidam com a mulher atleta devem, portanto, reconhecer a dor e a lesão traumática da mama como uma condição clínica que influencia no desempenho da atleta, no intuito de orientar e propor estratégias individualizadas. Uma estratégia simples e eficaz, em até 85% dos casos, é a orientação do uso adequado do top esportivo.[6,7]

Sangramento Uterino Anormal (SUA)

O SUA é definido como perda excessiva de sangue menstrual a ponto de interferir na qualidade de vida da mulher. Pode ser proveniente de diversas causas, sendo o diagnóstico diferencial guiado pelo

Quadro 45-2 Classificação Etiológica para SUA, proposta pela FIGO

Causas estruturais – PALM	Causas não estruturais – COIEN
Pólipo	**C**oagulopatia
Adenomiose	**O**vulatória
Leiomiomatose	**E**ndometrial
Malignidade	**I**atrogênica
	Não especificada

mnemônico PALM-COIEN (Quadro 45-2). Esse método foi proposto pela Federação Internacional de Ginecologia e Obstetrícia (FIGO), usado sempre após excluir sangramento oriundo de causas obstétricas.[2]

Um estudo identificou a prevalência de 54,1% de SUA em atletas, com impacto no desempenho esportivo em metade delas. Ao avaliar atletas de elite, mais de um terço preenchia critérios para SUA, demonstrando que outros distúrbios menstruais podem acometer essa população e afetar o rendimento, além da consolidada oligoamenorreia relacionada com a tríade da mulher atleta.[8]

O SUA de causa não estrutural é mais comum em mulheres jovens, sendo o tratamento baseado em opções não hormonais (ácido tranexâmico e AINEs) e hormonais (sistema uterino liberador de levonorgestrel, CH combinados, progestagênios orais cíclicos ou contínuos), com o tratamento cirúrgico como última opção. É importante também, nesses casos, investigar e tratar quadro de deficiência de ferro devido a possível influência na *performance* da atleta.[8,9]

Anemia

A incidência de deficiência de ferro em atletas do sexo feminino é de 15-35% e 5-11% em atletas do sexo masculino. Sendo necessário, no sexo feminino, considerar sempre as perdas sanguíneas menstruais.[10]

Dada a relevância apresentada, recomenda-se monitorar os níveis de ferro pelo menos uma vez por ano e após a conclusão de terapia de suplementação nessas atletas. Sendo assim, considera-se incluir na avaliação periódica, além de um hemograma completo, o nível de ferritina (advertência: a ferritina é afetada pela inflamação e deve ser interpretada com esse fator de confusão em mente).[10]

Além da correção dietética, a suplementação pode ser iniciada por via oral, uma vez ao dia de 50-100 mg de ferro elementar por 8-12 semanas. A terapia de ferro endovenosa pode ser indicada dependendo do grau de deficiência ou por patologias gastrointestinais ou necessidade de reposição rápida de ferro. A ingesta desses suplementos com vitamina C ajuda na sua absorção.[11]

Estudos demonstram benefício dessa suplementação no desempenho esportivo, em esportistas com níveis de ferritina abaixo de 35 microgramas/L, mesmo em atletas não anêmicos e não deficientes em ferro. Antes de iniciar um campo de treinamento em altitude, é recomendado manter os níveis de ferritina maiores que 50 microgramas/L.[11]

TRÍADE DA MULHER ATLETA E DEFICIÊNCIA ENERGÉTICA RELATIVA NO ESPORTE (REDS)

Distúrbios menstruais em mulheres fisicamente ativas começaram a ser frequentemente descritos e mais estudados nos anos 1970, bem como suas consequências para a saúde e possíveis etiologias. Se antes os especialistas acreditavam que existia um mínimo de peso ou composição corporal necessário para ter o início das menstruações e a manutenção dos ciclos menstruais, após estudos experimentais para encontrar a verdadeira causa das disfunções menstruais, a teoria mais comprovada foi a de pulsatilidade inadequada dos hormônios GnRH (hormônio liberador de gonadotrofina) e LH (hormônio luteinizante).[12,13]

Sendo assim, sabemos que essa alteração ocorre não por baixo peso, baixo percentual de gordura ou exercícios extenuantes e prolongados, mas sim por baixa disponibilidade de energia. Dessa forma, o retorno aos ciclos menstruais ocorrerá quando o aporte energético foi reestabelecido, independente da mudança do peso das mulheres ou do volume/intensidade dos exercícios.[14-16]

Em 1992, o Colégio Americano de Medicina do Esporte (ACSM) descreveu uma síndrome que vinha acometendo mulheres atletas, jovens e adolescentes, com futuro promissor no esporte, em modalidades de *endurance* ou de aparência, nas quais os corpos ficavam mais expostos e deveriam ser esguios. O mundo conheceu, então, a tríade da mulher atleta (TMA), composta por distúrbios alimentares, amenorreia (ausência de menstruação) e osteopenia. Desde então, ficou estabelecido que atletas com um dos componentes da tríade deveriam ser rastreadas para os outros, já que, sozinhos ou combinados, eles poderiam levar a prejuízos no desempenho e na saúde.[15,17]

Com o passar dos anos, mais estudos demonstraram o aspecto evolutivo de cada um dos componentes da TMA e trouxe a possibilidade de diagnóstico e intervenção precoces.[15,17,18]

Os distúrbios alimentares se referem a um amplo espectro de padrões anormais de comportamentos alimentares, como restrições calóricas ou de grupos alimentares, jejuns prolongados, compulsões e purgações. Anovulação, aumento de duração do ciclo ou diminuição do fluxo menstrual também são alterações subclínicas por baixos níveis de estrogênio e, portanto, devem ser vistas como relevantes.[12] Por fim, na saúde óssea, uma baixa densidade mineral óssea já colocaria a atleta numa categoria de alto risco para TMA.[15] A Figura 45-1 mostra a condição da atleta poder se mover para um ou outro lado, de acordo com sua disponibilidade energética.[18,19]

Em 2014, o Comitê Olímpico Internacional propôs um novo termo para descrever as muitas outras consequências da baixa disponibilidade energética. A TMA foi ampliada e reconhecida como parte de

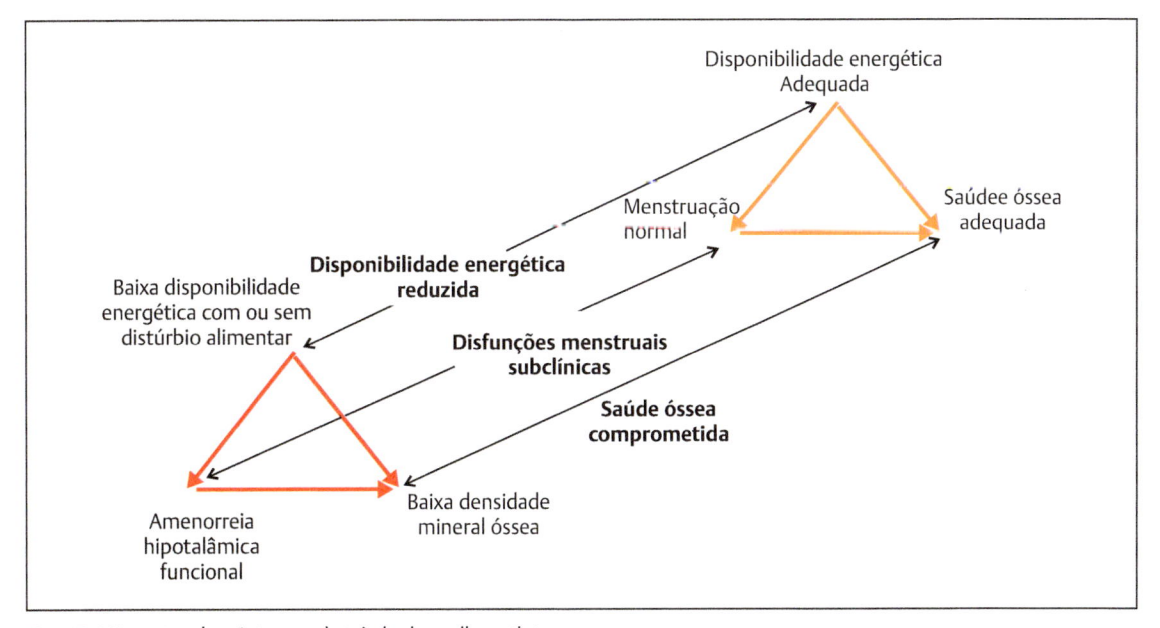

Fig. 45-1 Espectro dos sintomas da tríade da mulher atleta.

uma síndrome maior, denominada deficiência relativa de energia para o esporte, com sigla em inglês RED-S, que descreve efeitos negativos em vários sistemas, incluindo, mas não limitados em taxa metabólica, função menstrual, imunidade, síntese proteica, saúdes óssea e cardiovascular, com implicações funcionais em homens e mulheres. Também atinge paratletas, em alguns relatos com até 54% de alterações ósseas e 44% de amenorreia, embora menos de 10% tivessem conhecimento sobre a síndrome RED-S.[20-22]

É importante que toda a equipe multidisciplinar conheça profundamente a definição do termo "disponibilidade energética" e suas implicações na *performance*, na carreira a longo prazo e na saúde. Diferentemente do conceito de "balanço energético", que contempla somente a ingesta calórica e seu gasto, a disponibilidade energética inclui ainda o gasto energético específico com o esporte e a massa magra do indivíduo. Portanto, esse cálculo parece preferível para elaborar um plano alimentar para as atletas.[18,20,23]

A disponibilidade energética pode ser calculada, como mostra a Figura 45-2, da seguinte forma:[20]

Para adultos saudáveis, esse valor deve ser de 45 kcal/kg massa livre de gordura por dia.

Lembrando que, quando esse valor está abaixo de 30 kcal/kg/dia, muitos sistemas sofrem sérias implicações, conforme esquematizado na Figura 45-3, incluindo diminuição de síntese muscular proteica, disfunção endotelial, queda da taxa metabólica basal, baixa produção de hormônio de crescimento, queda do rendimento esportivo e até ganho de peso.[20]

O rastreamento da baixa disponibilidade energética pode ser feito nos exames pré-participação ou nas avaliações clínicas periódicas. Deve-se questionar sobre mudanças nas menstruações, padrões

$$\text{Disponibilidade de energia} = \frac{\text{Consumo de energia (kcal)} - \text{Gasto energético do exercício (kcal)}}{\text{Massa livre de gordura (kg)}}$$

Fig. 45-2 Cálculo da disponibilidade energética na RED-S.

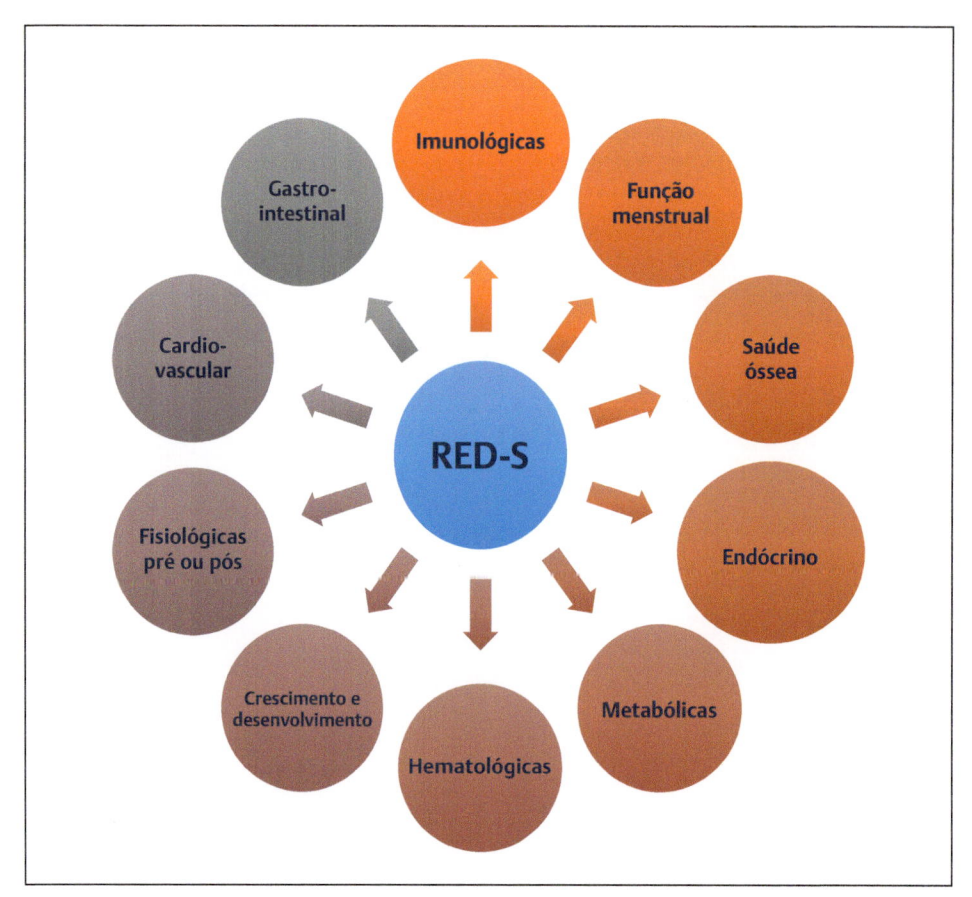

Fig. 45-3 Consequências para a saúde pela deficiência de energia relativa ao esporte (RED-S).

alimentares inadequados, mudança de peso, depressão e fraturas por estresse.[15] A detecção precoce é crucial para a melhora da *performance* e a saúde do atleta a longo prazo.[20]

É chegado o momento de mudar drasticamente o paradigma no esporte feminino. A mudança deve incluir:

- Difundir conhecimento sobre ciclo menstrual e o efeito negativo da baixa disponibilidade energética crônica.
- Atualizar e desenvolver protocolos de boas práticas e padrões seguros para monitorizar peso/composição corporal.
- Eliminar ambientes de treinamento tóxicos, onde possa ocorrer vergonha corporal abusiva.[24]

INCONTINÊNCIA URINÁRIA ATLÉTICA

A incontinência urinária (IU) é definida como qualquer perda involuntária de urina. Embora essa condição possa ocorrer em ambos os sexos, é muito mais prevalente entre as mulheres.[25]

A gravidez, o parto vaginal e a idade são descritos como os principais fatores de risco para o desenvolvimento da IU nas mulheres, contudo estudos têm demonstrado que esse sintoma pode acometer também jovens atletas nulíparas.[26]

A forma mais comum de IU entre as atletas é a incontinência urinária de esforço (IUE), caracterizada pela perda involuntária de urina em situações em que há um aumento da pressão intra-abdominal, como na tosse, no espirro e no exercício físico.[26]

A prevalência da IU entre as mulheres atletas pode variar de 5,7% a 80%. Essa ampla variação advém das diversas modalidades esportivas e da carga de treino. Esportes de alto impacto e alta intensidade estão associados ao maior risco de incontinência. Entre os esportes considerados de alto risco estão o trampolim acrobático, o vôlei, a ginástica artística, o atletismo, o handebol e o basquetebol. As atletas de elite do trampolim acrobático são as que apresentam a maior taxa de prevalência (72,2% a 80%).[27-29]

Existe pouco conhecimento acerca do funcionamento dos músculos do assoalho pélvico (MAP), responsáveis pela continência urinária durante a prática esportiva e dos possíveis mecanismos envolvidos na fisiopatologia da IU em atletas. Esportes de alto impacto e alta intensidade, podem induzir mudanças significativas tanto na função quanto na forma do assoalho pélvico e com isso alterar os mecanismos de continência. Outros autores acreditam que em algumas modalidades, como esportes de *endurance*, que não envolvem grande impacto aos MAP, a causa da IU esteja relacionada com a fadiga muscular, considerando que cerca de 70% das fibras musculares do assoalho pélvico são do tipo I, ou seja, fibras de contração lenta. Portanto, fatores que comprometam o suprimento de oxigênio para essas fibras musculares podem diminuir a sua capacidade contrátil e o tônus muscular, o que também afeta o mecanismo de continência.[30,31]

A IU apresenta grande influência na qualidade de vida e pode impactar negativamente a concentração e a *performance* da atleta. Apesar disso, uma grande parte das atletas que apresentam IU não relata essa queixa à equipe médica ou ao técnico. Esse achado pode estar associado ao fato de que muitas atletas não estão familiarizadas com a ocorrência da incontinência ou com a existência de exercícios para o fortalecimento do assoalho pélvico.[32,33]

O tratamento de escolha nas atletas é geralmente conservador. O treinamento dos músculos do assoalho pélvico é considerado a primeira linha tanto na prevenção quanto no tratamento, devendo ser incorporado aos programas de treinamento das atletas. Os tratamentos medicamentosos devem ser evitados. O tratamento cirúrgico nas atletas é indicado quando houver falha no tratamento conservador.[34]

REFERÊNCIAS BIBLIOGRÁFICAS

1. McNulty KL, Elliott-Sale KJ, Dolan E, et al. The Effects of Menstrual Cycle Phase on Exercise Performance in Eumenorrheic Women: A Systematic Review and Meta-Analysis. Sports Med. 2020 Jul 13.
2. Gnanasambanthan S, Datta S. Premenstrual syndrome. Obstetrics, Gynaecology & Reproductive Medicine. 2019;29(10):281-285.
3. Fernandes CE, Sá MFS. Tratado de ginecologia Febrasgo. Rio de Janeiro, Elsevier, 2019. p.912.
4. Takeda T, Imoto Y, Nagasawa H, et al. Premenstrual Syndrome and Premenstrual Dysphoric Disorder in Japanese Collegiate Athletes. J PediatrAdolescGynecol. 2015;28(4):215-218.
5. ACOG Committee Opinion No. 760: Dysmenorrhea and Endometriosis in the Adolescent. ObstetGynecol. 2018;132(6):249-258.
6. Brisbine BR, Steele JR, Phillips EJ, McGhee DE. Breast pain affects the performance of elite female athletes. J Sports Sci. 2020;38(5):528-533.
7. Brisbine BR, Steele JR, Phillips EJ, McGhee DE. Breast injuries reported by female contact football players based on football code, player position and competition level. Science and Medicine in Football. 2020;4(2):148-155.
8. Bruinvels G, Burden R, Brown N, et al. (2016). The Prevalence and Impact of Heavy Menstrual Bleeding (Menorrhagia) in Elite and Non-Elite Athletes. PloSone, 11(2), e0149881.
9. ACOG Committee Opinion No. 785: Screening and Management of Bleeding Disorders in Adolescents With Heavy Menstrual Bleeding, Obstetrics & Gynecology: September 2019;134 (3):658-659.
10. Sim M, Garvican-Lewis LA, Cox GR, et al. Iron considerations for the athlete: a narrative review. Eur J Appl Physiol. 2019;119(7):1463-1478.
11. Rowland T. Iron Deficiency in Athletes: An Update. American Journal of Lifestyle Medicine. 2012;6(4):319-327.

12. Redman LM, Loucks AB. Menstrual disorders in athletes. Sports Med 2005;35(9):747-755.
13. Frisch RE, McArthur JW. Menstrual cycles: fatness as a determinant of minimum weight for height necessary for their maintenance or onset. Science 1974 Sep;185(4155):949-951.
14. Loucks AB, Verdum M, Heath EM. Low energy availability, not stress or exercise, alter LH pulsatility in exercising women. J Appl Physiol 1998;84(1): 37-46.
15. Otis CL, Drinkwater B, Johnson M, Loucks AB, Wilmore J. ACSM position stand: the female athete triad. Med Sci SprtsExerc 2007 May;29(5):1-9.
16. Loucks AB. Energy balance and body composition in sports and exercise. J Sports Sci 2004 Jan;22(1), 1-14.
17. Yeager KK, Agostini R, Nattiv A, Drinkwater B. The female athlete triad: disordered eating, amenorrhea, osteoporosis. Med Sci Sports Exerc. 1993;25(7): 775-777.
18. Nattiv A, Loucks AB, Manore MM, et al. The female athete triad. Med Sci Sports Exerc 2007;39(10): 1867-1882.
19. Nattiv A, Agostini R, Drinkwater B, Yeager KK. The female athlete triad: the inter relatedness of disordered eating, amenorrhea, and osteoporosis. Clin Sports Med 1994 Apr;13(2):405-418.
20. Mountjoy M, Sundgot-Borgen J, Burke L, et al. The IOC consensus statement: beyond the Female Athlete Triad-Relative Energy Deficiency in Sport (RED-S). Br J Sposts Med. 2014;48(7):491-497.
21. Melin A, Torstveit MK, Burke L, Marks S, Sundgot-Borgen J. Disordered eating and eating disorders in aquatic sports. Int J Sport NutrExrecMetab 2014 Aug; 24(4):450-459.
22. Brook EM, Tenford AS, Broad EM, et al. Low energy availability, menstrual dysfunction, and impaired bone health: a survey of elite para athletes. Scan J Med Sci Sports 2019;29(5):678-685.
23. Loucks AB, Kiens B, Wright HH. Energy availability in athletes. J Sports Sci 2011;29(1):7-15.
24. Ackermann KE, Stellingwerff T, Elliott-Sale KJ, Batzell A. RED-S: time for a revolution in sports culture and systems to improve athlete healthand performance. Br J Sports Med. 2020 Apr;54(7):369-370.
25. Aoki Y, Brown HW, Brubaker L, et al. Urinary Incontinence in women. Nat Rev Dis Primers. 2017;3:17042.
26. Bo K. Urinary Incontinence, pelvic floor dysfuncton, exercise and sport. Sports.
27. Almousa S, Bandin Van Loon A. The prevalence of urinary incontinence in nulliparous female sportswomen: A systematic review. J Sports Sci. 2019;37(14):1663-1672.
28. Alves J, Luz S, Brandão S, et al. (2017). Urinary incontinence in physically active youth women: Prevalence and related factors. Int J of Sports Med. 2017;38,937-941.
29. Eliasson K, Larsson T, &Mattsson E. Prevalence of stress incontinence in nulliparous elite trampolinists.Scand J Med Sci Sports. 2002;12(2):106-111.
30. Lourenco TRM, Matsuoka PK, Baracat EC, Haddad JM. Urinary incontinence in female athletes: a systematic review. Int Urogynecol J. 2018;29:1757-63.
31. Nygaard IE, Thompson F, Svengalis B, Albright J. Urinary incontinence in elite nulliparous athlete. Obstet Gynecol. 1994;84:183-187.
32. Parmigiano TR, Zucchi EV, Araujo MP, et al. Gynecological pre participation examination: a new proposal. Einstein. 2014;12(4):459-466.
33. Carls C. The prevalence of stress urinary incontinence in high school andcollege-age female athletes in the Midwest: implications for education andprevention. UrolNurs. 2007;27:21-24.
34. Hay-Smith J, Mørkved S, Fairbrother KA, et al. Pelvic floor muscle training forprevention and treatment of urinary and faecal incontinence in antenatal andpostnatal women. Cochrane Database Syst Rev 2008;(4):CD007471Goldstick O, Constantini N. Urinary incontinence in physically active women and female athletes. Br J Sports Med. 2014;48:296-8.

SEÇÃO 45-2

LESÕES ORTOPÉDICAS

Nemi Sabeh Junior

INTRODUÇÃO

Desde o ano de 1900, até os dias de hoje, a participação feminina em competições esportivas profissionais só tem crescido. Foi naquele ano, na segunda edição dos Jogos Olímpicos em Paris (França), que, pela primeira vez na história, mulheres participaram de provas (restritas a duas modalidades: tênis e golfe). Após isso, com muita luta e muito suor, a ala feminina vem conquistando espaço nas disputas oficiais das mais variadas práticas esportivas, quebrando preconceitos em um universo historicamente patriarcal. De acordo com informações do Comitê Olímpico do Brasil (COB), as Olimpíadas de 2016, disputadas no Rio de Janeiro, registraram um recorde no número de atletas femininas na delegação brasileira (209 de um total de 465 participantes).[1]

Entre as modalidades, o futebol figura como o esporte mais popular e vem, a cada ano, atraindo um número maior de meninas e mulheres em todas as partes do mundo. Oficialmente, o futebol é jogado em mais de 100 países. O número total de jogadoras pode ser estimado em cerca de 30 milhões em todo o mundo.[2]

A modalidade concentra o maior número de artigos científicos relacionados com as lesões esportivas em atletas femininas. Há escassez de pesquisas e de estudos sobre a incidência de lesões dirigidas para outras modalidades tão importantes quanto o futebol como, por exemplo, tênis e vôlei.

As lesões ortopédicas esportivas mais comuns em atletas femininas têm duas diferenças principais em relação às ocorrências observadas em atletas masculinos. O primeiro ponto está relacionado com a carga hormonal da mulher. Essa peculiaridade fisiológica traz um aumento da elasticidade ligamentar e também capsular, que pode levar a um maior número de lesões ligamentares, principalmente, em três articulações: joelho, tornozelo e ombro.

A segunda diferença, em comparação com os homens, diz respeito ao tamanho do quadril. Por ser mais largo no corpo feminino, essa estrutura exige que o joelho faça uma manobra em valgo dinâmico (movimento do joelho em sentido medial e rotacional interno) (Fig. 45-4).

Essa característica anatômica do quadril feminino, leva a uma ocorrência de 4 a 5 vezes mais lesões do ligamento cruzado anterior do joelho (LCA).

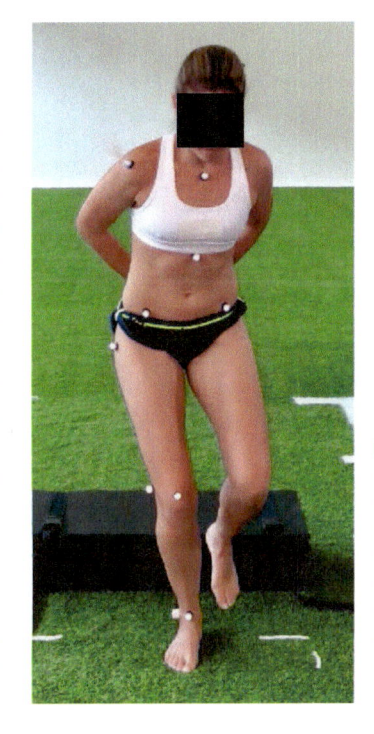

Fig. 45-4 Valgo dinâmico: movimento do joelho em sentido medial e rotacional interno por aumento do braço de alavanca. Fonte: Arquivo pessoal do autor.

Estudos têm mostrado que atletas femininas demonstram maior dependência dos planos frontal e transversal no quadril ao realizar atividades dinâmicas.[5] Vale destacar que esse tipo de lesão aumentou a proporção à medida que as disputas esportivas femininas tornaram-se mais competitivas e exigentes em termos de força e de preparo físico, especialmente competições de futebol, basquete, rúgbi e handebol.[3]

Cerca de dois terços das rupturas do LCA ocorrem durante situações sem contato, como corte, giro, aceleração, desaceleração e pouso de um salto. Ângulos de flexão de joelho reduzidos, ângulos de flexão de quadril aumentados, colapso em valgo no joelho, rotação interna de quadril aumentada e rotação tibial interna aumentada são frequentemente relatados no momento ou imediatamente antes da lesão do LCA.

Dependendo do esporte, estudos sugerem que as lesões no tornozelo são responsáveis por 13% a 50% das lesões femininas, com o vôlei tendo a maior incidência de traumatismo nesta articulação.[6]

CASOS DE CONCUSSÃO CEREBRAL CRESCEM ENTRE MULHERES ATLETAS

Esse tipo de lesão vem sendo cada vez mais diagnosticado na mulher atleta. Ocorre após um trauma de média ou alta energia na cabeça ou mesmo na região do tronco.[4] Pesquisas relatam que o futebol feminino tem a maior incidência de concussão, seguido pelo basquete.[6] No entanto, os estudos ainda não chegaram claramente à conclusão do motivo de as mulheres terem pior quadro clínico que os homens. Algumas dissertações sugerem ligação da questão hormonal feminina com a gravidade do quadro clínico apresentado na concussão, além do tempo maior de recuperação da mulher diante desse tipo de evento.

A ocorrência de concussão pode estar relacionada com uma lesão ou trauma cervical. As fraturas e luxações cervicais têm um alto índice de casos associados a concussão cerebral. Por esse motivo, a atleta deve deixar o campo imobilizada, normalmente em prancha longa e com colar cervical. Mesmo no vestiário ou no departamento médico do estádio, é preciso avaliar clinicamente a coluna cervical.

Após a abordagem neurológica e a confecção da SCAT 5 (*sport concussion assessment tool*), podemos fazer a avaliação cervical e realizar o tratamento adequado. Caso a atleta esteja consciente e sem dor, deve-se retirar a imobilização para transporte. Nos casos com inconsciência ou dor, retirar a proteção somente após os exames de imagem e a confirmação do diagnóstico.

Pelo tempo de exposição, os homens sofrem um maior número de contusões do que as mulheres. No entanto, após o tratamento de lesões ortopédicas, a ala feminina demora mais tempo para retornar ao campo, ou seja, a recuperação da mulher é mais lenta do que a do homem e ainda não se concluiu o motivo relacionado.

LESÕES TRAUMÁTICAS

Estudos epidemiológicos de lesões em jogadoras de futebol mostraram que 51% a 83% das lesões ocorrem por contato físico e 19% a 39% são originadas por jogadas de faltas. Estudos de lesões mostraram que 48% a 70% das jogadoras de futebol de elite sofrem aproximadamente um traumatismo durante a temporada, muito embora a taxa de lesões seja afetada por fatores como idade e nível competitivo.

Foi demonstrado que a taxa de lesões durante o treinamento varia de 1,0 a 4,6 por 1.000 horas de exposição. Assim como os jogadores do sexo masculino, as atletas de futebol correm maior risco de se lesionar em jogos em comparação com situações de treinamento, com taxas relatadas variando de 6,1 a 24,0, por 1.000 horas de exposição em competição.[2]

TRATAMENTO NA BEIRA DO CAMPO

As condutas Imediatas Indicadas em Casos de Lesões

Fraturas

Antes de abordar especificamente os procedimentos mais indicados em casos de fraturas, que acontecem na beira do campo e podem tirar as atletas das competições, vale destacar que existem dois tipos de classificações iniciais desse tipo de ocorrência: fraturas expostas e fraturas fechadas. De caráter 100% emergencial, a fratura exposta provoca ruptura da pele, com exposição óssea ao meio externo. Pode não ocorrer necessariamente exposição do osso. Porém, a lesão da pele associada à fratura já coloca a parte óssea em contato com o ambiente externo. Fraturas desse tipo são muito comuns nos dedos das mãos de goleiras. E também ocasionalmente podem acometer pernas e tornozelo, que se constituem na articulação com casos mais frequentes de fraturas expostas.

Nas ocorrências de fraturas fechadas, em jogos ou competições, o ideal é que seja feita uma imobilização do local/articulação lesionada, seguida de tratamento específico. Inicialmente, a atleta precisa ser retirada de campo com imobilização provisória. Mesmo dentro do estádio, deve-se manter o membro fraturado com bom fluxo sanguíneo até a chegada ao hospital. É fundamental proceder de forma imediata, com a imobilização e o curativo (estéril e coberto) da ferida provocada pela lesão (quando fratura exposta), até a chegada ao ambiente hospitalar onde será feita a limpeza cirúrgica local e os exames de imagem, além do tratamento definitivo.

Luxações

Assim como as fraturas expostas, esse tipo de ocorrência também tem perfil emergencial dentro do campo. As luxações se caracterizam pelo deslocamento de uma articulação. Uma luxação acontece por rupturas de ligamento e capsular. Para fazer o envolvimento da articulação, a fim de estabilizá-la, em algumas articulações como o joelho, por exemplo, os ligamentos são os mais importantes no processo.

No quadril, diferente do joelho, é um tipo de articulação em que a parte óssea é o estabilizador primário, cobrindo quase totalmente a cabeça do fêmur, o que resulta em maior aderência e estabilidade. Nos casos de ocorrência de luxações, os ligamentos e a cápsula articular do quadril são estabilizadores secundários.

Pela hiperflexibilidade capsuloligamentar das articulações da mulher, existe maior queixa de instabilidade residual, aumento da mobilidade e perda da estabilidade da articulação, causada por essa condição. Em 2019, Chidi-Ogbolu N e Baar K,[7] demonstram a maior incidência de lesão ligamentar, principalmente do LCA, em períodos de pico de secreção de estrogênio ou de ovulação. Em associação com a largura do quadril da mulher e do valgo dinâmico do joelho, esse dado pode contribuir para maiores índices da lesão do LCA do joelho feminino.[7]

Como as luxações são consideradas ocorrências de emergência, a conduta imediata do profissional à beira do campo é de redução (caso habilitado e treinado para tal), nome usado para "colocar no lugar" a articulação lesionada. Assim, se acontecer uma luxação durante uma competição, a região afetada deve ser reduzida imediatamente no centro médico do campo.

De caráter traumático, as luxações recidivantes do ombro são bastante comuns. Em geral, esse tipo de lesão ocorre durante quedas das atletas. Nas goleiras, por exemplo, ocorrem muitos casos de luxações da articulação interfalangeana da mão, área na qual a redução também se faz necessária. A redução pode acontecer dentro de campo e a imobilização provisória realizada na beira de campo. Para essas situações, a imobilização por adesivos (esparadrapo), é a indicação mais viável na beira do campo.

As luvas dos goleiros podem proteger a redução até que uma imobilização definitiva seja feita na atleta e o diagnóstico adequado com imagem aponte o grau da lesão. De modo geral, as fraturas e as luxações são tratadas como se preconiza na propedêutica da traumatologia de urgência e emergência. A única exceção que pode manter a atleta no jogo é uma luxação interfalangeana, mesmo após a redução na beira de campo.

Entorses

Podem não exigir tratamento emergencial. Nesses casos, no entanto, a articulação sofre um estresse do movimento amplo, ou seja, ocorrem deslocamentos articulares extremos. Nas entorses, verificam-se, ainda, rupturas ligamentares, além de problemas nas estruturas internas da articulação.

Nas entorses do tornozelo, o pior prognóstico é a lesão dos ligamentos tibiofibular anterior e posterior, que constituem parte da sindesmose, uma região ligamentar importante, com a função de dar estabilidade aos dois ossos da perna e ao tornozelo. Uma lesão desse porte pode deixar a atleta fora de campo durante longos períodos. A cicatrização confere grande estabilidade com membro em carga. Os ligamentos fibulotalares e o fibulocalcâneo conferem estabilidade secundária ao tornozelo. Normalmente, as lesões nesses ligamentos são tratadas de forma não cirúrgica, levando até 4 semanas para que a atleta possa voltar à ativa.

No caso do joelho, os ligamentos cruzados (anterior e posterior) mantêm a estabilidade anteroposterior funcionando como estabilizadores primários dessa articulação. Normalmente, casos de lesão nos cruzados exigem tratamento com reconstrução cirúrgica.

As entorses devem ser conduzidas com imobilização e tratamento instantâneo para aliviar a dor. São administrados analgésicos e anti-inflamatórios, associados à crioterapia imediata. O uso de gelo na atleta ainda em campo traz uma analgesia eficaz e uma diminuição do edema ocasionado pelo evento traumático. A terapia com gelo evita o edema extremo grave e também consegue diminuir o tempo de recuperação da lesão.

É importante ressaltar que o gelo deve ser levado à beira do campo. Existe a necessidade de mantê-lo conservado em caixas térmicas para utilização durante todo o tempo do jogo mesmo no banco de reservas. O "*kit* gelo" contém toalhas e um filme de plástico para embrulhar o gelo no membro lesionado e, dessa forma, deixar a atleta com certa mobilidade, além de permitir a realização de crioterapia mesmo no banco de reservas.

Contusões

De caráter traumático, as contusões são lesões que se caracterizam pelo trauma que acontece diretamente no corpo da atleta com a bola, entre as atletas ou, ainda, entre a atleta e o solo ou as balizas. A contusão envolve lesões ligamentares, ósseas, de tecidos musculares e tendinosos. Na beira do campo, devemos manter a analgesia com uso de gelo a fim de diminuir a reação inflamatória imediata e a vasoconstrição local.

Para alcançar a analgesia desejada, pode ser necessário administrar medicações analgésicas de uso sublingual, de rápida ação. Utiliza-se, ainda, um *spray* gelado com efeito de crioterapia associada à água. Esse produto funciona como um saco de gelo no local da lesão. Porém, o jogador pode voltar ao campo e continuar atuando de forma imediata.

Dentro do universo das lesões ortopédicas existem, ainda, as rupturas musculares classificadas de acordo com dois padrões mundiais básicos. Podem ser microanatômicas, quando há uma ruptura celular por consequência de um treino exaustivo; e também macroanatômicas. Nesse tipo de ruptura, os feixes musculares se rompem, provocando sangramento e dor. Quando não há ruptura parcial ou total, pode ocorrer edema muscular por um processo inflamatório provocado pelo estiramento da fibra muscular, sem ruptura. Nestes casos, o edema muscular limita a função da atleta, pois causa bastante dor.

As lesões musculares são muito dolorosas e exigem analgesia rápida. Muitas vezes, a atleta não consegue se movimentar, o que requer sua retirada de campo com auxílio da maca. O tempo de tratamento varia de acordo com o grau da lesão e há necessidade de respeitar o período para reconstituição tecidual completa. Após uma lesão muscular, o retorno da atleta deve ser cauteloso, pois o músculo atrofia e perde força com a inatividade.

A atrofia muscular desenvolve falta de força e desequilíbrios musculares em relação ao membro contralateral, ocasionando novas lesões. Desse modo, a lesão muscular deve ser aceita como uma condição grave, que exige tempo e reabilitação para retorno à prática do esporte, o que na maioria dos casos acontece sem limitações à atleta.

PRINCIPAIS TIPOS DE LESÕES ATRAUMÁTICAS POR ARTICULAÇÃO

Ombro

As principais doenças ortopédicas relacionadas com a articulação do ombro são as lesões tendinosas do manguito rotador, do tendão do bíceps, além das luxações recidivantes. Os esportes com movimentos de arremesso, entre eles, beisebol, tênis e vôlei, além da natação, têm como característica, desenvolver lesões da inserção do cabo longo do bíceps braquial. Descritas por Snyder em 1990, essas lesões foram chamadas de SLAP (*superior labrum anterior posterior*).[8] No vôlei, há ocorrência, ainda, da compressão do nervo supraescapular inferior, uma atrofia do infraescapular sem ruptura tendinosa por tração do nervo supraescapular, que resulta em atrofia do músculo infraespinhal isoladamente, com grande incidência de dor no ombro dos atletas.

Os goleiros, por outro lado, têm lesões anteriores pelo gesto esportivo em rotação externa e a abdução do membro, com as lesões da cápsula anterior chamadas de Bankart. Existem também lesões descritas nas luxações traumáticas do ombro, que nesse caso se referem a uma instabilidade oculta, nome denominado à lesão ligamentar, com desinserção do labrum anterior e, em alguns casos, com desgaste ósseo anteroinferior, porém sem episódios de luxação completa do ombro.

O tratamento imediato é a redução da articulação, se luxada. Sem a luxação, a estabilidade muscular do manguito rotador deve ser atingida. A fisioterapia precisa ser instituída para o fortalecimento do manguito e para a diminuição da dor. Em casos de lesão ligamentar de Bankart e luxação recidivante ou oculta, deve ser realizado tratamento cirúrgico, caso não ocorra melhora com a terapia clínica.

As lesões do manguito rotador, impacto e artrose da articulação acromioclavicular precisam ser tratadas de forma individual. Para goleiros com artrose acromioclavicular, a artroplastia de ressecção pode ser instituída de forma cirúrgica, se não houver melhora clínica com fisioterapia e medicação. Para lesões completas do manguito rotador e lesões graves do bíceps, o tratamento se dá de forma cirúrgica artroscópica. No entanto, deve-se sempre investir, como primeira escolha, na tentativa do tratamento clínico. Caso haja luxação recidivante, o procedimento cirúrgico é indicado.

Cotovelo

De forma semelhante aos ombros, o cotovelo dos arremessadores podem ter uma incidência maior de lesões do ligamento colateral medial do que do lateral. A tração exercida para o saque ou para a rebatida produz um estresse desse ligamento. No tênis, o movimento *backhand* e a desaceleração do *forehand* podem levar a uma maior carga exercida no cotovelo, o que provoca alteração dos tendões extensores do punho, com rupturas tendinosas, e alteração do padrão fibrilar, chamadas de epicondilite lateral do cotovelo. O epicôndilo lateral é o nome dado à forma lateral do osso do úmero.

Nos lutadores, o maior número de casos de lesão do cotovelo envolve as subluxações ocasionadas pelas chaves de braço. Com o tempo, essas ocorrências podem limitar o movimento do cotovelo e provocar artrose. Clinicamente se observa diminuição da mobilidade e dor. O tratamento obedece a característica do diagnóstico da lesão. Na beira do campo, a dor é contida com gelo, analgésicos e anti-inflamatórios. Para tratamento definitivo, a indicação é a artroscopia. E as reconstruções ligamentares, por meio de cirurgia, podem ser necessárias.

Punho e Mão

Em atletas, lesões atraumáticas no punho e na mão não são tão comuns quanto lesões de caráter traumático. Nessas regiões, a maioria das lesões de origem não traumática são as tendinites causadas por processos inflamatórios, que afetam os tendões do punho e da mão.

As tendinites se desenvolvem por movimentos repetitivos. São comuns em esportes de arremesso, entre eles, o tênis e o vôlei, por exigirem repetição de movimentos de saques e de cortadas, por exemplo.

Na mão, dentro desse universo de lesões atraumáticas, existem algumas doenças inflamatórias articulares, as artrites, que também podem se desenvolver por movimentos de repetição no esporte, como é o caso dos saques no vôlei. O tratamento desse tipo de lesão é feito através da fisioterapia.

Quadril

Lesões ou doenças não traumáticas relacionadas com a bacia têm origem, em sua grande maioria, no impacto femoroacetabular (IFA). Esse tipo de distúrbio ocorre pelo uso excessivo da rotação do tronco sobre o quadril, além dos movimentos de agachamento realizados em vários momentos da prática esportiva.

Observa-se maior regularidade de ocorrência do IFA no futebol e no tênis, que vêm desenvolvendo critérios relacionados com essa condição. O IFA causa dor e incompetência para realizar movimentos rápidos em semiflexão do tronco, não totalmente em agachamento, mas na fase inicial deste movimento.

Algumas formações ósseas hereditárias ou adquiridas da bacia, chamadas de *pincer* e *came*, constituem fatores de predisposição para o desenvolvimento do IFA.[9] Outra condição que pode influenciar o surgimento desse tipo de lesão é uma forma de artrose, quando há o desgaste da articulação, causando limitação da rotação interna do movimento do fêmur sobre a bacia, além de provocar aumento de lesões do LCA do joelho.[10]

A exemplo do punho e da mão, o tratamento inicial do IFA se dá por meio de fisioterapia para melhora da mobilidade do quadril, associado ao uso de medicações anti-inflamatórias. Se, durante as competições, a atleta sentir dores no quadril provocadas por esse tipo de lesão é ministrada medicação sublingual de rápida analgesia na beira do campo. No caso já diagnosticado de *came* e *pincer*, dependendo do quadro clínico associado a lesões labrais do acetábulo, a artroscopia do quadril pode melhorar a dor e dar sobrevida à articulação.

Tornozelo

Como citado anteriormente, essa articulação sofre principalmente com entorses, que são lesões originadas por traumas. Mas, o tornozelo também pode ser alvo de lesões atraumáticas. É uma articulação estabilizada pelos componentes ósseos de forma primária e por ligamentos de forma secundária, incluindo o mais robusto, chamado de sindesmose tibiofibular. Quando há envolvimento da sindesmose, constatada por meio de ressonância magnética (RM), o tempo de recuperação da atleta é maior em comparação com a ocorrência de lesões ligamentares unilaterais do tornozelo.

As lesões laterais do tornozelo, que acometem os ligamentos fibulotalar anterior e fibulocalcâneo, são benignas em relação às lesões chamadas de bimaleolares. E aqui a referência não é a fratura, mas a lesão que atinge a área lateral do fibulotalar anterior, do fibulocalcâneo e o do ligamento deltoide, que afeta a parte medial do tornozelo. Quando isso ocorre e há ausência de lesão da sindesmose, esse tempo de recuperação também aumenta. Nos casos de lesões ligamentares laterais, mediais e da sindesmose, o prazo para total recuperação da atleta é estendido.

Todas essas lesões são diagnosticadas através da RM. Quando há suspeita de lesões no tornozelo durante os jogos, o procedimento na beira do campo é de imobilização imediata com esparadrapagem e uso de uma bota especial para dar estabilidade e conforto à atleta na continuidade da competição. Nos casos de lesões ligamentares crônicas, o tornozelo da atleta é imobilizado antes da competição, com "botinhas" para tratamento e comodidade durante a realização do jogo.

O tratamento fora de campo engloba fisioterapia e o treinamento do controle neurossensorial e do equilíbrio. Estímulos musculares para a função estabilizadora conferem uma alternativa de prevenção, principalmente com o fortalecimento da musculatura periarticular dos fibulares (região lateral) e do tendão tibial posterior (região medial).[11]

Joelho

Pelas particularidades anatômicas e fisiológicas da mulher, as lesões atraumáticas de joelho em atletas femininas merecem destaque em relação às ocorrências observadas em atletas masculinos. Conforme citado anteriormente, as mulheres sofrem de 4 a 5 vezes mais lesões no LCA. Acontecem pela rotação do tronco com o pé fixo ao solo, produzindo o movimento de valgo dinâmico (o joelho vai para dentro e o tronco para o lado contrário).

A fisiologia hormonal feminina constitui fator de predisposição para a maior incidência de lesões do LCA pela hiperflexibilidade da cápsula ligamentar, em especial nos períodos de ovulação, quando ocorrem picos do hormônio estrógeno, no meio do ciclo menstrual. Porém, esse tema, envolvendo a questão hormonal da mulher, ainda não está totalmente comprovado pelas pesquisas científicas da área médica esportiva.

Outro ponto fundamental refere-se à diferença de tamanho do quadril da mulher em relação ao homem, com maior distância entre os dois trocanteres do fêmur, que são os pontos mais proeminentes dessa formação óssea. Essa particularidade feminina tem como característica fundamental forçar o joelho a realizar um movimento de rotação para dentro por aumento do braço de alavanca, provocando o movimento de valgo dinâmico.

Nesse sentido, é recomendado que a mulher atleta exercite os músculos abdutores do fêmur (glúteos médio e mínimo) e rotadores externos do quadril (piriforme, gêmeos superior e inferior, obturatórios externo e interno e quadrado femoral). Essas musculaturas devem ser acionadas para prevenção e tratamento do valgo dinâmico, pois têm a função de estabilizar a rotação externa do fêmur, não ocasionando sua rotação interna, o que poderia levar ao mecanismo de trauma do joelho.

O diagnóstico de lesões do LCA é feito com exame de RM. É preciso analisar o eixo do membro inferior, além do controle neurossensorial por meio de um exame de cinemática. Estas avaliações incluem provas de força para o músculo glúteo médio ou abdutor do quadril. Para esse fim, eu tenho utilizado o aparelho dinamômetro nos protocolos de diagnóstico.

Na beira de campo, o diagnóstico de lesão do LCA ou de outros ligamentos do joelho é imediato e relativamente fácil de ser feito, com a realização da manobra de Lachman, que testa a estabilidade do joelho através da anteriorização da tíbia. Se confirmada a lesão no LCA, a atleta deve ser retirada de campo, pois, para esses casos, o tratamento é cirúrgico depois de comprovação através da RM.

REFERÊNCIAS BIBLIOGRÁFICAS

1. Comitê Olímpico do Brasil (COB). Disponível em: https://www.cob.org.br/pt/. Acessado em 01 de Abril de 2021.
2. Del Coso J, Herrero H, Salinero JJ. Injuries in Spanish Female Soccer Players. Journal of Sport and Health Science. Volume 7, Issue 2, p. 183-190. Abril de 2018.
3. Noyes FR, Barber-Westin S. The ACL: Anatomy, Biomechanics, Mechanisms of Injury, and the Gender Disparity. ACL Injuries in the Female Athlete. Berlim. Springer.2018. p. 3-32.
4. Crossley KM, et. al. Making Football Safer for Women: a Systematic Review and Meta-Analysis of Injury Prevention Programmes in 11 773 Female Football (soccer) Players. British Journal of Sports Medicine. 54:1089-1098.2020.
5. Pollard CD, et al. Gender Differences in Hip Joint Kinematics and Kinetics During Side-Step Cutting Maneuver. Clin J Sport Med. Volume 17, Number 1, January 2007.
6. Knowles, SB. Is There an Injury Epidemic in Girls' Sports? Br J Sports Med. 44: 38-44 2010.
7. Chidi-Ogbolu N, Baar K. Effect of Estrogen on Musculoskeletal Performance and Injury Risk, Front. Physiol. 9:1834.2018.
8. Snyder, Stephen J, Karzel, et al. SLAP Lesions of the Shoulder.Arthroscopy. The Journal of Arthroscopic and Related Surgery 6(4):21&279.1990.
9. Falotico, Guilherme Guadagnini et al. Professional Soccer is Associated with Radiographic Cam and Pincer Hip Morphology. European Society of Sports Traumatology, Knee Surgery, Arthroscopy (ESSKA).11 November 2017.
10. Gerhardt, Michael B. The Prevalence of Radiographic Hip Abnormalities in Elite Soccer Players. Am J Sports Med. 40: 584. 2012.
11. Taddei, Ulisses T. et. al.Foot Core Training to Prevent Running-Related Injuries: A Survival Analysis of a Single-Blind, Randomized Controlled Trial. The American Journal of Sports Medicine. 1-10.2020.

LESÕES NO ATLETA MASTER

CAPÍTULO 46

Jorge Luiz Fernandes Oliva Junior ▪ Rodrigo Araujo Goes

INTRODUÇÃO

A participação em esportes recreacionais e de competições trazem numerosos benefícios à saúde, particularmente em pessoas "mais velhas". Numerosos estudos demonstram benefícios em controlar doenças crônicas e minimizar as alterações fisiológicas normais associadas ao envelhecimento. Também são descritos muitos efeitos benéficos psicológicos e sociais da prática de esportes e de exercícios regulares nessa faixa etária.[1-5] Diversas alterações advindas do envelhecimento podem ser interrompidas, prevenidas ou até mesmo revertidas com uma rotina de exercícios.[6]

Claramente, a expectativa de vida da população em geral vem aumentando ao longo de décadas, e consequentemente a proporção de adultos com idades mais avançados que praticam atividades físicas também. Desta forma, é importante o constante desenvolvimento do conhecimento sobre as mudanças anatômicas e fisiológicas decorrentes do envelhecimento natural e diferenciá-las das condições patológicas que possam surgir.

Muitos atletas conseguem manter altos níveis de *performance* em "suas meia-idades" e até mesmo após. Evidências recentes têm demonstrado que atletas masters não só são capazes de participar de atividades de resistência e esportes competitivos, como também terem carreiras mais longas quando comparado com séries históricas.[6]

ALTERAÇÕES FISIOLÓGICAS DO ENVELHECIMENTO

Existem diversas alterações fisiológicas que ocorrem com o envelhecimento, que podem levar à diminuição da função física e consequentemente ao aumento do risco de desenvolvimento de condições patológicas em atletas "mais velhos".[7] Todos experimentam mudanças fisiológicas com a idade, mas não necessariamente no mesmo ritmo. É importante salientar que estas alterações na fisiologia normal do corpo humano, decorrente do processo natural de envelhecimento, não são consideradas patológicas ou processo de doença, e a prática de exercícios regulares pode ser capaz de "retardar" a história natural dessas alterações.[8]

O envelhecimento é influenciado por diversos fatores, incluindo fatores genéticos, étnicos, culturais, nutricionais, ambientais, ocupacionais, desenvolvimento de doenças e prática de atividades físicas. As alterações estruturais e funcionais ocorrem a nível molecular, resultam em diminuição da função fisiológica e acometem basicamente todos os órgãos e sistemas. De forma geral, a nível celular, ocorre uma diminuição da capacidade de divisão e do reparo das células, prejuízo das trocas de nutrientes e oxigênio, e acumulação intracelular de lipídios e pigmentos tais como a lipofuscina, produto de degradação dos eritrócitos que se acumulam em diversos tecidos, como, por exemplo, o miocárdio.[9]

Efeitos do envelhecimento em determinados órgãos e sistemas:

- *Cardiovascular:* o sistema cardiovascular consiste do coração e dos vasos sanguíneos. Com o avançar da idade, o tecido miocárdico sofre alterações fibrosas intersticiais e depósitos de gordura que resultam na diminuição da complacência tecidual, que também podem causar alterações de condução, predispondo a arritmias. A fisiologia vascular é afetada pela idade com a diminuição da elasticidade arterial, alterando a sua complacência, o que influencia diretamente a microcirculação e a função barorreceptora, que em combinação com a aterosclerose contribuem para o aumento da resistência vascular periférica. Como resultado, há aumento da pressão arterial e consequente aumento do esforço para manter o débito cardíaco. O débito cardíaco por sua vez é influenciado por diminuições na frequência cardíaca máxima, na contratilidade miocárdica e no volume sistólico. Estas alterações podem resultar em queda na relação consumo/utilização de oxigênio pelo miocárdio (VO_2 máximo).

Alterações valvares também podem ser observadas, tais como perda da sua complacência e consequente regurgitação (insuficiência).[3,10,11]
- *Pulmonar:* o sistema respiratório consiste dos pulmões e vias aéreas, e é responsável basicamente por captar o oxigênio do meio ambiente, disponibilizá-lo para transporte pelo sistema vascular, e expelir o dióxido de carbono (CO_2) proveniente da respiração celular. Com o processo natural de envelhecimento, a complacência elástica dos pulmões diminui, como resultado do enfraquecimento dos músculos respiratórios e acessórios, da diminuição da complacência do tecido alveolar, e aumento da rigidez das cartilagens costovertebrais e esternocostais. Redução no número de alvéolos e na microcirculação pulmonar resultam em limitação nas trocas gasosas e consequentemente levam à sensação de maior esforço respiratório durante a prática de atividades físicas. De forma geral, estas alterações levam a diminuições na capacidade pulmonar total, nos fluxos inspiratórios e expiratórios, aos aumentos do volume pulmonar residual, na frequência respiratória e no trabalho respiratório.[12] As principais alterações relacionadas com o sistema cardiovascular estão resumidas no Quadro 46-1.
- *Renal:* existe perda progressiva no número de glomérulos que junto com o aumento da rigidez vascular e a ateroesclerose resultam em diminuição da taxa de filtração glomerular com o passar do tempo. A capacidade de concentração da urina também é diminuída com a idade, culminando com maior saída de água do organismo, afetando negativamente a capacidade de o atleta master se manter adequadamente hidratado.[13]
- *Neurológico:* mesmo na ausência de qualquer doença neurológica, é de conhecimento que a velocidade de condução nervosa encontra-se diminuída com a idade, afetando a condução nervosa das fibras proprioceptivas. Tem sido demonstrado que a progressiva deterioração do sistema nervoso pode prejudicar a audição, a memória recente, o equilíbrio, as habilidades motoras finas e a cognição. Disfunção do sistema piramidal também podem ocasionar prejuízos na coordenação e na velocidade de movimentos, levando a um tempo maior de reação para uma determinada resposta motora. Com o passar do tempo, mudanças graduais na visão são bastante comuns. As alterações características são diminuições da acuidade visual, da acomodação, da visão periférica e da habilidade de se adaptar a situações com baixa luminosidade.[13]
- *Endócrino:* como parte do envelhecimento natural, níveis hormonais gradualmente diminuem, e seu efeitos podem ser sentidos em diferentes órgãos e sistemas. A taxa do metabolismo basal diminui em associação com o aumento da incidência de síndrome metabólica, diabetes tipo II e obesidade. Dentre as alterações mais prevalentes, a função das glândulas suprarrenais está reduzida, resultando em diminuição do hormônio aldosterona e consequentemente redução na capacidade de regulação hidroeletrolítica pelo organismo. Os níveis de cortisol também estão diminuídos, reduzindo assim a resposta a situações de estresse. Além disso, taxas reduzidas de hormônios tróficos, como a testosterona, e do fator de crescimento *"insulina like"* estão associados à diminuição da massa musculoesquelética.[13]
- *Musculoesquelético:* a sarcopenia senil, perda gradual de massa muscular, é um processo que todos vão experimentar como consequência do envelhecimento. A apresentação inicial da sarcopenia geralmente acontece de forma súbita e na maioria dos adultos em torno dos 30 anos de idade. A taxa de perda de massa muscular varia muito entre os adultos e está diretamente relacionada com a quantidade de massa muscular existente no início do processso e o nível de atividade física praticada durante a fase adulta.[14] Entre os 50 e 80 anos um indivíduo terá perdido, em média, um terço de sua massa muscular. A nível celular, há uma diminuição no número de células e na capacidade proliferativa de células satélites levando a redução da regeneração muscular e consequentemente na sua resposta à lesão. Na matriz extracelular, a disfunção nas ligações actina-miosina torna as fibras musculares mais rígidas e suscetíveis a lesões, particularmente distensões musculares. Infiltração de tecido fibrótico e gordura dentro do tecido muscular também contribuem para a diminuição de força e potência em atletas mais velhos. O treinamento de resistência muscular pode ser efetivo em retardar os efeitos da sarcopenia, entretanto, mesmo atletas bem treinados sofrerão com perda de força e de potência muscular com o passar do tempo.[14,15] As estruturas tendinosas e ligamentares também estão sujeitas aos efeitos da idade. Ligamentos "envelhecidos" apresentam menos quantidade de fibroblastos e receptores

Quadro 46-1 Alterações do Sistema Cardiopulmonar Relacionadas com a Idade

Diminuição do débito cardíaco
Diminuição do volume sistólico
Diminuição da frequência cardíaca máxima
Aumento da resistência vascular periférica
Diminuição do VO_2 máximo
Diminuição do limiar anaeróbico
Diminuição da capacidade vital pulmonar

mecânicos, que podem contribuir para uma falha mecânica e maior rigidez articular. Por sua vez, os tendões evoluem com diminuição de fibroblastos e alterações degenerativas graduais associadas a uma menor vascularização, principalmente em determinadas áreas de alguns tendões específicos, o que ajuda a explicar a grande incidência de lesões tendinosas em atletas veteranos. A diminuição de força de um tendão, em decorrência da idade, é primariamente resultado de alterações no colágeno, o que faz o tendão menos tolerante à carga tênsil e mais suscetível à rotura.[16]

A *performance* biomecânica e a habilidade de dissipar estresse, dos meniscos, diminui com a idade, aumentando sua suscetibilidade a clivagens horizontais. Cargas repetidas, acima de sua capacidade de resistência, podem propagar tais roturas degenerativas e se tornarem sintomáticas.

Os ossos estão constantemente em remodelação, com os osteoblastos formando osso "novo" e os osteoclastos removendo osso "velho". Ossos saudáveis encontram-se em equilíbrio de produção e reabsorção óssea. Em pessoas de mais idade, as taxas de reabsorção óssea podem se sobrepor às taxas de produção, levando ao enfraquecimento e predispondo a fraturas ou alterações por estresse. Em casos mais intensos ocorre o desenvolvimento da osteoporose, podendo se iniciar a partir da quarta ou quinta década de vida. Mulheres são mais suscetíveis à osteoporose, principalmente após a menopausa, em virtude da influência hormonal sobre a reabsorção óssea. Fatores hereditários e ambientais (p. ex., álcool e tabagismo) também podem predispor indivíduos ao desenvolvimento de osteoporose.[17,18] Homens exibem uma perda em torno de 0,5% a 0,75% de massa óssea anualmente após os 40 anos, enquanto mulheres podem apresentar perdas de 1,5% a 2,0% antes da menopausa, e atingir até 3% por ano após a menopausa. Mulheres atletas, envolvidas em atividades esportivas desde a infância, também estão sob maior risco de desenvolver osteoporose uma vez que muitas têm atraso na menarca, oligomenorreia ou amenorreia secundária a sua rotina de treinamento e dieta.[17]

A cartilagem articular consiste primariamente em colágeno tipo II embebido em matriz de proteoglicanos, água e glicoproteínas, intercalada por uma esparsa população de condrócitos. É um tecido particularmente suscetível a lesões e alterações degenerativas com o passar do tempo. Sua resposta à carga mecânica é prejudicada pela diminuição do seu conteúdo hídrico e maior rigidez das fibras colágenas, com aumento do risco de fissuras e lesões por cisalhamento. Atividades repetitivas de alto impacto em uma cartilagem degenerada e doente, podem levar à destruição articular.[19]

Quadro 46-2 Alterações do Sistema Musculoesquelético Relacionados com a Idade

Sarcopenia
Tendinopatia
Redução da massa óssea/osteopenia/osteoporose
Meniscopatia/condropatia/artropatia degenerativa

As principais alterações relacionadas com o sistema musculoesquelético estão resumidas no Quadro 46-2.

FATORES QUE CONTRIBUEM PARA O DECLÍNO DA *PERFORMANCE* NO ATLETA *MASTER*

O sucesso do cuidado com o atleta master depende do entendimento das diferenças entre o envelhecimento "normal" e o "patológico". Nesta população, os sedentários exibem maior alteração da capacidade funcional e da composição corporal quando comparados com aqueles que se mantém fisicamente ativos.

O pico da *performance* de um atleta é mantido aproximadamente até 35-40 anos, seguido por um gradual declínio até os 60 anos, e um declínio mais acelerado após essa idade.[20]

Diminuição da Capacidade de Resistência

Os fatores fisiológicos primários que determinam a *performance* para os exercícios de resistência são: "economia" de exercício, limiar de lactato e capacidade aeróbica máxima.

- *Capacidade aeróbica máxima:* a capacidade aeróbica máxima (VO_2 máx) é reduzida, sendo que o fator primário contribui para a diminuição da capacidade de resistência. O VO_2 máximo é dependente da frequência cardíaca, do débito cardíaco e da captação tecidual de oxigênio.[21]
- *Limiar de lactato:* o pico de concentração de lactato no sangue é uma medida indireta da atividade celular anaeróbica e aparentemente não apresenta grandes alterações no atleta master. Entretanto, encontra-se reduzido após atividade física máxima em adultos após os 60 anos, sendo mais um sinal da redução da capacidade de resistência.[21]
- *"Economia" de exercício:* a economia de exercício é o consumo de oxigênio em estado estacionário que ocorre durante o exercício submáximo, abaixo do limite de lactato. Atletas treinados para exercícios de resistência (p. ex., corredores), não demonstram significativas alterações em sua economia de exercício. Entretanto, a diminuição da flexibilidade, menor amplitude de movimento articular, e redução da coordenação

motora contribuem para o declínio da economia de energia durante a atividade física em atletas veteranos.[22]

Diminuição da Força Muscular

A diminuição da massa muscular "magra" (sarcopenia senil) está diretamente relacionada com a diminuição de força e potência muscular. A potência muscular é afetada em maior proporção quando comparada com a capacidade de resistência. O atleta master também apresenta maior suscetibilidade à fadiga.[15]

BENEFÍCIOS DOS EXERCÍCIOS EM INDIVÍDUOS MAIS VELHOS

Considerações Gerais

Evidências científicas robustas estabelecem os benefícios da prática de exercícios contínuos na população em idade mais avançada. Recomendações do Colégio Americano de Medicina do Esporte (ACMS) são para um regime de combinação de atividades físicas para todos os adultos incluindo treino de resistência, fortalecimento, flexibilidade e equilíbrio.[23]

A prevalência de várias doenças, incluindo diabetes, doenças cardiovasculares, desordens mentais e alguns tipos de cânceres, é menor na população ativa em idade mais avançada que pratica atividade física regular. A mortalidade e a incidência de incapacidade funcional também são menores.[19]

Benefícios Musculoesqueléticos

É importante enfatizar a necessidade dos exercícios de fortalecimento muscular em atletas mais velhos para preservar a massa muscular e a densidade óssea. Os exercícios de fortalecimento muscular devem focar principalmente no grupamento muscular do "CORE" (ombros, costa, peito, braços, abdome, quadris e pernas). Outros conjuntos de exercícios podem levar a benefícios adicionais.[23]

Exercícios de impacto podem ajudar a contrabalancear as alterações na densidade mineral óssea. Participação em atividade de fortalecimento muscular é o método mais eficaz para compensar a sarcopenia. O treinamento de força em adultos mais velhos tem se mostrado capaz de aumentar a massa e a força muscular, melhorando a amplitude do movimento articular e também a estabilidade dinâmica.[15,23]

Promover a flexibilidade através do alongamento muscular é aconselhável para todos os grandes grupamentos musculares, assim como os exercícios de aquecimento antes de todos os eventos esportivos. O aquecimento antes de atividades aeróbicas de moderada a vigorosa intensidade também permite um aumento das frequências cardíaca e respiratória para o início da sessão da atividade esportiva.[23]

Atletas masters envolvidos em esportes com risco de quedas, devem participar de treinamentos de equilíbrio e propriocepção de rotina.[23]

Como alterações tendinosas e ligamentares são observadas em atletas veteranos, as propriedades mecânicas podem ser melhoradas com a prática de atividades físicas regulares. Os exercícios físicos podem proporcionar aumento da força tênsil, da carga final e da rigidez mecânica dos ligamentos, e preservar o comprimento e as propriedades mecânicas dos tendões.[16]

Em relação à cartilagem articular, a atividade física pode proporcionar uma redução da perda de volume de cartilagem. Atletas seniors envolvidos em esportes de intensidade moderada a severa, e que realizam fortalecimento dos extensores do joelho apresentam menor perda do volume condral patelar e tibial.[13,19]

Benefícios Sistêmicos

O envolvimento continuado em exercícios físicos aeróbicos de moderada intensidade apresenta inúmeros benefícios de proteção do sistema cardiovascular. O volume sistólico, maior determinante do débito cardíaco, apresenta-se em declínio com o avançar da idade, e a atividade física sustentada pode reduzir esse declínio em torno de 50%. Associado ao efeito sobre o débito cardíaco, benefícios adicionais incluem aumento da complacência vascular, diminuição da pressão arterial, e redução da formação de placas ateroescleróticas arteriais (em especial nas coronárias). Estudos epidemiológicos têm demonstrado efeitos protetivos das atividades físicas sobre o risco de doença coronariana.

O VO_2 máx é frequentemente elevado com as atividades aeróbicas, e leva a vários benefícios para outros órgãos e sistemas: aumenta a troca gasosa pulmonar, melhora a função renal como resultado de um fluxo sanguíneo aumentado e aumenta o limiar de lactato.[1-3,10,11]

Os principais benefícios das atividades físicas em atletas masters estão resumidos no Quadro 46-3. No Quadro 46-4 é possível observar as principais alterações fisiológias e seu correspondente benefício com os exercícios de rotina.

AVALIAÇÃO MÉDICA PRÉ-PARTICIPAÇÃO EM ATLETAS *MASTERS*

A avaliação pré-participação esportiva (APP), consiste em uma prática sistemática antes de iniciar a atividade física, com o objetivo primário de identificar anormalidades que podem provocar a progressão de doenças cardiovasculares pré-existentes, ou mesmo morte súbita (MS). Também é possível através da APP otimizar o desempenho do atleta a partir da identificação de fatores, patológicos ou não, que podem prejudicar sua *performance*. A APP é extremamente importante para indivíduos mais

Quadro 46-3 Benefícios das Atividades Físicas no Atleta *Master*

Diminuição da demanda de oxigênio miocárdica
Aumento do débito cardíaco
Controle da pressão arterial
Aumento do VO_2 máx
Diminuição dos triglicerídeos
Diminuição do colesterol total
Diminuição do LDL
Diminuição do VLDL
Aumento do HDL
Diminuição da agregação plaquetária
Aumento da sensibilidade a insulina
Realocação do tecido adiposo
Melhora da troca gasosa pulmonar
Aumento da capacidade muscular de extração de oxigênio do sangue
Melhora das condições emocionais

velhos que estão considerando iniciar atividade física de alta intensidade, e para atletas experientes para ajudar a identificar possíveis áreas de risco. Recomendações de triagem variam baseadas individualmente nas condições gerais de saúde do atleta, nas comorbidades médicas conhecidas e no nível de atividade desejada pelo indivíduo.

Segundo o Colégio Americano de Medicina Esportiva (ACMS), o *screening* cardiovascular de participação deve incluir a história médica pessoal e familiar do paciente, associada ao exame físico. A APP visa identificar problemas na anamnese e no exame físico. Deve incluir avaliação ortopédica (membros superiores, inferiores e coluna), neurológica (equilíbrio estático, dinâmico, marcha), oftalmológica, auditiva etc.

Em geral, exercícios não provocam eventos cardiovasculares em indivíduos saudáveis, com sistema cardiovascular normal. Indivíduos com ateroesclerose ou com a função cardíaca diminuída estão sob risco aumentado de evento agudo do miocárdio quando submetidos a atividades físicas de intensidade moderada a severa. Este risco é agravado em indivíduos previamente sedentários que abruptamente iniciaram programa de treinamento intenso. O ACMS adverte para o risco de MS e infarto agudo do miocárdio com atividades físicas vigorosas em atletas com diagnóstico ou doença cardiovascular oculta.[24]

LESÕES MUSCULOESQUELÉTICAS

Os atletas masters são, na maioria das vezes, vítimas de dois tipos de lesões: aquelas que ocorrem na juventude e continuam a ser sintomáticas; e aquelas decorrentes da atividade atlética atual. Atletas jovens apresentam maior incidência de lesão traumática quando comparados com os atletas mais velhos, principalmente por causa de suas participações em esportes de maior impacto e intensidade. Apesar de não estarem imunes às lesões traumáticas agudas, os atletas de mais idade têm maior probabilidade de serem acometidos por lesões degenerativas que resultam do desgaste causado pelo uso excessivo crônico ou trauma experimentado ao longo dos anos.[25]

Lesões miotendíneas

A junção miotendínea é particularmente vulnerável à lesão. Estiramentos e distensões musculares são atribuídos, em parte, a diminuição de flexibilidade, da força tênsil e aumento da fadiga muscular. Associada à lesão muscular prévia, a idade é o principal fator de risco para lesões musculares.[16,25] A diminuição do suprimento vascular de determinadas áreas de tendões, chamadas de "*water sheads*", contribuem para o desenvolvimento das tendinopatias sintomáticas e roturas tendinosas. As tendinoses são patologias comuns e relacionadas com carga cumulativa e microtrauma de repetição nos tendões que se encontram mais rígidos e cicatrizam mais lentamente que nos atletas mais jovens. Como exemplos dessa associação, tem-se a tendinopatia do manguito rotador nos jogadores de golfe, as epicondilites lateral e medial nos esportes com sobrecarga dos tendões do punho e tendinopatia do Aquiles nos corredores. A rotura dos tendões quadricipital e calcâneo ocorre principalmente em indivíduos de meia-idade e atletas seniors.[25] Movimentos repetidos dos ombros podem levar ao impacto dos tendões do manguito rotador no arco subacromial que, associado a hipovascularização da região, o fazem particularmente suscetíveis às lesões relacionadas com a idade, podendo variar desde quadros de tendinites à roturas tendinosas maciças. As roturas parciais são frequentes e muitas vezes são fontes de incapacidade para a prática do esporte. Atletas masters que sofrem uma luxação traumática do ombro estão mais sujeitos a apresentarem lesão dos tendões do manguito rotador quando comparados com os atletas jovens, que são mais propensos a apresentarem lesões labrais. O tendão proximal do bíceps também é frequente fonte de dor no ombro dos atletas mais velhos e está sujeito à rotura degenerativa. Tais roturas geralmente acontecem em associação com as roturas do manguito rotador. As roturas distais do tendão do bíceps braquial são menos frequentes e na maioria das vezes

Quadro 46-4 Efeitos Fisiológicos da idade

Sistema	Efeito da idade	Modificações com exercícios regulares
Cardiovascular	Diminuição da frequência cardíaca máxima	Aumento do débito cardíaco
	Diminuição da contratilidade miocárdica	Aumento da utilização de oxigênio
	Diminuição do volume sistólico	Diminuição da formação de placas ateroscleróticas
	Ateroesclerose	Melhora da complacência vascular
	Diminuição da complacência vascular	Melhora na microcirculação
	Microcirculação diminuída	Melhora do tônus vascular
	Diminuição do tônus vascular e função barorreceptora	
Pulmonar	Diminuição da elasticidade	Melhora da troca gasosa
	Diminuição da complacência	Diminuição da sensação de falta de ar
	Esforço respiratório mais fraco	Fortalecimento dos músculos respiratórios
	Aumento da resistência vascular pulmonar	
	Troca gasosa alveolar alterada	
	Diminuição da capacidade pulmonar total, capacidade vital e fluxo inspiratório/expiratório	
	Aumento do volume residual	
	Aumento da relação ventilação/perfusão	
Renal	Perda progressiva dos glomérulos	
	Dimunuição da perfusão renal	Melhora do fluxo de sangue renal, principalmente através do aumento do débito cardíaco
	Diminuição da taxa de filtração glomerular	
	Diminuição da densidade específica da urina	
Nerológico	Prejuizo da audição, memória de curto prazo, cognição e julgamento	Aprimoramento das habilidades esporte-específicas
	Diminuição da cordenação, equilíbrio e habilidades motoras finas	Melhora da cordenação e equilíbrio
	Aumento do tempo de resposta motora	Melhora da orientação visuoespacial
	Diminuição da orientação visuoespacial	
	Sensação alterada de propriocepção	
	Diminuição da velocidade de condução nervosa periférica, amplitude e recrutamento da unidade motora	
Oftalmológico	Diminuiçao da acuidade e acomodação visual	Nenhum
	Visão periférica diminuída e sensibilidade ao contrate	
	Prejuízo da capacidade de adaptação de situações com pouca luminosidade	

ocorrem em atletas masculinos que participam de atividades de levantamento de peso.[13]

Osteoartrose

A carga repetida de alto impacto sobre as articulações, comumente vista em atletas, pode resultar em microtraumas na cartilagem articular com consequente degeneração. Uma revisão abrangente de estudos avaliando o exercício como fator de risco para o desenvolvimento de artrose mostra resultados conflitantes. Fatores potenciais envolvidos seriam idade, sexo, predisposição genética, índice de massa corporal, composição corporal e força muscular. O desenvolvimento de artrose está mais relacionado com lesão prévia da articulação, intensidade de treinamento, alteração biomecânica, instabilidade articular e reabilitação incompleta.[26] Os princípios de tratamento da artrose são: redução da dor, manutenção da mobilidade articular, minimizar a limitação funcional e retardar ou interromper a progressão da degeneração. As evidências para o uso de exercícios físicos como tratamento efetivo para artrose estão bem estabelecidas. Exercícios aeróbicos e fortalecimento muscular podem diminuir a dor e aumentar a capacidade funcional em indivíduos com artrose do quadril e do joelho.[27] Os exercícios aeróbicos de baixo impacto, como caminhada, exercícios aquáticos e treinamentos de resistência não demonstraram acelerar ou exacerbar os sintomas da artrose. Suplementos como glicosamina, condroitina e colágeno ganharam popularidade nos anos recentes. Embora estes suplementos possuam propriedades que poderiam ajudar na restauração da cartilagem articular, os ensaios clínicos não conseguiram demonstrar benefícios significativos apesar dos seus excelentes perfis de segurança. Infiltrações intra-articulares, tais como viscossuplementação com ácido hialurônico, plasma rico em plaquetas (PRP) e células mesenquimais têm demonstrado capacidade de redução da dor e melhora funcional da articulação, entretanto estudos têm revelado que a duração do benefício pode variar amplamente.[19,27-29] Opções de tratamento cirúrgico no manuseio da artrose são divididos em duas estratégias: (1) preservação articular, como artroscopia com desbridamento, meniscectomia, condroplastia, procedimentos de restauração da cartilagem e osteotomias em pacientes com mau alinhamento mecânico do eixo; (2) substituição articular, como as artroplastias totais e parciais.[29,30]

Osteoporose

Exercícios físicos são importantes tanto no tratamento quanto na prevenção da osteoporose.
- Tipo I – osteoporose pós-menopausa da mulher afetando principalmente o osso trabecular. Fraturas das vértebras toracolombares e do punho são comuns nesta condição.
- Tipo II – afeta ambos os gêneros e é associada à perda de osso cortical com o avançar da idade. Fraturas do colo do fêmur são frequentes neste tipo.

A osteoporose ainda pode ser dividida em primária (idade) ou secundária, quando associada a uma causa identificável. A prevenção e o tratamento da osteoporose são multifatoriais, e incluem exercícios de sustentação de carga (peso), como caminhada e corrida.[17,18] Embora exercícios físicos possam aumentar a espessura e a resistência óssea, assim como os níveis de cálcio, nitrogênio e hidroxiprolina no osso, os profissionais envolvidos com o atleta master devem ficar vigilantes para lesões relacionadas com o osso osteoporótico quando indivíduos acima de 50 anos iniciam novos regimes de treinamento.[25]

ARTROPLASTIAS

Embora tradicionalmente o objetivo das cirurgias de substituição articular (artroplastias parciais ou totais), tenha sido o alívio satisfatório da dor, medidas atuais de sucesso são o retorno efetivo às atividades funcionais. Hoje não é incomum que pacientes permaneçam atleticamente ativos após a cirurgia. Embora a maioria dos indivíduos busquem atividades de menor intensidade e baixo impacto após uma cirurgia de artroplastia, alguns se interessam por praticar esportes de alta intensidade e impacto, o que poderia implicar em maior desgaste do implante e prejudicar sua fixação a longo prazo. Entretanto, estudos recentes têm demonstrado que pacientes com maior nível de atividade pós-artroplastia não apresentam maior chance de falha a médio prazo e, portanto, muitos níveis de atividades não precisam ser limitados, principalmente com o desenvolvimento tecnológico dos novos implantes.[31] Atletas mais velhos que atingiram altos níveis de habilidade e condicionamento em um determinado esporte apresentam maior chance de retornar com segurança às atividades após uma substituição protética. Pacientes que nunca praticaram anteriormente um esporte específico, principalmente atividades de alto risco, apresentam maior risco para lesão.[25]

TERAPIAS "ANTI-AGING"

Vários mediadores endógenos tornam-se diminuídos e até mesmo esgotados com a idade. Nenhum estudo foi capaz de demonstrar que suas reposições são seguras e benéficas em pessoas idosas "normais".

A reposição de hormônio de crescimento, por exemplo, aumenta a massa muscular, diminui a gordura corporal, melhora a utilização de oxigênio e a resistência física. Entretanto, benefícios comparáveis não foram encontrados em indivíduos com níveis normais do hormônio. Atualmente existe pouca evidência sugerindo que a suplementação de hormônio de crescimento possa oferecer alguma vantagem ergogênica significativa.[32]

Está bem compreendido que os níveis de testosterona diminuem com a idade. Aproximadamente 20% dos indivíduos acima de 60 anos e 50% acima dos 80 anos apresentam níveis de testosterona inferiores aos encontrados em jovens.[13] Andrógenos e precursores androgênicos como a testosterona, dehidroepiandrosterona (DHEA), androstenediona e androstenediol têm sido defendidos na restauração da massa muscular, aumento da densidade óssea, aumento da vitalidade e da libido, diminuição do estresse oxidativo, manutenção da coordenação e diminuição da disfunção erétil. Mais uma vez, contudo, esses efeitos benéficos não têm sido observados em indivíduos com níveis hormonais normais.[32] Além disso, tais benefícios podem ser contrabalanceados por: regulação negativa da síntese de testosterona, acúmulo de estrogênios compostos, mudanças desfavoráveis em níveis de lipídios no sangue, e outros fatores de risco como aumento do risco de doença prostática e perturbação do equilíbrio entre o cortisol plasmático e os níveis de testosterona.[33]

A terapia com testosterona é contraindicada em pacientes com história de câncer de próstata e deve ser reservada aos casos de hipogonadismo sintomático, e não para atletas que desejam melhorar a *performance*.[13]

Suplementos nutricionais utilizados para conter os efeitos do envelhecimento têm ganhado grande popularidade. Vitaminas A, C e E são antioxidantes que, acredita-se, são capazes de "limpar" os radicais livres produzidos durante os exercícios e consequentemente limitar os danos causados pelo estresse oxidativo. A L-carnitina, uma amina quaternária, é associada à regulação da quebra do glicogênio muscular em ácido lático, o que, dessa forma, melhoraria a resistência e o desempenho muscular. Tanto o uso de vitaminas A, C e E, quanto o da L-carnitina têm seus benefícios questionáveis em indivíduos com dietas bem balanceadas.[34] A creatina, um derivado de aminoácido encontrado nos músculos esqueléticos e cardíacos, nos tecidos cerebrais e testiculares, e na retina, é importante na formação de trifosfato de adenosina (ATP). Acredita-se que a creatina seja capaz de aumentar a produção de fosfocreatina e a capacidade de tamponamento do pH muscular, e dessa forma aumentar a resistência e a força muscular. Além disso, o aumento da concentração de creatina e fosfocreatina no interior da célula causa hipertrofia da fibra muscular e retenção de água, beneficiando aqueles indivíduos com sarcopenia.[35] Efeitos adversos à suplementação de creatina são secundários ao desequilíbrio hídrico, e incluem retenção extracelular de líquidos, depleção intravascular, desidratação, câimbras, desconforto abdominal, náuseas, vômitos, e possível disfunção renal. Suplementação nutricional não demonstrou melhorar a *performance* em indivíduos que treinam regularmente e apresentam dietas bem balanceadas. Ademais, dietas desequilibradas e suplementação excessiva, que substituam as refeições regulares, podem levar a efeitos colaterais.[36]

RESUMO

Independente das alterações fisiológicas que advêm do avançar da idade, e que podem adversamente afetar os objetivos e a *performance* individual, indivíduos mais velhos podem e devem seguir praticando atividades físicas durante toda a vida. Para melhor condução de um atleta master, é importante diferenciar as alterações fisiológicas, advindas do envelhecimento, das condições patológicas. Os médicos e profissionais de saúde, estejam eles envolvidos com o esporte ou não, devem procurar maneiras de manter os mais idosos ativos fisicamente, diminuindo sobremaneira a prevalência de muitas doenças e proporcionando inúmeros benefícios físicos e psíquicos. As evidências apoiam fortemente a recomendação de que escolher não se exercitar é mais prejudicial à saúde do que permanecer ativo.

REFERÊNCIAS BIBLIOGRÁFICAS

1. Baptista LC, Dias G, Souza NR, Verissimo MT, Martins RA. Effects of long-term multicomponent exercise on health-related quality of life in older adults with type I diabetes: evidence from a co-hort study. Qual Life Res. 2017;26(8):2117-2127.
2. Harada H, Kai H, Niiyama H, et al. Effectiveness of cardiac rehabilitation and treatment of sarcopenia in patients with cardiovascular disease: a retrospective cross-sectional analysis. J Nutr Health Aging. 2017;21(4):449-456.
3. Valentino G, Acevedo M, Orellana L, et al. Does good aerobic capacity attenuate the effects of aging on cardiovascular risk factors? Results from a cross-sectional study in a Latino population. Int J Endocrinol. 2017;2017:8351635.
4. Pollock R, Carter S, Velloso C, et al. An investigation into the relationship between age and physiological function in highly active older adults. J Physiol. 2015;593(3):657-680.
5. Eime RM, Young JA, Harvey JT, Charity MJ, Payne WR. A systematic review of the psychological and social benefits of participation in sport for adults: informing development of a conceptual model of health through sport. Int J Behav Nutr Phys Act. 2013;10:135.
6. Vopat BG, Klinge SA, McClure PK, et al. The effects of fitness on the aging process. J Am Acad Orthop Surg. 2014;22:576-586.
7. Wallace M. Older adult. In: Edelman CL, Mandle CL, eds. Health Promotion Throughout the Life Span. 7th ed. St. Louis, MO: Mosby Elsevier; 2010:619-647.
8. Garber CE, Blissmer B, Deschenes MR, et al. American College of Sports Medicine position stand. Quantity and quality of exercise for developing and

maintaining cardiorespiratory, musculoskeletal, and neuromotor fitness in apparently healthy adults: guidance for prescribing exercise. Med Sci Sports Exerc. 2011;43:1334-1359.
9. Wright VJ, Perricelli BC. Age-related rates of decline in performance among elite senior athletes. Am J Sports Med. 2008;36(3):443-450.
10. Stratton JR, Levy WC, Cerqueira MD, Schwartz RS, Abrass IB. Cardiovascular responses to exercise. Effects of aging and exercise training in healthy men. Circulation. 1994;89:1648-1655.
11. Stephan Gielen, MD; Gerhard Schuler, MD; Volker Adams, PhD. Cardiovascular Effects of Exercise Training, Molecular Mechanisms. Circulation. 2010;122:1221-1238
12. Davies G, Bolton C. Age-related changes in the respiratory system. In: Fillit HM, Rockword K, Young J, eds. Brocklehurst's Textbook of Geriatric Medicine. 8th ed. Philadelphia, PA: Elsevier; 2017.
13. Jeffrey T. Abildgaard, John M. Tokish. The senior athlete. Netter's Sports Medicine 2nd ed. Philadelphia, PA: Elsevier; 2018.
14. Faulkner JA, Larkin LM, Claflin DR, Brooks SV. Age-related changes in the structure and function of skeletal muscles. Clin Exp Pharmacol Physiol. 2007;34(11):1091-1096.
15. Wroblewsi AP, Amati F, Smiley MA, et al. Chronic exercise preserves lean muscle mass in masters athletes. Phys Sportsmed. 2011;39(3): 172-178.
16. Kjaer M. Role of extracellular matrix in adaptation of tendon and skeletal muscle to mechanical loading. Physiol Rev. 2004;84(2):649-698.
17. Raisz LG. Pathogenesis of osteoporosis: concepts, conflicts and prospects. J Clin Invest. 2005;115(12):3318-3325.
18. Raggatt LJ, Partridge NC. Cellular and molecular mechanisms of bone remodeling. J Biol Chem. 2010;285(33):25103-25108.
19. Huleatt JB, Campbell KJ, LaPrade RF. Nonoperative treatment approach to knee osteoarthritis in the master athlete. Sports Health. 2014;6:56-62.
20. Tanaka H, Seals DR. Invited review: dynamic exercise performance in masters athletes: insight into the effects of primary human aging on physiological functional capacity. J Appl Physiol. 2003;95(5):2152-62.
21. Maharam LG, Bauman PA, Kalman D, Skolnik H, Perle SM. Masters athletes: factors affecting performance. Sports Med. 1999;28(4):273-85.
22. Tanaka H, Seals DR. Endurance exercise performance in masters athletes: age-associated changes and underlying physiological mechanisms. J Physiol. 2008;586(1):55-63.
23. American College of Sports Medicine. ACSM's Guidelines for Exercise Testing and Prescription. 8th ed. Philadelphia: Lippincott Williams & Wilkins; 2009.
24. American College of Sports Medicine. ACSM's sports medicine: a comprehensive review. Lippincott Williams & Wilkins; 2013.
25. Chen AL, Mears SC, Hawkins RJ. Orthopedic care of the aging athlete. J Am Acad Orthop Surg. 2005;13(6):407-16.
26. United States Department of Health and Human Services. 2008 Physical Activity Guidelines for Older Americans. Washington (DC): United States Department of Health and Human Services; 2008.
27. Urquhart DM, Soufan C, Teichtahl AJ, et al. Factors that may mediate the relationship between physical activity and the risk for developing knee osteoarthritis. Arthritis Res Ther. 2008;10(1):203.
28. Roddy E, Zhang W, Doherty M, et al. Evidence-based recommendations for the role of exercise in the management of osteoarthritis of the hip or knee – the MOVE consensus. Rheumatology (Oxford). 2005;44(1):67-73.
29. Yates AJ Jr, McGrory BJ, Starz TW, et al. AAOS appropriate use criteria: optimizing the non-arthroplasty management of osteoarthritis of the knee. J Am Acad Orthop Surg. 2014;22(4):261-267.
30. Vogel LA, Carotenuto G, Basti JJ, et al. Physical activity after total joint arthroplasty. Sports Health. 2011;3(5):441-450.
31. David AC, Joanne BA, Gerald RH, Keith RB, Adolph VL. Higher Activity Level Following Total Knee Arthroplasty Is Not Deleterious to Mid-Term Implant Survivorship. The Journal of Arthroplasty 35 (2020) 116-120.
32. Butler RN, Fossel M, Pan CX, Rothman DJ, Rothman SM. Anti-aging medicine: 2. Efficacy and safety of hormones and antioxidants. Geriatrics 2000;55:55-56, 58.
33. Broeder CE, Quindry J, Brittingham K, et al. The Andro project: Physiological and hormonal influences of androstenedione supplementation in men 35 to 65 years old participating in a high-intensity resistance training program. Arch Intern Med 2000;160:3093-3104.
34. Williams MH. Ergogenic and ergolytic substances. Med Sci Sports Exerc 1992;24:S344-S348.
35. Johnson WA, Landry GL. Nutritional supplements: Fact vs. fiction. Adolesc Med 1998;9:501-513, 20.
36. Feldman EB. Creatine: A dietary supplement and ergogenic aid. Nutr Rev 1999;57:45-50.

SÍNDROME DA IMUNODEFICIÊNCIA ADQUIRIDA NO ESPORTE

CAPÍTULO 47

Flavia Magalhães

INTRODUÇÃO

Em 1984 foram isolados os retrovírus da síndrome da imunodeficiência adquirida (SIDA) no Instituto Pasteur, França. Nas duas décadas seguintes estabeleceu-se a apresentação, a epidemiologia, o controle, a prevenção e o tratamento da doença. A SIDA é de notificação compulsória desde 1986. No Brasil, até junho de 2019 foram 966.058 casos registrados. A Organização Mundial da Saúde recomendou em 2013 o tratamento com antirretroviral (TARV) para todos, independente da contagem de T $CD4^+$, e as taxas de SIDA reduziram.

TRANSMISSÃO, FISIOPATOLOGIA, CLASSIFICAÇÃO, SINTOMATOLOGIA E DIAGNÓSTICO CLÍNICO

Historicamente há queda na transmissão vertical (mãe-filho), pelo uso de drogas ilícitas injetáveis, transfusão sanguínea e de hemoderivados. A principal via de transmissão é a relação sexual desprotegida. Logo após o contágio, o vírus da imunodeficiência humana (HIV) liga-se ao receptor CD4, linfócitos T *helper*. Os vírus migram para o retículo endotelial dos linfonodos, aumentando a quantidade de vírus no sangue periférico e a destruição dos linfócitos T-CD4. Esta fase primária tem sintomas inespecíficos como faringite, exantema, febre, linfoadenomegalia e dores musculares, semelhante a outras doenças infecciosas como gripe e mononucleose. A sorologia nesta fase, geralmente, é falso-negativa, tornando o diagnóstico precoce raro. Na sequência, o organismo infectado produz uma resposta imunológica natural: reduz-se a viremia e há recuperação parcial de T-CD4. Na fase de expansão e disseminação sistêmica, a resposta imunológica é tardia e insuficiente. Aumentam-se os linfócitos T-$CD8^+$ com controle parcial da infecção, mas não se impedem, na ausência de terapia, a lenta e progressiva depleção de T-CD4+ e o curso da SIDA. Indivíduos sem sintomas e CD4 > 200 cels./mm^3 são HIV assintomáticos, enquanto portadores de infecções oportunistas (IO) definidoras ou assintomáticos com CD_4 < 200 cels./mm^3 são classificados com SIDA. Já a infecção viral HIV-2 é endêmica na África, com fase assintomática mais longa, cargas virais e mortalidade mais baixas. Há possibilidade de infecção conjunta de HIV-1 e HIV-2 e evoluem para SIDA e morte sem TARV eficaz.

O diagnóstico em geral surge de uma suspeita clínica. Os testes são divididos em rápidos, complementares e moleculares. O teste rápido pode ser solicitado por profissionais de saúde. Os testes padronizados pelo Ministério da Saúde são coletados pelo sangue venoso ou capilar ou por fluido oral e possuem sensibilidade e especificidade superiores a 99%. Na suspeita clínica sugere-se fazer um teste rápido. Se positivo, repete-se o teste rápido. Com o segundo positivo solicita-se a quantificação da carga viral para iniciar o tratamento com maior agilidade, diminuindo a transmissibilidade e complicações do HIV. A carga viral ≥ 5.000 cópias/mL confirma a infecção pelo HIV. Se carga viral ≤ 5.000 cópias/mL, considera-se um duplo falso-positivo (TR1 e TR2) e a não infecção pelo HIV. Nesta situação, recomenda-se complementar com o *Western blot* ou *Imunoblot* ou *Imunoblot* rápido, que detectam o anticorpo IgG (fase crônica). Os testes moleculares detectam o antígeno p24 e auxiliam no diagnóstico na fase aguda.

TRATAMENTO

A SIDA é uma doença crônica e tratável com coquetéis chamados terapia antirretroviral combinada potente (HAART). O tratamento objetiva suprimir de forma máxima e duradoura o RNA do HIV no plasma, restaurar e preservar a função imunológica, reduzir a morbimortalidade, prolongar a qualidade da sobrevida e prevenir a transmissão do HIV. Há hoje no Brasil as seguintes classes de drogas:

A) Inibidores da transcriptase reversa análogos de nucleosídeo (ITRN).
B) Inibidores da transcriptase reversa não análogos de nucleosídeo (ITRNN), sendo que a ação de "a"

e "b" é de neutralizar as enzimas transcriptases, impedindo a interação com o RNA viral.
C) Inibidores de protease (IP), que inibe a enzima protease das novas cópias virais, tornando-as incapazes de infectar novas células.
D) Inibidores de fusão (IF) e de entrada, que impedem a entrada do material genético viral na célula.

Antes de se iniciar o tratamento é recomendável realizar o teste de resistência aos medicamentos para a seleção da TARV* inicial. As falhas na TARV são classificadas em virológica, imunológica, clínica, individuais ou combinadas e são por: baixa adesão, má absorção, dosagem inadequada e interação medicamentosa. Com o "tratamento para todos", o foco evoluiu para identificação e controle de toxicidades relativas a ARV precoces afim de evitar efeitos adversos a longo prazo, como diabetes, osteoporose, sobrepeso, doenças cardiovasculares (DCVs) e disfunção renal. Para mulheres em idade fértil analisar a teratogenicidade dos ARVs. Os principais efeitos colaterais no uso dos ARVs modernos são lipodistrofia (distribuição anormal de gordura corporal) na região central (lipo-hipertrofia) e redução na região periférica (lipoatrofia), incremento no colesterol total, LDL, triglicérides, pressão arterial e glicose e redução do HDL. Acredita-se que o próprio vírus do HIV e os INRT, especialmente a estavudina, levam a disfunção mitocondrial e toxicidade, modificam o metabolismo do piruvato interrompendo o ciclo de produção de energia para a mitocôndria, retardo na depuração hepática do lactato e geram a hiperlactatemia, caracterizada por pH < 7,25 e lactato plasmático > 5 mmol/L, comprometendo a fosforilação oxidativa mitocondrial com menor capacidade de o músculo extrair o oxigênio do sangue. Logo, há acidose metabólica, cessa o metabolismo da gordura e há perda excessiva de energia em repouso e de massa muscular. Os sinais clínicos serão: fadiga, dispneia, náuseas, vômitos, dor abdominal e perda de peso. Atribui-se à toxicidade mitocondrial a cardiomiopatia, a neuropatia periférica, a pancreatite e a lipoatrofia destes pacientes. Para regular essa descompensação, aumentam-se as respostas cardiovasculares e ventilatórias. Testes de esforço como ergoespirometria e medidas de extração de oxigênio muscular são úteis. Estes pacientes terão menor limiar aeróbio, glicólise anaeróbia precoce e aumento do quociente de pico respiratório no teste de esforço.

---
* (AII – classificação de recomendações A – Forte; Classificação de evidência – II dados de ensaios clínicos randomizados, bem planejados ou estudos de coorte observacionais com desfechos clínicos de longo prazo).

ESPORTE E HIV

Há boa fundamentação na literatura da importância do esporte na saúde. Porém, para os atletas com HIV/SIDA, o maior desafio é o preconceito, como abordado por Magic Johnson, após revelar ser portador da doença em 1991. Johnson contou, 37 anos após ser campeão olímpico, que seu médico disse que para ter vida longa deveria se conformar com a doença, tomar a medicação e cuidar do corpo. E assim o fez e tornou-se um motivador para atletas e símbolo de apoio aos infectados no combate à doença.

O esporte minimiza os efeitos colaterais e complicações da SIDA, retarda sua progressão, garante melhor perfil lipídico, qualidade de vida, capacidade funcional, força, aptidão física, reduz a inflamação, o estresse oxidativo, as DCVs, a disfunção mitocondrial, a resistência à insulina e não compromete a função imunológica.

AVALIAÇÃO PRÉ-PARTICIPAÇÃO NO ESPORTE

Para a prática esportiva é recomendado exame médico pré-participação com diálogo franco, esclarecimentos e orientações. Sugere-se a classificação do estágio do HIV/SIDA para apoiar o educador físico na prescrição dos exercícios (Quadro 47-1). Para o Centro de Controle e Prevenção de Doenças o paciente será categorizado pela contagem mais baixa de CD4 na sua enfermidade, mesmo que altere sua clínica. Uma avaliação para HIV deverá incluir: histórico médico, sintomas e comorbidades, exame físico, testes laboratoriais relacionados com HIV, IMC, % gordura corporal, medicamentos, densidade

Quadro 47-1 Respostas dos HIV positivos ao exercício e ao treinamento

Estágio I: Assintomático	Estágio II: Sintomático	Estágio III: SIDA
Nenhuma limitação ao nível máximo do teste de esforço na maioria dos indivíduos Todos os parâmetros metabólicos dentro dos limites normais na maioria dos indivíduos Retardo dos sintomas iniciais Aumento do tamanho e da função muscular	Diminuição da capacidade de realizar esforço Diminuição do VO$_2$ máximo e do limiar ventilatório Diminuição da frequência cardíaca de reserva Redução severa dos sintomas	Redução severa da capacidade de esforço Redução severa da capacidade de esforço em relação ao Estágio II Respostas neuroendócrinas alteradas Efeitos inconclusivos dos sintomas

óssea, capacidades cardiometabólicas (protocolo de Bruce modificado etc.), função neuromuscular (neuropatia periférica: teste de marcha e de equilíbrio), ECG, estado psicológico e qualidade de vida. Para a composição corporal mensurar as dobras cutâneas: panturrilha, coxa, bíceps, tríceps, axilar média, subescapular, abdominal e suprailíaca, e comparar medidas ao longo do tempo. Outras ferramentas são: Questionário de Prontidão para Atividade Física em Medicina Esportiva (PAR-Q), Questionário Multidimensional de Qualidade de Vida para HIV (MQOL-HIV), protocolo de força (6 ou 10 repetições máximas). Populações HIV/SIDA apresentam maior risco de DCV por causa da interação complexa entre os fatores de risco habituais e persistente inflamação, uso de ARVs e danos ao sistema imunológico. Logo, é crucial o gerenciamento da toxicidade ARV e realizar a escala de risco de Framingham. Van Zoest et al. (2019) alertam para associações entre DCV e marcadores de inflamação, coagulação, ativação imune como proteína C-reativa, interleucina-6 e o dímero D. As alterações osteoarticulares prevalentes em HIV/SIDA são osteoporose; osteonecrose asséptica, em quadril, ombro e joelho; síndrome do túnel do carpo; capsulite adesiva ligada à IP. HIV/SIDA é uma doença progressiva e, portanto, devem-se reavaliar a adesão, as capacidades física e neuromuscular e as alterações medicamentosas entre 6 e 8 semanas. As diretrizes para treinamento físico nos pacientes HIV seguem os mesmos princípios dos não infectados: frequência, intensidade, tempo e tipo de exercício.

- *Frequência*: a maioria dos estudos sugere exercícios 3 a 4 vezes/semana, com intervalo de 1 dia entre as sessões, podendo separar por membros superiores e inferiores. Contudo, não há contraindicação de frequências superiores e devem ser direcionadas conforme a modalidade e o nível de exigência do esportista.
- *Intensidade*: os exercícios prescritos para pacientes HIV variam de baixa a alta intensidade, com incremento progressivo. Não foram observados efeitos adversos e nem melhora na quantidade de CD4 entre as várias intensidades de exercícios.
- *Tempo*: a duração do exercício praticado pode variar sem comprometer a função imunológica, conforme programa individualizado.
- *Tipos de exercício*: em uma revisão sistemática realizada por Grace et al. (2014) observa-se que os exercícios aeróbicos, treinamentos de força e resistência, geram resultados positivos nos pacientes HIV, na função cardiovascular, composição corporal, estado psicológico, perfil lipídico e tolerância à glicose. E as respostas fisiológicas em HIV/SIDA são semelhantes aos não portadores da doença. Em síntese, os principais resultados decorrentes do treinamento serão divididos em modificáveis: aumento do VO_2 máx., diminuição da massa corporal total e da fadiga, aumento da força e da massa muscular; e não modificáveis: contagem de CD4. Para pacientes HIV/SIDA recomenda-se o treinamento de força três vezes/semana, com 6 a 8 exercícios, execução de séries (múltiplas) de 8 a 12 repetições para os segmentos expostos à lipodistrofia (membros inferiores, abdominal, peitoral, dorsal e braços). Não há contraindicação do atleta com HIV praticar nenhuma modalidade esportiva, exceto: na imunodeficiência avançada com presença de IO; na existência de comorbidades não controladas; na hepatopatia grave com plaquetopenia; e nas DCVs. Ressaltam-se os cuidados da avaliação pré-participação, acompanhamento regular e controle de doenças oportunistas. E para os profissionais da saúde é imprescindível o uso de equipamentos de proteção individual (EPI's) afim de evitar a contaminação.

ORIENTAÇÕES NUTRICIONAIS

O acompanhamento nutricional carece de ser instituído desde o diagnóstico, afim de minimizar alterações metabólicas e adequar gasto energético total, macro e micronutrientes conforme a modalidade esportiva e as particularidades individuais. Sugere-se que a dieta tenha 10% a 15% de proteínas, 55% a 75% de carboidratos, até 30% de lipídios, 30 g de fibras solúveis e insolúveis e, no mínimo, 2 L de água/dia, acrescidos de 400 a 600 mL antes do exercício e 150 a 300 mL a cada 20 minutos de exercício e repor as perdas após o treino. Ademais, devem-se consumir alimentos ricos em cálcio (1.000 mg/dia), ferro (15 mg/dia) e evitar bebidas alcóolicas, refrigerantes, doces e frituras. Nos casos em que a ingesta alimentar não estiver adequada, podem-se prescrever suplementos nutricionais orientados por profissionais da saúde especializados.

IMUNIZAÇÃO

Todos os pacientes portadores de HIV/SIDA podem receber as vacinas do calendário nacional desde que não apresentem deficiência imunológica importante. É imprescindível avaliar a imunossupressão em vacinas de agentes vivos, evitando-as nos sintomáticos ou com contagem de T-CD4 < 200/mm^3. A vacinação de vírus vivo atenuado (poliomielite oral, varicela, rubéola, febre amarela, sarampo e caxumba) em imunossuprimidos deve ser avaliada, e os riscos e benefícios, avaliados individualmente.

BIBLIOGRAFIA

A-M Bauer, T Sternfeld, S Horster, et al. Kinetics of lactate metabolism after submaximal ergometric exercise in HIV-infected patients. Germany, 2004 British HIV Association.

Davy Vancampfort, James Mugisha, Justin Richards, et al. Physical activity correlates in people living with HIV/AIDS: a systematic review of 45 studies. Pages 1618-1629. Mar 2017.

Giancarlo Ceccarelli, Claudia Pinacchio, Letizia Santinelli, et al. Physical Activity and HIV: Effects on Fitness Status, Metabolism, Inflammation and Immune Activation. AIDS and Behavior (2020) 24:1042-1050.

Jeanne M, Grace, Stuart J, Semple Susan Combrink. Exercise therapy for human immunodeficiency virus/AIDS patients: Guidelines for clinical exercise therapists. Faculty of Science and Agriculture, Department of Biokinetics and Sport Science, University of Zululand, Kwadlangezwa, South Africa. October 2014.

Johanna Lopez, Erika Richardson, Eduard Tiozzo, et al. The effect of exercise training on disease progression, fitness, quality of life, and mental health in people living with HIV on antiretroviral therapy: a systematic review. J Clin Transl Res. Dec 2015;1(3):129-139.

Kelly K. O'Brien, Anne-Marie Tynan, Stephanie A. Nixon, Richard H. Glazier. Effectiveness of aerobic exercise for adults living with HIV: systematic review and meta-analysis using the Cochrane Collaboration protocol. BMC Infect Dis. 2016;16:182.

M Duong, JP Dumas, M Buisson, et al. Limitação da capacidade de exercício em pacientes infectados pelo HIV tratados com nucleosídeos com hiperlactatemia. HIV Med. Março de 2007;8 (2):105-11.

Panel on Antiretroviral Guidelines for Adults and Adolescents. Guidelines for the Use of Antiretroviral Agents in Adults and Adolescents with HIV. Department of Health and Human Services. Available at https://clinicalinfo.hiv.gov/sites/default/files/inline-files/AdultandAdolescentGL.pdf. Accessed 26/09/2020.

Recomendações para a prática de atividades físicas para pessoas vivendo com HIV e aids/Ministério da Saúde, Secretaria de Vigilância em Saúde, Departamento de DST, Aids e Hepatites Virais. – Brasília: Ministério da Saúde, 2012. 86 p.

Sam Chidi Ibeneme, Franklin Onyedinma Irem, Nneka Ifeyinwa Iloanusi, et al. Impact of physical exercises on immune function, bone mineral density, and quality of life in people living with HIV/AIDS: a systematic review with meta-analysis. BMC Infectious Diseases volume 19, Article number: 340 (2019).

van Zoest, Rosan A. MD; Law Matthew PhD Sabin, Caroline A. PhD Vaartjes, Ilonca PhD van der Valk, Marc MD, PhD; Arends, Joop E. MD, PhD; Reiss, Peter MD, PhD Wit, Ferdinand W. MD, PhD, on behalf of the ATHENA National Observational HIV Cohort. Predictive Performance of Cardiovascular Disease Risk Prediction Algorithms in People Living With HIV. JAIDS Journal of Acquired Immune Deficiency Syndromes: August 15, 2019 – Volume 81 – Issue 5 – p 562-571.

VACINAÇÃO EM ATLETAS

Marco Antonio Alves Azizi ▪ Guilherme Gomes Azizi

INTRODUÇÃO

A vacinação constituiu uma mudança de paradigma na prevenção de doenças infecciosas. A vacina possui a função de induzir proteção contra um microorganismo ao mimetizar a completa ou parte da interação com o sistema imunológico, com o objetivo de reduzir riscos de complicações e mortalidade após a exposição subsequente ao patógeno.

A imunização em atletas caracteriza-se como um fator modificador do bem-estar particular, coletivo e ambiental do indivíduo, já que vacinar o profissional proporciona proteção ao mesmo, a sua condição laboral e aos seus contatantes. Embora este capítulo venha dissertar sobre a vacinação em atletas e sua importância, não se deve negligenciar a vacinação de seus contatos, familiares e outros, já que a imunidade de rebanho ao redor do indivíduo em questão, também, mostra-se como fator modificador.

No entanto, a resposta imunológica dos atletas possui caráter particular. Além disso, a falta de conscientização dos treinadores e de médicos do exercício e do esporte sobre a importância do adequado histórico vacinal do profissional, são fatores que, ainda, podem prejudicar o bom desempenho e o bem-estar do atleta.

Todavia, existem outros fatores inerentes ao estilo de vida e profissional do indivíduo, já que muitos costumam viajar com alta frequência, expondo-se aos diversos contatos com outros, possíveis, vetores endêmicos. Além disso, há a questão alimentar, compartilhamento de quartos, banheiro e objetos pessoais. Dependendo da modalidade, ainda, possuem a exposição a sangue e outros fluidos corpóreos.

Não se deve negar o fator da promiscuidade entre atletas, pois estes vivem por longos períodos longe do convívio familiar e buscam suprir suas ansiedades com inúmeros parceiros. Assim, patologias passíveis de prevenção por vacina como HPV e hepatite B, não devem ser negligenciadas, além da educação sexual e o fornecimento de preservativos.

Na crendice popular entende-se que o atleta e a criança são exemplos de integridade física, já que estes são acompanhados de perto por médicos e possuem hábitos, muitas vezes, considerados saudáveis. Entretanto, o profissional atleta caracteriza-se pela sua alta performance e carga de treino, o que lhe proporciona conceitos amplamente conhecidos, mas, ainda, pouco discutidos como a "janela aberta".

Didaticamente, o sistema imunológico é dividido em **imunidade inata** e **imunidade adquirida**, entretanto, a relação entre ambas é vigorosamente mais estreita e correlacionada. Assim, faremos uma breve revisão sobre essa divisão e sobre suas inter-relações para que o leitor possa compreender o papel da imunologia do exercício, uma ciência, ainda, pouco estudada.

SISTEMA IMUNOLÓGICO

A imunidade inata caracteriza-se como a resposta inicial aos microrganismos, além de realizar a importante função de eliminar células danificadas, iniciar o reparo tecidual, estimular e influenciar a resposta imune adaptativa. As respostas deflagradas pela imunidade inata não necessitam de memória imunológica, não possuem mudança na qualidade ou magnitude após inúmeras exposições e são ativadas a partir do reconhecimento de algumas estruturas de microrganismos ou células danificadas. É composta pelo epitélio e suas substâncias antimicrobianas, pelos neutrófilos, macrófagos, NK, eosinófilos, células dendríticas, mastócitos e outras células menos presentes no dia a dia clínico. Além disso, o sistema do complemento, citocinas e quimiocinas, exerce papel fundamental no início da resposta imunológica.[1,2]

A imunidade adquirida possui a especificidade e a memória como seus fatores diferenciais, além de possuir duas subdivisões essenciais para seu entendimento, sendo estas a **imunidade humoral**, mediada por linfócitos B e anticorpos, e a **imunidade celular**, mediada por linfócitos T.[1,2]

As imunidades natural e adquirida atuam em um estreito sinergismo, no qual a imunidade inata estimula e conduz a resposta da imunidade adquirida, enquanto esta reutiliza e direciona os mecanismos daquela como adjuvantes em sua ação coordenada.[1,2,3]

Em, apenas, um único exercício percebe-se um efeito profundo no número total e na composição dos leucócitos circulantes. Após alguns minutos (exercício dinâmico), a contagem total de leucócitos pode aumentar de duas a três vezes, enquanto em um exercício prolongado de resistência (com duração de até 3 h) estes valores leucocitários podem atingir níveis acima de cinco vezes o valor basal. A leucocitose induzida pelo exercício, principalmente neutrófilos e linfócitos, com menor contribuição dos monócitos, é um fenômeno transitório, com contagens normais retornando aos níveis de pré-exercício (6 a 24 horas) após a interrupção do exercício. Trinta a 60 minutos após a interrupção do exercício, uma linfocitopenia rápida ocorre concomitantemente com uma neutrofilia sustentada.[4,5]

O exercício agudo altera, consideravelmente, a hemodinâmica, que aumenta as forças mecânicas no endotélio, o que gera estímulos a diapedese leucocitária; em associação, há mais níveis de tensão de cisalhamento nas estruturas capilares, levando mais leucócitos para a circulação periférica. A atividade física resulta na secreção de catecolaminas e cortisol, que são importantes responsáveis pela mobilização monocitária durante o exercício, de linfócitos poucos minutos após o exercício e neutrófilos, que atingem valores máximos em poucas horas após a cessação do exercício.[4] Muitos estudos demonstraram uma importante resposta das células inatas ao exercício agudo de intensidade moderada, por exemplo, melhora a quimiotaxia dos neutrófilos,[6] já que há aumento imediato da fagocitose após um único exercício,[7] mas a degranulação de neutrófilos em resposta à estimulação bacteriana parece estar comprometida.[8]

Após exercício de intensidade moderada, a explosão oxidativa de neutrófilos continua aprimorada, todavia, isso não parece uma verdade após exercícios exaustivos ou prolongados.[8,9] Aumento de carga em atletas bem treinados, sensíveis ao aumento de treinamento, gera alterações prejudiciais na explosão oxidativa de neutrófilos-monócitos, nas taxas de CD4/CD8, na proliferação de linfócitos e na síntese de anticorpos e atividade citotóxica das células NK. Além destas alterações, caso a intensidade se mantenha durante 1-3 semanas, podem-se perceber reduções importantes da IgA em mucosa.[4]

A imunoglobulina A (IgA) é uma parte importante do sistema imunológico da mucosa. Não há consenso sobre o impacto do exercício agudo na IgA salivar (sIgA), já que inúmeros fatores podem influenciar a resposta, como o *status* de treinamento, intensidade e duração da sessão de exercícios, coleta de saliva e nutrição.[10] Um estudo monitorou a alteração induzida pelo estresse nas concentrações de sIgA e cortisol e a incidência de infecções do trato respiratório superior ao longo de uma temporada de 9 semanas em uma faculdade. Catorze estudantes-atletas e 14 estudantes universitários, todas jovens e mulheres, demonstraram níveis reduzidos de sIgA e aumento nos índices de treinamento (carga e tensão) foram associados a um aumento na incidência de doenças durante as 9 semanas da temporada competitiva de futebol.[11]

A hipótese da "janela aberta" traz uma análise conceitual que busca elucidar o quanto a carga de treino influencia no *status* imunológico de atletas que são expostos a repetidos estímulos sem a recuperação adequada, levando ao surgimento de infecções oportunistas em até 72 h após o exercício.[12] Embora os pesquisadores de imunologia do exercício discutam a hipótese da "janela aberta" e se esta seria a única associação entre infecções respiratórias superiores e o exercício extenuante, um grande conjunto de evidências corrobora a proposição de que atletas de elite que realizam exercícios intensos e prolongados podem exibir alterações imunológicas, em associação com estressores fisiológicos, metabólicos e psicológicos e exposição a patógenos/alérgenos, que aumentariam o risco de infecção e/ou inflamação das vias aéreas.[13]

O exercício regular de intensidade moderada tem sido associado a melhores respostas às vacinas,[14] menor número de células T esgotadas,[15] aumento de células T, níveis mais baixos de citocinas inflamatórias circulantes,[16] maior atividade fagocitária dos neutrófilos,[17] maior citotoxicidade das células NK,[18] indicando que o exercício regular de intensidade moderada tende a melhorar ou manter a imunidade a longo prazo.[19]

IMUNIZAÇÕES PARA ATLETAS

Por todo o globo, os programas de vacinação possuem diferenças, já que cada país busca a mudança em seu cenário local, pensando em saúde pública e não, apenas, em um único indivíduo, como no caso de um atleta de elite.[20]

Todavia, todo atleta deve ter, em seu exame pré-participação, a análise criteriosa de seus cartões de vacinação infantil, do adolescente e do adulto. Caso seja um atleta master, o cartão do idoso deve ser incorporado na avaliação. Desta forma, o médico do exercício e do esporte deve buscar criteriosamente as possíveis imunizações destinadas àquele atleta. Este capítulo possui em anexo os calendários recomendados pela Sociedade Brasileira de Imunizações para a criança, o adolescente e o adulto.

Assim, caso seja identificada alguma falha, ou seja, indicada qualquer intervenção no âmbito vacinal, é de responsabilidade integral dos profissionais assistentes a rápida ação para que este indivíduo não venha a se contaminar com patógenos preveníveis.

Atletas devem receber às imunizações adequadas da respectiva faixa etária e recomendadas pelo Ministério da Saúde, pela Sociedade Brasileira de Imunizações e pela Sociedade Brasileira de Medicina do Exercício e do Esporte, assim como descrito anteriormente.

PRINCIPAIS TIPOS DE VACINAS[21,22,23,24]

Vacinas Atenuadas

Formuladas por antígenos vivos atenuados, possuem a característica de ser muito imunogênicas e pouco virulentas. São atenuadas através de passagens em meios de cultura especiais, após seleção criteriosa de cepas selvagens.

As principais características das vacinas atenuadas são eventos adversos mais tardios, já que, para a indução da resposta imunológica, é necessária a replicação viral, o que nos remete a um tempo de incubação maior, sendo estes eventos adversos similares a infecção, todavia, com um quadro mais brando.

São contraindicadas em imunodeprimidos primários e secundários, além de gestantes, por causa do risco de complicações mais severas e similares à patologia selvagem. Além disto, há contraindicação relativa e temporária para pacientes que utilizem medicações imunossupressoras.

Não é recomendada a aplicação de outra vacina nos primeiros 28 dias após a aplicação de uma vacina de microrganismo atenuado, pois esta gera uma imunidade inespecífica que poderia prejudicar a adequada resposta ao novo antígeno. Salva-se desta regra, caso a vacina seja aplicada em mesmo dia.

Exemplos de vacinas atenuadas disponíveis no Brasil:
- Tríplice viral (sarampo, caxumba e rubéola)
- Tetraviral (sarampo, caxumba, rubéola e varicela)
- Febre amarela
- Varicela
- Poliomielite oral
- Rotavírus
- Dengue
- Herpes-zóster

Vacinas Inativadas

Formuladas por antígenos inativados, as vacinas inativadas possuem a característica de serem pouco imunogênicas, não virulentas e necessitarem de adjuvantes em suas composições, para que a exposição seja adequada, assim como a memória. A obtenção ocorre através da inativação inteiramente do microrganismo ou de seus fragmentos, de seus produtos tóxicos, de suas regiões virulentas/tóxicas, através de engenharia genética, dos polissacarídeos de suas cápsulas ou, ainda, vacinas glicoconjugadas (componentes polissacarídeos + componentes proteicos).

As vacinas inativadas possuem maior segurança, pois não geram uma resposta imunológica completa. Sendo assim, seus eventos adversos, normalmente são mais relacionados com o adjuvante, podendo provocar leves sinais flogísticos no local de aplicação.

Geralmente, não são contraindicadas em gestantes, imunossuprimidos e não possuem tempo mínimo em relação a uma nova administração de outra vacina. Possuem resposta de curta duração, alcançando em média 5 anos, já que não possuem estimulação adequada de imunidade celular.

Algumas vacinas inativadas disponíveis no Brasil:
- Vacinas *pertussis* de células inteiras
- *Pertussis* acelular
- Inativada para poliomielite
- Tétano
- Difteria
- *Influenza*
- Hepatite b
- Pneumocócica polissacarídea não conjugada
- Meningocócica não conjugada
- *Haemophilus b* (Hib)
- Pneumocócica conjugada
- Meningocócica conjugada

As diferentes políticas de imunização dos países têm implicações no setor de esportes profissionais. Com a globalização, tem aumentado a presença de atletas vindos de diferentes países com diferentes políticas de imunização nos clubes esportivos. Esta situação torna essencial para os clubes esportivos realizarem um histórico cuidadoso de imunização para todos os seus atletas, em particular, para os atletas que vêm de países onde os ciclos de vacinação infantil não são regularmente implementados.[23,24]

A seguir, descreveremos sobre algumas das vacinas disponíveis em nosso meio, além de imunizantes pouco indicados para a população em geral, todavia, que devem ser vistos com atenção por médicos do exercício e do esporte que assistem competidores, viajantes ou não.

Para atletas de elite adultos, as vacinas contra gripe, tétano, difteria, coqueluche, hepatite A, hepatite B são amplamente recomendados.[23] Todavia, nenhuma outra vacina presente no calendário do ano vigente, deve ser negligenciada.

PRINCIPAIS SÍNDROMES INFECCIOSAS

Gripe[21,22,23]

Termo comumente denominado para a infecção gerada por *influenza A* (78% das infecções), B (20%) e o tipo C com baixa importância clínica em humanos (2%). Sua transmissão ocorre através do contato com secreções respiratórias durante espirros, tosse ou mesmo a fala, além de veículos contaminados com estas secreções, os quais ocasionalmente são levados às vias aéreas. Possui caráter autolimitado, na maioria dos pacientes, apresentando sintomas como febre, cefaleia, tosse seca, mialgia e fadiga, todavia, pode apresentar complicações pulmonares graves com consequente óbito em grupos mais vulneráveis como os portadores de comorbidades pulmonares, cardiovasculares, metabólicas, imunodeficiências primárias e secundárias, gestantes, idosos e crianças.

Sua vacinação é de caráter anual, já que os vírus influenza possuem alta capacidade de mutação. É recomendada a vacinação dos atletas com a vacina local indicada para o conjunto de vírus influenza, pois estes possuem contato com inúmeros membros de diferentes faixas etárias, dentro e fora de sua equipe, além de serem possíveis vetores durante viagens de curta ou longa distância, o que pode facilitar a propagação de cepas por localidades ainda não infectadas. Dessa forma, a vacinação atua na redução de transmissibilidade e consequente redução de morbimortalidade associada.

No Brasil, as vacinas para influenza são constituídas de vírus inativados e fragmentados, seguindo as orientações da Organização Mundial da Saúde (OMS). Normalmente, existem duas vacinas disponíveis, que são administradas por via intramuscular ou subcutânea: trivalente (cepas A [H1N1 e H3N2] e uma cepa B) e quadrivalente (cepas A [H1N1 e H3N2] e duas cepas B). Com imunidade de cerca de 1 ano. Apresenta eficácia de até 90% em adultos jovens e seus anticorpos podem ser detectados 2 semanas após a aplicação.

Está disponível na atenção primária em saúde para menores de 5 anos, maiores de 60 anos, gestantes e todos aqueles considerados grupos de risco. Vacina bem tolerada, podendo apresentar reações locais leves que regridem em 48 horas. Deve ser evitada durante período febril. Anafilaxia é rara (mesmo em pacientes com alergia ao ovo, já que no seu processo de inativação utiliza este componente). Todavia, existem relatos de síndrome de Guillain-Barré de início após 7 a 21 dias da aplicação. Assim, aqueles que possuam histórico da síndrome devem ter a administração avaliada cuidadosamente.

Pneumococo

Streptococcus pneumoniae está entre as bactérias patogênicas mais difundidas entre as afecções das vias aéreas e por contiguidade.[22,23,25]

Possui mais de 90 sorotipos que apresentam diferentes graus de agressividade e causam patologias como meningite, otites, sinusites agudas e pneumonia, além de estar relacionado com a bacteremia como fator de pior prognóstico.[26] Todavia, não existe, ainda, a indicação de realização da sorotipagem do pneumococo. A resistência a antimicrobianos contra o pneumococo é baixa para as penicilinas, grupo mais utilizado para o tratamento, sendo a taxa de internação a maior preocupação, pelo acometimento dos extremos de idade. Doenças crônicas cardiovasculares, pulmonares, hepáticas, renais, neurológicas e imudepressão, seja por imunossenescência, seja por qualquer outra afecção, são os principais fatores para complicações relacionadas com a infecção pneumocócica.[22,23,25]

Existem três tipos de vacinas antipneumocócica mais utilizadas: a vacina pneumocócica polissacarídica (VPP), a vacina conjugada pneumocócica 10 (VPC10) e a vacina conjugada pneumocócica 13 (VPC 13), sendo que esta possui o fator modificador da afecção em orofaringe e pode gerar o efeito de imunização de rebanho, já a VPP não possui esta função. A VPP possui cobertura para 23 sorotipos,* os quais são responsáveis por cerca de 90% dos casos de infecções invasivas, acarretando sepse, meningite, pneumonia e outras afecções agressivas correlacionadas. A VPC realiza a cobertura para 13 sorotipos de pneumococos mostrando boa proteção e reduzindo a incidência de pneumonias por cepas vacinais e por cepas não cobertas pela vacina.[27,28] Tanto a VPC quanto a VPP podem ser administradas por via intramuscular; e a posslissacarídea pode ser administrada por via subcutânea.[21]

Cerca de 1,6 milhão de mortes estão relacionadas à afecção pneumocócica todos os anos. As vacinas pneumocócicas não são recomendadas de rotina para todo atleta.[23] Aqueles portadores de comorbidades maiores de 5 anos e menores de 60 anos, devem ser vacinados com a vacina pneumocócica conjugada (VPC13) e com a não conjugada (VPP23).[22,29,30]

Os eventos adversos relacionados com ambas as vacinas são dor local, eritema e, com maior raridade, febre. Reações graves são extremamente raras. Após a aplicação pode-se observar uma reação de hipersensibilidade do tipo III, chamada "reação de Arthus", a qual está intimamente relacionada com o acúmulo de imunocomplexos formados pela

---

* Sorotipos com cobertura pela VPP: 1, 2, 3, 4, 5, 6B, 7F, 8, 9N, 9V, 10A, 11A, 12E, 14, 15B, 17E, 18C, 19A, 19E, 20, 22F, 23F e 33F.

interação antígeno-anticorpo, os quais não foram depurados adequadamente pelo sistema imune inato. Toda reação deve ser referenciada ao médico assistente e ao médico responsável pelo local de aplicação, além de notificada aos órgãos locais competentes. Além disso, o quadro deve ser avaliado por especialista em imunologia clínica, visando reduzir ou desmistificar a reação, buscando evitar recorrência ou anafilaxia em segunda exposição.[1,22,23]

Difteria e Coqueluche

Ambas transmitidas por inalação ou contato direto, além do **tétano**, transmitido após lesão da epiderme, são patologias com altas morbimortalidades e são cobertas pela vacina **DTp**. Vacinas contra tétano e difteria são administradas em inúmeras diretrizes nacionais e geralmente os atletas foram vacinados durante a primeira infância. Não há consenso formal para que o atleta receba imunização de acordo com a modalidade praticada. Todavia, em profissionais que tenham potenciais contatos com material ou solo, possivelmente contaminados com esporos do *Clostridium tetani* (hipismo, *cross country* e esportes em campo), a profilaxia e a análise criteriosa do reforço indicado pela autoridade local são fundamentais.[22,23]

O **tétano** é uma doença infecciosa aguda não contagiosa, causada pelo *Clostridium tetani*, bactéria bacilo Gram-positiva anaeróbica, formadora de esporos, que permite sua sobrevivência em ambiente sem oxigênio.[22,31] As toxinas possuem tropismo pelas células nervosas do sistema nervoso central (SNC), bloqueando a neurotransmissão e levando a sua excitabilidade, com consequente hipertonia da musculatura estriada generalizada. Infelizmente, casos acidentais continuam ocorrendo, principalmente entre os idosos que não foram vacinados, foram incompletamente vacinados ou que não receberam os devidos reforços.[22,31,32] São necessárias três doses da vacina contra o toxoide, sendo a segunda dose após 6-8 semanas da primeira dose e a terceira dose dentro 1 ano após a segunda aplicação. A forma de administração é intramuscular ou subcutânea. A resposta sorológica é mensurável e um limite de 0,01 UI/mL é convencionalmente usado como indicador de resposta eficaz ao anticorpo. Esse limite é alcançado com a segunda dose da vacina em 99% dos casos.[33,34]

A **difteria** é uma doença causada pelo *Corynebacterium diphtheriae*, produtor de toxina diftérica (TD) com manifestações locais e sistêmicas, possuindo alta morbimortalidade por todo o globo, ainda sendo o déficit vacinal um importante complicador.[35,36,37]

Assim, a prevenção em atletas viajantes deve possuir caráter fundamental. Sua fisiopatologia possui estreita relação com a presença de pseudomembrana acinzentada no sítio de infecção, em razão da multiplicação do bacilo e da resposta inflamatória ao mesmo.[38] Esta exotoxina é capaz de atingir tecidos como o miocárdio, o sistema nervoso, os rins e as suprarrenais, causando sangramento nasal, lesões da árvore traqueobrônquica com pseudomembrana, hemorragia, faringite, fadiga, febre e linfadenopatia, complicando com insuficiência cardíaca e morte em 5% a 10% de pacientes. O indivíduo transmite durante 1 a 2 semanas, no entanto, pode ser um vetor por semanas.[38,39,49,41]

A **coqueluche**, causada pela *Bordetella pertussis*, pode-se mostrar como uma afecção leve em adultos, entretanto, ainda possui forte histórico de complicações em crianças, sendo uma importante causa de morte na infância. Mais de 80% dos neonatos em todo o planeta foram vacinados adequadamente (três doses), todavia, 15 milhões de casos dessa doença foram registrados, levando ao óbito cerca de 200.000 crianças.[42]

As vacinações da difteria e da coqueluche são recomendadas, já que possuem potencial complicador e interferem no treinamento, na competição e no retorno do atleta as suas atividades profissionais.[23] O tétano pode levar a espasmos musculares, insuficiência respiratória e morte, por isso, é extremamente recomendado a todos os indivíduos um reforço a cada 10 anos.[23,40]

A **dT** (dupla bacteriana do tipo adulto) presente, apenas, na rede pública. A **dTpa** (tríplice bacteriana acelular do tipo adulto), também está presente apenas no Sistema Único de Saúde, para gestante e profissionais de saúde atuantes em maternidades e em unidades de internação neonatal, todavia, na rede privada, está disponível para todas as faixas etárias. A **dTpa-VIP** (tríplice bacteriana acelular do tipo adulto combinada com poliomielite inativada), está presente, apenas, na rede privada de saúde.[22]

A vacinação está contraindicada em caso de anafilaxia prévia à vacina, todavia, o histórico deve ser avaliado criteriosamente pelo médico do exercício e do esporte em conjunto com imunologista clínico.

Hepatite A

Doença causada por um RNA vírus, sendo o ser humano seu único hospedeiro natural e transmitido por via fecal-oral altamente prevalente em regiões como Ásia, África, América Central e do Sul, países do Leste e da bacia do sul do Mediterrâneo.[43]

Após 14-21 dias de administração, a vacina é capaz de criar proteção contra a infecção. Estudos demonstram que a imunidade permanece, pelo menos, por 10 anos após o término do esquema de vacinação em duas doses. Assim, além da vacinação, deve-se ter em mente a prevenção através de hábitos, ou seja, alimentação adequadamente higienizada, assim como as mãos, e água de boa procedência. O período de incubação varia de 15 a 50 dias, com uma média de 28 dias e o paciente infectado pode ser um vetor transmissor mesmo antes dos sintomas.[44] Não há tratamento contra a hepatite A, todavia, raramente progride para casos graves. Pode levar a fadiga extrema e reduz a capacidade de atuar na área esportiva correspondente. Desta forma, a imunização contra o vírus da hepatite A é essencial para preservar a saúde e o desempenho atlético de atletas que com frequência viajam para áreas endêmicas, além de reduzir a disseminação do vírus.[22,23,45]

A vacinação está indicada a partir dos 12 meses de idade. Na rede pública está disponível dose única, para menores de 5 anos de idade. Os esquemas disponíveis são duas doses, com intervalo de 6 meses, ou para a vacina combinada (hepatites A + B) são três doses em esquema de 1 mês após a primeira aplicação e 6 meses após a segunda dose e deve-se adiar em caso de febre.[22]

A aplicação é por via intramuscular na região do músculo deltoide e sua contraindicação, assim como outras descritas anteriormente, será em suspeita de anafilaxia prévia, sendo necessária a avaliação conjunta com imunologista clínico.

Hepatite B

O vírus da hepatite B (HBV) é um vírus de DNA de fita dupla e envelope da família *Hepadnaviridae*. Replica-se nos hepatócitos e causa disfunção do fígado.[46] O HBV pode evoluir para uma infecção crônica, com maior morbimortalidade.[47] É transmitido através de via percutânea ou por contato com mucosa, e os fluidos corporais infectados são o meio de condução. Assim, deve-se fornecer o conhecimento sobre proteção durante o ato sexual, não compartilhamento de agulhas e outros meios que possam ter contato entre secreções e a mucosa do indivíduo suscetível. O período de incubação é variável (45 a 180 dias), sendo extremamente difícil determinar onde e quando ocorreu a transmissão.[46] Os sintomas são semelhantes aos do HAV e incluem febre, mal-estar, dor abdominal, náuseas e vômitos.[46,47]

Cerca de 5% da população mundial têm hepatite B crônica, com cerca de 500 mil mortes por ano. O que gera maior relevância em buscarmos uma vacinação universal e gratuita. Atletas, assim como a população em geral, podem se expor ao sexo desprotegido, compartilhamento de materiais perfurocortantes, tatuagens, *piercings*, uso de drogas injetáveis e exposição a ferimentos com sangramento.

A vacina para hepatite B é recomendada para todos os indivíduos. Está disponível nas redes pública e privada, em esquemas como: três doses, sendo a segunda 1 mês depois da primeira e a terceira 6 meses após a primeira (esquema 0-1-6 meses). Deve-se avaliar o cartão de vacinação e a necessidade de reforço em casos de soro conversão negativa. Assim, avaliar a positividade do Anti-HbS (> 10 UI) deve fazer parte da avaliação pré-participação e do acompanhamento após a vacinação. A aplicação é por via intramuscular (deltoide) e está contraindicada nas suspeitas de anafilaxia prévia, sendo necessária a avaliação conjunta com imunologista clínico.[22,48]

Caso o Anti-HbS mantenha-se em níveis adequados, não há necessidade de doses de reforço, diferente das imunizações do tétano, influenza e pneumococo, que precisam de reforços periódicos. Dessa forma, todo médico envolvido e responsável por atletas deve analisar, cuidadosamente, o histórico de vacinação de cada um, para que programas profiláticos eficientes com ciclos de imunização periódicos possam manter o bem-estar e prevenir estas patologias.

Febre Amarela

É causada por vírus RNA de fita simples do gênero *Flavivirus* (família *Flaviviridae*), sendo transmitida por mosquitos flebotomistas, principalmente o *Aedes Aegypti* e o *Aedes albopictus*. A febre amarela é endêmica nas regiões tropicais da África e da América do Sul.[22,49,50]

O risco de infecção é 20 a 30 vezes maior na África quando comparado com a América do Sul; na África Oriental o risco de transmissão é sazonal e é maior entre julho e outubro. A vacina está indicada a partir dos 9 meses de idade em dose única e o paciente é considerado imunizado cerca de dez dias após a inoculação, com duração de 10 anos. Muitos países exigem, de forma obrigatória, certificado de vacinação (Certificado de Vacinação e Profilaxia [CIVP]) para febre amarela para entrada no território.[22,45,51,52]

A vacina é de vírus vivo atenuado com via de administração subcutânea. Encontra-se disponível no SUS e em clínicas privadas. O Ministério da Saúde a partir de 2017 e a OMS a partir de 2013, recomendam dose única como posologia imunizante. Está contraindicada em suspeitas de anafilaxia prévia e em pacientes imunocomprometidos, sendo necessária a avaliação conjunta com imunologista clínico.

Vibrio cholerae

Doença de transmissão fecal-oral, de origem bacteriana causada pelo *Vibrio cholerae*, sendo responsável por afeccção aguda do trato intestinal. A vacinação deve ser aventada, caso o atleta possua viagem programada para regiões endêmicas. A **vacina WC/rBS**, uma vacina oral obtida por técnicas de DNA recombinante, e a **vacina CVD 103**, também oral, são as disponíveis para administração. A vacina WC/rBS requer a administração de duas doses em um intervalo de 1-6 semanas com uma dose de reforço após 2 anos para adultos e após 6 meses para crianças de 2 a 6 anos.[53]

Febre Tifoide

Infecção causada pelas *Salmonella Typhi* e *paratyphi* caracteriza-se como afecção bacteriana transmitida por via fecal-oral. Sua vacinação deve ser criteriosamente analisada em viagens para regiões endêmicas na África, na América Central, na América do Sul e na Ásia, especialmente nos seguintes países: Afeganistão, Bangladesh, Butão, Índia, Maldivas, Nepal, Paquistão e Sri Lanka, pois surtos de febre tifoide podem retirar um atleta ou toda a equipe de uma competição, e causar sintomas extremamente desconfortáveis como febre, fadiga, dor abdominal, cefaleia, calafrios, náusea, vômitos, constipação, diarreia, hemorragia, perfuração intestinal e até mesmo óbito.

Duas vacinas estão disponíveis, sendo a primeira uma vacina oral, formulada a partir de microrganismos vivos, com imunização ocorrendo durante 2 a 3 anos. A segunda vacina de polissacarídeo capsular de *Typhi* altamente purificado, sendo administrada por via intramuscular em dose única com reforços a cada 2 a 3 anos. Todavia, a vacinação deve ser avaliada pelo médico do exercício e do esporte para casos nos quais o atleta permanecerá no local por períodos prolongados, e está indicada a partir dos 2 anos de idade.

A vacina oral é recomendada para indivíduos com idade superior aos 3 meses e sua programação consiste em uma cápsula ou administração de um sachê por dia antes das refeições por 3 dias alternados, entretanto, não está disponível no Brasil.[22,54,55]

CONCLUSÃO

Dessa forma, apresentamos ao leitor algumas das diversas vacinas disponíveis no globo e no Brasil e suas indicações para os atletas. Os autores recomendam que o médico do exercício e do esporte, o imunologista clínico, o clínico, o pneumologista ou qualquer outro especialista que venha a acompanhar o atleta em conjunto, esteja atento ao calendário vacinal relacionado com a idade do atleta, entretanto, nunca negligenciar as vacinas previamente administradas e as vacinas indicadas ao atleta viajante. Deve-se estar extremamente atento à ocorrência de esquemas de doses incompletos e à possível não soroconversão, sendo assim indicado reforço da vacina em questão, deixando claro que a análise criteriosa da imunização do atleta faz parte da rotina de avaliação pré-participação.

ANEXOS[56]

Anexo 1

CALENDÁRIO DE VACINAÇÃO SBIm CRIANÇA
Recomendações da Sociedade Brasileira de Imunizações (SBIm) – 2020/2021
0 < 10 anos

Comentários numerados devem ser consultados.

VACINAS	Ao nascer	1 mês	2 meses	3 meses	4 meses	5 meses	6 meses	7 meses	8 meses	9 meses	12 meses	15 meses	18 meses	24 meses	4 anos	5 anos	6 anos	9 anos	Gratuitas nas UBS*	Clínicas privadas de vacinação
BCG ID [1]	Dose única																		SIM	SIM
Hepatite B [2]	1ª dose		2ª dose				3ª dose												SIM	SIM
Tríplice bacteriana (DTPw ou DTPa) [3]			1ª dose		2ª dose		3ª dose					REFORÇO			REFORÇO				DTPw	DTPa e dTpa
Haemophilus influenzae b [4]			1ª dose		2ª dose		3ª dose					REFORÇO							SIM, para as três primeiras doses	SIM
Poliomielite (vírus inativados) [5]			1ª dose		2ª dose		3ª dose					REFORÇO			REFORÇO				SIM, VIP para as três primeiras doses e VOP nas doses de reforços e campanhas para crianças de 1 a 4 anos	SIM, somente nas apresentações combinadas com DTPa e dTpa
Rotavírus [6]			Duas ou três doses, dependendo da vacina utilizada																SIM, vacina monovalente	SIM, vacina monovalente e pentavalente
Pneumocócicas conjugadas [7]			Duas ou três doses, dependendo da vacina utilizada								REFORÇO								SIM, VPC10 para menores de 5 anos	SIM, VPC10 e VPC13
Meningocócicas conjugadas ACWY/C [8]				1ª dose		2ª dose					REFORÇO					REFORÇO			SIM, menC para menores de 5 anos e menACWY para 11 e 12 anos	SIM, menC e menACWY
Meningocócica B [8]				1ª dose		2ª dose					REFORÇO								NÃO	SIM
Influenza (gripe) [9]							Dose anual. Duas doses na primovacinação antes dos 9 anos de idade.												SIM, 3V para menores de 6 anos e grupos de risco	SIM, 3V e 4V
Poliomielite oral (vírus vivos atenuados) [6]											DIAS NACIONAIS DE VACINAÇÃO								SIM	NÃO
Febre amarela [11]										1ª dose							2ª dose		SIM	SIM
Hepatite A [12]											1ª dose		2ª dose						SIM, dose única aos 15 meses (até menores de 5 anos)	SIM
Tríplice viral (sarampo, caxumba e rubéola) [13,15]											1ª dose				2ª dose				SIM	SIM
Varicela (catapora) [14,15]											1ª dose				2ª dose				SIM, duas doses (aos 15 meses e entre 4 e 6 anos)	SIM
HPV [16]																		Duas doses	SIM, HPV4 – duas doses para meninas de 9 a 14 anos e meninos de 11 a 14 anos	SIM
Vacina tríplice bacteriana acelular do tipo adulto (dTpa)																		REFORÇO	NÃO	SIM
Dengue [17]																		Três doses para soropositivos	NÃO	SIM

27/11/2020 • Sempre que possível, preferir vacinas combinadas • Sempre que possível, considerar aplicações simultâneas na mesma visita • Qualquer dose não administrada na idade recomendada deve ser aplicada na visita subsequente • Eventos adversos significativos devem ser notificados às autoridades competentes.

Algumas vacinas podem estar especialmente recomendadas para pacientes portadores de comorbidades ou em outra situação especial. Consulte os Calendários de vacinação SBIm pacientes especiais.

* UBS – Unidades Básicas de Saúde

Anexo 2

CALENDÁRIO DE VACINAÇÃO SBIm ADOLESCENTE (10-19 anos)
Recomendações da Sociedade Brasileira de Imunizações (SBIm) – 2020/2021

Os comentários devem ser consultados.
Para recomendações de vacinação para gestantes, consulte os Calendário de vacinação SBIm gestante.

Para definir vacinas e esquemas de doses na adolescência, considerar o passado vacinal.

Vacinas	Esquemas e recomendações	Comentários	Gratuitas nas UBS*	Clínicas privadas de vacinação
Tríplice viral (sarampo, caxumba e rubéola)	• Duas doses da vacina acima de 1 ano de idade, com intervalo mínimo de um mês entre elas. • Para adolescentes com esquema completo, não há evidências que justifiquem uma terceira dose como rotina, podendo ser considerada em situações de risco epidemiológico, como surtos de caxumba e/ou sarampo.	• Contraindicada para gestantes. O uso em imunodeprimidos deve ser avaliado pelo médico (consulte os Calendários de vacinação SBIm pacientes especiais.) • Até 12 anos de idade, considerar a aplicação de vacina combinada quádrupla viral (sarampo, caxumba, rubéola e varicela / SCRV).	SIM, SCR	SIM, SCR e SCRV
Hepatites A, B ou A e B	**Hepatite A:** duas doses, no esquema 0 - 6 meses. **Hepatite B:** três doses, esquema 0 - 1 - 6 meses. **Hepatite A e B:** para menores de 16 anos: duas doses aos 0 - 6 meses. A partir de 16 anos: três doses aos 0 - 1 - 6 meses.	• Adolescentes não vacinados na infância para as hepatites A e B devem ser vacinados o mais precocemente possível para essas infecções. • A vacina combinada para as hepatites A e B é uma opção e pode substituir a vacinação isolada para as hepatites A e B. • Para gestantes: consulte o Calendário de vacinação SBIm gestante.	NÃO SIM NÃO	SIM SIM SIM
HPV	• Se o esquema de vacinação não foi iniciado aos 9 anos, aplicar a vacina o mais precocemente possível. • O esquema de vacinação para meninas e meninos menores de 15 anos é de duas doses com intervalo de seis meses (0 - 6 meses). • Para adolescentes com idade ≥ 15 anos, não imunizados anteriormente, o esquema é de três doses (0 - 1 a 2 - 6 meses).	• Duas vacinas estão disponíveis no Brasil: HPV4 e HPV2, licenciadas para ambos os sexos. Sempre que possível, preferir a HPV4 por ampliar a proteção. • Indivíduos mesmo que previamente expostos podem ser vacinados. • Para gestantes: consulte o Calendário de vacinação SBIm gestante.	SIM, HPV4 – duas doses para meninas de 9 a 14 anos e meninos de 11 a 14 anos	SIM, HPV4 e HPV2
Tríplice bacteriana acelular do tipo adulto (difteria, tétano e coqueluche) – dTpa ou dTpa-VIP Dupla adulto (difteria e tétano) – dT	**Com esquema de vacinação completo**, incluindo a dose dos 9-10 anos: dose de reforço, preferencialmente com dTpa, dez anos após a última. **Com esquema de vacinação incompleto**: uma dose de dTpa a qualquer momento e completar a vacinação básica com dT (dupla bacteriana do tipo adulto) de forma a totalizar três doses de vacina contendo o componente tetânico. **Não vacinados e/ou histórico vacinal desconhecido**: uma dose de dTpa e duas doses de dT no esquema 0 - 2 - 4 a 8 meses.	• Atualizar dTpa independente de intervalo prévio com dT ou TT. • O uso da vacina dTpa, em substituição à dT, para adolescentes, objetiva, além da proteção individual, a redução da transmissão da Bordetella pertussis, principalmente para suscetíveis com alto risco de complicações, como os lactentes. • Considerar antecipar reforço com dTpa para adolescentes cinco anos após a última dose de vacina contendo o componente pertussis para adolescentes contactantes de lactentes. • Para indivíduos que pretendem viajar para países nos quais a poliomielite é endêmica recomenda-se a vacina dTpa combinada à pólio inativada (dTpa-VIP). • A dTpa-VIP pode substituir a dTpa, inclusive em gestantes, ficando a critério médico e uso off label nesses casos. • Para gestantes: consulte o Calendário de vacinação SBIm gestante. • A vacina está recomendada mesmo para aqueles que tiveram coqueluche, já que a proteção conferida pela infecção não é permanente.	SIM, dT para todos. dTpa para gestantes e puérperas até 45 dias após o parto	SIM, dTpa e dTpa-VIP
Varicela (catapora)	**Para suscetíveis:** duas doses. **Para menores de 13 anos:** intervalo de três meses. **A partir de 13 anos:** intervalo de uma a dois meses.	• O uso em imunodeprimidos deve ser avaliado pelo médico (consulte os Calendários de vacinação SBIm pacientes especiais.) • Até 12 anos de idade, considerar a aplicação de vacina combinada quádrupla viral (SCRV). • Para gestantes: consulte o Calendário de vacinação SBIm gestante.	NÃO	SIM, varicela e SCRV
Influenza (gripe)	Dose única anual.	• Desde que disponível, a vacina influenza 4V é preferível à vacina influenza 3V, por conferir maior cobertura das cepas circulantes. • Na impossibilidade de uso da vacina 4V, utilizar a vacina 3V. • Para gestantes: consulte o Calendário de vacinação SBIm gestante.	SIM, 3V para grupos de risco	SIM, 3V e 4V
Meningocócicas conjugadas ACWY/C	**Para não vacinados:** duas doses com intervalo de cinco anos. **Para vacinados na infância:** reforço aos 11 anos ou cinco anos após a última dose.	• Na indisponibilidade da vacina meningocócica conjugada ACWY, substituir pela vacina meningocócica C conjugada. • Para gestantes: consulte o Calendário de vacinação SBIm gestante.	SIM, menACWY (11 e 12 anos)	SIM
Meningocócica B	Duas doses com intervalo de um a dois meses. Não se conhece a duração da proteção conferida e, consequentemente, a necessidade de dose(s) de reforço como rotina.	• Recomendar uma dose de reforço um ano após o fim do esquema de doses básico pra cada faixa etária e revacinar a cada três anos os grupos de alto risco: portadores de asplenia anatômica ou funcional, deficiência de complemento ou pessoas em uso de biológicos que interferem na via do complemento. • Para gestantes: consulte o Calendário de vacinação SBIm gestante.	NÃO	SIM
Febre amarela	Dose única. Não há consenso sobre a duração da proteção conferida pela vacina. De acordo com o risco epidemiológico, uma segunda dose pode ser considerada, em especial para aqueles vacinados antes dos 2 anos de idade, pela maior possibilidade de falha vacinal primária.	• É contraindicada em nutrizes até que o bebê complete 6 meses; se a vacinação não puder ser evitada, suspender o aleitamento materno por dez dias. • O uso em imunodeprimidos deve ser avaliado pelo médico (consulte os Calendários de vacinação SBIm pacientes especiais) • Para gestantes: consulte o Calendário de vacinação SBIm gestante.	SIM	SIM
Dengue	• Recomendada apenas para adolescentes soropositivos. • Esquema de três doses com intervalo de seis meses (0 - 6 - 12 meses).	• Licenciada para pessoas entre 9 e 45 anos. • Contraindicada para adolescentes soronegativos, imunodeprimidos, gestantes e nutrizes.	NÃO	SIM

26/10/2020 • Sempre que possível, preferir vacinas combinadas • Sempre que possível, considerar aplicações simultâneas na mesma visita. Qualquer dose não administrada na idade recomendada deve ser aplicada na visita subsequente. Eventos adversos significativos devem ser notificados às autoridades competentes.

Algumas vacinas podem estar especialmente recomendadas para pacientes portadores de comorbidades ou em outra situação especial. Consulte os Calendários de vacinação SBIm pacientes especiais.

* UBS – Unidades Básicas de Saúde

Anexo 3

CALENDÁRIO DE VACINAÇÃO SBIm ADULTO
Recomendações da Sociedade Brasileira de Imunizações (SBIm) – 2020/2021 — **20-59 anos**

Os comentários devem ser consultados.
Para recomendações de vacinação para gestantes, consulte os Calendário de vacinação SBIm gestante.

Vacinas	Esquemas e recomendações	Comentários	DISPONIBILIZAÇÃO DAS VACINAS	
			Gratuitas nas UBS*	Clínicas privadas de vacinação
Tríplice viral (sarampo, caxumba e rubéola)	• Duas doses da vacina acima de 1 ano de idade, com intervalo mínimo de um mês entre elas. • Para adultos com esquema completo, não há evidências que justifiquem uma terceira dose como rotina, podendo ser considerada em situações de risco epidemiológico, como surtos de caxumba e/ou sarampo.	• Para gestantes: consulte o Calendário de vacinação SBIm gestante. • O uso em imunodeprimidos deve ser avaliado pelo médico (consulte o Calendário de vacinação SBIm pacientes especiais).	SIM, duas doses até 29 anos; uma dose entre 30 e 59 anos	SIM
Hepatites A, B ou A e B	**Hepatite A:** duas doses, no esquema 0 - 6 meses.	• Indivíduos não imunizados anteriormente para as hepatites A e B devem ser vacinados. • A vacina combinada para as hepatites A e B é uma opção e pode substituir a vacinação isolada para as hepatites A e B. • Para gestantes: consulte o Calendário de vacinação SBIm gestante.	NÃO	SIM
	Hepatite B: três doses, no esquema 0 - 1 - 6 meses.		SIM	SIM
	Hepatite A e B: três doses, no esquema 0 - 1 - 6 meses.		NÃO	SIM
HPV	Três doses: 0 - 1 a 2 - 6 meses. Duas vacinas estão disponíveis no Brasil: HPV4, licenciada para meninas e mulheres de 9 a 45 anos de idade e meninos e homens de 9 a 26 anos; e HPV2, licenciada para ambos os sexos a partir dos 9 anos de idade.	• Sempre que possível, preferir a HPV4 por ampliar a proteção. • Indivíduos mesmo que previamente expostos podem ser vacinados. • Para gestantes: consulte o Calendário de vacinação SBIm gestante.	NÃO	SIM
Tríplice bacteriana acelular do tipo adulto (difteria, tétano e coqueluche) – dTpa ou dTpa-VIP Dupla adulto (difteria e tétano) – dT	Atualizar dTpa independente de intervalo prévio com dT ou TT. **Com esquema de vacinação básico completo:** reforço com dTpa a cada dez anos. **Com esquema de vacinação básico incompleto:** uma dose de dTpa a qualquer momento e completar a vacinação básica com dT (dupla bacteriana do tipo adulto) de forma a totalizar três doses de vacina contendo o componente tetânico. **Não vacinados e/ou histórico vacinal desconhecido:** uma dose de dTpa e duas doses de dT no esquema 0 - 2 - 4 a 8 meses. **Para indivíduos que pretendem viajar para países nos quais a poliomielite é endêmica:** recomenda-se a vacina dTpa combinada à pólio inativada (dTpa-VIP). A dTpa-VIP pode substituir a dTpa.	• A dTpa está recomendada mesmo para aqueles que tiveram a coqueluche, já que a proteção conferida pela infecção não é permanente. • O uso da vacina dTpa, em substituição à dT, objetiva, além da proteção individual, a redução da transmissão da Bordetella pertussis, principalmente para suscetíveis com alto risco de complicações, como os lactentes. • Considerar antecipar reforço com dTpa para cinco anos após a última dose de vacina contendo o componente pertussis em adultos contactantes de lactentes. • Para gestantes: consulte o Calendário de vacinação SBIm gestante.	SIM, dT e dTpa para gestantes e profissionais de saúde	SIM dTpa e dTpa-VIP
Varicela (catapora)	Para suscetíveis: duas doses com intervalo de um a dois meses.	• Para gestantes: consulte o Calendário de vacinação SBIm gestante. • O uso em imunodeprimidos deve ser avaliado pelo médico (consulte o Calendário de vacinação SBIm pacientes especiais).	NÃO	SIM
Influenza (gripe)	Dose única anual.	• Desde que disponível, a vacina influenza 4V é preferível à vacina influenza 3V, por conferir maior cobertura das cepas circulantes. Na impossibilidade de uso da vacina 4V, utilizar a vacina 3V. • Para gestantes: consulte o Calendário de vacinação SBIm gestante.	SIM, 3V para maiores de 55 anos e grupos de risco em qualquer idade	SIM, 3V e 4V
Meningocócicas conjugadas ACWY/C	Uma dose. A indicação da vacina, assim como a necessidade de reforços, dependerão da situação epidemiológica.	• Na indisponibilidade da vacina meningocócica conjugada ACWY, substituir pela vacina meningocócica C conjugada. • Para gestantes: consulte o Calendário de vacinação SBIm gestante.	NÃO	SIM
Meningocócica B	• A indicação dependerá da situação epidemiológica. • Duas doses com intervalo de um a dois meses. Não se conhece a duração da proteção conferida e, consequentemente, a necessidade de dose(s) de reforço como rotina.	• Recomendar uma dose de reforço um ano após o fim do esquema de doses básico pra cada faixa etária e revacinar a cada três anos grupos de alto risco: portadores de asplenia anatômica ou funcional, deficiência de complemento ou pessoas em uso de biológicos que interferem na via do complemento. • Licenciada até os 50 anos de idade. O uso acima dessa idade é *off label*. • Para gestantes: consulte o Calendário de vacinação SBIm gestante.	NÃO	SIM
Febre amarela	Dose única. Não há consenso sobre a duração da proteção conferida pela vacina. De acordo com o risco epidemiológico, uma segunda dose pode ser considerada pela possibilidade de falha vacinal.	• É contraindicada em nutrizes até que o bebê complete 6 meses; se a vacinação não puder ser evitada, suspender o aleitamento materno por dez dias. • O uso em imunodeprimidos e gestantes deve ser avaliado pelo médico (consulte os Calendários de vacinação SBIm pacientes especiais e/ou Calendário de vacinação SBIm gestante)	SIM	SIM
Pneumocócicas	A vacinação entre 50-59 anos com VPC13 fica a critério médico.	• Esquema sequencial de VPC13 e VPP23 é recomendado rotineiramente para indivíduos com 60 anos ou mais (consulte o Calendário de vacinação SBIm idoso). • Esquema sequencial de VPC13 e VPP23 é recomendado para indivíduos portadores de algumas comorbidades (consulte os Calendários de vacinação SBIm pacientes especiais). • Para gestantes: consulte o Calendário de vacinação SBIm gestante.	NÃO	SIM
Herpes zóster	Uma dose. Licenciada a partir dos 50 anos, ficando a critério médico sua recomendação a partir dessa idade.	• Recomendada para indivíduos a partir de 60 anos de idade (consulte Calendário de vacinação SBIm idoso), mesmo para aqueles que já desenvolveram a doença. Nesses casos, aguardar o intervalo de um ano, entre o quadro agudo e a aplicação da vacina. • Em caso de pacientes com história de herpes zóster oftálmico, ainda não existem dados suficientes para indicar ou contraindicar a vacina. • O uso em imunodeprimidos deve ser avaliado pelo médico (consulte os Calendários de vacinação SBIm pacientes especiais). • Para gestantes: consulte o Calendário de vacinação SBIm gestante.	NÃO	SIM
Dengue	• Licenciada para adultos até 45 anos. • Recomendada apenas para adultos soropositivos. • Esquema de três doses com intervalo de seis meses (0 - 6 - 12 meses).	• Contraindicada para adultos soronegativos, imunodeprimidos, gestantes e nutrizes.	NÃO	SIM

26/10/2020 • Sempre que possível, preferir vacinas combinadas • Sempre que possível, considerar aplicações simultâneas na mesma visita • Qualquer dose não administrada na idade recomendada deve ser aplicada na visita subsequente • Eventos adversos significativos devem ser notificados às autoridades competentes.

Algumas vacinas podem estar especialmente recomendadas para pacientes portadores de comorbidades ou em outra situação especial. Consulte os *Calendários de vacinação SBIm pacientes especiais.*

* UBS – Unidades Básicas de Saúde

REFERÊNCIAS BIBLIOGRÁFICAS

1. Abbas AK; Lichtman AH, PILLAI S. Imunologia Celular e Molecular. 8ª Edição. Elsevier, 2015.
2. Levinson W. Microbiologia e imunologia médicas. 13. ed. Porto Alegre: AMGH, 2016.
3. Trabacchi V, Odone A, Lillo L, et al. Immunization practices in athletes. Acta Biomed. 2015 Sep 14;86(2):181-8.
4. Azizi GG, Orsini M, Dortas Júnior SD, et al. COVID-19 e atividade física: qual a relação entre a imunologia do exercício e a atual pandemia? Rev Bras Fisiol Exerc 2020;19(2supl):S20-S29.
5. Simpson RJ, Kunz H, Agha N, Graff R. Exercise and the Regulation of Immune Functions. Prog Mol Biol Transl Sci. 2015;135:355-80.
6. Ortega E, Collazos ME, Maynar M, et al. Stimulation of the phagocytic function of neutrophils in sedentary men after acute moderate exercise. Eur J Appl Physiol Occup Physiol 1993;66(1):60-4.
7. Nieman DC, Nehlsen-Cannarella SL, Fagoaga OR, et al. Effects of mode and carbohydrate on the granulocyte and monocyte response to intensive, prolonged exercise. J Appl Physiol 1998;84(4):1252-9.
8. Bishop NC, Gleeson M, Nicholas CW, Ali A. Influence of carbohydrate supplementation on plasma cytokine and neutrophil degranulation responses to high intensity intermittent exercise. Int J Sport Nutr Exerc Metab 2002;12(2):145-56.
9. Pyne DB. Regulation of neutrophil function during exercise. Sports Med 1994;17(4):245-58.
10. Walsh NP, Gleeson M, Shephard RJ et al. Position statement. Part one: immune function and exercise. Exerc Immunol Rev 2011;17:6-63.
11. Putlur P, Foster C, Miskowski JA, et al. Alteration of immune function in women collegiate soccer players and college students. J Sports Sci Med 2004;3;234-43.
12. Pedersen BK, Ullum H. NK cell response to physical activity: possible mechanisms of action. Med Sci Sports Exerc 1994;26(2):140-6.
13. Simpson RJ, Campbell JP, Gleeson M, et al. Can exercise affect immune function to increase susceptibility to infection? Exerc Immunol Rev 2020;26:8-22.
14. Kohut ML, Arntson BA, Lee W, et al. Moderate exercise improves antibody response to influenza immunization in older adults. Vaccine 2004;22(17/18):2298-306.
15. Shinkai S, Kohno H, Kimura K, et al. Physical activity and immune senescence in men. Med Sci Sports Exerc 1995;27(11):1516-26.
16. Pedersen BK, Bruunsgaard H. Possible beneficial role of exercise in modulating lowgrade inflammation in the elderly. Scand J Med Sci Sports 2003;13(1):56-62.
17. Yan H, Kuroiwa A, Tanaka H, et al. Effect of moderate exercise on immune senescence in men. Eur J Appl Physiol 2001;86(2):105-11.
18. Woods JA, Ceddia MA, Wolters BW, et al. Effects of 6 months of moderate aerobic exercise training on immune function in the elderly. Mech Ageing Dev 1999;109(1):1-19.
19. Simpson RJ, Lowder TW, Spielmann G, et al. Exercise and the aging immune system. Ageing Res Rev 2012;11:404-20.
20. World Health Organization. WHO vaccine-preventable diseases: monitoring system. 2012 global summary 2013.
21. Trabacchi V, Odone A, Lillo L, et al. Immunization practices in athletes. Acta Biomed. 2015 Sep 14;86(2):181-8.
22. Guia de imunização da SBIm/SBMEE- Atleta profissional- 2018/2019. Acessado em: 02/10/2020. https://sbim.org.br/noticias/919-nova-edicao-do-guia-de-imunizacao-do-atleta-profissional.
23. Gärtner BC, Meyer T. Vaccination in elite athletes. Sports Med. 2014 Oct;44(10):1361-76.
24. Boston CD, Bryan JJ. Immunizations in Athletes. Sports Health. 2018 Sep/Oct;10(5):427-433.
25. Lundgren, Fernando Luiz Cavalcanti. Getting to know our pneumococcus. J. bras. pneumol., São Paulo , v. 44, n. 5, p. 343-344, Oct. 2018.
26. Navarro-Torné A, Dias JG, Hruba F, et al. Risk factors for death from invasive pneumococcal disease, Europe, 2010. Emerg Infect Dis. 2015;21(3):417-25.
27. Ambrogi F, Ferretti A, Sbrana S, et al. Effects of intensive exercise on apoptosis in lymphocytes trained subjects. Sport Medicine 1997; 50: 389-392. 14. Gutiererez RL, Decker CF. Blood-Borne infections and the athlete. Dis Mon 2010;56 (7):436-442.
28. International Olympic Committee and Te International Olympic Committee (IOC), Consensus statement on periodic health evaluation of elite athletes. J Athl Train 2009;44(5):538-557.
29. Manual do Cries. http://bvsms.saude.gov.br/bvs/publicacoes/manual_centro_referencia_imunobiologicos.pdf Acessado em: 30/10/2020.
30. Calendário SBIm de vacinação do idoso- Calendários de Vacinação da SBIm. www.sbim.org.br/vacinacao. Acessado em: 29/10/2020.
31. Tavares W, Marinho LAC. Rotinas de Diagnóstico e Tratamento das Doenças Infecciosas e Parasitárias. 4.ed. São Paulo: Editora Atheneu, 2015.
32. Focaccia R. Veronesi: tratado de infectologia. 5. ed. São Paulo: Editora Atheneu, 2015.
33. Odone A, Fara GM, Giammaco G, et al. Te future of immunization policies in Italy and in the European Union: Te Declaration of Erice. Hum Vaccin Immunother 2015; 11 1268-71. 24.
34. Signorelli C. Vaccines: building on scientific excellence and dispelling false myths. Epidemiol Prev 2015;39(3).198-201.
35. Bitragunta S, Murhekar MV, Chakravarti A, et al. Safety and immunogenicity of single dose of tetanus-diphtheria (Td) vaccine among non/partially immune children against diphtheria and/or tetanus, Hyderabad, India, 2007. Vaccine. 2010;28(37):5934-8.
36. Galazka AM, Robertson SE. Diphtheria: changing patterns in the developing world and the industrialized world. Eur J Epidemiol. 1995;11(1):107-17.
37. Khamis A, Raoult D, La Scola B. Rpo B gene sequencing for identification for Corynebacterium species. J Clin Microbiol. 2004;42(9):3925-31.
38. Gubler JG, Wüst J, Krech T, Hany A. [Classical pseudomembranous diphtheria caused

by Corynebacterium ulcerans]. Schweiz Med Wochenschr. 1990;120(48):1812-6.
39. Centers for Disease Control and Prevention. Epidemiology and prevention of vaccine-preventable diseases. Diptheria. https://www.cdc.gov/vaccines/pubs/ pinkbook/dip.html.
40. Centers for Disease Control and Prevention. For parents: vaccines for your children. https://www.cdc.gov/vaccines/parents/index.html.
41. Dewinter LM, Bernard KA, Romney MG. Human clinical isolates of Corynebacterium diphtheriae and Corynebacterium ulcerans collected in Canada from 1999 to 2003 but not fitting reporting criteria for cases of diphtheria. J Clin Microbiol. 2005;43(7):3447-9.
42. World Health Organization (WHO). Immunization, vaccines and biological. Pertussis Disponível em: http://www.who.int/immunization/ topics/pertussis/en/index.html.
43. Cuthbert JA. Hepatitis A: old and new. Clin Microbiol Rev 2001;14(1):38-58.
44. Nainan OV, Xia G, Vaughan G, et al. Diagnosis of hepatitis A infection: a molecular approach. Clin Microbiol Rev 2006;19(1):63-79.
45. Benjamin HJ, Boniquit NT, Hastings ES. The Traveling Athlete. Adolesc Med State Art Rev. 2015 Apr;26(1):189-207.
46. Mahoney FJ. Update on diagnosis, management, and prevention of hepatitis B virus infection. Clin Microbiol Rev 1999;12(4):351-66.
47. Centers for Disease Control and Prevention. Hepatitis B FAQs for health professionals. Available at: https://www.cdc.gov/hepatitis/hbv/hbvfaq.htm.
48. Rosic I, Malicevic S, Medic S, et al. Immune response by athletes to hepatitis B vaccination. Vaccine 2008; 26 (26): 3190-3191. 29. People with specific Diseases/Conditions. Available at: http://www.cdc.gov/vaccines/spec-grps/conditions.htm.
49. Vasconcelos PFC. Yellow fever in Brazil: thoughts and hypotheses on the emergence in previously free areas. Rev Saude Pública 2010;44:1144-9.
50. Barrett AD, Higgs S. Yellow fever: a disease that has yet to be conquered. Annu Rev Entomol 2007;52:209-29.
51. Jentes EJ, Poumerol G, Gershman MD, et al. The revised global yellow fever risk map and recommendations for vaccination, 2010: consensus of the Informal WHO Working Group on Geographic Risk for Yellow Fever. Lancet Infect Dis 2011;11:622-32.
52. Paoletti R, Nicosia S, Clementi F, et al. Vaccines. Treaty of Pharmacology and Treatment. Torino, UTET, 2001.
53. Paoletti R, Nicosia S, Clementi F, et al. Vaccines. Treaty of Pharmacology and Treatment. Torino, UTET, 2001.
54. Begier EM, Burwen DR, Haber P, et al. Postmarketing safety surveillance for typhoid fever vaccines from the Vaccine Adverse Event Reporting System, July 1990 through June 2002. Clin Infect Dis. 2004;38:771-9.
55. Cryz SJ Jr. Patient compliance in the use of Vivotif Berna(R) vaccine, typhoid vaccine, live oral Ty21a. J Travel Med. 1998;5:14-7.
56. Calendários de Vacinação da SBIm. www.sbim.org.br/vacinacao. Acessado em: 20/10/2020.

ADVENTOS, EQUIPAMENTOS E TECNOLOGIA NO CAMPO

CAPÍTULO 49

Andréia Rossi Picanço ▪ Guilherme Passos Ramos

INTRODUÇÃO

O uso de recursos tecnológicos é amplamente difundido no meio esportivo, principalmente no esporte de alto rendimento. Em geral, podem ser utilizados para a aquisição de informações, como recursos ergogênicos para aumento da *performance* além de prevenção, diagnóstico e tratamento de lesões. A forma como estes recursos são utilizados tem evoluído rapidamente em razão dos investimentos em estudos nas áreas das ciências do esporte em conjunto com o desenvolvimento tecnológico.[1] Estima-se que em 2024 os investimentos na área de tecnologia aplicada ao esporte chegarão a mais de 30 bilhões de dólares.[2]

Aprimorar o desempenho humano com uso de recursos tecnológicos é um tema que envolve controvérsias e levanta discussões em relação à aspectos éticos e morais.[3] Maiôs tecnológicos utilizados na natação, tênis que geram ganhos de *performance* a cada passada, membros artificiais utilizados por atletas paralímpicos, são alguns exemplos de recursos que geraram muito debate a respeito do quanto a tecnologia poderia influenciar no que seria o real desempenho humano.

Conhecer os benefícios, limitações e possíveis riscos associados aos recursos tecnológicos disponíveis é importante ao profissional que atua no esporte. Desta forma pode-se escolher aquele que melhor se adequa às suas necessidades e permita obter os resultados desejados.

APLICAÇÕES DA TECNOLOGIA NO TREINAMENTO E NO MONITORAMENTO DE ATLETAS

Equipamentos como GPS, acelerômetros, cardiofrequencímetros, eletromiógrafos, células de carga, câmeras de vídeo, equipamentos de análise bioquímica, dentre outros, permitem medir, com elevado nível de detalhamento, a demanda física e as respostas fisiológicas dos atletas em ambiente de treinamento e competição.

A carga imposta pelos treinadores e preparadores físicos ao atleta é chamada de carga externa. Por outro lado, a carga interna é definida como resposta fisiológica do atleta perante a carga externa aplicada.[4]

Distância percorrida, número de acelerações, desacelerações e impactos sofridos pelo atleta são exemplos de dados de carga externa que podem ser medidos com o uso de aparelhos como acelerômetros e GPS, que são fixados nos atletas durante treinamentos e jogos. Os dados podem ser analisados em tempo real na beira do campo (Fig. 49-1).

Câmeras filmadoras embarcadas com tecnologia de visão computacional também auxiliam na medida da carga externa, bem como o posicionamento tático, no caso de esportes coletivos.

Em vários estádios de futebol já é possível encontrar estas câmeras fixadas nas estruturas de forma permanente para o rastreamento de todos os jogos, com análises precisas de deslocamento dos atletas. Já os aparelhos de GPS são utilizados por quase todas as equipes desta modalidade durante os treinamentos e jogos, fornecendo dados relacionados com a magnitude das forças aplicadas ao corpo do atleta.[5,6] Em diversas situações, estes aparelhos têm sido utilizados de forma complementar.

Para verificar a carga interna imposta aos atletas, recursos como cardiofrequencímetros, para medida tanto da frequência cardíaca quanto de sua variabilidade, lactímetros, eletromiógrafos, termógrafos, aparelhos para medida de marcadores bioquímicos, dentre outros, vêm sendo cada vez mais utilizados.

Quantificar as flutuações nos intervalos do batimento cardíaco também conhecido como variabilidade da frequência cardíaca (VFC), é considerado um método útil para monitorar a atividade autonômica, em particular a modulação parassimpática cardíaca.[7] Estudos têm demonstrado que a cinéti-

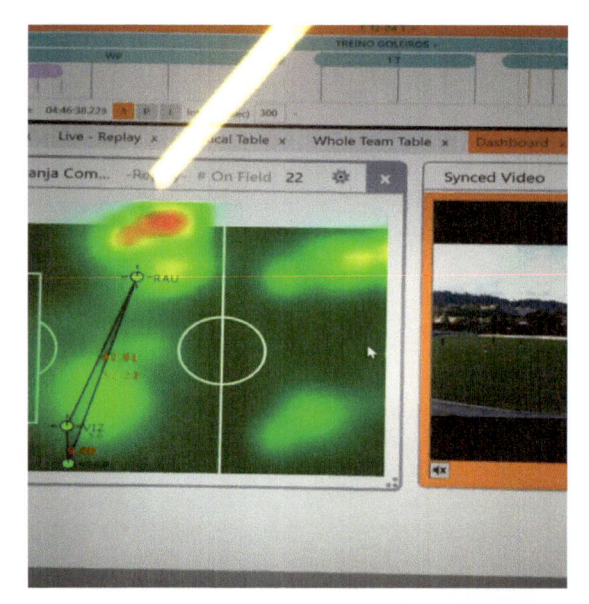

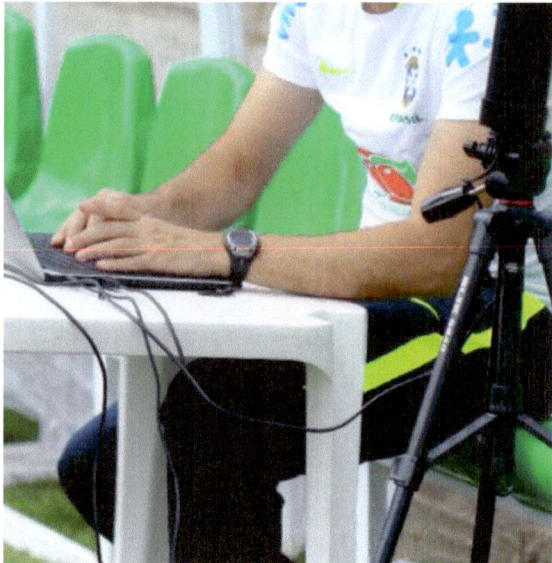

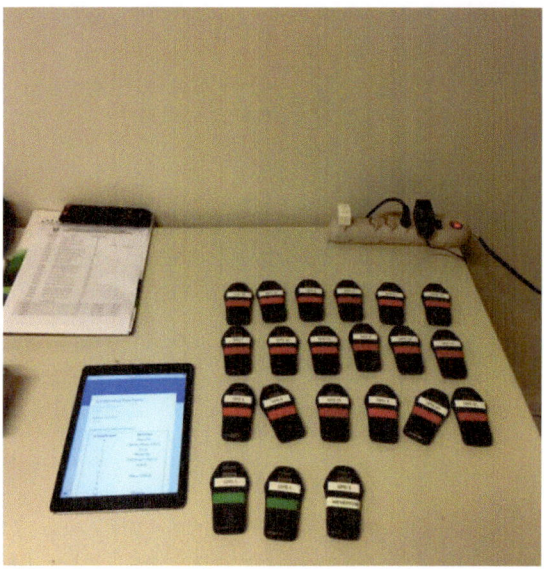

Fig. 49-1 Exemplos de adventos para acompanhamento do desempenho do atleta em tempo real. (Fonte: Arquivo pessoal dos autores.)

ca da variabilidade cardíaca pode ser preditiva da aptidão aeróbia, do desempenho no exercício, bem como da recuperação após o exercício.[7]

O entendimento da carga de treinamento – interna e externa – aplicada ao atleta e sua relação com a necessidade de uma recuperação adequada é fundamental para promover adaptações positivas. Em circunstâncias de treinamentos e jogos consecutivos e por períodos prolongados, é comum observarmos um tempo reduzido disponível para a recuperação dos atletas. Botas de compressão, massageadores elétricos, equipamentos de resfriamento corporal, câmaras ultrafrias, dentre outros, são exemplos de recursos muito utilizados com o intuito de acelerar o processo de recuperação.

Existem alguns estudos que propõem que a utilização de equipamentos de compressão muscular e o uso de resfriamento corporal após a prática de exercício físico podem atenuar o edema muscular, acelerar a remoção de metabólitos decorrentes do exercício,[8,9] aumentar o aporte de nutrientes à musculatura[10,11] e reduzir a dor muscular de início tardio.[12,13] Apesar de existirem evidências justificando o uso desses recursos, alguns trabalhos sugerem que seu uso indiscriminado sem controle da duração e frequência, magnitude de exposição ou mesmo do tipo de exigência muscular do exercício pode não surtir efeito e até mesmo prejudicar o processo de recuperação.[14] No caso do resfriamento corporal pós-exercício, alguns autores defendem que seu uso frequente e com temperaturas baixas pode atenuar algumas respostas inflamatórias que são fundamentais para a adaptação muscular ao treinamento,[15] levando a um decréscimo de *performance*.

Dessa forma, o entendimento das exigências específicas da modalidade esportiva, o conhecimento da carga externa aplicada e as respostas fisiológicas associadas são fundamentais na escolha do tipo de recurso a ser utilizado como estratégia para tentar acelerar o processo de recuperação do atleta.

Cabe ressaltar que independente dos recursos aplicados para auxílio na recuperação, existem evidências científicas robustas que demonstram que a qualidade e a duração do sono[16] bem como a alimentação adequada,[17] são estratégias indispensáveis no processo de recuperação. Já foi demonstrado que atletas que apresentam distúrbios do sono e/ou que passam por períodos de restrição de sono podem ter capacidade cognitiva e de sustentar atenção reduzidas[18] bem como queda na *performance* atlética.[19] Isso parece aumentar caso a restrição ao sono ocorra de forma crônica.[20]

Portanto, a tecnologia tem capacidade de contribuir para o treinamento, desempenho, ajuste da carga de treino, recuperação e prevenção de lesões se utilizadas com base em evidências científicas, já que sua efetividade pode variar de acordo com a carga externa, modalidade esportiva, condições ambientais, tempo e magnitude da utilização.

APLICAÇÕES DA TECNOLOGIA NO DIAGNÓSTICO DE LESÕES

As inovações tecnológicas são também de grande auxílio para o diagnóstico de lesões na beira do campo. A agilidade e a acurácia no diagnóstico são fundamentais para uma intervenção precoce, e consequentemente uma eficaz e rápida recuperação do atleta.

Em alguns esportes o atleta pode realizar exames radiográficos, tomografias computadorizadas ou ressonância magnética no próprio local de treino ou competição, especialmente com o advento de equipamentos portáteis. Aparelhos portáteis de raios X são utilizados na beira do campo, por exemplo, no futebol americano.[21]

Equipamentos portáteis de ultrassonografia vêm sendo utilizados para auxílio no diagnóstico de lesões musculares de forma rotineira. Por ser portátil e de fácil transporte, o mesmo pode ser utilizado na beira do campo e no vestiário (permitindo um rápido diagnóstico) ou até mesmo no quarto do hotel (evitando o deslocamento do atleta para a realização do exame em clínicas ou hospitais) (Fig 49-2).

Diversas outras patologias relacionadas com o esporte também podem ser avaliadas pelo aparelho de ultrassom (US). Esta ferramenta pode ser utilizada na avaliação inicial de fraturas, traumas abdominais e torácicos e lesões oculares, por exemplo.[22]

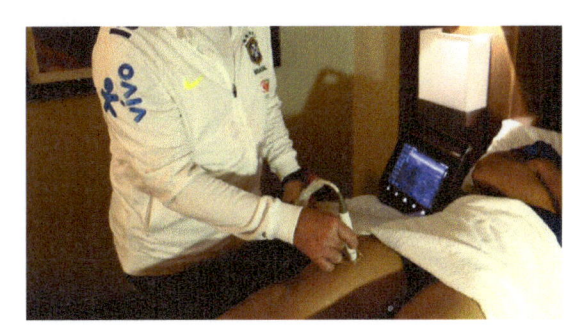

Fig. 49-2 Exemplo da realização de avaliação complementar com auxílio de equipamentos portáteis de ultrassonografia, para auxílio no diagnóstico de lesões musculares. (Fonte: Arquivo pessoal dos autores.)

Além de ser instrumento de grande auxílio para a realização de infiltrações guiadas pelo US.[23]

Trombose venosa profunda pode ser comum em atletas que estão imobilizados por lesões ortopédicas, que passaram por um procedimento cirúrgico ou que apresentam estase venosa por permanecerem por um tempo prolongado na posição sentada em viagens longas. O rápido reconhecimento e tratamento desta condição é de extrema importância para evitar a evolução para um quadro de tromboembolismo pulmonar, sendo o US de grande utilidade também nestes casos.[24]

O ultrassom, por ser o único exame de imagem que permite uma análise dinâmica, é também uma ferramenta de grande auxílio no diagnóstico diferencial de pubalgia no atleta, auxiliando na identificação da "hérnia do atleta".[25]

Outra tecnologia que vem sendo utilizada em diversos esportes é a termografia. A termografia médica infravermelha é um instrumento de análise não invasiva e não radioativa, que detecta a luz infravermelha emitida pelo corpo medindo mudanças de temperatura corporal (Fig. 49-3). Existem várias aplicações da termografia no campo da medicina: desordens neurológicas, reumatológicas, musculares, doenças vasculares, patologias urológicas, ginecológicas e ortopédicas. No esporte, este instrumento auxilia na identificação de riscos e na prevenção de lesões ao monitorar a temperatura corporal e identificar locais de inflamação auxiliando um diagnóstico precoce. A termografia não identifica anormalidades anatômicas, mas sim possíveis alterações funcionais ao controlar a temperatura corporal. A temperatura da superfície corporal pode ser monitorada antes, durante e após o movimento e desta forma, detectar mudanças na temperatura da pele causadas pelo exercício, analisando também o atleta durante a execução do gesto motor.[26,27]

Tecnologias e equipamentos são instrumentos de auxílio no diagnóstico e na prevenção de lesões e vêm sendo utilizados com frequência na medicina do esporte, porém precisamos estar cientes de que

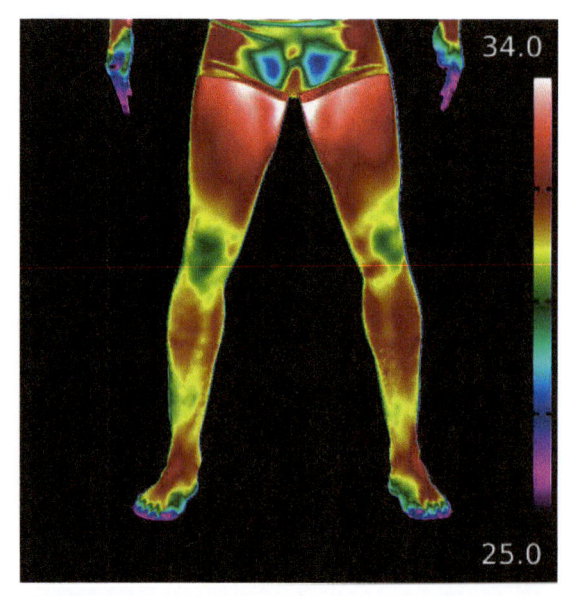

Fig. 49-3 Imagem de termografia. (Fonte: Arquivo pessoal dos autores.)

os achados dos adventos tecnológicos são adicionais ao exame físico realizado pelo médico e devem sempre ser correlacionados com a clínica do atleta.

O "MÉDICO DE VÍDEO"

A utilização de imagens de vídeo é uma tecnologia que vem sendo utilizada pela medicina esportiva, principalmente em esportes de contato. A análise das imagens permite avaliar o momento exato do trauma e o mecanismo de lesão, contribuindo para uma análise mais completa e maior acurácia no diagnóstico. Há diversos fatores que podem interferir na visualização pelo médico de campo do momento exato em que ocorreu um trauma. A velocidade do jogo, a distância que o médico pode estar do lance, outros jogadores obstruindo a visão ou estar realizando outro atendimento concomitante, podem impedir o médico de analisar detalhes do momento do trauma.

Este advento ganha grande importância quando se trata de traumas na cabeça. Apesar da concussão relacionada com o esporte ser uma lesão neurológica frequente em alguns esportes, o diagnóstico é um desafio para o médico do esporte, especialmente na beira do campo.[28] Os primeiros sinais de concussão após o trauma podem ser breves e cessar completamente até o acesso do médico ao jogador.[29]

No momento, exames de imagem ou biomarcadores que possam auxiliar no diagnóstico imediato da concussão cerebral ainda estão no campo da pesquisa. Por este motivo, qualquer envolvimento neurológico após um trauma deve-se suspeitar de uma concussão cerebral. Na beira do campo, a avaliação médica necessita ser rápida e precisa e, na suspeita de concussão, o atleta deve ser retirado do campo de jogo para que possa ser mais bem examinado e avaliado em local apropriado.[29]

Visando auxiliar o médico na análise de uma possível concussão cerebral, muitos esportes passaram a utilizar a tecnologia através da introdução do uso de imagens de vídeo em tempo real. A análise do vídeo permite a visualização do incidente por múltiplos ângulos, repetidamente e em câmera lenta possibilitando uma análise detalhada do mecanismo de lesão e de possíveis sinais indicativos de concussão.[30]

Há estudos científicos recentes que visam definir consensos referentes aos sinais indicativos de concussão no vídeo.[31] A ocorrência de um destes sinais não necessariamente indica que ocorreu uma concussão, mas indica a necessidade de remoção do atleta para melhor avaliação. Há seis sinais considerados mais úteis para identificação de uma possível concussão: lentidão para levantar-se, diminuição da coordenação motora, convulsão, postura tônica, queda sem proteção, olhar vago.[31]

A Federação Internacional de Futebol (FIFA) utilizou esta ferramenta tecnológica pela primeira vez na Copa do Mundo da Rússia em 2018. Cada seleção determinou um membro do departamento médico para realizar a análise das imagens. O "analista médico" ficava posicionado na tribuna de mídia, local com visão privilegiada do campo e com acesso às imagens em tempo real disponibilizadas em computadores portáteis. Todas as imagens do *replay* podiam ser revistas e analisadas. O "analista médico" também possuía um rádio de comunicação com o médico da equipe na beira do campo, permitindo transmitir as informações e auxiliar a conduta em casos de trauma na cabeça.[32]

Visando ainda maior segurança para os atletas, algumas mudanças nas regras do jogo tornam-se necessárias. A FIFA inovou neste sentido no Mundial de Clubes no Catar, em fevereiro de 2021, testando a substituição adicional por concussão cerebral, estratégia previamente adotada na Liga Inglesa de Futebol. O assunto foi debatido e a nova regra aprovada *pelo Intenational Football Association Board (IFAB)* – órgão internacional que regula as regras do futebol – em dezembro de 2020. De acordo com o comunicado divulgado pela entidade, o objetivo é "enviar uma mensagem forte de que, em casos de dúvida, o jogador deve ser retirado" para "evitar que um jogador sofra outra concussão durante a partida". Além disso, também há o interesse em "reduzir a pressão sobre os médicos para realizarem uma avaliação rápida".[33]

Em 2014 também houve alteração da regra, com a adição de 3 minutos de paralisação no jogo para avaliação médica na beira do campo em casos suspeitos de concussão. Este tempo tem sido considerado insuficiente para a realização do protocolo de concussão. Por estes fatores, novas mudanças na regra do futebol continuam sendo debatidas e testadas.³³

Esportes com alta incidência de concussão cerebral também vêm adotando mudanças nas regras e utilizando a tecnologia a seu favor. No rúgbi a substituição temporária para traumas na cabeça foi introduzida no esporte em 2015. O protocolo do rúgbi inclui também a análise de vídeo por médicos independentes. Há um médico da partida que pode ter acesso às imagens em tempo real e ao *replay* dos vídeos. Durante o jogo, se o médico da partida observar qualquer suspeita de trauma na cabeça, o atleta é retirado imediatamente da partida, o jogador é avaliado pelo médico da equipe e a substituição temporária pode ser utilizada. Após a avaliação clínica em conjunto com a análise das imagens do lance, o médico da equipe define se o atleta pode retornar ao campo.³⁴

No futebol americano, a *National Football League* (NFL) revê anualmente o Protocolo de Concussão Cerebral para assegurar que os jogadores estejam recebendo os cuidados médicos mais atualizados de acordo com o *NFL Head, Neck and Spine Committee* – Comitê de Cabeça, Pescoço e Medula da NFL. Em 2011 este comitê criou o *Game Day Concussion Protocol* para ser utilizado no dia do jogo. Há um neurologista consultor especialista em neurotrauma não afiliado – ou seja, um médico neutro para analisar os casos suspeitos de concussão cerebral. Além do acesso às imagens do momento do trauma, a NFL passou a disponibilizar tendas (Fig. 49-4) que são colocadas na beira do campo para uso do médico, visando um melhor atendimento, sem distrações e garantindo privacidade ao jogador. Pesquisas e estudos visando a saúde do atleta de futebol americano estão em constante análise. Regras do jogo são revisadas, novas tecnologias testadas e inovações nos equipamentos de proteção estão sempre passando por estudos para melhorias.³⁵

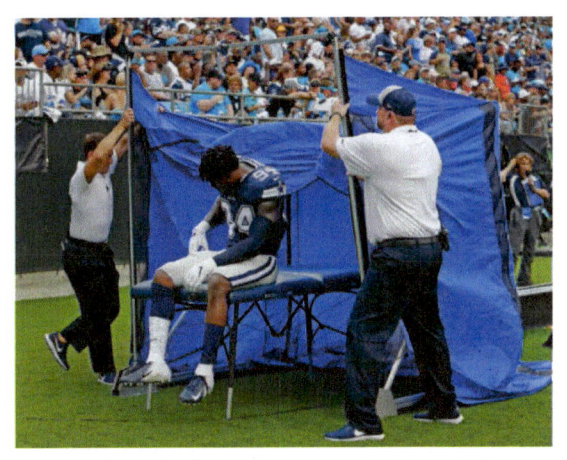

Fig. 49-4 Exemplo do uso de uma tenda para avaliação médica após evento de concussão, durante partida de futebol americano na NFL. (Fonte: Arquivo pessoal dos autores.)

CONCLUSÃO

O acesso à tecnologia auxilia na constante evolução do esporte e da medicina esportiva. É imprescindível saber como utilizar os dados gerados por estes equipamentos. As informações precisam ser analisadas e interpretadas para que o seu uso traga benefícios para o atleta, possibilitando um melhor rendimento em campo e auxiliando prevenção, diagnóstico e tratamento de lesões.

REFERÊNCIAS BIBLIOGRÁFICAS

1. Hutchins B, Rowe D, editors. Digital media sport: Technology, power and culture in the network society. Routledge; 2013 Sep 5.
2. Marcus D. Sports Tech´s Evolution. Forbes. Disponível em: https://www.forbes.com/sites/danielmarcus/2020/12/31/sports-techs-evolution/?sh=4ca50e4b2270.
3. Dyer B. The controversy of sports technology: a systematic review. SpringerPlus. 2015 Dec;4(1):1-2.
4. Impellizzeri FM, Marcora SM, Coutts AJ. Internal and external training load: 15 years on. International journal of sports physiology and performance. 2019 Feb 1;14(2):270-3.
5. Pons E, García-Calvo T, Resta R, et al. A comparison of a GPS device and a multi-camera video technology during official soccer matches: Agreement between systems. PloS one. 2019 Aug 8;14(8):e0220729.
6. Linke D, Link D, Lames M. Football-specific validity of TRACAB's optical video tracking systems. PloS one. 2020 Mar 10;15(3):e0230179.
7. Michael S, Graham KS, Davis GM. Cardiac autonomic responses during exercise and post-exercise recovery using heart rate variability and systolic time intervals—a review. Frontiers in physiology. 2017 May 29;8:301.
8. Kraemer WJ, Bush JA, Wickham RB, et al. Influence of compression therapy on symptoms following soft tissue injury from maximal eccentric exercise. Journal of Orthopaedic & Sports Physical Therapy. 2001 Jun;31(6):282-90.
9. Berry MJ, McMurray RG. Effects of graduated compression stockings on blood lactate following an exhaustive bout of exercise. American Journal of Physical Medicine. 1987 Jun 1;66(3):121-32.
10. Wilcock IM, Cronin JB, Hing WA. Physiological response to water immersion. Sports medicine. 2006 Sep;36(9):7 65.
11. Kraemer WJ, Volek JS, Bush JA, et al. Influence of compression hosiery on physiological responses to standing fatigue in women. Medicine & Science in Sports & Exercise. 2000 Nov 1;32(11):1849-58.
12. Ascensão A, Leite M, Rebelo AN, Magalhães S, Magalhães J. Effects of cold water immersion on the recovery of physical performance and muscle damage following a one-off soccer match. Journal of sports sciences. 2011 Feb 1;29(3):217-25.
13. Vaile J, Halson S, Gill N, Dawson B. Effect of hydrotherapy on the signs and symptoms of delayed

onset muscle soreness. European journal of applied physiology. 2008 Mar;102(4):447-55.
14. Brown F, Gissane C, Howatson G, et al. Compression garments and recovery from exercise: a meta-analysis. Sports medicine. 2017 Nov 1;47(11):2245-67.
15. Broatch JR, Petersen A, Bishop DJ. The influence of post-exercise cold-water immersion on adaptive responses to exercise: a review of the literature. Sports Medicine. 2018 Jun;48(6):1369-87.
16. Fullagar HH, Skorski S, Duffield R, et al. Sleep and athletic performance: the effects of sleep loss on exercise performance, and physiological and cognitive responses to exercise. Sports medicine. 2015 Feb;45(2):161-86.
17. Heaton LE, Davis JK, Rawson ES, et al. Selected in-season nutritional strategies to enhance recovery for team sport athletes: a practical overview. Sports Medicine. 2017 Nov;47(11):2201-18.
18. Grundgeiger T, Bayen UJ, Horn SS. Effects of sleep deprivation on prospective memory. Memory. 2014 Aug 18;22(6):679-86.
19. Skein M, Duffield R, Edge J, Short MJ, Mündel T. Intermittent-sprint performance and muscle glycogen after 30 h of sleep deprivation. Medicine & Science in Sports & Exercise. 2011 Jul 1;43(7):1301-11.
20. Axelsson J, Kecklund G, Åkerstedt T, et al. Sleepiness and performance in response to repeated sleep restriction and subsequent recovery during semi-laboratory conditions. Chronobiology international. 2008 Jan 1;25(2-3):297-308.
21. NFL. Technology Has Helped Us Provide Better Care for the Players. Disponível: https://www.nfl.com/playerhealthandsafety/health-and-wellness/player-care/a-21st-century-sideline.
22. Hahn M, Ray J, Hall MM, et al. Ultrasound in Trauma and Other Acute Conditions in Sports, Part I. Current Sports Medicine Reports. 2020 Nov 1;19(11):486-94.
23. Daniels EW, Cole D, Jacobs B, Phillips SF. Existing evidence on ultrasound-guided injections in sports medicine. Orthopaedic journal of sports medicine. 2018 Feb 15;6(2):2325967118756576.
24. Ray JW, Gende AM, Hall MM, et al. Ultrasound in Trauma and Other Acute Conditions in Sports, Part II. Current Sports Medicine Reports. 2020 Dec 1;19(12):546-51.
25. Bou Antoun M, Reboul G, Ronot M, et al. Imaging of inguinal-related groin pain in athletes. The British journal of radiology. 2018 Dec;91(1092):20170856.
26. Côrte AC, Hernandez AJ. Termografia médica infravermelha aplicada à medicina do esporte. Revista brasileira de medicina do esporte. 2016 Aug;22(4):315-9.
27. Côrte AC, Pedrinelli A, Marttos A, et al. Infrared thermography study as a complementary method of screening and prevention of muscle injuries: pilot study. BMJ open sport & exercise medicine. 2019 Jan 1;5(1).
28. Patricios J, Fuller GW, Ellenbogen R, et al. What are the critical elements of sideline screening that can be used to establish the diagnosis of concussion? A systematic review. British journal of sports medicine. 2017 Jun 1;51(11):888-94.
29. McCrory P, Meeuwisse W, Dvorak J, et al. Consensus statement on concussion in sport—the 5th international conference on concussion in sport held in Berlin, October 2016. British journal of sports medicine. 2017 Jun 1;51(11):838-47.
30. Davis GA, Makdissi M, Bloomfield P, et al. International study of video review of concussion in professional sports. British journal of sports medicine. 2019 Oct 1;53(20):1299-304.
31. Davis GA, Makdissi M, Bloomfield P, et al. International consensus definitions of video signs of concussion in professional sports. British journal of sports medicine. 2019 Oct 1;53(20):1264-7.
32. FIFA. Harnessing technology to improve the game. Disponível em: https://football-technology.fifa.com/en/blog/the-medical-analyst/.
33. FIFA. Disponível em: https://www.fifa.com/clubworldcup/news/fifa-to-trial-concussion-substitutes-at-fifa-club-world-cuptm.
34. World Rugby. Disponível: https://playerwelfare.worldrugby.org/concussion.
35. NFL. Disponível em: https://www.nfl.com/playerhealthandsafety/health-and-wellness/player-care/concussion-protocol-return-to-participation-protocol.

Parte VIII Lesões Específicas por Esporte

ATLETISMO (ESPORTES DE SALTO E VELOCIDADE)

CAPÍTULO 50

Cristiano Frota de Souza Laurino

INTRODUÇÃO

O atletismo moderno é disputado desde meados do século XIX, embora muitas de suas provas atuais já tenham sido apresentadas durante as Olimpíadas de Atenas (Grécia) em 1896 (1ª versão dos Jogos Olímpicos da Era Moderna). O atletismo é um esporte global e o maior e mais representativo dos Jogos Olímpicos, contribuindo com cerca de 20% de todos os participantes,[1,2,3] e abrange as modalidades de corrida em pista, saltos, arremessos e lançamentos, provas combinadas, revezamentos, marcha atlética, *cross-country*, corridas de rua, corridas de montanha, *trail running* e *ultra running*. O esporte é administrado pela World Athletics e organiza campeonatos mundiais *outdoor* a cada 2 anos, nos quais competem quase 2.000 atletas, representando todos os continentes.[1,2,3]

As modalidades de velocidade e saltos são representadas por:

- *Corridas rasas:* 100 m, 200 m, 400 m; corridas com barreiras: 100 m (feminino), 110 m (masculino), 400 m; as modalidades rasas de 50 m, 55 m e 60 m são realizadas em pistas cobertas, assim como as corridas com barreiras de 50 m e 60 m.
- *Saltos*: salto em distância, salto triplo, salto em altura e salto com vara.

Os praticantes das modalidades de velocidade são denominados velocistas e procuram correr distâncias rasas objetivando chegar ao final da distância no menor tempo, enquanto os saltadores buscam a superação de distância e altura durante a execução do salto. Velocistas e saltadores utilizam-se de calçados específicos e são desenvolvidos para suprir as necessidades de propiciar a tração adequada no solo. O solado possui um reforço na região do antepé, local de fixação dos pregos com tamanhos e números variados e limitados pelas regras.

A corrida é o elemento comum para velocistas e saltadores, seguindo a técnica específica da prova, combinando amplitude e frequência de passadas e com o objetivo de se atingir e manter a velocidade máxima até a linha de chegada ou a velocidade apropriada para o momento do impulso nos saltos (Fig. 50-1). As provas de 200 m/400 m apresentam a particularidade de apresentarem trechos de curva, um e dois respectivamente, onde a corrida é executada sempre no sentido anti-horário, enquanto que nas provas de distâncias até 110 m o atleta executa a corrida sempre em linha reta. As modalidades com barreiras (60 m, 110 m, 100 m e 400 m) são consideradas provas de velocidade, onde os atletas procuram ultrapassar as barreiras dispostas com altura e intervalos definidos, utilizando-se de técnica e coordenação adequados, de tal modo que a ultrapassagem não compreenda movimentos saltatórios, o que provocaria uma desaceleração importante da corrida (Fig. 50-2).

O salto em distância consiste de uma corrida de aproximação, um impulso unipodálico, uma trajetória aérea e a aterrissagem na caixa de areia. O impulso é o momento da execução do salto entre o toque do pé no solo e o seu desprendimento para a fase aérea. O salto triplo consiste de uma corrida de aproximação, seguida de três saltos assim distribuídos: 1º salto "*hop*" (salto e aterrisagem com o mesmo pé); 2º salto "*step*" (o impulso é realizado com o mesmo pé do 1º salto e a aterrissagem é feita sobre o pé contrário); 3º salto "*jump*" (o impulso é executado com o pé de aterrissagem do 2º salto e a aterrissagem na areia). Na modalidade do salto em

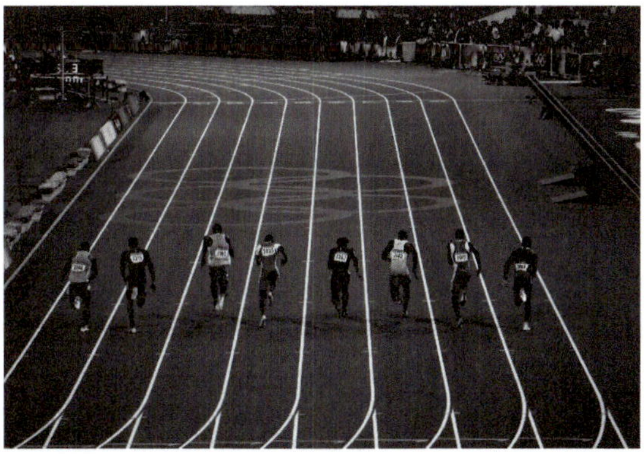

Fig. 50-1 Prova dos 100 m rasos.

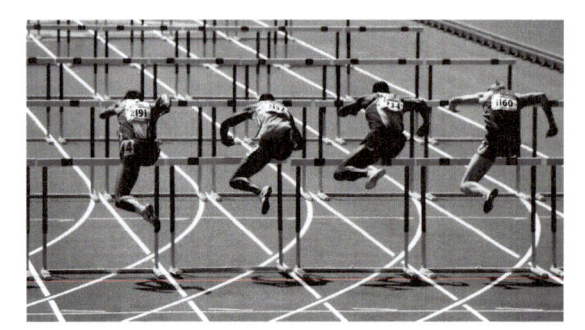

Fig. 50-2 Prova dos 110 m com barreiras.

altura, o atleta tem como meta ultrapassar a barra horizontal por meio de um salto vertical à partir do impulso de um dos membros, precedido por uma corrida de aproximação de trajetória curvilínea até o momento do impulso (Fig. 50-3). O salto com vara tem como objetivo atingir um deslocamento vertical utilizando-se de uma vara, visando ultrapassar uma barra disposta horizontalmente (Fig. 50-4). Para qualquer modalidade de saltos, tanto a corrida de aproximação quanto o impulso são momentos importantes na gênese de lesões agudas ou por sobrecarga.

O treinamento e a competição de atletismo apresentam riscos de lesões, embora a literatura científica publicada nos últimos anos forneça mais informações sobre a epidemiologia de curto prazo durante as competições[1-3] do que estudos prospectivos cobrindo temporadas completas.[4] O atletismo é considerado um esporte sem contato físico e abrange uma ampla variedade de eventos de características biomecânicas diversas. Estudos revelam que entre 17% e 76% dos atletas praticantes de atletismo apresentam lesões musculoesqueléticas.[5-10] O índice de exposição à lesão é de 2,5 a 5,8 lesões/1.000

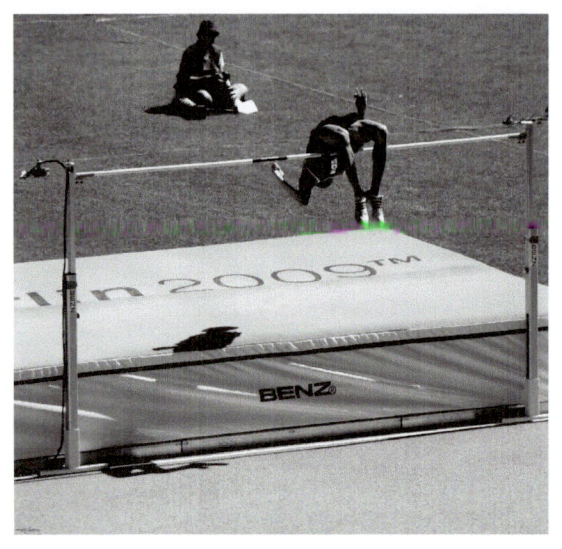

Fig. 50-3 Prova do salto em altura.

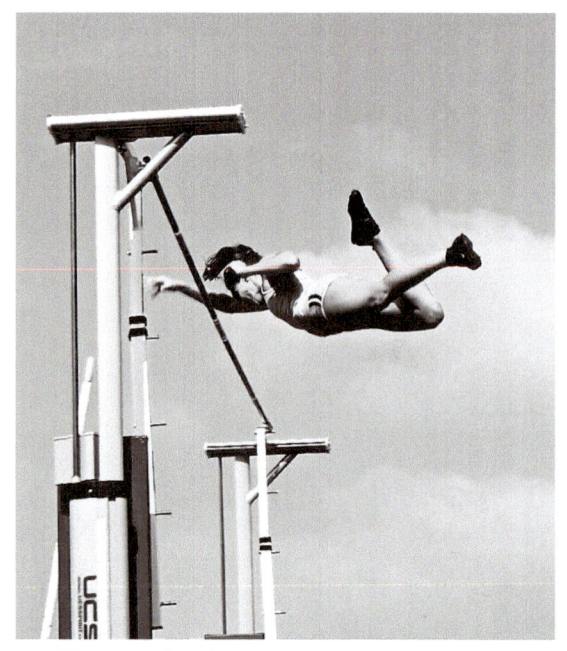

Fig. 50-4 Prova do salto com vara.

horas de treinamento dependendo da modalidade estudada.[6] As lesões de natureza acidental ou traumática podem provocar limitações de magnitudes diversas[11] e acidentes podem ocorrer, o que torna essencial que técnicos, atletas e dirigentes desenvolvam protocolos seguros durante sessões de treinamento e competição. Alguns fatores devem ser considerados no estudo das lesões no atletismo, como: a idade, o sexo, o nível de competição, o tempo de treinamento, a modalidade, o número de modalidades praticadas, o número de horas de treinamento, a competição e as lesões pregressas.[5-10] A localização anatômica das lesões segue uma distribuição variada na literatura, embora o acometimento dos membros inferiores seja predominante, sobretudo nas modalidades de velocidade e saltos.[10] As regiões anatômicas mais acometidas por lesões em estudo retrospectivo foram: coxa, joelho, tronco e membros superiores, tornozelo e pé e perna, sendo mais afetadas as estruturas musculotendíneas, principalmente os músculos isquiotibiais, seguidos pelo quadríceps, os adutores da coxa e os músculos da perna.[10]

A epidemiologia das lesões durante competições de alto rendimento (campeonatos mundiais e europeus) foi motivo de estudo que avaliou um total de 8.925 homens e 7.614 mulheres registrados entre os anos de 2007 e 2018 e identificou um total de 1.530 lesões em 928 homens e 597 mulheres. A maioria das lesões ocorreu em corridas de velocidade (24,2 homens × 26,1% mulheres), seguidos por provas de saltos (15,8 homens × 11,9% mulheres).[13] A coxa foi a região anatômica mais prevalente em velocistas homens (52%), acometendo os músculos (67,6%), e com a consequência de interromper os treinamentos por até 7 dias (24%) ou por 8-28 dias (22,7%).[13] A coxa foi a região anatômica mais prevalente em velocistas mulheres (37,8%), seguida pelo pé (12,8%) e pelo tronco (11,5%), acometendo os músculos (49,4%) e com a consequência de não interromper os treinamentos (50%) ou interromper até 7 dias (23,1%).[13] A coxa foi a região anatômica mais prevalente em velocistas homens nas modalidades com barreiras (37,5%), seguido pelo quadril e pela virilha (12,5%), acometendo músculos (51,3%) e com interrupção de treinamento entre 8-28 dias (26,3%).[13] A coxa foi a região anatômica mais prevalente em velocistas mulheres nas modalidades com barreiras (22%), seguida pelo joelho (18,6%), membros superiores (16,9%), acometendo principalmente os músculos (27,1%) e ligamentos (23,8%) e com interrupção de treinamento de até 7 dias (27,1%) e de 8-28 dias (20,3%).[13] A coxa foi a região anatômica mais prevalente entre saltadores homens (24,5%), seguida pelo pé (12,9%), joelho (12,2%) e tornozelo (11,6%), acometendo os músculos (40,1%), tendões (15%) e articulações (13,6%) e com interrupção de treinamento de até 7 dias (21,3%) e de 8-28 dias (21,8%). A coxa foi a região anatômica mais prevalente entre saltadores mulheres (19,7%) ou tronco (14,1%), acometendo músculos (35,2%), ou tendões (15,5%).[13]

Estudos sobre lesões durante toda a temporada, relatam diferenças na localização e/ou no diagnóstico por modalidade praticada.[12] Em resumo, os estudos relataram que os atletas que participaram de provas de velocidade sofreram mais lesões musculares isquiotibiais, seguidos por lesões no tendão de aquiles (tendinopatias) e na região lombar; nas provas com barreiras, as lesões foram descritas predominantemente na coxa e na perna; nas provas de saltos, as lesões foram predominantemente musculares isquiotibiais, seguidas por lesões no joelho, região lombar e lesões do tendão de Aquiles.[12]

As estratégias de prestação de serviços médicos (equipe, instalações) durante os campeonatos de atletismo no FOP, devem considerar as especificidades das modalidades para um melhor atendimento das principais lesões. A prevenção das lesões traumáticas acidentais recai sobre fatores a serem observados, como o conhecimento das regras da modalidade, a certificação dos equipamentos e materiais utilizados, a introdução de programas de orientação e o treinamento para a utilização segura da pista e dos equipamentos específicos de cada modalidade, o adequado planejamento de assistência com pessoal da área médica e paramédica durante o treinamento e as competições, prover equipe, material e equipamentos para o atendimento de emergência, estabelecer centrais de referência para consulta de especialistas, registro e documentação de atendimentos.

REFERÊNCIAS BIBLIOGRÁFICAS

1. Alonso JM, Junge A, Renström P, et al. Sports injuries surveillance during the 2007 IAAF World Athletics Championships. Clin J Sport Med 2009; 19:26-32.
2. Alonso JM, Tscholl PM, Engebretsen L, et al. Occurrence of injuries and illnesses during the 2009 IAAF World Athletics Championships. Br J Sports Med 2010;44:1100-5.
3. Alonso JM, Edouard P, Fischetto G, et al. Determination of future prevention strategies in elite track and field: analysis of Daegu 2011 IAAF Championships injuries and illnesses surveillance. Br J Sports Med 2012;46:505-14.
4. Jacobsson J, Timpka T, Kowalski J, et al. Injury patterns in Swedish elite athletics: annual incidence, injury types and risk factors. Br J Sports Med 2013;47:941-52.
5. D'Souza, D. Track and field athietics injuries-one-year survey. Br J Sports Med 1994; 28 3 197-202.
6. Bennell KL, Crossley K. Musculoskeletal Injuries in Track and Field: Incidence, Distribution, and Risk Factors. Aust J Scien Med Sports 1996; 28 3:69-75.
7. Bennell KL, Malcolm S A, Thomas AS, Wark JD, Brukner PD. The incidence and distribution of estresse fractures in competitivo track and field athletes. Am J Sports Med 1996;24(2):211-217.
8. Watson MD, Dimartino PP. Incidence of Injuries in high school track and field athietes and its relation to performance ability. Am J Sports Med 1987;15(3):251-254.
9. Vingard E, Sandmark H, Alfredsson L. Musculoskeletal disorders in former athletes. A cohort study in 114 track and field champions. Acta Orthop, Scand. 1995;66 (3):289-291.
10. Laurino CFS, Lopes AD, Mano KS, et al. Lesoes Músculo-esqueléticas no Atletismo. Rev Bras Otoped 2000;35(9):364-368.
11. Mueller FO, Cantu RC, Van Camp SP. Catastrophic Injuries in High School and College Sports. Human Kinetics, Champaign, I.L. 1996.
12. Laurino CFS, Pochini AC. Atletismo. In: Moisés Cohen, Rene Jorge Abdalla. (Org.). Lesões nos Esportes. 2. ed. Rio de Janeiro: Livraria e Editora Revinter, 2014, v. 1, p. 884-905.
13. Edouard P, Navarro L, Branco P, et al. Injury frequency and characteristics (location, type, cause and severity) differed significantly among athletics ('track and field') disciplines during 14 international championships (2007–2018): implications for medical service planning. British Journal of Sports Medicine 2020; 54:159-167.

BASQUETEBOL

Carlos Vicente Andreoli ▪ Paulo Roberto Szeles

INTRODUÇÃO

O basquetebol é uma das modalidades coletivas mais praticadas em todo o mundo, tanto por crianças e adolescentes quanto por adultos de ambos os sexos. As características do esporte incluem saltos, tiros em velocidade, mudanças de direção e giros sobre o pé de apoio. Houve uma mudança na característica do jogo, com diminuição do tempo de posse de bola, de 30 para 24 segundos por ataque, aumento do volume e intensidade da prática nos últimos anos, o que contribuiu também para um maior contato físico e aumento no número de lesões.

Em uma revisão sistemática sobre epidemiologia das lesões no basquete, com 11 estudos incluídos, Andreoli *et al.* encontraram 12.960 lesões nos estudos. Os resultados demonstraram que predominam lesões nos membros inferiores (63,7%), independentemente do sexo (masculino, 65,2%; feminino, 68,4%) ou nível (profissionais 64,7%, master 74,5% e crianças e adolescentes 62,5%). Quanto à região anatômica, a mais afetada foi a articulação do tornozelo (2.832 lesões, 21,9%), seguida do joelho (2.305 lesões, 17,8%). A maioria dos autores aponta o tornozelo como o local mais comum de lesão; no entanto, alguns autores relatam que o joelho é a região mais afetada.[1-15] Às lesões nos membros superiores, as lesões nas mãos, dedos e punhos acometeram em 8,7% (1.133 lesões) e as lesões no ombro, braço e antebraço foram de 4,5% (585 lesões). O estudo demonstrou que houve aumento no diagnóstico das concussões correspondendo a 11,3% das lesões (1.468 lesões) (Quadro 51-1).[1-15]

PARTICULARIDADES DO ATENDIMENTO MÉDICO NO BASQUETE

Algumas particularidades do atendimento em quadra no basquete devem ser destacadas, sobretudo, em relação à necessidade de parada do jogo e substituição do atleta quando seu retorno não é imediato

Quadro 51-1 Distribuição por Segmento Corpóreo, das 12.960 Lesões Encontradas

Segmento	N	%
Tornozelo e pé	4.156	32,1
▪ Tornozelo	2.832	21,9
▪ Pé	683	5,3
▪ Não determinado	641	4,9
Joelho	2.305	17,8
Coxa, quadril, perna	1.784	13,8
Cabeça e pescoço	1.468	11,3
Mãos, dedos, punho	1.133	8,7
Tronco e coluna	975	7,5
Ombro, braço e antebraço	585	4,5
Outros	554	4,3
Total	**12.960**	**100,0**

(superior a 15 segundos) ou existe a necessidade de algum tipo de assistência.

A Federação Internacional de Basquetebol (FIBA) atualizou a definição de assistência ao atleta como o auxílio proveniente de qualquer membro da delegação, incluindo médicos, fisioterapeutas, técnico, assistentes ou outros jogadores. O conceito de assistência também foi ampliado, englobando desde o auxílio para a remoção do atleta quanto a assistência em situações cotidianas, como recolocar um tênis, procurar uma lente de contato ou reforçar uma bandagem, resultando, em todos os casos, na necessidade de substituição deste atleta.

É fundamental, portanto, que os profissionais de saúde envolvidos no atendimento de quadra no basquetebol, dominem as regras do jogo e ponderem a melhor iniciativa para a preservação da saúde dos atletas, porém, com a menor interferência possível no jogo. O retorno do atleta à partida só ocorre com uma nova substituição, quando autorizado pelo árbitro, no momento adequado.

Assim como em outras modalidades esportivas, a entrada da equipe médica em quadra também deve ser previamente autorizada pelo árbitro, salvo em situações de extrema gravidade, como nos casos de concussão e parada cardíaca por exemplo.

PLANEJAMENTO DE TREINOS E JOGOS

A estrutura física, com características da localização (altitude, temperatura, umidade), da hospedagem e ginásio de treinos (deslocamento, alimentação, sala de reabilitação, sala de atendimento médico), bem como conhecimento da estrutura médica de apoio (hospitais de referência, centros diagnósticos, ambulâncias, socorristas e rotas de fuga) permitem ao departamento médico um atendimento rápido e eficaz em todas as situações que necessitem de sua avaliação. Além disso, medicamentos, material de apoio e mala médica são customizados conforme a estrutura local e as particularidades dos atletas e da comissão.

Ainda dentro do planejamento, porém de forma longitudinal e permanente, as medidas de prevenção de lesão e manutenção do condicionamento físico adequado devem ser estimuladas. Por fim, a atuação do médico de campo no basquetebol não se restringe à assistência em quadra, ela demanda o conhecimento das regras, das principais lesões associadas, da sua equipe e da estrutura local e de um planejamento adequado (Fig. 51-1).

EQUIPAMENTOS E MALA MÉDICA

A mala médica e os equipamentos de fisioterapia são presença constante na quadra durante os treinos e jogos. O material básico envolve medicações analgésicas, anti-inflamatórios, pomadas analgésicas, medicações intramusculares e medicações em geral (digestivas, respiratórias e antigripais), sempre com o cuidado de evitar medicações que estejam na lista *antidopping* (Fig. 51-2).

Existe uma alta incidência de ferimentos cortocontusos neste esporte, por isso, material de sutura, *dermabond*, ataduras de crepom, micropore, esparadrapo e adesivos também são parte fundamental. Importante também possuir órtese para cobertura de curativos (toucas de natação, cotoveleiras e joelheiras para articulações com grande mobilidade. O uso de órteses é comum, após traumas agudos, tais como tornozeleiras, joelheiras e cotoveleiras. Houve aumento das concussões cerebrais, e um colar cervical deve fazer parte do arsenal médico.

A propedêutica foi expandida e, atualmente, faz parte do arsenal médico, o equipamento de ultrassom portátil, que pode ser utilizado para diagnósticos precoces de lesões musculares e tendinopatias (Fig. 51-1).

ENTORSE DE TORNOZELO – LESÃO MAIS COMUM

Esta lesão é mais prevalente em esportes com contato físico e com mudança de direção. O mecanismo clássico das lesões ligamentares do tornozelo é a inversão com flexão da articulação. Este é o mecanismo de 85% dos casos e leva ao acometimento do complexo ligamentar lateral do tornozelo, composto pelo ligamento fibulotalar anterior (FTA), ligamento

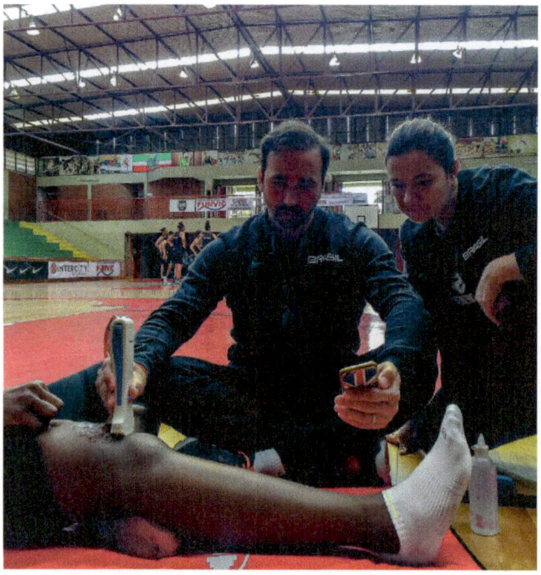

Fig. 51-1 Avaliação clínica e com ultrassom portátil de lesão na coxa durante treinamento.

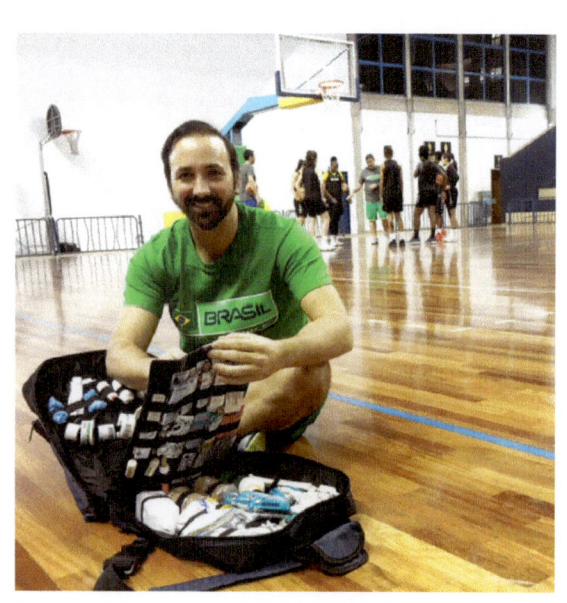

Fig. 51-2 Exemplo de mala médica portátil, adaptada para o basquetebol.

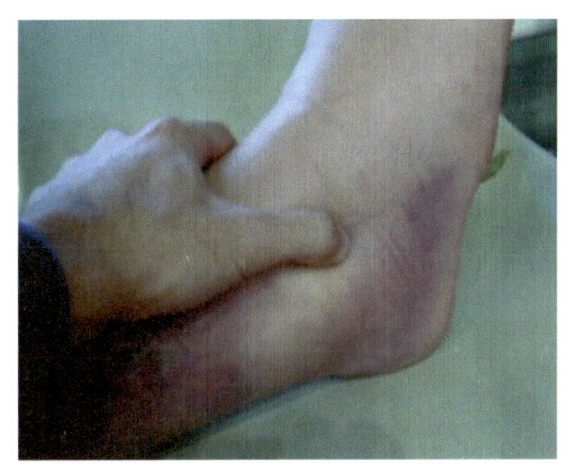

Fig. 51-3 Aspecto clínico de entorse grau III de tornozelo.

fibulocalcâneano (FC) e ligamento fibulotalar posterior (FTP). Cerca de 80% dos atletas com lesão desta estrutura apresentam lesões associadas e estas devem ser investigadas e diagnosticadas cuidadosamente.

O quadro clínico clássico é de dor imediata e dificuldade para deambular. A formação do edema na região pode nos dar pistas sobre quais estruturas estão lesionadas, a palpação é tempo importante no exame físico do tornozelo (Fig. 51-3). Outro dado importante é o tempo de formação de edema, já que nos casos onde seu surgimento é precoce, lesões mais extensas são mais comuns.

A manobra da gaveta anterior e do estresse em varo, deve ser realizada sempre que possível e quando o atleta permitir. No atendimento na fase aguda de uma entorse de tornozelo, deve-se retirar o tênis e a proteção (órteses ou bota de esparadrapo), avaliar a dor, edema, palpar estruturas ósseas, iniciar analgesia com gelo local e medicação analgésica e se necessário refazer a bota de esparadrapo ou colocar a órtese. A decisão de recolocar o atleta na partida envolve o atleta, o médico, o fisioterapeuta e a comissão técnica, dependendo do momento do jogo e da competição.

O tratamento das lesões ligamentares agudas do tornozelo é eminentemente conservador, variando desde a imobilização simples por 3 a 4 semanas, respeitando assim a biologia do organismo para a adequada cicatrização dos ligamentos lesionados/rompidos; até o início imediato de exercícios funcionais para fortalecimento, com órteses semirrígidas e carga de acordo com o tolerado. Independente da modalidade escolhida, os resultados clínicos a longo prazo são os mesmos. Qualquer que seja o regime escolhido para o tratamento, a fisioterapia para fortalecimento da musculatura eversora e principalmente exercícios que estimulem a propriocepção são imprescindíveis para um bom resultado (Fig. 51-4).

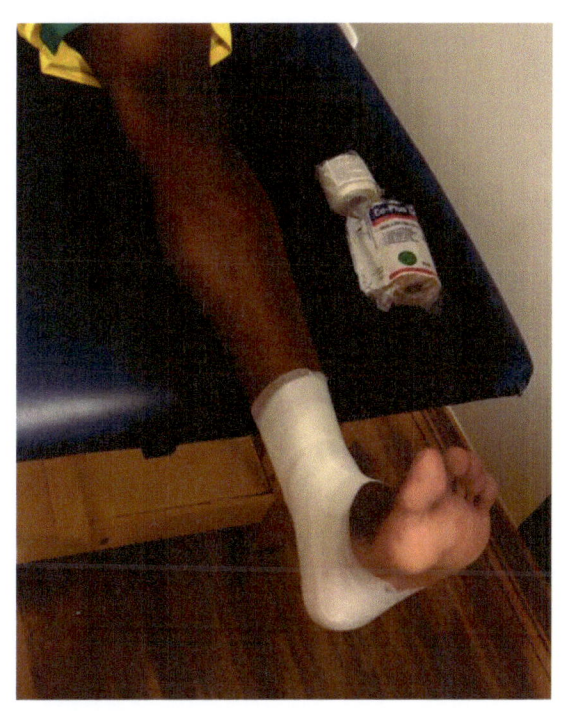

Fig. 51-4 Bota de esparadrapo utilizada pelos atletas de basquete.

REFERÊNCIAS BIBLIOGRÁFICAS

1. Andreoli CV, Chiaramonti BC, Biruel E, et al. Epidemiology of sports injuries in basketball: integrative systematic review. BMJ Open Sport & Exercise Medicine 2018;4:e000468.
2. Backx FJ, Beijer HJ, Bol E, et al. Injuries in high-risk persons and high-risk sports. A longitudinal study of 1818 school children. Am J Sports Med 1991;19:124-30.
3. Loës M, Dahlstedt LJ, Thomée R. A 7-year study on risks and costs of knee injuries in male and female youth participants in 12 sports. Scand J Med Sci Sports 2000;10:90-7.
4. Drakos MC, Domb B, Starkey C, et al. Injury in the national basketball association: a 17-year overview. Sports Health 2010;2:284-90.
5. Meeuwisse WH, Sellmer R, Hagel BE. Rates and risks of injury during intercollegiate basketball. Am J Sports Med 2003;31:379-85.
6. Messina DF, Farney WC, DeLee JC. The incidence of injury in Texas high school basketball. A prospective study among male and female athletes. Am J Sports Med 1999;27:294-9.
7. Powell JW, Barber-Foss KD. Injury patterns in selected high school sports: a review of the 1995-1997 seasons. J Athl Train 999;34:277-84.

8. Borowski LA, Yard EE, Fields SK, et al. The epidemiology of US high school basketball injuries, 2005-2007. Am J Sports Med 2008;36:2328-35.
9. Silva ASda, Abdalla RJ, Fisberg M. Incidência de lesões musculoesqueléticas em atletas de elite do basquetebol feminino. Acta Ortopédica Brasileira 2007;15:43-6.
10. Deitch JR, Starkey C, Walters SL, et al. Injury risk in professional basketball players: a comparison of Women's National Basketball Association and National Basketball Association athletes. Am J Sports Med 2006;34:1077-83.
11. Teramoto M, Cross CL, Cushman DM, et al. Game injuries in relation to game schedules in the National Basketball Association. J Sci Med Sport 2017;20:230-5.
12. Andreoli CV, et al. BMJ Open Sport Exerc Med 2018;4:e000468.
13. Dick R, Hertel J, Agel J, et al. Descriptive epidemiology of collegiate men's basketball injuries: National Collegiate Athletic Association Injury Surveillance System, 1988-1989 through 2003-2004. J Athl Train 2007;42:194-201.
14. Carazzato JG, Campos LAN, Carazzato SG. Incidência de lesões traumáticas em atletas competitivos de dez tipos de modalidades esportivas. Rev Bras Ortop 1992;27:745-58.

CICLISMO E TRIATLO

Christiane Prado ▪ Felipe Malzac Franco ▪ Alexandre Palottino
Lívia Trivisol ▪ Fabrício Braga

INTRODUÇÃO

Triatlo e ciclismo são esportes em exponencial crescimento em números de praticantes. Nos Estados Unidos, foram os esportes olímpicos que mais cresceram, notadamente na população acima de 60 anos, após as olimpíadas de Sidney-2000.[1,2] No Brasil, ambos os esportes seguem a mesma tendência.[3]

Tais modalidades, quando disputadas em alta *performance*, estão relacionadas com um elevado índice de trauma, decorrente da alta competitividade, principalmente no ciclismo (um dos esportes com mais mortes no mundo, pelo compartilhamento do local de prática, estradas, com veículos automotores e o contato entre os competidores). No triatlo competitivo, os eventos fatais estão relacionados com traumas em apenas 11%, sendo esses eventos fatais, em 66%, relacionados com a natação.[4]

Iremos abordar, neste capítulo, os traumas mais comuns, separando por modalidade a que estão mais relacionados, mecanismo de lesão e conduta, com principal foco no atendimento no local do trauma e o papel da fisioterapia no contexto das lesões traumáticas ortopédicas.

LESÕES NA NATAÇÃO

A natação do triatlo, que em geral possui largada no modelo *mass-start* apresenta maior risco no seu início e término, pelas intempéries do mar e contato corporal com outros atletas.

A lesão traumática mais comumente encontrada nesses atletas é a luxação escapuloumeral, o que aumenta o risco de afogamento, pois acarreta incapacidade funcional do membro superior afetado e dor. A grande quantidade de atletas aglomerados no momento do nado, torna muitas vezes difícil a identificação pela equipe de resgate e respectivo salvamento. Devemos orientar a equipe de resgate para identificar qualquer alteração de padrão no nado do atleta, prestando maior atenção nos momentos de entrada e saída do mar.

A luxação escapuloumeral é a perda da congruência desta articulação. Acontece de maneira traumática no primeiro episódio, sendo mais comum na saída do mar, relacionado com as quedas das ondas e colisão no fundo do mar. Nos episódios subsequentes, pode ser espontânea sendo mais comum na entrada do mar, na tentativa de vencer a resistência das ondas e no contato corporal com outros atletas. O principal sinal clínico é a "dragona do soldado", que é a perda da esfericidade do ombro tornando uma articulação que tem formato arredondado em formato quadrado com ângulo reto associado à incapacidade funcional; porém o diagnóstico final só é possível com a realização de radiografias do ombro, quando podemos não só fechar o diagnóstico como avaliar lesões associadas como, por exemplo, fraturas do úmero proximal.

O tratamento inicia-se com a retirada do atleta do mar, em segurança, avaliação do membro superior e é importante saber se o paciente já apresentou algum episódio de luxação do ombro ao decorrer de sua vida. Após imobilização do membro superior afetado com tipoia em posição de conforto com verificação da perfusão periférica e analgesia inicial, devemos encaminhar o paciente para unidade hospitalar. Não se deve, de nenhuma maneira, tentar redução incruenta no local pois pode agravar lesões associadas. A redução da luxação escapuloumeral é um procedimento médico devendo ser realizado após exames complementares para um diagnóstico correto, no centro cirúrgico sob anestesia e com controle local de imagem radiográfica.

O atleta não deve retornar à competição em curso.

LESÕES NO CICLISMO

As lesões de ciclismo, ou da etapa de ciclismo do triatlo exigem muita atenção da equipe de pronto atendimento, pois são traumas de alta energia, mais comumente afetando membros superiores e inferiores, lesões em face, crânio e coluna cervical, embora mais graves, e ocorrem com menor incidência.

Dividiremos de uma maneira didática as lesões em membros superiores e inferiores.

Nos membros superiores temos lesões mais prevalentes, ocasionadas normalmente com o acidente iniciado pela roda dianteira da bicicleta, projetando o atleta sobre o ombro, punho, cotovelo, face, coluna cervical e crânio. Estatisticamente, as fraturas de clavícula e distal dos ossos do antebraço (rádio e ulna) são as mais frequentes, sendo importante a exclusão de outras lesões no manejo do paciente no local do acidente.

Lesões como concussão, fratura da coluna cervical, lesões da face, dentre outras, têm que ser descartadas antes de iniciar o processo de remoção do atleta. O exame físico inicial deve estar balizado com o A.T.L.S., seguindo as etapas por ele indicadas (ABCDE).

Fratura da Clavícula

Lesão comumente encontrada pelo tipo de queda do atleta, que por reflexo roda o corpo para proteger sua face, ocasionando, assim, trauma direto na região posterolateral do ombro. Com isso, há transmissão direta de energia para região anterior, que resulta na fratura em uma das três partes da clavícula (medial, média e lateral). As fraturas do terço médio são responsáveis por até 80% de todas as fraturas da clavícula, enquanto as fraturas do terço medial e do terço lateral são responsáveis por 5% e 15%, respectivamente.

No primeiro atendimento, a deformidade, dor local, e até escoriações na região posterior do ombro sugerem esta fratura, é também, importante proteger a coluna cervical, e evitar mexer nos membros superiores. O exame neurovascular é mandatório, pela proximidade destas estruturas com a clavícula e a primeira costela. A imobilização sugerida para a região cervical é o colar cervical, porém, caso o acidente ocorra em estrada, pode ser tentada a imobilização com dois anteparos laterais no crânio, até a chegada da remoção. A imobilização do membro superior é feita com apoio do braço ao lado do corpo, o antebraço em contato com o abdome, e assim promover um suporte como a "tipoia americana".

Importante ressaltar que o atleta não pode retornar para a competição e não está indicada a tentativa de redução de nenhuma deformidade, que o mais correto a fazer nesse momento é a mobilização passiva.

Luxação Acrômio Clavicular

Lesão menos comum que a fratura de clavícula, mas também vista nos acidentes de bicicleta, pois o mecanismo de trauma também é na parte posterior do ombro. Nesta lesão a deformidade é o principal achado seguido de dor local. É fato que, em alguns casos, o paciente pode não apresentar deformidade qualquer no primeiro momento, principalmente se ele se mantiver deitado, pois existem tipos de luxação acromioclavicular que não acometem na integralidade todos os componentes que estabilizam essa articulação, nesses casos o diagnóstico é por suspeita clínica relacionada com queixa de dor limitante ou incapacitante do membro. A imobilização do membro superior indicada também é tipo "tipoia americana", como na fratura de clavícula, e não está indicada a tentativa de redução da deformidade.

O atleta não está autorizado a retornar à competição em curso.

Fratura Distal do Antebraço

A fratura dos ossos do antebraço (rádio e ulna) acontece quando o ciclista na queda ao solo tenta se proteger com o apoio direto da mão espalmada. A abordagem inicial se baseia na inspeção (deformidade, lesões de pele que indicam fratura exposta e escoriações na região palmar das mãos), exame de perfusão dos dedos (pelo risco de lesão vascular) e exame neurológico (pela proximidade dos nervos mediano, radial e ulnar aos ossos do antebraço). A imobilização deve ser realizada, sem realinhamento do membro, com calha até o encaminhamento ao hospital. O exame radiológico é mandatório para diagnóstico e classificação da fratura. Sendo esta fratura em região articular é sempre recomendada a realização da tomografia computadorizada para melhor avaliação dos fragmentos e planejamento cirúrgico (Fig. 52-1).

Cabe ressaltar que as fraturas expostas têm uma abordagem diferente das fraturas "fechadas", e essas devem ser encaminhadas diretamente ao centro cirúrgico para limpeza, desbridamento e, assim, correção imediata da fratura.

Agora abordaremos as lesões de membros inferiores, ocasionadas normalmente quando o acidente inicia na roda ou na parte traseira da bicicleta, o que leva o atleta cair diretamente com todo seu peso projetado no quadril.

As lesões mais comuns são as fraturas do fêmur proximal (transtrocanterianas e colo femoral), muitas vezes associadas à lesão de Morel-LaVallée, que é um descolamento mecânico abrupto do tecido celular subcutâneo da camada muscular, levando a grande quantidade de líquido nesta região. Ambas as lesões de grande gravidade e tratamento eminentemente cirúrgico.

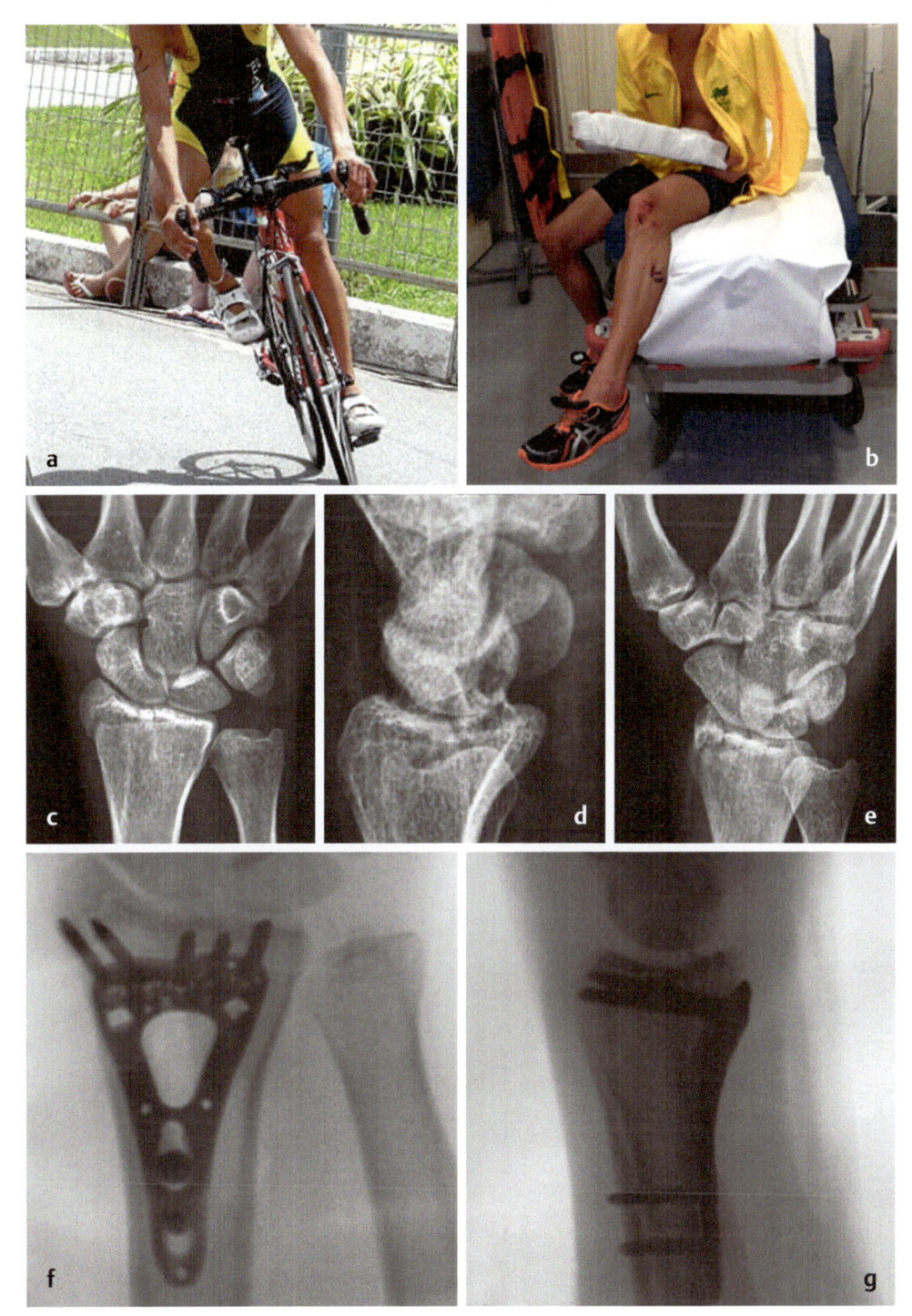

Fig. 52-1 Exemplo de fratura da extremidade distal do rádio após queda no ciclismo do triatlo. Paciente na bicicleta (**a**), com a imobilização temporária para remoção ao hospital (**b**), aspecto radiográfico da fratura (**c-e**) e controle pós-operatório imediato (**f, g**). (Fonte: Arquivo pessoal dos editores.)

As fraturas transtrocanterianas do fêmur proximal acompanhadas ou não da lesão de Morel-Lavallée, são totalmente incapacitantes, portanto, o atleta não consegue se levantar do local do acidente, apresenta grande dor à mobilização e normalmente encurtamento com rotação externa do membro inferior afetado, o que é um grande sinal clínico desta fratura.

O paciente com suspeita de fratura transtrocanteriana por queda de bicicleta deve ser tratado como um doente politraumatizado por causa da energia do trauma que ocasiona esta lesão, atendido de acordo com o ATLS, removido em prancha reta com colar cervical para unidade hospitalar o mais rápido possível. A equipe de socorro pré-hospitalar pode fazer um alinhamento delicado do membro, colocando em posição anatômica, reduzindo assim o quadro álgico e risco de lesões secundárias. É muito importante a analgesia e hidratação com solução salina, pois uma fratura de fêmur pode sangrar agudamente mais de 1 litro para dentro da coxa.

As fraturas do colo femoral por serem intra-articulares, são mais difíceis de diagnosticar pois o paciente pode não apresentar desvio, encurtamento do membro inferior afetado, e ter apenas dor na região anterior do quadril ou dor irradiada da virilha para região medial do joelho, lembrando que se for uma fratura impactada o paciente em questão consegue muitas vezes até caminhar com essa lesão, portanto o ciclista que sofre queda ao solo e apresenta o quadro clínico descrito deve ser transferido para unidade hospitalar em prancha reta o mais rápido possível evitando ao máximo manipular o membro inferior afetado, pois podemos ocasionar de maneira iatrogênica o desvio da fratura, mudando assim o tratamento definitivo e alterando o prognóstico da lesão.

O atleta não pode retornar à competição em curso.

LESÕES NA CORRIDA

Triatletas têm menos lesões relacionadas com corrida do que corredores de longa distância. As lesões musculoesqueléticas mais comuns associadas à corrida, no triatlo, são por sobrecarga e estresse. Como trataremos aqui somente das lesões traumáticas agudas, ficaremos com as lesões em torno do tornozelo que são as de maior prevalência no corredor.

As lesões do tornozelo mais comuns são as ligamentares que podem variar desde um estiramento simples do complexo ligamentar lateral (a mais comum de todas as lesões do corredor), até uma ruptura total dos complexos ligamentares laterais e mediais da articulação, as quais se comportam com grande gravidade para o atleta, pois apesar de serem de tratamento conservador, exigem grande tempo de repouso e reabilitação. As lesões ligamentares do tornozelo se confundem muito com as fraturas, pois o quadro clínico é muito semelhante. Portanto, o corredor que apresenta entorse do tornozelo com edema maleolar, até a realização de exame de imagem, deve ser tratado com possível fraturado, devendo ser transportado com o tornozelo imobilizado, alinhado, analgesia e encaminhado o mais rápido possível para unidade hospitalar.

As fraturas maleolares, como já foi dito acima, apresentam clínica semelhante com as lesões ligamentares e exigem o mesmo tratamento inicial. Devemos ter atenção especial às luxações do tornozelo, pois estas são de tratamento emergencial e muitas vezes as provas são em locais distantes de grandes centros urbanos. Caso o paciente tenha alteração do formato anatômico e função da articulação, o pulso e a sensibilidade devem ser verificados, e, se apresentarem alteração, a articulação deve ser submetida uma redução incruenta restaurando assim seu formato anatômico e restabelecendo a função vascular e neurológica, retirando o fator compressivo. Importante salientar que essa manobra deve ser feita por um profissional treinado e, caso não haja no local, o paciente deve ser transferido imobilizado o mais rápido possível para unidade de assistência hospitalar.

O atleta não deve retornar à competição em curso em qualquer dessas situações.

CONCUSSÃO

Trauma pouco relatado no ciclismo e triatlo (principalmente após a recomendação do uso de capacete), tem uma incidência global de 128/100.000 traumas de crânio, sendo mais comum em esportes de contato (futebol americano, rúgbi, lutas).[5]

Está associado ao trauma direto com oponente ou qualquer outro anteparo, induzindo distúrbio transitório das funções cerebrais envolvendo complexo processo patofisiológico (físico por lesão de aceleração e desaceleração contra a calota craniana e metabólico de membrana neural e axonal e intracelular, afetando os neurotransmissores). Os sintomas podem-se manifestar de imediato até dias depois. Classifica-se como possível, provável e definida. Após o primeiro evento, a recorrência está associada a lesões cumulativas com declínio cognitivo e déficit de aprendizado.[6-8]

Avaliação no local do acidente ou na zona de transição:

SCAT (*Sports Concussion Assessment Tool-5*)

1. Sinais vermelhos:
   - Dor no pescoço ou sensibilidade local.
   - Perda de consciência.
   - Espasmos e convulsão.
   - Vômitos.
   - Agressividade, agitação.
   - Diplopia.
   - Fraqueza ou formigamento nos membros.

- Cefaleia.
- Desorientação e confusão mental.
2. Sinais observados (por câmera ou diretamente):
    - Ficou imóvel após o trauma.
    - Alterações de marcha ou equilíbrio, incoordenação, movimentos lentificados.
    - Incapacidade de responder de forma apropriada às perguntas, desorientação ou confusão.
    - Olhar perdido, apatia.
    - Lesão facial após o trauma.
3. Avaliação de memória – questões de Maddocks (questões relacionadas com o esporte em questão devem avaliar a memória recente, associada ao dia do evento e passada com pelo menos 1 semana).
    - Em qual competição estamos hoje?
    - A qual equipe você faz parte?
    - Qual foi a hora da largada?
    - Qual a última competição que você participou?
    - Quantos treinos você realizou na semana passada?
4. Escala de coma de Glasgow (ECG).
5. Exame da região cervical (no caso de paciente inconsciente assumir como lesão provável e imobilizar).
    - Passivo em caso de dor.
    - Com movimentos voluntários do atleta caso não haja queixas álgicas.

Após o trauma, o atleta não deve ser autorizado a retornar à competição caso qualquer desses sinais e/ou sintomas estejam presentes. Caso o paciente não consiga informar sobre dor cervical ou se estiver inconsciente, a avaliação de imagem da coluna cervical deve ser realizada obrigatoriamente. Vale lembrar que, no triatlo, a concussão pode ocorrer ainda na etapa de natação. Não sendo grave, o atleta conseguirá sair da água e alcançar a zona de transição, por isso a importância dos *staffs* estarem sempre atentos a qualquer dos sinais descritos devendo o atleta ser interrogado sobre possíveis sintomas relacionados com a concussão. Neste caso, o atleta deve ser orientado a não retornar à competição, devendo ficar sobre monitorização.

Nos casos sem critérios suspeitos de gravidade, e que não sejam indicados a realização de exame de imagem ou o encaminhamento à unidade hospitalar, a primeira avaliação clínica deve ser repetida antes da liberação do atleta do posto médico. Nesta ocasião devemos pesquisar declínios cognitivos, de memória ou associados à perda de coordenação dos movimentos ou alteração da marcha. Estando qualquer dessas alterações presentes ou aparecendo algum dos sinais vermelhos, o atleta deve ser encaminhado à unidade hospitalar.

Quadro 52-1 Critérios para Realização de Tomografia de Crânio Pós-Trauma Craniano

Critéios de New Oleans – pacientes com ECG 15
- Cefaleia
- Vômito
- Idade > 60
- Intoxicação por álcool ou drogas
- Amnésia anterógrada persistente
- Convulsão
- Presença de lesão incruenta de tecidos moles ou óssea acima da linha da clavícula

Critérios canadenses (the CT head rule) – paciente > 16 anos ECG > 13

Alto para intervenção neurocirúrgica
- ECG < 15 após 2 h ou mais do trauma
- Fratura craniana aberta ou por afundamento
- Rino ou otorreia, sinais do guaxinim e Battle (fratura de base de crânio)
- Dois ou mais episódios de vômito
- Idade > 65 anos

Moderado risco para intervenção neurocirúrgica
- Amnésia anterógrada > 30 min
- Mecanismo de lesão (queda > 1 metro, atropelamento, ejeção de veículo, queda > 5 degraus)

O Quadro 52-1 descreve os critérios para a realização de tomografia de crânio após concussão.[9]

FISIOTERAPIA E RETORNO AO ESPORTE

Uma vez diante de uma lesão traumática, a fisioterapia desportiva tem como meta principal o retorno precoce do atleta ao triatlo, recuperando e garantindo os níveis de desempenho muscular, promovendo a economia do movimento na natação, no ciclismo e na corrida, o que torna o trabalho individual específico e arriscado, visto que o tempo necessário ao restabelecimento morfofisiológico das estruturas envolvidas nem sempre é respeitado, podendo consequentemente prejudicar a reabilitação.[10-12]

Bolling *et al.*[13] descrevem como a lesão esportiva afeta direta e negativamente o desempenho esportivo em decorrência da redução da capacidade de carga, o que afeta, por exemplo, a força muscular e a integridade dos tecidos. Cabe ao fisioterapeuta desportivo conhecer o tipo de lesão a ser tratada, o tempo de cicatrização dos tecidos, a sintomatologia e o histórico de lesões do atleta, além de identificar déficits sensório-motores, desequilíbrios e déficits musculares, assim como diminuições de mobilidade e flexibilidade, variações de controle motor e alterações biomecânicas.[14] Faz-se necessária uma avaliação individualizada, quantificada e específica para cada tipo de lesão, integrando testes especiais, testes funcionais e questionários seguindo as diretrizes atuais, a fim de elaborar intervenções terapêuticas baseadas em evidências cientificas.

Com base nos achados da avaliação, deve ser elaborado um protocolo preventivo ou, no caso de uma lesão traumática, um protocolo de reabilitação respeitando o período fisiológico de cicatrização da estrutura lesionada, elaborando objetivos e metas em curto, médio e longo prazos.[15] O tempo de cicatrização de um ligamento lesionado por conta de uma entorse aguda de tornozelo na modalidade corrida, por exemplo, exige um período fisiológico de cicatrização de 6 a 12 semanas, no entanto, o tempo pode variar graças a intervenções terapêuticas baseadas em evidências atuais, promovendo uma reabilitação acelerada e completa.[16]

Outro exemplo, a luxação anterior do ombro, sendo de natureza aguda ou repetitiva, pode levar à perda óssea por atrito com múltiplas recorrências elevando o risco de instabilidade contínua da articulação glenoumeral impedindo o retorno total à natação.[17] Eventos recorrentes de instabilidade, especialmente com mecanismos de menor energia, e incapacidade de realizar movimento específico são indicações para o tratamento cirúrgico precoce,[18] sendo que na modalidade natação em alto mar durante as competições de triatlo, exige ombro estável e funcional.

Tanto em reabilitação conservadora quanto pós-cirúrgica é necessário modificar a rotina de treinamento de modo a não afastar completamente o atleta dos treinos esportivos a fim de preservar regiões críticas. O programa de reabilitação fisioterapêutica é multifásico e progressivo. Na fase inicial, o fisioterapeuta desportivo utiliza protocolo preventivo e proteção das regiões mais suscetíveis a lesões específicas por meio de enfaixamento ou uso de órteses, com o objetivo de controle da dor e do processo inflamatório, restauração da amplitude de movimento por meio de terapia manual passiva e progressiva, seguida de eletroestimulação associada aos exercícios de amplitude de movimento ativamente assistida sem resistência, ativação muscular com resistência e início do desenvolvimento de padrões adequados de habilidades relacionadas com o triatlo.

Nas fases mais avançadas – intermediárias e finais – da reabilitação fisioterapêutica concentram-se na restauração de toda a amplitude de movimento ativa com exercícios de resistência progressivamente maiores, ganho de força e potência musculares através de movimentos pliométricos, *feedback* proprioceptivo do movimento específico de uma das modalidades do triatlo. A combinação do treinamento de força tradicional com movimentos pliométricos, resulta em maior potência em comparação com qualquer modalidade usada isoladamente.[19] A periodização é uma estratégia de reabilitação que usa mudanças regulares para prevenir um platô na recuperação e continuar a desafiar o atleta, utilizando tais parâmetros, como resistência, repetição, duração, intensidade ou movimentos, sendo variados para apresentar continuamente novos desafios ao corpo e prevenir a acomodação neuromuscular.

Em fases finais da reabilitação com trabalho de especificidade consiste em tarefas de equilíbrio e propriocepção com desestabilização voluntária ou involuntária, melhora da percepção da posição articular da região lesionada e melhora do tempo de reação muscular. Padrões neuromusculares são alterados após uma lesão traumática contribuindo para a instabilidade funcional, e a longo prazo pode levar à instabilidade crônica, aumentando taxas de lesões recidivas quando não tratadas de forma adequada. Por conta disso, o trabalho de especificidade é frequentemente usado na reabilitação de lesões relacionadas com o triatlo, acelerando o retorno do atleta ao esporte, e também é um elemento importante nos protocolos preventivos, uma vez que as lesões são uma ameaça para alcançar o melhor desempenho possível.

Os critérios de retorno do atleta ao esporte após uma lesão traumática consistem em mensuração de força e potência muscular restauradas, reavaliação de testes especiais e funcionais, amplitude de movimento precoce e funcional semelhantes ao lado contralateral, permitindo a participação específica na modalidade, seguida de estabilização e fortalecimento, sendo capaz de completar atividades esportivas específicas sem sintomas recorrentes.[20] Treinadores e fisioterapeutas desportivos aplicam em sua rotina diária de treinos e reabilitação preventiva diferentes estratégias para reduzir o risco de lesões esportivas. Por fim, o atleta, os treinadores esportivos e outros membros envolvidos na reabilitação devem estar em comum acordo com os critérios de retorno ao esporte.

REFERÊNCIAS BIBLIOGRÁFICAS

1. Training for Triathlons at an Older Age – The New York Times. https://www.nytimes.com/2015/02/28/your-money/training-for-triathlons-at-an-older-age.html. Accessed January 31, 2021.
2. Cycling – Statistics & Facts | Statista. https://www.statista.com/topics/1686/cycling/. Accessed January 31, 2021.
3. Aumenta o número de ciclistas no Brasil|Notícias|Cursos a Distância CPT. https://www.cpt.com.br/noticias/aumenta-o-numero-de-ciclistas-no-brasil?gclid=Cj0KCQiAx9mABhD0ARIsAEfpavTQnAPNQsP2Zy_nnBwHFtP8w5DyLjtgkSsqi7uP5bT9kBGNHbsH3xMaArfkEALw_wcB. Accessed January 31, 2021.
4. Harris KM, Creswell LL, Haas TS, et al. Death and cardiac arrest in U.S. triathlon participants, 1985 to 2016: A case series. Ann Intern Med. 2017;167(8):529-536.
5. Damiani D, Damiani D. Brain Concussion: New Classifications and Current Physiopathological

Knowledge of the Disease. Arq Bras Neurocir Brazilian Neurosurg. 2019;38(04):284-291.
6. Harmon KG, Drezner JA, Gammons M, et al. American Medical Society for Sports Medicine position statement: concussion in sport. Br J Sports Med. 2013;47(1):15-26.
7. Echemendia RJ, Meeuwisse W, McCrory P, et al. The Sport Concussion Assessment Tool 5th Edition (SCAT5): Background and rationale. Br J Sports Med. 2017;51(11):848-850.
8. Merritt VC, Rabinowitz AR, Arnett PA. Injury-related predictors of symptom severity following sports-related concussion. J Clin Exp Neuropsychol. 2015;37(3):265-275.
9. Haydel MJ, Preston CA, Mills TJ, Luber S, Blaudeau E, DeBlieux PM. Indications for computed tomography in patients with minor head injury. N Engl J Med. 2000;343(2):100-105.
10. Callegari B, Câmara C de N da S, Resende MM. Revisão Fisioterapia e prevenção de lesões desportivas. Fisioter Bras. 2014;15(3):219-223.
11. Hotfiel T, Mayer I, Huettel M, et al. Accelerating Recovery from Exercise-Induced Muscle Injuries in Triathletes: Considerations for Olympic Distance Races. Sports. 2019;7(6):143.
12. Vleck V, Millet GP, Alves FB. Triathlon injury – An update. Schweizerische Zeitschrift fur Sport und Sport. 2013;61(3):10-16.
13. Bolling C, Barboza SD, Van Mechelen W, Roeline Pasman H. Letting the cat out of the bag: Athletes, coaches and physiotherapists share their perspectives on injury prevention in elite sports. Br J Sports Med. 2020;54(14):871-877.
14. Bolling C, Delfino Barboza S, van Mechelen W, Pasman HR. How elite athletes, coaches, and physiotherapists perceive a sports injury. Transl Sport Med. 2019;2(1):17-23.
15. Edouard P, Ford KR. Great Challenges Toward Sports Injury Prevention and Rehabilitation. Front Sport Act Living. 2020;2:80.
16. Chen ET, McInnis KC, Borg-Stein J. Ankle Sprains: Evaluation, Rehabilitation, and Prevention. Curr Sports Med Rep. 2019;18(6):217-223.
17. Donohue MA, Owens BD, Dickens JF. Return to Play Following Anterior Shoulder Dislocation and Stabilization Surgery. Clin Sports Med. 2016;35(4):545-561.
18. Watson S, Allen B, Grant JA. A Clinical Review of Return-to-Play Considerations After Anterior Shoulder Dislocation. Sports Health. 2016;8(4):336-341.
19. Gart MS, Wiedrich TA. Therapy and Rehabilitation for Upper Extremity Injuries in Athletes. Hand Clin. 2017;33(1):207-220.
20. Rosenthal BD, Boody BS, Hsu WK. Return to Play for Athletes. Neurosurg Clin N Am. 2017;28(1):163-171.

CORRIDAS E MARATONAS

Sergio Maurício ▪ Fabiula Schwartz de Azevedo

INTRODUÇÃO

A corrida de rua tornou-se popular em todo o mundo nas últimas décadas, sendo praticada por milhões de homens e mulheres, da adolescência à senectude.[1] Atletas profissionais compõem o pelotão de frente nesses eventos esportivos, mas a maioria dos participantes é de exercitantes, comumente chamados como "atletas amadores".[2] A adoção de um estilo de vida ativo fisicamente deve ser estimulado à população como estratégia de promoção de saúde.[3] Entretanto, pessoas comuns apresentam maior risco de intercorrências na corrida que atletas profissionais.[4] Este capítulo versa sobre as principais urgências clínicas e lesões osteomioarticulares que acontecem nos eventos de corrida de rua.

PRINCIPAIS URGÊNCIAS CLÍNICAS NA CORRIDA DE RUA

As distâncias das provas de corrida de rua variam de 5 a 42 km.[5] O cenário extensivo da corrida de rua, traz consigo um desafio especial à atuação da equipe de saúde ao longo de seus quilômetros. A incidência de injúrias em corrida é comumente descrita em publicações como injúrias ou mortes/1.000 corredores que iniciaram a corrida. Essa forma de expressão dos dados auxilia na comparação entre diferentes estudos.[6] Essas complicações são produto de soma de condições facilitadoras intrínsecas (do corredor) e extrínsecas (do ambiente) e podem ocorrer em diferentes órgãos e sistemas, levando a variadas manifestações clínicas e diferentes níveis de gravidade, incluindo risco de morte.[7]

As injúrias mais comuns são as **cutâneas**, através de abrasões por atrito da pele com o vestuário e bolhas nos pés.[6] Essas lesões costumam ser muito dolorosas, mas, em geral, não tiram o corredor da prova.

Nas corridas de longa distância, as manifestações do **trato gastrointestinal** podem estar presentes em até 90% dos corredores. Náuseas, vômitos, diarreia, dor abdominal e possibilidade de sangramento intestinal.[6] Esse sangramento pode ser explicado pela redistribuição do sangue para a musculatura periférica e hipoperfusão relativa dos órgãos abdominais, isquemia tecidual e formação de úlceras no intestino.[8]

As **câimbras musculares associadas ao exercício** são contrações involuntárias e dolorosas, com visível encurtamento do grupo muscular acometido, impedindo a continuação do esforço enquanto presente.[7] As câimbras são frequentes na corrida e podem ser recorrentes por horas após o término do esforço, inclusive, impedindo o retorno do atleta à prova. Várias condições concorrem para sua ocorrência, como: desidratação, hiponatremia, hipertermia e treinamento inadequado.[9] O tratamento das câimbras está descrito no capítulo "Hipotermia e hipertermia no esporte".

A **hiponatremia** é a alteração eletrolítica mais comum nas corridas de longa distância, principalmente por perda de sódio no suor, sem a adequada reposição durante a prova e com hiper-hidratação com água além da sede.[9,10] Sua manifestação clínica mais comum é a apresentação de câimbras. Nesses casos, a reposição de sódio deve ser através de bebidas isotônicas. O uso de tecnologia *point-of-care* pode ser útil no manejo desses casos, no posto médico, através da medicação de eletrólitos. Quando há alterações psicomotoras, como letargia e agitação, estão indicadas a reposição venosa com solução salina isotônica e alíquotas intermitentes de solução salina 3%. A presença de alterações neurológicas exige a saída do atleta da competição. Nos casos mais graves, com apresentação de torpor, crise convulsiva e coma, deve ser feita reposição venosa urgente com solução salina 3% e transferência do atleta para o hospital de apoio.[11]

A **desidratação** é uma condição basal comum a muitas intercorrências clínicas nas corridas. O atleta deve iniciar a prova normoidratado e a hidratação ao longo da prova e dos treinos deve ser estimulada. O uso de diuréticos, cafeína e álcool, por exemplo, favorecem a desidratação, bem como o uso de vestimentas inadequadas e a falta de aclimatação.[7] Após 1 h do início da corrida, a hidratação deve incluir reposição de eletrólitos e carboidratados, como através da ingesta de líquidos isotônicos, suplementos (cápsulas de sal, géis industrializados) ou de alimentos específicos. Adequada orientação nutricional pode evitar a ocorrência de desidratação e distúrbios eletrolíticos durante a corrida. O tratamento da desidratação é a hidratação com isotônicos por via oral (soro de reidratação oral ou bebidas esportivas) e, na falta de segurança para uso da via oral por alteração no nível de consciência ou inviabilidade por vômitos incoercíveis, deve ser feita hidratação venosa com solução isotônica.[10]

A **hipertermia** é uma complicação frequente em esportes de *endurance*. Sua manifestação clínica é variada e não pode ser negligenciada, devendo ser tratada imediatamente por seu potencial evolutivo para gravidade e morte. A **rabdomiólise** pode estar associada à hipertermia e contribuir para o óbito da vítima.[12] Corridas em ambientes frios e uso de vestimentas inadequadas são exemplos de condições que podem levar à **hipotermia** em diferentes níveis de gravidade, também com potencial fatal.[7] O capítulo "Hipertermia e hipotermia no esporte" aborda causas, classificação, manifestações clínicas e tratamento da hipotermia e da hipertermia no esporte e é extensão do presente capítulo.

As equipes de socorro de corridas de rua precisam estar preparadas para atuarem nos eventos não traumáticos potencialmente fatais. A literatura é heterogênea em sua base de dados e sua ocorrência varia entre 1/200.000 a 1/7.500 nas corridas de longa distância.[3]

O *Registre des Accidents Cardiaques lors des courses d'Endurance a`Paris* (RACE *Paris Registry*)[3] estudou mais de 500.000 corredores por 6 anos. Neste estudo, eventos clínicos ameaçadores à vida contabilizaram 3,3/100.000 corredores, enquanto os casos fatais foram de 0,4/100.000 corredores. As causas cardiovasculares foram responsáveis por 2,5/100.000, sendo o infarto agudo do miocárdio a causa mais frequente (1,6/100.000). Paradas cardíacas em ritmos não chocáveis foram mais associadas à morte da vítima.[3]

Em outro estudo, Kim *et al.*[1] estudaram 10,9 milhões de corredores americanos por 10 anos. A incidência de morte súbita nessa coorte foi de 0,54/100.000 corredores, sendo a maioria homens com idade média de 59 anos.

As **complicações cardíacas** são temidas e sua primeira manifestação pode ser através da morte súbita.[3] Queixas de dor torácica, tonteira, dispneia e taquicardia desproporcionais ao esforço físico, lipotimia (sensação de desmaio) e desmaio (síncope) devem ser cuidadosamente avaliados pelo médico da equipe.[1] A avaliação clínica e eletrocardiográfica deve avaliar a necessidade de transferência para hospital de apoio para prosseguimento de investigação e tratamento. As complicações cardíacas mais comuns são as **arritmias** supraventriculares. As arritmias ventriculares são mais graves e podem representar risco de parada cardíaca iminente.

A ocorrência de parada cardíaca na corrida é rara e sempre dramática. As causas de **morte súbita** na corrida, acompanham as causas descritas no esporte em geral, sendo **o infarto agudo do miocárdio** a causa mais comum entre atletas com mais de 35 anos de idade.[3] Muitas condições cardíacas predisponentes à parada cardíaca no esporte podem ser detectadas em avaliação médica pré-participação esportiva, havendo chance de diagnóstico e tratamento específicos. Entretanto, uma avaliação pré-participação esportiva normal não exclui totalmente o risco de um evento súbito em um evento esportivo pela presença e soma de fatores ambientais diversos e intrínsecos não revelados em ambiente controlado de avaliação.[3]

Nos casos de parada cardíaca, o tempo de atendimento, a qualidade do atendimento segundo as atuais diretrizes de suporte básico e avançado à vida e a disponibilidade de um cardioversor ou desfibrilador cardíaco poderão representar o salvamento da vida da vítima.[13] A apresentação de um mal súbito e a perda de consciência pelo atleta devem ser interpretadas como possível parada cardiopulmonar, podendo haver crise convulsiva por hipoperfusão cerebral. A parada cardíaca pode ocorrer em vigência de arritmias ventriculares chocáveis (fibrilação ventricular ou taquicardia ventricular) ou não chocáveis. A cada minuto de parada cardíaca, a chance de sobrevivência cai em 10%.[7,8] Sabe-se que, para a preservação da oxigenação cerebral e prevenção de sequelas neurológicas, compressões cardíacas de qualidade devem ser iniciadas logo após a perda da consciência. Assim, a comunicação imediata de quem testemunhou o mal súbito do atleta, chamando ajuda (ambulância de suporte avançado de vida) e desfibrilador, seguido pelo início imediato das compressões torácicas são fundamentais para o sucesso do salvamento oferecido.[14] Considerando o caráter extensivo da prova e o tempo de deslocamento da ambulância, é importante a distribuição de pontos de ajuda com desfibrilador ao longo de toda a prova. Além disso, a conscientização e o treinamento da população leiga em reanimação cardiopulmonar, podem aumentar as chances de sobrevida da vítima.[14]

LESÕES OSTEOMIOARTICULARES NA CORRIDA

Em sua maioria teremos lesões de origens multifatoriais, o que predispõe a recidivas quando esses fatores não são encontrados e controlados. Apesar de cada lesão ter seus fatores de risco isolados, alguns assumem contexto geral nas lesões da corrida. Evidências atuais mostram que o maior fator de risco para uma lesão na corrida é tê-la tido previamente, ressaltando a importância de seguir rigorosamente programas de prevenção de lesões e orientação profissional especializada para seus treinamentos.[15] Aumentos abruptos de volume, intensidade ou frequência semanal podem superar a capacidade adaptativa dos tecidos.[16] As características[17] do treinamento são de particular importância, uma vez que o regime de treinamento está sob o controle dos corredores (e treinadores) e pode ser modificado. O tempo de experiência do corredor, também influencia na adaptação dos tecidos e melhora da biomecânica. Corredores iniciantes apresentam uma média de 17,8 lesões para cada 1.000 h corridas, enquanto a relação em corredores experientes é de 7,7/1.000 h e profissionais 7,4/1.000 h.[18]

Em relação aos tênis serem causadores de lesões, a literatura carece de evidências sólidas que confirmem a hipótese. Apesar dos enormes avanços tecnológicos nas últimas 40 décadas, não houve modificação da incidência de lesões.[19] Com base na falta de evidências conclusivas, um corredor que seleciona seu tênis com base única e exclusivamente em conforto pode reduzir automaticamente o risco de lesões e pode explicar por que não parece haver uma tendência secular nas taxas de lesões por corrida.[20]

Outro ponto polêmico são os alongamentos. Apesar de muitos incentivarem a prática de alongamentos imediatamente antes da corrida como método de prevenção de lesão e dor muscular tardia, a literatura não confirma essa teoria. Além disso o alongamento agudo pode reduzir a economia de corrida e o desempenho por até 1 hora. O alongamento não é a solução para melhorar o desempenho ou reduzir a prevalência de lesões.[5,21-24] Pesquisas investigaram a presença do gene COL5A1 em corredores de *endurance*, um gene associado à redução da flexibilidade, demonstrando que corredores de *endurance* que possuem este gene tinham uma economia de corrida consideravelmente maior do que os outros atletas participantes do estudo.[22] Abaixo estão as manifestações e lesões osteomioarticulares mais comuns na corrida.

DOR PATELOFEMORAL

A dor patelofemoral é a mais prevalente na corrida e merece atenção quanto ao rápido diagnóstico e reconhecimento dos fatores de risco, uma vez que quadros com mais de 2 meses tendem a ter desfechos menos favoráveis,[25] assim como podem predispor à osteoartrite futura.[25,26] Testes de força, mobilidade e biomecânicos são importantes nesse momento. A avaliação de fatores anatômicos como patela alta ou *tilt* patelar, em geral, não interferem na abordagem imediata, não sendo fundamentais no primeiro momento.

O quadro típico é de dor peripatelar ou retropatelar, que se agrava com a atividade, podendo estar presentes crepitação e derrame articular. Pode haver dor ao permanecer longos períodos com joelho flexionado ou descer escadas. Ocasionalmente ocorrem falseios decorrente do efeito inibitório da contração adequada do quadríceps em virtude da dor. Sempre importante perguntar se houve modificação da intensidade, do volume ou da frequência do treino, não só na corrida quanto em outros esportes, como por exemplo musculação.

O valgo dinâmico, resultado da rotação interna do joelho durante a fase de aterrissagem, foi relacionado com o surgimento da dor anterior do joelho por alguns autores.[27-30] O grande desafio é a maneira como analisamos. Laboratórios de biomecânica apresentam os dados angulares dos membros em forma de gráficos comparados com padrões estabelecidos como normais, no entanto não estão disponíveis na maioria dos centros e têm custo elevado. Alguns testes, como descer lentamente de um degrau ou agachamento unipodal, buscam avaliar esse padrão de movimento e são amplamente usados na prática clínica, apesar de sua subjetividade e viés do examinador.[31,32]

Testes de força em nível de membros inferiores, quadris e troncos mostram-se importantes, uma vez que redução de força é citada como fator causal, principalmente dos glúteos médio e mínimo. Devem ser pesquisadas hipermobilidade patelar, dismetria de membros inferiores, encurtamento de isquiotibiais e restrição da dorsiflexão.[30,33-35] A análise da corrida em esteira, somada à captura de imagens em câmera lenta, pode trazer informações importantes, como tempo de contato com o solo aumentado, baixa cadência ou aterrissagem muito à frente do centro de massa.[36]

Apesar do diagnóstico ser basicamente clínico, radiografias podem apresentar patela alta, inclinação patelar, displasia da tróclea ou artrose. A ressonância magnética (RM), muitas vezes normal, pode apresentar condropatia patelofemoral, impacto da gordura de Hoffa ou até mesmo edema ósseo em tróclea e patela, assim como afastar outras patologias articulares. Também são úteis para descartar outras causas, como osteocondrite dissecante, lesão da placa fisária ou tumores ósseos.[37,38]

O tratamento via de regra é conservador. A identificação dos potenciais fatores de risco biomecânicos são peça-chave para sucesso terapêutico.[29,39] A preocupação com a manutenção do condicionamento aeróbico do paciente pode ser resolvida com outras modalidades aeróbicas quando toleradas, como ciclismo, esteiras antigravitacionais ou corrida na água. Bons resultados são citados tanto com exercícios supervisionados quanto com exercícios domiciliares, exercícios de cadeia cinética aberta quanto fechada, exercícios de alta e baixa intensidades. A combinação de exercícios em nível de tronco, quadris e joelhos tem mais sucesso para reduzir a dor e melhorar a função em curto, médio e longo prazos, do que aqueles voltados apenas para a musculatura que atua no joelho.[29,30,33,34]

A infiltração de ácido hialurônico, aliado aos exercícios, é citado com bons resultados por alguns autores, porém ainda necessita de melhor consenso.[40] Joelheiras, bandagens e palmilhas são citadas porém apresentam resultados pobres e conflitantes na literatura.[41,42]

O tratamento cirúrgico é a excessão e não tem consenso. São descritos desde osteotomias derrotatórias do fêmur proximal quanto, trocleoplastias e osteotomias de distalização e medialização da tuberosidade anterior da tíbia. Normalmente estão reservados para pacientes com quadros álgicos crônicos e que interferem no cotidiano.[29]

O retorno às corridas deve se dar quando o paciente se encontra assintomático. Durante a reavaliação médica, antes do retorno ao esporte, o paciente não pode apresentar dor para subir e descer escadas, deve ter boa força no tronco, boa flexibilidade de isquiotibiais e segurança em testes funcionais, como salto vertical, agachamento unipodal e *hop test*.

REAÇÃO POR ESTRESSE

Ocorrem quando há um desequilíbrio no mecanismo de remodelamento ósseo, havendo mais lesão que reparo,[43] Nesse contexto, podemos ter alterações nos dois lados da balança, seja do lado "lesão" (extrínsecos), seja no lado da "recuperação"(intrínsecos).

Fatores extrínsecos: aumentos no volume semanal de corrida maiores que 10%, assim como na velocidade e na frequência. Apesar da baixa evidência científica, corredores de longa distância devem, sempre que possível, evitar terrenos mais rígidos como concreto e asfalto, dando preferência à terra batida, grama, esteira ou areia.[43]

Fatores intrínsecos: distúrbios endócrino-metabólicos como déficit de vitamina D, déficit calórico, hiperparatireoidismo, calciúria familiar, déficit de testosterona, amenorreia, síndrome da mulher atleta ou síndrome de deficiência energética.[44-46] Quando existem fatores de risco não diagnosticados e tratados existe grande chance de recidiva.

O quadro é de dor insidiosa, que inicialmente pode ocorrer somente durante o treino, de forma que muitos pacientes se encorajam a continuar correndo. Com a progressão da corrida, a dor tende a se tornar mais intensa e frequente, podendo ocorrer em repouso. Dor súbita e aguda, em geral, sinaliza traço de fratura.[47]

Radiografias em geral mostram alterações tardias, 2 a 4 semanas após, como espessamento periostal ou linha de fratura.[48] A cintilografia com Tc99 apresenta alta sensibilidade, em torno de 96%, porém baixa especificidade.[49] Tomografia computadorizada não evidencia o edema ósseo mas pode ser útil para traço de fratura e exclusão de tumores ósseos. O exame de escolha é a RM que desde os primeiros estágios da doença já apresenta alterações.[50,51]

O tratamento irá depender do local e do estágio evolutivo, variando de 4 a 12 semanas.[52] Fraturas por estresse de "baixo risco" são aquelas com baixa probabilidade de propagação da fratura, retardo de consolidação ou não consolidação e, portanto, podem ser tratadas de forma confiável com repouso e limitação de exercício.[50] As fraturas por estresse de "alto risco", em contraste, aumentaram as taxas de progressão, retardo ou não consolidação da fratura e, portanto, exigem a avaliação de necessidade de intervenção cirúrgica.[50] Normalmente, isso ocorre porque estão localizadas no lado da tensão do osso ou porque se desenvolvem em uma área com vascularização limitada. São elas: diáfise tibial anterior, base do quinto metatarso, maléolo medial, face superior do colo do fêmur, navicular e sesamoide medial do hálux.[48-50]

SÍNDROME DA BANDA ILIOTIBIAL

A síndrome da banda iliotibial (SBIT) decorre da compressão repetitiva da gordura altamente inervada que se localiza na face lateral do joelho, entre o trato iliotibial e o epicôndilo lateral.[53] O quadro clínico se manifesta como dor na face lateral do joelho, em geral após alguns quilômetros. Eventualmente também ocorre dor ao descer escadas ou caminhar longas distâncias.[53-55] Outra característica comum é a piora da dor quando a pessoa corre mais devagar, em virtude do maior tempo de contato do solo, aumentando a duração da fase de resposta à carga.[56] Os principais fatores de risco são a fraqueza dos abdutores dos quadris e adução femoral e rotação interna da tíbia durante a corrida.[53,55]

No exame físico apresenta dor à palpação do epicôndilo lateral. O **teste de Noble** é um teste provocativo no qual o joelho é flexionado a 90° e o examinador realiza compressão da banda iliotibial 2 cm acima do epicôndilo lateral, pedindo então que o paciente estenda o joelho. O teste de Ober também deve ser realizado para pesquisa de hipertonia do tensor da fáscia *lata* e retrações do TIT.[53-55]

Ultrassonografia pode apresentar aumento de líquido na região e na RM aumento de sinal. Esta última é útil para afastar outras causas dolorosas como fratura por estresse e lesão do menisco lateral.[57]

O tratamento em sua maioria é conservador e na fase aguda recomenda-se repouso e AINEs.[58] Devem-se liberar pontos gatilho em todo trato, vasto lateral e glúteos.[59] Fisioterapia para ativação da musculatura posterolateral do quadril, assim como alongamento de isquiotibiais e banda iliotibial devem ser iniciados.[53,58]

Modificações do tênis ou uso de palmilhas não se mostram benéficas.[60] A infiltração local de corticoides com ou sem anestésicos pode ser utilizada quando o quadro doloroso persiste ainda na fase aguda.[61]

O retorno aos esportes deve ocorrer quando não há mais dor durante os exercícios.[53] Alguns pacientes evoluem para falha do tratamento conservador após meses de fisioterapia, medicamentos e infiltrações, sendo indicado o tratamento cirúrgico. Não há consenso quanto à melhor abordagem cirúrgica. São descritos procedimentos na literatura como zetaplastia do TIT, abertura de janela com ressecção do tecido doente ou até mesmo procedimentos via artroscópico-endoscópico.[62-64]

FASCITE PLANTAR

O quadro clínico típico é de dor no tubérculo medial da tuberosidade calcânea, de caráter insidioso, pior pela manhã ou ao levantar após algum período sentado.[65] Eventualmente apresenta padrão difuso, com irradiação ao antepé. O início agudo pode ocorrer e costuma estar relacionado com rupturas parciais ou totais da fáscia. O ramo lateral do nervo plantar lateral pode estar comprimido coexistindo com a fasceíte plantar ou sendo diagnóstico diferencial.

Dentre os fatores citamos IMC elevado, pés planos, pés cavos, amplitude reduzida de dorsiflexão do tornozelo e contraturas dos músculos da panturrilha. Além do aumento súbito de intensidade e volume da corrida, permanecer mais que 8 h de pé ao longo do dia é citado como fator de risco. O padrão de pisada pronado precisa ser mais bem estudado e comprovado em virtude de divergências na literatura.[65-67]

Exames de imagem em geral são dispensáveis para o diagnóstico, no entanto, no caso de corredores, a RM é uma ferramenta importante para exclusão de fratura por estresse do calcâneo.[65]

Aproximadamente 80% dos pacientes com fasceíte plantar melhoram em 12 meses com medidas conservadoras. O manejo não operatório consiste inicialmente em modificação da atividade associada a cuidados domiciliares e fisioterápicos como alongamento e fortalecimento da panturrilha, dos músculos intrínsecos dos pés, ganho de dorsiflexão, autoliberação miofascial e alongamentos matinais.[21,65,66] A interrupção por completo da corrida oferece resultados mais rápidos, porém muitas vezes precisamos manejar o paciente até sua competição. Estratégias como modificação no tipo de terreno para grama e terra batida podem apresentar melhora subjetiva. Evitar longos períodos de pé ao longo do dia também reduz a sobrecarga na fáscia plantar.[65]

O uso de AINEs é uma prática amplamente questionada, pois apesar de auxiliarem na fase aguda, estudos histológicos não encontram inflamação.[67] Palmilhas também são citadas com bons resultados,[68,69] assim como órteses noturnas para manter o tornozelo em uma posição neutra durante o sono.[70,71]

Infiltração de corticoide na fáscia plantar proporciona alívio eficaz em curto prazo por até 3 meses. Há, no entanto, risco aumentado de atrofia do coxim adiposo plantar e ruptura da fáscia plantar com aplicações repetidas. O mecanismo da melhora da dor conflita a teoria da ausência de componente inflamatório, que precisa ser mais bem estudado.[72] Infiltrações localizadas de plasma rico em plaquetas têm se mostrado muito promissoras e parecem ser seguras.[73]

Estudos citam a terapia por ondas de choque (TOC) com resultados satisfatórios na fase subaguda e crônica. Há hipótese de que ocorre microdisrupção da fáscia plantar espessada, resultando em resposta inflamatória, revascularização e recrutamento de fatores de crescimento e, portanto, uma resposta reparadora tecidual.[65]

O tratamento cirúrgico é de excessão. A fasciotomia aberta ou percutânea foi descrita com sucesso por alguns autores. Há controvérsias sobre quais procedimentos têm maior probabilidade de produzir um bom resultado, em parte por causa da escala limitada de muitas séries publicadas.[65,74] É recomendada a ressecção inferior a 40-50%, pelo risco de colapso secundário do arco longitudinal e dor no arco lateral do pé, comum após ressecções extensas ou ruptura espontânea da fáscia.[74]

SÍNDROME DO ESTRESSE MEDIAL DA TÍBIA ("CANELITE")

O quadro clínico típico é de dor na crista medial da tíbia, em seu 1/3 médio e distal. Nos quadros iniciais, a dor se manifesta após os treinos e, com a progressão do quadro, pode permanecer durante toda a corrida ou até mesmo impossibilitá-la.[75-77]

Nos fatores etiológicos se destacam aumentos abruptos no treino, desequilíbrio na pressão mediolateral do pé, com maior pressão no lado medial,[15] IMC elevado, *drop* navicular acima de 10 mm,[76-78] pés planos e o aumento da flexão plantar, indicativos de hipermobilidade ligamentar,[77,79] baixa aptidão aeróbia, corroborando maior prevalência em iniciantes e tabagismo.[75] Em metanálise realizada por Newman *et al.* a pronação do retropé é questionada como fator de risco, permanecendo controverso.[77]

No exame físico há dor à palpação da crista medial da tíbia. Deve-se pesquisar hipermobilidades articulares global e do pé. O teste do *drop* navicular consiste em marcar um ponto na tuberosidade navicular e medir sua distância até o solo com o paciente primeiro sentado e a seguir em pé. Quando a diferença é maior que 10 mm, o teste é considerado positivo para hipermobilidade e aumento da pronação do retropé. Devemos ainda incluir avaliação da mobilidade de dorsiflexão e teste de *silveskiöld*.

O diagnóstico diferencial deve ser feito com fratura por estresse, tumores ósseos, compressões nervosas e vasculares.[80] Comumente o quadro se confunde com a síndrome compartimental crônica. Porém, o quadro clínico se difere pela localização na face anterolateral, piora com a progressão e o padrão da dor em "peso", "pressão" ou associação a sintomas neurológicos, como queimação ou parestesia.[81]

A RM apresenta edema periosteal e é útil na diferenciação com fratura por estresse, a qual necessita de afastamento absoluto da corrida. O tratamento se dá de forma conservadora com sucesso na grande maioria dos casos, porém nem sempre de forma rápida e com altas taxas de recidiva. Como opções de tratamento são recomendados repouso, gelo local e AINEs. A correção de desequilíbrios musculares e melhora do padrão de aterrissagem é crucial através da fisioterapia, assim como medidas analgésicas, ultrassom e terapia manual.[80] A terapia por ondas de choque também foi descrita como uma opção de terapia de sucesso e ajuda a reduzir a duração do tratamento.[82]

Palmilhas podem ser usadas para fornecer suporte biomecânico ao arco daqueles com *drop* navicular maior que 10 mm, porém melhores evidências são necessárias.[83] O fortalecimento direcionado dos músculos que estabilizam o arco plantar também pode ser buscado como uma abordagem terapêutica. Uma maneira eficaz para fortalecimento da musculatura intrínseca dos pés é a utilização dos tênis minimalistas no cotidiano.[84]

A manutenção da corrida em menor demanda muitas vezes é permitida, principalmente quando se encontram fatores de risco facilmente modificáveis. O paciente deve buscar terrenos menos rígidos como grama, terra batida ou esteira.[80] Na ausência de melhora ou dor moderada/intensa, a corrida deve ser interrompida até a melhora dos sintomas. Após melhora clínica, deve-se incentivar a constante manutenção dos fatores de risco modificados durante o tratamento. Em geral, treinamentos de força, mobilidade e controle motor devem fazer parte da rotina desses pacientes. O retorno ou o aumento do volume de corrida deve ser lento e gradual até que as modificações biomecânicas sejam consolidadas e a dor resolvida.[75,78-80]

Para o raro paciente que não responde às modalidades não cirúrgicas, a fasciotomia do compartimento posterior superficial próximo à sua inserção na borda medial da tíbia tem sido defendida. Detmer também sugere cauterização concomitante da borda tibial onde se localiza a dor.[85]

CONCLUSÃO

Embora eventos fatais sejam raros, eles ocorrem. Já intercorrências clínicas e osteomioarticulares são relativamente comuns em corridas de rua. As lesões osteomioarticulares são multifatoriais, sendo mais comuns entre os corredores menos experientes, com lesão prévia e treinos inadequados. A atuação rápida e eficaz da equipe de saúde pode prevenir mortes e agravos à saúde e ao bem-estar do atleta.

> Neste capítulo, os autores expõem sua experiência como membros de Time de Especialistas da Maratona do Rio®. Neste evento esportivo que somou 40.000 participantes no ano de 2019, o planejamento e adequado dimensionamento das instalações de saúde permitem alcançarmos resolutividade de 95% da demanda de forma consistente. A equipe multidisciplinar de saúde atua no hospital de campanha e, ao longo dos 42 Km da prova, há as ambulâncias de suporte avançado de vida e os motociclistas socorristas. O hospital de campanha tem piscinas de gelo, aparelho de ultrassonografia para diagnóstico de lesões osteomioarticulares (Fig. 53-1) e tecnologia **point-of-care** em análises clínicas. O suporte de saúde sob coordenação do Dr. Paulo Lourega, tem capacidade de atendimento de baixa complexidade até leitos de terapia intensiva e integração com a rede hospitalar local.

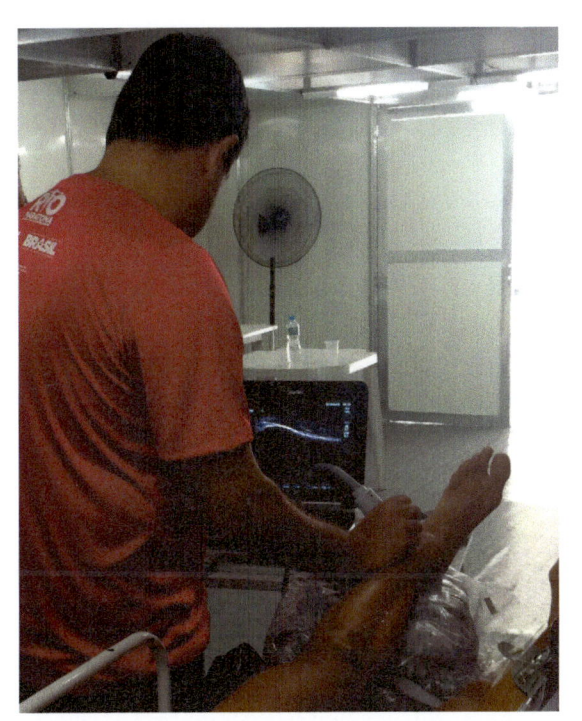

Fig. 53-1 Realização de ultrassonografia em atleta de meia-maratona para diagnóstico de lesões osteomioarticulares no hospital de campanha da Maratona do Rio®. (Fonte: Direitos de imagem concedido pelo atleta e pelo Dr. Bruno Pinheiro aos autores.)

REFERÊNCIAS BIBLIOGRÁFICAS

1. Kim JH, Malhotra R, Chiampas G, et al. Cardiac arrest during long-distance running races. N Engl J Med. 12 de Janeiro de 2012;366(2):130-40.
2. van Mechelen W. Running injuries. A review of the epidemiological literature. Sports Med. Novembro de 1992;14(5):320-35.
3. Gerardin B, Collet J-P, Mustafic H, et al. Registry on acute cardiovascular events during endurance running races: the prospective RACE Paris registry. Eur Heart J. 21 de Agosto de 2016;37(32):2531-41.
4. Schwabe K, Schwellnus MP, Derman W, et al. Older females are at higher risk for medical complications during 21 km road race running: a prospective study in 39 511 race starters--SAFER study III. Br J Sports Med. Junho de 2014;48(11):891-7.
5. van Mechelen W, Hlobil H, Kemper HC, et al. Prevention of running injuries by warm-up, cool-down, and stretching exercises. Am J Sports Med. Outubro de 1993;21(5):711-9.
6. Schwabe K, Schwellnus M, Derman W, et al. Medical complications and deaths in 21 and 56 km road race runners: a 4-year prospective study in 65 865 runners – SAFER study I. Br J Sports Med. Junho de 2014;48(11):912-8.
7. McArdle WD, Katch FI, Katch VL. Fisiologia do Exercício: energia, nutrição e desempenho humano. 6. ed. Rio de Janeiro: Guanabara Koogan; 2008. 1100 p.
8. Schwartz AE, Vanagunas A, Kamel PL. Endoscopy to evaluate gastrointestinal bleeding in marathon runners. Ann Intern Med. 15 de Outubro de 1990;113(8):632-3.
9. Miller KC, Stone MS, Huxel KC, Edwards JE. Exercise-associated muscle cramps: causes, treatment, and prevention. Sports Health. Julho de 2010;2(4):279-83.
10. Thomas DT, Erdman KA, Burke LM. Position of the Academy of Nutrition and Dietetics, Dietitians of Canada, and the American College of Sports Medicine: Nutrition and Athletic Performance. J Acad Nutr Diet. Março de 2016;116(3):501-28.
11. Hew-Butler T, Loi V, Pani A, Rosner MH. Exercise-Associated Hyponatremia: 2017 Update. Front Med (Lausanne). 2017;4:21.
12. Gamage PJ, Fortington LV, Finch CF. Epidemiology of exertional heat illnesses in organised sports: A systematic review. J Sci Med Sport. Agosto de 2020;23(8):701-9.
13. Berg KM, Soar J, Andersen LW, et al. Adult Advanced Life Support: 2020 International Consensus on Cardiopulmonary Resuscitation and Emergency Cardiovascular Care Science With Treatment Recommendations. Circulation. 20 de Outubro de 2020;142(16_suppl_1):S92-139.
14. Olasveengen TM, Mancini ME, Perkins GD, et al. Adult Basic Life Support: 2020 International Consensus on Cardiopulmonary Resuscitation and Emergency Cardiovascular Care Science With Treatment Recommendations. Circulation. 20 de Outubro de 2020;142(16_suppl_1):S41-91.
15. Saragiotto BT, Yamato TP, Hespanhol Junior LC, et al. What are the main risk factors for running-related injuries? Sports Med. Agosto de 2014;44(8):1153-63.
16. Fredericson M, Misra AK. Epidemiology and aetiology of marathon running injuries. Sports Med. 2007;37(4-5):437-9.
17. Fields KB, Sykes JC, Walker KM, Jackson JC. Prevention of running injuries. Curr Sports Med Rep. Junho de 2010;9(3):176-82.
18. Buist I, Bredeweg SW, van Mechelen W, et al. No effect of a graded training program on the number of running-related injuries in novice runners: a randomized controlled trial. Am J Sports Med. Janeiro de 2008;36(1):33-9.
19. Nigg BM, Baltich J, Hoerzer S, Enders H. Running shoes and running injuries: mythbusting and a proposal for two new paradigms: «preferred movement path» and «comfort filter». Br J Sports Med. Outubro de 2015;49(20):1290-4.
20. Mündermann A, Nigg BM, Humble RN, Stefanyshyn DJ. Foot orthotics affect lower extremity kinematics and kinetics during running. Clin Biomech (Bristol, Avon). Março de 2003;18(3):254-62.
21. Baxter C, Mc Naughton LR, Sparks A, et al. Impact of stretching on the performance and injury risk of long-distance runners. Res Sports Med. Março de 2017;25(1):78-90.
22. Posthumus M, Schwellnus MP, Collins M. The COL5A1 gene: a novel marker of endurance running performance. Med Sci Sports Exerc. Abril de 2011;43(4):584-9.
23. Gleim GW, Stachenfeld NS, Nicholas JA. The influence of flexibility on the economy of walking and jogging. J Orthop Res. Novembro de 1990;8(6):814-23.

24. McHugh MP, Cosgrave CH. To stretch or not to stretch: the role of stretching in injury prevention and performance. Scand J Med Sci Sports. Abril de 2010;20(2):169-81.
25. Collins NJ, Bierma-Zeinstra SMA, Crossley KM. Prognostic factors for patellofemoral pain: a multicentre observational analysis. Br J Sports Med. Março de 2013;47(4):227-33.
26. Francis P, Whatman C, Sheerin K, et al. The Proportion of Lower Limb Running Injuries by Gender, Anatomical Location and Specific Pathology: A Systematic Review. J Sports Sci Med. Março de 2019;18(1):21-31.
27. Rees D, Younis A, MacRae S. Is there a correlation in frontal plane knee kinematics between running and performing a single leg squat in runners with patellofemoral pain syndrome and asymptomatic runners? Clin Biomech (Bristol, Avon). Janeiro de 2019;61:227-32.
28. Emamvirdi M, Letafatkar A, Khaleghi Tazji M. The Effect of Valgus Control Instruction Exercises on Pain, Strength, and Functionality in Active Females With Patellofemoral Pain Syndrome. Sports Health. Junho de 2019;11(3):223-7.
29. Petersen W, Rembitzki I, Liebau C. Patellofemoral pain in athletes. Open Access J Sports Med. 2017;8:143-54.
30. Powers CM. The influence of abnormal hip mechanics on knee injury: a biomechanical perspective. J Orthop Sports Phys Ther. Fevereiro de 2010;40(2):42-51.
31. Crossley KM, Zhang W-J, Schache AG, Bryant A, Cowan SM. Performance on the single-leg squat task indicates hip abductor muscle function. Am J Sports Med. Abril de 2011;39(4):866-73.
32. Lopes Ferreira C, Barton G, Delgado Borges L, et al. Step down tests are the tasks that most differentiate the kinematics of women with patellofemoral pain compared to asymptomatic controls. Gait Posture. Julho de 2019;72:129-34.
33. Lack S, Barton C, Sohan O, Crossley K, Morrissey D. Proximal muscle rehabilitation is effective for patellofemoral pain: a systematic review with meta-analysis. Br J Sports Med. Novembro de 2015;49(21):1365-76.
34. Ferber R, Bolgla L, Earl-Boehm JE, Emery C, Hamstra-Wright K. Strengthening of the hip and core versus knee muscles for the treatment of patellofemoral pain: a multicenter randomized controlled trial. J Athl Train. Abril de 2015;50(4):366-77.
35. Lima YL, Ferreira VMLM, de Paula Lima PO, et al. The association of ankle dorsiflexion and dynamic knee valgus: A systematic review and meta-analysis. Phys Ther Sport. Janeiro de 2018;29:61-9.
36. Dingenen B, Malliaras P, Janssen T, et al. Two-dimensional video analysis can discriminate differences in running kinematics between recreational runners with and without running-related knee injury. Phys Ther Sport. Julho de 2019;38:184-91.
37. Drew BT, Redmond AC, Smith TO, et al. Which patellofemoral joint imaging features are associated with patellofemoral pain? Systematic review and meta-analysis. Osteoarthritis Cartilage. Fevereiro de 2016;24(2):224-36.
38. van der Heijden RA, de Kanter JLM, Bierma-Zeinstra SMA, et al. Structural Abnormalities on Magnetic Resonance Imaging in Patients With Patellofemoral Pain: A Cross-sectional Case-Control Study. Am J Sports Med. Setembro de 2016;44(9):2339-46.
39. Earl-Boehm JE, Bolgla LA, Emory C, et al. Treatment Success of Hip and Core or Knee Strengthening for Patellofemoral Pain: Development of Clinical Prediction Rules. J Athl Train. Junho de 2018;53(6):545-52.
40. Astur DC, Angelini FB, Santos MA, et al. Use of Exogenous Hyaluronic Acid for the Treatment of Patellar Chondropathy - A Six-Month Randomized Controlled Trial. Rev Bras Ortop (Sao Paulo). Setembro de 2019;54(5):549-55.
41. Crossley KM, van Middelkoop M, Callaghan MJ, et al. 2016 Patellofemoral pain consensus statement from the 4th International Patellofemoral Pain Research Retreat, Manchester. Part 2: recommended physical interventions (exercise, taping, bracing, foot orthoses and combined interventions). Br J Sports Med. Julho de 2016;50(14):844-52.
42. Barton CJ, Munteanu SE, Menz HB, Crossley KM. The efficacy of foot orthoses in the treatment of individuals with patellofemoral pain syndrome: a systematic review. Sports Med. 1 de Maio de 2010;40(5):377-95.
43. Bennell K, Matheson G, Meeuwisse W, Brukner P. Risk factors for stress fractures. Sports Med. Agosto de 1999;28(2):91-122.
44. Warden SJ, Creaby MW, Bryant AL, Crossley KM. Stress fracture risk factors in female football players and their clinical implications. Br J Sports Med. Agosto de 2007;41 Suppl 1:i38-43.
45. Boyden TW, Pamenter RW, Stanforth P, Rotkis T, Wilmore JH. Sex steroids and endurance running in women. Fertil Steril. Maio de 1983;39(5):629-32.
46. Moran DS, Heled Y, Arbel Y, et al. Dietary intake and stress fractures among elite male combat recruits. J Int Soc Sports Nutr. 13 de Março de 2012;9(1):6.
47. Saunier J, Chapurlat R. Stress fracture in athletes. Joint Bone Spine. Maio de 2018;85(3):307-10.
48. Leal C, D'Agostino C, Gomez Garcia S, Fernandez A. Current concepts of shockwave therapy in stress fractures. Int J Surg. Dezembro de 2015;24(Pt B):195-200.
49. Beck KL, Mitchell S, Foskett A, et al. Dietary Intake, Anthropometric Characteristics, and Iron and Vitamin D Status of Female Adolescent Ballet Dancers Living in New Zealand. Int J Sport Nutr Exerc Metab. Agosto de 2015;25(4):335-43.
50. Matcuk GR, Mahanty SR, Skalski MR, et al. Stress fractures: pathophysiology, clinical presentation, imaging features, and treatment options. Emerg Radiol. Agosto de 2016;23(4):365-75.
51. Patel DS, Roth M, Kapil N. Stress fractures: diagnosis, treatment, and prevention. Am Fam Physician. 1 de Janeiro de 2011;83(1):39-46.
52. Ohta-Fukushima M, Mutoh Y, Takasugi S, Iwata H, Ishii S. Characteristics of stress fractures in young athletes under 20 years. J Sports Med Phys Fitness. Junho de 2002;42(2):198-206.
53. Baker RL, Fredericson M. Iliotibial Band Syndrome in Runners: Biomechanical Implications and

Exercise Interventions. Phys Med Rehabil Clin N Am. Fevereiro de 2016;27(1):53-77.
54. Strauss EJ, Kim S, Calcei JG, Park D. Iliotibial band syndrome: evaluation and management. J Am Acad Orthop Surg. Dezembro de 2011;19(12):728-36.
55. van der Worp MP, van der Horst N, et al. Iliotibial band syndrome in runners: a systematic review. Sports Med. 1 de Novembro de 2012;42(11):969-92.
56. Bramah C, Preece SJ, Gill N, Herrington L. A 10% Increase in Step Rate Improves Running Kinematics and Clinical Outcomes in Runners With Patellofemoral Pain at 4 Weeks and 3 Months. Am J Sports Med. Dezembro de 2019;47(14):3406-13.
57. Flato R, Passanante GJ, Skalski MR, et al. The iliotibial tract: imaging, anatomy, injuries, and other pathology. Skeletal Radiol. Maio de 2017;46(5):605-22.
58. Schwellnus MP, Theunissen L, Noakes TD, Reinach SG. Anti-inflammatory and combined anti-inflammatory/analgesic medication in the early management of iliotibial band friction syndrome. A clinical trial. S Afr Med J. 18 de Maio de 1991;79(10):602-6.
59. Roach S, Sorenson E, Headley B, San Juan JG. Prevalence of myofascial trigger points in the hip in patellofemoral pain. Arch Phys Med Rehabil. Março de 2013;94(3):522-6.
60. Pinshaw R, Atlas V, Noakes TD. The nature and response to therapy of 196 consecutive injuries seen at a runners' clinic. S Afr Med J. 25 de Fevereiro de 1984;65(8):291-8.
61. Gunter P, Schwellnus MP. Local corticosteroid injection in iliotibial band friction syndrome in runners: a randomised controlled trial. Br J Sports Med. Junho de 2004;38(3):269-72; discussion 272.
62. Michels F, Jambou S, Allard M, et al. An arthroscopic technique to treat the iliotibial band syndrome. Knee Surg Sports Traumatol Arthrosc. Março de 2009;17(3):233-6.
63. Drogset JO, Rossvoll I, Grøntvedt T. Surgical treatment of iliotibial band friction syndrome. A retrospective study of 45 patients. Scand J Med Sci Sports. Outubro de 1999;9(5):296-8.
64. Hariri S, Savidge ET, Reinold MM, Zachazewski J, Gill TJ. Treatment of recalcitrant iliotibial band friction syndrome with open iliotibial band bursectomy: indications, technique, and clinical outcomes. Am J Sports Med. Julho de 2009;37(7):1417-24.
65. Neufeld SK, Cerrato R. Plantar fasciitis: evaluation and treatment. J Am Acad Orthop Surg. Junho de 2008;16(6):338-46.
66. De Garceau D, Dean D, Requejo SM, Thordarson DB. The association between diagnosis of plantar fasciitis and Windlass test results. Foot Ankle Int. Março de 2003;24(3):251-5.
67. Donley BG, Moore T, Sferra J, et al. The efficacy of oral nonsteroidal anti-inflammatory medication (NSAID) in the treatment of plantar fasciitis: a randomized, prospective, placebo-controlled study. Foot Ankle Int. Janeiro de 2007;28(1):20-3.
68. Landorf KB, Keenan A-M, Herbert RD. Effectiveness of foot orthoses to treat plantar fasciitis: a randomized trial. Arch Intern Med. 26 de Junho de 2006;166(12):1305-10.
69. Whittaker GA, Munteanu SE, Menz HB, et al. Foot orthoses for plantar heel pain: a systematic review and meta-analysis. Br J Sports Med. Março de 2018;52(5):322-8.
70. Probe RA, Baca M, Adams R, Preece C. Night splint treatment for plantar fasciitis. A prospective randomized study. Clin Orthop Relat Res. Novembro de 1999;(368):190-5.
71. Lee WCC, Wong WY, Kung E, Leung AKL. Effectiveness of adjustable dorsiflexion night splint in combination with accommodative foot orthosis on plantar fasciitis. J Rehabil Res Dev. 2012;49(10):1557-64.
72. Johannsen FE, Herzog RB, Malmgaard-Clausen NM, et al. Corticosteroid injection is the best treatment in plantar fasciitis if combined with controlled training. Knee Surg Sports Traumatol Arthrosc. Janeiro de 2019;27(1):5-12.
73. Wilson JJ, Lee KS, Miller AT, Wang S. Platelet-rich plasma for the treatment of chronic plantar fasciopathy in adults: a case series. Foot Ankle Spec. Fevereiro de 2014;7(1):61-7.
74. Cheung JT-M, An K-N, Zhang M. Consequences of partial and total plantar fascia release: a finite element study. Foot Ankle Int. Fevereiro de 2006;27(2):125-32.
75. Sharma J, Weston M, Batterham AM, Spears IR. Gait retraining and incidence of medial tibial stress syndrome in army recruits. Med Sci Sports Exerc. Setembro de 2014;46(9):1684-92.
76. Yagi S, Muneta T, Sekiya I. Incidence and risk factors for medial tibial stress syndrome and tibial stress fracture in high school runners. Knee Surg Sports Traumatol Arthrosc. Março de 2013;21(3):556-63.
77. Newman P, Witchalls J, Waddington G, Adams R. Risk factors associated with medial tibial stress syndrome in runners: a systematic review and meta-analysis. Open Access J Sports Med. 13 de Novembro de 2013;4:229-41.
78. Reinking MF, Austin TM, Richter RR, Krieger MM. Medial Tibial Stress Syndrome in Active Individuals: A Systematic Review and Meta-analysis of Risk Factors. Sports Health. Junho de 2017;9(3):252-61.
79. Winkelmann ZK, Anderson D, Games KE, Eberman LE. Risk Factors for Medial Tibial Stress Syndrome in Active Individuals: An Evidence-Based Review. J Athl Train. Dezembro de 2016;51(12):1049-52.
80. Pell RF, Khanuja HS, Cooley GR. Leg pain in the running athlete. J Am Acad Orthop Surg. Dezembro de 2004;12(6):396-404.
81. Braver RT. Chronic Exertional Compartment Syndrome. Clin Podiatr Med Surg. Abril de 2016;33(2):219-33.
82. Winters M, Eskes M, Weir A, et al. Treatment of medial tibial stress syndrome: a systematic review. Sports Med. Dezembro de 2013;43(12):1315-33.
83. Craig DI. Medial tibial stress syndrome: evidence-based prevention. J Athl Train. Junho de 2008;43(3):316-8.
84. Ridge S, Bruening D, Jurgensmeier K, et al. A Comparison of Foot Strengthening versus Minimal Footwear Use on Intrinsic Muscle Size and Strength. Foot & Ankle Orthopaedics. 1 de Julho de 2018;3(3):2473011418S00406.
85. Detmer DE. Chronic shin splints. Classification and management of medial tibial stress syndrome. Sports Med. Dezembro de 1986;3(6):436-46.

CROSS TRAINING

Vitor Almeida Ribeiro de Miranda ▪ Gabriel Paz ▪ Olivia Nogueira Coelho
Isabella Sandrini Pizzolatti ▪ Rodrigo Araujo Goes

A MODALIDADE

O *cross training* ou HIFT (*High Intensity Functional Training*) são termos que refletem o treinamento funcional de alta intensidade ou a sua versão patenteada competitiva, a CrossFit®.[1] Essa modalidade tem como característica principal a utilização de movimentos básicos (agachar, levantar, ginásticos, saltos e *sprints*) e multiarticulares através de exercícios que estimulem tanto a capacidade aeróbia quanto a resistência e a força muscular.[2]

A CrossFit® (CF) tem nos "CrossFit® Games" (Fig. 54-1) sua principal competição mundial de alto desempenho, mas seu foco principal como empresa do "mercado *fitness*" é retirar pessoas comuns do sedentarismo colocando-as em um ambiente saudável e positivo com atividades funcionais, de alta intensidade e constantemente variadas.[3] O Brasil é o segundo país do mundo em praticantes de CF (atrás dos EUA), com mais de 1.000 academias (boxes) espalhadas em todo território nacional.[4] Por aqui, dezenas de campeonatos amadores e profissionais são disputados e o número de praticantes é crescente. Neste capítulo iremos abordar aspectos relacionados com a prática e as competições de HIFT e similares.

A CF trouxe uma metodologia peculiar ao HIFT. Cada rotina de treino ou competição é denominada *Work Out of the Day* ou simplesmente WOD. A combinação de atividades ou movimentos dentro do WOD é previamente definida pelo treinador (*coach*). Existem WODs que são padronizados, os *Benchmarks*; alguns batizados com nomes de mulheres, *Girls* " e outros com nomes de heróis militares e policiais norte-americanos os *Heros*. No

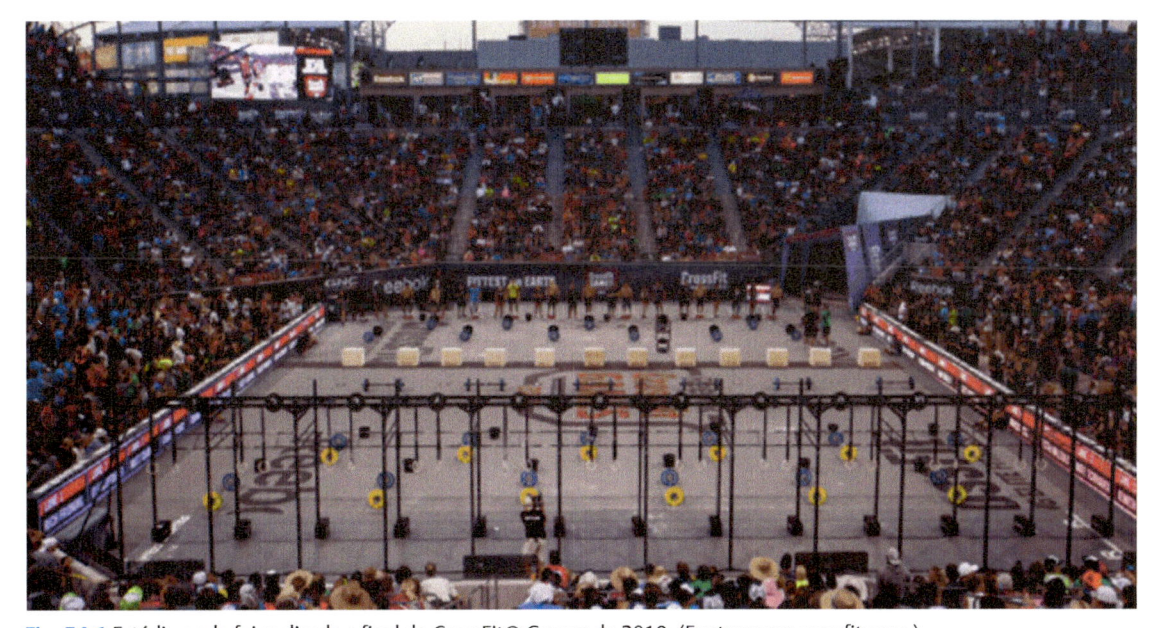

Fig. 54-1 Estádio onde foi realizada a final do CrossFit® Games de 2019. (Fonte: www.crossfit.com.)

Quadro 54-1 podemos ver a sequência de um dos *Heros* mais emblemáticos da CF, o *Murph*. Os *Benchmarks* servem para cada atleta avaliar sua evolução ao longo de um período de treino, mas também são usados em competições.[3]

As sessões de HIFT são moldadas de forma a estimular o desenvolvimento geral da aptidão física do indivíduo, sendo possível adaptar o método para diferentes níveis de condicionamento físico. Haddock *et al.* (2016) expuseram diferentes benefícios da utilização dos programas de HIFT para a saúde, incluindo adaptações fisiológicas como contratilidade cardíaca, controle da pressão arterial, função endotelial, além da manutenção de níveis de glicose e insulina no sangue, ademais, uma sessão de HIFT com duração de 20 minutos, feita três vezes na semana por 12 semanas resultou em alterações significativas da composição corporal de homens com sobrepeso, o que mostra que tais benefícios podem ser alcançados com menor dispêndio de tempo, já que a falta de tempo disponível é uma justificativa comum para inatividade física.[5]

A INTEGRAÇÃO DE HABILIDADES NEUROMUSCULARES

Um dos grandes desafios na prescrição dos treinos de HIFT é o ajuste das variáveis de prescrição do treinamento (ordem, carga, volume de repetições, intervalo de recuperação, dentre outras) para promover adaptações biopositivas e minimizar a exposição a lesões. No entanto, a combinação entre levantamento de peso olímpico, ginástica e movimentos rotacionais envolvem um grande desafio coordenativo e neurofisiológico para os praticantes em todos os níveis de experiência.

RECURSOS MÉDICOS EM COMPETIÇÕES DE HIFT

A assistência médica em campeonatos de CT, no Brasil, enquadra-se na legislação aplicada a eventos esportivos em geral. Em âmbito nacional, aplicam-se as portarias nº 1.139, nº 2.048 e o Estatuto do Torcedor, que mapeiam o atendimento de urgência e emergência a eventos esportivos de massa, adequando a estrutura médica de acordo com o público.[6]

A partir de tais requerimentos básicos, é de responsabilidade estadual a especificação das exigências de planejamento médico, resultando, por consequência, em divergências ao longo do território nacional de acordo com o Corpo de Bombeiros, os Conselhos Regionais de Medicina e as próprias Secretarias Estaduais de Saúde.

Como exigência comum, está a necessidade de uma ambulância de suporte avançado/UTI móvel, com um médico, um socorrista e um enfermeiro. É exigido, também, no mínimo um "médico do esporte" credenciado ao evento e destinado ao atendimento exclusivo dos atletas. Atualmente, por exemplo, o TCB, maior torneio de CF do Brasil, conta com quatro a cinco médicos e quatro enfermeiros por seletiva regional (aproximadamente 150 atletas).

Por ser um esporte relativamente novo e de popularidade crescente, a organização do atendimento médico aos atletas vem sendo aperfeiçoada de forma dinâmica. O time médico do "CrossFit® Games", campeonato mundial, envolve, obrigatoriamente, clínicos/médicos do esporte, cardiologistas e ortopedistas com treinamento médico específico, o CrossFit® Medical Doctor Level 1 (CF-MDL1), além de um time de resposta rápida.

Diferente de esportes de organização olímpica ou de popularidade consolidada, é raro que atletas apresentem equipe médica própria para atendimento no campo durante as competições.

Quanto ao material médico específico, relacionada com a epidemiologia das lesões, ressalta-se a necessidade de suporte adequado ao trauma ortopédico, como maca rígida, colar cervical, imobilizadores de segmentos apendiculares e *kit* de antissepsia, sutura e curativo. Além disso, em função do caráter extenuante do esporte de *performance*, é imprescindível a capacitação da equipe em suporte de vida cardiovascular.

Quadro 54-1 Hero Benchmark, Murph

Movimentos	Sequência/pontos de *performance*	Objetivo
1 milha de corrida	Os movimentos devem ser executados nesta ordem, mantendo o padrão e pontos de *performance*:	Menor tempo possível
100 puxadas na barra fixa (*Pull Ups*)	▪ *Pull ups* — os atletas devem fazer a puxada passando o queixo da linha da barra	
200 flexões de braço (*Push Ups*)	▪ *Push Ups* — o movimento inicia com cotovelos totalmente estendidos, o peito do(a) atleta deve tocar o chão na flexão dos cotovelos. O movimento é completo quando há novamente completa extensão dos cotovelos	
300 agachamentos simples (*Squats*)		
1 milha de corrida	▪ *Squats* — a linha do quadril deve passar abaixo do nível da linha do joelho ou "quebrar a paralela"	

Fonte: https://www.crossfit.com/heroes.

PREVALÊNCIA DE LESÕES

O desfecho de uma lesão envolve a interação complexa e não linear entre diversas variáveis, e apesar da alta intensidade presente em grande parte das sessões de treinamento, a literatura científica diverge no que tange o risco e a incidência de lesões nos treinos de HIFT se comparado a outras modalidades.[7]

Aune *et al.* (2017) realizaram um estudo retrospectivo com o objetivo de estimar a incidência e a prevalência de lesões osteomioarticulares em praticantes de HIFT, um total de 247 atletas foram monitorados. Desses, 85 atletas relataram um total de 132 lesões durante a carreira, resultando em prevalência de 34% e taxa de incidência de 2,71 lesões por 1.000 horas. Quanto à localização das lesões, as seguintes áreas foram identificadas: ombro ou membros superiores (29%); tronco, lombar, cabeça ou cervical (22%); e pernas ou joelhos (22%) (Fig. 54-2).[8]

Os atletas com experiência inferior a 6 meses sofreram mais do que o dobro de lesões que os mais experientes (> 6 meses) e dentre os exercícios com maior taxa de incidência de lesões destacam-se: o arranco (*snatch*), flexões na argola (*ring dips*), agachamento com peso sobre a cabeça (*overhead squat*) e desenvolvimento simples de ombros (*push presses*).[9]

As lesões no ombro, além de ocorrer com mais frequência (29%) também apresentaram maior gravidade, sendo que 47% resultaram em tratamento cirúrgico e 15,7 vezes mais provável que outras lesões. Ademais, apresenta 8,1 vezes mais chance de outras lesões no ombro e no braço do que atletas que não tiveram lesão nesta região. Já os atletas com histórico de lesão no tronco, lombar, cabeça ou cervical têm 5,8 vezes mais chance de ter recidiva de lesão. Além disso, alguns fatores podem potencializar esse risco, como o esforço excessivo, a técnica inadequada, a pré-disposição à lesão proveniente de uma anterior.

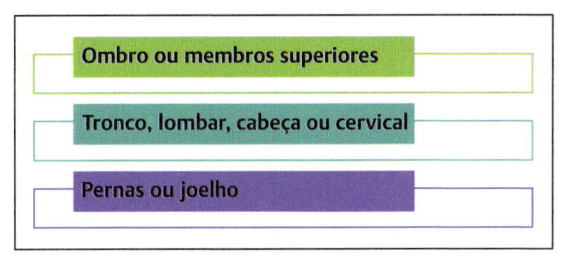

Fig. 54-2 Taxa de incidência de lesão no HIFT por área anatômica.

Feito *et al.* (2018) em amostra de 3.049 participantes, identificaram que 62,4% apresentaram lesão em apenas uma parte do corpo. Quanto à distribuição de lesão por segmento corporal, as áreas de maior risco são os membros superiores (ombros: 39%, punho: 11%, cotovelo: 12%), seguidos pela coluna (36%), e joelhos (15%). Nessa amostra, seis casos apresentaram rabdomiólise. As lesões do ombro são mais relacionadas com movimentos ginásticos (*muscle up*, *chest to bar*, *pull up*), enquanto as lesões de coluna, a valência do levantamento de peso (*powerlifting*) (Quadro 54-2).[2]

Em outro estudo de revisão Poston *et al.* (2016) investigaram os dados científicos sobre o risco de lesões por HIFT em comparação com o programa de treinamento tradicional e outras atividades *fitness*. Dentre os aspectos observados, os autores perceberam que o alto volume de corrida está relacionado com o aumento no risco de lesões, quando as atividades são realizadas de forma concorrente.[9]

No entanto, a taxa de incidência de lesões do HIFT foi menor do que treinamentos tradicionais (musculação, ginástica, *powerlifiting* etc.). O HIFT, comparado com programa de treinamento militar, apresentou índice de lesões similares. Já as lesões comuns em militares são: dor lombar, tendinite, entorses, distensões e fraturas por estresse nos ho-

Quadro 54-2 Panorama de Incidência de Lesões na Prática de HIFT

Segmento	Articulação	Incidência (%)	Movimento
Global	Todas	62,4	N/A
Membros superiores	Ombros	39	Ginásticos
	Cotovelos	11	
	Punhos	12	
Esqueleto axial	Coluna Lombar	36	LPO/*Power Lifting*
Membros inferiores	Joelhos	15	Miscelânia
	Tornozelos	1	Queda (caixa de salto, *Rope Climb*)
Sistêmico	Rabdomiólise*	0,2	Endurance

Fonte: Feito *et al.*, 2018.[2]

mens; e lesão muscular, fraturas por estresse, entorses, tendinite e lesões por uso excessivo do joelho nas mulheres.[9]

Sprey *et al.* (2019), em análise do perfil do praticante de CF no Brasil, avaliou uma amostra de 566 atletas em que foi observada uma média de idade de 31,4 anos, sendo 57,1% do sexo masculino, e uma taxa de lesão de 31% (incluindo treinamento e competição). Quanto à competitividade do esporte praticado, dentro dessa amostragem, 22% foram categorizados como atletas profissionais, 3,6% atletas em nível acadêmico e 23,9% em nível amador. Nesse estudo, a participação em campeonatos representou fator de risco para lesões relacionado diretamente com o tempo de treinamento (> 6 meses).[10]

RABDOMIÓLISE E HIFT

No âmbito das intervenções médicas em praticantes de HIFT, a rabdomiólise é a condição popularmente associada como consequência da prática excessiva da modalidade, apesar de não haver uma associação clara na literatura científica. Tibana e Sousa (2018) conduziram um estudo de revisão no qual investigaram a prevalência e a incidência de lesões, rabdomiólise, respostas fisiológicas e adaptações crônicas. Os autores observaram maior prevalência nas lesões de ombro e maior incidência no ombro, lombar e joelho, mas não da condição em questão.[11]

Apesar disso, o número de casos de rabdomiólise mostrou-se crescente. Isso demonstra que os treinadores devem adequar a periodização, com redução de volume e de intensidade.[2] Já no tocante às respostas fisiológicas, lactato, frequência cardíaca, catecolaminas e citocinas apresentam altos valores imediatamente após o treino para treinados e não treinados. A duração do treino não implica nas mudanças metabólicas.

Durante o atendimento em campo, a condição de rabdomiólise aguda do exercício deve ser levantada em casos de dor muscular intensa e generalizada/fadiga, náuseas e vômitos, dor abdominal, escurecimento da urina (suspeita de mioglobinúria). Comumente, a síndrome se instala 12-36 h após o exercício intenso. Tendo em vista que os campeonatos de *cross training* acontecem em 3 a 4 dias consecutivos, é imprescindível o reconhecimento de tais manifestações pelo médico assistente. Nesses casos, o atleta deve ser removido da competição, iniciada hiper-hidratação e encaminhamento do atleta ao atendimento hospitalar, para dosagem de CK e ureia.[12]

ASPECTOS SOBRE A RECUPERAÇÃO

Recuperar-se adequadamente de uma sessão de treinamento é imprescindível para os praticantes, sejam profissionais ou amadores. Diferentes estratégias podem ser utilizadas para este fim. A técnica de automassagem miofascial (*foamrolling*), por exemplo, cresce em popularidade. De acordo com a revisão sistemática da literatura conduzida por Skinner, Moss e Hammond (2020), a referida técnica de automassagem parece ser útil para a recuperação do dano muscular induzido pelo exercício, além de promover ganho da amplitude de movimento articular sem comprometimento de força, estratégia interessante a fim de manter adequados os níveis de desempenho entre sessões de treinamento e competições. Outras modalidades de recuperação comumente utilizadas na prática envolvem alongamento estático e a recuperação passiva.[13]

Neste contexto, Rey *et al.* (2019) hipotetizou que, quando comparado com um grupo-controle, o uso de *foamroller* para automassagem miofascial promoveria maiores benefícios relacionados com a recuperação muscular e o desempenho em uma amostra composta por jogadores profissionais de futebol.[14]

Previamente, MacDonald *et al.* (2013), com o objetivo de verificar se a automassagem com *foamroller* seria eficiente para auxiliar na recuperação da dor muscular tardia advinda do dano muscular induzido por exercício, recrutaram 20 homens recreacionalmente treinados, dividindo-os em dois grupos: automassagem e grupo-controle, observando que o método de automassagem resultou em maiores benefícios em relação à recuperação muscular provavelmente por causa da manipulação do tecido conjuntivo. Além disso, o grupo "automassagem" apresentou significativamente menor sensação de dor, o que enfatiza a hipótese citada anteriormente, já que a junção miotendínea, por exemplo, parece ser o local com maior foco de dor induzida por exercício. Por fim, o grupo "automassagem" também manteve os níveis de amplitude de movimento do quadríceps e dos posteriores de coxa, assim como seu desempenho no salto vertical enquanto o controle apresentou queda de desempenho.[15]

Até o presente momento, não parece haver na literatura evidências sólidas sobre a influência de diferentes métodos de recuperação em parâmetros de desempenho após um modelo de HIFT.

CROSSFIT® DOCTORS – O MÉDICO NA MODALIDADE

Em conjunto com o desenvolvimento da modalidade CF, iniciou-se estruturação do CrossFit® Medical Team, uma rede global de médicos que participam ativamente da filosofia de promoção de saúde associada e desempenho competitivo, e que são, ainda, praticantes da modalidade. Foi desenvolvido o já mencionado acima, *MD Level 1 Course* – uma capacitação em treinamento voltada diretamente aos médicos – exigida para atendimento, por exemplo, nas seletivas e no campeonato mundial (Crossfit Games®).[16]

Observa-se tendência de estruturação de times multidisciplinares nos locais de treinamento, propondo-se procura do *"doc in a box"*, ou seja, acompanhamento e atendimento direto por um profissional familiarizado com as demandas do esporte para orientação de *performance*, assistência à lesão e *return to play*, como já ocorre em diversos locais no mundo.[16]

APLICAÇÕES PRÁTICAS

- Atletas com menos experiência na modalidade estão mais suscetíveis a lesões do que os mais experientes.
- A taxa de lesão entre os atletas foi semelhante aos de levantamento de peso olímpico.
- Ombro é a área anatômica com maior lesão e maior risco de ter nova lesão no mesmo local.
- Aspectos centrais da prática devem ser monitorados pela equipe multidisciplinar como:
  - Volume.
  - Intensidade.
  - Adequada categorização do nível de experiência dos praticantes.
  - Progressão pedagógica dos exercícios.
  - Monitoramento da carga externa e interna das sessões de treino.
  - Análise do histórico de treinamento e lesões dos atletas.

REFERÊNCIAS BIBLIOGRÁFICAS

1. CROSSFIT Trademark of CrossFit, Inc. – Registration Number 3007458 – Serial Number 78422177: Justia Trademarks. Trademarks.justia.com.
2. Feito Y, Heinrich K, Butcher S, Poston W. High-Intensity Functional Training (HIFT): Definition and Research Implications for Improved Fitness. Sports. 2018;6(3):76.
3. Glassman G. (2021). Understanding CrossFit by Greg Glassman. Retrieved 22 March 2021, from http://journal.crossfit.com/2007/04/understanding-crossfit-by-greg.tpl.
4. Crossfit Affiliated Map. Retrieved 22 March 2021, from https://map.crossfit.com/.
5. Haddock CK, Poston WSC, Heinrich KM, Jahnke SA, Jitnarin N. The benefits of high-intensity functional training fitness programs for military personnel. Mil Med. 2016;181(11):e1508-14.
6. Rio de Janeiro, 2007. Resolução SESDEC Nº 80. Disponível em: http://www.legislacaodesaude.rj.gov.br/component/content/article/9-resolucoes/7915-resolucao-sesdec-n-802007.html?Itemid=101.
7. Paz e Santana. Retreinamento de Lesões: da Reabilitação à Performance.1ed. Porto Alegre.S2C e Secco Editora. 2019.
8. Aune KT, Powers JM. Injuries in an Extreme Conditioning Program. Sports Health. 2017;9(1):52-8.
9. Poston Walker SC, Haddock Christopher K, NASCA-CTP Henrich, et al. Is High Intensity Functional Training (HIFT)/CrossFit® Safe for Military Fitness Training? Mil Med. 2016;(1):627-37.
10. Sprey JWC Crossfit® no Brasil: o perfil epidemiológico do praticante./São Paulo, 2019. Dissertação de Mestrado. Faculdade de Ciências Médicas da Santa Casa de São Paulo – Curso de Pós-Graduação em Ciências da Saúde.
11. Tibana RA, Frade De Sousa NM. Are extreme conditioning programmes effective and safe? A narrative review of high-intensity functional training methods research paradigms and findings. BMJ Open Sport Exerc Med. 2018;4(1).
12. Scalco RS, Snoeck M, Quinlivan R, et al. Exertional rhabdomyolysis: physiological response or manifestation of an underlying myopathy? BMJ Open Sport Exerc Med 2016;2:e000151.
13. Skinner B, Moss R, Hammond L. A systematic review and meta-analysis of the effects of foam rolling on range of motion, recovery and markers of athletic performance. J Bodyw Mov Ther [Internet]. 2020;24(3):105-22.
14. Rey E, Padrón-Cabo A, Costa PB, Barcala-Furelos R. Effects of Foam Rolling as a Recovery Tool in Professional Soccer Players. J strength Cond Res. 2019;33(8):2194-201.
15. MacDonald GZ, et al. An Acute Bout Of Self--Myofascial Release Increases Range Of Motion Without a Subsequente Decrease in Muscle Activation or Force. J Strength Cond Res. 2013;27(3):812-21.
16. The CrossFit Physicians Network. (2021). Retrieved 22 March 2021, from https://www.crossfit.com/health/the-crossfit-physicians-network.

NATAÇÃO, POLO AQUÁTICO, MARATONA AQUÁTICA, NATAÇÃO ARTÍSTICA E SALTOS ORNAMENTAIS

CAPÍTULO 55

Flavio Cruz ▪ Gustavo Vinagre ▪ Khalid Al Khelaifi ▪ Thais Barroso

INTRODUÇÃO

Cinco modalidades compõem os esportes aquáticos nos Jogos Olímpicos: natação, polo aquático, saltos ornamentais, natação artística e maratonas aquáticas. A natação é um dos mais populares esportes ao redor do mundo, e o segundo esporte em número de atletas em uma edição de jogos olímpicos.[1] Mais de 219 milhões de pessoas assistiram aos jogos olímpicos de 2012, e a natação foi um dos eventos mais assistidos daquela edição.[2] Em 2015 a FINA publicou uma declaração de consenso com a metodologia para pesquisas relacionadas com as lesões nestes desportos.[3] Neste capítulo iremos abordar as lesões e condições clínicas nas quais os atletas dos desportos aquáticos estão suscetíveis.

NATAÇÃO

A natação é um esporte único que combina resistência, força e equilíbrio em um ambiente sem apoio de peso. Os atletas de elite podem nadar até 14.000 metros por dia de treinamento, com 2.500 rotações de ombro por dia e 16.000 por semana.[4] Nas Olimpíadas, as competições acontecem em piscinas de 50 m, com provas de 50 a 1.500 m de distância, nos quatro estilos: nado livre, borboleta, peito e costas.

CONDIÇÕES CLÍNICAS EM NADADORES

Broncoconstrição Induzida por Exercício (BIE)

Condição clínica que causa temporariamente o estreitamento das vias aéreas durante ou após o exercício. É mais comum em pessoas com asma ou com história recente de infecções do trato respiratório e é particularmente prevalente em nadadores.[5,6] O mecanismo proposto sugere que a alta taxa de ventilação por minuto do nadador associado à respiração bucal e exposição das vias aéreas ao cloro gera uma lesão do epitélio nas vias aéreas, seguido de inflamação e broncoconstrição.[6,7] Seu tratamento não difere muito dos atletas de outros esportes. Médicos do esporte devem manter-se atualizados ao prescrever agentes fármacos para o tratamento desta condição devido às restrições ou proibições destas substâncias pelas agências *antidopping*.[8]

Otite Externa

Condição que comumente afeta os atletas dos desportos aquáticos. Indivíduos com asma, eczema, ou rinite alérgica possuem riscos três vezes maiores para desenvolverem otite externa. A maioria dos casos de otite são infecciosas com a preponderância de bactérias Gram-negativas, com a *Pseudomonas aeruginosa* sendo o patógeno mais comum. O tratamento se dá pelo controle da dor, limpeza do canal auditivo, uso tópico de medicações e combinações de agentes, entre eles, corticosteroides, antibióticos e antifúngicos.[8]

Irritação Química Ocular

A condição oftalmológica mais comum a acometer os nadadores se dá pela irritação dos olhos relacionados com os produtos químicos usados nas piscinas. É mais comumente presente naqueles que treinam em piscina que usam cloro ou bromo comparado com aquelas que usam ozônio, ultravioleta (UV) ou outros sais para tratamento da água.[9] O uso de óculos pode reduzir significantemente o risco destas irritações.[10]

O uso de lentes de contato em gel coloca os atletas em risco de desenvolver infecção por *Pseudomonas* e *Acanthamoeba keratitis*.[11,12] A infecção por *Acanthamoeba* é rara, porém grave. Sintomas como dor no olho, vermelhidão, visão turva, sensibilidade à luz, sensação de corpo estranho podem estar presente. Os atletas devem ser encaminhados ao serviço de oftalmologia imediatamente.[13] Tratamento consiste em agentes tópicos, porém muitas vezes a terapia oral com itraconazol e ou cirurgia podem ser indicados.[14]

Neurologia

Frequentemente nadadores (especialmente nadadores artísticos) treinam segurando suas respirações por longos períodos, na tentativa de aumentar sua capacidade respiratória. Isto pode ser danoso ao tecido cerebral e gerar perda da consciência e potencialmente anóxia cerebral. Os atletas devem ser aconselhados a evitar tal conduta dado ao perigo em resultar danos permanentes.[15]

Concussão cerebral pode ocorrer por uma variedade de razões, por exemplo, o nadador de nado costas que atinge a parede, colisão entre dois nadadores ou acidentes contra o chão escorregadio.[16] Os sintomas são similares aos outros esportes, com dor de cabeça, náusea, vômitos e tonteira. Todo atleta suspeito de concussão deve ser retirado dos treinos e competições. O manejo adequado dos quadros de concussão em nadadores exige um plano de ação promovido por uma equipe médica multidisciplinar e experiente nesses quadros.

CONDIÇÕES ORTOPÉDICAS EM NADADORES

Ombro

Dor no ombro é a mais frequente lesão ortopédica em nadadores, com uma prevalência reportada entre 40% e 91%. O ombro do nadador é uma síndrome dolorosa causada por impacto repetitivo no praticante da modalidade.[17] Em contraste com outros esportes, onde a perna inicia a força de propulsão, os nadadores usam os braços para gerar impulso para a frente. Nadadores de elite executam até 2.500 revoluções de ombro por dia, nadando até 9 milhas diariamente. Fadiga muscular do manguito rotador,[18] musculatura vertebral e dos músculos peitorais causados pelos esforços repetitivos podem resultar em microtrauma em razão da diminuição da estabilização dinâmica da cabeça umeral.[19] Os primeiros sinais de lesão são o cotovelo caído na entrada da água, diminuição do alcance da mão e aumento da rotação de tronco durante a respiração. A discinesia escapuloumeral também pode estar envolvida na síndrome.

Os fatores de risco: sobrecarga de treinos, menor mobilidade do ombro (articular × muscular), relação dos músculos rotadores internos/externos, instabilidade glenoumeral, e o lado da respiração. Com contínua análise, torna-se evidente que a causa da dor é multifatorial, incluindo:

1. Biomecânica do nado.
2. Sobrecarga e fadiga dos músculos articulares do ombro, escápula e costas.
3. Frouxidão glenoumeral com subsequente instabilidade do ombro.[19]

Diagnósticos diferenciais devem ser considerados como: lesão labral, subluxação, síndromes de impacto intra-articular, lesões do manguito rotador entre outros (Quadro 55-1). Um modelo estratégico de programa de prevenção de lesão em nadadores está demostrado no Quadro 55-2.

Joelho

O joelho é a segunda maior fonte de dor reportada em nadadores de alto rendimento.[19] A maior incidência de dor ocorre em nadadores do estilo peito. Uma pesquisa mostrou que 86% de nadadores deste estilo apresentaram ao menos um episódio de dor no joelho.[20] A biomecânica deste estilo cria e sobrecarrega um hipervalgo no joelho, aumentado ainda mais pela posição de adução do quadril. Ângulos extremos de abdução extrema do quadril durante o movimento inicial da pernada (chute) é danoso à articulação. Além disso, há um maior estiramento

Quadro 55-1 Diagnóstico Diferencial para Dor no Ombro do Nadador[19]

Lesão labral	Os Acromiale
Subluxação	Alterações na coluna cervical
Impacto intra-articular da porção anterossuperior do labrum	Fratura por estresse da costela
Lesões do manguito rotador	Impacto coracoide
Tendinite do bíceps	Apofisite do coracoide
Artrose acromioclavicular	Neuropatia suprascapular
Síndrome do desfiladeiro torácico	Obstrução vascular proximal por hipertrofia muscular
Subluxação da articulação esternoclavicular	Síndrome compartimental do antebraço

Quadro 55-2 Modelo Estratégico de Prevenção de Lesão

- Avaliação fisioterapêutica individual do atleta (funcional)
- Análise detalhada do gestual esportivo do atleta (*dartfish*)
- Identificação dos tipos de prevenção a serem realizadas (primária, secundária ou terciária)
- Análise da matriz de riscos da modalidade
- Elaboração do programa individual ou coletivo de prevenção de lesões esportivas
- Discussão do programa elaborado junto à equipe multidisciplinar
- Demonstração e execução do programa preventivo
- Monitoramento e análise dos resultados

do ligamento colateral medial por causa da carga aumentada durante o coice da pernada de peito, o que pode gerar dor no local. Cargas repetitivas em valgo pode resultar em tendinite da pata de ganso ou bursite.[21,22] Outras lesões comuns nesses nadadores são os estiramentos dos músculos flexores do quadril e adutores.[23]

Coluna

Fortalecimento muscular, resistência e flexibilidade protegem a coluna vertebral de dores e lesões. A carga mecânica na coluna em nadadores competitivos resulta na degeneração discal intervertebral. Um grande número de nadadores teve alterações degenerativas em um ou mais níveis comparados com um grupo-controle. Em um estudo, 66% de 56 nadadores de elite, e 29% de 38 nadadores amadores apresentaram discos degenerados em diferentes níveis. A intensidade dos treinos, duração e distância estão diretamente relacionados com maior degeneração, tendo o seguimento L5-S1 mais frequentemente acometido.[24] Em todos os estilos, os nadadores mantêm hiperextensão da coluna inferior para conseguir uma posição aerodinâmica. Esta posição é exagerada na ondulação dos estilos peito e borboleta. A alta intensidade e a exagerada repetição desses nados sobrecarregam as estruturas posteriores da coluna vertebral, o que pode resultar em espondilólise e possível espondilolistese.[25]

POLO AQUÁTICO

O polo aquático é um esporte coletivo competitivo que data de meados do século XIX na Inglaterra, tornando-se o primeiro esporte coletivo a estrear nos jogos olímpicos de 1900. O esporte combina a natação, arremesso, tiro e luta livre. É praticado em quatro tempos ativos de 8 minutos, em piscina com dimensões que variam de 20 a 30 metros de comprimento, 10 a 20 metros de largura e com profundidade mínima de 1,8 metro. São sete jogadores de cada lado, não podendo tocar na bola com as duas mãos simultaneamente, exceto o goleiro.[26]

Os jogadores de pólo aquático estão vulneráveis tanto a traumas agudos como lesões por excesso de uso. Seus treinos exigem altos volumes de natação, e consequentemente provocam sobrecarga no ombro do atleta. Uma revisão sistemática de lesões no ombro de atletas de polo aquático relatou que as dores nos ombros são comuns, possuem múltiplas etiologias e geralmente relacionadas com o arremesso repetitivo. Contribuem de maneira relativa para os quadros de dor no ombro, a frouxidão articular, os desequilíbrios e fraquezas musculares.[27]

Lesões ligamentares nos dedos, osteocondrite dissecantes do capítelo, tenossinovite De Quervain, luxações das articulações interfalangianas e metacarpofalângicas, fraturas das falanges e ossos metacarpais são as lesões mais comuns nos membros superiores dos atletas de polo aquático, depois das queixas no ombro.

Lesões no joelho também são comuns em decorrência do movimento de batedeira (*egg-beater*), usado para manter-se flutuando na superfície da água. O "*egg-beater*" é realizado usando alternadamente movimentos rotacionais horários e anti-horários dos membros inferiores, similar à pernada de nado peito (quadril em adução e extensão, valgo e extensão do joelho, e inversão e flexão plantar do tornozelo). O "*egg-beater*" aumenta a sobrecarga medial do joelho evoluindo com eventuais alterações degenerativas.[28]

Durante as olimpíadas de 2004, foram registradas lesões na cabeça (56%), membro superior (28%), tronco (11%), e membro inferior (6%). Todas as lesões foram por contato e dois terços resultaram em jogada faltosa.[29] Lesões na face e dentárias são comuns no polo aquático, porém podem ser prevenidas com o uso de proteção para ouvidos e protetores bucais.

No ouvido, otite externa é comum assim como a perfuração traumática do tímpano. Essa, geralmente é decorrente de um tapa na lateral da cabeça. Normalmente, essa lesão cicatriza bem sem nenhum efeito residual, mas durante a fase de cicatrização o jogador deve ser mantido fora da água. Na face, golpes mais significativos podem resultar em fraturas do osso nasal ou facial, que requerem avaliação e tratamento mais imediatos. Lacerações são comuns, especialmente na região supraorbitárias. Quando possível, é melhor evitar o uso de suturas para permitir o retorno ao jogo. As feridas devem ser limpas e fechadas com cola dérmica e fitas adesivas. O *spray* antisséptico à prova d'água à base de plástico também pode ser útil. Jogadores com feridas com sangramento ativo não podem retornar ao jogo.[30] Nos olhos as abrasões da córnea podem ocorrer por um arranhão no olho com a unha. Ideal realizar uma "verificação das unhas" antes da competição para garantir o corte adequado das unhas para reduzir a prevalência de tais lesões.

Existe um médio risco para lesões dentárias, com uma incidência de 18% a 21%.[31] A fratura dentária é a lesão mais comum. A pior lesão e com pior prognóstico é a avulsão, correspondendo 1% a 3 % das lesões dentárias.[31] Dentes avulsionados devem ser reimplantados assim que possível. Se não for possível reimplantar o dente imediatamente, o dente deverá ser acondicionado em um recipiente com saliva ou leite frio. O dente não deve ser limpo ou esfregado para preservar a raiz e o ligamento periodontal.[30]

A concussão geralmente ocorre com um golpe direto na cabeça, seja por contato com outro jogador ou com a bola de polo aquático. O protocolo-padrão de avaliação, tratamento e retorno ao jogo deve ser usado para os atletas com suspeita de uma concussão. Os atletas com diagnóstico de concussão devem ser submetidos ao retorno gradual às atividades de treinos e jogos sob a supervisão de um médico qualificado.

Para prevenção de lesões, o equipamento de proteção do polo aquático está tipicamente limitado a protetores bucais e auriculares. Também é permitido o uso de óculos de proteção sem metal ou bordas afiadas. Um programa de treino de força específico para o desporto também pode ser útil na prevenção de lesões, e deve concentrar-se na estabilização dos ombros e pernas.[30]

> É parte importante um plano de ação de emergência. A presença de um salva-vidas certificado nos treinos e jogos ajuda a garantir que os atletas incapazes de se retirar da piscina possam ser removidos de maneira rápida e segura.
> Os atletas de polo aquático ao ar livre estão em maior risco de câncer de pele. Aconselha-se aos jogadores uso adequado de protetor solar resistente à água ou à prova d'água.

NATAÇÃO ARTÍSTICA

Os espectadores dos jogos olímpicos podem aproveitar uma variedade de esportes que incluem força, resistência, tempo, trabalho em equipe e também esportes artísticos. No programa olímpico há dois eventos sincronizados: a natação artística (anteriormente chamado de nado sincronizado) e o salto ornamental sincronizado. Em 1984, na olimpíada de Los Angeles (EUA), o nado sincronizado foi incluído pela primeira vez como esporte olímpico, com a participação do Brasil nas provas de solo e dueto. Recentemente homens começaram a disputar provas oficiais.

Os atletas destes esportes sincronizados são submetidos à alta demanda física com treinos de repetição que exigem sincronização perfeita e que podem resultar em lesões únicas. Tanto lesões traumáticas quanto lesões por excesso de uso estão presentes, sendo estas últimas mais comuns. Além disso, como estas modalidades são artísticas, julgados por juízes, estes atletas também estão suscetíveis a problemas alimentares e à tríade da mulher atleta.[32]

Os duetos e as equipes competem em duas provas: rotina técnica e rotina livre. Na rotina técnica devem executar elementos obrigatórios ou pré-determinados em uma ordem pré-definida. Estes elementos mostram a flexibilidade, a força, o vigor, a habilidade e o controle de cada atleta. A rotina livre é mais longa e não há predefinição de elementos.

Um estudo realizado durante os jogos olímpicos em 2008, mostrou que a natação artística é um dos esportes mais seguros. Não houve registro de lesões durante as competições, nem perda de dias de treino por afastamento. A incidência de lesão na natação artística foi de 1,9% em comparação com a incidência geral de lesões em todos os atletas dos jogos em Pequim.[33] Uma limitação para este estudo foi a não identificação das lesões crônicas por excesso de uso, já que os treinos podem chegar a ter uma duração de 40 horas por semana.

A recente ênfase em acrobacias nos últimos anos colocou em risco os atletas para traumas agudos, especialmente nos movimentos de alçada e lançamento. A atleta que é lançada para cima durante a manobra acrobática pode acidentalmente chocar-se contra as outras que estão abaixo no momento que aterrissam na água, ou até mesmo contra o *deck* da piscina.

Os treinos também são momentos onde as lesões agudas ocorrem, incluindo concussões, hematomas, contusões, entorses, hérnias discais, fraturas, lesões no tímpano por perfuração da sua membrana. Todas estas são mais prevalentes hoje do que nos anos anteriores. Lesões musculares e de tendões ocorrem com o aumento da velocidade de execução dos movimentos.[34,35]

Lesões musculoesqueléticas são comuns, relacionadas principalmente ao movimento "*egg-beater*" (como já descrito anteriormente neste capítulo). Assim como em outros esportes aquáticos, os atletas da natação artística podem desenvolver lesões crônicas em ombros, joelhos, coluna vertebral e tornozelos.

Tríade da Mulher Atleta

Devido ao julgamento estético neste esporte, há uma pressão maior nos nadadores artísticos para manter-se no peso ou até mesmo abaixo do peso ideal. O ideal é que os atletas sejam magros para obterem maiores notas. Em alguns casos, este tipo de estresse pode gerar distúrbios alimentares nas atletas. Na literatura, a prevalência deste tipo de distúrbio varia entre 25% e 31%, em comparação com a população normal, que chega a 5%.

A tríade é caracterizada pela interrelação da disponibilidade energética com distúrbios comportamentais relacionados com a alimentação, seguidos de anorexia, osteopenia (diminuição da densidade óssea) e amenorreia (diminuição ou ausência da menstruação).[36] As consequências psiquiátricas destes distúrbios são o desenvolvimento de depressão, ansiedade, baixa estima e pensamentos suicidas. Existem dois tipos de distúrbios alimentares descritos: anorexia nervosa e bulimia nervosa.[37]

A relação clínica da tríade com a traumatologia esportiva é o desenvolvimento de fraturas por estresse por baixa densidade óssea, o que é tipicamente raro nestes atletas, já que a sobrecarga óssea neste esporte é baixa.[36]

Os médicos e toda a equipe médica que atuem na natação sincronizada devem acompanhar de perto suas atletas a fim de interceder precocemente nos primeiros sinais de distúrbios alimentares. Atletas, treinadores e familiares devem ser educados e orientados quanto à melhor maneira de ajuste de peso para as competições sem influenciar em perda de performance. Instalada a tríade, a atleta deverá ser afastada dos treinos e realizar tratamento multidisciplinar, composto por médico do esporte, psiquiatra, nutricionista e psicólogos.

> Lesões por sobrecarga estão relacionadas com o grande volume de treinos, que podem chegar a 6 ou 8 h por dia em véspera de competição.
> Atletas estão expostas ao risco de distúrbios alimentares decorrentes da pressão estética do esporte. Anorexia e bulimia podem passar despercebidas para os membros da equipe e até mesmo familiares.

MARATONAS AQUÁTICAS

Nos jogos olímpicos, as provas de maratonas aquáticas são disputadas em distâncias de 10 km, porém, nos campeonatos mundiais, as competições acontecem em provas de 5, 10 e 15 km, em águas abertas de rios ou mares. A profundidade da água deve ter ao menos 1,40 m em todo o percurso, e a temperatura da água deve estar entre 16°C e 31°C. Os nadadores podem encostar o pé no chão, mas não podem caminhar ou saltar. A chegada da prova deve ser marcada por uma parede flutuante de pelo menos 5 m de largura.

Assim como nas piscinas, o nadador de águas abertas precisa ter um excelente preparo de ombro (para gerar propulsão e vencer a força, o peso e o arrasto), pernas e tronco (para manter a estabilidade e o equilíbrio), principalmente quando os membros superiores desenvolvem movimentos de grande amplitude e alta velocidade. No mar alguns fatores devem ser levados em consideração como a maior densidade da água, o que gera maior flutuabilidade, porém exige uma maior força para deslocar a água, implicando em movimentos mais pesados. Sua amplitude de braçadas é maior, e também possuem maior velocidade das pernadas. No mar, a sua ondulação implica em maior turbulência por parte do nadador, exigindo assim maior estabilidade.

A natação em águas abertas possui maior variabilidade pelo ambiente, e que pode variar durante todo o curso da prova, como o ar, temperatura da água, umidade e exposição solar.[38] As correntes marítimas e ventos podem ser contra, a favor, ou lateral, e também exigem maior orientação de espaço temporal. Assim, o nadador tem a necessidade de manter a cabeça alta grande parte do tempo e realizar ajustes no decorrer das provas.

Condições externas como água, temperatura do ar, qualidade da água, a fauna e flora aquática criam um aspecto único para a natação em águas abertas.[39] A Federação Internacional de Natação (FINA) recomenda que os nadadores de águas abertas somente compitam quando a temperatura da água estiver acima de 16°C e abaixo de 31°C para minimizar o risco de hipotermia severa ou hipertermia, respectivamente. Devido à dificuldade em reidratar-se, a desidratação se torna um problema comum durante as provas. Da mesma maneira, a exposição a animais marinhos (água-viva, arraias, peixes, tubarões, golfinhos e cobras) pode necessitar de tratamento médico.[40]

A exposição às condições ambientais, como por exemplo queimaduras por água-viva, contabilizaram 27% das queixas médicas experimentadas por atletas das maratonas aquáticas no campeonato mundial da FINA em 2013.[41] Avaliação, tratamento e prevenção das alterações clínicas causadas por mudança do meio ambiente exigem um esforço coordenado entre atleta, estafe médico e organizadores dos eventos.[38]

Deve ser levantado o risco de morte súbita neste esporte.[42] O sistema nervoso simpático é ativado pela temperatura da água, intensidade do exercício, pela ansiedade e nervosismo por parte do atleta, enquanto o sistema parassimpático é simultaneamente estimulado pela água que entra em contato com a face do atleta, pela entrada de água na nasofaringe e ventilação restrita pelo atleta. Um potencial mecanismo para morte súbita na natação de águas abertas é conhecido como "conflito autonômico", uma condição a qual ambas as divisões do sistema nervoso autonômico são ativadas simultaneamente durante a imersão na água resultando em arritmias cardíacas e parada cardíaca. Síndrome do QT longo é associado a mortes em nadadores.[43]

Por último, a equipe e o nadador são dependentes no treino e durante as provas. Na maioria dos locais aonde acontecem as provas o nadador está a poucos metros do seu treinador e de sua equipe médica preparada em terra, assim como salva-vidas preparados em botes e barcos que o acompanha durante todo o percurso. A comunicação entre atletas, treinadores e equipe de suporte geralmente é mínima, por isso a necessidade de um planejamento criterioso antes de cada prova. Atenção especial deve ser dada à parte de alimentação e hidratação durante a prova, quando por alguns poucos segundos o atleta pode interagir com a equipe.

> É importante discutir as adversidades em cada momento da prova, as condições do mar, correntes marítimas, assim como traçar a melhor estratégia de hidratação e alimentação em cada etapa.
> Síndrome do QT longo é associado a mortes em nadadores.
> O médico deve estar apto a tratar intercorrências com animais aquáticos, que varia desde queimadura por água viva até mordidas de tubarão.

SALTOS ORNAMENTAIS

Os saltos ornamentais são considerados um esporte de colisão devido ao impacto na entrada do atleta na água. Um saltador de plataforma de 10 metros viaja a aproximadamente 40 milhas por hora, força suficiente para quebrar ossos e deslocar articulações.[31] O atleta também está em risco de se lesionar ao colidir contra a borda da piscina ou a própria plataforma, assim como desenvolver lesão por excesso de uso devido ao grande número de saltos em hiperextensão da coluna, flexão do tronco e giros.

Uma particularidade deste esporte é que atletas começam a competir muito jovens. A maioria dos campeões mundiais e olímpicos possuem 18 anos de idade ou menos. O saltador deve ter, como um pré-requisito, o pescoço comprido, com um bom desenvolvimento muscular, e uma cabeça pequena, que possa ser coberta por seus braços no encontro com a água. Fisicamente, o salto ornamental exige elasticidade, coordenação e equilíbrio. As partes mais exigidas do saltador são os joelhos e o tendão de Aquiles.[41]

Algumas posições básicas do corpo são obrigatórias, como:

- *Grupada*: salto com os joelhos juntos, voltados para o peito, com o corpo dobrado nos joelhos e quadris.
- *Esticada*: corpo reto.
- *Livre*: combinação das posições básicas.
- *Carpada*: pernas retas e corpo dobrado na cintura. Os saltos podem ser: para a frente, para trás, reversos, para dentro, parafusos e equilíbrio do braço.

Ao se classificar um salto, todas as suas etapas de execução são levadas em conta. Em um total de cinco, são elas:

- *Aproximação*: deve ser forte e suave ao mesmo tempo, o que demonstra bom controle do salto.
- *Partida*: também deve mostrar controle e equilíbrio, além do ângulo correto de partida para o tipo de salto adotado.
- *Elevação*: o impulso e a altura que o atleta atinge são muito importantes. Um salto mais alto significa maior tempo de movimento.
- *Execução*: é o mais importante, já que é a acrobacia em si. O juiz observa a *performance* mecânica, técnica, forma e graça do desempenho.
- *Entrada*: a chegada na água é muito significativa pois é a última coisa que o juiz vê. Os dois critérios a serem avaliados são o ângulo de entrada, que deve ser próximo ao vertical, e a quantidade de água espalhada, que deve ser a mínima possível.

Lesões nos Saltos Ornamentais

Ombro

Dores cônicas no ombro são comuns. Geralmente pelo pinçamento dos tendões do manguito rotador quando o ombro é estendido acima da cabeça. Lesões traumáticas no ombro geralmente ocorrem na entrada da água, quando o membro superior estendido acima da cabeça é forçado para trás. Os atletas geralmente sentem a articulação ter saído do lugar seguido de um som de "*pop*". A maior parte das vezes há redução espontânea da luxação. O tratamento se dá por fortalecimento da musculatura em volta do ombro, em alguns casos a cirurgia é recomendada.

Coluna Cervical

Repetição da extensão do pescoço na entrada da água pode causar irritação das articulações cervicais. O resultado são espasmos musculares, contraturas ao girar o pescoço lateralmente ou olhar para cima. Sintomas neurológicos nos membros superiores podem indicar hérnia discal cervical. Devido à força do impacto na água ser maior nos saltos de 10 metros, as queixas são maiores e mais frequentes nestes saltadores.

Cotovelo

Dor geralmente causada pela posição de hiperextensão do cotovelo na entrada da água. O nervo ulnar pode ser estirado e causar dor, dormência ou sensação de queimação no antebraço e dedos. Lesões ligamentares no cotovelo podem causar dor, fraqueza e instabilidade articular. Devido ao trauma repetitivo nesta articulação, pode-se desenvolver uma condição chamada osteocondrite dissecante do cotovelo. Este quadro clínico é acompanhado de dor lateral no cotovelo, incapacidade de estender o braço, edema e bloqueio articulares.

Punho e Mão

No momento de entrada na água, os atletas seguram suas mãos, uma sobre a outra, com a palma da mão voltada para a água. Nesta posição os saltadores tentam com um soco fazer um buraco na superfície da água. Neste momento o punho é empurrado para trás, forçando seus ligamentos. Nos treinos e competições, ao realizar exaustivamente esta manobra, o punho pode desenvolver dor, edema, rigidez articular e limitação do arco de movimento. O uso de *taping* ou órteses podem prevenir possíveis lesões.[42]

Possíveis lesões no polegar podem ocorrer ao entrarem na água com o polegar hiperextendido. Há estiramento ligamentar na base do polegar seguido de dor, edema, espasmos e fraqueza ao redor da articulação. O uso de *taping* deve ser recomendado como forma de evitar tal lesão.[42]

Coluna Lombar

Espondilólise, fratura por estresse nos ossos da coluna lombar são relatados como lesões em atletas de saltos ornamentais com saltos em posição de arco ou hiperextensão da coluna. Os sintomas são de dor lombar que piora gradativamente nos treinos, dor em atividades com extensão lombar e espasmo muscular paravertebral. Nestes casos, confirmada a presença de fratura em exames de imagem, o atleta deverá ser tratado com afastamento dos treinos e competições, fisioterapia, até consolidação da fratura. O retorno deverá ser gradual evitando o risco de novas lesões.

Lesões discais causam dor com flexão da coluna lombar quando o atleta se senta, levanta-se, salta ou gira sobre seu tronco. Geralmente a dor é pior em um lado, estende-se à região glútea e ocasionalmente para os membros inferiores. O tratamento inicialmente é conservador com fisioterapia e em caso de piora ou associação de sinais ou sintomas neurológicos, a cirurgia poderá ser aconselhada.

> Atletas começam a competir muito jovens.
> Embora não muito comum, as lesões agudas traumáticas pela colisão contra a torre, a borda da piscina ou contra a água podem ser catastróficas.
> Um saltador de plataforma de 10 metros viaja a aproximadamente 40 milhas por hora suficiente para gerar fraturas.

CONCLUSÃO

Nadadores estão expostos a uma gama única de lesões musculoesqueléticas e condições médicas, sendo a maioria delas por sobrecarga. O ombro é a articulação mais acometida, seguido do joelho e da coluna vertebral. A causa do "ombro do nadador" é multifatorial, contribuindo para o quadro, impacto articular, tendinopatia, instabilidade, discinesia escapular e fadiga muscular. O cuidado médico também envolve conhecimento de condições respiratórias, otorrinolaringológicas, além de preparo para tratar condições adversas em provas de natação em águas abertas. Um programa de prevenção especializado permite aos atletas melhor *performance* além de uma carreira mais longa.

REFERÊNCIAS BIBLIOGRÁFICAS

1. Sein ML, Walton J, Linklater J, et al. Shoulder pain in elite swimmers: primarily due to swim-volume-induced supraspinatus tendinopathy. Br J Sports Med 2010;44:105-13.
2. Pink MM, Tibone JE. The painful shoulder in the swimming athlete. Orthop Clin North Am 2000;31:247-61.
3. Mountjoy M, Junge A, Alonso JM, et al. Br J Sports Med Published Online 27NOV-2015.
4. Struyf F, et al. Br J Sports Med 2017;0:1-6.
5. Boulet LP, O'Byrne PM. Asthma and exercise-induced bronchoconstriction in athletes. N. Engl. J. Med. 2015; 372:641Y8.
6. Fitch KD, Sue-Chu M, Anderson SD, et al. Asthma and the elite athlete: summary of the International Olympic Committee's consensus conference, Lausanne, Switzerland, January 22Y24, 2008. J. Allergy Clin. Immunol. 2008; 122:254Y60.
7. Bougault V, Loubaki L, Joubert P, et al. Airway remodeling and inflammation in competitive swimmers training in indoor chlorinated swimming pools. J. Allergy Clin. Immunol. 2012; 129:351Y8.
8. Nichols AW. Medical Care of the Aquatics Athlete. Curr Sports Med Rep. 2015 Sep-Oct;14(5):389-96.
9. Fernandez-Luna A, Burillo P, Felipe JL, Del Corral J, Garcia-Unanue J, Gallardo L. Perceived health problems in swimmers according to the chemical treatment of water in swimming pools. Eur J Sport Sci. 2015;21:1-10.
10. Kelsall HL, Sim MR. Skin irritation in users of brominated pools. Int J Environ
11. Health Res. 2001;11(1):29-40.
12. Morgan WH, Cunneen TS, Balaratnasingam C, Yu DY. Wearing swimming goggles can elevate intraocular pressure. Br J Ophthalmol. 2008;92(9):1218-21.
13. Franchina M, Yazar S, Booth L, Wan SL, Cox K, Kang MH, et al. Swimming goggle wear is not associated with an increased prevalence of glaucoma. Br J Ophthalmol. 2015;99(2):255-7.
14. Jiang C, Sun X, Wang Z, Zhang Y. Acanthamoeba keratitis: clinical characteristics and management. Ocul Surf. 2015;13(2):164-8.
15. Bremond-Gignac D, Chiambaretta F, Milazzo S. An European perspective on topical ophthalmic antibiotics: current and evolving options. Ophthalmol Eye Dis. 2011;3:29-43.
16. Lindholm P, Lundgren CE. The physiology and pathophysiology of human breath-hold diving. J Appl Physiol (1985). 2009;106(1):284-92.
17. Marar M, McIlvain NM, Fields SK, Comstock RD. Epidemiology of concussions among United States high school athletes in 20 sports. Am J Sports Med. 2012;40(4):747-55.
18. Wanivenhaus F et al. Epidemiology of Injuries and Prevention Strategies in Competitive Swimmers SPORTS HEALTH. 2012 May;4(3):246-51.
19. Maenhout A, Dhooge F, Van Herzeele M, Palmans T, Cools A. Acromiohumeral distance and 3-dimensional scapular position change after overhead muscle fatigue. J Athl Train. 2015;50:281-288.
20. Rodeo SA. Swimming. In: Krishnan SG, Hawkins RJ, Warren RF, eds. The Shoulder and the Overhead

Athlete. Philadelphia, PA: Lippincott, Williams & WIlkins; 2004:350.
21. Rupp S, Berninger K, Hopf T. Shoulder problems in high level swimmers: impingement, anterior instability, muscular imbalance? Int J Sports Med. 1995;16(8):557-562.
22. Knobloch K, Yoon U, Kraemer R, Vogt PM. 200-400 m breaststroke event dominate among knee overuse injuries in elite swimming athletes. Sportverletzung-Sportschaden. 2008;22(4):213-219.
23. Rodeo SA. Knee pain in competitive swimming. Clin Sports Med. 1999;18(2):379-387.
24. Rovere GD, Nichols AW. Frequency, associated factors, and treatment of breaststroker's knee in competitive swimmers. Am J Sports Med. 1985;13(2):99-104.
25. Kaneoka K, Shimizu K, Hangai M, et al. Lumbar intervertebral disk degeneration in elite competitive swimmers: a case control study. Am J Sports Med. 2007;35(8):1341-1345.
26. Nyska M, Constantini N, Cale-Benzoor M, Back Z, Kahn G, Mann G. Spondylolysis as a cause of low back pain in swimmers. Int J Sports Med. 2000;21(5):375-379.
27. 2019 FINA Water Polo Rules.
28. Webster MJ, Morris ME, Galna B. Shoulder pain in water polo: a systematic review of the literature. J. Sci. Med. Sport. 2009; 12:3Y11.
29. Nichols AW. Medical Care of the Aquatics Athlete. Curr Sports Med Rep. 2015 Sep-Oct;14(5):389-96.
30. Junge A, Langevoort G, Pipe A, et al. Injuries in team sport tournaments during the 2004 Olympic Games. Am. J. Sports Med. 2006; 34:565Y76.
31. Stromberg, J. D. (2017). Care of Water Polo Players. Current Sports Medicine Reports, 16(5), 363-369.
32. Jack Spittler, MD, MS1 and James Keeling, MD2, Water Polo Injuries and Training Methods, 2016.
33. Mountjoy, M. Injuries and medical issues in synchronized Olympic sports. Curr. Sports Med. Rep., Vol. 8, No. 5, pp. 255Y261, 2009.
34. Junge A, Engebretsen L, Mountjoy M, et al. Sports injuries during the Summer Olympic Games 2008. Am. J. Sports Med. 2009 (in press).
35. Mountjoy M. The basics in synchronized swimming and its injuries. Clin. Sport Med. 1999; 18:321Y36.
36. Mountjoy M, Gerrard D. Preserving and promoting health in the aquatic athlete. In: Seifert L, Chollet D, Mujika I, editors. Hauppauge (NY): Nova Science Publishers (in press).
37. Nattiv A, Loucks A, Manore M, et al. American College of Sports Medicine position stand: the female athlete triad. Med. Sci. Sport Exerc. 2007; 39:1867Y82.
38. American Psychiatric Association Task Force on DSM-IV. Diagnostic and Statistical Manual of Mental Disorders: DSMIV-TR, 4th ed. Washington (DC): American Psychiatric Association, 2000; p. 538Y95.
39. Bergeron MF, Bahr R, Bartsch P, Bourdon L, Calbet JA, Carlsen KH, et al. International Olympic Committee consensus statement on thermoregulatory and altitude challenges for high-level athletes. Br J Sports Med. 2012;46(11):770-9.
40. Senefeld J, Joyner MJ, Stevens A, Hunter SK. Sex differences in elite swimming with advanced age are less than marathon running. Scand J Med Sci Sports. 2015.
41. Gerrard DF. Open water swimming. Particular medical problems. Clin Sports Med. 1999;18(2):337-47. vii.
42. Mountjoy M, Junge A, Benjamin S, et al. Competing with injuries: injuries prior to and during the 15th FINA World Championships 2013 (aquatics). Br. J. Sports Med. 2015; 49:37Y43.
43. Nichols AW. Medical Care of the Aquatics Athlete. Curr Sports Med Rep. 2015 Sep-Oct;14(5):389-96.
44. Shattock M, Tipton MJ. "Autonomic conflict": a different way to die on immersion in cold water? J. Physiol. 2012; 590:3219Y30.

ESPORTES DE NEVE: ESQUI ALPINO E *SNOWBOARD*

CAPÍTULO 56

Leonardo Metsavaht ▪ Felipe Fernandes Gonzalez
Gustavo Leporace de Oliveira Lomelino Soares

INTRODUÇÃO

São diversas as modalidades de esportes de inverno, mas vamos nos ater apenas às lesões que têm uma representatividade significativa na nossa prática médica no Brasil, que são as relacionadas com o esqui alpino e o *snowboard*. O esqui já é praticado por brasileiros há pelo menos 70 anos, mas um salto enorme na prática de esportes de inverno começou a acontecer a partir da década de 1990, graças à evolução da indústria do *snowboard* que é uma modalidade de esporte de neve que se aproxima muito mais do *surf* e do *skate* (Figs. 56-1 a 56-3), que são bastante populares e têm ícones brasileiros. O fato de a temporada de inverno no hemisfério norte ser durante as longas férias de verão dos brasileiros facilitou a introdução desta nova alternativa de destino para a indústria turística. Foi o período em que as estações de esqui também começaram a se multiplicar na América Latina e oferecer destinos mais acessíveis aos brasileiros.

A prevenção e tratamento de lesões decorrentes do esqui e o *snowboard* representam um grande desafio para o médico do esporte. São modalidades praticadas em condições pouco favoráveis, como frio intenso, terreno inclinado e, em locais de difícil acesso, remoção pela equipe médica. Além disso, podem ser praticados de forma recreacional ou competitiva em diversas modalidades diferentes, que exigem gestos esportivos específicos e valências físicas distintas. Dentre as mais de quinze modalidades de esqui e *snowboard* praticadas nas competições mundiais, as principais envolvem descidas em alta velocidade com mudança de direção (p. ex., slalom gigante, slalom paralelo), saltos de grandes alturas (p. ex., *big-air*, *half-pipe*, esqui/*snowboard cross*) e caminhadas extensas com equipamento de *esqui* (p. ex., *cross-country*). Não é incomum que alguns atletas participem de mais de uma modalidade, ou que as modalidades envolvam atividades diferentes, como, por exemplo, no combinado-nórdico, em que os atletas devem percorrer longas distâncias com esqui e depois realizar grandes saltos; e o *slopestyle*, em que atletas devem descer um percurso em alta velocidade, performando saltos e manobras.

Existem registros de brasileiros adeptos do esqui alpino há mais de 50 anos, mas o grande salto na popularidade dos esportes e inverno foi dado na década de 1990 pela semelhança do *snowboard* aos esportes do *surf* e *skate*, também familiares ao brasileiro (Figs. 56-1 a 56-3).

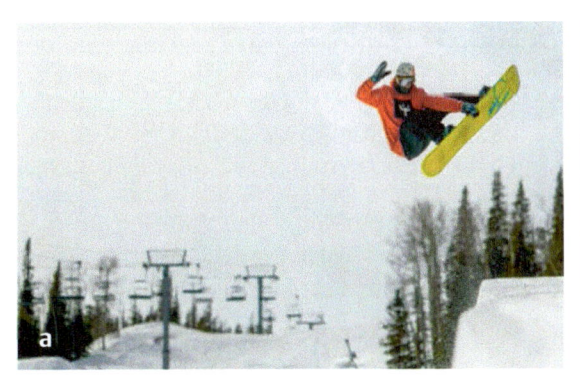

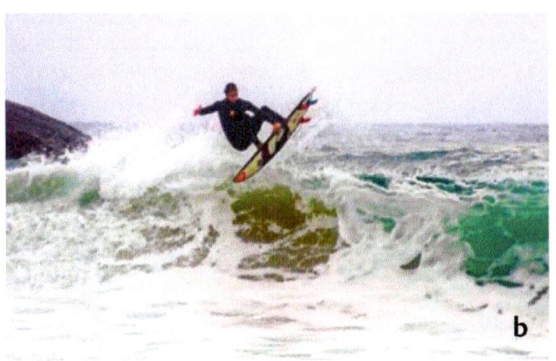

Fig. 56-1 Exemplos da semelhança entre o surfe e o *snowboard*. Manobra: '*Indy Grab Straight Air*'. (**a**) Aspen, EUA; (**b**) Arpoador, RJ. (Fonte: Arquivo pessoal dos autores.)

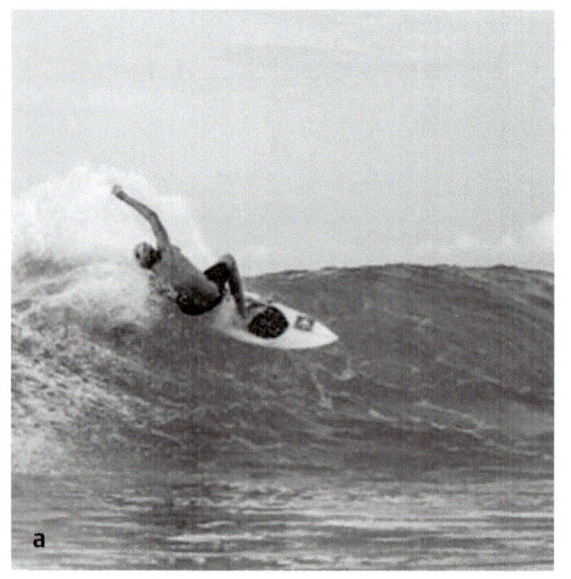

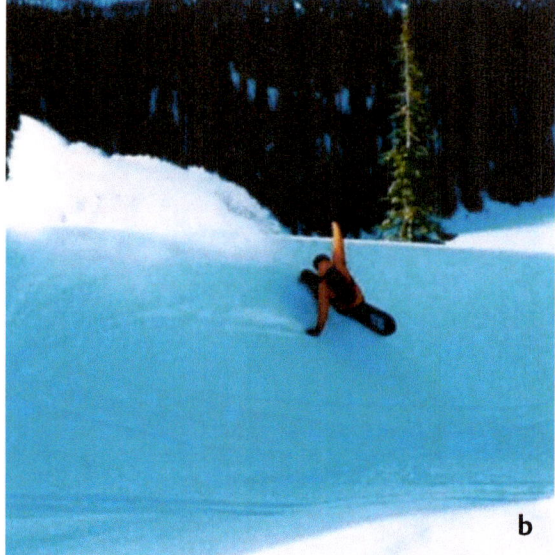

Fig. 56-2 Exemplos da semelhança entre o *surfe* e o *snowboard*. Manobra: '*Lay Back Snap*' (**a**) Arpoador, RJ; (**b**) Aspen, EUA. (Fonte: Arquivo pessoal dos autores.)

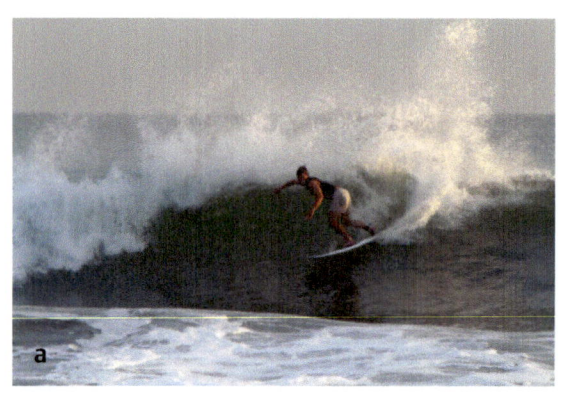

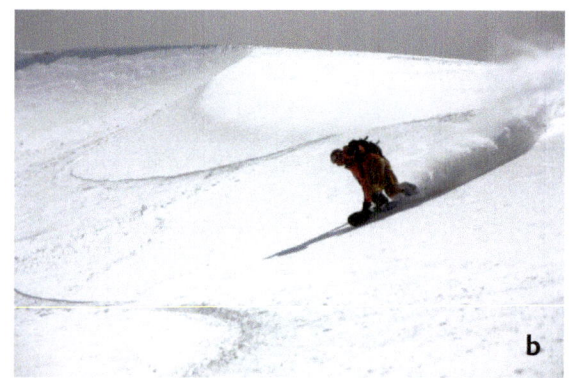

Fig. 56-3 Exemplos da semelhança entre o *surfe* e o *snowboard*. Manobra: '*Back-Side Carve*'. (**a**) Búzios, RJ; (**b**) Himalaia, Índia. (Fonte: Arquivo pessoal dos autores e Weston Boyles.)

PRINCIPAIS LESÕES

Esqui e *snowboard* são esportes com grande incidência de lesões musculoesqueléticas. Nos Jogos Olímpicos de inverno, de 2018, as duas modalidades tiveram a maior quantidade de atletas lesionados. Nesta mesma olimpíada, durante o período de competições, a incidência de lesões que necessitaram de atendimento médico foi de 11,8 a cada 100 atletas de esqui e *snowboard*. As modalidades com maior incidência foram *snowboard cross* e *esqui cross*, que envolvem muitos saltos, alta velocidade e mudanças de direção. As que ocorreram menos lesões foram o combinado nórdico, *snowboard slalom*, *biathlon*, *moguls* e esqui *cross-country*, modalidades com menos saltos.[1,2] Os mecanismos de trauma mais comuns foram contato com objeto estático e lesões sem contato agudas; e são coerentes com a exposição destes atletas a saltos, manobras bruscas, rampas e objetos nos parques.

Os atletas de *snowboard* têm uma incidência de lesões muito maior que os de esqui. No entanto, um viés estatístico deve ser considerado pela faixa etária menor e atitude mais audaciosa durante a prática de saltos e manobras. Isso se revela quando observamos que a incidência de lesões severas é semelhante entre atletas de *snowboard* e esqui.[2] No *snowboard* e no esqui alpino (*downhill*, *super-G*, *slalom* gigante, *slalom*, combinado e supercombinado), os três principais tipos de lesão, em ordem de maior frequência, são lesões articulares/ligamento, fraturas/estresse ósseo e contusão.[2] Sendo as regiões mais afetadas, no *snowboard*, o joelho (18,9%), ombro/clavícula (13,3%) e cabeça/face (12,9%). No esqui alpino, o joelho (36%) também é a região mais acometida, mas perna/tendão de Aquiles (11,1%) e lombar/pelve/sacro (11,1%) seguem em segundo lugar de incidência.[2] É importante destacar que a incidência de lesões cranianas caiu consideravelmente nas últimas décadas, principalmente entre esportistas recreacionais e é atribuído ao maior uso de capacetes.[3]

PAPEL DO MÉDICO DO ESPORTE E TIME DE SAÚDE NAS COMPETIÇÕES

O Comitê Olímpico Internacional (COI) e os Comitês Organizadores dos Jogos Olímpicos (COJO) de Inverno têm experiência de longa data na estruturação dos serviços médicos durante as competições. Apesar de depender do tipo de competição e regras específicas de cada federação internacional do esporte, a coordenação do atendimento em geral é similar. A equipe do *field of play* (à beira da pista) é composta por médicos, paramédicos ou patrulhas de esqui e responde de forma primária no caso de qualquer incidente. Após a avaliação inicial, a equipe do Comitê Olímpico Nacional (CON) do atleta pode proceder da assistência. Caso necessário, este atleta pode ser removido para um posto médico instalado na área de competição, policlínica exclusiva para atletas do evento ou hospital terciário parceiro do evento. Durante as competições, é do médico do CON a maior responsabilidade de decisão para determinar se um atleta pode continuar na competição ou não. No entanto, é aconselhado que essa decisão seja compartilhada entre a equipe médica dos comitês envolvidos e diretor médico da federação internacional do esporte em questão.

MECANISMOS DE LESÃO MAIS FREQUENTES

Para adequada prevenção e reabilitação funcional dos praticantes de esqui e *snowboard*, é necessário, primeiramente, entender os mecanismos de trauma em que se envolvem as lesões mais comuns. Como visto anteriormente, o joelho é o local mais comumente lesionado nos atletas de ambos os esportes, sendo a lesão do ligamento cruzado anterior (LCA) do joelho a mais frequente entre esquiadores profissionais e amadores.[1,2] Nos praticantes de *snowboard* este tipo de lesão vem aumentando em decorrência de maior exposição a grandes saltos e parques.[4]

Os mecanismos de trauma que resultam em lesão do LCA diferem entre os amadores e atletas de esqui. Nos amadores, são descritos dois principais mecanismos:

1. O "pé fantasma", quando durante uma curva o esquiador perde o equilíbrio para trás e o joelho do lado superior da montanha flete excessivamente (quadril abaixo do joelho), mas o tronco permanece virado como se estivesse olhando montanha abaixo, isto faz com que a borda (*edge*) interna do esqui prenda na neve, causando uma súbita rotação medial da perna e valgo do joelho. Se conseguir se equilibrar poderá fazer apenas um estiramento do Ligamento Colateral Medial (LCM), mas, se cair sentado, sofrerá grande risco de lesão tanto do LCM, como LCA. Este movimento perigoso pode ocorrer em qualquer velocidade, seja em competição seja simplesmente por distração ao sair do *lift* (teleférico).

2. Gaveta anterior induzida pela bota: o esquiador, ao aterrissar de um salto com perda do equilíbrio para trás e com os joelhos estendidos e faz contato com o solo usando o *tail* (rabeta) dos esquis. A carga que produziria dorsiflexão do tornozelo é transmitida para tíbia pelas botas extremamente rígidas, gerando um movimento de translação anterior da tíbia.[5]

O mecanismo de trauma mais comum nos atletas de esqui é o *slip-catch* (escorregão-travamento). Neste, o atleta, ao realizar uma curva em alta velocidade e colocando toda pressão no esqui do lado de cima da montanha, perde o contato com a neve, com o esqui do lado e baixo da montanha. O joelho se estende buscando contato com a neve, mas trava subitamente na neve, gerando valgo e rotação medial súbitas nesta perna. Outro mecanismo frequente é o *snowplow* dinâmico (limpa-neve dinâmico), quando durante a curva o esportista coloca maior pressão na perna de cima da montanha e deixa a perna de baixo da montanha se afastar demais, deslocando seu centro de gravidade para baixo da montanha. Neste momento a borda interna do esqui de cima da montanha trava sua borda interna na neve, gerando uma rotação medial súbita da perna e valgo do joelho de cima. O último mecanismo descrito, chamado de aterrisagem com peso para trás após o salto (*landing back*), é idêntico ao da gaveta anterior induzida pela bota, que é descrito em amadores. A diferença principal é que nos atletas, a energia no salto é muito maior, existindo uma compressão axial vigorosa no planalto tibial e maior gaveta anterior associada a uma flexão excessiva dos joelhos.[6]

Nos praticantes de *snowboard* também foram observadas diferenças nos mecanismos de trauma entre atletas e amadores. Nos menos experientes, disparado, a maior causa de lesão é o medo. O medo de compreender que quanto mais deslocarem seu peso e centro de gravidade montanha abaixo, apoiando no pé da frente, maior será seu controle sobre a prancha. O contrário do *surf*, onde a base é o pé de trás. Esta apreensão os leva a descer a montanha deslizando sobre a 'barriga' da prancha em vez das suas beiradas (*edges*) que dão o controle do movimento. Assim a prancha perde o controle rotacional, e sua beirada trava na neve literalmente, catapultando-o de peito ou de costas. Mesmo em baixa velocidade isso é uma péssima experiência e como consequência pode causar fraturas do punho, costelas, ramos isquiopubianos e luxações acromioclaviculares.[7]

Já a lesão do LCA, nos menos experientes, ocorre principalmente quando uma das presilhas está solta e o praticante sofre uma queda, gerando flexão e momentos torcionais excessivos no joelho. Pode ocorrer no momento da saída dos teleféricos e em locais com longos trecho planos (*catwalks*), quando o *snowboarder* precisa se deslocar com uma das presilhas presa à prancha, e a outra solta para poder 'pedalar' em frente, semelhante ao skate.[8]

Nos atletas de *snowboard*, o principal mecanismo de lesão do LCA ocorre na aterrisagem em local plano, após grandes saltos. Nestes momentos o quadríceps pode gerar uma grande contração excêntrica que resulta em vigorosa translação anterior da tíbia. Associado a isso, temos também a típica posição dos pés na prancha de *snowboard* que coloca a perna em rotação medial, favorecendo um maior torque no joelho durante a aterrissagem.[4] Em modalidades como o *boarder-x* (ou *boarder-cross*) não é raro nas curvas que são bastante inclinadas, justamente para favorecer a alta velocidade, a borda interna da parte dianteira da prancha penetrar na neve torcendo a prancha e rodando o atleta em sentido contrário, levando o joelho da frente a fazer flexão e valgo excessivo antes de ser catapultado no sentido oposto.

As estratégias para prevenção de lesão do LCA no esqui e *snowboard* ainda não estão estabelecidas na literatura e muitas vezes têm protocolos "emprestados" de outros esportes, em razão da similaridade das forças exercidas no joelho (valgo, flexão e rotação interna da perna). As principais medidas envolvem conscientização dos atletas sobre os mecanismos de lesão mais comuns;[5] identificação precoce de redução da razão de força isquiotibiais/quadríceps nos atletas e velocidade dessas contrações em elevados graus de flexão (> 70);[9] correção de fraquezas no core e desbalanços;[10] treino neuromuscular e controle do valgo do joelho.[11]

Prevenção, Recondicionamento Físico e Reabilitação

Similar aos diversos países que não possuem condições de terreno e climáticas para a prática de esportes de inverno, o volume de pessoas que praticam em nível competitivo é muito pequeno. Portanto, a maior incidência de lesões em brasileiros é acidental e em baixas velocidades. Por experiência, podemos citar a *"Síndrome do 1º dia"* quando o esportista ainda não se readaptou neuromuscularmente à temporada anterior. A *"Síndrome do 3º dia"*, quando já com fadiga muscular pelo esforço incomum insiste em ir à montanha, e a **"Síndrome da última descida"**, quando já esgotado fisicamente insiste em aproveitar o dia até o fim. Portanto, um grande passo preventivo para as lesões é a educação do nosso paciente, orientando-o a perceber o cansaço e se resignar a praticar o esporte somente dentro de seus limites físicos e mentais.

O grande desafio é identificar quais praticantes estão com maior risco de lesão. O emprego das análises biocinéticas tridimensionais com protocolos de mapeamento de risco de lesão e retorno ao esporte tem um papel extremamente relevante nestas situações. Com esta tecnologia, é possível realizar testes provocativos, observar alterações, ou inaptidões físicas, relacionadas com as lesões mais frequentes durante a realização do esporte. Como exemplo, é possível verificar com precisão a existência de elevados ângulos de valgo do joelho durante um teste provocativo simples e de baixa energia, como o salto unilateral e identificar suas possíveis causas ou incompetências musculares relacionadas (Fig. 56-4). A presença de valgo acentuado no teste indicaria risco aumentado de lesão do LCA quando este atleta fosse submetido a grandes cargas, como é comum em alta velocidade e em saltos durante uma competição.[11,12] O mesmo cuidado deve ser tomado no retorno ao esporte. Uma deficiência do controle neuromuscular da pelve e tronco (Fig. 56-5) traduz um alto risco de relesão do LCA[10,13] em um atleta que já está reabilitando, mesmo nove meses após a reconstrução do LCA.

Além da preparação física tradicional, focada em força, potência e condicionamento aeróbico, a nossa experiência e a literatura indicam que a melhor forma de manter o atleta condicionado e reduzir o risco de lesões é introduzindo exercícios que sejam o mais próximo da função exigida no esporte.[12,14] Portanto, a prática de *boardsports*, como *skate*, *surf*, *wakeboard*, esqui aquático e patins é estimulada nos atletas que não têm acesso às pistas de esqui durante todo o ano. Além disso, é priorizado o treinamento neuromuscular, com exercícios que se aproximam dos gestos esportivos, com foco no controle do valgo, rotação interna e flexão do joelho em grande velocidade, como, por exemplo, saltos laterais unilaterais com carga.

Os atletas e praticantes recreacionais de esqui e *snowboard* representam um grande desafio para equipe de saúde, tanto no cuidado, como na preparação. No Brasil, este desafio é ainda maior. Frequentemente estes esportistas passam grandes períodos fora das pistas de esqui, o que pode ocasionar rápido destreinamento neuromuscular, com perda da coordenação de movimento e da qualidade do gesto esportivo, o que representa risco aumentado para lesões (Fig. 56-6).

Com as análises biocinéticas tridimensionais é possível identificar e acompanhar com precisão fatores de risco para lesões e parâmetros de recuperação que a simples observação a olho nu deixaria passar despercebidos. A importância do talento e da experiência no cuidado destes esportistas vai sempre ser vital, mas deve ser acompanhada de méto-

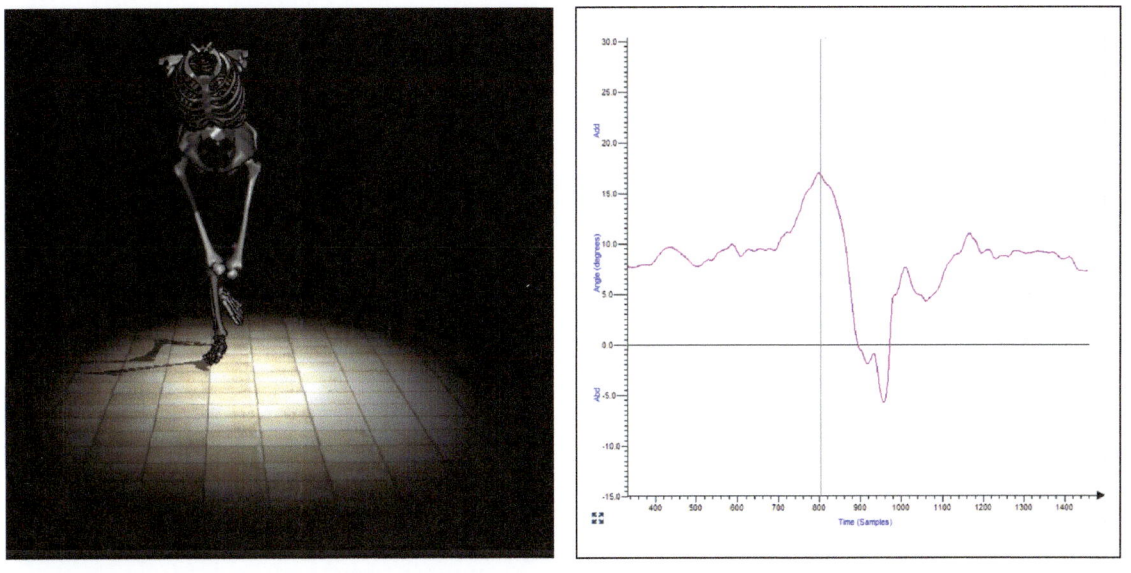

Fig. 56-4 Medialização femoral à direita (movimento conhecido como "valgismo dinâmico"), durante a propulsão de um salto horizontal unilateral ("*horizontal hop test*"). (Fonte: Arquivo pessoal dos autores.)

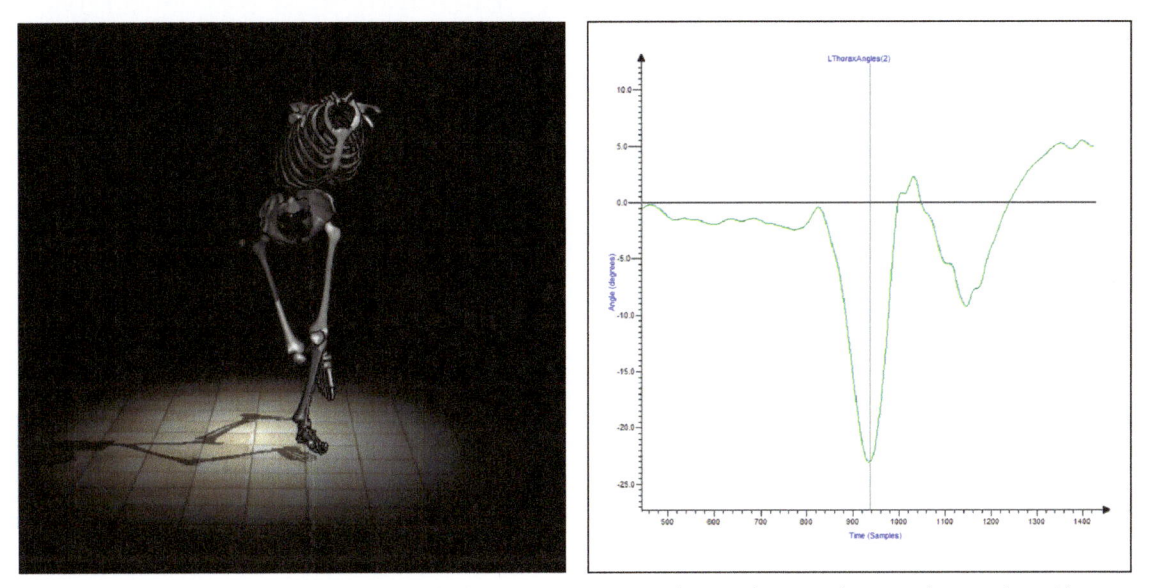

Fig. 56-5 Inclinação lateral do tronco à esquerda durante a aterrissagem de um salto vertical, associado a um *drop* pélvico contralateral, aumentando a sobrecarga no Ligamento Cruzado Anterior. (Fonte: Arquivo pessoal dos autores.)

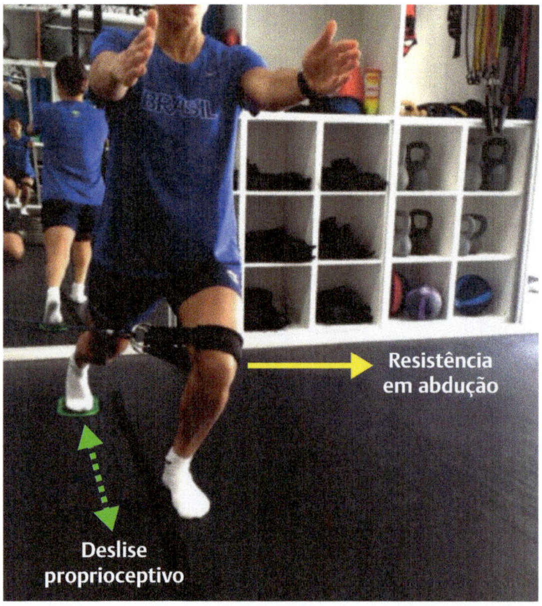

Fig. 56-6 Exemplo de exercícios de controle neuromuscular com base nos achados dos testes biocinéticos para o adequado recondicionamento físico. Na imagem, a atleta Isabel Clark Ribeiro (4 Olimpíadas e 11 vezes Campeã Brasileira de *Snowboard*). (Foto: 3DGym.)

dos quantitativos, que sofram menos influência da subjetividade. Na nossa visão, o foco deve ser sempre na identificação da causa e acompanhamento objetivo, reprodutível e mensurável das soluções.

AGRADECIMENTOS

Agradecemos aos *snowboarders* Isabel Clark Ribeiro, Thomas, Felipe e Nicholas Metsavaht pelas imagens e organização didática comparativa entre os esportes de prancha (*board-sports*).

REFERÊNCIAS BIBLIOGRÁFICAS

1. Soligard T, Palmer D, Steffen K, et al. Sports injury and illness incidence in the PyeongChang 2018 Olympic Winter Games: A prospective study of 2914 athletes from 92 countries. Br J Sports Med. 2019;53(17):1085-92.
2. Flørenes TW, Nordsletten L, Heir S, Bahr R. Injuries among World Cup ski and snowboard athletes. Scand J Med Sci Sport [Internet]. 2012 Feb [cited 2020 Sep 26];22(1):58-66.
3. Wick MC, Dallapozza C, Lill M, et al. The pattern of acute injuries in patients from alpine skiing accidents has changed during 2000-2011: Analysis of clinical and radiological data at a level i trauma center. Arch Orthop Trauma Surg [Internet]. 2013 [cited 2020 Sep 26];133(10):1367-73.
4. Davies H, Tietjens B, van Sterkenburg M, Mehgan A. Anterior cruciate ligament injuries in snowboarders: A quadriceps-induced injury. Knee Surgery, Sport Traumatol Arthrosc. 2009;17(9):1048-51.
5. Ettlinger CF, Johnson RJ, Shealy JE. A Method to Help Reduce the Risk of Serious Knee Sprains Incurred in Alpine Skiing. Am J Sports Med. 1995;23(5):531-7.
6. Bere T, Flørenes TW, Krosshaug T, et al. Mechanisms of anterior cruciate ligament injury in world cup alpine skiing: A systematic video analysis of 20 cases. Am J Sports Med. 2011;39(7):1421-9.
7. Owens BD, Nacca C, Harris AP, Feller RJ. Comprehensive Review of Skiing and Snowboarding Injuries. J Am Acad Orthop Surg. 2018;26(1):e1-10.
8. Kim S, Endres NK, Johnson RJ, et al. Snowboarding injuries: Trends over time and comparisons with alpine skiing injuries. Am J Sports Med. 2012;40(4):770-6.
9. Jordan MJ, Aagaard P, Herzog W. Rapid hamstrings/quadriceps strength in ACL-reconstructed elite alpine ski racers. Med Sci Sports Exerc. 2015 Jan 1;47(1):109-19.
10. Raschner C, Platzer HP, Patterson C, et al. The relationship between ACL injuries and physical fitness in young competitive ski racers: A 10-year longitudinal study. Br J Sports Med [Internet]. 2012 Dec [cited 2020 Sep 30];46(15):1065-71.
11. Hewett TE, Myer GD, Ford KR, et al. Biomechanical measures of neuromuscular control and valgus loading of the knee predict anterior cruciate ligament injury risk in female athletes: A prospective study. Am J Sports Med [Internet]. 2005 Apr [cited 2020 Sep 30];33(4):492-501.
12. Quatman CE, Hewett TE. The anterior cruciate ligament injury controversy: Is "valgus collapse" a sex-specific mechanism? [Internet]. Vol. 43, British Journal of Sports Medicine. Br J Sports Med; 2009 [cited 2020 Oct 2]. p. 328-35.
13. Zazulak BT, Hewett TE, Reeves NP, et al. Deficits in neuromuscular control of the trunk predict knee injury risk: A prospective biomechanical-epidemiologic study. Am J Sports Med [Internet]. 2007 Jul 30 [cited 2020 Oct 2];35(7):1123-30.
14. Kokmeyer D, Wahoff M, Mymern M. Suggestions from the field for return-to-sport rehabilitation following anterior cruciate ligament reconstruction: Alpine skiing [Internet]. Vol. 42, Journal of Orthopaedic and Sports Physical Therapy. Movement Science Media; 2012 [cited 2020 Oct 2]. p. 313-25.

FUTEBOL

Rodrigo Campos Pace Lasmar ▪ Felipe Naves Kalil
Felipe Daniel Vasconcelos de Carvalho

INTRODUÇÃO

O futebol é o esporte coletivo de maior popularidade em todo o planeta com cerca de 300 milhões de praticantes ao redor do mundo, sendo que mais de 200 mil são jogadores de futebol profissional. Trata-se de um esporte de biomecânica complexa, praticado em terreno irregular, com calçados que apresentam travas para melhor estabilização ao gramado de diversas formas e tecnologias. O atleta tem de ser capaz de correr em diferentes acelerações, distâncias e com mudanças constantes de direção e frenagens, associado a dribles, saltos, chutes e cabeceios. Além disso, é um esporte com muito contato físico em que colisões entre atletas são muito comuns. Essa demanda complexa pode estar relacionada com mudanças constantes do sistema musculoesquelético do atleta e contribuir para a alta incidência de lesões descritas neste esporte.

Estudos epidemiológicos sobre as lesões esportivas são recorrentes na literatura e apresentam alguma variabilidade de acordo com os níveis técnico e físico das competições, o período em que ocorre a competição e a duração das competições.

Uma lesão no futebol foi definida por estudos recentes realizados pela FIFA como "qualquer queixa musculoesquelética (incluindo concussão) ocorrida durante uma partida ou treino, que recebeu atenção médica do médico da equipe, independentemente das consequências em relação à ausência da partida ou treinamentos".

Torneios de futebol mais longos como, por exemplo, o campeonato brasileiro, apresentam altas incidências de lesões musculares, enquanto competições de elite em curto prazo, como a Copa do Mundo de Futebol, apresentam índices mais altos de contusões, por causa de contato direto entre atletas.

Durante um campeonato brasileiro de futebol, ocorrem aproximadamente 0,82 lesões por jogo, e cerca de 27% dos atletas participantes apresentam algum tipo de lesão relacionada com o esporte, gerando um dado de 25 lesões a cada 1.000 horas de jogo. Dos atletas lesionados em partida, 74% necessitaram de substituição imediatamente ou alguns momentos após a lesão. Os meias e atacantes são os mais acometidos por lesões no futebol brasileiro.

O estiramento muscular dos isquiotibiais é a lesão mais frequente durante o torneio, representando 24% do total de lesões no campeonato brasileiro e também a lesão mais temida pelos departamentos médicos. É uma musculatura de fundamental importância no mecanismo de aceleração do atleta e impossibilita o mesmo de retornar ao esporte em tempo curto, ocasionando períodos de afastamento acima de 7 dias, podendo chegar a alguns meses. Normalmente ocorrem na contração excêntrica do músculo com o pé firme ao solo, no momento do *"sprint"*.

O estiramento muscular da musculatura adutora representa 9% de todas as lesões, enquanto o estiramento na musculatura quadricipital representa 4,5% de todas as lesões durante um campeonato nacional. Portanto, as musculaturas envolvidas na aceleração, no cruzamento e no chute são as musculaturas mais acometidas, respectivamente, nesse esporte de mecânica complexa.

A respeito das articulações dos membros inferiores, foi observado que lesões no tornozelo representavam 10% do total, e os traumatismos de joelho representavam 8% de todas as lesões. Das lesões articulares, é necessário citar as entorses de joelho e tornozelo, que, de acordo com sua gravidade, podem gerar rupturas ligamentares, afastando o atleta de elite por um período longo, com risco de perder toda a temporada.

Os traumatismos diretos, gerando corte no atleta, representam 8% das lesões no futebol, enquanto as concussões cerebrais representam 4% do total. As concussões cerebrais têm-se tornado um tema muito discutido, e sua abordagem vem evoluindo e ganhando espaço no âmbito esportivo mundial. Hoje as principais ligas de futebol no mundo já apresentam protocolos de atendimento e tratamento bem elaborados, que foram abordados no capítulo específico sobre esse assunto.

Durante uma Copa do Mundo as lesões apresentam uma incidência de caráter um pouco diferente, provavelmente em virtude do alto nível técnico, demanda física e o período curto em que ocorre a competição. As contusões são as lesões mais comuns no torneio, representando 38% de todas as lesões, enquanto o acometimento muscular representa, em sua totalidade, 24% das lesões. As lesões por contato direto gerando corte no atleta representam 10% do total, as entorses articulares representam 8%, e lesões ligamentares 4%. A concussão representou 5% do total de lesões durante a última Copa do Mundo.

Um estudo alemão realizado, em 2020, realizou uma análise sistemática de vídeos em que ocorrem lesões agudas em atletas do futebol alemão, da primeira e segunda divisões, na tentativa de elucidar os mecanismos de traumas de lesões que afastaram atletas por mais de sete dias das atividades esportivas.

Nesse estudo, foi observado que a maioria das lesões graves identificadas atingiu os joelhos (24,3%), coxas (23,5%) ou tornozelos (19,1%), seguido de lesões no ombro (8,4%) e cabeça (7,8%). Dos jogadores lesionados nas situações de jogo analisadas, 4,3% eram goleiros, 39,7% zagueiros, 41,4% meio-campistas e 14,5% atacantes.

Durante as análises dos vídeos, foi possível observar que o ato da marcação no momento da tentativa de retirar a bola do adversário ("bote") é uma ação de maior risco para as lesões mais graves, e a mecânica no momento ofensivo do jogo foi a causa de muitas lesões agudas no joelho. A corrida ou corrida rápida ("*sprint*") foi o movimento mais frequentemente associado às lesões sem contato, e mais de 70% de todas as lesões por contato não foram associadas à jogada desleal.

Atualmente, podemos dividir os mecanismos de trauma em nove tipos mais comuns:

- Lesão cabeça contra cabeça.
- Colisão e queda com trauma do ombro.
- Lesão da coxa do velocista.
- Fadiga seguida de estiramento da coxa.
- Lesão do joelho no movimento ativo.
- Lesão do joelho no movimento ativo associado à entorse.
- Lesão do joelho sem contato, com entorse e pé fixo ao chão.
- Lesão do tornozelo por trauma direto.
- Lesão por entorse do tornozelo.

À beira do campo, o médico deve estar sempre atento aos mecanismos ocorridos durante a partida. Existe a dificuldade de se manter atento a todos os movimentos que ocorrem simultaneamente nesse esporte de mecânica complexa, com inúmeros jogadores em campo e fatores diversos, que atrapalham uma análise perfeita do ocorrido, momentos antes do atendimento. Muitas vezes, a distância da área técnica ao local em que a lesão ocorreu não permite ao médico de campo observar o mecanismo. Por isso, é de fundamental importância, que ele tenha um conhecimento das lesões mais comuns, dos mecanismos de trauma frequentes e da gravidade de cada situação. No momento do atendimento, o médico tem em geral menos de um minuto para examinar o jogador e interpretar de maneira clara o ocorrido em campo, para em seguida tomar a decisão adequada e certificar que ele tem condições seguras de continuar no jogo (Fig. 57-1).

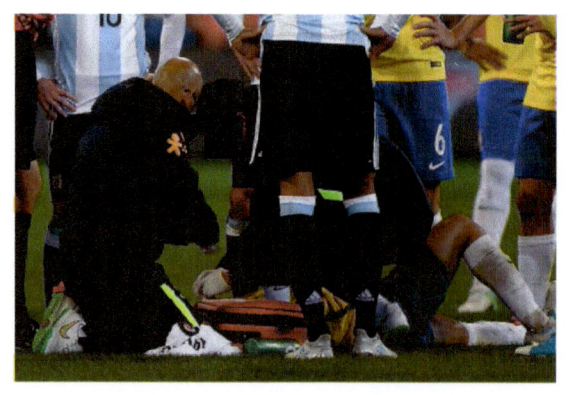

Fig. 57-1 Atendimento em campo. (Fonte: Arquivo pessoal dos autores.)

BIBLIOGRAFIA

de Freitas Guina Fachina RJ, Andrade Mdos S, Silva FR, et al. Descriptive epidemiology of injuries in a Brazilian premier league soccer team. Open Access J Sports Med. 2013 Jun 27;4:171-4.

Dvorak J. Footbal, or soccer, as it is called in North America, is the most popular sport worldwide. Am J Sports Med. 2000;28(Suppl 5):S1-S2.

Ekstrand J, Hagglund M, Walden M. Injury incidence and injury patterns in professional football: the UEFA injury study. Br J Sports Med. 2011;45:553-8.

Fonseca ST, Souza TR, Ocarino JM, et al. Applied biomechanics of soccer. In: Magee DJ, Zachazewski JE, Quillen WS, Manske RC. Athletic and sports issues in musculoskeletal rehabilitation. Saunders Elsevier; 2011. p.12-1:12-18.

Junge A, Dvořák J. Football injuries during the 2014 FIFA World Cup. Br J Sports Med. 2015 May;49(9):599-602.

Klein C, Luig P, Henke T, et al. Nine typical injury patterns in German professional male football (soccer): a systematic visual video analysis of 345 match injuries. Br J Sports Med. 2020 Aug 26:bjsports-2019-101344.

Netto DC, Arliani GG, Thiele ES, et al. Prospective Evaluation of Injuries occurred during the Brazilian Soccer Championship in 2016. Rev Bras Ortop (São Paulo). 2019 May;54(3):329-34.

FUTEBOL AMERICANO

Guilherme Morgado Runco ▪ Rodrigo Kaz ▪ Thiago Teixeira Cazarim
Maurício de Paiva Raffaelli

INTRODUÇÃO

O futebol americano é um esporte criado e desenvolvido nos Estados Unidos da América (EUA), com suas origens no Rúgbi inglês. É o esporte mais popular nos EUA, com aproximadamente 1,2 milhão de praticantes entres escolares e universitários, e sua visibilidade vem crescendo em diversos países principalmente por causa das transmissões da temporada da NFL (National Football League) que é a Liga Profissional. Atualmente o Brasil é o segundo país fora dos EUA em número de espectadores da NFL, atrás apenas do México.

O *Super Bowl* foi criado, em 1967, como uma final envolvendo o campeão da liga da NFL e de uma liga rival chamada AFL (American Football League). Em 1970, houve a fusão destas ligas, e o *Super Bowl* passou a ser jogado entre os campeões das duas conferências da NFL.[1] É o maior evento da TV americana e, em 2019, teve uma audiência estimada de 160 milhões de espectadores em todo mundo, sendo cerca de 100 milhões nos Estados Unidos.[2] Um comercial de 30 segundos no intervalo do *Super Bowl* custa atualmente cerca de 5,6 milhões de dólares.[3]

EQUIPAMENTOS DE PROTEÇÃO

Por ser um esporte de contato, com traumas frequentes em diversas regiões, existe uma série de equipamentos de proteção obrigatórios para a prática do futebol americano. São eles (Fig. 58-1):[4]

- *Capacete*: composto de policarbonato, um plástico rígido, o capacete conta ainda com protetores de mandíbula, barras metálicas frontais emborrachadas (*face mask*) e protetor bucal. Anualmente são submetidos a testes biomecânicos para avaliação da capacidade de absorver impacto.
- *Ombreiras*: são compostas de plástico rígido e englobam a área dos ombros e caixa torácica, conferindo proteção aos arcos costais e órgãos internos.
- *Coquilha*: proteção para a região genital.
- *Coxal e joelheiras*: proteções plásticas que foram incorporadas de forma obrigatória a partir de 2013.
- *Chuteiras*: chuteiras com travas que possuem modelos especiais para utilização em diferentes superfícies.

O peso total médio de todos os equipamentos de proteção é de 9 kg. Visando à redução de traumas e sobrecarga mecânica nos atletas, a NFL limita o número de sessões de treinamento por equipe, com equipamento completo, durante a pré-temporada, a um total de 16. Nas outras sessões os atletas utilizam apenas o capacete, e a quantidade e intensidade de contatos são restritas.

Além dos equipamentos obrigatórios, a NFL permite que atletas utilizem órteses articuladas durante treinamentos e jogos (Fig. 58-2).

O JOGO E ALGUMAS REGRAS

A temporada regular da NFL dura 17 semanas, e cada equipe realiza 16 jogos e tem uma semana de folga. Os *playoffs* são em jogo único, eliminatório e duram três semanas até serem definidos os campeões de cada conferência, que disputarão o *Super Bowl*. Desta forma, uma equipe joga no máximo vinte partidas num período de cinco meses. Está em vias de ser aprovada uma mudança no calendário que irá acrescentar uma partida na temporada regular, passando de 16 para 17 jogos por equipe.

A NFL possui 32 equipes, e cada uma tem 53 atletas no elenco principal. Os jogadores são divididos em três grandes grupos: ataque, defesa e "times especiais", cada um com seus treinadores e coordenadores, que são independentes. Os grupos apresentam posições diferentes e altamente específicas, com demandas físicas de habilidades e movimentação completamente individualizada, o que impacta diretamente na incidência de lesões para cada posição. Em cada jogada há onze atletas em campo em cada uma das equipes.

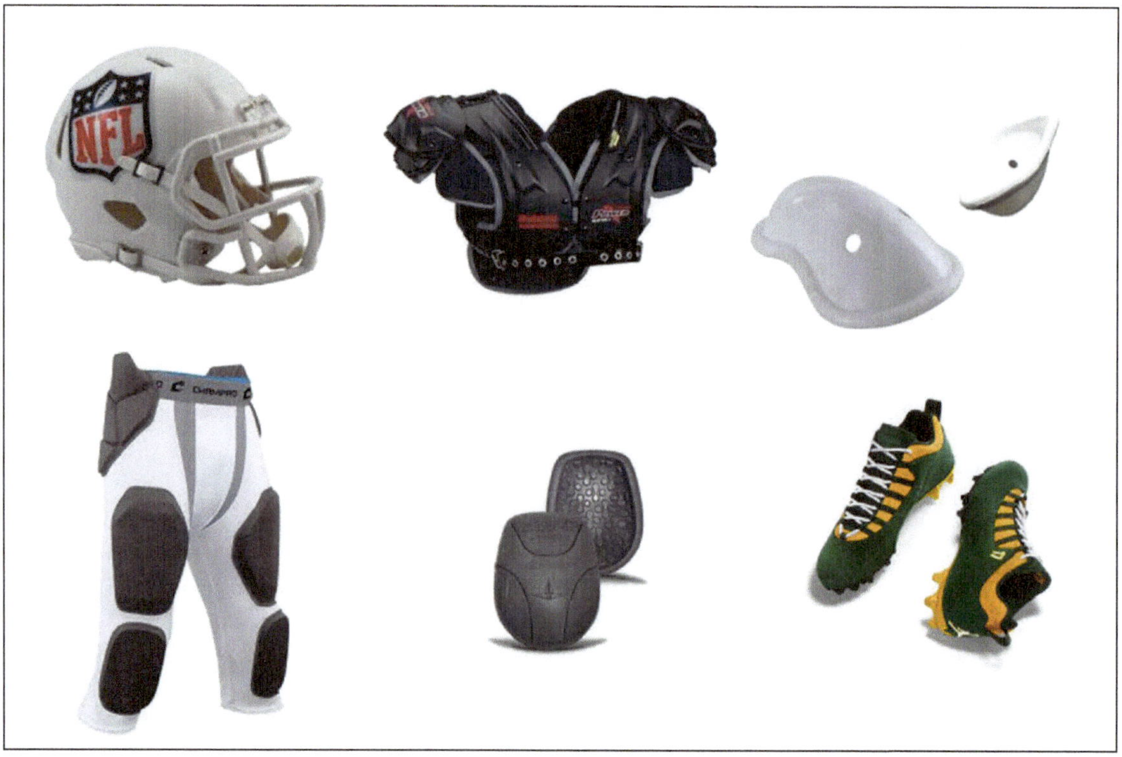

Fig. 58-1 Equipamentos de proteção padrão no futebol americano: capacete, ombreiras, coquilha, coxal, joelheiras e chuteiras.

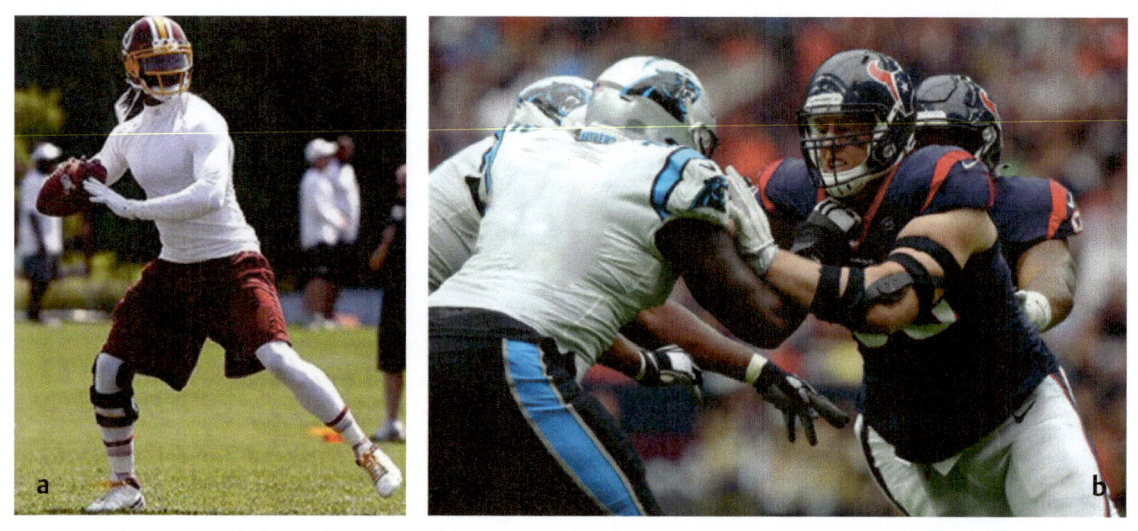

Fig. 58-2 Atletas utilizando *braces* de proteção. (**a**) *Brace* de joelho durante um treinamento em um atleta que havia sido submetido à reconstrução ligamentar. (**b**) *Brace* de cotovelo utilizado durante jogo em atleta com histórico de luxação da articulação.

O jogo consiste em jogadas sucessivas, em que o time de ataque progride com a bola (de aspecto particular cônico) através de corridas ou passes, enquanto o time de defesa tenta conter esta ação, derrubando o adversário ("*tackle*"). Cada time tem quatro tentativas para avançar um mínimo de dez jardas. O objetivo é conduzir a bola até a *End Zone*, do lado oposto, o que configura um *Touchdown* e vale seis pontos ou, caso o avanço seja interrompido, chutar a bola entre os postes para converter um *Field Goal*, que vale três pontos. Se a distância for muito longa para tentar a conversão do *Field Goal*, o time pode optar por simplesmente devolver a bola através de um *Punt*.

As principais posições de ataque são:

- *Quarterback* (QB): responsável por organizar as jogadas e lançar as bolas. Em praticamente todas as jogadas a bola passa nas mãos do QB, seja para lançar a bola ou para entregá-la a um corredor.
- *Offensive Line* (OL): composta por cinco atletas (1 *Center*, 2 *Guards* e 2 *Tackles*) que têm a função de bloqueio para proteger o QB e abrir espaço para as corridas.
- *Running Back* (RB) e *Full Back* (FB): são os corredores, responsáveis por avançar no campo conduzindo a bola. Também podem receber passes do QB ou funcionar como bloqueadores.
- *Wide Receiver* (WR) e *Tight End* (TE): são os jogadores que correm rotas predefinidas, sem a bola, para receber o passe do QB. Atuam como bloqueadores em jogadas de corrida.

As principais posições de defesa são:

- *Defensive Line*: é a primeira linha de defesa, que confronta diretamente a OL adversária. Possui jogadores centrais (*Defensive Tackles – DT)* e laterais (*Defensive Ends – DE*). Suas principais funções são pressionar o QT nas jogadas de passe e impedir a progressão dos corredores nas de corrida.
- *Linebacker* (LB): é a segunda linha de defesa, responsável na maioria das vezes por marcar os RBs e TEs.
- *Cornerback* (CB) e *Safety* (S): formam a última linha de defesa, e são geralmente responsáveis por marcar os WRs e TEs. Essa marcação pode ser individual ou em zona.

Existem ainda os chamados "Times Especiais" (*Special Teams* – ST), que contemplam os chutadores (*Kicker* – K e *Punter* – P), utilizados para o chute inicial, devoluções de bola ou conversão de *Field Goals* (Fig. 58-3).

O futebol americano possui uma grande quantidade de regras que são anualmente revisadas e atualizadas de acordo com diversos critérios.[5] A liga tem uma preocupação constante com a segurança dos atletas e, nos últimos 35 anos, houve 75 alterações das regras com este objetivo.[6,7]

Alguns exemplos relevantes são:

- *Unnecessary Roughness:* toda e qualquer força considerada desnecessária pela arbitragem é uma falta grave. Situações, como derrubar o adversário após o fim da jogada ou fora de campo, iniciar o contato com a parte superior do capacete ou realizar bloqueios abaixo da coxa (pelo risco de lesões no joelho) entre outras, se enquadram nesta categoria.
- *Face Mask e Horsecollar Tackle:* também são consideradas faltas graves, quando o atleta de defesa segura na grade do capacete ou dentro do colarinho da camisa do jogador com a bola. Isso provoca um mecanismo de chicote com risco de lesões na coluna cervical.
- *Kickoff Rules:* os chutes iniciais eram uma grande fonte de lesão, pois as equipes saíam de lados opostos do campo, correndo em velocidade máxima e provocando colisões. A liga fez mudanças para reduzir o número de retorno de chutes e a velocidade alcançada pelos atletas durante a jogada.

Existe grande controvérsia sobre quando as crianças deveriam iniciar a prática do esporte. Estima-se que a partir dos cinco anos, elas já tenham entendimento e desenvolvimento motor suficiente, no entanto, não se recomenda a realização do "*tackle*" principalmente por causa da fragilidade da estrutura musculoesquelética, sistema neurológico em desenvolvimento e falta da capacidade de proteção contra impacto. Como alternativa, a modalidade praticada inicialmente é o "*flag football*", onde as regras de progressão para o ataque e pontuação são as mesmas, porém não é necessário derrubar o adversário. Cada jogador tem uma fita ou bandeira (*flag*) junto à cintura, e sua retirada funciona como se fosse a queda do adversário, e a jogada é encerrada. Desta forma, não há contato direto, e nenhum equipamento de proteção é necessário.

A Academia Americana de Pediatria não define a idade ideal para iniciar o esporte com contato ("*tackle*"), porém, o Aspen Institute e Concussion Legacy Foundation recomendam seu início após os 14 anos, podendo o treinamento gestual ser iniciado após os doze anos.[8,9]

LESÕES NO FUTEBOL AMERICANO

O futebol americano é um dos esportes coletivos com maior incidência de lesão, apresentando taxas que chegam a 395,8 por 1.000 atletas sob risco. O índice é semelhante ao do Rúgbi e cerca de quatro vezes maior que o futebol, basquete e hóquei no gelo. Apenas 2,3% dos jogos de futebol americano profissional terminam sem nenhuma lesão, e a média de lesões é de 5,9 por jogo disputado.[10,11] Esta grande

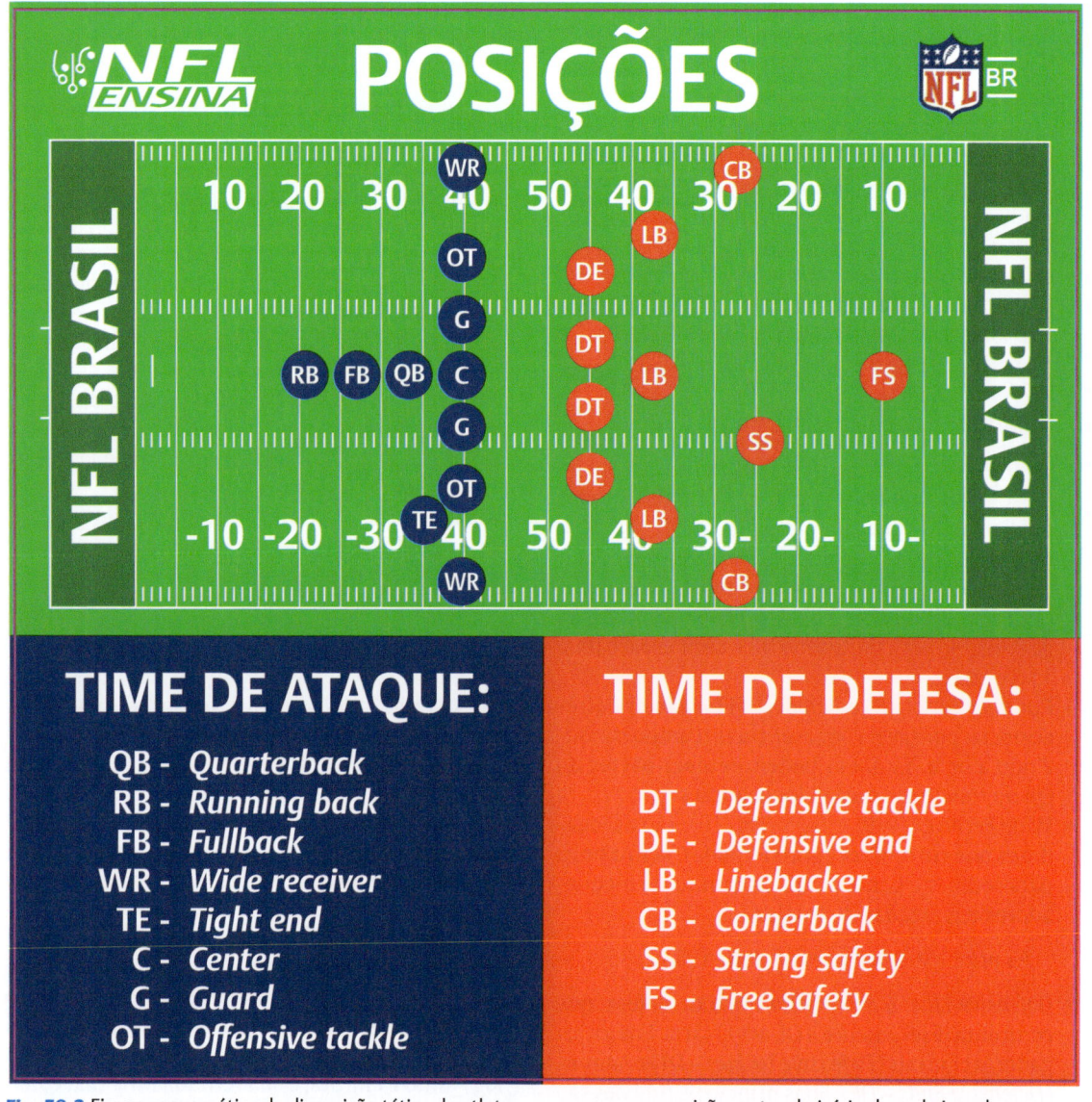

Fig. 58-3 Figura esquemática da disposição tática de atletas em campo, por posição, antes do início de cada jogada.

quantidade de lesões ocorre pela característica do jogo: atletas com grande força e explosão e jogadas com duração de poucos segundos em intensidade máxima, gerando colisões de grande impacto a todo momento.

O joelho é a região com maior incidência de lesões, seguido do tornozelo, isquiotibiais, ombro e concussões.[11] Os jogadores de maior mobilidade e deslocamentos em campo (*Cornerbacks, Safeties, Linebackers, Running backs e Wide Receivers*) são os que têm maior risco de se lesionar, apresentando chance de cerca de 40% de perderem pelo menos um jogo na temporada e 15% a 20% de perderem quatro ou mais jogos. Jogadores da *Defensive Line, Offensive Line* e *Quarterbacks* têm cerca de 35% de chances de perderem pelo menos um jogo, e 15% de perderem quatro ou mais jogos por lesão.[12]

As especificidades das posições têm impacto na incidência das lesões. *Quarterbacks*, que são arremessadores, apresentam lesões de ombro e cotovelo como primeira e segunda causas de afastamento.[13] Nos *Running Backs* as fraturas de tíbia e fíbula passam do décimo quarto para o sexto lugar na incidência das lesões. Os jogadores de *Defensive Line e Offensive Line* jogam numa área do campo com maior aglomeração de atletas, e quedas de uns sobre os outros são frequentes, elevando o número de entorses do tornozelo e fraturas da tíbia e fíbula. Por outro lado, estas posições exigem menores deslocamentos e menos velocidade, reduzindo expressivamente as lesões musculares de isquiotibiais neste grupo. Os *Defensive Linemen* são jogadores pesados e que precisam de explosão e contração excêntrica, aumentando as lesões musculares de panturrilha e rupturas do tendão de Aquiles, enquanto os *Offensive Linemen* são puramente bloqueadores que usam muito o braço e o tronco, apresentando maior incidência de lesões do tríceps e da região lombar. Nos *Linebackers* chama atenção o aumento de rupturas do peitoral maior, sendo a oitava lesão mais comum neste grupo e vigésima primeira na média da liga. Os *Wide Receivers* e *Tight Ends* têm sua curva de lesões muito semelhantes à média da liga, com lesões ligamentares de joelho e lesões de isquiotibiais sendo as mais prevalentes. Os *Defensive Backs* também apresentam distribuição semelhante, apenas com um discreto aumento das lesões musculares de isquiotibiais.[12]

Em relação a fatores extrínsecos, Mack *et al.* demonstraram que partidas em grama artificial têm aumento de 16% de lesões de membros inferiores quando comparadas às de grama natural.[14] Lawrence *et al.* não identificaram essa diferença entre tipos de superfície, mas relatam uma maior incidência de lesões de tornozelo e concussões em jogos com temperatura mais baixa (< 9,7°C).[15]

É bastante comum que atletas participem de jogos durante a temporada com lesões que podem causar alguma limitação, mas não sejam incapacitantes. Injeções e infiltrações analgésicas pré-jogo são frequentemente utilizadas para permitir que atletas tenham condições de jogar e, em razão de o fato da intertemporada ter longa duração de oito meses, em diversas circunstâncias cirurgias são postergadas para serem realizadas fora do período de jogos.

CONCUSSÃO CEREBRAL

Os danos cerebrais crônicos decorrentes de traumas repetitivos na cabeça são relatados há muitas décadas, classicamente no boxe, inclusive sendo conhecidos pelo nome de "demência pugilística".[16] Entretanto, este tipo de lesão foi por muitos anos negligenciado em outros esportes de contato, incluindo o futebol americano. Em 1994, a NFL criou o primeiro comitê para avaliar esse tipo de lesão, e as conclusões foram que "atletas com concussão, que voltam ao jogo, apresentam menos sinais e sintomas que aqueles que ficam afastados" e que "o retorno ao jogo não representa um risco significativo de segunda lesão nem durante o mesmo jogo e nem no restante da temporada".[17]

No início dos anos 2000, diversas universidades americanas publicaram estudos que demonstravam evidente aumento de incidência de alterações comportamentais e quadros neurodegenerativos em ex-atletas da NFL.[18,19] Em 2005, o legista, Bennet Omalu, publicou o resultado da necropsia de um ex-atleta que confirmava alterações cerebrais definitivas de encefalopatia traumática crônica.[20] Esta publicação foi o estopim do processo, e cresceram as acusações de que a liga teria conhecimento da gravidade do problema, mas as omitia e negligenciava.

Em meio a toda essa crise, vários ex-atletas e suas famílias entraram com processos contra a NFL. O esporte passou a ser visto como um risco à saúde, e a liga perdeu credibilidade. Em 2013, por meio de um acordo judicial, a liga foi obrigada a pagar uma indenização de 765 milhões de dólares a mais de 4.500 ex-atletas e suas famílias, para reparar danos relacionados com as concussões cerebrais negligenciadas.

Todo esse contexto levou a uma mudança radical na forma de abordar as concussões cerebrais na NFL. Atualmente as concussões correspondem a 7% de todas as lesões,[11] e a liga tem um dos protocolos mais rígidos e seguros, sendo exemplo para outros esportes. Em todas as partidas, há a presença de um neurologista independente, contratado pela liga, para avaliar casos de concussão. Sob qualquer suspeita, o atleta é imediatamente removido do jogo e levado à avaliação minuciosa. Caso se confirme a concussão, é proibido de voltar à partida. O retorno ao esporte também é bastante criterioso e pode levar semanas ou meses. Todo o processo é monitorizado pela liga e acompanhado por neurologistas de referência, sem relação com os times.[21]

LESÕES NO OMBRO

Correspondem a 8,4% de todas as lesões da NFL,[11] sendo mais frequentes as luxações acromioclaviculares, fraturas da clavícula e instabilidade anterior do ombro.

As luxações acromioclaviculares em sua maioria são de grau leve, não necessitando de tratamento cirúrgico e causam maior tempo de afastamento nos *Quarterbacks* do que em jogadores de outras posições (17 × 10 dias em média).[22]

Fraturas da clavícula apresentam taxa de sucesso e retorno ao esporte semelhantes, tanto com tratamento conservador, quanto cirúrgico em atletas profissionais de futebol americano. Entretanto este retorno é mais rápido nos jogadores submetidos à cirurgia, que geralmente é o tratamento de escolha (Fig. 58-4).[23,24]

Instabilidade anterior do ombro é uma lesão comum, e o tratamento cirúrgico permite um retorno ao esporte em 80% a 90% dos casos num período de 9 meses, com taxa de recidiva entre 13% e 26%. Episódios de luxação, eventualmente, são tratados conservadoramente durante a temporada, com retorno ao esporte em três semanas, porém com taxas de recidiva de até 55%. Esta é uma lesão que frequentemente é tratada conservadoramente durante a temporada e o atleta é submetido à cirurgia na intertemporada.[25,26]

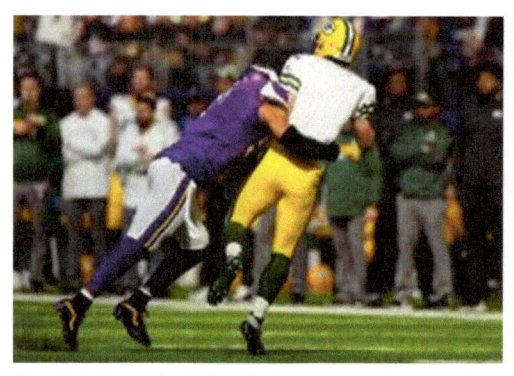

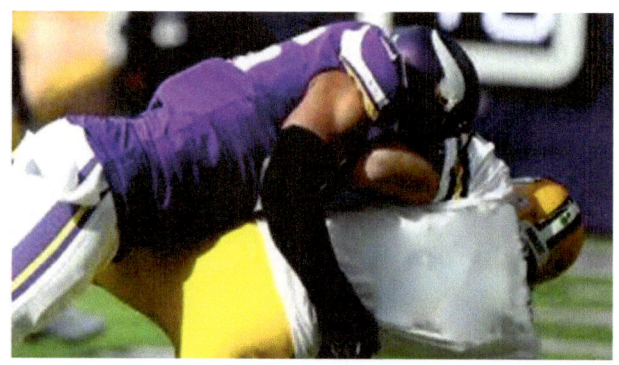

Fig. 58-4 Exemplo de "tackle" com queda lateral sobre o ombro direito resultando em fratura diafisária da clavícula.

LESÕES NO JOELHO

São a maior causa de afastamento dos atletas da NFL, sendo responsáveis por 17,8% de todas as lesões.[11]

As lesões do ligamento colateral medial (LCM) são as lesões ligamentares mais comuns do joelho. Os jogadores de *Offensive Line* têm maior risco comparados a outras posições, possivelmente pela dinâmica de movimentos laterais e quedas com trauma em valgo. Nos graus I e II, o tratamento é conservador com média de retorno ao esporte de 21 dias. Nos casos de lesões grau III, o retorno ao esporte é mais longo, variando de 30 a 65 dias. Apesar de o tratamento conservador do grau III apresentar bons resultados, é importante lembrar que a associação de outras lesões, frequentemente, terá indicação de tratamento cirúrgico. As lesões da inserção tibial do LCM podem ter indicação cirúrgica, pois tem pior potencial de cicatrização, e seu coto distal pode migrar causando instabilidade residual.[27]

As rupturas do ligamento cruzado anterior (LCA) ocorrem predominantemente em mecanismos de trauma sem contato e com valgo do joelho, particularmente durante movimentação lateral.[28] O tratamento é cirúrgico, e a preferência de 86% dos cirurgiões ortopédicos é pelo uso do enxerto do tendão patelar em reconstruções de atletas de futebol americano.[29] As taxas de retorno ao esporte após a cirurgia variam de 60% a 90%, sendo maiores em *Quarterbacks*.[30,31]

Nos casos de lesão multiligamentar, as taxas de retorno ao esporte, nas lesões do LCA associadas a lesões de um ligamento colateral (medial ou lateral), chegam a 70%, sendo semelhantes às encontradas nas lesões isoladas do LCA. Entretanto, nas associações com ruptura do ligamento cruzado posterior (55%) e nos casos de luxação franca do joelho (50%), o prognóstico é mais reservado (Fig. 58-5).[32,33]

Lesões da cartilagem articular do joelho acontecem predominantemente no côndilo femoral medial, e cerca de 50% necessitam de tratamento cirúrgico. A realização de microfraturas é a opção preferida por 43% dos cirurgiões, seguida por desbridamento da lesão (31%) e tratamento conservador (13%). O retorno ao esporte é mais prolongado após tratamento cirúrgico (124 dias em média) quando comparado ao tratamento conservador (36 dias). IMC acima de 30 kg/m² e cirurgia prévia no joelho, particularmente as meniscectomias parciais, são considerados fatores de risco para desenvolvimento de osteoartrite do joelho nesta população.[34,35]

TORNOZELO E PÉ

Entorses do tornozelo são as lesões mais frequentes dessa região. O tratamento é conservador com gelo, imobilização e medicação anti-inflamatória na fase aguda, seguidos de treino proprioceptivo e "*taping*". O prazo médio de retorno ao esporte é de duas semanas, sendo bastante variável de acordo com o grau da entorse.[36] As lesões da sindesmose são importantes em serem diagnosticadas, pois conferem maior tempo de reabilitação do que entorses do tornozelo. Infiltrações de corticoide em lesões estáveis da sindesmose conseguiram reduzir o retorno às atividades em cerca de duas semanas em atletas da NFL.[37] Nas lesões instáveis com abertura da pinça maleolar, o tratamento cirúrgico é indicado. Mulcahey et al. identificaram 28,9% de lesões condrais no tornozelo, em sua maioria no tálus, em atletas com história de entorse prévia (Fig. 58-6).[38]

Lesões no pé correspondem a cerca de 4% das lesões totais, porém são responsáveis por 12% do tempo de afastamento de atletas de futebol americano. As principais lesões traumáticas são fraturas de metatarsos, fraturas-luxação de Lisfranc e torções do hálux, enquanto os principais problemas crônicos são fasceíte plantar, fraturas por estresse e tendinopatias do tibial posterior e do tendão do calcâneo.[39]

"*Turf toe*" é uma lesão característica do esporte e envolve a primeira articulação metatarsofalangiana (AMT). O mecanismo é o apoio desta articulação no solo, com hiperextensão do hálux. Ocorre mais frequentemente com calçados flexíveis e em grama sintética ("*turf*"). A lesão consiste em alongamento das estruturas plantares e impacção das dorsais da

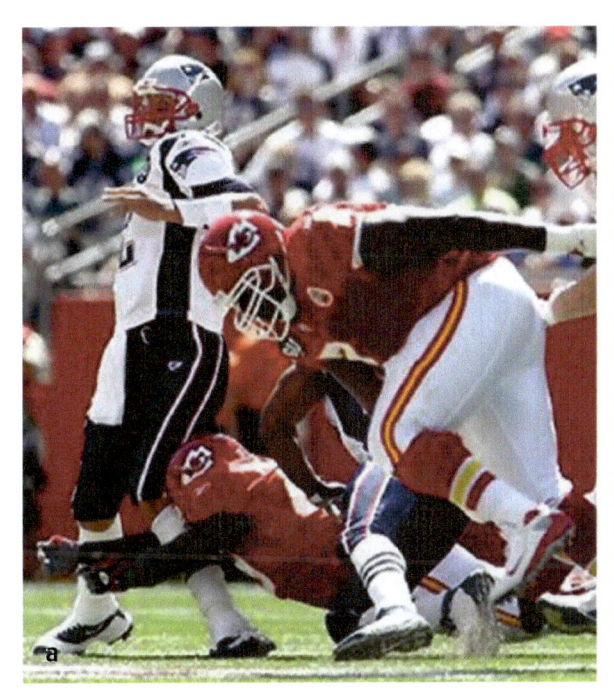

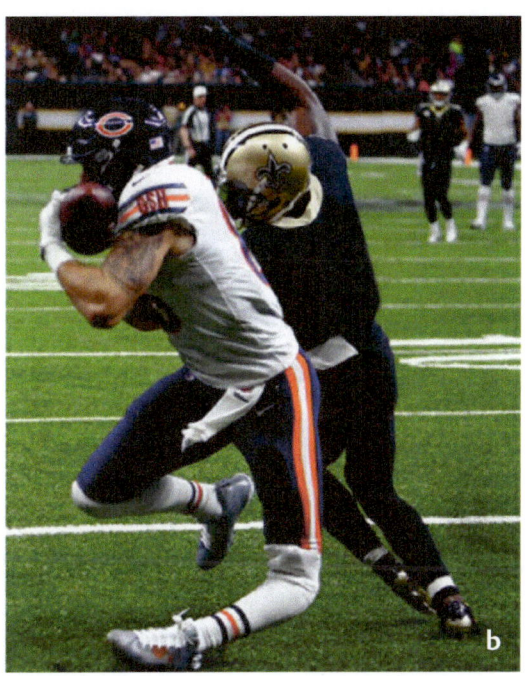

Fig. 58-5 Imagens mostrando entorses do joelho e lesões ligamentares. (**a**) Tom Brady que sofreu ruptura isolada do LCA neste trauma, em 2008, perdeu todos os jogos daquela temporada e retornou, em 2009. Segue jogando até hoje, com 43 anos, e recentemente conquistou seu sétimo título, o credenciando como maior jogador de todos os tempos.
(**b**) Atleta fazendo uma recepção que resultou em *Touchdown* e sofreu um trauma em hiperextensão do joelho esquerdo. Foi diagnosticado com luxação do joelho, associada à lesão vascular que necessitou de reparo arterial. O atleta não conseguiu voltar a competir após essa lesão.

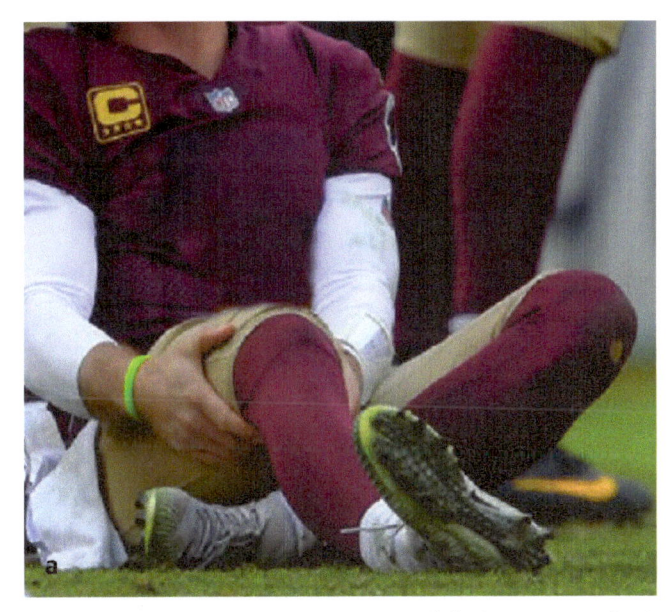

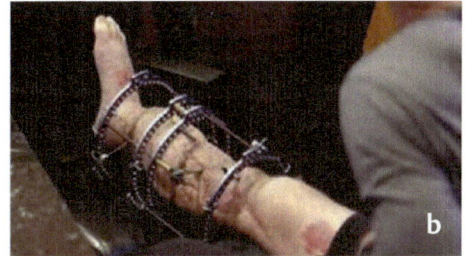

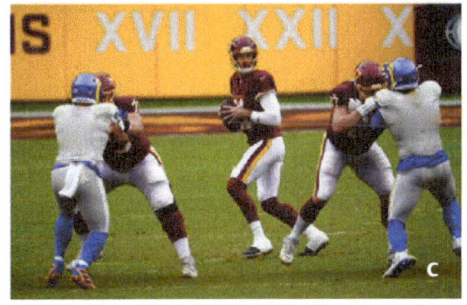

Fig. 58-6 Estas imagens mostram um pouco da lesão e recuperação do QB Alex Smith. O atleta sofreu uma fratura exposta dos ossos da perna direita no dia 18/11/2018 (**a**) e foi prontamente submetido à osteossíntese. Evoluiu com quadro de fasceíte necrosante, apresentou septicemia grave, com risco de óbito e chance elevada de amputação do membro. Foi submetido a 17 procedimentos cirúrgicos entre desbridamentos, retalhos e enxertos musculares e cutâneos. Ficou por mais de um ano com fixador externo circular (**b**). Após 693 dias sem jogar, o atleta conseguiu retornar aos campos, entrando na partida do seu time no dia 11/10/2020. (**c**) O atleta recebeu o prêmio de "*Comeback Player of The Year*" após a temporada de 2020.

AMT do hálux, gerando dor, inchaço e dificuldade na fase final de desprendimento do hálux na corrida. O tratamento é, na maioria dos casos, conservador (repouso, fisioterapia e *taping*), e o uso de calçados mais rígidos ajuda na proteção e no retorno ao esporte. O "*turf toe*" pode ocasionar longo afastamento das atividades, e podem ocorrer sintomas residuais por longos períodos (até cinco anos) além de sequelas, como o hálux rígido e hálux valgo.

CONCLUSÃO

O futebol americano é um esporte local que vem progressivamente ganhando adeptos por todo o mundo. Para quem desconhece o jogo, a primeira impressão é de um esporte muito violento e por vezes confuso em razão de particularidades que o tornam completamente diferente de qualquer outro esporte. Com a maior compreensão de regras e dinâmica do jogo, nota-se que é um jogo extremamente técnico, tático e físico, onde a participação de todos os 11 atletas em campo é importante para o desenho e sucesso de cada uma das jogadas de ataque e defesa. Muitos o consideram um jogo de xadrez com peças humanas.

A altíssima incidência de lesões, muitas delas graves, associada à curta duração da temporada, provoca muito frequentemente, afastamento de importantes jogadores, o que é considerado por muitos um ponto negativo do esporte. A NFL, junto com a associação de jogadores (NFL Players Association), tem tido um papel importante na tentativa de aumentar a segurança do jogo e proteção aos atletas, buscando minimizar o risco e gravidade das lesões.

O crescimento global do esporte tem sido notável, e já existem jogos de temporada regular anualmente fora dos EUA, em Londres e na Cidade do México. Com o aumento do interesse no Brasil, há a perspectiva de que um jogo da NFL seja realizado no nosso país num futuro próximo.

REFERÊNCIAS BIBLIOGRÁFICAS

1. https://www.profootballhof.com/football-history.
2. https://en.wikipedia.org/wiki/Super_Bowl_television_ratings.
3. https://en.wikipedia.org/wiki/Super_Bowl_commercial.
4. https://operations.nfl.com/football-ops/nfl-ops-honoring-the-game/health-safety/.
5. https://operations.nfl.com/the-rules/2020-nfl-rulebook/.
6. https://operations.nfl.com/football-ops/nfl-ops-honoring-the-game/health-safety-rules-changes/.
7. Baker HP, Varelas A, Shi K, et al. The NFL's Chop-Block Rule Change: Does It Prevent Knee Injuries in Defensive Players? Orthop J Sports Med. 2018 Apr 23;6.
8. https://www.aspeninstitute.org/wp-content/uploads/2018/09/FINAL-Future-of-Football-Paper.3.pdf.
9. Chrisman SPD, Whitlock KB, Kroshus E, et al. Perspesctives Regarding Age Restrictions for Tackling in Youth Football. Pediatrics 2019 May 143(5).
10. https://footballplayershealth.harvard.edu/wp-content/uploads/2017/05/03_Exec_Summary.pdf.
11. Lawrence DW, Hutchinson MG, Comper P. Descriptive Epidemiology of Musculoskeletal Injuries and Concussions in the National Football League, 2012-2014 Orthop J Sports Med. 2015 May 4;3(5).
12. https://www.footballoutsiders.com/stat-analysis/2015/nfl-injuries-part-iv-variation-position.
13. Kirsch JM, Burrus MT, Bedi A. Common Injuries in Professional Football Quarterbacks Curr Rev Musculoskelet Med. 2018 Mar;11(1):6-11.
14. Mack CD, Hershman EB, Anderson RB, et al. Higher Rates of Lower Extremity Injury on Synthetic Turf Compared With Natural Turf Among National Football League Athletes. Am J Sports Med 2019 Jan;47(1):189-196.
15. Lawrence DW, Comper P, Hutchinson MG. Influence of Extrinsic Risk Factors on National Football League Injury Rates. Orthop J Sports Med. 2016 Mar;4(3).
16. Grahmann H. Diagnosis of chronic cerebral symptoms in boxers (dementia pugilistica & traumatic encephalopathy of boxers). Psychiatr Neurol (Basel). 1957 Sep-Oct;134(3-4):261-83.
17. Pellman EJ, Viano DC, Casson IR, Arfken C, Feuer H. Concussion in professional football: players returning to the same game – part 7. Neurosurgery. 2005;56(1):79-90.
18. Guskiewicz KM, Marshall SW, Bailes J, et al. Association between recurrent concussion and late-life cognitive impairment in retired professional football players. Neurosurgery. 2005 Oct;57(4):719-26.
19. Brady D. A Preliminary Investigation of Active and Retired NFL Players' Knowledge of Concussions (Ph.D.). The Union Institute and University. 2004.
20. Omalu BI, DeKosky ST, Minster RL, et al. Chronic traumatic encephalopathy in a National Football League player Neurosurgery. 2005 Jul;57(1):128-34.
21. https://www.playsmartplaysafe.com/newsroom/videos/nfl-head-neck-spine-committees-concussion-protocol-overview/.
22. Lynch TS, Saltzman MD, Ghodasra JH, et al. Acromioclavicular joint injuries in the National Football League: epidemiology and management. Am J Sports Med. 2013 Dec;41(12):2904-8.
23. Jack RA 2nd, Sochacki KR, Navarro SM, et al. Performance and Return to Sport after Clavicle Open Reduction and Internal Fixation in National Football League Players. Orthop J Sports Med. 2017 Aug;5(8):2325967117720677.
24. Jack RA 2nd, Sochacki KR, Navarro SM, et al. Performance and Return to Sport After Nonoperative Treatment of Clavicle Fractures in National Football League Players. Orthopedics. 2017 Sep 1;40(5):e836-e843.
25. Leclere LE, Asnis PD, Griffith MH, et al. Shoulder instability in professional football players. Sports Health. 2013 Sep;5(5):455-7.

26. Okoroha KR, Taylor KA, Marshall NE, et al. Return to play after shoulder instability in National Football League athletes. J Shoulder Elbow Surg. 2018 Jan;27(1):17-22.
27. Logan CA, Murphy CP, Sanchez A, et al. Medial Collateral Ligament Injuries Identified at the National Football League Scouting Combine: Assessment of Epidemiological Characteristics, Imaging Findings, and Initial Career Performance. Orthop J Sports Med. 2018 Jul 30;6(7).
28. Johnston JT, Mandelbaum BR, Schub D, et al. Video Analysis of Anterior Cruciate Ligament Tears in Professional American Football Athletes. Am J Sports Med. 2018 Mar;46(4):862-8.
29. Erickson BJ, Harris JD, Fillingham YA, et al. Anterior cruciate ligament reconstruction practice patterns by NFL and NCAA football team physicians. Arthroscopy. 2014 Jun;30(6):731-8.
30. Yang J, Hodax JD, Machan JT, et al. National Football League Skilled and Unskilled Positions Vary in Opportunity and Yield in Return to Play After an Anterior Cruciate Ligament Injury. Orthop J Sports Med. 2017 Sep;5(9).
31. Erickson BJ, Harris JD, Heninger JR, et al. Performance and return-to-sport after ACL reconstruction in NFL quarterbacks. Orthopedics. 2014 Aug;37(8):e728-34.
32. Bakshi N, Khan M, Finney FT, et al. Return to play after multi-ligament knee injuries in National Football League (NFL) athletes. Sports Health. 2018 Nov/Dec;10(6):495-9.
33. Khair M, Riboh J, Solis J, et al. Return to Play Following Isolated and Combined Anterior Cruciate Ligament Reconstruction: 25+ Years of Experience Treating National Football League Athletes. Orthop J Sports Med. 2020 Oct 22;8(10).
34. Brophy RH, Rodeo SA, Barnes RP, et al. Knee articular cartilage injuries in the National Football League: epidemiology and treatment approach by team physicians. J Knee Surg. 2009 Oct;22(4):331-8.
35. Chahla J, Cinque ME, Godin JA, et al. Meniscectomy and Resultant Articular Cartilage Lesions of the Knee Among Prospective National Football League Players: An Imaging and Performance Analysis. Am J Sports Med. 2018 Jan;46(1):200-7.
36. Osbahr DC, Drakos MC, O'Loughlin PF, et al. Syndesmosis and lateral ankle sprains in the National Football League. Orthopedics. 2013 Nov;36(11):e1378-84.
37. Mansour A, Porter DA, Young JP, et al. Corticosteroid injections hasten return to play of National Football League players following stable ankle syndesmosis sprains. Orthop J Sports Med. 2013;1.
38. Mulcahey MK, Bernhardson AS, Murphy CP, et al. The Epidemiology of Ankle Injuries Identified at the National Football League Combine.
39. Hsu AR, Anderson RB. Foot and Ankle Injuries in American Football. Am J Orthop. 2016 Sep/Oct;45(6):358-67.

GINÁSTICA ARTÍSTICA, RÍTMICA E DANÇAS

CAPÍTULO 59

Rodrigo Carneiro Sasson ▪ Franklin de Camargo Junior
Paulo Márcio Pereira Oliveira ▪ Breno Schor
Ana Carolina Ramos e Corte

INTRODUÇÃO

As lesões em modalidades esportivas ou artísticas de alto rendimento possuem causas multifatoriais. Destacam-se, neste capítulo, alguns aspectos biomecânicos associados às condições físicas e técnicas inerentes às Ginásticas Artística e Rítmica e Dança, bem como alguns pontos de atenção para reduzir os riscos de lesões nessas modalidades. Do ponto de vista mecânico, uma carga não suportada pelo sistema musculoesquelético pode levar a dois tipos de lesão: trauma e sobreuso (*overuse*). O mecanismo de lesão por trauma envolve um evento de alta intensidade em que a carga aplicada supera a resistência do tecido biológico.[1] Uma vez submetido a cargas acima da capacidade elástica, o tecido sofre deformação plástica, podendo atingir o ponto de ruptura (ou falha). No caso das lesões por sobreuso, em particular nos ossos, as forças repetitivas em excesso provocam desequilíbrio da relação osteoclástica e osteoblástica, seguido de enfraquecimento temporário do tecido.[2] Quando mantidas essas condições, as cargas mecânicas resultam em microfraturas trabeculares até a ruptura cortical. As lesões por uso excessivo que acometem o tendão provocam fissuras e redução do suprimento sanguíneo na região e, consequente, demasiada aderência, calcificação e degeneração do tecido.[3] Nas unidades a seguir, o potencial lesivo dos estímulos mecânicos será discutido nos contextos das ginásticas artística e rítmica e dança.

GINÁSTICA ARTÍSTICA

Presente nos Jogos Olímpicos desde a primeira edição na Era Moderna, a Ginástica Artística (GA) pode ser considerada uma modalidade esportiva que agrupa diversas modalidades. Composta, no masculino, por seis aparelhos ginásticos (solo, cavalo com alças, argolas, salto sobre a mesa, barras paralelas e fixa) e no feminino por quatro aparelhos (salto sobre a mesa, paralelas assimétricas, trave de equilíbrio e solo), a GA combina habilidades de elevados níveis de força, precisão e virtuosidade. Numa estreita separação entre o acerto e o erro, o eficaz e o arriscado,[4] os altos índices de lesões no alto rendimento indicam uma constante proximidade aos limites de resistência do tecido biológico por trauma ou sobreuso.

Entre as lesões mais comuns em GA estão as ligamentares, tendíneas e labrais nos ombros, no caso do masculino, e ligamentares de joelho e tornozelo, no caso do feminino. Adicionalmente, lesões, como espondilólise lombar e *gymnastic wrist* (conjunto de lesões no punho do ginasta), são típicas da modalidade. As lesões em GA são conhecidas pelos elevados níveis de complexidade, gerando um desafio constante para as equipes multidisciplinares. O Quadro 59-1 resume as principais lesões em GA.[5]

Entre os elementos de maior desafio para os ginastas estão as aterrissagens [4] e, adicionalmente no caso do masculino, os elementos de balanços. Os fatores de risco de lesão por falhas na aterrissagem em GA têm sido objeto de estudos de diferentes investigadores.[6-11] Diferenças técnicas e/ou de condições, como altura de salto, tipo de salto e rigidez no impacto, podem elevar a carga mecânica a limites críticos de resistência tecidual. Além disso, déficits de força extensora de joelho ou desequilíbrio muscular agonista-antagonista também têm sido associados às lesões em aterrissagem.[12] As regiões anatômicas mais afetadas nesses casos são: tornozelo, joelho e coluna lombar. No caso dos elementos de balanço, em especial nas argolas, nas paralelas e na barra fixa, fatores, como a antropometria do ginasta, limitações de amplitude ou desequilíbrio entre rotadores interno e externo de ombro,[13] podem estar associados ao elevado número de lesões por estresse. As principais medidas preventivas adotadas nas rotinas de treinamento de alto rendimento envolvem a manutenção dos níveis de: força e equilíbrio

Quadro 59-1 Lesões típicas em Ginástica Artística

Modalidade	Região anatômica	Principal lesão (aparelho predominante)
GAM	Tornozelo	Entorse (solo e salto)
	Joelho	Ruptura de LCL
	Coluna lombar	Lombalgia + Espondilólise (solo, salto e barra fixa)
	Ombro	Ligamentares, tendíneas e labrais (argolas)
	Punho	*Gymnastic wrist* (cavalo) e fratura por estresse
GAF	Pé, tornozelo, joelho e quadril	Osteocondroses
	Tornozelo	Entorse (solo e salto)
	Joelho	Ruptura de LCA (solo e salto)
	Pelve	Ruptura dos epicôndilos ilíaco e isquiático (solo e trave)
	Coluna lombar	Lombalgia (solo e trave)

GAM: Ginástica Artística Masculina; GAF: Ginástica Artística Feminina; LCL: Ligamento Colateral Lateral; LCA: Ligamento Cruzado Anterior.
Adaptado de Leglise M, et al; 2020.[5]

muscular para ombro e joelho; amplitude articular de tornozelo e punho; estabilidade da coluna lombar e propriocepção da tríade extensora (tornozelo, joelho e quadril).

GINÁSTICA RÍTMICA

A Ginástica Rítmica (GR) compreende habilidades, como coordenação e equilíbrio,[14] além de flexibilidade e força muscular para realização dos movimentos. Essa modalidade olímpica praticada nas provas individual e em conjunto caracteriza-se pelo uso dos equipamentos: arco, bola, corda, fita, maça. As lesões por uso excessivo (*overuse*) são as mais comuns nessa modalidade.[15] As regiões mais acometidas são quadril, coluna lombar, tíbia e pé.[16,17] Os fatores de risco predominantes para desenvolvimento dessas lesões são: alto volume e intensidade de treino,[18] lesões prévias, fraqueza muscular[16] e hipermobilidade.[19]

Dentre as lesões típicas em GR, destacam-se o impacto femoroacetabular e a síndrome do estresse tibial medial. A primeira resulta da alta pressão entre a cabeça do fêmur e a borda acetabular, diante de uma estrutura anormal das superfícies de contato. Essas alterações estão relacionadas com o início da prática esportiva precoce,[19,20] deficiência de capacidade muscular[19] e repetição excessiva dos movimentos específicos,[5] podendo gerar danos labrais e condrais. O estresse tibial é decorrente, entre outros fatores, do alto volume de repetições de saltos, em especial na presença de pé plano e retropé valgo.[21] Entre as principais estratégias de prevenção estão o controle de carga (interna e externa), ações de *recovery* e regenerativas, fortalecimento muscular do *core*, estabilizadoras do quadril e do joelho, flexo-extensora de tornozelo e intrínseca do pé, flexibilidade e estímulos proprioceptivos.

DANÇA

Na exploração do movimento humano como expressão artística, a dança exige do bailarino uma solicitação musculoesquelética típica de atletas de alto rendimento. Sob efeito das rotinas técnicas de balé clássico, fundamentos para diferentes modalidades de dança, as lesões típicas nos bailarinos estão em grande parte associadas às tendências posturais,[22-28] a mobilidade articular,[29,30] ao desequilíbrio muscular[31] e aos padrões estéticos[24] e técnicos[29,32] desses fundamentos.

Lesões traumáticas na dança foram observadas em decorrência de aterrissagens unipodais, com rotação externa de quadril e valgo dinâmico de joelho, resultando em não raros casos de ruptura de ligamento cruzado anterior em bailarinos profissionais.[33,34] Por sobreuso, destacam-se, entre os fatores mecânicos de maior atenção, o valgo do hálux[28] e do tornozelo[22,35] no suporte do peso corporal unipodal, e a sustentação antevertida da pelve em gestos dinâmicos.[23] As regiões anatômicas mais acometidas são, respectivamente, o complexo tornozelo-pé, seguido por joelho e quadril, e coluna vertebral.[31] Destacam-se entre as estratégias preventivas: o fortalecimento muscular[36] das regiões do core, cintura pélvica, quadril, tornozelo e intrínseca do pé; bem como a flexibilidade dorsiflexora de tornozelo[15] e báscula de cintura pélvica.

CONSIDERAÇÕES FINAIS

Neste capítulo foram abordados alguns fatores de risco de lesão associados às condições físicas e técnicas do atleta ou artista, as lesões típicas de cada modalidade e algumas das principais medidas preventivas nas rotinas de treinamento. Espera-se, com essa breve discussão do tema, poder contribuir com a comunidade científica, com destaque aos profissionais que atuam na prevenção de lesões esportivas no alto rendimento.

REFERÊNCIAS BIBLIOGRÁFICAS

1. Zernicke R, Whiting WC. Mechanisms of Musculoskeletal Injury. In: Zatsiorsky VM, editor. Biomechanics in sport: performance enhancement

and injury prevention. Malden: Blackwell Publishing Inc.; 2000. p. 507-22.
2. Fredericson M, Jennings F, Beaulieu C, Matheson GO. Stress fractures in athletes. Top Magn Reson Imaging. 2006;17(5):309-25.
3. Aicale R, Tarantino D, Maffulli N. Overuse injuries in sport: A comprehensive overview. J Orthop Surg Res. 2018;13(1):1-11.
4. Camargo-Junior F. Biomecânica da aterrissagem de duplo mortal estendido na barra fixa [tese]. São Paulo: Escola de Educação Física e Esporte, Universidade de São Paulo; 2019. p. 135.
5. Leglise M, Binder M. L'accidentologie en gymnastique Gymnastics Injuries. 2020.
6. Brüggemann G-P. Sport-related spinal injuries and their prevention. In: Zatsiorsky VM, editor. Biomechanics in sport: performance enhancement and injury prevention. London: Blackwell Science; 2000. p. 550-76.
7. Seegmiller JG, McCaw ST. Ground Reaction Forces among Gymnasts and Recreational Athletes in Drop Landings. J Athl Train [Internet]. 2003;38(4):311-4.
8. Gittoes MJR, Irwin G. Biomechanical approaches to understanding the potentially injurious demands of gymnastic-style impact landings. Sport Med Arthrosc Rehabil Ther Technol [Internet]. 2012;4(1).
9. Slater A, Campbell A, Smith A, Straker L. Greater lower limb flexion in gymnastic landings is associated with reduced landing force: a repeated measures study. Sport Biomech. 2015 Mar;14(1):45-56.
10. McNitt-Gray JL, Yokoi T, Millward C. Landing Strategies Used by Gymnasts on Different Surfaces. J Appl Biomech. 2016.
11. Desai N, Vance DD, Rosenwasser MP, Ahmad CS. Artistic Gymnastics Injuries; Epidemiology, Evaluation, and Treatment. J Am Acad Orthop Surg. 2019 Jul;27(13):459-67.
12. Myer GD, Ford KR, Barber Foss KD, Liu C, Nick TG, Hewett TE. The relationship of hamstrings and quadriceps strength to anterior cruciate ligament injury in female athletes. Clin J Sport Med. 2009;19(1):3-8.
13. Côrte AC, Camargo-Junior F, Schor B, Ortiz ME, Sasson R, Nagon R. Shoulder functional profile of the brazilian elite male gymnast. In: 35 Congresso Mundial de Medicina do Esporte. Rio de Janeiro; 2018.
14. Antualpa KF. Centros de treinamentos de ginástica rítmica no Brasil: estrutura e programas [dissertação]. Campinas: Faculdade de Educação Física, Universidade Estadual de Campinas; 2011. p. 188.
15. Russell JA, Kruse DW, Nevill AM, Koutedakis Y, Wyon MA. Measurement of the Extreme Ankle Range of Motion Required by Female Ballet Dancers. Foot Ankle Spec. 2010;3(6):324-30.
16. Bronner S, Ojofeitimi S, Rose D. Injuries in a modern dance company: Effect of comprehensive management on injury incidence and time loss. Am J Sports Med. 2003;31(3):365-73.
17. Paxinos O, Mitrogiannis L, Papavasiliou A, Manolarakis E, Siempenou A, Alexelis V, et al. Musculoskeletal injuries among elite artistic and rhythmic Greek gymnasts: A ten-year study of 156 elite athletes. Acta Orthop Belg. 2019;85(2):145-9.
18. Frutuoso AS, Diefenthaeler F, Vaz MA, Freitas C de la R. Lower Limb Asymmetries in Rhythmic Gymnastics Athletes. Int J Sports Phys Ther [Internet]. 2016;11(1):34-43.
19. Seeley MK, Bressel E. A comparison of upper-extremity reaction forces between the Yurchenko vault and floor exercise. J Sport Sci Med [Internet]. 2005;4(2):85-94.
20. Vernetta M, Montosa I, López-Bedoya J. Análise das lesões desportivas em jovens praticantes de ginástica rítmica de competição na categoria infantil. Rev Andaluza Med del Deport [Internet]. 2016;9(3):105-9.
21. Siebenrock KA, Ferner F, Noble PC, Santore RF, Werlen S, Mamisch TC. The cam-type deformity of the proximal femur arises in childhood in response to vigorous sporting activity. Clin Orthop Relat Res. 2011;469(11):3229-40.
22. Hamilton WG, Hamilton LH, Marshall P, Molnar M. A profile of the musculoskeletal characteristics of elite professional ballet dancers. Am J Sports Med. 1992;20(3):267-73.
23. Simas, Joseani Paulini Neves; MELO SIL. Classic Ballet Dancers Postural Patterns. Rev da Educ Física/UEM. 2000;(1989):51-7.
24. Welter Meereis EC, Favretto C, Bernardi CL, Da Fonseca Peroni AB, Mota CB. Análise de tendências posturais em praticantes de balé clássico. Rev da Educ Fis. 2011;22(1):27-35.
25. Duarte A, Braz MM, Kathen T Ten, Lopes D. Padrão postural de bailarinas clássicas TT – Postural patterns of classic ballet dancers. Fisioter Bras [Internet]. 2009;10(6):419-23.
26. Bittencourt PF. Aspectos posturais e álgicos de bailarinas clássicas. Universidade Federal do Rio Grande do Sul; 2004.
27. Prati SRA, Prati ARC. Níveis de aptidão física e análise de tendências posturais em bailarinas clássicas. Rev Bras Cineantropometria e Desempenho Hum. 2006;8(1):80-7.
28. Einarsdottir H, Troell S, Wykman A. Hallux Valgus in Ballet Dancers: A Myth? Foot Ankle Int. 1995;16(2):92-4.
29. Solomon R, Solomon J, Micheli LJ. Contemporary Pediatric and Adolescent Sports Medicine: Prevention of Injuries in the Young Dancer [Internet]. Micheli LJ, editor. Cham: Springer International Publishing; 2017.
30. Bird H. Joint laxity in the performing arts. South African Med J. 2016;106(6):S42-4.
31. Peer KS, Dubois K. Preventing dance injuries, part I: Biomechanical and physiological factors. Athl Ther Today. 2004;9(6):60-2.
32. Cardoso AA, Reis NM, Marinho APR, Vieira M de CS, Boing L, Guimarães AC de A. Injuries in Professional Dancers: a Systematic Review. Rev Bras Med do Esporte. 2017;23(6):504-9.
33. Meuffels DE, Verhaar JAN. Anterior cruciate ligament injury in professional dancers. Acta Orthop. 2008;79(4):515-8.
34. Liederbach M, Kremenic IJ, Orishimo KF, Pappas E, Hagins M. Comparison of landing biomechanics between male and female dancers and athletes, part 2: Influence of fatigue and implications for anterior cruciate ligament injury. Am J Sports Med. 2014;42(5):1089-95.
35. Elias I, Zoga AC, Raikin SM, Peterson JR, Besser MP, Morrison WB et al. Bone stress injury of the ankle in professional ballet dancers seen on MRI. BMC Musculoskelet Disord. 2008;9:1-6.
36. Koutedakis Y, Stavropoulos-Kalinoglou A, Metsios G. The Significance of Muscular Strength in Dance. J Danc Med Sci. 2005;9(1):29-34.

HANDEBOL

André Guerreiro • Pauline Buckley Bittencourt

HISTÓRICO DA MODALIDADE

O Handebol surgiu na Alemanha, em 1919, por iniciativa atribuída ao professor de Educação Física, Karl Schelenz. À época era praticado em campo aberto, de piso gramado, por dois times formados por onze jogadores cada. Era então um esporte majoritariamente feminino.[1]

Foi incluído pelo Comitê Olímpico Internacional (COI) como modalidade integrante do programa olímpico, em 1934, e estreou nas Olimpíadas de Berlim (1936), apenas com a categoria masculina. Naquela ocasião, a final entre as seleções da Alemanha e da Áustria contou com público de mais de 100.000 espectadores, já denotando sua potencial popularidade. Mesmo assim, ficou de fora das Olimpíadas seguintes, realizadas, em 1948.

Em 1938, foi realizado o primeiro campeonato mundial de Handebol e, em 1946 (no pós-guerra), foi fundada a Federação Internacional de Handebol (IHF), que regulamenta e organiza as competições mundiais, a cada dois anos, nas categorias feminina e masculina. Em 1958, o Brasil foi o primeiro país não europeu a participar de um Campeonato Mundial.[2]

Nas Olimpíadas de Munique (1972) o Handebol masculino voltou ao programa olímpico, e nas Olimpíadas de Montreal (1976) também foi incluída a categoria feminina, havendo então a participação de onze seleções masculinas e seis femininas. Atualmente, a modalidade é disputada por doze equipes femininas e doze masculinas nas Olimpíadas.[3]

Atualmente, estima-se que haja, no mundo, cerca de 25 milhões de praticantes de handebol, em 199 países, sendo 27.000 atletas profissionais, o que evidencia a popularidade crescente do esporte.

PRINCIPAIS CARACTERÍSTICAS E REGRAS

O Handebol é praticado em quadras *indoor* de 40 m × 20 m com sete jogadores em cada equipe, sendo seis na linha e um no gol, além de sete suplentes no banco, que podem ser trocados repetida e ilimitadamente. É comum, inclusive, a rápida substituição de um ou dois jogadores entre o ataque e a defesa, o que resulta na especialização de alguns jogadores para atuarem na defesa ou no ataque. No total, dependendo do campeonato, a equipe técnica tem à sua disposição até 16 jogadores, o que facilita o rodízio entre eles e reduz as chances de lesão por excesso de tempo em quadra. Nos jogos olímpicos esse limite é de 14 jogadores.

Cada equipe tem permissão de utilizar um máximo de quatro oficiais de equipe na partida, idealmente um técnico, um auxiliar técnico, um médico e um fisioterapeuta, que são previamente definidos pela comissão técnica da equipe e não podem ser substituídos no curso da partida.

No tocante à dinâmica do jogo, chama atenção, principalmente para o escopo deste trabalho, não haver limite de faltas (como há, por exemplo, no basquete), e o contato agressivo ser permitido para impedir um gol ou para bloquear a fluidez do ataque. Em suma, o contato físico se revela uma característica inerente à prática desta modalidade esportiva.

Neste contexto, é muito importante a atuação e a postura dos árbitros (cada partida de handebol conta com dois árbitros, um em cada metade da quadra), responsáveis pela proteção da integridade física dos atletas e pela manutenção do *fair-play*, punindo as faltas graves e as condutas antidesportivas, principalmente porque grande parte das lesões se dá por força do contato físico entre os atletas.[4]

Com a evolução do handebol houve um aumento da velocidade, força e técnica dos atletas e mudanças também nas regras, causando aumento de lesões.[5]

A partida é dividida em dois tempos de 30 minutos cada, com intervalo de dez minutos, podendo haver, em caso de empate e a depender das regras do campeonato, prorrogação por mais dois tempos de cinco minutos cada, com intervalo de um minuto entre eles. Persistindo o empate após os dois tempos da prorrogação, há mais dois tempos semelhantes e, mesmo assim não havendo desempate, a partida é decidida em disputa alternada de tiros de 7 metros.

Joga-se com bola de couro ou sintética com peso variando de 425-475 g na categoria masculina e 325-375 g na categoria feminina.

Há também um alto nível de risco de lesão no Handebol pelas suas características específicas e de alta demanda física, tais como: corrida intermitente, contato físico intenso entre os praticantes, mudança rápida de direção, salto, frenagem, pouso e repetidos gestos de arremessos.[6]

Estima-se que os melhores jogadores, atuando por seus clubes e seleções, joguem entre 70 a 100 partidas por temporada, isto é, há intensa carga de prática do esporte pelos atletas. Levando-se em conta, ainda, o risco maior de lesões durante as partidas em comparação aos treinos e o fato de os melhores atletas ficarem mais tempo em quadra durante os jogos, a incidência de lesões se mostra diretamente proporcional à *performance* individual do atleta.[5]

Outras regras importantes de serem analisadas e aqui dissecadas são as relacionadas com o atendimento do profissional de saúde na quadra e suas consequências.

Um jogador que esteja sangrando ou que tenha sangue no seu corpo ou uniforme deve sair da quadra imediata e voluntariamente (através de uma substituição normal), de modo a estancar o sangramento, cobrir a ferida e limpar o corpo e o uniforme. O jogador não deve retornar à quadra de jogo até cumprir o estabelecido acima.

Quando um jogador necessita de atendimento em quadra o profissional de saúde deve ser autorizado pelos árbitros a entrar para tal fim, porém o jogador deverá sair imediatamente após o atendimento e ficar de fora por três ataques consecutivos do seu time. Essa regra não se aplica se a cabeça do goleiro for atingida pela bola e o tratamento dentro da quadra for necessário.

Essa nova regra impõe uma análise clínica mais minuciosa e total atenção do médico ou fisioterapeuta para que não haja atendimentos desnecessários dentro de quadra, que possam prejudicar o time e sua *performance*.

Não podemos deixar de frisar que se o jogador que causou tal lesão for punido (seja com cartão/advertência ou com 2 minutos de exclusão), o que sofreu a falta pode retornar a qualquer momento pós-atendimento. Nas lesões sem contato, isso fica obviamente descartado.

O objetivo dessa nova regra é deixar o jogo mais fluido e com menos paradas. Mas se torna um desafio para o profissional de saúde responsável pelos atendimentos.[2]

Outra regra importante se refere aos materiais e órteses permitidas durante uma partida, pois estima-se que muitos jogadores utilizam equipamentos para evitar lesões ou impacto grave nas articulações.[5]

Não é permitido utilizar objetos que possam ser perigosos para os jogadores ou fornecer aos jogadores vantagens inapropriadas. Isto inclui, por exemplo, proteção para a cabeça, máscara de rosto, luvas, braceletes, pulseiras, relógios, anéis, *piercings* visíveis, colares ou gargantilhas, brincos, óculos sem tiras de sustentação ou com armação sólida ou qualquer outro objeto que possa ser perigoso.

Os jogadores que não cumprirem estes requisitos não estarão autorizados a participar da partida até que o problema tenha sido corrigido.

Anéis achatados, brincos pequenos e *piercings* visíveis podem ser autorizados, desde que sejam cobertos com uma fita, de modo que eles não sejam julgados como perigosos para os jogadores. Faixas, lenços para a cabeça e braceletes de capitão são permitidos desde que sejam confeccionados com material elástico e macio.

Todos os tipos e tamanhos de máscaras e capacetes são proibidos. Não somente máscaras inteiriças, mas também proteções que cubram parte da face são proibidas.

Com relação aos protetores de joelho, não é permitido usar peças metálicas. Objetos de plástico devem ser completamente cobertos. Com relação aos protetores de tornozelo, todas as partes feitas de metal ou plástico devem ser cobertas. Protetores de cotovelo são permitidos somente se forem feitos de material macio.

As federações e os árbitros não têm permissão para conceder nenhuma exceção.[2] De acordo com o estudo de Seil *et al.*, 1998, quase 90% dos atletas de alto nível usam algum tipo de equipamento de proteção como os listados acima.

É importante salientar que apesar de o handebol ser um esporte de muito contato o uso de órteses não é obrigatório e é de escolha pessoal.

DESCRIÇÃO DAS PRINCIPAIS LESÕES E REVISÃO EPIDEMIOLÓGICA

Incidência

Uma variável-chave para compreender o impacto das lesões nos atletas de handebol é a incidência (ou seja, número de lesões/1.000 h de exposição).[6] Nesse sentido, os jogadores de handebol, incluídos na revisão sistemática de Javier *et al.*, apresentaram valores que variavam entre 17 e 78 lesões/1.000 h de exposição.

Especificamente, jogadores adultos de handebol do sexo masculino apresentaram o valor mais alto (ou seja, perto de 7,8 lesões/h de exposição), enquanto incidências mais baixas foram observadas em jogadoras adultas (ou seja, 6,2 lesões/h de exposição). Essas diferenças podem ocorrer em parte pela alta intensidade e velocidade relatada durante a prática de handebol masculino adulto.

Embora a maior incidência de lesões no jogo tenha sido destacada em jogadores adultos, uma incidência semelhante, em treinamentos, foi observada em todas as categorias (ou seja, entre 0,96 e 4,1 lesões/1.000 h de exposição em treinamento).

Esses valores relatados mostram que a incidência de lesões em treinamento é substancialmente menor em comparação à incidência nos jogos em todas as categorias, provavelmente pela alta demanda física e psicológica dos jogadores durante o jogo, comparadas ao treino e à variabilidade e incerteza do jogo, assim como a fadiga neuromuscular e mental gerada neste.[7]

Definição e Severidade

A definição de lesão na literatura do handebol é bem diversa, causando um problema metodológico para seu entendimento; porém, a maioria dos estudos no Handebol de elite a define como "qualquer queixa física que ocorre durante a partida em que houve atendimento pelo médico ou fisioterapeuta do time, independente do afastamento ou não do treino ou jogo". Outra definição comum é quando a lesão causa afastamento de pelo menos um treino ou jogo. Uma terceira definição é "toda lesão que determina uma parada do jogo ou substituição do jogador lesionado".[8]

Assim, como a definição de lesão é um desafio, a sua severidade também encontra diferenças, dependendo do estudo. A classificação mais comumente utilizada na literatura é: lesão leve (1-7 dias de afastamento); lesão moderada (8-21 dias de afastamento); e lesão grave (mais de 21 dias de afastamento), mas nesses estudos não foram incluídas as lesões que não causaram afastamento do atleta.

Mecanismo de Lesão (Contato *versus* Não Contato)

A maioria das lesões ocorre durante o contato jogador-jogador, podendo representar entre 80% a 92% de todas as lesões ocorridas nas competições de alto nível.[9] De acordo com Langevoort *et al.* aproximadamente 50% destas lesões foram causadas por faltas que resultaram em sanções, entretanto o número de lesões causadas por "jogo sujo" vem decrescendo, tanto nos jogos das categorias masculina, quanto feminina. Porém, quando falamos das lesões do ligamento cruzado anterior (LCA) do joelho, o mecanismo de lesão é sem contato, principalmente nas ações de zerar (apoio duplo), de mudanças de direção e aterrissagem após salto, com maior incidência entre as jogadoras mulheres.

Diferença de Gêneros

Em relação à diferença de gêneros, a evidência que mais chama atenção são as lesões do LCA, com as mulheres tendo uma chance 3 a 5 vezes maior do que os homens de sofrê-las. Isso se dá por algumas razões, como: ligamento mais curto, espaço intercondilar menor, predisposição genética, maior valgo dinâmico do joelho, adução e rotação medial do quadril, fatores hormonais e desequilíbrio muscular.

As contusões de cabeça/pescoço e ombro são mais comuns nos homens do que nas mulheres (35 × 18), pelo estilo mais agressivo de jogo e maior contato entre os jogadores.[6]

Tipos de Lesão e Localização

A maioria das lesões reportadas no Handebol, tanto em adultos como em adolescentes, é aguda. Em Campeonatos Internacionais, as contusões são o tipo mais comum de lesão, com uma incidência de 44% a 60%, seguida dos estiramentos musculares e lesões ligamentares, variando estas de 7% a 27%. Essas contusões costumam atingir os joelhos e tornozelos (20% cada) mais comumente, em decorrência dos padrões típicos do esporte, como: salto, desaceleração e aterrissagem.

Giroto *et al.* observaram um grande número de lesões do joelho em mulheres e de tornozelo em homens. Outro dado interessante desse estudo é relativo ao piso da quadra, com maior risco relativo de lesão no de madeira para mulheres e no emborrachado/sintético para os homens tanto em treinos, quanto em jogos.

Um número elevado de lesões se dá na região da cabeça e pescoço, felizmente a maioria delas contusões de tecidos moles ou fratura de dente, com baixa incidência de concussões (8%, aproximadamente). Isso se deve ao esporte ser de contato e arremesso acima da cabeça, em que o contato é feito na parte superior do corpo do oponente, especialmente na região da cabeça e pescoço, de forma a evitar o gol.

A incidência de lesões crônicas é alta, e Gundersen e Myklebust observaram que 41% de todas as lesões que precisaram de tratamento foram por *overuse* (usos intenso e repetido), atingindo principalmente a articulação do ombro, sem distinção de gênero. Outros locais comuns de lesões crônicas são a coluna lombar e os joelhos.

Existe também uma grande incidência de lesões crônicas no cotovelo de goleiros, descrita como "*handball goalie's elbow*", aparentemente resultado de repetidos traumas em hiperextensão da referida articulação.[10] Tyrdal e Bahr reportaram em seus estudos que 41% de 729 goleiros (homens e mulheres) apresentaram lesões recorrentes do cotovelo. A periostite tibial também deve ser mencionada como uma lesão crônica comum nos atletas de handebol.

Momento da Lesão Durante a Partida

Alguns estudos evidenciaram uma maior incidência de lesões durante o segundo tempo de jogo, diante do aumento da fadiga e intensidade nos minutos finais da partida. Assembo reportou que 57% das lesões ocorreram no segundo tempo, enquanto Langervoort *et al.* reportaram que 45% das lesões ocorreram nos dez minutos do meio de cada tempo e decresceram no final dos 60 minutos.

A maioria das lesões ocorridas durante o jogo foi decorrente de uma ação ofensiva, ou seja, durante o ataque; variando de 77% a 92%, dependendo do estudo. Sendo assim os jogadores ofensivos têm mais chance de se machucar do que os defensivos, pois sabe-se que a maioria das lesões se dá por contato, e que o defensor é o jogador que o inicia.

Lesões Relacionadas com a Posição do Jogador

As posições do handebol são: Meias (Central, Direita e Esquerda), Pontas (Direita e Esquerda), Pivô e Goleiro e cada uma delas tem sua especificidade e incidência de lesões. Todos os trabalhos mostram que as lesões são mais incidentes nos jogadores de linha em relação aos goleiros, que têm um risco de 12% em média de sofrer uma lesão.

Os Meias e os Pontas são os que mais se lesionam, principalmente durante as grandes competições, como Mundial e Olimpíadas, em comparação às ligas nacionais.

A alta incidência entre os pontas se dá pela grande variação de movimentos, saltos, quedas e realização de contra-ataques. Por outro lado, os meias sofrem um maior número de lesões dos membros inferiores sem contato e também apresentam uma maior taxa de lesão de LCA, provavelmente por estarem na linha de frente de contato, realizando mudanças bruscas de direção, saltos e arremessos com contato. As lesões do membro superior (ombro e braço) também são comuns em meias e pontas.

CONCLUSÃO

Pelo exposto, percebemos que acompanhar um time de Handebol nos treinos e jogos é desafiador para qualquer profissional de saúde, em razão da gama de lesões que os atletas podem sofrer. As lesões ortopédicas são a imensa maioria delas e podem variar de uma simples entorse de tornozelo a uma fratura-luxação grave de cotovelo.

As lesões de joelho, principalmente as do LCA, são as mais preocupantes para atletas e equipe médica, pois são muito recorrentes e ocasionam afastamentos por até nove meses.

As lesões corto-contusas tanto de face, quanto em qualquer outra área do corpo também merecem destaque, portanto um *kit* de sutura deve estar sempre à mão do médico que vai acompanhar uma equipe de Handebol. Gostaríamos de chamar atenção também para os traumas de cabeça e pescoço, que muitas vezes não têm a devida importância salientada.

Por fim, importante ressaltar que é essencial que o profissional de saúde fique atento durante todo o período de treinos e jogos, pois a observação das jogadas e dos traumas que ocorrem pode mudar o rumo do tratamento a ser feito, melhorando a eficiência deste.

REFERÊNCIAS BIBLIOGRÁFICAS

1. Federação Paulista de Handebol [homepage na internet]. História do Handebol [01/10/2010, acesso em 12/10/2020]. Disponível em: https://fphand.com.br/home/historia-do-handebol/.
2. Confederação Brasileira de Handebol. International Handball Federation (IHF)Regras do Jogo Edição: 1 de Julho de 2016 http://www.lphb.com.br/boletins/regras_oficiais_-_handebol.pdf.
3. https://archive.ihf.info/enus/ihfcompetitions/competitionsarchive/historyofthemensworldchampionships.aspx. International Handball Federation (IHF)
4. Lior Lavera,b*, Myklebustc G. Handball Injuries: Epidemiology and Injury Characterization. Sports Injuries.
5. Koren ES. Injuries in men's elite handball- A review of the Literature. Faculty of Medicine University of Oslo; 2010.
6. Raya-González J, Clemente FM, Beato M, Castillo D. Injury Profile of Male and Female Senior and Youth Handball Players: A Systematic Review. Received: 1 May 2020; Accepted: 28 May 2020; Published: 1 June 2020.
7. Seil R, Rupp S, Tempelhof S, Kohn D. Sports Injuries in Team Handball. The American Journal of Sports Medicine.1998 Sep. 1.
8. Asembo JM, Wekesa M. Injury pattern during team handball competition in east Africa. East Afr Med J. 1998 Feb;75(2):113-6.
9. Langevoort G, Myklebust G, Dvorak J, Junge A. Handball injuries during major international tournaments. Scand J Med Sci Sports. 2007 Aug;17(4):400-7.
10. Tyrda S, Bahr R. High prevalence of elbow problems among goalkeepers in European team handball – 'handball goalie's elbow'. Scand J Med Sci Sports. 1996 Oct;6(5):297-302.

HIPISMO E POLO EQUESTRE

João Gabriel de Cerqueira Campos Villardi • Alfredo Marques Villardi

INTRODUÇÃO

Dentre as diversas modalidades equestres desportivas, neste capítulo serão abordadas apenas duas modalidades: o salto e o polo.

A altura e o peso dos cavalos, a velocidade final que conseguem atingir, a aceleração e a desaceleração a que estão submetidos durante o jogo, as forças de impulsão vertical para saltar e as de reação ao solo na recepção do salto, são elementos capazes de produzir grande quantidade de energia. Portanto, é natural imaginar a possibilidade de lesões, potencialmente graves, causadas por traumas de alta energia envolvidos nestas práticas desportivas.

Além das questões cinéticas e cinemáticas, discutidas acima, é importante entender que, apesar de serem esportes equestres, cada modalidade tem características próprias, o que determina a ocorrência de lesões características de cada esporte.

O salto é um esporte sem contato, em que as quedas são as lesões mais prevalentes (Fig. 61-1).

O polo é um esporte de contato, não só entre cavaleiros, mas também entre cavalos (Fig. 61-2).

Portanto, no polo, além das quedas e das lesões decorrentes do contato, ainda devem ser consideradas as lesões produzidas pelos equipamentos de jogo como os tacos, feitos de um tipo especial de cana e madeira, variando de 51 a 54 polegadas de comprimento, e pela bola, de madeira ou de resina plástica, variando entre 78 a 80 mm de diâmetro, cujo peso varia entre 120 a 135 gramas (Fig. 61-3).

Estudando os esportes equestres de forma geral, foi avaliado o risco de lesões mais graves e evidenciou-se que a cabeça foi a região que mais frequentemente sofreu traumatismos. As lesões dos membros superiores apresentaram maior risco de tratamento cirúrgico (OR 2,61), em comparação com os membros inferiores (OR 1,7).[1]

Em uma revisão sistemática, demonstrou-se que, nos Estados Unidos, a maioria das lesões ocorreu em atletas femininas e que a queda do cavalo foi a principal causa de lesões. No Reino Unido, as fraturas corresponderam a 17,4% de todas as lesões reportadas, enquanto, nos Estados Unidos, este percentual atingiu 33,6%. Cabe ressaltar que, segundo a observação deste estudo, do total de lesões nos Estados Unidos a maioria delas ocorreu nos membros superiores.[2]

Em outro estudo epidemiológico que avaliou 264 atletas de salto, amadores e profissionais, observou-se que 64,8% das lesões foram classificadas como grau III (necessitaram tratamento ambulatorial prolongado) ou grau IV (necessitaram hospitalização). Os autores relataram, ainda, que as fraturas corresponderam a 12% do total de lesões, enquanto entorses e contusões atingiram percentuais de 16% e 22%, respectivamente.[3]

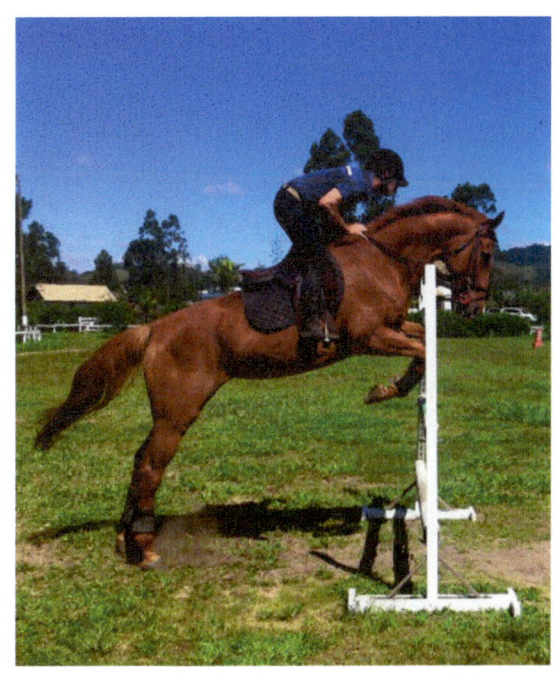

Fig. 61-1 Prática de salto. (Fonte: Arquivo pessoal dos autores.)

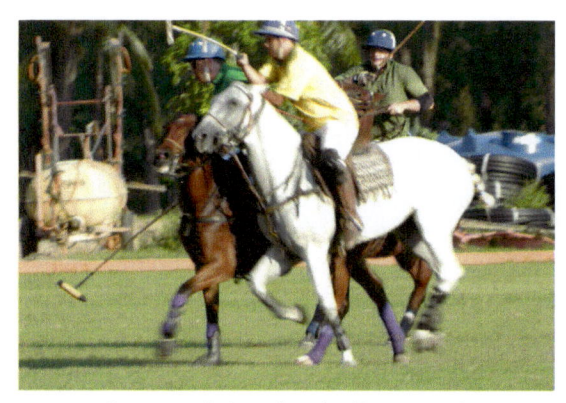

Fig. 61-2 O contato do jogo de polo. (Fonte: Arquivo pessoal dos autores.)

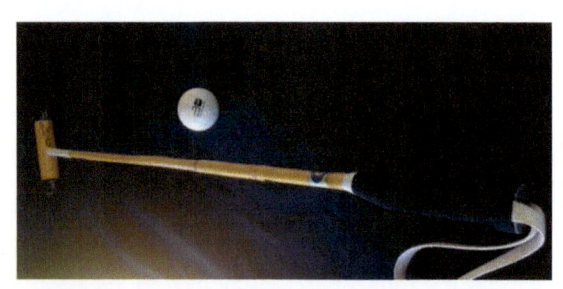

Fig. 61-3 Taco e bola de polo. (Fonte: Arquivo pessoal dos autores.)

Por uma questão exclusivamente didática, dividimos os tipos de lesão em dois tópicos, com seus respectivos subítens.

Optamos por apresentar o conteúdo do capítulo desta maneira, já que as lesões produzidas pela queda do cavalo, são comuns tanto ao polo quanto ao hipismo, enquanto as lesões decorrentes da prática do polo serão abordadas em um outro tópico, em razão das características próprias desta modalidade.

TRAUMATISMOS RELACIONADOS COM A QUEDA DO CAVALO

Como visto anteriormente, a queda do cavalo é uma das principais causas de lesões nos esportes equestres. A queda pode ser consequência de diversos fatores, como habilidade do cavaleiro, rotura do equipamento (loros e estribos), colisões com outros cavalos ou cavaleiros, queda do animal, problemas de doma, dentre outras. A seguir serão discutidas as lesões mais prevalentes, decorrentes da queda do cavalo.

Traumatismos da Coluna Cervical

Uma das grandes preocupações nos esportes equestres são as quedas com trauma na região cervical.

Se levarmos em consideração a altura do cavaleiro em relação ao solo, a intensidade do trauma e a falta de uma proteção específica na região cervical são fatores que acabam expondo de forma considerável o atleta.

Esse tipo de trauma pode gerar lesões parciais ou permanentes, sensitivas e/ou motoras, podendo estar em associação ou não com outras, e muitas vezes podem ser agravadas pelo manejo incorreto no atendimento primário. Por isso, devem-se respeitar certos cuidados na primeira avaliação do trauma.

Na avaliação inicial, o paciente deve, prioritariamente, ter sua coluna vertebral imobilizada, sendo utilizados: colar cervical, "*head blocks*" e prancha rígida.

Deverá ser obedecida a orientação de rolamento em bloco do paciente, para mobilização do mesmo, com pelo menos quatro pessoas: cabeça e pescoço (1); tronco, quadris e pernas (2); movendo a prancha e examinando o dorso (1).

Após a imobilização (que deverá ser mantida até que seja excluída lesão cervical) do paciente e o controle do dano inicial, deverá ser realizado o passo a passo de atendimento, com anamnese, exame primário (recomendado o padrão do BLS) e em seguida o atendimento em nível hospitalar com: ATLS + exames complementares.

Nos esportes equestres, de uma forma geral, observa-se que a utilização do capacete pode tornar-se um obstáculo a mais para o início do atendimento, como já dito. Os capacetes do hipismo são fixados à cabeça por tiras e fechos, enquanto os de polo, por uma tira submentoniana. Nos capacetes de polo, pode ser adaptada uma grade metálica frontal, que deverá ser cortada ou desaparafusada, visando o mínimo movimento cervical, durante a sua retirada (Fig. 61-4).

Anamnese

Neste passo será importante avaliar a consciência do paciente, com perguntas como nome, idade, local em que mora, data do dia, além de obter informações sobre o tipo do trauma, perda de consciência, alergias, uso de medicamentos, gestação, vacina antitetânica e última refeição.

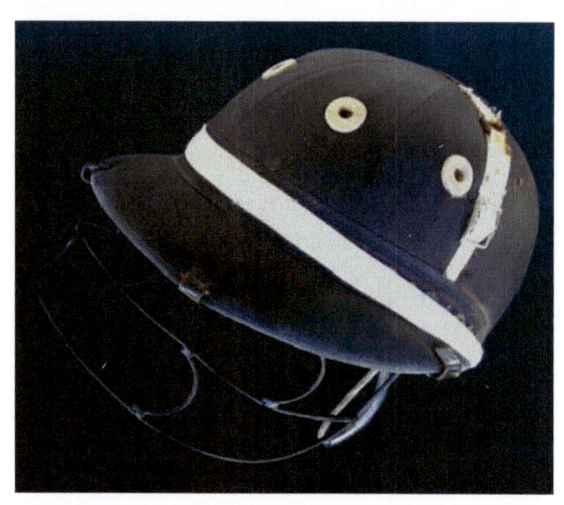

Fig. 61-4 Capacete de polo com grade de proteção metálica acoplada. (Fonte: Arquivo pessoal dos autores.)

BLS

O BLS (*Basic Life Suport*) é um protocolo desenvolvido e destinado a aperfeiçoar o atendimento ao paciente politraumatizado, visto que a ineficiência deste passo, muitas vezes pode ser a causa de óbitos evitáveis, sendo inclusive conhecidas essas horas iniciais como: "*Golden Hours*". O protocolo é subdivido em letras e são avaliados:[4]

A) Via aérea + exame cervical.

- *Mobilização cervical*: a região cervical, como dito, é uma área em que não existe proteção específica e acaba sendo mais exposta nos esportes equestres.

    Na sua mobilização, devemos ter certos cuidados como:

- Mãos posicionadas nas porções laterais da face; evitar mobilidade anteroposterior com utilização de colar cervical; evitar mobilização laterolateral com utilização de *head-block*.

B) Respiração.

- Padrão ventilatório, simetria torácica, frequência respiratória, avaliar oferta de O_2.

C) Circulação.

- Presença de hemorragias visíveis; pulsos periféricos e/ou centrais; enchimento capilar; pele: coloração e temperatura.

D) Desfibrilação/estado neurovascular.

- Escala de coma de Glasgow; avaliação pupilar: fotorreatividade e simetria.

O atleta só deverá ser liberado para retornar à prática esportiva, após um trauma cervical, estando consciente, sem déficit neurológico focal, sem dor cervical (palpação da linha média e processos espinhosos); Glasgow 15; sem dor à distração da coluna.[5]

A associação de traumas cervicais com concussão cerebral não é rara e pode ocorrer na queda de cavalo. Cabe ressaltar que, nessas situações, o atleta deve ser imediatamente afastado da prática esportiva por um período de 7 dias, retornando, apenas, se estiver assintomático, sob acompanhamento da equipe médica assistente.

Traumatismos dos Membros Superiores

Não existe relatado na literatura qualquer tipo de padrão de lesão que seja característico dos esportes equestres, ou até mesmo algum que seja clássico dos mesmos. Dessa forma, descreveremos as lesões mais prevalentes e que possam ocorrer de forma direta ou indireta.

Luxação Acromioclavicular (LAC)

A LAC é uma lesão que pode ocorrer na queda e de forma indireta.

Essa lesão é caracterizada pela perda parcial ou total de contato entre a clavícula e o acrômio.[6]

No momento da queda, para proteger a face e diminuir o impacto frontal, o cavaleiro pode utilizar o antebraço e o braço em extensão, associado a uma posição de adução e rotação interna do ombro. A energia gerada pelo impacto é transmitida aos ligamentos acromioclaviculares e coracoclaviculares, determinando a lesão parcial ou total destes que serão classificados de acordo com Rx com carga na classificação de Rockwood.[7]

À inspeção local, pode-se notar a elevação da extremidade lateral da clavícula, identificada como o sinal da "tecla de piano".

Identificada a lesão, o atleta deverá ser imediatamente afastado da atividade que estiver praticando. O tratamento inicial, no local, consiste na crioterapia e imobilização com tipoia, de preferência, fixada ao tórax. A avaliação por imagem, tanto pela ressonância magnética quanto por Rx com estresse, é um importante subsídio para definir o tratamento, que pode ser conservador ou cirúrgico, dependendo da gradação e classificação da lesão.

Fratura do Úmero Proximal

A fratura do úmero proximal é uma lesão que ocorre pelo trauma direto da queda do cavaleiro sobre o braço. A lesão ocorre por trauma direto de alta energia associada a uma glenoide rasa que cobre apenas 25% da cabeça umeral, sendo o resto coberto pelo envelope capsuloligamentar.

Neste tipo de fratura existem forças deformantes, como descritas por Neer,[8] que são:

- A grande tuberosidade é desviada para superior e posterior pelo supraespinhoso e os rotadores externos.
- A pequena tuberosidade é desviada para medial pelo subescapular.
- A diáfise é desviada para medial pelo peitoral maior.
- A inserção do deltoide fez abdução do fragmento proximal.

A região do úmero proximal tem uma relação importante com o suprimento vascular e neurológico do membro, dessa forma o exame neurovascular deve ser feito de imediato para afastar qualquer emergência.

Avaliação Clínica

Os pacientes normalmente se apresentam com o braço contra o peito, apoiado pela mão contralateral, com dor, edema, redução do arco de movimento e crepitação. Equimoses na parede torácica e no flanco devem ser diferenciadas de lesão de tórax.

Exame clinico cuidadoso, com atenção à função do nervo axilar – sensibilidade na região lateral do braço, sobre o deltoide.

Testes motores podem ser difíceis de realizar, neste momento, pela dor.

O paciente deve ser imobilizado imediatamente com uma tipoia e encaminhado a um setor de emergência para realizar raios X e, eventualmente, tomografia computadorizada por tratar-se de lesão em área articular e dessa forma definir a conduta definitiva.

Fratura do Rádio Distal

A fratura do terço distal do rádio também é uma fratura que acontece pelo trauma direto, quando o cavaleiro durante a queda utiliza a palma das mãos para tentar neutralizar a mesma.

Essa região é composta majoritariamente por osso esponjoso e os ligamentos volares são mais fortes que os dorsais, podendo orientar o desvio da fratura.[9] São fraturas que normalmente evoluem de uma forma diferente do padrão clássico das fraturas do terço distal do rádio pela energia da queda transferida ao osso.

O exame físico é muito sugestivo da fratura, podendo evidenciar encurtamento, desvio dorsal, edema importante local, equimose e limitação funcional. Pela proximidade da artéria radial e nervo mediano, um exame detalhado neurovascular deve ser realizado.[10]

Após essa avaliação clínica inicial, o paciente deverá ser imobilizado, com imobilização tipo luva, que inclua a mão, o punho e o antebraço e depois ser encaminhado a um serviço de emergência hospitalar para realizar exames de imagem, definindo o tratamento, conservador ou cirúrgico.

LESÕES RELACIONADAS COM O POLO

O polo é um esporte de extremo contato que assume características próprias, pois é praticado com cavalos que pesam em torno de 500 kg e que podem atingir 65 km/h de velocidade. Esta energia gerada é transmitida à bola pelo atleta, através do taco. A bola é confeccionada com material que sofre pouca deformação, chegando a atingir 154,5 km/h de velocidade, podendo, desta forma, determinar graves lesões.[11]

Traumatismos da Face

Podem ocorrer, principalmente por trauma direto, de duas formas: pela bola ou pela cabeça do cavalo. As lesões faciais determinadas pela bola podem ser evitadas ou minimizadas com a utilização de grade metálica, protetora da face, que é acoplada ao capacete. Atletas que não utilizam esse protetor ficam mais expostos a lesões faciais e oculares, potencialmente graves, dependendo da energia do trauma.

O contato da face do atleta com a cabeça do animal pode acontecer durante a tentativa de parada brusca do cavalo, havendo uma tendência de projeção da cabeça do animal para trás e para cima, em associação à flexão do tronco do cavaleiro, com projeção da face para a frente. De acordo com a intensidade da energia envolvida no trauma, além da lesão da própria face, podem estar associadas, lesão cervical por hiperextensão, perda da consciência com queda do cavalo ou até mesmo traumas encefálicos por desaceleração.

A utilização da gamarra, que é um dispositivo de couro que tem por finalidade limitar a amplitude da projeção posterior da cabeça do cavalo no sentido do cavaleiro, tem papel importante na redução da incidência deste tipo de trauma.

Diante de lesões da face, o primeiro atendimento deve se basear na rotina descrita ao atendimento no trauma cervical e em cuidados locais, como cobrir o olho lesionado com gaze úmida, lavagem com soro e cobertura de possíveis ferimentos com gaze estéril, tamponamento e compressão de sítios hemorrágicos.

É importante frisar que, diante da possibilidade de fraturas da face, deve-se solicitar ao atleta que evite "assoar o nariz" ou "prender o espirro" a fim de evitar enfisema subcutâneo ou pneumoencéfalo.

De acordo com a gravidade da lesão facial, ou da perda do nível de consciência, o atleta deverá ser retirado do jogo e, eventualmente, até ser transferido imediatamente ao hospital com os devidos cuidados na remoção, de preferência com prancha rígida e imobilização cervical, podendo ser necessário transporte especializado em ambulância ou helicóptero, com estrutura de UTI.

Fraturas do Cotovelo e Antebraço

Essas fraturas podem ocorrer, não só em decorrência da queda do cavalo, mas também por trauma direto, seja pela bola ou pelo taco. O polo é um esporte que tem, como estratégia, ser jogado em linha, ou seja, os jogadores de um time devem se posicionar alinhados, para que caso o jogador da frente erre o taqueio, o imediatamente atrás dê continuidade à jogada. Desta forma, há sempre a possibilidade de um jogador que está com a bola ter algum outro jogador a sua frente, com exposição da parte posterior do cotovelo. O trauma direto da bola sobre o cotovelo pode determinar fratura do olécrano. Existem no mercado, cotoveleiras acolchoadas, que têm por finalidade proteger a região, absorvendo a energia cinética e, consequentemente, a intensidade dos traumatismos.

As fraturas dos ossos do antebraço, embora raras, podem ser decorrentes não só de quedas do cavalo, mas também, do trauma direto do taco de um jogador sobre o antebraço de outro. Nas lesões descritas acima, o médico deve estar munido de material adequado para que possa lançar mão de imobilizações provisórias ou "braces" a fim de que a transferência do campo ao local de atendimento especializado possa ser realizada de forma segura, evitando agravamento do trauma e dando conforto ao atleta. É imperativo avaliar o status neurovascular do membro acometido. Não é recomendável tentar manobras de redução no local de jogo.

Fraturas da Patela

Estes tipos de fraturas podem ocorrer por trauma direto da bola sobre a patela, especialmente, em um tipo de tacada em que a bola é batida para trás, chamada "*back*", que tanto pode ser do lado direito quanto do esquerdo. Neste tipo de tacada, a bola pode atingir o jogador que está avançando em sentido oposto ao da bola. Por ser um osso subcutâneo, praticamente destituído de tecidos moles, há pouca capacidade de absorção de energia no local. Clinicamente, pode ser palpável um "*gap*" entre os fragmentos, bem como a perda da extensão do joelho, sinal clássico das roturas do aparelho extensor. A utilização de joelheiras com almofadas é um meio eficaz de prevenção deste tipo de lesão (Fig. 61-5).

O atendimento inicial ao atleta deve consistir na utilização de imobilizadores longos de joelho ou imobilização provisória cruropodálica. O tratamento cirúrgico das fraturas de patela é a principal indicação de tratamento.

Fraturas da Fíbula

As fraturas da fíbula podem ocorrer tanto nos seus segmentos distal, médio ou proximal em decorrência de trauma direto pela bola na região lateral ou posterolateral da perna. São fraturas em que normalmente não se observam desvios importantes, por causa da integridade da tíbia, o que pode tornar mais difícil o diagnóstico clínico. É importante ressaltar que as lesões na parte proximal, mais precisamente na topografia da cabeça da fíbula, podem determinar neuropraxia do nervo fibular comum, que se expressa, clinicamente, pela perda ou redução da dorsoflexão do tornozelo.

RECOMENDAÇÕES FINAIS

- *Profilaxia de tétano*: os praticantes de modalidades equestres, principalmente, aquelas realizadas no campo, devem manter em dia a vacina antitetânica. Caso não estejam e ocorra alguma lesão cutânea, deve ser feita a profilaxia do tétano o mais breve possível.
- *Material disponível para imobilizações*: é de extrema importância a existência de material adequado, prontamente disponível para uso, caso ocorra alguma lesão. No atendimento inicial ao trauma, não existe espaço para demora ou improvisações.
- *Material para remoção do equipamento de proteção*: dependendo do local da lesão, a remoção do equipamento de proteção pode tornar-se dramática se não tivermos o material adequado para fazê-lo, de modo seguro e o menos traumático possível, a fim de evitar um segundo trauma e o consequente agravamento da lesão. Nos esportes equestres, pode ser necessário cortar dispositivos de couro que eventualmente estejam prendendo o cavaleiro ao cavalo, cortar uma bota, tiras de capacetes ou até grades de proteção facial. Para tanto, deve-se contar na mala de atendimento, com tesouras fortes e afiadas, lâminas de corte e alicate de corte, apropriado para cortar metais, como fivelas ou grades de proteção.
- *Contar com suporte hospitalar próximo*: em se tratando de dar atendimento a atletas que exercem atividades consideradas de risco, há que ser feito o planejamento adequado e contar com unidade hospitalar de apoio, caso haja necessidade. No momento do atendimento, é fundamental saber para onde remover e como remover o atleta.
- *Meios de remoção*: o ideal é que, durante a prática desses esportes, esteja disponível uma ambulância com recursos básicos. Infelizmente, sabemos que esta não é a realidade que vivemos. Entretanto, o médico que atenderá ao evento deverá ter à mão o contato de serviços de transporte de pacientes, que pode ser uma ambulância ou até mesmo um helicóptero de resgate com recursos de UTI, já que muitos eventos equestres são realizados em regiões rurais, longe dos grandes centros.

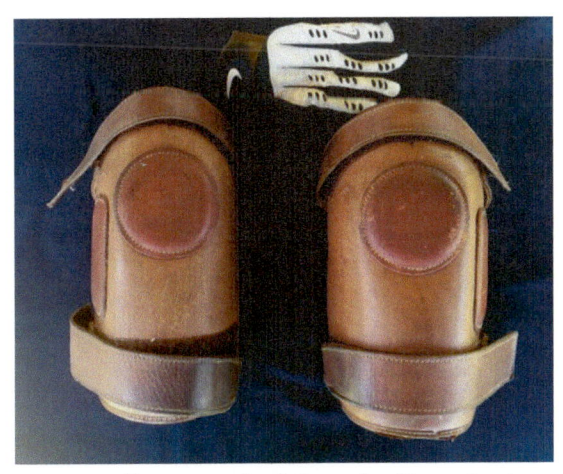

Fig. 61-5 Joelheiras com almofada patelar. (Fonte: Arquivo pessoal dos autores.)

REFERÊNCIAS BIBLIOGRÁFICAS

1. Krüger L, Hohberg M, Lehmann W, Dresing K. Assessing the risk for major injuries in equestrian sports.BMJ Open Sport Exerc Med. 2018 Oct 16;4(1):e000408.
2. Young JD, Gelbs JC, Zhu DS, et al. Orthopaedic Injuries in Equestrian Sports: A Current Concepts

Review Orthopaedic Journal of Sports Medicine.Vol 3, Issue 9, 21 September 2015.
3. Lechler P, Walt L, Grifka J, et al. Traumatology and sport injuries in in professional and amateur show-jumping competitors Sportverletzung Sportschaden 2011; 25(04):222-226.
4. https://bvsms.saude.gov.br/bvs/publicacoes/protocolo_suporte_basico_vida.pdf.
5. American College of Surgeon, Committee Trauma. Spine and Spinal Cord Trauma. In: Advanced Trauma Life Support, Student Course Manual. 9th ed. 2012; 208-239.
6. Canale ST, Beaty JH, Azar FM. Campbell's operative orthopaedics. 13. ed. Philadelphia: Saunders, 2017.
7. Tornetta P, et al. Rockwood & Green Fractures in Adults. 9th edition. Lippincott: Williams & Wilkins, 2019.
8. Meinberg EG, Agel J, Roberts CS, et al. Fracture and Dislocation Classification Compendium – 2018. J Orthop Trauma, 2018; 32:S1.
9. Green's Operative Hand Surgery, 7th Edition, by Drs. Scott Wolfe, William Pederson, Robert Hotchkiss, Scott Kozin, and Mark Cohen. 2016.
10. Pardini A, Freitas A. Cirurgia da Mão. 2. ed. Rio de Janeiro: Medbook, 2008.
11. Inness C M, Morgan KL. Falls and injuries to Polo players: risk perception, mitigation and risk factors.' Sports Medicine – Open 1, n. 1:1-6, 2015.

IATISMO

Fábio Barreto Maia da Silva • Henrique Jorge Jatobá Barreto
Robson Luis Santos de Bem

INTRODUÇÃO

No âmbito da modalidade vela esportiva observa-se que, dentro dessa denominação, incluem-se diferentes especialidades. A prática de cada uma delas leva a uma série de implicações metabólicas, biomecânicas, capacidades físicas e fisiológicas diferentes. As diferenças, não somente percebidas entre uma classe e outra, mas também dentro de uma mesma classe, através da função que o velejador desempenha dentro da embarcação, requerem uma série de implicações específicas. O conceito de classe refere-se a todas as embarcações projetadas concorrentes sob o mesmo regulamento. Allen e De Jong (2006)[1] estimaram que com a quantidade de classes de embarcações que existem, e as diferentes posições da tripulação, é difícil estabelecer um perfil de velejador, assim como um tipo de treinamento ótimo.

A modalidade é dividida em classes, de acordo com os diferentes tipos de barco utilizados. De maneira geral, existem barcos do tipo *catamaran* ou multicasco (quando possuem mais de um casco) e do tipo monocasco (quando possuem apenas um casco). Entre os barcos do tipo *catamaran* destacam-se as classes *Hobie Cat 14*, *Hobie Cat 16*, *Tornado* e *Nacra 17*, sendo este último, classe olímpica. Dentre os monocascos, podem ser citadas as classes: *Optmist, Laser, Laser Radial, Star, Europa, Finn, 470, 49er, 49FX* e *RS X*.

A vela esportiva tem sido estudada de forma multidisciplinar. Áreas de conhecimento como a biomecânica, nutrição, psicologia, medicina do esporte e fisiologia do exercício desenvolveram estudos sobre essa modalidade esportiva. Inúmeros fatores podem influenciar no desempenho do velejador e com isso acarretar lesões, dentre elas a constante movimentação do velejador dentro da embarcação fazendo esforço para realizar a cambagem e os efeitos fisiológicos gerados, que podem ser monitorados pelo médico do esporte e fisiologista, tais como os parâmetros de consumo de oxigênio, lactato sanguíneo, pressão arterial, frequência cardíaca e o pico de força utilizado pelos membros inferiores.[2-4]

A nutrição e a hidratação pré, per e pós-competição devem ser estabelecidas e prescritas com muita atenção e cautela, levando em conta os fatores intrínsecos como os exames bioquímicos de cada velejador, a composição corporal e a função no barco. Fatores extrínsecos também devem ser levados em conta, como as condições climáticas (temperatura, umidade, vento e maré) principalmente em regatas que se estendem mais em decorrência de paralisação técnica, onde os atletas devem permanecer na embarcação. A falta de hidratação adequada influencia na termorregulação corporal e a reposição eletrolítica na qualidade da contração muscular que se faz de forma isométrica por inúmeros grupamentos simultaneamente por longos períodos de tempo.[5-8]

Segundo Allen e De Jong (2006)[1] as lesões mais frequentes nos velejadores podem ser ocasionadas por baixa condição física, falta de aquecimento adequado, mudanças bruscas da temperatura corporal, desequilíbrios musculares ou quedas e traumas no barco.

Hadala e Barrios (2009); Neville, Molloy, Brooks, Speedy e Atkinson (2006)[9,10] determinaram que 40% das lesões se dão nas regiões cervical e lombar, seguidas pelos membros superiores. Do mesmo modo estes autores afirmam que as lesões mais comuns genericamente são as entorses com lesões ligamentares e tendinopatias, que coincidem com os resultados de outras investigações relacionadas com lesões em velejadores de diferentes classes.[11-14]

Nos Jogos Olímpicos, a vela figura em dez classes: 470, RS X, 49er, no masculino e feminino; Laser e Finn, no masculino; Laser Radial, no feminino, e o *catamaran* Nacra 17, com tripulação mista.

Pela similaridade das classes Laser, Laser Radial e Finn, que apresentam apenas um componente, abordaremos exclusivamente a classe Laser. Já as classes 49er, 470 e Nacra 17 são similares por terem dois componentes. A classe RS X popularmente conhecida como prancha a vela ou *windsurf*, será abordada separadamente.

CLASSE LASER

A classe Laser merece destaque por ser a mais popular no Brasil e no mundo. Presente desde os Jogos Olímpicos de Atlanta (1996), este barco é tripulado por um velejador, e exige do iatista uma grande capacidade aeróbica trabalhando com a frequência cardíaca muitas vezes entre 150 e 160 bpm, principalmente durante o contravento e não podendo ultrapassar esta faixa para não entrar no ciclo anaeróbico.[15] Portanto, o treinamento aeróbico de um velejador deve ser bem planejado e monitorado com treinos regulares em equipamentos como: bicicleta ergométrica e remoergômetro.

São vários os movimentos realizados pelos velejadores durante uma regata na classe Laser. Como exemplos, podem ser citados os movimentos de caçada de vela, montagem de boia, cambadas e escora. Schültz *et al.* (2004)[16] quantificaram estes movimentos e afirmaram que o atleta permanece cerca de 50% do tempo total de regata em posição de escora.

A posição de escora (Fig. 62-1) é um movimento importante durante o velejar, pois possibilita um melhor deslocamento no contravento, permitindo que o barco se desloque em ângulos não possíveis sem esta postura. Ao realizar a escora, o velejador coloca o pé sob a cinta de escora possibilitando a projeção do tronco e algumas vezes do quadril para fora do barco.[17]

Alguns autores descrevem a escora como uma posição na qual a musculatura realiza trabalho isométrico, considerando o tronco do velejador como um segmento fixo.[18-21]

O atleta da classe Laser precisa ser portador de flexibilidade, velocidade, força e resistência muscular e boa mobilidade articular. Estas características permitirão certa facilidade para realizar as manobras necessárias no barco que precisam ser executadas com extrema velocidade e precisão, reduzindo o risco de lesões.

Na passagem sob a retranca (Fig. 62-2a), o velejador precisa rapidamente sair da posição de escora, na qual a cabeça, o pescoço e o tronco se encontram em extensão, quadris flexionados entre 60° e 90°, joelhos flexionados entre 30° e 45°, e tornozelos aproximadamente em 90°, passando para a posição de cócoras através da flexão máxima de joelhos, quadris e regiões lombar e cervical, para fazer a cambagem (Fig. 62-2b) retomando novamente a posição de escora com contração isométrica ou pseudoisométrica dos músculos eretores espinhais, com ativação dos multífidos na preservação da lordose lombar fisiológica exercendo pequenas rotações e flexões.

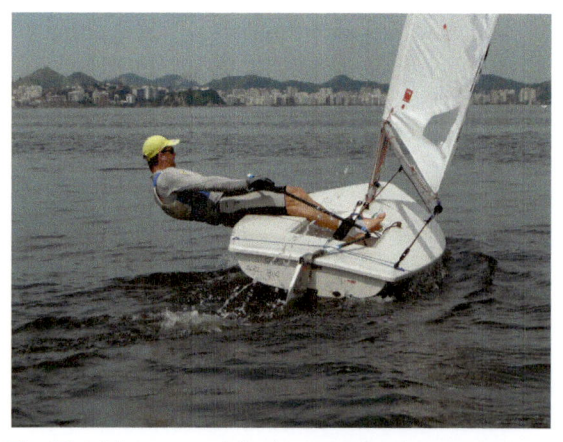

Fig. 62-1 Atleta em posição de escora com intensa contração isométrica dos músculos reto e oblíquos do abdômen, esternocleidomastoide e escalenos unilateralmente e tibial anterior, mantendo o pé fixado sob a cinta de escora. (Fonte: Arquivo pessoal dos autores.)

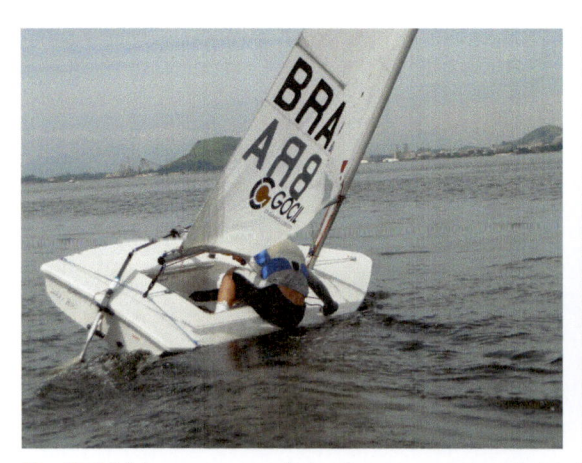

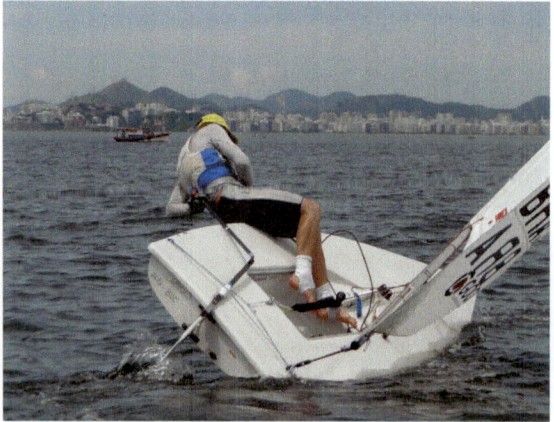

Fig. 62-2 (a) A passagem por baixo da retranca exige velocidade, flexibilidade muscular e boa mobilidade articular para retomar rapidamente a posição de cambada ou bordo (b) não deixando o barco virar. A rotação medial do braço deverá ser ampla e rápida, já que será realizada por trás da região lombar a passagem do leme para que a outra mão assuma o controle. Os pés ainda estão buscando a fixação sob as escoras. (Fonte: Arquivo pessoal dos autores.)

Marchetti *et al.* (1980)[22] observaram através de eletromiografia que os músculos mais ativos são: os músculos abdominais, especialmente o reto do abdômen; flexores da cabeça e do pescoço, especialmente o músculo esternocleidomastoideo unilateralmente sustentando o peso da cabeça, já que a mesma está em rotação para o lado onde está a proa, com participação dos músculos escalenos anterior, médio e posterior; músculos iliopsoas e reto femoral na estabilização dos quadris em flexão, reto femoral e demais músculos do quadríceps na estabilização dos joelhos que se encontram semiflexionados, e os músculos tibial anterior, extensores longos e curtos do hálux e dedos alternam atividade isométrica com atividade isotônica concêntrica e excêntrica mínima.[21]

A formação de calosidades (tecido queratinizado) é uma característica encontrada no dorso dos pés dos velejadores da classe Laser pelo intenso contato e fricção da pele dessa região com a escora do barco, mas essa é uma característica somente de velejadores sul-americanos, que por influência do clima mais quente do hemisfério sul, velejam descalços. Já os velejadores europeus que enfrentam temperaturas mais baixas dentro e fora d'água fazem uso de botas de neoprene que os protegem do frio, e também do atrito e pressão contra a escora.

Com relação aos membros superiores, observou-se que a musculatura dos braços, antebraços, região peitoral e região posterior dos ombros são solicitadas para a execução de movimentos como a caçada da vela (ajuste da vela com o auxílio de cabos de forma a deixá-la mais tensionada) e o controle do leme. Esta solicitação é constante, pois, de acordo com Mackie e Legg (1999)[23] atletas com mais habilidade e maior nível técnico ficam continuamente ajustando suas posições no barco, para que ele mantenha um rendimento ótimo. Apesar de constante, a solicitação não é tão intensa.

CLASSE 470

A classe 470 é uma classe olímpica de vela que é disputada em provas femininas e masculinas. O 470 foi projetado para ser praticado por dois tripulantes, os quais, juntos, devem pesar de 110 a 130 kg havendo assim a necessidade de um melhor controle de peso e acompanhamento nutricional por parte do nutricionista de ambos os integrantes do barco. Com três velas, o barco 470 tem casco simples e possui um trapézio que prende o velejador ao mastro. Pesa 120 kg e tem 4,70 m de comprimento, daí o seu nome. Um dos integrantes trabalha sentado (timoneiro) e o outro (proeiro) em pé, mas ambos realizam a cambagem do barco. Sendo assim, as demandas musculares serão diferentes entre os dois, onde o timoneiro realiza um trabalho semelhante ao integrante da classe Laser e o proeiro com atividade similar aos integrantes das classes 49er e Nacra 17.

CLASSE 49ER E 49ERFX

A classe 49er é uma embarcação olímpica recente, pois surgiu apenas nos Jogos Olímpicos de Sydney, no ano de 2000. É uma embarcação tripulada por duas pessoas que se penduram nos respectivos trapézios. É uma classe muito conhecida e o seu barco caracteriza-se por ser extremamente rápido, e, para controlá-lo, é necessário que os seus tripulantes tenham uma técnica aprimorada e uma magnífica coordenação de movimentos com os pés apoiados nas bordas das suas asas extensíveis. A sua versão feminina é denominada 49erFX.

De uma forma mais particular, um barco da classe 49er tem um comprimento de 4,99 metros, uma largura de 2,9 metros e o peso do casco é de 94 kg. O barco é composto por um casco fechado, tipo prancha de *windsurf*, com duas asas extensíveis.

É uma classe projetada para ser praticada por dois tripulantes, o seu peso deve estar entre os 110-145 kg e são barcos conhecidos por serem muito rápidos e sensíveis ao movimento de corpo dos velejadores.

Os integrantes da classe 49er e 49erFX passam a maior parte do tempo na posição em pé com os pés apoiados sobre a borda das asas extensíveis do barco. A região pélvica fica amparada pelo trapézio que os mantém fixados ao mastro, suportando de certa forma o tronco. Geralmente o tronco, assim como os quadris e joelhos, mantêm-se em extensão máxima em condições de ventos acima de 12 knt e os membros superiores são os que mais são solicitados, já que os atletas estão completamente esticados no trapézio contraescorando o barco e ajustando as velas para obter a melhor velocidade possível, mas constantemente flexionam-se os membros inferiores a 90° ou mais, solicitando dos grupos quadríceps, isquiotibiais e glúteos, contração isométrica e isotônica concêntrica e excêntrica em situações de pouco vento (5 a 10 knt) para a manutenção do barco reto e equilibrado. Na região cervical, a contração isométrica dos flexores da cabeça e do pescoço é constante, apenas variando a participação do esternocleidomastoideo bilateralmente e unilateralmente, sendo esta última com associação da contração dos músculos escalenos anterior, médio e posterior.

A passagem sob a retranca de ambos os integrantes da classe 49er, exige também grande mobilidade das regiões cervical e lombar, assim como dos quadris e joelhos, que realizam flexão máxima de forma muito rápida e intensa. Por isso, flexibilidade, força e resistência muscular são valências extremamente importantes em associação à ampla mobilidade articular. O movimento antifisiológico de valgo dinâmico dos joelhos se faz necessário em associação à flexão máxima para permitir com mais facilidade a passagem do corpo sob a retranca.

A utilização de luvas previne contra calosidades e lesões cutâneas na região palmar além de gerar maior firmeza e aderência para a constante tração aos cabos que exigem intensa solicitação isotônica concêntrica dos músculos flexores do carpo, porção posterior do deltoide, infraespinhal, redondo menor, redondo maior, trapézio e romboides.

Os maiores acidentes acontecem por falta de atenção no momento da checagem do material ou na sua falha de funcionamento. Quando os velejadores estão com o balão juntamente com o vento, colocam os pés em uma alça que se localiza na parte traseira do barco. Quando o cabo rompe ou o barco embica em alguma ondulação, os atletas dispõem de pouco tempo de reação para retirar o pé da alça, acarretando muitas vezes uma fratura dos ossos do pé ou entorse de tornozelo.

CLASSE NACRA 17

O Nacra 17 é um catamarã usado para velejar com 17 pés de comprimento e é o único barco da vela olímpica que é misto, com um homem e uma mulher. O Nacra foi convertido em aerobarco para os Jogos Olímpicos de Tóquio de 2020 e é a categoria olímpica mais veloz, passando muitas vezes dos 50 km/h. Os seus integrantes trabalham na posição em pé com a região plantar apoiada em um dos seus cascos, os joelhos variam de amplitude entre a extensão completa e os 90° gerando intensa isometria dos grupos quadríceps da coxa, isquiotibiais e glúteos. A região glútea de cada integrante é suportada por um trapézio, reduzindo a sobrecarga muscular do membro inferior. A solicitação dos músculos reto, oblíquos e transverso do abdômen se faz de forma muito intensa.

CLASSE RS X OU PRANCHA A VELA OU *WINDSURF*

Na prancha a vela o atleta realiza intensa contração isométrica dos músculos tibial anterior, extensores dos dedos e hálux, gastrocnêmio, sóleo, flexores curtos e longos dos dedos e hálux, quadríceps da coxa, isquiotibiais, glúteos, eretores espinhais, latíssimo do dorso e músculos do antebraço, tanto da face anterior, quanto posterior.

A principal queixa dos atletas de prancha a vela está localizada no antebraço, com a mialgia dos flexores e extensores do carpo, em decorrência da intensa preensão palmar na retranca que é feita com o antebraço em pronação. Essa dor muscular local intensa, muitas vezes incapacitante, é causada pelo acúmulo de ácido lático associado com a baixa oxigenação local, fazendo com que o atleta mude o posicionamento do antebraço para a supinação, diminuindo assim a sobrecarga dos músculos extensores do punho, que pode ocasionar possível queixa de dor no nível da sua origem no epicôndilo lateral do úmero, caracterizando uma epicondilite lateral. O posicionamento em supinação promoverá momentaneamente um alívio na sensação de fadiga dos extensores e flexores do punho e flexores dos dedos, pois o músculo bíceps do braço será mais intensamente solicitado, dividindo assim o trabalho. Mesmo assim, muitas vezes o atleta retira rapidamente a mão da retranca de forma alternada em busca de alívio das dores musculares, estendendo o cotovelo. Neste momento por alguns segundos ele conta somente com o apoio de uma das mãos na retranca e do trapézio sob a região glútea. Estas estratégias realizadas de forma intermitente podem melhorar o aporte sanguíneo local e a consequente oxigenação dos tecidos.[24]

Em condições de pouco vento, o atleta "bomba a vela", termo este que define a atividade de puxar a retranca de forma rápida e repetida alternando-se com o enchimento da vela pelo vento que a empurra de volta. Esta manobra tentará garantir que, através desta turbulência provocada, adquira maior velocidade de deslocamento da prancha. A realização desta técnica gera intensa sobrecarga dos músculos palmares na preensão da retranca e nos músculos do antebraço de forma isométrica na estabilização do punho e de forma isotônica através da alternada flexão e extensão do cotovelo. Os músculos do quadríceps, isquiotibiais e glúteos são também intensamente solicitados de forma isotônica pelos repetidos agachamentos que complementam o recurso de "bombar a vela".[25]

A intensa e contínua contração isométrica dos músculos do antebraço no atleta de prancha a vela pode gerar compressões nervosas e vasculares transitórias, inclusive ocasionando déficit de força de preensão palmar, que poderá ser mensurada através de dinamômetro de força manual específico (28 mm), ou em situações extremas e persistentes, através do exame de eletroneuromiografia (ENMG).

Também em decorrência da intensa e contínua preensão palmar do atleta da classe RS X na retranca, lesões cutâneas também poderão se desenvolver pelo atrito, além da formação de tecido queratinizado de proteção (calosidades). No período de férias, com a paralisação de treinamentos, o atleta apresentará redução importante destas calosidades, que o deixará de certa forma desprotegido e vulnerável a novas lesões cutâneas, com possíveis sangramentos no seu retorno aos treinos diários.

Estratégias preventivas podem ser elaboradas com base na matriz de risco da modalidade, através de exercícios preventivos de ativação muscular global e específica com consequente ativação mental associada. Estes exercícios podem ser divididos em pré-treino e pós-treino. Os exercícios preventivos deverão ter um tempo de duração de 20 minutos, começando imediatamente antes do treinamento específico ou competição.

Nos grupos quadríceps e panturrilha, os exercícios propostos deverão promover a ativação muscular de forma isométrica por períodos de tempo maiores, visando ganho de resistência e força muscular. Exercícios isotônicos excêntricos executados de forma lenta com sobrecarga em associação ao treinamento pliométrico aumentarão o aporte sanguíneo e a consequente melhora da função dos tendões do mecanismo extensor do joelho (quadríceps e patelar) e do calcâneo. O treinamento frequente na sala de musculação ou através de exercícios funcionais se fazem necessários não só para os grupamentos mais solicitados, mas também para os seus antagonistas, evitando assim qualquer tipo de desequilíbrio ou disparidade de força e/ou resistência muscular.

A avaliação e o treinamento no dinamômetro isocinético podem ser importantes aliados na prevenção e melhora do desempenho muscular, detectando desequilíbrios entre os lados ou mesmo na relação de agonista e antagonista do mesmo dimídio. Este recurso poderá identificar e corrigir com dados numéricos e percentuais concretos estas assimetrias, que podem resultar em futuras lesões musculares, tendíneas ou mesmo articulares.

De uma forma geral, a estratégia de prevenção ou de redução das chances de incidência de uma lesão que possa comprometer o desempenho do velejador, inicia-se através da análise cinesiológica do gestual e de todos os seus fundamentos, através de filmagens ou fotografias para posterior identificação dos grupos musculares cuja força, potência, resistência e flexibilidade determinam e/ou limitam o desempenho da técnica.[26]

Os recursos preventivos realizados após o treino e/ou competições deverão ser aplicados preferencialmente até 30 minutos após a prática para que os seus efeitos sejam potencializados. Os exercícios propostos neste momento são os alongamentos mantidos para os músculos plantares, panturrilha, quadríceps, latíssimo do dorso, eretores espinhais, bíceps do braço, extensores e flexores do carpo, bem como os flexores dos dedos, no caso da prancha a vela. Para os integrantes da classe Nacra 17, os grupos musculares do membro inferior são solicitados de forma muito similar à prancha a vela, ao proeiro da classe 470 e aos integrantes da classe 49er. Portanto, a atenção quanto ao alongamento mantido destes grupos será de grande importância após a prática, bem como para os músculos do membro superior e a cintura escapular, que tracionam constantemente os cabos. Na classe Laser, a solicitação do alongamento será priorizada para os músculos tibial anterior, reto femoral, iliopsoas, reto e oblíquos do abdômen e músculos esternocleidomastoide e escalenos do pescoço. Estes alongamentos deverão ser executados sem oscilações, inibindo o reflexo miotático com sessões de 3 a 5 repetições de 20 segundos.[27]

Na maior parte das vezes, o velejador termina a regata com intenso desgaste físico e mental. O nível de demanda muscular é muito grande, gerando acentuado estresse oxidativo que resultará em mialgia pós-esforço. Os recursos de Recovery, passivos, tais como massoterapia, crioimersão, calças e braçadeiras compressivas com ou sem resfriamento associado, são de grande importância na recuperação muscular, bem como o recurso de recuperação ativa: bicicleta ergométrica, natação ou corrida com flutuador de abdômen em piscina profunda.

REFERÊNCIAS BIBLIOGRÁFICAS

1. Allen JB, De Jong MR. Sailing and sports medicine: a literature review. Br J Sports Med 2006;40(7):587-93.
2. Blackburn M. The stayed back: ideas and exercises to avoid problems with the sailing spine. Australian Sailing Feb 1994:43-5, 67.
3. Bojsen-Moller J, Larsson B, Magnusson SP, Aagaard P. (2007). Yacht type and crewspecific differences in anthropometric, aerobic capacity, and muscle strength parameters amonginternationalOlympic classsailors.Journal of Sports Sciences, 25, 1117-1128.
4. VangelaKoudi A, Vogiatzis I, Geladas N. (2007). Anaerobic capacity, isometric endurance and Laser mailing performance. Journal of Sports Sciences, 25 (10), pp. 1095-1100.
5. Bernardi E, Delussu SA, Quattrini FM. Energy balance and dietary habits of America's Cup sailors - Journal of sports, 2007.
6. Legg SJ, Smith P, Slyfield D, et al. Knowledge and reported use of sports cience by elite New Zealand Olympic class sailors. J Sports Med Phys Fitness 1997;37:213-17.
7. Bernardi M, Quattrini FM, Rodio A. Physiological characteristics of America's Cup sailors - Journal of sports, 2007.
8. Tan B, Sunarja F. (2007) Body mass changes and nutrient intake of Optimist class sailors on a race day. Journal of Sports Sciences 25(10), 1137-1140.
9. .Hadala M, Barrios C. Different strategies for sports injury prevention in an America's Cup yachting crew, Medi Sci Sports Exerc. 2009 Aug;41(8);1587-96.
10. Neville VJ, Molloy J, Brooks JHM, et al. Epidemiology of injuries and illnesses in America's Cup yacht racing. Br J Sports Med 2006;40:304-12.
11. Legg SJ, Miller AB, Slyfield D, et al. Physical performance of elite New Zealand Olympic class sailors. J Sports Med Phys Fitness 1997;37:41-9.
12. Locke S, Allen GD. Etiology of lower back pain in elite boardsailors. Med Sci Sports Exerc 1992;9:964-6.
13. V. Neville, J.P. Folland. The epidemiology and aetiology of injuries in sailing - Sports medicine, 2009.
14. Spalding T, Malinen T, Allen JB, et al. Analysis of medical problems during the 2001-2002 Volvo Ocean Race. In: Legg SJ, ed. Human performance in sailing conference proceedings: incorporating

15. Legg S, Mackie H, Smith P. Temporal patterns of physical activity in Olympic dinghy racing. The Journal os Sports Medicine and Physical Fitness, Torino, v. 39, n. 4, p. 315-320, 1999.
16. Schütz GR, Roesler H, Haupenthal A, et al. Quantificação dos movimentos em regata da classe laser. In: Reunião da Sociedade Brasileira Para O progresso da Ciência - SBPC, 56, 2004, Cuiabá. Anais. Cuiabá: UFMT, 2004.
17. Tan B, Aziz AR, Spurway NC, et al. Indicators of maximal hiking performance in laser sailors. Eur J Appl Physiol. 2006;98:169-176.
18. Harrison J, Coleman S. The physiological strain of racing a small, singlehanded dinghy. Journal of Sports Sciences, London, v. 5, p. 79-80, 1987.
19. De Vito GL, Di Filippo F, Marchetti M. Hiking mechanics in Laser athletes. Medical Science Research, Hagerstown, v. 10, n. 23, p. 859-861, 1993.

the 4th European Conference on Sailing Sports Science and Sports Medicine and the 3rd Australian Sailing Science Conference. Palmerston North, New Zealand: Massey University, 2003:47-50.

20. Le Deroff JY, Iachkine P. Mesure du couple de rappel en laser. 2001. Disponível em: <http://www.env.jeunesse-sports.fr>. Acesso em: 26 jul. 2004.
21. Vallejo JB, Valejo SB. El sistema embarcaciónregatistaen vela ligera: el par adrizante. LecturasEducación Física y Deportes, Buenos Aires, ano 12, n. 118, p. 1-6, 2008.
22. Marchetti M, Figura F, RICCI B. Biomechanics of two Fundamentals sailing postures. Journal of Sports Medicine, London, v. 20, p. 325-332, 1980.
23. Mackie HW, Legg SJ. Preliminary assessment of force demands in laser racing. Journal of Science & Medicine in Sport, Belconnen, v. 2, p. 78-85,1999.
24. Campillo, et al. Journal of Sports Science and Medicine (2007) 6, 135-141
25. Dyson RJ, Buchanan M, Farrington T, et al. Electromyography activity during windsurfing on water. J Sports Sci 1996;14:125-30.
26. McGINNIS PM. Biomecânica do esporte e do exercício. Porto Alegre: Artmed, 2002.
27. Taylor DC, Dalton JD, et al. Viscoelastic properties of muscle-tendon units. The biomechanical effects of stretching. American Journal of Sports Medicine, vol. 18, n.3, 1990.

LUTAS 1 – JUDÔ

Breno Schor ▪ Antonio Guilherme Garofo ▪ Luiz Henrique Ribas

HISTÓRIA DO JUDÔ E INÍCIO DO JUDÔ COMPETITIVO

Desde os tempos mais remotos, a luta tem sido uma das atividades físicas que mais acompanha o homem em sua evolução. O Judô é uma das artes marciais com maior número de praticantes na atualidade e a Federação Internacional de Judô (FIJ) conta, hoje, com representantes de 204 países, quase 42 mil judocas de nível internacional e mais de 20 milhões de praticantes ao redor do mundo.[1]

A origem do Judô como esporte aconteceu em 1882, no Japão, com Jigoro Kano, mas foi incluído como esporte olímpico apenas nos Jogos de Tóquio (1964) e as regras atuais passaram a vigorar a partir dos Jogos Olímpicos de Moscou em 1980. Ao Brasil chegou em 1914, trazido pelo aluno Mitsuyo Maeda e a primeira medalha olímpica foi conquistada nos Jogos de Munique (1972), com Chiaki Ishi, um judoca japonês naturalizado brasileiro. No nosso país existem, hoje, cerca de dois milhões de praticantes e o esporte é considerado, pelo Comitê Olímpico do Brasil (COB), como uma das principais modalidades esportivas.

As técnicas do judô se dividem em dois grupos: as de arremesso (*nage-waza*) e as de luta de chão (*ne-waza*) (Fig. 63-1), que incluem chaves, imobilizações e estrangulamentos (*katame-waza*). Para serem eficazes, as técnicas do judô devem ser aplicadas com rigor, velocidade e força.[2] Os joelhos, ombros, dedos da mão e coluna lombar são as articulações que recebem as maiores sobrecargas e são mais suscetíveis a lesões.[3]

EPIDEMIOLOGIA DAS PRINCIPAIS LESÕES ORTOPÉDICAS

Como um esporte de combate, o judô apresenta alto índice de lesões em atletas profissionais. Frey *et al.*[4] reportaram a incidência de lesões dos atletas competitivos da França no período de 21 anos e encontraram uma incidência proporcional de 1,1% de lesões ao avaliar mais de 316 mil atletas em mais de 421.000 lutas. As lesões ligamentares foram as mais incidentes (54,3%) e entre elas a luxação acromioclavicular a mais frequente (19,7%). Os estudos sobre incidências de lesões no judô são bastante heterogêneos. Pocceco *et al.*[5] realizaram uma revisão

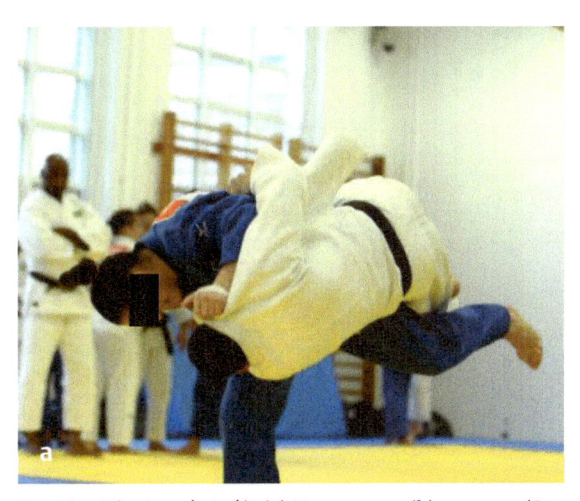

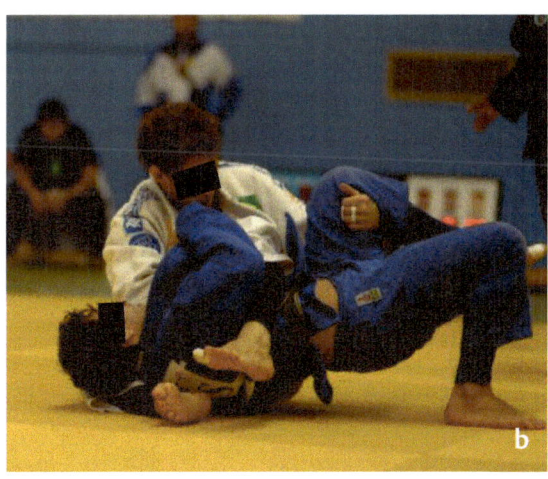

Fig. 63-1 Técnicas do judô. (a) *Nage-waza* e (b) *ne-waza*. (Fonte: Arquivo pessoal dos autores.)

sistemática e encontraram um alto risco de lesões nos judocas que participaram dos Jogos Olímpicos de 2008 e 2012, sendo esse risco de 11-12%. Um estudo prospectivo que acompanhou durante 5 anos atletas de diferentes esportes (futebol, hockey no gelo, voleibol, basquete, judô e karatê) relata que o judô apresentou o segundo maior índice de lesões, ficando atrás apenas do karatê. Além disso, entre os diferentes estilos de artes marciais, o judô já foi identificado como o terceiro esporte que mais causa lesão, ficando atrás apenas do karatê e do taekwondo, chegando a números como 4,3 lesões/1.000 horas de prática.[6] Um estudo que descreveu os atendimentos médicos nos jogos Pan-Americanos de Mar Del Plata, observou que, entre as 425 lesões relatadas por atletas das 24 modalidades esportivas participantes, o judô foi o quarto com maior número de lesões.[7] Também já foram observadas diferenças entre as categorias, com um maior número de lesões nas categorias mais pesadas. Os acometimentos articulares são os mais frequentes nesse esporte. Por ser uma prática de contato realizado com a maioria dos movimentos em cadeia cinética fechada, as articulações se tornam o fulcro do movimento e acabam por ser o grande alvo nesta modalidade (Fig. 63-2).

Akoto et al.[8] relataram 41% de envolvimento dos membros superiores contra 39% dos membros inferiores. Na comparação entre gêneros, as atletas do sexo feminino apresentaram maior incidência de concussão, fratura da clavícula, ruptura do ligamento cruzado anterior (LCA), lesões ligamentares no cotovelo e no tornozelo. Houve predomínio no sexo masculino na incidência das fraturas de costelas e luxação acromioclavicular. E não houve diferença entre os gêneros nas lesões discovertebrais, luxação do ombro, lesões inespecíficas do joelho e lesões meniscais.

O ombro é uma das articulações mais acometidas em atletas de judô. É afetado não apenas agudamente, mas também em um processo crônico de sobrecarga. Os judocas usam os ombros em movimentos complexos para transferir a energia cinética do tronco para os membros superiores e aplicar os golpes.

Assim, esta articulação é sede frequente de traumas diretos, especialmente durante as quedas (*ukemi*). Em acompanhamento dos atletas da Seleção Brasileira, antes dos Jogos Olímpicos de Atenas, 24% das lesões relatadas eram de ombro das quais 66% foram tratadas de forma conservadora.

Outra afecção que acomete o ombro do judoca é a lesão muscular, sendo a de maior gravidade a ruptura do músculo peitoral maior. Pocchini et al. encontraram 20 casos de ruptura do músculo peitoral maior em atletas do sexo masculino, de diferentes modalidades esportivas, todos de nível competitivo. Dos 20 atletas, dois eram praticantes de Jiu-Jitsu e se lesionaram na competição, realizando golpes de judô.[9]

O ligamento colateral medial é a estrutura mais comumente lesionada nas entorses do joelho (Fig. 63-3).

A ruptura do LCA é uma das lesões mais temidas pelos atletas por causa do longo período de recuperação, e o retorno ao esporte após a lesão leva em torno de 6 a 12 meses. Ardern et al.[10] relataram que apenas 66% dos atletas retornam ao esporte e somente 45% retornam ao esporte de origem em nível competitivo. Prill e cols.[11] demonstraram que judocas que realizaram reconstrução do LCA apresentam massa muscular semelhante nas coxas com 5 anos de pós-operatório, mas com diferença significativa do pico de torque do quadríceps, o que pode

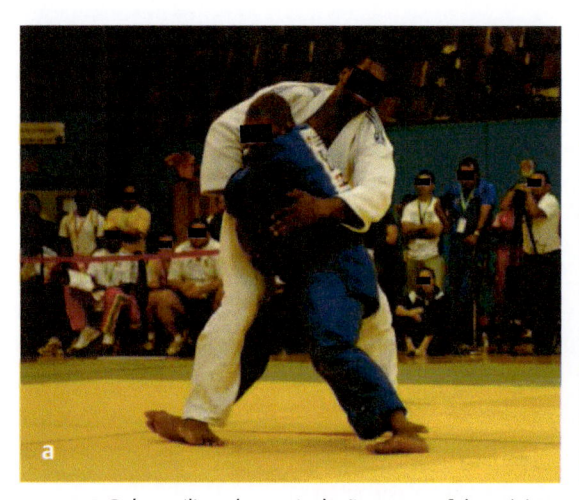

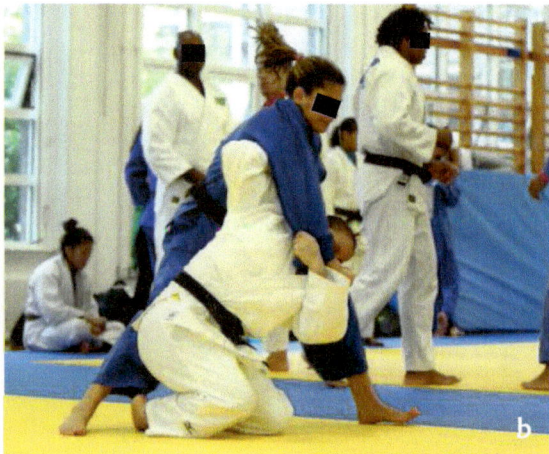

Fig. 63-2 Golpe utilizando a articulação como o fulcro. (**a**) No joelho e (**b**) no ombro. (Fonte: Arquivo pessoal dos autores.)

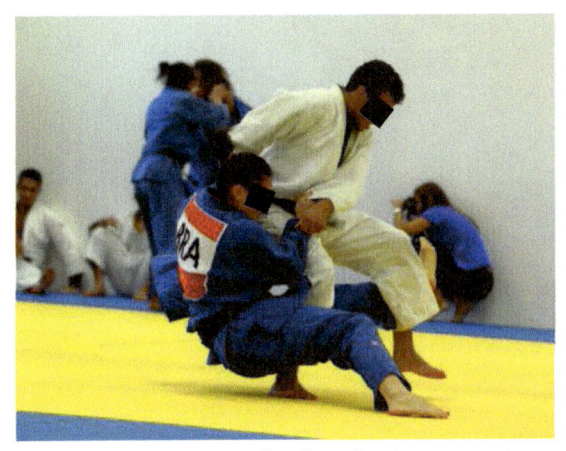

Fig. 63-3 Sobrecarga em valgo do joelho. (Fonte: Arquivo pessoal dos autores.)

justificar o baixo retorno aos níveis pré-competitivos e altos índices de rerruptura.

As lesões nos dedos chegam à 30% em algumas séries,[3] sendo que a lesão mais comum é a luxação da articulação interfalangeana, devido a pegada errada quando o dedo fica preso no *judogui*. As artroses interfalangeanas são na maior parte das vezes consequência dos "estouros da pegada", que seriam a abertura abrupta da mão do judoca que está segurando o *judogui* do adversário (Fig. 63-4).

Kamitani *et al.*[12] analisaram os dados da Federação Japonesa de Judô entre 2003 e 2010 e encontraram 30 casos de lesão grave da cabeça (concussão) e 19 casos de lesão cervical. A maioria dos atletas com lesão na cabeça tinham menos de 20 anos de idade (90%), 94% apresentaram hematoma subdural agudo e o golpe mais comumente associado à concussão foi o *osoto-gari* acometendo o atleta arremessado. As lesões cervicais ocorreram em 19 atletas, sendo 63% no judoca que aplicou o golpe. A técnica mais comum relacionada com a lesão cervical foi o *uchi-mata* em 37% dos casos.

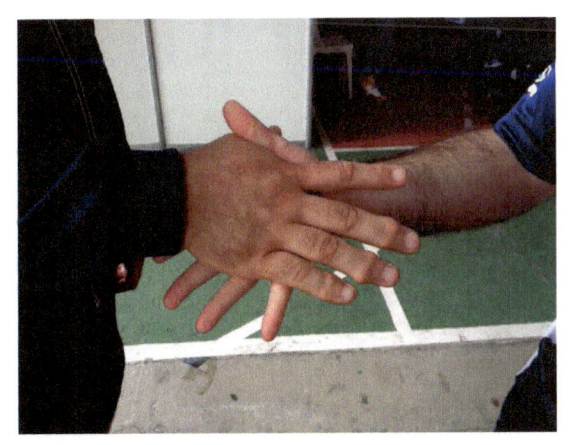

Fig. 63-4 Osteoartrose das articulações Inter falangeanas. (Fonte: Arquivo pessoal dos autores.)

REGRAS DE ATENDIMENTO E MONTAGEM DO LOCAL DE COMPETIÇÃO

A Federação Internacional de Judô possui normas para o atendimento durante competições e etiqueta, onde preconizam que, em casos de lesão, a prioridade é a saúde do atleta, sendo o médico (ou fisioterapeuta) da equipe o responsável pela saúde de seus atletas.

Etiqueta médica durante uma competição de judô conforme manual da FIJ 2020:[13]

- Sentar-se na cadeira do médico da delegação enquanto seu atleta está competindo.
- Entrar no tatame quando chamado pelo árbitro.
- Não treinar, gritar, torcer ou filmar.
- Não é permitido o uso de jeans, macacão, shorts, calças 3/4, *leggings*, sandálias, qualquer tipo de boné ou capa, chinelos, *piercings* corporais ou faciais, decotes e minissaias e gravata.
- Cobrir tatuagens onde forem extensas ou puderem ser consideradas ofensivas é recomendado.

O comitê organizador é o responsável por fornecer tratamento médico durante a competição, incluindo tratamento local e hospitalar, sendo obrigatória a presença de uma ambulância no local de competição e uma ambulância reserva, caso a primeira tenha que se deslocar. Equipe de paramédicos qualificados e equipamentos de primeiro atendimento dentro do local de competição (Fig. 63-5a). Na ausência de ambulância ou equipe de médicos organizadores locais, a competição não pode ser iniciada ou continuada.

A prioridade da decisão médica é sempre do médico da equipe, mas em casos de divergência na conduta, o médico responsável pelo evento tem o poder de definir a conduta.

Durante um combate, o médico de equipe deve aguardar o chamado do árbitro para entrar e subir no tatame e, caso o faça sem a permissão do árbitro, o atleta está automaticamente desclassificado, porém, em casos de risco de vida ao atleta, o médico não deve aguardar o chamado do médico, conforme orienta o Comitê Olímpico Internacional (COI).[14]

Suspensão Médica após Concussão

Atletas de todas as categorias de idade com suspeita de concussão (confirmada pelo delegado da Comissão Médica da FIJ ou pelo médico da equipe) não são autorizados a competir no período de 7 dias a partir do dia seguinte à data da lesão. Os atletas só podem retornar à competição com autorização médica. A Comissão Médica da FIJ registrará os atletas sob suspensão médica.

Reconhecimento de uma concussão:

- A concussão é um traumatismo da cabeça ou do pescoço que altera a função cerebral de uma

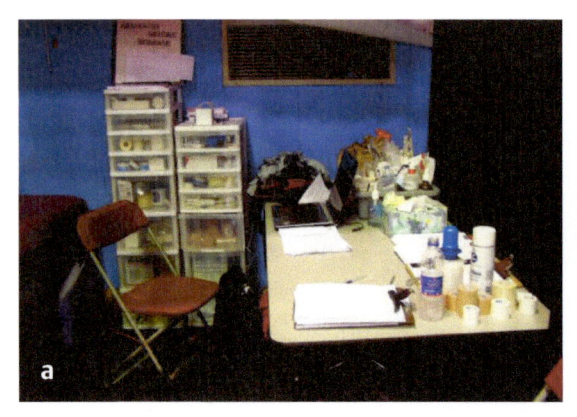

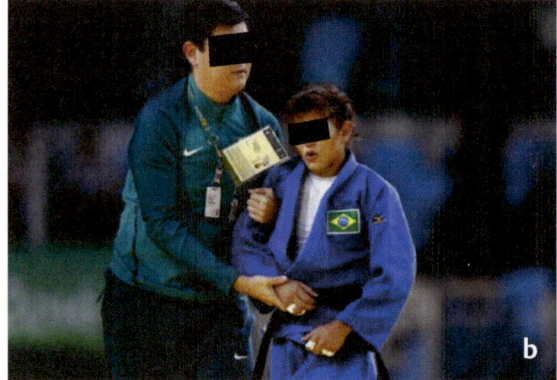

Fig. 63-5 (a) Tenda médica e (b) atendimento médico durante competição. (Fonte: Arquivo pessoal dos autores.)

forma imediata ou transitória. Em 90% dos casos não está associada à perda de consciência.

Sinais de reconhecimento durante a competição:

- Perda de consciência, convulsões.
- Desordem de equilíbrio, de visão (ver estrelas, visão dupla).
- Dor de cabeça, cansaço, confusão, sonolência.
- Alteração da memória.

Sinais de reconhecimento pós-competição:

- Irritabilidade, tristeza, impressão de embriaguez.
- Hipersensibilidade ao ruído, à luz.
- Distúrbios do sono.
- Redução de desempenho.

Instruções de segurança:

- Para interromper a luta imediatamente.
- O atleta deve ser atendido por um médico ou pessoa que tenha relacionamento próximo com o atleta.
- Respeitar o período de descanso prescrito pelo médico.
- Informar oficialmente por escrito à Comissão Médica da FIJ.
- Retorne à atividade somente com um atestado médico especificando a data.

Kit de Atendimento Médico em Competição

Durante a competição, o médico pode ser autorizado pelo árbitro para prestar atendimento ao atleta à beira do tatame ou ser convocado a atendê-lo dentro da área de combate, caso o atleta não tenha condições de sair sozinho para o atendimento. Para isso é necessário ter em mãos equipamentos de proteção individual (EPIs) e suprimentos básicos, especialmente para estancar sangramentos, pois os atletas são proibidos de lutar sangrando ou com sangue no *judogui*. O kit médico deve conter luvas (dois pares), pinça, gazes estéril, algodão, antisséptico, soro fisiológico, colírio lubrificante (dextrana e hipromelose), água oxigenada (para limpar sangue do atleta e do *judogui*), esparadrapo, tesoura para remover bandagens, porta-lentes de contato, ataduras crepe e elásticas (Coban), touca de silicone para curativo na cabeça, cianoacrilatos ou derivados (colas para sutura).[15]

Colar cervical, máscara portátil ou facial para manutenção de via aérea, envelope de sal, envelope de açúcar ou gel de glicose, pacote de gelo devem estar com o médico na mesa de atendimento, mas não necessitam subir ao tatame no primeiro atendimento se não forem necessários.[16]

O médico deverá ter consigo uma mala de atendimento que contenha os materiais e medicamentos necessários para o seguimento do atendimento dos atletas, caso esse seja possível em ambiente extra-hospitalar.

Recomendamos que as normas/leis de transporte e posse de medicamentos de cada país seja consultada previamente.

Materiais de imobilização como talas metálicas e flexíveis de diversos tamanhos, tipoias (P, M e G), par de muletas, órteses para punho, polegar ou placa em termoplástico, imobilizador rígido de joelho e bota para imobilização do tornozelo.

As medicações devem ser classificadas por categorias e embaladas de forma a serem facilmente identificadas. Preconizamos que estejam na mala médica analgésicos, anti-inflamatórios, antialérgicos, antieméticos, antibióticos, antiespasmódicos, protetores gástricos, repositores de flora intestinal e miorrelaxantes. Caso alguma medicação esteja na lista de substâncias monitoradas ou proibidas pela WADA, deve ser embalada e etiquetada separadamente, mesmo que seja para uso da comissão técnica.[17]

ATENDIMENTO E MANEJO NO DOJÔ

Os atendimentos médicos durante uma competição têm o objetivo de proteger a saúde e integridade dos atletas e para tal os médicos de equipe necessitam ser credenciados pela IJF e devem ser capacitados para realizar os atendimentos de urgência pré-hospitalar.[15]

As principais lesões que ocorrem durante os combates que necessitam intervenção médica são: sangramentos por escoriações e contusões nasais, lesões ligamentares dos ombros e joelhos, sendo a luxação acromioclavicular a mais frequente, porém a lesão do LCA é bastante prevalente e afasta o atleta por um longo período de tempo dos treinos e competições.[3] Inicialmente o protocolo PRICE (Proteção, Repouso, Gelo, Compressão e Elevação) deve ser utilizado nas abordagens das lesões ligamentares, nos seus variados graus.

Os sangramentos devem ser controlados durante o período de interrupção do combate, determinado pelo árbitro e o mais rápido possível. Para tal é importante que o médico esteja usando luvas e tenha à mão o kit descrito anteriormente.

As luxações do ombro e do cotovelo (Fig. 63-6a) são lesões frequentes e necessitam avaliação adequada antes da redução, que não deve ser realizada no tatame durante a competição ou treinamento. Esse atleta deve ser levado à sala médica para que o judogui seja retirado e a articulação avaliada, assim como alterações neurológicas e vasculares. A redução da articulação deve ser realizada em manobras pouco traumáticas para o ombro, como a tração e contratração quando houver dois profissionais da área de saúde ou Saha,[18,19] quando houver apenas um médico sem auxiliar. Quando houver luxação do cotovelo, uma avaliação cuidadosa neurológica e vascular deve ser realizada antes de qualquer manobra de redução, a confirmação do diagnóstico com radiografias e, após isso, a anestesia local ou sedação para realizar a manobra preferencialmente em decúbito ventral. O antebraço deve ser supinado para que o processo coronoide fique alinhado com a tróclea, tração longitudinal pelo punho e o olécrano deve ser distalizado com pressão dos polegares ao mesmo tempo que o cotovelo é fletido até que se obtenha a redução da articulação nas luxações posteriores do cotovelo.[20]

As lesões graves cervicais são raras (Fig. 63-6b), mas em um período de 1990 a 1992, ocorreram em 36 judocas japoneses (7% das lesões em todos esportes), quatro atletas tiveram lesões medulares completas (Frankel A) e 17 lesões não apresentaram repercussões neurológicas (Frankel E),[2] o que faz necessário que exista no local de treinamento e competição prancha rígida e colar cervical.[21] As concussões são pouco prevalentes, segundo a literatura atual, mas acredita-se que há uma subnotificação e a capacitação dos profissionais é um ponto fundamental para que essa lesão seja identificada e tratada adequadamente.[4]

O médico do esporte tem papel fundamental no auxílio das prescrições de outros profissionais (médicos, dentistas, nutricionistas) para evitar o uso de substâncias proibidas pela WADA (*World Antidoping Agency*).[17]

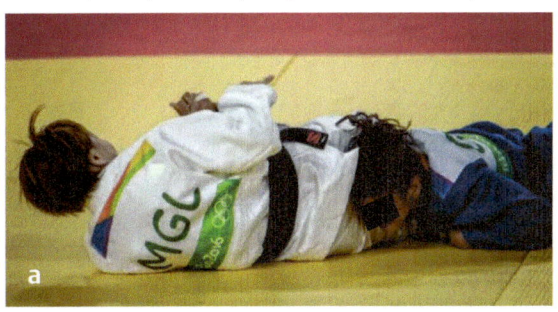

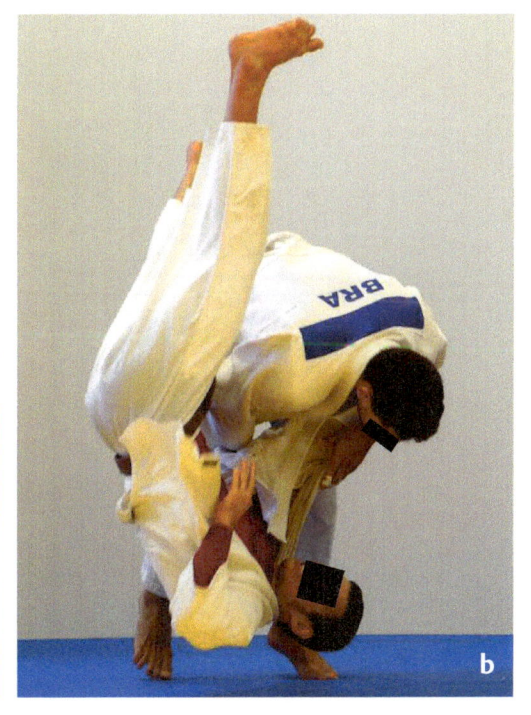

Fig. 63-6 Mecanismos de lesão. (**a**) Chave de braço com o cotovelo em risco e (**b**) golpe que coloca a coluna cervical em risco na queda. (Fonte: Arquivo pessoal dos autores.)

ESTRATÉGIA PREVENTIVAS E PARA MELHORA DE *PERFORMANCE*

A estratégia ideal para evitar lesões é implementar programas de prevenção de lesão (PPL), os quais consistem em exercícios de habilidades neuromusculares, como equilíbrio, pliometria, fortalecimento e/ou velocidade.

Sadoghi et al.[22] relataram em sua metanálise, a redução de 52% a 85% no risco de lesão do LCA em mulheres e homens, respectivamente.

Apesar dos programas de treinamento neuromuscular terem sido eficazes nos cenários de pesquisa clínica em diferentes esportes é um grande desafio sua implementação na vida real pela dificuldade na manutenção da adesão pelos técnicos e atletas.

Estudos que avaliaram as taxas de lesão como resultado dos programas de prevenção de lesão que incluíam pliometria e fortalecimento (resistência muscular) também mostraram efeito benéfico na *performance* do esporte.[23] A mudança na mensagem de "redução de lesão para melhora da *performance*" pode ser uma estratégia mais efetiva na adesão aos programas preventivos. A mudança na regra que impede o ataque direto das mãos sobre as pernas do adversário parece ter sido eficaz em reduzir as lesões no joelho.

Yamamoto et al.[24] mostraram que bandagem elástica tem uma função preventiva sobre a estabilidade do tornozelo e elas vêm sendo usadas largamente nas últimas décadas.

Amber von Gehardt, um ex-judoca holandês, publicou recentemente um programa de prevenção específico para judocas chamado IPPON (*Injury Prevention and Performance Optimization Netherlands*).[25] Consiste na escolha de quatro exercícios entre 12 de cada categoria:

1. Flexibilidade e agilidade.
2. Equilíbrio e coordenação.
3. Força e estabilidade.

Devem ser realizados em 10 minutos pelo menos duas vezes por semana com o objetivo de prevenir lesões nos ombros, joelhos e tornozelos. Gehardt recomenda que o programa seja usado como aquecimento para treinos e competições.

No Brasil, os programas preventivos de lesão (Fig. 63-7) foram introduzidos nos treinos das seleções sênior e júnior nos anos 2000, tendo evoluído ao longo do tempo com a capacitação dos fisioterapeutas, que são os responsáveis por aplicar esses treinamentos e com o trabalho interdisciplinar realizado com os treinadores. A partir de 2010 esse programa se torna obrigatório antes de toda a sessão de treino técnico e a Confederação Brasileira de judô coloca, nos seus cursos de capacitação técnica de treinadores, aulas sobre esses programas, desta forma, facilitando a difusão desse conhecimento (Anexo 1).

ANEXO 1
PROTOCOLO CBJ. FONTE: CONFEDERAÇÃO BRASILEIRA DE JUDÔ.

Devido à pandemia de Covid-19 que vivemos durante os anos de 2020 e 2021, a FIJ publicou uma orientação de retorno aos treinamentos, com orientações sanitárias e técnicas, que se encontra no Anexo 2.

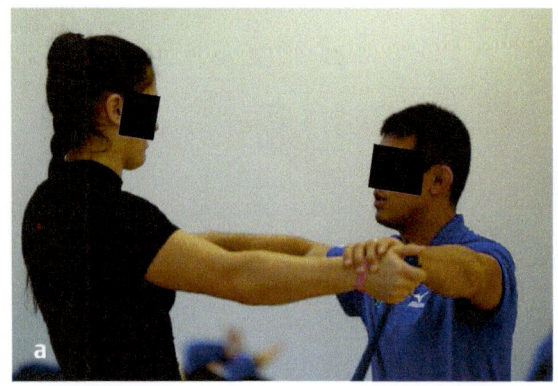

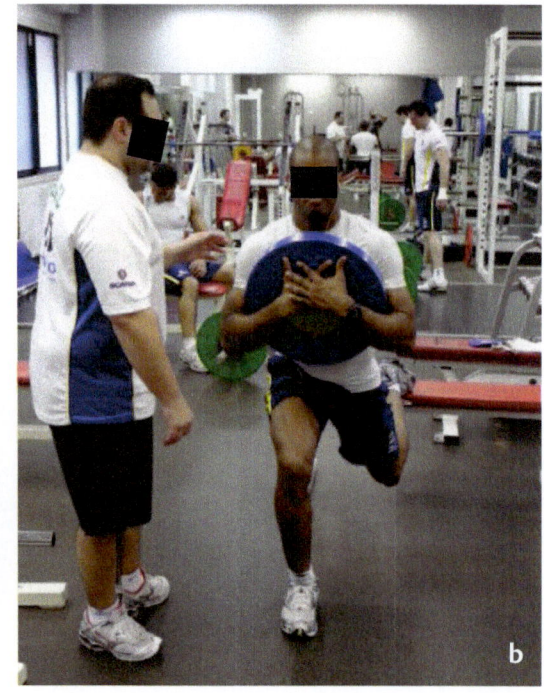

Fig. 63-7 Treinos preventivos. (**a**) Para os membros superiores e (**b**) para os membros inferiores. (Fonte: Arquivo pessoal dos autores.)

ANEXO 1

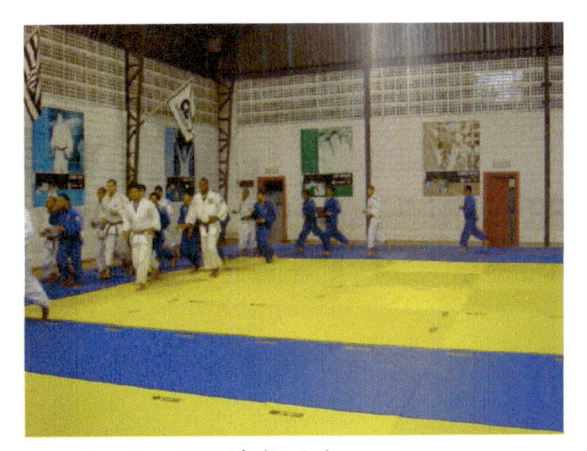

Aquecimento com corrida (2 min.).

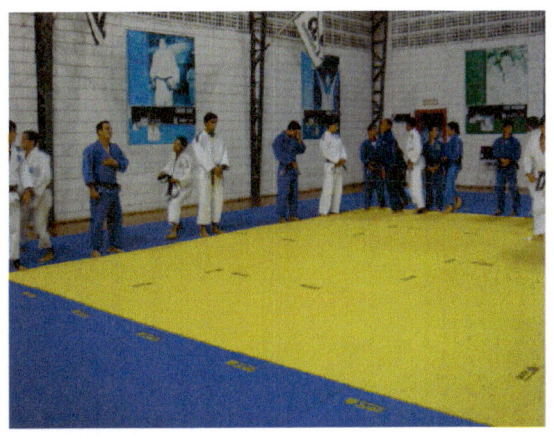

Correndo em zig-zag em deslocamento lateral de frente (2 min.)

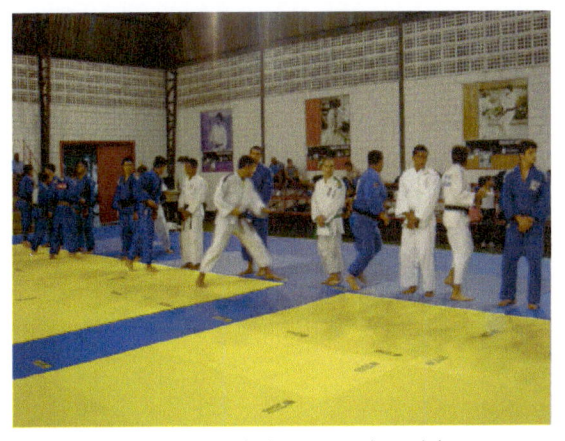

Correndo em zig-zag em deslocamento lateral de costas (2 min.).

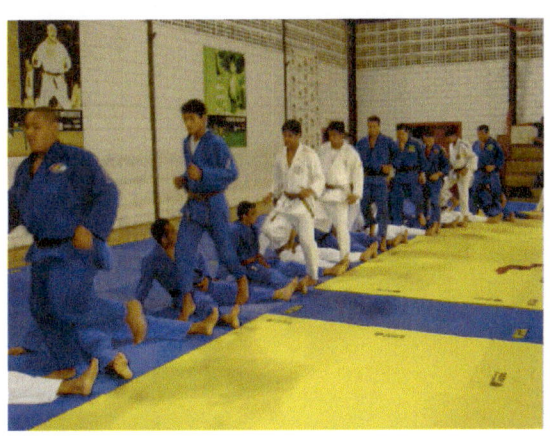

Corrida elevando o joelho e passando entre as pernas de quem está deitado (2 min.).

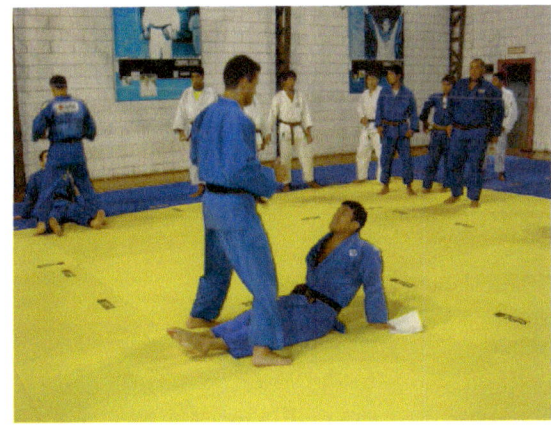

Pliometria em dupla: um sentado abrindo e fechando as pernas e o outro entre as pernas (30 repetições cada).

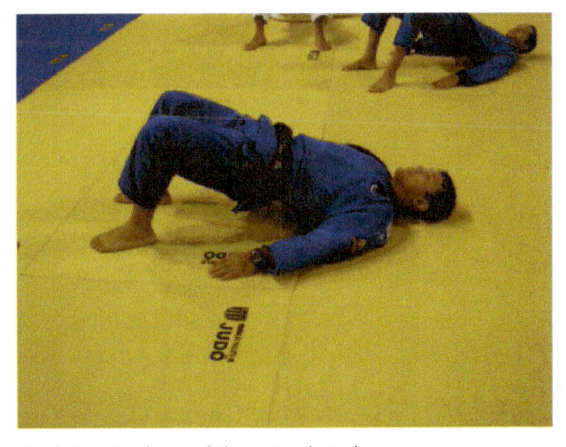

Estabilização de quadril, ponte: deitado com as pernas dobradas, pés afastados na largura dos ombros, elevar o quadril e manter a ponte (5 x 15 s).

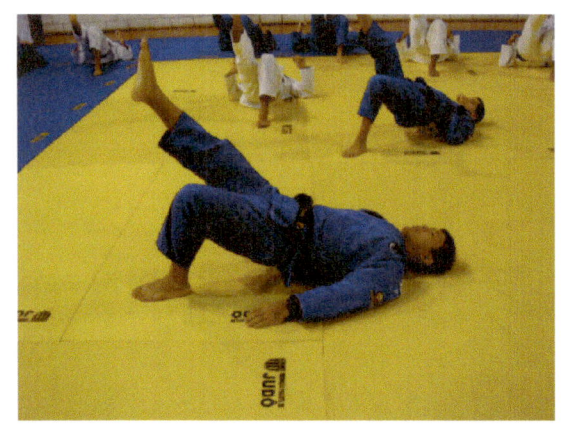

Estabilização de quadril, ponte com uma perna: deitado com uma perna dobrada e apoiada no chão, elevar o quadril e outra perna esticada, manter a ponte (3 x 15 s cada perna).

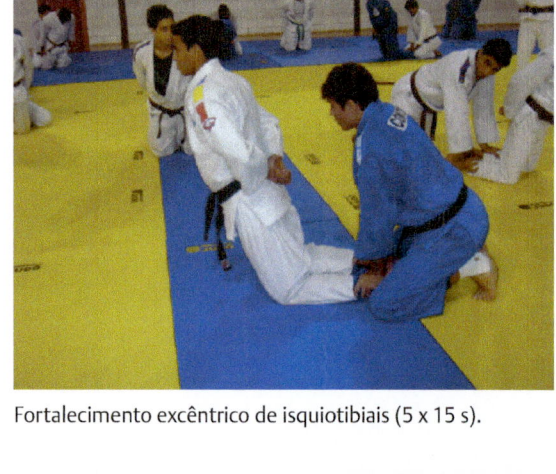

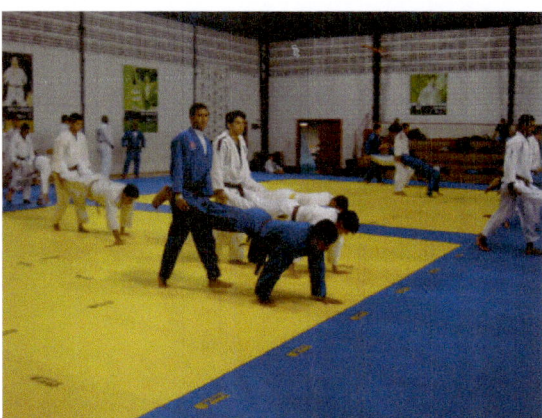

Fortalecimento excêntrico de isquiotibiais (5 x 15 s).

Carrinho de mão: andando normal. Distância de duas áreas de luta.

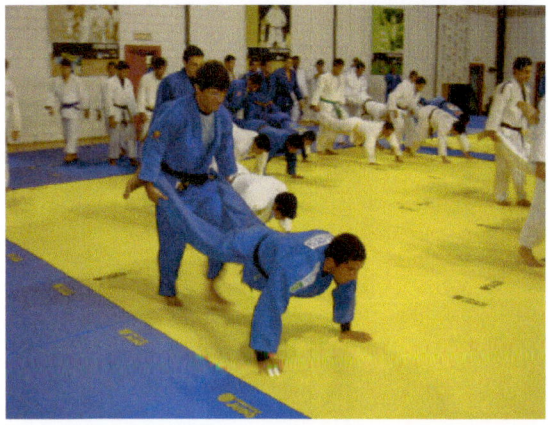

Carrinho de mão: pulando com as duas mãos. Distância de duas áreas de luta.

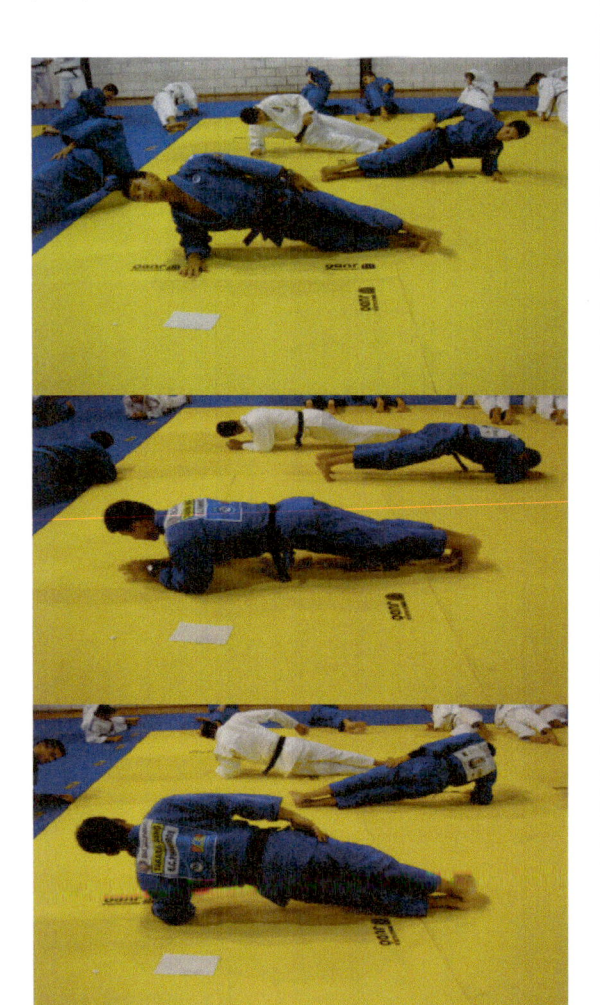

Prancha lateral/frontal/lateral (3 x 15 s).

ANEXO 2
Recomendação de protocolo da Federação internacional de Judô para pandemia Covid 19[26]

Os protocolos recomendados foram divididos em 4 níveis:

- Protocolo de vigilância nível 4 (Muito Alto Risco)
    - Aplicável quando é proibido tocar outro atleta, o uso de máscara é obrigatório e apenas atividades ao ar livre são permitidas.
    - Número limitado de atletas e uso de máscara. Não são permitidos o uso de banheiros, chuveiros ou vasos sanitários no local de treinamento.
    - Recomendações Pedagógicas Gerais - Tendoku-renshu (trabalho individual) -
    - Habilidades motoras e técnicas fundamentais - Tachi-Waza e Ne-Waza (individualmente). Aprendizagem de Ukemi (queda) - Posturas, movimento, coordenação, mobilidade, equilíbrio, sendo que nenhum equipamento é usado.

- Protocolo de vigilância nível 3 (Alto Risco)
    - Aplicável quando é proibido tocar outro atleta, o uso de máscara é obrigatório, e as atividades internas são permitidas com número limitado de atletas.
    - Não é permitido o uso dos banheiros, chuveiros ou toaletes.
    - Recomendações Pedagógicas Gerais - Tendoku-renshu (trabalho individual) - Habilidades motoras e técnicas fundamentais - Tachi-Waza e Ne-Waza (individualmente). Aprendizagem de Ukemi (queda) - Posturas, movimento, coordenação, mobilidade, equilíbrio. Orienta-se a área de 8 m2 para cada dupla de atletas e que exista pelo menos 2 metros de distância de cada dupla.

- Protocolo de vigilância nível 2 (Médio Risco)
    - Aplicável quando a medida de distanciamento social não é mais recomendada, o uso de máscara ainda é obrigatório e o treinamento em pares é permitido
    - São permitidos banheiros, chuveiros ou vasos sanitários no local de treinamento, com controle de acesso a poucos atletas por vez.
    - Treinos técnicos são permitidos sem lutas (randori)

- Protocolo de vigilância nível 1 (Baixo Risco)
    - Quando não é mais necessário o uso de máscara dentro do local de treinamento, os treinos físicos e técnicos estão liberados e o uso dos vestiários e banheiros são permitidos.

REFERÊNCIAS BIBLIOGRÁFICAS

1. Federation IJ. IJF [Internet]. IJF website. 2020.
2. Inoue S. The Invention of the Martial Arts: Kanō Jigorō and Kōdōkan Judo. In: Mirror of Modernity: Invented Traditions of Modern Japan. 1998.
3. Pocecco E, Ruedl G, Stankovic N, et al. Injuries in judo: A systematic literature review including suggestions for prevention. Br J Sports Med. 2013;47(18):1139-43.
4. Frey A, Lambert C, Vesselle B, et al. Epidemiology of Judo-Related Injuries in 21 Seasons of Competitions in France: A Prospective Study of Relevant Traumatic Injuries. Orthop J Sport Med. 2019;7(5):1-8.
5. Pocecco E, Ruedl G, Stankovic N, et al. Injuries in judo: a systematic literature review including suggestions for prevention. Br J Sports Med [Internet]. 2013;47(18):1139-43.
6. Kujala UM, Taimela S, Antti-Poika I, et al. Acute injuries in soccer, ice hockey, volleyball, basketball, judo, and karate: Analysis of national registry data. Bmj. 1995;311(7018):1465.
7. Carazzato JG, Rossi J, Fonseca B, Gaspar de Freitas H. Jogos Pan- Americanos – Mar Del Plata-1995: incidência de atendimento médico desportivo. Rev Bras Ortop. 1995;30(10).
8. Akoto R, Lambert C, Balke M, et al. Epidemiology of injuries in judo: A cross-sectional survey of severe injuries based on time loss and reduction in sporting level. Br J Sports Med. 2018;52(17):1109-15.
9. De Castro Pochini A, Ejnisman B, Andreoli CV, Cara Monteiro G, Silva AC, Cohen M et al. Pectoralis major muscle rupture in athletes: A prospective study. Am J Sports Med. 2010.
10. Ardern CL, Webster KE, Taylor NF, Feller JA. Return to the preinjury level of competitive sport after anterior cruciate ligament reconstruction surgery: Two-thirds of patients have not returned by 12 months after surgery. Am J Sports Med. 2011;39(3):538-43.
11. Prill R, Michel S, Schulz R, Coriolano HJA. Body Composition and Strength Parameters in Elite Judo Athletes 5 Years after Anterior Cruciate Ligament Reconstruction. Int J Sports Med. 2019;40(1):38-42.
12. Kamitani T, Nimura Y, Nagahiro S, Miyazaki S, Tomatsu T. Catastrophic head and neck injuries in judo players in Japan from 2003 to 2010. Am J Sports Med. 2013;41(8):1915-21.
13. International Judo Federation. Sport and Organisation Rules [Internet]. 2020.
14. McDonagh D, Zideman D. The Ioc Manual of Emergency Sports Medicine. first edit. McDonagh D, Zideman D, editors. Vol. 66. Wiley-Blackwell; 2015.
15. Hodgson lisa, Kramer E. First Aid Manual And Related Healthcare Issues For Football [Internet]. 2014.
16. Kramer E, Dvorak J, editors. Football Emergency Medicine Manual 2nd Edition [Internet].
17. Wada-ama. Wada Proibited List 2020 [Internet]. 2020.
18. Lau MY, Kan PG. Closed reduction techniques for acute anterior shoulder dislocation: From Egyptians to Australians. Hong Kong J Emerg Med. 2005;12(2):126-8.
19. Ozaki J, Kawamura I. "Zero-position" functional shoulder orthosis. Prosthet Orthot Int. 1984;8(3):139-42.
20. McGuire DT, Bain GI. Management of dislocations of the elbow in the athlete. Sports Med Arthrosc. 2014;22(3):188-93.
21. Katoh S, Shingu H, Ikata T, Iwatsubo E. Sports-related spinal cord injury in Japan (From the nationwide spinal cord injury registry between 1990 and 1992). Spinal Cord [Internet]. 1996;34(7):416-21.
22. Sadoghi P, Von Keudell A, Vavken P. Effectiveness of anterior cruciate ligament injury prevention training programs. J Bone Jt Surg – Ser A. 2012;94(9):769-76.
23. Petersen W, Braun C, Bock W, et al. A controlled prospective case control study of a prevention training program in female team handball players: the German experience. Arch Orthop Trauma Surg. 2005;125(9):614-21.
24. Yamamoto T, Kigawa A, Xu T. Athletes : a Comparison Between Judo Bandaging and Taping. Br J Sports Med. 1993;27(2):110-2.
25. Von Gerhardt AL, Vriend I, Verhagen E, et al. Systematic development of an injury prevention programme for judo athletes: The IPPON intervention. BMJ Open Sport Exerc Med. 2020;6(1).
26. Recomendação de protocolo da Federação Internacional de Judô para pandemia do Covid-19.

LUTAS 2: JIU-JITSU E MMA

CAPÍTULO 64

Rodrigo Tiago Berlink Faria • Flavio Cruz • Márcio Tannure

INTRODUÇÃO

As lesões nos esportes de combate ("lutas") são frequentes, dada a própria natureza destas atividades esportivas, cujo objetivo é, justamente, o de dominação do oponente.

Primordialmente, as características e prevalências das lesões irão variar diretamente de acordo com a biomecânica, e consequente mecanismo de lesão, das diferentes modalidades de luta aplicadas. Por exemplo: "luta agarrada de solo" x "luta com projeção e queda" x "luta com os punhos" x "luta com socos e chutes" x "vale-tudo", etc.[1]

Além disto, teremos incidências diferentes das lesões típicas de cada esporte de combate, se as dividirmos em: **lesões agudas**, ocorridas no ringue ou tatame, durante o combate propriamente dito (p. ex.: uma fratura de tíbia, fruto de um chute no *MMA*); **ou crônicas**, que se apresentam com o decorrer do tempo, fruto do acúmulo de lesões repetidas ao longo dos anos, relacionado com determinado gestual esportivo (por exemplo: processo degenerativo pós-traumático da cartilagem auricular – "orelha de couve-flor" – "*cauliflower ear*" nos lutadores de jiu-jitsu).

Para o **"médico à beira do ringue"**, as lesões agudas, ou seja, aquelas mais frequentemente ocorridas durante as competições e treinamentos, são certamente a sua prioridade em termos de preocupação e preparo técnico.

JIU-JITSU

História e Características do Esporte

O jiu-jitsu ("jujitsu" ou "jujutsu"), é uma arte marcial de raiz japonesa, onde são utilizados golpes de alavancas, torções e pressões para dominar o oponente. É traduzida como "arte suave", justamente por não utilizar golpes traumáticos.

Sendo este essencialmente um esporte de *grappling* (luta "agarrada"), onde as técnicas de queda, as chaves articulares e os estrangulamentos são a base de ataque e defesa, é esperado que: as **alterações articulares degenerativas** (dentre as lesões crônicas – Fig. 64-1); e as **entorses e lesões articulares** (dentre as lesões agudas – Fig. 64-2), sejam as suas lesões mais frequentes.[1]

Num estudo epidemiológico descritivo das incidências de lesões agudas ocorridas durante competições de jiu-jitsu, foi identificado que a maioria das lesões ocorridas eram lesões de caráter ortopédico (78%); e que o membro superior foi a região anatômica mais comumente lesionada, especificamente o cotovelo.[2,3]

Quando levadas em consideração também as lesões ocorridas durante os treinos regulares, sofridas por praticantes comuns, foi descrito que a incidência de lesões durante os treinos de jiu-jitsu é alta, com nove em cada dez praticantes de jiu-jitsu tendo sofrido **pelo menos uma lesão** durante os treinos.

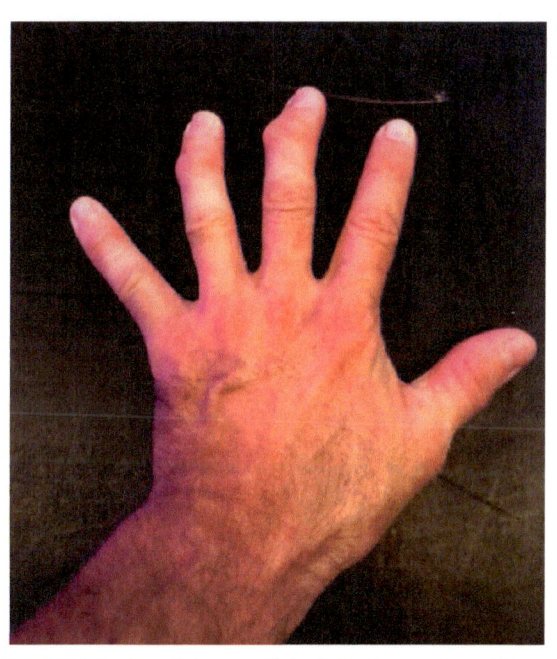

Fig. 64-1 Lesão crônica em atleta de jiu-jitsu - osteoartrite erosiva nodal das articulações interfalangeanas da mão. (Fonte: Mestre Osiris Maia* com autorização). *Lutador de Jiu-Jitsu e Árbitro Internacional de MMA.

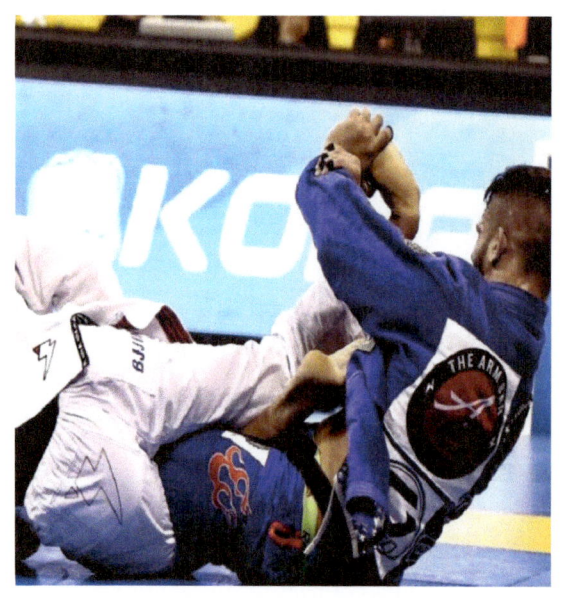

Fig. 64-2 Lesão aguda: Chave "americana de pé" durante competição de jiu-jitsu. (Fonte: Arquivo pessoal dos autores, com autorização do atleta).

Lesões nos dedos, no membro superior e no pescoço foram as regiões mais comumente relatadas.[3,4,5]

No jiu-jitsu, embora o **membro superior** apareça como a região anatomicamente **mais acometida** (em termos de número de lesões), grande parte destas lesões correspondem a lesões ortopédicas de **menor gravidade** (como as entorses dos dedos das mãos); já no **membro inferior**, embora as lesões ortopédicas sejam **menos frequentes**, as lesões relatadas foram de **maior gravidade** (com as rupturas ligamentares do joelho).[6]

Um golpe muito comum no jiu-jitsu e no MMA, e que por vezes desperta a preocupação médica, são os estrangulamentos, denominados no mundo da luta como "*neckchokes*". São erroneamente associados a "asfixia" (privação de oxigênio) **por obstrução das vias aéreas**, quando de fato a correta técnica de luta busca sim a "asfixia", porém através da **interrupção de fluxo sanguíneo cerebral**, mediante a obstrução externa dos grandes vasos (carótidas e jugulares), o que leva o oponente à perda da consciência em cerca de cinco segundos.[7]

> No jiu-jitsu, por se tratar eminentemente de uma luta agarrada, cada vez mais desenvolvida no solo, são extremamente comuns durante as competições as entorses e luxações articulares.
>
> "**Neckchokes**": Não existe na literatura correlação comprovada entre a execução repetida de técnicas de estrangulamento por praticantes de jiu-jitsu ou MMA, e o desenvolvimento de doenças cerebrais severas, como a "lesão cerebral induzida por hipóxia" ou a "encefalopatia traumática crônica".[7]
>
> Mecanismo de trauma – jiu-jisu: projeções (quedas), golpes de alavancas, torções e pressões.

Field of Play (FOP) 1

O médico **"à beira do ringue"** deve estar preparado para proceder de forma suave e adequada a **redução de luxações articulares**. Após um episódio de luxação articular, mesmo com uma manobra de redução articular adequada e bem-sucedida, **não deve ser permitido que o lutador siga na luta**. Necessariamente, a articulação deve ser protegida temporariamente através de uma tala, e o atleta prontamente encaminhado ao serviço médico de emergência para a realização de exames complementares.

Field of Play (FOP) 2

Na maioria das competições de jiu-jitsu, infelizmente, não são exigidos exames pré-luta. Quando muito, é solicitado, somente, a apresentação de um atestado médico simples, genericamente liberando o competidor para "prática esportiva". Com competidores de diversas idades participando destes eventos, num esporte dinâmico, e que exige força e alta demanda física, o **"médico à beira do tatame"** deve estar preparado também para o atendimento de emergências cardiovasculares.

Field of Play (FOP) 3

Embora as incidências de lesões em eventos de jiu-jitsu sejam relativamente altas, a grande maioria destas lesões é de caráter ortopédico, e de baixa gravidade (como as entorses dos dedos das mãos, por exemplo). Uma imobilização simples, e o encaminhamento para a realização de radiografias, será a conduta necessária para a grande maioria dos casos.

MIXED MARTIAL ARTS OU MMA

Mixed Martial Arts (MMA) é uma nova modalidade esportiva, onde **TODAS** as características de lutas estão presentes. Tanto as técnicas de *grappling* (luta agarrada), quanto as técnicas de *striking* (golpes traumáticos) são aplicadas. Desta forma, virtualmente, **todos os mecanismos possíveis de lesões esportivas de combate estão presentes no MMA.**

Oriundo do antigo "vale-tudo", onde a "ausência de regras" era uma característica fundamental, o *Mixed Martial Arts* (MMA) iniciou sua definição como esporte a partir da criação das "Regras Unificadas do MMA" em 2000, sob ordem da Comissão Atlética da Califórnia, nos Estados Unidos da América.[8]

Este conjunto de regras e normas criado, regularam as questões relativas ao: sistema de pontuação; critérios de julgamento de lutas; sistema de "faltas" (golpes não válidos/proibidos); modalidades de vitória; especificações quanto ao número e ao tempo de duração dos *rounds*; características obrigatórias do ringue e *cage*; categorias de peso; equipamentos de proteção individual e trajes (permitidos, obrigatórios ou proibidos).

Todo este esforço foi feito visando trazer padronização, ordem, segurança e competitividade ao novo esporte; critérios fundamentais necessários à uma **definida nova modalidade esportiva denominada *Mixed Martial Arts* (ou MMA)**. Hoje, para que um evento seja intitulado MMA, necessariamente, ele deve se submeter, e cumprir integralmente, as **Regras Unificadas do MMA.**

Desde a implantação das **Regras Unificadas do MMA**, a prática do esporte mudou drasticamente, com sua taxa geral de lesões se tornando semelhante às dos demais esportes de combate já conhecidos.

Quando comparado com o boxe inglês clássico, os trabalhos sugerem, inclusive, **menor risco de lesões cerebrais severas a longo prazo no MMA** (p. ex.: encefalopatia traumática crônica); em virtude, provavelmente, da multiplicidade de golpes e finalizações existentes no MMA, enquanto, no boxe inglês, há grande concentração de golpes, especificamente na região da cabeça do oponente; tanto durante os treinos, quanto durante as lutas. Além disto, no boxe inglês, há: maior número de *rounds* por lutas; maior número de lutas na carreira; e existe ainda, a possibilidade de retorno ao combate **imediatamente** após sucessivos *knockdowns*,[8] no decorrer de uma mesma luta (maior risco de exposição à chamada "síndrome do segundo impacto").

As lesões mais comumente ocorridas durante o combate no MMA são lesões de menor gravidade; como lacerações, concussões e contusões, respectivamente.[8,9] O diagrama da Figura 64-3 apresenta os locais de maior incidência de lesão na face durante os eventos regulados pela Comissão Atlética Brasileira de MMA (CABMMA).

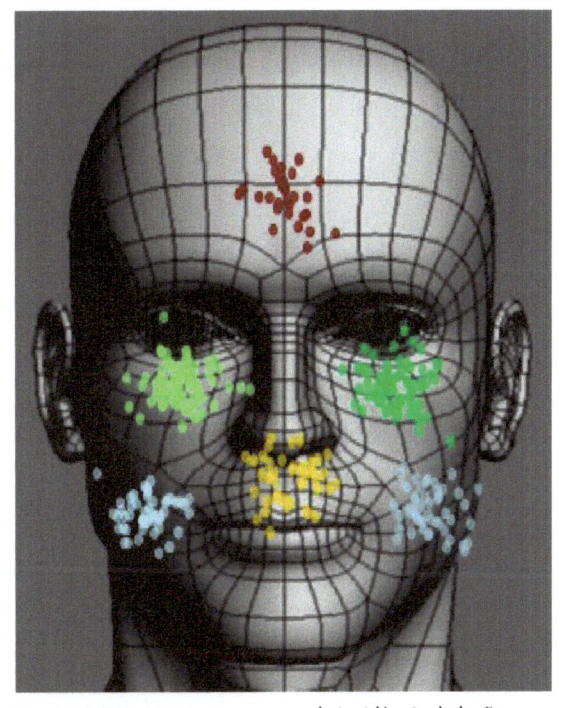

Fig. 64-3 Diagrama com o mapa da incidência de lesões na face ocorridas no *MMA*, segundo suas frequências proporcionais – estatística da CABMMA (Fonte: Autorizado de Comissão Atlética Brasileira de *MMA*).

Exames médicos exigidos pela CABMMA para atletas licenciados em 2021: disponível no *site* http://cabmma.org.br/.
1. Sangue: hepatite b (hbsag), hepatite c (anti-hcv) e HIV – (validade 30 dias).
2. Hemograma completo (validade até 31 de dezembro do ano vigente).
3. Ressonância magnética de crânio – (validade 3 anos).
4. Angiorressonância arterial de crânio – (validade 3 anos).
5. Exame físico (validade até 31 de dezembro do ano vigente) – formulário próprio.
6. Oftalmológico (validade até 31 de dezembro do ano vigente) – formulário próprio.

Exame adicional para atletas do sexo feminino:
7. Teste de gravidez (Bhcg) – realizado faltando menos de 1 semana para o combate.

Exames adicionais para atletas de 36 anos ou mais:
8. Eletrocardiograma (validade 1 ano).
9. Exame de urina – EAS (validade 1 ano).
10. Radiografia de tórax (validade 3 anos).

Uma questão primordial nos esportes de combate (MMA, *wrestling* e boxe) é a questão da perda de peso. "**A perda de peso por si não faz parte do esporte.**" A categoria de peso na qual o lutador vai competir é de **livre escolha do atleta e de seus treinadores**. Porém, muitos lutadores, na intenção de obter vantagem física durante um combate, buscam lutar em categorias de menor peso, submetendo-se muitas vezes à perigosa restrição hídrica para atingir o peso (vulgo "bater o peso"). As entidades esportivas (como a Comissão Atlética Brasileira de MMA e a *Association of Ringside Physicians*) **não concordam com a prática de perda de peso baseada em restrição hídrica, e alertam frequentemente para seus graves riscos Quadro 64-1.**

Critérios de Interrupção do MMA ("*Stoppage*")

É fundamental que o médico "**à beira do ringue**" seja conhecedor das caracterícas, regras e peculiaridades dos esportes de luta. A estes médicos, dedicados à esta prática, denominamos, "**médicos de beira de ringue**" ou "*ringside physicians*".

Levando-se em consideração que o MMA é um esporte de combate, e que a superação individual é característica fundamental presente nos atletas artistas marciais, o médico que se dispõem a atuar neste tipo de evento deve, necessariamente, estar afeito às características e regras deste esporte; sob

Quadro 64-1 Riscos relacionados com perda de peso baseada em restrição hídrica

Riscos associados ao "corte de peso e à desidratação"

- Diminuição da força muscular e *performance*: a diminuição do fluxo sanguíneo para os músculos prejudica a sua função
- Diminuição da função cardiovascular: o coração funciona de maneira mais exaustiva e com menos eficiência
- Redução na capacidade corporal de: utilização de energia; troca de nutrientes; e equilíbrio dos eletrólitos corporais
- "Heat Illness" (perda do controle térmico corporal e suas variantes) : A exposição a altas temperaturas, principalmente quando associadas a desidratação, podem levar a uma queda da capacidade de controle corporal. E deste estado podem decorrer, desde simples cãibras, até quadros gravíssimos como a perda da consciência, a exaustão, e a evolução para um estado letal
- Diminuição da função renal
- Diminuição da capacidade de concentração
- Alterações visuais
- Aumento do Risco de Lesão Cerebral: diminuição dos mecanismos naturais de defesas cerebrais, aumentando assim as chances de episódios de sangramento cerebral e concussão

Fonte: Association of Ringside Physicians – com autorização.

risco de, erroneamente, **interromper uma luta precocemente (prejudicando a carreira do atleta), ou muito pior, tardiamente (colocando em risco a integridade física do atleta)**.

A Figura 64-4 apresenta as principais zonas de risco, nos casos de lacerações na face, assim como as respectivas estruturas nobres em perigo. Ao lado, estão as considerações de apoio para o processo decisório a ser tomado pelo **"médico à beira do ringue"**, responsável pelo combate; no tocante à continuidade, ou à interrupção da luta.

CONCUSSÃO NO MMA

Outro tema de fundamental importância médica no MMA é o manejo da concussão cerebral ocorrida no *cage*, muito comum no MMA e no boxe, classicamente exemplificada, porém não restrita, ao denominado "*knock out*". O **médico à beira do ringue**

Zonas de risco lacerações

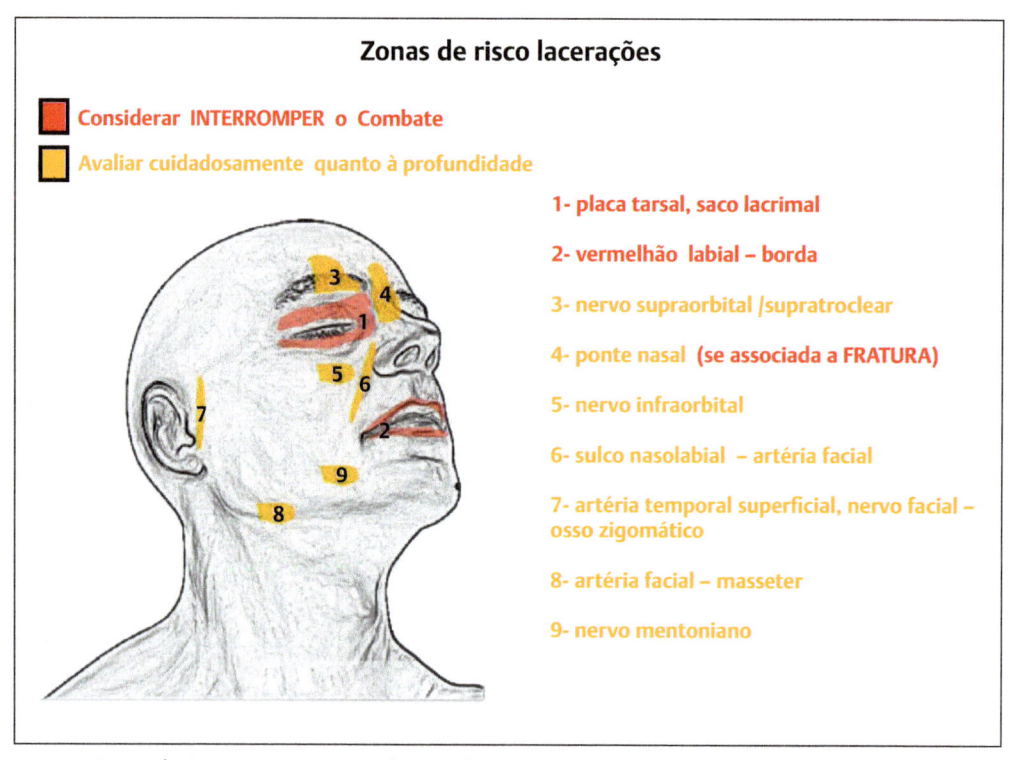

- Considerar INTERROMPER o Combate
- Avaliar cuidadosamente quanto à profundidade

1- placa tarsal, saco lacrimal
2- vermelhão labial – borda
3- nervo supraorbital /supratroclear
4- ponte nasal (se associada a FRATURA)
5- nervo infraorbital
6- sulco nasolabial – artéria facial
7- artéria temporal superficial, nervo facial – osso zigomático
8- artéria facial – masseter
9- nervo mentoniano

Fig. 64-4 Zonas de risco para estruturas nobres na face. (Fonte: Larry Lovelace, DO & Daniel O´Donoghue, PA, PHD. *Site* da Association of Ringside Physicians – com autorização.)

deve estar preparado para esta ocorrência, tecnicamente apto, e com todo o material necessário para, inclusive, **o manejo de vias aéreas e remoção em caráter de emergência**.

Field of Play (FOP) 4
Com o atleta desacordado **atenção especial deve ser dada ao protetor bucal**, o qual deve ser retirado com segurança, assim que possível, no intuito de evitarmos uma possível obstrução à passagem do ar.

Field of Play (FOP) 5
Após um caso de "*knock out*", um atleta deve ser reconduzido à posição de ortostase de forma **gradual**:

1. Senta-se, o atleta, no chão do *cage*.
2. Senta-se, o atleta, no banco (preferencialmente recostado junto à grade).
3. Fica de pé, o atleta, sob supervisão médica.

O médico de ringue deve permanecer no *cage*, ao lado do atleta, até que o mesmo esteja completamente consciente e recuperado (Fig. 64-5).

Avaliação Pós-Luta e Suspensões Preventivas
Todo atleta de MMA, independentemente de como transcorrer a luta, ou do seu resultado, deve passar **obrigatoriamente por minuciosa "avaliação pós-luta"**, quando será, então, estipulado o **"tempo de suspensão pós-luta"**, ou seja, o tempo que o mesmo deverá permanecer **afastado de atividades físicas com contato**, assim como o tempo que o mesmo deverá permanecer **afastado de atividades de combate**.

O **tempo mínimo de suspensão obrigatória** (*"mandatory rest"*) **exigido** são: 7 dias sem atividade de contato (*"no contact"*); 14 dias sem atividade de luta (*"hard bout"*). Tudo em prol de um **retorno seguro e gradual** ao esporte.[1,10]

MENSAGEM FINAL
Missão de um médico de ringue, "PROTEGER A INTEGRIDADE FÍSICA DO ATLETA".

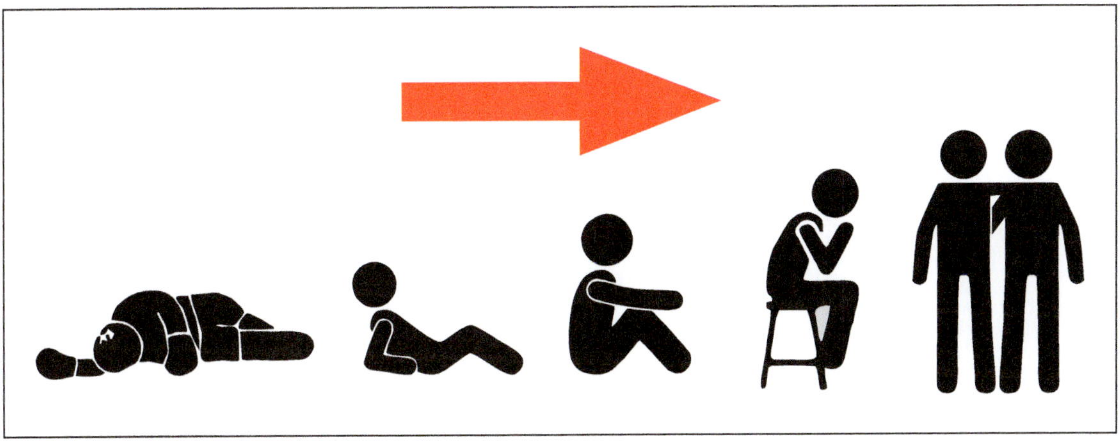

Fig. 64-5 Após um caso de "*knock out*" um atleta deve ser reconduzido à posição de ortostase de forma gradual. 1. Senta-se no chão do *Cage*; 2. senta-se no banco (preferencialmente recostado junto à grade); 3. fica de pé (sob supervisão médica).

REFERÊNCIAS BIBLIOGRÁFICAS

1. Andrew R, Jensen RC, Maciel FA. et al. Injuries Sustained by the Mixed Martial Arts Athlete Sports Health. 2017 Jan-Feb; 9(1): 64-69. Published online 2016 Aug 20.
2. Scoggi G, Brusovanik B, Izuka E, et al. Assessment of Injuries During Brazilian Jiu-Jitsu Competition.The Orthopaedic Journal of Sports Medicine. 2014 2(2).
3. Llinás PJ, Serrano RF, Quintero BL, et al. Sportsinjuries and ill-healthepisodes in the Cali 2013World Games. BMJ OpenSport Exerc Med 2016;2.
4. Petrisor BA, Del Fabbro G, Madden K, et al. Injury in Brazilian Jiu-Jitsu Training. Sports Health. 2019 Sep/Oct;11(5):432-439.
5. das Graças, et al. BMC Sports Science, Medicine and Rehabilitation (2017) 9:16.
6. McDonald AR, Murdock FA Jr, McDonald JA, Wolf CJ. Prevalence of Injuries during Brazilian Jiu-Jitsu Training. Sports (Basel). 2017 Jun 12;5(2):39.
7. Stellpflug SJ. No Established Link between Repeated Transient Chokes and Chronic Traumatic Encephalopathy Related Effects. Comment on Lim, L.J.H. et al. Dangers of Mixed Martial Arts in the Development of Chronic Traumatic Encephalopathy. Int. J. Environ. Res. Public Health 2019, 16, 254. Int J Environ Res Public Health. 2019 Mar 23;16(6):1059.
8. Lim LJH, Ho RCM, Ho CSH. Dangers of Mixed Martial Arts in the Development of Chronic Traumatic Encephalopathy. Int J Environ Res Public Health. 2019 Jan 17;16(2):254.
9. Bledsoe GH, Hsu EB, Grabowski JG, Brill JD, Li G. Incidence of injury in professional mixed martial arts competitions. J Sports Sci Med. 2006 Jul 1;5(CSSI):136-42.
10. Ji M. Analysis of injury types for mixed martial arts athletes. J Phys Ther Sci. 2016 May;28(5):1544-6.

LESÕES DO BOXE, MUAY THAI E KARATÊ

CAPÍTULO 65

Fábio Costa ▪ Vinicius Calumby Costa ▪ Enilton da Santana Ribeiro de Mattos
Arivan Gomes ▪ Francisco Pereira Ramos

HISTÓRIA DO BOXE

O boxe ou pugilismo, é um esporte de combate, caracterizado pelo uso de luvas acolchoadas. Provavelmente, está entre os esportes mais antigos praticados pelo homem e um dos mais controversos. Relatos sugerem que o boxe surgiu na Mesopotâmia, mais precisamente na Suméria, cujas evidências mais antigas datam 3000 a.C.

Nos séculos XVIII e XIX, na Inglaterra, o boxe era praticado com as mãos sem proteção e as lutas eram frequentemente brutais. Passou por mudanças em 1867, com a formulação das Regras de Queensberry.

Algumas das regras das lutas de boxe profissional são:

- Golpes só são considerados pontuáveis se forem acertados de frente ou na lateral da cabeça ou no abdômen do adversário.
- Soco na nuca, agarrar ou golpes abaixo da cintura são infrações.
- Não pode desferir nenhum golpe com adversário no chão.
- Mordidas e golpes abaixo da cintura são proibidos.

GOLPES E TERMOS COMUNS DO BOXE

- *Jab*: golpe reto com o punho que está na frente da guarda.
- *Direto*: golpe reto com o punho que está atrás da guarda.
- *Cruzado*: golpe reto com um ângulo diferente do direto (ataque lateral).
- *Gancho*: movimento semicircular curto mais aberto que o cruzado.
- *Uppercut*: golpe desferido de baixo para cima.
- *Nocaute (KO)*: é quando o adversário é derrubado no chão, impossibilitando-o de terminar o combate. Caso o lutador esteja atordoado pelos golpes, mas ainda permaneça de pé, o juiz pode interromper a luta, o que configura um nocaute técnico, no inglês *"technical knockout"* (TKO).

AS LESÕES

Lesões durante a prática do boxe amador e profissional foram documentadas em diversos trabalhos, e o enfoque tem sido dado às condições neurológicas e aos traumatismos na cabeça resultantes do impacto direto.

LESÕES ESPECÍFICAS

Traumatismos na Cabeça e na Face

As lesões cerebrais associadas aos traumatismos na cabeça são as de maior risco potencial no boxe. O hematoma subdural agudo é a causa mais comum de morte e a encefalopatia traumática crônica (ETC) ou demência pugilística, é a complicação que gera maior temor. Esta última, compartilha muitas das características de dano neural com as doenças de Alzheimer e de Parkinson, possivelmente devido aos efeitos cumulativos dos golpes, ao longo do tempo, com prejuízo ao cérebro.

Descrita em aproximadamente 17% a 18% dos boxeadores profissionais, raramente ocorre em boxeadores amadores, principalmente por causa da falta de tempo de exposição ao boxe. A ETC pode representar uma lesão neuropatológica progressiva ou o processo de envelhecimento sobreposto a uma lesão neurológica fixa.

Definir uma medida específica de trauma na cabeça, que leva à ETC é difícil, mas o aumento da exposição a golpes repetidos na cabeça parece ser o principal fator de risco. Os sintomas geralmente se manifestam anos depois do término da carreira de um boxeador (após os 50 anos).

Lesão cerebral traumática aguda leve ou concussão requerem restrição de *sparring* e competição até que todos os sintomas tenham diminuído e o boxeador tenha retornado ao estado cognitivo normal. Lesões de maior gravidade devem ser avaliadas pelo neurologista e o retorno estará condicionado à liberação do especialista e à realização de exames complementares.

A Face

Os riscos de lesões localizados na face são inerentes a qualquer tipo de esporte, mas no karatê, que envolve contato físico, traz consigo maior prevalência dessas injúrias. A face, a região de maior abrangência do crânio, está sujeita a receber traumas provenientes de golpes, quedas ou choques com outros atletas. Além das consequências físicas, o trauma facial desperta atenção pela possibilidade de deformidades estéticas. O diagnóstico e o tratamento de lesões faciais obtiveram um grande progresso nas últimas décadas. Além dos profissionais de primeiro atendimento, como médicos emergenciais, enfermeiros, fisioterapeutas e socorristas, especialistas como cirurgiões plásticos, oftalmologistas e odontólogos, estão cada vez mais direcionados aos estudos para o tratamento das lesões faciais no esporte, já que, frequentemente, órgãos vitais como o cérebro, globo ocular e a arcada dentária sofrem danos no momento do trauma.

A face e a cabeça são as regiões do corpo mais lesionadas no boxe, representando 89,8% do total de lesões. Isso se justifica, pois a cabeça é o principal alvo nesses esportes, e o nocaute é a principal forma de vitória. Cerca de 45,8% dessas lesões se localizaram nos olhos (pálpebra e sobrancelha), e dois terços delas foram feridas abertas ou lacerações.

As lacerações e hematomas são as lesões mais comuns e, apesar do aspecto muitas vezes com a ocorrência de sangramentos, são lesões de menor potencial de complicações.

Na Figura 65-1 vemos uma descrição clássica de lesões da face que podem ou não interromper um combate, separadas em cor amarela e vermelha. Essa avaliação é feita sempre pelo médico, e segue critérios clínicos e a condição física do atleta.

O gerenciamento eficaz de lesões na cabeça no esporte começa com a prevenção. A preocupação com a saúde do boxeador amador levou a modificações nas regras visando diminuir o foco nos golpes de cabeça, e incluem o uso obrigatório de capacete, protetor bucal e luvas maiores e com mais acolchoamento.

Os boxeadores amadores que recebem vários golpes fortes na cabeça ou demonstram sinais de lesão na cabeça durante a competição recebem restrições obrigatórias de *sparring* e competição por 30 dias ou mais, dependendo da gravidade da lesão. Depois, esses precisam ser liberados por um médico.

Zonas de risco lacerações

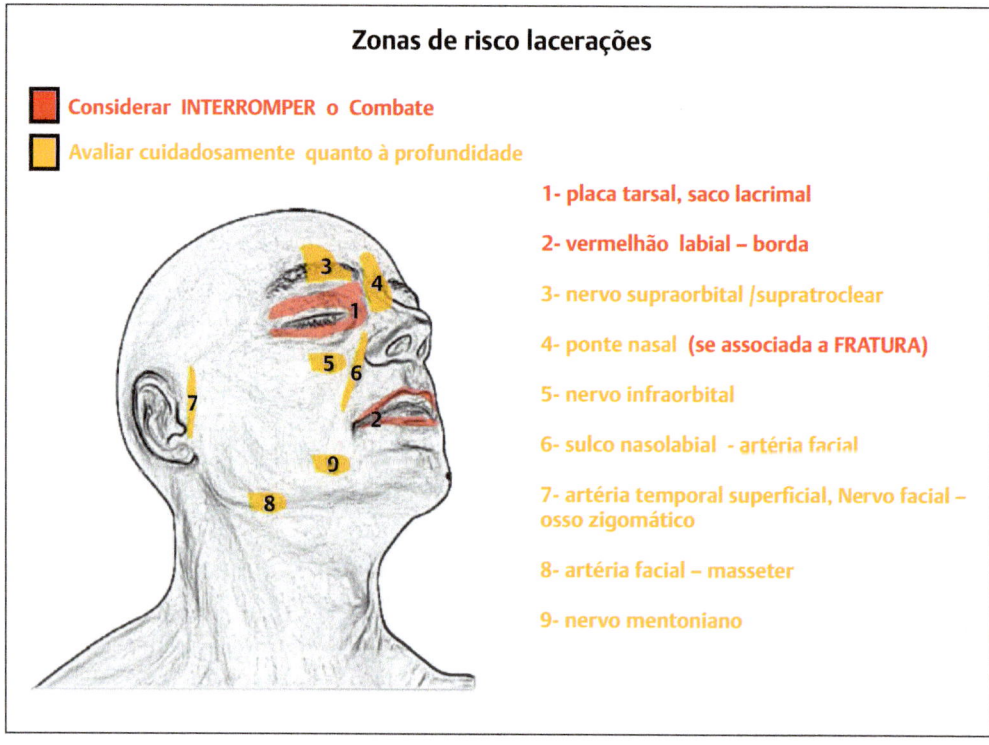

- Considerar INTERROMPER o Combate
- Avaliar cuidadosamente quanto à profundidade

1- placa tarsal, saco lacrimal
2- vermelhão labial – borda
3- nervo supraorbital /supratroclear
4- ponte nasal (se associada a FRATURA)
5- nervo infraorbital
6- sulco nasolabial - artéria facial
7- artéria temporal superficial, Nervo facial – osso zigomático
8- artéria facial – masseter
9- nervo mentoniano

Fig. 65-1 Zonas de risco para estruturas nobres na face. (Fonte: Larry Lovelace, DO & Daniel O´Donoghue, PA, PHD. *Site* da Association of Ringside Physicians – com autorização.)

Outro traumatismo craniano ocorrido dentro de 90 dias após completar o período de restrição resulta em 90 a 365 dias adicionais de restrição.

LESÕES NA MÃO

A transmissão de forças repetitivas de alta energia deixa a mão do boxeador sujeita a lesões. As articulações metacarpofalangeanas podem sofrer um alto impacto com a força de um soco (superior a 500 N). A força não é distribuída uniformemente pela mão, com os dedos indicador e médio (segundo e terceiro raios, respectivamente) cada um recebendo aproximadamente 33% dessa força, enquanto o anular e o dedo mínimo apenas 15-20%. Duas são particularmente comuns: a lesão da banda sagital do mecanismo extensor e a instabilidade carpometacarpal.

Lesão Banda Sagital do Mecanismo Extensor (*Boxer Knuckle*)

A articulação metacarpofalangeana (MCF) tem relação convexidade/concavidade. Os traumatismos cumulativos podem causar danos ao mecanismo extensor, à cápsula articular e à superfície articular.

A suspeita deve acontecer se a articulação MCF estiver dolorosa, edemaciada e com uma amplitude de movimento reduzida, principalmente ao tentar fletir os dedos.

As radiografias são úteis para excluir uma fratura ou lesão osteocondral, mas geralmente são normais. O exame de ultrassom pode identificar líquido livre no local de uma ruptura na banda sagital. A ressonância magnética pode mostrar o fluido sobre a banda sagital lesada e o espessamento da cápsula ou tendão central deslocado excentricamente.

O tratamento operatório geralmente é necessário, e os pacientes são então imobilizados em flexão próxima a 90° por 4 semanas.

Instabilidade Carpometacárpica (CMC) (Luxação e Fratura-Luxação)

A luxação isolada do segundo e terceiro raios (indicador e dedo médio) é pouco frequente, em contraste com a fratura-luxação que se apresenta mais comumente. Geralmente, trata-se de uma lesão crônica, decorrente de traumas repetidos e não de um único evento. Pode acontecer de maneira aguda também com um trauma isolado.

É difícil fazer o diagnóstico nas radiografias simples, pois a condição é dinâmica. Um teste clínico extremamente útil envolve a aplicação de uma força no dorso da cabeça do metacarpo, causando subluxação da articulação CMC. Isso pode ser confirmado por ultrassom ou fluoroscopia. A tomografia computadorizada é útil para demonstrar subluxação sutil, bem como ossificação na base volar do metacarpo.

Nazarian e *cols.*, em 2013, descreveram uma série de 13 boxeadores de elite com instabilidade carpometacárpica, e defenderam a redução aberta e a fixação com fio de Kirschner para lesões agudas e artrodese das articulações carpometacarpianas se a instabilidade e a dor são de natureza crônica.

FRATURAS

As fraturas no boxe são frequentemente relacionadas com a técnica inadequada de golpe e são mais comuns de ocorrer durante a competição do que em *sparring* ou treinamento. O termo "*fratura do boxer*" (Fig. 65-2), é frequentemente usado para descrever aquelas fraturas do colo do quinto metacarpo e raramente é vista em competições no boxe de elite. Esta lesão é mais comumente resultado de um soco mal dado que muda o ponto de impacto para os dígitos ulnares (quarto e quinto metacarpos) ao invés do eixo fixo central da mão (segundo e terceiro raios). O exame radiográfico simples fornece o diagnóstico na grande maioria dos casos e o tratamento vai variar de acordo com o padrão da fratura e do grau

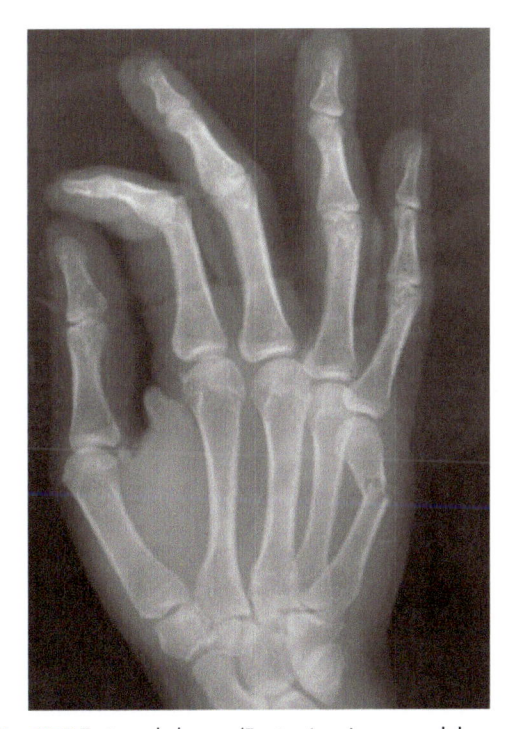

Fig. 65-2 Fratura do boxer. (Fonte: Arquivo pessoal dos autores.)

de instabilidade da mesma podendo ser conservador ou mesmo cirúrgico.

> O atendimento médico dentro e fora do ringue de boxe requer um profundo conhecimento das regras do esporte e familiaridade com as lesões mais comuns. Apesar da evolução e de medidas para proteção aos atletas, o boxe moderno ainda permanece como um esporte que provoca bastante discussões. A prevenção continua sendo a forma mais eficiente de evitar ou mesmo minimizar os danos. Os profissionais que trabalham diretamente na assistência destes atletas, sabem o quanto é importante manter o acompanhamento deles antes e depois da competição, incluindo o exame pré-combate, assistência no ringue e uma criteriosa avaliação após a luta para o adequado tratamento das lesões.

MUAY THAI – "UMA ARTE QUE VEM DA GUERRA"

O muay thai, também conhecido como *thai boxing* em alguns países como Estados Unidos e Inglaterra, é muito conhecido no Brasil como boxe tailandês, e é uma arte marcial tailandesa com mais de 2.000 anos de existência. De forma bem simplista, é a associação do boxe com a possibilidade de chutes, joelhadas e cotoveladas. A origem do *muay thai* confunde-se com a origem do povo tailandês. Existem várias versões sobre a origem do muay thai. Na linha do tempo, tem início no século XIII, com o surgimento do Reino de Sião, onde nasceu o esporte e Gengis Khan, o primeiro nome na cronologia. O ano de 1913 é um grande marco histórico, pois o termo muay thai foi citado pela primeira vez para diferenciar o boxe ocidental (chamado *Muay Prakorn*), que também havia sido incluído no rol nas artes marciais ensinadas. São estes os estilos preservados:

- *Muay korat*: advém da região Leste e a ênfase está nos punhos (*kard chuek* completo).
- *Muay chaiya*: oriundo da região Sul, a ênfase aqui é na defesa e a postura, com cotovelos altos (*kard chuek* mãos e punhos).
- *Muay thasao*: da região Norte, o foco é em velocidade, principalmente dos chutes (*kard chuek* mãos e parte dos punhos).
- *Muay lopburi:* a região Central enfatiza combinação e movimentos rápidos (*kard chuek* mãos e parte dos punhos).

As Lesões

Todas as citadas no boxe e também descritas no karatê, se encaixam perfeitamente no *muay thai*, mas iremos citar as que estão relacionadas com o incremento dos chutes e cotoveladas desse esporte.

No *muay thai*, especificamente, os estudos mostram que os membros inferiores são os mais afetados, seguidos por cabeça, face, pescoço e tronco. Das lesões da face, são mais comuns as fraturas nasais; cortes advindos dos golpes proferidos por cotovelos, que podem ser extensos ou não. Lutadores de *kickboxing*, por falta do hábito do bloqueio de golpes como chutes, tendem a ser mais propícios em fraturar os membros superiores.

Biomecânica e Mecanismo de Trauma nas Fraturas da Face

Para um trauma ser capaz de fraturar um osso, a energia cinética produzida e dissipada entre os tecidos moles da face e a estrutura óssea deve ser maior que a energia de deformação nos pontos de aplicação. A extensão e a velocidade do agente influenciam no tipo da deformidade. Por definição, o impacto é um fenômeno que acontece em curta duração, por volta de 15 milissegundos. Portanto, objetiva-se cada vez mais, com o estudo da biomecânica do impacto, o aprimoramento de mecanismos que possam minimizar os efeitos do trauma, como criação de órteses de proteção e até mesmo mudanças de regras em alguns esportes.

Os ossos nasais são relativamente espessos em seu terço superior e mais finos em sua parte inferior, onde são frequentemente sujeitos a traumas e fraturas (Fig. 65-3).

Os choques frontais na região do nariz podem lesionar gravemente os ossos nasais, variando desde uma fratura isolada até o achatamento do esqueleto nasal. Mas, devido a elasticidade da cartilagem septal e da presença do pilar medial septal, esses tipos de fratura são difíceis de ocorrer. Em caso de choque lateral, a absorção do impacto é bem menor, podendo levar mais facilmente a fraturas. São comuns as ocorrências de obstrução das vias aéreas, de hemorragia, lesões intracranianas, da coluna cervical e do neuroeixo. Por ordem de critérios no atendimento ao trauma, segundo o manual do Prehospital Life Suport (PHTLS), deve-se observar inicialmente as vias aéreas e, se necessário, tentar interromper o sangramento ou quaisquer outras barreiras que possam impedir a respiração.

As primeiras 3 horas após a ocorrência da lesão são muito importantes para a prevenção de maiores danos, principalmente em regiões menos resistentes.

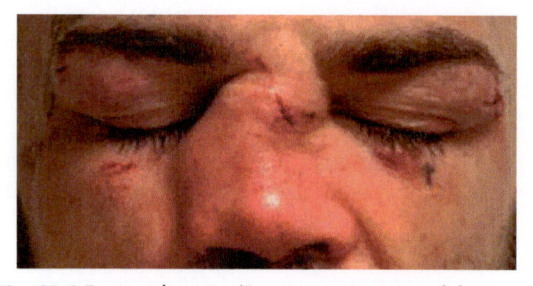

Fig. 65-3 Fratura de nariz. (Fonte: Arquivo pessoal dos autores, com permissão.)

A respiração adequada deve ser restabelecida o quanto antes. A reparação da fratura dá-se em três estágios: fase inflamatória, fase reparativa e fase de remodelação.

O osso nasal consolida em, aproximadamente, 6 a 10 semanas. A redução da fratura deve ser avaliada por um especialista, e quando optada pela fixação interna rígida, o atleta deve fazer uso de órtese de proteção por 15 a 25 dias, de maneira intermitente, e deve aguardar a liberação médica para desmamar o uso gradativamente, fazendo uso durante os treinos de prática esportiva.

Em um estudo realizado avaliando 503 fraturas nasais, a maioria (93%) foi tratada com redução fechada. A redução aberta foi realizada em apenas 4% e o tratamento conservador em 3%. A redução óssea fechada via narinas também é defendida e o tamponamento intranasal por 4 a 5 dias é utilizado para manter a redução, com curativo externamente.

Radiografia e tomografia computadorizada são os exames de escolha, e fundamentais para a conduta e tratamento dessas lesões.

Lesões dos Membros Inferiores

1. *Hematomas musculares*: coleção hemática por contusões e podem estar localizadas intra ou intermuscular. Ultrassonografia e ressonância magnética são métodos efetivos no diagnóstico. O tratamento é conservador, com crioterapia, anti-inflamatórios e em alguns casos punção do hematoma.
2. *Entorses*: ocorre estiramento ou ruptura de ligamentos de uma articulação como consequência de um movimento brusco. Radiografia é útil para exclusão de fraturas e, a ultrassonografia e ressonância magnética podem fornecer informações sobre a injúria de partes moles. O tratamento tem como objetivo, a redução da dor e do edema local, para isso orienta-se repouso, crioterapia, elevação do membro afetado e imobilização quando necessário. O uso de anti-inflamatórios e prática de fisioterapia precoce auxiliam no tratamento.
3. *Tendinite*: é a inflamação ou lesão do tendão. Ultrassonografia e ressonância magnética geralmente são os métodos recomendados para identificação e confirmação e o tratamento visa a redução da dor local. Para isso, orientam-se imobilizadores, crioterapia, anti-inflamatórios e fisioterapia.
4. *Fraturas*: são classificadas em abertas ou fechadas de acordo a injúria causada a pele. A grande maioria é visível aos raios X e, nos casos com forte suspeição, a ressonância magnética pode detectar fraturas "ocultas". A tomografia computadorizada é útil para planejamento operatório, especialmente nas que apresentam componentes intra-articulares. Diante de um caso suspeito, procede-se a imobilização da articulação, anti-inflamatórios e analgésicos.

KARATÊ

Significa "mão vazia". O karatê é uma arte marcial japonesa que surgiu na ilha de Okinawa. A história do karatê começa, quando o monge indiano Bodhidarma caminha da Índia para China, querendo fundar um mosteiro budista. Além dos conceitos de contemplação do budismo, Bodhidarma levou uma técnica de luta sem armas, com o objetivo de manutenção da saúde e autodefesa, dando início às artes marciais. Okinawa pertencia à China durante a dinastia Ming e o intercâmbio cultural foi inevitável. Após o final da dinastia Ming, Okinawa passou a ser dominada pelo Japão. Querendo evitar uma rebelião, os japoneses proibiram o uso de armas de fogo em Okinawa. A população começou a utilizar pés e mãos como forma de defesa, os mestres selecionavam os alunos e seus treinos eram secretos. O principal responsável por popularizar o karatê fora de Okinawa foi o mestre Gichin Funakoshi. Em 1916, fez a primeira demonstração pública, na cidade de Kyoto. Em 1921 fez uma apresentação para Hiroshita, o futuro imperador do Japão. Em 1923, o mestre Funakoshi se mudou para Tóquio com o intuito de propagar o karatê no Japão, sempre buscando formar homens como cidadãos úteis à sociedade.

As Lesões
A Face

Lesão facial no karatê tem características diferentes do boxe e do *muay thai*, e ocorre basicamente em duas ocasiões:

1. *Choque com outro atleta*: a mais comum, cerca de 50% dos acometimentos, e pode acontecer acidentalmente, pelo choque de face com a cabeça ou outra parte rígida do corpo do adversário. Isso porque, nas diversas modalidade do karatê, esse choque não é o foco principal da ação dos punhos, sendo, em alguns casos, proibido. Podem ainda acontecer de forma intencional, pelo choque resultante de um golpe preciso com a mão fechada, desferido por um lutador, ou o chute de um atleta, que é o mais comum.
2. *Contra o solo*: em casos de quedas acidentais, após falhas no equilíbrio ou quedas sofridas oriundas de golpes precisos.

Em praticantes de artes marciais, as fraturas do osso nasal correspondem a 40% das fraturas da face e as da mandíbula, por 33%. As fraturas maxilofaciais são mais prevalentes no gênero masculino. Um estudo na Coreia, com análise de 236 atletas que sofreram diversos tipos de fraturas faciais, mostrou uma proporção de 13 homens lesionados para cada mulher.

Lesões Oculares

A Federação Internacional de Medicina do Esporte (FIMS) vem estudando e alertando para o fato das lesões oculares durante a prática esportiva, especialmente os esportes de combate, como o boxe, o karatê e o *muay thai*, nos quais não há equipamentos eficazes para proteção disponíveis. O atleta de visão monocular deve ser fortemente desencorajado a participar destes esportes.

O aumento da habilidade esportiva é um fator inversamente proporcional ao acometimento de lesões no esporte. Acredita-se que o risco para lesões oculares possa também estar relacionado com o nível de habilidade, além do desenvolvimento físico e a algum déficit visual preexistente.

No Karatê, tanto nos atletas profissionais quanto nos atletas amadores, as lesões dos membros inferiores são semelhantes. Nos amadores, tanto o preparo físico inadequado quanto a falta de técnica correta favorecem ao desencadeamento das lesões. Já nos atletas profissionais as lesões normalmente estão relacionadas com as cargas intensas de treino levando a hipersolicitação da articulação, fadiga e lesões musculotendíneas.

Nos praticantes do karatê, o impacto femoroacetabular (IFA) tem destaque, apesar de pouco incidente, mas com consequências graves, e ocorre em decorrência dos movimentos de rotação do quadril, com desgaste do labrum e da cartilagem do quadril, acelerando a evolução da osteoartrite. O diagnóstico normalmente é confirmado por incidências radiográficas específicas e pela ressonância magnética. Os pacientes refratários ao tratamento conservador, geralmente necessitam de procedimento cirúrgico artroscópico.

Os hematomas na coxa e na perna, ocasionados por trauma direto dos chutes, são frequentes nesta modalidade, assim como as entorses do joelho e do tornozelo. Com caráter crônico, e relacionado com a sobrecarga e saltos curtos de repetição, ocorrem as tendinopatias, especialmente envolvendo as articulações do joelho e do tornozelo. As fraturas mais prevalentes estão localizadas nos ossos da perna (tíbia e fíbula) e nas falanges do pé, relacionadas com os traumas diretos e torcionais dos membros inferiores.

BIBLIOGRAFIA

Arai K, Toh S, Nakahara K, Nishikawa S, Harata S. Treatment of soft tissue injuries to the dorsum of the metacarpophalangeal joint (boxer's knuckle). J Hand Surg [Br] 2002, 27:90-95.

Bianco M, Pannozzo A, Fabbricatore C, et al. Medicalsurvey of female boxing in Italy in 2002-2003. Br J Sports Med 2005, 39:532-536.

Bledsoe GH, Li G, Levy F: Injury risk in professional boxing. South Med J 2005, 98:994-998.

Boxe/wikipedia/https://pt.wikipedia.org/wiki/Boxe. Consultado em 08 de novembro de 2020.

boxing|History, Rules, & Notable Fighters. Encyclopedia Britannica (em inglês). Consultado em 01 de novembro de 2020.

Chris Baker, Pasuk Phongpaichit A History of Thailand 1st ed.

Clause H, McCrory P, Anderson V. The risk of chronic brain injury in professional boxing: change in exposure variables over the past century. Br J Sports Med 2005, 39:661-664.

Drury BT, Lehman TP, Rayan G. Hand and Wrist Injuries in Boxing and the Martial Arts. Hand Clin. 2017 Feb;33(1):97-106.

Eiff MP, et al. Fracture Managemant for Primary Care, 2nd Ed Philadelphia: Saunders 1998.

Gambrell R. (2007). Boxing: Medical care in and out of the ring. Current sports medicine reports. 6. 317-21.

Guterman A, Smith RW. Neurological sequelae of boxing. Sports Med 1987, 4:194-210.

Jako P. Safety measures in amateur boxing. Br J Sports Med 2002, 36:394-395.

Kordi R, WallaceWA. Blood borne infections in sport: risksof transmission, methods of prevention, and recommendations for hepatitis B vaccination. Br J Sports Med 2004,38:678-684.

Loosemore M, Lightfoot J, Gatt I, et al. Hand and Wrist Injuries in Elite Boxing: A Longitudinal Prospective Study (2005-2012) of the Great Britain Olympic Boxing Squad. Hand (N Y). 2017 Mar;12(2):181-187.

Marco De Cesaris, Muay Boran Philosophy and fighting Volume 1 & 2nd ed.

Michael Kelly, Fight Medicine Diagnosis and Treatment of combat Sports Injuries for Boxing, Wrestling and MMA, 2008.

Miele VJ, Bailes JE, Cantu RC, Rabb CH. Subdural hematomas in boxing: the spectrum of consequences. Neurosurg Focus 2006, 21:E10.

Nazarian, Navid & Page, Richard & Hoy, Gregory & Hayton, Mike & Loosemore, Mike. (2013). Combined joint fusion for index and middle carpometacarpal instability in elite boxers. The Journal of hand surgery, European volume. 39.

Noble C. Hand injuries in boxing. Am J Sports Med1987;15(4):342-6.

Porter MD. A 9-year controlled prospective neuropsychologicalassessment of amateur boxing. Clin J Sport Med 2003, 13:339-352.

Potimu K. History of Muaythai, General e Diretor do Departamento de Educação Física da Tailândia – 2017.

Ruerngsa Y, Khun Kao Charuad, Cartmell J. The Art Of Fighting – 2005.

Stewart WF, Gordon B, Selnes O, et al. Prospective study of central nervous system function in amateur boxers in the United States. Am J Epidemiol 1994, 139:573-588.

Toth C, McNeil S, Feasby T. Central nervous system injuriesin sport and recreation: a systematic review. Sports Med 2005, 35:685-715.

Unterharnshiedt F, Unterharnshiedt JT Boxing: Medial Aspects San Diego Academic Press, 2003.

Vail P, Muaythai national symbol, 2007.

Zazryn T, Cameron P, McCrory P. A prospective co-hort study of injury in amateur and professional boxing. Br J Sports Med 2006, 40:670-674.

Zazryn TR, Finch CF, McCrory P. A 16 year study of injuries to professional boxers in the state of Victoria, Australia. Br J Sports Med 2003, 37:321-324.

LUTAS 4: *WRESTLING*

José Alfredo Cavalcante Padilha

HISTÓRIA

Os primeiros vestígios datam de 5.000 anos atrás com regras semelhantes às do *wrestling* atual. Em 1896, o barão Pierre de Coubertin inaugurou os jogos olímpicos da era moderna com a presença da luta olímpica. Em 1904, a luta livre foi introduzida pela primeira vez durante os Jogos de Saint Louis e só era disputada por lutadores americanos. A partir de 1912, a luta livre se desenvolveu em todos os países e 100 anos após a introdução da luta livre no programa olímpico, esta modalidade entrou em uma nova era com o reconhecimento da luta livre feminina como uma disciplina olímpica por ocasião dos Jogos de Atenas em 2004.[1]

REGRAS ATUAIS

O esporte obedece às regras específicas que definem a sua prática. O objetivo é dominar o oponente ou somar mais pontos.

Os dois estilos existentes, o **greco-romano** e o **estilo livre**, diferem entre si nos seguintes aspectos: no greco-romano é proibido atacar o oponente abaixo da linha da cintura, fazê-lo tropeçar ou usar as pernas para realizar qualquer ação no adversário; no estilo livre, onde as regras são comuns tanto para o masculino quanto para o feminino (único estilo praticado entre as mulheres), essas ações são permitidas.

Existem pontuações por quedas e por retirada do oponente do círculo de luta. O objetivo principal para finalização do combate é imobilizar o oponente com as duas escápulas encostadas no tapete. Neste caso o combate é encerrado.

O esporte é praticado em um tapete (Fig. 66-1), que deve ser limpo antes de cada sessão de combate para evitar contaminação.[2]

MODIFICAÇÕES RECENTES

Desde os Jogos Olímpicos de 2016, é destinado para cada lutador um tempo total de lesão de 4 minutos ao longo de toda a duração da luta para, se necessário, um médico realizar um curativo visando a

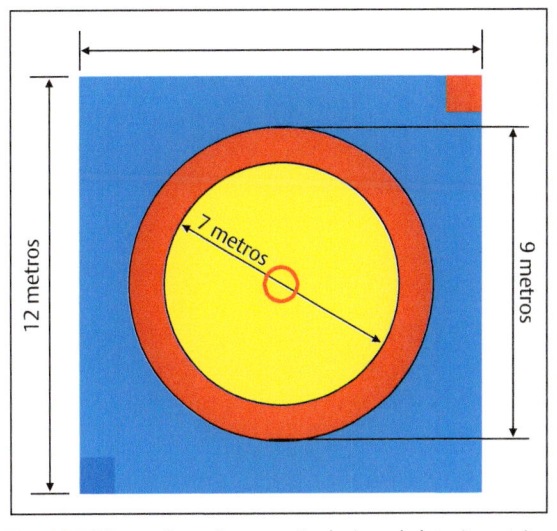

Fig. 66-1 Dimensões e formatação da área de luta (tapete). (Fonte: Arquivo pessoal do autor.)

hemostasia em caso de lesões com sangramento. Este tempo é chamado de *bleeding time*.

Desde 2018, a pesagem de cada categoria ocorre no mesmo dia da competição, e é precedida por um exame médico chamado *skin check*.

REGULAMENTO MÉDICO INTERNACIONAL
Critérios de Inelegibilidade para Participação em Competição

O *wrestling* tem uma peculiaridade, que é o exame médico que visa checar as lesões cutâneas e fâneros, conhecido como *skin check*. Neste momento, também é observado, documentado e autorizado o uso de *tapes* e bandagens. Essa checagem ocorre no dia da luta e pode desclassificar o atleta para a pesagem que é realizada após a liberação médica (Fig. 66-2).

Importante frisar que a introdução da pesagem no dia da luta reduziu os riscos inerentes à perda de peso por desidratação, o que já foi causa de fatalidade no passado.[3]

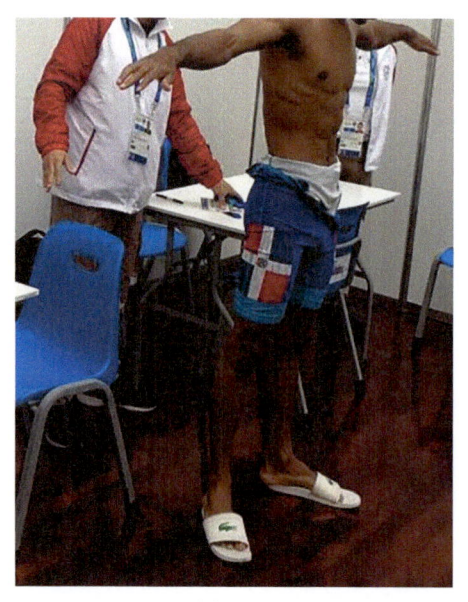

Fig. 66-2 Exame cutâneo (*Skin check*). (Fonte: Arquivo pessoal do autor).

Regulamento Médico – United World Wrestling (UWW) – Título III – Art. 9

A participação na competição não é autorizada se, na opinião do médico da UWW:

A) O competidor tem feridas abertas ou infectadas.
B) O competidor tem uma condição que, através do contato físico, pode evoluir para feridas abertas.
C) O competidor está sofrendo de uma condição ou doença que, como resultado do esforço exercido durante a competição, pode afetar adversamente sua saúde ou a saúde de seu oponente.
D) Por motivo de saúde, confirmado pelo médico da UWW, o competidor não está em condições de participar da competição.
E) O competidor é portador de uma doença infecciosa.

No caso do afastamento do atleta, será gerada uma informação na documentação que integra o exame médico e a pesagem. O chefe de equipe do mesmo será comunicado. A orientação é o princípio de preservação da saúde dos atletas envolvidos no esporte.

Bleeding Time

Em caso de sangramento de um dos lutadores, o árbitro deve interromper a luta para ação médica. A partir da entrada do médico no tapete, um cronômetro inicia a marcação do tempo de atendimento. Caso o tempo acumulado de interrupções para a estabilização do sangramento exceda a 4 minutos, ao longo de toda a duração do combate, o presidente do tapete deverá comunicar o seu encerramento. Nesse caso em questão, o lutador perde a luta por decisão médica. Em sendo a luta disputada até o final, o cronômetro será zerado para a próxima rodada.[4]

DAS LESÕES

A partir de uma correlação entre incidência e gravidade, apresentaremos as lesões específicas do esporte, descrevendo lesões impeditivas de participação da competição, e lesões segundo as suas prevalências e prognósticos. Trata-se de uma interface dinâmica, pois os *wrestlers* levam para o dia do combate lesões crônicas que tendem a se agudizar no momento da luta.[5]

Sob ponto de vista das consequências levam-se em consideração dois aspectos: o impacto clínico (morbidade e mortalidade) e o afastamento da luta/impedimento do atleta de participar da competição. Vale frisar que, às vezes, uma lesão de baixa gravidade clínica pode ter um impacto catastrófico para o atleta podendo significar a interrupção da luta e/ou o impedimento de participação.

A graduação de gravidade usada aqui é baseada na ficha médica de atendimento (*Injury Report Form*) em campeonatos oficiais da UWW.

- Leve (tratada no tapete).
- Moderada (tratada no tapete com acompanhamento ambulatorial).
- Grave (luta interrompida e transferência ao hospital).
- Crítico (condição de ameaça à vida ou órgão).

Na literatura, a gravidade das lesões é comumente descrita com base em seis critérios: (i) natureza da lesão esportiva; (ii) duração e natureza do tratamento; (iii) tempo de treinamento perdido; (iv) tempo de trabalho perdido; (v) dano permanente; e (vi) custo monetário.[6]

A incidência é uma aproximação do compilado de dados da literatura.

Lesões Cutâneas Infecciosas

Existem lesões causadas por bactérias (estafilococos), fungos (*tinea gladiatorum*) e vírus (herpes e lesões verrucosas), que devem ser analisadas no *skin check* no dia da competição.[7,8] Essas, podem representar o impedimento do atleta. Para que o atleta portador de lesão infecciosa durante a fase do treinamento, possa participar da competição, ele deverá tratá-la para que esteja curada no momento do exame médico. O tratamento deve obedecer ao fator etiológico.

Lesões com Sangramento Ativo (Escoriações e Lesões Cortocontusas)

Essas lesões deverão ser tratadas visando limpeza e hemostasia. Este tópico nos remete ao *bleeding time*, lembrando que a ação médica objetiva e eficaz determinará a permanência do *wrestler* na competição.

Por se tratar de um tipo de lesão comum em combate, o médico deverá estar equipado com *tape*, gaze, soro fisiológico, antissépticos, bandagem e até mesmo cola humana para pronto uso. A sutura definitiva quando necessária deverá ser realizada após o término do combate e fora do tapete.

A epistaxe (sangramento nasal) é um evento comum,[9] devendo ser abordado com medidas de tamponamento nasal.

Hematomas de Orelha

A deformidade do pavilhão auricular ("orelha em couve-flor") é um padrão muito comum entre os lutadores masculinos, ocorrendo em menor incidência no universo feminino.[10] Representa na maioria das vezes uma lesão crônica sem grande impacto no momento da luta.

No entanto, o que nos interessa para a "beira do tapete" são os hematomas auriculares agudos, que apesar de serem comumente vistos como complicações de um trauma auricular direto, não geram grande impacto na interrupção do combate, por se tratarem de sangramentos compartimentais. O tratamento será efetuado após o término do combate e fora do tapete através de punção com aspiração seguida de curativo compressivo. Em casos de maior complexidade poderá ser realizada drenagem aberta e uso de antibióticos. Destaca-se que a melhor ação é a preventiva, com uso de protetores auriculares durante o treinamento e a competição.

Lesões Musculoesqueléticas (Estiramentos e Distensões)

As lesões musculoesqueléticas são consequências de a luta olímpica ser um esporte de contato e também pela sua peculiaridade biomecânica, na qual o equilíbrio e a estabilidade são fatores a serem superados.

Dados de diferentes estudos observacionais, sugerem um problema significativo de lesão no esporte de combate, em geral, porque o objetivo principal dos praticantes é golpear e/ou projetar o oponente com força e velocidade máximas para vencer. Isso os expõe a riscos permanentes de lesões, que geralmente limitam os efeitos do treinamento, provocam condições de incapacidade com perda de competitividade e muitas vezes arruínam suas carreiras.[11]

A incidência de lesões musculoesqueléticas é mais alta entre atletas do gênero masculino,[12] e predominam nos membros inferiores.

Contusões

As contusões são consequência do trauma direto provocado pelo impacto do oponente ou pela projeção e queda. Apesar de serem muito comuns, as contusões não representam grande repercussão no afastamento do atleta.[13]

Entorses

As entorses resultam de um movimento articular em desacordo com o seu padrão de movimentação anatômica. O seu tratamento dependerá do grau de comprometimento das estruturas envolvidas no dano.

As entorses de tornozelo ocorrem quando há um estiramento e/ou ruptura dos ligamentos ao redor da articulação.

A queda ou a projeção do peso sobre o punho são fatores causadores de estiramento/ruptura dos ligamentos do mesmo.[13]

As lesões ligamentares do joelho são de ocorrência mais frequente na face interna (ligamento colateral medial) ou na face externa (ligamento colateral lateral), tendo como mecanismo o tracionamento da articulação medial ou lateralmente à linha média do corpo.[14] A depender do grau de gravidade, corresponderá a tratamento clínico ou cirúrgico. O joelho é o maior responsável pelos tratamentos cirúrgicos.[5]

Luxações

A maioria das luxações está correlacionada com o mecanismo de alavanca com torções. Os segmentos mais comumente afetados são ombro e dedos.[15]

Nas lesões do ombro, as estruturas mais afetadas são o manguito rotador e a articulação acromioclavicular. Muitas vezes a redução da luxação de ombro é realizada no próprio tapete, devendo ser estudada com propedêutica mais completa.[16]

Fraturas

As fraturas, principalmente as dos ossos longos e articulares, são eventos de grande repercussão clínica durante uma competição, sendo observados após o movimento de alavanca ser apoiado no segmento diafisário de um osso longo, após quedas com apoio do membro superior ou após movimentos que associam pressão e rotação do adversário (principalmente costelas e articulações de membros inferiores).

Nas fraturas de costela, o examinador deve levar em consideração o diagnóstico de pneumotórax ou mesmo órgãos intra-abdominais.

O profissional de saúde envolvido no atendimento deverá observar a biomecânica da ação. Ao examinar o paciente, ele deve considerar a queixa e a intensidade da dor. Caberá ao médico o reconhecimento da lesão, se há ou não exposição óssea, as alterações anatômicas do membro afetado (muitas vezes manifestadas pela deformidade do segmento afetado com a perda do seu alinhamento), perda de funcionalidade, edema, crepitação e pulso distal.

Caberá a ele também o alinhamento, a imobilização adequada e a nova checagem dos pulsos para garantir a perfusão distal do membro fraturado. Isso representa a interrupção do combate, com encaminhamento imediato do atleta a um hospital com serviço de imagem, clínica ortopédica e suporte cirúrgico se necessário.

Em alguns casos de fraturas de ossos da mão e dos pés, o diagnóstico pode ser efetivado somente após término do combate, cabendo os mesmos cuidados de encaminhamento hospitalar adequado.

As demais lesões musculoesqueléticas serão conduzidas com análise clínica da capacidade do atleta permanecer na atividade sem incorrer em risco de agravo à saúde.

> Experiência do autor: Sempre perguntar ao atleta se ele tem condições de continuar no combate, mas a decisão final é responsabilidade do médico.

O tratamento de contusões, entorses, lesões musculares, luxações, lesões meniscais, lesões ligamentares, fraturas e demais lesões musculoesqueléticas devem incluir uma efetiva avaliação com reconhecimento do tipo de lesão, intervenção (redução de uma luxação, alinhamento de uma fratura dentre outras), estabilização, preservação do membro afetado e transporte para uma unidade hospitalar com recursos apropriados, onde serão realizados exames complementares de imagem que definirão o tratamento definitivo específico à patologia apresentada.[17]

O tratamento definitivo se desdobrará entre clínico ou cirúrgico e é específico para cada lesão e o seu grau de complexidade.

É primordial a participação do fisioterapeuta e massoterapeuta nas competições e nos treinamentos de atletas de alto rendimento, pois é a equipe multidisciplinar que atuará na prevenção, no tratamento e na recuperação das condições ideais para o retorno do atleta à pratica da modalidade. O uso de órteses de ombro, cotovelo e joelho, que são opcionais, poderá diminuir o impacto das lesões articulares musculoesqueléticas. O uso obrigatório da bota é uma forma efetiva de prevenção de lesões de tornozelo no *wrestling*.

Trauma Cranioencefálico
Lesões Odontofaciais
Existe uma incidência de lesões odontofaciais que requerem manejo adequado desde a hemostasia até a recuperação do fragmento dentário avulsionado e tratamentos odontológicos mais específicos.

A prevenção das lesões odontológicas e orais pode ser obtida através do uso de protetor bucal.

Concussão
Concussão é uma injúria traumática do cérebro que afeta a sua função. Seus efeitos são normalmente temporários, mas podem incluir cefaleia, problemas de concentração, memória, equilíbrio e coordenação.[18]

Na maioria das vezes é causada por um trauma craniano em decorrência de queda, com trauma direto no tapete ou trauma craniano direto entre os adversários. A apresentação clínica se dá por uma perda transitória da consciência, sendo ideal que o atleta seja preservado devido às alterações consequentes que podem-se manifestar desde a concentração até a hiporreflexia e outros sintomas.

Este atleta deverá ser monitorado por semanas com testes cognitivos de memória, neurológicos e de mapeamento encefálico entre outros. Pequenos déficits de atenção e lapsos de memória podem acompanhá-lo por dias após o trauma.

A ferramenta usada na avaliação clínica do estadiamento da concussão é o *Sport Concussion Assessment Tool* (SCAT), que se encontra na 5ª edição, sendo atualizado periodicamente. A condução do trauma cranioencefálico dependerá da sua gravidade, de fatores que compreendem fratura e sangramentos extras ou intracranianos que podem determinar até mesmo o tratamento cirúrgico.

O atleta deverá ser encaminhado à unidade hospitalar dotado de serviços de imagem e neurocirurgia, que determinarão a sua melhor abordagem terapêutica. Existem estudos em andamento, analisando a eficácia do uso de capacete como medida protetiva.

> Opinião do autor: o capacete é um acessório que poderia proteger não só para o evento da concussão, mas também para traumas de face, couro cabeludo e orelha, observando que o seu uso não isenta os riscos.

Fica a recomendação para que o médico tenha suporte para atender desde as lesões de menor complexidade até as que necessitem de suporte avançado à vida, e que mantenha sempre uma cópia do SCAT5 (ou a versão mais atual) ao seu alcance.

Trauma Raquimedular
O trauma raquimedular, apesar de representar uma situação catastrófica no *wrestling* por significar um dano motor permanente ou mesmo a morte,[19] é de baixa incidência.[20]

As vértebras, principalmente as cervicais, são frequentemente forçadas a posições vulneráveis em decorrência de muitos movimentos da luta, o que pode resultar em tipos distintos de lesões.

As lesões com repercussão motora são geralmente acompanhadas por um trauma de grande energia, como fraturas ou luxações, e podem significar desde uma hérnia discal até uma ruptura parcial ou completa da medula, provocando paraplegia ou tetraplegia, dependendo do nível vertebral acometido.[21]

A estimativa é que ocorra na ordem de 1 por 100.000 participantes por ano. A maioria das lesões ocorre durante as competições. A grande causa de lesões são as quedas com seus respectivos movimentos de defesa (74%). Entre as lesões mais comuns estão fraturas cervicais, lesões do ligamento cervical, contusões da medula espinhal e herniações discais. Essas lesões podem resultar em tetraplegia, paraplegia, déficits neurológicos residuais e, em casos mais raros, a morte.[22]

O médico deve estar atento ao movimento e intervir no atleta o mais precocemente possível, utilizando-se de manobras e equipamentos para estabilização da coluna cervical e manutenção da via aérea. O atleta deverá ser encaminhado em ambulância avançada com médico, alocado em prancha rígida com colar cervical, *head block* e via aérea permeável até uma unidade hospitalar, onde possa realizar exames complementares de imagem, com uma equipe especializada em coluna que definirá seu tratamento definitivo.

Comprometimento Cardíaco e Risco de Morte Súbita

É de senso comum que todas as modalidades realizem avaliação pré-participação (APP), que variam de acordo com os protocolos de cada confederação e do comitê olímpico nacional. A APP é solicitada, acompanhada e realizada por um médico, de preferência do exercício e do esporte, ligado à modalidade de atuação do atleta, que também deverá avaliar outros aspectos de relevância clínica.[1]

Durante o período em que foi elaborado este capítulo, surgiram diversos estudos clínicos a respeito da doença relativa à infecção pelo Covid-19. Entre outras lesões, as do miocárdio, especialmente a miocardite, são de grande impacto prognóstico. Alterações eletro e ecocardiográficas, níveis de troponina detectáveis e achados atípicos na ressonância magnética cardíaca têm sido observados. Essas alterações, podem representar um aumento no risco de morte súbita entre os atletas. Uma investigação mais aprofundada deverá ser conduzida por um cardiologista.[23]

A morte súbita é um evento raro no esporte, mas com impacto catastrófico.[24] O médico responsável para a área de luta deve estar equipado e preparado para um quadro de arritmia e/ou parada cardiorrespiratória (PCR) em um evento de luta olímpica.

ATENDIMENTO MÉDICO À BEIRA DO CAMPO

Resumo das Lesões mais Comuns[25]

Lesões e Doenças de Pele

- Lacerações na área facial.
- Lesões cutâneas não traumáticas.
  - *Tipo*: infecções fúngicas (*tinea corporis*, conhecida como "micose") ou virais (*herpes simplex*, conhecido como *herpes gladiatorum*). Possibilidade de infecções bacterianas.
  - *Área*: cabeça, rosto, pescoço e braços.
  - *Incidência*: 21% em lutadores universitários.

Lesões de Cabeça e Coluna

- Concussões: 1-8 % de todas as lesões de luta.
- Hematomas auriculares, resultando em "orelhas de couve-flor".
- As lesões de coluna mais comuns são compressões.
- Neuropraxia da coluna cervical é relativamente rara.
- Lesões catastróficas (forças rotacionais ou axiais severas na coluna cervical e na cabeça, resultando em fraturas, luxações ou traumatismo craniano contuso): relativamente raro, com uma taxa de 1 para cada 100.000 participantes.

Lesões de Membro Superior

- *Ombro/cotovelo*: mais comumente lesionados, com as lesões no ombro compreendendo até um quarto de todas as lesões relatadas.
- *Lesões menores, como distensões e contusões do manguito rotador*: comuns, mas autolimitadas.
- *Obs.*: luxações/subluxações do ombro e fraturas do cotovelo estão entre as lesões que mais comumente exigem cirurgia.

Lesões de Membro Inferior

- Entorses de ligamento colateral, rupturas de menisco e bursite pré-patelar.
- Obs.: bursite pré-patelar: relativamente única na luta livre, constituindo até 21% das lesões no joelho na luta, e recorrente em até 50% dos casos.
- Tornozelo: o segundo local mais comum para lesões nos membros inferiores, responsável por 3,2% a 9,7 % de todas as lesões na luta.
- Entorse do complexo do ligamento lateral: lesão de tornozelo mais comum.

Mala Médica e Área Médica

A mala médica (Fig. 66-3) deve conter material para contenção de sangramento como gaze, antissépticos, *tapes*, bandagens, tamponamento nasal e cola humana para atendimento imediato. (Obs.: a sutura,

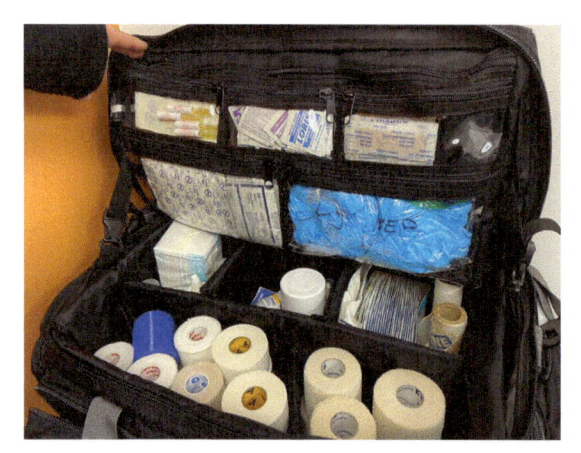

Fig. 66-3 Exemplo de mala médica. (Fonte: Arquivo pessoal do autor).

se necessária, é feita posteriormente na sala médica e material de sutura deve fazer parte do equipamento básico.)

Além disso, deve conter colar cervical, material de estabilização de coluna, se possível um desfibrilador externo automático (DEA) (Fig. 66-4), material de acesso à via aérea, ambu, máscara laríngea, talas para imobilização de fraturas, luva de procedimento e luva estéril, anestésico (p. ex.: xilocaína 2% sem vasoconstritor), *spray* anti-inflamatório (tipo diclofenaco *spray*), seringa e agulha de diversos calibres. Medicamentos como anti-inflamatórios, analgésicos e para o trato digestivo, devem estar todos, nas apresentações oral e injetável, dentro do padrão seguindo a regulamentação de antidopping da WADA.

Uma cópia do SCAT5 (ou a versão mais recente) para orientação na concussão e equipamentos macro, como um desfibrilador maior, monitor, material de intubação, tubo de 6½, 7, 7½, 8, 8½ e laringoscópio com lâminas reta e curva.

A complementação do equipamento de suporte avançado à vida deve fazer parte do material presente na ambulância avançada tipo D, incluindo equipe médica, monitorização e respirador de transporte, ambu, máscara laríngea etc.

O equipamento disponível à equipe médica (Figs. 66-5 e 66-6), inclui, desde material para tratamento de lesões superficiais, área adequada de tratamento, suporte avançado de preservação à vida, assim como todos os equipamentos necessários para acesso à via aérea e manutenção da ventilação, estabilização da coluna cervical, suporte de volume circulatório (acesso venoso e soluções salinas), equipamentos de avaliação de oximetria e pressão arterial, cronograma de análise de concus-

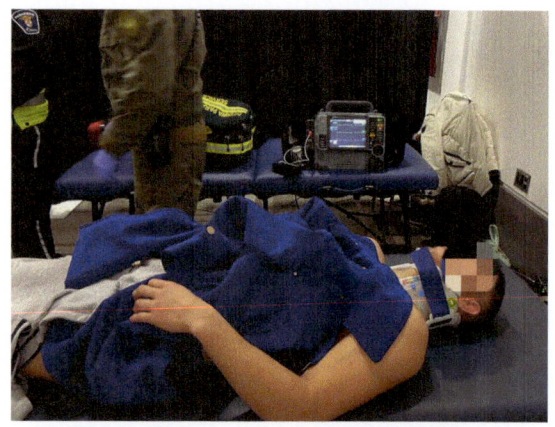

Fig. 66-5 Sala médica reservada fora da área de luta para procedimentos, observação e preparo para transporte hospitalar. (Fonte: Arquivo pessoal do autor).

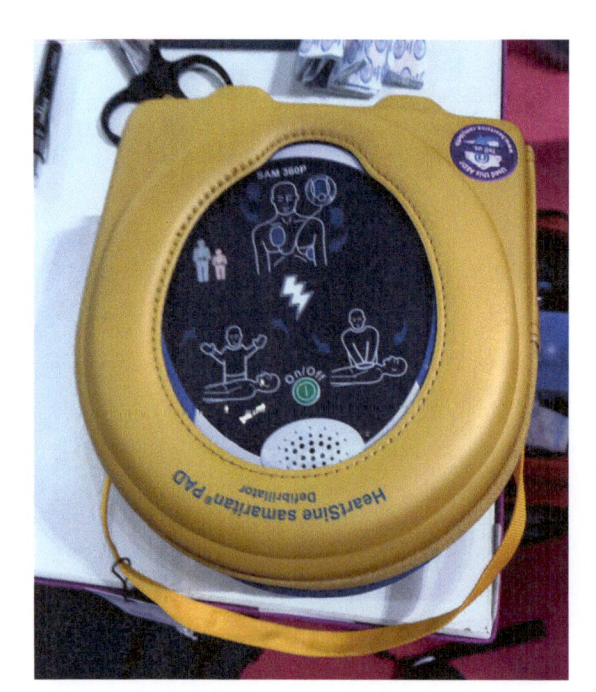

Fig. 66-4 Desfibrilador externo automático (DEA). (Fonte: Arquivo pessoal do autor).

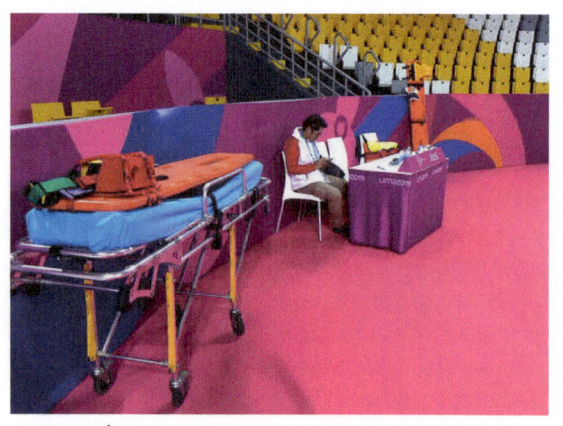

Fig. 66-6 Área médica à beira do tapete (FOP – *Field of Play*). (Fonte: Arquivo pessoal do autor).

são (SCAT5), DEA, localização da maca, posicionamento da ambulância (pré-hospitalar móvel – PHM) e/ou sistema de comunicação para chamada de serviço de urgência e emergência, e equipamentos para lesões específicas (olhos, dentes, nariz).

CONCLUSÃO

Na modalidade *wrestling*, podem-se encontrar lesões de baixa morbidade e mortalidade até lesões que implicam em risco iminente de morte.

Na minha experiência, as lesões de menor repercussão clínica são as de maior incidência, como as cortocontusas e as musculoesqueléticas leves. No entanto já presenciei lesões graves de coluna, membros, traumatismos cranioencefálicos entre outras, o que está de acordo com a literatura estudada.

Devemos levar em consideração, na montagem da área médica, cuidados com a preparação do equipamento, a seleção de profissionais de saúde qualificados no atendimento ao trauma e às emergências, o posicionamento das ambulâncias, uma rede hospitalar de suporte adequado e um sistema eficiente de comunicação entre a área de competição e o destino final do atleta lesionado.

O médico-chefe precisa estar atento aos tapetes, para pronto atendimento, e este deve estar familiarizado com as lesões e regras do *wrestling,* pois é o responsável pela tomada de decisão e a desclassificação do atleta. Todo este preparo deve anteceder o início da competição.

Como observamos, as lesões podem representar toda a gama de complexidade médica, devendo o médico e sua equipe de saúde estar preparados adequadamente para qualquer situação.

REFERÊNCIAS BIBLIOGRÁFICAS

1. United World Wrestling – UWW https://unitedworldwrestling.org/organisation/history-wrestling-uww.
2. Confederação Brasileira de Wrestling – CBW http://cbw.org.br.
3. Oppliger, et al. Effects of rapid weight loss in combat athletes. Rev. Bras. Ciênc. Esporte. 2006; vol.35 no.1 Porto Alegre Jan./Mar.
4. Tradução de Regras internacionais de Wrestling – Março de 2020 – Artigo 27 - Interrompendo a luta.
5. Barroso BG, Silva JMA, Garcia AC, et al. Lesões musculoesqueléticas em atletas de luta olímpica. Acta Ortop Bras. [online]. 2011;19(2):98-101. Disponível em URL: http://www.scielo.br/aob.
6. Mechelen W. The Severity of Sports Injuries. Sports Med. Sep 1997; 24 (3): 176-180.
7. Kaynar, O. Infectious dermatological diseases findings of the wrestlers according to regions. Journal of Turgut Ozal Medical Center. 2017; 25(1), 65-69.
8. Kermani F, Moosazadeh M, Hosseini SA, et al. Tinea Gladiatorum and Dermatophyte Contamination Among Wrestlers and in Wrestling Halls: A Systematic Review and Meta-analysis. Curr Microbiol. 2019.
9. Kiningham R, Shadgan B. Wrestling. Springer Nature Switzerland AG. 2020. In: M. Khodaee, et al. (eds.), Sports-related Fractures, Dislocations and Trauma. 78-81.
10. Haik J, Givol O, Kornhaber R, et al. Cauliflower ear – a minimally invasive treatment method in a wrestling athlete: a case report. International Medical Case Reports Journal. 2018;11 5-7.
11. Hammami N, Hattabi S, Salhi A, et al. Perfil de lesões esportivas de combate: uma análise. Science & Sports. 2018; 33(2), 73-79.
12. Shadgan B, Feldman BJ, Jafari S. Wrestling Injuries During the 2008 Beijing Olympic Games. AJSM PreView, published on June 3, 2010.
13. Quinn E, Fogoros R. HEALTH AND SAFETY - Common Wrestling Aches, Pains and Injuries. Updated on April 28, 2020.
14. Nicholas SJ, Wyland DJ. www.STOPSportInjuries.org; Wrestling injuries; Copyright © 2010. American Orthopaedic Society for Sports Medicine.
15. Del Vecchio FB, Farias CB, de Leon RC, et al. Injuries in martial arts and combat sports: Prevalence, characteristics and mechanisms. Science & Sports. 2018; 33(3), 158-163.
16. Teixeira da Silva R. Lesões do membro superior no esporte, Rev Bras Ortop. 2010;45(2):122-31.
17. Kiningham R, Shadgan B. Wrestling. Springer Nature Switzerland. AG. 2020; In: M. Khodaee et al. (eds.), Sports-related Fractures, Dislocations and Trauma. 78-81.
18. Bergum R. The real impact of a concussion. Mayo Clinic Health System. Sept. 2017; https://www.mayoclinichealthsystem.org/hometown-health/speaking-of-health/the-real-impact-of-a-concussion.
19. Mechelen W. The Severity of Sports Injuries. Sports Med. Sep 1997; 24 (3): 176-180.
20. Meron A, McMullen C, Laker SR, Currie D, Comstock RD. Epidemiology of Cervical Spine Injuries in High School Athletes Over a Ten-Year Period. PM & R: Journal of Injury, Function & Rehabilitation. 2018; 10(4), 365-372.
21. Hope JMV, Sane JC, Diao S, Sy MH. Spinal Cord Injury Due to Cervical Disc Herniation without Bony Involvement Caused by Wrestling - A Case Report. J Orthop Case Rep. 2019; 9(1), 19-22.
22. Boden BP, Lin W, Young M, Mueller FO. Catastrophic Injuries in Wrestlers. The American Journal of Sports Medicine. 2002;30(6):791-795.
23. Colombo CSSS, Leitão MB, Avanza Jr. AC, et al. Posicionamento sobre Avaliação Pré-Participação Cardiológica após a Covid-19: Orientações Para Retorno À Prática De Exercícios Físicos E Esportes – 2020. Arq Bras Cardiol. 2020; [online].ahead print, PP.0-0. https://www.portal.cardiol.br/post/posicionamento-sobre-avaliacao-pre-participacao-cardiologica-apos-a-covid-19.
24. Maron BJ, Shirani J, Poliac LC, et al. Sudden death in young competitive athletes: Clinical, demographic, and pathological profiles. JAMA 276(3):199-204, 1996.
25. Golant A. Wrestling Injuries. Newsletter of the American Orthopaedic Society for Sports Medicine November/December 2014: 1-3.

MUSCULAÇÃO E HALTEROFILISMO

Victor Elias Titonelli ▪ Rodrigo Sattamini Pires e Albuquerque
José Leonardo Rocha de Faria ▪ Douglas Mello Pavão
Rodrigo Araujo Goes

CARACTERÍSTICAS GERAIS DAS PRINCIPAIS MODALIDADES

O *powerlifting* ou levantamento de peso básico é um esporte no qual três exercícios são executados: o supino, o agachamento e o levantamento terra (Fig. 67-1). Já no levantamento de peso olímpico (LPO) são realizados o "*snatch*" (arranco) e o "*clean and jerk*" (arremesso) no qual a barra é puxada do chão, colocada nos ombros e levantada acima da cabeça, terminando com braços e pernas esticados.[1,2] O folheto explicativo do ministério dos esportes orienta a correta realização desta modalidade esportiva (Fig. 67-2). O objetivo de ambos os esportes é levantar o peso máximo em uma repetição, em cada evento.[2]

A musculação é uma forma de exercício contrarresistência para o desenvolvimento dos músculos esqueléticos, além do auxílio na perda de gordura corporal. É uma atividade de duração instantânea e alta intensidade. Não se enquadra como uma modalidade esportiva específica, porém é a base e contribui na preparação de atletas em quase todas as modalidades esportivas.

RISCOS DE LESÃO

Se considerarmos lesão como um evento que cause uma interrupção no treinamento ou competições, a sua frequência é relativamente baixa nos esportes de levantamento de peso (1 a 4,4 lesões/1.000 horas de treinamento), porém, quando se considera lesão como um evento que provoca algum tipo de dor ou limitação, ela se torna comum (acima de 80%).[3] O risco de lesão depende de fatores como carga, volume de treinamento, tempo de recuperação e uso de esteroides anabolizantes. Outro fator de risco importante é o uso de cargas muito pesadas em posições articulares extremas.[2] De qualquer forma, as taxas estimadas de lesões nesses esportes são baixas em comparação com outros esportes.[4]

URGÊNCIAS E EMERGÊNCIAS

Os pacientes mais comumente atendidos nas emergências pela prática de levantamento de peso, são adultos jovens do sexo masculino.[5,6] As lesões musculoesqueléticas variam em lesões musculares, entorses, luxações e fraturas.[5] As principais patologias clínicas são: hemorragia subaracnoide, pneumotórax espontâneo, hérnias, infarto do miocárdio, acidente vascular cerebral e epistaxe.[7]

Um estudo avaliou 114 pacientes que vieram a óbito com causas relacionadas com essas práticas esportivas, incluindo uma atleta, por anóxia, após a barra cair sobre seu pescoço e outros dois homens que sofreram parada cardíaca durante a realização de exercícios.[5]

Os traumas decorrentes de queda de peso livre ou do equipamento sobre os atletas, ocorrem com uma incidência elevada. Gray *et al.*, 2015, encontraram uma incidência de 16,3% deste tipo de lesão nos pacientes avaliados, sendo a segunda maior causa de lesão.[8] Traumas como queda da barra de supino sobre o tórax, causando contusões ou fraturas dos arcos costais, porém, são raramente reportadas na literatura médica, e na sua maioria evoluem de forma satisfatória com o tratamento conservador, com repouso, gelo e anti-inflamatórios (AINEs).[9]

LOCALIZAÇÃO E PRINCIPAIS TIPOS DE LESÕES MUSCULOESQUELÉTICAS

As lesões miotendíneas são as mais comuns nesses esportes, especialmente em ombro e cotovelo, coluna lombar e joelhos.[2]

OMBRO E COTOVELO

A maioria das lesões em ombros e cotovelos estão relacionadas com o sobreuso,[10] principalmente as tendinopatias bicipital ou do manguito rotador (supraespinhal), bursite, lesões agudas como luxação glenoumeral ou umeroulnar, além das rupturas do peitoral maior e do bíceps, sendo que essas últimas duas estão relacionadas com o uso abusivo de

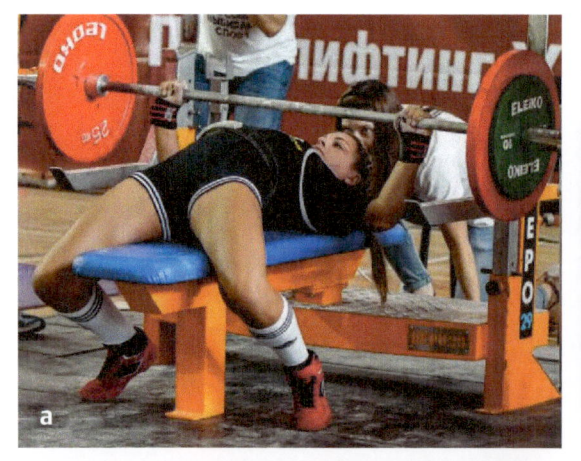

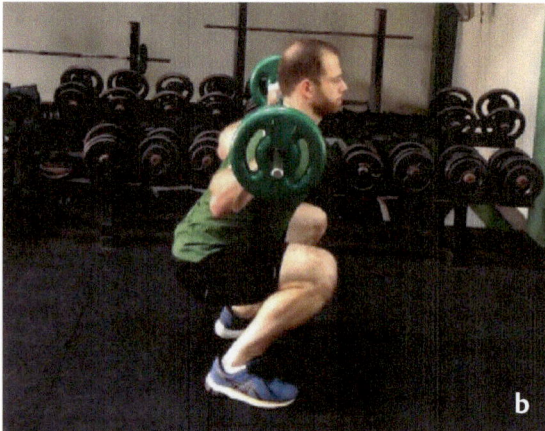

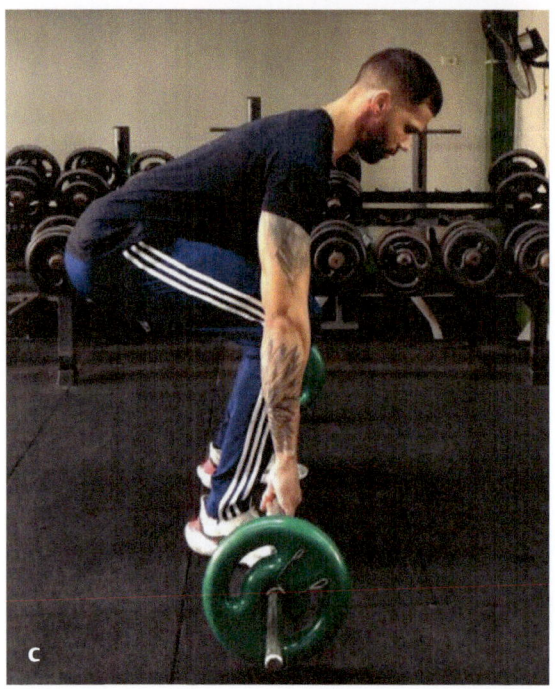

Fig. 67-1 Imagens demostrando os exercícios básicos do *powerlifting*. (**a**) Supino reto. (**b**) Agachamento. (**c**) Levantamento terra. (Fonte: (**a**) adaptado de https://breakingmuscle.com/amp/fitness/7-hot-tips-for-your-next-bench-press-competition. (**b** e **c**) Arquivo pessoal dos autores.)

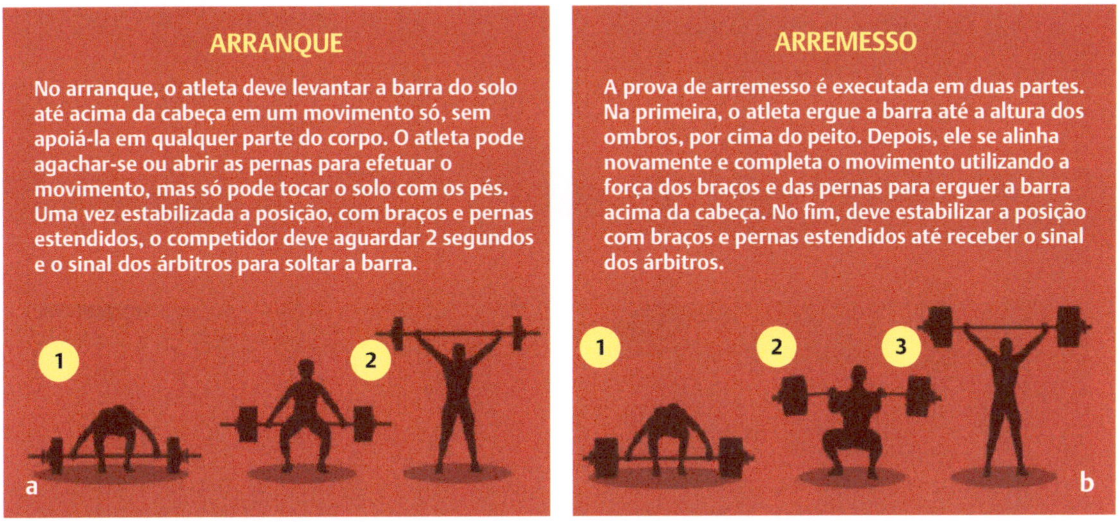

ARRANQUE

No arranque, o atleta deve levantar a barra do solo até acima da cabeça em um movimento só, sem apoiá-la em qualquer parte do corpo. O atleta pode agachar-se ou abrir as pernas para efetuar o movimento, mas só pode tocar o solo com os pés. Uma vez estabilizada a posição, com braços e pernas estendidos, o competidor deve aguardar 2 segundos e o sinal dos árbitros para soltar a barra.

ARREMESSO

A prova de arremesso é executada em duas partes. Na primeira, o atleta ergue a barra até a altura dos ombros, por cima do peito. Depois, ele se alinha novamente e completa o movimento utilizando a força dos braços e das pernas para erguer a barra acima da cabeça. No fim, deve estabilizar a posição com braços e pernas estendidos até receber o sinal dos árbitros.

Fig. 67-2 Imagens demonstrando os movimentos realizados no LPO. (**a**) Fase de arranque. (**b**) Fase de arremesso. (Fonte: Adaptado do folheto explicativo do ministério dos esportes - http://rededoesporte.gov.br/pt-br/megaeventos/olimpiadas/modalidades/levantamento-de-peso.)

anabolizantes.[11] A instabilidade glenoumeral pode ocorrer, apresentando clinicamente sinal de apreensão positivo, subluxação ou luxação glenoumeral.[12] Nos atletas com instabilidade glenoumeral, algumas modificações no treinamento de força podem ser estabelecidas utilizando o supino reto ao invés do inclinado, no qual o ombro em 90° de rotação lateral e abdução leva a maior estresse das porções média e inferior do ligamento glenoumeral. Deve-se ter atenção especial na retirada da barra do apoio e sua reposição no final do exercício, quando o ombro se posiciona ainda em maior rotação lateral e abdução, com maior risco de subluxação e luxação glenoumeral. Quando se utiliza o puxador, o atleta, sentado, deve puxar a barra sobre a cabeça, sendo a posição ideal de 30° de extensão do tronco com a puxada em direção ao peito e não para trás da cabeça com o tronco reto. Essa atitude diminui a sobrecarga no ligamento glenoumeral inferior e aumenta a atividade de adutores do ombro e estabilizadores da escápula, aumentando a estabilidade glenoumeral. O mesmo princípio deve ser utilizado para o exercício de desenvolvimento, levantando e descendo a barra à frente da cabeça (Fig. 67-3).[12]

Osteólise distal da clavícula ou "ombro do malhador" é um problema cada vez mais frequente, principalmente por carga excessiva de maneira repetitiva.[13] É mais comum nos homens. A queixa mais comum é a dor pontual à palpação da articulação acromioclavicular (Fig. 67-4a). Um teste do exame físico chamado de braço cruzado costuma ser positivo. A dor pode piorar durante a realização do supino, principalmente no inclinado. No exame radiográfico podem-se observar osteoporose, perda de osso subcondral e alterações císticas na região distal da clavícula (Fig. 67-4b), no exame de ressonância magnética (RM) podemos observar osteólise distal da clavícula (Fig. 67-4c).[13] O tratamento conservador consiste em analgésico, AINEs e fisioterapia. O tratamento cirúrgico está indicado no insucesso do tratamento conservador. A cirurgia consiste na ressecção do 1/3 distal/lateral da clavícula.[11]

A lesão do músculo peitoral maior também é comum, principalmente em homens.[14] O mecanismo de lesão indireto é o mais comum, com o ombro posicionado em extensão e rotação lateral, resistindo a forças diretas no sentido anteroposterior. Nesse exercício, o atleta, deitado, retira a barra de apoio a cerca de 90° de flexão e abdução de 90°, com os cotovelos em extensão. O atleta então inicia movimento de descida da barra sobre seu tórax com contração excêntrica dos músculos deltoide anterior, peitoral maior e tríceps braquial principalmente. Quando a barra se aproxima do tórax, o ombro já está em extensão, mantendo a abdução inicial e a rotação neutra, sendo essa a fase de maior incidência de lesão. No supino reto, as fibras inferiores são estiradas em contração excêntrica, nos últimos graus de extensão, predispondo à lesão.[12] O atleta pode apresentar dor, equimose, edema na região anterior do ombro e do tórax, apresentando no exame clínico uma retração do músculo peitoral maior (Fig. 67-5a). O atleta também apresenta limitação de adução e da rotação medial do membro superior acometido. A ultrassonografia (USG) ou a RM são os exames complementares mais utilizados (Fig. 67-5b).[14] As lesões completas nos atletas são tratadas de forma cirúrgica.[15]

A ruptura proximal do bíceps geralmente ocorre por mecanismo indireto, estando relacionado com uma contração brusca e excessiva. No quadro clínico observamos o sinal do Popeye (Fig. 67-6),

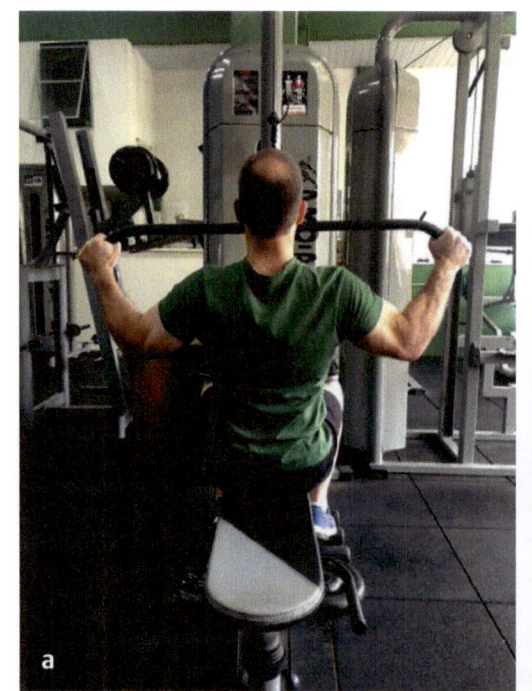

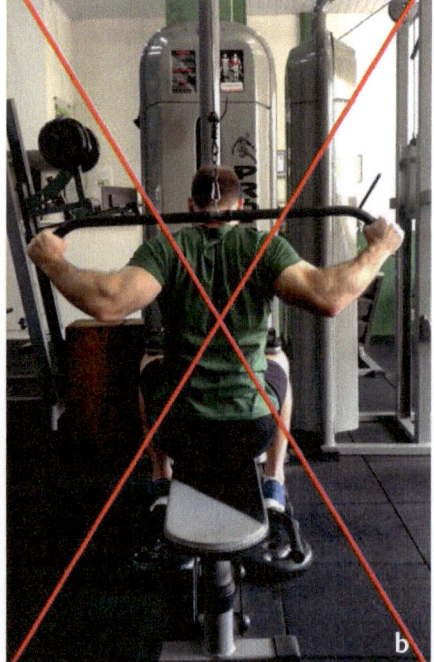

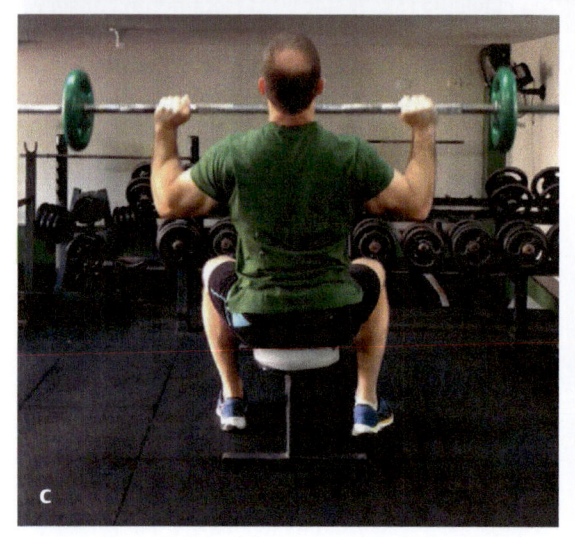

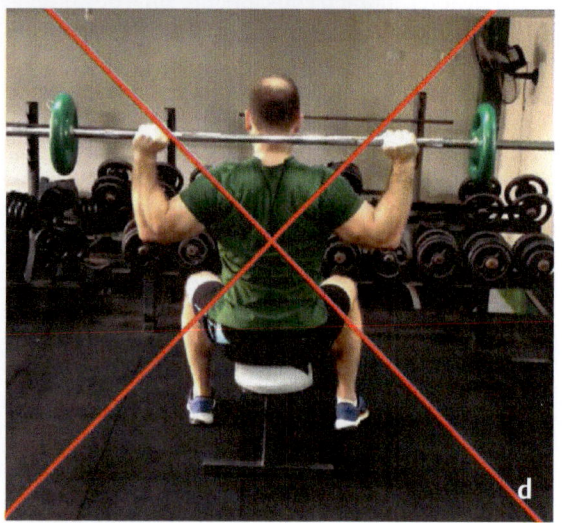

Fig. 67-3 Forma correta (**a**) e incorreta (**b**) de execução da puxada e forma correta (**c**) e incorreta (**d**) de execução do desenvolvimento. (Fonte: Arquivo pessoal dos autores.)

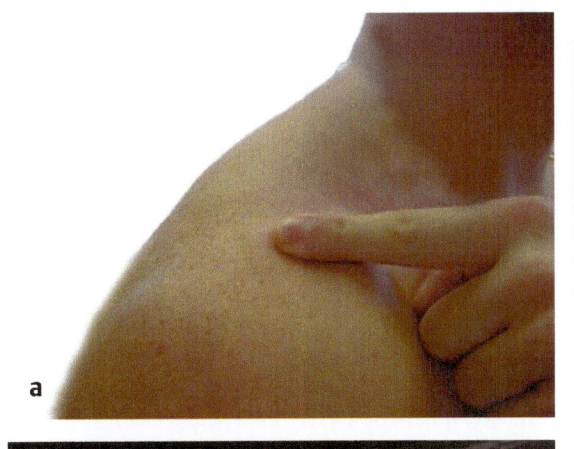

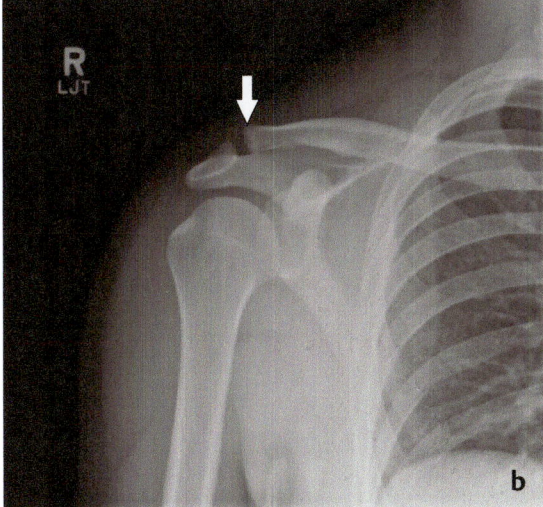

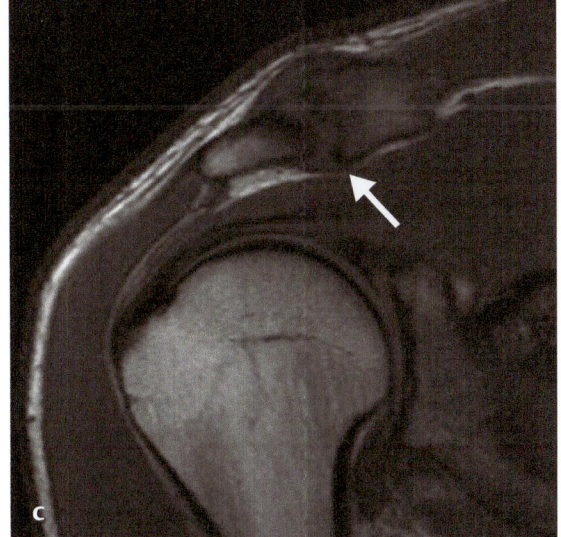

Fig. 67-4 (a) Exame clínico, demonstrando a localização da dor pontual na articulação acromioclavicular, sugerindo osteólise distal da clavícula; (b) Raios X do ombro demonstrando sinais de osteólise distal da clavícula (seta branca), com áreas de esclerose e cistos subcondral na região distal da clavícula; e (c) corte coronal de ressonância magnética, demonstrando lesões na articulação acromioclavicular (seta branca) sugerindo osteólise distal da clavícula. (Fonte: (a e c) Arquivo pessoal dos autores. (b) Adaptado de Hill S, Jaconelli T. Emerg Med J 2019;36:740. Accepted 7 August 2019 Published Online First 28 August 2019 Emerg Med J 2019;36:740. doi:10.1136/emermed-2019-208987.)

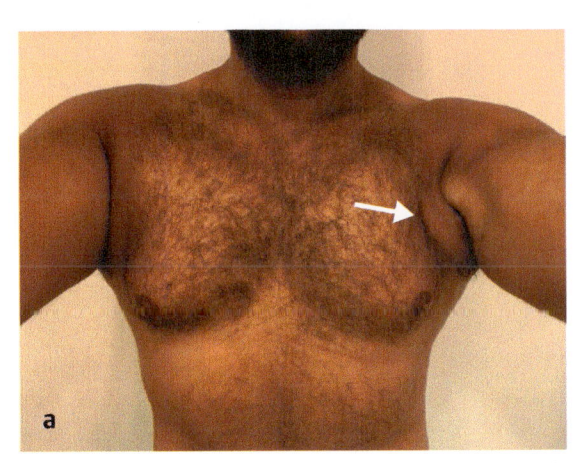

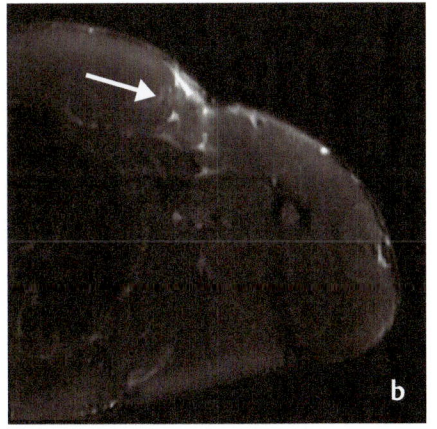

Fig. 67-5 (a) Exame físico de um atleta com ruptura do tendão peitoral maior à esquerda (seta branca); (b) corte axial de ressonância magnética demonstrando a lesão tendinosa (seta branca). (Fonte: Imagens cedidas pelo Dr Rickson Moraes.)

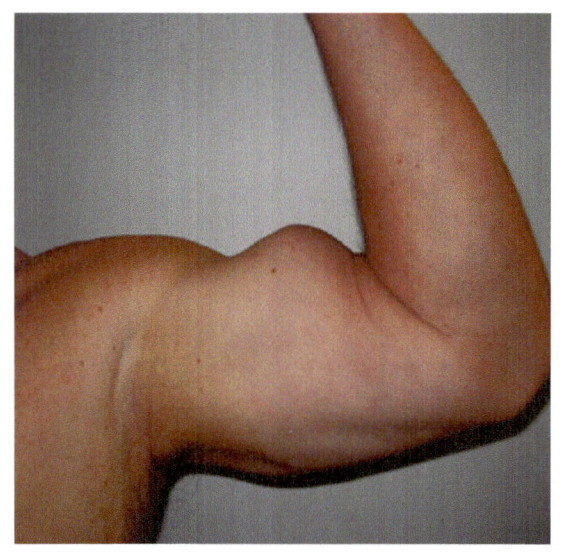

Fig. 67-6 Exame físico de um atleta, com diagnóstico de lesão do tendão do bíceps proximal e sinal do Popeye. (Fonte: Imagem cedida pelo Dr Márcio Schiefer.)

cêntrica com o cotovelo fletido a 90° e o antebraço em supinação.[16] No exame físico observa-se uma área com edema, equimose, dor á palpação local e defeito subcutâneo na região do cotovelo (Fig. 67-7a). O diagnóstico é clínico, porém, podemos solicitar USG ou RM para confirmação diagnóstica (Fig. 67-7b). Neste tipo de lesão, o tratamento cirúrgico com reinserção óssea do tendão está indicado (Fig. 67-7c).[17]

A lesão aguda do tendão do tríceps braquial é rara, sendo o mecanismo de trauma mais comum a contração excêntrica deste músculo em desaceleração a uma flexão abrupta do cotovelo. A ruptura decorre de uma desaceleração por contraforça durante uma extensão ativa. O quadro clínico é dor à palpação local, edema, equimose, deformidade local e perda da força de extensão do cotovelo.[16] O tratamento recomendado é o cirúrgico, com a reinserção transóssea do tendão.[18]

que se traduz por uma migração distal do tendão. Geralmente ocorre perda de força muscular para supinação e flexão do cotovelo.[16] O diagnóstico é clínico, porém, podem ser solicitadas a USG ou a RM.[17]

A ruptura do tendão do bíceps distal do braço é relativamente incomum, sendo o seu mecanismo de lesão mais comum, uma contração muscular ex-

As luxações agudas do cotovelo ocorrem na maioria das vezes na articulação umeroulnar e principalmente durante a fase de arremesso no LPO. Algumas fraturas podem estar associadas a esta luxação, tendo destaque a fratura da cabeça do rádio (Fig. 67-8), do epicôndilo medial, ou lateral, do úmero, e do processo coronoide da ulna.[19] Duas teorias são sugeridas para explicar o mecanismo de lesão nos casos de luxação do cotovelo. A teoria da hiperextensão sugere que a lesão ocorra após a aplicação de uma carga sobre a mão com o cotovelo estendido, fazendo com que o olécrano colida

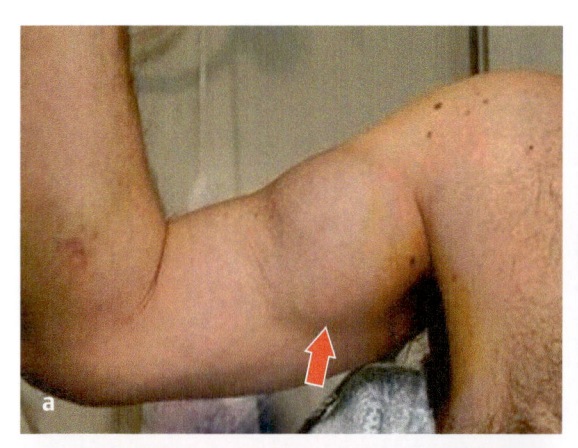

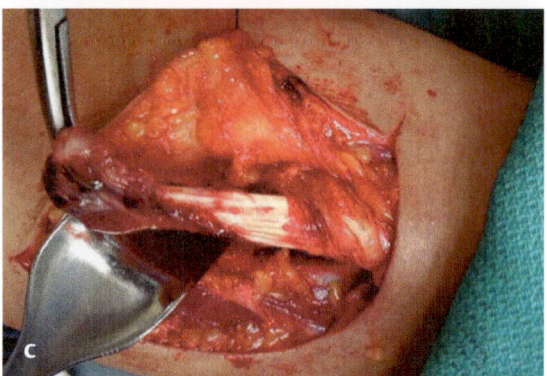

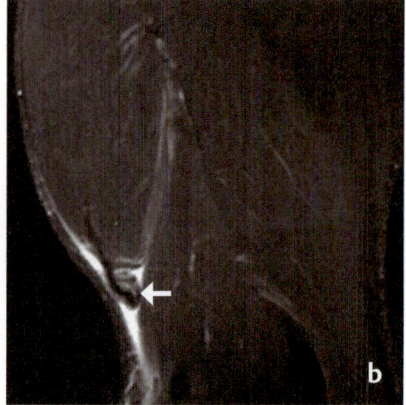

Fig. 67-7 (a) Exame físico demonstrando a retração proximal do bíceps distal (seta vermelha); (b) corte sagital de ressonância magnética demostrando a retração proximal do tendão na lesão do bíceps distal (seta branca); e (c) imagem intraoperatória da ruptura distal do bíceps braquial. (Fonte: (a) Acervo pessoal dos autores. (b e c) Adaptado de Witkowski J, Królikowska A, Czamara A, Reichert P. Retrospective Evaluation of Surgical Anatomical Repair of Distal Biceps Brachii Tendon Rupture Using Suture Anchor Fixation. Med Sci Monit. 2017 Oct 17;23:4961-4972.)

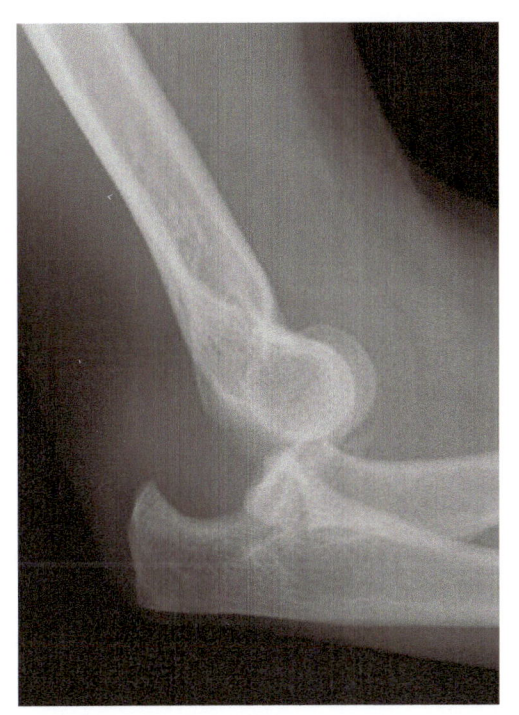

Fig. 67-8 Radiografia em perfil do cotovelo demonstrando fratura da cabeça do rádio associada a luxação posterior de cotovelo. (Fonte: Acervo pessoal dos autores.)

contra sua fossa, o que promove um mecanismo de alavanca da ulna e do rádio contra suas restrições capsulares. Concomitantemente, as forças em valgo podem levar à fratura da cabeça radial. Outra teoria seria que o deslocamento ocorre de modo que a carga seja direcionada para o antebraço com o cotovelo em uma posição fletida.[19] No exame clínico observamos um quadro álgico intenso, deformidade articular e limitação do arco de movimento. Além disso, é primordial a realização de um exame neurovascular minucioso, seguido de um Rx do cotovelo em AP e perfil (Fig. 67-9a).[19] O tratamento da luxação isolada do cotovelo é a redução incruenta e imobilização (Fig. 67-9b) por um curto período de tempo, seguido de mobilização ativa precoce para se evitar contratura em flexão, rigidez articular e limitação funcional.[19,20]

JOELHOS

Existe uma maior taxa de lesão nos joelhos dos halterofilistas (10-32%) em comparação com outros esportes de treinamento de peso (5-28%), que pode ser justificado pelas diferenças na maneira como o agachamento é realizado. No *powerlifting* é realizado agachamento em uma amplitude completa de movimento, onde os glúteos tocam a panturrilha, e a barra se posiciona mais baixa sobre o deltoide posterior. O agachamento de barra alta se posiciona sobre o deltoide posterior e o trapézio gerando um braço de alavanca de resistência maior no joelho e menor no quadril e na lombar, ocorrendo uma maior translação anterior dos joelhos em relação ao agachamento de barra baixa. Essas diferenças nos braços de alavanca, sugerem que o agachamento com barra alta pode exigir maior torque extensor do joelho e produzir maior força compressiva média na articulação patelofemoral do que o agachamento com barra baixa (Fig. 67-10).[2]

Na musculação, o distúrbio no joelho mais comum é a dor inespecífica e queixas patelofemorais.[4] Majewski *et al.*, (2006) analisaram a epidemiologia das lesões em joelhos, e o coeficiente de lesões em

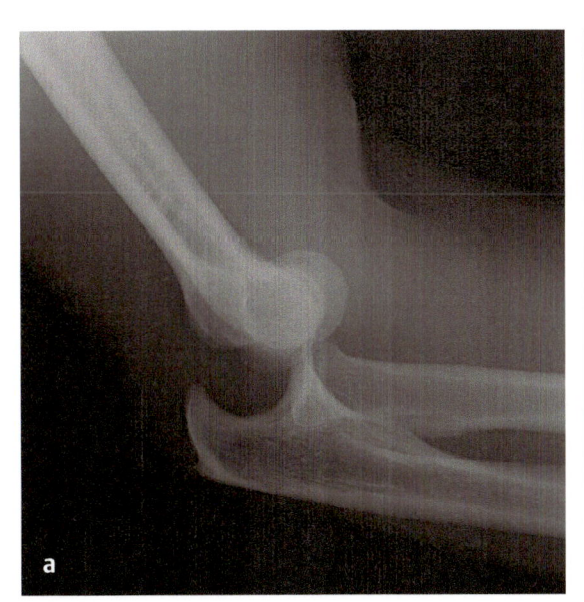

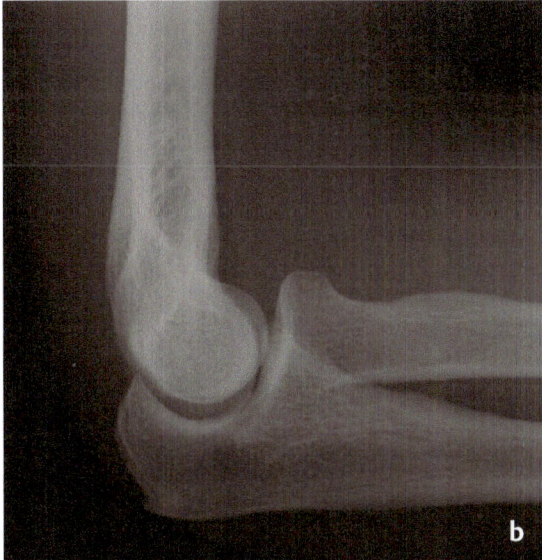

Fig. 67-9 (a) Radiografia em perfil do cotovelo demonstrando luxação posterior de cotovelo. (b) Radiografia em perfil do cotovelo após redução da luxação de cotovelo. (Fonte: Acervo pessoal dos autores.)

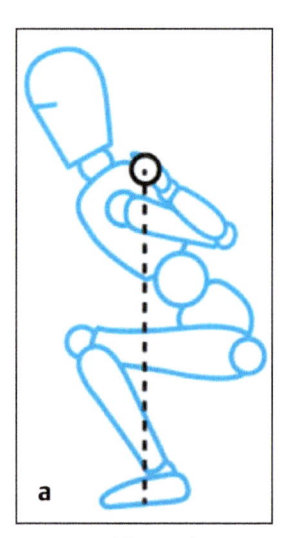

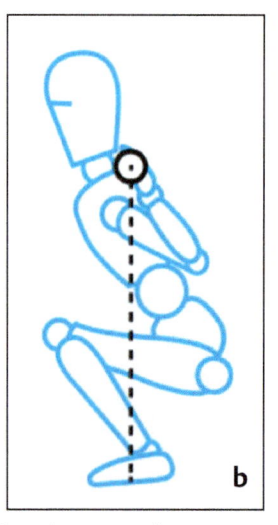

Fig. 67-10 (a) Desenho esquemático demonstrando o agachamento com barra baixa apoiada sobre o deltoide posterior que é a forma adotada no *powerlifting*. **(b)** Desenho esquemático demonstrando o agachamento com barra alta apoiada sobre o trapézio. (Fonte: Arquivo pessoal dos autores.)

relação ao número de praticantes dessa modalidade de treinamento foi de apenas 0,48%.[22] Também há relatos de compressão do nervo femoral, sendo proposta como causa, a tensão direta do nervo, relacionada com hipertrofia muscular.[1] Lesões mais graves podem estar relacionadas com o uso de anabolizantes, podendo chegar a uma taxa de uso de 30% a 38%.[23] Em 2018, Bengtsson *et al.*, revisaram a literatura em busca de lesões em levantadores de peso com foco especial em sua relação com o agachamento, e encontraram três casos de ruptura bilateral do quadríceps.[24] As rupturas do tendão patelar, comuns em pacientes com comorbidades como insuficiência renal crônica e doenças tratadas com corticoesteroides orais, também poderiam ser mais incidentes em levantadores de peso e praticantes de musculação, pela sobrecarga durante o agachamento.[25] Outro fator predisponente para a ruptura deste tendão, e que deve ser evitado, é o uso de infiltrações locais com corticoide para tratamento da dor. O estudo de Chen *et al.*, (2009) mostrou que os levantadores de peso com ruptura do tendão patelar haviam recebido infiltrações prévias em 100% dos casos.[26]

COLUNA LOMBOSSACRA

Cerca de 23% dos levantadores de peso experimentam dor na coluna lombossacra em alguma ocasião, sendo por vezes muito intensa. Alguns atletas têm a altura do disco intervertebral diminuída, principalmente os de categorias mais pesadas. As lesões mais comuns são estiramentos e distensões musculares e ligamentares, rupturas discais, espondilólise e espondilolistese.[27] A espondilólise e a espondilolistese estão presentes em 36% dos praticantes de levantamento de peso. Na população de não atletas, os percentuais não ultrapassam 15%.[28] Espondilólise é uma fratura da *pars* articular geralmente causada por microtraumas repetidos, chamados de fraturas por estresse, estando associadas a movimentos de hiperextensão (principalmente no levantamento terra) e carga axial. Os principais sintomas estão relacionados com dor lombar acentuada, durante ou após atividades físicas, geralmente sem irradiação para os membros inferiores. Para o diagnóstico podemos lançar mão do Rx, tomografia computadorizada e RM. A espondilolistese é um processo no qual ocorre um deslizamento de uma vértebra sobre a outra, após um processo de espondilólise não tratado corretamente e nos casos mais avançados podem gerar uma incapacidade importante no atleta, incluindo a necessidade de correção cirúrgica.[29]

PREVENÇÃO

Para prevenir os sintomas durante o treinamento, o atleta pode buscar pequenas modificações no aquecimento e na execução dos exercícios, como alterar o espaçamento das mãos, o tipo de empunhadura, o adequado posicionamento dos membros inferiores, o volume de treinamento e a intensidade. A fadiga é um importante fator predisponente a lesões e, portanto, os exercícios mais exigentes e desafiadores devem ser realizados preferencialmente no início das sessões. Também é recomendável substituir exercícios que causem algum tipo de dor, o que é mais fácil para os praticantes de musculação, do que para os levantadores de peso.[4]

Para evitar uma síndrome do impacto no ombro, algumas modificações na técnica podem ser necessárias. No supino, o espaço entre as mãos não deve ultrapassar 1,5 vez o comprimento do biacromial, a abdução deve ser inferior a 30° e a extensão menor que 15°, o que diminui a sobrecarga sobre a cabeça longa do bíceps e as forças compressivas na clavícula. A posição das mãos na barra também é importante. Quando se utiliza o antebraço mais em pronação, o músculo supraespinhal está abaixo do acrômio, aumentando a chance de lesão. Já com o antebraço mais supinado, o bíceps apresenta maior chance de lesão por estar abaixo do acrômio (Fig. 67-11).[12]

No agachamento, as forças de compressão e cisalhamento no joelho aumentam proporcionalmente à flexão do joelho, atingindo valores máximos próximos à flexão máxima. Este tipo de exercício, do tipo cadeia cinética fechada (CCF), produz significativamente menos deslocamento anterior quando comparado com o exercício de cadeia cinética aberta (CCA) de extensão de perna, reduzindo assim a tensão colocada no ligamento cruzado anterior e posterior. Portanto, o agachamento é um exercício de fortalecimento de membros inferiores mais seguro do que os exercícios de CCA.[30] Durante o agachamento, deve-se evitar o movimento ante-

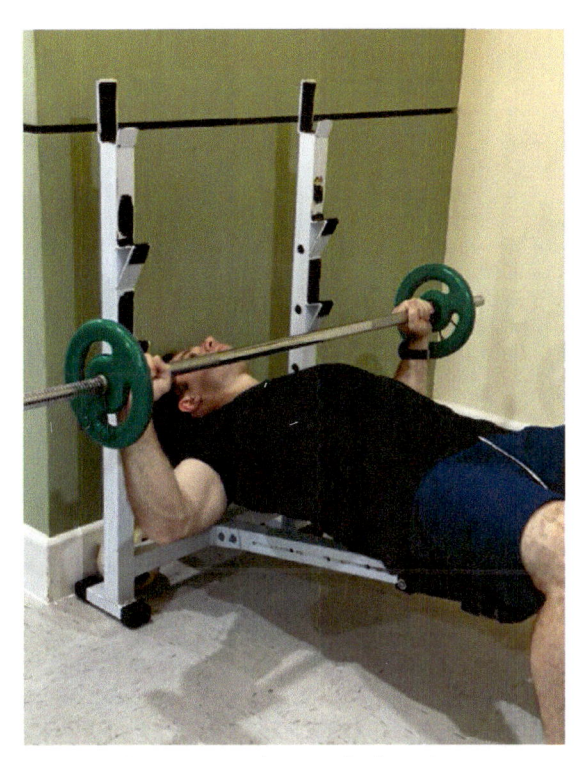

Fig. 67-11 Forma correta de execução do supino reto. (Fonte: Arquivo pessoal dos autores.)

rior dos joelhos, de modo que estes não ultrapassem os dedos dos pés, resultando em uma diminuição do torque sobre o joelho aumentando, entretanto, o torque no quadril e na coluna lombar.[30] As forças sobre as articulações patelofemoral e tibiofemoral aumentam conforme a flexão do joelho e, portanto, em indivíduos com dor nestas articulações, pode ser mais adequado limitar a amplitude de movimento a cerca de 50° de flexão, desde que o esporte não exija hiperflexão, como é o caso do *powerlifting*, no qual os atletas devem ser devidamente condicionados para agachar abaixo de 90°.[30] A posição dos pés (neutra, rotação interna ou externa), durante a execução do agachamento, independentemente da profundidade e da largura de apoio, não altera a ativação muscular nos membros inferiores.[30] Lorenzetti *et al.*, (2018) avaliaram como diferentes posicionamentos dos pés em relação à largura da base (estreita, no nível dos quadris ou larga) e rotação (neutra, 21° ou 42° de rotação externa) durante a execução do agachamento poderia afetar a biomecânica de joelhos, quadris e coluna lombar. Concluíram que a largura de apoio adequada e ângulos de posicionamento dos pés devem ser escolhidos de acordo com os momentos articulares desejados.[31] Para evitar lesões, cuidados especiais devem ser tomados em posições extremas (bases estreitas com rotação externa máxima e base larga com rotação neutra) onde grandes momentos de força da articulação do joelho e do quadril foram observados.[31] A técnica ideal de agachamento para minimizar o risco de lesões e garantir a ativação máxima dos músculos da perna deve ser uma postura de base ampla (maior ou igual à largura dos ombros) com um posicionamento natural do pé, com movimento irrestrito dos joelhos (calcanhares permanecem em contato com o chão, embora idealmente não deva ultrapassar a ponta dos pés) e profundidade total (115°-125°), desde que a curva lordótica seja mantida (Fig. 67-12).[30,31]

Dicas dos autores: sugerimos que, para a prática segura dos esportes de levantamento de peso, deve-se ter nas academias e ginásios, todos os dispositivos necessários para o primeiro atendimento do atleta que eventualmente possa sofrer algum trauma ou complicação clínica, tais como desfibrilador, macas, pranchas rígidas, imobilizadores articulares (joelho, tornozelo, cotovelo, punho, tipóia) e colar cervical, elevadores capazes de realizar o transporte de macas, rota de emergência bem definida e principalmente treinamento e atualização dos profissionais como paramédicos e com treinamento simulado periódico. Importante frisarmos que o uso de esteroides não deve ser uma prática estimulada, e que qualquer atividade seja sempre orientada pelo treinador/profissional de Educação Física.

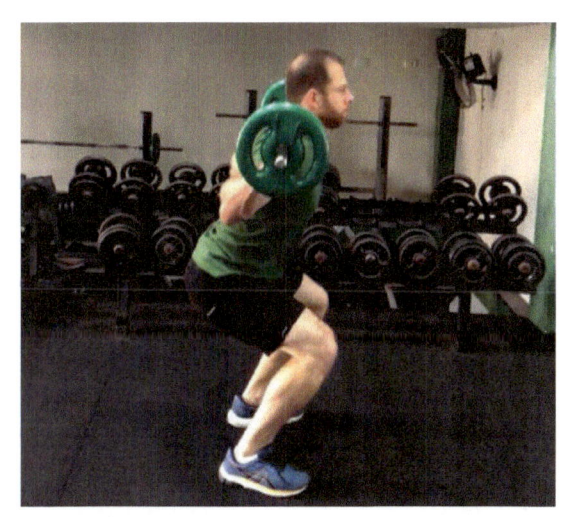

Fig. 67-12 Técnica ideal para realizar o agachamento, visando minimizar o risco de lesões e garantir a ativação máxima dos músculos envolvidos. (Fonte: Arquivo pessoal dos autores.)

REFERÊNCIAS BIBLIOGRÁFICAS

1. Busche K. Neurologic disorders associated with weight lifting and bodybuilding. Neurol Clin. 2008;26(1):309-xii.
2. Aasa U, Svartholm I, Andersson F, Berglund L. Injuries among weightlifters and powerlifters: a systematic review. British Journal of Sports Medicine. 2017; 51(4), 211-219.
3. Strömbäck E, Aasa U, Gilenstam K, Berglund L. Prevalence and Consequences of Injuries in Powerlifting: A Cross-sectional Study. Orthop J Sports Med. 2018;6(5):2325967118771016.
4. Siewe J, Marx G, Knöll P, et al. Injuries and overuse syndromes in competitive and elite bodybuilding. Int J Sports Med. 2014;35(11):943-948.
5. Kerr ZY, Collins CL, Comstock RD. Epidemiology of weight training related injuries presenting to United States emergency departments, 1990-2007. Am J Sports Med. 2010; 38: 765-771.
6. Chevan J. Demographic determinants of participation in strength training activities among U.S. adults. J Strength Cond Res. 2008; 22: 553-558.
7. Lavallee ME, Balam T. An overview of strength training injuries: acute and chronic. Curr Sports Med Rep. 2010;9(5):307-313.
8. Gray SE, Finch CF. The causes of injuries sustained at fitness facilities presenting to Victorian emergency departments – identifying the main culprits. Inj Epidemiol. 2015;2(1):6.
9. Sinha AK, Kaeding CC, Wadley GM. Upper extremity stress fractures in athletes: clinical features of 44 cases. Clin J Sport Med. 1999; 9(4):199-202.
10. Keogh J, Winwood P. The epidemiology of injuries across the weight training sports: a systematic review. Sports Med. 2017; 47:479-501.
11. Lépori LR. Atividades esportivas. Lesões mais frequentes. São Paulo. Soriak: 2008.
12. Caporrino FA, Garms E, de Castro Pochini A. Musculação. In: Cohen M, Abdalla RJ. Lesões nos Esportes. 2003; 742-768.
13. Shaffer BS. Painful conditions of the acromioclavicular joint. J Am Acad Orthop Surg. 1999; 7:176-188.
14. Haley CA, Zacchilli MA. Pectoralis major injuries: evaluation and treatment. Clin Sports Med. 2014;33(4):739-56.
15. Pochini AC, Andreoli CV, Belangero PS, et al. Clinical considerations for the surgical treatment of pectoralis major muscle ruptures based on 60 cases: a prospective study and literature. Am J Sports Med. 2014;42:95-102.
16. Thomas JR, Lawton JN. Biceps and Triceps Ruptures in Athletes. Hand Clin. 2017 Feb;33(1):35-46.
17. Zenteno-Chávez B, Arredondo-García H, Morales-Chaparro I. Biceps tendon rupture in athletes. Diagnosis and management modalities. Report of three cases. Acta Ortopédica Mexicana. 2012; 26.2: 116-120.
18. Mair SD, Isbell WM, Gill TJ, Shlegel TF, Hawkins RJ. Triceps tendon ruptures in professional football players. Am J Sports Med. 2004; 32:431-434.
19. Rezaie N, Gupta S, Service BC, Osbahr DC. Elbow Dislocation. Clin Sports Med. 2020;39(3):637-655.
20. Reckers LJ, Raymundo JL, Locks R. Elbow bilateral lateral dislocation. Acta Orthop Bras. 2006; 14:42-43.
21. Keogh JW, Winwood PW. The Epidemiology of Injuries Across the Weight-Training Sports. Sports Med. 2017;47(3):479-501.
22. Majewski M, Susanne H, Klaus S. Epidemiology of athletic knee injuries: A 10-year study. Knee. 2006;13(3):184-188.
23. Lewis A, Purushotham B, Power D. Bilateral Simultaneous Quadriceps Tendon Rupture in a Bodybuilder. Orthopedics. 2005; 28. 701-2.
24. Bengtsson V, Berglund L, Aasa U. Narrative review of injuries in powerlifting with special reference to their association to the squat, bench press and deadlift. BMJ Open Sport & Exercise Medicine. 2018; v. 4, n. 1.
25. Kanayama G, DeLuca J, Meehan WP, et al. Ruptured tendons in anabolic-androgenic steroid users: a cross-sectional co-hort study. Am J Sports Med. 2015; v. 43, n. 11, p. 2638-2644.
26. Chen SK, Lu CC, Chou PH, Guo LY, Wu WL. Patellar tendon ruptures in weight lifters after local steroid injections. Arch Orthop Trauma Surg. 2009 Mar;129(3):369-72.
27. Alexander MJ. Biomechanical aspects of lumbar spine injuries in athletes: a review. Can J Appl Sport Sci. 1985;10(1):1-20.
28. Becerro JFM, García JLG. Alterações clínicas e emergências no levantamento de peso. Rev Bras Med Esporte. 1999; v. 5, n. 5, p. 202-206.
29. Garet M, Reiman MP, Mathers J, Sylvain J. Nonoperative Treatment in Lumbar Spondylolysis and Spondylolisthesis: A Systematic Review. Sports Health: A Multidisciplinary Approach. 2013; 5(3):225-32.
30. Comfort P, Kasim P. Optimizing Squat Technique. Strength & Conditioning Journal. 2007; Volume 29, Number 6, pages 10-13.
31. Lorenzetti S, Ostermann M, Zeidler F, et al. How to squat? Effects of various stance widths, foot placement angles and level of experience on knee, hip and trunk motion and loading. BMC Sports Sci Med Rehabil. 2018;10:14.

REMO

Fábio Barreto Maia da Silva • Henrique Jorge Jatobá Barreto
Robson Luis Santos de Bem

INTRODUÇÃO

O remo refere-se, há milênios, como transporte. As competições existem há mais de 300 anos e parece que o início de tudo se deu com os ingleses, no rio Tâmisa, em Londres. No século XIV, as competições chegaram aos lagos americanos. No Brasil, há mais de 150 anos, o remo foi berço do esporte nacional, dando origem a diversos clubes.[1]

É uma das modalidades que mais exige fisicamente do ser humano. Requer força, resistência, capacidade aeróbica, coordenação motora e flexibilidade. Poucas modalidades olímpicas chegam a essa intensidade de esforço físico.[2]

Devido à necessidade de treinos intensos, rigorosos e com muitos movimentos repetitivos, o remo expõe seus praticantes a lesões,[3] que serão apresentadas neste capítulo.

EQUIPAMENTOS

O barco a remo pode ser de 1, 2, 4 ou 8 remadores e utilizar um remo (palamenta simples) ou dois remos (palamenta dupla). Existe uma fixação para os pés (finca-pé) e um assento deslizante. Os barcos de palamenta simples são (Fig. 68-1):[4]

- 2 com timoneiro (2+; não participa de Mundiais e Jogos Olímpicos).
- 2 sem timoneiro (2-).
- 4 sem timoneiro (4-).
- 4 com timoneiro (4+; não participa de Mundiais e Jogos Olímpicos).
- 8 com timoneiro (8+).

Os barcos de palamenta dupla são (Fig. 68-2):

- *Skiff* (1×)
- *Double skiff* (2×)
- *Four skiff* (4×)

A biomecânica e a cinesiologia diferem se o atleta utiliza um ou dois remos, principalmente pela rotação do corpo, para a esquerda (bombordo), ou direita (boreste). A remada é um processo contínuo, que necessita de uma interação de vários segmentos corporais. A técnica incorreta leva o atleta à predisposição de lesões, assim como à fadiga, o que pode alterar a biomecânica adequada do movimento. O remo envolve movimentos repetitivos contínuos, com sobrecarga em várias estruturas anatômicas, dependentes da fase da remada.[4]

TÉCNICA

A técnica da remada é dividida em quatro fases (Fig. 68-3a-d):

1. *Pegada*: é quando a pá entra na água. Os eretores espinhais estão relaxados para permitir a flexão do tronco pelo reto do abdome. O quadril é flexionado pela ação do iliopsoas e sartório e glúteos rodam o quadril lateralmente,

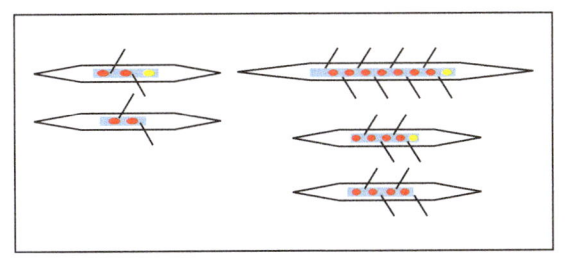

Fig. 68-1 Classificação dos barcos, primeira coluna de cima para baixo 2+ e 2-; segunda coluna 8+, 4+ e 4-.

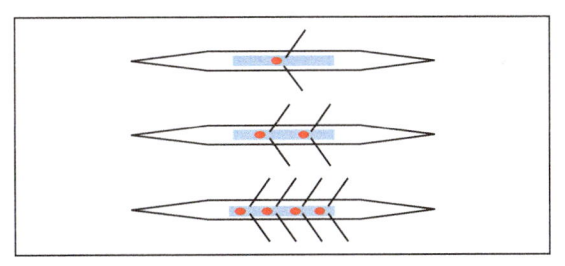

Fig. 68-2 Classificação dos barcos de cima para baixo 1×, 2× e 4×.

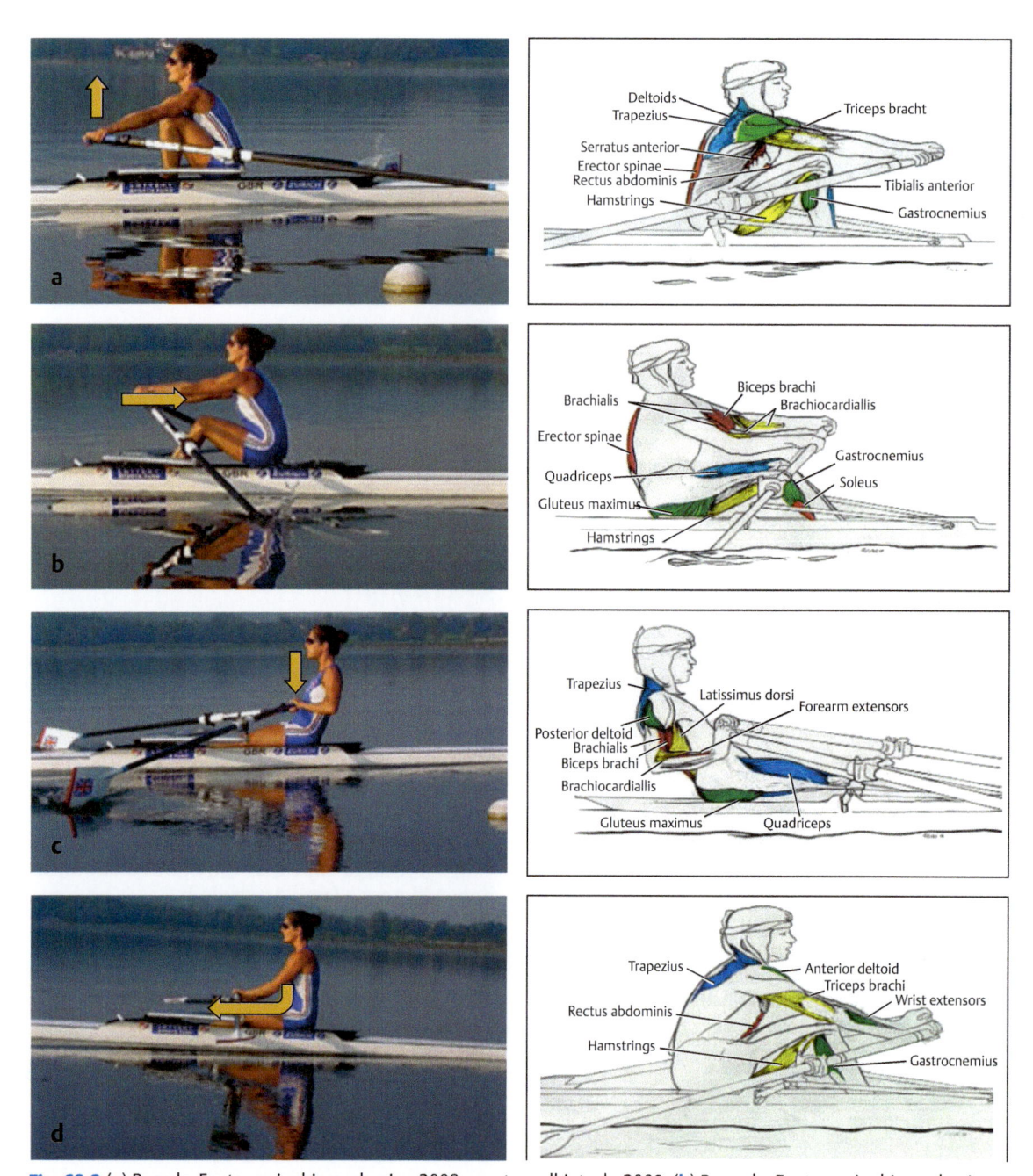

Fig. 68-3 (**a**) Pegada. Fonte rowingbiomechanics, 2008; sportsmedbiotech, 2009. (**b**) Remada. Fonte rowingbiomechanics, 2008; sportsmedbiotech, 2009. (**c**) Finalização. (Fonte rowingbiomechanics, 2008; sportsmedbiotech, 2009. (**d**) Recuperação. (Fonte rowingbiomechanics, 2008; sportsmedbiotech, 2009.)

permitindo um aumento em sua flexão. Os isquiotibiais e gastrocnêmios fazem a flexão dos joelhos, quadríceps alongados (monoarticulados) e o reto femoral (biarticulado) ajudam na flexão do quadril. Tornozelos em flexão dorsal, por conta do tibial anterior. Cotovelos estendidos pelo tríceps do braço, os flexores do punho rodam a pá do remo medialmente. Abdução do ombro pela ação da porção média do deltoide e do supraespinhal, com trapézio e serrátil anterior, rodando lateralmente a escápula. Um pequeno grau de flexão do ombro ocorre pelas fibras anteriores do deltoide, juntamente com o coracobraquial e porção curta do bíceps.

2. *Remada*: fase de maior potência, dividida em três etapas:

- Primeira com força máxima pelo quadríceps e extensão dos pés pelos gastrocnêmios e sóleo. Contração dos extensores do joelho, dos glúteos, dos isquiotibiais e dos eretores espinhais. Músculos do ombro são contraídos para estabilizar a articulação, e serrátil anterior e trapézio estabilizam a escápula.
- Segunda enfatiza a coluna, com joelhos completando a extensão, extensão do quadril pela ação dos glúteos e isquiotibiais, extensão da coluna pelo eretor espinhal, flexão do cotovelo pelo bíceps do braço e braquiorradial.
- Terceira, os joelhos, quadril, coluna e tornozelos estendidos. Os flexores dos cotovelos puxam o remo em direção ao tronco. O flexor e o extensor ulnar do carpo contraem-se para estabilizar e aduzir o punho. O pronador redondo auxilia o antebraço na pronação. O ombro é estendido, aduzido e rodado medialmente pelo latíssimo do dorso e do peitoral maior e protraído pela ação do peitoral menor. A porção posterior do deltoide e a cabeça longa do bíceps atuam na articulação do glenoumeral e a escápula é aduzida pelo trapézio e pelos romboides.

3. *Finalização*: pás fora da água. Quadril termina sua extensão, joelhos e tornozelos mantêm suas posições. Extensores da coluna continuam a sua contração. O ombro avança rodando medialmente pela ação do latíssimo do dorso. Os extensores do punho contraem-se para horizontalizar a pá, o tríceps do braço estende o cotovelo rapidamente para abaixar as mãos e retirar as pás da água.

4. *Recuperação*: punho em extensão com antebraços distanciados do corpo, pela ação do tríceps, completando a extensão do cotovelo. A adução do punho é cessada a fim de permitir que as mãos se movimentem em posição neutra para a posição de "pegada". O ombro é flexionado pela ação das porções anteriores do deltoide, coracobraquial e bíceps do braço. O reto do abdome flexiona o tronco, as mãos passam pelos joelhos com a flexão dorsal do tornozelo, flexão do joelho e do quadril, os punhos flexionados e as mãos rodam as pás verticalmente, iniciando todo o processo.

Além de toda a ação descrita acima, o treinamento físico também utiliza movimentos repetitivos, com levantamento de peso, corrida, bicicleta, remoergômetro e remo em tanques.

As lesões dos remadores possuem uma relação direta com a sobrecarga dos treinos, erro de volume de treino, técnicas alteradas ou mudança no tipo de barco.[3]

A maior parte das lesões de sobrecarga acomete os punhos, o tórax, os joelhos e a coluna lombar.

PRINCIPAIS SEGMENTOS CORPORAIS AFETADOS NOS REMADORES

Joelhos

O remo propicia carga extrema na articulação femoropatelar não só pelos treinos na água, como nos treinos físicos, que incluem fortalecimento de quadríceps.

Condropatia Patelar/Síndrome da Dor Femoropatelar

Dor anterior do joelho durante os treinos. Piora ao subir e descer escadas.

- *Mecanismo de lesão*: a lesão da cartilagem patelar é comum em atletas, especialmente mulheres.[5] É uma disfunção da articulação FP com inflamação, amolecimento, podendo evoluir para fissuras e posterior fragmentação na cartilagem. Pode ser por uma anatomia anômala entre a patela e a tróclea femoral ou desequilíbrio muscular, aumentando a pressão femoropatelar.[6,7] Também pode ser provocada por instabilidade, trauma direto, déficit de flexibilidade dos isquiotibiais e tensor da fáscia lata.
- *Frequência*: é uma das lesões mais frequentes no remador. A seleção brasileira de remo apresentou, em 2017, uma frequência de 16,6% (três atletas), de um total de 18 remadores.[8]
- *Testes diagnósticos*: teste de Clarke (compressão patelar), teste de Waldron, teste de Perkin.
- *Diagnósticos diferenciais*: Hoffite, tendinopatia patelar, prega sinovial patológica.

Conduta na beira do campo:

- *1º momento*: exame clínico, crioterapia, anti-inflamatórios.
- *2º momento*: reavaliação clínica, ressonância magnética (RNM), fisioterapia.

Atrito da Banda Iliotibial

Dor lateral do joelho, acima da interlinha articular, provocada por inflamação por causa da tensão exagerada da banda iliotibial, por aumento da pressão e/ou atrito com epicôndilo lateral do fêmur.

- *Mecanismo de lesão*: o valgo dinâmico aumenta o estresse na articulação com acréscimo da pressão do próprio trato sobre o epicôndilo lateral do fêmur no movimento de flexoextensão, variando a posição de posterolateral para anterolateral em relação ao epicôndilo. Os movimentos repetitivos potencializam este processo.
- *Testes diagnósticos*: teste de Ober, teste de Noble, teste de Thomas modificado.
- *Diagnóstico diferencial*: lesão no menisco lateral/lesão no ligamento colateral lateral.

Conduta na beira do campo:

- *1º momento*: exame clínico, crioterapia, anti-inflamatórios.
- *2º momento*: reavaliação clínica, avaliação biomecânica, ressonância magnética (RM), fisioterapia, correção biomecânica.

COLUNA LOMBAR

A coluna lombar tem função de equilíbrio durante a remada, transferindo a energia dos membros inferiores para o remo. A lombalgia é a segunda lesão mais frequente, por sobrecarga, no remador. Geralmente, surge na sequência da prática intensa do levantamento de pesos para melhora de desempenho dos músculos paravertebrais e abdominais, ou após períodos de treino excessivo, principalmente no remoergômetro. Fatores biomecânicos contribuem para a sobrecarga nesta região.

Lombalgia

Dor lombar, difusa, com rigidez local, limitação para flexão e inclinação lateral.

- *Mecanismo de lesão*: controle lombopélvico inadequado ou limitações na amplitude de movimento de quadril, joelho ou tornozelo, alterando o posicionamento do atleta e, consequentemente, a sobrecarga em áreas mais vulneráveis da região posterior da coluna. A carga de compressão de pico na região pode chegar a 6-7 vezes o peso corporal. Em barcos de palamenta simples, existe um estresse adicional às cargas existentes, pois a rotação/torção e flexão lateral da coluna predispõem a contraturas musculares lombares pela carga maior em um dos lados do tronco. A mudança de lado do atleta no meio da temporada, o aumento de volume de treinos no remoergômetro (acima de 30 minutos) e o levantamento de pesos, potencializam o risco de lesão.
- *Frequência*: 32% a 50% dos remadores.
- *Testes diagnósticos*: teste de Lasègue/teste de Milgram/teste de mobilidade de tronco/teste de elevação bilateral dos membros inferiores.
- *Diagnóstico diferencial*: discopatias/espondilólise/espondilolistese/litíase renal.

Conduta na beira do campo:

- *1º momento*: exame clínico, analgesia, anti-inflamatórios, relaxante muscular, crioterapia, cinta lombar.
- *2º momento*: reavaliação clínica, Rx, ressonância magnética (RM), fisioterapia com reeducação do movimento esportivo, estabilização segmentar lombopélvico (*core training*) e reeducação postural global. Dependendo da evolução do quadro, podemos utilizar corticoides no tratamento, preenchendo o formulário de isenção de uso terapêutico.

Tronco

Região corporal muito exigida pelo remador, tanto nos treinos técnicos na água, como na parte física com os treinamentos de pesos.

Fratura por Estresse do Arco Costal

Dor na parede torácica posterolateral ou periescapular. Começa com um desconforto e progride para dor aguda, por fratura de estresse da costela. Ocorre com mais frequência em fase de treinos mais intensos. O atleta refere dor na respiração profunda, ao tossir, ao mudar de posição e na fase da puxada do remo.

- *Mecanismo de lesão*: uso excessivo do músculo serrátil anterior, que mantém a estabilidade e congruência da escápula junto ao gradil costal, levando uma força de flexão no arco-costal.
- *Frequência*: 10% dos remadores.
- *Testes diagnósticos*: dor ao se fazer a digitopressão local (teste de compressão)/dor na respiração profunda.
- *Diagnóstico diferencial*: mialgia tensional/problemas pulmonares.

Conduta na beira do campo:

- *1º momento*: exame clínico, analgesia, anti-inflamatórios, relaxante muscular, crioterapia.
- *2º momento*: reavaliação clínica, ressonância magnética (RM), cintilografia óssea, fisioterapia, repouso relativo para membros superiores e tronco.

MEMBROS SUPERIORES

Região muito exigida, principalmente pela sobrecarga nas mãos e punhos. As lesões surgem mais no início do período de treinos e relaciona-se com o manuseio dos remos, principalmente nos barcos em que o remador utiliza dois remos.

Tenossinovite dos Extensores do Punho

Inflamação do tendão e/ou das bainhas dos tendões extensores dos punhos, por excesso de força na pegada e/ou movimentos repetitivos.

- *Mecanismo de lesão*: a ação dos músculos extensores do punho, na fase final da remada, faz um movimento rotacional, utilizando o abdutor longo do polegar, extensor curto do polegar e os extensores radiais longo e curto do carpo, causando dor e inflamação.
- *Testes diagnósticos*: exame clínico do local/Finkelstein/Phalen/Phalen invertido/Tinel.
- *Diagnóstico diferencial*: síndrome do túnel do carpo.

Conduta na beira do campo:

- *1º momento*: exame clínico, analgésicos, anti-inflamatórios, crioterapia.
- *2º momento*: reavaliação clínica, ultrassonografia, ressonância magnética (RM), fisioterapia, correção biomecânica da técnica da remada, repouso relativo para a região. Pode-se usar infiltração de corticoide dependendo da gravidade do caso, porém, o formulário de isenção de uso terapêutico deverá ser preenchido.

REFERÊNCIAS BIBLIOGRÁFICAS

1. Licht H. O remo através dos tempos. 2. ed. Porto Alegre: Corag; 1986. 238 p.
2. Secher NH. Physiological and biomechanical aspects of rowing. Implications for training. Sports Med, 1993;15(1):24-42.
3. Thornton JS, Vinther A, Wilson F, et al. Rowing Injuries: An Updated Review. Sports Med. 2017 Apr;47(4):641-661.
4. Worldrowing. FISA [Internet]. Suíça: FISA; [cited 2020 Nov 25]. Available from: http://www.worldrowing.com/fisa/.
5. Heintjes E, Berger MY, Bierma-Zeinstra SM, et al. Exercise therapy for patellofemoral pain syndrome. Cochrane Database Syst Rev. 2003;(4):CD003472.
6. Collins NJ, Bierma-Zeinstra SM, Crossley KM, et al. Prognostic factors for patellofemoral pain: a multicentre observational analysis. Br J Sports Med. 2013 Mar;47(4):227-33.
7. Lankhorst NE, van Middelkoop M, Crossley KM, et al. Factors that predict a poor outcome 5-8 years after the diagnosis of patellofemoral pain: a multicentre observational analysis. Br J Sports Med. 2016 Jul;50(14):881-6.
8. Korpalski T, Guimarães AC de A, Pazin J. Prevalência de lesões e fatores associados em atletas da seleção brasileira de remo. RBPFEX [Internet]. 25º de julho de 2020 [citado 25º de novembro de 2020];13(88):1340-7.

RUGBY

Rodrigo Araujo Goes ▪ Olivia Nogueira Coelho ▪ Lucas Rodrigues Duque
Fabio H. S. Alves ▪ Leonardo Kenji Hirao ▪ Fernando Morais Torres

INTRODUÇÃO

O *rugby* é uma modalidade esportiva que tem conquistado expressão no cenário internacional, sendo considerado o esporte com maior crescente de adeptos, com 9,6 milhões de jogadores distribuídos por 123 países.[1] Há algumas variações do rugby, porém as mais populares são rugby de 15 (XV's), rugby leage (RL) e rugby de 7 (7's).[2]

O rugby XV's pode ser considerado um esporte coletivo dinâmico de alto vigor físico, pois, apesar das exigências físicas variarem de acordo com a posição dos jogadores (*backs* e *fowards*), a maior parte do tempo eles executam atividades de alta intensidade.[3] Com regras bem semelhantes, o 7's é caracterizado pela extrema velocidade, pois o jogo é com apenas sete jogadores em um campo com as mesmas dimensões do XV's e requer muitos *sprints* e contatos intermitentes.[4-6]

HISTÓRIA DO *RUGBY*

O *rugby* teve origem com os gregos e romanos, com jogos disputados com esferas, chamados, respectivamente, *harpastum* e *episkyros*.[7]

Segundo a Federação Internacional de Rugby, o início é datado em 1823, na Rugby School, localizada na cidade de Rugby no condado de Warwickshire no médio oeste da Inglaterra (razão do nome da modalidade), quando um jogador, durante uma partida de futebol, teria descumprido a regra ao agarrar a bola com as mãos e levá-la até a linha de fundo adversária, surgindo assim um novo esporte chamado na época de *Rugby Football*.[7,8]

Até 1885 as leis do *rugby* foram estabelecidas pela Inglaterra como nação fundadora. No ano seguinte, devido às grandes discordâncias de regras em partidas internacionais, foi criado um Conselho Internacional de Rugby, o *International Rugby Board* (IRB), a fim de regulamentar de maneira universal as anuências do jogo.

O esporte se tornou mundialmente difundido e hoje é praticado em todos os continentes, tendo como maior expoente a Nova Zelândia.[8]

No Brasil, o *rugby* teve início em 1891 quando o Clube Brasileiro de Futebol Rugby foi formado no Rio de Janeiro. Alguns anos mais tarde, em 1895, em São Paulo, o primeiro time de *rugby* foi organizado e incentivado pelo "Pai do Futebol", Charles Miller. Entretanto, somente em 1920, a modalidade ganhou adeptos e muitos outros clubes foram fundados.[9]

Atualmente, o órgão máximo do esporte no Brasil é a Confederação Brasileira de Rugby (CBRu), fundada em 2010, filiada ao *World Rugby* e ao Comitê Olímpico do Brasil (COB).

Contudo, anterior a esta instituição, outras duas foram de extrema importância para a modalidade: União de Rugby do Brasil (URB), fundada em 1963, e a Associação Brasileira de *Rugby* (ABR), fundada em 1972.[7,8]

Já o *Rugby* 7's, teve origem em 1883, na cidade de Melrose, na Escócia. É uma variação do rugby que chama a atenção pela velocidade e dinamismo com que é jogado.[10]

MULHERES E O RUGBY

As mulheres, historicamente foram excluídas do esporte. No início dos anos 1920, jogadoras de rugby tentaram estabelecer uma liga feminina em Sydney, na Austrália, mas, como na época as mulheres eram ativamente desencorajadas e excluídas do esporte, a liga não teve sucesso.

Somente em 1983, foi formada na Inglaterra, com 12 clubes membros, a *Women's Rugby Football Union*, e as mulheres começaram a galgar espaço na modalidade.

Nos anos 2000, já haviam 120 clubes formados, com mais de 2.000 mulheres jogando rugby na Inglaterra. Atualmente, elas possuem um calendário Internacional com Organização de Copa do Mundo Feminina XV's e Circuito Mundial de Rugby 7's.

Além disso, com o intuito de incentivar e divulgar o crescimento do rugby feminino no mundo, a World Rugby lançou um programa específico chamado "Women in Rugby – Try and Stop Us".[11]

RUGBY NOS JOGOS OLÍMPICOS

A primeira aparição da modalidade nos Jogos Olímpicos foi na edição de 1900, na França, disputado na modalidade *Rugby* XV's. Em seguida, esteve presente nas edições de Londres (1908), Antuérpia (1920), Paris (1924) e regressou ao programa olímpico nos jogos do Rio de janeiro, em 2016, na modalidade Rugby 7's.[12]

DIFERENÇA ENTRE RUGBY 7'S E RUGBY XV'S

A principal diferença entre o 7's e o XV's é o número de jogadores em campo, sendo 7 e 15 jogadores em cada equipe, respectivamente.

A outra grande diferença é a duração do jogo, sendo o 7's disputado em dois tempos de 7 minutos, enquanto o XV's são dois tempos de 40 minutos. Ambos em campos com as mesmas dimensões e regras bem semelhantes.

O *Rugby* XV's é um jogo mais estratégico, e possui as posições dos jogadores com mais especificidade e biotipos definidos.[13]

Os *fowards* (nº 1 ao nº 8), formam uma unidade muito importante do time, que se baseia numa formação extremamente complexa com jogadores muito fortes, grandes e pesados, chamada scrum. Os *backs* (nº 9 ao nº 15) participam do jogo mais aberto, com velocidade, usando passes e chutes (Fig. 69-1).

O *Rugby* 7's, por ter menos jogadores no mesmo tamanho de campo e tempo de jogo com curta duração, torna-se uma modalidade muito mais intensa e veloz, com jogadores extremamente rápidos e habilidosos.

Possuem também a divisão de *fowards* e *backs*, porém o *scrum* é formado com apenas três jogadores. A Figura 69-2 mostra o posicionamento dos jogadores conforme a divisão específica.[14]

O CAMPO

O campo tem formato retangular com dimensões máximas de 100 × 70 metros, preferencialmente cobertos com grama natural, porém os tipos de superfície permitidos são: grama, terra, neve, ou grama sintética.

Devem estar pintados com as devidas delimitações das áreas, além dos postes em formato de H na linha de fundo (Fig. 69-3).

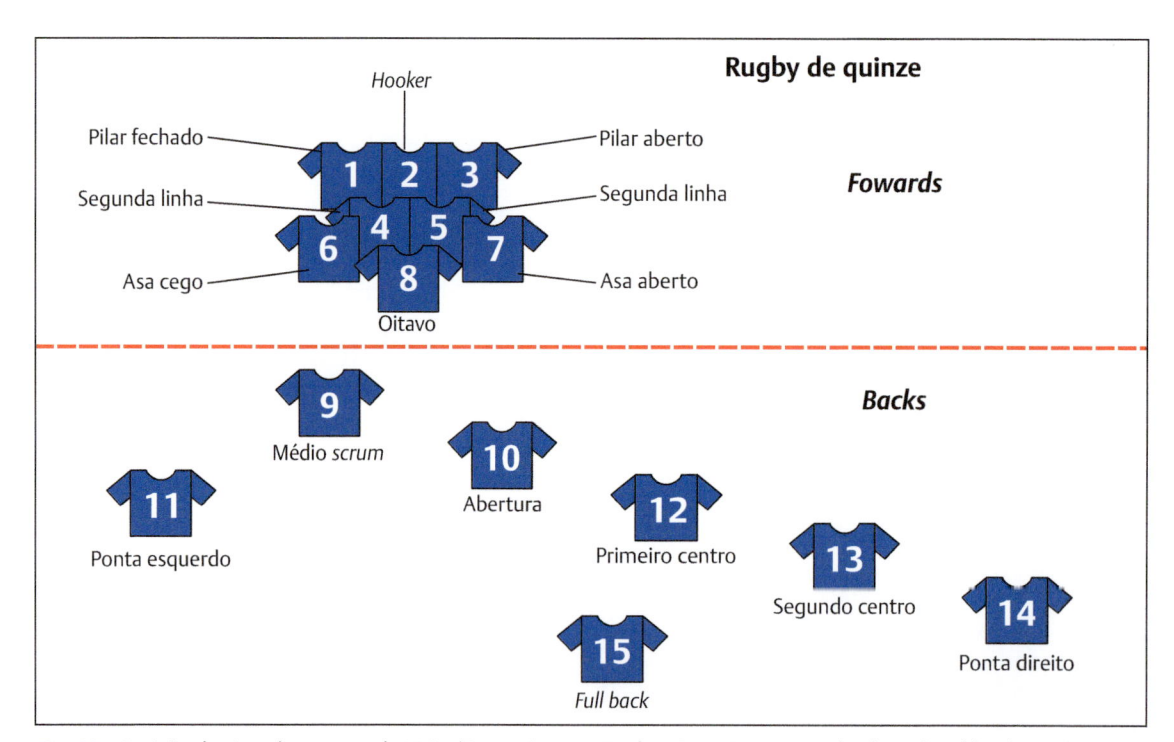

Fig. 69-1 Posição dos jogadores no *rugby* XV's. (Fonte: Get Into Rugby: Ficar: Get Into Rugby de 15 (worldrugby.org). Acessado em 01 de março de 2021.)

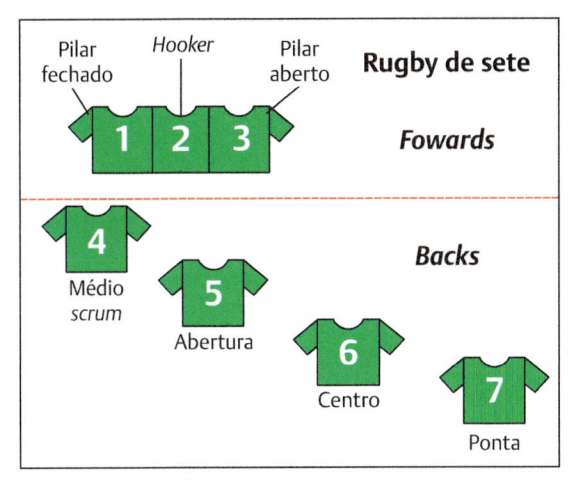

Fig. 69-2 Posição dos jogadores de 7's. (Fonte: Get Into Rugby: Ficar: Get Into Rugby de 7 (worldrugby.org). Acessado em 01 de março de 2021.)

O JOGO

O rugby é caracterizado pela continuidade e pela disputa de bola sendo o objetivo principal apoiar a bola ao chão após ultrapassar a linha do "*in goal*" do adversário.

EQUIPAMENTOS

São necessários equipamentos básicos para desempenho e segurança.

A bola é oval, composta por quatro painéis e tem o peso entre 410 e 460 gramas (Fig. 69-4).

Para um bom desempenho e proteção dos pés, um par de chuteiras é item obrigatório, e como especificações, as travas devem ter no máximo 21 mm de comprimento. Além disso, todas as bordas das travas devem ter acabamento liso e arredondado com um raio não inferior a 1 mm (Fig. 69-5).

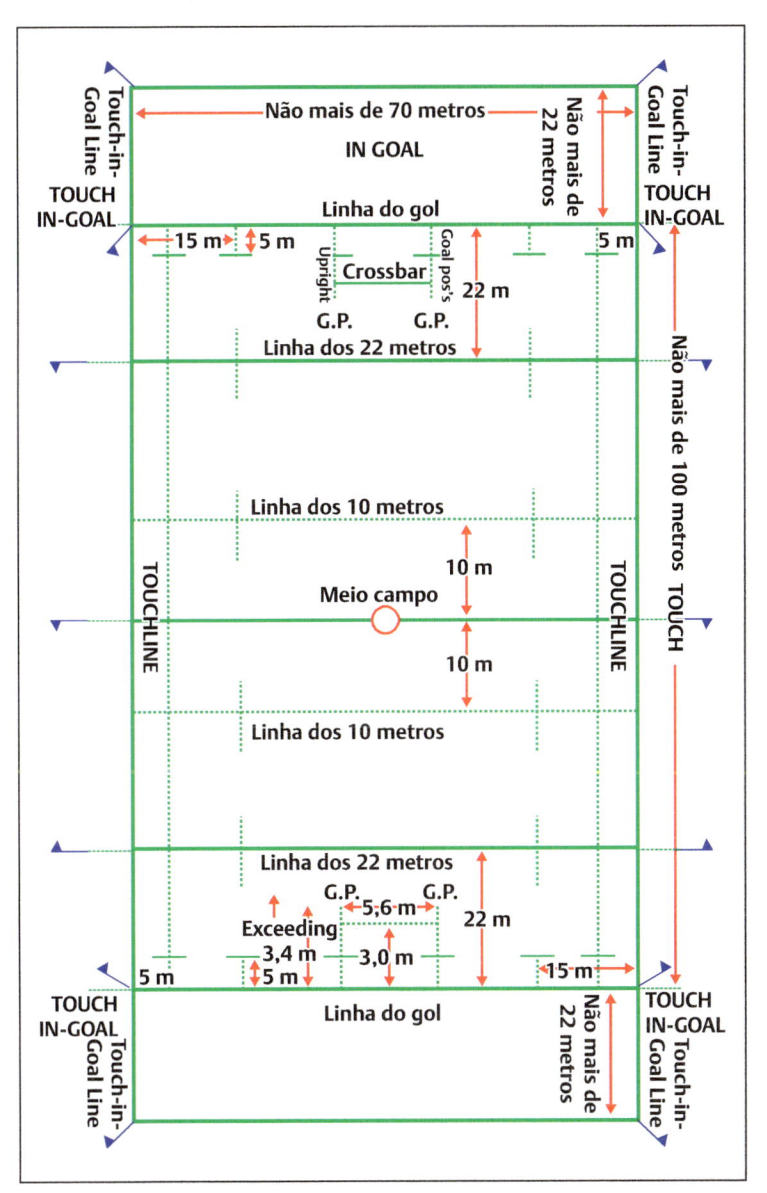

Fig. 69-3 Dimensões do campo de rugby. (Fonte: portaldorugby.com.br. Acessado em 1º de março de 2021.)

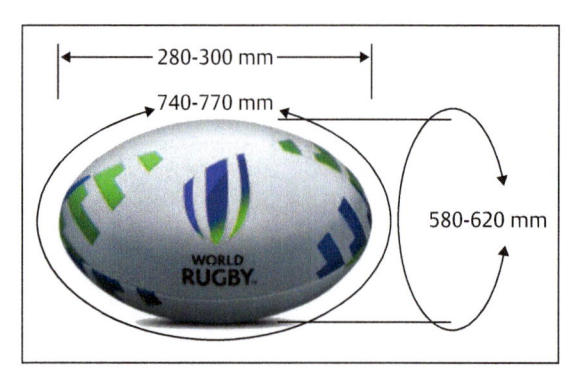

Fig. 69-4 Dimensões da bola de *rugby*. (Fonte: https://www.world.rugby. Acessado em 1º de março de 2021.)

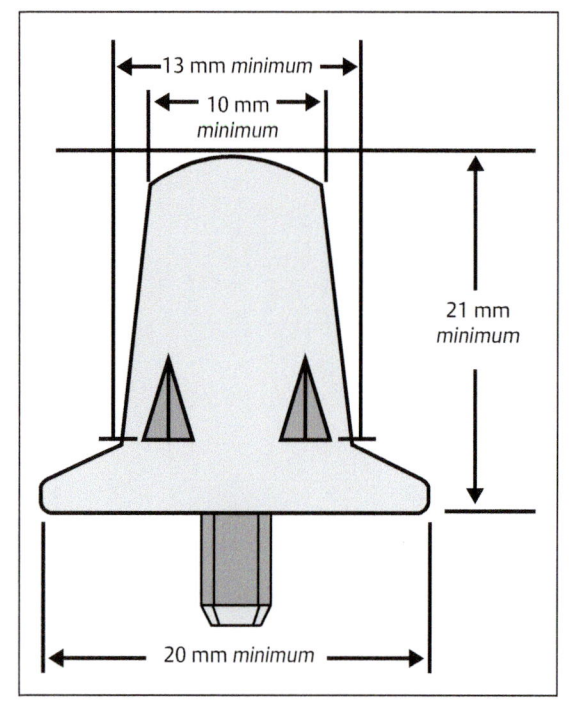

Fig. 69-5 Dimensão das travas da chuteira. (Fonte: World Rugby Player Welfare – Putting Players First: World Rugby Regulation 12 and associated schedules. Acessado em 2 de Março de 2021.)

Um acessório muito importante é o protetor bucal, pois além de proteger dentes e gengivas reduz o impacto dos traumas da face e cabeça. Na Nova Zelândia, desde que se tornou acessório obrigatório em 1997 ocorreu redução de 47% em lesões odontológicas.[15]

Os protetores para cabeça, ombro e seios também podem ser utilizados, pois visam diminuir impactos nas regiões envolvidas, podendo ajudar a reduzir a chance de lacerações na orelha e na cabeça (Fig. 69-6).[15]

CARACTERÍSITICA FÍSICA E GESTUAL DOS JOGADORES

O rugby é um esporte coletivo com variabilidade de características físicas (de acordo com a posição do atleta) e situações que podem mudar durante o jogo, com alto grau de exigência física. Envolvem grandes volumes de corrida, em alta e baixa intensidade, força e impactos frequentes, sendo necessário que os jogadores tenham altos níveis de resistência, força, velocidade e potência muscular, associado a habilidades e destrezas manuais.[16]

Os *forwards* são, em geral, mais pesados e com maior porte físico, apresentam mais resistência ao sistema anaeróbico láctico, utilizam alta potência em força máxima durante o jogo e uma velocidade de reação e capacidade de gerar impacto nas suas jogadas de ataque. Já os *backs*, são um pouco mais leves e necessitam de mais tolerância aeróbica, além de grande explosão e reação, necessitam de mais habilidades manuais, força e velocidade para repetir diversos *sprints* de longas distâncias.

Os principais movimentos/habilidades no rugby, são o passe, o duelo, o *tackle* e o *ruck*.[17]

No passe, é necessário ter destreza manual, além de bom controle de dissociação de cintura, potência de membros superiores e coordenação fina.

No duelo, é necessário potência, propriocepção e força nos membros inferiores e membros superiores e no trabalho conjunto de CORE.

O *tackle*, é um movimento mais complexo, que exige todas as habilidades do atleta, com bom controle coordenativo, força do CORE, potência e trabalho de membros inferiores, força de membros superiores, além da resistência a impactos.

Quanto ao *ruck*, exige muita força de estabilidade do CORE e nos membros superiores e inferiores, além da resistência em absorção de impacto.

EPIDEMIOLOGIA

A combinação de alta demanda físico-metabólica com a exposição de contatos intermitentes, resulta em riscos de lesões inerentes.[2] Entretanto, a epidemiologia do *Rugby* XV's e o de 7's é exposta na literatura científica quanto a tipologia e local das lesões, momento e nível do jogo e posição dos jogadores[2,18-20] (Fig. 69-7).

Viviers *et al*. (2018) em 10 anos de epidemiologia no Rugby de XV's (de 2007 a 2017), encontraram maior prevalência de lesões nos jogos masculinos, em nível internacional, seguido dos profissionais, recreacionais e jovens amadores (sub17, sub18).[20-22] O feminino evidenciou lesões mais graves (tempo de afastamento), provavelmente pelas diferenças anatômicas e biomecânicas e maior incidência, por exem-

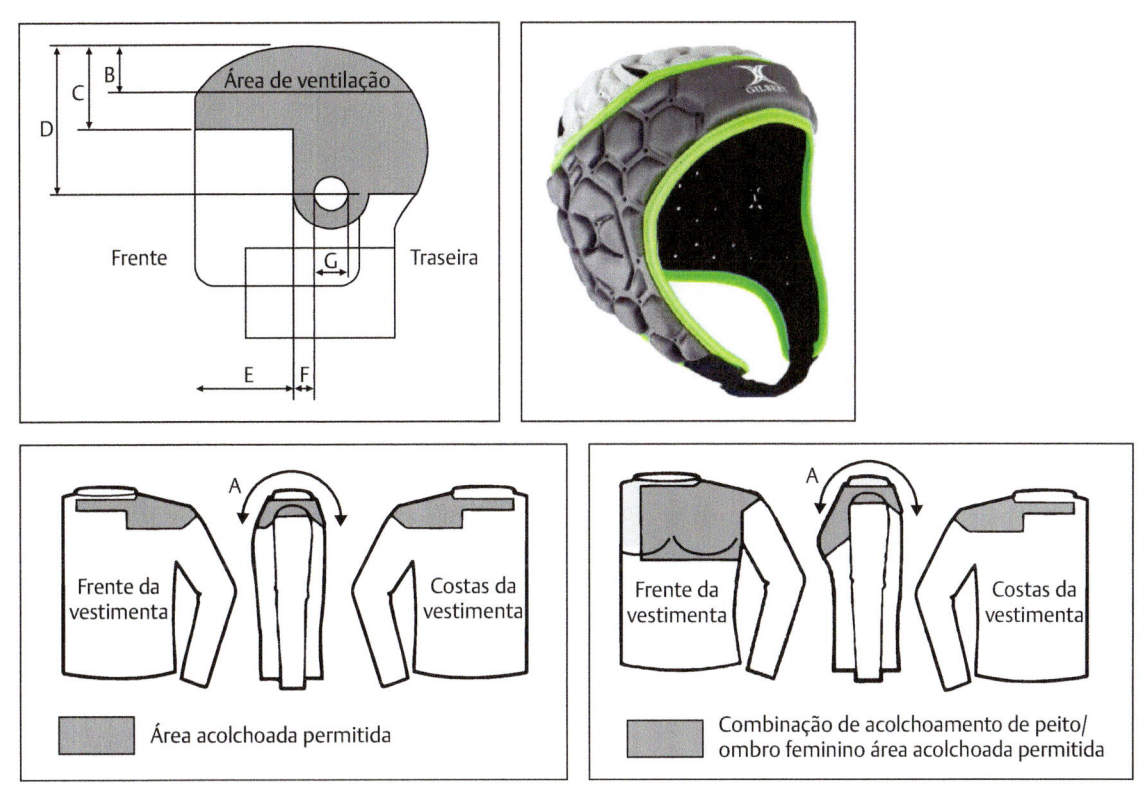

Fig. 69-6 Exemplos e medidas padrões das proteções para cabeça, ombro e seios. (Fonte: World Rugby Player Welfare – Putting Players First: World Rugby Regulation 12 and associated schedules. Acessado em 7 de dezembro de 2020.)

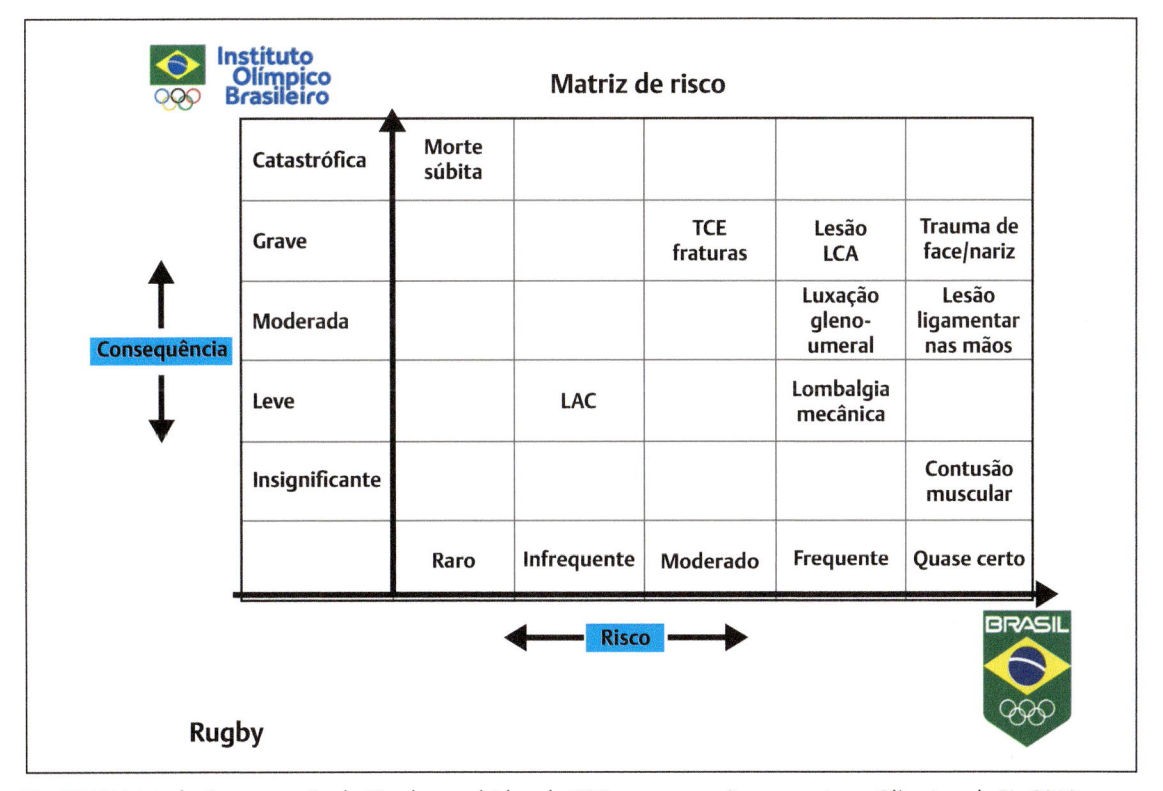

Fig. 69-7 Matriz de risco para o *Rugby* 7's, desenvolvida pelo COB, na preparação para os Jogos Olímpicos do Rio 2016. (Fonte: Arquivo pessoal dos autores.)

plo, da ruptura do ligamento cruzado anterior (LCA) do joelho.[23,24]

Fuller *et al.* (2020) analisaram a incidência, a natureza e as causas das lesões durante a Copa do Mundo de Rugby de 2019, e encontraram similaridade em relação aos torneios de 2007, 2011 e 2015.[25] Os membros inferiores apresentaram maiores prevalências, com as lesões nos isquiotibiais e quadríceps nos *backs* e joelhos e isquiotibiais nos *fowards*. As lesões na cabeça e na região cervical não apresentaram diferença entre as posições e os membros superiores ocuparam o terceiro lugar, sendo nos *backs* (punho/mão/dedos > ombro/clavícula) e nos *fowards* esta relação foi inversa. Lesões do tronco e esqueleto axial (costelas/esterno e lombar/pelve) foram as menos frequentes (Quadro 69-1 e Fig. 69-8).[25]

As lesões musculares/tendíneas (estiramentos e hematomas) apresentaram maior prevalência, sem diferenças entre as posições. A concussão é mais frequente nos *backs,* e as lesões na região cervical, nos *fowards*. (Quadro 69-2).[2,25-27]

O *Rugby* 7's apresenta maiores índices de lesões (semelhantes em local, tipo e natureza) que o XV's, quando comparados em mesmo nível de competição.[18]

Fuller *et al.* (2017) em coorte epidemiológico prospectivo, nos torneios Super World Sevens (2014/2015 e 2015/2016) e os Jogos Olímpicos do Rio de Janeiro em 2016, observaram que os maiores índices de lesão foram nos membros inferiores (joelho, tornozelo e isquiotibiais), seguidos dos membros superiores (ombro/clavícula, mãos/dedos) e cabeça/cervical, independente do sexo.

O tipo de lesão articular/ligamentar foi a mais prevalente, principalmente a ruptura ou estiramento do ligamento, que representou quase a totalidade no sexo feminino. As lesões musculares e a concussão cerebral também apresentaram resultados expressivos, em ambos os gêneros. A Figura 69-9

Quadro 69-1 Prevalência de Lesões por Local e Posição dos Jogadores

Ranking	Backs	Forwards
1° MMII	▪ Isquiotibiais ▪ Quadríceps	▪ Joelhos ▪ Isquiotibiais
2° Cervical/cabeça	▪ Cabeça/face ▪ Cervical	▪ Cabeça/face ▪ Cervical
3° MMSS	▪ Punho/mão/dedos ▪ Ombro/clavícula	▪ Ombro/clavícula ▪ Punho/mão/dedos
4° Tronco	▪ Costelas/esterno ▪ Lombar/pelve	▪ Costelas/esterno ▪ Lombar/pelve

MMII: membros inferiores; MMSS: membros inferiores.

Quadro 69-2 Prevalência de Lesões por Tipo e Posição dos Jogadores

Ranking	Backs	Forwards
1° Lesão muscular/tendínea	▪ Estiramento ▪ Hematoma	▪ Estiramento ▪ Hematoma
2° Articular/ligamentar	▪ Ruptura ligamentar ▪ Lesão meniscal	▪ Ruptura ligamentar ▪ Lesão meniscal
3° SNC/SNP	▪ Concussão	▪ Concussão ▪ Cervical
4° Lesão óssea	▪ Fratura	▪ Fratura
5° Lesão de pele	▪ Laceração	▪ Laceração

SNC: sistema nervoso central; SNP: sistema nervoso periférico.

Fig. 69-8 Local de prevalência de lesões no Rugby. (Fonte: www.dreamstime.com. Acessado em 25 de novembro de 2020.)

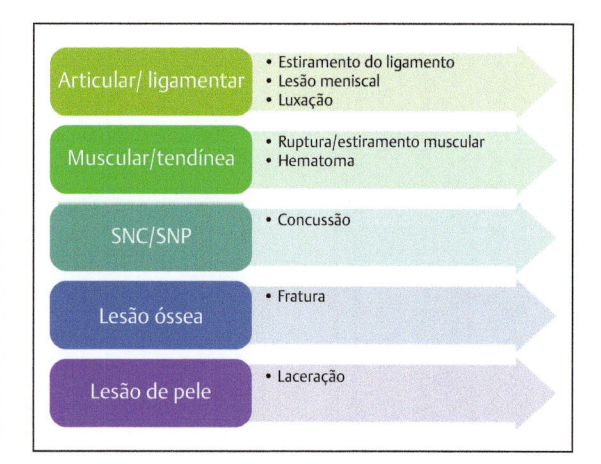

Fig. 69-9 Descrição da tipologia das lesões no *Rugby* 7's. SNC: sistema nervoso central; SNP: sistema nervoso periférico.

demonstra esta distribuição quanto ao local e à tipologia.

No 7's, os *backs* apresentam maiores riscos de lesão do que os *fowards* (principalmente estiramento dos isquiotibiais), possivelmente relacionado com o jogo mais veloz, com mais *sprints*, mudanças de direção e maior transferência de energia no momento dos *tackles*.[19,22] Já no Rugby XV's ocorre o oposto, mais prevalente nos *fowards*, principalmente na fase do *scrum*, com decréscimo de eventos severos nesta fase de jogo.[28-30]

O movimento de maior frequência de lesão é o *tackle*, seja para o "tackleador" quanto para o "tackleado", seguido do *ruck* e *maul*, e na corrida, sendo este último nos *backs*.[2,20]

CONCUSSÃO – PROTOCOLO

Define-se concussão, como um distúrbio da função cerebral transitório, traumaticamente induzido, envolvendo um processo fisiopatológico complexo e ainda não totalmente esclarecido. Tem sido caracterizado como uma força aplicada ao cérebro, que causa estiramento disruptivo das membranas celulares neuronais e axonais, resultando numa cascata complexa, iônica e metabólica, de eventos fisiopatológicos. Pode ser causada por um trauma direto na cabeça, ou outras partes do corpo, como resultado de um movimento rápido da cabeça (lesões do tipo "chicote").[31]

A concussão pode ocorrer em qualquer esporte, com maior incidência no futebol americano, rugby, hóquei, futebol e basquete.[32,33] Evidências sugerem que, após uma concussão, o cérebro apresenta menor resposta à ativação neuronal, pelo que um estímulo cognitivo ou resultante de atividade física prematura (após o trauma) encontra o cérebro vulnerável e suscetível a prolongar a disfunção, com agravamento das alterações metabólicas se, nesta fase (antes da recuperação), surgir um novo impacto ao cérebro.

Em uma revisão sobre a taxa de incidência de concussão, Cruz-Ferreira *et al.* (2019), constataram um aumento nos últimos anos. Fato esse, confirmado no Campeonato Mundial, quando a taxa era de 0,9 em 1995 e evoluiu para 12,52 por 1.000 horas de jogo/jogador em 2015.[34-37]

Contudo, ao comparar a incidência entre o Rugby de XV's e 7's, as maiores taxas apontam para a modalidade olímpica, com lesões mais graves e com afastamento podendo chegar aos 19 dias, enquanto no Rugby de XV's a ausência é, em média, de 7 a 12 dias.[38-40] A Figura 69-10 demonstra alguns mecanismos de trauma relacionados com a gênese da concussão cerebral.

O **diagnóstico** de concussão é um desafio e fundamenta-se na avaliação clínica, em sintomas autorrelatados, que podem-se confundir com condições comuns (etiologias diferentes), sem testes diagnósticos objetivos, confiáveis e validados. Os sintomas de concussão podem ser apresentados nas primeiras 24-48 horas após uma lesão/trauma na cabeça. Dessa forma, o diagnóstico se baseia na história clínica e achados físicos enquanto a lesão evolui. A sintomatologia é variada e inclui:

- *Sintomas que indicam claramente uma concussão*: convulsões, perda de consciência (suspeita ou confirmada), alterações do equilíbrio ou má coordenação de movimentos, confusão, desorientação, olhar perdido, vago, alterações comportamentais (incluindo alterações emotivas e irritabilidade).
- *Sinais de concussão ou de suspeita de concussão*: imobilidade no campo durante o jogo, lentidão para recuperar e levantar do campo e assumir a posição normal em jogo, apoio da cabeça com as mãos, ocorrência de uma lesão que pode ser causa de concussão.

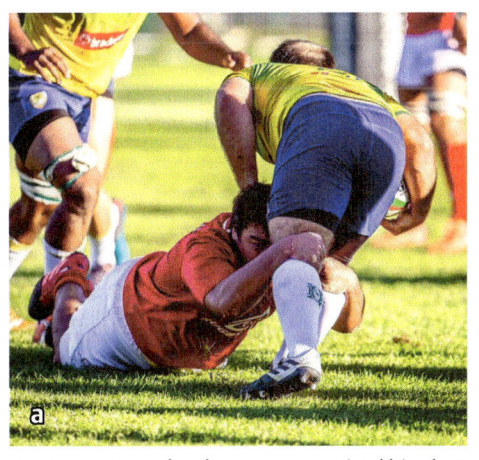

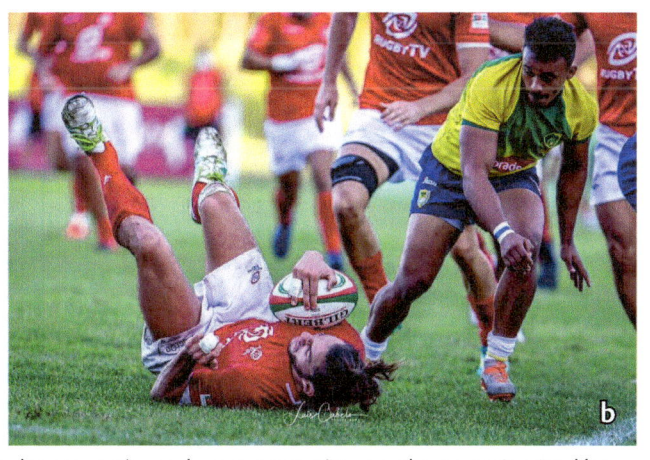

Fig. 69-10 Exemplos de movimentos (*tackle*) relacionados com a gênese de uma concussão no *rugby*, quer seja o "tackleador" quer o "tackleado". (Fonte: Fotos gentilmente cedidas por Luis Cabelo.)

- *Outros sinais e sintomas que podem sugerir uma concussão*: cefaleias, cervicalgias, tonturas, confusão ou letargia, alterações visuais, náuseas ou vômitos, fadiga, sonolência, dificuldade de concentração, sensação de "pressão na cabeça" ou de "neblina", sensibilidade à luz e/ou ruído.

Devem ser excluídos efeitos de medicação, drogas, álcool ou outras lesões, especialmente lesões cervicais, disfunção vestibular periférica ou outras comorbidades médicas ou psicológicas.

Diante de um quadro confirmado ou suspeito de concussão no campo, durante treino ou jogo, o atleta deve ser imediata e permanentemente removido e estar preparado para a eventual necessidade de realizar procedimentos de emergência, se há suspeita de lesão cervical. Nesse caso, o jogador deve ser removido apenas por profissionais da saúde de emergência, com treinamento apropriado em cuidados com a coluna e o ABC da abordagem médica deve ser aplicado e posteriormente avaliado por médico especialista.

Manutenção sob vigilância direta, além das seguintes medidas:

1. Não devem ficar sozinhos nas primeiras 24 horas.
2. Não devem consumir álcool.
3. Não devem dirigir veículos motorizados.

Essas recomendações permanecem até que fique livre de sintomas, e devidamente avaliado e liberado por um médico ou profissional de saúde habilitado.

A *World Rugby* (WR) orienta e recomenda, de acordo com o nível de competição, que nos atletas da primeira divisão (ou elite) do rugby mundial, com concussão sejam aplicados critérios de avaliação de lesão da cabeça, *Head Injury Assessment* (HIA); enquanto, nos demais níveis, consiste em diagnosticar (ou suspeitar) e remover o atleta sem regresso ao jogo ("*recognise and remove*"). Em ambas, o regresso à prática esportiva, segue regras bem estabelecidas.

Quanto aos sinais/sintomas para remoção de um atleta temos:

(I) *Critérios de remoção imediata*: perda de consciência (confirmada ou suspeita), postura tônica, convulsão, ataxia, confusão ou desorientação no tempo e espaço, alterações comportamentais (óbvias), claramente atordoado e alterações oculomotoras.

(II) *Critérios de suspeita*: presença de traumatismo/impacto relevante (sem critérios I) na cabeça ou no pescoço, suspeita de alteração comportamental, de confusão ou outra lesão com potencial associação a concussão ou quaisquer outros sinais suspeitos.

Nos jogos em que se aplica a HIA, é permitida a substituição temporária do jogador em caso de suspeita de concussão enquanto se procede a uma avaliação formal através da "ferramenta HIA 1" – uma versão adaptada do conhecido *Sports Concussion Assessment Tool* (SCAT 5), proposto na reunião de Berlim.[41] Trata-se de um método útil e válido que, de forma breve e sistemática, avalia a sintomatologia, a memória e o equilíbrio, além da análise das imagens de vídeo, obtidas durante o jogo, para avaliar o mecanismo do trauma.

Após a HIA 1, chega-se ao eventual diagnóstico de concussão tornando-se a substituição definitiva. Se excluída a concussão, o atleta pode regressar ao jogo. A presença de critérios I, implica sempre a saída do jogador do jogo (Fig. 69-11). A inclusão desta regra no jogo, tem como objetivo a proteção e a prevenção de sequelas futuras.

Nas demais competições, implementa-se o protocolo *Recognise and Remove* através da análise *in loco* dos sinais e sintomas presentes (critérios I e II), associados a mecanismos causadores de concussão em potencial, em que, diante da suspeita de concussão, o atleta é substituído e definitivamente removido do jogo.

Deve-se recomendar repouso, além de evitar quaisquer atividades físicas ou atividades cognitivas (incluindo tarefas simples, como trabalhos escolares e de casa, leitura, televisão, videogames). A reintrodução cuidadosa de atividades cognitivas ("pensar"), são permitidas após 24 horas de completo repouso, se os sintomas não tenham se agravado.

Após 1 semana de repouso físico (2 semanas se criança ou adolescente), se assintomático e liberado por profissional habilitado, o atleta poderá iniciar o programa de Retorno Gradual ao Jogo (PRGJ) conforme recomenda a World Rugby. Qualquer atleta, independente da idade e do nível, com segundo episódio de concussão em 12 meses, histórico de múltiplas concussões, apresentações incomuns ou recuperação prolongada, deve ser avaliado por especialistas em concussão associada ao rugby.

O protocolo de PRGJ da World Rugby é similar ao Consenso de Concussão de Zurique, e contém seis estágios. O primeiro estágio é o repouso recomendado. Os quatro estágios seguintes (2º ao 5º), são de treinamento com atividades restritas e, no 6º estágio, tem-se o retorno sem restrições. A World Rugby orienta, ainda, que cada estágio tenha duração mínima de 24 horas (Quadro 69-3).

Em uma revisão sistemática, Iverson *et al.* (2017) analisaram preditores de recuperação clínica após concussão e concluíram, que problemas mentais ou eventos prévios contribuem para sintomas persistentes e pior prognóstico. A adolescência pode estar relacionada com sintomas persistentes, especialmente no gênero feminino.[42]

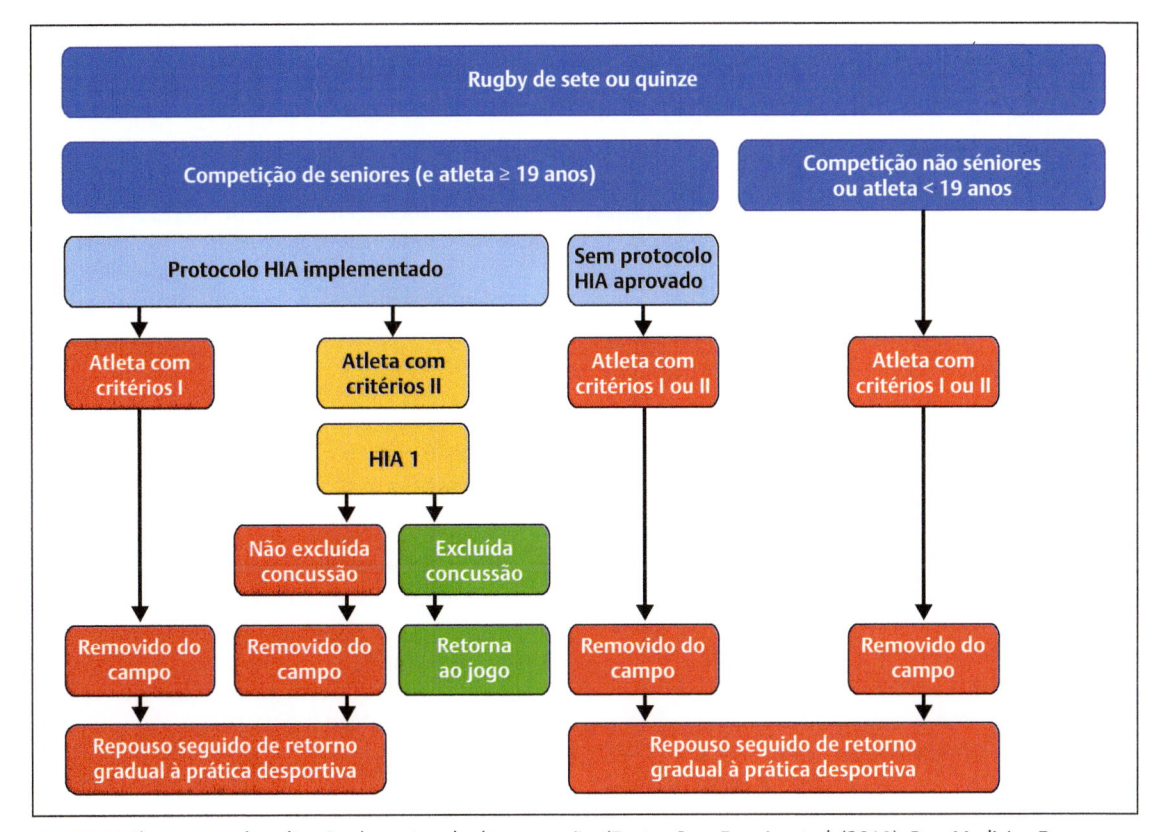

Fig. 69-11 Fluxograma de aplicação do protocolo de concussão. (Fonte: Cruz-Ferreira et al. (2019). Rev. Medicina Desportiva Informa.)[34]

Quadro 69-3 Protocolo Concussão da World Rugby (Head Injury Assessment Protocol)

1. Período mínimo de repouso	Corpo completo e descanso do cérebro, sem sintomas	Recuperação
2. Exercício aeróbico leve	Corrida leve por 10-15 minutos, nadar ou andar de bicicleta estacionária em intensidade baixa a moderada. No treinamento de resistência. Livre de sintomas durante um período de 24 horas	Aumento da frequência cardíaca
3. Exercício específico do esporte	Exercícios de corrida. Sem atividades de impacto na cabeça	Adicionar movimento
4. Exercícios de treino sem contato	A progressão para treinamentos mais complexos, por exemplo, exercícios de passe. Pode começar o treinamento de resistência progressiva	Exercício, coordenação e carga cognitiva
5. Prática de contato completa	Atividades de formação normal	Restaurar a confiança e avaliar as habilidades funcionais pela comissão técnica
6. Voltar a jogar	Jogador reabilitado	Recuperar

Sabe-se que a Concussão Relacionada com o Esporte (CRE) pode induzir alterações na atenção, na velocidade de processamento cognitivo, na memória de curto-termo e nas funções executivas, o que tornará o aprendizado mais difícil, necessitando de ajustes acadêmicos individualizados, como a criação de plano escolar de apoio e a recuperação com velocidades diferentes, informado, vigiado e acompanhado. O retorno ao esporte deve ser posterior ao regresso escolar.

A encefalopatia traumática crônica (ETC) ou outras doenças degenerativas podem estar associadas à carga e ao tipo de impacto, duração da carreira, fatores genéticos, estilo de vida (álcool, drogas, esteroides entre outros), estado de saúde e doenças psiquiátricas. Surge tipicamente acompanhada de alterações comportamentais, e frequentemente associada em ex-atletas, com histórico de concussão ou impactos repetidos na cabeça, sendo sua incidência e prevalência, na população geral, desconhecida.

Rotina e Atendimento em Campo do Médico na Modalidade

O rugby apresenta algumas particularidades em relação ao atendimento em campo. Primeiro, a equipe médica pode mover-se livremente na beira do campo e isso permite melhor observação das jogadas e possíveis mecanismos de lesão.

Assim que observa um atleta lesionado, o membro da equipe médica pode atendê-lo sem a necessidade de paralisação da partida, porém, em casos de lesões graves, que necessitem remoção do atleta de campo, a partida é paralisada.

Em relação à avaliação do atleta em campo, assim como qualquer atendimento de urgência e emergência, a "regra de ouro" é assegurar a integridade da equipe médica ("uma causalidade é melhor do que duas"), uma vez verificada que a cena não oferece perigo, inicia-se o atendimento.

O atendimento em campo deve respeitar os protocolos já estabelecidos pelo suporte básico de vida e do suporte pré-hospitalar no trauma, ou seja, checar o nível de consciência e prosseguir com o ABCDE e, uma vez descartadas as emergências, prossegue-se com as avaliações.

Como dito anteriormente, as lesões cervicais e cerebrais estão entre as lesões mais preocupantes neste esporte. Nos casos em que o atleta está consciente com escala de Glasgow 15, aplica-se o protocolo SCAT 5 para avaliação de retirada de campo ou C-SPINE para realização de exame de imagem (Fig. 69-12).

Em relação às lesões músculo esqueléticas elas podem variar em gravidade (Fig. 69-13). Não existe um protocolo para essa situação, porém alguns sinais e sintomas que ajudam a decidir quando um atleta não deve retornar a partida:

1. Lesões articulares que diminuam significativamente a amplitude de movimento.
2. Tenha crepitação e/ou deformidade evidente em osso, que indiquem suspeita de fratura de ossos longos.
3. Instabilidade articular significativa.
4. Incapacidade de sustentar o peso do corpo.
5. Quando o atleta não deseja ou não se julga capaz de continuar.
6. Incapacidade de desempenhar a atividade básica necessária para o seu esporte e posição.

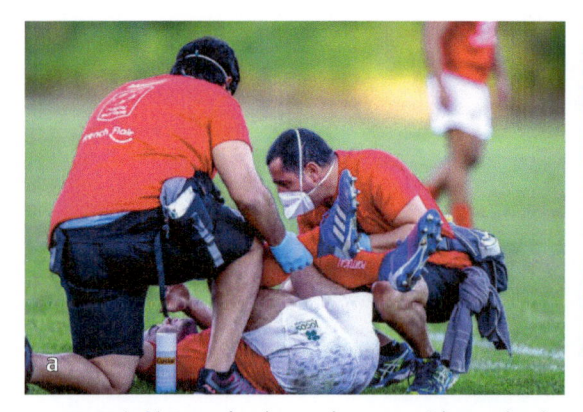

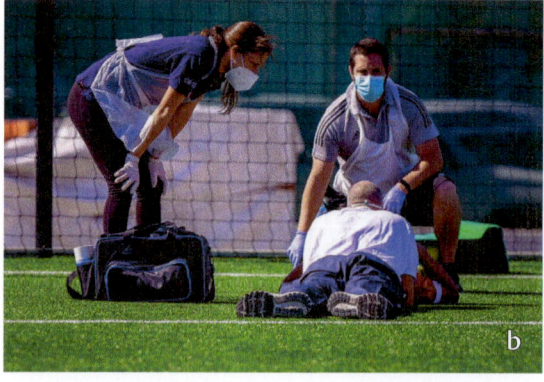

Fig. 69-12 (a,b) Exemplos de atendimento médico realizado no campo, durante uma partida de *rugby*. (a) O médico está estabilizando a coluna cervical do atleta. Fonte: Arquivo pessoal dos autores.

Fig. 69-13 Exemplos variados de lesões ocorridas nas seleções brasileiras (masculina e feminina), durante os Jogos Pan-americanos de Toronto-2015. (**a-c**) *Turf Toe* em atleta feminina. (**d, e**) Fratura-luxação de tornozelo em atleta feminina. (**f e g**) Fratura diafisária do rádio em atleta masculino. (**h-j**) Avulsão do tendão conjunto dos ísquiotibiais na sua origem no ísquio em atleta masculino. e (**k-m**) Ruptura do ligamento cruzado posterior em atleta masculino. (Fonte: Arquivo pessoal dos autores.)

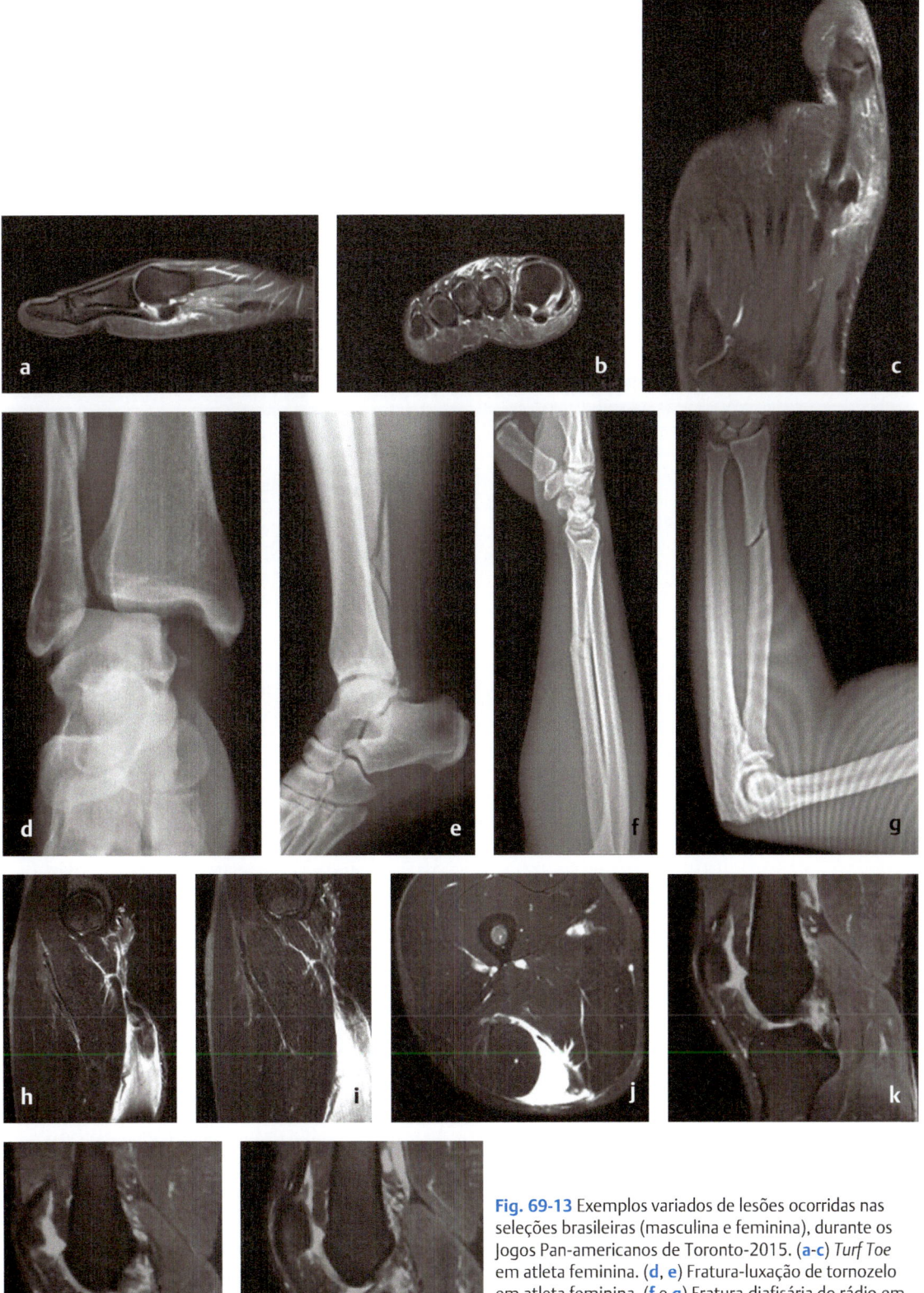

REFERÊNCIAS BIBLIOGRÁFICAS

1. Lockheed Martin. Global Participation. F-35 Light II [Internet]. 2018;2018.
2. Yeomans C, Kenny IC, Cahalan R, Warrington GD, Harrison AJ, Hayes K, et al. The Incidence of Injury in Amateur Male Rugby Union: A Systematic Review and Meta-Analysis. Sport Med [Internet]. 2018;48(4):837-48.
3. Roberts SP, Trewartha G, Higgitt RJ, El-Abd J, Stokes KA. The physical demands of elite English rugby union. J Sports Sci. 2008;26(8):825-33.
4. Ross A, Gill N, Cronin J. The match demands of international rugby sevens. J Sports Sci. 2015;33(10):1035-41.
5. Suarez-Arrones LJ, Nunez FJ, Portillo J, Mendez-Villanueva A. Running demands and heart rate responses in men rugby sevens. J Strength Cond Res. 2012;26(11):3155-9.
6. Ross A, Gill N, Cronin J, Malcata R. The relationship between physical characteristics and match performance in rugby sevens. Eur J Sport Sci. 2015;15(6):565-71.
7. Toda Matéria. Rugby: o que é, história e origem e regras do jogo – Toda Matéria. Disponível em www.todamateria.com.br. Acessado em 01 de março de 2021.
8. World Rugby. Disponível em world.rugby. Acessado em 07 de dezembro de 2020.
9. Rugby-Origem, história, como jogar e regras. 23 de julho de 2018. Disponível em escolaeducacao.com.br. Acessado em 01 de março de 2021.
10. Rugby de Sete. Disponível em cob.org.br. Acessado em 01 de março de 2021.
11. TRY and STOP US | Women's Rugby. Disponível em woman.rugby. Acessado em 01 de março de 2021.
12. Rugby-Megaeventos. Disponível em rededoesportes.gov.br. Acessado em 01 de março de 2021.
13. Get Into Rugby: Ficar: Get Into Rugby de 15. Disponível em getintorugby.worldrugby.org. Acessado em 01 de março de 2021.
14. Get Into Rugby: Ficar: Get Into Rugby de 7. Disponível em getintorugby.worldrugby.org. Acessado em 01 de março de 2021.
15. Rugby Ready. World Rugby's preparation resource: Plano de emergência, equipamento e ambiente. Disponível em rugbyready.worldrugby.org. Acessado em 01 de março de 2021.
16. Tee JC, Diamandis BS, Vilk A, Owen C. Utilising a tactical periodization framework to simulate match demands during rugby sevens training, SportRxiv. (internet) 2020.
17. Desenvolvimentos de movimentos básicos para rugby, Setenta Collge, 2011 (2020). Disponível em www.world.rugby. Acessado em 05 de dezembro de 2020.
18. Fuller CW, Taylor A, Raftery M. 2016 Rio Olympics: An epidemiological study of the men's and women's Rugby-7s tournaments. Br J Sports Med. 2017;51(17):1272-8.
19. Cruz-Ferreira A, Cruz-Ferreira E, Santiago L, Taborda Barata L. Epidemiology of injuries in senior male rugby union sevens: a systematic review. Phys Sportsmed [Internet]. 2017;45(1):41-8.
20. Viviers PL, Viljoen JT, Derman W. A Review of a Decade of Rugby Union Injury Epidemiology: 2007-2017. Sports Health. 2018;10(3):223-7.
21. Fuller CW, Sheerin K, Targett S. Rugby world cup 2011: International rugby board injury surveillance study. Br J Sports Med. 2013;47(18):1184-91.
22. Roberts SP, Trewartha G, England M, et al. Epidemiology of time-loss injuries in English community-level rugby union. BMJ Open. 2013;3(11):1-8.
23. Sekulic D, Spasic M, Mirkov D, Cavar M, Sattler T. Gender-specific influences of balance, speed, and power on agility performance. J Strength Cond Res. 2013;27(3):802-11.
24. Fuller CW, Molloy MG, Bagate C, et al. Consensus statement on injury definitions and data collection procedures for studies of injuries in rugby union. Br J Sports Med. 2007;41(5):328-31.
25. Fuller CW, Taylor A, Kemp SPT, Raftery M. Rugby World Cup 2019 injury surveillance study. S AFR J Sport MED. 2020;32(1):1-6.
26. Fuller CW, Taylor A, Raftery M. Eight-season epidemiological study of injuries in men's international Under-20 rugby tournaments. J Sports Sci [Internet]. 2018;36(15):1776-83.
27. Taylor AE, Fuller CW, Molloy MG. Injury surveillance during the 2010 IRB Women's Rugby World Cup. Br J Sports Med. 2011;45(15):1243-5.
28. Patricios J. Bok smart v south African Rugby's national rugby safety and injury prevention program. Curr Sports Med Rep. 2014;13(3):142-4.
29. Gianotti SM, Quarrie KL, Hume PA. Evaluation of RugbySmart: a rugby union community injury prevention programme. J Sci Med Sport. 2009;12(3):371-5.
30. Reboursiere E, et al. Impact of the national prevention policy and scrum law changes on the incidence of rugby-related catastrophic cervical spine injuries in French rugby union. Br J Sports Med. 2016.
31. World Rugby Concussion Guidance, World Rugby Player Welfare. Disponível em playerwelfare.worldrugby.org. Acessado em 06 de dezembro de 2020.
32. McCrory P, Meeuwisse W, Dvorak J, et al. Consensus statement on concussion in sport-the 5(th) international conference on concussion in sport held in Berlin. Br J Sports Med 2016;51:838-47.
33. McCrory P, Feddermann-Demont N, Dvořák J, et al. What is the definition of sports-related concussion: a systematic review. Br J Sports Med 2017,51.877-87.
34. AM Cruz-Ferreira, J Rodrigues, P Vital, EM Cruz-Ferreira: Rev. Medicina Desportiva informa, 2019; 11(2):31-35.
35. Best JP, McIntosh AS, Savage TN. Rugby World Cup 2003 injury surveillance pro-ject. Br J Sport Med. 2005; 39(11):812-817.
36. Jakoet I, Noakes TD. A high rate of injury during the 1995 Rugby World Cup. South African Med J. 1998; 88(1):45-47.
37. Fuller CW, Taylor A, Kemp SPT, Raftery M. Rugby World Cup 2015: World Rugby injury surveillance study. Br J Sports Med. 2017; 51(1):51-57.

38. Cruz-Ferreira AM, Cruz-Ferreira EM, Silva JD, et al. Epidemiology of injuries in Portuguese senior male rugby union sevens: a co-hort prospective study. Phys Sportsmed. 2018; 46(2):255-261.
39. Cruz-Ferreira AM, Moreira F, Rodrigues JC, Vital P. Epidemiologia das lesões desportivas no râguebi de XV português: época 2017/18 do primeiro patamar competitivo de clubes senio- res masculinos. In: 14o Congresso Da Sociedade Portuguesa de Medicina Desportiva. Braga, Portugal; 2018.
40. Cosgrave M, Williams S. The epidemiology of concussion in professional rugby union in Ireland. Phys Ther Sport. 2019; 35:99-105.
41. Davis GA, Ellenbogen RG, Bailes J, et al. The Berlin International Consensus Meeting on Concussion in Sport. Neurosurgery. 2018; 82(2):232-236.
42. Iverson GL, Gardner AJ, Terry DP, et al. Predictors of clinical recovery from concussion: a systematic review. Br J Sports Med. 2017 Jun;51(12):941-948.

SKATE

Raphael Serra Cruz ▪ Márcio Schiefer ▪ Luiz Fernando Alves Pereira
Rodrigo Araujo Goes

INTRODUÇÃO

O *skate* é um esporte que tem suas origens na cultura californiana da década de 1950, quando surfistas instalaram rodas de patins sob tábuas de madeira para se divertirem em dias de mar *flat* (sem ondas).[1] Desde então, tanto os equipamentos quanto o esporte evoluíram muito. A introdução das rodas de poliuretano e as modificações no formato (Fig. 70-1) possibilitaram o surgimento de manobras cada vez mais complexas, levando a uma mudança nos padrões de lesões.[2] O aumento no número e na gravidade das lesões, juntamente com o perfil rebelde e desafiador de grande parte dos praticantes, foram responsáveis pela oscilação de popularidade e mesmo aceitação do esporte ao longo destes anos. Mais recentemente, com a criação de locais apropriados para a sua prática (*skate parks*), a difusão de medidas de segurança e a profissionalização do esporte, o skate recuperou sua popularidade, culminando em sua aprovação pelo Comitê Olímpico Internacional (COI), em 2016, e inclusão ao programa de esportes olímpicos a partir de 2020.[3]

Diversas modalidades surgiram ao longo da história do skate, sendo que os padrões mais comuns de lesões podem variar de acordo com o estilo. São eles:

- *Freestyle* (realização de manobras consecutivas em um terreno plano, sem colocar os pés no chão).
- *Bowl* (espécie de "piscina vazia", onde o atleta ganha velocidade ao descer, podendo realizar manobras aéreas ao projetar-se acima do plano da pista, ou na sua borda).
- *Street* (utilização de elementos presentes nas ruas, como bancos, escadarias, corrimões etc. para a realização de manobras).
- *Park* (praticado em um *skate park* projetado para este fim, utilizando uma combinação de obstáculos como rampas e *bowls*).
- *Cruising* (o atleta anda o máximo possível sem parar, através de rampas ou áreas urbanas, em geral, sem muitas manobras).
- *Slalom* (o skatista percorre uma trajetória em ziguezague desviando de cones).
- *Downhill* (muitas vezes utilizam skates mais longos chamados de *longboards* – Fig. 70-1c – para descer serras e ladeiras em alta velocidade).
- *Vertical* (praticado nas *halp-pipes*, grandes estruturas com bordas verticalizadas para que o atleta possa utilizar a velocidade adquirida na descida e realizar manobras aéreas ou em sua borda).
- *Megarrampa* (estruturas que podem passar de 100 metros de extensão e chegar a 30 metros de altura, representando a evolução mais extrema do *skate*).

A primeira participação do esporte nos jogos olímpicos será representada pelas modalidades *park* e *street*.

EPIDEMIOLOGIA

A dificuldade na padronização das metodologias de coleta de dados e de definições das lesões torna o estudo epidemiológico deste esporte uma tarefa árdua. Estudos com questionários eletrônicos, além de possuírem um baixo índice de resposta, estão sujeitos a *recall bias* e a erros de interpretação. Estudos com base em visitas a serviços médicos subestimam lesões consideradas menores, enquanto estudos em campeonatos não levam em considerações atletas recreacionais.

Apesar de ser considerado um esporte perigoso e com elevado índice de lesões, um recente estudo realizado através de questionário eletrônico[2] mostrou que esta taxa corresponde a 0,55 para cada 1.000 horas praticadas, um padrão inferior ao surfe[4] ou ao futebol,[5] por exemplo. No entanto, estes dados devem ser analisados com parcimônia, especialmente pela potencial gravidade de algumas destas lesões. Cerca de 65% das lesões ocorrem em

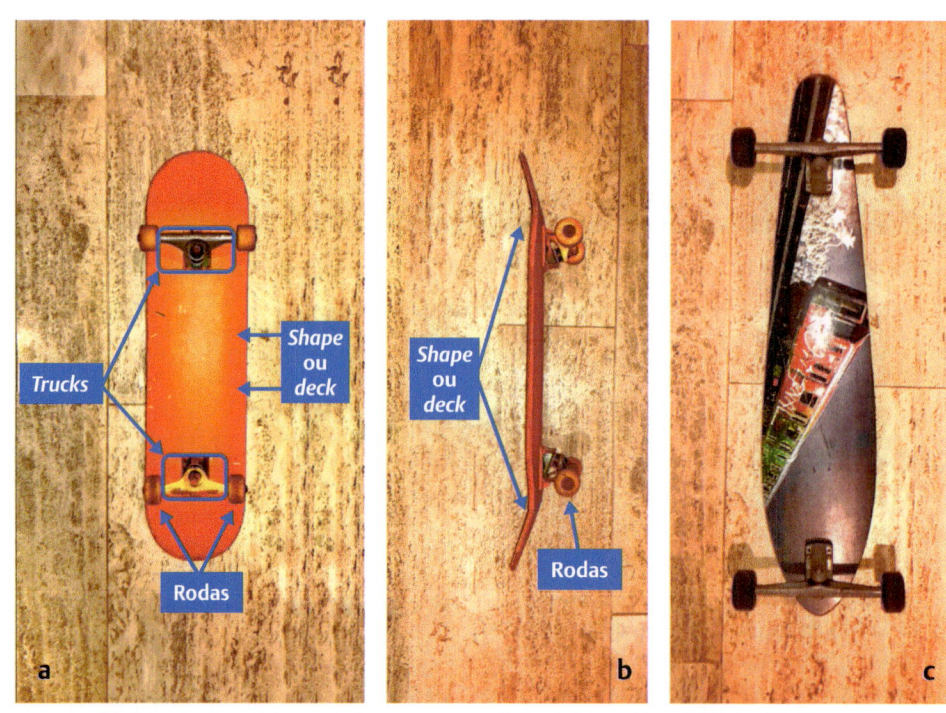

Fig 70-1 Modelos de *skate*. (a) Vista inferior de um modelo tradicional (*street*) com identificação dos três principais componentes: *shape* ou *deck*, *trucks* e as rodas; (b) vista lateral deste mesmo *skate*, no qual se observa uma inclinação côncava em cada uma das extremidades; (c) *Longboard*. (Fotos: Felipe) Metsavaht.)

vias públicas e mais da metade dos acidentes fatais acontece por colisão com veículos em movimento. De um modo geral, as lesões fatais representam 1% de todas as lesões.[6]

Entre 2015 e 2016, ocorreram 121.400 atendimentos médicos de emergência relacionados com o *skate* nas emergências pediátricas dos EUA.[7] A maioria das lesões são classificadas como hematomas, contusões, ferimentos superficiais e entorses. Com relação à localização, a maior parte das lesões acomete os membros superiores (55-66%), seguida dos membros inferiores (17-26%), cabeça (3,5-13%), região toracoabdominal e coluna (1,5-2,9%).[6] Cerca de 60% das lesões envolvem crianças com menos de 15 anos de idade, sendo a maioria dos casos entre 10-14 anos. No entanto, as lesões mais graves são encontradas em skatistas maiores de 16 anos, provavelmente relacionadas com o maior grau de dificuldade e complexidade das manobras tentadas por estes atletas.[6]

As lesões de cabeça merecem atenção especial pela potencial gravidade. Atletas de *skate* apresentam risco de fraturas de crânio muito superior (até 55 vezes) a outros esportes extremos como *snowboard*, esqui e surfe.[8] A frequência de dano cerebral traumático pode chegar a 36%.[9] Por isso, o uso do capacete é tão importante neste esporte.

Quando analisados por gênero, homens apresentam uma maior incidência de lesões, chegando a 86,4%, observando-se um padrão diferenciado: enquanto atletas do sexo masculino exibem uma maior incidência de contusões e fraturas, mulheres possuem maior risco de lesões articulares e ligamentares.[2]

As fraturas são as lesões consideradas graves mais comuns no *skate*.[1] Em um dos maiores estudos epidemiológicos já realizados através da análise de banco de dados, Lustenberger *et al.*[9] observaram 2.270 lesões relacionadas com skate em um período de 5 anos. As fraturas de extremidades representaram 50,3% dos atendimentos de emergência, sendo 19,6% fraturas de rádio/ulna; 15,5% fraturas de tíbia/fíbula/tornozelo; 6,1% fraturas de fêmur; e 5,7% fraturas de úmero. Fraturas envolvendo o crânio representaram 16,2% e fraturas de coluna 1,1% dos traumas neste estudo.

Um fato que merece destaque é o elevado número de fraturas expostas relacionadas ao *skate* (Fig. 70-2). Um estudo realizado em um centro de trauma infantil,[10] 11% das fraturas de antebraço relacionadas com o skate foram expostas contra 0,3% das fraturas de antebraço causadas por outros mecanismos. As fraturas expostas relacionadas com o *skate* representaram 63% de todas as fraturas expostas atendidas neste centro.

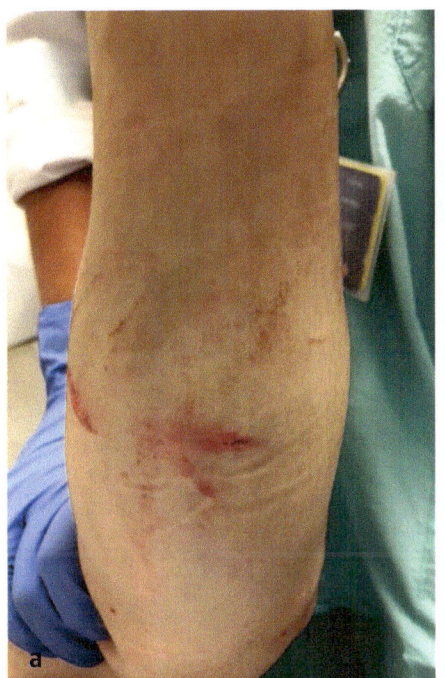

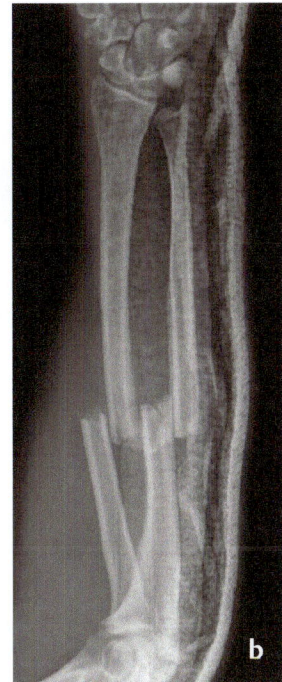

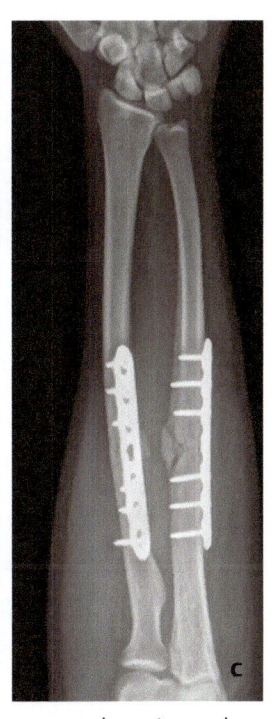

Fig. 70-2 Fratura exposta de antebraço. Caso clínico de fratura exposta de antebraço esquerdo em jovem de 24 anos. (a) Apresentação clínica com ferimento puntiforme configurando a fratura exposta; (b) radiografia pré-operatória com imobilização, evidenciando fraturas diafisárias de rádio e ulna; (c) radiografia pós-operatória, mostrando as fraturas devidamente reduzidas e fixadas com placas e parafusos.
(Foto: Arquivo pessoal dos autores.)

LESÕES DE MEMBROS SUPERIORES

Na maioria dos casos, tais lesões são causadas por quedas em velocidade sobre a mão espalmada e, portanto, a maior parte acomete os membros superiores.[11] Um dado curioso é que a maior parte das lesões ocorre no membro superior esquerdo, posto que a maioria dos atletas usa o pé esquerdo na parte mais anterior do skate (*regular footer*).[6]

As fraturas dos ossos do antebraço causam impotência funcional do membro e podem gerar deformidades, quando há desvio entre os fragmentos. Crianças e adultos com fraturas minimamente desviadas devem ser tratados conservadoramente com imobilização axilopalmar. Em adultos, porém, raramente ocorrem fraturas sem desvio neste local, sendo mais frequentemente indicado o tratamento cirúrgico.[12] Em crianças com fraturas desviadas, o tratamento conservador, com redução incruenta e imobilização gessada, é comumente utilizado. Entretanto, com o desenvolvimento de técnicas cirúrgicas cada vez menos invasivas (p. ex.: hastes intramedulares flexíveis), a indicação de tratamento cirúrgico destas fraturas tem aumentado.[13]

Quedas sobre o cotovelo podem produzir fraturas do olécrano, o chamado cotovelo do skatista.[14] Embora fraturas minimamente desviadas possam ser tratadas conservadoramente, a maioria das fraturas do olécrano apresentam desvio, seja pela energia do trauma ou pela ação do tríceps braquial, que atua tracionando proximalmente o fragmento proximal. O tratamento cirúrgico envolve redução aberta da fratura e fixação com banda de tensão ou placas e parafusos (especialmente nas fraturas cominutivas).[15]

Fraturas do punho também são comuns, pois ocorrem através do mesmo mecanismo de queda sobre a mão espalmada. O raciocínio terapêutico é semelhante àquele das fraturas diafisárias dos ossos do antebraço. Fraturas dos ossos do carpo podem ocorrer, acometendo mais frequentemente o escafoide.[6] Devido às características específicas deste osso, problemas vasculares podem ocorrer, como osteonecrose e pseudoartrose.[16] As fraturas sem desvio do escafoide são tratadas com imobilização por longo período, inicialmente axilopalmar incluindo o polegar durante as primeiras 6 semanas e, nas 6 semanas seguintes, com imobilização tipo luva. O tempo total de imobilização no tratamento destas fraturas é, portanto, 12 semanas. As fraturas com desvios superiores a 1 mm, devem ser tratadas cirurgicamente, para redução dos fragmentos e fixação com parafuso(s).[16]

Fraturas da clavícula e luxação acromioclavicular podem decorrer de queda sobre a região lateral do ombro. Em crianças, as fraturas da clavícula são tratadas conservadoramente, havendo raras indicações cirúrgicas (fratura exposta, lesões neurovasculares e risco à integridade da pele por proeminência do fragmento). Em adultos, as fraturas pouco desviadas são tratadas com imobilização em tipoia por cerca de 6 semanas e aquelas com desvio superior a 2 cm são geralmente tratadas cirurgicamente, por causa do risco de pseudoartrose ou consolidação viciosa. As luxações acromioclaviculares são identificadas pela deformidade típica que causam na região superior do ombro.[17] Os casos com nenhuma ou mínima deformidade (tipos 1 e 2 de Rockwood) devem ser tratados com imobilização por cerca de 3 semanas, seguida de fisioterapia. Os casos com deformidade mais acentuadas (tipos 4, 5 e 6 de Rockwood) devem ser tratados cirurgicamente. Há, ainda casos intermediários (tipo 3 de Rockwood), que devem ser avaliados individualmente quanto à necessidade de cirurgia.[18]

LESÕES DE MEMBROS INFERIORES

No *skate*, muitas lesões possuem relação com o padrão de aterrissagem após a realização de uma manobra, em especial quando malsucedida, devido à força de reação do solo.[19] No entanto, diferentemente do surfe, onde o atleta permanece a maior parte da sessão sentado ou remando, no skate, a constante postura ortostática, oscilando entre apoio monopodal, bipodal e saltos, podem levar a uma maior incidência de lesões por sobrecarga nos membros inferiores.[6]

Dentre as principais lesões agudas dos membros inferiores, podemos citar os estiramentos musculares (p. ex.: isquiotibiais, quadríceps e banda iliotibial),[20] as entorses de tornozelo (lesão mais comum dos membros inferiores em skatistas, e a principal lesão recorrente nestes atletas),[2] além das fraturas de tornozelo e de pé.[1] Apesar das lesões dos joelhos serem menos comuns em skatistas, há relatos de lesões condrais, meniscais e ligamentares.[6]

Com relação às fraturas dos ossos longos dos membros inferiores, pacientes menores de 10 anos são mais suscetíveis a sofrer fraturas de fêmur, enquanto fraturas de tíbia e fíbula são mais comuns em skatistas mais velhos.[9]

Outras lesões não traumáticas de membros inferiores relatadas compreendem a síndrome da banda iliotibial, condropatia patelar, síndrome do piriforme e osteocondroses como as doenças de Sever e de Sinding-Larsen-Johansson, decorrentes do excesso de carga em pacientes esqueleticamente imaturos.[20]

OUTRAS LESÕES RELEVANTES

O crânio é a terceira região mais acometida por traumatismos, após os membros superiores e os inferiores.[6] Há controvérsias sobre a faixa etária mais acometida. Fountain & Meyers relataram maior incidência em crianças mais novas, devido ao desenvolvimento psicomotor incompleto,[14] sendo desaconselhada a prática do esporte para crianças menores de 5 anos.[20] Por outro lado, Hunter (2012) observou que a maior parte das lesões cranianas ocorreu em skatistas entre 11 e 20 anos de idade.[21] A maioria das lesões cranianas é leve, sem grandes repercussões clínicas, mas eventos catastróficos ocorrem em 0,007% dos atletas anualmente. Menos de 5% dos pacientes com lesões de cabeça estavam usando capacete no momento do acidente, demonstrando a baixa adesão a este item de segurança entre skatistas.[22] Traumatismos toracoabdominais são incomuns, sendo mais frequentes os traumatismos costais, que produzem desde contusões até fraturas de costelas. Acometimento pulmonar e hematoma renal já foram descritos, embora infrequentes. Lesões da coluna vertebral também não são comuns, mas podem ser catastróficas.[1]

EMERGÊNCIAS NO *FIELD OF PLAY* E PREPARO DA EQUIPE MÉDICA

Durante os eventos esportivos relacionados com o *skate*, a equipe de suporte médico deve estar preparada para atender às principais situações de emergência, em especial, às relacionadas com traumas.[23] É imprescindível que toda a equipe esteja familiarizada com técnicas de extricação, tendo em vista que alguns acidentes podem se configurar como verdadeiros politraumatismos.

Os equipamentos mais utilizados são as talas imobilizadoras, uma vez que as lesões de extremidades são as mais comuns.[2,6,9] Estas talas podem ser moldadas para se ajustar ao membro com suspeita de fratura a fim de mantê-lo alinhado até que o atleta seja removido para uma unidade onde o diagnóstico possa ser confirmado por exames de imagem.

É de fundamental importância que, em casos de suspeita de fraturas, a região seja despida de vestimentas ou equipamentos de proteção para que a pele seja examinada, uma vez que mesmo lesões puntiformes podem configurar uma fratura exposta e requerer tratamento cirúrgico de emergência.[24] Nestes casos, além da estabilização do membro, deve-se limpar a região de qualquer contaminante grosseiro e cobrir a ferida com material estéril. Considerar antibioticoprofilaxia, uma vez que esta medida, se realizada com menos de 66 minutos da lesão foi relacionada com menores índices de infecção.[25]

Atletas vítimas de traumas com suspeita de lesão cervical devem ser imobilizados com prancha, colar cervical e *headblock*, sendo devidamente transportados para a unidade hospitalar de referência do evento. É essencial que os socorristas estejam familiarizados com as técnicas de extricação da vítima e remoção do capacete, quando indicado, uma vez que movimentos equivocados podem agravar tais lesões.[26]

Traumatismos de cabeça devem ser cuidadosamente avaliados, mesmo que o atleta permaneça consciente. Um breve exame neurológico pode detectar a presença de concussão, que irá determinar a exclusão do atleta até que exames mais detalhados possam ser realizados.[27] Ferramentas com o *Sideline Concussion Assessment Tool* (SCAT) podem ser muito úteis nestas situações.[28]

Embora rara, outra situação para a qual a equipe médica deve estar preparada é o trauma torácico levando a um pneumotórax. Em casos de pneumotórax hipertensivo, a inserção de um cateter ou agulha no segundo espaço intercostal, na projeção da linha medioclavicular pode desinflar o ar aprisionado na cavidade pleural,[29] restaurando de maneira emergencial a ventilação do atleta até que o mesmo seja removido para o centro de trauma de referência e avaliado por um cirurgião torácico.

PREVENÇÃO E REABILITAÇÃO

A reabilitação deve respeitar o tempo de consolidação óssea nos casos de fratura, seguir protocolos pré-estabelecidos para cada lesão específica e levar em consideração as características do esporte e a natureza multifatorial das lesões.[30]

A prevenção de lesões passa pela educação dos praticantes sobre o uso de equipamentos de segurança tais como capacete, joelheiras, cotoveleiras e protetores de punho. Além disso, a fisioterapia pode atuar de forma preventiva, avaliando e preparando o atleta para as demandas do esporte. As cargas de treinamento devem ser monitoradas tanto em aspectos externos (como volume, intensidade e frequência do treinamento), quanto em aspectos internos (resposta fisiológica, como a frequência cardíaca ou a percepção subjetiva de esforço), além de fatores pessoais como idade, tempo de treinamento, histórico de lesões e capacidade física. Um estímulo de treinamento ideal envolve a exposição do atleta a cargas altas o suficiente para promover a adaptação às demandas do esporte, mas com controle dos efeitos deletérios como fadiga e lesões.[31]

Outro fator fundamental na prevenção de lesões e na reabilitação de atletas de *skate* diz respeito à estabilidade dinâmica de suas articulações e a sua capacidade de manter ou retomar a uma postura após perturbação. O controle postural e a estabilidade articular estão intimamente ligados com a propriocepção. Para gerar adaptação sensório-motora deve-se focar em treinos de equilíbrio em superfícies instáveis associados à realização de tarefas funcionais e treinamentos de estabilização dinâmica (que devem ser realizados em cadeia cinética fechada e com pequenos movimentos buscando estimular os receptores articulares), além de treinos de cinestesia.[32]

> É interessante que toda a equipe envolvida na cobertura médica de eventos relacionados a skate esteja atualizada com as técnicas de PHTLS (***Pre-Hospital Trauma Life Support***) e, idealmente, que haja um médico treinado em ATLS (***Advanced Trauma Life Support***). A simulação prévia de situações de emergência no local do evento, com a equipe que irá atuar, pode antecipar dificuldades não previstas e determinar soluções sem que o estresse da situação real prejudique a tomada de decisões.

REFERÊNCIAS BIBLIOGRÁFICAS

1. Feletti F. Extreme sports medicine. Springer; 2017.
2. Rodríguez-Rivadulla A, Saavedra-García MÁ, Arriaza-Loureda R. Skateboarding injuries in Spain: a web-based survey approach. Orthop J Sport Med. 2020;8(3):2325967119884907.
3. Batuev M, Robinson L. How skateboarding made it to the Olympics: an institutional perspective. Int J Sport Manag Mark. 2017;17(4-6):381-402.
4. Furness J, Hing W, Walsh J, et al. Acute injuries in recreational and competitive surfers: incidence, severity, location, type, and mechanism. Am J Sports Med. 2015;43(5):1246-54.
5. Herrero H, Salinero JJ, Del Coso J. Injuries among Spanish male amateur soccer players: a retrospective population study. Am J Sports Med. 2014;42(1):78-85.
6. Shuman KM, Meyers MC. Skateboarding injuries: an updated review. Phys Sportsmed. 2015;43(3):317-23.
7. Bandzar S, Funsch DG, Hermansen R, Gupta S, Bandzar A. Pediatric hoverboard and skateboard injuries. Pediatrics. 2018;141(4):e20171253.
8. Sharma VK, Rango J, Connaughton AJ, Lombardo DJ, Sabesan VJ. The current state of head and neck injuries in extreme sports. Orthop J Sport Med. 2015;3(1):2325967114564358.
9. Lustenberger T, Talving P, Barmparas G, Schnüriger B, Lam L, Inaba K et al. Skateboard-related injuries: not to be taken lightly. A National Trauma Databank Analysis. J Trauma Acute Care Surg. 2010;69(4):924-7.
10. Zalavras C, Nikolopoulou G, Essin D, Manjra N, Zionts LE. Pediatric fractures during skateboarding, roller skating, and scooter riding. Am J Sports Med. 2005;33(4):568-73.
11. Keays G, Dumas A. Longboard and skateboard injuries. Injury. 2014;45(8):1215-9.
12. Schulte LM, Meals CG, Neviaser RJ. Management of adult diaphyseal both-bone forearm fractures. JAAOS-Journal Am Acad Orthop Surg. 2014;22(7):437-46.
13. Sinikumpu J-J, Serlo W. The shaft fractures of the radius and ulna in children: current concepts. J Pediatr Orthop B. 2015;24(3):200-6.
14. Fountain JL, Meyers MC. Skateboarding injuries. Sport Med. 1996;22(6):360-6.
15. Powell AJ, Farhan-Alanie OM, Bryceland JK, Nunn T. The treatment of olecranon fractures in adults. Musculoskelet Surg. 2017;101(1):1-9.
16. Fowler JR, Hughes TB. Scaphoid fractures. Clin Sports Med. 2015;34(1):37-50.

17. Wiesel B, Nagda S, Mehta S, Churchill R. Management of midshaft clavicle fractures in adults. JAAOS-Journal Am Acad Orthop Surg. 2018;26(22):e468-76.
18. Deans CF, Gentile JM, Tao MA. Acromioclavicular joint injuries in overhead athletes: a concise review of injury mechanisms, treatment options, and outcomes. Curr Rev Musculoskelet Med. 2019;12(2):80-6.
19. Determan JJ, Frederick EC, Cox JS, Nevitt MN. High impact forces in skateboarding landings affected by landing outcome. Footwear Sci. 2010;2(3):159-70.
20. Lahav A. Skateboarding Knowledge and Injury Prevention. CSMS Committee on the Medical Aspects of Sports. 2016. p. 1-3.
21. Hunter J. The epidemiology of injury in skateboarding. In: Epidemiology of Injury in Adventure and Extreme Sports. Karger Publishers; 2012. p. 142-57.
22. Tominaga GT, Schaffer KB, Dandan IS, Coufal FJ, Kraus JF. Head injuries in hospital-admitted adolescents and adults with skateboard-related trauma. Brain Inj. 2015;29(9):1044-50.
23. Young CC. Extreme sports: injuries and medical coverage. Curr Sports Med Rep. 2002;1(5):306-11.
24. Hutchinson M, Tansey J. Sideline management of fractures. Curr Sports Med Rep. 2003;2(3):125-35.
25. Garner MR, Sethuraman SA, Schade MA, Boateng H. Antibiotic prophylaxis in open fractures: evidence, evolving issues, and recommendations. JAAOS-Journal Am Acad Orthop Surg. 2020;28(8):309-15.
26. Courson R, Ellis J, Herring SA, et al. Best Practices and Current Care Concepts in Prehospital Care of the Spine-Injured Athlete in American Tackle Football March 2-3, 2019; Atlanta, GA. J Athl Train. 2020;55(6):545-62.
27. Podell K, Presley C, Derman H. Sideline sports concussion assessment. Neurol Clin. 2017;35(3):435-50.
28. Echemendia RJ, Meeuwisse W, McCrory P, et al. The sport concussion assessment tool 5th edition (SCAT5): background and rationale. Br J Sports Med. 2017;51(11):848-50.
29. Paydar S, Farhadi P, Ghaffarpasand F. Advanced Trauma life support (ATLS) tips to be kept in mind. Bull Emerg Trauma. 2013;1(1):49.
30. Bittencourt NFN, Meeuwisse WH, Mendonça LD, et al. Complex systems approach for sports injuries: moving from risk factor identification to injury pattern recognition — narrative review and new concept. Br J Sports Med. 2016;50(21):1309-14.
31. Gabbett TJ. The training — injury prevention paradox: should athletes be training smarter and harder? Br J Sports Med. 2016;50(5):273-80.
32. Leporace G, Metsavaht L, de Mello Sposito MM. Importância do treinamento da propriocepção e do controle motor na reabilitação após lesões músculo-esqueléticas. Acta fisiátrica. 2009;16(3):126-31.

SURFE

Raphael Serra Cruz ▪ Marcelo Baboghluian ▪ Márcio Schiefer
Luiz Fernando Alves Pereira ▪ Rodrigo Araujo Goes

INTRODUÇÃO

O surfe é praticado em estreita relação com fenômenos naturais, sendo influenciado pela intensidade e direção da ondulação (ou *swell*), intensidade e direção do vento, posição geográfica e características da praia, relevo e tipo do fundo do mar, correntes marítimas e variações da maré, que em conjunto determinam o tamanho, a forma e a intensidade das ondas. Este fato influencia o tipo de equipamento e as competências necessárias para se ter êxito. A demanda metabólica é bastante complexa e se caracteriza por um esporte intervalado e de alta demanda.[1]

As principais submodalidades do surfe se diferenciam pelo tipo de equipamento e tamanho das ondas:

- *Longboard ou "pranchão"*: praticado com pranchas consideradas grandes (acima de 9 pés) e com grande volume.
- *Shortboard ou "pranchinha"*: praticado com pranchas consideradas pequenas que variam entre 5 a 7 pés, sendo as mais comuns.
- *Paddleboard*: praticado com prancha e remo, mantendo-se em pé por todo o tempo, também chamado *stand up paddle* (SUP), ou simplesmente *standup*.
- *Tow in surf*: o atleta é rebocado por um jet-ski, mais comumente utilizado por surfistas de ondas grandes, conhecidos como *big riders*.
- *Bodyboard*: surfa-se a onda deitado sobre a prancha, ou com o joelho (*dropknee*).
- *Bodysurf ou surfe de peito*: praticado sem equipamentos, ou usando-se nadadeiras e "*handboard*" (pequena prancha de mão para apoiar na parede da onda).
- *Kneeboard*: surfa-se de joelhos na prancha.
- *Windsurf*: praticado com prancha, mastro e vela.
- *Kitesurf*: praticado com uma vela móvel, chamada pipa.
- *Skimboard*: desliza-se em pé sobre uma prancha na lâmina de água que cobre a areia após o estouro de uma onda.

Quanto ao fundo do oceano onde quebram as ondas, pode-se diferenciar em:

- *Beach break:* ondas quebram em fundo de areia.
- *Point break:* ondas quebram em fundo de pedra.
- *Reef break:* ondas quebram em fundo de coral.

Quanto ao posicionamento do surfista sobre a prancha, denomina-se *regular footer* quando o surfista utiliza o pé esquerdo na frente da prancha e *goofy footer* quando se utiliza o pé direito na frente.

Durante uma sessão de surfe podemos identificar gestos esportivos distintos:

- *Remada*: atleta em posição pronada sobre a prancha, com a coluna em hiperextensão e movimentos repetidos dos ombros e braços utilizando-os como "remo". Corresponde à metade do tempo que o surfista passa na água. Pode ser em ritmo leve, para deslocamento, ou em explosão, para "entrar" na onda.[2]
- *Duck-dive, peixinho ou golfinho*: caracteriza-se por um mergulho empurrando inicialmente a frente da prancha dentro da água, em isometria da cintura escapular, seguido por um empurrão com os pés ou joelhos na parte de trás da prancha, com assimetria acentuada da cintura pélvica. Gesto utilizado para passar por baixo de ondas que venham contra seu rumo.
- *Take off ou pop-up*: utilizado para que o surfista passe da posição deitada para em pé na prancha, geralmente após intensa remada para alcançar a velocidade da onda. Caracteriza-se por um rápido movimento de extensão de braços e da cintura

escapular a fim de levantar o surfista, seguido por flexão de joelhos e quadris.
- *Drop*: é o primeiro momento de surfar a onda descendo por sua face. Caracteriza-se pela isometria de membros inferiores e utilização dos membros superiores para gerar equilíbrio.
- *Cavada*: mudança de direção que o surfista faz ao chegar na base da onda após uma descida visando subir novamente a parede da mesma, suportando a força de reação da água sob a prancha.
- *Wipe out ou "vaca"*: quando o surfista cai da prancha.

Ao surfar a onda, os movimentos isométricos de membros inferiores, combinados com movimentos de flexão e extensão de joelhos e quadris associados à rotação dos quadris determinam as manobras realizadas. Momentos estacionários em posição pronada ou sentado sobre a prancha enquanto se espera a onda também são comuns.[3]

A evolução dos equipamentos de surfe, assim como em outros esportes, é constante, a se considerar o tipo de material das pranchas, as roupas de neoprene usadas em água e clima frio, botas, luvas, capacetes, as cordinhas ou *leash* que prendem a prancha ao surfista e as quilhas de "foil" que sustentam a prancha sem contato com a água. Fato a ser levado em consideração na evolução e no risco da prática. Para uma melhor compreensão dos mecanismos e gravidades das lesões, é interessante que o médico responsável por estes atletas tenha conhecimento também dos principais elementos que compõem uma prancha de surfe (Fig. 71-1).

EPIDEMIOLOGIA

Assim como no *skate*, há uma dificuldade na padronização das metodologias de coleta de dados e de definições de lesões nos estudos epidemiológicos do surfe. Reconhecendo estas limitações, McArthur et al.[4] realizaram uma revisão sistemática na qual apresentam uma estatística combinada de diversas metodologias. Este estudo revelou que lesões de pele (abrasão, laceração, queimaduras, hematomas e contusões) estão em primeiro lugar, representando 46% de todas as lesões. Lesões de partes moles (estiramento muscular, câimbras, lesões tendíneas e ligamentares) aparecem em segundo lugar, com 22,6%. Lesões ósseas aparecem em terceiro lugar, representando 9,6%. Com relação à região do corpo acometida, cabeça/face/pescoço são os locais mais vulneráveis (Fig. 71-2a, b), somando 33,8% de todas as lesões, seguidos de perto pelos membros inferiores (Figs. 71-2c, d), com 33%. Lesões de membros superiores aparecem em terceiro lugar (16,7%), seguidas por tronco (10,3%) e coluna (4,5%).

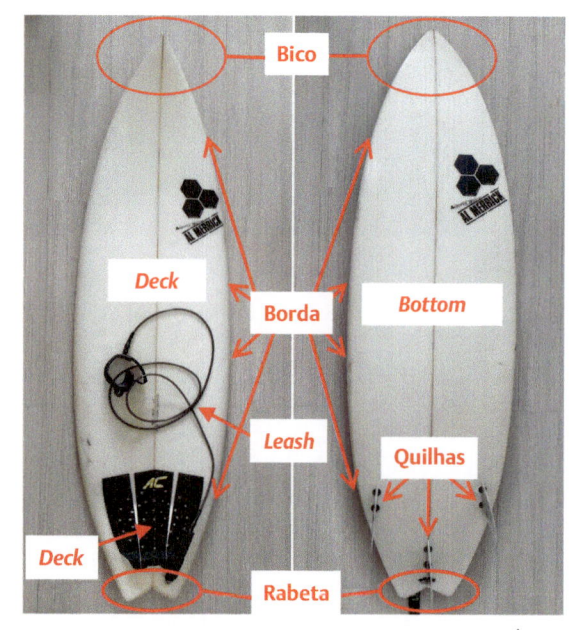

Fig. 71-1 Elementos básicos de uma prancha de surfe. À esquerda, uma vista da superfície superior (*deck*), na qual o surfista apoia os pés. À direita, uma vista da superfície inferior (*bottom*), que fica em contato com a água e onde se localizam as quilhas.

LESÕES DOS MEMBROS SUPERIORES

Ao contrário do que ocorre nos membros inferiores, a maior parte das lesões nos membros superiores dos surfistas são crônicas, atraumáticas ou microtraumáticas.[5] Os músculos que mais contribuem para a propulsão durante a remada são: peitoral maior, grande dorsal, tríceps braquial e deltoide.[6] Diferentemente da natação, as pernas pouco auxiliam neste deslocamento.

A cintura escapular é bastante exigida durante a prática do surfe. Múltiplos movimentos de remada ao longo de horas na água, muitas vezes por dias consecutivos, podem provocar inflamação da bursa subacromial (localizada entre o tendão do músculo supraespinal e o acrômio). Além disso, os próprios tendões do manguito rotador podem sofrer com a sobrecarga.[2] O tratamento destas tendinopatias é conservador na grande maioria dos casos e difere se o paciente tem sintomas agudos/intensos ou crônicos/leves. Em casos de crise aguda de dor, com limitação funcional, indica-se repouso e medicamentos anti-inflamatórios por curto período de tempo. Nos pacientes com quadro crônico, o afastamento do esporte não costuma ser necessário. Ao contrário, é recomendado um programa de reabilitação, com fisioterapia e correção de eventuais erros na técnica da remada.

É muito importante, nestes atletas, observar se há discinesia escapular, uma alteração no movimento e/ou posicionamento da escápula que, geralmente decorre de desequilíbrio muscular,

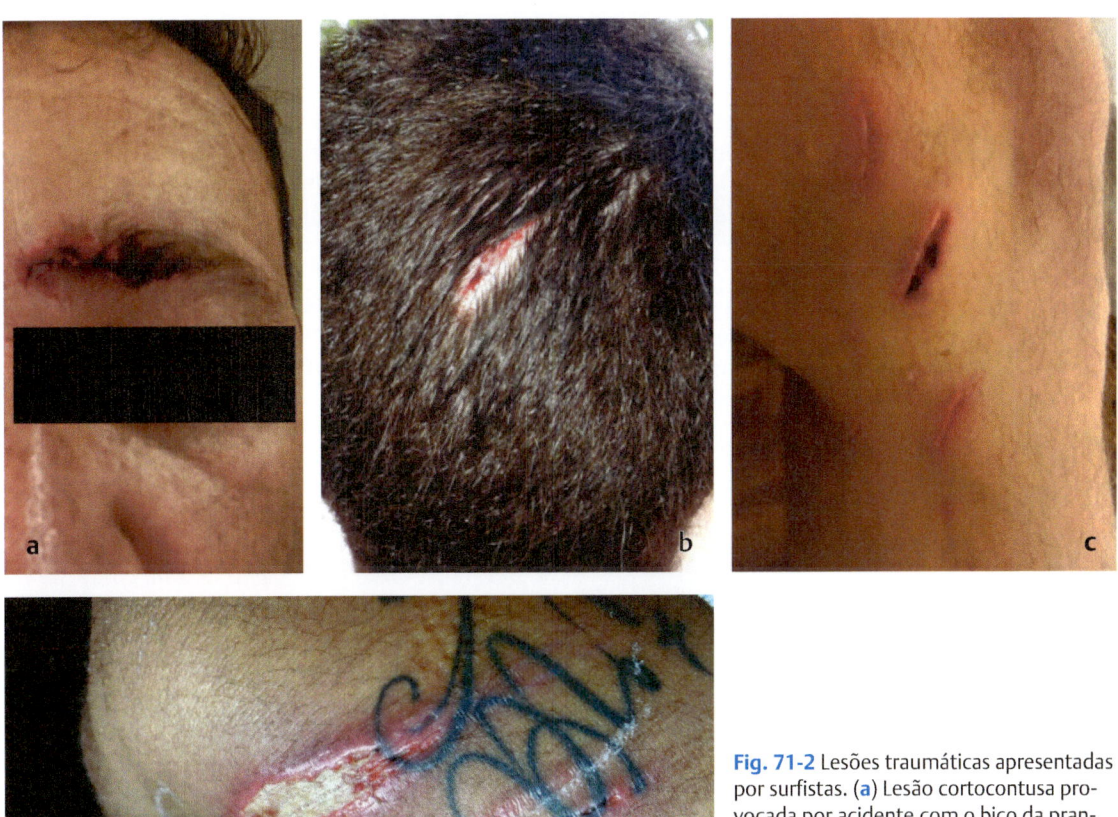

Fig. 71-2 Lesões traumáticas apresentadas por surfistas. (**a**) Lesão cortocontusa provocada por acidente com o bico da prancha; (**b**) lesão cortante em couro cabeludo, provocada por acidente com a própria quilha; (**c**) lesão cortante por quilha em joelho; (**d**) escoriação na coxa provocada por contato com fundo de coral (*reef*).

podendo levar à sobrecarga não só dos tendões, como da articulação acromioclavicular.[7] O tratamento é feito fundamentalmente com exercícios de força e propriocepção dos músculos escapulares, com base na observação prévia do padrão individual de discinesia de cada atleta, além de correções posturais.

Lesões ligamentares também são causas comuns de dor no ombro dos surfistas, especialmente aquelas que acometem a região superior do lábio glenoidal (lesão SLAP – *superior labrum anterior to posterior*). Tais lesões habitualmente decorrem da força exercida pelo tendão da cabeça longa do bíceps sobre o lábio glenoidal, especialmente com o ombro em posição combinada de abdução e rotação externa (como durante a remada), num fenômeno descrito como *peel back*.[8] Muito comumente, tais atletas também apresentam limitação da amplitude de rotação interna, por causa do encurtamento da cápsula posterior, além de discinesia escapular. O tratamento destas lesões pode variar desde o conservador (com base em alongamento da cápsula posterior, recuperação da rotação interna e reforço muscular periescapular) ao cirúrgico, com reparo da lesão/tenodese da cabeça longa do bíceps, além de liberação capsular posterior.[9]

Casos de luxação do ombro perfazem 10% dos traumatismos que não requerem internação na prática de surfe,[10] tratando-se de uma urgência médica temida nos esportes aquáticos, pois oferece risco à vida nestas circunstâncias. Pode ocorrer como primeiro episódio diante de um trauma ou ser recorrente. O atleta apresenta-se com dor e significativa impotência funcional. Deformidade é comum, especialmente na luxação anterior. O atendimento de urgência requer a remoção deste atleta do mar pela equipe de apoio, seguida por avaliação do estado neurovascular do membro e administração de analgésicos. Idealmente, a manobra de redução deve ser feita na unidade médica de referência local, para que o procedimento seja realizado sob sedação e após a realização de radiografias que possam auxiliar no diagnóstico e descartar a presença de fraturas. Entretanto, em locais afastados e de difícil acesso, a redução pode ser realizada por um salva vidas ou outro surfista capacitado. Episódios recorrentes são frequentemente tratados com cirurgia, seja para reinserção do lábio glenoidal ou para enxertia óssea.[11]

Lesões no cotovelo e no punho são menos frequentes que as do ombro. Destaca-se como importante causa de dor no cotovelo do surfista a epicondilite, seja lateral (mais comum) ou medial. Esforços repetidos por longos períodos de tempo, técnica inadequada de remada e fraqueza muscular são alguns dos fatores etiológicos envolvidos nas epicondilites. O tratamento é controverso, porém, de modo geral, envolve repouso e fisioterapia. Infiltrações com corticosteroides podem ser realizadas e cirurgia raramente é necessária.[12]

No punho, as tenossinovites são causas atraumáticas de dor, também relacionadas aos esforços durante a remada e ao apoio na prancha durante o *take off*.[13] O tratamento é conservador e requer repouso, fisioterapia e, nos casos de dor intensa e aguda, imobilização do punho e uso de anti-inflamatórios.

LESÕES DOS MEMBROS INFERIORES

O advento das manobras aéreas (Fig. 71-3) mudou o padrão destas lesões, uma vez que a superfície sobre a qual o atleta aterrissa com a prancha (ou sem ela, caso não tenha êxito) está sujeita a variáveis muito imprevisíveis.[4]

Câimbras e estiramentos musculares (p. ex.: gastrocnêmios, reto femoral e isquiotibiais)[14] são frequentes, especialmente em surfistas com preparo físico inadequado e/ou sob grande demanda. Dentre as tendinopatias dos membros inferiores, destacamos as dos tendões fibulares, semimembranoso, Aquiles e pata anserina.

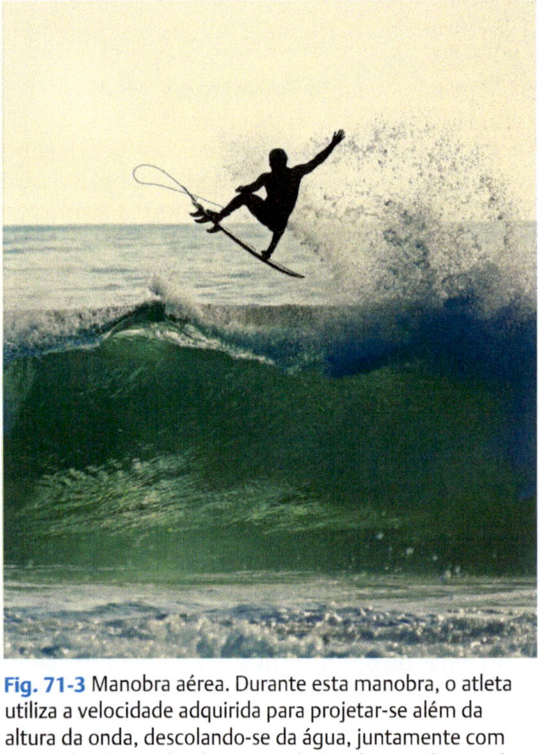

As entorses de tornozelo são as mais comuns no surfe. Mecanismos de trauma que envolvam supinação, podem ocasionar lesões no complexo lateral, sendo o ligamento talofibular anterior o mais comumente afetado.[15] Este mesmo mecanismo também pode levar a fraturas, como da base do quinto metatarso, fraturas maleolares ou lesões da sindesmose tibiofibular distal. Mecanismos de trauma que envolvam pronação podem levar à lesão do ligamento deltoide, bem como a fraturas da fíbula e também lesão sindesmótica.[16] Cargas axiais com o pé em flexão plantar podem levar às fraturas de Lisfranc e, com o pé em dorsiflexão, à fratura do processo lateral do tálus, conhecida como fratura do *snowboarder*.[17] Outras fraturas do pé relatadas no surfe são as fraturas de calcâneo, navicular e metatarsos.[5,18,19]

O "tornozelo de surfista" é uma condição relatada como causa de dor, estalido e limitação de desempenho devido à formação de um esporão anterolateral no tálus, podendo levar a impacto dos tendões extensores dos dedos. Pode ter origem após uma entorse simples. O diagnóstico radiográfico pode ser difícil, no entanto, tanto a ultrassonografia quanto a tomografia computadorizada são capazes de mostrar a alteração anatômica. Seu diagnóstico diferencial é a síndrome do impacto tibiotalar e o tratamento pode requerer excisão cirúrgica.[20]

No joelho, o ligamento colateral medial (LCM) é o mais comumente lesionado.[5] O mecanismo de trauma que leva a esta lesão envolve uma força em valgo, com ou sem rotação externa da tíbia, postura comum na perna de trás da base ou durante a realização de manobras. Seu tratamento pode requerer cirurgia, mas a maioria destas lesões são passíveis de tratamento conservador. O período de afastamento do atleta pode variar de poucas semanas nos casos mais leves até 6-9 meses nos casos mais graves ou cirúrgicos.[21]

Lesões do ligamento cruzado anterior (LCA) também são relatadas no surfe. No entanto, pela baixa capacidade de cicatrização deste ligamento e sua importância biomecânica na estabilidade do joelho para esportes que incluam movimentos complexos, sua reconstrução cirúrgica é geralmente indicada.[22] Apesar de a maioria destes atletas retornar ao esporte em um período que varia entre 6-12 meses,[23] o tempo não deve ser o único critério para a liberação do atleta. Testes funcionais como os *hop tests* e a avaliação da força com dinamômetros isocinéticos, aliados a avaliações clínica e radiológica são ferramentas valiosas para a tomada desta decisão.[24]

Por se tratarem de estruturas cuja principal função é a absorção de cargas, os meniscos estão sujeitos a grandes estresses, especialmente com o joelho em flexão. O tipo, a localização, o tamanho e a idade do atleta estão entre as principais variáveis a serem

Fig. 71-3 Manobra aérea. Durante esta manobra, o atleta utiliza a velocidade adquirida para projetar-se além da altura da onda, descolando-se da água, juntamente com a prancha. Dependendo das condições da superfície onde aterrissa, pode provocar lesões nos membros inferiores. Atleta: Ítalo Ferreira. (Foto: Fernando Barros.)

consideradas quando se planeja o tratamento destas lesões, que pode variar desde o conservador, até a sutura ou meniscectomia.[25]

Mecanismos de trauma que incluam uma carga axial isolada ou combinada com outras forças, podem originar lesões osteocondrais, já relatadas em joelhos e ombro de surfistas.[19] O tratamento varia de acordo com o tamanho e a viabilidade do fragmento, podendo ser indicada desde a fixação, até a utilização de transplantes autólogos, homólogos ou membranas artificiais.[26]

OUTRAS LESÕES RELEVANTES NO ESPORTE

Dermatoses

Relacionadas com a exposição contínua a fatores ambientais e contato com microrganismos encontrados na água do mar. Podem ser divididas em problemas infecciosos, inflamatórios, traumáticos, acidentes com animais e neoplasias (a incidência de melanomas entre surfista é de 1,4%).[27,28]

Os problemas infecciosos mais comuns são causados por: fungos (*tinea corporis*, *tinea pedis*, pityriasis versicolor e onicomicoses); vírus (*herpes simplex* e verrugas), bactérias típicas causando celulites, furunculoses e foliculites, bactérias atípicas (*Micobacterium marine*) e parasitas (*Larva migrans*).[27]

Acidentes com animais marinhos, em especial as chamadas águas vivas, são condições que merecem atenção, dada a variedade e complexidade dos sintomas relacionados com a ação dermatonecrótica e/ou neurológica do veneno, dependendo da espécie (Fig. 71-4a).[29,30] Deve-se usar água do mar gelada ou bolsas de gel geladas. A água doce dispara nematócitos ainda íntegros agravando o problema. A aplicação de ácido acético 5% (vinagre) ou sulfato de alumínio ou amônia a 20% no local, além de analgésicos para controle da dor são indicados. Dor incontrolável, tosse, dispneia, taquicardia ou arritmias são sintomas indicativos de casos graves e devem receber atenção hospitalar.

Pterígio (Olho de Surfista)

Caracteriza-se por áreas de lesões atróficas ou fibrovasculares, que geralmente se formam sobre a conjuntiva perilimbal e podem se estender além do limbo corneano (Fig. 71-4b). Sua incidência pode chegar a 30% dependendo do tempo de prática do esporte.[31] É mais comum do lado do olho próximo ao nariz, podendo afetar um ou os dois olhos. Casos leves, não necessitam de tratamento específico. Quando cresce, pode causar sensação de corpo estranho e irritação da superfície ocular, especialmente devido a longos períodos de exposição ao sol e ao mar. Nestes casos, pode ser indicada excisão cirúrgica.[32]

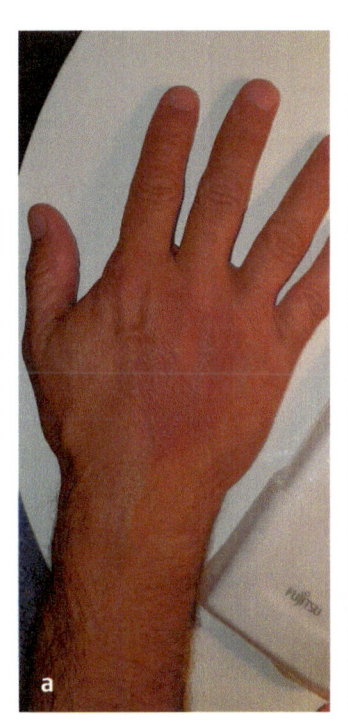

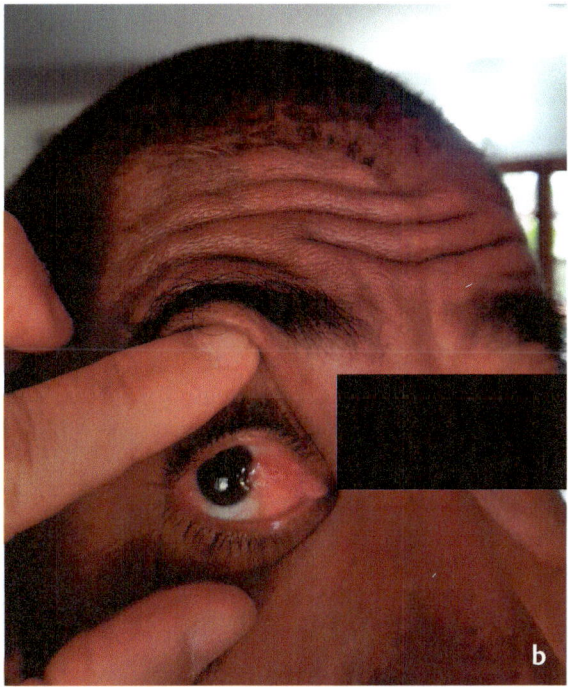

Fig. 71-4 Lesões atraumáticas. (**a**) Queimadura por água-viva no dorso da mão; (**b**) Pterígio.

Exostose Auditiva Externa (EAE, ou "Ouvido de Surfista")

Também pode ser encontrada em outros esportes onde o praticante fica exposto a água fria e vento. Caracteriza-se por um crescimento anômalo da base do osso temporal no meato acústico externo. Em geral, é benigna e assintomática, mas irreversível, podendo levar a impactação crônica de cerume, otite externa recorrente e deficiência auditiva condutiva devida à estenose. A prevalência varia de 38% a 80%.[33,34]

Mielopatia do Surfista

Condição rara, na qual há um comprometimento isquêmico, não traumático, da medula espinhal causado pela posição pronada e em hiperextensão da coluna por períodos prolongados. A maioria dos casos é descrita em atletas iniciantes e se manifesta como uma síndrome medular anterior, com paresia e/ou paralisia bilateral e déficits sensoriais dissociados, resultado da oclusão vascular ou hipoperfusão da artéria espinhal anterior.[35] Atualmente, existem 12 artigos, com cerca de 60 casos relatados em todo o mundo.

Neuropatia do Safeno

Diagnóstico diferencial das queixas de dor e parestesia na região medial da coxa, joelho e pernas, principalmente quando não há história de trauma. Sua etiologia tem relação com a compressão do nervo pela prancha na região medial da coxa, enquanto o surfista mantém-se sentado com a mesma entre as pernas por longos períodos.[16,36] Tem como diagnósticos diferenciais patologias do quadril, do LCM, bem como problemas vasculares.

Ferimentos por Corais

Corais são organismos vivos e carregam inúmeras bactérias. Ferimentos corto-contusos e escoriações (Fig. 71-2d) causados pelo contato com corais são comuns na modalidade e merecem atenção especial dada a capacidade de complicações, principalmente infecciosas. Hemorragias provocadas por ferimentos mais profundos devem ser inicialmente controladas com pressão local; somente em hemorragias arteriais maciças o uso de torniquete deve ser pensado e aplicado, caso haja treinamento para tal. Limpeza rigorosa da ferida com gaze e água, retirada de restos de coral e tecidos moles com pinça, uso de antissépticos como iodo-povidona e/ou betadine e antibiótico tópico. Mupirocina está recomendada. Realizar avaliação diária do ferimento e, em caso de sinais flogísticos, iniciar antibioticoterapia oral.

Mordeduras por Animais Marinhos (Tubarão)

São eventos raros, porém dramáticos. Deve se conter hemorragias através de compressão local e elevação da área afetada. O uso de torniquete está indicado em hemorragias arteriais maciças, desde que haja treinamento do socorrista para tal, pois o uso inadequado desse recurso pode agravar o quadro. Neste caso, anote na testa do acidentado a hora que aplicou (importante no seguimento). Se houver amputação incompleta não remova. Caso haja amputação, envolva a peça em gaze e solução salina e coloque-a em um plástico com o nome da pessoa. Em seguida, em recipiente com água e gelo, não somente gelo ou gelo seco. No momento da remoção, enviar junto da vítima. Grandes perdas sanguíneas, exaustão e água fria, levam a hipotermia: mantenha a vítima aquecida. Técnicas de ressuscitação cardiopulmonar (RCP) podem ser necessárias. Caso o socorro esteja a mais de 12 horas de um centro médico, o uso de antibiótico profilático se faz necessário. Inúmeras bactérias já foram identificadas em mordeduras de tubarão, entre elas, *Vibrio, Erysipelothrix, Pseudomonas, Clostridium, Staphylococcus, Micrococcus,* Paracolobactrum e *Citrobacter*.[37] Considerar vacinação antitetânica.

EVENTOS E LOCAIS REMOTOS

O crescimento da modalidade, também expressada pelo aumento da quantidade de campeonatos e viagens a locais remotos, as chamadas *surftrips*, assim como da modalidade de ondas extremas em tamanho, faz a demanda por equipe médica ser considerada fundamental para a segurança dos atletas e viajantes. O correto treinamento dessa equipe irá determinar a qualidade dos primeiros socorros prestados.

O médico socorrista deve levar em consideração recursos de saúde locais e ter um plano de evacuação predeterminado, além de kit de primeiros socorros que deve contemplar casos de afogamento/RCP, hemorragias, politraumatismos, concussão, ferimentos cortocontusos, acidentes com animais marinhos e choque anafilático, sem esquecer da segurança pessoal e autoproteção, não se expondo em locais e situação de risco além dos equipamentos de proteção individual.

PREVENÇÃO E REABILITAÇÃO

Nas lesões musculoesqueléticas, em geral, o processo de reabilitação do atleta deve levar em consideração as habilidades necessárias para tarefas específicas do esporte, tais como a aterrisagem e o *take off*, que podem ser treinadas para melhor desempenho e prevenção de lesões.[38] A capacidade de manter ou retomar uma postura após perturbação também é uma habilidade importante e pode ser treinada.

Com o uso de treinos de cinestesia e de equilíbrio em superfícies instáveis, associado a realização de tarefas funcionais e treinamento de estabilização dinâmica, é possível estimular o sistema proprioceptivo para obter melhor controle postural.[39]

Programas de treinamento de força, equilíbrio, coordenação, alongamento e pliometria são as estratégias mais utilizadas como prevenção.[40] O treinamento de força do CORE e de membros inferiores mostrou-se efetivo para a melhora de surfistas em testes de desempenho específico.[41]

Lundgren e cols. propuseram um modelo de avaliação adequado para atletas do surfe utilizando um teste de aterrissagem, *drop-and-stick*, teste de amplitude de movimento de dorsiflexão do tornozelo e um teste de força isométrica. Considerando-se a importância do equilíbrio dinâmico para o esporte, fundamental para a manutenção do equilíbrio postural e *performance* das manobras, é indicada também a avaliação através de instrumentos como o *Y balance test*.[42]

A capacidade em se gerar força explosiva pode ser avaliada através da taxa de desenvolvimento de torque (TDT), sendo considerada fator de prevenção de lesão entre atletas de forma geral.[43] Nesse quesito, assimetrias de força superiores a 15% são associadas a maior incidência de lesões. Assimetrias inferiores a 10% têm sido popularmente utilizadas como um ponto de corte para critério de retorno ao esporte.[44]

Cuidados com hidratação e proteção contra o excesso de exposição solar são importantes, tanto para os atletas quanto para a equipe médica. Em eventos e **surf trips**, observar as vacinações exigidas/sugeridas devido ao risco de doenças endêmicas em determinadas regiões. Fundamental também, nestes casos, um estudo das condições de atendimento médico-hospitalares locais a fim de traçar uma estratégia de evacuação rápida para casos de maior gravidade.

REFERÊNCIAS BIBLIOGRÁFICAS

1. Burgess A, Swain MS, Lystad RP. An Australian survey on health and injuries in adult competitive surfing. J Sports Med Phys Fitness. 2018;59(3):462-8.
2. Taylor KS, Zoltan TB, Achar SA. Medical illnesses and injuries encountered during surfing. Curr Sports Med Rep. 2006;5(5):262-7.
3. Farley ORL, Abbiss CR, Sheppard JM. Performance analysis of surfing: a review. J Strength Cond Res. 2017;31(1):260-71.
4. McArthur K, Jorgensen D, Climstein M, Furness J. Epidemiology of acute injuries in surfing: type, location, mechanism, severity, and incidence: a systematic review. Sports. 2020;8(2):25.
5. Inada K, Matsumoto Y, Kihara T, et al. Acute injuries and chronic disorders in competitive surfing: From the survey of professional surfers in Japan. Sport Orthop Traumatol. 2018;34(3):256-60.
6. Nessler JA, Ponce-Gonzalez JG, Robles-Rodriguez C, et al. Electromyographic Analysis of the Surf Paddling Stroke Across Multiple Intensities. J Strength Cond Res. 2019;33(4):1102-10.
7. Hickey D, Solvig V, Cavalheri V, Harrold M, Mckenna L. Scapular dyskinesis increases the risk of future shoulder pain by 43% in asymptomatic athletes: a systematic review and meta-analysis. Br J Sports Med. 2018;52(2):102-10.
8. Burkhart SS, Morgan CD, Kibler W Ben. The disabled throwing shoulder: spectrum of pathology Part I: pathoanatomy and biomechanics. Arthrosc J Arthrosc Relat Surg. 2003;19(4):404-20.
9. Burkhart SS, Morgan CD, Kibler W Ben. The disabled throwing shoulder: spectrum of pathology Part III: The SICK scapula, scapular dyskinesis, the kinetic chain, and rehabilitation. Arthroscopy. 2003;19(6):641-61.
10. Hay CSM, Barton S, Sulkin T. Recreational surfing injuries in cornwall, United Kingdom. Wilderness Environ Med. 2009;20(4):335-8.
11. Youm T, Takemoto R, Park BK-H. Acute management of shoulder dislocations. JAAOS-Journal Am Acad Orthop Surg. 2014;22(12):761-71.
12. Ahmad Z, Siddiqui N, Malik SS, et al. Lateral epicondylitis: a review of pathology and management. Bone Joint J. 2013;95(9):1158-64.
13. Furness J, Hing W, Abbott A, et al. Retrospective analysis of chronic injuries in recreational and competitive surfers: injury location, type, and mechanism. Int J Aquat Res Educ. 2014;8(3):6.
14. Kelly BT, Maak TG, Larson CM, Bedi A, Zaltz I. Sports hip injuries: assessment and management. Instr Course Lect. 2013;62:515-31.
15. Fong DTP, Chan Y-Y, Mok K-M, Yung PSH, Chan K-M. Understanding acute ankle ligamentous sprain injury in sports. BMC Sports Sci Med Rehabil. 2009;1(1):14.
16. Lynch SA. Assessment of the injured ankle in the athlete. J Athl Train. 2002;37(4):406.
17. Boon AJ, Smith J, Zobitz ME, Amrami KM. Snowboarder's talus fracture: Mechanism of injury. Am J Sports Med. 2001;29(3):333-8.
18. Lundgren LE. Landing performance and lower extremity injuries in competitive surfing. 2015.
19. Patel BJ, Heath MR, Geannette CS, Fabricant PD, Greditzer IV HG. When the wave breaks you: magnetic resonance imaging findings after surfing injuries. Sports Health. 2020;12(1):88-93.
20. Brooks FM, Williams P, Carpenter EC. Surfers ankle: a bony spur of the talar neck. Case Reports. 2009;2009:bcr0720080502.
21. Kim C, Chasse PM, Taylor DC. Return to play after medial collateral ligament injury. Clin Sports Med. 2016;35(4):679-96.
22. Marx RG, Jones EC, Angel M, Wickiewicz TL, Warren RF. Beliefs and attitudes of members of the American Academy of Orthopaedic Surgeons regarding the treatment of anterior cruciate ligament injury. Arthrosc J Arthrosc Relat Surg. 2003;19(7):762-70.
23. Ross BJ, Savage-Elliott I, Brown SM, Mulcahey MK. Return to Play and Performance After Primary ACL Reconstruction in American Football Players:

A Systematic Review. Orthop J Sport Med. 2020;8(10):2325967120959654.
24. Goes RA, Cossich VRA, França BR, et al. Retorno ao Esporte Após a Reconstrução do Ligamento Cruzado Anterior. Rev Bras Med Esporte [Internet]. 2020;26:478-86.
25. Ahmed I, Khatri C, Parsons N, et al. Meniscal Tear Outcome (METRO) review: a protocol for a systematic review summarising the clinical course and patient experiences of meniscal tears in the current literature. BMJ Open. 2020;10(8):e036247.
26. Welton KL, Logterman S, Bartley JH, Vidal AF, McCarty EC. Knee cartilage repair and restoration: common problems and solutions. Clin Sports Med. 2018;37(2):307-30.
27. Adams BB. Dermatologic disorders of the athlete. Sport Med. 2002;32(5):309-21.
28. Climstein M, Furness J, Hing W, Walsh J. Lifetime prevalence of non-melanoma and melanoma skin cancer in Australian recreational and competitive surfers. Photodermatol Photoimmunol Photomed. 2016;32(4):207-13.
29. Haddad Junior V. Aquatic animals of medical importance in Brazil. Rev Soc Bras Med Trop. 2003;36(5):591-7.
30. Junior VH, França FOS, Wen FH, Cardoso JLC. Acidentes provocados por Celenterados: aspectos clínicos e terapêuticos. An Bras Dermatol. 1997;206-7.
31. Bruce AS, Loughnan MS. Anterior eye disease and therapeutics AZ. Elsevier Australia; 2011.
32. Nuzzi R, Tridico F. How to minimize pterygium recurrence rates: clinical perspectives. Clin Ophthalmol (Auckland, NZ). 2018;12:2347.
33. Kroon DF, Lawson ML, Derkay CS, et al. Surfer's ear: external auditory exostoses are more prevalent in cold water surfers. Otolaryngol Neck Surg. 2002;126(5):499-504.
34. Simas V, Furness J, Hing W, et al. Ear discomfort in a competitive surfer. Aust Fam Physician. 2016;45(9):644.
35. Gandhi J, Lee MY, Joshi G, Khan SA. Surfer's myelopathy: A review of etiology, pathogenesis, evaluation, and management. J Spinal Cord Med. 2019;1-6.
36. Fabian RH, Norcross KA, Hancock MB. Surfer's neuropathy. N Engl J Med. 1987;316(9):555.
37. Szpilman M. Seres Marinhos Perigosos-Guia prático de identificação, prevenção e tratamento. Rio de Janeiro: Instituto Ecológico Aqualang; 1998.
38. Forsyth JR, Riddiford-Harland DL, Whitting JW, et al. Essential skills for superior wave-riding performance: A systematic review. J Strength Cond Res. 2020;34(10):3003-11.
39. Leporace G, Metsavaht L, de Mello Sposito MM. Importância do treinamento da propriocepção e do controle motor na reabilitação após lesões músculo-esqueléticas. Acta fisiátrica. 2009;16(3):126-31.
40. Vriend I, Gouttebarge V, Finch CF, Van Mechelen W, Verhagen EALM. Intervention strategies used in sport injury prevention studies: a systematic review identifying studies applying the Haddon matrix. Sport Med. 2017;47(10):2027-43.
41. Axel TA, CRUSSEMEYER JA, Dean K, Young DE. Field test performance of junior competitive surf athletes following a core strength training program. Int J Exerc Sci. 2018;11(6):696.
42. Freeman JP, Bird SP, Sheppard J. Surfing performance, injuries and the use of the y balance test. J Aust Strength Cond. 2013;21(2):32-9.
43. Maffiuletti NA, Aagaard P, Blazevich AJ, et al. Rate of force development: physiological and methodological considerations. Eur J Appl Physiol. 2016;116(6):1091-116.
44. Bishop C, Turner A, Read P. Effects of inter-limb asymmetries on physical and sports performance: a systematic review. J Sports Sci. 2018;36(10):1135-44.

TÊNIS

Gilbert S. S. Bang ▪ Leonardo Metsavaht ▪ Paulo dos Santos Carvalho
Raí Alves da Cruz ▪ Ricardo Diaz Savoldelli

INTRODUÇÃO

O tênis é um esporte com diversas peculiaridades e muito desafiador, tanto para o atleta, quanto para a comissão técnica e a equipe de saúde.

Em termos de demanda metabólica, o tênis é um esporte de alta intensidade intermitente, com trocas de bola de duram em média de 3 a 8 segundos, mas com jogos que podem durar mais de 3 horas. Durante uma partida, um tenista pode realizar 300 a 500 "arrancadas" e existe um intervalo para descanso entre os pontos, alguns *games* e os *sets*.[1]

O tênis não é um esporte que gera muitas lesões, tendo taxas de incidência que podem variar entre 0,04 a 3 lesões/1.000 horas de exposição (treino ou jogo). Diversos trabalhos mostram que a maior incidência é nos membros inferiores (31% a 67%), seguido pelos membros superiores (20% a 49%) e por último o tronco (3% a 21%).[2-4] Porém, um artigo de Dines *et al.* (2015) que avaliou somente atletas profissionais de alto rendimento do circuito masculino, demonstrou o aumento importante na incidência das lesões na coluna (Fig. 72-1).[5]

MATERIAIS

No tênis, os materiais utilizados são: raquete, bolas e calçados:

Raquetes

Algumas características importantes da raquete são seu peso e a distribuição do mesmo na raquete (algumas têm um peso maior na cabeça da raquete, outras são balanceadas e algumas têm um peso maior na empunhadura), o diâmetro da sua empunhadura e o material do *grip*.

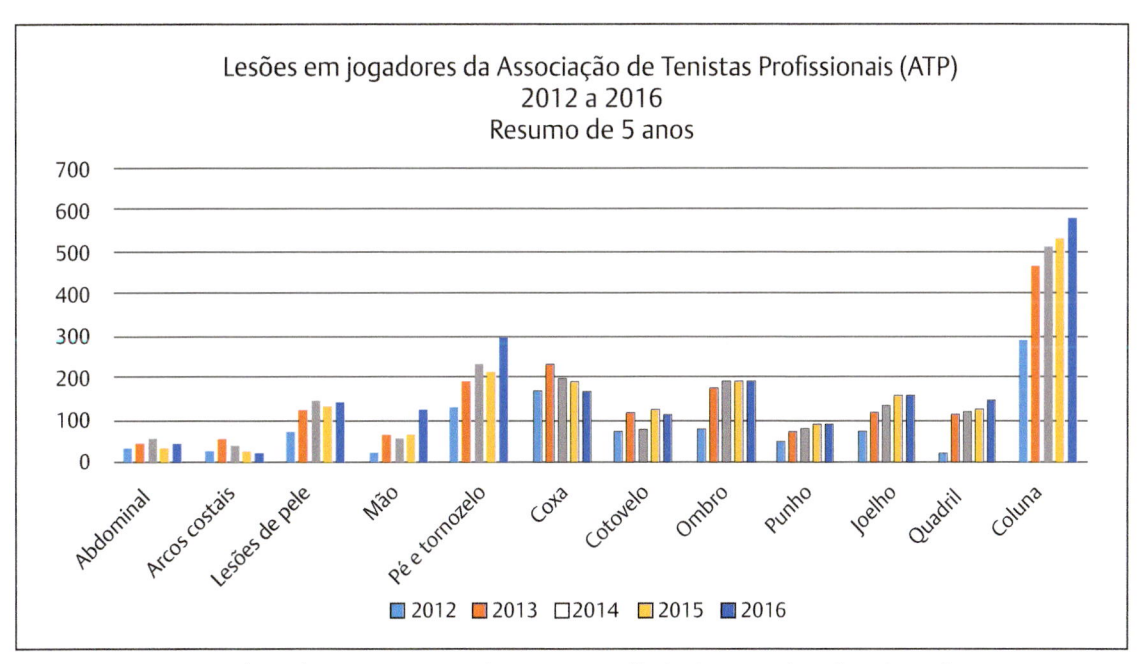

Fig. 72-1 Lesões em jogadores da ATP 2012 a 2016. (Fonte: Fu MC, Ellenbecker TS *et al.* Epidemiology of injuries in tennis players. Curr Ver Musculoskelet Med. 2018 Mar; 11 (1): 1-5.)

Um dos elementos mais importantes são as cordas (ou o encordoamento): que podem variar de tamanho, do tipo de material (cordas sintéticas e naturais), e a tensão. Inclusive, alguns jogadores utilizam um tipo de corda e tensão no sentido vertical e outro tipo de corda e tensão no sentido horizontal.

> Não deixe de checar a raquete do seu atleta quando o está avaliando. A alta tensão das cordas está relacionada ao risco de epicondilopatia lateral[6] e o tamanho do *grip* também pode influenciar em lesões do punho, antebraço e cotovelo.[7]

Bolas

Existem diferentes bolas para diferentes idades e, no aprendizado do tênis, essas características devem ser respeitadas: bola vermelha (75% mais lenta): até 6 anos; bola laranja (50% mais lenta): de 6 a 8 anos; bola verde (25% mais lenta): de 8 a 11 anos.

Mesmo as bolas para adultos, apesar de parecerem iguais, possuem pequenas diferenças no material ou na pressão interna. Quanto menor a pressão na bola, menos elas quicam e maior é a pressão nas estruturas do cotovelo. Portanto, se o seu paciente apresentar alguma dor ou lesão no cotovelo, oriente ele a utilizar bolas novas e pressurizadas.

Calçados

Características pessoais como idade, peso, nível competitivo e até estilo de jogo podem influenciar na escolha do calçado mais adequado, mas não existe trabalho científico que mostre qual seria o calçado ideal.

Todavia, algumas características são importantes para orientarmos os tenistas na busca do calçado que melhor se adapte às necessidades do tenista: a sola deve respeitar a superfície de jogo (existem solados específicos para a grama, o saibro e o piso rápido), o contraforte (a parte posterior do calçado) deve ser reforçado, cabedal (a parte que de cima do tênis que recobre o pé) reforçado e a caixa de dedos (parte da frente) com altura confortável.

O GESTO ESPORTIVO

Os principais gestos esportivos do tênis que estão relacionados com as lesões são: saque, *forehand*, *backhand* e os deslocamentos. Ainda existem outros movimentos como o *smash* e o voleio, mas como não apresentam grande incidências de lesões, não vamos nos aprofundar nesse capítulo.

> Além dos materiais utilizados pelos atletas, o tipo de superfície das quadras também influencia nas características do jogo e na incidência das lesões. A Federação Internacional de Tênis (ITF), aprova mais de 200 tipos de superfície, que, à grosso modo, podem ser divididas em Saibro (Clay), Superfícies Duras (Hard) e Grama (Grass).
> Alguns estudos mostram que o maior índice de jogos não completados e o maior índice de lesões ocorrem nas quadras de superfície dura.[8,9]

Saque (Fig. 72-2)

É o único movimento, no qual o jogador tem o completo controle da bola, que pode chegar a uma velocidade de 245 km/hora. As forças aplicadas de aceleração e desaceleração para que isso aconteça são muito grandes, com exemplo do ombro, que faz uma rotação que pode chegar até 1.700°/segundo.

Regiões com risco de lesões durante o saque: ombro, cotovelo, punho, abdominais, lombar e joelhos.

Forehand

O *forehand* é o golpe no qual a palma da mão que segura a raquete está voltada para frente e é um dos principais golpes no tênis.

O posicionamento dos membros inferiores tem mudado com a evolução do jogo e cada vez mais, relaciona-se o posicionamento *open-stance* (Fig. 72-3) com lesões nos quadris dos tenistas.

Regiões com risco de lesões durante o *forehand*: ombro, cotovelo, punho, quadris e joelhos.

Backhand

Quando o jogador rebate a bola com a palma da mão voltada para trás. Pode ser executado de duas maneiras: com uma mão ou com duas mãos (Fig. 72-4).

Regiões com risco de lesões durante o *backhand*: cotovelo, punho, lombar, joelhos e tornozelos.

Deslocamentos

Mais comuns em sentido anterior, laterais e diagonais, mas não podemos nos esquecer dos deslocamentos posteriores.

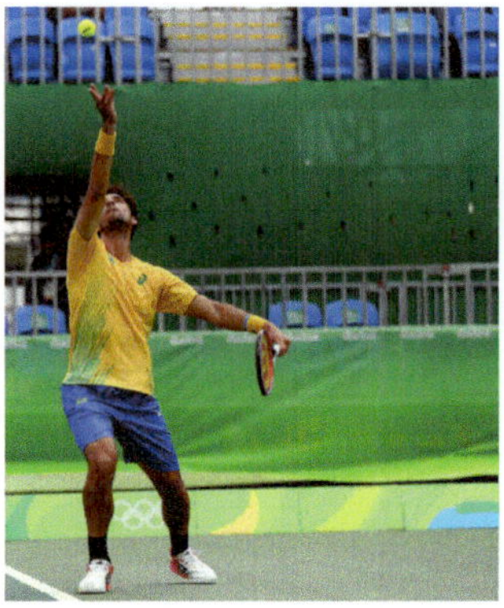

Fig. 72-2 Movimento de saque de um atleta profissional. (Fonte: Arquivo pessoal do fotógrafo Cristiano Schmidt Andujar.)

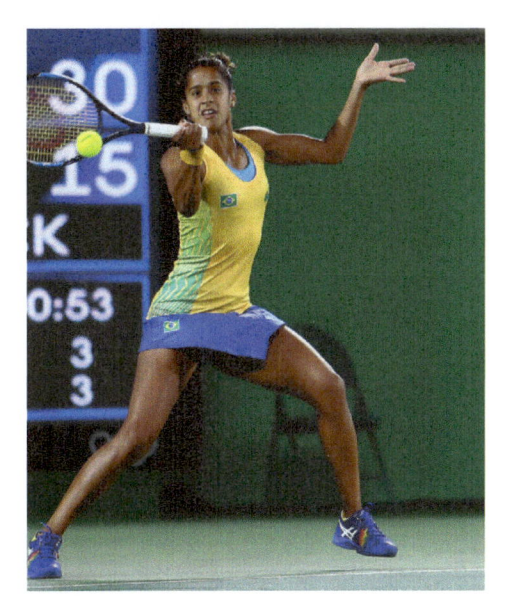

Fig.72-3 Movimento de *forehand* de uma atleta profissional. (Fonte: Arquivo pessoal do fotógrafo Cristiano Schmidt Andujar.)

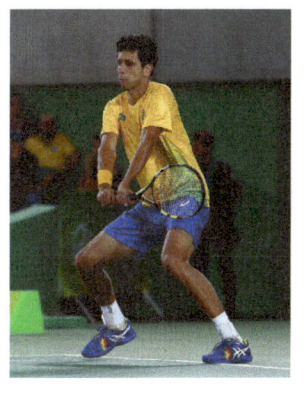

Fig. 72-4 Movimento de *backhand* de um atleta profissional. (Fonte: Arquivo pessoal do fotógrafo Cristiano Schmidt Andujar.)

Regiões com risco de lesões durante o deslocamento:

- Joelhos.
- Coxa.
- Pernas.
- Tornozelos.

Existem alguns métodos para avaliarmos o gesto esportivo.

A olho nu e métodos bidimensionais de avaliação: são os mais acessíveis, porém, podem apresentar desvantagens como: falta de precisão e a impossibilidade de avaliar o movimento nos três planos e as rotações que são os movimentos mais suscetíveis a erros de interpretação.

Porém, os mais fiáveis e precisos são os métodos tridimensionais (exames biocinéticos tridimensionais).

Através dos exames biocinéticos tridimensionais (BC) do aparelho musculoesquelético, são permitidos diagnósticos mais precisos, decisões terapêuticas mais seguras e mensuração do resultado terapêutico de maneira mais reprodutível. As avaliações funcionais baseadas em dados subjetivos sujeitos ao nível de aptidão técnica ou talento do observador em breve não farão sentido, pois se podem medir, com margens de erro inferiores a 1 mm ou 1° de movimento, instabilidades ou restrições de movimento no momento do funcionamento real da articulação e não somente durante o exame físico passivo na maca, com goniômetros manuais ou

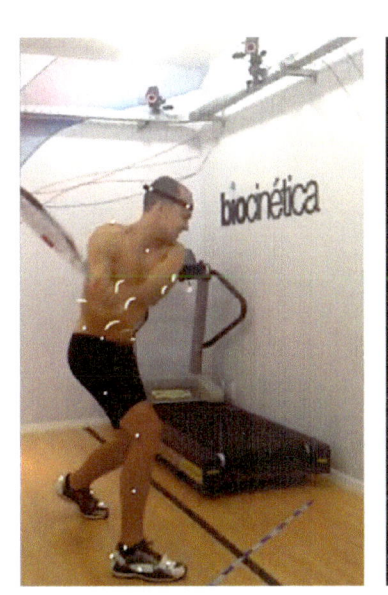

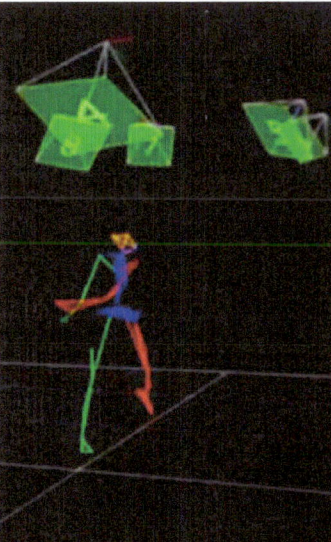

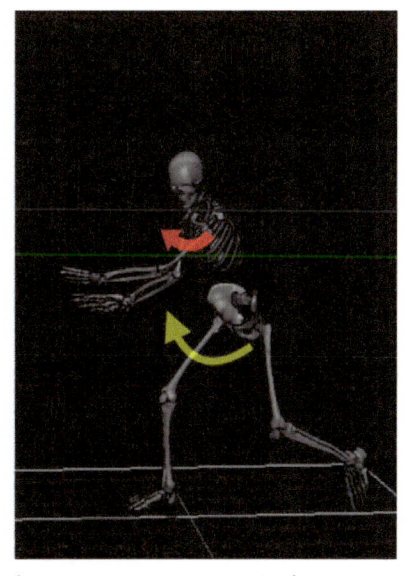

Fig. 72-5 Imagem 3D de análise biocinética do *backhand* de um atleta profissional, com uma pequena restrição da dissociação lombopélvica que limitava a transmissão de energia para cinturas escapulares e a potência para vários golpes, principalmente o saque. Mobilidade pélvica adequada (seta amarela) e mobilidade toracolombar diminuída (seta vermelha). (Fonte: reproduzido com permissão de Biocinética Laboratório do Movimento Ltda.)

com raios X sob estresse (Fig. 72-5). Estas medidas podem auxiliar na decisão pelo tratamento conservador com reabilitação física ou pela reconstrução cirúrgica.[10]

Além da decisão cirúrgica, com estes exames biocinéticos tridimensionais, também é possível identificar falhas do condicionamento físico ou da reabilitação. Em alguns casos, mesmo 1 ano após a meniscectomia e muitas sessões de fisioterapia, os pacientes podem manter o padrão de flexão do joelho disfuncional adotado após a lesão, ainda bem antes da cirurgia.[11] Comparativamente ao joelho contralateral e a sujeitos hígidos, os pacientes podem continuar fazendo maior flexão e maior torque extensor do joelho na fase de apoio, induzindo maior demanda do quadríceps (Fig. 72-6).[12] Ao tenista, esta alteração diminui a transferência da energia cinética para o tronco e aumenta a necessidade de produção de maior energia pelo ombro, cotovelo e punho para gerar um golpe mais eficaz com a raquete. Se algum destes segmentos não estiver adequadamente preparado para assumir esta sobrecarga, uma lesão poderá acontecer. Esta precisão na avaliação em esportes de elite, é fundamental, pois muitas vezes o fator causal da lesão pode estar muito longe do sítio doloroso.

> Muito se questiona sobre o "Movimento Perfeito" no tênis, e a verdade é que acreditamos que não exista "O" Movimento ideal. Existe o Gesto Esportivo mais adequado a cada atleta, que respeita suas características, que trará menos risco de lesão e com maior eficiência. Cabe à equipe do tenista encontrar esse conjunto de movimentos e gestos esportivos.

LESÕES DO TÊNIS

Pelas características do esporte, as lesões do tênis geralmente estão associadas muito mais a movimentos repetitivos do que a traumas agudos. A seguir, as lesões características do tênis que toda equipe de saúde deve saber ao trabalhar com o esporte.

Síndrome do Impacto no Ombro

É o pinçamento do manguito rotador entre o úmero e o arco subacromial. O sintoma é de dor no ombro, que piora ao elevar o braço acima da linha da cabeça (*overhead*) nos movimentos de saque, *smash* e *top spin* no *forehand* em bolas altas. Pode também alterar a força e a amplitude de movimento do ombro.

O diagnóstico é clínico e os exames complementares geralmente utilizados são raios X (para ver os posicionamentos ósseos), ultrassom (USG) e ressonância magnética.

Tratamento

Após o correto diagnóstico, podemos usar medicação para melhorar a dor (analgésicos, AINES,

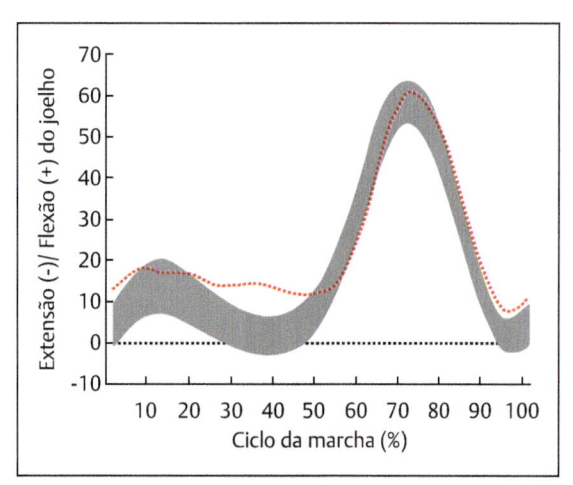

Fig. 72-6 Gráfico da flexoextensão do joelho no plano sagital de um atleta profissional do tênis, com quadro de tendinopatias de repetição em ombro e punho direitos, que relaciona o aparecimento após tratamento de tendinopatia de banda iliotibial no joelho 2 anos antes. No entanto, permanece em semiflexão do joelho em toda a fase da marcha como estratégia estabilizadora, porém às custas de um maior torque extensor do joelho na fase de apoio induzindo maior demanda do quadríceps e diminuindo sua capacidade de transmissão da energia cinética para a pelve a consequentemente aumentando a demanda de força em membros superiores. (Fonte: reproduzido com permissão de Biocinética Laboratório do Movimento Ltda.)

opioides), porém, devemos sempre buscar a causa da dor e tratá-la. Um programa estruturado de reabilitação visando reequilibrar a cintura escapular deve ser implementado, com alongamentos, fortalecimentos (inclusive de estabilizadores de escápula), propriocepção de ombros, consciência corporal. Em alguns casos, um procedimento cirúrgico é necessário.

Epicondilopatia Lateral (*Tennis Elbow*)

Antigamente denominada de "epicondilite", o famoso *Tennis Elbow* é uma lesão por *overuse* dos tendões dos músculos extensores do punho e dos dedos (extensores radiais longo e curto do carpo, extensor comum dos dedos e extensor ulnar do carpo) que se originam no epicôndilo lateral. O sintoma é dor na região lateral do cotovelo e pode irradiar para antebraço, punho e dedos. Geralmente a dor piora durante o *backhand* e o voleio.

O diagnóstico é clínico e os exames complementares geralmente utilizados são USG e/ou ressonância magnética.

Tratamento: após o correto diagnóstico, podemos usar medicação para melhorar a dor (analgésicos, AINEs, opioides). Acupuntura é uma terapia complementar interessante, assim como a mesoterapia (injeção de medicamento na camada subcutânea). Alguns trabalhos demonstram o uso de terapias por ondas de choque e PRP (plasma rico em plaquetas) em epicondilopatias refratárias. Dentro da reabilitação os alongamentos e fortalecimentos dos músculos do antebraço devem estar presentes. Além disso, devemos sempre avaliar a tensão nas cordas da raquete do tenista e corrigir possíveis falhas no gesto esportivo. Em alguns casos, um procedimento cirúrgico pode ser indicado.

Lesão da Cartilagem Triangular no Punho

A fibrocartilagem triangular está localizada entre o rádio, a ulna e os ossos semilunar e piramidal no punho sendo um ponto de ligação entre os ligamentos, servindo de estabilizador de movimentos de rotação do punho e absorvendo forças. Essa sobrecarga geralmente ocorre pelo desvio ulnar e hiperextensão do punho que estão relacionados com o *backhand* de duas mãos (nesse caso, com risco de lesão do punho não dominante (Fig. 72-7) e ao saque com *top spin* e *slice*.

O principal sintoma é dor na região ulnar do punho, que piora com os movimentos acima descritos e com a extensão do punho. O diagnóstico novamente é clínico e o exame complementar mais indicado é a ressonância magnética e/ou artro ressonância magnética.

O tratamento consiste na proteção articular, que realizamos evitando os golpes que produzem dor, uso de uma órtese para bloquear flexoextensão do punho e pronossupinação (Fig. 72-8). Após o período agudo, devemos retomar as atividades do punho com fortalecimento da musculatura de antebraço e retorno gradual à prática do tênis, evitando de início as batidas de *backhand* (caso seja feita com duas mãos) e os golpes com *spin*. Caso a dor persista, devemos pensar em um procedimento cirúrgico.

Dor Lombar

A dor lombar é um sintoma e não um diagnóstico, por isso o primeiro passo é o correto diagnóstico.

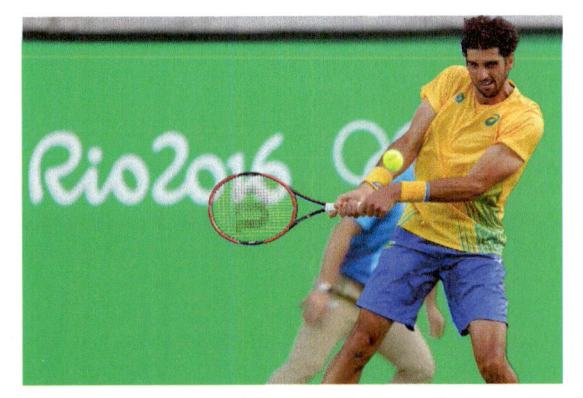

Fig. 72-7 Desvio ulnar e hiperextensão do punho no *backhand* de duas mãos de um atleta profissional. (Fonte: Arquivo pessoal do fotógrafo Cristiano Schmidt Andujar.)

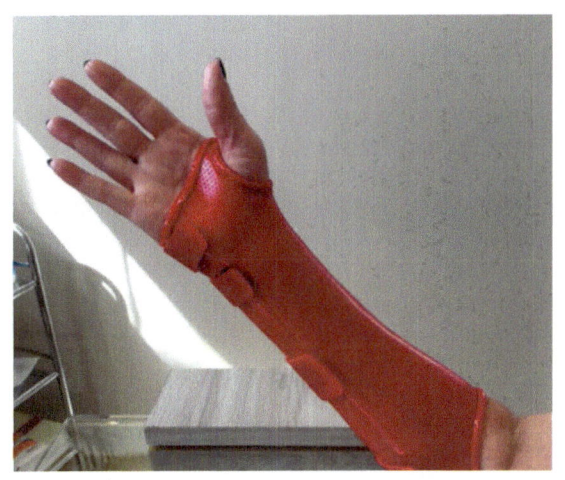

Fig. 72-8 Órtese em material termoplástico de baixa temperatura de 2 mm de espessura, feita sob medida para limitar a flexão, extensão, desvios radial e ulnar do punho e pronossupinação do antebraço em casos de lesão da fibrocartilagem triangular do punho. (Fonte: Reproduzido com permissão da terapeuta ocupacional Veruschka Savoldelli da Hamato Órteses e Reabilitação.)

Esse tipo de queixa vem aumentando muito nos últimos anos e devemos estar atentos a elas.

Avaliar o gesto esportivo e buscar a causa da dor é fundamental. Em termos de exames complementares, podemos iniciar a investigação com uma radiografia simples, mas, eventualmente, uma tomografia computadorizada e/ou ressonância magnética serão necessárias. Mas lembrem-se: nunca operem um exame. A clínica e a função continuam soberanas.

Os principais diagnósticos são: lombalgia mecanopostural, discopatias, síndromes facetárias, espondilólises e espondilolisteses (principalmente em tenistas jovens em fase de maturação do sistema musculoesquelético).

O tratamento vai depender do diagnóstico e da evolução do tenista, mas, invariavelmente, a estabilização lombar, o equilíbrio biomecânico da cintura pélvica e a correção do gesto esportivo deverão ser realizados.

Lesão do *Labrum* do Quadril

A incidência das lesões no quadril vem aumentando nos tenistas e uma das regiões que podem ser acometidas é o *labrum*, que é uma estrutura fibrocartilaginosa localizada no acetábulo, formando a articulação coxofemoral. Muitos estudos relacionam esse aumento das lesões com o aumento da base em *open stance* para os golpes de *forehand*.

Os tenistas podem referir queixa de dor profunda no quadril, lateral, muitas vezes na região inguinal ou até glútea. O diagnóstico diferencial nesses casos é muito importante e na maioria dos casos uma ressonância magnética com contraste é necessária para a elucidação diagnóstica.

O tratamento depende do nível de dor, do momento em que o atleta procura a equipe de saúde, do local e da extensão da lesão. O trabalho de reabilitação para estabilização pélvica, equilíbrio de rotadores internos e externos do quadril e a mudança do gesto esportivo são muitas vezes necessárias, mas a reparação cirúrgica também pode ser necessária.

> Atualmente nos trabalhos de prevenção de lesões para o tênis, existe uma atenção especial para os quadris, desde a infância, passando pelo juvenis, uma vez que muitos atletas amadores e profissionais têm sua vida no tênis encurtadas por lesões nessa articulação.

Tennis Leg

Apesar do *tennis elbow* ser a mais famosa lesão relacionada com o tênis, temos também a rotura parcial da cabeça medial do gastrocnêmio, que é chamada de *tennis leg*, que é muito característica do esporte. Geralmente acontece quando um tenista entre 35 e 50 anos realiza um deslocamento súbito e rápido para pegar uma bola, quando salta ou aterrissa durante o saque.

Os sintomas são dor súbita no local e muitas vezes a sensação de um "estirão" no local. O diagnóstico é clínico e podemos utilizar o USG como exame complementar diagnóstico.

O tratamento consiste no repouso relativo (**Atenção: O repouso é relativo. Nada de deixar o tenista sem fazer nenhuma atividade**), pedindo para que o atleta pare de jogar por 10 a 15 dias, dependendo da extensão da lesão. Nesse período deve fazer reabilitação para cicatrização da lesão, correto alinhamento das fibras musculares, propriocepção, alongamentos e fortalecimento da musculatura após a fase aguda e melhora da dor. Não devemos esquecer do trabalho aeróbico e do retorno gradual às atividades de quadra e de salto com aterrissagem que devem ser treinados antes do retorno completo aos treinos ou jogos.

Entorse de Tornozelo

É a lesão traumática aguda mais comum no tênis e em 90% dos casos é em inversão, lesionando os ligamentos laterais do tornozelo.

O diagnóstico é clínico e podemos usar como exame complementar o USG ou até a ressonância magnética para informações mais detalhadas.

Em termos de tratamento, a meta é diminuir o edema, restabelecer a amplitude de movimento (nesses casos, sempre de maneira ativa com o tenista fazendo os movimentos), reforçar propriocepção e depois fortalecer a musculatura dorsiflexora, flexora plantar, inversora e eversora do tornozelo.

Muitas vezes precisamos retirar a descarga de peso da articulação e voltar com a mesma de maneira gradativa, e o uso de uma órtese para restringir a inversão do tornozelo pode ser indicada na retomada das atividades.

À BEIRA DA QUADRA

Outras lesões podem prejudicar o rendimento ou até mesmo retirar um atleta de uma partida e a equipe de saúde deve estar preparada para atuar.

Lesões Oculares

O tenista pode apresentar um trauma ocular direto quando a bola atinge seu olho, principalmente durante o voleio.

Neste caso, devemos limpar o olho acometido com soro fisiológico 0,9%, tentar acessar alguma lesão visível ou corpo estranho (no caso da terra) e se possível, avaliar alterações da acuidade visual.

Também é aconselhável, ocluir o olho acometido e encaminhá-lo em caráter de urgência para uma avaliação com oftalmologista.

Insolação

O tênis é praticado em quase todo o mundo e muitos lugares são quentes e úmidos, com a temperatura da quadra podendo chegar até 50°C.

Dependendo da severidade, o tenista pode apresentar desde câimbras e síncopes, até hipertermia.

Devemos avaliar os parâmetros vitais do atleta (frequência cardíaca, pressão arterial, temperatura), checar seu nível de consciência e levá-lo para um local com sombra e com temperatura ambiente mais amena, o que geralmente encontramos no consultório médico do torneio e vamos instituir repouso e uma reidratação oral para esse paciente.

Em caso de hipertermia, o atleta pode apresentar alteração do estado de consciência, confusão mental, pele seca e quente, taquicardia, hipotensão e temperatura alta. Geralmente a temperatura retal é 41°C ou maior. Nesses casos, o tenista deve ser encaminhado para uma unidade de emergência do hospital mais próximo.

Lesões de Pele

Pela constante e prolongada fricção da pele com algum material, geralmente da região plantar do pé com as meias e o calçado, ou das mãos com o *grip* da raquete, muitos atletas apresentam "bolhas" nos pés ou nas mãos, que são vesículas com exsudato entre as camadas da pele ou calosidades.

Apesar de não trazerem maiores riscos à saúde do tenista, não podemos menosprezar estas lesões. O ideal é que as mesmas sejam abordadas antes de o atleta entrar em quadra, mas algumas vezes elas se formam durante a partida.

Para cuidarmos das bolhas, devemos:

1. Limpar e esterilizar a área da lesão.
2. Descomprimir a bolha: é um tema um pouco controverso, pois pode aumentar a chance de infecção, mas, caso o jogador queira continuar jogando, provavelmente irá romper a mesma, pelo que é melhor descomprimi-la antes. A decisão final deve ser do médico assistente. Com uma agulha estéril (se possível de insulina), fazemos alguns pontos de punção, próximos à base, no sentido horizontal para evitar lesões no tecido são.
3. Não remover a pele.
4. Colocar espuma de proteção ao redor da bolha.
5. Cobrir com fita adesiva (por exemplo Micropore®).
6. Colocar fita elástica (por exemplo Thumb Tape Finger®) por cima da fita adesiva.
7. Aplicar talco para evitar que a fita cole na meia e aumente o atrito.

REFERÊNCIAS BIBLIOGRÁFICAS

1. Pluim B, Safran M. From Breakpoint to Advantage. Califórnia: USRSA, 2004.
2. Minghelli B, Cadete J. Epidemiology of musculoskeletal injuries in tennis players: risk factors. J Sports Med Phys Fitness, 2019 Dec;59(12):2045-2052.
3. Dines JS, Bedi A, Tennis injuries: epidemiology, pathophysiology, and treatment. J Am Acad Orthop Surg. 2015 Mar;23(3):181-9.
4. Pluim B, Staal JB, et al. Tennis injuries: occurrence, aetiology, and prevention. Br J Sports Med. 2006 May; 40(5): 415-423.
5. Fu MC, Ellenbecker TS, et al. Epidemiology of injuries in tennis players. Curr Rev Musculoskelet Med. 2018 Mar; 11(1):1-5.
6. Mohandhas BR, Makaram N et al. Racquet string tension directly affects force experienced at the elbow: implications for the development of lateral epicondylitis in tennis players. Shoulder Elbow. 2016 Jul;8(3):184-91.
7. Hatch 3rd GF, Pink MM, et al. The effect of tennis racket grip size on forearm muscle firing patterns. Am J Sports Med. 2006 Dec;34(12):1977-83.
8. Nigg BM, Segesser B. The influence of playing surfaces on the load on the locomotor system and on football and tennis injuries. Sports Med Auckl NZ 1988;5(6):375-385.
9. Martin C, Prioux J. Tennis Playing Surfaces: Effects on Performance and Injuries. J Med Sci Tennis 2015;20(3) 6-14.
10. Leporace G, Batista LA, Muniz AM, et al. Classification of gait kinematics of anterior cruciate ligament reconstructed subjects using principal component analysis and regressions modelling. Conf Proc . Annu Int Conf IEEE Eng Med Biol Soc IEEE Eng Med Biol Soc Annu Conf [Internet]. 2012 Aug [cited 2019 Jul 17];2012:6514-7.
11. Leporace G, Metsavaht L, Pereira GR, Oliveira LP De, Crespo B, Batista La. Knee Synergism During Gait Remain Altered One Year After Acl Reconstruction. Acta Ortop Bras [Internet]. 2016 Jun [cited 2019 Jul 17];24(3):137-41.
12. Bulgheroni P, Bulgheroni MV, Ronga M, Manelli A. Gait analysis of pre- and post-meniscectomy knee: A prospective study. Knee [Internet]. 2007 Dec [cited 2018 Apr 10];14(6):472-7.

VÔLEI

Felipe Malzac Franco • Ney C. Pecegueiro do Amaral
Marco Martins Lages

INTRODUÇÃO

O voleibol é um dos esportes mais praticados do mundo e, no Brasil, é o segundo esporte mais popular, sendo um dos esportes mais vitoriosos do país em jogos olímpicos e campeonatos mundiais. Pode ser praticado tanto em quadra com piso emborrachado quanto em ambiente de praia com areia mais fofa e irregular.

A atuação e a disposição dos atletas na quadra envolvem posições com mais situações de defesa em recepção, como os ponteiros e líberos; de defesa da rede com bloqueios, como os centrais; e de ataque, como os opostos e ponteiros. O levantador, normalmente, joga de costas para a rede, distribuindo o jogo, podendo muitas vezes dar passadas laterais ou para trás enquanto analisa o posicionamento dos outros atletas. Cada uma dessas situações de ataque, recepção e bloqueio coloca estes atletas em riscos diferentes que serão abordados neste capítulo.

Ainda pouco se discute quais são os mecanismos preponderantes nas lesões dentro de quadra, e seus melhores meios de tratamento. Portanto, dentro deste esporte, algumas situações podem ocorrer:

- Trauma direto contra um objeto imóvel (rede, poste de sustentação, placas de publicidade).
- Trauma direto contra um objeto em movimento (bola): durante o bloqueio, a recepção, ou até mesmo na aterrissagem, especialmente durante treinos específicos com muitas bolas ao mesmo tempo ou situações de aquecimento.
- Trauma direto contra outro jogador, podendo ser do time adversário (durante a disputa de ataque-bloqueio) ou contra um colega de time durante um bloqueio duplo ou triplo, recepção ou até mesmo situações de saque.
- Trauma por queda ao solo.

No vôlei de alto rendimento, as lesões ocorridas de forma aguda têm características peculiares, como eventos de lesões na aterrissagem dos saltos de ataque e/ou bloqueio, que acarretam injúrias ligamentares do joelho e de tornozelo, sendo estas responsáveis por mais de 42% (27,9% e 16,9%, respectivamente). Esse dado tem bastante importância, pois existem achados na literatura de que os saltos do voleibol podem correspondem a 63% das lesões.

O segundo grupo de lesões traumáticas que requerem atenção da equipe médica na beira da quadra são as lesões das mãos, durante movimentos de bloqueio e de recepção, que representam quase 10% dos casos.

O aparecimento súbito de dor é característico dessas situações, muitas vezes impedindo a continuidade da prática durante o jogo ou treino. A avaliação imediata na beira da quadra é primordial para a rápida identificação de deformidades, equimoses e edemas, que podem aparecer em entorse, luxações, fraturas e lesões musculares, situações que podem impossibilitar a continuidade da participação do atleta na partida. É muito importante o exame físico minucioso neste momento, iniciando com a inspeção, a palpação e os testes específicos por segmento, seguidos de um rápido questionamento ao atleta do mecanismo de trauma que ele sofreu, e a localização da dor.

Separamos as lesões por região topográfica para facilitar a compreensão individualizada destas situações, orientando também sobre a abordagem imediata das formas agudas mais frequentes do voleibol, que necessitam de atenção da equipe médica na beira de quadra.

LESÕES DE MEMBROS SUPERIORES

Ombro: Luxação Acromioclavicular e Glenoumeral, Impacto Subacromial

Uma queda ao solo sobre a região do ombro pode atingir a articulação acromioclavicular, podendo resultar em entorses ou luxações mais graves. Nesses casos, a conduta imediata dependerá da posição do atleta, ou se o lado acometido é o dominante, pois os atletas costumam tolerar bem as lesões dos tipos 1 ou 2, dentro da classificação de Rockwood, principalmente se não for o lado dominante, conseguindo manter a prática esportiva com auxílio de algum trabalho analgésico realizado pela equipe médica. Após o jogo, a análise com exames de imagem é fundamental para definir a classificação dessa lesão, pois lesões com desvios maiores, como as lesões do tipo 4 de Rockwood, são prioritariamente cirúrgicas. A classificação de Rockwood pode ser observada na Figura 73-1.

Outra situação que pode ser encontrada após uma contusão no ombro é o pinçamento do manguito rotador, na região subacromial, o que ocorre após a combinação de queda associada a uma hiperextensão do ombro, durante alguns movimentos de defesa. Este trauma pode levar à incompetência funcional do atleta, sendo necessária a retirada de quadra durante a partida.

Uma última situação, que também pode ocorrer após um trauma no ombro é a luxação glenoumeral, onde o desvio mais comum é para a região anterior. A deformidade nesses casos é bem característica, com o chamado "sinal da dragona" sendo bem perceptível. Se confirmado que não existe fratura, a redução deve ser realizada o mais precoce possível.

Em todos estes casos, a ectoscopia é importante para identificar saliências ósseas, além de crepitações e sinais de maior gravidade, com o suporte ao membro lesionado com uma tipoia sendo imediatamente instaurada. Exames de imagens após a partida são fundamentais, sendo as radiografias utilizadas para descartar fraturas e luxações e a ressonância magnética (RM) definindo a presença de lesões ligamentares ou tendinosas, como a do manguito rotador.

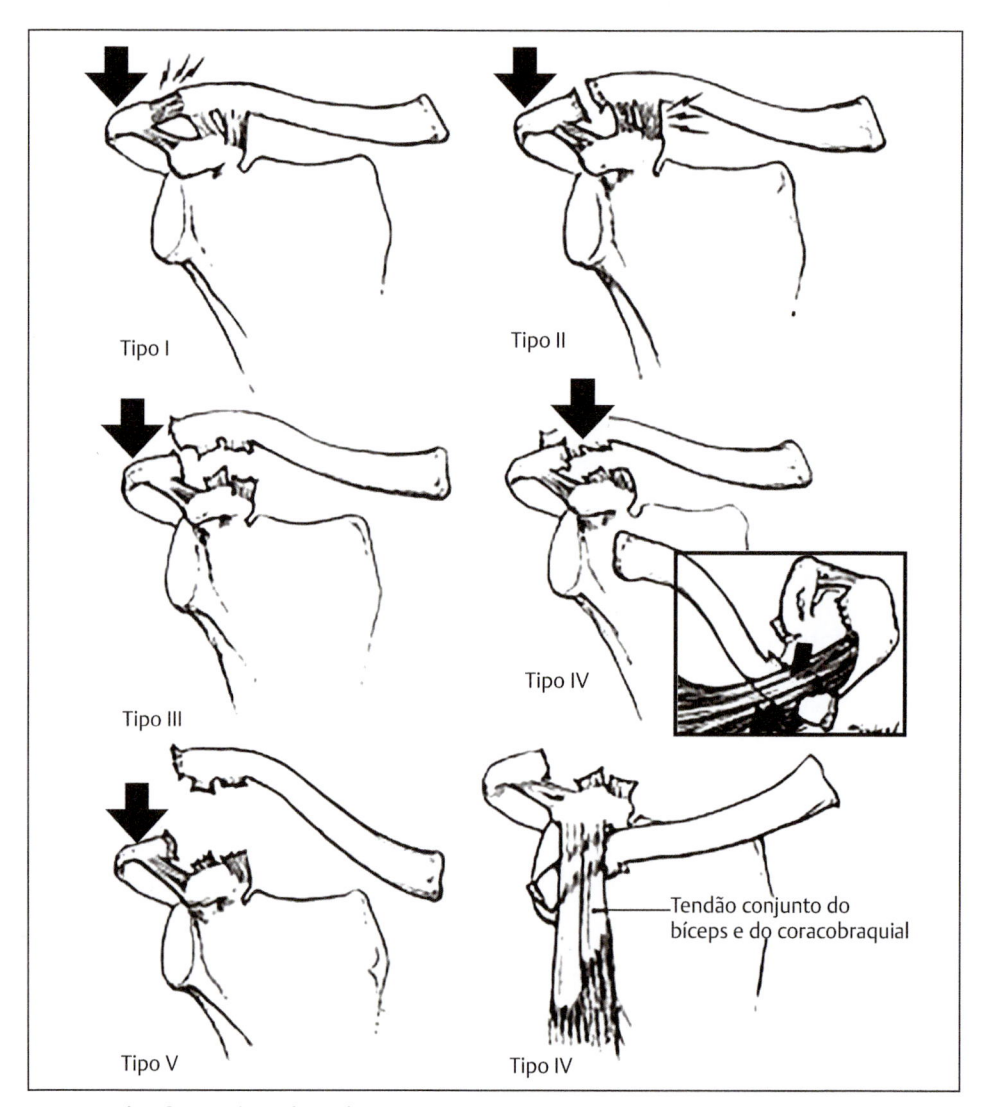

Fig. 73-1 Classificação de Rockwood para as luxações acromioclaviculares. (Fonte: https://ortopediaonline.med.br/classificacao-de-rockwood/.)

Cotovelo

Lesão bastante prevalente que dificilmente acarreta afastamento imediato do atleta, porém, torna-se uma fonte comum de dor, assim, necessitando de atenção especial da equipe médica. Deve-se ter especial atenção para lesões do complexo ligamentar medial nas ações de bloqueio e em atacantes.

Fraturas no Punho e na Mão

Nesses traumas de moderada a alta energia, nem sempre as deformidades são evidentes, sendo a incapacidade funcional o sinal mais importante. Crepitação local também pode aparecer. O atleta deve ser imobilizado, afastado do jogo, e encaminhado ao hospital de referência para investigação radiológica (Fig. 73-2). A imobilização, nesses casos deve incluir as articulações distal e proximal que se localizarem mais próximas ao ponto de dor, podendo ser talas de alumínio ou madeira, para os dedos, e órteses removíveis de gesso ou polímeros modeláveis (como o acetato de vinila – EVA), para mão, punho e antebraço.

Luxações Interfalangeanas

Aparecem como consequência de trauma direto aos dedos e são extremamente frequentes, representando quase 40% das lesões nas mãos. Normalmente, são de fácil diagnóstico, pois apresentam deformidade evidente e bem característica. A redução da luxação deve ser a mais precoce possível, devendo

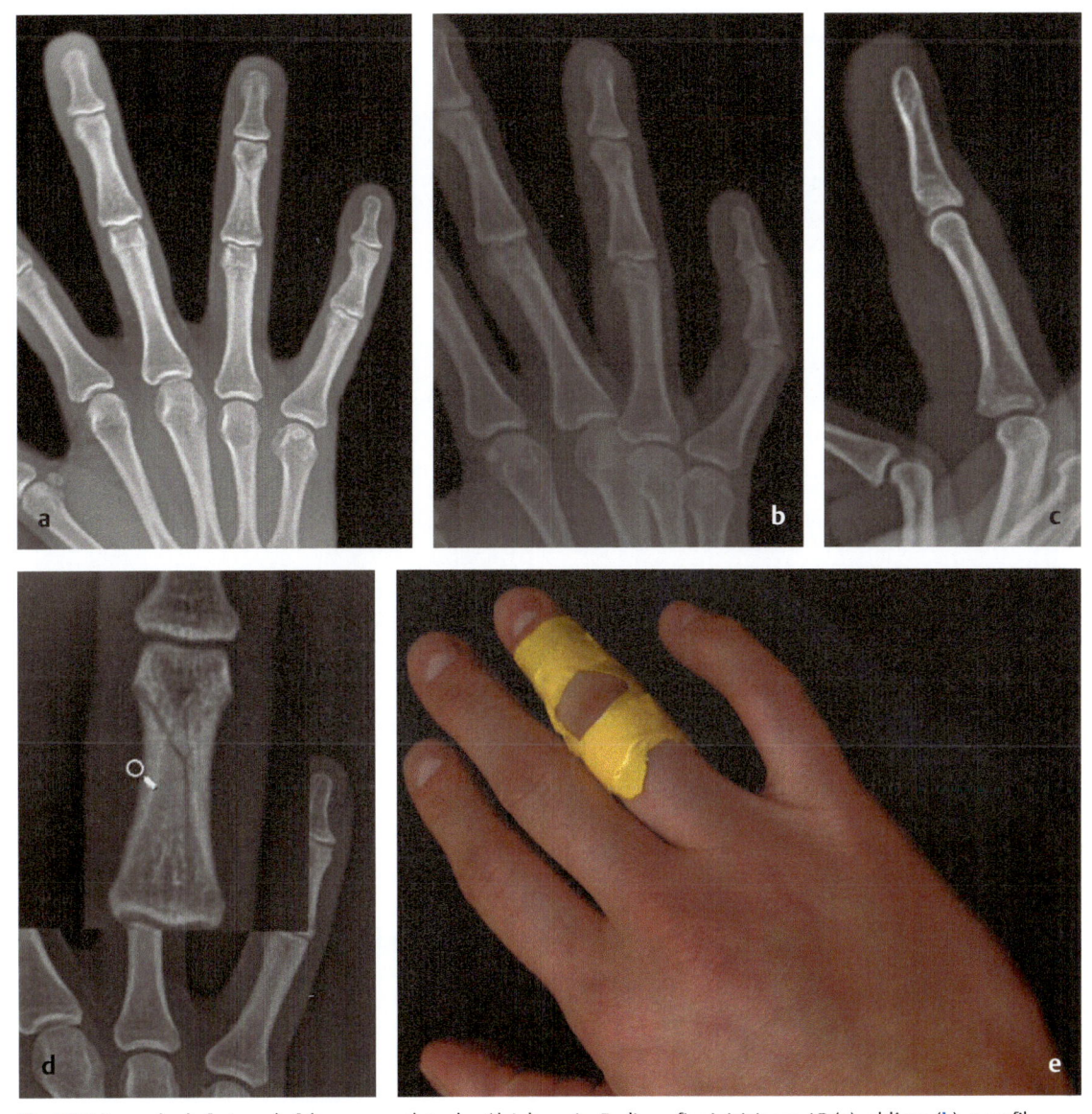

Fig. 73-2 Exemplo de fratura da falange em atleta de vôlei de praia. Radiografias iniciais em AP (**a**), oblíqua (**b**), e perfil (**c**) com traço de fratura praticamente imperceptível. No aumento da imagem com a lupa (**d**), percebe-se com maior definição; e a imobilização temporária realizada (**e**). (Fonte: Arquivo pessoal dos editores.)

procurar, durante o exame físico, excluir a possibilidade de fraturas. Por serem relativamente comuns, em diversas situações, o atleta consegue retornar ao jogo após redução e imobilização, apesar dessa conduta não ser a ideal.

É necessário salientar que, se houver suspeita de fratura, o atleta deve ser retirado do jogo, pois a lesão pode se agravar, fazendo com que uma fratura simples e de fácil manejo se transforme em um caso cirúrgico por conta de um desvio ou maior fragmentação.

A imobilização é realizada com esparadrapo. Cabe ressaltar que o uso de talas de alumínio é proibido pela regra. Em caso de necessidade de tal imobilização, o atleta deve ser retirado de quadra.

É mandatória a realização de radiografias para descartar fraturas durante o tratamento após o jogo. No seguimento, a RM também é uma boa opção para excluir lesões ligamentares.

Dedo em Martelo

Trata-se de uma lesão distal do tendão extensor em sua inserção na falange distal, e se apresenta como deformidade em flexão da ponta do dedo. Pode estar associada a fratura, na extremidade proximal e volar da base da falange distal. O tratamento imediato é com imobilização em hiperextensão da articulação interfalangeana distal, com encaminhamento imediato para avaliação radiológica para descartar fratura ou avulsão.

Lesão de Stener

Comum nos jogadores da posição de líbero, costuma ocorrer durante a recepção de ataques mais vigorosos. Trata-se de uma entorse da articulação metacarpofalangeana do polegar, com lesão ligamentar que, frequentemente, não cicatriza por conta de interposição com a musculatura adutora, podendo gerar instabilidade crônica. Apesar da gravidade, é comum que jogadores optem por não realizar o tratamento cirúrgico, jogando com proteções locais de neoprene ou esparadrapo (Fig. 73-3).

Síndrome do Martelo Hipotenar

Mesmo sabendo que essa lesão não é de origem traumática aguda e, sim, secundária a microtraumas na região, ela merece destaque, pois pode ser encontrada, com maior prevalência, nos atletas de vôlei, na posição de oposto, por causa dos traumas repetitivos de alta energia com a bola. Trata-se de uma lesão trombótica da artéria ulnar causada por traumas repetitivos, cursando com dor, parestesia e fenômeno de Raynaud. O tratamento envolve o afastamento das atividades por, pelo menos, 2 meses, e está associado ao uso de trombolíticos. Em casos mais graves, a cirurgia pode ser indicada.

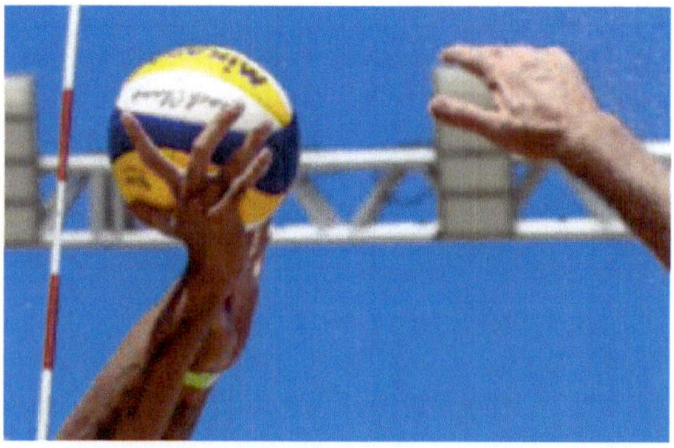

Fig. 73-3 Exemplo de lesão de Stener, no polegar, em atleta de vôlei de praia, durante o movimento do bloqueio. (Fonte: Arquivo pessoal dos autores.)

LESÕES DE MEMBRO INFERIORES

Quadril

As lesões no quadril são oriundas dos traumas direto ao solo, sendo a crista ilíaca, durante o movimento de "peixinho", e a grande tuberosidade, após a queda lateral, as regiões mais acometidas. Não é comum ser necessário o afastamento do atleta da partida por essas lesões. No exame físico, a dor se apresenta bem localizada à palpação, podendo aparecer um hematoma ou equimose em lesões mais graves. O tratamento imediato é realizado através de crioterapia associada à utilização de analgésicos locais.

Lesões Musculares no Quadril

Lesões musculares, por esforço excêntrico nessa região podem surgir, especialmente em partidas mais longas ou torneios exaustivos com período de descanso reduzido. O quadril é uma das regiões mais acometidas nesse tipo de lesão, com a musculatura do quadríceps e dos adutores podendo estar em risco. A presença de hematoma ou *gap* palpável indicam lesões mais graves, devendo ser indicada a retirada do jogador de quadra para iniciar o tratamento, que inicialmente consiste em crioterapia e analgésicos. Posteriormente, a avaliação radiológica com RM ajuda a quantificar o tamanho da lesão.

Ainda nessa esfera, quadros de pubalgia podem representar um desequilíbrio entre a musculatura adutora (distal) e abdominal (proximal), entrando também no diagnóstico diferencial dessas lesões.

Lesões Tendinosas no Joelho

O joelho é a articulação que se encontra mais em risco na prática do voleibol, sendo responsável por até 25% de todas as lesões. Devido ao elevado número de saltos repetidos durante treinos e jogos, a tendinopatia patelar é uma queixa frequente, que normalmente não os afasta da atividade, persistindo a prática desportiva, mesmo com dores leves (Fig. 73-4). Entretanto, é essencial para a equipe médica

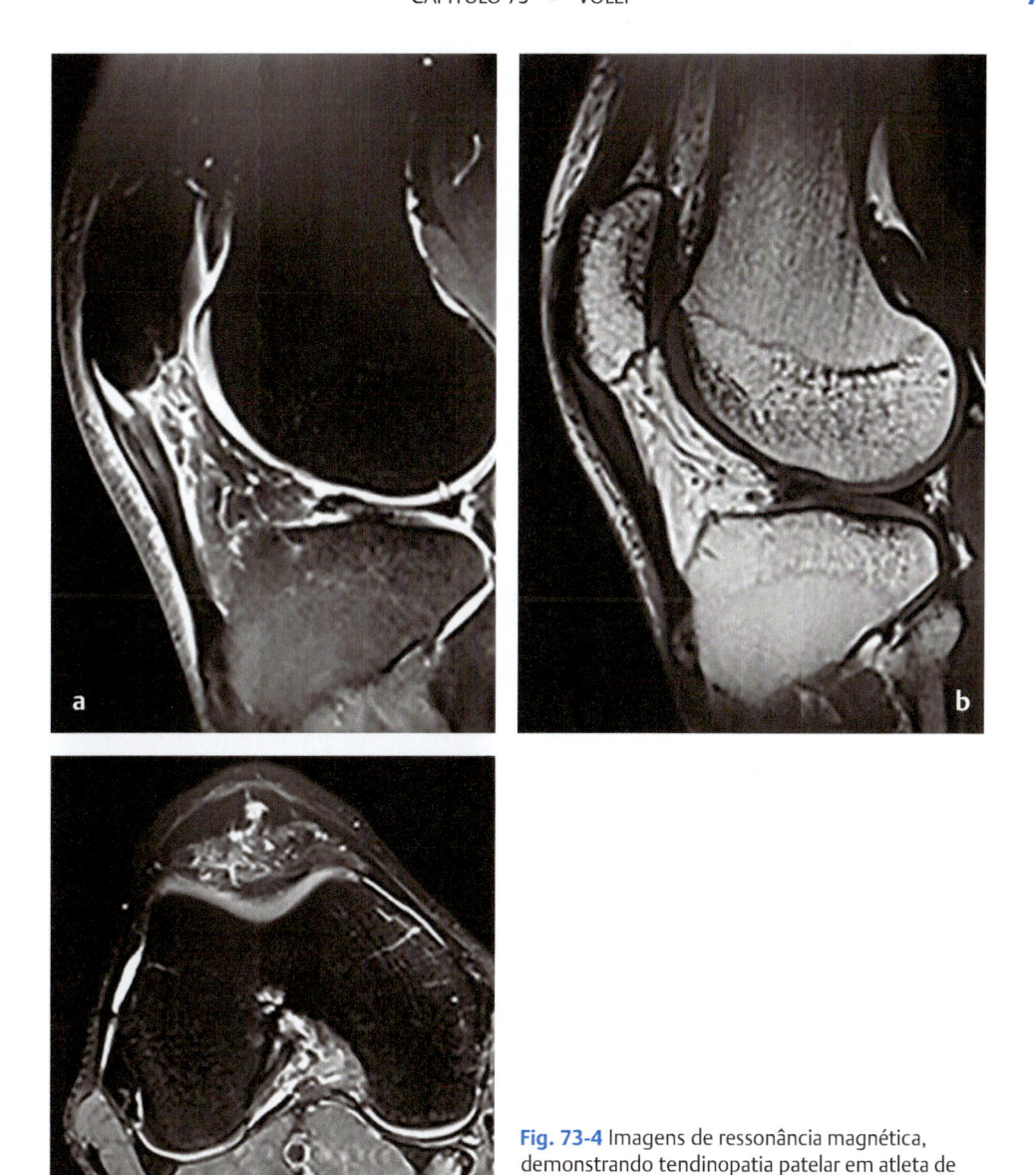

Fig. 73-4 Imagens de ressonância magnética, demonstrando tendinopatia patelar em atleta de vôlei, especialmente no 1/3 proximal do tendão, com edema, espessamento e focos de ruptura parcial. Corte sagital T2 (**a**); corte sagital T1 (**b**); e corte axial T2 (**c**). (Fonte: Arquivo pessoal dos editores.)

acompanhar frequentemente o desempenho técnico e físico destes atletas, já que a queixa de dor, por muitas vezes, não é o principal sinal de alerta preditor de lesões mais graves, como as rupturas tendinosas do mecanismo extensor. O tratamento nesses casos, é constante, devendo existir uma boa comunicação entre treinador, fisioterapeuta, médico e preparador físico, em ordem de prevenir essa complicação temida, dentro do planejamento de treinos e jogos.

Lesões Meniscoligamentares no Joelho

O joelho encontra-se em constante risco durante a aterrissagem, principalmente durante os ataques, que podem forçar um vetor de força em valgo excessivo. Ambos os meniscos, medial e lateral, além do ligamento colateral medial e do ligamento cruzado anterior, são os mais comumente acometidos nesta região. A dor local costuma ser incapacitante nestes casos, com o aparecimento de hemartrose podendo indicar uma lesão mais grave. Incompatíveis com a prática desportiva, o atleta deve ser retirado de jogo para posterior avaliação radiológica com RM, onde, além das lesões já citadas, as lesões condrais e o edema ósseo também deverão ser descartados. Em muitos casos o tratamento cirúrgico é indicado.

Entorses de Tornozelo

O tornozelo é, juntamente com o joelho, a articulação em maior risco neste esporte. A entorse é o mecanismo de trauma mais frequente, principalmente no movimento de inversão com rotação interna, acometendo todo o complexo ligamentar lateral do tornozelo. No primeiro atendimento é importante analisar a gravidade do edema e da dor. Para excluir fraturas, a palpação de alguns acidentes ósseos é fundamental. Em especial, deve-se palpar os maléolos medial e lateral, a porção proximal da fíbula, a base do quinto metatarso e o osso navicular. Em caso de suspeita de lesões mais graves, o atleta deverá ser removido da partida e, assim, já iniciar o tratamento na beira de quadra com protocolo PRICE, com gelo, elevação do membro e proteção da articulação.

Lesões Tendinosas do Tornozelo

A tendinopatia do Aquiles possui características fisiopatológicas parecidas com as tendinopatias do mecanismo extensor do joelho, devendo permanecer sempre no radar de atenção do departamento médico uma vez instaurada. Apesar de menos frequentes, costumam ter uma gravidade maior, especialmente em atletas mais velhos.

Lesões por Estresse

Por ser um esporte no qual a repetição de movimentos de salto é constante, todo jogador encontra-se em risco para esse tipo de lesão, que pode acometer qualquer osso. A síndrome do estresse medial da tíbia é a forma mais comum de manifestação, mas também existe uma frequência relativamente grande de lesões nos metatarsos. Por ser de início insidioso, não é comum o afastamento imediato do atleta ao primeiro sintoma. O mais importante é ter sempre essa hipótese em mente dentro do *screening* diagnóstico durante as consultas no departamento médico, justamente para evitar a complicação mais temida, e que pode aparecer durante um jogo ou treino: a fratura, com tempo de afastamento elevado (Fig. 73-5).

Importante observar mais atentamente as atletas da categoria feminina, já que as lesões por estresse podem fazer parte da tríade da mulher atleta, hoje mais bem denominada como síndrome do déficit de energia no esporte (RED-S). Ciclo menstrual irregular e rotina alimentar deficitária fazem parte deste *screening*, assim como fatores gastrointestinais, psicológicos e imunológicos, dentre outros. O bom trabalho de prevenção evita as piores complicações citadas acima.

LESÕES NA COLUNA

Hérnias de disco podem ter uma frequência maior em jogadores da posição central ou em jogadores que executam o chamado "saque viagem". Apesar disso, não é comum o afastamento por dor aguda durante um treino ou jogo. Fraturas por trauma direto tampouco aparecem com frequência relevante. Vale a pena lembrar que o exame neurológico em um atleta com dor na coluna é importante para afastar radiculopatias associadas.

LESÕES NA FACE

Trauma Ocular

Lesão que pode ocorrer nesse esporte pelo impacto da bola diretamente, ou pelo trauma direto com o colega de equipe na descida do bloqueio.

Neste caso, o atleta deverá ser retirado de quadra e enviado ao oftamologista caso apresente: redução de campo de visão, fotofobia, diplopia, presença de flashes de luz ou de dor ocular seguida de náuseas.

Importante saber se o atleta estava usando lentes de contato no momento do trauma, pois a presença delas aumenta a chance de lacerações ou abrasões na córnea.

O tratamento imediato indicado é a irrigação para limpeza do globo ocular com soro fisiológico, e nunca comprimir os olhos, pois pode piorar uma possível lesão aberta do globo.

Trauma Nasal

Outra região acometida na face é a região nasal, causada pelos mesmos mecanismos do trauma periorbitário citado anteriormente. Na avaliação primária, o exame clínico procura avaliar a presença de deformidade ou de crepitação, após a palpação dos ossos da região. Também é importante verificar a perviedade do ar de maneira unilateral em cada narina. O exame radiológico é necessário após a partida, para traçar a conduta que pode ser desde uma redução incruenta ou uma intervenção cirúrgica para realinhamento nasal. O uso de máscara como proteção em partidas subsenquentes também deverá ser considerado nesses casos.

Prevenção

O trabalho preventivo é fundamental e pode ser dividido em alguns pilares. Primeiramente, a observação da técnica de movimentação, especialmente na aterrissagem dos saltos, mas também do ataque e da recepção permite corrigir precocemente qualquer risco prevenível nas diversas situações citadas neste capítulo. O conhecimento do gestual esportivo correto é mandatório para quem está na beira da quadra com a equipe técnica. O conhecimento das regras e rotinas do torneio também faz com que a ação em situações de emergência aconteça de forma mais dinâmica e eficaz.

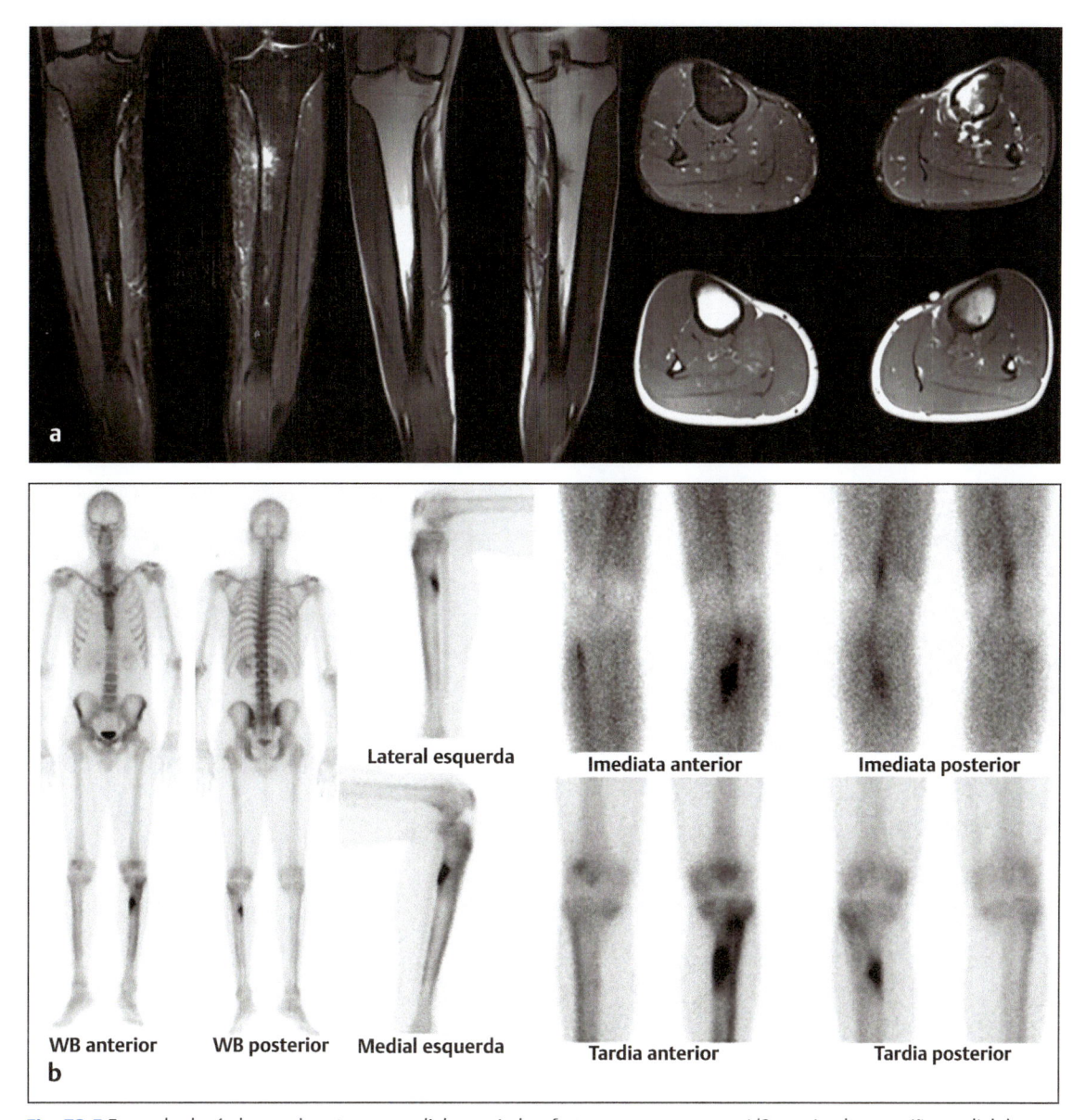

Fig. 73-5 Exemplo de síndrome de estresse medial associada a fratura por estresse no 1/3 proximal, na região medial da perna esquerda, em atleta de vôlei, demonstrado em imagens de ressonância magnética (**a**) e cintilografia óssea (**b**). (Fonte: Arquivo pessoal dos editores.)

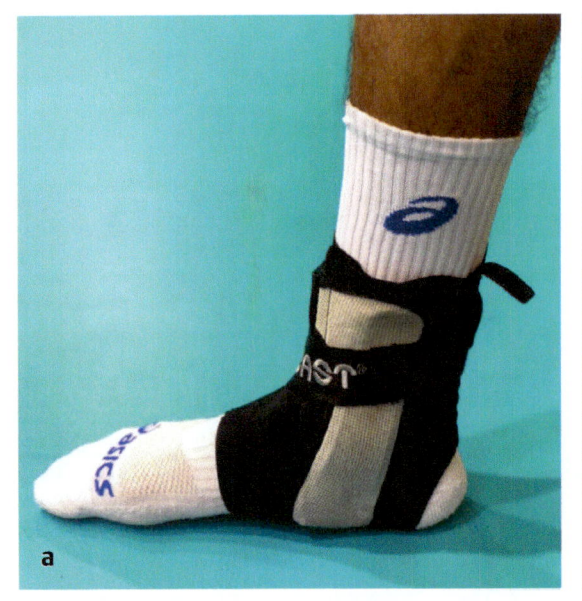

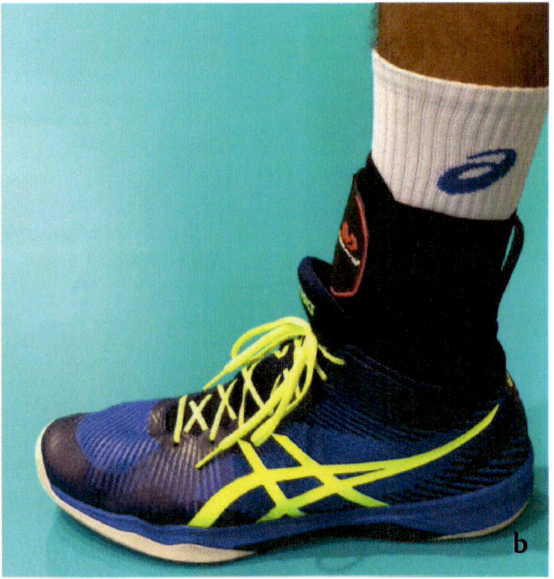

Fig. 73-6 Exemplos de órteses individualizadas utilizadas com objetivo de prevenção de entorses do tornozelo, sem calçado (a) e com calçado (b). (Fonte: Arquivo pessoal dos autores.)

Se a regra do torneio permitir, o intervalo entre os *sets*, e os pedidos de tempo são o momento ideal para verificar a integridade de cada atleta, de forma dinâmica, evitando interferir nas instruções do treinador aos outros atletas.

Articulações que se encontram mais em risco, como os tornozelos (Fig. 73-6) e os dedos das mãos, podem ser protegidos com órteses específicas que garantam maior mobilidade associada a uma estabilidade satisfatória. A escolha da órtese é individualizada de acordo com a sintomatologia, o biotipo, a posição e a preferência pessoal do atleta. Em muitos casos, a confecção dessas imobilizações com técnicas de espadrapagem pode substituir essas órteses, garantindo um mínimo de segurança para essas articulações.

O trabalho proprioceptivo regular e frequente pela equipe de preparação física e de fisioterapia também agrega maior prevenção contra o aparecimento dessas lesões ligamentares. Na pré-temporada é fundamental fazer uma correta avaliação pré-participação dos atletas a fim de identificar possíveis desequilíbrios, histórico de lesões e qualquer outra situação que possa colocar estes atletas em risco.

Finalmente, os dados de equipamentos tipo GPS (*global position system*), que monitoram a quantidade e a altura dos saltos, distância percorrida em uma partida, além da força de saques e ataques, permite analisar precocemente quedas de desempenho que podem ser sinais de lesão por sobrecarga em algumas estruturas tendinosas ou ósseas.

BIBLIOGRAFIA

Bhairo NH, Nijsten NW, van Dalen KC, ten Duis HJ. Hand injuries in volleyball. International Journal of Sports Medicine. 1992 v. 13, n. 4, p. 351-354.
Briner Junior W, Kacmar L. Common injuries in volleyball. Sports Medicine. 1997, v. 24, n. 1, p. 65-71.
Costa L. Atlas do Esporte no Brasil. 2005. Ed. Shape.
FIVB, Volleyball injury report M-10, 2015.
Little JM. The incidence of the hypothenar hammer syndrome. Arch Surg. 1972, 105(5), 684-685.
Marston AP, O´Brien EK, Hamilton GS. Nasal injuries in sports. Clin Sports Med. 2017, 36(2):337-353.
Micieli JA, Easterbrook M. Eye and orbital injury in sports. Clin Sports Med. 2017 Apr;36(2):299-314.
Mountjoy M, Sundgot-Borgen J, Burke L. The IOC consensus statement: beyond the female athlete triad – Relative Energy Deficiency in Sport (RED-S). Br J Sports Med. 2014, 48:491-497.
Pastor MF et al. Prospective study of injury in volleyball players: 6 years results. Tech and Health Care. 2015, 23(5):637-643.
Pecegueiro NC, Malzac F, Lages M, Serrão F et al. Volleyball injuries: Brazilian men´s national squad experience. Archives of Sports Medicine. 2020, 4(1):178-183.

ÍNDICE REMISSIVO

Entradas acompanhadas por um *f* em itálico ou um **q** em negrito indicam figuras e quadros respectivamente.

A

Abdome
  agudo, 131
    anatomia, 132
    condições patológicas, 131
    diagnóstico, 131
    exame físico, 131
    hemorrágico, 137
    inflamatório, 138
    sintomas, 131
  trauma abdominal, 133
    espasmo diafragmático, 134
    hepático e esplênico, 134
    manejo do, 133
    trauma da parede abdominal, 137
    trauma gastrintestinal, 136
    trauma pancreático, 136
Abordagem de controle de dano, 374
Abrasão corneana, 96
  no esporte, 96
    causas, 96
    definição, 96
    frequência, 96
    tratamento, 96
Academia Americana de Medicina do Sono, 7
Acidente vascular cerebral, 179
  cadeia de sobrevivência, 180
    primeiras ações frente a uma suspeita, 180
    sob a perspectiva do esporte, 181
  caracterizando, 179
    hemorrágico, 179
    isquêmico, 179
    penumbra isquêmica, 179
  causa, 181
    principal, 181
  diagnóstico, 180
  etiologia do evento, 182
  hemorragia subaracnoide, 182
  primeiro atendimento, 180
Ácido hialurônico, 367

Adrenalina
  caneta de, *55f*
Agência Mundial de Antidopagem (WADA), 7, 30
Alergia
  e imunologia, 195
    asma, broncoespasmo, laringoespasmo e anafilaxia induzidos pelo exercício, urticárias induzidas e angioedema hereditário, 195
Aloenxerto
  osteocondral, 392
Anafilaxia, 55
  características, 55
  induzida pelo exercício, 198
    características, 198
    diagnóstico, 199
      diferencial, 198
    epidemiologia, 198
    incidência, 198
    manifestações, 198
    ocorrência, 198
    reações, 198
    sinais e sintomas, **198q**, 199
  tratamento, 55
Anel pélvico
  fraturas do, 123
    abordagem terapêutica, 125
      acidente desportivo
        com baixa cinética, 127
        com elevada cinética, 126
      anatomia básica, 123
      classificação das, 124
    epidemiologia
      em contexto esportivo, 125
    prognóstico das, 127
Angioedema
  hereditário, 201
    apresentação, 202
    definição, 201
    episódios de, 202
    farmacoterapia, 202
    fatores desencadeantes, 202
    tipos, 201
    tratamento, 203
Antepé
  lesões do, 410
    deformidades articulares, 415
    entorses articulares, 413
      metacarpofalangeana, 413
    fatores de risco, **410q**
    fraturas, 411
      das falanges, 413
      de Jones, 412
      de Lisfranc, 412
      por estresse, 411
      sesamoide, 413
    tumoração não neoplásica de partes moles, 415
Aortopatias, 170
Aponeurose
  conjunta, 301
Aquiles
  rupturas tendinosas do, 381
Arcos costais
  fratura dos, 425, 433
    complicações, 435
    exames de imagem, 435
    localização, 433
    por estresse, 435
    tratamento, 436
Arritmia
  morte súbita por, 58
    causas, **58q**
Artéria vertebral
  lesões traumáticas da, 422
Articulação
  acromioclavicular, 209
    anatomia, 209
    aspecto clínico, 210
    biomecânica, 209
    classificação, 210
    conduta na beira do campo, 210
    diagnósticos diferenciais, 210
    frequência nos esportes em geral, 209
    mecanismo de trauma, 209

o que é a lesão?, 209
testes diagnósticos, 210
tratamento definitivo, 210
lesões atraumáticas
principais tipos, 506
Artrodese, 433
Artroplastias, 515
Artrorressonância magnética, 215
Artrotomografia computadorizada, *217f*
Asma
induzida pelo exercício, 195
Atendimento médico
no *field of play*, 43
Atleta(s)
máster
lesões no, 509
alterações fisiológicas do envelhecimento, 509-511
fatores que contribuem para o declínio da *performance* no, 511
diminuição da capacidade de resistência, 511
diminuição da força muscular, 512
artroplastias, 515
avaliação médica em, 512, **513q**
benefícios dos exercícios em, 512
musculoesqueléticas, 513
terapias "*anti-aging*", 515
morte súbita no, 65
avaliação pré-participação, 66
causas
mais comuns, **66q**
cardíaca, **66q**
não cardíaca, **66q**
definição, 65
epidemiologia, 65
incidência, 66
inelegibilidade, 67
plano de atendimento de emergência, 67
vacinação em, 523
Atletismo
esportes de salto e velocidade, 543
epidemiologia
das lesões, 544
estratégias
de prestação de serviços médicos, 545
localização
das lesões, 544
modalidades, 543, *544f*
treinamento e competição, 544
Autoridade Brasileira de Controle de Dopagem (ABCD), 29, 36
Avaliação
pré-participação
o que realmente é importante, 5
cardiológica, 5
concussão, 7
da composição corporal, 6
doping, 7
laboratorial, 7
musculoesquelética, 6
sono, 7
Avulsões ósseas, 475
eminência tibial, 477
epicôndilo medial, 476
pelve, 477
tornozelo, 478
tuberosidade anterior da tíbia, 476

B
Bankart
lesão óssea de, 214
Barotrauma
e trauma auditivo, 101
definição, 101
esportes relacionados com o, 102-104
asa delta, parapente, 104
caminhadas, montanhismo, esqui, 103
mergulho com cilindro, 102
fisiopatologia, 102
mecanismos fisiológicos, 101
Basquetebol, 547
definição, 547
entorse de tornozelo
lesão mais comum, 548
quadro clínico, 549
tratamento, 549
equipamentos
e mala médica, 548
particularidades do atendimento no, 547
planejamento de treinos e jogos, 548
Bennett
fratura de, 275
exemplo de, *278f*
Berlinger
kit de sangue da, *35f*
Bíceps distal
ruptura tendinosa do, 258
diagnóstico, 258
exame de imagem, 258
tratamento, 259
Bloqueio articular
por lesões condrais e osteocondrais, 320
avaliação clínica, 321
classificação, 323
conduta à beira do campo, 323
definição, 320
epidemiologia, 320
etiologia, 321
exames de imagem, 321
mecanismo de trauma, 321
tratamento, 323
principal, 324
por lesões meniscais, 311
avaliação inicial, 311
causas traumáticas mais comuns, 311
conduta à beira do campo, 317
diagnósticos diferenciais, 312
exames complementares, 317
tratamento das lesões meniscais em atletas, 318
Bolsa
escrotal,
trauma na, 141
individual, *16f*
Boxe
lesões do, 637
específicas, 637
fraturas, 639
nas mãos, 639
traumatismos na cabeça e na face, 637, 638
zonas de risco, *638f*
golpes e termos comuns, 637
história, 637
Broncodilatação
induzida por exercícios, 575
Broncoespasmo
induzido pelo exercício, 195
diagnóstico, 195
diferencial, 196
fisiopatologia, 195
manobras de respiração, 196
prevalência, 195

C
Calcâneo
fratura por estresse do, 397
correção, 397
diagnóstico diferencial, 397
fatores, 397
Campo
adventos, equipamentos e tecnologia no, 535
aplicações, 535
no diagnóstico de lesões, 537
o "médico de vídeo", 538
Cardiomiopatia
arritmogênica, 168
hipertófica, 167
fatores de risco, **168q**
Choque hemorrágico
classificação do, **137q**
Ciclismo
e triatlo, 551
lesões
concussão, 554
fisioterapia
e retorno ao esporte, 555
na corrida, 554
na natação, 551
no ciclismo, 552
fratura
da clavícula, 552

distal do antebraço, 552
    luxação acrômio clavicular, 552
Clostridium
  infecção por, 110
Código Médico do Movimento Olímpico, 9
Código Mundial Antidopagem, 29, 30
Cofield
  classificação de, **235q**
Colo femoral
  fraturas agudas do, 294
  fraturas por avulsão, 294
  fraturas por estresse do, 294
Coluna
  lombossacra, 658
  toracolombar
    fratura da, 425
    traumas na, 421, 439
Comissão Médica do Comitê Olímpico Internacional (COI), 29
Comitê Olímpico Internacional, 3
Composição corporal
  avaliação da, 6
Concussão, 7, 48
  cerebral, 71
    abordagem e seguimento, 73
    definições e evolução, 71
    escala de coma de Glasgow, **75q**
    fisiopatologia, 73
    futebol
      modificação de regras, 76
    nas mulheres atletas, 504
    programa ideal para controle da, 77
    retorno às atividades, 75
    traumatismo craniano, cranioencefálico e contusão cerebral, 72
  definição, 7
  diagnóstico, 7
  manejo, 7
Controle *antidoping*
  noções básicas do, 29
    autorização de uso terapêutico (AUT), 32
      como solicitar uma, 33
        passo a passo, **33q**
    agência mundial antidoping, 30
    aspectos históricos, 29
    código mundial antidopagem, 30
    definição, 29
    doping acidental por suplementos, 30
    estatística, 36
    exame *antidoping*, 31
    lista de substâncias e métodos proibidos, 30, **31q**
    passaporte biológico do atleta, 34
    processo de controle de dopagem
      análise de amostras, 36
      coleta de sangue, 35
      coleta de urina, 35
      declaração das substâncias ou suplementos, 36
      direitos e deveres do atleta, 35
      notificação do atleta, 34
        em competição, 34
        fora de competição, 34
    violação das normas *antidoping*, 30
Corpo estranho
  no esporte, 97
  sintomas, 97
  retorno à competição, 97
Corpo livre
  intra-articular, 249
  exame físico, 249
  exames de imagem, 249
  tratamento, 250
Corridas
  e maratonas, 559
    dor patelofemoral, 561
      diagnóstico, 561
      retorno, 562
      tratamento, 561
        cirúrgico, 562
    fascite plantar, 563
      exames de imagens, 563
      quadro clínico, 563
      tratamento, 563
    lesões osteomioarticulares na, 561
    principais urgências clínicas, 559
      arritmias, 560
      desidratação, 559
      hipertermia, hiponatremia, 559
      hipotermia, 560
      morte súbita, 560
      parada cardíaca, 560
      rabdomiólise, 560
      trato gastrintestinal, 559
    reação por estresse, 562
      quadro, 562
      tratamento, 562
    síndrome da banda iliotibial, 562
      tratamento, 563
    síndrome do estresse medial da tíbia, 563
      diagnóstico diferencial, 564
      fatores etiológicos, 563
      quadro clínico, 563
Cotovelo
  fraturas do, 252
    considerações clínicas, 252
    da cabeça do rádio, 253
    da extremidade distal do úmero, 256
    da ulna proximal, 254
    em atletas esqueleticamente imaturos, 256
    por estresse do, 256
    princípios da avaliação médica em campo, 252
    princípios de conduta e resultados relacionados com o esporte, 253
  lesões no 249, 263
Covid-19, 154
  manifestações, 154
  no esporte, 155
Crioterapia, 505
Crise(s)
  asmática, 55
  convulsivas, 54
    características, 54
    duração, 54
    prevenção, 54
    sinais, 54
Cross training, 569
  aplicações práticas, 573
  aspectos sobre a recuperação, 572
  integração de habilidades neuromusculares, 570
  prevalência de lesões, 571
  rabdomiólise e, 572
  recursos médicos em competições, 570
  modalidade, 569
  o médico na, 572

D

Danis-Weber
  classificação de, 376
Dedo(s)
  em martelo, 283
    imobilização, 284
    indicações de cirurgia, 283
    mecanismo de trauma, 283
    luxação interfalangiana dos, 283
    manobra de redução, 283
Deformidades articulares, 415
Dengue, 158
Departamento de gestão de resultados, 32
Diabetes
  situações de hiper e hipoglicemia, 161
Diarreia
  e desidratação, 175
    definição, 175
    diagnóstico, 176
    epidemiologia, 175
    fisiopatologia, 175
    manejo, 176
      loperamida, 176
      metronidazol, 176
    profilaxia, 177
      subsalicilato de bismuto, 177
    sintomas, 175
Diplopia
  no esporte, 96
Dissociação escafosseminular, 268
  exame físico, 270

Doença
  de Haglund, 381
    características, 381
    diagnóstico, 381
    exames de imagem, 381
    tratamento, 381
Doping, 7
  acidental
    por suplementos, 30
  Agência Mundial de Antidopagem (WADA), 7
  definição, 7
  princípios, 7
Dor neuropática
  e radiculite, 421
  sintomas, 421
Dor patelofemoral, 561
  diagnóstico, 561
  prevalência, 561
  quadro típico, 561
  testes de força, 561
  tratamento, 561
Dragona
  sinal de *244f*

E
ECG
  do atleta, 67
Eletroneuromiografia, 221
Elevada
  cinética
    acidente desportivo com, 126
Ellman
  classificação de, *235f*
Emergências clínicas, 52
  altitude, 53
  anafilaxia, 54
  crise asmática, 55
  crises convulsivas, 54
  exposição a raios, 53
  exposição ao calor, 52
  hipoglicemia, 52
    manejo inicial da, *52f*
  morte súbita cardíaca, 53
Eminência tibial, 477
  mecanismo de trauma, 477
Entorses
  articulares, 413
  estiramentos
    e contusões, 421
    da coluna, 421
  no futebol, 44
    tratamento, 44
Enxerto osteocondral
  autólogo, 389
Epicôndilo medial, 476
  lesões no, 476
Equipe(s)
  esportivas
    o médico nas viagens com, 25
  médico da
    aspectos gerais do
      formação, funções e responsabilidades
      com os demais membros da delegação, 9
Escafoide
  fratura do, 267
    exame físico, 268
    exames complementares, 268
    mecanismo da lesão, 268
Escala de coma de Glasgow, 74, **75q**, 147
Escala de Sono de Epworth, 7
Esporte(s)
  de neve, 583
    esqui alpino
      e *snowboard*, 583
        mecanismos de lesão, 585
          prevenção, reabilitação, 586
        perfil do médico
          e time de saúde, 585
        principais lesões, 584
  tipos de
    risco de trauma, **95q**
  trauma no, 87
    características específicas, 87
Esqueleto imaturo
  lesões na placa fisária no, 475
Estresse
  fratura por, 435
    dos arcos costais, 435
  reação por, 562
    fatores, 562
    quadro, 562
    tratamento, 562
Exame
  antidoping, 29
  o que é?
Exposição UV
  no esporte, 99
    retorno à competição, 99
    sinais, 99

F
Face
  traumas e fraturas de
    "campo de batalha", 87
      anatomia, 87
      características específicas no esporte, 87
      fraturas, 88
      possibilidade de prevenção
        e intervenção precoce, 87
          feridas: contusões × cortes, 87
          trauma ocular, 87
        tratamento imediato na beira do campo, 92
        trauma dentário
          e dentoalveolar, 88
          tipos de, 90
Faringite estreptocócica, 154
  definição, 154
  sintomas, 154
  tratamento, 154
Fasciotomia, 118, *119f*, 120
  e desbridamento, *119f*
  resultados clínicos, 120
Fascite plantar, 397, 563
  definição, 397
  diagnóstico, 398
  exames de imagem, 563
  fatores de risco, 398, 563
  manejo, 563
  tratamento, 399, 563
Federação Internacional de Futebol (FIFA), 220
Fêmur
  distal
    fratura do, 326
      aspectos clínicos, 326
      classificação da lesão, 326
      diagnósticos diferenciais, 326
      mecanismo de trauma, 326
      tratamento, 327
Fibrilação
  arterial (FA), 168
Field of play (FOP), 270
  atendimento médico no, 43
    emergências clínicas, 52
      altitude, 53
      anafilaxia, 55
      crise asmática, 55
      crises convulsivas, 54
      exposição a raios, 53
      exposição ao calor, 52
      hipoglicemia, 52
      morte súbita cardíaca, 53
    lesões traumáticas, 44
      cabeça e face, 48
        concussão, 48
        lesões abdominais, 51
        lesões da face, 49
          exemplos de lesões dentárias, *51f*
        lesões torácicas, 51
      contusões, 44
      entorses, 44
      fraturas, 45
      luxações, 47
      muscular, 44
    sequência de eventos nos cuidados
      de emergência, 43
        comunicação e entrosamento
          das equipes envolvidas, 44
        documentação, 44
        plano de emergência, 43
        reconhecimento e manejo de ocorrências, 44
        segurança da cena, 43
    ressuscitação cardíaca no, 57
Fluoroscopia
  dinâmica, 403
Fratura(s)
  da coluna toracolombar
    e dos arcos costais, 425
      anatomia, 425
      avaliação por imagem, 428
        raios X, 428

ressonância magnética, 429
tomografia, 429
classificação, 429
lesões associadas, 428
mecanismo, 425
sinais e sintomas, 428
tratamento
não operatório, 432
operatório, 432
das falanges, 281, 413
instáveis, 281
tratamento, 281
de Lisfranc, 412
de metacarpos, 272
de órbita, 97
no esporte, 97
do anel pélvico, 123
do cotovelo, 252
do punho, 263
do úmero proximal, 243
e lesões ligamentares carpais, 267
epifisárias, 480
por regiões específicas, 481
fêmur distal, 481
mão, 481
punho, 481
tornozelo, 481
tuberosidade anterior da tíbia, 481
expostas, 107
abordagem da ferida, 110
antibióticos, 108
cefazolina, 108
gentamicina, 108
classificação, 107, **110q**
complicações, 112
amputação, 112
infecção, 112
não consolidação, 112
cuidados no local do acidente, 110
epidemiologia, 107
fixação das, 111
cavilha intramedular, 111
grau III
exemplo de, *109f*
prognóstico, 112
retorno à atividade esportiva, 112
luxação
do tornozelo, 370
por estresse, 411
traumáticas
e por estresse
do quadril, 293
Fibrose cística, 155
sintomas, 155
Futebol, 589
americano, 591
concussão cerebral, 595
danos crônicos, 595
equipamentos de proteção, 591, *592f*
jogo e regras, 591
lesões no, 593

joelho, 596
tratamento, 596
ombro, 595
fraturas, 595
tornozelo e pé, 596
posições de ataque, 593
posições de defesa, 593
articulações, 589
estudos epidemiológicos, 589
lesão no, 589
mecanismos de trauma, 590
tipos, 590
modificação de regras, 76
traumatismos diretos, 589

G

Ganz
luxação controlada de, 291
Gerber
manobra do, *233f*
Ginástica artística
rítmica e danças, 601
lesões típicas, **602q**
lesões traumáticas, 602
medidas preventivas, 601
Glenoide
lesão da, 220
anatomia, 220
biomecânica, 220
classificação, 221
exame físico
e complementar, 222
lesões associadas, 221
mecanismos de trauma, 221
prevenção
e reabilitação, 224
quadro clínico, 222
tratamento, 223
Globo
ruptura de
no esporte, 97
causas, 97
ocorrência, 98
risco de oftalmia simpática, 98

H

"Hallux rigidus", 415
definição, 415
tratamento, 416
Halterofilismo
e musculação, 651-658
Hálux valgo, 416
características, 416
Hamato
fratura do gancho do, 270
Handebol, 605
características
e regras, 605
histórico, 605
lesões
e revisão epidemiológica, 606
definição e severidade, 607
diferença de gêneros, 607

incidência, 606
mecanismo de lesão, 607
momento da lesão, 607
relacionadas com a posição do jogador, 608
tipos e localização, 607
Hematúria, 141
achado frequente, 141
diagnóstico, 142
gravidade, 141
incidência, 141
Hemorragia
retrobulbar
no esporte, 98
consequências, 98
sintomas, 98
Hifema
no esporte, 98
manejo tradicional, 98
Hill-Sachs
lesão de, 214
Hiperglicemia, 164
ocorrência, 164
Hipertensão arterial sistêmica, 171
Hipismo
e polo equestre, 609
traumatismos relacionados com a queda do cavalo, 610
da coluna cervical, 610
anamnese, 610
BLS, 611
dos membros superiores, 611
fratura do rádio distal, 612
fratura do úmero proximal, 611
avaliação clínica, 611
luxação acromioclavicular, 611
Hipoglicemia, 52, 161
atletas que apresentam, 52
causas, 161
confirmação bioquímica, 163
diagnóstico, 161, 163
manejo inicial da, *52f*
prevenção, **163q**
reversão do quadro, 164
sinais e sintomas, 163
Hipotermia
e hipertermia, 189
causa, 189
classificação, **190q, 192q**
definição, 189
fisiopatologia, 189
no esporte, 190
apresentação clínica, 190, 191
fatores predisponentes, 190, 191
frequência, 190, 191
tratamento, 190, 192, *193f*
História
da medicina
e traumatologia esportiva

passado, presente e futuro, 3
Hospital
 transporte ao, 145
  atenção médica, 146
  plano de ação, 145

I

Iatismo, 615
 classe Laser, 616
  classe 49ER e 49ERFX, 617
   integrantes, 617
   maiores acidentes, 618
  classe 470, 617
   definição, 617
  classe Nacra, 618
   integrantes, 618
  classe RS x prancha a vela ou *windsurf*, 618
  formação de calosidades, 617
  movimentos realizados, 616
Impetigo, 155
 causa, 155
 transmissão, 155
 tratamento, 156
Índice de Qualidade de Sono de Pittsburgh, 7
Infecções
 gastrintestinais, 157
 musculoesqueléticas, 158
Instabilidades anteriores
 ligamento cruzado anterior, 339
  avaliação clínica, 339
  conduta, 341
  exames complementares, 340
  mecanismo de lesão, 339
Instabilidades glenoumerais
 anterior, posterior e multidirecional, 213
 classificação, 213
 definições, 213
  instabilidade anterior, 213
  instabilidade atraumática, 213
  instabilidade multidirecional, 218
  instabilidade posterior, 215
  instabilidade traumática, 213
 tratamento, 218
Instabilidades lateral
 e posterolateral, 353
  classificação, 355
  estabilizadores laterais, 353
  tratamento, 355
Instabilidades mediais
 isoladas e combinadas ao LCA, 343
  avaliação clínica, 345
  avaliação dos exames de imagem, 345
  classificação, 345
  diagnóstico da lesão à beira do campo, 343
  discussão, 350
  organograma de atendimento, 344f
  tratamento, 347, 349f, 350f
  lesão isolada do complexo
   lesão do LCA + CMCM, 348
    grau I, 348
    grau II, 348
   meniscocapsular medial, 347
Instabilidades posteriores
 ligamento cruzado posterior, 358
  anatomia, 358
  diagnóstico, 359
   por imagem, 359
  incidência, 358
  mecanismo de trauma, 358
  tratamento, 359
   cirúrgico, 360
   com lesões associadas, 361
   lesão isolada, 360
   lesão parcial, 360
Irritação
 química
  ocular, 575

J

Jewett
 colete, 432, *432f*
Jiu-Jitsu
 e MMA, 631
  concussão no, 634
   avaliação pós-luta, 635
   zonas de risco, *634f*
  field of play 1, 2, 3, 632, 635
  história e características do esporte, 631
  mensagem final, 635
  Mixed Martial Arts ou MMA, 632
   critérios de interrupção, 633
   regras unificadas, 633
Joanete
 de Sastre, 416
Joelho
 fraturas do
  fêmur distal, tíbia proximal e patela, 326
 lesões no, 311
 na musculação, 657
 no halterofilismo, 657
Jogo justo, 29
Judô, 621
 anexo 1
  fonte: Confederação Brasileira de Judô, 626-628
 anexo 2
  recomendação de protocolo da Federação Internacional de Judô, 629
 atendimento
  e manejo no, 624
 epidemiologia
  das principais lesões, 621
 estratégias preventivas
  para melhoras de performance, 626
 história
  e início competitivo, 621
 kit de atendimento médico
  em competição, 624
 regras de atendimento
  e montagem do local, 623
   etiqueta médica, 623
 suspensão médica
  após concussão, 623

K

Karatê, 641
 lesões, 641
  face, 641
  oculares, 642
Kocher
 método, 214

L

Laceração, 49
 definição, 49
Lachman
 teste de, 340, *340f*
Laringoespasmo
 diagnóstico, 197
 induzido pelo exercício, 197
 manejo, 197
 metodologia, 197
 prevalência, 197
Lauge-Hansen
 classificação de, 375
Lequesne
 perfil de, 290
Lesão(ões)
 abdominais
  intra-abdominais, **136q**
 agudas
  do manguito rotador, 226
 carpais
  menos frequentes, 270
 cutâneas, 461
  provocadas por agentes ambientais e alérgicos, 464
  provocadas por agentes infecciosos, 461
   causas, 461
   diagnóstico, 461
   dos atletas, **461q, 462q**
  provocadas por traumas mecânicos, 464
 da glenoide, 220
 do antepé, 410
 do boxe, muay thai e karatê, 637
 do mediopé, 402
 do pé, 397
 do tornozelo, 363
 dos dedos das mãos, 281
 incomuns, 424
 labral
  e impacto femoroacetabular (IFA), 289
   classificação, 291
   definição, 289
   diagnóstico, 289
    história clássica, 289
    exame físico, 289

tipos, 289
tratamento
   cirúrgico, 291
   conservador, 291
ligamentares carpais
   fraturas e, 267
medulares
   no atleta, 81
      do tipo I, 81
      do tipo II, 82
         características, **82q**
      do tipo III, 83
      incompletas, 82
meniscais
   bloqueio articular por, 311
musculares, 447
   características, 448
   classificação, 447
      de Munique, **449q**
      de Peetrons, **449q**
      de Stoller, **449q**
   exame físico, 448
   fatores de risco, 447
   sinais e sintomas, 447
   tratamento, 448
      cirúrgico, 450
      princípios do, 449
musculoesqueléticos, **137q**
na placa fisária
   no esqueleto imaturo, 475
na natação, 551
na retina
   no esporte, 98
      ocorrência, 98
      sintomas, 98
no cotovelo, 249, 263
no ombro, 209
no quadril, 289
no tênis, 695
nos paratletas, 485
ortopédicas, 503
osteocondral do tálus, 384
osteomioarticulares
   na corrida, 561
penetrantes, 98
   causas, 98
traumáticas, 44
   abdominais, 51
   cabeça e face, 48, 49
      concussão, 48
         ferramenta de avaliação, 49
      lesões dentárias, **51q**
   contusões, 44
   da artéria vertebral, 422
entorses, 44
   fraturas, 45
      imobilização, *47f*
         macas para transporte, 47
   lesão muscular, 44
   luxações, 47
   torácicas, 51
ungueais, 453
   tipos, 454
      avulsão ou arrancamento, 456, *459f*

distrofias, 455
exostose subungueal, 456, *460f*
hematoma subungueal, 455
micoses, 455
onicocriptose, 455
onicólise, 456, *458f*
ruptura da unha, 456
traumáticas, 454
Ligamento cruzado
   anterior
      ruptura do, 339
Ligamento deltoide, 371
Ligamento
   talofibular, 371
Lisfranc
   articulação de
      lesão da, 403, 406
         classificação de Nunley e Vertullo, *405f*
Luxação(ões)
   e instabilidades femoropatelares, 336
   definição, 336
   diagnóstico clínico, 336
   exames complementares, 336
   fatores de risco, 337
   fisiopatologia, 336
   prognóstico, 337
   retorno à atividade esportiva, 337
   tratamento à beira do campo, 337
   tratamento definitivo, 337
exposta
   exemplo de, *111f*

M

Mala médica, 15, 18
   anexo 1, 22
      curativos, 22
      imobilização e curativos, 22
      material de infusão, 22
      materiais médicos de uso geral, 22
      medicações, 23
      ressuscitação cardiopulmonar, 22
      vias aéreas, 22
   antes do treino/jogo/viagem, 15
   componentes da, 19
   de emergência da FIFA, *20f*
   de emergência do COB, *21f*
   exemplo de bolsa individual, *16f, 17f*
   kits específicos, *22f*
   montagem e alocação dos equipamentos, 19
   organização da, 20
   princípios básicos de uma, 20
Malária, 158
Manobra
   de estresse em varo, 354
Mãos
   dedos das

fraturas dos, 281
   conduta à beira do campo, 282
   das falanges, 281
   dedo em martelo, 283
   lesões ligamentares metacarpofalângicas, 281
   luxação interfalangiana, 283
Mandíbula
   fratura de
      classificação, *90f*
Manguito rotador
   lesões agudas do, 226
      aspecto clínico, 227
      classificação, 234, **235q**
      conduta na beira do campo, 235
      frequência nos esportes, 226
      mecanismo de trauma, 226
         etiologia, 226
      programa de exercícios preventivos, *231f*
      testes diagnósticos, 233
      tratamento, 235
Manual de conduta, *19f*
Maratonas
   aquáticas, 579
      risco de morte súbita, 579
   e corridas, 559
Matles
   teste de, 382
Medicina e traumatologia esportiva
   história da
      passado, presente e futuro, 3
         Comitê Olímpico Internacional (COI), 3
         Jogos Olímpicos da Era Moderna, 3
         Sociedade Brasileira de Traumatologia do Esporte (SBRATE), 4
         traumatologia do esporte, 3
Médico da equipe
   aspectos gerais do, 9
      formação, funções e responsabilidades com os demais membros, 9
         atendimento médico dos membros da comissão técnica
         e da delegação, 10
      atributos, 10
         capacidade de gestão, 10
         equipamentos, *11f*
         situações e intercorrências recentes, 12, *13f*
Médico nas viagens
   com equipes esportivas, 25
      delegação, 25
      destino, 25
         distância, 25
         tipo de transporte, 25
      hospedagem, 26
         avaliação do refeitório, 26
         condições de hotelaria, 26
      locais de treinos

e partida, 27
    climatização, 27
    condições de higiene, 27
viagem, 26
    exames complementares, 26
    seguro, 26
Mediopé
  lesões do, 402
    anatomia, 402
      patológica, 402
    classificação, 405
    diagnóstico, 402
    exames de imagem, 402
    pós-operatório, 409
Meningite, 158
  causas, 158
  sintomas, 158
  tratamento, 158
Meniscectomia, 318
Metacarpos
  fraturas de, 272
    avaliação física, 272
    avaliação por imagem, 272
    mecanismo de lesão, 272
    reabilitação e
      retorno ao esporte, 275
    tipos de, 272
      da base, 273
      da cabeça, *273f*
      da diáfise, 273
Miocardite, 168
  definição, 168
  etiologia, 168
  sintomas, 168
Mobile wad, 115
Molusco contagioso, 156
  causas, 156
  transmissão, 156
  tratamento, 156
Mononucleose infecciosa, 154
  sintomas, 154
  transmissão, 154
Morte
  súbita, 5, 57
    avaliação cardiológica, 5
    cardíaca, 57
      ocorrência, 57
    causas, 5
    condições de base, 5
    definição, 57
    epidemiologia, 57
    etiologia, 58
    exames complementares, 5
    história, 57
    incidência de, 5, 57
    no atleta, 65
    por arritmia, 57
    prevalência, 57
    sumário, 59
    tratamento, 415
Muay thai, 640
  "Uma Arte Que Vem da Guerra", 640
  lesões, 640

biomecânica e mecanismo de trauma
  nas fraturas da face, 640
  dos membros inferiores, 641
Mulher
  atleta, 497
    incontinência urinária atlética, 501
    patologias clínicas, 497
      alterações relacionadas com o ciclo menstrual, 497
        anemia, 498
        dismenorreia, 498
        mastalgia, 498
        sangramento uterino anormal, 498
        síndrome pré-menstrual, 497
    tríade da mulher atleta, 578
    e deficiência energética relativa no esporte, 499
Musculação
  e halterofilismo, 651
    características gerais, 651
    coluna lombossacra, 658
    joelhos, 657
    localização e principais tipos de lesões
      musculoesqueléticas, 651
    ombro
      e cotovelo, 651, *657f*
    prevenção, 658
    riscos de lesão, 651
    urgências e emergências, 651

N
Natação, polo aquático, maratona aquática
  natação artística e saltos ornamentais, 575, 578
  condições clínicas em, 575
  condições ortopédicas em, 576
    coluna, 577
    joelho, 576
    ombro, 576
      diagnóstico diferencial, **576q**
Neer
  trauma de, *217f*
Neuroma
  interdigital, 415
    definição, 415
    descrição, 415
    etiologia, 415
Neuropraxia medular
  cervical, 422
    causas, 422
    sinais e sintomas, 422
Neve
  esportes de, 583
Noble
  teste de, 562
Normas *antidoping*, 29
  violação das, 30

O
Ombro
  lesões no, 209-210
Onicomicose, 157
Órbita
  fraturas de
    no esporte, 97
      diagnóstico, 97
      sinais clínicos, 97
Orelha média
  classificação do barotrauma da, **103q**
Organização Mundial da Saúde, 169
Órtese
  abdutora, *282f*
  termomoldável, *281f*
Otite
  externa, 575
Ortopédicas
  lesões, 503
    atraumáticas, 506
      principais tipos
        por articulação, 506
          joelho, 507
          ombro, 506
          cotovelo, 506
          punho e mão, 506
          quadril, 506
          tornozelo, 507
    casos de concussão cerebral crescem entre as mulheres, 504
    tratamento na beira do campo, 504
      condutas imediatas, 504-506
    traumáticas, 504
Osso(s)
  do crânio e da face
    anatomia dos, *88f*
  temporal
    tipos de fraturas do, **104q**
Osteoartrose, 515
Osteocondrite
  dissecante, 249, 250
Osteoporose, 515
  tipos, 515
Osteossíntese
  com placa bloqueada, 245
Oxigenoterapia
  hiperbárica, 120

P
Parada cardiorrespiratória, 57
  no campo de futebol, 59
    diagnóstico diferencial, 58
    RCP rápida e eficaz, 59
Paratletas
  lesões nos, 485
    afecções de saúde, 491
      alteração da termorregulação, 491
      alteração de sono, 493
      descompensação de doenças preexistentes, 493

disreflexia autonômica, 491
infecção urinária, 493
lesões cutâneas, 492
deficiências consideradas
elegíveis, 486
musculoesqueléticas487
Parede abdominal
trauma da, 137
Passaporte biológico
do atleta, 34
Patela
fratura da, 327
aspectos clínicos, 328
classificação da lesão, 328
diagnósticos diferenciais, 326
frequência nos esportes em
geral, 327
mecanismo de trauma, 327
tratamento, 328
Patologias cardiológicas
que interferem na prática
esportiva, 167
aortopatias, 170
arritmias cardíacas, 167
canalopatias, 169
cardiomiopatias, 167
cardiopatias congênitas, 170
doença arterial coronariana,
169
hipertenção arterial
sistêmica, 171
miocardite, 168
pacientes com
cardiodesfibriladores
implantáveis, 171
valvopatias, 169
Patte
manobra de, *234f*
Pé
lesões do, 397
patologias do retropé e
tornozelo, 397-401
Pelve
fraturas por avulsão da, 477
Pênis
fraturas de, 142
Placa fisária
lesões na, 475
no esqueleto imaturo, 475
Plano de atendimento de
emergência, 67
manobras de RCP, 67
Pneumonia, 154
causas, 154
Polegar
lesão ligamentar do, 281
Polo aquático, 577
definição, 577
prevenção de lesões, 578
Polo equestre
lesões relacionadas com o, 612
fraturas da fíbula, 613
fraturas da patela, 613
fraturas do cotovelo
e antebraço, 612

traumatismos da face, 612
PRICE
método, 341
Prolapso da valva mitral, 170
Proloterapia, 366
Protocolo de Concussão Cerebral,
538
Pterígio
características, 691
tratamento, 691
Pubalgia, 301
quadros de, 301
Punho
fratura do, 263
anatomia, 263
classificação, 264
definição, 263
diagnóstico, 264
epidemiologia, 263
exame físico, 264
reabilitação, 266
tratamento, 265
tenossinovite dos extensores do,
665

Q
Quadril
fraturas traumáticas
e por estresse do, 293
agudas e por estresse
do colo femoral, 294
anatomia
e biomecânica, 293
do primeiro atendimento ao
diagnóstico, 293
por avulsão, 294
lesões no, 289
Quadriplegia
quadriparesia transitória, 422
Queimaduras, 469
conceitos gerais, 469
associação prática
entre queimaduras mais
comuns no esporte
e seus tratamentos
específicos, 471-473
classificação, 469
fisiopatologia, 469
noções gerais do manejo, 470
mecanismo da lesão, 469
avaliação sobre a necessidade
de CTQ, 471

R
Rabdomiólise, 120, 185
abordagem inicial, 186
apresentação clínica, 185
características, **186q**
causas, 185
principais, 185, **186q**
definição, 185
fisiopatologia, 185
incidência, 185
prevenção, 187

retorno ao esporte, 187
tratamento, 186
Rádio
cabeça do, 253
fraturas da, 253
Região lombar
traumas na, 439
abordagem no campo, 442
da coluna lombar, 441
lesões cervicais, 439
regresso à prática desportiva,
443
Remo, 661
barcos, 661
classificação dos, *661f*
biomecânica, 661
coluna lombar, 664
lombalgia, 664
equipamentos, 661
história, 661
membros superiores, 664
tenossinovite dos extensores do
punho, 665
pegada, *662f*
principais segmentos corporais
afetados nos remadores,
663-664
técnica, 661
Remoção hospitalar
indicações de, 147
exemplos de, *147f*
Ressonância magnética, 71, 304
Ressuscitação
cardíaca
no *field of play*, 57
conceitos importantes, 60
definição, 57
epidemiologia
da morte súbita, 57
por arritmia, 58
sequencial de
atendimento, 58
etiologia, 58
história, 57
PCR no campo de futebol, 59
cadeia de sobrevivência,
60f
fluxograma diante de uma,
61f, 62f
informações importantes,
63f
rápida e eficaz, 59
sumário, 59
Rinite
não infecciosa, 155
causas, 155
tratamento, 155
Rolando
fratura de, 275
Rugby, 667
característica física
e gestual dos jogadores, 670
concussão
protocolo, 673
atendimento em campo, 676

diagnóstico, 673
fluxograma de aplicação do, 675f, **675q**
sintomas, 673, 674
diferenças, 668
epidemiologia, 670
equipamentos, 669
história do, 667
mulheres e o, 667
nos Jogos Olímpicos, 668
o campo, 668
o jogo, 669
prevalência de lesões, 672f
local de, 672
Rupturas tendinosas
bíceps e tríceps distal, 258
do Aquiles, 381
doença de Haglund, 381
tendinopatias, 381
do mecanismo extensor (tendão patelar e tendão quadricipital), 332
anatomia, 332
diagnósticos, 333
clínico, 333
radiológico, 333
ressonância magnética, 333
ultrassonografia, 333
epidemiologia, 332
etiologia, 332
causas, 332
tratamento, 334
cirúrgico, 334
isquiotibial proximal, 296
anatomia, 296
conduta na beira do campo, 297
condutas definitivas, 297
tratamento cirúrgico, 299
tratamento conservador, 297, 298
imagenologia, 297
incidência, 296
mecanismo de lesão e esportes predisponentes, 296
prevenção, 299
quadro clínico, 296
peitoral maior, 238
diagnóstico precoce, 238
tratamento, 239

S

Saltos ornamentais, 580
etapas, 580
lesões, 580
coluna cervical, 580
coluna lombar, 581
cotovelo, 580
ombro, 580
punho e mão, 580
posições básicas, 580
Sarna, 157
transmissão, 157
tratamento, 157

Sawbone
modelo em, 123f
Sesamoide
lesão no, 413
Sinal do S, 238, 238f
Sindesmose
tibiofibular, 372
lesão da, 377
Síndrome(s)
compartimental
aguda, 115
apresentação clínica, 117
armadilhas diagnósticas, 117
conduta, 117
confirmação diagnóstica, 118
definição, 115
epidemiologia, 115
localização, 115
resultados clínicos, reabilitação e retorno ao esporte, 120
tratamento, 119
da banda iliotibial, 562
definição, 562
exame físico, 562
ultrassonografia, 562
da imunodeficiência adquirida no esporte, 519
avaliação pré-participação, 520
classificação, 519
diagnóstico clínico, 519
esporte e HIV, 520
fisiopatologia, 519
imunização, 521
orientações nutricionais, 521
sintomatologia, 519
transmissão, 519
tratamento, 519
da morte súbita arrítmica, 65
do estresse medial da tíbia, 563
diagnóstico diferencial, 564
exame físico, 564
fatores etiológicos, 563
de Brugada, 169
do impacto posterior
do tornozelo, 399
avaliação radiológica, 399
diagnóstico, 399
tratamento inicial, 399
do QT longo, 169
do túnel tarsal, 399
causas, 400
definição, 399
diagnóstico, 401
fatores de risco, 400
risco, 400
sintoma, 400
tratamento, 401
incompletas, **82q**
infecciosas, 153
anamnese, 153
cavidade oral, 157
doenças de pele, 155
bacterianas, 155

doenças sexualmente transmissíveis, 158
exame físico, 153
exames complementares, 153
gastrointestinais, 157
por parasitas, 157
prevenção, 158
retorno ao esporte, 153
sistema respiratório, 154
infecções agudas, 154
infecções crônicas, 155
tratamento, 153
Sinusite, 155
causas, 155
sintomas, 155
Skate, 681
definição, 681
modalidades, 681
epidemiologia, 681
lesões de membros superiores, 683-684
outras lesões relevantes, 684
prevenção e reabilitação, 685
Sociedade Americana de Cardiologia, 66
Sociedade Brasileira de Cardiologia, 66
Sociedade Brasileira de Traumatologia do Esporte (SBRATE), 4
Sono
Academia Americana de Medicina do, 7
Escala de Sono de Epworth, 7
importância do, 7
para o atleta, 7
Índice de Qualidade de Sono de Pittsburgh, 7
Snyder
classificação de, 221f
Spaso
técnica de, 214
Stener
lesão de, 282
Stork
teste de, 442f
Substâncias e métodos proibidos, 30
em competição, **31q**
sempre, **31q**
Surfe, 687
epidemiologia, 688
eventos e locais remotos,
lesões
dos membros inferiores, 690-691
dos membros superiores, 688
outras, 691
dermatoses, 691
ferimentos por corais, 692
mielopatia do surfista, 692
mordeduras de animais marinhos, 692
neuropatia do safeno, 692
pterígio, 691

prevenção e reabilitação, 692
submodalidades do, 687

T
Tálus
  lesão osteocondral do, 384
    acompanhamento, 394
    classificação e
      estadiamento, **388q**
    diagnóstico, 384
    reabilitação
      e retorno ao esporte, 393
    tratamento
      cirúrgico, 388
      conservador, 387
Taquicardia
  supraventricular, 168
Técnica de Whiteside, 118, *118f*
Tendão adutor
  avulsão do
    aponeurose conjunta
      e *sports hernia*, 301
        aspecto clínico, 302
        classificação, 304
        conduta à beira do campo, 307
        definição, 301
        diagnósticos diferenciais, 304, **306q**
        frequência, 302
        imagem, 304
        mecanismo de trauma, 302
        testes diagnósticos, 302
Tendão
  calcâneo
    tendinopatias do, 381
      abordagem terapêutica, 382
      classificação, 381
      diagnóstico, 381
      patogênese, 381
  patelar
    ruptura do, 332
  quadricipital
    ruptura do, 332
Tênis
  lesões no, 695, 698
    à beira da quadra, 700
      entorse de tornozelo, 700
      insolação, 700
      oculares, 700
    bolas, 696
    calçados, 696
    definição, 695
    deslocamentos, 696
    materiais, 695
    raquetes, 695
    saque, 696
Termografia médica
  infravermelha, 537
    imagem de, *538f*
Teste
  de Faduri
    e Fabere, 294
Tíbia
  proximal

fratura da, 329
  aspectos clínicos, 329
  classificação da lesão, 329
  conduta à beira do campo, 329
  diagnósticos diferenciais, 329
  frequência nos esportes em geral, 329
  mecanismo de trauma, 329
  tratamento, 329
Tinea pedis, 157
  tratamento, 157
Tinea versicolor, 157
  tratamento, 157
Toracocentese, 437
Torção testicular, 142
Tornozelo
  fratura do, 370
    anatomia ligamentar, 371
    classificação, 375
      de Danis-Weber, *375f*, 376
    epidemiologia, 370
    histórico, 370
    mecanismo de trauma, 373
    o que fazer no campo de jogo, 373
    por avulsão, 478
    reabilitação, 378
    tratamento cirúrgico, 374
      definitivo, 376
  lesões do, 363
    entorse, 363
      anatomia, 363
      cirurgia no atleta de elite, 367
      classificação, 364
      complicações, 367
      exames radiológicos, 364
      incidência, 363
      opções de tratamento, 364
      papel da cirurgia
        na lesão aguda, 367
      prevenção, 368
      quadro clínico, 364
        exame físico, 364
      tratamento, 368
Transporte
  ao hospital, 145
Trapezoide
  fratura do, 270
Trato aerodigestivo
  traumatismos do, 424
    da laringe, 424
Trauma(s)
  abdominal, 133
    classificação, 133
    da parede, 137
    estudos laboratoriais, 134
    investigação, 134
    lesões, **133q**
    manejo, 133
    inicial, 133
  auditivo
    e barotrauma, 101
      induzido por ruído, 104
      casos crônicos, 105

      incidência, 105
      manifestações, 105
      tratamento, 105
    por impacto, 104
      avaliação imediata, 104
      conduta de reabilitação, 104
      fraturas, 104
      histopatologia, 104
  e fraturas de face, *92f*
    cuidados, 87
    dentário e dentoalveolar, 88
    tipo, 90, *91f*
      coronorradicular, 90
      fratura de esmalte, 90
      e dentina, 90
      envolvendo a polpa, 90
  ocular, 87, 95
    acompanhamento pós-trauma, 99
    classificação, **95q**
    epidemiologia, 95
    exame físico, 95
    história, 95
    lesões mais frequentes, 96
      abrasão corneana, 96
      corpo estranho, 97
      exposição UV, 99
      fraturas de órbita, 97
      hifema, 98
      lesão na retina, 98
      lesões penetrantes, 98
      ruptura de globo, 97
      trauma contuso, 97
    sinais e sintomas, 96
  envolvendo a coluna
    e a região cervical, 421
    e região lombar, 439
  gastrintestinal, 136
  pancreático, 136
  urológicos, 141
    genital, 141
    hematúria, 141
    renal, 142
Traumatismo
  craniano, 72
  cranioencefálico, 72
    e contusão cerebral, 72
      achados na avaliação neurológica, 74
      atendimento hospitalar, 74
      escala de coma de Glasgow, 74
      exames específicos, 74
      sintomas, 73
      tomografia computadorizada na, 73
  raquimedular, 81
    classificação, 81
      lesões do tipo I, 81
        lesão completa, 81
        lesão incompleta, 82
      diagnóstico, 82

retorno `as competições, 82
tratamento, 82
cirúrgico, 82
medicamentoso, 82
lesões do tipo II, 82
diagnóstico, 82
principais lesões, **82q**
retorno às competições, 83
lesões do tipo III, 83
conduta à beira do campo, 83
retorno às competições, 83
tratamento, 83
definição, 81
epidemiologia, 81
Tríade
da mulher atleta, 578
Tríceps
ruptura tendinosa do, 260
apresentação clínica, 260
definição, 260
diagnóstico, 260
tratamento, 260
Tuberosidade anterior
da tíbia, 476
causa, 476
frequência, 477

U
Ulna
Proximal, 254
fraturas da, 254
Ultrassonografia, 132, 238
Úmero proximal
fraturas do, 243
abordagem à beira do campo, 243
avaliação pós-jogo, 244
critérios para retorno ao esporte, 246
extremidade distal, 256

mecanismos de trauma, 243
tratamento, 244
cirúrgico, 244
não cirúrgico, 244
Urticárias
crônicas
induzidas, 199
classificação, 200
definição, 199
exemplo de, *200f*
protocolo padronizado, 200
terapia de primeira escolha, 201
teste de provocação, 200

V
Vacinação
em atletas, 523
anexos, 530-532
imunizações para atletas, 524
principais síndromes infecciosas, 526
difteria e coqueluche, 527
febre amarela, 528
febre tifoide, 529
gripe, 526
hepatite A, 527
hepatite B, 528
pneumococo, 526
Vibrio cholerae, 528
principais tipos de vacinas, 525
atenuadas, 525
inativadas, 525
sistema imunológico, 523
Valvopatias, 169
sintomas, 169
Verrugas, 156
causas, 156
prevenção, 156
tratamento, 156
Vôlei, 703
lesões

de membros inferiores, 706-708
de membros superiores, 703
ombro, 703
na coluna, 708
na face, 708
trauma ocular, 708

W
Whiteside
técnica de, 118
Wolff-Parkinson-White (WPW)
síndrome de, 168
Wrestling, 643
atendimento médico à beira do campo, 647
lesões mais comuns, 647
mala médica e área médica, 647, *648f*
história, 643
lesões, 644
com sangramento ativo, 645
cutâneas infecciosas, 644
entorses, 645
fraturas, 645
hematomas de orelha, 645
luxações, 645
musculoesqueléticas, 645
tratamento, 646
trauma cranioencefálico, 646
trauma raquimedular, 646
modificações recentes, 643
regras atuais, 643
regulamento médico
internacional, 643, 644
critérios de inelegibilidade, 643

Z
Zika, 158
causas, 158